Medicina Legal

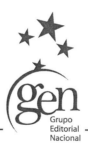

Grupo
Editorial
Nacional

Medicina Legal

Genival Veloso de França

Professor Titular de Medicina Legal nos cursos de Direito
e de Medicina da Universidade Federal da Paraíba.
Membro da Academia Nacional de Medicina Legal.

Décima primeira edição

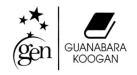

gen | GUANABARA KOOGAN

- **Atendimento ao cliente: (11) 5080-0751 | faleconosco@grupogen.com.br**

- Direitos exclusivos para a língua portuguesa
Copyright © 2017 by
EDITORA GUANABARA KOOGAN LTDA.
Uma editora integrante do GEN | Grupo Editorial Nacional
Travessa do Ouvidor, 11
Rio de Janeiro – RJ – 20040-040
www.grupogen.com.br

- Capa: Editorial Saúde
Editoração eletrônica: Hera

- **Ficha catalográfica**

F881m
11. ed.

França, Genival Veloso de, 1935-
Medicina legal / Genival Veloso de França. – 11. ed. – [Reimpr.]. – Rio de Janeiro : Guanabara Koogan, 2024.
il.

ISBN: 978-85-277-3185-0

1. Medicina legal. I. Título.

17-40847		CDD: 614.1
		CDU: 340.6

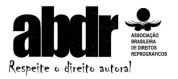

Dedicatória

À Dercy, minha esposa, e aos nossos filhos,
Fátima, Genival, Cláudia, Marcelo, Adriana e Fernanda, e netos,
com muito amor e ternura.

Nota do Autor

Medicina Legal, agora em sua décima primeira edição – revisada, atualizada e ampliada –, traz as informações e práticas periciais mais acuradas aos estudantes e operadores das áreas jurídica e médica, além das adaptações dos diplomas legais recentemente incorporados aos assuntos aqui tratados.

O projeto fundamental desta obra é contribuir na elaboração das perícias médico-legais realizadas entre nós, em que os elementos constitutivos do corpo de delito sejam devidamente realçados no interesse da Justiça como doação irrecusável à verdade material que se quer emprestar a cada caso estudado. Hoje, a missão da perícia não é apenas "ver e relatar", traduzida e repetida pelo velho mantra do *visum et repertum*. É muito mais. É também discutir, fundamentar e até deduzir, se preciso for, de modo que a busca da verdade seja feita por um modelo de persuasão mais ampliado, principalmente quando algumas evidências são indicadoras ou sugestivas da existência de determinados fatos.

Confirma-se também que a prova médico-legal para alcançar a verdade material deva ser não apenas por um relato técnico meramente descritivo sobre uma realidade fática, mas que ela esteja justificada por um processo de fundamentação lógica e racional, voltada para aquilo que se quer apurar.

O princípio da livre convicção de que dispõe o julgador não se constitui em um critério alternativo de provas, mas em um princípio metodológico que lhe faculta aceitar ou rejeitar uma prova e fundamentar sua decisão, ou seja, entender que a convicção pessoal do juiz, por si só, não prova nada.

Não há como ignorar o valor da prova técnica como o melhor caminho para se obter a verdade; afinal, sempre que houver dúvida, será sinal de que certamente a prova não foi feita. Para tanto, exige-se da prova técnica boa qualidade, e do perito, certa disciplina metodológica, na qual se levem em consideração três requisitos básicos: (a) utilização de técnicas médico-legais cientificamente reconhecidas e aceitas com a segurança capaz de executar um bom trabalho; (b) emprego de meios subsidiários necessários e adequados para cada caso, em que se tenha a contribuição irrecusável da tecnologia pertinente; (c) utilização de um protocolo que inclua a objetividade de roteiros atualizados e tecnicamente garantidos pela prática legispericial corrente.

Desse modo, é de se esperar que o magistrado decifre corretamente os valores que emergem da prova sem o vício das interpretações açodadas. O valor racional de uma prova está precisamente no maior ou menor grau de aceitabilidade das informações ali contidas e que podem contribuir na avaliação do conflito como um insuprível meio de comprovação. Em suma, se as afirmações ali contidas podem ser acatadas como verdadeiras.

É também proposta desta obra levar ao estudioso de Direito, no campo da reflexão, os fundamentos médico-jurídicos necessários para a complementação e o entendimento dos institutos jurídicos relacionados com as ciências biológicas.

É na esfera doutrinária que a Medicina Legal contribui de forma eloquente no ajuste e no entendimento dos institutos do direito positivo; e tudo ocorrerá a partir das solicitações mais concretas que essas formas de direito venham a fazer e da evolução do próprio pensamento médico-jurídico. Sem esta contribuição, o Direito emperraria sem poder explicar certos fenômenos ali expostos e discutidos.

Não é nenhum exagero afirmar que é inconcebível um bom direito e uma boa justiça sem a contribuição da Medicina Legal, cristalizando-se a ideia de que eles não se limitam ao conhecimento da lei, dos princípios jurídicos, dos costumes e da jurisprudência. Isto quer dizer que a ciência médico-legal não tem apenas o caráter prático, informativo, pericial. Além de contribuir nesse sentido, a Medicina Legal moderna ainda ajusta o pensamento do doutrinador e complementa as razões do legislador nos fatos de interpretação médica e biológica. Simplesmente "relatar em juízo" é muito pouco, basta alguma experiência. A Medicina Legal é bem mais uma ordem do pensar do que do ser.

Genival Veloso de França

Obras Publicadas pelo Autor

- *Noções de Jurisprudência Médica*, João Pessoa: Editora Universitária, 1972 (1ª edição); 1977 (2ª edição); 1982 (3ª edição).
- *Flagrantes Médico-Legais (I)*, João Pessoa: Editora Universitária, 1974.
- *Direito Médico*, São Paulo: Fundo Editorial BYK, 1975 (1ª edição); 1978 (2ª edição); 1982 (3ª edição); 1987 (4ª edição); 1992 (5ª edição); 1994 (6ª edição); 2001 (7ª edição); 2003 (8ª edição). Rio de Janeiro: Editora Forense, 2007 (9ª edição); 2010 (10ª edição); 2013 (11ª edição); 2014 (12ª edição); 2016 (13ª edição); 2018 (14ª edição); 2019 (15ª edição).
- *Medicina Legal*, Rio de Janeiro: Editora Guanabara Koogan, 1977 (1ª edição – três impressões); 1985 (2ª edição – duas impressões); 1991 (3ª edição – 3 impressões); 1995 (4ª edição – 4 impressões); 1998 (5ª edição – 5 impressões); 2001 (6ª edição – 4 impressões); 2004 (7ª edição – 3 impressões); 2008 (8ª edição – 4 impressões); 2011 (9ª edição – 8 impressões); 2015 (10ª edição – 2 impressões); 2017 (11ª edição).
- *Flagrantes Médico-Legais (II)*, Florianópolis: Associação Catarinense de Medicina, 1982.
- *Comentários ao Código de Ética Médica*, Rio de Janeiro: Editora Guanabara Koogan, 1994 (1ª edição); 1997 (2ª edição); 2000 (3ª edição – 2 impressões); 2002 (4ª edição); 2006 (5ª edição); 2010 (6ª edição).
- *Flagrantes Médico-Legais (III)*, João Pessoa: Editora Universitária, 1994.
- *Flagrantes Médico-Legais (IV)*, João Pessoa: Editora Universitária, 1995.
- *Pareceres*, Rio de Janeiro: Editora Guanabara Koogan, 1996 (2 impressões).
- *Comentários ao Código de Processo Ético-Profissional dos Conselhos de Medicina do Brasil*, Rio de Janeiro: Editora Forense, 2010 (3ª edição) (em parceria com Genival Veloso de França Filho e Roberto Lauro Lana); 2019 (7ª edição).
- *Pareceres (II)*, Rio de Janeiro: Editora Guanabara Koogan, 1999.
- *Erro Médico – Um Enfoque Sobre Suas Causas e Suas Conseqüências*, Montes Claros: Editora Unimontes, 1999 (1ª edição); 2000 (2ª edição); 2001 (3ª edição) (em parceria com Júlio César Meirelles Gomes e José Geraldo F. Drumond).
- *Flagrantes Médico-Legais (V)*, Recife: Editora da Universidade de Pernambuco, 2001.
- *Flagrantes Médico-Legais (VI)*, Recife: Editora da Universidade de Pernambuco, 2002.
- *Error Médico*, Buenos Aires: Editorial B de F Ltda., 2002 (em parceria com Júlio César Meirelles Gomes e José Geraldo de Freitas Drumond).
- *Erro Médico*, Rio de Janeiro: Editora Guanabara Koogan, 2002 (4ª edição) (em parceria com Júlio César Meirelles Gomes e José Geraldo de Freitas Drumond).
- *Pareceres (III)*, Rio de Janeiro: Editora Guanabara Koogan, 2003.
- *Fundamentos de Medicina Legal*, Rio de Janeiro: Editora Guanabara Koogan, 2012 (2ª edição).
- *Pareceres (IV)*, Rio de Janeiro: Editora Guanabara Koogan S.A., 2006.
- *Flagrantes Médico-Legais (VII)*, Recife: Editora da Universidade de Pernambuco, 2004.
- *Flagrantes Médico-Legais (VIII)*, Recife: Editora da Universidade de Pernambuco, 2006.
- *Flagrantes Médico-Legais (IX)*, Recife: Editora da Universidade de Pernambuco, 2008.
- *Flagrantes Médico-Legais (X)*, Recife: Editora da Universidade de Pernambuco, 2010.

Agradecimentos

Pela décima primeira vez quero manifestar meus sinceros agradecimentos à Editora Guanabara Koogan pela iniciativa de lançamento de uma nova edição de *Medicina Legal*, amplamente revisada e ampliada, com cuidadosa adaptação aos textos legais vigentes. Embora mantenha o plano das anteriores, esta edição aborda de modo mais profundo as técnicas periciais forenses aplicadas aos interesses da administração da Justiça e ousa um pouco mais ao considerar certos princípios alicerçadores das Ciências Jurídico-sociais, da Deontologia Médica e da própria Medicina Legal. Desse modo, pode-se afirmar que, em muitas matérias aqui tratadas, há certas inovações ao que é tradicionalmente consagrado e, por isso, não passarão despercebidas.

Ao ver mais uma reedição desta obra, acredito que mantenho meu sonho de ajudar a preservar o prestígio e a tradição da Medicina Legal e estimular aqueles que iniciam nos implicados caminhos dessa ardente e apaixonante ciência.

Em mais de 40 anos desta obra, não houve mudança em relação aos seus conceitos doutrinários mais fundamentais; porém, pode-se dizer que, com o surgimento de tantos avanços da ciência e da técnica, seriam necessários alguns ajustes e complementações.

Esta nova edição manterá o propósito das anteriores; por isso, acredito piamente no seu êxito, haja vista o profissionalismo e a seriedade com que sempre se pauta a Editora Guanabara Koogan no seu mister de divulgar matérias das linhas científicas e didáticas, aliados ao bom gosto de sua apresentação material, o que, sem dúvida, tem sido um fator de valorização deste livro por todos esses anos.

Genival Veloso de França

Material Suplementar

Este livro conta com o seguinte material suplementar:

- Ilustrações da obra em formato de apresentação (restrito a docentes)

O acesso ao material suplementar é gratuito. Basta que o leitor se cadastre e faça seu *login* em nosso *site* (www.grupogen.com.br), clicando em Ambiente de aprendizagem, no menu superior do lado direito.

O acesso ao material suplementar online fica disponível até seis meses após a edição do livro ser retirada do mercado.

Caso haja alguma mudança no sistema ou dificuldade de acesso, entre em contato conosco pelo e-mail gendigital@grupogen.com.br.

Conteúdo

Medicina Legal

Encarte

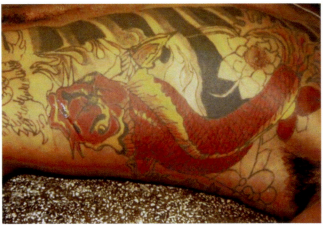

Figura 3.17 Tatuagem.

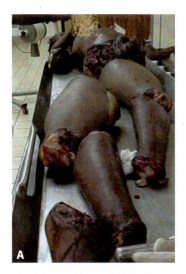

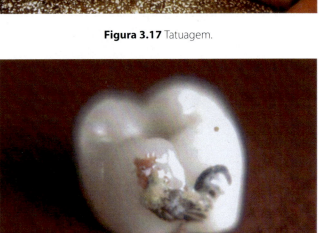

Figura 3.18 Tatuagem no dente.

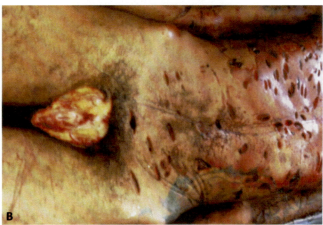

Figura 4.4 A. Esquartejamento. (IML/BA.) **B.** Castração e feridas perfurocortantes. (Arquivo do Prof. Penna Lima.)

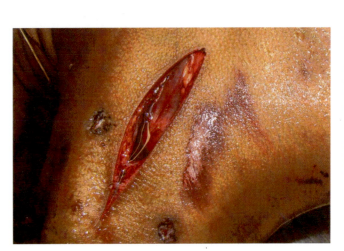

Figura 4.3 Ferida produzida por meio cortante (cauda de escoriação voltada para baixo). (Arquivo do Prof. Nilo Jorge Rodrigues Gonçalves.)

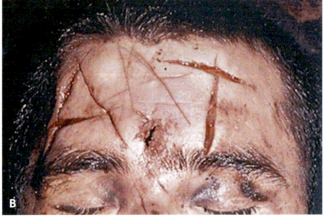

Figura 4.5 B. Feridas estigmatizantes. (Arquivo do Prof. Luiz Rodolpho Penna Lima.)

Introdução ao Estudo da Medicina Legal

CONCEITO

A Medicina Legal é uma ciência de largas proporções e de extraordinária importância no conjunto dos interesses da coletividade, porque ela existe e se exercita cada vez mais em razão das necessidades da ordem pública e do equilíbrio social.

Não chega a ser propriamente uma especialidade médica, pois aplica o conhecimento dos diversos ramos da Medicina às solicitações do Direito. Mas, pode-se dizer, que é Ciência, Técnica e Arte ao mesmo tempo. É Ciência porque sistematiza seus métodos para um objetivo determinado, exclusivamente seu, sem com isso formar uma consciência restrita nem uma tendência especializada, daí exigir uma cultura maior e conhecimentos mais abrangentes do que em qualquer outro campo da Medicina. É inquestionavelmente Ciência pois ela interpreta e justifica seu pensamento seguindo as exigências dos princípios da Filosofia da Ciência estabelecidos desde Aristóteles. Ela é Ciência mesmo sem as exigências do necessário. A Medicina Legal não é apenas um saber técnico: ela se insere em um corpo de doutrina e conhecimentos que transcende o campo puramente médico.

Não há como deixar de incluir o agir médico-legal no rol das Ciências, mesmo sem um grau de certeza absoluta. Seus laudos estão de acordo com os cânones rigorosos da Filosofia das Ciências. Basta ler os enunciados de Aristóteles ao expor os fundamentos do pensamento científico. Seus fundamentos, seus temas e, sobretudo, sua doutrina é Ciência de acordo com aqueles critérios. E, finalmente, é Ciência porque seu conhecimento é especialmente testado e obtido por meio do método científico.

O ato médico-legal é Técnica porque utiliza métodos sofisticados em busca da verdade, tendo-se sempre o cuidado de usá-la no seu tempo certo: sem sua tirania e sem seu monopólio na construção do pensamento. Sem seu caráter de dominação e de hegemonia que subestima a inteligência. Ninguém discute que a tecnologia constitui, na atualidade, a principal força produtiva da sociedade. Nem pode-se deixar de reconhecer que a não tecnologia é uma atitude de lesa-humanidade. A tecnologia exige um conhecimento do *por quê* e do *como* seus objetivos são alcançados, não sendo apenas um conjunto de habilidades e competências que se admitem como eficazes na busca de melhorar uma prática de viver. Não é ético limitar o conhecimento humano. Mas, cabe à inteligência, disciplinar seu uso e direcionar seus resultados.

E é Arte também porque, mesmo aplicando técnicas e métodos muito exatos e sofisticados em busca de uma verdade reclamada, exige qualidades instintivas para demonstrar de forma significativa, por exemplo, a sequência lógica do resultado dramático da lesão violenta. Tudo isso sujeitado à ciência – uma arte forçosamente científica. Aqui não se pode dizer que seja uma arte voltada para a produção de efeitos estéticos, nem para a manifestação fantástica e ilusória a que o virtuosismo espiritual aspira e promove, mas uma arte estritamente objetiva e racional, capaz de colocar o analista dos fatos diante de uma concepção precisa e coerente. A Arte neste sentido é inserir na descrição do laudo o devido entendimento que se deve ter de sua leitura a partir da exata compreensão do fato analisado. Como dizia Alves de Menezes: "tem-se de construir sua frase como se não estivesse escrevendo, mas fotografando." E mais: "a arte que serve a uma perícia é, portanto, aquela em que a dialética está a serviço exclusivo de uma realidade, sem quaisquer artifícios emergidos das divagações estéticas." O ato médico-pericial, desse modo, é um exercício de arte científica.

O fazer da Medicina Legal é técnico e científico a exigir recursos e práticas, mas a montagem da diagnose é puramente arte. Como ciência experimental ela é um saber dedutivo, e não indutivo: tem uma conclusão empírica, nunca completa, e, às vezes, suas conclusões são prováveis. Mesmo assim, aqui o provável nunca é uma abstração, mas aquilo que se situa entre o possível e o real: a chamada "probabilidade objetiva". A Medicina Legal é bem mais uma ordem do pensar do que do ser.

Hoje, mais do que nunca, a Medicina Legal se apresenta como uma contribuição da mais alta valia e de proveito irrecusável. É uma disciplina de amplas possibilidades e de profunda dimensão pelo fato de não se resumir apenas ao estudo da ciência hipocrática, mas de se constituir da soma de todas as especialidades médicas acrescidas de fragmentos de outras ciências acessórias, destacando-se entre elas a ciência do Direito.

Além do conhecimento da Medicina e do Direito, exige-se o concurso de outras ciências afins e da tecnologia para se firmar com mais precisão o resultado desejado, esclarecer coerentemente o raciocínio e exercer com facilidade a dialética.

Hélio Gomes asseverava que "não basta um médico ser simplesmente um médico para que se julgue apto a realizar perícias, como não basta a um médico ser simplesmente médico para que faça intervenções cirúrgicas. São necessários estudos mais acurados, treino adequado, aquisição paulatina da técnica e da disciplina. Nenhum médico, embora eminente, está apto a ser perito pelo simples fato de ser médico. É-lhe indispensável educação médico-legal, conhecimento da legislação que rege a matéria, noção clara da maneira como deverá responder aos quesitos, prática na redação dos laudos periciais. Sem esses conhecimentos puramente médico-legais, toda a sua sabedoria será improfícua e perigosa".

Tourdes chegou a afirmar que "os médicos resolvem as questões, e os juízes decidem as soluções" e que "sua importância resulta da própria gravidade dos interesses que lhes são confiados, não sendo exagerado dizer que a honra, a liberdade e até a vida dos cidadãos podem depender de suas decisões". Hélio Gomes ainda sentenciava que "o laudo pericial, muitas vezes, é o prefácio de uma sentença". A missão do perito, portanto, é a de um verdadeiro juiz de fato.

A Medicina Legal não se preocupa apenas com o indivíduo enquanto vivo. Alcança-o ainda quando ovo e pode vasculhá-lo muitos anos depois na escuridão da sepultura. É muito mais uma ciência social do que propriamente um capítulo da Medicina, devido à sua preocupação no estudo das mais diversas formas da convivência humana e do bem comum.

Seus cultores quase não servem mais à Medicina. São servidores da Justiça e do Direito. Por isso, formam, hoje em dia, uma verdadeira "magistratura médico-social", em que prestam relevantes serviços à comunidade.

Uma criança trocada em uma maternidade, um pai que nega a paternidade, um casamento malsucedido por doença grave e incurável, um acidente de trabalho ou uma doença profissional têm nesta ciência uma ajuda indispensável. Do mesmo modo, uma marca de dentada, um fio de cabelo, um dente cariado ou restaurado, uma impressão digital, uma mancha de sangue ou pequenos fragmentos de pele sob as unhas de um suspeito, que à primeira vista não mostram nenhuma importância, são subsídios por si sós capazes de ajudar a desvendar o mais misterioso e indecifrável crime.

Pelo visto, a Medicina Legal é uma disciplina eminentemente jurídica, mesmo que ela tenha muitos dos seus subsídios trazidos da Medicina e das outras ciências biológicas e da tecnologia. Ela é uma disciplina jurídica porque foi criada e subsiste em face da existência e das necessidades do Direito. E muito se realçará à medida que mais valorizem e mais exijam as ciências jurídico-sociais.

Por outro lado, não há caminho mais espinhoso do que o trilhado pelos obstinados dessa ciência. Não há vocação maior do que a inclinação às perícias médico-forenses, em que a rocha, muitas vezes, é cavada com as próprias mãos. Não há tarefa mais discreta, pois seus resultados se perdem no anonimato e no silêncio, pois que deles tomam conhecimento apenas as autoridades policial-judiciárias.

É uma ciência curiosa, vivaz, apaixonante e, por vezes, espetacular, que cativa e seduz aqueles que por ela começam a se interessar.

DEFINIÇÃO

As inúmeras relações com outras ciências e o seu extenso raio de atividade tornam a Medicina Legal difícil de ser definida com precisão. Em geral, cada definidor conceitua esta ciência, levando em consideração sua forma de atuação, como entende sua prática, sua contribuição e sua importância diante dos justos e elevados reclamos da sociedade.

Ambroise Paré a definiu como "a arte de fazer relatórios em juízo", e Foderé como "a arte de aplicar os conhecimentos e os preceitos dos diversos ramos principais e acessórios da Medicina à composição das leis e às diversas questões de direito, para iluminá-los e interpretá-los convenientemente".

Há outros conceitos dados à Medicina Legal, como:

"É a Medicina considerada em suas relações com a existência das leis e a administração da Justiça" (Adelon).

"A aplicação dos conhecimentos médicos nos casos de procedimento civil e criminal que possam ilustrar" (Marc).

"É a ciência do médico aplicada aos fins da ciência do Direito" (Buchner).

"O conjunto de conhecimentos físicos e médicos próprios a esclarecer os magistrados na solução de muitas questões concernentes à administração da Justiça e dirigir os magistrados na elaboração de um certo número de leis" (Orfila).

"A arte de periciar os efeitos das ciências médicas para auxiliar a legislação e a administração da Justiça" (Casper).

"A aplicação do conhecimento médico-cirúrgico à legislação" (Peyró e Rodrigo).

"A expressão das relações que as ciências médicas e naturais podem ter com a Justiça e a Legislação" (Dambre).

"A ciência que ensina os modos e os princípios como os conhecimentos naturais, adquiridos pela experiência, aplicam-se praticamente e conforme as leis existentes para auxiliar a Justiça e descobrir a verdade" (Schermeyer).

"Constitui-se em ciência e arte que tem por objetivo a investigação de fatos médicos e biológicos empregando recursos atualizados disponíveis em todas as áreas do conhecimento técnico e científico" (Francisco Moraes Silva).

"O conjunto de princípios científicos necessários para esclarecer os problemas biológicos humanos em relação com o Direito" (Samuel Gajardo).

"A arte de pôr os conceitos médicos ao serviço da administração da Justiça" (Lacassagne).

"A aplicação das ciências médicas ao estudo e solução de todas as questões especiais, que podem suscitar a instituição das leis e a ação da Justiça" (Legrand du Saule).

"O conjunto sistemático de todos os conhecimentos físicos e médicos que podem dirigir as diversas ordens de magistrados na aplicação e composição das leis" (Prunelle).

"A arte de aplicar os documentos que nos proporcionam as ciências físicas e médicas à confecção de certas leis, ao conhecimento e à interpretação de certos feitos em matéria judicial" (Divergie).

"A ciência que emprega o princípio das ciências naturais e da medicina para elucidar e resolver algumas das questões compreendidas na jurisprudência civil, criminal, administrativa e canônica" (Ferrer y Garcés).

"O ramo da medicina que reúne todos os conhecimentos médicos que podem ajudar a administração da Justiça" (Vargas Alvarado).

"O conjunto de conhecimentos médicos e biológicos necessários para a resolução dos problemas que apresenta o Direito, tanto em sua aplicação prática das leis como em seu aperfeiçoamento e evolução" (Calabuig).

"A resposta ou solução da medicina aos problemas do Direito ou da Lei" (Teke).

"Um conjunto de vários conhecimentos científicos, principalmente médicos e físicos, cujo objeto é dar devido valor e significação genuína a certos feitos judiciais e contribuir na formação de certas leis" (Mata).

"A medicina considerada em suas relações com o Direito Civil, Criminal e Administrativo" (Briand e Chaudé).

"O estudo do homem são ou doente, vivo ou morto, somente naquilo que possa formar assunto de questão forense" (de Crecchio).

"Um método de dar testemunho, na Justiça, nos casos de feridos aos médicos" (Baptiste Condronchi).

"A ciência que ensina a aplicação de todos os ramos da Medicina aos fins da Lei, tendo por limites, de um lado, os quesitos legais e, de outro, a ordem interna da Medicina" (Taylor).

"A aplicação dos conhecimentos médicos aos problemas judiciais" (Nerio Rojas).

"Uma disciplina que utiliza a totalidade das ciências médicas para dar respostas a questões judiciais" (Bonnet).

"A aplicação dos conhecimentos médicos às questões que concernem aos direitos e deveres dos homens reunidos em sociedade" (Tourdes).

"O ramo das ciências médicas que se ocupa em elucidar as questões da administração da justiça civil e criminal que podem resolver-se somente à luz dos conhecimentos médicos" (Hoffmann).

"A parte da jurisprudência médica que tem por objeto o estabelecimento das regras que dirigem a conduta do médico, como perito, e na forma que lhe cumpre dar às suas declarações verbais ou escritas" (Souza Lima).

"O conjunto de conhecimentos médicos e paramédicos destinados a servir ao Direito, cooperando na elaboração, auxiliando na interpretação e colaborando na execução dos dispositivos legais, no seu campo de ação de medicina aplicada" (Hélio Gomes).

"A aplicação de conhecimentos científicos dos misteres da Justiça" (Afrânio Peixoto).

"A aplicação dos conhecimentos médicos ao serviço da Justiça e à elaboração das leis correlativas" (Tanner de Abreu).

"Um ramo das ciências jurídicas que estuda os princípios biológicos e físico-químicos enquanto o servem à edição e à aplicação das Leis" (Mac Iver).

"A disciplina que efetua o estudo teórico e prático dos conhecimentos médicos e biológicos necessários para a resolução dos problemas jurídicos, administrativos, canônicos ou militares, com utilitária aplicação propedêutica a estas questões" (Basile e Waisman).

"A aplicação dos conhecimentos médico-biológicos na elaboração e execução das leis que deles carecem" (Flamínio Fávero).

Em suma, a Medicina Legal é a contribuição da medicina, e da tecnologia e outras ciências afins, às questões do Direito na elaboração das leis, na administração judiciária e na consolidação da doutrina.

SINONÍMIA

A Medicina Legal tem recebido denominações várias, cada qual revelando as diversas tendências com que ela tem sido encarada em sua finalidade e em sua conceituação.

Assim, temos: *Medicina Legalis Forensis* (A. Paré); *Relationes Medicorum* (F. Fidelis); *Questiones Medico Legalis* (P. Zacchias); *Medicina Crítica* (Amman); *Schola Juris Consultorum Medica* (Reinesius); *Corpus Juris Medica Legale* (Valentini); *Jurisprudência Médica* (Alberti); *Antropologia Forensis* (Hebenstreit); *Bioscopia Forensis* (Meyer); *Medicina Legal Judicial* (Prunelle); *Medicina Política* (Marc); *Medicina Forense* (Sydney Smith); *Medicina Judiciária* (Lacassagne).

Mesmo considerando-se, na maioria das vezes, Medicina Legal como sinônimo de *Medicina Forense* e de *Medicina Judicial*, é evidente que estas duas últimas expressões são mais ajustadas às atividades das instituições de perícias junto à administração dos tribunais, enquanto *Medicina Legal* tem, pela maior extensão e abrangência, uma contribuição que vai mais além, inclusive com sua contribuição legislativa, doutrinária e filosófica, advinda principalmente do ambiente universitário.

Certamente por isso Medicina Legal é a denominação mais aceita. O uso a consagrou não como a mais correta, mas como a menos imperfeita.

Para nós, melhor seria chamá-la de Medicina Política e Social, devido à suas múltiplas intimidades nos relacionamentos social e político do homem e por não ser apenas a "medicina da lei".

RELAÇÕES COM AS DEMAIS CIÊNCIAS MÉDICAS E JURÍDICAS

A Medicina Legal relaciona-se, especificamente, no campo da Medicina, com a Patologia, Psiquiatria, Traumatologia, Neurologia, Radiologia, Anatomia e Fisiologia Patológicas, com a Microbiologia e Parasitologia, Obstetrícia e Ginecologia e, finalmente, com todas as especialidades médicas.

Com as Ciências Jurídicas e Sociais, a Medicina Legal empresta sua colaboração ao estudo do Direito Penal nos problemas relacionados com lesões corporais, aborto legal e aborto criminoso; infanticídio, homicídio e crimes contra a liberdade sexual. Com o Direito Civil, nas questões de paternidade, nulibilidade de casamento, testamento, início da personalidade e direito do nascituro. Com o Direito Administrativo, quando avalia as condições dos funcionários públicos, no ingresso, nos afastamentos e aposentadorias.

Com o Direito Processual Civil e Penal, quando estuda a psicologia da testemunha, da confissão, do delinquente e da vítima. Com a Lei das Contravenções Penais, ao tratar dos anúncios dos meios abortivos, da omissão de comunicação de crime no exercício da Medicina, da inumação e exumação com infrações das disposições legais, e da embriaguez.

Contribui com o Direito Trabalhista no estudo das doenças do trabalho, das doenças profissionais, do acidente do trabalho, com a prevenção de acidentes, com a insalubridade e a higiene do trabalho. Com o Direito Penitenciário, ao tratar dos aspectos problemáticos da sexualidade nas prisões e da psicologia do encarcerado com vistas ao livramento condicional. Com o Direito Ambiental, quando se envolve nas questões ligadas às condições de vida satisfatórias em um ambiente saudável, seja nos locais de trabalho, seja fora deles. E também com o Direito Administrativo, quando se presta aos interesses da administração pública no sentido de apreciar as admissões, licenças, aposentadorias e invalidezes dos servidores públicos.

Com o Direito dos Desportos, analisando detidamente as mais diversas formas de lesões culposas ou dolosas verificadas nas disputas desportivas e no aspecto do *"doping"*, principalmente nos chamados desportos de competição. Com o Direito

Internacional Público, ao considerar as razões médico-legais implicadas nos tratados dos quais nosso país é signatário no concerto das nações. Com o Direito Internacional Privado, ao decidir as questões civis relacionadas com o estrangeiro no Brasil. Com o Direito Comercial, não apenas nas perícias dos bens de consumo, mas ao atribuir as condições de maturidade para a plena capacidade civil dos economicamente independentes. E com o Direito Canônico, no que se refere, entre outras coisas, à anulação de casamento em que a perícia de conjunção carnal pode resultar fundamental na apreciação do processo pelo *Tribunal da Santa Rota*.

Assim, a Medicina Legal tem um extenso raio de atividades nos diversos ramos do Direito. Ainda se relaciona com a História Natural no estudo da Antropologia e da Genética, nos problemas da identidade e da identificação, e no estudo da Entomologia, no processo de determinação do tempo de morte pela fauna cadavérica.

Relaciona-se a Medicina Legal com a Química, a Física, a Toxicologia, a Balística, a Dactiloscopia e a Documentoscopia. Com a Sociologia, a Economia e a Demografia, no estudo do desenvolvimento e nos aspectos da natalidade. Com a Filosofia, a Estatística, a Informática e a Ecologia.

NOÇÕES HISTÓRICAS

▼ No exterior

Embora os fatos comprovem a participação médica em seus processos judiciais, os antigos não conheceram a Medicina Legal no sentido mais específico e mais moderno como ciência.

Numa Pompílio, em Roma, segundo se crê, ordenou o exame médico na morte das grávidas. Adriano e Justiniano utilizaram-se dos conhecimentos médicos de então para esclarecer alguns fatos de interesse da Justiça.

Segundo os relatos de Suetônio, o médico Antístio examinou o cadáver de Júlio César e determinou que, dos muitos ferimentos recebidos, apenas um foi mortal.

Somente com a legislação canônica, em 1209, por um decreto de Inocêncio III, iniciou-se a perícia médica quando os profissionais da medicina eram convidados a visitar os feridos que estivessem à disposição dos tribunais.

Gregório IX, em 1234, em *Decretales*, sob o título *Peritorum indicio medicorum*, exigia como requisito indispensável a opinião médica para distinguir, entre várias lesões, aquela cujo resultado era especificamente mortal, e, sob o título *De probatione*, colocava a nulidade de casamento ao exame da mulher cujo resultado coincidia com a não consumação da conjunção carnal.

Lazaretti afirma que o início da Medicina Legal prática foi na Itália, em 1525, com o *Edito della Gran Carta della Vicaria di Napoli*.

Foi no século XVI que a Medicina Legal teve sua marcada contribuição depois da publicação, em 1532, da *Constitutio Criminalis Carolina*, em que era exigida a presença dos peritos nos diversos tipos de delito, embora as necropsias forenses tivessem sido realizadas muito antes. Em 1521, quando o Papa Leão X morreu com suspeita de envenenamento, seu corpo foi necropsiado.

Em 1575, Ambroise Paré lançava o primeiro tratado sobre Medicina Legal, intitulado *Des Rapports et des Moyens d'Embaumer les Corps Morts*, no qual tratava não apenas da técnica de embalsamamento do cadáver, mas ainda da gravidade das feridas, de algumas formas de asfixia, do diagnóstico da virgindade e de outras questões do mesmo interesse.

Por isso, atribui-se a Ambroise Paré a paternidade da Medicina Legal.

Foi, no entanto, Fortunatus Fidelis, de Palermo, em 1602, quem lançou o primeiro tratado sobre o assunto, de forma mais completa e detalhada, sob o título *De Relatoribus Libri Quator in Quibis ea Omnia quae in Forensibus ae Publicis Causis Medici Preferre Solent Plenissime Traduntur*.

Surgiu, nessa mesma época, outra obra, intitulada *Questiones Medico Legales Opus Jurisperitis Maxime Necessarium Medicis Perutile*, de Paolo Zacchias, que, para alguns, é o verdadeiro pai da Medicina Legal.

O século XVIII foi marcado por grande progresso, e, precisamente em 1722, na Alemanha, surge Herman Teichmeyer com seu notável trabalho *Institutiones Medicinae Legalis vel Forensis*. Mais tarde, Carlos Liman, Albert Ponsold, Fritz Strassmann, Richard von Kraft Ebing e Johan Ludwig Casper. Agora, Wolfgang Reimann, Manfred Oehmichen e Otto Prokop. Foi na Alemanha que surgiu a primeira Revista especializada em Medicina Legal em 1821, com o título *Zeitschrift für Staartzheikunde*.

Na França, Mathieu Joseph Bonaventure Orfila cria, em 1821, a Toxicologia Forense. Guillaume Alphonse Divergie empresta uma dimensão nova à prática da Medicina Legal. Philippe Pinel, Jean Etienne Dominique e Esquirol estruturam a Psiquiatria Forense. Ambroise Auguste Tardieu reformula velhos conceitos e começa a organizar uma Medicina Legal mais objetiva. Paul Camille Hippolyte Brouardell imprime características científicas às ciências médico-legais. Seguem a luta pela redenção da especialidade: Alexander Lacassagne, Jean Bonoit Foderé, Etienne Rollet, Leon Henri Thoinot, Legrand du Saulle, Joseph Victor Ernest Chaudé, Victor Balthazard, Etienne Martin, Edmond Locard e mais recentemente Leopoldo Camille Simonin, Louis Roche e Etienne Fournier. Orfila e Tardieu criaram a segunda Revista de Medicina Legal em 1829, sob o título de *Anuals d'Hygiene Publique et de Medicine Légale*.

Joseph Bernt, em 1818, em Viena, cria o primeiro Instituto Médico-Legal e, juntamente com Eduard von Hoffmann, Albin Haberda e Arnold Paltauf, desenvolve magistralmente esta ciência.

Na Inglaterra, mesmo com os esforços de John Gordon Smith, Sidney Alfred Smith, Bernard Spilsbury e Harvey Littlejohn, a Medicina Legal cai no descrédito. Criam-se os *coroners* – peritos leigos eleitos pela comunidade. Mais recentemente John Cyril Polson, Keith Simpson, David Osselton e Bernard Knigth.

Na Itália, surgem, em uma fase áurea, Angiolo Fillipi, Cesare Lombroso, Vincenso Mario Palmieri, Mario Carrara e Enrique Ferri. Mais recentemente, Cesare Gerin e Luigi Macchiarelli.

Na Espanha surgem nomes como Pedro Mata (criador da primeira cátedra de Medicina Legal e do Corpo de Médicos Forenses), Lecha Marzo e Antonio Piga Pascual. Hoje, este país está entre os que desenvolvem uma boa Medicina Legal, graças a mestres como Enrique Villanueva Cañadas, José Antonio Sanchez y Sanchez, Emilia Lopes Lachica, Luis Concheiro Carro, Cesar Parabia Fernandez, Jacinto Corbella Corbella, Leopoldo Lopez Gomez, Angel Carracedo Álvarez, Maria Castellano Arroyo, Ricardo de Angel Yáguez, Joan Carol Joval, Maria Gisbert Grifo, Fernando Alejo Verdú Pascoal, Aurora Valenzuela Garach, José Luiz Palanco, Antonio Pla Martinez, Aurélio Luna Maldonado, Emílio Huguet Ramia, Maria Dolores Garcia Garcia, Eduardo Murcia Sáiz, Miguel Lorente Acosta, Claudio Hernandez Cueto e, o mais notável deles, recém-falecido, Juan Antonio Gisbert Calabuig.

Na Grécia chegam notícias apenas de Allex Pallis e Constantin Eliakis, e do primeiro professor de Medicina Legal da Faculdade de Medicina da Ilha de Corfu, Constantin, Vivitzianos, em 1808.

A Rússia, a partir de 1858, começa a desenvolver a Medicina Legal com Sergei Gromov, S. G. Gueorguieff e N. S. Bokarius, além dos brilhantíssimos Dragendorf e Pirogoff.

Em Portugal, no passado, destacaram-se José Joaquim da Silva Amado, Juan Alberto Pereira de Azevedo Neves, Almeida Ribeiro, Asdrubal Antonio de Aguiar, Luiz Augusto Duarte Santos, Fernando de Almeida Ribeiro e Fernando Manuel Oliveira de Sá. Atualmente, destacam-se Duarte Nuno Pessoa Vieira, José Eduardo Lima Pinto da Costa, Lesseps José Antonio Lourenço Reys, Francisco Manuel Andrade Corte-Real Gonçalves, Ascenção Rebelo, Rita Duarte, Tereza Maria Salgado Magalhães e Jorge Costa Santos.

Na Argentina, o ensino da Medicina Legal teve início em 1852 com a organização provisória da Faculdade de Medicina de Buenos Aires, sendo Nicanor Albarellos seu primeiro professor. De lá para cá, surgiram os mestres Eduardo Wilde, Francisco Xavier de la Concepción Muñiz, Eduardo Perez, Horacio San Martin, Eduardo Puyol, Francisco de Veyga, José Ingenieros, Domingos Sáenz Cavia, Nerio Rojas, Juan Ramón Beltran, Luiz Felipe Cia, José Balbey, Emilio Frederico Pablo Bonnet, Alejandro Antonio Basile, Victor Poggi, Mariano Castex, Alfredo Achával, Luis Alberto Kvitko, Julio Alberto Ravioli, José Ángel Patitó, Oscar Augustin, Ignácio Lossetti, Fernando Claudio Trezza, Celminia Gusmán, Carlos Fernandez Dri e Oscar Gervasio Sanchez. No interior do país, destacam-se Juan Bialet Massé, Gregorio Bermann, Ariosto Licurzi, Mário Germán Vignolo, Carlos Alberto Bergese, Emilio Mercado e Victor Alberto Cinelli, em Córdoba; Miguel Garcia Oliveira, Juan José Miorano e Miguel Angelo Maldonado, em La Plata; Raymundo Bosch, León Levit, Victor Augustin José Frigieri, Osvaldo Luiz Avaro, Oscar Sanchez e Leon Julio Lencioni, em Rosário; Pedro Jesus Diaz Colodrero, Rouben Rovner e Alberto José Viturro, em Corrientes; Alberto Semorille, José M. Solá y Paz e Carlos Poquet, em Mendoza; Alberto Daniel e Isaac Freidenberg, em Tucumán.

Na Bolívia, destacam-se Rolando Costa Ardúz e Saul Pantoja Vacaflor (La Paz), Manoel Michel Huertas e Jorge Nunes de Arco (Sucre) e Raul Paz Roldan (Cochabamba).

No Chile, a primeira Faculdade de Medicina foi criada em Santiago, sendo seu professor inicial de Medicina Legal Guillermo Blest. Foram sucedendo-o Juan Miquel, Vicente Padim, Pablo Zorilla, Frederico Puga Borne, Gregorio Amunategui, Carlos Ibar de la Serra, Alberto Benitez, Jaime Vidal Oltra, Alfredo Vargas Baeza, Alberto Teke Achilicht e, atualmente, Luis Ciocca Gómez. E da Faculdade de Ciências Jurídicas e Sociais da Universidade do Chile os mestres Samuel Gajardo e Luis Cousiño Mc Iver.

A Colômbia teve sua primeira Faculdade de Medicina em 1833 na cidade de Bogotá, sendo seu titular de Medicina Legal Felix Merizalde, vindo depois dele Luis Cuervi Márquez, Gabriel Camargo Angulo, Juan David Herrera, Hernando Hueda Herrera e, até pouco tempo atrás, Guillermo Uribe Cualla, o qual foi também diretor da Escola Superior de Ciências Médico-Forenses, fundada em 1945. Hoje, um nome de expressão é o de Cesar Augusto Giraldo.

No Equador, Julio Andara e Luis Vásconez Suárez. No Peru, Mariano Arosamena Quesada, que foi o primeiro docente de Medicina Legal da Faculdade de Medicina de Lima, em 1855, sucedendo-o Manoel C. Barrios, Leonidas Avendaño Ureta, Guillermo Fernandez D'Avila, José Dário Torres, Jorge Avedaño Hubner e Carmem Palao Rosa.

No Paraguai, a disciplina de Medicina Legal e Deontologia da Faculdade de Medicina de Assunção teve início em 1903 com Manuel Fernandez Sanchez, seguindo-o Flaviano Rubio, Rogelio Alvarez, Moleón Andreo e Gregorio Ortiz Mayans.

O Uruguai, por sua vez, desenvolveu a Medicina Legal com José Maria Estapé, Carlos Santin Rossi, Antonio Sicco e Antonio Camaño Rosa. Atualmente pontificam a cátedra Guido Berro Rovira, Hugo Rodríguez Almada, Maria de Carmen Curbelo e Guillermo López.

A Venezuela desde 1841 ensina a Medicina Legal por uma sequência de professores, entre os quais destacam-se Antonio José Rodriguez, José Maria Vargas, Gregorio Blanco, Francisco Antonio Risquez, Humberto Giugni e, agora mais recentemente, Ruben Hernandez Serrano, Luiz Alberto Cardoso, José Felix Martin Corona e Alfredo Gonzales Carrero.

Na América Central, destacam-se Alfonso Acosta Guzmán, Francisco Rucuvado Leon e Eduardo Vargas Alvarado, na Costa Rica; em Cuba, José Lletor de Castroverde (primeiro professor de Medicina Legal da Faculdade de Medicina de La Habana), Ramón Zambrana Valdés, Oscar Amoedo, Fernando Ortiz, Gonzalo Iturrioz (o criador da prova de parafina), Antonio Barreras Fernández, Raimundo de Castro, José Fernández Benitez, Israel Castellanos, Criner García, Diaz Padrón, Francisco Lancis y Sanchez e, mais recentemente, Mayda Abeledo Concepción, Dayse Ferrer Marrero, Héctor Soto Izquierdo, Francisco Ponce Zerquera, Jorge Gonzalez Perez e Alicia Marlenne Basanta Montesinos. Em Honduras, Dennis Castro Bombadilla. No Panamá, Luigui Barrera, Humberto Más Galzadilla e Rodolfo Ermocilla e na Nicarágua Simeón Rizo Castellón e Hugo Argüello. Em El Salvador, seu maior especialista é Roberto Masferrer.

Na América do Norte, destaque no Canadá para Wilfred Derome, Rosario Fontaine e Jean Marie Roussel, todos eles ligados ao Instituto Médico-Legal e de Polícia Científica de Montreal. Nos EUA, em que pese sua posição de grande potência internacional, a contribuição médico-legal é praticamente irrisória, limitando-se apenas aos exames mais sofisticados de laboratórios, inclusive suas Faculdades de Medicina e de Direito não contam com essa disciplina. Citam-se alguns nomes de mais expressão como Milton Helpern, Duane Spencer, Mary Jumbelic, Ivan Balazs e Werner Spitz. Lá, ainda se usa o modelo "coroner", que é um cargo político e pode ser exercido por um profissional não médico. Ou o sistema de médico-examinador, sempre especializado em anatomia patológica, sendo sua função quase exclusivamente determinar a *causa mortis* e a sua causa jurídica. Já o México tem uma tradição mais forte no ensino e na prática médico-legal. Entre os professores, evidenciam-se Casemiro Liceaga, Rafael Lucio, José Ignácio Durán, Luiz Hidalgo y Carpio, Augustín Andrade, Nicolás Ramirez de Arellano, Samuel Garcia, Henrique Oregón, Francisco Castillo Nájera, Lucio Gutierrez e José Torres Torija. Grande contribuição à Medicina Legal deu Alfonso Quiróz Cuaron, tanto no ensino da disciplina nas Faculdades de Medicina e de Direito da Universidade Autônoma do México, como nos trabalhos produzidos. Nomes que não se podem omitir são os de Arturo Baledón Gil e Salvador Iturbide. Atualmente, sobressaem-se Alberto Isaac Correa Ramirez e José Ramón Fernandez Caceres.

▼ No Brasil

No Brasil, a influência da Medicina Legal francesa foi decisiva, embora não se possa negar que influenciaram de maneira marcante a alemã e a italiana. Portugal no passado pouco nos influenciou. Hoje, no entanto, notáveis são as contribuições da nova escola médico-legal portuguesa, com os trabalhos de José Antônio Lourenço Lesseps (Lisboa), José Eduardo Lima Pinto da Costa (Porto) e Duarte Nuno Pessoa Vieira e Francisco Corte-Real (Coimbra).

A nacionalização da Medicina Legal brasileira e a sua estruturação como especialidade começaram com a entrada de Agostinho José de Souza Lima, na Faculdade de Medicina do Rio de Janeiro, inclusive inaugurando o primeiro curso prático de prática tanatológica forense.

Todavia, a verdadeira nacionalização se deu com Raymundo Nina Rodrigues na Bahia, iniciando-se com ele a fase da pesquisa científica médico-legal a partir de nossa própria realidade.

Em seguida, surge Oscar Freire de Carvalho, vindo da Bahia para São Paulo, onde iniciou o exercício da especialidade e dando início à publicação de trabalhos experimentais, inclusive com a criação do Instituto em 1922, que hoje tem seu nome.

A escola baiana seguiu com Virgílio Clímaco Damásio, José Rodrigues da Costa Dória, Estácio Luiz Valente de Lima, Waldemar da Graça Leite, Maria Tereza Pacheco, Luis Carlos Cavalcanti Galvão. O Rio de Janeiro, que sempre teve uma grande tradição nesta área, desponta com nomes como os de Diógenes de Almeida Sampaio, Nascimento Silva, Antenor Costa, Henrique Tanner de Abreu, Leonídio Ribeiro, Julio Afrânio Peixoto, Juliano Moreira, Gualter Adolpho Lutz, Hélio Gomes, Nilton Salles, Nilson Amaral Sant'Anna. Em São Paulo, depois de Oscar Freire de Carvalho, vieram Famínio Fávero, Hilário Veiga de Carvalho, Arnaldo Siqueira Alcântara Machado, Arnaldo Amado Ferreira, Guilherme Oswaldo Arbens, Armando Canger Rodrigues e Marco Segre. Em Pernambuco, Edgar Altino de Araújo, Raimundo Teodorico de Freitas, José de Aguiar Costa Pinto, Antonio Persivo Cunha e Evaldo Altino.

Outros nomes que não se podem deixar de lembrar pela elevada contribuição e significativo exemplo às gerações atuais: Oscar de Oliveira Castro (Figura 1.1), José Geraldo de Freitas Drumond, Ernani Simas Alves, Rubem Lubianca, João Batista

Perez Garcia Moreno, Pedro Neiva de Santana, Jorge de Souza Lima, Oswaldo Pataro, José Glauco Lobo, José Alves de Assumpção Menezes, Milton Ribeiro Dantas, Napoleão Teixeira, Benedito Soares Camargo Junior, José Carlos Ribeiro, Holdemar Oliveira de Menezes, José Lima de Oliveira, Luiz Duda Calado, Nativa Salaru, José do Ribamar Carneiro Belford, Telmo Ferreira Reis, Olympio Pereira da Silva, Odon Ramos Maranhão, Nivaldo José Ribeiro, Geraldo Alves dos Santos, Ivan Nogueira Bastos, Idelbrando Xavier da Silva, João Henrique de Freitas Filho, Clovis Olinto Bastos Meira, Edilberto Parigot, Carlos Alberto Delmonte Printes, Marilu Mota, Gerardo Magela Fortes Vasconcelos, Edson Silveira, Alfredo José da Costa Machado, Acylino de Leão Rodrigues, Alfredo Barroso Rebello, Humberto Fenner Lyra, Leão Bruno, Cezar Papaleo, Antônio Ferreira de Almeida Junior, Francisco Rodrigues de Souza Filho, Hermes Rodrigues de Alcântara, Cristobaldo Motta de Almeida, André Luiz Barbosa Roquette, José Geraldo Vernet Taborda, Serynes Pereira Franco e Nelson Caparelli.

Mais recentemente, Lamartine de Andrade Lima, Marcos de Almeida, Arnaldo Ramos de Oliveira, Moacir Assein Arus, José Frank Marotta, Barros Azevedo, Lourival Saade, Victor Pereira, Hygino de Carvalho Hércules, Carlos Guido Pereira, José Carlos Ribeiro Filho, José Hamilton Amaral, Glício da Cruz Soares, José Eduardo Zappa, Nilo Jorge Rodrigues Gonçalves, Carmen Cynira Martin, José Hamilton Maciel Silva, Gilka Gattas, Clovis César Mendonza, Alírio Batista de Souza, Hermano José Souto Maior, Luiz Rodolpho Penna Lima, Elias Zacarias, Ramon Sabatér Manubens, Daniel Romero Muñoz, Carlos de Faria, Graccho Guimarães Silveira, José Jozefran Berto Freire, Roberto Blanco, Claudio Cohen, Oscar Luiz de Lima e Cirne Neto, Renato Affonso Meira, Elesbão Munhoz, Leo Meyer Coutinho, Hélcio Miziara, Nelson Massini, Fortunato Antônio Badan Palhares, Anibal Silvany Filho, Elizário Couto Bastos, José Américo Seixas Silva, Edmar Jorge Anunciação, Helena Caúla Reis, Francisco Morais Silva, Wilmes Roberto Gonçalves Teixeira, Talvane Marins Moraes, Ayush Morad Amar, Jorge Paulete Vanrell, Juarez Oscar Montanaro, José Maria Marlet, Eudes Mesquita Martins, Emilio Bicalho Epiphanio, José Frota Vasconcelos, José Mauro de Morais, Jalvo Chucair Granhen, Humberto Soares Guimarães, Francisco Autran Nunes Filho, José Eliomar da Silva, Carlos Campana, Emilio Barbieri, João Francisco Duarte, Elisar Reis Lopes, Isaque Kelbert, Edson Reis Lopes, José Mariano Cavaleiro de Macedo, Renato Posterli, Lena Tereza de Melo Lapertosa, Ivan Chaib Demes, entre tantos.

E finalmente um grupo jovem e muito promissor que vai se destacando no magistério e no exercício da legisperícia: Gerson Odilon Pereira, Maria Luisa Duarte, Miguel Angelo Martinez, Aluísio Trindade Filho, Zulmar Coutinho, José Eduardo da Silva Reis, José Emídio Freire, Abelardo Brito, Reginaldo Inojosa Carneiro Campello, Paulo Roberto de Souza, José Ribamar Morais, Luiz Carlos Barreto Silva, Emídio de Brito Freire, Vitor Ribeiro Romeiro, Irene Batista Muakad, Lélia Gerson, Antonio Brussolo Cunha, Vitor Hugo Rangel, João Bosco Penna, Elizabeth Bezerra Azevedo, Misael Fernandes Neto, Maria do Carmo Malheiros Gouvea, Roberto Wagner, Dary Alves de Oliveira, Abelardo Brito, João Carlos Belo da Fonte, Carlos Ehlke Braga Filho, Iris Noburo Nagano, José Roberto Souza Cavaleiro de Macedo, Malthus Fonseca Galvão, Raul Coelho Barreto Filho, Aroldo de Souza Rique, Júlio César Fontana-Rosa, Henrique Caivano Soares, Oswaldo Wolf Dick, Anelino José de Resende, Railton Bezerra de Melo, Romildo Rabbi, Luiz Renato da Silveira Costa, RenatoRoberto Evando Moreira Filho, Chu En Lay Paes Leme, Manoel Campos Neto, João Arnaldo Damião Melki, Jaque Henrique Mecler, Rita de Cassia M. de Carvalho, Febe Costa, Mario

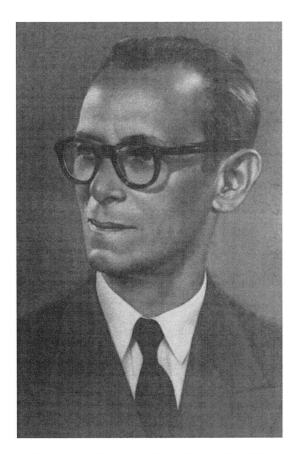

Figura 1.1 Prof. Oscar de Oliveira Castro (1899-1971).

Perez Gimenez, Rogério Eisele, Ronivaldo de Oliveira Barros, Armando Fortunato Filho, Eunice Moreira Vitória, Alecsandro de Andrade Cavalcante, Carlos Henrique Durão, Antonio Batista de Queiroz, Antonio Alves Madruga, Abraão Lincoln de Oliveira, Leonardo Mendes Cardoso, Débora Maria Vargas Lima, Benedita Carneiro Pinto, Sami A. L. J. El Jundi, Luiz Airton Saavedra de Paiva, Jose Roberto de Rezende Costa, Luiz Eduardo Toledo Avelar, Leonardo Santos Bordoni, Marcelo Mari de Castro, Paulo Sérgio P. Cunha, Maximiano Leite Barbosa Chaves, Rita de Cássia Bonfim Leitão Higa, Lilian Cristina Zazá Santos Barreira e muitos outros que irão surgir.

As duas primeiras Faculdades de Medicina do Brasil – a da Bahia e a do Rio de Janeiro – incluíram oficialmente a Medicina Legal como disciplina obrigatória a partir de 1832. Neste mesmo ano, o Código de Processo Criminal estabelecia a perícia oficial para a realização dos exames de corpo de delito. Muitos destes dispositivos ainda se encontram no Código de Processo Penal em vigor.

Mesmo com a vigência daquele Código a partir de 1832, somente depois de 1856 foi regulamentada a atividade médico-pericial, através do Decreto nº 1.746, de 16 de abril de 1856, quando se criou, junto à Secretaria de Polícia da Corte, a Assessoria Médico-Legal, à qual cabia a realização dos exames de "corpo de delito e quaisquer exames necessários para a averiguação dos crimes e dos fatos como tais suspeitados".

Foi criado na Bahia o Serviço Médico-Legal na estrutura da Secretaria de Polícia e Segurança Pública, por um Decreto datado de 24 de abril de 1896. Este Serviço contava com dois médicos que se incumbiam dos exames de lesões corporais, das necropsias, dos exames toxicológicos, das verificações de óbito e de outros exames ou diligências médico-legais afetos à Justiça.

Ainda que instalada na Bahia desde 1832 a Cadeira de Medicina Legal, tendo como seu primeiro regente João Francisco de Almeida, sua atividade prática só se concretizou com Virgílio Clímaco Damásio. O apogeu da Medicina Legal baiana se deu com Raymundo Nina Rodrigues (1894-1906). De 1914 a 1918, assume a Cadeira o professor Oscar Freire, que acumulou, também, a direção do Serviço Médico-Legal. De 1918 em diante, Oscar Freire mudou-se para São Paulo, a fim de instalar a disciplina na antiga Faculdade de Medicina Paulista.

No Rio de Janeiro, a história do ensino médico-legal registra, inicialmente, o nome do Conselheiro José Martins da Cruz Jobim, que só se projetou com a contribuição de Agostinho José de Souza Lima que, na verdade, foi quem iniciou o ensino e a prática eficaz neste Estado.

Nos cursos de Direito e de Medicina Legal, seu ensino foi proposto por Rui Barbosa, que conseguiu aprovar na Câmara dos Deputados um Decreto criando a Cátedra de Medicina Legal nas Faculdades de Direito de todo o país, a partir do ano de 1891.

Hoje, com se sabe, a prática médico-legal brasileira é uma atividade oficial e pública, exercida nos Institutos Médico-Legais localizados nas capitais dos 26 Estados federativos e na capital da República, além de sua expansão no interior do país nos chamados Postos Médico-Legais, na sua maioria ainda desprovidos das mínimas condições de trabalho.

A maioria dos Institutos Médico-Legais no Brasil permanece no âmbito dos órgãos de segurança pública. A partir de alguns anos, começou-se a verificar a desvinculação destes Institutos da área da Segurança. Um exemplo é o do Estado do Amapá, que criou a Coordenadoria de Perícias, com status de Secretaria de Estado, com verbas asseguradas e independência administrativa. Outro é o Estado do Rio Grande do Sul, que vinculou o IML à Secretaria de Estado de Justiça, Trabalho e Cidadania. E, mais recentemente, o Pará, que também desvinculou o Instituto

Médico-Legal e o Instituto de Criminalística da Secretaria de Segurança Pública, criando uma estrutura totalmente independente, ligada diretamente ao Governador do Estado.

Nos Estados do Mato Grosso e Mato Grosso do Sul, os IML estão estruturados em uma Coordenadoria Geral de Perícias, junto com a Criminalística e a Identificação, embora ainda vinculados às respectivas Secretarias de Segurança Pública.

Há, entre os legistas e professores de Medicina Legal, um movimento a favor da autonomia da perícia médico-legal, liderado pela Sociedade Brasileira de Medicina Legal e Perícias Médicas e pela Associação Brasileira de Criminalística, com o apoio de diversas entidades civis, a exemplo da Associação dos Magistrados do Brasil, da Ordem dos Advogados do Brasil, da Comissão dos Direitos Humanos da Câmara dos Deputados e da Secretaria Especial de Direitos Humanos.

Espera-se que o Governo Federal, que criou desde 1996 o Plano Nacional de Direitos Humanos, enfatizando a questão da perícia médico-legal na luta contra a impunidade, venha a adotar medidas que possam assegurar a autonomia e independência da atividade médico-legal.

Tal autonomia se justifica porque a Medicina Legal tem de ser vista como um núcleo de ciência a serviço da Justiça, e o médico nestas condições não pode ser um preposto da autoridade policial. Por uma distorção de origem, quando as repartições médico-legais nada mais representavam senão simples apêndices das Centrais de Polícia e os legistas como meros agentes policiais, permanece o desagradável engano.

Foi com esse pensamento que a Comissão de Estudos do Crime e da Violência, criada tempos atrás pelo Ministério da Justiça, propôs ao Governo a desvinculação dos Institutos Médico-Legais e da própria Perícia Criminal, dos órgãos de polícia repressiva. O objetivo era o de "evitar a imagem do comprometimento sempre presente, quando, por interesse da Justiça, são convocados para participar de investigações sobre autoria de crimes atribuídos à Polícia".

Ninguém de bom senso pode assegurar que dessa vinculação possa existir sempre qualquer forma de coação. Mas, dificilmente se poderia deixar de aceitar a ideia de que em algumas ocasiões possa haver pressão, quando se sabe que alguns órgãos de repressão no Brasil estiveram ou estão ainda envolvidos no arbítrio e na violência. Pelo menos, suprimiria esse grave fator de suspeição, criado pela dependência e pela subordinação funcional.

CLASSIFICAÇÃO

Levando-se em consideração o enfoque ou a sua destinação, a Medicina Legal pode ser classificada sob os ângulos *histórico*, *profissional*, *doutrinário* e *didático*.

A classificação sob o prisma *histórico* diz respeito às várias fases evolutivas desta ciência, que a divide em Medicina Legal Pericial, Medicina Legal Legislativa, Medicina Legal Doutrinária e Medicina Legal Filosófica. A Medicina Legal Pericial, também chamada de Medicina Forense ou Medicina Legal Judiciária, é a sua forma mais anterior e está voltada aos interesses legispericiais da administração da Justiça. A Medicina Legal Legislativa contribui na elaboração e revisão das leis em que se disciplinam fatos ligados às ciências biológicas ou afins. A Medicina Legal Doutrinária – de caráter mais refinado e compromisso com a ordem do pensar – teve início entre nós com Afrânio Peixoto no segundo quartel do século passado. Trata de temas subsidiários que sustentam e explicam certos institutos jurídicos onde o conhecimento médico e biológico faz-se necessário e, por isso, ela é, na verdade, bem mais uma ordem do pensar do que do agir. E a Medicina Legal Filosófica, mais recente, discute os assuntos ligados à Ética, à Moral e a Bioética Médica no exercício ou em face do exercício da Medicina ou tenta explicar, por meio de ensaios epistemológicos, o agir e o pensar médico-legal.

A classificação sob a visão *profissional* da Medicina Legal está inclinada à forma como se exerce na prática essa atividade. Assim, divide-se em Medicina Legal Pericial, Criminalística e Antropologia Médico-Legal, que são exercidas respectivamente pelos Institutos de Medicina Legal, de Criminalística e de Identificação.

Levando-se em conta o interesse *doutrinário* do Direito, naquilo que lhe é mais específico, pode-se dividir a Medicina Legal em Medicina Legal Penal, Medicina Legal Civil, Medicina Legal Canônica, Medicina Legal Trabalhista e Medicina Legal Administrativa. Cada uma dessas partes trata dos diversos ramos do Direito positivo mais estruturados.

Sob o ponto de vista *didático*, a Medicina Legal está dividida em Medicina Legal Geral (Deontologia e Diceologia) e Medicina Legal Especial.

Na primeira parte, também chamada de *Jurisprudência Médica*, estudam-se as obrigações e os deveres (deontologia) e os direitos dos médicos (diceologia), particularizando-se nos capítulos sobre Exercício Legal e Exercício Ilegal da Medicina, Segredo Médico, Honorários Médicos, Responsabilidade Médica e Ética Médica, assuntos que orientam o médico no exercício regular da sua profissão.

A Medicina Legal Especial disciplina-se nos seguintes capítulos:

A) *Antropologia médico-legal.* Estuda a identidade e a identificação médico-legal e judiciária.

B) *Traumatologia médico-legal.* Trata das lesões corporais sob o ponto de vista jurídico e das energias causadoras do dano.

C) *Sexologia médico-legal.* Vê a sexualidade do ponto de vista normal, anormal e criminoso.

D) *Tanatologia médico-legal.* Cuida da morte e do morto. Analisa os mais diferentes conceitos de morte, os direitos sobre o cadáver, o destino dos mortos, o diagnóstico de morte, o tempo aproximado da morte, a morte súbita, a morte agônica e a sobrevivência; a necropsia médico-legal, a exumação e o embalsamamento. E, entre outros assuntos, ainda analisa a causa jurídica de morte e as lesões *in vita* e *post-mortem*.

E) *Toxicologia médico-legal.* Estuda os cáusticos e os venenos, e os procedimentos periciais nos casos de envenenamento.

F) *Asfixiologia médico-legal.* Detalha os aspectos das asfixias de origem violenta, como esganadura, enforcamento, afogamento, estrangulamento, soterramento, sufocação direta e indireta, e as asfixias produzidas por gases irrespiráveis.

G) *Psicologia médico-legal.* Analisa o psiquismo normal e as causas que podem deformar a capacidade de entendimento da testemunha, da confissão, do delinquente e da própria vítima.

H) *Psiquiatria médico-legal.* Estuda os transtornos mentais e da conduta, os problemas da capacidade civil e da responsabilidade penal sob o ponto de vista médico-forense.

I) *Medicina Legal Desportiva.* Justificada, não só pela importância econômica, social e cultural, mas também pelo que os esportes de competição apresentam nos dias atuais, com ênfase para o sigilo profissional, prontuários, *dopings* consentidos ou tolerados, quantificação e qualificação do dano com repercussão no rendimento esportivo.

J) *Criminalística.* Investiga tecnicamente os indícios materiais do crime, seu valor e sua interpretação nos elementos constitutivos do corpo de delito. Estuda a *criminodinâmica*.

L) *Criminologia.* Preocupa-se com os mais diversos aspectos da natureza do crime, do criminoso, da vítima e do ambiente. Estuda a *criminogênese*.

M) *Infortunística.* Estuda os acidentes e as doenças do trabalho e as doenças profissionais, não apenas no que se refere à perícia, mas também à higiene e à insalubridade laborativas.

N) *Genética médico-legal.* Especifica as questões voltadas ao vínculo genético da paternidade e maternidade, assim como outros assuntos ligados à herança.

O) *Vitimologia.* Trata da vítima como elemento inseparável na eclosão e justificação dos delitos.

IMPORTÂNCIA DO ESTUDO DA MEDICINA LEGAL

A Medicina Legal é a contribuição médica, técnica e biológica às questões complementares dos institutos jurídicos e às questões de ordem pública ou privada quando do interesse da administração judiciária. É, portanto, a mais importante e significativa das ciências subsidiárias do Direito.

Hoje, muito mais ainda, grande é o proveito dos juristas na intimidade com as questões médico-legais, seja na sua utilização quando do trato das questões periciais nos seus pleitos judiciais, seja na análise dos diversos ramos do Direito que necessitam de interpretação médico-jurídica que encerra a nova doutrina.

Tão grande tem sido a contribuição desta notável disciplina jurídica que é a Medicina Legal, com o alargar dos horizontes que permitem a ciência e a tecnologia hodiernas que, sem exageros, poder-se-ia dizer que a administração judiciária fracassaria despencando no fosso do erro judiciário e a doutrina emperraria sem poder explicar certos fenômenos ali expostos e discutidos.

O registro criminográfico da violência e seu conteúdo perverso projetam-se além da expectativa mais alarmista. Verifica-se nos dias que correm uma prevalência delinquencial que extrapola os índices tolerados e suas feições convencionais. Uma criminalidade diferente, anômala e muito estranha na sua maneira de agir e na insensata motivação.

O Direito moderno não pode deixar de aceitar a contribuição cada vez mais íntima da ciência, e o operador jurídico não deve desprezar o conhecimento dos técnicos, pois só assim é possível a aproximação da verdade que se quer apurar. Não é nenhum exagero afirmar que é inconcebível uma boa justiça sem a contribuição da Medicina Legal, cristalizando-se a ideia de que a Justiça não se limita ao conhecimento da lei, da doutrina e da jurisprudência.

Por outro lado, muitos têm pensado que basta ser um bom médico para desempenhar bem e fielmente as funções periciais. É puro engano. A Medicina Legal requer conhecimentos especiais e trata de assuntos exclusivamente seus, como, por exemplo, o infanticídio, a asfixia mecânica e a identificação médico-legal. Exige de quem a exerce conhecimentos jurídicos que só podem ser assimilados com a atividade pericial ante os tribunais no trato das questões médicas de interesse da Lei.

É mero engano também acreditar que a Medicina Legal seja apenas aplicada aos casos particulares dos conhecimentos gerais que constituem os diversos capítulos da Medicina. É necessário saber distinguir o certo do duvidoso, explicar clara e precisamente os fatos para uma conclusão acertada, não omitindo detalhes que, para o médico geral, não têm nenhum valor, mas que, na Medicina Legal, assumem importância muitas vezes transcendente.

Para o juiz, é indispensável o seu estudo, a fim de que possa apreciar melhor a verdade em um critério exato, analisando os informes periciais e adquirindo uma consciência dos fatos que constituem o problema jurídico. Talvez seja essa a mais fundamental missão da perícia médico-legal: orientar e iluminar a consciência do magistrado.

Muitas vezes, a liberdade, a honra e a vida de um indivíduo estão subordinadas ao esclarecimento de um fato médico-legal que se oferece sob os mais diversos aspectos.

Se o juiz não possui uma cultura médico-legal razoável, poderá apreciar esses efeitos erroneamente, conduzindo a um erro judicial, um dos mais graves problemas da administração da justiça, transformando a sentença em uma tragédia.

Argumenta-se que a falta de conhecimentos médico-legais do juiz nos fatos de implicação médica será suprida pelo perito. Mas nem sempre os informes periciais correspondem à verdade dos fatos ou procedem de pessoas capacitadas, traduzindo, portanto, graves contradições ou pontos de vista menos aceitáveis. Exige, desse modo, do aplicador da Lei, o conhecimento da Medicina Legal para emitir sempre pareceres concisos e racionais.

Sobre o assunto, assim se reportou Virgílio Donnice: "A grande novidade, porém, é a dos criminosos habituais ou por tendência, com a aplicação da pena indeterminada, e a reincidência, que não ocorrerá se, depois de uma sentença condenatória, cumprida ou extinta, decorrer período de tempo superior a 5 anos, sendo excluídos, para efeito da reincidência, os crimes puramente militares e políticos. Para a ampliação da pena, o juiz terá, obrigatoriamente, de possuir uma especialização penal e criminológica. pois ele, na sentença, deve expressamente referir os fundamentos da medida da pena, apreciando a gravidade do crime praticado, a maior ou menor extensão do dano ou perigo do dano, os meios empregados, o modo de execução, os motivos determinantes, as circunstâncias de tempo e lugar, os antecedentes do réu e sua atitude de insensibilidade, indiferença ou arrependimento após o crime, levando-se em consideração, também, na fixação da pena de multa, a situação econômica do condenado. Isto obrigará o juiz a ter, além da competência jurídico-penal e criminológica, uma sensibilidade apurada, fazendo-o participar de todo o processo e, muito especialmente, do interrogatório do acusado, fase processual que terá grande importância."

Assim, mais do que nunca, necessitará a autoridade judiciária de elementos de convicção quando apreciar a prova atendendo à culpabilidade, aos antecedentes, à conduta social, à personalidade do agente, aos motivos, às circunstâncias e consequências do crime, bem como ao comportamento da vítima, estabelecerá, conforme seja necessário e suficiente para reprovação e prevenção do crime: I – as penas aplicáveis dentre as cominadas; II – a quantidade de pena aplicável, dentro dos limites previstos; III – o regime inicial de cumprimento da pena privativa de liberdade; IV – a substituição da pena privativa da liberdade aplicada, por outra espécie de pena, se cabível, como recomenda o artigo 59 do Código Penal. Em suma, não só a análise da gravidade do crime praticado, nos motivos, nas circunstâncias e na intensidade do dolo ou da culpa, mas a sua forma de indiferença e insensibilidade, a existência, a qualidade e a quantidade do dano, os meios empregados, o modo de execução e, até se possível, a ideia bem aproximada da complexidade do estado emotivo, do transtorno mental e do comportamento do autor. Esse é o grande desafio aos novos magistrados: além do conhecimento humanístico e jurídico, uma sensibilidade cúmplice na apreciação quantitativa e qualitativa da prova. Diga-se mais: não deve o juiz ficar sozinho no cumprimento e nas exigências dessa nova ordem.

O advogado, na sua atividade liberal, também necessita muito destes conhecimentos no curso das soluções dos casos de interesse dos seus representados. Deve, na melhor intenção, ser um crítico da prova, no sentido de não aceitar a "absolutização" ou a "divinização" de certos resultados, apenas pelo fato de constituírem avanços recentes da ciência ou da tecnologia moderna.

O promotor público, como responsável pelo ônus da produção da prova, tem que justificá-la e explicá-la em seus resultados e suas razões. Exige-se dele, hoje, uma contribuição mais efetiva e mais imediata.

Os médicos também carecem de conhecimentos do Direito Médico, no estudo da Jurisprudência Médica, tão imprescindíveis à sua vida profissional, e, ainda, de uma consciência pericial nos casos em que haja um interesse da Justiça na apreciação de um fato inerente à vida e à saúde do homem.

Levando em conta as sutilezas das questões médico-legais em que o perito é chamado a intervir, dizia Alcântara Machado: "Tão frequentes e difíceis e relevantes são elas, que fizeram surgir a Medicina Legal como ramo distinto dos outros ramos de conhecimentos, e a prática médico-legal como arte distinta da clínica."

Isto não quer dizer que esta Ciência tenha apenas o caráter prático, informativo, pericial. Hoje, a Medicina Legal moderna, além de contribuir nesse sentido, ainda ajusta o pensamento do doutrinador e complementa as razões do legislador nos fatos de interpretação médica e biológica. Simplesmente "relatar em juízo", conforme definiu Ambroise Paré, é muito pouco, porque isso qualquer um faz, bastando ter experiência e bom senso. A Medicina Legal também contribui com precisão e eficiência às necessidades gerais do Direito, transcendendo assim ao simples caráter informativo.

Onde não há uma verdadeira contribuição da Medicina Legal, fica a Polícia Judiciária à mercê da boa vontade de um ou de outro médico, nos hospitais, maternidades ou clínicas privadas, para a aquisição de um relatório médico-pericial a fim de esclarecer um fato médico de interesse da Lei. Será uma Polícia Judiciária desaparelhada, incapaz de atender a um mínimo necessário para o cumprimento de sua alta e nobre missão: a de ajudar a Justiça quando da apuração dos mais complexos problemas que interessam ao administrador dos tribunais. Cada vez que crescem as necessidades da Justiça, maiores são as possibilidades da ciência médico-legal, pois dia a dia ganha mais impulso e mais perfeição, sendo hoje um instrumento indispensável em toda investigação que exija o esclarecimento de um fato médico.

METODOLOGIA DE ENSINO

Mesmo que a Medicina Legal seja uma só, no seu conceito e na sua concepção prática, entendemos existirem metodologias de ensino diferentes quanto a sua abordagem nos cursos de Medicina ou de Direito.

No curso médico, deve-se enfatizar a Medicina Legal Pericial, tendo em vista um projeto de formação de um profissional capaz de atender à Justiça como perito oficial ou nomeado, levando-se em conta as diversas formas de contribuição técnica no dia a dia da administração dos tribunais. Ao mesmo tempo, quando vinculado à Deontologia Médica, a análise e a discussão de temas que interessem na formação ética de cada médico.

A distribuição programática da matéria nos cursos de Medicina deve ser feita de acordo com a sequência dos capítulos ou unidades encontrados nos diversos tratados da especialidade, os quais têm uma progressão de assuntos ditada pela evolução do seu aprendizado.

No curso jurídico, recomenda-se a ênfase à Medicina Legal Doutrinária, como forma de subsidiar e complementar as diversas formas de direito positivo ou de propiciar meios para se assimilarem as informações técnicas e científicas constantes dos relatórios legispericiais. Não quer dizer que se deixe de ensinar a Medicina Legal Pericial, pois ela é também necessária na prática diuturna dos operadores jurídicos.

A seleção do conteúdo programático nos cursos de Direito pode ser distribuída especificamente de acordo com os interesses de cada ramo do direito positivo, em *Medicina Legal Penal* (conceito; importância e contribuição da Medicina Legal nas questões criminais; peritos e perícias e de natureza penal; identidade e identificação criminal; energias causadoras do dano; lesões corporais sob o ponto de vista jurídico-penal; periclitação da vida e da saúde; transtornos da identidade sexual e aborto legal e aborto criminoso; posse sexual mediante fraude, estupro e atentado violento ao pudor; infanticídio; toxicofilias, embriaguez alcoólica; tanatologia médico-legal; imputabilidade penal: limites e modificadores), *Medicina Legal Civil* (conceito; importância e contribuição da Medicina Legal às questões de direito privado; identidade e identificação civil; peritos e perícias de interesse civil; perícia do nascituro e provas do início da personalidade civil; avaliação do dano corpóreo de natureza jurídico-civil; casamento, separação e divórcio; política demográfica; capacidade civil: limites e modificadores; psicologia judiciária civil: estudo do testemunho e da confissão; morte real e morte presumida), *Medicina Legal Trabalhista* (conceito; relação e contribuição às questões trabalhistas; peritos e perícias das doenças do trabalho, das doenças profissionais e acidentes do trabalho; avaliação do dano corpóreo de natureza trabalhista; deficiência e incapacidade; acidente do trabalho; simulação, dissimulação e metassimulação em infortunística do trabalho; psicologia do trabalho; fisiologia do trabalho; noções de rendimento muscular; poluição ambiental: contaminação, ruídos e irradiações; necropsias de interesse trabalhista) e *Medicina Legal Administrativa* (conceito; importância e contribuição da Medicina Legal às questões da administração pública; peritos e perícias em servidores públicos; perícia previdenciária; juntas médicas oficiais; avaliação da capacidade laborativa do servidor público; formalidades do exame biométrico; auditorias: tipos, fundamentos e normas; critérios para readaptação de função pública; avaliação do dano corpóreo de natureza administrativa; atividades penosas e periculosidade na função pública; necropsias de interesse administrativo).

SITUAÇÃO ATUAL E PROSPECTIVA

Mesmo cientes da incorporação de novas técnicas, do avanço da ciência e da contribuição multiprofissional, a Medicina Legal em nosso país dispõe no campo pericial de um pequeno progresso, mediante a atuação de alguns setores públicos na criação, recuperação e aparelhamento dos laboratórios, nas instituições especializadas, e na reciclagem do pessoal técnico. Acreditamos que só com a total incorporação de tais recursos a sociedade resistirá ao resultado anômalo e perverso de uma violência medonha que cresce e atormenta.

O correto seria investir mais e mais na contribuição técnica e científica, dotando a administração judiciária de elementos probantes de transcendente valor no curso da apreciação processual, porque uma das funções do magistrado, entre tantas, é buscar a verdade dos fatos.

Poderiam ser usados todos esses formidáveis recursos científicos e tecnológicos disponíveis em favor da prova; como, por exemplo, a análise biomolecular, a bioquímica da detecção de drogas e até mesmo a energia nuclear, além dos modernos computadores, cintilógrafos e tomógrafos de ressonância magnética, como contribuição indispensável aos interesses de ordem pública e social.

A Medicina Legal no campo experimental no Brasil ainda se mostra incipiente e tímida. Apenas em alguns centros acadêmicos de pós-graduação, ainda verificam-se alguns focos esparsos de pesquisa. As publicações de trabalhos em periódicos desta área, seja em quantidade ou qualidade, são desanimadoras.

No terreno doutrinário, em que a Medicina Legal contribui de forma mais eloquente no ajuste dos institutos do direito positivo, tudo ocorrerá a partir das solicitações mais concretas que essas formas de direito venham a fazer e da evolução do próprio pensamento médico-legal; assim, cada vez mais serão enfatizadas as questões ligadas à engenharia genética, como as dos animais transgênicos, clones humanos e terapia gênica ou, nos casos mais delicados da reprodução humana, em que se focalizam principalmente algumas indagações sobre a natureza jurídica e o destino dos embriões congelados.

No aspecto pedagógico, a Medicina Legal brasileira já viveu dias mais iluminados, quando as cátedras eram regidas pelos grandes mestres, os quais criaram em torno de si eminentes discípulos e respeitáveis escolas. Hoje, com honrosas exceções, diante da desordenada e irresponsável criação de cursos médicos e jurídicos, recrutam-se profissionais sem nenhuma qualificação e intimidade com a matéria. Assim, essas cátedras estão muito a dever à nossa tradição e, certamente, se não houver um trabalho bem articulado na tentativa de recuperar tal prestígio, no futuro teremos a Medicina Legal ensinada em um padrão muito distante de suas insupríveis necessidades. O exemplo disso é que muitas das Faculdades de Direito já têm esta disciplina como matéria optativa e, noutras, ainda pior: a disciplina não existe. Vai sendo ocupada por outras disciplinas de existência e utilidade duvidosas. Resta, disso tudo, a dúvida sobre a qualidade desses futuros profissionais que estão sendo formados.

Mesmo assim, acreditamos no futuro da Medicina Legal com muito otimismo, porque essa área de atividade profissional torna-se cada vez mais necessária às aspirações das pessoas que querem viver bem em uma sociedade organizada, onde tenham as condições de realizar seus destinos e seus sonhares. Para tanto, há de se exigir mais do poder público.

No que se refere ao ensino, é preciso valorizar a atividade docente e dotar o aparelho formador de condições para o ensino da Medicina Legal em caráter obrigatório, tanto em Direito como em Medicina, tendo sempre à frente dessas disciplinas profissionais qualificados e comprometidos com esse projeto. Fazem-se também necessárias a criação e a ampliação dos cursos de especialização, de mestrado e de doutorado em Medicina Legal, não só como forma de qualificar o pessoal docente, mas também de recrutar outras vocações.

O problema da pesquisa e da investigação de interesse médico-legal é ainda mais complexo, no qual devem ser focalizadas as disponibilidades para o setor. O interessante nesse aspecto é sensibilizar as Universidades públicas ou privadas em relação à contratação de pesquisadores, cuja tarefa seria a de possibilitar a produção científica de qualidade nesta área de concentração.

MEDICINA LEGAL BASEADA EM EVIDÊNCIAS

A exemplo do que ocorre hoje com a medicina em geral, já se fala na existência de uma Medicina Legal fundada em resultados estatisticamente significantes, padronizada, cética, metanalítica, síntese do resultado matemático de vários estudos dirigidos a uma mesma hipótese. E a esta ideia se chamará de *Medicina Legal Baseada em Evidências*.

Significaria, portanto, que o "mais certo" adviria dos resultados científicos disponíveis e procedentes da pesquisa e da investigação, e não do que possam dispor as teorias fisiopatológicas consagradas ou a experiência individual. Em suma, uma *medicina legal de resultados*.

Da avaliação solitária e subjetiva do perito legista passa-se a reconhecer apenas, como de relevante valor científico, as informações oriundas da pesquisa de cientistas de peso em estudos demorados e em expressivo número de casos observados em institutos e laboratórios de excelência.

Todavia, a facilidade de analisar e utilizar a *perícia priorizada em evidências* não está ainda na disponibilidade e no domínio de todos os que exercem a Medicina Legal. As chamadas publicações de elite, com raras exceções, são de utilidade discutível na prática pericial cotidiana. O que se viu nestes últimos anos foi uma verdadeira enxurrada de publicações médico-legais, algumas em notória contradição, o que torna mais complicada ainda a decisão dos peritos, principalmente dos que estão na ponta do sistema. As experiências trocadas entre peritos de mesma área de concentração e que atuam em uma mesma realidade têm se mostrado com mais proveito.

O conhecimento médico-legal que se aplica diariamente na prática profissional nem sempre é aquele que existe na literatura mais sofisticada das revistas especializadas. Certamente não. É do aprendizado pessoal, até porque todo conhecimento começa da experiência de cada um no dia a dia. Isso não quer dizer que esta cultura deixe de vir também da experiência de tantos outros que publicam ou divulgam seus conhecimentos. Outra coisa: nem sempre as decisões mais acertadas são as dos que possuem maior saber científico.

Toda ciência experimental é um saber dedutivo e não indutivo. Tem uma dedução empírica, nunca é completa e suas conclusões são sempre prováveis. O princípio aristotélico de que as verdades científicas são sempre certas e verdadeiras tende a se modificar quando o assunto em discussão é uma ciência indutiva e experimental.

Um dos óbices à incorporação da *Medicina Legal Baseada em Evidências* é a falta de condições de acesso às publicações que se multiplicam no mundo inteiro e de análise crítica aos artigos e matérias de periódicos, quando o profissional não estaria em condições de elaborar suas próprias conclusões, ficando sempre prisioneiro dos autores dos textos, só pelo fato de estar publicado em revista de qualidade e de conceito garantidos. O risco desta nova ordem é fazer acreditar existir mais evidências do que a Medicina Legal realmente pode ter e apresentar.

Nenhum *expert* pode presumir-se de autoridade incapaz de erro, mesmo não intencional, porque não existe verdade soberana. Por isso, é sempre aconselhável não se procurar certeza absoluta quando tudo isso se mostra impossível diante de decisões instáveis, pois os caminhos da Medicina Legal são contingentes e sujeitos a falhas e não há na sua prática "verdades derradeiras" ou "verdades soberanas".

Mesmo os defensores mais exaltados desta nova ideologia não escondem algumas desvantagens neste método: utilização de muito tempo em pesquisa; elaboração de um trabalho intelectual complexo; dificuldade de se fazer uma revisão sistemática sozinho; falta de subsídios facilmente disponíveis para resolver a maioria das questões periciais; existência de estudos não consensuais ou contraditórios e de estudos quase sempre projetados em um contexto diferente em que se encontra o caso-questão.

A própria expressão "evidência", tal qual vem sendo colocada aqui, já se mostra inconsistente, pois se diz que algo é evidente quando prescinde de prova ou quando dispensa uma justificação. A evidência é inimiga da prova. Ela é a consagração da verdade. Assim, evidente é o que se mostra notório. Mais: o importante é saber o que se pode considerar como *evidência* e quem a determina como "fato concreto".

Por outro lado, definir evidência em Medicina Legal como "dados e informações que comprovam achados e suportam opiniões", isto não é o bastante para oferecer a segurança que se espera. Como qualificar uma Medicina Legal que se diz evidente, racional e científica, quando ela depende tão só de percentuais levantados em dados estatísticos? E o que fazer, por exemplo, quando se sabe que há casos na Medicina Legal Pericial para os quais não se conta com nenhuma evidência convincente?

O risco das ideologias no campo da *Medicina Legal Baseada em Evidências* está no seu caráter reacionário e centralizador por não admitir o pensar ou o agir individual. Sua inclinação é pelas ideias abstratas. E o mais desanimador neste paradigma é que, quanto mais complexo é o caso, menos evidências científicas ela dispõe para uma convincente tomada de decisão.

Assim, fica bem evidente que ninguém de bom senso poderia voltar-se contra todo este acervo cultural e toda contribuição tecnológica que vem se incorporando às ciências médico-legais nestes últimos tempos, ou pelo menos ficar indiferente a ambos. Nem tampouco o que tudo isto pode resultar de contribuição cada vez mais eficaz em favor dos melhores resultados periciais e do que isto pode representar à ordem pública e social.

No entanto, não se pode admitir serenamente que a perícia médico-legal venha abrir mão da intuição, das teorias fisiopatológicas consagradas e da experiência pessoal, pois não existe nenhuma análise metodológica nem nenhuma prova científica aprimorada nesta atividade que não tenham como partida a vivência e a observação individual na prática pericial.

O ideal será sempre a associação da investigação científica, do ensino médico-legal continuado, das teorias fisiopatológicas consagradas e da contribuição qualificada de cada experiência pessoal. E que a aplicação racional da informação científica e a experiência da prática pericial estejam voltadas para um objetivo que sempre destacou esta atividade como um instrumento de indiscutível valor.

MEDICINA LEGAL E DIREITOS HUMANOS

Toda e qualquer ação que tenha como destino as pessoas e o seu modo de viver implica necessariamente o reconhecimento de certos valores. Qualquer que seja a maneira de abordar esta questão se chegará ao entendimento de que o mais significativo desses valores é sempre o próprio ser humano, no conjunto de seus atributos materiais, físicos e morais. A prática da Medicina Legal constitui-se em um instrumento de grande valia em favor dos direitos humanos. Ao assumir a profissão como um ato político e uma maneira de comprometimento social, o perito faz com que a atividade pericial não seja apenas o uso de um amontoado de regras técnicas mas um ato da maior significação na permanente busca da cidadania.

▶ **A vida humana como valor ético.** O valor da vida é de tal magnitude que, até mesmo nos momentos mais graves, quando tudo parece perdido, dadas as condições mais excepcionais e precárias – como nos conflitos internacionais, na hora em que o direito da força se instala negando o próprio Direito, e quando tudo é paradoxal e inconcebível –, ainda assim a intuição humana tenta protegê-la contra a insânia coletiva, criando regras que impeçam a prática de crueldades inúteis.

Quando a paz passa a ser apenas um instante entre dois tumultos, o homem tenta encontrar nos céus do amanhã uma aurora de salvação. A ciência, de maneira desesperada, convoca os cientistas a se debruçarem sobre as bancadas de seus laboratórios, na procura de meios salvadores da vida. Nas mesas das conversações internacionais, mesmo entre intrigas e astúcias, os líderes do mundo inteiro tentam se reencontrar com a mais irrecusável de suas normas: o respeito pela vida humana.

Assim, no âmago de todos os valores está o mais indeclinável de todos eles: a vida do homem. Sem ela, não existe a pessoa humana. Não existe a base de sua identidade. Mesmo diante da proletária tragédia de cada homem e de cada mulher, quase naufragados na luta desesperada pela sobrevivência do dia a dia, ninguém abre mão dos seus direitos de sobrevivência. Essa consciência é que faz a vida mais que um bem: um valor.

Hoje, a partir dessa concepção, a vida passa a ser respeitada e protegida não só como um bem afetivo ou patrimonial, mas pelo que ela se reveste de valor ético. Não se constitui apenas de um meio de continuidade biológica, mas de uma qualidade e de uma dignidade que faz com que cada um realize seu destino de criatura humana.

Sendo os direitos humanos uma proposta em favor do bem comum, não pode a Medicina Legal ser desvinculada do conjunto das ferramentas em favor das necessidades individuais e coletivas. Faz parte de um sistema de forças que conduz o homem na luta pela liberdade e pela justiça social.

▶ **A vida humana como valor jurídico.** Vivemos sob a égide de uma Constituição que orienta o Estado no sentido do respeito à "dignidade da pessoa humana", tendo como normas a promoção do bem comum, a garantia da integridade física e moral do cidadão e a proteção incondicional da vida e da liberdade. Tal proteção é de tal forma solene que o atentado a essa integridade eleva-se à condição de ato de lesa-humanidade: um atentado contra todos os homens.

Cada dia que passa, a consciência atual, despertada e aturdida pela insensibilidade e pela indiferença do mundo tecnicista, começa a se reencontrar com a mais lógica de suas normas: a defesa incondicional dos direitos humanos.

Essa consciência de que tais direitos necessitam de uma imperiosa proteção cria uma série de regras que vai se ajustando mais e mais com cada agressão sofrida, não apenas no sentido de se criarem dispositivos legais, mas como maneira de estabelecer formas mais fraternas de convivência. Este, sim, seria o melhor caminho.

Tudo isso sedimenta a ideia de que o ser humano é ornado de especial dignidade e que isto deve ser aplicado com clareza em defesa da proteção das necessidades e da sobrevivência de cada um. Os direitos fundamentais e irrecusáveis da pessoa humana devem ser definidos por um conjunto de normas, possibilitando que cada um tenha condições de desenvolver suas aptidões.

▶ **A defesa da pessoa e da vida e os direitos humanos.** O mais efetivo marco em favor da defesa da pessoa humana e, consequentemente, da sua vida vem da vitória da Revolução Francesa, com a edição da Declaração dos Direitos do Homem e do Cidadão em 1789, na qual já no seu artigo 1º se lê: "Todos os homens nascem e permanecem livres e iguais em direitos." E, no artigo 5º, enfatiza-se ainda mais quando diz: "Ninguém será submetido à tortura, nem a tratamento ou castigo cruel, desumano ou degradante."

Mesmo que o mundo tenha assistido a dois grandes conflitos internacionais no século 20 e que algumas pessoas continuem cada vez mais em busca de privilégios e vantagens individuais, não se pode negar que algo vem sendo feito em favor dos valores humanos. O que nos faz pensar assim é o crescimento de uma parcela significativa da sociedade que já se conscientizou, de maneira isolada ou em grupos, que a defesa dos direitos humanos não é apenas algo emblemático, mas um argumento muito forte em favor da sobrevivência do homem. Isso não quer dizer que não haja, por parte de alguns, a alegação de que a defesa dos direitos humanos seja um risco para a sociedade, uma subversão da ordem pública, um jogo de interesses ideológicos ou uma ameaça aos direitos patrimoniais. E, até mesmo, por parte de outros, seja por ingenuidade ou má fé, os quais admitem que a luta em favor dos direitos humanos é uma apologia ao crime e um endosso ao criminoso.

A partir da edição da Declaração Universal dos Direitos Humanos pela Assembleia Geral da Organização das Nações Unidas em 1948, embora sem eficácia jurídica, pode-se dizer que ela representa um momento importante na história das liberdades humanas, não apenas pelo que ali se lê em termos do ideal de uma convivência humana, mas pelas declaradas adesões dos países-membros desta Organização.

Espera-se que a humanidade vá construindo um ideário em que fiquem evidentes a importância da valorização da pessoa e o reconhecimento irrecusável dos direitos humanos. Não adianta todo encantamento com o progresso da técnica e da ciência se isso não for a favor do homem, assim, este progresso será algo pobre e mesquinho.

A verdade é que o fato de o ser humano sofrer dano aos seus direitos deliberadamente é tão antigo quanto a história da própria Humanidade. Atualmente, malgrado um ou outro esforço, muitos são os países que ainda praticam, ou toleram, formas de castigos físicos e privação injustificada da liberdade de pessoas indefesas, sem nenhum motivo ou qualquer fundamento de ordem normativa. Muitas dessas práticas têm por finalidade punir tendências ideológicas ou reprovar e inibir os movimentos libertários ou as manifestações políticas de protesto. Muitas dessas práticas cruéis e degradantes não têm apenas a intenção da chamada "obtenção da verdade", mas uma tática própria dos sistemas repressivos de que dispõe o Estado, contra os direitos e as liberdades dos seus opositores, como estratégia de manutenção no poder. Não é por outra razão que sua metodologia e seus princípios estão nos currículos, como matérias teórica e prática das corporações militares e policiais. Não quer dizer que não exista também a banalização do instinto malvado como maneira torpe de dobrar o espírito das pessoas para satisfação do próprio torturador. Na realidade, o que se procura com o desrespeito aos direitos humanos é a fragmentação do corpo e da mente e a desmoralização do homem.

A Medicina Legal é um instrumento capaz de contribuir de maneira significativa, a partir do momento em que ela possa denunciar, por meio de suas práticas periciais, todas as modalidades de agressões que se verificam neste universo delinquencial que se observa, cada vez mais frequente, nos dias de hoje.

Perícia Médico-legal

▼

PERÍCIAS

Define-se perícia médico-legal como um conjunto de procedimentos médicos e técnicos que tem como finalidade o esclarecimento de um fato de interesse da Justiça. Ou como um ato pelo qual a autoridade procura conhecer, por meios técnicos e científicos, a existência ou não de certos acontecimentos, capazes de interferir na decisão de uma questão judiciária ligada à vida ou à saúde do homem ou que com ele tenha relação.

A perícia, segundo seu modo de realizar-se, pode ser sobre o fato a analisar (*peritia percipiendi*) ou sobre uma perícia já realizada (*pericia deducendi*), o que para alguns constitui-se em um Parecer. Assim, a *pericia percipiendi* é aquela procedida sobre fatos cuja avaliação é feita baseada em alterações ou perturbações produzidas por doença ou, mais comumente, pelas diversas energias causadoras do dano. Ou seja, *pericia percipiendi* é aquela em que o perito é chamado para conferir técnica e cientificamente um fato sob uma óptica quantitativa e qualitativa. E por *pericia deducendi,* a análise feita sobre fatos pretéritos com relação aos quais possam existir contestação ou discordância das partes ou do julgador. Aqui o perito é chamado para avaliar ou considerar uma apreciação sobre uma perícia já realizada.

Todavia, tanto na *peritia percipiendi* como na *deducendi* existe o que se chama de parte *objecti* e parte *subjecti*. A parte objetiva é aquela representada pelas alterações ou perturbações encontradas nos danos avaliados. Estas, é claro, como estão baseadas em elementos palpáveis ou mensuráveis, vistos por todos, não podem mudar. Essa parte é realçada na *descrição*. No entanto, a avaliação dos elementos da parte *objecti* pode levar, no seu conjunto, a raciocínios divergentes e contraditórios, como,

por exemplo, em se determinar a *causa jurídica de morte* (homicídio, suicídio ou acidente), e onde possam surgir conceitos e teorias discordantes. Essa parte *subjecti* é sempre valorizada na discussão.

A finalidade da perícia é produzir a prova, e a prova não é outra coisa senão o elemento demonstrativo do fato. Assim, tem ela a faculdade de contribuir com a revelação da existência ou da não existência de um fato contrário ao direito, dando ao magistrado a oportunidade de se aperceber da verdade e de formar sua convicção. E o objeto da ação de provar são todos os fatos, principais ou secundários, que exigem uma avaliação judicial e que impõem uma comprovação. Quando a prova do fato depender de conhecimento técnico ou científico, o juiz será assistido por perito.

As perícias se materializam por meio dos laudos, constituídos de uma peça escrita, tendo por base o material examinado. O atestado fornecido por médico particular não substitui o laudo para comprovação da materialidade em processo criminal, a não ser para atender o 1º, do artigo 77, Lei nº 9.099/1995. "Tratando-se de infração que deixa vestígios torna-se imprestável o laudo de exame de corpo de delito realizado com base em ficha de atendimento hospitalar, máxime se não havia qualquer impedimento para que a vítima se submetesse à inspeção direta do médico legista, uma vez que fora atendida no mesmo dia da confecção do laudo" (JTA Crim SP, 11:143).

Devem as perícias de natureza criminal ser realizadas preferencialmente nas instituições médico-legais e, na inexistência delas, por médicos ou profissionais liberais de nível superior na área de saúde correlata ao fato, nomeados pela autoridade, seja no interesse dos procedimentos policial-judiciários seja nos inquéritos policial-militares.

Quanto à legitimidade de requerer a perícia, entendemos que isto não está no fato de alguém ser autoridade, ainda que devidamente nomeada pelo poder público, mas sim daquela que estiver no dever jurídico de determinar a perícia (p. ex., o delegado de polícia que estiver à frente do Inquérito Criminal). A autoridade judiciária investida de sua função tem a prerrogativa de determinar que se procedam aos devidos exames periciais. Ao Ministério Público cabe recomendar a quem de direito a solicitação de perícia. As perícias também podem ser pedidas pela autoridade devidamente nomeada para um determinado procedimento processual em ação pública nos âmbitos penal, administrativo ou militar.

Hoje as perícias de natureza criminal estão reguladas pela Lei nº 12.030, de 17 de setembro de 2009, estabelecendo como normas gerais que "no exercício da atividade de perícia oficial de natureza criminal, é assegurada autonomia técnica, científica e funcional, exigido concurso público, com formação acadêmica específica, para o provimento do cargo de perito oficial". Mais: "Em razão do exercício das atividades de perícia oficial de natureza criminal, os peritos de natureza criminal estão sujeitos a regime especial de trabalho, observada a legislação específica de cada ente a que se encontrem vinculados." E finalmente que "observado o disposto na legislação específica de cada ente a que o perito se encontra vinculado, são peritos de natureza criminal os *peritos criminais*, *peritos médico-legistas* e *peritos odontolegistas* com formação superior específica detalhada em regulamento, de acordo com a necessidade de cada órgão e por área de atuação profissional".

Nas ações penais, o laudo médico-legal não é documento sigiloso. É uma peça pública, como o boletim de ocorrência e o inquérito policial no qual ele é anexado. Quando a autoridade policial acredita que sua divulgação pode prejudicar o andamento da investigação, solicita a um juiz que decrete segredo de Justiça sobre o caso.

Nas ações penais privadas, apenas o juiz nomeará o perito, e tal fato não o coloca vinculado à perícia e, por isso, não ficará ele adstrito ao laudo, podendo aceitar ou rejeitá-lo no todo ou em parte (sistema do livre convencimento).

Com as modificações do artigo 159 do Código de Processo Penal (Lei nº 11.690, de 9 de junho 2008), o exame de corpo de delito e outras perícias poderão ser realizados por perito oficial, portador de diploma de curso superior, e na sua falta pode-se contar com duas pessoas idôneas, "portadoras de diploma de curso superior preferencialmente na área específica, dentre as que tiverem habilitação técnica relacionada com a natureza do exame". Como inovação o fato de ao Ministério Público, ao assistente de acusação, ao ofendido, ao querelante e ao acusado o direito da formulação de quesitos e a indicação de assistente técnico; essa indicação do assistente técnico dar-se-á a partir de sua admissão pelo juiz e após a conclusão dos exames, elaboração do laudo pelos peritos oficiais e conhecimento das partes. Quando se tratar de perícia complexa poder-se-á designar mais de um perito oficial e a parte indicar mais de um assistente técnico. Entende-se por perícia complexa aquela que abranja mais de uma área de conhecimento especializado.

Nas perícias de natureza civil, o juiz pode nomear o perito tendo as partes 5 (cinco) dias, depois da intimação de despacho de nomeação de perito, a faculdade de indicar assistentes e apresentarem quesitos. O perito apresentará laudo em cartório, no prazo fixado pelo juiz, até vinte (20) dias antes da audiência de instrução de julgamento. Os assistentes técnicos entregarão seus pareceres dez (10) dias após a apresentação do laudo do perito, sem necessidade de intimação.

Podem as perícias, de uma forma geral, ser realizadas nos *vivos*, nos *cadáveres*, nos *esqueletos*, nos *animais* e nos *objetos*.

Nos vivos, visam ao diagnóstico de lesões corporais, determinação de idade, de sexo e de grupo étnico; diagnóstico de gravidez, parto e puerpério; diagnóstico de conjunção carnal ou atos libidinosos em casos de crimes sexuais; estudo de determinação da paternidade e da maternidade; comprovação de doenças profissionais e acidentes do trabalho; evidências de contaminação de doenças venéreas ou de moléstias graves; diagnóstico de doenças ou perturbações graves que interessam no estudo do casamento, da separação e do divórcio; determinação do aborto; entre tantos.

Nos cadáveres têm-se como objeto, além do diagnóstico da causa da morte, também da causa jurídica de morte e do tempo aproximado de morte, a identificação do morto, e o diagnóstico da presença de veneno em suas vísceras, a retirada de um projétil, ou qualquer outro procedimento que seja necessário.

Nos esqueletos, fundamentalmente, as perícias têm como finalidade a identificação do morto e, quando possível, a causa da morte.

As perícias em animais são bem mais raras, mas não se pode dizer que elas não existem. Em face da convivência do homem com os animais domésticos, podem estes, no decurso de um inquérito, apresentar algo de esclarecimento, impondo, assim, uma diligência médico-legal. Desta forma, por exemplo, um animal que participe de uma luta pode apresentar-se ferido ou morto, trazendo em seu corpo um projétil de arma de fogo, tornando-se útil sua retirada para identificação da arma do agressor. Com o advento da disciplina de Medicina Veterinária Legal nos cursos de médicos-veterinários, acreditamos que muitas dessas perícias serão realizadas por esses profissionais, principalmente as ligadas à antropologia, aos vícios redibitórios e fraudes, à traumatologia e à toxicologia médico-veterinárias legais.

Nos objetos, finalmente, não são raras as vezes em que se pedem identificação de pelos; exames de armas e projéteis; levantamento de impressões digitais; pesquisas de esperma, leite, colostro, sangue, líquido amniótico, fezes, urina, saliva e mucosidade vaginal, nas roupas, móveis ou utensílios.

▼ Importância da prova

Se há dúvida, a prova não foi feita. Esta é a lógica mais simples.

Prova é o elemento demonstrativo da autenticidade ou da veracidade de um fato. Seu objetivo é "formar a convicção do juiz sobre os elementos necessários para a decisão da causa" (Tourinho Filho, FC, *in Processo Penal*, vol. 3, 16ª edição, São Paulo: Saraiva, 1994). O objeto de sua apreciação são todos os fatos, principais ou secundários, que demandam uma elucidação e uma avaliação judicial. Tão grande é a importância da prova, que se pode afirmar que todo processo consiste nela, como disse Mitermayer. É o norte que aponta o rumo da lide. A prova é a voz do fato.

Chama-se *prova proibida* aquela que é obtida por meios contrários à norma. Diz-se que ela é *ilícita* quando agride uma regra de direito material e de *ilegítima* quando afronta princípios da lei processual.

A avaliação da prova pode ser feita por três sistemas conhecidos: 1. *Sistema legal* ou *tarifado* – em que o juiz limita-se a comprovar o resultado das provas e cada prova tem um valor certo e preestabelecido; 2. *Sistema da livre convicção*, em que o magistrado é soberano, julga segundo sua consciência e não está obrigado a explicar as razões de sua decisão; 3. *Sistema da persuasão racional* quando o juiz forma seu próprio convencimento baseado em razões justificadas. Este último é o sistema adotado entre nós. Nele, mesmo que o juiz não esteja adstrito às provas existentes nos autos, terá que fundamentar sua rejeição. A sentença terá que discutir as provas ou indicar onde se encontram os fatos do convencimento do juiz.

O artigo 157 do Código de Processo Penal diz que o juiz formará sua convicção pela livre apreciação da prova. Não se deve confundir convicção íntima com *livre convencimento* do juiz na apreciação das provas. Dessa forma, o livre convencimento do julgador não é um critério de valoração alternativo *secundum conscientiam*, mas um princípio racional e metodológico que o leva a aceitar ou rejeitar um resultado pericial capaz de fundamentar sua decisão.

A avaliação da prova deve ter o mesmo sentido que tem a decisão judicial: sem motivação ideológica ou emocional, mas tão só baseada na racionalidade e na lei. Assim, ao julgador não se pede uma certeza absoluta, senão que ele encontre a solução mais racional e a juridicamente mais correta para a lide. Não pode ele operar com meras probabilidades ou conjecturas.

Bentham sintetizava isso dizendo: "a prova é um meio para se atingir um determinado fim", e ainda afirmava que "a arte do processo não é essencialmente outra coisa senão a arte de administrar as provas" (*in Tratado de las pruebas judiciales*, Buenos Aires: Ediciones Juridicas Europa-America, 1971); Malatesta dizia: "a prova é o meio pelo qual o espírito humano se apodera da verdade (*in A lógica das provas em matéria criminal*, São Paulo: Editora Saraiva, 1960); e Berto Freire (*in Medicina legal – fundamentos filosóficos*, São Paulo: Editora Pilares, 2010) afirma que a prova deve inserir os elementos necessariamente ligados, e como *necessário* entende "aquilo que não pode deixar de ser". Mesmo que exista uma verdade sobre as razões do direito, existe outra: a verdade a respeito dos fatos que se resolve por meio das provas dos autos, ou seja, a *verdade material*.

Assim, cada vez que a astúcia humana torna-se mais e mais sofisticada para fugir da revelação esclarecedora, urge ampliar-se a possibilidade de investir com maior empenho na contribuição da técnica e da ciência como fatores de excelência na elaboração da prova. O verdadeiro destino da perícia é informar e fundamentar de maneira objetiva todos os elementos consistentes do *corpo de delito* e, se possível, aproximar-se de uma provável autoria. Não existe outra forma de avaliar retrospectivamente um fato marcado por vestígios que não seja pelo seu conjunto probante. Hoje a missão da perícia não é apenas a de "ver e relatar", traduzida pelo velho dogma do *visum et repertum*. É muito mais. É também discutir, fundamentar e até deduzir, se preciso for, no sentido de que a busca da verdade seja feita por um modelo de persuasão mais ampliado, principalmente quando algumas evidências são indicadoras ou sugestivas de determinados fatos. É preciso que o clamor da Medicina Legal não cesse nas portas dos tribunais. É indispensável que ela transponha suas soleiras para que a verdade não seja o apanágio de uma avaliação isolada e intimista, e que a sentença seja uma proposta elaborada por um sistema ampliado e por uma decisão compartilhada.

A importância da prova está, pois, na necessidade que tem o julgador de fundamentar a convicção de sua sentença. Mesmo que a jurisprudência admita decisões quando várias evidências se juntam em um único fato. Todavia, o ideal será sempre que elas se inspirem em provas idôneas, veementes e devidamente justificadas.

Há motivos políticos e sociais que começam a reclamar do perito médico-legal posições mais coerentes com a realidade que se vive. Um modelo capaz de revelar um melhor papel que o seu trabalho venha a desempenhar no complexo projeto de seus deveres e obrigações, e que possa apontar com justiça e equilíbrio o caminho ideal nas justas e reclamadas exigências do bem comum. Sendo o perito um profissional de conhecimentos e experiências a serviço da Justiça, ele passa a ser um agente do mais indiscutível valor nas decisões em favor das políticas jurídico-sociais, contribuindo assim com o interesse público e com a paz social.

Sua missão em favor do cumprimento da ordem legal é tão significativa, que não se pode entendê-la jamais a serviço da injustiça, e sim ao lado da verdade, qualquer que seja a consequência que disto possa advir. É claro que esta forma de atuar com independência e retidão não depende apenas do perito, mas de uma estrutura institucional e hierárquica capaz de dar-lhe segurança para emitir seus pareceres e não sofrer ameaças a sua integridade e a sua honestidade profissional.

O primeiro compromisso em favor da prova é a qualidade do trabalho que se realiza. Na avaliação do dano pessoal, a primeira coisa que se exige em exames dessa ordem é a caracterização do dano corporal ou funcional, especificado pelas características e pelos padrões médico-legais a que se propõe a perícia.

A boa qualidade da prova também exige do perito uma certa disciplina metodológica em que se levem em consideração três requisitos básicos: a) utilização de técnicas médico-legais reconhecidas e aceitas com a segurança capaz de executar um bom trabalho; b) utilização dos meios subsidiários necessários e adequados para realizar cada caso, em que se tenha a contribuição irrecusável da tecnologia pertinente; c) utilização de um protocolo que inclua a objetividade de roteiros atualizados e tecnicamente garantidos pela prática legispericial corrente.

Outro problema não menos complexo é o da avaliação da existência de dano anterior ou do estado anterior da vítima quando se quer estipular existência de dano físico ou psíquico.

▼ Valor racional da prova

Cada vez mais se confirma a ideia de que a prova médico-legal no âmbito da administração judiciária deve ser constituída não apenas por um relato meramente descritivo sobre uma determinada realidade fática, mas que esteja alicerçada por um processo de fundamentação racional para a apuração da verdade que se quer apurar.

O valor racional de uma prova está diretamente no maior ou menor grau de aceitabilidade das informações ali contidas e que podem contribuir na avaliação do conflito como um insuprível meio de comprovação de um fato. Em suma: se as afirmações ali contidas podem ser acatadas como verdadeiras.

Isso não quer dizer que diante de afirmações aceitas como verdadeiras elas venham a alcançar um nível de informações capaz de dar ao julgador os elementos suficientes para seu convencimento. Todavia, o princípio da livre convicção de que dispõe o julgador não se constitui um critério alternativo de prova, mas um princípio metodológico que lhe faculta aceitar ou rejeitar a prova e fundamentar sua decisão. Entender que a convicção pessoal do juiz, por si só, não prova nada.

A valoração de uma prova produzida ganha força a partir da razoabilidade e da aceitabilidade das informações prestadas, dos meios utilizados para firmar as conclusões e dos elementos que induzem a uma suficiente probabilidade.

Os modelos mais convincentes de valoração racional de uma prova são: 1) o que é baseado na utilização de meios ou recursos matemáticos (probabilidade matemática) – deduz-se a partir de dados estatísticos; 2) o que é baseado em esquemas de confirmação (probabilidade indutiva) – deduz-se através da probabilidade lógica.

Nos processos civis é mais comum aceitar-se que o resultado da prova seja instruído por uma probabilidade lógica, e nos processos criminais costuma-se aceitar o resultado embasado na probabilidade matemática.

Mesmo que a prova médico-legal seja um julgamento pessoal obtido sobre fatos a partir de métodos e recursos técnicos e científicos, ela não deixa também de ter sua apreciação subjetivista e, por isso, pode não contar com a certeza absoluta. Ela não pode ter o caráter de incontrovertibilidade. A verdade real não existe, é uma ficção.

O que se pode aceitar é a verdade processual.

O conceito de absolutização do fato provado não deve levar ao julgador a ideia de sacralização da prova nem se pode exigir do perito que ele assuma suas convicções como última verdade. Deve-se permitir a ponderação. Não há nenhum exagero em aceitar-se a prova como um feito dedutivo, demonstrativo ou analítico, assim como se dá ao julgador tal direito sobre a verdade. Nem sempre a prova oferece um resultado que faculte uma solução fácil do caso nem mesmo que ela por si só seja capaz de apontar todas as verdades que encerram o conflito.

É imperioso que o laudo pericial não se afaste de sua verdade objetiva ou material representada pela correta descrição do que é visto e se aproxime também da verdade subjetiva ou processual retratada pelas conclusões oriundas do conjunto dos elementos materiais.

Na prova médico-legal exige-se identificar e justificar. Quem faz uma afirmação tem de se explicar, principalmente através de uma exposição de razões que sustentem a verdade das afirmações. Quanto mais justificada for a prova, mais credibilidade ela impõe. A prova não pode ficar apenas na afirmação pura e simples de quem a produz, mas nos fundamentos que levaram a tal convicção. A justificativa é uma garantia das razões do convencimento pericial.

Mesmo que a identificação do fato seja feita por um processo racional, a simples descrição dos feitos necessita de razões justificatórias para convencer o analista do laudo, o que vai influenciar psicologicamente em cada decisão. Por isso, não é exagerado que os operadores jurídicos motivem a existência de uma justificação como mais um elemento valorativo da prova.

Assim, o perito não deve apontar uma verdade que não possa justificar, principalmente porque não é raro existirem ao longo da descrição fatos que parecem irracionais ou de difícil compreensão. Muitos acham que tais justificativas não devem se prender apenas ao que é relevante para a decisão judicial, mas a todo o acervo objetivo que se evidenciou no decorrer da perícia.

Nesse particular há duas formas de esclarecimentos: uma de caráter analítico que consiste na exposição pormenorizada de todos os elementos de valor probatório que levaram à afirmação pericial; e outra genérica que se fundamenta na justificação global dos fatos observados.

Na prática médico-legal tem prevalecido, malgrado todo esforço, a técnica do relato que se constitui tão só na descrição sumária e pouco detalhada dos danos estudados, muitas vezes com a simples nominação das lesões, como por exemplo ferida contusa, queimadura, carbonização, entre outros.

A técnica do relato puro e simples em vez de esclarecer pode confundir e com isso favorecer uma decisão insuficientemente fundamentada por falta de suas necessárias justificações. Um mero assinalamento pode até pressupor uma verdade, mas não representa as razões da mesma. Uma perícia pode até representar um relato fático, mas não aponta a racionalidade do feito.

▼ Noções de corpo de delito

Para o devido reconhecimento da verdade jurídica que se quer restabelecer, o direito processual penal se vale das provas para a formação da convicção do julgador. Diz o Código de Processo Penal: "Artigo 158: Quando a infração deixar vestígios, será indispensável o exame de corpo de delito, direto ou indireto, não podendo supri-lo a confissão do acusado." E mais: "Artigo 167: Não sendo possível o exame de corpo de delito, por haverem desaparecido os vestígios, a prova testemunhal poderá suprir-lhe a falta."

A falta ou omissão do exame de corpo de delito leva à nulidade do processo, conforme tem-se confirmada na prática forense.

Seja qual for o enfoque dado ao *corpo de delito* direto – ainda que diverso no seu núcleo conceitual, há de se o admitir como um elenco de lesões, alterações ou perturbações, e dos elementos causadores desse dano, em se tratando dos crimes contra a vida e a saúde do ser humano, desde que possa isso contribuir para provar a ação delituosa. *Ipso facto*, corpo de delito é uma metáfora, pois supõe que o resultado do delito, considerado nos seus aspectos físicos e psíquicos, registre um conjunto de elementos materiais, mais ou menos interligados, dos quais se compõe e que lhes constituem uma reunião de provas ou de vestígios da existência do fato criminoso.

Desta forma, corpo de delito direto aqui considerado tem o sentido somático ou psíquico, composto de elementos percebidos pelos sentidos ou pela intuição humana. Sendo assim, não representa apenas os elementos físicos, mas todos os elementos acessórios que estão conectados a determinado fato delituoso característico de infração penal.

Em suma, corpo de delito direto é a base residual do crime, sem o que ele não existe. Quando o exame de corpo de delito não é feito, de maneira direta ou indireta, em crimes que deixam vestígios, o processo pode ser nulo (art. 564 III, b, do CPP).

Pode ser de caráter permanente (*delicta factis permanentis*) ou passageiro (*delicta factis transeuntis*). É, portanto, o conjunto dos elementos sensíveis do dano causado pelo fato delituoso e a base de todo procedimento processual. Chamam-se elementos sensíveis aqueles que podem afetar os sentidos, ou seja, podem ser percebidos pela visão, gustação, tato, audição e olfato. Só pode ser encontrado naquilo que foi atingido pelo evento criminoso. Todavia, não se deve confundir *corpo de delito* com *corpo da vítima*, levando-se em conta o fato elementar que este último é apenas um dos elementos sobre o qual o exame pericial buscará os vestígios materiais que tenham relação com o fato delituoso.

O exame do corpo da vítima é apenas uma fase do exame de corpo de delito. O corpo de delito direto se compõe da existência de vestígios do dano criminoso, da análise do meio ou do instrumento que promoveu este dano, do local dos fatos e da relação de nexo causal.

Chama-se *corpo de delito direto* quando realizado pelos peritos sobre vestígios de infração existentes, e *corpo de delito indireto* quando, não existindo esses vestígios materiais, a prova é suprida pela informação testemunhal. A denominação de corpo de delito indireto não deixa de ser imprópria, pois o corpo de delito existe ou não existe, e, não existindo, constitui apenas um fato testemunhado. Todavia, em nossa jurisprudência, há referências sobre o uso de prova documental existente nos autos como meio de suprir o corpo de delito direto.

Habeas Corpus. Exame de Corpo de Delito Indireto. "O exame de corpo de Delito direto pode ser suprido se desaparecidos os vestígios sensíveis da infração penal, por outros elementos de caráter probatório existentes nos autos, notadamente os de natureza testemunhal ou documental". (STJ, Min. Felix Fischer, 5ª Turma, HC 23.898/MG)

Quando, para caracterizar uma infração, for necessária a existência de vestígios, será indispensável o exame de corpo de delito direto, não podendo supri-lo nem mesmo a confissão do suspeito. Tal fato justifica-se na exigência da presença de provas, diretas ou indiretas, e na filosofia penal liberal que se inclina no sentido de salvaguardar as garantias individuais do acusado. Deste modo, em uma circunstância de *causa mortis* "indeterminada", com a ausência de vestígios internos ou externos de violência registrada em uma necropsia médico-legal, complementada por exames subsidiários negativos, não se pode cogitar de morte violenta, nem muito menos apontar-se uma autoria, por mais que as aparências possam insinuar.

Destarte, o corpo de delito direto fica limitado exclusivamente aos elementos materiais produzidos pela infração ou que tenham concorrido para sua existência. Isso não quer dizer que outros elementos não sejam significativos para se ter um melhor entendimento do corpo de delito e da ação ou do meio gerador desse evento, como por exemplo o estudo de uma arma ou de um objeto utilizado no crime.

Díaz, citado por Bonnet (*in Medicina Legal*. 2ª edição, Buenos Aires: Libreros Editores, 1990), afirma que no corpo de delito devem ser considerados: 1. *Corpus criminis* – a pessoa ou a coisa sobre a qual se tenha cometido uma infração e em quem se procura revelar o corpo de delito. No entanto, sua presença isolada não configura a existência do elemento palpável da antijuridicidade. Ou melhor, o corpo da vítima não é o corpo de delito, senão um elemento no qual poderiam existir os componentes capazes de caracterizar o *corpus delicti*. 2. *Corpus instrumentorum* – a coisa material com a qual se perpetrou o fato criminoso e na qual serão apreciadas sua natureza e sua eficiência. 3. *Corpus probatorum* – o elemento de convicção: provas, vestígios, resultados ou manifestações produzidos pelo fato delituoso. Ou seja, o conjunto de todas as provas materiais de um crime.

Há de se considerar ainda o que se passou a chamar de "exame de corpo de delito indireto" ou de "laudo indireto". Não existe laudo indireto. Todo laudo é direto, mesmo porque ele está consagrado pela expressão "*visum et repertum*" (ver e repetir ou ver e referir), significando aquilo que foi examinado e é dado a conhecer. Os exames, portanto, são feitos de forma incorreta usando-se dados contidos em cópias de prontuários, relatórios de hospital ou simples boletins de atendimento médico, quando diante da impossibilidade do exame no periciando, principalmente em casos de lesões corporais ou necropsias.

Entendemos que os peritos, para elaborarem os laudos ou autos de corpo de delito, devem imperiosamente examinar o paciente, constatando as lesões existentes e analisando com critérios a quantidade e a qualidade do dano, assim como toda e qualquer circunstância digna de registro, respondendo em seguida aos quesitos formulados. Por isso, não podem eles se valer exclusivamente de cópias de prontuários ou relatórios hospitalares. Estes documentos, quando existirem, devem servir, isto sim, para uma análise a critério da autoridade. Nunca solicitar dos peritos, que não examinaram a vítima, tal exame de corpo de delito baseado tão só em prontuários ou boletins de atendimento médico.

O máximo que a autoridade pode exigir da perícia, em forma de parecer, é a interpretação de alguns pontos mais obscuros ou controversos contidos naqueles documentos, como, por exemplo, a existência ou não do perigo de vida configurado em circunstâncias iguais àquela. Jamais a reconstituição de um quadro, principalmente quando decorrido um certo tempo.

Insistindo-se em tal procedimento, pode-se dizer que este documento médico-legal é imprestável para fins probantes, pois a lei processual penal reporta-se de maneira muito clara: "Não sendo possível o exame de corpo de delito, por haverem desaparecido os vestígios, a prova testemunhal poderá suprir-lhe a falta." O perito ainda pode responder por infração ao artigo 92 do Código de Ética Médica que assim se expressa: "É vedado ao médico: Assinar laudos periciais, auditorias ou de verificação médico-legal quando não tenha realizado ou participado pessoalmente do exame."

Outra questão diversa, no entanto, é a utilização de atestados médicos ou declarações de hospitais, como de uma cirurgia ou de um laudo radiológico, para subsídio no ato do Exame de Corpo de Delito Direto ou do Exame da Sanidade de um paciente que está sendo examinado pelo perito.

Em síntese, existem duas formas de consignar danos oriundos de uma agressão: a primeira em que, por terem de algum modo desaparecido os vestígios, se confirma o fato de forma indireta por meio da prova testemunhal (*corpo de delito indireto*), e a segunda em que este exame é lavrado a partir de vestígios deixados pela infração por meio do exame pericial (*corpo de delito direto*).

▼ Valor do exame realizado por um só perito

O laudo de exame de corpo de delito é tão importante no processo, que nossa lei adjetiva penal o considera insuprível e indispensável até mesmo diante da confissão do acusado (artigo 158).

Agora, com as mudanças do Código de Processo Penal, fica estabelecido que "o exame de corpo de delito e outras perícias serão realizados por perito oficial, portador de diploma de curso superior". E que "na falta de perito oficial, o exame será realizado por 2 (duas) pessoas idôneas, portadoras de diploma de curso superior preferencialmente na área específica, dentre as que tiverem habilitação técnica relacionada com a natureza do exame". Logo a lei passa a admitir que as perícias possam ser feitas por um único perito oficial.

Todavia, "tratando-se de perícia complexa que abranja mais de uma área de conhecimento especializado, poder-se-á designar a atuação de mais de um perito oficial, e a parte indicar mais de um assistente técnico".

Mesmo que as perícias venham sendo feitas, na sua maioria, por um único perito, será que um laudo elaborado nestas condições tem o valor probante e inquestionável que se espera de uma prova?

Tão certo que não basta um só perito é que se faculta ao Ministério Público, ao assistente de acusação, ao ofendido, ao querelante e ao acusado a formulação de quesitos e indicação de assistente técnico. Ou seja, que se traga mais alguém para fortalecer o contraditório.

O Supremo Tribunal Federal antes, em sua Súmula 361, deixava o assunto assim definido: "No processo penal, é nulo o exame realizado por um só perito, considerando-se impedido o que tiver funcionado, anteriormente, na diligência da apreensão."

Em matéria relativa ao tema, o juiz Márcio José de Moraes, de São Paulo, em sentença proferida em uma ação declaratória em favor de Clarice Herzog e filhos, contra a União Federal, exclui toda validade do laudo, cujo exame foi efetivado por apenas um perito, ao afirmar: "De tais motivos decorre a ineficácia do laudo de exame de corpo de delito realizado no cadáver de Vladimir Herzog e, consequentemente, ficam prejudicadas todas as conclusões a que o mesmo chegou, o que torna imprestável para fins probatórios pretendidos pela União Federal."

Pode parecer absurdo ou descabida exigência fazer com que, por exemplo, em um exame de lesão corporal, onde existam apenas discretas escoriações, obrigue-se a presença de dois peritos. Não, não é. A experiência tem demonstrado que não. E, no mundo da Medicina Legal, não existem casos simples. Tudo é importante. Cada caso pode encerrar, por mais simples que pareça, significações tão complexas quanto se possa imaginar.

Assim, mesmo levando-se em conta a capacidade profissional e a idoneidade do perito; a praxe, entre nós, de o exame ser feito por um só legista e também ser assinado por um outro que não participou do evento; e estar o documento constituído de todas as suas partes e devidamente descrito e fundamentado no melhor rigor técnico, à luz da lógica científica, entendemos que o exame feito por um só perito é insuficiente como valor probante no curso de uma apreciação pericial, pois omite a oportunidade do contraditório.

O Supremo Tribunal Federal já considerou corpo de delito indireto o laudo assinado por um só perito, corroborado por testemunhas (RTJ 65/816). Estranho, pois é consenso que o exame de corpo de delito indireto não pode ser admitido quando é possível a realização do exame direto. (Ver Nilo Batista. *Decisões Criminais Comentadas*. Rio de Janeiro: Liber Juris, 1976, p. 105.)

▼ Exames para os Juizados Especiais

Cumprindo o que estatui o artigo 98 da Constituição Federal, que cria os Juizados Especiais Cíveis e Criminais (Tribunais de Pequenas Causas), orientados para julgarem, entre outros, os crimes de menor potencial ofensivo (as contravenções penais e os crimes a que a lei comine pena máxima não superior a 2 anos, cumulada ou não com multa), admite-se a dispensa do inquérito policial e do exame de corpo de delito quando a materialidade do crime estiver aferida por boletim médico ou prova equivalente. É o que determina o § 1º, do artigo 77, da Lei nº 9.099, de 26 de setembro de 1995.

As razões desses Juizados Especiais é a simplicidade, a celeridade e a informalidade como mecanismos de economia processual, procurando-se maior rapidez nas soluções de pequenos conflitos, pela transação e conciliação.

Entre esses crimes de menor potencial ofensivo estão alguns sujeitos à apreciação técnica. Agora, com o informalismo dessas ações, pode-se dispensar o exame de corpo de delito, desde que substituído por simples boletim de ocorrência médica.

Acreditamos que essa tenha sido a maneira encontrada de solucionarem pequenos conflitos que se arrastavam em demorados processos. Também uma forma de desafogar os Institutos Médico-Legais de exames irrelevantes e insignificantes, deixando-se para esses órgãos os casos mais complexos.

Todavia, há algumas situações que devem ser consideradas, como, por exemplo: 1º – Se a ação não se encerrar no Juizado de Pequenas Causas e prosseguir para a Justiça Comum, como resgatar os elementos constitutivos do corpo de delito? 2º – Se a natureza da lesão for leve no momento da agressão e depois da conciliação e da transação vier a ser agravada após a sentença irrecorrível do juiz, como remediar tal questão? 3º – Se não há conciliação ou transação entre as partes, a Justiça comum terá

como instruir o processo, sabendo-se que a falta da materialidade por meio do exame de corpo de delito leva à nulidade processual? Como proceder?

Hoje, por meio da exegese fornecida por respeitáveis doutrinadores e pelos tribunais superiores, tais indagações já têm respostas. Vejamos:

1. Na prática, se houve um erro dos peritos ao elaborar o laudo, que leve o representante do Ministério Público a entender que a lesão é grave ou gravíssima, o processo é redistribuído para uma das varas criminais comuns e então o novo Promotor de Justiça aditará a denúncia e requisitará ao Juiz um novo exame ou um exame complementar, uma vez que, na hipótese aqui ventilada, a lesão não mais seria leve, e sim grave ou gravíssima. Ou ainda, se não mais existirem vestígios, o mesmo se valerá da prova indireta, através do prontuário médico, das testemunhas, ou de um parecer médico-legal.

2. Da conciliação ou transação aceita pelo Autor do Fato, cabe ao Juiz homologar ou não. Homologada a transação ou a conciliação, e cumpridas as exigências legais, o processo é arquivado. Não aceita a transação ou a conciliação pelo autor do fato, o processo segue para Instrução e Julgamento, instalando-se o contraditório e a ampla defesa, e ao final uma sentença absolutória ou condenatória, cabendo recurso para a Turma Recursal. Porém, nada impede na transação ou na conciliação, uma vez que não é apreciado o mérito da questão, que seja a ação novamente proposta em outra vara criminal se um evento de maiores proporções venha a ocorrer em virtude de uma causa superveniente ou preexistente agravante com nexo causal decorrente da lesão leve inicial. Esta situação já está prevista no Código de Processo Penal. Na Lei nº 9.099/95, ficou estabelecido que às situações não contempladas pela lei serão aplicados subsidiariamente o Código Penal e o Código de Processo Penal. Portanto, se após a conciliação ou a transação, ou mesmo, após a sentença transitada em julgado ficar provado que a vítima teve seu estado de saúde agravado ou então venha a falecer em decorrência da lesão leve recebida, o processo será agora apreciado pela Justiça Comum, e novas provas serão realizadas sem prejuízo para o Estado (Acusação).

3. Se não há conciliação ou transação, o processo será remetido para instrução e julgamento no próprio juizado. Ou ainda, o Promotor de Justiça poderá lançar a proposta da suspensão condicional do processo.

▼ Junta Médica

A Junta Médica, quando no interesse da administração pública, concentra-se em avaliar as condições físicas e psíquicas dos funcionários na sua admissão, no retorno ao trabalho, ou afastamento para tratamento, ou aposentadoria. No Serviço Público Federal, sua composição, sua atribuição e suas características são definidas em lei, decreto, regulamento, resolução ou orientação normativa. A Orientação Normativa nº 41 do Departamento de Recursos Humanos/SAF (Secretaria de Administração Federal) estabelece: *"Compete aos dirigentes de pessoal dos órgãos da administração direta, das autarquias e das fundações federais a designação de juntas médicas oficiais, compostas de 3 (três) membros."* Para alguns, a Junta Médica pode ser constituída por dois membros, mas, neste caso, pode existir a necessidade de desempate.

O parecer CFM (Processo Consulta CFM nº 4362/94) diz: "Por junta médica, "lato sensu", entende-se dois ou mais médicos encarregados de avaliar condições de saúde, diagnóstico, prognóstico, terapêutica etc., que podem ser solicitadas pelo paciente ou pelos familiares, ou mesmo proposta pelo médico assistente. Quando com finalidade específica, administrativa, tem a missão de avaliar condições laborativas ou não e, assim, fundamentar decisões de admissão, retorno ao trabalho, afastamento para tratamento ou aposentadoria. Nesses casos sua composição será definida em lei, decreto, regulamento, resolução ou orientação normativa."

O ideal seria que a Junta Médica fosse constituída por especialistas que atuassem em sua própria área. Mas, como isto é impossível, e tendo o médico competência legal para exercer a medicina em sua amplitude, ele pode ser de uma especialidade mais próxima possível do que avalia e, quando for necessário, pode recorrer a atestados ou laudos de especialistas para esclarecer um diagnóstico ou fundamentar suas conclusões. Em tese, o médico pode compor uma Junta independentemente de sua especialidade.

Por analogia, pode-se dizer que o médico não pode participar de uma Junta que examine seu próprio paciente, pessoas da família ou de alguém com o qual tenha relações capazes de influir em seu trabalho (CEM, artigo 93).

No que diz respeito aos atestados às Juntas Médicas, o Parecer-Consulta CFM nº 01/2002 diz: "A Junta Médica pode e deve, *quando em situações de conflito entre o atestado médico emitido pelo médico assistente e o observado pela própria Junta, no exame físico e na análise dos exames complementares do periciado, recusar ou homologar o entendimento semelhante ou diverso do médico assistente, atendendo ao previsto nas diretrizes recomendadas em consenso das Sociedades de Especialidades.*"

A Junta Médica oficial pode solicitar pareceres de médicos especialistas para esclarecer diagnóstico e fundamentar o laudo conclusivo. A conduta das Juntas de Perícia Médica deve ser norteada pela legislação específica, Resolução CFM nº 1.488/98 e Código de Ética Médica.

Segunda perícia

De acordo com o artigo 182 do Código de Processo Penal: "O juiz não ficará adstrito ao laudo, podendo aceitá-lo ou rejeitá-lo, no todo ou em parte." Tal prerrogativa lhe dá o direito, de ofício, de determinar a realização de uma nova prova, desde que a primeira não tenha lhe conferido as informações necessárias para esclarecimento da matéria ou que ele julgue a perícia sem condições probantes por omissão, incoerência ou falta de sustentação e clareza nas afirmações do perito. Esta faculdade também está exposta no Código de Processo Civil: "O juiz poderá determinar, de ofício ou a requerimento da parte, a realização de nova perícia, quando a matéria não lhe parecer suficientemente esclarecida."

Este ato pode ser proferido antes ou no curso da audiência de instrução e julgamento, mesmo depois dos esclarecimentos do perito e dos assistentes técnicos.

A segunda perícia rege-se pelas disposições estabelecidas para a primeira, porém não substitui a primeira, cabendo ao juiz apreciar livremente o valor de ambas. A segunda perícia tem por objeto os mesmos fatos sobre o que recaiu a primeira e destina-se a corrigir eventual omissão ou inexatidão dos resultados a que esta conduziu.

Como a segunda perícia não substitui a primeira, verifica-se um fato desconfortante: nos autos, ficam constando duas perícias, uma vez que a segunda não substitui a primeira e, por isso, devem ambas ser livremente apreciadas pelo juiz e pelas partes. Cabendo ao juiz, de ofício ou a requerimento da parte, determinar as provas necessárias à instrução do processo, indeferindo as diligências inúteis ou meramente protelatórias, entende-se que em casos excepcionais, o juiz pode pedir uma nova perícia, principalmente quando há fatos novos no processo, sempre ao seu talante e não a pedido das partes.

Prova pericial e consentimento livre e esclarecido

Considerando-se o princípio constitucional expresso no artigo 5º – II que diz: "ninguém é obrigado a fazer ou deixar de fazer alguma coisa senão em virtude de lei" e, ainda, o que assegura o STF dizendo "ninguém pode ser coagido ao exame ou inspeção corporal, para a prova cível" (RJTJSP 99/35, 111/350, 112/368 e RT 633/70), resta evidente que ninguém está obrigado a ser submetido a qualquer tipo de exame pericial sem sua permissão.

Mesmo que se trate de matéria de ordem pública, em que o interesse comum prepondera ao do particular, ainda assim a averiguação da verdade não pode nem deve se sobrepor aos direitos e ao respeito que se impõem ao examinado, que venha a se omitir ou a se deixar examinar. Não cabe dizer que "os fins justificam os meios".

Ninguém discute que a prova médico-legal, em tantos casos, seja de importância indiscutível quando busca evidências no momento de avaliar suas origens e suas consequências diante dos diversos interesses jurisdicionais.

Todavia, para se realizar uma perícia médica, qualquer que seja a sua natureza, com ou sem os chamados métodos invasivos, deve-se obter o consentimento livre e esclarecido do examinado ou de quem legalmente o represente. Não seria correto admitir-se apenas o consentimento daqueles que são assistidos nas práticas assistenciais e preventivas das ações de saúde.

Desta forma, quando do exame médico-pericial, deve o perito informar previamente sobre o objeto, fins, riscos, métodos e exames que se devem realizar, assim como quem solicitou aquele procedimento.

Ainda mais: tais informações devem ser prestadas pelo próprio perito ao examinado capaz ou aos seus representantes legais; devem ser dadas antes do início do exame; devem ser emitidas em linguagem compreensível (*princípio da informação adequada*).

Assim, pode-se afirmar que o examinado diante de uma avaliação médico-legal tem o direito constitucional de recusar-se à realização do exame, pois ele está com essa negativa exercendo a prerrogativa de não submeter o seu próprio corpo a uma prova que não deseja e o direito de não depor ou apresentar provas contra si próprio. Isto já está muito claro quando da decisão do Superior Tribunal de Justiça na recusa de submissão à coleta de sangue nos exames de paternidade, embora seja isto considerado uma *ficta confessio* ou não dentro da lógica indiciária.

A recusa de um periciando menor de idade à realização de um exame médico-legal presume também um princípio de que esta determinação deve ser respeitada. Há quem defenda este fato em determinadas circunstâncias, principalmente quando o examinando não tem a devida compreensão do que se quer apurar, como, por exemplo, em uma perícia dos chamados crimes sexuais. Em casos desta natureza, acredito que os pais ou responsáveis legais não têm permissão para autorizar a realização da perícia contra a vontade do menor. O correto será encaminhar o caso ao Conselho Tutelar da Criança e do Adolescente ou diretamente ao Juizado de Menores.

O limite da idade do menor deve ser aquele em que ele entenda a gravidade da ofensa recebida, o alcance de sua decisão e a responsabilização dos autores. A idade, portanto, não é o único parâmetro avaliado, devendo-se levar em conta que o menor tem o direito à reserva de intimidade de sua vida privada.

Caso a autoridade competente entenda que a perícia deve ser feita no legítimo interesse do menor e da própria sociedade, tudo deve ser feito de maneira que não coloque em risco o seu bem-estar, o interesse da ordem pública e, principalmente, o superior interesse do examinado.

▼ Revista corporal no âmbito dos IMLs

A Declaração de Budapeste que trata da procura de objetos em corpos de prisioneiros, adotada pela 45ª Assembleia Geral da Associação Médica Mundial em Budapeste, Hungria, em outubro de 1993, preocupada com o modo com que esta busca é realizada nos corpos dos prisioneiros – que inclui exame retal e pélvico, executada na população prisional em vários países do mundo –, chama a atenção para o fato de que estas práticas estão sendo feitas por alegadas razões de segurança e não por motivos médicos.

A Associação Médica Mundial chama a atenção dos governos e funcionários públicos responsáveis pela segurança que tais procedimentos invasivos se constituem em agressão séria à privacidade e à dignidade de uma pessoa e que causam riscos de dano físico e psicológico.

Se esta questão preocupa quando aplicada aos prisioneiros detidos pela prática de crimes, muito mais séria se torna quando se trata de parentes ou familiares de presos no momento do ingresso para visitas ao detento nos presídios ou quando os encaminhados para exame são apenas suspeitos. Neste caso é mais flagrante o desrespeito ao princípio da presunção da inocência.

O mais grave, todavia, é quando o Estado, deixando de lado o que regula a matéria, transforma em seus "inimigos" os familiares do prisioneiro, impondo-lhes procedimentos desprezíveis de revista corporal por ocasião das visitas em estabelecimentos penais, tudo em nome de um estado de direito e de uma paz pública, ambos vistos ainda como uma promessa.

É preciso que se desmistifique o conceito de que a intervenção corporal faz parte da revista pessoal. Isto é falso porque a primeira pressupõe a busca de prova de maneira invasiva no interior do corpo e a segunda é externa, superficial, pois é realizada apenas sobre o corpo e as vestes do revistado.

A questão referente à pessoas suspeitas de ocultarem objetos ou materiais em seu corpo encaminhadas para exame nos Institutos de Medicina Legal parece-nos, ainda, muito mais grave, tanto pelo aspecto, pois este indivíduo é apenas um suspeito, como pela ótica moral em face do vilipêndio aos seus direitos constitucionais e do ultraje a sua dignidade como ser humano.

Em certo relato de denúncia, o Tribunal de Justiça de São Paulo, em um pedido de *Habeas Corpus*, determinou o trancamento de Ação Penal por considerar inexistência de justa causa. Os policiais levaram uma mulher para ser submetida a exame ginecológico. De acordo com a denúncia, o médico que a atendeu retirou da vagina da acusada 49 gramas de maconha.

Para os desembargadores da 16ª Câmara Criminal, a prisão da ré só foi determinada no interesse da prática invasiva, feita contra a vontade da acusada e por determinação dos policiais, sem a autorização da Justiça.

Nada mais elementar do que entender o quanto tais intervenções afetam o pudor, o recato e a intimidade. "Evidente a incompatibilidade com a ordem constitucional dos fundamentos da determinação de que a paciente fosse submetida ao exame ginecológico, contra a sua vontade, em evidente afronta aos direitos à intimidade, à inviolabilidade de seu corpo e à sua dignidade", sintetizou o relator.

Tribunal de São Paulo – QUINTA CÂMARA CRIMINAL Recurso provido. Julgamento: 06/09/2005 - TRATAMENTO DESUMANO OU DEGRADANTE (ART. 5º, III C.F). PROVA ILÍCITA (ART. 5º LVI, C.F). ABSOLVIÇÃO. Constatou-se que a apelante, ao submeter-se a revista íntima no Presídio Muniz Sodré, Complexo Penitenciário de Bangu – onde visitaria um preso –, trazia consigo, dentro da vagina, 317 g de maconha. O modo como se fez a apreensão do entorpecente, no interior da vagina, constitui prova obtida por meios ilícitos, inadmissíveis no processo (art. 5º, LVI, Constituição Federal). Essa revista pessoal – obrigada a visitante a despir-se completamente, abaixar-se, abrir as pernas, fazer força, pular – é vexatória, degradante, violenta o direito à intimidade (art. 5º, X, C.F.) e a dignidade da pessoa humana (art. 1º, III, C.F.), nenhum valor processual tendo a prova assim obtida. (...)." (José Frederico Marques).

O ato de revista à intimidade do corpo é uma afronta aos direitos humanos e uma prática que foge das atividades médico-legais que são sempre em favor da Justiça e no interesse dela. Esse tipo de perícia degrada e humilha o ser humano que, diante de terceiros, é obrigado a expor suas partes íntimas e ser tocado no ânus e na vagina em nome de uma falsa segurança pública. Isso não é diferente de uma prática de tortura.

O Estado deve disponibilizar para os institutos de perícias forenses meios e instrumentos, como a semiologia de imagem radiológica, capazes de respeitar a intimidade dos examinados. E mais: se um indivíduo, qualquer que seja sua condição econômica ou social, se recusar a fazer o exame, seu pedido deve ser respeitado porque isto é um direito assegurado pela Constituição, como uma prerrogativa que todos têm de não apresentar prova contra si.

▼ Presença dos advogados em locais de exames

A Lei nº 8.906, de 4 de julho de 1994, que *dispõe sobre o Estatuto da Advocacia*, e a *Ordem dos Advogados do Brasil – OAB*, em seu Capítulo II – Dos Direitos do Advogado, artigo 7º, diz em seu item VI, letra *c*, que são direitos do advogado "ingressar livremente em qualquer edifício ou recinto em que funcione repartição judicial ou outro serviço público onde o advogado deva praticar ato ou colher prova ou informação útil ao exercício da atividade profissional, dentro do expediente ou fora dele, e ser atendido, desde que se ache presente qualquer servidor ou empregado".

Desta forma se entende que estando o advogado devidamente habilitado em determinada ação tem ele o direito de comparecer e assistir aos procedimentos onde se colhem as provas em favor de seu constituinte, mesmo durante inquérito policial. Com muito mais razão se esta é a vontade do seu assistido e se não existe assistente técnico indicado. Tais prerrogativas da norma que regula o ingresso do advogado em determinados locais e recintos tem o sentido de ampliar a lisura e a transparência dos atos do inquérito ou do processo.

É claro que a presença do advogado em determinados exames pode trazer algum constrangimento, mas isto será facilmente resolvido com a aquiescência ou não do examinado.

Se considerarmos tão só o disposto no Código de Processo Penal, pode-se deduzir que os atos policiais praticados no curso do inquérito – incluso o corpo de delito – não estão acessíveis ao constituído do investigado.

Todavia os regulamentos concernentes ao exercício da advocacia não são estranhos à circunstância sob análise e, por assim ser, não é possível descartar-se a incidência do disposto na Lei nº 8.906/94, artigo 7º, inciso VI, letra *c*. Pode parecer a ocorrência de uma colisão das normas supracitadas aplicáveis ao caso e que seriam, em princípio, inconciliáveis. Entretanto, há apenas um aparente conflito de normas jurídicas.

Imperioso reiterar-se, aqui, a circunstância de a presente análise ser procedida tomando-se como referencial os aspectos próprios do procedimento na fase inquisitorial, pois, como se sabe, na fase processual isto é líquido e certo.

A realização do exame de corpo de delito, ainda que inserida no conjunto de meios e condutas utilizáveis na prática do Inquérito Policial para aferição da ocorrência de fato delituoso, não necessita de ser levada a termo de forma secreta, uma vez que esse modo de fazer não se apresenta necessário à validade e à eficiência do que se quer apurar no interesse da sociedade. Sabe-se, extraindo-se da norma penal, que o instituto do sigilo não é absoluto e não pode ser imposto de forma indiscriminada, sem com isso deixar-se de ter em conta o interesse social sempre que exista um crime sob investigação.

Nesse sentido, vale registrar decisão proferida pela Sétima Turma do Tribunal Regional Federal da 4ª Região, *verbis*:

1. A constitucional publicidade dos atos processuais e o direito de acesso indispensável ao exercício da advocacia encontram limites na proteção social, nos estritos limites das hipóteses legais e enquanto a descoberta da diligência pudesse frustrar seus objetivos. Precedentes.
2. Não podem ser admitidas medidas restritivas a direitos dos cidadãos (prisão, sequestro de bens, invasão de domicílio para busca e apreensão, violação dos sigilos constitucional ou legalmente protegidos...) baseadas em investigações cujo segredo se mantenha.
3. Sempre terão o investigado e seu advogado acesso aos autos de inquérito policial e, uma vez concluída a diligência sigilosa, mesmo a ela será então permitido acesso imediato dos investigados, não existindo direito ao Estado de vedar tal acesso pelo interesse de continuidade em novas diligências investigatórias.
4. Segurança concedida.
(TRIBUNAL – QUARTA REGIÃO. MS – MANDADO DE SEGURANÇA. Processo: 200504010332337 UF: PR Órgão Julgador: SÉTIMA TURMA. Data da decisão: 27/09/2005 Documento: TRF400114877. Fonte DJU DATA: 19/10/2005 PÁGINA: 1254. Relator(a) NÉFI CORDEIRO. Data Publicação 19/10/2005.)

No mesmo sentido é a opinião de Guilherme de Souza Nucci (*in Manual de Processo Penal e Execução Penal*, 2ª edição, Revista, atualizada e ampliada, São Paulo: Editora Revista dos Tribunais, 2006. p. 150): "Além da consulta aos autos, pode o advogado participar, apenas acompanhando, a produção das provas. É consequência natural da sua prerrogativa profissional de examinar os autos do inquérito, copiar peças e tomar apontamentos. Pode, pois, verificar o andamento da instrução, desde que tenha sido constituído pelo indiciado, que, a despeito de ser objeto de investigação e não sujeito a direito na fase pré-processual, tem o específico direito de tomar conhecimento das provas levantadas contra sua pessoa, corolário natural do princípio constitucional da ampla defesa. (...). Aliás, não há fundamento para a exclusão do advogado na produção da prova, embora no seu desenvolvimento não possa intervir – fazendo reperguntas às testemunhas, por exemplo –, mas somente acompanhar, porque os atos dos órgãos estatais devem ser pautados pela moralidade e pela transparência. Dir--se-á que o inquérito é sigiloso (ausente a publicidade a qualquer pessoa do povo) e não contestamos tal afirmativa, o que

não pode significar a exclusão da participação do advogado como ouvinte e fiscal da regularidade da produção das provas, caso deseje estar presente."

Desta forma, qualquer controvérsia entre peritos e advogados pode ser resolvida desde que se entenda que o advogado está ali no exercício regular de um direito e o perito na livre prerrogativa de exercer com plena liberdade os fundamentos técnicos que embasam sua atividade legispericial. E, quando o advogado participar, deve fazê-lo com discrição. Por essas razões – e sem considerar qualquer fundamento técnico – entendemos não ser possível impedir-se que o advogado presencie, sem participação ativa, a realização do exame de corpo de delito.

Outrossim, deve entender o perito que o advogado necessita de algumas informações que devem ser sustentadas em favor de suas teses e o advogado deve entender a dinâmica e a importância da atividade pericial cujo sentido é colaborar para que a prova contribua para a verdade material que se deseja alcançar.

Alguém pode dizer que tal permissão pode trazer o caráter tumultuário, na medida em que isso poderia atribular a sequência das fases periciais e permitir a manifestação ou o desconforto pela presença do advogado em tal recinto. Mas é necessário entender que este não é o momento apropriado de possibilitar o contraditório.

Acreditamos que tal faculdade cedida aos advogados é mais uma oportunidade de se fazer transparente os atos processuais e mostrar que dentro das repartições periciais praticam-se procedimentos que estão de acordo com os princípios gerais do Direito.

O Conselho Federal de Medicina, quando abordado sobre a possibilidade de os advogados participarem de ato médico pericial judicial, confirmou em seu Parecer CFM nº 31/2013: "A perícia médica é ato privativo de profissional que exerce a Medicina. O médico-perito tem plena autonomia para decidir pela presença ou não de pessoas estranhas ao ato médico pericial." Desta maneira, o CFM submete a presença do advogado durante uma perícia médico-legal à anuência do médico-perito e não a principios éticos ou legais justificadores de tal decisão.

▼ Cadeia de custódia de evidências

Entende-se por *cadeia de custódia* o registro em documento da movimentação dos elementos da prova quando do seu envio, conservação e análise nos laboratórios. Ou, como afirma Josefina Fernandez: "um documento escrito onde ficam refletidas todas as incidências da amostra". Isso é da maior importância na credibilidade que se espera das conclusões periciais.

Nesse documento devem constar a nominação da amostra, sua hora e data, pessoas que a entregam e recebem, sua descrição e fotografia. Devem constar a identificação do local de armazenamento até sua entrega no laboratório, o tempo decorrido e o tipo de substância conservadora quando utilizada. Ainda devem constar o tipo, as condições e a data do transporte.

No laboratório devem constar a data e a hora da amostra, o nome da pessoa ou da empresa que faz a entrega, nome da pessoa que recebe o material, o lugar onde fica até a abertura do recipiente, descrição da etiquetagem, tipo de manipulação promovida e a citação do local onde fica até a análise.

Durante a análise deve-se colocar hora e data de seu início, a descrição da amostra e sua identificação com as fotos, registro de todos os procedimentos realizados e nome das pessoas envolvidas no exame.

Depois da análise deve ser feito o registro da hora e da data de sua conclusão, lugar onde ficará a amostra até o período de pós-análise e a forma e data de sua destruição ou devolução.

É claro que existem tipos de amostras que, em virtude de sua estrutura, consistência ou tipo de exame a ser realizado, merecem cuidados especiais.

Como se vê, todo esse cuidado é no sentido de proteger a identidade e a integridade da amostra e com isso evitar resultados alterados por má-fé ou de forma acidental, trazendo grandes prejuízos para a obtenção da verdade que se quer conhecer.

▼ Honorários periciais

Os peritos oficiais que trabalham em instituições públicas não podem cobrar honorários, pois já está incluso em seus vencimentos e em seu contrato de trabalho.

Por outro lado, quanto aos médicos não peritos oficiais quando nomeados pela autoridade competente para realizarem perícia em casos de Inquérito Policial, o Conselho Federal de Medicina, em seu Parecer CFM nº 08/1990 (baseado no Parecer Jurídico CFM nº 08, de 18 de janeiro de 1990), estabelece que eles estão obrigados a aceitar o ônus de perito, exceto nos casos previstos no Código de Processo Penal, devendo, entretanto, se assim for o seu entendimento, cobrar do órgão público solicitante e não da vítima a justa remuneração pelo ato médico realizado.

Diz ainda o Parecer: "Não há dúvidas quanto à obrigatoriedade do médico em aceitar o múnus de perito quando nomeado pela autoridade competente, em observância ao disposto no art. 277 do Código de Processo Penal. O perito nomeado pela autoridade será obrigado a aceitar o encargo, sob pena de multa de duzentos cruzeiros a mil cruzeiros, salvo escusa atendível. Parágrafo Único – Incorrerá na mesma multa o perito que, sem justa causa, provada imediatamente: a) deixar de acudir à intimação ou ao chamamento de autoridade; b) não der o laudo, ou concorrer para que a perícia não seja feita, nos prazos estabelecidos, sob pena de responder judicialmente pela recusa ou omissão". E mais: "Assim procedendo, estar-se-ia cumprindo os princípios do Direito Público e o interesse maior em não estancar a justiça no cumprimento do imperativo legal, vez que tais exames, além de se constituírem em peças processuais de relevante valor técnico no julgamento do mérito das causas que a determinaram, revestem-se de importância social indiscutível para o conhecimento da verdade e para a garantia dos direitos de cidadania".

Não é sem motivo dizer que o Estado tem a responsabilidade em aparelhar adequadamente a administração da justiça no sentido de que esta tenha condições mínimas de arcar com a realização de tais exames e não a vítima, a quem não cabe qualquer despesa por procedimentos médicos realizados por médicos peritos nomeados, vez que os indivíduos submetidos a tais exames não preenchem, nessa relação, a condição de um paciente que celebra com o médico um contrato de trabalho.

No caso dos que funcionam em ações de direito privado e quando nomeados pelo juiz em casos de beneficiários da justiça gratuita, mesmo assim, sua função não pode ser honorífica. O Conselho da Justiça Federal do Superior Tribunal de Justiça (STJ) editou a Resolução nº 227/2000 reconhecendo isso quando trata do pagamento de honorários periciais prestados nessas condições. Essa norma estabelece os parâmetros mínimos e máximos de remuneração em diversas áreas de atuação. Isso também caberia às entidades civis de classe estabelecerem parâmetros de remuneração dentro de cada área profissional e da complexidade de cada perícia.

No que diz respeito aos honorários do assistente técnico, "cada parte pagará a remuneração do assistente técnico que houver indicado (...)."

Nos casos em que as partes têm condições de efetuar o pagamento do perito, diz ainda o artigo supracitado: "(...) a do perito será paga pela parte que houver requerido o exame, ou pelo autor, quando requerido por ambas as partes ou determinado de ofício pelo juiz."

Ainda tratando-se da justiça gratuita, o juiz poderá determinar que o pagamento seja feito após o término do prazo para que as partes se manifestem sobre o laudo respectivo, ou, havendo solicitação de esclarecimentos a serem prestados às partes, logo depois desses. É a regra do artigo 2º da Resolução nº 227, de 15 de dezembro de 2000, do Superior Tribunal de Justiça (STJ).

Nossa jurisprudência já se pronunciou a respeito: "Ao Estado foi imposto o dever de prestar assistência jurídica e integral e gratuita aos que comprovarem insuficiência de recursos, inclusive pagamento de advogados (...) e honorários do perito" (STJ – 3º T. – Respe. 25.841-1/RJ – Rel. Min. Cláudio Santos – ementário STJ, nº 9/551).

Na Justiça Trabalhista a questão dos honorários é tratada no artigo 790-B da Consolidação das Leis do Trabalho assim redigido: "A responsabilidade pelo pagamento dos honorários periciais é da parte sucumbente na pretensão objeto da perícia, salvo se beneficiário da justiça gratuita". A Resolução nº 35, de 19 de abril de 2007, do Conselho Superior da Justiça do Trabalho determina destinação orçamentária para honorários periciais da justiça gratuita por parte dos Tribunais Regionais do Trabalho fixando um teto de R$ 1.000,00 mediante fundamento, e fixa o limite mínimo de R$ 350,00 como antecipação de despesas iniciais.

Com as modificações advindas do Código de Processo Penal, "Serão facultadas ao Ministério Público, ao assistente de acusação, ao ofendido, ao querelante e ao acusado a formulação de quesitos e indicação de assistente técnico". Durante o curso do processo judicial, é permitido às partes, quanto à perícia: (...); II – indicar assistentes técnicos que poderão apresentar pareceres em prazo a ser fixado pelo juiz ou ser inquiridos em audiência. Tratando-se de perícia complexa que abranja mais de uma área de conhecimento especializado, poder-se-á designar a atuação de mais de um perito oficial, e a parte indicar mais de um assistente técnico.

Como tal, não há que negar o direito do assistente técnico quando convidado durante o curso do processo judicial a oferecer pareceres ou ser inquirido em juízo cobrar seus honorários à parte que o indicou.

Para alguns a situação mais delicada é a quantificação dos honorários. Vieira (in O perito judicial – aspectos legais e técnicos, São Paulo: LTr, 2006) aponta alguns critérios a serem relevados: 1) Carga dos Autos, que compreende o deslocamento e a distância da residência do perito aos Cartórios; 2) Visita técnica ao local ou locais dos fatos; 3) Exigências técnicas especializadas, quando o perito judicial deverá fixar a complexidade do trabalho que estiver enfrentando para a elaboração do laudo. 4) Número de partes; 5) Utilização de equipamentos especiais e análises laboratoriais extraordinárias exigida para a perícia; 6) Translado em veículo próprio para a resposta às impugnações e participação em audiências.

▼ Perícia – Exposição oral

Um fato cada vez mais frequente e relevante é a exposição oral dos peritos sobre suas avaliações técnicas em audiências judiciais e o quanto isso pode representar como impacto psicológico principalmente entre advogados, promotores e peritos.

Em cada nova reforma nos ritos processuais surge sempre a possibilidade de o juiz ouvir em audiência os peritos, principalmente nas ações mais céleres, como as dos tribunais especiais chamados de "pequenas causas".

Dada a importância que representa o relato das avaliações e conclusões periciais, é importante que se destaquem as condições emocionais e a capacidade verbal que se deve ter em situações dessa natureza.

A primeira coisa que se exige do perito nesses procedimentos é o conhecimento e o domínio completo sobre o conteúdo da perícia transcrita e apresentada nos relatórios e pareceres. A improvisação, por mais fluida que seja a oratória e por melhor que seja a capacidade profissional, deve ser evitada. Ser honesto nas respostas e limitar-se ao que se indaga.

Além desse domínio sobre o assunto a que se refere o motivo da exposição, há de se ter controle cognitivo-emocional para que a firmeza e a tranquilidade do relato transpareça a competência e a autoridade de quem relata.

O risco que se teme é a apresentação ansiosa, dúbia e reticente capaz de dar impressão de inconsistência e imprecisão naquilo que afirma ou nega como matéria de prova.

A precisão e a forma de comunicação verbal são muito importantes para a confiabilidade daquilo que se expõe, sem a necessidade de uma oratória fulgurante. Basta que essa linguagem seja clara, precisa, objetiva, justificada e logicamente convincente.

Os dados a serem apresentados devem ser ordenados de maneira que se evite o atropelamento das fases do relato e se tenha uma sequência de clareza e concisão. A prolixidade e a abordagem repetitiva podem soar como insegurança.

Por mais agressivas que sejam as perguntas ou intervenções, deve o perito manter sua tranquilidade e urbanidade, pois são sinais de segurança e domínio da matéria que se discute. A arte de convencer e persuadir exige paciência e humildade. Às vezes, os representantes das partes interpelam os peritos com rispidez para intimidá-los.

As expressões usadas no relato pericial não devem ser nem excessivamente técnicas, como quem procura se esconder por trás da culta aparência, nem demasiadamente vulgar, dissociada do ambiente onde se encontra.

Assédio pericial

Denomina-se assédio pericial a situação em que uma das partes ou alguém hierarquicamente acima do perito utiliza-se de recursos ou meios abusivos, no sentido de orientar condutas ou artifícios, que possam alterar o resultado da prova, ou exige práticas que não estão na função regular e específica da legisperícia. Alguns entendem como uma das muitas modalidades de assédio moral. Todavia, no assédio pericial não existe o comportamento que leva a desqualificação do profissional e sua consequente desestabilização emocional e moral, mas tão só a exigência caprichosa e desmedida de procedimentos que se afastam do que é habitual ou que traga benefícios para quem exerce o "poder de mando".

O termo "assédio pericial" aqui utilizado está mais associado ao sentido comum, e não ao técnico, quando fica evidente uma determinação de conduta de maneira contínua e deliberada de uma ação funcional irregular ou abusiva a um perito ou equipes de perícia, o que se constitui em ato atentatório à dignidade da justiça,

Dessa forma, o chefe de uma junta de perícia médica de uma autarquia ou de um setor de recursos humanos de empresa que exige ou sugere ao perito maior rigor na avaliação de empregados ou trabalhadores ou, ainda, aquele outro que exige resultados para facilitar seus interesses pessoais ou de alguém de sua relação, comete infração de assédio pericial. Entendemos até que a exigência de metas superiores às habitualmente aceitas, requeridas sob pressão, também constitui tal forma de infração.

Quando neste tipo de abuso no exercício do direito da ação pericial o autor propõe demanda que não detém legitimidade ativa do papel político e social desta tarefa tão importante na elaboração da prova, não há que negar o exercício de pressão e de assédio.

Não se pode dizer que exista sempre este tipo de ilícito, mas também não se pode dizer que ele não exista. O importante é que, para a sua caracterização, esse abuso de poder aconteça de maneira repetida e sistematizada. Algumas vezes o resultado danoso não é tão relevante; o que é grave passa a ser o comportamento do assediador. E, se a ordem ou o pedido é apenas pontual, mesmo não sendo considerado assédio, cabe representação administrativa e judicial por ofensas e danos morais.

PERITOS

▼ Conceito

O Código de Processo Penal, agora com as corrigendas introduzidas, diz: O exame de corpo de delito e outras perícias serão realizados por perito oficial, portador de diploma de curso superior.

Na falta de perito oficial, o exame será realizado por duas pessoas idôneas, portadoras de diploma de curso superior preferencialmente na área específica, dentre as que tiverem habilitação técnica relacionada com a natureza do exame. Estes prestarão o compromisso de bem e fielmente desempenhar o encargo.

Durante o curso de processo judicial, é permitido às partes, quanto à perícia: requerer a oitiva dos peritos para esclarecerem a prova ou para responderem a quesitos, desde que o mandado de intimação e os quesitos ou questões a serem esclarecidas sejam encaminhados com antecedência mínima de 10 (dez) dias, podendo apresentar as respostas em laudo complementar.

A atuação do perito far-se-á em qualquer fase do processo ou mesmo após a sentença, em situações especiais. Sua função não termina com a reprodução da sua análise, mas se continua além dessa apreciação por meio de um juízo de valor sobre os fatos, o que a faz diferente da função da testemunha. A diferença entre a testemunha e o perito é que a primeira é solicitada porque já tem conhecimento do fato e o segundo para que conheça e explique os fundamentos da questão discutida, por meio de uma análise técnico-científica.

A autoridade que preside o inquérito poderá nomear, nas causas criminais complexas, mais de um perito. Em se tratando de peritos não oficiais, assinarão estes um *termo de compromisso* cuja aceitação é obrigatória como um "compromisso formal de bem e fielmente desempenharem a sua missão, declarando como verdadeiro o que encontrarem e descobrirem e o que em suas consciências entenderem" (*peritos ad hoc*). Terão um prazo de 5 dias prorrogável razoavelmente, conforme dispõe o Código de Processo Penal. Apenas em casos de suspeição comprovada ou de impedimento previsto em lei é que se eximem os peritos da aceitação.

O mesmo diploma ainda assegura, como dever especial, que os peritos nomeados pela autoridade não podem recusar a indicação, a não ser por escusa atendível; não podem deixar de comparecer no dia e local designados para o exame, não podem deixar de entregar o laudo ou concorrer para que a perícia não seja feita nos prazos estabelecidos. Pode ainda em casos de não comparecimento, sem justa causa, a autoridade determinar a condução do perito. E a falsa perícia constitui crime contra a administração da Justiça.

O juiz, que é o *peritus peritorum*, aceitará a perícia por inteiro ou em parte, ou não a aceitará em todo, pois dessa forma determina o Código de Processo Penal, facultando-lhe nomear outros peritos para novo exame.

As partes poderão arguir de suspeitos os peritos, e o juiz decidirá de plano e sem recurso, à vista da matéria alegada e prova imediata. Não poderão ser peritos: I – os que estiverem sujeitos à interdição de direito mencionada nos n^os I e IV do art. 69 do Código Penal; II – os que tiverem prestado depoimento no processo ou opinado anteriormente sobre o objeto da perícia; III – os analfabetos e menores de 21 anos. É extensível aos peritos, no que lhe for aplicável, o disposto sobre a suspeição dos juízes: I – se for amigo ou inimigo capital de qualquer das partes; II – se ele, seu cônjuge ou descendente estiver respondendo a processo análogo, sobre cujo caráter criminoso haja controvérsia; III – se ele, seu cônjuge, ou parente consanguíneo, ou afim, até o terceiro grau, inclusive, sustentar demanda ou responder a processo que tenha de ser julgado por qualquer das partes; IV – se tiver aconselhado qualquer das partes; V – se for credor ou devedor, tutor ou curador, de qualquer das partes; VI – se for sócio, acionista, ou administrador de sociedade interessada no processo.

Para que a Justiça não fique sempre na dependência direta de um ou de outro perito, criaram-se, há alguns anos, em Estados, como Bahia e São Paulo, os Conselhos Médico-Legais, espécies de corte de apelação pericial cujos objetivos são a emissão de pareceres médico-legais mais especializados, funcionando também como órgãos de consultas dos próprios peritos. Eram, normalmente, compostos de autoridades indiscutíveis em Medicina Legal e representados por professores da disciplina, diretores de Institutos Médicos-Legais, professores de Psiquiatria, pelo diretor do Manicômio Judiciário e por um membro do Ministério Público indicado pela Secretaria do Interior e Justiça.

▼ Deveres de conduta do perito

Quando da avaliação da responsabilidade profissional em um contestado ato pericial, seja nos Conselhos Profissionais, seja na Justiça Civil ou Criminal, recomenda-se sejam levados em conta os *deveres de conduta* do acusado. A prática tem demonstrado que isto, além de imprescindível, torna a tarefa mais objetiva e racional.

Desta forma, para se caracterizar a responsabilidade do perito nestas atividades, não basta apenas a evidência de um dano ou de um ilícito, mas que reste demonstrada uma forma de conduta contrária às normas morais e às regras técnicas vigentes e adotadas pela prudência e pelos cuidados habituais, e que o resultado fosse evitado por outro profissional em mesmas condições e circunstâncias.

As regras de conduta, arguidas quando de uma avaliação da responsabilidade do perito, são relativas aos seguintes deveres:

a) *Deveres de informação*. Neste tipo de dever, estão todos os esclarecimentos que se considerem necessários e imprescindíveis para o correto desempenho quando da elaboração de uma perícia, principalmente se ela é mais complexa, de maior intimidade e de interesse discutível. O fundamento destes deveres de informação encontra-se justificado pela existência dos princípios da transparência e da vulnerabilidade do periciando e pelas razões que justificam a obtenção de um consentimento livre e esclarecido, qualquer que sejam os motivos que levem o indivíduo a submeter-se a essa perícia.

O dever de informar é imprescindível como requisito prévio para o consentimento e a legitimidade do ato pericial a ser utilizado. Isso atende ao *princípio da autonomia* ou *princípio da liberdade*, em que todo indivíduo tem por consagrado o direito de ser autor de sua vontade e de escolher o caminho que lhe convém.

A obrigação de informar quando há riscos está na proporção na existência de um dano real e efetivo. Por isso, quanto mais complexa e arriscada for a conduta pericial, mais imperiosa se torna a advertência sobre seus riscos. Estas informações devem ser dadas pelo próprio perito ao examinado ou aos seus representantes legais.

Além do mais, exige-se que o consentimento seja esclarecido, entendendo-se como tal o obtido de um indivíduo capaz de considerar razoavelmente determinada conduta pericial, sem a necessidade de se chegar aos detalhes das complicações mais raras e mais graves e sempre de forma simples, aproximativa, honesta e inteligível (*princípio da informação adequada*).

O examinado tem também o direito de recusar um tipo ou forma de abordagem pericial, desde que isso lhe traga algum prejuízo, pois é princípio de direito que ninguém está obrigado a fazer provas contra si próprio. Entendemos que praticar qualquer ato pericial contra a vontade do examinado é uma afronta constitucional e um grave desrespeito aos mais elementares princípios de civilidade.

Mesmo que a indicação de uma perícia seja uma decisão ligada a um interesse em favor da sociedade, em algumas situações o examinado pode se recusar a prestar informações ou colaborar com o exame. Se o examinado é menor de idade ou incapaz, o consentimento deve ser dado pelos seus representantes legais (*consentimento substituto*).

b) *Deveres de atualização profissional*. Para o pleno e ideal exercício da atividade pericial, não se exige do facultativo apenas uma habilitação legal. Há também de se requerer deste perito um aprimoramento sempre continuado, adquirido através de conhecimentos recentes da profissão, no que se refere às técnicas dos exames e dos meios modernos de diagnóstico, através de publicações especializadas nos congressos, cursos de especialização ou estágios em centros e instituições de referência. Em suma, o que se quer saber é se naquele discutido ato pericial poder-se-ia admitir a imperícia. Se o profissional estaria credenciado minimamente para exercer suas atividades, ou se poderia ter evitado o engano, caso não lhe faltasse o que ordinariamente é conhecido em sua profissão e consagrado pela experiência médico-legal.

Em tese, todo mau resultado resultante de uma atividade pericial é sinônimo de negligência; todavia, tal fato deve ser avaliado de forma concreta, pois nem sempre é possível caracterizar como culpa um equívoco decorrente da falta de aprimoramento técnico e científico, pois o acesso às informações atualizadas tem um custo e uma exigência que podem não estar disponíveis a todos os profissionais. O correto será avaliar caso a caso e saber se em cada um deles era possível se exigir a contribuição de um conhecimento atualizado.

c) Deveres de abstenção de abusos. É necessário também saber se o perito agiu com a cautela devida e, portanto, descaracterizada de precipitação, de inoportunismo ou de insensatez. Isso se explica por que a norma moral exige das pessoas o cumprimento de certos cuidados cuja finalidade é evitar danos aos bens protegidos. Exceder-se em medidas arbitrárias e desnecessárias é uma forma de desvio de poder ou de abuso. E o resultado disto pode ser a obtenção da prova chamada proibida, seja ela *ilícita* (obtida com violação das normas materiais) ou *ilegítima* (obtida contra as determinações processuais).

Podem-se também incluir entre as condutas abusivas aquelas que atentam contra a proteção da dignidade humana, da tutela da honra, da imagem e da vida privada, inclusive quando se expõe desnecessariamente o examinado a certos procedimentos, quando se invade sua privacidade e aviltam-se a imagem e a honra alheias. Diga-se o mesmo quanto à inexistência de práticas indevidas e arriscadas como a exibição de técnicas experimentais, à utilização de um procedimento dispendioso e inadequado, à prática de riscos inconvenientes e desnecessários ou à imprevidente exibição do paciente em aulas e conferências, entre outros.

d) Deveres de vigilância, de cuidados e de atenção. Na avaliação de um ato pericial, quanto a sua legitimidade e licitude, deve ele estar isento de qualquer tipo de omissão que venha a ser caracterizada por inércia, passividade ou descaso. Portanto, este modelo de dever obriga o facultativo a ser diligente, agir com cuidado e atenção, procurando de toda forma evitar danos e prejuízos que venham a ser apontados como negligência ou incúria.

Está claro que estes deveres são proporcionalmente mais exigidos quanto maior for o resultado que se quer apurar. Em uma análise mais fria, vamos observar que os casos apontados como falta dos deveres de conduta do perito resultam quase sempre da falta do cumprimento deste dever.

É mais do que justo, diante de um caso de mau resultado ou equívoco na prática avaliativa de uma perícia, existirem a devida compreensão e a elevada prudência quando se consideraram alguns resultados, pois eles podem ser próprios das condições e das circunstâncias que rodearam o indesejado resultado, sem imputar a isso uma transgressão aos deveres de conduta.

▼ Responsabilidades civil e penal do perito

No que concerne à responsabilidade do perito, seja perito oficial ou por nomeação do juiz, no exercício de sua função, seus deveres de conduta decorrem de dois aspectos distintos. Um de ordem técnica, quando são exigidas certas formalidades imprescindíveis para o desempenho satisfatório de sua função, como ser prudente, cuidadoso e conhecedor de seu ofício. O outro diz respeito aos aspectos legais quando de sua atuação, pois a não observância pode fazê-lo violar a norma legal e por isso responder civil, penal e disciplinarmente.

Em tese, pode-se dizer que os peritos na área civil são considerados auxiliares da justiça, enquanto na perícia criminal são servidores públicos. Quanto ao fiel cumprimento do dever de ofício, os primeiros prestam compromissos a cada vez que são designados pelo juiz e, os segundos, o compromisso está implícito com a posse no cargo público, a não ser nos casos dos chamados peritos nomeados *ad hoc* (Alcântara, HR de; França, GV; Vanrell, JP; Galvão, LCC; Martin, CCS, *Perícia médica judicial*. 2ª ed. Rio de Janeiro: Editora Guanabara Koogan 2006, p. 11).

■ Responsabilidade civil

Em ações cíveis, os peritos serão escolhidos entre profissionais de nível universitário, devidamente inscritos no órgão de classe competente e segundo a especialidade na matéria, e "nas localidades onde não houver profissionais qualificados a indicação dos peritos será de livre escolha do Juiz". Poderão atuar junto com os assistentes técnicos nomeados para cada uma das partes envolvidas.

O perito exerce um encargo, do qual não pode escusar-se, salvo se alegar motivo legítimo, conforme estabelece o artigo 378 do Código de Processo Civil: "Ninguém se exime do dever de colaborar com o Poder Judiciário para o descobrimento da verdade." E, no artigo 158, enfatiza: "O perito que, por dolo ou culpa, prestar informações inverídicas responderá pelos prejuízos que causar à parte e ficará inabilitado para atuar em outras perícias no prazo de 2 (dois) a 5 (cinco) anos, independentemente das demais sanções previstas em lei, devendo o juiz comunicar o fato ao respectivo órgão de classe para adoção das medidas que entender cabíveis."

A atividade do perito está sujeita a uma ação de reparação de danos quando caracterizada a má prática, caso ela se afaste das regras pertinentes ao trabalho pericial (Kfouri Neto, M., *Culpa médica e ônus da prova*. São Paulo: Editora Saraiva, 2002, p. 71).

Diz o artigo 186 do Código Civil: "Aquele que, por ação ou omissão voluntária, negligência ou imprudência, violar direito e causar dano a outrem, ainda, que exclusivamente moral, comete ato ilícito." Se o perito exceder os limites de sua função, comete ato ilícito. E o artigo 187: "Também comete ato ilícito o titular de um direito que, ao exercê-lo, excede, manifestamente, os limites impostos pelo seu fim econômico ou social, pela boa-fé ou pelos bons costumes."

Uma das obrigações do perito está no dever de zelar pela boa técnica e pelo aprimoramento dos conhecimentos científicos. A lei, a técnica e o conhecimento científico são requisitos que se impõem dentro de um mesmo grau de responsabilidade.

Macena observa: "Agirá com culpa e excederá os seus limites o perito que não manifestar a insuficiência de conhecimentos científicos e de habilidades técnicas para exercício da atividade pericial. Não somente isso, mas também a experiência e o domínio da matéria, uma vez que essa atividade exige experiência profissional" (*in Perito judicial – aspectos jurídicos: responsabilidade civil e criminal*. Rio de Janeiro: Lumen Juris Editora, 2009).

Todavia, para que se configure a responsabilidade civil do perito, há de se observar os três requisitos fundamentais à obrigação de indenizar: O *dano*, a *culpa* e o *nexo*. Mas é preciso que esse dano tenha sido de uma ação ou omissão voluntária (dolo), ou de negligência, imprudência ou imperícia (culpa em sentido estrito) e que também exista um nexo de causalidade entre a culpa e o dano.

Por outro lado, o Estado, na qualidade de pessoa jurídica de direito público, pode responder pelos danos que seus agentes venham causar a terceiros, assegurado o direito de regresso contra o responsável nos casos de dolo ou culpa (Constituição Federal, artigo 37, § 6º). Há uma corrente que é favorável à participação do agente público no polo passivo de demandas de responsabilidade civil contra o Estado, tanto pelo acionamento do particular como através da denunciação à lide feita pela Fazenda Pública. Existe outra corrente, majoritária, que se opõe à participação do agente público no polo passivo de ações de responsabilidade civil contra o Estado em face de o agente causador do dano somente ser ajuizado após o Estado ter sido condenado e efetuado o pagamento ao particular. Mesmo que não exista nenhuma legislação específica sobre o tema, análise legal deste assunto será feita levando em conta o regramento geral.

Segundo Gasparini, a responsabilidade civil do Estado pode ser entendida como: "(...) a obrigação que se lhe atribui, não decorrente de contrato nem de lei específica, para recompor os danos causados a terceiros em razão de comportamento comissivo ou omissivo, legítimo ou ilegítimo, que lhe seja imputável. Se a reparação decorre de ato ilícito, chama-se ressarcimento; se deriva de ato lícito, denomina-se indenização" (in *Direito Administrativo*, 5ª ed., São Paulo: Saraiva, 2000).

No caso específico em que o perito forense causa dano no exercício de suas atividades profissionais, a pessoa que se sentiu lesada, por tratar-se de uma responsabilidade objetiva, não em decorrência da ação ou omissão do Estado, deve provar a existência da culpa *lato sensu* do agente ao prestar o serviço em nome do Estado. Para se configurar esse tipo de responsabilidade, basta a existência de três elementos: o fato administrativo, o dano e o nexo de causalidade.

Como se viu anteriormente, existe o direito de regresso contra os agentes públicos envolvidos por culpa ou dolo nos atos praticados em nome do Estado, o que garante à Fazenda Pública uma ação indenizatória.

RESPONSABILIDADE CIVIL. [...] AÇÃO INDENIZATÓRIA AJUIZADA EM FACE DA SERVENTUÁRIA. LEGITIMIDADE PASSIVA. [...]
1. O art. 37, § 6º, da CF/1988 prevê uma garantia para o administrado de buscar a recomposição dos danos sofridos diretamente da pessoa jurídica que, em princípio, é mais solvente que o servidor, independentemente de demonstração de culpa do agente público. Vale dizer, a Constituição, nesse particular, simplesmente impõe ônus maior ao Estado decorrente do risco administrativo; não prevê, porém, uma demanda de curso forçado em face da Administração Pública quando o particular livremente dispõe do bônus contraposto. Tampouco confere ao agente público imunidade de não ser demandado diretamente por seus atos, o qual, aliás, se ficar comprovado dolo ou culpa, responderá de outra forma, em regresso, perante a Administração.
2. Assim, há de se franquear ao particular a possibilidade de ajuizar a ação diretamente contra o servidor, suposto causador do dano, contra o Estado ou contra ambos, se assim desejar. A avaliação quanto ao ajuizamento da ação contra o servidor público ou contra o Estado deve ser decisão do suposto lesado. Se, por um lado, o particular abre mão do sistema de responsabilidade objetiva do Estado, por outro também não se sujeita ao regime de precatórios. Doutrina e precedentes do STF e do STJ. [...]
(REsp 1325862/PR, Rel. Ministro LUIS FELIPE SALOMÃO, QUARTA TURMA, julgado em 05/09/2013, DJe 10/12/2013.)

■ Responsabilidade penal
Na responsabilidade penal, o interesse não é mais patrimonial ou pecuniário, mas coletivo. O interessado é a sociedade, o ato infrator atinge uma norma de direito público e sua consequência é uma pena.

Nesta área o perito tem deveres relacionados com as regras processuais penais de *incompatibilidade, impedimentos e suspeição*. Diz o Código de Processo Penal: "O juiz, o órgão do Ministério Público, os serventuários ou funcionários de justiça e os peritos ou intérpretes abster-se-ão de servir no processo, quando houver incompatibilidade ou impedimento legal, que declararão nos autos. Se não se der a abstenção, a incompatibilidade ou impedimento poderá ser arguido pelas partes, seguindo-se o processo estabelecido para a exceção de suspeição."

Os peritos, estando por força da lei sujeitos a disciplina judiciária, são obrigados a seguir algumas formalidades. Os peritos oficiais, no processo penal, em geral, fazem parte das instituições médico-periciais públicas, ou não oficiais, pessoas idôneas e qualificadas nomeadas para prestar seus serviços em cada processo em particular, também igualmente sujeitas às regras da autoridade judiciária.

Toda vez que uma conduta do perito seja qualificada como dolosa poderá ser tipificada como crime.

O Código Penal, a partir de 28 de agosto de 2001, em face da Lei nº 10.268/2001, alterou dispositivos do Decreto-Lei nº 2.848, de 7 de dezembro de 1940, como segue: Os artigos 342 e 343 passam a vigorar com a seguinte redação:

■ Tipos penais
1. Falso-testemunho ou falsa perícia
"Art. 342. Fazer afirmação falsa, ou negar ou calar a verdade como testemunha, perito, contador, tradutor ou intérprete em processo judicial, ou administrativo, inquérito policial, ou em juízo arbitral:

Pena – reclusão, de 1 a 3 anos, e multa.

§ 1º [1ª parte] As penas aumentam-se de um sexto a um terço, se o crime é praticado mediante suborno, ou [2ª parte] se cometido com o fim de obter prova destinada a produzir efeito em processo penal, ou [3ª parte] em processo civil em que for parte entidade da administração pública direta ou indireta.
§ 2º O fato deixa de ser punível se, antes da sentença no processo em que ocorreu o ilícito, o agente se retrata ou declara a verdade."

Desta maneira, o falso-testemunho e a falsa perícia no processo judicial, seja no âmbito civil, administrativo, penal ou mesmo no inquérito policial, configuram crime.

De acordo com o parágrafo 2º do artigo 342, embora o falso testemunho ou perícia já esteja consumado, sua punição depende de o agente não se retratar ou declarar a verdade antes da sentença do processo em que depõe ou foi perito. Assim, pode o acusado de falso testemunho ou falsa perícia se retratar até antes da sentença, ficando assim livre da punição. Por isso, pode o juiz receber a denúncia antes da conclusão do processo em que a verdade foi agredida pelo falso testemunho ou pela falsa perícia.

"*HABEAS CORPUS – Processo: 58483*
Ementa: Retratação. Crime de falsa perícia. A retratação, admitida no crime de falsa perícia, é causa de extinção de punibilidade, e tem caráter exclusivamente pessoal, pois só se justifica pelo arrependimento que encerra e pela índole honesta que manifesta, o que faz com que a pena não mais tenha finalidade para seu autor. É, portanto, incomunicável. Denúncia que descreve outros delitos com relação aos quais não se admite a retratação. Recurso ordinário a que se nega provimento. Relator: Moreira Alves."

Três são as formas do crime de perícia falsa: fazer afirmação falsa, negar a verdade e calar a verdade. Se o perito agir por culpa, engano ou esquecimento prestando informações inverídicas, não incorrerá em qualquer sanção penal, pois a lei penal não reconhece a modalidade culposa.

Assim, considera-se falsa perícia quando o perito distorce a verdade, com objetivo específico de favorecer alguém e influir sobre a decisão judicial, enganando a autoridade julgadora, ainda que não atinja o fim desejado (TJSP, RT 507/346; STJ, RT 707/367). A simples diferença de diagnóstico entre laudos médicos não leva a concluir que houve deliberada distorção da verdade (TJRJ, RT 584/391).

A diferença de diagnóstico entre laudos não constitui falsa perícia: STJ, H/C nº 42.727 – DF (2005/0046564-3).

2. Corrupção ativa

"Artigo 343 c/c 333 – Dar, oferecer ou prometer dinheiro ou qualquer outra vantagem a testemunha, perito, contador, tradutor ou intérprete, para fazer afirmação falsa, negar ou calar a verdade em depoimento, perícia, cálculos, tradução ou interpretação: Pena – reclusão, de 3 a 4 anos, e multa. Parágrafo único. As penas aumentam-se de um sexto a um terço, se o crime é cometido com o fim de obter prova destinada a produzir efeito em processo penal ou em processo civil em que for parte entidade da administração pública direta ou indireta."

Nesta condição considera-se conduta incriminadora dar, oferecer ou prometer dinheiro ou vantagem a perito para fazer afirmação falsa.

3. Exploração de prestígio

"Artigo 357 – Solicitar ou receber dinheiro ou qualquer outra utilidade, a pretexto de influir em juiz, jurado, órgão do Ministério Público, funcionário de justiça, perito, tradutor, intérprete ou testemunha:

Pena – reclusão, de 1 a 5 anos, e multa.

Parágrafo único – As penas aumentam-se de um terço, se o agente alega ou insinua que o dinheiro ou utilidade também se destina a qualquer das pessoas referidas neste artigo."

Tratando-se de funcionário público, em geral, aplica-se o artigo 332. No tráfico de influência o "elemento subjetivo é a vontade de obter vantagem ou promessa desta, sabendo que não tem prestígio para influir no funcionário ou que este não é acessível a suborno (TJSP, RT 519/319)".

4. Extravio de documento

Em casos de extravio de processo ou de qualquer outro documento sob sua guarda será o perito responsabilizado pela reorganização do mesmo, pelos custos, pelos atrasos do processo e pelo prejuízo às partes. As partes, inclusive, poderão processá-lo por danos materiais e morais que porventura vier a acarretar. Sob a ótica penal:

"Artigo 314 – Extraviar livro oficial ou qualquer documento, de que tem a guarda em razão do cargo; sonegá-lo ou inutilizá-lo, total ou parcialmente: Pena – reclusão, de 1 a 4 anos, se o fato não constitui crime mais grave."

5. Prevaricação

Prevaricar, de acordo com o artigo 319 do Código Penal, é "retardar ou deixar de praticar, indevidamente, ato de ofício, ou praticá-lo contra disposição expressa de lei, para satisfazer interesse ou sentimento pessoal: Pena – detenção, de 3 meses a 1 ano, e multa".

Este crime atinge o perito na qualidade de funcionário público. E de acordo com o Código de Processo Penal "considera-se funcionário público, para efeitos penais, quem, embora transitoriamente ou sem remuneração, exerce cargo, emprego ou função pública".

6. Violação do segredo na prática da perícia

O artigo 154 do Código Penal afirma: "Revelar alguém, sem justa causa, segredo, de que tem ciência em razão de função, ministério, ofício ou profissão, e cuja revelação possa produzir dano a outrem: Pena – detenção de 3 meses a 1 ano ou multa."

No exercício da medicina o médico pode revelar o segredo a pedido do paciente, por dever legal ou por justa causa.

A infração de quebra do sigilo profissional é sempre por dolo, ou seja, quando o agente divulga conscientemente uma confidência e quando ele sabe que está agindo de forma contrária à norma. Nunca por culpa, pois nesta faltariam os elementos necessários para sua caracterização. Assim, por exemplo, a perda de um envelope contendo resultados de exame de um paciente, possibilitando alguém conhecer sobre sua doença, não caracteriza o crime de divulgação do segredo. O mesmo se diga quando o rompimento do sigilo ocorre por coação física ou moral.

A perícia médica, quando da realização dos exames em juntas oficiais e por interesse administrativo, no tocante ao segredo médico, está regulada pelo artigo 205, da Lei nº 8.112, de 11 de dezembro de 1990, que assim estatui: "o atestado e o laudo de junta médica não se referirão ao nome ou natureza da doença, salvo quando se tratar de lesões produzidas por acidentes em serviço, doença profissional ou qualquer das doenças especificadas no artigo 186, parágrafo 1º."

No entanto, essas regras não se aplicam à perícia criminal porque o perito está sempre obrigado a dizer a verdade.

▼ Direitos dos peritos

Assim como o perito está cercado de deveres, tem determinados direitos que lhe fazem jus em virtude da importância e do significado de seu trabalho em favor da ordem pública e social. Dentre eles:

1. *Do direito de recusar o encargo*. Pode o perito não aceitar o encargo, desde que se justifique no prazo legal. Tal alegação deve ser sempre por motivo legítimo e com respaldo no Código de Processo Civil ("O perito tem o dever de cumprir o ofício, no prazo que lhe assina a lei, empregando toda a sua diligência; pode, todavia, escusar-se do encargo alegando motivo legítimo." E mais: "A escusa será apresentada dentro de 5 (cinco) dias, contados da intimação ou do impedimento superveniente, sob pena de se reputar renunciado o direito a alegá-la." Nesse sentido, diz o Código de Processo Civil, "o perito pode recusar-se ou ser recusado por impedimento ou suspeição". Constituem motivos legítimos para a escusa, entre outras justificativas, por motivo de força maior, em perícia relativa à matéria sobre a qual se considere inabilitado para apreciá-la, seja por falta de um melhor domínio sobre o assunto controverso ou ainda se o assunto não tiver pertinência com sua especialidade; versar a perícia sobre questão à qual não possa responder sem grave dano a si próprio ou ao seu cônjuge e parentes consanguíneos ou afins, em linha reta, ou na colateral em segundo grau; versar a perícia sobre assunto em que interveio como interessado e dentre os casos já relacionados por imposição dos dispositivos precedentes. Pode também se recusar a atender a solicitação judicial, ainda, recusar o encargo de perito por motivo de *impedimento* como ser parte no processo; ter atuado no processo como mandatário de uma das partes, oficiou como assistente técnico, perito, promotor, prestou depoimento como testemunha; ser parte do processo seu cônjuge ou qualquer parente seu, consanguíneo ou afim, até o segundo grau; quando for órgão de direção ou de administração de pessoa jurídica, parte na causa. Finalmente pode alegar motivo de *suspeição* para escusar-se da perícia, nas seguintes situações: a) amigo íntimo ou inimigo capital de qualquer das partes; b) algumas das partes for sua credora ou devedora, ou de seu cônjuge ou seu parente até o terceiro grau; c) se for herdeiro de

alguma das partes; d) se receber presentes de uma das partes antes ou depois de iniciado o processo ou aconselhar alguma das partes sobre o objeto da perícia; e) se tiver interesse no julgamento ou favorecimento da perícia em favor de uma das partes; f) declarar-se suspeito, ou seja, recusar o encargo de perito por motivo íntimo.

2. *Do direito de proteção contra desobediência ou desacato.* Os artigos 330 e 331, respectivamente, do Código Penal dão ao perito certas prerrogativas legais, como por exemplo, o respeito como funcionário público contra a desobediência ("Desobedecer a ordem legal de funcionário público: Pena – detenção, de 15 (quinze) dias a 6 (seis) meses, e multa") e o desacato ("Desacatar funcionário público no exercício da função ou em razão dela: Pena – detenção, de 6 (seis) meses a 2 (dois) anos, ou multa), quando isso vier a interferir ou dificultar o trabalho pericial.

3. *Do direito aos honorários periciais.* O perito e o assistente técnico têm direito à remuneração de seus encargos em ações civis. Como assistente técnico, a responsabilidade do pagamento é da parte solicitante, e como perito, pela parte que houver requerido o exame, ou pelo autor, quando requerido por ambas as partes ou determinado de ofício pelo juiz. Nos casos dos honorários de beneficiados pela justiça gratuita cabe ao Estado a responsabilidade pelo pagamento dos honorários do perito. Os assistentes técnicos podem também funcionar em ações penais.

4. *Do direito de desempenho livre da função pericial.* O perito tem o direito de agir com toda liberdade e independência, ter acesso ao processo nos Cartórios, pedir os exames e documentos necessários a sua análise, ter acesso às instituições onde se encontrem o periciando, além do contato com as partes: advogados, assistentes técnicos, diretores técnicos de hospitais e centros de custódia, e entrevista com médicos assistentes. Diz o Código de Processo Civil: "para desempenho de sua função, podem o perito e os assistentes técnicos utilizar-se de todos os meios necessários, ouvindo testemunhas, obtendo informações, solicitando documentos que estejam em poder de parte ou em repartições públicas, bem como instruir o laudo com plantas, desenhos, fotografias e outras quaisquer peças." Para total liberdade as perícias devem ser realizadas nos órgãos de perícia oficial, sem a presença de policiais ou carcereiros, evitando assim a intimidação e o constrangimento.

5. *Do direito de reserva de prestar esclarecimentos.* Tanto o perito como o assistente tem o direito de prestar esclarecimento técnico apenas à autoridade competente quando devidamente intimado e no devido prazo legal: A parte, que desejar esclarecimento do perito e do assistente técnico, requererá ao juiz que mande intimá-lo a comparecer à audiência, formulando desde logo as perguntas, sob forma de quesitos.

6. *Do direito de prorrogação de prazo.* Se o perito, por motivo justificado, não puder apresentar o laudo dentro do prazo, o juiz conceder-lhe-á, por uma vez, prorrogação, segundo o seu prudente arbítrio.

7. *Direito de recorrer a fontes de informação.* O perito tem o direto de recorrer a fontes de informação e citá-las em seus laudos e pareceres. Tanto os peritos como os assistentes técnicos têm a opção de escolha dos meios, da metodologia e das fontes de informação que eles utilizarão para atingir a finalidade de seu mister. Poderão consultar os autos do processo, documentos e o que tiver relação com o objeto do exame, consultar obras pertinentes ao assunto em questão, e, até mesmo, ouvir testemunhas, além de instruir o laudo, se preciso for, com plantas, desenhos, gráficos e fotografias. Todavia, recomenda-se que se evite anexar aos laudos fotografias que identifiquem as vítimas ou as exponham em situações constrangedoras que possam violar a imagem, a vida privada, a intimidade e a honra dos examinados, com maior destaque, quando se tratar de exames de crianças e adolescentes, como nos casos de crimes contra a dignidade sexual, principalmente quando não forem constatados lesões ou vestígios comprobatórios. Tais cuidados, nestes casos, não esvaziam o objeto da prova pericial. Há outros meios.

8. *Direito a indenização de despesas.* O perito tem direito a ser ressarcido pelas despesas relativas à perícia. Enquanto as despesas feitas pelo perito deverão ser satisfeitas por aquele que a requereu, ou pelo autor, quando se tratar de perícia determinada de ofício, as feitas pelo assistente técnico o serão pela parte que o indicou.

Função do médico-legista

O médico-legista é o médico habilitado profissional e administrativamente a exercer a medicina legal, por meio de procedimentos médicos e técnicos, tendo como atividade principal colaborar com a administração judiciária nos inquéritos e processos criminais. Sua lotação é sempre nos Institutos ou Departamentos ou Núcleos Regionais de Medicina Legal.

Sendo assim, ele deve ser formado em medicina, estar legalmente habilitado a exercer a função de médico nos Conselhos Regionais de Medicina de sua jurisdição e ter seu ingresso na função por meio de concurso público com edital constando exigências cabíveis ao referido cargo.

Hoje a atividade do médico-legista está regulada pela Lei nº 12.030, de 17 de setembro de 2009, que dispõe sobre as perícias oficiais e dá providências, em que está estabelecido que na atividade pericial de natureza criminal está assegurada a autonomia técnica, científica e funcional, exigido concurso público, com formação acadêmica específica; que, em razão do exercício destas atividades, os peritos de natureza criminal estão sujeitos a regime especial de trabalho, observada a legislação específica de cada ente que o perito se encontra vinculado. São peritos de natureza criminal os peritos criminais, peritos médicos-legistas e peritos odontolegistas com formação superior específica detalhada em regulamento, de acordo com a necessidade de cada órgão e por área de atuação profissional.

O Regimento Interno da Polícia Civil de algumas unidades federativas em nosso país especificam as atividades dos Institutos de Medicina Legal e de seus agentes.

Impugnação do perito

O perito pode ser recusado pela parte, sob a alegação de que é impedido ou suspeito. Ao julgar procedente a impugnação, o juiz nomeará outro perito. A parte interessada deverá arguir o impedimento ou a suspeição, em petição fundamentada e devidamente instruída, na primeira oportunidade em que lhe couber falar nos autos, e assim que tomar conhecimento daquela nomeação; o juiz mandará processar o incidente em separado e sem suspensão da causa, ouvindo o arguido no prazo de 5 (cinco) dias, facultando a prova quando necessária e julgando o pedido.

Ao julgar procedente a impugnação, o juiz nomeará novo perito. A substituição do perito poderá ocorrer em duas situações: I – quando carecer de conhecimento técnico ou científico; II – quando sem motivo legítimo, deixar de cumprir o encargo no prazo que lhe foi assinado. Na primeira hipótese, a substituição poderá verificar-se de ofício ou a pedido das partes, em situações que se alegue a falta de capacidade técnica ou científica do perito; na segunda hipótese, a substituição de ofício, por despacho do juiz, em vista de descumprimento de um dos deveres do perito, podendo ainda o juiz aplicar a sanção prevista em lei.

Sob a égide do Código de Processo Civil, reputa-se fundada a suspeição de parcialidade do perito (igual à do juiz) quando: I – for amigo íntimo ou inimigo capital de qualquer das partes; II – alguma das partes for credora ou devedora do juiz, de seu cônjuge ou de parentes destes, em linha reta ou na colateral até o terceiro grau; III – for herdeiro presuntivo, donatário ou empregador de alguma das partes; IV – receber dádivas antes ou depois de iniciado o processo; aconselhar alguma das partes acerca do objeto da causa, ou subministrar meios para atender às despesas do litígio; V – estiver interessado no julgamento da causa em favor de uma das partes.

Pode ainda o perito declarar-se suspeito por motivo íntimo.

Cadastro de peritos

Para questões civis, pode haver um *cadastro de peritos*, conforme estabelece o Código de Processo Civil, quando assim se expressa:

"Art. 156 – O juiz será assistido por perito quando a prova do fato depender de conhecimento técnico ou científico.

§ 1º – Os peritos serão nomeados entre os profissionais legalmente habilitados e os órgãos técnicos ou científicos devidamente inscritos em cadastro mantido pelo tribunal ao qual o juiz está vinculado.

§ 2º – Para formação do cadastro, os tribunais devem realizar consulta pública, por meio de divulgação na rede mundial de computadores ou em jornais de grande circulação, além de consulta direta a universidades, a conselhos de classe, ao Ministério Público, à Defensoria Pública e à Ordem dos Advogados do Brasil, para a indicação de profissionais ou de órgãos técnicos interessados.

§ 3º – Os tribunais realizarão avaliações e reavaliações periódicas para manutenção do cadastro, considerando a formação profissional, a atualização do conhecimento e a experiência dos peritos interessados.

§ 4º – Para verificação de eventual impedimento ou motivo de suspeição, nos termos dos arts. 148 e 467, o órgão técnico ou científico nomeado para realização da perícia informará ao juiz os nomes e os dados de qualificação dos profissionais que participarão da atividade.

§ 5º – Na localidade onde não houver inscrito no cadastro disponibilizado pelo tribunal, a nomeação do perito é de livre escolha do juiz e deverá recair sobre profissional ou órgão técnico ou científico comprovadamente detentor do conhecimento necessário à realização da perícia."

O *caput* deste artigo se refere ao termo "perito" de forma generalizada, pois a perícia será definida a partir do objeto da perícia.

Quando se diz que o juiz nomeará perito especializado no objeto da perícia, ou seja na área de especialidade, nos parece que não se trata de especialidades médicas e sim de pessoas que atuem na área de conhecimentos técnicos pertinentes ao tipo de perícia desejada, portanto não há impedimento legal ou ético para que o médico, quando devidamente registrado no Conselho Regional de Medicina da sua jurisdição e que se sinta capacitado a realizar perícia médica, seja nomeado como perito do juiz. Desta forma, entendemos que o cadastro de peritos especialistas dos Tribunais poderá ser feito a partir da lista de médicos inscritos no CRM independentemente de ter ou não o Registro de Qualificação de Especialidade em Medicina Legal ou Perícia Médica (ver o Parecer CFM nº 45/2016).

PROVA DE ESFORÇO FÍSICO EM CONCURSO PARA MÉDICO-LEGISTA

Introdução

Ninguém é contrário que o gestor público, em favor da natureza da prestação de serviço dado à população, levando em conta a especificidade de cada atividade, se cerque de cuidados na avaliação do estado de saúde física e mental dos seus servidores, seja durante os exames admissionais, seja em relação a esta condição no tempo em que eles prestam seus serviços. Isto levando-se em consideração as regras estipuladas pelos dispositivos do Regime Jurídico dos Servidores Civis da União e dos Estatutos dos Funcionários Públicos Estaduais e Municipais de cada Estado ou Município, além das normas emanadas pela Coordenadoria Nacional para Integração da Pessoa Portadora de Deficiência (CORDE), cuja proposta é integrar indivíduos portadores de deficiências em atividades socioeconômicas.

Está disposto na Lei nº 8.112, de 11 de dezembro de 1990, que versa sobre o regime jurídico dos servidores públicos civis da União, das autarquias e das fundações públicas federais, em seu art. 14: "A posse em cargo público dependerá de prévia inspeção médica oficial. Parágrafo único. Só poderá ser empossado aquele que for julgado apto física e mentalmente para o exercício do cargo."

Ainda no que diz respeito aos requisitos para ingresso no serviço público, referentes aos concursos, deve-se observar o art. 37, I e II, da Constituição Federal: "Art. 37 – A administração pública direta e indireta de qualquer dos Poderes da União, dos Estados, do Distrito Federal e dos Municípios obedecerá aos princípios de legalidade, impessoalidade, moralidade, publicidade e eficiência e, também, ao seguinte: I – os cargos, empregos e funções públicas são acessíveis aos brasileiros que preencham os requisitos estabelecidos em lei, assim como aos estrangeiros, na forma da lei; II – a investidura em cargo ou emprego público depende de aprovação prévia em concurso público de provas ou de provas e títulos, de acordo com a natureza e a complexidade do cargo ou emprego, na forma prevista em lei, ressalvadas as nomeações para cargo em comissão declarado em lei de livre nomeação e exoneração".

Em geral, esta avaliação é feita em serviços médicos e biométricos da repartição ou em setores credenciados. Neste exame consideram-se o levantamento de dados históricos (*base de orientação para os demais exames*), de exames objetivos (*estatura, peso, reflexos, acuidades visual e auditiva, pressão arterial, ausculta cardíaca etc.*), subjetivos (*exames da integridade mental*) e complementares (*laboratoriais e radiológicos*), quando surgem dúvidas.

Os critérios periciais da avaliação da incapacidade laborativa do servidor público que exerce atividades técnicas ou científicas, nas quais o esforço físico é o de menor significado, devem ser eminentemente clínicos em que são considerados alguns fatores como enfermidades graves, avaliação das necessidades físico-psíquicas de cada pessoa para o exercício de suas atividades (*in* França, GV – *Flagrantes Médico-Legais VII*, Recife: Edupe, pp. 239-241). Sempre orientamos, quando possível, mesmo diante de uma incapacidade relativa: 1. analisar as sequelas em vez de somar perdas; 2. avaliar as capacidades possíveis ou restantes e não apenas as incapacidades existentes; 3. valorizar a capacidade residual ou remanescente do servidor ou do pretenso servidor.

Temos proposto, na avaliação da capacidade laborativa de indivíduos com capacidade diminuída, quando do seu ingresso em determinadas funções, sejam permitidas algumas tolerâncias dentro do que se denominou "normal". A consciência social hodierna deve atender às condições mínimas de saúde e não a um estado de perfeição física e mental como se estivéssemos selecionando pessoas para disputar torneios ou gincanas físicas. Os portadores de capacidade residual compatível com as necessidades de cada tarefa podem e devem, na medida do possível, exercer certas e determinadas atribuições da administração pública.

▼ Discussão

O fato de se exigirem esforços sobre-humanos de mesmo tipo e intensidade, para pessoas de idade, peso e compleição física diferentes, como quem está selecionando atletas de esporte de competição, leva a crer tratar-se de um exagero.

Impor um único padrão de desempenho físico para pessoas que se encontram em condições naturais diversas é uma forma indisfarçável de discriminação, o que na prática vai gerar prejuízos de uns em favor de outros. Isto fica muito evidente entre candidatos de faixas etárias distintas, entre pessoas de sexos opostos e de compleição física e atlética diversa, quando a Constituição Federal já assegura a estes últimos condição diferenciada de disputa mediante a reserva de vagas (artigo 37, inciso VIII).

Malgrado todo esforço, aquele exagero vem sendo exigido em determinados editais de concursos para o cargo de médico-legista, no qual o esforço físico é o de menor importância, enquanto que a capacidade intelectual para desenvolver com inteligência as tarefas da melhor forma à população é o que deveria ser avaliada. Isto certamente promoverá a exclusão de candidatos de excelente potencial intelectivo para a execução da função de legisperito, em razão de um despreparo físico configurado no teste de aptidão física a que se submeteram e que certamente eram dispensados quando da sua formação acadêmica. Tal metodologia vai resultar em inegável prejuízo para o bom funcionamento da administração pública nessa relevante missão estatal, e, portanto, um grave dano à sociedade que fica lesada, e a nosso ver, prejudicando integralmente o interesse público quando se perde um profissional capacitado intelectualmente para o exercício da função.

Muitos são os editais de concurso público para provimento de vagas e formação de cadastro de reserva em cargos de médico-legista, dos quais consta, de maneira genérica, que "todos os candidatos aprovados na prova objetiva devem se submeter a teste de capacidade física (barra fixa, abdominais e corrida de 12 minutos, de caráter eliminatório, entre outros).

Não é preciso ir muito longe para entender que tal exigência é desproporcional e exagerada, desnecessária e injustificável, para quem vai exercer uma carreira técnico-científica, de caráter eminentemente intelectual, além de se mostrar desmotivada e frontalmente contrária à essência do referido concurso, pois este certamente afastará, dos já aprovados nas provas escritas das matérias indicadas, uma boa parte dos melhores candidatos, apenas porque não podem realizar as flexões em barra fixa e os abdominais em número requerido ou tiveram a má sorte de chegar 2 ou 3 minutos depois do prazo de uma corrida, índices estes arbitrariamente atribuídos. Para estes profissionais que hoje não pertencem mais à carreira de polícia, é o mesmo que exigir de juízes, promotores, médicos e engenheiros que ingressam no serviço público estas exigências tão desproporcionais.

Em vez de se estar em busca de candidatos mais capacitados intelectualmente, por meio de critérios baseados na adequação

e na eficiência em favor do serviço a ser prestado à sociedade, buscam-se os de melhor porte físico e capazes de correr e se flexionar tantas vezes quanto queira o administrador desatento. A rejeição a estes testes, chamados de aptidão física, não exclui os de porte atlético e de prática desportiva mais sofisticada. Não. Basta que estes estudem e se apliquem ao conteúdo programático do concurso.

Tem-se a impressão de que o administrador descuidado que redige editais daquela natureza desconhece por completo a natureza dos cargos disputados no concurso e a sua real forma de exercício. Não será nenhuma surpresa que este administrador não intime também os aprovados na cota dos deficientes (dentre eles hemiplégicos e amputados) a alcançarem em uma corrida o percurso exigido para os 12 minutos, tão valorizados naqueles editais.

Quando ali diz não existir limite de idade, dentro do que prescreve a norma regulamentadora da função pública, isto soa muito mais como um deboche. Isto sem levar em conta as candidatas grávidas, os recém-operados, os quais deverão cumprir as regras desarrazoadas do teste de aptidão física, sob pena da reprovação imediata do concurso. Mesmo que estes testes não fossem eliminatórios, mas tão só para o efeito de classificação entre os aprovados, ainda assim, seriam injustos.

Só se justificaria uma imposição da prática de testes de aptidão física se isto estiver previsto em lei e que sejam exigidos pela função a ser desempenhada, ou seja, quando esta atividade exigir esforço físico considerável. Se a função a ser exercida de médico-legista tem o caráter técnico-científico e não de natureza policial, como muitos ainda teimam em considerar, não há como negar tratar-se de provas desnecessárias, rigorosas e desproporcionais.

Some-se a isso o fato de que muitos destes candidatos nem sabem se vão ser aproveitados, pois estarão entre aqueles que formarão um "cadastro de reserva", prática esta cada vez mais comum nestes últimos tempos, mesmo sem o amparo no ordenamento jurídico, pois todo concurso público deve ser realizado unicamente para provimento de cargos vagos. Entre outros, esta prática tem o sentido de a Administração Pública ficar sem a obrigação de nomear um único aprovado sequer.

Assim, julgou o STF num caso de ilegalidade na exigência do teste de aptidão física para o cargo de médico-legista:

STF – AGRAVO DE INSTRUMENTO AI 278127 MA CONCURSO PÚBLICO – PROVA DE ESFORÇO FÍSICO – MÉDICO-LEGISTA – EXIGÊNCIA – IMPROPRIEDADE. AGRAVO DESPROVIDO. 1. O Tribunal de Justiça do Estado do Maranhão concedeu a segurança requerida pelo ora Agravado, pelos fundamentos assim sintetizados: MANDADO DE SEGURANÇA. CONCURSO PÚBLICO. O MÉDICO-LEGISTA. EDITAL. ESFORÇO FÍSICO. EXIGÊNCIA. INADMISSIBILIDADE. Afigura-se ilegal, passível de exame pelo Judiciário, a exigência editalícia do teste de esforço físico, com caráter eliminatório, a candidato a cargo (médico-legista), que, pela sua própria natureza, pode ser exercido até por um deficiente físico que tenha recebido licença do Conselho de Medicina para exercer a profissão (folha 9). (...). Coaduna-se com a razoabilidade a glosa da exigência de esforço físico em concurso voltado a preencher cargo de médico. A atuação deste, embora física, não se faz no campo da força bruta, mas a partir de técnica específica. Além dos princípios explícitos, a Carta da República abrange também os implícitos, entre os quais estão o da razoabilidade, o da proporcionalidade, aplicáveis ao caso concreto. (...) 4. Publique-se. Brasília, 18 de agosto de 2000. Ministro Marco Aurélio, Relator.

Quanto à absurda exigência de testes físicos de aptidão para candidatos com deficiência, ainda se pronunciou o STF:

STF – Processo: AI 730757 MG
CONCURSO PÚBLICO – PROVA DE ESFORÇO FÍSICO – MÉDICO LEGISTA CANDIDATO INSCRITO EM VAGA DE DEFICIENTE – EXIGÊNCIA – IMPROPRIEDADE. AGRAVO DESPROVIDO.   1. O Tribunal de Justiça do Estado de Minas Gerais confirmou o entendimento constante na sentença, que implicou a concessão da segurança requerida, ante os seguintes fundamentos (folha 11): [...] Nesse sentido, não se discute a importância da realização do exame médico para cargos afeitos à atividade policial, visto que seu exercício exige agentes preparados fisicamente e emocionalmente. [...] Todavia, no presente caso, tenho que se trata de um candidato inscrito para as vagas de deficientes físicos, não podendo a administração compeli-lo a realizar testes biofísicos no mesmo parâmetro dos demais candidatos sem qualquer tipo de deficiência. A própria administração pública atestou a deficiência do impetrante, tendo sido considerada, inclusive, a sua limitação compatível com o cargo de médico legista. Ora, se o cargo não fosse compatível com a deficiência física, não poderia ocorrer previsão para o preenchimento dessas vagas no edital. (...). Coaduna-se com a razoabilidade a glosa da exigência de esforço físico, em igualdade de condições aos demais inscritos, em concurso voltado a preencher cargo de médico-legista, considerado o fato de ter o candidato disputado vaga na reserva para deficientes físicos. A respectiva atuação, embora física, não se faz no campo da força bruta, mas a partir de técnica específica. Além dos princípios explícitos, a Carta da Republica abrange também os implícitos, entre os quais estão o da razoabilidade, o da proporcionalidade, aplicáveis ao caso concreto. 3. Conheço do agravo e o desprovejo. 4. Publiquem. Brasília, 30 de março de 2009. Ministro Marco Aurélio, Relator.

▼ Características da atividade pericial forense

Como sempre, mas hoje muito mais, os órgãos de perícia são de importância significativa na prevenção e reparação dos delitos, porque a prova técnico-científica, pelo menos sob o prisma doutrinário, tem maior relevância entre as demais provas ditas racionais, notadamente nas questões criminais.

Assim, a Perícia Forense não pode deixar de ser vista como um núcleo de tecnologia e ciência a serviço da Justiça, e o perito nessas condições é sempre um analista a serviço da Lei, e não um preposto da autoridade policial. Desse modo, sente-se a necessidade cada vez mais premente de transformar esses Institutos em órgãos auxiliares do Poder Judiciário, e sempre com a denominação de Institutos Médico-Legais, como a tradição os consagrou pelo seu transcendente destino.

Lamentavelmente, por distorção de origem, quando as repartições periciais nada mais representavam senão simples apêndices das Centrais de Polícia e os peritos, meros agentes policiais, permanece o desagradável engano, ficando até hoje a ideia, entre muitos, de que a legisperícia é parte integrante e inerente da atividade policial. Basta ver os editais de concurso desta categoria divulgados pelas Secretarias de Segurança. E o mais grave: isso fez com que se criasse, num bom número de peritos brasileiros, uma postura nitidamente policialesca que se satisfaz com a exibição de carteiras de polícia ou de portes de arma, o que fazem insistir na permanência de seu *status* atual.

A Medicina Legal tem outra missão, mais ampla e mais decisiva dentro da esfera do judiciário, no sentido de estabelecer a verdade dos fatos, na mais ajustada aspiração e interpretação da lei.

Mais recentemente, em relatório sobre a Tortura no Brasil, produzido pelo Relator Especial sobre Tortura da Comissão de Direitos Humanos da Organização das Nações Unidas (ONU), Sir Nigel Rodley, afirmou, no item 22 de suas conclusões: "Os serviços médico-forenses deveriam estar sob a autoridade judicial ou outra autoridade independente, e não sob a mesma autoridade governamental que a polícia; nem deveriam exercer monopólio sobre as provas forenses especializadas para fins judiciais."

Neste particular, um modelo alentador é o da criação da Perícia Forense do Estado do Ceará (PEFOCE), que, em linhas gerais, tem como missão executar perícias forenses por peritos oficiais em tempo hábil e legal em todo Estado. É um órgão com autonomia financeira, administrativa e patrimonial. Na PEFOCE, a atividade pericial deixou de ser uma atividade de polícia para se constituir em um cargo público de natureza técnico-científica.

▼ Conclusão

Os testes de avaliação de aptidão física, nos concursos públicos, têm sempre o sentido de verificar a habilidade física do candidato quanto a força, destreza e agilidade, levando em conta a natureza do cargo a ser exercido. Para a função de médico-legista não é razoável tal exigência pois, em sua atividade, não estão incluídos o esforço físico e a destreza, e sim a capacidade intelectual conquistada na sua formação acadêmica. Sendo assim, aquela medida é desproposital entre os meios e os fins, e como traz o ranço da ilegalidade e a evidente falta de relação entre a previsão constante do edital e o real exercício das atividades inerentes ao cargo de médico-legista, é abusiva e ilícita.

Diante da evidência de que a atividade de médico-legista não é de caráter policial e sim de natureza estritamente técnico-científica e da ausência de dispositivos legais que amparem o exame de avaliação da aptidão física aos candidatos nos seus concursos, entendo a permanência destes testes como um comportamento ilegal, ilegítimo e discriminador em desfavor de uma categoria específica de candidatos, além de revelarem-se como inaceitáveis em face da ordem constitucional em vigor em nosso país.

Não é possível admitir-se como razoável a exigência de testes de aptidão física em concurso público de natureza técnico-científica em que o exercício da força bruta se mostra irrelevante e desnecessário. Além do mais, isto não deixa de ser um fator inibidor e de restrição ao acesso de candidatos por exigências tão descabidas nestas provas de resistência, obstruindo o livre acesso ao cargo público anunciado.

Dizer inexistir, no caso, ato ilegal ou abusivo da autoridade pelo fato de os candidatos, ao se inscreverem, se sujeitaram às cláusulas do edital de concurso é falso, pois cada um se inscreveu certo de que os despropósitos da natureza dos testes citados irão encontrar amparo em recurso administrativo ou um remédio jurídico pertinente. E mais: um edital de concurso público não pode criar cláusulas e condições que ultrapassem aquilo que se encontra na lei.

Até entende-se que, para o exercício de determinadas funções públicas, possa se exigir testes de aptidão física, quando a força bruta possa ser eventualmente usada, mas isto não se aplica ao caso dos médicos-legistas, pois estes testes estariam descaracterizados pela desproporcionalidade entre o exigido e as suas reais atividades, as quais se concentram exclusivamente em uma realidade técnica e científica.

DIREITOS DO PERICIANDO

Aquele que se apresenta à perícia ou está sendo examinado tem, como todo cidadão, assegurados pela Constituição Federal, seus direitos individuais e coletivos, sem distinção de qualquer natureza. Entre tantos, o que está expresso em seu artigo 5º, item II: "Ninguém está obrigado a fazer alguma coisa senão em virtude da lei." Isto também se aplica a quem está sendo submetido a perícia quando está envolvida sua própria pessoa na dimensão física ou moral que merece. Portanto, cabe ao investigando decidir sobre certas circunstâncias quando submetido a determinados testes ou exames, certo também de que arcará com o ônus decorrente da sua negativa.

Mesmo se tratando de matéria de ordem criminal, em que sempre se assinala o interesse público em detrimento do particular; ainda assim mantém-se o direito individual, porque todo interesse coletivo começa do respeito a um indivíduo.

Assim, por exemplo, no processo penal (matéria de direito público), está pontificado que a descoberta da verdade jamais ultrapassará limites da decência do réu, que tem o direito de ficar calado, omitir a verdade e até recusar-se a participar da prova, sem que isso seja interpretado como prejuízo a sua defesa ou como confissão de culpa.

Se fosse diferente, ou seja, se a busca da verdade fosse irrestrita, sem barreiras, submetendo-se os examinandos a todas as formas de coações e violações quando submetidos às perícias, certamente voltaríamos à época da Inquisição. Aqui não cabe o jargão de que "os fins justificam os meios", princípio despótico baseado nos modelos fascistas, os quais não encontram mais guarida em solo democrático.

Eis alguns dos seus direitos:

1. *Recusar o exame no todo ou em parte.* O periciando manifestando a recusa de se submeter ao exame ou parte dele não comete crime de desobediência, nem tampouco arca com as duras consequências da confissão ficta; isso se dá por duas razões: uma, pela total falta de amparo legal que possa tipificá-lo no delito mencionado; outra, porque ninguém, por autoridade que seja, poderia obrigar alguém a submeter-se a um exame. Sendo o periciando menor de idade, pode ele recusar a perícia, sendo o limite de idade o fator que o faça entender a gravidade do caso em estudo. Alguns entendem que em determinadas circunstâncias, por exemplo, diante de circunstâncias graves, como em uma perícia dos chamados crimes sexuais, o exame deve ser feito. O correto será encaminhar o caso ao Conselho Tutelar da Criança e do Adolescente ou diretamente ao Juizado de Menores. Se a autoridade competente entender que a perícia deva ser feita, tudo deve correr de maneira que se priorize o interesse da ordem pública e o superior interesse do examinando.

2. *Ter conhecimento dos objetivos das perícias e dos exames.* A informação é um pressuposto ou requisito prévio do "consentimento livre e esclarecido". É necessário que o examinando dê seu consentimento sempre de forma livre e consciente e as informações sejam acessíveis aos seus conhecimentos para evitar a compreensão defeituosa, principalmente quando a situação é complexa e difícil de avaliar (*princípio da informação adequada*).

3. *Ser submetido a exame em condições higiênicas e por meios adequados.* Nada mais justo do que ser examinado, qualquer que seja sua condição de periciando, dentro de um ambiente recatado, higiênico e dotado das condições mínimas do exercício do ato pericial. Fora dessas condições, além do comprometimento da qualidade do atendimento prestado, há um evidente desrespeito à dignidade humana. Não é de hoje que se pede à administração pública pertinente a melhoria dos equipamentos, insumos básicos e recursos humanos para a efetiva prática da perícia nas instituições médico-periciais. Essa realidade vem contribuindo para justificar a má prática pericial médica e o descaso que se tem com a pessoa do examinando.

4. *Ser examinado em clima de respeito e confiança.* Mesmo para aqueles que cometeram ou são suspeitos de práticas de delitos, qualquer que seja sua gravidade ou intensidade, o exame legispericial deve ser procedido em um ambiente de respeito e sem a censura daquele que os examina. Com muito mais razão, se o periciando for a vítima.

5. *Rejeitar determinado examinador.* O examinando não tem o direito de escolher determinado examinador, mas pode, por qualquer razão apontada ou mesmo sem explicar os motivos, rejeitar determinado examinador, por suspeição ou impedimento, ou mesmo por questões de ordem pessoal que vão desde a da inimizade até mesmo da amizade próxima.

6. *Ter suas confidências respeitadas.* Certas confidências contadas pelo periciando, cujas confirmações ele não queira ver registradas, podem ser omitidas, desde que isso não venha comprometer o exame cuja verdade se quer apurar, mesmo sendo algumas delas em seu próprio favor.

7. *Exigir privacidade no exame.* O exame do periciando deve ser sempre realizado respeitando-se sua privacidade, evitando-se a presença de pessoas estranhas ao feito. Quando se tratar de estagiários, residentes ou estudantes, deve-se pedir a autorização do examinando sempre respeitando seu pudor e permitindo a presença de pequenos grupos. O examinando pode solicitar a presença de algum parente ou alguma pessoa de sua intimidade e confiança, pois isso não compromete a privacidade exigida.

8. *Rejeitar a presença de peritos de outro gênero.* Esta é outra questão que se apresenta como justa e razoável. É o respeito ao pudor do examinando, seja homem ou mulher, atender ao pedido na escolha de um perito do seu gênero.

9. *Ter um médico de sua confiança como observador durante o exame pericial.* Mesmo que na fase da produção da prova ainda não seja a oportunidade de indicação do assistente técnico, não vemos nenhum óbice justificável para se impedir a presença de um médico da confiança do examinando durante a perícia, seja em um exame de lesão corporal, necropsia ou exumação. Trata-se apenas de uma forma de medida que tranquiliza o periciando ao ser examinado pela perícia oficial. Isso não é desdouro ou ofensa à credibilidade do órgão municipal, muito menos a quem o examina.

10. *Exigir a presença de familiares durante os exames.* Quanto à presença de um familiar durante o exame pericial, cremos que não exista qualquer rejeição, principalmente quando isto se verifica a pedido do examinando. Todavia, quanto à presença de um advogado a questão é muito controvertida.

ASSISTENTES TÉCNICOS

O novo Código de Processo Civil estabelece que o juiz nomeará perito especializado no objeto da perícia e fixará de imediato o prazo para a entrega do laudo, incumbindo às partes, dentro de 15 (quinze) dias contados da intimação do despacho de nomeação do perito, indicar assistente técnico.

Quando se tratar de perícia complexa que abranja mais de uma área de conhecimento especializado, o juiz poderá nomear mais de um perito, e, a parte, indicar mais de um assistente técnico.

As partes serão intimadas para, querendo, manifestar-se sobre o laudo do perito do juízo no prazo comum de 15 (quinze) dias, podendo o assistente técnico de cada uma das partes, em igual prazo, apresentar seu respectivo parecer.

O perito do juízo tem o dever de, no prazo de 15 (quinze) dias, esclarecer ponto divergente apresentado no parecer do assistente técnico da parte. Se ainda houver necessidade de esclarecimentos, a parte requererá ao juiz que mande intimar o perito ou o assistente técnico a comparecer à audiência de instrução e julgamento, formulando, desde logo, as perguntas, sob forma de quesitos. O perito ou o assistente técnico será intimado por meio eletrônico, com pelo menos 10 (dez) dias de antecedência da audiência.

As partes serão intimadas para, querendo, manifestar-se sobre o laudo do perito do juízo no prazo comum de 15 (quinze) dias, podendo o assistente técnico de cada uma das partes, em igual prazo, apresentar seu respectivo parecer. O perito do juízo tem o dever de, no prazo de 15 (quinze) dias, esclarecer ponto divergente apresentado no parecer do assistente técnico da parte.

Se ainda houver necessidade de esclarecimentos, a parte requererá ao juiz que mande intimar o perito ou o assistente técnico a comparecer à audiência de instrução e julgamento, formulando, desde logo, as perguntas, sob forma de quesitos. O perito ou o assistente técnico será intimado por meio eletrônico, com pelo menos 10 (dez) dias de antecedência da audiência.

O perito do juízo tem o dever de, no prazo de 15 (quinze) dias, esclarecer ponto divergente apresentado no parecer do assistente técnico da parte. Se ainda houver necessidade de esclarecimentos, a parte requererá ao juiz que mande intimar o perito ou o assistente técnico a comparecer à audiência de instrução e julgamento, formulando, desde logo, as perguntas, sob forma de quesitos. O perito ou o assistente técnico será intimado por meio eletrônico, com pelo menos 10 (dez) dias de antecedência da audiência.

Pelo que se vê do novo Código de Processo Civil, continua valendo a prerrogativa de as partes serem livres para indicar seus assistentes técnicos, sem impedimento e suspeição destes.

Assim, *assistente técnico* é o rótulo que a lei processual civil empresta ao profissional especializado em determinada área, indicado e contratado por uma das partes, no sentido de lhe ajudar na elaboração da prova pericial.

Os assistentes técnicos podem ouvir testemunhas, solicitar documentos e obter as devidas informações, a não ser a questão de prazo, pois o do assistente técnico é de apenas 10 dias após a entrega do laudo do perito.

Entende-se, por outro lado, que não cabe ao assistente técnico a produção da prova pericial, tarefa esta do perito judicial. E ficaria a pergunta: Qual a função do assistente técnico? Ao que nos parece, cabe-lhe fiscalizar a elaboração da prova e do laudo pericial, conferindo a meios avaliativos utilizados. a verificação do nexo de causalidade, a utilização dos meios subsidiários procedentes, a possível omissão de detalhes, além de manifestar por escrito suas próprias conclusões sobre o fato averiguado, após a entrega do laudo pericial do perito em cartório.

Com o advento da Lei nº 11.690, de 9 de junho de 2008, que altera o artigo 159 do Código de Processo Penal, será facultada ao Ministério Público, ao assistente de acusação, ao ofendido, ao querelante e ao acusado a formulação de quesitos e indicação de assistente técnico (§ 3º). O assistente técnico atuará a partir de sua admissão pelo juiz e após a conclusão dos exames e elaboração do laudo pelos peritos oficiais, sendo as partes intimadas desta decisão (§ 4º). Durante o curso do processo judicial, é permitido às partes, quanto à perícia: I – requerer a oitiva dos peritos para esclarecerem a prova ou para responderem a quesitos, desde que o mandado de intimação e os quesitos ou as questões a serem esclarecidas sejam encaminhados com antecedência mínima de 10 (dez) dias, podendo apresentar as respostas em laudo complementar; II – indicar assistentes técnicos que poderão apresentar pareceres em prazo a ser fixado pelo juiz ou ser inquiridos em audiência (§ 5º). Havendo requerimento das partes, o material probatório que serviu de base à perícia será disponibilizado no ambiente do órgão oficial, que manterá sempre sua guarda, e, na presença de perito oficial, para exame pelos assistentes, salvo se for impossível a sua conservação (§ 6º). Tratando-se de perícia complexa que abranja mais de uma área de conhecimento especializado, poder-se-á designar a atuação de mais de um perito oficial, e a parte indicar mais de um assistente técnico (§ 7º).

DOCUMENTOS MÉDICO-LEGAIS

Documento é toda anotação escrita que tem a finalidade de reproduzir e representar uma manifestação do pensamento. No campo médico-legal da prova, são expressões gráficas, públicas ou privadas, que têm o caráter representativo de um fato a ser avaliado em juízo. Os documentos que podem interessar à Justiça, são: as *notificações*, os *atestados*, os *prontuários*, os *relatórios* e os *pareceres*; além desses, os esclarecimentos não escritos no âmbito dos tribunais, constituídos pelos *depoimentos orais*.

▼ Notificações

São comunicações compulsórias feitas pelos médicos às autoridades competentes de um fato profissional, por necessidade social ou sanitária, como acidentes de trabalho, doenças infectocontagiosas, crimes de ação pública que tiverem conhecimento e não exponham o cliente a procedimento criminal e a morte encefálica, quando em instituição de saúde pública ou privada, de acordo com o artigo 12 da Lei nº 8.489, de 18 de novembro de 1992. Não são mais notificados, de forma compulsória, os viciados em substâncias capazes de determinar dependência física ou psíquica, conforme determinava a Lei nº 6.368, de 21 de outubro de 1976.

▼ Atestados

Entende-se por atestado ou certificado o documento que tem por objetivo firmar a veracidade de um fato ou a existência de determinado estado, ocorrência ou obrigação. É um instrumento destinado a reproduzir, com idoneidade, uma específica manifestação do pensamento.

O atestado ou certificado médico, portanto, é uma declaração pura e simples, por escrito, de um fato médico e suas possíveis consequências. Tem a finalidade de resumir, de forma objetiva e singela, o que resultou do exame feito em um paciente, sua doença ou sua sanidade, e as consequências mais imediatas. É, assim, um documento particular, elaborado sem compromisso prévio e independente de compromisso legal, fornecido por qualquer médico que esteja no exercício regular de sua profissão. Desta forma, tem unicamente o propósito de sugerir um estado de sanidade ou de doença, anterior ou atual, para fins de licença, dispensa ou justificativa de faltas ao serviço, entre outros.

Tão singelo e desprovido de formalidades é o atestado médico, que se admite, estando o médico inscrito regularmente no Conselho Regional de Medicina competente, possuir competência para atestar, independentemente de especialidade, desde que se sinta capacitado para tanto. Assim se manifesta o Parecer-Consulta CFM nº 28/87.

É elaborado de forma simples, em papel timbrado, podendo servir até o usado em receituário ou, para quem exerce a profissão em entidades públicas ou privadas, em formulários da respectiva instituição, como recomenda Arbenz. É quase sempre a pedido do paciente ou de seus responsáveis legais.

Não tem o atestado uma forma definida, porém deve conter as seguintes partes constitutivas: cabeçalho – onde deve constar a qualificação do médico; qualificação do interessado – que é sempre o paciente; referência à solicitação do interessado; finalidade a que se destina; o fato médico quando solicitado pelo paciente ou seus familiares; suas consequências, como tempo de repouso ou de afastamento do trabalho; e local, data e assinatura com o respectivo carimbo profissional, onde contenham nome do médico, CGC e número de inscrição no Conselho Regional de Medicina da jurisdição sede de sua atividade.

A utilidade e a segurança do atestado estão necessariamente vinculadas à certeza de sua veracidade. Sua natureza institucional e seu conteúdo de fé pública é o pressuposto de verdade e exatidão que lhe é inerente, daí a preocupação e o interesse que o atestado desperta, como diz Sérgio Ibiapina Ferreira Costa (*in Atestado médico – considerações ético-jurídicas*, na obra *Desafios Éticos*, Brasília: Publicação do Conselho Federal de Medicina, 1993). E mais: "uma declaração duvidosa tem, no campo das relações sociais, o mesmo valor de uma declaração falsa, exatamente por não imprimir um conteúdo de certeza ao seu próprio objeto".

O atestado médico quanto a sua procedência ou finalidade pode ser: *administrativo*, quando serve ao interesse do serviço ou do servidor público; *judiciário*, quando por solicitação da administração da justiça; e *oficioso*, quando dado no interesse das pessoas física ou jurídica de direito privado, como para justificar situações menos formais em ausência das aulas ou para dispensar alunos da prática da educação física.

Há um fato que sempre mereceu profundas controvérsias: a questão da declaração do diagnóstico nos atestados. Uns admitem que deve ser omitida a fim de responder aos imperativos dogmáticos que norteiam o sigilo médico; outros acham desnecessária a guarda do segredo, principalmente quando a autoridade administrativa exige o diagnóstico com a finalidade de estabelecer a relação entre os dias perdidos e a gravidade da doença, por exemplo. O certo é que, na medida do possível, deve-se evitar a declaração do diagnóstico no atestado, a não ser quando permite o Código de Ética Médica: por justa causa, dever legal ou a pedido do paciente ou de seus representantes legais.

Quanto à necessidade de se colocar o CID (Código Internacional de Doenças e Causas de Morte) nos atestados médicos, resultante da Portaria n°s 3.291, de 20 de fevereiro de 1984, do Ministério da Previdência Social, decidiu o Conselho Federal de Medicina, nos Pareceres Consulta n°s 11/88, 25/88 e 32/90, que o médico só pode firmar atestado revelando o diagnóstico, na forma codificada ou não, nas hipóteses referidas no artigo 73 do Código de Ética Médica (por justa causa, dever legal ou permissão do paciente ou de seus responsáveis legais).

Deve-se entender ainda que o atestado é diferente de declaração. No atestado, quem o firma, por ter fé de ofício, prova, reprova ou comprova. Na declaração, exige-se apenas um relato de testemunho. Entendemos que, na área de saúde, apenas os profissionais responsáveis pela elaboração do diagnóstico são competentes para firmarem atestados. Os demais podem declarar o acompanhamento ou a coadjuvação do tratamento, o que não deixa, também, de constituir uma significativa contribuição como valor probante.

Hermes Rodrigues de Alcântara (*in Deontologia e diceologia – normas éticas e legais para o exercício da medicina*, São Paulo: Organização Andrei Editora, 1979) classifica o atestado médico, quanto ao seu conteúdo ou veracidade, em: *idôneo*, *gracioso*, *imprudente* e *falso*.

O compromisso ético e legal do médico é fornecer sempre um atestado idôneo. Mesmo não sendo exigidos uma certa formalidade e um compromisso legal de quem o subscreve – por ser uma peça meramente informativa e não um elemento final para decidir vantagens e obrigações –, deve merecer o atestado todos os requisitos de comprovada idoneidade, visto que ele exerce, dentro dos seus limites, uma função de certo interesse social. Fica o médico, portanto, no dever de dizer a verdade sob pena de infringir dispositivos éticos e legais, seja ao artigo 80 do Código de Ética Médica, seja por delito de *falsidade de atestado médico* por infração ao artigo 302 de nosso diploma penal.

Não deve ser recusado "*a priori*", como vez por outra ocorre, pois se deve ter sua presunção de lisura pelo respeito à credibilidade de quem firma o atestado. Isto não quer dizer, todavia, que o atestado seja um fato conclusivo ou consumado, ou que não tenha um limite de eficácia em certas eventualidades, principalmente para o que ele não se destina.

Em documentos particulares, escritos e assinados, ou apenas assinados, presumem-se verdadeiros em relação ao signatário. Quando houver referência de determinado fato ligado à ciência, o documento particular prova a declaração, mas não o fato declarado, competindo ao interessado em sua veracidade o ônus de provar o fato.

O *atestado gracioso*, também chamado de *complacente* ou *de favor*, tem sido concedido por alguns profissionais menos responsáveis, desprovidos de certos compromissos e que buscam por meio deste condenável gesto uma forma sub-reptícia de obter vantagens, sem nenhum respeito ao Código de Ética Médica. Muitos destes atestados graciosos são dados na intimidade dos consultórios ou das clínicas privadas, tendo como finalidade a esperteza de agradar o cliente e ampliar, pela simpatia, os horizontes da clientela.

Já o *atestado imprudente* é aquele que é dado de maneira inconsequente, insensata e intempestiva, quase sempre em favor de terceiros, tendo apenas o crédito da palavra de quem o solicita.

O *atestado falso* seria aquele dado quando se sabe do seu uso indevido e criminoso, tendo por isso o caráter doloso. Se é fato que alguns médicos resistem, igualmente certo é também que, em alguns casos, o profissional é induzido por questões de amizade ou de parentesco, e, assim, sem uma análise mais acurada, fornece um atestado gracioso ou falso, mesmo que seu Código de Ética diga que tal atitude é ilícita e o Código Penal veja como infração punível. Tais sanções são justas porquanto o Estado tem o direito de resguardar o bem jurídico da fé pública, cuja finalidade é proteger uma verdade.

A falsidade do atestado médico está na sua falsificação ideológica. Está fraudado na sua substância, no seu conteúdo. A sua irregularidade, portanto, está no seu teor, na sua natureza intelectual, praticada por um agente especial que é o médico, quando subverte o exercício regular de um direito. Na sua essência material ele pode até ser correto, pois foi firmado por alguém habilitado a fazê-lo. A falsidade material diz respeito apenas no tocante a sua falsificação quando, por exemplo, ele é expedido por alguém que não possui habilitação legal nem habilitação profissional, ou seja, por alguém que não é médico.

A falsidade pode estar na afirmação da existência ou da inexistência de uma enfermidade, na falsa condição de higidez pretérita ou atual, em um tipo de patologia, na *causa mortis* e no seu agente causador, ou em qualquer outra informação dessa ordem que não reflita a verdade. Ou ainda, como diz Heleno Cláudio Fragoso (*in Lições de direito penal*, vol. 4, São Paulo: José Bushatsky, 1965): "pode também referir-se a outros fatos, como a origem de uma doença, a existência de morte e suas causas, a vacinação, as consequências de moléstias ou ferimento etc." Enfim, incide sobre tudo aquilo que compete ao médico verificar, não apenas circunscrito aos fatos, mas ainda pode recair sobre opinião ou conceito sobre os mesmos.

O que se pune nesta forma de delito é tão somente a inveracidade que o atestado pretende provar. Acrescenta-se, ainda, que a falsidade pode ser praticada tanto em relação ao que é fundamental, como ao que é secundário, desde que altere em substância o conteúdo do atestado e o juízo feito sobre ele.

Entre os atestados falsos, surge um novo tipo: o *atestado piedoso*. São pedidos como forma de suavizar um diagnóstico mais grave, principalmente quando se trata de pacientes portadores de doenças graves e incuráveis. E assim, alguns facultativos, atendendo à solicitação de familiares, atestam enfermidade diversa, sempre de caráter benigno, na intenção de confortar o paciente. Embora piedoso, tal gesto é reprovável.

Concordamos com o pensamento de que o médico ao conceder conscientemente um atestado de óbito falso, alterando assim a verdade no Registro Público, comete crime de falsidade ideológica em documento público e não falsidade de atestado médico, inclusive com pena muito mais grave.

Mesmo assim, com todo zelo que se deve ter pelo atestado, é justo dizer que ele tem seus limites. A comprovação de uma entidade mórbida, complexa, multifatorial e de origem ainda no campo das teorias – de tantos detalhes e de tantas e possíveis implicações – não pode ser decidida apenas com três ou quatro linhas simplistas, apostas em um mero atestado médico, cuja finalidade é tão só servir de início de informações em uma arguição de direitos. Há de se valorizar cada particularidade existente no processo mórbido. Por isso existem as Juntas Médicas e por isso elas não estão adstritas aos atestados, podendo aceitá-los no todo, na parte, ou simplesmente não acatá-los, como claramente recomenda o Parecer Consulta CFM nº 01/2002.

Muitas vezes é necessário um laudo ou relatório bem elaborado onde esteja realçada a descrição, fundamentada em elementos fisiopatológicos consagrados pela *lex artis* e em resultados laboratoriais, e onde fique patente em que foi baseada esta ou aquela afirmativa. Só assim é possível a confirmação do diagnóstico, a avaliação evolutiva do processo mórbido, a devida e necessária observação dos resultados terapêuticos e o prognóstico esperado.

Levando em conta a delicadeza de certas circunstâncias em que se apura uma determinada patologia, que traz na sua esteira um amontoado de dúvidas na sua etiologia e na sua causalidade ou concausalidade, e quando um erro de interpretação pode redundar em prejuízos para as partes envolvidas, torna-se imprescindível uma declaração mais detalhada. Não registrar ou analisar tais características é uma maneira de despojar quem vai utilizar o laudo de uma ideia pessoal e tirar-lhe a oportunidade de se convencer da verdadeira natureza do dano. Pelo menos, a inadmissibilidade da concessão de interdição com base apenas em atestado médico e a imprescindibilidade do laudo pericial está na norma processual civil que após prazo estabelecido, o juiz nomeará perito para proceder ao exame do interditando. Apresentado o laudo, o juiz designará audiência de instrução e julgamento. Há, portanto, necessidade de apresentação de laudo completo e circunstanciado das condições do interditando sob pena de anulação do processo.

Nesses casos, o laudo médico é obrigatório e não facultativo, e o exame pericial é imprescindível para a segurança da decisão judicial (RT 715/133). Como afirmam Nelson Nery Júnior e Rosa Maria Andrade Nery: "A lei exige a realização de perícia médica em processo de interdição, sob pena de nulidade. A tarefa do perito consiste em apresentar laudo completo e circunstanciado da situação físico-psíquica do interditando, sob

pena do processo ser anulado. O laudo não pode se circunscrever a mero atestado médico em que se indique por código a doença do suplicado" (*in Código de processo civil comentado*, São Paulo: Editora Revista dos Tribunais, 1999).

Está mais do que provado ser o laudo médico ou pericial o instrumento mais valorizado nas questões de maior complexidade na área médica, pois o atestado pela sua singeleza e carência de descrição não alcança todas as particularidades que certos casos encerram. Daí porque só o laudo atende a tal necessidade.

Todo dano corporal à saúde, seja físico ou psíquico – como um verdadeiro corpo lesional – carrega no seu conjunto uma lista sem fim de detalhes que necessitam de registro para uma apurada interpretação. E tudo depende de quem vai valorizá-lo na medida exata de cada caso.

Nem sempre se pode considerar como elemento probante, de consistência técnica e científica, a afirmação simples e por escrito contida em um atestado, sem uma descrição judiciosa das estruturas comprometidas, de suas causas e de seus nexos causais, capazes de justificar aquela afirmação.

O atestado, em que pese o respeito que merece seu ilustre subscritor, é um documento unilateral e singelo que não pode se sobrepor ao laudo médico. Por isso, em casos de maior relevância, onde se discute questões de maior transcendência sobre diagnóstico, prognóstico e agente causal, o médico e o perito têm obrigação de mencionar no relatório em que elementos estruturais ou funcionais ou em que resultados laboratoriais ou radiológicos se basearam para fazer tal ou qual afirmativa. Em suma: é necessário que fique muito claro em que elementos se fundamentaram para suas conclusões.

▼ Prontuários

O prontuário médico constitui-se não apenas no registro da anamnese do paciente, mas em todo o acervo documental padronizado, organizado e conciso, referente ao registro dos cuidados médicos prestados, assim como dos documentos pertinentes a essa assistência. Mesmo sendo um documento criado para interesses médicos, o prontuário pode produzir efeitos jurídicos de grande significação médico-legal.

Consta de exame clínico do paciente, suas fichas de ocorrências e de prescrições terapêuticas, os relatórios da enfermagem, da anestesia e da cirurgia, a ficha do registro dos resultados de exames complementares e, até mesmo, cópias de solicitação e de resultado de exames complementares. Constituem um verdadeiro dossiê que tanto serve para a análise da evolução da doença, como para fins estatísticos que alimentam a memória do serviço e como defesa do profissional, caso ele venha ser responsabilizado por algum resultado atípico ou indesejado.

Não se pode admitir que o prontuário seja uma peça meramente burocrática para fins da contabilização da cobrança dos procedimentos ou das despesas hospitalares. Pensar sempre em possíveis complicações de ordem técnica, ética ou jurídica que possam eventualmente ocorrer, quando o prontuário seria um elemento de valor probante fundamental nas contestações sobre possíveis irregularidades. Pode em certos momentos ter significativa contribuição quando da elaboração de relatórios ou pareceres médico-legais sobre a assistência ao paciente ou, ainda, parte dele servir de subsídios informativos como peças dos autos processuais.

Por outro lado, não existe nenhum dispositivo ético ou jurídico que determine ao médico ou ao diretor clínico de uma instituição de saúde entregar os originais do prontuário, de fichas de ocorrências ou de observação clínica a quem quer que seja, autoridade ou não, porque "ninguém está obrigado a fazer ou deixar de fazer alguma coisa senão em virtude da lei".

No Parecer-Consulta CFM nº 02/94, ficou estabelecido que as instituições de saúde não estão obrigadas a enviar, mesmo por empréstimo, os prontuários aos seus contratantes públicos ou privados, e, segundo o Parecer-Consulta CFM nº 05/96, "o diretor clínico não pode liberar cópia de prontuários de paciente para Conselhos de Saúde, porém tem o dever de apurar quaisquer fatos comunicados, dando-lhes conhecimento de suas providências, sob pena de responsabilidade ética ou mesmo criminal".

O Supremo Tribunal Federal, em acórdão do Recurso Extraordinário Criminal nº 91.218-5SP, 2ª Turma, entendeu que a instituição ou o médico não tem a obrigação de atender a requisição de fichas clínicas, admitindo que apenas ao perito cabe o direito de consultá-la, mesmo assim obrigando-o ao sigilo pericial, como forma de manter o segredo profissional (RT, 562, ago./1982, 407/425).

Uma questão bem interessante: A quem pertence o prontuário? Antes pensava-se que ele pertencia ao médico assistente ou à instituição para a qual ele prestava seus serviços. Mesmo sendo o médico, indubitavelmente, o autor intelectual do dossiê por ele recolhido, é claro que esse documento pertence ao paciente naquilo que é mais essencial: nas informações contidas. É de propriedade do paciente a disponibilidade permanente das informações que possam ser objeto da sua necessidade de ordem pública ou privada.

Em síntese, são de propriedade do paciente de forma permanente as informações que possam ser objeto da necessidade de ordem social ou de outro profissional que venha a tê-lo na sua relação, dentro da conveniência que a informação possa merecer. Do médico e da instituição, apenas o direito de guarda.

▼ Relatórios

O relatório médico-legal é a descrição mais minuciosa de uma perícia médica a fim de responder à solicitação da autoridade policial ou judiciária frente ao inquérito (*peritia percipiendi*).

Se esse relatório é realizado pelos peritos após suas investigações, contando para isso com a ajuda de outros recursos ou consultas a tratados especializados, chama-se *laudo*. E quando o exame é ditado diretamente a um escrivão e diante de testemunhas, dá-se-lhe o nome de *auto*.

O relatório é constituído das partes descritas a seguir.

▶ **Preâmbulo.** Constam dessa parte a hora, data e local exatos em que o exame é feito. Nome da autoridade que requereu e daquela que determinou a perícia. Nome, títulos e residências dos peritos. Qualificação do examinado.

▶ **Quesitos.** Nas ações penais, já se encontram formulados os chamados *quesitos oficiais*. Mesmo assim, podem, à vontade da autoridade competente, existir quesitos acessórios.

Os quesitos oficiais foram formulados por uma comissão composta pelo Dr. Miguel Sales, ex-diretor do Instituto Médico-Legal do Rio de Janeiro; pelo Professor de Medicina Legal e médico-legista Antenor Costa; e, finalmente, pelo eminente mestre do Direito Penal brasileiro, Professor Roberto Lira, e aprovados pela comissão que elaborou o Código de Processo Penal (Decreto-Lei nº 3.639, de 3 de outubro de 1941).

Em Psiquiatria Médico-Legal, assim como no cível, não existem quesitos oficiais, ficando o juiz e as partes no direito de livremente formularem conforme exigências do caso.

▶ **Histórico.** Consiste no registro dos fatos mais significativos que motivam o pedido da perícia ou que possam esclarecer e orientar a ação do legisperito. Isso não quer dizer que a palavra do declarante venha a torcer a mão do examinador. Outra coisa: essa parte do laudo deve ser creditada ao periciado, não se devendo imputar ao perito nenhuma responsabilidade sobre seu conteúdo.

Mesmo não sendo o momento mais expressivo do documento médico-legal, o *histórico* tem-se revelado na experiência pericial, muitas vezes, como uma fase imprescindível, necessária e importante. Tão valiosa, que a norma processual civil assegura ao perito o direito de ouvir testemunhas e recorrer a qualquer outra fonte de informação que possa orientar seu trabalho. E essa orientação na ação pericial tem justificativas, principalmente nas questões penais, no que diz respeito à criminodinâmica, como as condições da violência, posição e distância do agressor, tempo de ofensa, local da violência, condições anteriores da vítima e outras circunstâncias que certamente tornar-se-ão úteis à complementação do raciocínio e das conclusões do periciador. Para não falar na perícia psiquiátrica, em que a história do periciando constitui-se em um dos pontos de maior relevo do projeto médico-pericial.

Ainda que a prática médico-legal não tenha o caráter de ato de investigação ou de instrução, mas de prova, o *histórico* inclui-se, hoje, na moderna concepção pericial, como um instante de indiscutível necessidade.

O laudo deve apontar uma ideia real não só da lesão, mas, também, do modo pelo qual ela foi produzida. Só assim ele alcançará seu verdadeiro sentido: o de exibir uma imagem bem viva, pelo menos a mais aproximada da dinâmica do evento, do qual a agressão foi a consequência.

Vez por outra, surgem certas autoridades julgando plenamente dispensável a transcrição de informações do periciando, pelo simples fato, segundo elas, de a vítima nem sempre relatar a verdade, inovando, assim, conceitos sobre laudo pericial. Não nos causa nenhuma estranheza. Sabia-se que 1 dia alguém, em nome do arbítrio, iria se insurgir contra as informações do examinado.

Tais pontos de vista, além de subverterem todo princípio científico, são uma indisfarçável intromissão na livre iniciativa técnica e um constrangimento no direito de liberdade intelectual que devem assegurar toda proposta de ciência. Qual o sentido de se excluir a anamnese do laudo pericial? Ao que nos ocorre, apenas um: o desconforto dos interesses inconfessáveis.

Privar um indivíduo, principalmente quando vítima, de fazer seu relato ao perito no momento do exame não somente compromete os seus mais elementares direitos, mas atenta profundamente contra as conquistas fundamentais da pessoa humana, asseguradas na Declaração Universal dos Direitos do Cidadão e do Homem, e na Constituição Federal, que resguarda a livre prerrogativa de prestar informações, ou até mesmo, aos detentos presidiários, a obrigação que deve dispensar toda autoridade à sua integridade física e moral.

Desse modo, devem os peritos continuar inserindo o *histórico* em seus laudos, principalmente aquilo que acharem importante, sempre de forma simples e objetiva, de maneira que tragam subsídios à perícia. Sem o comprometimento com sua veracidade e sem a preocupação de agradar ou desagradar a quem quer que seja, autoridade ou não.

▶ **Descrição.** É a parte mais importante do relatório médico-legal. Por isso, é necessário que se exponham todas as particularidades que a lesão apresenta, não devendo ser referida apenas de forma nominal, como, por exemplo, ferida contusa, ferida de corte, queimadura, marca elétrica, entre outras. Devem-se deixar para a última parte do documento: respostas aos quesitos, a referência ao meio ou o tipo de ação que provocou a ofensa.

Citar nominalmente uma lesão é o mesmo que diagnosticá-la. Omitir suas características é uma maneira de privar de uma ideia pessoal quem vai analisar o laudo e tirar-lhe a oportunidade de se convencer do aspecto real e da natureza da lesão.

É necessário afirmar justificando, mencionar interpretando, descrever valorizando e relatar esmiuçando. Não se está mais na época do "é porque deve ser", nem se pode admitir que alguém venha simplesmente a se escudar por trás de uma autoridade capaz de lhe dar condições de se fazer sempre acreditar. Assim, a *descrição* deve ser completa, minuciosa, metódica e objetiva, não chegando jamais ao terreno das hipóteses.

A descrição é a parte mais eloquente do laudo. Na verdade, toda lesão no domínio da prova e, portanto, da medicina legal traz no seu conjunto um elenco de particularidades que necessitam de interpretação e ajuste para um deliberado fim. Tudo depende, é claro, de quem vai interpretá-la na riqueza de cada detalhe.

A verdadeira finalidade do laudo médico-legal é oferecer à autoridade julgadora elementos de convicção para aquilo que ela supõe mas de que necessita se convencer. A essência da perícia é dar a imagem mais aproximada possível do dano e do seu mecanismo de ação, do qual a lesão foi resultante.

Portanto, para que um ferimento tenha força elucidativa, preciso se faz que todos os seus elementos de convicção estejam bem definidos em forma, direção, número, idade, situação, extensão, largura, disposição e profundidade. Por mais humilde que seja uma lesão violenta, ela sempre traz consigo muitas das suas características.

Qualquer particularidade bem descrita, técnica e artisticamente, tem o poder de transferir a lesão para o laudo ou de transportar o pensamento do analista para o instante em que se verificou a agressão.

Outra coisa: a lesão violenta, vista por um perito, não pode ter, por exemplo, o mesmo significado da análise do cirurgião, o qual necessita somente de tratá-la, enquanto ao legista cabe compreendê-la, analisá-la, esmiuçando, comparando, compondo e recompondo-a como quem arma as peças de um quebra-cabeça. Só assim ele é capaz de retirar todos os valores ali inseridos, naquilo que pode existir de insondável e misterioso. Depois disso, deve ser colocado esse pensamento em uma linguagem que represente o retrato vivo do evento e daquilo que o produziu.

A arte pericial requer mais que o simples conhecimento da ciência hipocrática. Exige, além dessa intimidade com todas as especialidades médicas, uma certa intuição e um relativo interesse por outras formas de conhecimento, a fim de elevar suas concepções a um melhor plano do entendimento, como forma de contribuir para a análise e a interpretação dos julgadores.

É claro que não cabem ao perito o rebuscado literário nem a ficção ornamental, tão ao gosto de outras manifestações artísticas. Cabem, sim, o relato simples e a arte pura da verdade pura e simples.

A arte aqui deve ser entendida como um feito colocado nas mãos da clareza e da lógica, voltada para a crueza do dano, sem os impulsos da exagerada inclinação literária. A arte aqui tem de se estreitar nos limites da realidade violenta, da verdade científica e da especulação exclusivamente comprobatória.

Além disso, a *descrição* não deve ficar adstrita somente à lesão. É imprescindível que se registre também com precisão a distância entre ela e os pontos anatômicos mais próximos, e, se possível, se anexem esquemas ou fotografias das ofensas físicas, pois somente assim poder-se-ão evitar dúvidas ou interpretações de má-fé, em face da localização duvidosa da agressão (Figuras 2.1 a 2.15).

▶ **Discussão.** Nesta fase, serão analisadas as várias hipóteses, afastando-se o máximo das conjecturas pessoais, podendo-se inclusive citar autoridades recomendadas sobre o assunto. O termo *discussão* não quer dizer conflito entre as opiniões dos peritos, mas a lógica de um diagnóstico a partir de justificativas racionais e baseadas na avaliação tendo em conta todas as cicusntâncias do contexto analisado.

▶ **Conclusão.** Compreende-se nesta parte a síntese diagnóstica redigida com clareza, disposta ordenadamente, deduzida pela descrição e pela discussão. É a análise sumária daquilo que os peritos puderam concluir após o exame minucioso.

▶ **Respostas aos quesitos.** Ao encerrarem o relatório, respondem os peritos de forma sintética e convincente, afirmando ou negando, não deixando escapar nenhum quesito sem resposta. É certo que, na Medicina Legal, que é ciência de vastas proporções e de extraordinária diversificação, em que a certeza é às vezes relativa, nem sempre podem os peritos concluir afirmativa ou negativamente. Não há nenhum demérito se, em certas ocasiões, eles responderem "sem elementos de convicção", se, por motivo justo, não se puder ser categórico.

O "pode resultar" ou "aguardar a evolução" são, em alguns quesitos, respostas perfeitamente aceitáveis, principalmente por se saber da existência do Exame da Sanidade realizado após os 30 dias. Sempre que o assunto causar estranheza ao examinador, tal fato deve ser confessado sem receio ou vacilação.

Todavia, lembrar sempre que um exame médico-legal, de tantos detalhes e de tantas e possíveis implicações, não pode ser resolvido com respostas simplistas que apenas afirmam ou negam. Há de se valorizar cada particularidade. Quando se defrontam de um lado questões diagnósticas delicadas e de outro o constrangimento de quem é acusado, não pode o perito limitar-se a dizer com extrema simplicidade "sim" ou "não" em uma perícia. É obrigação precípua do perito mencionar, no relatório, em que elementos anatômicos ou resultados laboratoriais se baseou para fazer tal ou qual afirmativa. Dizer, apenas, por exemplo, que houve lesão corporal é subtrair suas características e não leva ninguém a nenhuma convicção. Dizer pura e simplesmente que houve conjunção carnal sem nenhuma justificativa também não concorre para a busca da verdade. Isto porque só a descrição pode nos colocar em uma correlação lógica entre a lesão encontrada e a verdade que se quer chegar. A força desta fidelidade descritiva é que irá instruir a curiosidade do operador jurídico nas suas ânsias. E, sempre que possível, juntar à descrição, à maneira de reforço, os desenhos, gráficos e fotografias.

Quanto às fotografias, recomendamos não anexar aos laudos as que identifiquem as vítimas ou as exponham em situações de constrangimento ou de violação à vida privada e à honra dos examinados, como exames de crianças e adolescentes a exemplo dos casos de crimes contra a dignidade sexual. Tais cuidados, nestes casos, não esvaziam o objeto da prova pericial. Há outros meios como gráficos e esquemas.

▼ Pareceres

A arte médico-legal não se resume apenas ao exame clínico ou anatomopatológico da vítima. Daí não bastar, como diz Hélio Gomes, um médico ser simplesmente médico para que se julgue apto a realizar perícias, como não basta a um médico ser simplesmente médico para que faça intervenções cirúrgicas. Por isso, são-lhe indispensáveis educação médico-legal, conhecimento de legislação, prática de redação de documentos e familiaridade processual.

Quando um perito é chamado para intervir em uma ação em andamento, estudando situações de fatos definidos e contra os quais não haja controvérsias, nem sempre há necessidade de entrevistar o examinado ou realizar qualquer exame técnico, mas, tão só, avaliar as peças processuais à óptica médico-legal e oferecer seu parecer, principalmente quando as entidades nosológicas ou suas consequências estão bem definidas, e contra as quais ninguém fez objeção.

Assim, quando na marcha de um processo um estudioso da Medicina Legal é nomeado para intervir na qualidade de perito, e quando a questão de fato é pacífica, mas apenas o mérito médico-legal é discutido, cabe-lhe, apenas, emitir suas impressões sob forma de parecer e responder aos quesitos formulados pelas partes (*pericia deducendi*). E o documento final dessa análise chama-se *parecer médico-legal*, em que suas convicções científicas e, até, doutrinárias são expostas, sem sofrer limitações ou insinuações de quem quer que seja. Isso não quer dizer que o perito possa ter caprichos, antipatias ou preconceitos. Não. A liberdade pericial não admite exageros dessa ordem.

Na consulta médico-legal, quando dúvidas são levantadas no bojo de um processo, ou quando as partes se contradizem e se radicalizam nas suas posições mais obstinadas, chega a hora de ouvir a voz mais experiente, a autoridade mais respeitada, capaz de iluminar o julgador no seu instante mais denso. O *parecer médico-legal* é, pois, a definição do valor científico de determinado fato, dentro da mais exigente e criteriosa técnica médico-legal, principalmente quando esse parecer está alicerçado na autoridade e na competência de quem o subscreve, como capaz de esclarecer a dúvida constitutiva da consulta.

A função pericial, dizia o extraordinário e inesquecível Alves Menezes, não exige apenas ciência, senão, também, talento e imaginação, dois recursos da inteligência capazes de criar um universo de interpretações mais vivas, contrastando com a vulgaridade das aparências primárias. Cria-se, dessa forma, outro mundo de cores mais vivas e de novas formas, onde a análise mais apurada se eleva a outras significações.

Em um *parecer médico-legal*, distante, pois, da trivialidade das perícias de rotina, cria-se um universo diferente, melhorado, possuído de uma eloquência rara, que só a inteligência é capaz de conhecer e acreditar. Em suma: não se deve limitar a ser, tão somente, um artesão da parte pericial, analista objetivo e descritivo do exame físico da vítima, mas, ainda, um participante ativo na área contemplativa, doutrinária, teórica, constituenda da matéria, capaz de revolver muitas controvérsias e inspirar muitas soluções. Tudo isso por quem é possuidor de uma educação médico-legal mais aprimorada, de conhecimentos de legislação, de prática de redação de documentos forenses e de familiaridade processual.

Diante disso, como sempre e hoje muito mais, o juiz, para se munir dos subsídios de convicção, precisa de informações especializadas e não apenas de meros exames clínicos, técnicos, frios, simplistas, distantes, pois, da realidade que se quer configurar. Fora dessas considerações, qualquer sabedoria judicante será temerária e improfícua.

O *parecer médico-legal* é constituído de todas as partes do relatório, com exceção da *descrição*. A *discussão* e a *conclusão* passam a ser os pontos de maior relevo desse documento.

▼ Depoimento oral

Cabe ainda ao juiz a faculdade de convocar os peritos, a fim de esclarecerem oralmente certos pontos duvidosos de perícias realizadas por eles ou por outrem ou para relatarem sobre qualquer assunto de interesse da lei. É o *esclarecimento* ou *depoimento oral*. Consiste na declaração tomada ou não a termo em audiências de instrução e julgamento sobre fatos obscuros ou conflitantes.

DESVINCULAÇÃO DOS IMLs DA ÁREA DE SEGURANÇA

Ninguém de bom senso poderia ficar indiferente à maré de violência que se observa mais e mais nos dias de agora. Não é tanto a violência comum que preocupa. A que nos causa maior aflição é a violência institucional ou a que flui do crime orga-

nizado, que se reflete nas execuções sumárias e arbitrárias, nas mortes suspeitas sob custódia, nas torturas e nos tratamentos desumanos, tipos de agressão estas que tornam toda a comunidade refém e contra a qual se exige uma política de segurança eficaz e inteligente.

Por outro lado, não se pode esconder que parte da estrutura policial tornou-se viciada pelo arbítrio ou pela corrupção, imbuída de uma mentalidade repressiva, reacionária e preconceituosa, na mais absoluta fidelidade que o Sistema lhe impôs desde os anos de repressão. Hoje tal fração dessa estrutura não somente perdeu a credibilidade da população mas lhe causa medo.

Dentro desse quadro, um dos fatos mais graves e desalentadores tem sido a inserção dos Institutos Médico-Legais e demais órgãos periciais nos organismos de repressão. Isso infelizmente pode comprometer os interesses mais legítimos da sociedade e deixar em dúvida a imparcialidade dos resultados periciais.

Por isso, pela incidência da violência e do arbítrio de parte expressiva dos órgãos de repressão, sempre defendemos a ideia da imediata desvinculação dos Institutos de Medicina Legal e dos outros institutos de perícia forense da área de Segurança, não só pela possibilidade de se estabelecer pressões, mas pela oportunidade de se levantar desconfiança, dúvidas, na credibilidade do ato pericial. A polícia que prende, espanca e mata é a mesma que conduz o inquérito.

Como sempre, mas hoje muito mais, os órgãos de perícia são de importância significativa na prevenção e reparação dos delitos, porque a prova técnico-científica, pelo menos sob o prisma doutrinário, tem prevalecido sobre as demais provas ditas racionais, notadamente nas questões criminais.

Assim, a Medicina Legal não pode deixar de ser vista como um núcleo de ciência a serviço da Justiça, e o médico legista nessas condições é sempre um analista do juiz, e não um preposto da autoridade policial. Desse modo, sente-se a necessidade cada vez mais premente de transformar esses Institutos em órgãos auxiliares do Poder Judiciário, e sempre com a denominação de Institutos Médico-Legais como a tradição os consagrou pelo seu transcendente destino.

Lamentavelmente, por distorção de origem, quando as repartições médico-legais nada mais representavam senão simples apêndices das Centrais de Polícia e os legistas meros agentes policiais, permanece o desagradável engano, ficando até hoje a ideia, entre muitos, de que a legisperícia é parte integrante e inerente da atividade policial. Basta ver os editais de concurso dessa categoria divulgados pelas Secretarias de Segurança. E o mais grave: isso fez com que se criasse, em um bom número de legistas brasileiros, uma postura nitidamente policialesca que se satisfaz com a exibição de carteiras de polícia ou de portes de arma.

A Medicina Legal tem outra missão, mais ampla e mais decisiva dentro da esfera do judiciário, no sentido de estabelecer a verdade dos fatos, na mais ajustada aspiração e interpretação da lei.

Foi com esse pensamento que algum tempo atrás a *Comissão de Estudos do Crime e da Violência*, criada pelo Ministério da Justiça, propôs ao Governo a desvinculação dos Institutos Médico-Legais e da própria Perícia Criminal dos órgãos de polícia repressiva. O objetivo era "evitar a imagem do comprometimento sempre presente, quando, por interesse da Justiça, são convocados para participar de investigações sobre autoria de crimes atribuídos à Polícia".

A solução apresentada pela Comissão, tendo como presidente o Professor Viana de Moraes, era "que estes serviços técnicos, hoje sujeitos à Secretaria de Segurança Pública, passem a integrar o quadro administrativo das Secretarias de Justiça". Pessoalmente acho que pouco mudaria se os órgãos de perícias fossem para tais Secretarias, ou mesmo para o Ministério da Justiça. Os locais mais adequados seriam o Ministério Público Estadual, as Universidades Públicas, ou, com mais propriedade, a criação de uma Coordenadoria Geral de Perícia ligada diretamente ao governo estadual, a exemplo do Estado do Pará, cujos resultados têm sido exemplares. Ao Ministério Público por motivos constitucionais, pois lhe cabe o ônus da produção da prova. Às universidades públicas, por sua independência, isenção e qualidade científica. E às Coordenadorias Gerais de Perícia, na forma de autarquias, pela possibilidade de sua autonomia administrativa, financeira e operacional.

A justificativa, já tempos atrás, era baseada em trabalhos do juiz João de Deus Mena Barreto e do criminalista Serrano Neves, documentados por vários crimes atribuídos aos policiais, em que os laudos elaborados por peritos oficiais subordinados às Secretarias de Segurança, segundo aqueles autores, contestavam e negavam a autoria.

Não seria justo dizer que desta vinculação possa existir sempre qualquer forma de coação. Mas, dificilmente se poderia deixar de aceitar a ideia de que em algumas ocasiões possa existir pressão, quando se sabe que alguns órgãos de repressão no Brasil estiveram ou estão ainda envolvidos no arbítrio e na violência. Pelo menos, suprimiria esse grave fator de suspeição, criado pela dependência e pela subordinação funcional.

Enquanto fração expressiva do aparelho policial permanecer comprometida com esses lamentáveis episódios e as repartições periciais forenses estiverem sob sua dependência e subordinação, haverá, no mínimo, dúvidas em alguns resultados. Pelo menos foi assim que decidiu o juiz Márcio José de Moraes sobre o laudo pericial do jornalista Vladimir Herzog.

Mais recentemente, em relatório sobre a Tortura no Brasil, produzido pelo Relator Especial sobre Tortura da Comissão de Direitos Humanos da Organização das Nações Unidas (ONU), no item 22 de suas conclusões: "Os serviços médico-forenses deveriam estar sob a autoridade judicial ou outra autoridade independente, e não sob a mesma autoridade governamental que a polícia; nem deveriam exercer monopólio sobre as provas forenses especializadas para fins judiciais."

Pelo exposto, a vinculação, a subordinação e a dependência dos Institutos Médico-Legais aos órgãos ostensivos e repressivos ligados às Secretarias Estaduais de Segurança Pública mostram-se fora de propósito pela falta de sintonia nos seus objetivos e na sua metodologia funcional, além da descrença e do desconforto que podem causar o resultado de seus laudos à sociedade, principalmente quando o fato a apurar aponta a responsabilidade direta ou indireta da polícia.

Um modelo que pode ser seguido é o da criação da Perícia Forense do Estado do Ceará (PEFOCE), que, em linhas gerais, tem como missão executar perícias forenses por intermédio de peritos oficiais em tempo hábil e legal em todo Estado. Foi criada por meio da Lei Estadual nº 14.055, de 7 de janeiro de 2008, regulamentada pelo Decreto Estadual nº 29.304, de 30 de maio de 2008, deixando de ser uma Coordenadoria da Secretaria de Segurança Pública e Defesa Social, passando a ser um Órgão com autonomia financeira, administrativa e patrimonial. A PEFOCE engloba: Medicina Legal, Perícia Criminal, Setor de Planejamento e Gestão, Perícia Veicular, Setor de Tecnologia de Informação, Setor de Análise Laboratorial Forense, Sistema de Identificação Automática de Digitais, Central de Custódia e Defensoria Pública, além da Central de Registro de Óbitos, Área de Preparo para Funerárias, Atendimento Especial e Individualizado a Mulher, Criança e Adolescente, Setor de Acolhimento à Família das vítimas e uma Sala de Antropologia Forense.

MODELOS DE LAUDOS PERICIAIS

A seguir representaremos alguns modelos de laudos periciais que podem tornar-se úteis àqueles que, mesmo sem serem legistas, possam vir a ter necessidade de responder a certos fatos médicos de interesse da Justiça.

▼ Auto de exame cadavérico (aborto)

João Pessoa, PB.

Aos… dias do mês de… do ano de 20… nesta cidade e no…, compareceram os médicos peritos Drs…., designados pelo Sr…., para procederem ao exame no cadáver de…, a fim de atender à requisição de exame nº…, do…, descrevendo, com verdade e com todas as circunstâncias, o que encontrarem e descobrirem, bem como para responderem aos seguintes quesitos: PRIMEIRO – Se houve morte; SEGUNDO – Se a morte foi precedida de provocação de aborto; TERCEIRO – Qual o meio empregado para a provocação do aborto?; QUARTO – Qual a causa da morte?; QUINTO – Se a morte da gestante sobreveio em consequência do aborto ou do meio empregado para provocá-lo.

Em consequência, passaram os peritos a fazer o exame ordenado, bem como as investigações que julgaram necessárias, findos os quais declaram:

▼ Auto de exame de estupro

João Pessoa, PB.

Aos… dias do mês de… do ano de 20… nesta cidade e no…, foram designados peritos os Drs…., para procederem ao exame de atentado ao pudor em…, a fim de se atender à requisição de exame nº…, do…, descrevendo, com verdade e com todas as circunstâncias, o que encontrarem, descobrirem e observarem, bem como para responderem aos seguintes quesitos: PRIMEIRO – Se há vestígios de ato libidinoso (em caso positivo especificar); SEGUNDO – Se há vestígios de violência, e, no caso afirmativo, qual o meio empregado; TERCEIRO – Se da violência resultou para a vítima incapacidade para as ocupações habituais por mais de 30 (trinta) dias, ou perigo de vida, ou debilidade permanente de membro, sentido ou função, ou aceleração de parto, ou incapacidade permanente para o trabalho, ou enfermidade incurável, ou perda ou inutilização de membro, sentido ou função, ou deformidade permanente e/ou aborto (em caso positivo especificar); QUARTO – Se a vítima é alienada ou débil mental; QUINTO – Se houve outro meio que tenha impedido ou dificultado a livre manifestação de vontade da vítima (em caso positivo especificar).

Em consequência, passaram os peritos a fazer o exame ordenado, bem como as investigações que julgaram necessárias, findos os quais declaram

▼ Auto de exame de aborto

João Pessoa, PB.

Aos… dias do mês de… do ano de 20… nesta cidade e no…, foram designados peritos os Drs…., para procederem ao exame de corpo de delito (aborto) em…, a fim de se atender à requisição de exame nº… do…, descrevendo, com verdade e com todas as circunstâncias, o que encontrarem, descobrirem e observarem, bem como para responderem aos seguintes quesitos: PRIMEIRO – Se há vestígio de provocação de aborto; SEGUNDO – Qual o meio empregado?; TERCEIRO – Se, em consequência do aborto ou meio empregado para provocá-lo, sofreu a gestante a incapacidade para as ocupações habituais por mais de trinta dias ou perigo de vida ou debilidade permanente ou perda ou inutilização de membro, sentido ou função ou incapacidade permanente para o trabalho ou enfermidade incurável ou deformidade permanente (*resposta especificada*); QUARTO – Se não havia outro meio de salvar a vida da gestante (no caso de aborto praticado por médico); QUINTO – Se a gestante é alienada ou débil mental.

Em consequência, passaram os peritos a fazer o exame ordenado, bem como as investigações que julgaram necessárias, findos os quais declaram:

▼ Auto de exame de lesão corporal

João Pessoa, PB.

Aos… dias do mês de… do ano de 20… nesta cidade e no…, foram designados peritos os Drs…., para procederem ao exame de corpo de delito em…, a fim de se atender à requisição de exame nº…, do…, descrevendo, com verdade e com todas as circunstâncias, o que encontrarem, descobrirem e observarem, bem como para responderem aos seguintes quesitos: PRIMEIRO – Se há ofensa à integridade corporal ou à saúde do paciente; SEGUNDO – Qual o instrumento ou meio que produziu a ofensa?; TERCEIRO – Se resultou incapacidade para as ocupações habituais por mais de trinta dias; QUARTO – Se resultou perigo de vida; QUINTO – Se resultou debilidade permanente de membro, sentido ou função; SEXTO – Se resultou aceleração do parto; SÉTIMO – Se resultou perda ou inutilização do membro, sentido ou função; OITAVO – Se resultou incapacidade permanente para o trabalho, ou enfermidade incurável; NONO – Se resultou deformidade permanente; DÉCIMO – Se resultou aborto.

Em consequência, passaram os peritos a fazer o exame ordenado, bem como as investigações que julgaram necessárias, findos os quais declaram:

▼ Auto de exame de embriaguez

João Pessoa, PB.

Aos… dias do mês de… do ano de 20… nesta cidade e no…, foram designados peritos os Drs…., para procederem ao exame de embriaguez em…, a fim de se atender à requisição de exame nº…, do…, descrevendo, com verdade e com todas as circunstâncias, o que encontrarem, descobrirem e observarem, bem como para responderem aos seguintes quesitos: PRIMEIRO – O paciente apresentado a exame está embriagado?; SEGUNDO – No caso afirmativo, que espécie de embriaguez?; TERCEIRO – No estado em que se acha, pode o mesmo pôr em risco a segurança própria ou alheia?; QUARTO – É possível determinar se o paciente se embriaga habitualmente?; QUINTO – No caso afirmativo, qual o prazo aproximadamente em que deve ficar internado para o necessário tratamento?

Em consequência, passaram os peritos a fazer o exame ordenado, bem como as investigações que julgaram necessárias, findos os quais declaram:

▼ Auto de exame de validez

João Pessoa, PB.

Aos… dias do mês de… do ano de 20… nesta cidade e no…, foram designados peritos os Drs…., para procederem ao exame de validez em…, a fim de se atender à requisição de exame nº…, do…, descrevendo, com verdade e com todas as circunstâncias, o que encontrarem, descobrirem e observarem, bem como para responderem ao seguinte quesito: – Se o examinado tem saúde e aptidão para trabalhar.

Em consequência, passaram os peritos a fazer o exame, bem como as investigações que julgaram necessárias, findos os quais declaram:

▼ Auto de exame de conjunção carnal

João Pessoa, PB.

Aos… dias do mês de… do ano de 20… nesta cidade e no…, foram designados peritos os Drs…., para procederem ao exame de corpo de delito (conjunção carnal) em…, a fim de se atender à requisição de exame nº…, do…, descrevendo, com verdade e com todas as circunstâncias, o que encontrarem, descobrirem e observarem, bem como para responderem aos seguintes quesitos: PRIMEIRO – Se houve conjunção carnal; SEGUNDO – Qual o tempo dessa conjunção?; TERCEIRO – Se houve violência; QUARTO – Qual o meio empregado para a violência?; QUINTO – Se da violência resultou para a vítima incapacidade para as ocupações habituais por mais de trinta dias ou perigo de vida ou debilidade permanente ou perda ou inutilização de membro, sentido ou função ou incapacidade permanente para o trabalho ou enfermidade incurável ou deformidade permanente ou aceleração do parto ou aborto (*resposta especificada*); SEXTO – Se a vítima é alienada ou débil mental; SÉTIMO – Se houve outra causa que impossibilitasse a vítima de oferecer resistência.

Em consequência, passaram os peritos a fazer o exame ordenado, bem como as investigações que julgaram necessárias, findos os quais declaram:

▼ Auto de exame cadavérico (infanticídio)

João Pessoa, PB.

Aos… dias do mês de… do ano de 20… nesta cidade e no…, foram designados peritos os Drs…., para procederem ao exame de infanticídio no cadáver de…, a fim de se atender à requisição de exame nº…, do…, descrevendo, com verdade e com todas as circunstâncias, o que encontrarem, descobrirem e observarem, bem como para responderem aos seguintes quesitos: PRIMEIRO – Se houve morte; SEGUNDO – Se a morte foi ocasionada durante ou logo após o parto; TERCEIRO – Qual a causa da morte?; QUARTO – Qual o instrumento ou o meio que produziu a morte?; QUINTO – Se foi produzida por meio de veneno, fogo, explosivo, asfixia ou tortura ou por outro meio insidioso ou cruel (*resposta especificada*).

Em consequência, passaram os peritos a fazer o exame ordenado, bem como as investigações que julgaram necessárias, findos os quais declaram:

▼ Auto de exame cadavérico

João Pessoa, PB.

Aos… dias do mês de… do ano de 20… nesta cidade e no…, foram designados peritos os Drs…., para procederem ao exame no cadáver de…, a fim de se atender à requisição de exame nº…, do…, descrevendo, com verdade e com todas as circunstâncias, o que encontrarem, descobrirem e observarem, bem como para responderem aos seguintes quesitos: PRIMEIRO – Se houve morte; SEGUNDO – Qual a causa da morte?; TERCEIRO – Qual o instrumento ou meio que produziu a morte?; QUARTO – Se foi produzida por meio de veneno, fogo, explosivo, asfixia, tortura ou por outro meio insidioso ou cruel (*resposta especificada*).

Em consequência, passaram os peritos a fazer o exame ordenado, bem como as investigações que julgaram necessárias, findos os quais declaram:

▼ Auto de exame complementar

João Pessoa, PB.

Aos… dias do mês de… do ano de 20… nesta cidade e no…, foram designados peritos os Drs…., a fim de se atender à requisição de exame nº…, do…, descrevendo, com verdade e com todas as circunstâncias, o que encontrarem, descobrirem e observarem, bem como para responderem aos seguintes quesitos: PRIMEIRO – O paciente acha-se curado das ofensas físicas recebidas?; SEGUNDO – No caso negativo, quantos dias mais serão necessários para sua completa cura?; TERCEIRO – Resultou debilidade permanente de membro, sentido ou função?; QUARTO – Resultou perda ou inutilização de membro, sentido ou função?; QUINTO – Originou incapacidade permanente para o trabalho ou enfermidade incurável?; SEXTO – Resultou deformidade permanente?

Em consequência, passaram os peritos a fazer o exame ordenado, bem como as investigações que julgaram necessárias, findos os quais declaram:

▼ Auto de exame de acidente do trabalho

João Pessoa, PB.

Aos… dias do mês de… do ano de 20… nesta cidade e no…, foram designados peritos os Drs…., para procederem ao exame de acidente de trabalho em…, a fim de se atender à requisição de exame nº…, do…, descrevendo, com verdade e com todas as circunstâncias, o que encontrarem, descobrirem e observarem, bem como para responderem aos seguintes quesitos: PRIMEIRO – O paciente apresenta alguma lesão no corpo, perturbação funcional ou qualquer moléstia capaz de ter sido ocasionada em acidente de trabalho?; SEGUNDO – Da lesão pode resultar a morte?; TERCEIRO – No caso contrário, em que tempo se operará a cura?; QUARTO – O paciente pode voltar ao trabalho antes de completamente curado?; QUINTO – Depois de curado, o paciente poderá ficar incapaz para o seu trabalho, ou qual o grau e a duração dessa incapacidade?; SEXTO – No caso de incapacidade parcial e permanente, o paciente poderá acomodar-se com segurança à mesma profissão?

Em consequência, passaram os peritos a fazer o exame ordenado, bem como as investigações que julgaram necessárias, findos os quais declaram:

▼ Auto de exame de parto pregresso

João Pessoa, PB.

Aos… dias do mês de… do ano de 20… nesta cidade e no…, foram designados peritos os Drs…., para procederem ao exame de parto pregresso em…, a fim de se atender à requisição de exame de nº…, do Sr…., descrevendo, com verdade e com todas as circunstâncias, o que encontrarem, descobrirem e observarem, bem como para responderem aos seguintes quesitos: PRIMEIRO – Houve parto?; SEGUNDO – Qual a data provável desse parto?

Em consequência, passaram os peritos a fazer o exame ordenado, bem como as investigações que julgaram necessárias, findos os quais declaram:

▼ Auto de exame psíquico da parturiente (infanticídio)

Aos… dias do mês de… do ano de 200… nesta cidade e no…, foram designados peritos os Drs…., para procederem ao exame psíquico na parturiente de nome…, a fim de se atender à requisição de exame de nº…, do Sr…., descrevendo, com verdade e com todas as circunstâncias, o que encontrarem, descobrirem e observarem, bem como para responderem ao seguinte quesito: A paciente se encontrava sob a influência do estado puerperal ao tempo do fato que lhe é imputado?

Em consequência, passaram os peritos a fazer o exame ordenado, bem como as investigações que julgaram necessárias, findos os quais declaram:

▼ Boletim médico

Atesto para os fins do artigo 77, § 1º, da Lei nº 9.099/95, que o Sr.(a.) _____

apresenta as seguintes lesões (descrever as lesões):_____

_____

_____

_____

_____

_____

_____

_____

_____

_____

_____

_____

As lesões acima podem ser consideradas LEVES, preliminarmente, sem prejuízo de exames complementares ou em instituições especializadas.

OBSERVAÇÕES:

_____

_____

_____

_____

_____

_____

_____

_____

_____

_____

_____

_____ de _____ de 20 ____

Assinatura do médico: _____

Nome legível: _____

CRM: _____

Esquema das lesões localizadas na face e pesçoço do cadáver de ....

....

Necropsiado em ....

Pelos peritos Drs. ....

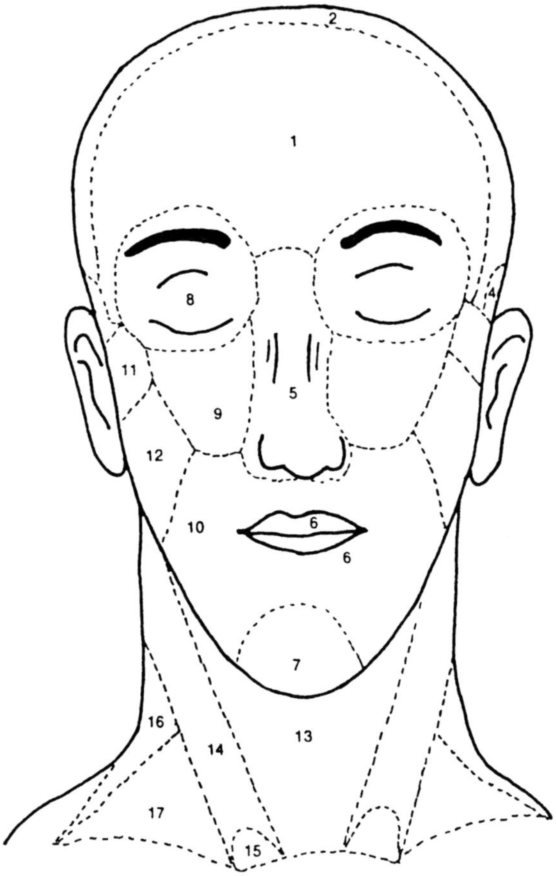

....

Esquema das lesões localizadas na face direita da cabeça do cadáver de ....

....

Necropsiado em ....

Pelos peritos Drs. ....

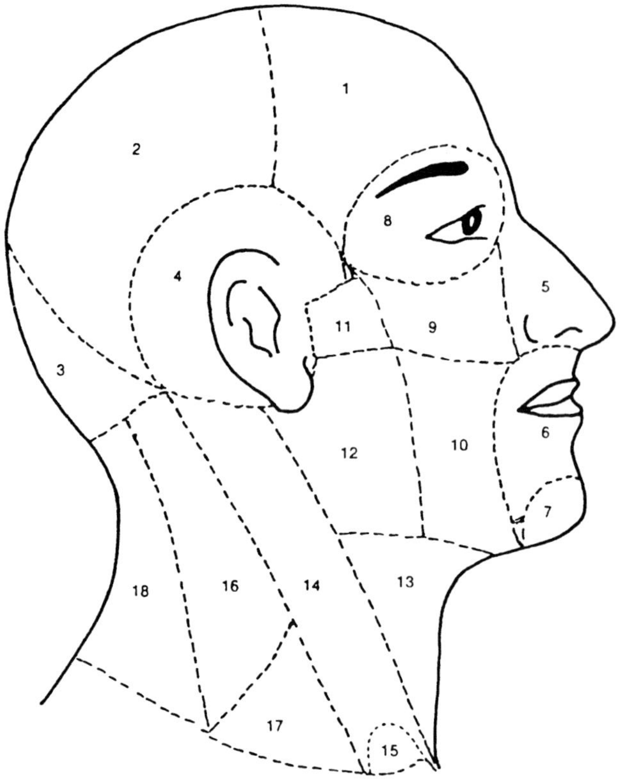

....

Regiões:

1 - Frontal
2 - Parietal
3 - Occipital
4 - Temporal
5 - Nasal
6 - Oral
7 - Mentoniana (do mento)
8 - Orbital
9 - Infraorbital
10 - Bucal (da bochecha)
11 - Zigomática
12 - Parotideomassetérica
13 - Região anterior do pescoço
14 - Esternocleidomastóidea
15 - Fossa supraclavicular menor
16 - Região lateral do pescoço
17 - Fossa supraclavicular maior
      (trigono omoclavicular)
18 - Região posterior do pescoço

Figura 2.1 Esquema das lesões localizadas na face e pescoço de um cadáver.

Regiões:

1 - Frontal
2 - Parietal
3 - Occipital
4 - Temporal
5 - Nasal
6 - Oral
7 - Mentoniana (do mento)
8 - Orbital
9 - Infraorbital
10 - Bucal (da bochecha)
11 - Zigomática
12 - Parotideomassetérica
13 - Região anterior do pescoço
14 - Esternocleidomastóidea
15 - Fossa supraclavicular menor
16 - Região lateral do pescoço
17 - Fossa supraclavicular maior
      (trigono omoclavicular)
18 - Região posterior do pescoço

Figura 2.2 Esquema das lesões localizadas na face direita da cabeça de um cadáver.

Esquema das lesões localizadas na face posterior do cadáver de ....

....

Necropsiado em ....

Pelos peritos Drs. ....

....

Esquema das lesões localizadas na face anterior do cadáver de ....

....

Necropsiado em ....

Pelos peritos Drs. ....

....

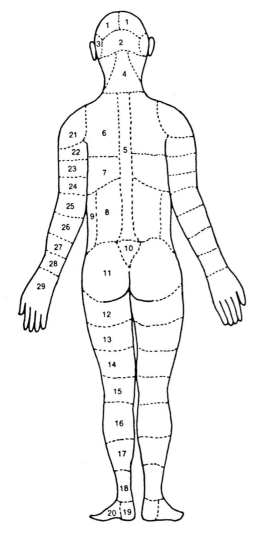

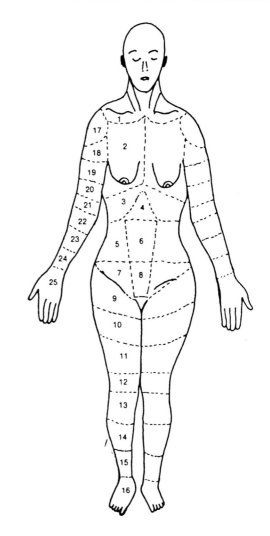

Regiões:

1 - Parietal
2 - Occipital
3 - Temporal
4 - Posterior do pescoço — (nuca)
5 - Vertebral
6 - Escapular
7 - Infraescapular
8 - Lombar
9 - Lateral do abdome
10 - Sacral
11 - Glútea
12 - Terço proximal ⎫ Região
13 - Terço médio ⎬ posterior da
14 - Terço distal ⎭ coxa
15 - Posterior do joelho
     (fossa poplítea)

16 - Terço proximal ⎫ Região
17 - Terço médio ⎬ posterior da
18 - Terço distal ⎭ perna
19 - Calcanear
20 - Dorso do pé
21 - Deltóidea
22 - Terço proximal ⎫ Região
23 - Terço médio ⎬ posterior do
24 - Terço distal ⎭ braço
25 - Posterior do cotovelo
26 - Terço proximal ⎫ Região
27 - Terço médio ⎬ posterior do
28 - Terço distal ⎭ antebraço
29 - Dorso da mão e dedos

Regiões:

1 - Infraclavicular
2 - Mamária
3 - Hipocôndrica
4 - Epigástrica
5 - Lateral do abdome
6 - Umbilical
7 - Inguinal
8 - Púbica
9 - Terço proximal ⎫ Região
10 - Terço médio ⎬ anterior da
11 - Terço distal ⎭ coxa
12 - Anterior do joelho

13 - Terço proximal ⎫ Região
14 - Terço médio ⎬ anterior da
15 - Terço distal ⎭ perna
16 - Dorso do pé
17 - Deltóidea
18 - Terço proximal ⎫ Região
19 - Terço médio ⎬ anterior do
20 - Terço distal ⎭ braço
21 - Anterior do cotovelo
22 - Terço proximal ⎫ Região
23 - Terço médio ⎬ anterior do
24 - Terço distal ⎭ antebraço
25 - Palma da mão

Figura 2.3 Esquema das lesões localizadas na face posterior de um cadáver.

Figura 2.4 Esquema das lesões localizadas na face anterior de um cadáver.

Esquema das lesões localizadas na face lateral esquerda do cadáver de ....

....

Necropsiado em ....

Pelos peritos Drs. ....

....

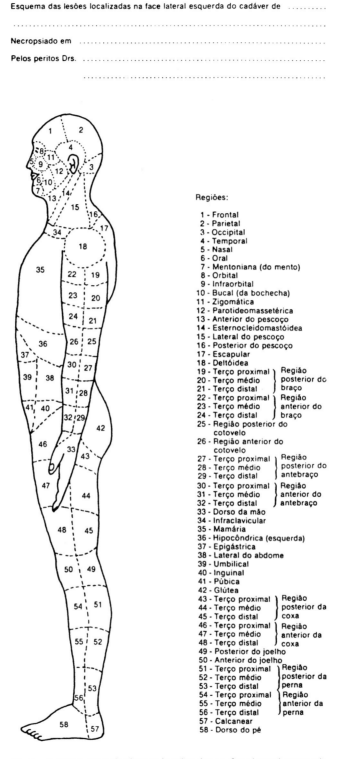

Regiões:

1 - Frontal
2 - Parietal
3 - Occipital
4 - Temporal
5 - Nasal
6 - Oral
7 - Mentoniana (do mento)
8 - Orbital
9 - Infraorbital
10 - Bucal (da bochecha)
11 - Zigomática
12 - Parotideomassetérica
13 - Anterior do pescoço
14 - Esternocleidomastóidea
15 - Lateral do pescoço
16 - Posterior do pescoço
17 - Escapular
18 - Deltóidea
19 - Terço proximal ⎫ Região
20 - Terço médio   ⎬ posterior do
21 - Terço distal   ⎭ braço
22 - Terço proximal ⎫ Região
23 - Terço médio   ⎬ anterior do
24 - Terço distal   ⎭ braço
25 - Região posterior do
       cotovelo
26 - Região anterior do
       cotovelo
27 - Terço proximal ⎫ Região
28 - Terço médio   ⎬ posterior do
29 - Terço distal   ⎭ antebraço
30 - Terço proximal ⎫ Região
31 - Terço médio   ⎬ anterior do
32 - Terço distal   ⎭ antebraço
33 - Dorso da mão
34 - Infraclavicular
35 - Mamária
36 - Hipocôndrica (esquerda)
37 - Epigástrica
38 - Lateral do abdome
39 - Umbilical
40 - Inguinal
41 - Púbica
42 - Glútea
43 - Terço proximal ⎫ Região
44 - Terço médio   ⎬ posterior da
45 - Terço distal   ⎭ coxa
46 - Terço proximal ⎫ Região
47 - Terço médio   ⎬ anterior da
48 - Terço distal   ⎭ coxa
49 - Posterior do joelho
50 - Anterior do joelho
51 - Terço proximal ⎫ Região
52 - Terço médio   ⎬ posterior da
53 - Terço distal   ⎭ perna
54 - Terço proximal ⎫ Região
55 - Terço médio   ⎬ anterior da
56 - Terço distal   ⎭ perna
57 - Calcanear
58 - Dorso do pé

Figura 2.5 Esquema das lesões localizadas na face lateral esquerda de um cadáver.

Esquema das lesões localizadas na face lateral direita do cadáver de ....

....

Necropsiado em ....

Pelos peritos Drs. ....

....

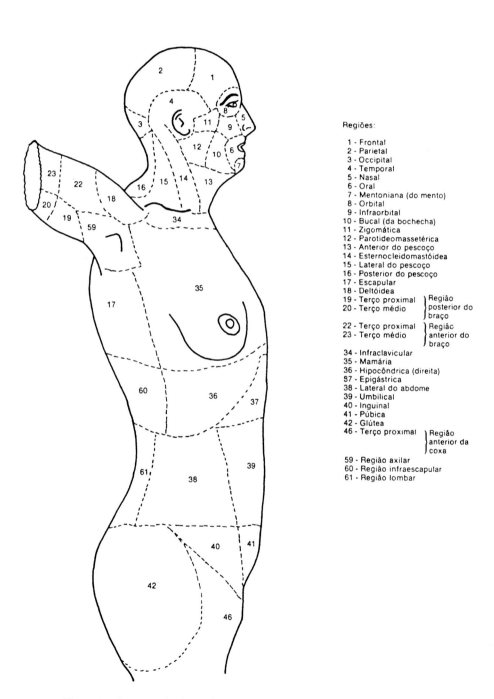

Regiões:

1 - Frontal
2 - Parietal
3 - Occipital
4 - Temporal
5 - Nasal
6 - Oral
7 - Mentoniana (do mento)
8 - Orbital
9 - Infraorbital
10 - Bucal (da bochecha)
11 - Zigomática
12 - Parotideomassetérica
13 - Anterior do pescoço
14 - Esternocleidomastóidea
15 - Lateral do pescoço
16 - Posterior do pescoço
17 - Escapular
18 - Deltóidea
19 - Terço proximal } Região
20 - Terço médio   } posterior do
                     } braço

22 - Terço proximal } Região
23 - Terço médio   } anterior do
                     } braço

34 - Infraclavicular
35 - Mamária
36 - Hipocôndrica (direita)
57 - Epigástrica
38 - Lateral do abdome
39 - Umbilical
40 - Inguinal
41 - Púbica
42 - Glútea
46 - Terço proximal } Região
                     } anterior da
                     } coxa

59 - Região axilar
60 - Região infraescapular
61 - Região lombar

Figura 2.6 Esquema das lesões localizadas na face lateral direita de um cadáver.

Esquema de lesões localizadas no ventre e nos genitais do cadáver de ....

....

Necropsiado em ....

Pelos peritos Drs. ....

....

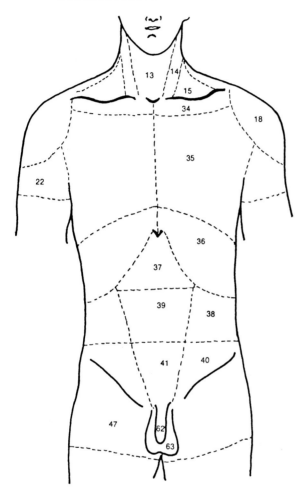

Esquema de lesões existentes na região palmar esquerda de ....

....

Examinado em ....

Pelos peritos Drs. ....

....

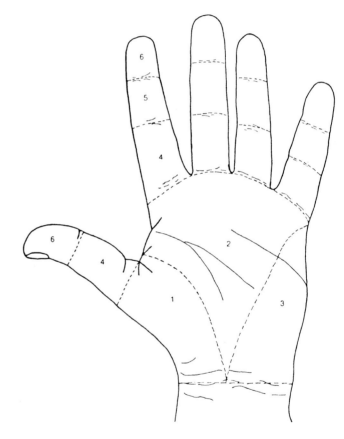

Regiões:

13 - Anterior do pescoço
14 - Esternocleidomastóidea
15 - Lateral do pescoço
34 - Infraclavicular
35 - Mamária
36 - Hipocôndrica (esquerda)
37 - Epigástrica
38 - Lateral do abdome
39 - Umbilical
40 - Inguinal
41 - Púbica
47 - Terço proximal
62 - Pênis*
63 - Escroto* (bolsa testicular)

*Não são regiões, mas sim órgãos.

Regiões:

1 - Tenar
2 - Palmar média
3 - Hipotenar
4 - Face palmar da falange
    proximal
5 - Face palmar da falange
    média
6 - Face palmar da falange
    distal

Figura 2.7 Esquema das lesões localizadas no tórax, ventre e genitais de um cadáver.

Figura 2.8 Esquema das lesões localizadas na região palmar esquerda.

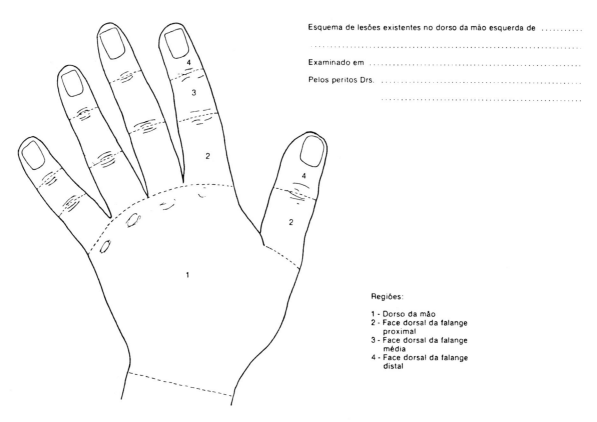

Esquema de lesões existentes no dorso da mão esquerda de ....

....

Examinado em ....

Pelos peritos Drs. ....

....

Regiões:

1 - Dorso da mão
2 - Face dorsal da falange proximal
3 - Face dorsal da falange média
4 - Face dorsal da falange distal

Figura 2.9 Esquema das lesões localizadas no dorso da mão esquerda.

Esquema de lesões localizadas no pavilhão auricular direito de ....

....

Examinado em ....

Pelos peritos Drs. ....

....

Regiões:

1 - Hélix
2 - Antélix
3 - Concha auricular
4 - Antetrágus
5 - Lóbulo
6 - Meato acústico externo
7 - Trágus
8 - Fossa triangular

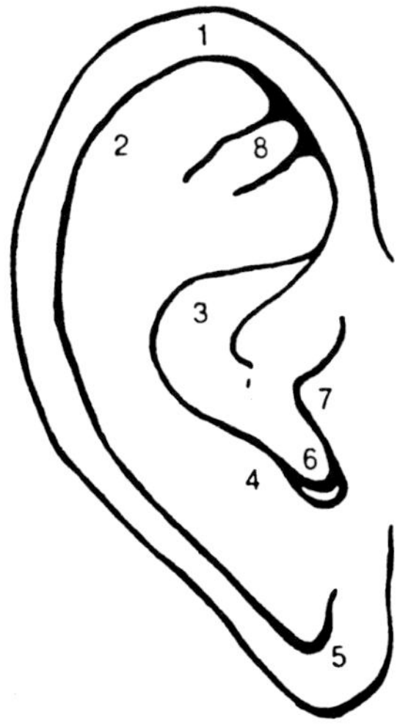

Figura 2.10 Esquema das lesões localizadas no pavilhão auricular direito.

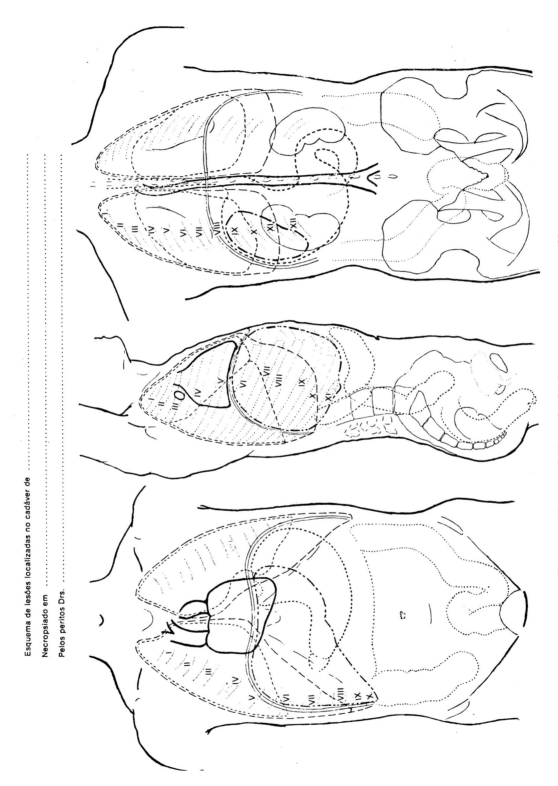

Esquema de lesões localizadas no cadáver de ....

Necropsiado em ....

Pelos peritos Drs. ....

Figura 2.11 Esquema das lesões localizadas internamente em um cadáver.

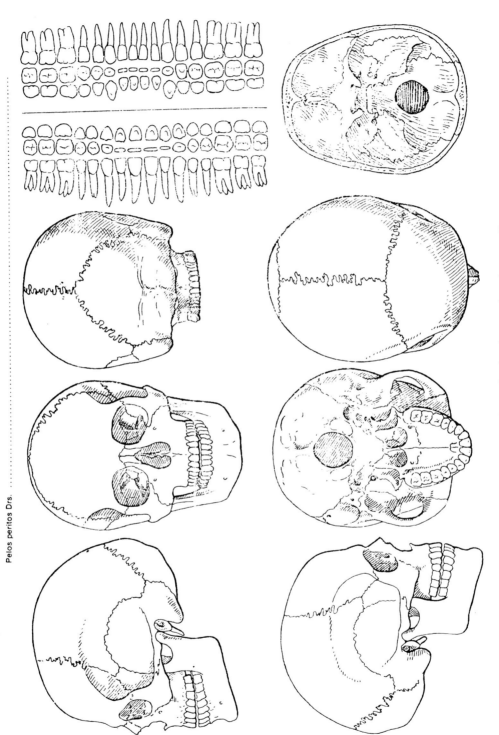

Esquema das lesões localizadas no crânio do cadáver de ....

Necropsiado em ....

Pelos peritos Drs. ....

Figura 2.12 Esquema das lesões localizadas no crânio de um cadáver.

Hímen ....

....

....

....

....

....

....

....

....

....

....

....

....

Corrimento uretral e vaginal ....

....

Glânds. vulvovaginais ....

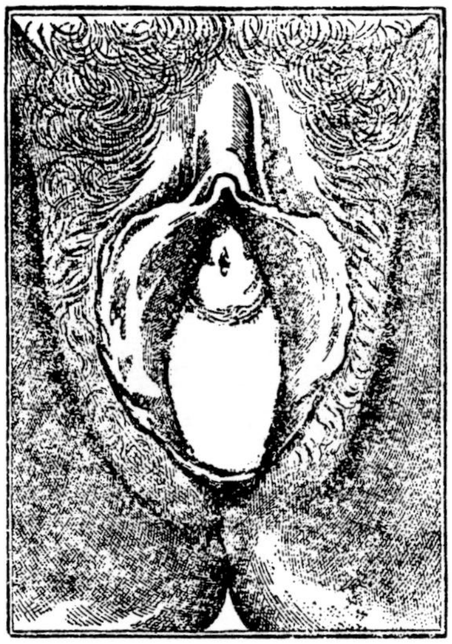

....

ESQUEMA VULVAR

Vagina...

....

Útero e colo ....

....

Doenças venéreas ....

....

Exames de manchas e corrimentos :..

....

....

....

Atestado (cópia) ....

....

....

....

Diagnóstico ....

....

Notas e consequências ulteriores (acusação, defesa e sentença)

....

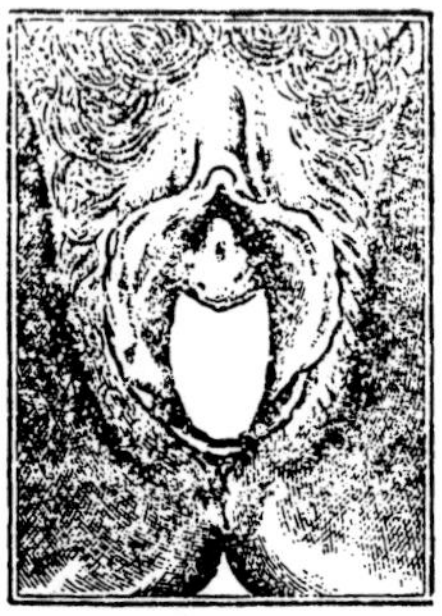

....

....

....

....

....

ESQUEMA VULVAR

Figura 2.13 Esquema vulvar.

ESQUEMA ODONTO-LEGAL

☐ VIVO ☐ MORTO

1 - SECRETARIA		
2 - UNIDADE REQUISITANTE	3 - GUIA Nº	4 - LAUDO Nº
5 - AUTORIDADE REQUISITANTE	6 - DATA	7 - HORA

QUALIFICAÇÃO

8 - NOME

9 - PAI

10 - MÃE

11 - DATA NASCIMENTO 12 - SEXO ☐ MASC. ☐ FEM. 13 - COR ☐ LEUCODERMA (BRANCA) ☐ MELANODERMA (PRETA) ☐ FAIODERMA (PARDA) ☐ XANTODERMA (AMARELA) ☐ ERITRODERMA (VERMELHA)

14 - ESTADO CIVIL ☐ SOLT. ☐ CAS. ☐ VIÚ. ☐ S. JUD. ☐ DIV. ☐ OUT. 15 - NACIONALIDADE 16 - NATURALIDADE 17 - U.F.

18 - ENDEREÇO RESIDENCIAL

19 - IDENTIDADE Nº 20 - ÓRGÃO EMISSOR 21 - U.F. 22 - PROFISSÃO

DENTES

D   PERMANENTES   E

18 17 16 15 14 13 12 11 | 21 22 23 24 25 26 27 28

48 47 46 45 44 43 42 41 | 31 32 33 34 35 36 37 38

D   TEMPORÁRIOS   E

55 54 53 52 51 | 61 62 63 64 65

85 84 83 82 81 | 71 72 73 74 75

CÓDIGO

■ – obturado
○ – cárie
X – ausente
Rr – resto radicular

ANOMALIAS

☐ giroversão ____ ☐ anodontia ____ ☐ prótese ____
☐ lateroversão ____ ☐ microdente ____ ☐ protrusão ____
☐ retroversão ____ ☐ abrasão ____ ☐ retrusão ____
☐ anteroversão ____ ☐ manchas ____ ☐ fratura ____
☐ extranumerário ____ ☐ tártaro ____ ☐ diastema ____

OBS.

23 - LOCAL E DATA 24 - ODONTO-LEGISTA OFICIAL

Figura 2.14 Esquema odonto-legal.

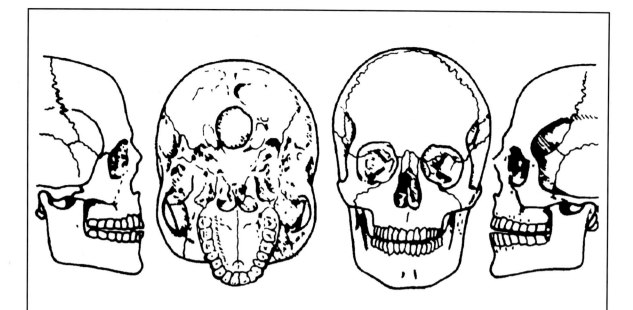

DESCRIÇÃO BUCOFACIAL

DESCRIÇÃO BUCODENTÁRIA

LOCAL E DATA   ODONTO-LEGISTA OFICIAL

Figura 2.15 Esquema odonto-legal (verso).

▼

3. Outros meios de prova: Confissão; Testemunho; Acareação; Reprodução simulada na cena dos fatos; Delação premiada.

OUTROS MEIOS DE PROVA

Pode-se admitir a *confissão*, o *testemunho*, a *acareação* e a *reprodução simulada na cena dos fatos* como meios de prova de significativa importância quando da avaliação de uma verdade processual que se quer alcançar.

O juiz é o destinatário da prova e a finalidade dela é contribuir para o seu convencimento. Dele é o direito de apreciar e valorizar a prova, vinculando o seu convencimento ao material probatório constante dos autos com a obrigação de fundamentar sua decisão.

Diz o artigo 156 do Código de Processo Penal: *"A prova da alegação incumbirá a quem a fizer; mas o juiz poderá, no curso da instrução ou antes de proferir a sentença, determinar, de ofício, diligências para dirimir dúvida sobre ponto relevante."*

A prova é, portanto, um instrumento pelo qual as partes poderão convencer o julgador da veracidade ou não do que se alega nos autos processuais, a fim de que possam aceitar ou não a decisão final, e se acharem que ela não é justa podem recorrer da decisão.

Cabe fazer uma distinção entre *motivos de prova, meios de prova* e *procedimentos probatórios*. São chamados motivos de prova as alegações que determinam, de imediato ou não, a convicção do juiz; meios de prova são fontes de onde o juiz retira suas convicções; e procedimentos probatórios, o ato reservado à coleta de provas em um processo ou à avaliação da credibilidade delas.

Os sistemas de valoração da prova seguem a própria evolução histórica do direito e são classificados em três tipos: o *sistema legal* ou *tarifado*, em que o juiz limita-se a comprovar o resultado das provas e cada prova tem um valor certo e preestabelecido; o *sistema da livre convicção*, em que o magistrado é soberano, julga segundo sua consciência e não está obrigado a explicar as razões de sua decisão; e o *sistema da persuasão racional* em que o juiz forma seu próprio convencimento baseado em razões justificadas. Este é tipo de sistema adotado entre nós. Nele, mesmo que o juiz não esteja adstrito às provas existentes nos autos, terá que fundamentar sua rejeição. A sentença terá que discutir as provas ou indicar onde se encontram os fatos do convencimento do juiz. A tendência é se ter um controle das decisões judiciais não apenas dentro das regras processuais mas também na forma como o juiz administra a justiça.

▼ 1. Confissão

No artigo 158 do Código de Processo Penal está expresso: "Quando a infração deixar vestígios será indispensável o exame de corpo de delito, direto ou indireto, não podendo supri-lo a confissão do acusado."

Todavia, ainda hoje, o valor da confissão é discutido, pois encontra resistências em uma certa fração de processualistas que atribuem à confissão um caráter absoluto no mundo das provas.

O Código de Processo Penal em vigor não define o que seja a confissão, apenas limita-se a particularizar o ato dizendo que ela é feita no interrogatório policial (art. 6º, inciso V – Logo que tiver conhecimento da prática da infração penal, a autoridade policial deverá: (...) V – ouvir o indiciado, com observância, no que for aplicável, do disposto no Capítulo III do Título VII, deste Livro, devendo o respectivo termo ser assinado por 2 (duas) testemunhas

que lhe tenham ouvido a leitura), ou judicial (art. 186 – Antes de iniciar o interrogatório, o juiz observará ao réu que, embora não esteja obrigado a responder às perguntas que lhe forem formuladas, o seu silêncio poderá ser interpretado em prejuízo da própria defesa), e como é descriminado seu valor na ordem probatória (art. 197 – O valor da confissão se aferirá pelos critérios adotados para os outros elementos de prova, e para a sua apreciação o juiz deverá confrontá-la com as demais provas do processo, verificando se entre ela e estas existe compatibilidade ou concordância).

A confissão ainda pode ser obtida fora do interrogatório, desde que se faça por meio de termo nos autos, rubricado pelo escrivão e, ao final, assinado pelo juiz e pelo acusado.

O problema é aceitar a confissão como prova superior, pois depois dela nada mais resta, senão a aplicação da pena. A verdade é que nem sempre a confissão estabelece culpabilidade.

Não é absurdo dizer que, ainda nos dias atuais, a confissão vem sendo obtida pela tortura, mesmo que se invoque aqui e ali a Convenção da Organização das Nações Unidas e a Convenção Interamericana que previne e sanciona esta prática. Entre nós, a Lei nº 9.455/97, que regulamentou o artigo 5º da Constituição Federal, sistematizou no sentido de inibir e refutar toda e qualquer manobra que se constitua no constrangimento da dignidade humana ou na diminuição de sua capacidade física ou mental, com o interesse de obter informação ou confissão.

Para que a confissão tenha validade e credibilidade são necessários alguns requisitos, dentre os quais se destacam a *verossimilhança*, a *clareza*, a *persistência* e a *concordância* com as demais circunstâncias probatórias. Há de ser, ainda, *pessoal, expressa, livre* e *espontânea*, ou seja, livre de coação, assim como é necessário que o confidente disponha de condições mentais compatíveis com este ato exercido. Hoje, com o advento da nova ordem constitucional, este entendimento está sendo pouco a pouco superado, prevalecendo a orientação de se banir toda e qualquer prova obtida por meios ilícitos (art. 5º, inciso LVI, da Constituição Federal). O pleno estado de direito entre nós ainda é uma promessa e uma esperança.

Hoje, o valor da confissão, como prova, perdeu força. Tanto é verdade que a lei ordinária determina que o valor da confissão se avaliará pelo confronto com outros elementos de prova, e, por isso, deve ser cotejada com as demais peças probantes do processo.

Houve época em que a confissão era rotulada com a *"rainha das provas – la reine des preuves"* quando apenas ela era suficiente para autorizar uma condenação sem, ao menos, ser comparada com outras provas. Frederico Marques (*in Elementos de Direito Processual Penal*, v. II, Bookseller, 1ª Edição, 2ª Tiragem, 1988, p. 302) comenta que *"Os juízes sentiam-se com a consciência apaziguada, e com sua tarefa pronta e perfeita, quando podiam proclamar o 'habemus confitentem reum'. A confissão do acusado chegou a equiparar-se, por isso, a própria coisa julgada – 'confessio habet vim rei judicate'".*

Deste modo, mesmo que a confissão continue como um meio de prova, ela não tem o valor absoluto que alguns imaginam, pois mesmo que exista o interesse da Justiça na punição dos infratores, ela também está comprometida em não condenar inocentes.

Menos valor tem a confissão quando ela não guarda pertinência com os elementos de prova presentes nos autos. Em nossa legislação a confissão só terá força de condenação quando provada e quando for livre e espontânea. Assim decidiu o STF quando da seguinte decisão (RTJ 88/371): *"Valor da confissão corroborada – STF: 'As confissões judiciais ou extrajudiciais valem pela sinceridade com que são feitas ou verdade nelas contidas, desde que corroboradas por outros elementos de prova inclusive circunstanciais."*

Outro fato a considerar é a chamada confissão extrajudicial, obtida na maioria das vezes nos porões das Delegacias de Polícia, onde não é difícil imaginar o modo como são obtidas as confissões. Por isso não se pode aceitar toda e qualquer confissão simplesmente pelo fato de alguém ter assinado um documento afirmando a prática de um delito. É preciso saber das condições como estão sendo conduzidos os inquéritos e como são tratados os que estão sob custódia judicial. Para muitos, a confissão extrajudicial não confirmada em juízo deverá ser desconsiderada como indício de prova, a menos que seja devidamente confrontada com o restante probatório e pelos meios legais. Em geral, os autores classificam os meios de confissão em *astuciosos, coercitivos, tóxicos* e *científicos*. Os astuciosos são aqueles em que o interrogador usa de meios habilidosos para fazer o interrogado confessar ou usa de táticas para levá-lo a entrar em contradições até chegar a uma confissão indireta que leve à verdade que se quer e com isso relatar de forma convincente a veracidade dos fatos. Nos meios coercitivos são usadas práticas arbitrárias e extralegais por meio da violência física e psíquica ou de outros meios desumanos cruéis e degradantes. Os meios tóxicos, que não deixam de ser um meio violento por ação farmacológica, têm seus resultados produzidos pela ação química provocada pelo uso de certas substâncias, quase sempre por via intravenosa, com o objetivo de fazer o indivíduo relatar fatos involuntariamente devido ao comprometimento da razão e do autodomínio. Este método, entre outros de natureza extralegal, é chamado de *método do terceiro grau*, em referência a uma obra de valor científico e moral desprezível, cujo título era esse. Um dos meios tóxicos usados era o "soro da verdade", representado por um composto de morfina e escopolamina injetado na veia do interrogado. A experiência demonstrou que seu valor prático é inexpressivo e seu emprego é moralmente insustentável. Os meios científicos, embora moralmente aceitáveis, têm nos seus resultados um valor duvidoso, e, por isso, hoje são tão desacreditados. Entre eles estariam o hipnotismo com seus riscos da simulação; a psicanálise com seus fins diversos dos seus ensinamentos; a máquina da verdade (*lie detector*) explorando as reações emotivas por meio de perturbações vagossimpáticas registradas nas alterações respiratórias, circulatórias e emotivas, com seus resultados falso-positivos e falso-negativos; e o reflexo psicogalvânico na produção de uma resistência galvânica alterada diante de determinados estados emotivos como os decorrentes de uma mentira dita.

O fato é que estes métodos não trouxeram resultados práticos e confiáveis ao que se necessita na prática judiciária em busca da verdade contida em cada uma dessas confissões.

Finalmente não se deve confundir *confissão* com *testemunho*: na primeira situação o interrogado está obrigado a dizer sempre a verdade, na segunda, ele não está obrigado a dizer sempre a verdade e assim acusar a si próprio (*nemo tenetur se accusare*).

▼ 2. Testemunho

São divergentes os conceitos de valor sobre prova testemunhal. Mittermaier (*in Tratado da Prova em Matéria Criminal*, 3ª ed., Campinas: Bookseller, 1996) diz que testemunha é *"o indivíduo chamado a depor segundo sua experiência pessoal, sobre a existência e a natureza de um fato"* e Malatesta (*in A Lógica das Provas em Matéria Criminal*, vol. II, São Paulo: Saraiva, 1960) ensina que a prova testemunhal se fundamenta *"na presunção de que os homens percebam e narrem a verdade, presunção fundada, por sua vez, na experiência geral da humanidade, a qual mostra como na realidade, e no maior número de casos, o homem é verídico"*.

Qual o valor que se deve emprestar à prova testemunhal e o que fazer em favor de sua credibilidade? O primeiro passo é conscientizar a população da importância de seu testemunho em favor da ordem pública, da paz social e do bem comum.

Se em nosso país este meio de prova não goza de uma merecida credibilidade, em outros países, testemunhar em favor da verdade faz parte da cidadania e que ninguém pode ficar fora de tal projeto.

De acordo com Camargo Aranha (*in Da Prova no Processo Penal*, 5ª ed., São Paulo: Saraiva, 1999), a prova testemunhal apresenta as seguintes características: (a) *oralidade*: a prova testemunhal deve ser colhida mediante uma narrativa verbal prestada em contato direto com o juiz; (b) *objetividade*: a testemunha deve se limitar apenas aos fatos percebidos por seus sentidos e objeto da demanda; (c) *retrospectividade*: a função da testemunha é reproduzir fatos passados e conhecidos, sem fazer previsões para o futuro ou juízo de valor. Há autores que acrescentam ainda: (d) *judicialidade*: a prova deve ser produzida em juízo; (e) *imediação*: a testemunha deve falar sobre o que dizer aquilo que assimilou através dos sentidos; (f) *individualidade*: cada testemunha será ouvida sem a presença das demais.

Testemunhas e peritos são coisas diferentes. Estes falam sempre sobre assuntos técnicos usados como prova na busca da verdade processual. Pode-se dizer que o perito se distingue da testemunha pela natureza do conhecimento e sobre o momento do conhecimento dos fatos. Já a testemunha em juízo criminal é uma pessoa diversa, um terceiro desinteressado no processo, que é intimado a declarar a partir de sua percepção sensitiva sobre circunstâncias referentes a um fato delituoso do qual esteve presente ou teve conhecimento.

Em matéria processual penal está assegurado que toda pessoa poderá ser testemunha e que fará a promessa de dizer a verdade do que souber e lhe for perguntado, devendo declarar seu nome, sua idade, seu estado e sua residência, sua profissão e o lugar onde exerce sua atividade, se é parente, e em que grau, de alguma das partes, ou quais suas relações com qualquer delas, e relatar o que souber, explicando sempre as razões de sua ciência ou as circunstâncias pelas quais possa avaliar-se de sua credibilidade. Está também assegurado que "não sendo possível o exame de corpo de delito, por haverem desaparecido os vestígios, a prova testemunhal poderá suprir-lhe a falta". E que "a falta de exame complementar poderá ser suprida pela prova testemunhal".

A testemunha não poderá negar-se da obrigação de depor. Com exceção se o fizer na qualidade de ascendente ou descendente, de afim em linha reta, de cônjuge, ainda que desquitado, de irmão e de pai, de mãe, ou de filho adotivo do acusado, salvo quando não for possível, por outro modo, obter-se ou integrar-se a prova do fato e de suas circunstâncias.

O depoimento será prestado oralmente, não sendo permitido à testemunha trazê-lo por escrito, no entanto, breve consulta a apontamentos poderá ser efetuada. Não será incluída como testemunha a pessoa que não souber nada que interesse à decisão da causa. As testemunhas serão inquiridas cada uma de per si, de modo que uma não saiba nem ouça os depoimentos das outras, devendo o juiz adverti-las das penas cominadas ao falso-testemunho. Se o juiz, ao pronunciar sentença final, reconhecer que alguma testemunha fez afirmação falsa, calou ou negou a verdade, remeterá cópia do depoimento à autoridade policial para a instauração de inquérito.

Não será permitido que a testemunha manifeste suas apreciações pessoais, salvo quando inseparáveis da narrativa do fato, sendo reduzido a termo, assinado por ela, pelo juiz e pelas partes.

Quando o juiz verificar que a presença do réu poderá causar humilhação, temor, ou sério constrangimento à testemunha ou ao ofendido, de modo que prejudique a verdade do depoimento, inquirição poderá ser feita por videoconferência e, somente na impossibilidade dessa forma, determinará a retirada do réu, prosseguindo na inquirição, com a presença do seu defensor.

Se, regularmente intimada, a testemunha não comparecer sem motivo justificado, o juiz poderá requisitar à autoridade policial a sua apresentação ou determinar que seja conduzida por oficial de justiça, o qual poderá solicitar o auxílio da força pública. O juiz poderá aplicar à testemunha faltosa a multa prevista no art. 453, sem prejuízo do processo penal por crime de desobediência, e condená-la ao pagamento das custas da diligência.

Informante ou *declarante* é a testemunha que está dispensada por lei a prestar o compromisso e só está obrigado a depor quando, sem os seus respectivos testemunhos, não for possível obter-se por outro modo ou integrar-se a prova do fato e de suas circunstâncias.

Sob o ponto de vista psicológico, o testemunho se forma por meio de um processo constitutivo de quatro fases: *sensação, percepção, fixação* e *exteriorização*. A fase de sensação é mais física que fisiológica e por isso é o estágio responsável pelo maior número de erros porque é necessário que ela alcance um "limiar de excitação". A fase de percepção, também sensível a erros, porque apenas um pequeno número de dados sensoriais passa para o campo da consciência, podendo ainda ter um caráter apenas ilusório. Das percepções a mais importante e a que tem maior valor probatório é a visual. A percepção auditiva tem também certo valor e é mais significativa do que as percepções olfativas e gustativas; a percepção tátil é aquela que menos tem importância pelo pouco valor convincente para um testemunho. A fixação é a fase em que a impressão se projeta no cérebro, no campo da consciência, e quando as imagens passam a ser recordadas por meio de lembranças, mas, mesmo assim, não está livre de deformações. Finalmente, é na fase de exteriorização que se cristaliza o processo testemunhal, permitindo a narração de um fato em arguido quando do depoimento.

Mesmo assim, estando consolidadas as fases da formação da lembrança, ela pode ser deformada. Um dos elementos mais influentes nesta deformação é o ambiente onde vive a testemunha, pois ela sofre influência dos demais membros de seu grupo que podem modificar ou alterar os fatos conforme seu entendimento. Quanto mais tempo passar, mais fácil será esta deformação. A imprensa é outro forte elemento deformador do testemunho pelo seu poder de persuadir a opinião pública. Devem ser levadas em conta ainda as alterações involuntárias que podem surgir durante um depoimento e que devem ser consideradas como as imprecisões, o exagero de números e as deformações verbais.

Para Manzini, portadores de transtornos mentais, crianças, surdos-mudos, cegos, ébrios, condenados etc., podem testemunhar desde que tenham presenciado o fato e possam relatá-lo. É válido lembrar, porém, que os menores de 14 anos e os portadores de transtornos mentais, em nossa legislação, não prestarão compromisso e, portanto, serão testemunhas informantes ou declarantes.

Os críticos do testemunho infantil chegam a desprezar seus depoimentos. Afirmam que "crianças ainda estão em fase de desenvolvimento psíquico, sem a necessária experiência de vida, sem o apuro dos sentidos, sem o controle das emoções e sem o domínio da atenção, o que só ocorrerá com o tempo". Acrescentam ainda que "as crianças, em face do desenvolvimento mental incompleto, são maleáveis, aceitam facilmente as sugestões e têm a tendência à fabulação e à mentira sendo levadas aos primeiros impulsos".

Todavia, este não é o entendimento da moderna psicologia infantil que, além de defender tal testemunha, prova o quanto as crianças, após determinada idade, podem contribuir com a verdade a ser revelada. Pede-se apenas que as mais novas sejam avaliadas por especialistas e estes, quando possível, estejam presentes durante o depoimento. Assim, desde que se mostre compatível com outros fatos existentes nos autos, o testemunho infantil não pode ser desprezado de modo absoluto, até porque pode ser a única oportunidade de uma prova. Sobre o assunto, o Tribunal de Alçada Criminal do Estado de São Paulo assim decidiu: "*O testemunho de criança, que deve ser cercado de todo cuidado, não pode, de per si, ser execrado, ignorado ou tido como suspeito; na espécie, não procedem as críticas apresentadas, que se fundam em teses anciãs e sovadas doutrinas, insuficientes à desqualificação da prova apresentada.*"

O testemunho do ancião, principalmente depois de certa idade, embora possa merecer alguma crítica dos autores, não se pode dizer sem valor, a não ser que não se tenha como base uma avaliação psicológica competente e criteriosa. Sobretudo porque nesta idade mais avançada o esquecimento dos fatos recentes é natural, o que não invalida seu depoimento, a não ser que se trate de uma demência senil capaz de comprometer o relato fiel do seu depoimento. Também não se deve levar em conta algumas contradições secundárias de um ou outro detalhe insignificante. Duvidosos são os testemunhos idênticos.

A questão mais difícil é a do testemunho dos portadores de transtornos mentais e de comportamento, principalmente, nos casos das personalidades psicopáticas que se caracterizam, alguns deles, pela mentira contumaz, como as personalidades mitômanas e amorais.

Podem depor como testemunhas em ações civis todas as pessoas, exceto as incapazes, impedidas ou suspeitas. São considerados incapazes: I – o interdito por demência; II – o que, acometido por enfermidade ou debilidade mental, ao tempo em que ocorreram os fatos, não podia discerni-los; ou, ao tempo em que deve depor, não está habilitado a transmitir as percepções; III – o menor de 16 (dezesseis) anos, embora possa ser ouvido na qualidade de informante; IV – o cego e o surdo, quando a ciência do fato depender dos sentidos que lhes faltam. São impedidos: I – o cônjuge, bem como o ascendente e o descendente em qualquer grau, ou colateral, até o terceiro grau, de alguma das partes, por consanguinidade ou afinidade, salvo se o exigir o interesse público, ou, tratando-se de causa relativa ao estado da pessoa, não se puder obter de outro modo a prova, que o juiz repute necessária ao julgamento do mérito; II – o que é parte na causa; III – o que intervém em nome de uma parte, como o tutor na causa do menor, o representante legal da pessoa jurídica, o juiz, o advogado e outros, que assistam ou tenham assistido as partes. São suspeitos: I – o condenado por crime de falso testemunho, havendo transitado em julgado a sentença; II – o que, por seus costumes, não for digno de fé; III – o inimigo capital da parte ou seu amigo íntimo; IV – o que tiver interesse no litígio. Todavia, sendo estritamente necessário, o juiz ouvirá testemunhas impedidas ou suspeitas; mas os seus depoimentos serão prestados independentemente de compromisso e o juiz lhes atribuirá o valor que possam merecer.

São deveres da testemunha não se eximir de colaborar com o Poder Judiciário para a elucidação da verdade, informar ao juiz os fatos e as circunstâncias de que tenha conhecimento, comparecer em juízo na audiência de instrução e julgamento, falar de forma objetiva e responder a verdade de tudo quanto lhe for perguntado. Por outro lado, podem deixar de depor sobre fatos que lhes acarretem graves danos, bem como ao seu cônjuge e aos seus parentes consanguíneos ou afins, em linha reta, ou na colateral em segundo grau, ou a cujo respeito, por estado ou profissão, deva guardar sigilo ou quando diante de justa causa, situação esta que será decidida pelo juiz.

O Código Civil, em seu artigo 228, diz: *"Não podem ser admitidos como testemunhas: (…) II – aqueles que, por enfermidade ou retardo mental, não tiverem discernimento para a prática dos atos da vida civil (…)."* Todavia em questões penais, em situações mais excepcionais, tem-se a necessidade de se ouvir o depoimento de um portador destes transtornos como autor ou como vítima, e, excepcionalmente como testemunha. Há situações em que, na cena dos fatos, existiam apenas integrantes da população manicomial.

Este pode parecer um meio imprestável de prova. No entanto, isto nem sempre é como se pensa. Primeiramente, deve-se levar em conta que nesta população existe uma gradação muito grande de tipos de perturbações mentais e um grau muito diverso de seus transtornos e, sendo assim, uma capacidade de entendimento muito variável. Depois, confiar que os psiquiatras e psicólogos devidamente inteirados dos seus pacientes podem dizer da capacidade de testemunhar e até da veracidade do que eles relatam.

A experiência nos testemunhos dos pacientes portadores de transtornos mentais diz que a qualidade de seus depoimentos em geral é inferior, mas que em determinados grupos destes indivíduos a fidelidade de seus relatos é quase igual à dos ditos normais. Em suma, não há motivos para se recusar, em termos absolutos, os seus depoimentos, desde que avaliados com o devido critério pelos especialistas que acompanham o tratamento e a progressão dos seus transtornos.

Juliano Moreira dizia que o grande desafio diante desses transtornos mentais é que eles sejam desconhecidos, como no caso dos portadores de transtorno da personalidade – cuja inteligência é igual ou superior à normalidade, e não se tenha tal conhecimento. Daí serem chamados de "loucos racionais" e de "loucos sem delírios". Essas personalidades anormais não são "doentes mentais" e caracterizam-se por alteração de conduta, ausência de sentimento de culpa e agem sem perder o senso da realidade.

O que mais prejudica a veracidade e a credibilidade no testemunho de certos portadores de transtornos mentais é o fato de eles apresentarem ideias delirantes e alucinações. Um depoimento de uma destas entidades fora do contexto de outras provas deve ser visto com muita reserva. Maior cuidado deve-se ter com o relato dos portadores de transtornos mitomaníacos, cujo traço de personalidade é a tendência patológica à mentira e à fabulação.

No caso dos portadores de retardo mental leve, cuja idade mental seja a de uma criança entre 7 e 12 anos, mesmo levando em conta a sugestibilidade e a puerilidade, seus relatos sempre devem ser avaliados por especialistas.

Outra situação delicada é a avaliação do depoimento de moribundos. Neste particular devem ser levadas em conta as condições emocionais, psíquicas e orgânicas do declarante e, em algumas ocasiões, a veracidade de quem testemunhou a última vontade. Há, neste cenário, muitos interesses inconfessáveis.

Depor ou testemunhar *in articulo mortis* ou *in extremis* quer dizer fazê-lo "no momento da morte", "próximo da morte", "na hora extrema" ou "na hora da morte". Isto se observa em algumas situações como testemunha ou como a confissão de crimes ou a participação em vários atos da vida civil.

Um desses momentos é no caso dos *casamentos nuncupativos* ou *"in articulo mortis"*, ou *"in extremis vitae momenti"*. Trata-se de uma forma especial de celebração do casamento, em que um dos nubentes está em risco de vida, e, devido à urgência e à falta de tempo em cumprir todas as formalidades para este ato, é dispensada a presença de autoridade, contanto que estejam presentes seis testemunhas e desde que não sejam parentes dos nubentes. Estas são convidadas pelo enfermo para ouvir a manifestação de vontade do casal de contrair núpcias. Após esta celebração, as testemunhas devem procurar a autoridade competente no prazo de 10 dias para reduzir a termo as suas declarações.

Isto está regulado em nosso Código Civil da seguinte forma: Art. 1.540: "Quando algum dos contraentes estiver em iminente risco de vida, não obtendo a presença da autoridade à qual incumba presidir o ato, nem a de seu substituto, poderá o casamento ser celebrado na presença de seis testemunhas, que com os nubentes não tenham parentesco em linha reta, ou, na colateral, até segundo grau." E, no art. 1.541: "Realizado o casamento, devem as testemunhas comparecer perante a autoridade judicial mais próxima, em dez dias, pedindo que lhes tome por termo a declaração de: I – que foram convocadas por parte do enfermo; II – que este parecia em perigo de vida, mas em seu juízo; III – que, em sua presença, declararam os contraentes, livre e espontaneamente, receber-se por marido e mulher. § 1º. Autuado o pedido e tomadas as declarações, o juiz procederá às diligências necessárias para verificar se os contraentes podiam ter-se habilitado, na forma ordinária, ouvidos os interessados que o requererem, dentro em quinze dias. § 2º. Verificada a idoneidade dos cônjuges para o casamento, assim o decidirá a autoridade competente, com recurso voluntário às partes. § 3º. Se da decisão não se tiver recorrido, ou se ela passar em julgado, apesar dos recursos interpostos, o juiz mandará registrá-la no livro do Registro dos Casamentos. § 4º. O assento assim lavrado retrotrairá os efeitos do casamento, quanto ao estado dos cônjuges, à data da celebração. § 5º. Serão dispensadas as formalidades deste e do artigo antecedente, se o enfermo convalescer e puder ratificar o casamento na presença da autoridade competente e do oficial do registro."

Quanto à profissão do depoente, é claro que pode ser chamado a sua atenção aquilo que é parte do seu mister. Sobre o nível cultural, é nossa impressão que, quanto mais simples for a testemunha, mais fiel é o seu relato, até porque a verdade é inimiga do artifício. No relato de uma testemunha não se exigem explicações nem justificativas.

Quanto ao sexo, pode-se afirmar com segurança que o testemunho do homem e o da mulher tem o mesmo valor e deve merecer a mesma credibilidade. Há, todavia, que se considerar por um processo naturalmente explicado e entendido, que a narrativa masculina é mais acentuada no juízo de conjunto e a feminina, nos elementos de detalhes.

▼ 3. Acareação

Acarear quer dizer colocar "cara a cara", "frente a frente", *"vis-à-vis"* vítima, acusado e testemunhas para novas inquirições em virtude de pontos divergentes em depoimentos anteriores de fatos e circunstâncias e que sejam considerados decisivos para a verdade que se quer apurar. Este meio de prova está previsto no artigo 6º, VI e disciplinado nos artigos 229 e 230 do Código de Processo Penal brasileiro. (Art. 229 – "A acareação será admitida entre acusados, entre acusado e testemunha, entre testemunhas, entre acusado ou testemunha e a pessoa ofendida, e entre as pessoas ofendidas, sempre que divergirem, em suas declarações, sobre fatos ou circunstâncias relevantes. Parágrafo único – Os acareados serão reperguntados, para que expliquem os pontos de divergências, reduzindo-se a termo o ato de acareação." Art. 230 – "Se ausente alguma testemunha, cujas declarações divirjam das de outra, que esteja presente, a esta se darão a conhecer os pontos da divergência, consignando-se no auto o que explicar ou observar. Se subsistir a discordância, expedir-se-á precatória à autoridade do lugar onde resida a testemunha ausente, transcrevendo-se as declarações desta e as da testemunha presente, nos pontos em que divergirem, bem como o texto do referido auto, a fim de que se complete a diligência, ouvindo-se a testemunha ausente, pela mesma forma estabelecida para a testemunha presente. Esta diligência só se realizará quando não importe demora prejudicial ao processo e o juiz a entenda conveniente".)

Ainda que exista um cenário rico de reações emocionais e estados psicológicos que não se encontram na inquirição comum, a acareação ou acareamento é um tema da psicologia judiciária que tem sido pouco trabalhado pelos estudiosos da psicologia judiciária penal.

Mesmo se dizendo que ela raramente contribui com as divergências entre as declarações, pelo fato de os acareados sustentarem suas versões anteriores, acreditamos que sendo a acareação realizada com mais cuidado e com uma metodologia de cunho científico, os resultados serão mais bem utilizados como um meio esclarecedor diante de depoimentos conflitantes. E, se bem analisado, seu valor não o faz menor daquele que se empresta à prova testemunhal e às declarações do autor e do réu.

Embora possa ser realizada por decisão *ex officio*, a acareação não é providência obrigatória, mesmo quando existam divergências irreconciliáveis entre os depoimentos. Portanto, o indeferimento do requerimento de sua realização pelo Juiz não caracteriza cerceamento de defesa (RJDTACRIM31/240).

Na verdade, este procedimento só deveria existir entre as testemunhas, pois estas são as que estão constitucionalmente obrigadas a dizer a verdade. Os demais não estão obrigados a oferecerem provas em seu desfavor. Portanto, o réu ou indiciado não está obrigado a submeter-se a este meio de prova, levando em consideração as razões previstas no Pacto de São José da Costa Rica no "Art. 8º – Garantias judiciais. (...). 2. Toda pessoa acusada de um delito tem direito que se presuma sua inocência, enquanto não for legalmente comprovada sua culpa. Durante o processo, toda pessoa tem direito, em plena igualdade, às seguintes garantias mínimas: (...); g) direito de não ser obrigada a depor contra si mesma, nem a confessar-se culpada; (...)". Hoje isso está incorporado em nosso ordenamento jurídico baseado no princípio de que ninguém está obrigado a produzir prova contra si mesmo, e consagrado no inciso LXIII, artigo 5º da Constituição Federal.

▼ 4. Reprodução simulada na cena dos fatos

Este tipo de prova é previsto no Código de Processo Penal com a finalidade de verificar o modo, a sequência e as circunstâncias de determinada infração, principalmente no que diz respeito à criminodinâmica de certas infrações envoltas em dúvida e contradições. (Art. 7º – *"Para verificar a possibilidade de haver a infração sido praticada de determinado modo, a autoridade policial poderá proceder à reprodução simulada dos fatos, desde que esta não contrarie a moralidade ou a ordem pública"*). A reprodução simulada na cena dos fatos pode ser realizada *ex officio* pela autoridade policial, se tal procedimento trouxer elementos esclarecedores aos atos investigados e desde que não traga nenhum constrangimento aos participantes, bem como não atente contra a segurança pública, a moralidade e os bons costumes.

O representante do Ministério Público também pode solicitar a reconstituição do crime, caso esta diligência seja imperativa para tirar suas dúvidas e oferecer denúncia.

A norma processual penal não se manifesta sobre a reprodução simulada na cena dos fatos depois de instaurado o processo, mas acredita-se que o juiz pode determinar esta forma de diligência para dirimir dúvidas mais sérias e para garantir o contraditório e a ampla defesa. Diz ainda a velha regra processual: *"Quando a lei for omissa, o juiz decidirá o caso de acordo com a analogia, os costumes e os princípios gerais de direito."*

Esta "teatralização" na cena dos fatos, quando colocada em prática, e, sempre que possível, deve contar com todos os que estiveram presentes no local dos acontecimentos investigados e com o máximo de cuidado para não trazer ainda mais dúvidas além das que já existem. Enfatiza o Código de Processo Penal que a reprodução simulada na cena dos fatos deve ocorrer na fase investigatória, ou seja, no inquérito policial quando o suspeito está sendo investigado. Ele não está obrigado a participar dos atos de reconstituição, nem a autoridade pode obrigá-lo a ser figurante nesta representação, pois isto importaria em uma violência, em uma aberração. Sendo assim, o suposto autor do delito penal não pode ser compelido a participar da encenação sob pena de caracterização de injusto constrangimento.

Alguns autores têm duvidado do valor da reconstituição da cena dos fatos. Mehmerj (*in Inquérito Policial (dinâmica)*, São Paulo: Saraiva, 1992. p. 259) diz que *"é peça de pouca valia, ou quase nenhuma, posto que não gera fato novo, nem fornece elementos autônomos, destinando-se apenas a esclarecer algumas dúvidas"*. Délio Maranhão (*apud Mehmerj, in op. cit.* p. 260) afirma que este método não alcança resultados práticos, *"provocando apenas alarde da imprensa com esse método de investigação, e atraindo aos locais de diligência a curiosidade popular"*.

A norma processual não impõe este procedimento. Fica na determinação da autoridade competente. Quando houver concurso de autores ou de crimes, o procedimento pode mostrar-se de certa utilidade em certos detalhes relativos à participação de cada um dos indivíduos no fato delituoso.

Rocha (*in Investigação Policial. Teoria e prática*. 1ª ed. São Paulo: Saraiva, 1998, p. 104) afirma que a reconstituição tem as seguintes características: *"(a) quanto à natureza, é uma prova mista, baseada nas informações e nas fotografias, filmagens ou vídeos feitos na ocasião da diligência; b) quanto ao objetivo, verificar como o crime foi praticado; c) quanto ao modo de fixação, é documentada pelo relatório pericial, ilustrado com fotografias seriadas com legendas e croquis; d) quanto à oportunidade, é procedida geralmente na apuração de crimes de homicídio, acidentes de trânsito e crimes contra o patrimônio."*

Seria muito interessante que na reforma da lei processual se incluísse a prévia intimação do Ministério Público, além das partes, pois desta forma estariam consolidadas as razões do contraditório. A não intimação do defensor para a reconstituição da cena do crime constitui-se em cerceamento do direito de defesa e violação do princípio do contraditório.

Durante a realização de uma acareação deve-se sempre levar em conta: o nível de timidez dos acareados, a influência de um acareado sobre outro, a diferença de nível cultural de uma parte sobre outra e a resposta emocional mais fluente, como ruborização, pigarros e gagueira.

▼ 5. Delação premiada

A delação premiada tem funcionado em diversos países como uma forma de justiça negociada. Tem como finalidade contribuir principalmente no combate aos crimes de organizações criminosas, dando-se ao delator a oportunidade de negociação e, ao Estado, a oportunidade de se proteger de bandos de criminosos organizados e articulados quando seria impossível chegar aos seus componentes e a indícios de materialidade e autoria, sobretudo nos chamados "crimes de colarinho branco", terrorismo e tráfico de drogas. Embora ainda cercado de algumas críticas, a prática tem demonstrado que seria impossível se chegar a uma solução.

Luiz Flávio Gomes (in *Justiça Colaborativa e Delação Premiada*) afirma que "não se pode confundir delação premiada com colaboração premiada. Esta é mais abrangente. O colaborador da Justiça pode assumir culpa e não incriminar outras pessoas (nesse caso, é só colaborador)".

Salo Lima de Carvalho (in *Delação premiada e confissão: Filtros constitucionais e Adequação sistemática*. Revista Jurídica, Vol. 53, n. 385, nov. 2009) diz que "a confissão" se reveste de característica particular em relação à delação, pois à declaração do agente não implica terceiros, ou seja, gera efeitos jurídicos apenas aquele que pratica ".

Em nossa legislação, estabelece o Artigo 13, incisos I, II e III da Lei 9.807/99, benefícios ao réu de forma espontânea representado por seu advogado, ou próprio promotor de Justiça desde que venha ele colaborar com as investigações admitindo os fatos imputados e apresentando elementos capazes de incriminação dos corréus, restituição de produto criminoso, entre outros, para que lhe seja concedido um beneficio em seu favor, desta forma:

"Art. 13. Poderá o juiz, de ofício ou a requerimento das partes, conceder o perdão judicial e a consequente extinção da punibilidade ao acusado que, sendo primário, tenha colaborado efetiva e voluntariamente com a investigação e o processo criminal, desde que dessa colaboração tenha resultado:

I – a identificação dos demais coautores ou partícipes da ação criminosa; II – a localização da vítima com a sua integridade física preservada

III – a recuperação total ou parcial do produto do crime. Parágrafo único: a concessão do perdão judicial levará em conta a personalidade do beneficiário e a natureza, circunstâncias, gravidade e repercussão social do fato criminoso".

Muito se discute se o fato de o delator ser pessoa desonesta não traz desconfiança ao seu relato. Primeiro, é necessário que se tome seu depoimento e o que ele tem a dizer como informação relevante, e depois investigar. Também não há nenhum inconveniente que se dê algum incentivo para que ele fale. É melhor diminuir a pena de um criminoso do que não se fazer justiça. O difícil é estabelecer uma medida justa entre o valor da delação e o significado de um crime cometido. Uma coisa é suspeitar dos delatores, pois eles são criminosos; outra é ouvi-los e investigar se são precedentes suas delações. O importante, pois, é investigar se aquilo que foi revelado é verdade ou não.

O importante é avaliar cuidadosamente cada depoimento, pois podem existir delações incompletas com omissões de nomes ou simplesmente incriminações mentirosas como forma de valorizar o testemunho. O mais significativo nesses casos é considerar o fato revelado apenas como o início de uma investigação e tudo que for dito deve ser provado. O que não se pode é basear toda investigação unicamente nas palavras do delator. Também não há nenhum impedimento se houver a promessa de um incentivo para que ele fale. É melhor diminuir criteriosamente a pena de um criminoso do que não se fazer justiça. O difícil, no entanto, é estabelecer uma medida justa entre o valor da delação e o crime cometido.

▼

4. Decálogo do perito médico-legal. Decálogo ético do perito.

DECÁLOGO DO PERITO MÉDICO-LEGAL

O Prof. Nerio Rojas apresenta um guia objetivo ao perito, resumido em 10 postulados com a denominação de *Decálogo do Perito Médico-Legal*. Representa este oportuno documento tão somente certos princípios técnicos de ordem prática no sentido de orientar a perícia médico-legal para que ela cumpra seu verdadeiro destino: o de esclarecer a autoridade judicial, no exato momento de valorizar as provas, em uma imagem exata ou, pelo menos, bem aproximada da verdade que se quer esclarecer.

Eis os postulados:

1. *O perito deve atuar com a ciência do médico, a veracidade da testemunha e a equanimidade do juiz.* Exige-se do perito um conhecimento amplo da Medicina e sua atualização junto ao êxito crescente da ciência, sem, contudo, querer-se dele uma cultura especializada em cada matéria, o que seria impossível.

Muitas vezes, questões que se apresentam complexas e de soluções discutíveis e apaixonantes não têm nenhum valor na prática médico-legal. Por outro lado, lesões ou achados aparentemente insignificantes podem ter para a perícia um valor decisivo.

É necessário o conhecimento de todas as disciplinas médicas e levar em conta que o melhor especialista nem sempre é o melhor perito, nem basta ser um bom médico para realizar perícias perfeitas. A prática, no entanto, vem demonstrando que certas especialidades têm, como, por exemplo, a Traumatologia, a Anatomia Patológica, a Psiquiatria e a Obstetrícia, mais importância no mundo médico-legal que outras.

Em um relatório, a sinceridade e a veracidade são tão necessárias quanto o saber, devido à importância da palavra pericial nas questões judiciais, não apenas pelo fato de fugir-se ao crime de falso testemunho, senão também pela necessidade imperiosa de justificar sua ação à justiça.

Embora o perito não julgue, deve, porém, ter em mente que o juiz analisa os feitos à luz dos fatos e que o laudo pericial é uma peça fundamental no processo. A honra, a inocência e a liberdade comumente estão a depender das suas conclusões e apreciações. A missão do perito é a de um verdadeiro juiz de fato, quando sua afirmação tem influência capital, senão até decisiva.

2. *É necessário abrir os olhos e fechar os ouvidos.* Ver com os próprios olhos e fechar os ouvidos às insinuações, aos comentários do público. Não se influenciar pelas histórias contadas pelos familiares ou pelos amigos, que são as mais suspeitas e perigosas das informações. O perito deve ser um eterno desconfiado, só acreditando naquilo que vê e pode provar. Procurar nas evidências dos fatos o raciocínio das conclu-

sões para não se perder nas insinuações fúteis e carentes de fundamentos científicos.

3. *A exceção pode ser tanto valor quanto a regra*. Em Medicina Clínica, é comum o médico pensar no mais constante, embora não se descuide das possibilidades mais raras. Em Medicina Legal, esse cuidado deve ser maior, pois os casos excepcionais não são tão esporádicos.

4. *Desconfiar dos sinais patognomônicos*. Não se pode concluir um diagnóstico baseado em um só sinal. Aqui é necessário que se faça uma diferença entre sinais e provas: os primeiros são achados ou alterações objetivas que aparecem mais ou menos espontaneamente na investigação pericial; as segundas são modificações ou reações provocadas deliberadamente pelos peritos.

Os sinais patognomônicos são na realidade pura ilusão clínica. É inegável que existem determinados sinais de grande valor, os quais não podem ser relegados pela perícia, como, por exemplo, o enfisema aquoso subpleural, a tatuagem de pólvora no ferimento de entrada de bala ou a diluição do sangue no hemicoração esquerdo dos afogados.

O fundamento da perícia é juntar o maior número de elementos para uma determinada conclusão, pouco importando se cada dado isolado é discutível ou de pouca significação. A perícia deve concluir por síntese e por conclusão lógica e não pela análise fragmentada de cada sinal, separadamente.

5. *Deve-se seguir o método cartesiano*. Consiste em dividir o problema tanto quanto possível, dirigindo ordenadamente o pensamento, começando pelo mais fácil, evitando as complicações, enumerando tudo e revisando posteriormente.

Orientar-se segundo aconselhava o filósofo Descartes: a) não admitir jamais como verdadeira nenhuma coisa que não pareça evidente como tal, evitando a precipitação e a suposição; b) dividir as dificuldades no maior número de parcelas possível, para resolvê-las melhor; c) ordenar o pensamento pelo mais simples para chegar ao mais complexo; d) anotar e revisar tudo sem omitir nada.

Aprender a duvidar, pois a dúvida não nasceu do acaso nem surgiu anônima. É criação da ciência. Acreditar sempre é fácil. Difícil é descrer, porque exige recurso, imaginação e autoridade. Só acredita em tudo quem não pode descrer.

6. *Não confiar na memória*. O perito ordenará seu relatório e, à medida que observa, faz as devidas anotações ou as dita a alguém, proporcionando uma interpretação final mais fácil e eficiente.

Não há lembrança que não tenha um pouco de esquecimento, por isso esse conselho está ao alcance de todo entendimento.

Anotando-se tudo, as referências serão mais exatas, permitindo, inclusive, no final ver melhor o conjunto das observações, não deixando escapar nem mesmo os pequenos detalhes.

7. *Uma necropsia não pode ser refeita*. Antes de iniciar a incisão da necropsia, deve o perito fazer um exame circunstanciado dos diversos segmentos do corpo, inclusive do dorso e dos orifícios naturais.

Além de minuciosa, a necropsia deverá ser completa, a fim de se esclarecerem todas as dúvidas e chegar-se a uma conclusão sólida e definitiva, evitando assim perícias sucessivas nas quais outros peritos terão dificuldades maiores pelo avançado estado de putrefação ou pelas modificações na forma ou na localização das vísceras ou alterações provocadas pela primeira necropsia.

Uma necropsia é uma tarefa de paciência e um trabalho de equipe. Não deve ser uma visão displicente e superficial nem a confirmação precipitada de uma primeira impressão, pois a história da Medicina Legal registra casos surpreendentes e dramáticos.

Uma necropsia benfeita esclarece pontos duvidosos e evita o constrangimento e a repulsividade das exumações.

8. *Pensar com clareza para esclarecer com precisão*. Se todo o problema médico é um ato de raciocínio, em Medicina Legal o é muito mais. Devem os peritos concluir seus relatórios dentro de um fundamento lógico e uma coerência de fatos, evitando desse modo as contradições. Quando as ideias são claras, a descrição adquire precisão.

As afirmações não devem conter um caráter dogmático para justificar uma conclusão. Ao contrário, devem ser fundamentadas nas provas e na coerência das justificações. Quando o pensamento não é claro ou quando a forma verbal não adquire precisão, o entendimento do analista pode ser confuso e temerário. Um efeito bem assinalado tem a força de transportar o pensar de quem analisa o laudo para o instante em que se deu o evento.

9. *A arte das conclusões consiste nas medidas*. A dificuldade maior nos relatórios periciais é, sem dúvida, a redação das conclusões do informe. As palavras deverão ser contadas, medidas e pesadas, pois um conceito poderá se prestar a interpretações que não são as do perito.

Não deverá ser um denunciante precipitado nem excessivamente prudente. Seu raciocínio e suas afirmações deverão fugir dos extremos: da audácia e da timidez.

A descrição deverá ser a imagem real e lógica do que se observa, de tal maneira que, da leitura do laudo, se tenha a impressão exata do fato. Sua palavra deve ser tão fiel que possa satisfazer a curiosidade do julgador que tem de solucionar o caso em apreciação.

O bom critério pericial é aquele capaz de permitir o valor das diferentes comprovações, entendendo o que pode ser aceito como certo e provado, e o que se deve ter como dado absoluto para negar ou afirmar.

10. *A vantagem da Medicina Legal está em não formar uma inteligência exclusiva e estritamente especializada*. A Medicina Legal guarda relações com todos os ramos da Medicina, com o Direito, com a Criminologia, com a Química e a Física e com diversas ciências, abrindo ante elas amplas perspectivas sociológicas e filosóficas. Existe uma cultura maior, superior e mais profunda do que em qualquer outra modalidade médica.

Essa amplitude de conhecimentos pode ter resultados perigosos devido à superficialidade do conhecimento dado ao excessivo número de ciências afins.

Não deve ser o perito simplesmente um médico a serviço dos mais diversos males físicos e psíquicos do homem, mas, e acima de tudo, um especialista na patologia geral da humanidade.

Também não deve limitar-se a ser apenas um bom relator das mais diversas lesões violentas ou um fiel narrador das circunstâncias periciais, mas também um ativo participador das polêmicas doutrinárias, nas quais sua palavra possa inspirar novos rumos e novas soluções.

DECÁLOGO ÉTICO DO PERITO

Assim como o mestre Nerio Rojas condensou em dez itens um guia prático para nortear a perícia médico-legal em seus aspectos técnicos e científicos, estamos propondo este decálogo como orientação ética na condução da arte pericial, baseado na tradição moral que fez desta atividade uma inestimável contribuição para as conquistas da cidadania e do respeito aos interesses mais justos da sociedade.

São estes os postulados éticos:

1. *Evitar conclusões intuitivas e precipitadas.* Conscientizar-se de que a prudência é tão necessária quanto a produção da melhor e mais inspiradora perícia. Jamais se firmar no subjetivismo e na precipitada presunção para concluir sobre fatos que são decisivos para os interesses dos indivíduos e da sociedade. Concluir pelo que é racional e consensual na prática convencional da legisperícia.

2. *Falar pouco e em tom sério.* Convencer-se de que a discrição é o escudo com que se deve proteger dos impulsos irrefreáveis da vaidade, sobretudo quando a verdade que se procura provar ainda está *sub judice* ou quando ainda não se apresenta nítida e isenta de contestação. Fugir das declarações precipitadas e sensacionalistas em entrevistas espalhafatosas. Falar o imprescindível, com argumentação e sempre com a noção da exata oportunidade.

3. *Agir com modéstia e sem vaidade.* Aprender a ser humilde. Controlar o impulso ao vedetismo. O sucesso e a fama devem ser um processo lento e elaborado pela convicção do aprimoramento e da boa conduta ética e nunca pela presença ostensiva do nome ou do retrato nas colunas dos jornais e nos vídeos das tevês. Não há nenhum demérito no fato de as atividades periciais correrem no anonimato, delas tendo conhecimento apenas a administração judiciária e as partes interessadas.

4. *Manter o segredo exigido.* O sigilo pericial deve ser mantido na sua relativa necessidade e na sua compulsória solenidade, não obstante os fatos que demandam perícias terem vez ou outra suas repercussões sensacionalistas e dramáticas, quase ao sabor do conhecimento de todos. Nos seus transes mais graves, deve o perito manter sua discrição, sua sobriedade, evitando que suas declarações sejam transformadas em ruidosos pronunciamentos e nocivas repercussões.

5. *Ter autoridade para ser acreditado.* Exige-se também uma autoridade capaz de se impor ao que se afirma e conclui, fazendo calar com sua palavra as insinuações cavilosas e oportunistas. Tudo fazer para que seu trabalho seja respeitado pelo timbre da fidelidade à sua arte, à sua ciência e à tradição médico-legal. Decidir com firmeza. A titubeação é sinal de insegurança e afasta a confiança que se deve impor em momentos tão delicados. Se uma decisão é vacilante, a arte e a ciência tornam-se fracas, temerárias e duvidosas.

6. *Ser livre para agir com isenção.* Concluir com acerto, com convicção, comparando os fatos entre si, relacionando-os e chegando a conclusões sempre claras e objetivas. Não permitir de forma alguma que suas crenças, ideologias e paixões venham influenciar um resultado para o qual se exige absoluta imparcialidade e isenção.

7. *Não aceitar a intromissão de ninguém.* Não permitir a intromissão ou a insinuação de ninguém, seja autoridade ou não, na tentativa de deformar sua conduta ou dirigir o resultado para um caminho diverso das suas legítimas e reais conclusões, para não trair o interesse da sociedade e os objetivos da Justiça.

8. *Ser honesto e ter vida pessoal correta.* É preciso ser honesto para ser justo. Ser honesto para ser imparcial. Só a honestidade confere um cunho de respeitabilidade e confiança. Ser íntegro, probo e sensato. Ser simples e usar sempre o bom senso. A pureza da arte é como a verdade: tem horror ao artifício. Convém evitar certos hábitos, mesmo da vida íntima, pois eles podem macular a confiança de uma atividade em favor de quem irremediavelmente acredita nela.

9. *Ter coragem para decidir.* Coragem para afirmar. Coragem para dizer não. Coragem para concluir. Ter coragem para confessar que não sabe. Coragem para pedir orientação de um colega mais experiente. Ter a altivez de assumir a dimensão da responsabilidade dos seus atos e não deixar nunca que suas decisões tenham seu rumo torcido por interesses inconfessáveis.

10. *Ser competente para ser respeitado.* Manter-se permanentemente atualizado, aumentando cada dia o saber. Para isso, é preciso obstinação, devoção ao estudo continuado e dedicação apaixonada ao seu mister, pois só assim seus laudos terão a elevada consideração pelo rigor que eles são elaborados e pela verdade que eles encerram.

Antropologia Médico-legal

IDENTIDADE

Conceitua-se *identidade* como o conjunto de caracteres que individualiza uma pessoa ou uma coisa, fazendo-a distinta das demais. É um elenco de atributos que torna alguém ou alguma coisa igual apenas a si próprio.

"É a qualidade de ser a mesma coisa, e não diversa" (Dicionário Morais).

Afrânio Peixoto afirmava que "identidade é o conjunto de sinais ou propriedades que caracterizam um indivíduo entre todos, ou entre muitos, e o revelam em determinada circunstância, e que estes sinais são específicos e individuais, originários ou adquiridos".

Leonídio Ribeiro dizia que "a identidade é um fato e não uma convenção; torna-se, pois, necessário fixar meio inequívoco e único de prová-la, legalmente, para facilitar a prática de atos civis dos indivíduos, na vida jurídica, isto é, nas relações familiares, sucessórias, contratuais, políticas, no exercício de todos os direitos e obrigações pessoais que se baseiam na certeza da identidade individual".

Arbenz ensinava que "identidade é o conjunto de atributos que caracterizam alguma coisa ou alguma pessoa". E fazia diferença entre *semelhança, igualdade* e *identidade*. Semelhança como relação de qualidade; igualdade como relação de quantidade; e identidade como a essência de uma coisa ser ela mesma.

Cada dia que passa, maiores são as exigências no que diz respeito à identidade individual nos interesses da vida civil ou do comércio, sem se falar na necessidade de se estabelecer a falsa identidade ou caracterizar o reincidente criminal.

Tudo isso em relação ao vivo. Acrescentem-se mais os imperativos de identificar cadáveres decompostos, restos cadavéricos, esqueletos e até mesmo peças ósseas isoladas.

Aqui, pois, trataremos da *identidade objetiva*, como sendo aquela que nos permite afirmar tecnicamente que determinada pessoa é ela mesma por apresentar um elenco de elementos positivos e mais ou menos perenes que a faz distinta das demais. E não da *identidade subjetiva*, tida como a sensação que cada indivíduo tem de que *foi, é* e *será* ele mesmo, ou seja, a consciência da sua própria identidade, ou do seu "eu". Esta é uma questão ligada à estrutura da personalidade e será estudada noutro capítulo.

IDENTIFICAÇÃO

Chama-se *identificação* o processo pelo qual se determina a identidade de uma pessoa ou de uma coisa, ou um conjunto de diligências cuja finalidade é levantar uma identidade. Portanto, identificar uma pessoa é determinar uma individualidade e estabelecer caracteres ou conjunto de qualidades que a fazem diferente de todas as outras e igual apenas a si mesma.

Não se discute hoje o valor da identificação. As relações sociais ou as exigências civis, administrativas, comerciais e penais exigem e reclamam essa forma de comprovação. Mesmo na vida social, há instantes em que o indivíduo tenta provar que é ele mesmo, e não consegue, a menos que obtenha prova de sua identidade.

Quando, em 1889, nos arredores de Lião (França), foi encontrado um corpo humano altamente putrefeito, coube ao Prof. Alexander Lacassagne identificá-lo. Entrementes, a Medicina Legal estava cercada de descrédito. Os *coroners*, membros leigos eleitos pela comunidade, efetuavam as perícias médico-forenses.

A primeira iniciativa do mestre foi a transladação do corpo para o necrotério, situado em uma velha barca ancorada às margens do rio Rhône. Ambiente repulsivo e deprimente, enegrecido pela fealdade do crime. Somente alguém dotado de obstinação e apaixonado pela ciência resistiria a tamanha precariedade.

Iniciou-se a necropsia abrindo a cavidade abdominal. Não constatando útero nem ovários, mas próstata, confirmou que era indivíduo do sexo masculino. Utilizando, em seguida, a Tabela Osteométrica de Étienne Rollet, multiplicou suas constantes pelo comprimento dos ossos longos dos membros superiores e inferiores. Assim, achou a altura em torno de 1,78 m.

Ao limpar os músculos da perna direita, notou-os mais fracos que os da esquerda. Pesando separadamente os ossos do pé direito e do pé esquerdo, percebeu pequena diferença naqueles, como também uma infecção óssea antiga nos mais leves. Desta forma, chegou à dedução de que o examinado claudicava da perna direita. Pelo desgaste da dentina, pelo acúmulo de tártaro nas raízes dos dentes e pelo adelgaçamento dessas raízes, concluiu ele tratar-se de alguém com cerca de 50 anos.

Mercê desta descrição perfeita para a época, surgiram amigos e parentes de um desaparecido, alegando ser este portador de todos aqueles detalhes descritos pelo mestre de Lião.

E, sendo Lacassagne apontado naquele instante como um homem de misteriosos poderes e detentor de uma ciência curiosa e apaixonante, limitou-se ele a dizer apenas: "O grande mérito foi do morto. O cadáver é a testemunha mais importante de um crime." De fato, há uma eloquência silenciosa na mudez do cadáver.

A história da identificação é muito antiga. Já no Código de Hamurabi, dos caldeus e babilônios, há referências a uma forma de identificação dos criminosos, tal como a amputação da orelha, do nariz, dos dedos ou da mão, e até mesmo o vazamento dos olhos, conforme o grau de suas infrações.

Na França, até antes da Revolução, era praxe ferrar os ladrões e vagabundos com uma flor-de-lis no rosto ou nas espáduas. Os criminosos primários eram marcados com um *V*, e os reincidentes com *GAL* (*gallerien*).

Com a humanização dos costumes, essas formas arbitrárias e desumanas foram desaparecendo. A ciência foi oferecendo meios e recursos para uma estruturação científica da identificação. No começo, a partir dos recursos antropológicos e antropométricos. Hoje, graças às técnicas aperfeiçoadas da hemogenética forense.

Tais processos podem efetivar-se no vivo (desaparecidos, pacientes mentais desmemoriados, menores de idade, recusa de identidade); no morto (desastres de massa, cadáveres sem identificação, mutilados, estados avançados de putrefação e restos cadavéricos); e no esqueleto (decomposição em fase de esqueletização, esqueletos e ossos isolados).

Em qualquer perícia dessa natureza sua técnica é realizada em três fases: (a) um *primeiro registro*, em que se dispõe de certos caracteres imutáveis do indivíduo, e que possa distingui-lo dos outros; (b) um *segundo registro* dos mesmos caracteres, feito posteriormente, na medida em que se deseja uma comparação; (c) a *identificação propriamente dita*, em que se comparam os dois primeiros registros, negando ou afirmando a identidade procurada.

Os fundamentos biológicos ou técnicos que qualificam e que preenchem as condições para um método de identificação ser considerado aceitável são:

▸ **Unicidade.** Também chamado de *individualidade*, ou seja, que determinados elementos sejam específicos daquele indivíduo e diferentes dos demais.

▸ **Imutabilidade.** São as características que não mudam e não se alteram ao longo do tempo.

▸ **Perenidade.** Consiste na capacidade de certos elementos resistirem à ação do tempo, e que permanecem durante toda a vida, e até após a morte, como por exemplo o esqueleto.

▸ **Praticabilidade.** Um processo que não seja complexo, tanto na obtenção como no registro dos caracteres.

▸ **Classificabilidade.** Este requisito é muito importante, pois é necessária certa metodologia no arquivamento, assim como rapidez e facilidade na busca dos registros.

A identificação do vivo ou do cadáver é mais fácil. Já a identificação do esqueleto fundamenta-se em uma criteriosa investigação da espécie, da raça, da idade, do sexo, da estatura e, principalmente, das características individuais. Dessas características individuais, as mais importantes são os dentes, mas para tanto é necessário existir previamente uma ficha dentária bem assinalada, não só com o número de dentes, senão também com as alterações, anomalias e restaurações. Ou, por exemplo, pela identificação de uma prótese, de uma anomalia mais rara ou de uma alteração de caráter ortopédico, de uma radiografia com sequelas traumatológicas, de uma simples radiografia óssea ou dentária, ou de um exame da Impressão Digital Genética do DNA, para serem confrontados com os padrões analisados.

Finalmente, é necessário que se diferencie o *reconhecimento* da *identificação*. O primeiro significa apenas o ato de certificar-se, conhecer de novo, admitir como certo ou afirmar conhecer. É pois uma afirmação laica, de um parente ou conhecido, sobre alguém que se diz conhecer ou de sua convivência. Pode, essa pessoa que reconhece inclusive, assinar um "termo de reconhecimento", cujos formulários habitualmente existem nas repartições médico-legais. Já a identificação é um conjunto de meios científicos ou técnicas específicas empregados para que se obtenha uma identidade. É um procedimento médico-legal cuja finalidade é afirmar efetivamente por meio de elementos antropológicos ou antropométricos que aquele indivíduo é ele mesmo e não outro, conforme afirma Galvão.

A identificação divide-se em *médico-legal* e *judiciária* ou *policial*.

▼ Identificação médico-legal

Neste processo de identificação, exigem-se não só conhecimentos e técnicas médico-legais, como também entendimento de suas ciências acessórias. Sempre é feita por legistas.

A identificação médico-legal pode ser efetuada quanto aos seguintes aspectos.

▪ Espécie

Quando se encontra um animal, vivo ou morto, com configuração normal, a identificação se apresenta como tarefa fácil. Às vezes, no entanto, podem-se surpreender fragmentos ou partes de seu corpo, inspirando maiores cuidados na sua distinção com restos humanos.

Este estudo pode ser levado a efeito nos elementos definidos a seguir.

▸ **Ossos.** A distinção entre os ossos de animais e do homem é feita de início, morfologicamente, pelo exame de suas dimensões e caracteres que os tornam diferentes.

Microscopicamente, a diferença é dada pela análise da disposição do tamanho dos canais de Havers, que são em menor número e mais largos no homem, com até 8 por mm^2. Nos animais, são mais estreitos, redondos e mais numerosos, chegando a 40 por mm^2 (Quadro 3.1).

Finalmente, pelas reações biológicas, usando-se as provas de anafilaxia, fixação do complemento e soroprecipitação.

▶ **Quadro 3.1** Canais de Havers.

Características	Homem	Animal
Forma	Elíptica ou irregular	Circular
Diâmetro	Superior a 3 mm	Inferior a 25 mm
Número	8 a 10 por mm²	Muito superior ao homem, chegando a 40 por mm²

▶ **Sangue.** A primeira providência é saber se o material mandado a exame é sangue. Para tanto, utiliza-se uma técnica muito simples, que consiste na procura dos *cristais de Teichmann*.

Para evidenciar esses cristais, coloca-se um pouco do material sobre a lâmina, cobre-se com a lamínula e deita-se uma gota de ácido acético glacial, levando-a ao calor para uma evaporação lenta, repetindo-se algumas vezes o mesmo processo. Em seguida, leva-se a lâmina ao microscópio e, nos casos positivos, observa-se a presença dos cristais, de forma rômbica, alongados, cor de chocolate, isolados ou em grupos ou em forma de charuto ou de roseta, conforme a disposição em que se encontrem.

Ou, pela Técnica de Addler, na qual é empregada uma solução saturada de benzidina em álcool a 96° ou ácido acético, solução essa preparada no momento de usá-la. Recomenda-se diluir a mancha em água destilada e colocar 2 mℓ desse material em tubo de ensaio, adicionando 3 gotas de água oxigenada de 10 ou 12 volumes e mais 1 mℓ do reagente benzidínico. Nos casos positivos, aparece uma cor azul-esverdeada que se transforma imediatamente em azul-intenso.

Depois de ter-se a certeza de que o material pesquisado é sangue, passa-se à identificação específica.

A forma e a dimensão dos glóbulos sanguíneos, a presença ou não de núcleos, tudo isso pode ser a pedra de toque para a perícia.

Nos mamíferos, as hemácias são anucleadas e circulares; no homem, medem elas aproximadamente sete micra; e, nos demais vertebrados, apresentam-se nucleadas e elípticas.

Porém, o método mais seguro é o da albuminorreação ou processo de Uhlenhuth, que consiste em colocar o sangue pesquisado em contato com o soro preparado com diversos animais. A consecução do soroprecipitante para o antígeno humano dá-se com o soro sanguíneo humano recente.

De ordinário, lança-se mão do soro de cobaias, cavalos, bois e carneiros. Qualquer um deles passa a ser o soro anti-homem.

Raça

Antes de tudo, é bom que se diga não existir raça superior ou raça inferior. Existem sim raças privilegiadas, ricas e prósperas, e outras economicamente miseráveis.

Entre nós, no Brasil, ainda não existe um tipo definido. Acreditamos, todavia, que, no futuro, constituiremos uma raça própria: a raça dos mulatos.

Tipos étnicos fundamentais

Ottolenghi classifica em cinco os tipos étnicos fundamentais.

▶ **Tipo caucásico.** Pele branca ou trigueira; cabelos lisos ou crespos, louros ou castanhos; íris azuis ou castanhas; contorno craniofacial anterior ovoide ou ovoide-poligonal; perfil facial ortognata e ligeiramente prognata.

▶ **Tipo mongólico.** Pele amarela; cabelos lisos; face achatada de diante para trás; fronte larga e baixa; espaço interorbital largo; maxilares pequenos e mento saliente.

▶ **Tipo negroide.** Pele negra; cabelos crespos, em tufos; crânio pequeno; perfil facial prognata; fronte alta e saliente; íris castanhas; nariz pequeno, largo e achatado; perfil côncavo e curto; narinas espessas e afastadas, visíveis de frente e circulares.

▶ **Tipo indiano.** Não se afigura como um tipo racial definido. Estatura alta; pele amarelo-trigueira, tendente ao avermelhado; cabelos pretos, lisos, espessos e luzidios; íris castanhas; crânio mesocéfalo; supercílios espessos; orelhas pequenas; nariz saliente, estreito e longo; barba escassa; fronte vertical: zigomas salientes e largos.

▶ **Tipo australoide.** Estatura alta; pele trigueira; nariz curto e largo; arcadas zigomáticas largas e volumosas; prognatismo maxilar e alveolar; cinturas escapular larga e pélvica estreita; dentes fortes; mento retraído; arcadas superciliares salientes e crânio dolicocéfalo.

Elementos de caracterização racial

Os elementos mais comuns observados na caracterização racial são:

▶ **Forma do crânio.** Sua relação é com as figuras geométricas vistas de cima para baixo, de diante para trás e lateralmente. Quando vistos de cima para baixo, são classificados em formas longas (*dolicocrânios*), formas curtas (*braquicrânios*) e formas médias (*mesocrânios*). Quando vistos de diante para trás, em crânios altos e estreitos (*esternocrânios*), em baixos e largos (*tapinocrânios*) e nos de forma intermediária (*metriocrânios*). E, por fim, quando vistos lateralmente, em crânios altos (*hipsicrânios*), nos baixos (*platicrânios*) e nos intermediários (*mediocrânios*).

▶ **Índice cefálico.** Obtém-se pela relação entre a largura e o comprimento do crânio, utilizando-se a fórmula de Retzius:

$$\frac{\text{Largura} \times 100}{\text{Comprimento do crânio}}$$

Daí surgem os seguintes tipos:

- Dolicocéfalos: índice igual ou inferior a 75
- Mesaticéfalos: índice de 75 a 80
- Braquicéfalos: índice superior a 80.

▶ **Índice tibiofemoral.** É o resultado da divisão do comprimento da tíbia vezes 100 pelo comprimento do fêmur. Nos brancos é inferior a 83 e nos negros superior a esse índice.

▶ **Índice radioumeral.** É o resultado da divisão do comprimento do rádio vezes 100 pelo comprimento do úmero. Nos negros é superior a 80 e, nos brancos, inferior a 75. Esses dois últimos índices são utilizados também para saber se ambos os ossos pertencem ou não ao mesmo esqueleto (Quadro 3.2).

▶ **Ângulo facial.** Sua importância está na determinação do prognatismo, constituindo-se em um valioso elemento da distinção racial. Segundo Jacquart, o ângulo é dado por uma linha que passa pelo ponto mais saliente da fronte e pela linha nasal

▶ **Quadro 3.2** Identificação racial pelos índices tibiofemoral (ITF) e radioumeral (IRU).

Índice	Negros	Brancos
Tibiofemoral	Superior a 83	Inferior a 83
Radioumeral	Superior a 80	Inferior a 75

ITF = Tíbia × 100/Fêmur; IRU = Rádio × 100/Úmero.

anterior, e por outra linha que vai da espinha nasal anterior ao meio da linha medioauricular, conseguindo, aproximadamente, um ângulo de 76,5° para os brancos, de 72 para os amarelos e de 70,3 para os negros.

São importantes também os ângulos de Curvier (uma linha que passa pela parte mais saliente da fronte até o ângulo dentário superior, e por outra linha que vai do ângulo dentário superior até o conduto auditivo externo) e de Cloquet (uma linha que vai da parte mais saliente da fronte até o ponto alveolar, e outra linha que vai do ponto alveolar até o conduto auditivo externo) (Quadro 3.3 e Figura 3.1).

Finalmente, utilizando-se a anatomia dentária, no que diz respeito à cúspide do primeiro molar inferior, autores diversos, entre eles Vargas Alvarado, falam da predominância da forma *mamelonada* na raça branca, da forma *estrelada* na raça negra e da forma *intermediária* na raça amarela (Figura 3.2). Galvão e cols. introduzem neste estudo os mulatos, levando em conta mais a cor da pele, e os encontraram em 50% com cúspides de forma intermediária. E concluem que nenhum indivíduo de raça negra apresentava o padrão *mamelonado* e nem os de raça branca o formato *estrelado*, o que já contribui como fator excludente para a busca de uma estratégia de identificação.

▶ **Quadro 3.3** Identificação racial pelo ângulo facial.

Variantes	Raça		
	Caucásica	Mongoloide	Negra
Jacquart	76,5°	72°	70,3°
Cloquet	62°	59,4°	58°
Curvier	54°	53°	48°

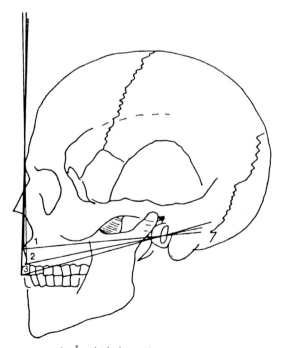

1 – Ângulo de Jacquart
2 – Ângulo de Cloquet
3 – Ângulo de Curvier

Figura 3.1 Ângulos faciais.

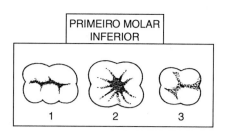

Figura 3.2 1. mamelonada (raça branca); 2. estrelada (raça negra); 3. intermediária (raça amarela).

■ Sexo

Nos nossos dias, não há somente um sexo – o somático –, mas, pelo menos, nove tipos de sexo: o *morfológico*, o *cromossomial*, o *gonadal*, o *cromatínico*, o *da genitália interna*, o *da genitália externa*, o *jurídico*, o *sexo de identificação* e o *sexo médico-legal*.

▶ **Sexo morfológico.** É representado pela configuração fenotípica do indivíduo.

▶ **Sexo cromossomial.** É definido pela avaliação dos cromossomas sexuais e pelo corpúsculo fluorescente. É masculino aquele que apresentar 46 XY e tiver corpos fluorescentes, e feminino quando apresentar uma constituição cromossômica de 46 XX e não contiver corpos fluorescentes. Este conjunto de cromossomos chama-se *cariótipo*.

▶ **Sexo gonadal.** Caracteriza o masculino como portador de testículos e o feminino como portador de ovários.

▶ **Sexo cromatínico.** Determinado pelos corpúsculos de Barr, pequenos corpos de cromatina que se encontram no nucléolo das células dos organismos femininos, daí a classificação em cromatínicos positivos (femininos) e cromatínicos negativos (masculinos). Cada cromossomo encerra informações codificadas em *genes* através de moléculas de DNA.

▶ **Sexo da genitália interna.** Caracteriza o masculino quando houve o desenvolvimento dos ductos de Wolff, e o feminino quando desenvolvidos os ductos de Müller.

▶ **Sexo da genitália externa.** Define o masculino com a presença de pênis e escroto, e o feminino com a presença de vulva, vagina e mamas.

▶ **Sexo jurídico.** É o designado no registro civil, ou quando a autoridade legal manda que se registre uma pessoa em um ou outro sexo, após suas convicções médico-legais, morais ou doutrinárias. Está regulamentado pela Lei dos Registros Públicos (Lei nº 6.015/73).

▶ **Sexo de identificação ou psíquico ou comportamental.** É aquele cuja identificação o indivíduo faz de si próprio e que se reflete no comportamento. Também é chamado por alguns de *sexo moral*.

▶ **Sexo médico-legal.** É constatado por meio de uma perícia médica nos portadores de genitália dúbia ou sexo aparentemente duvidoso, como, por exemplo, um portador de uma grande hipospadia, facilmente confundível com uma cavidade vaginal (Figura 3.3).

Em um ente normal, vivo ou morto recentemente, a determinação do sexo não é uma atribuição complexa. Há, na verdade, situações complicadas, como em um cadáver em avançado estado de putrefação, com destruição da genitália externa, ou no esqueleto, ou, ainda, em situações como nos estados intersexuais e no pseudo-hermafroditismo, nas quais são empregadas técnicas mais sofisticadas, entre elas a pesquisa da cromatina sexual ou do corpúsculo de Barr, que é encontrado no sexo feminino.

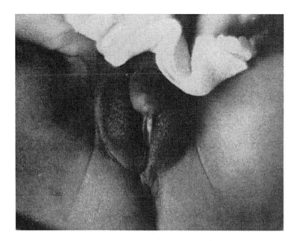

Figura 3.3 Sexo dúbio.

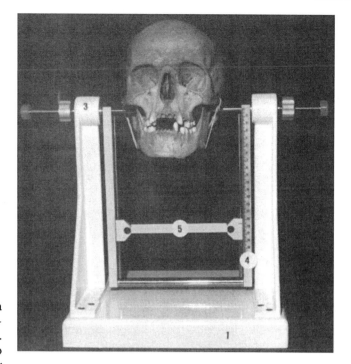

Figura 3.4 Craniômetro de Galvão.

No cadáver mutilado ou em fase de putrefação avançada, a técnica mais comum é a de abrir a cavidade abdominal, ensejando a consequente presença de útero e ovários ou de próstata.

No esqueleto, a separação sexual faz-se pela discriminação dos ossos, principalmente os do *crânio*, da *mandíbula*, do *tórax* e da *pelve*.

O esqueleto humano, visto de conjunto, pode mostrar-se ao antropólogo com alguns aspectos singulares no que atine ao diagnóstico diferencial do sexo. O esqueleto do homem é, em geral, maior, mais resistente e com as extremidades articulares maiores.

O *crânio* no sexo masculino tem espessura óssea mais pronunciada, processos mastóideos mais salientes e separados um do outro, fronte mais inclinada para trás, glabela mais pronunciada, arcos superciliares mais salientes, rebordos superorbitários rombos, articulação frontonasal angulosa, apófises estiloides longas e grossas e mandíbula mais robusta. Na mulher, a fronte é mais vertical, a glabela menos pronunciada, os arcos superciliares menos salientes, os rebordos superorbitários cortantes, a articulação frontonasal curva, as apófises estiloides curtas e finas e a mandíbula menos robusta. Os côndilos occipitais são longos, delgados e em forma de sola de sapato no homem, e curtos, largos e em forma de rim na mulher (Quadro 3.4).

Galvão, em Tese de Mestrado (1994), trabalhando com crânios de indivíduos maiores de 20 anos e sexo determinado, usando um aparelho por ele denominado "craniômetro" (Figura 3.4) e tomando medidas das distâncias entre o meato acústico externo (*mae*) e os pontos craniométricos gnátio (*gn*), próstio (*pr*), espinha nasal anterior (*ena*), glabela (*g*), bregma (*b*), vértex (*v*), lambda (*l*), opistocrânio (*op*), ínio (*i*), mastóideo (*ms*) e gônio (*go*), chegou a conclusões bem interessantes (Figura 3.5).

Quando o crânio é ajustado neste aparelho, introduzidas as hastes no meato acústico externo de ambos os lados, permite que uma régua corrediça se movimente tocando com precisão em todos os pontos craniométricos citados. A vantagem desse método é que o crânio fica sempre em uma posição horizontal estável, permitindo apenas que as réguas milimetradas sejam deslizadas para a tomada de cada medida com absoluta precisão.

▶ **Quadro 3.4** Identificação do sexo pelas características cranianas (*apud* Bonnet).

Caracteres anatômicos	Homem	Mulher
Capacidade	1.400 cm³ ou mais	1.300 cm³
Apófises mastóideas	Rugosas e proeminentes	Pouco proeminentes
Arcos superciliares	Salientes	Suaves
Côndilos occipitais	Longos e delgados	Curtos e largos
Mandíbula	Peso médio: 80 g	Peso médio: 63 g

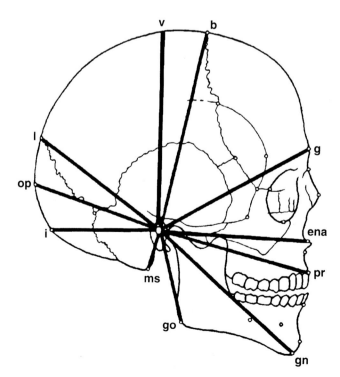

Figura 3.5 Pontos craniométricos (Galvão).

Os dados obtidos nas medidas entre o meato acústico externo e os onze pontos craniométricos assinalados possibilitaram ao autor afirmar que é possível a determinação do sexo por meio das medidas craniométricas propostas. Quando se obtém um somatório inferior a 1.000 mm, há "uma tendência estatisticamente significativa para se afirmar que o crânio estudado pertence a um indivíduo do sexo feminino".

Medindo-se o ângulo mandibular, com um transferidor, é possível obterem-se distâncias que nos levam a considerar existir um dimorfismo sexual no osso em questão. Sabendo-se que os ramos ascendentes da mandíbula formam com o eixo do seu corpo um ângulo que é mais aberto na mulher (em média 127,6°) do que no homem (cerca de 124,4°), pode-se a partir desses dados encontrar uma metodologia com parâmetros nacionais que, a par de outros dados, venha a oferecer condições para a contribuição quanto ao diagnóstico do sexo.

No estudo do dimorfismo sexual, também tem-se utilizado a distância entre os *forames infraorbitários*. Acredita-se que esses índices venham a ter em breve um valor bem acentuado, em face do número reduzido de erros. A grande vantagem deste método é a sua simplicidade operacional e a possibilidade que ele oferece de trabalhar em partes de crânios ou naqueles que sofreram disjunção de suas suturas. Os forames infraorbitários são orifícios localizados a cerca de 1,5 cm para baixo da borda inferior das órbitas em sua porção mediana. Por esses orifícios passam os nervos e os vasos infraorbitários. A mensuração deve ser feita da borda lateral externa do conduto, e o comprimento deve ser assinalado em milímetros. Em média, têm-se encontrado 57,79 mm para a mulher e 61,28 mm para o homem, adultos, com um desvio padrão de 4.3447 e 4.3185, respectivamente (Galvão e cols.).

Ainda no crânio pode-se determinar o sexo pelo *índice de Baudoin* (largura máxima do côndilo occipital vezes 100, e o resultado dividido pelo comprimento máximo desse côndilo). Esses índices não são muito confiáveis, pois seu percentual de acerto é de apenas 60%. Com mais frequência, no homem este índice é menor de 50 e na mulher maior de 55. Se o resultado estiver entre 50 e 55, o resultado é duvidoso e aconselham-se outros padrões.

A mandíbula apresenta elementos importantes para se determinar o sexo. Há muitos anos que se vêm apontando significativas diferenças entre a mandíbula do homem e a da mulher. Até se considera que essas medidas sejam mais específicas que as do crânio. Estudos atuais demonstram, todavia, que largura condilar, comprimento total da mandíbula, espessura mandibular anterior, distância interforâmen mentoniano, distância bicondilar externa, distância interapófise coronoide e altura do tramo mandibular permitem estabelecer fórmulas com índices de acerto em torno de 81,7%. Nesse particular, têm-se observado que no sexo masculino o comprimento e a largura mandibular são 0,5 cm a mais que os femininos e que estes apresentam os ramos da mandíbula mais largos e o ângulo mandibular mais aberto.

Além disso, há características morfológicas que podem contribuir no diagnóstico do sexo, como aspecto geral da mandíbula, aspecto morfológico dos côndilos, formato do arco dental, ângulo mandibular e áreas de inserção muscular (Quadro 3.5). No entanto, quanto ao aspecto e tamanho dos seios da face vistos sob o aspecto radiológico pode-se dizer que não existem diferenças entre o homem e a mulher ou em outro qualquer parâmetro estudado.

O *tórax* do homem assemelha-se a um cone invertido; o da mulher tem a semelhança de um ovoide. Na mulher, vê-se uma predominância da cintura pélvica, enquanto, no homem, nota-se a cintura escapular mais larga.

▶ **Quadro 3.5** Aspectos morfológicos da mandíbula.

Masculina	Feminina
Robusta	Discreta
Côndilos mandibulares robustos	Côndilos mandibulares discretos
Forma do arco dental retangular ou triangular	Forma do arco dental arredondado ou triangular
Ângulo mandibular mais fechado média – 126	Ângulo mandibular mais aberto – 127,9
Rugosidades das inserções musculares: ásperas ou marcadas	Rugosidades das inserções musculares: planas ou discretas

Fonte: Galvão, em Tese de Concurso a Professor Titular, UEFS.

A *pelve* apresenta os caracteres mais palpáveis da diferenciação sexual. No homem, além de existir uma consistência óssea mais forte, com rugas de inserção mais pronunciadas, as dimensões verticais predominam sobre as horizontais; ao passo que, na mulher, dá-se o inverso: o diâmetro transversal supera a altura da bacia (Figura 3.6). O ângulo sacrovertebral na mulher é mais fechado e saliente para diante que no homem (Quadro 3.6).

Soares (*in Investigação do sexo por mensurações do calcâneo*, Tese de Mestrado – UNICAMP, Odontologia, 2000), medindo altura, largura e comprimento, diâmetro articular e superfície articular do calcâneo, chegou à conclusão de que é possível determinar o sexo por meio desses dados, e inclusive propôs uma fórmula com intervalo de confiança, utilizando um programa computadorizado que, alimentado, permite determinar tal característica.

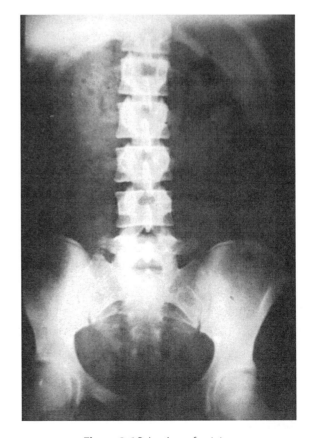

Figura 3.6 Pelve óssea feminina.

▶ **Quadro 3.6** Determinação do sexo por meio das características morfoscópicas da pélvis (Ramírez).

Caracteres	Masculino	Feminino
Em geral	Rugosa com inserções musculares marcadas	Lisa com inserções pouco proeminentes
Forma	De coração	Circular
Íleo	Alto	Baixo
Articulação sacroilíaca	Grande	Pequena e mais oblíqua
Acetábulo	Grande e dirigido para o lado	Pequeno e dirigido anterolateralmente
Buraco obturador	Grande e oval	Pequeno e triangular
Corpo do púbis	Triangular	Quadrangular
Sínfise do púbis	Alta	Baixa
Ângulo subpubiano	Estreito e em forma de V	Amplo e em forma de U
Sacro	Longo, estreito e pouco curvo, podendo ter mais de 5 segmentos	Curto, largo e marcadamente curvo em S1 a S2 e S3 a S5, sempre com 5 segmentos

A sexagem fetal é o exame realizado durante a gravidez para determinar o sexo do bebê. É feito a partir do sangue da mãe após a 8ª semana de gestação. Este exame é baseado na identificação do cromossomo Y no sangue da gestante e tem um grau de certeza aproximado de 100%. Assim, se for identificado o cromossomo Y pode-se afirmar que o bebê é do sexo masculino, e, caso ele não for encontrado, pode-se admitir que nascerá uma menina. Em suma, este exame revela tão somente o sexo do feto, ou melhor, se é ou não do sexo masculino.

Caso exista uma gravidez gemelar e se o exame for negativo para o cromossomo Y, a mãe saberá que está grávida só de meninas. Por outro lado, se em uma gravidez gemelar o resultado for positivo para o cromossomo Y, pode-se dizer que há pelo menos um menino, não podendo-se afirmar que o outro bebê seja também do sexo masculino. A identificação de um feto do sexo feminino é feita sempre por exclusão.

A vantagem desse exame é a de não ser necessário a coleta do sangue fetal por métodos invasivos tais como a punção do cordão umbilical (cordocentese), punção de líquido amniótico e biopsia de placenta. Com a simples coleta de uma amostra de sangue materno, pode-se determinar o sexo genético do feto para o diagnóstico pré-natal de enfermidades de origem genética ou, simplesmente, para o interesse especulativo dos pais.

A razão pela qual se viabiliza este exame é a presença durante a gravidez de uma pequena quantidade de células fetais que migram para o sangue materno onde está presente o material genético (DNA) do bebê. Dessa maneira, é possível por meio da técnica de PCR (reação de amplificação em cadeia) identificar quantidades de DNA fetal circulante no sangue da grávida.

▪ Idade

A determinação da idade na vida intrauterina é feita pelo aspecto morfológico do feto ou embrião, pela sua estatura e pelos raios X (Quadro 3.7).

Do 1º ao 3º mês, eles crescem 6 cm por mês e, do 4º em diante, 5,5 cm também a cada mês (Figura 3.7).

Nas crianças nascidas a termo, observa-se macroscopicamente em 98% delas, na extremidade distal do fêmur, o *ponto de ossificação de Blecard* de tonalidade arroxeada sobre o branco da cartilagem, com diâmetro de 4 a 5 mm.

Depois de nascido, o problema deve ser visto no vivo, no morto e no esqueleto, sendo sua abordagem realizada através dos elementos disponíveis.

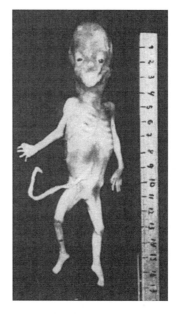

Figura 3.7 Feto de 3 meses.

▶ **Quadro 3.7** Tabela de Told (idade fetal).

Idade fetal	Occipital		Parietal		Frontal		Temporal	
	Altura (mm)	Largura (mm)	Altura (mm)	Largura (mm)	Altura (mm)	Largura (mm)	Altura (mm)	Largura (mm)
3 1/2 meses	7	11	15	12	10	14	2,5	4
4 1/2 meses	14	21	30	28	22	21	4	8
6 meses	32	40	50	46	36	34	11	17
7 meses	43	45	69	61	48	41	16	21
7 1/2 meses	42	49	65	64	51	43	20	23
8 1/2 meses	54	61	71	67	54	45	19	24
9 1/2 meses	63	64	84	79	57	51	22	31

Na determinação da idade, consideram-se os elementos descritos a seguir.

▸ **Aparência.** Até certo ponto, é fácil distinguir um recém-nascido de um jovem ou de um ancião. A dificuldade está em estabelecer essa diferença nos períodos transitórios e na aproximação da determinação etária. À medida que passam os anos, mais penosa é essa incumbência. A aparência, em perícias dessa natureza, não nos oferece precisão.

▸ **Pele.** A importância desse elemento na determinação da idade é pequena e reside na formação das rugas. Começam elas, em geral, a surgir entre os 25 e 30 anos nas imediações das comissuras externas das pálpebras. Depois aparecem nas regiões nasolabiais, pescoço e fronte.

Mostram-se, após os 30 anos, na parte anterior do trágus, em sentido vertical. Dos 40 em diante, elas são em número de duas (Figura 3.8).

▸ **Pelos.** No sexo feminino, os pelos pubianos apontam-se dos 12 aos 13 anos. Os pelos axilares, por seu turno, 2 anos depois dos pubianos. No sexo masculino, dos 13 aos 15 anos.

A calvície é de aparecimento irregular, como também o fenômeno do encanecimento.

▸ **Globo ocular.** O elemento mais significativo no estudo externo do globo ocular, referente à idade, é o *arco senil*, que se caracteriza por uma faixa periférica e acinzentada da córnea. Contrastada na íris, presente em 20% dos quadragenários e em 100% nos octogenários (Figura 3.9). Pelo visto, esta característica é muito relativa para a especificação etária.

Esse arco semitranslúcido compõe-se de colesterol, triglicerídios e fosfolipídios, mais constante no sexo masculino e em determinadas patologias, como o diabetes, carências vitamínicas e hipertensão arterial. É também chamado *arcus corneae* ou *arcus senilis*, ou simplesmente *arco lipídico*.

▸ **Dentes.** Como os dentes têm uma época própria para o surgimento, exercem eles grande influência sobre a classificação da idade.

Dessa forma, levando-se em conta a primeira e a segunda dentições há, embora de maneira não tão rigorosa, condições de se ter uma aproximação da idade de um indivíduo, a partir

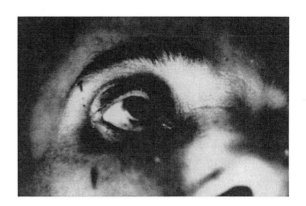

Figura 3.9 Arco senil.

de 5 meses de nascido, tomando por base a cronologia da erupção dentária (Quadros 3.8 e 3.9).

Na prática, a fórmula dentária de 16/16 presume a idade superior a 18 anos; 14/14, idade maior de 14 e menor de 18 anos; e de 12/12, menor de 14 anos, provocando assim lato interesse no que diz respeito ao aferimento da idade nos crimes de sedução e estupro.

Por outro lado, é também possível determinar a idade de um indivíduo a partir do estudo do crescimento de cada dente, desde a vida intrauterina até cerca dos 25 anos, com uma possibilidade de aproximação muito maior do que pela cronologia da erupção dentária decídua ou permanente.

No Quadro 3.10 apresentamos como se processa cronologicamente o crescimento dos dentes humanos.

▸ **Quadro 3.8** Primeira dentição.

Dente	Mínimo	Máximo	Média
Incisivos centrais inferiores	5	12	7 meses
Incisivos centrais superiores	6	14	9 meses
Incisivos laterais superiores	7	18	11 meses
Incisivos laterais inferiores	8	19	13 meses
Primeiros molares superiores	12	26	15 meses
Primeiros molares inferiores	12	25	17 meses
Caninos	16	30	22 meses
Segundos molares	18	36	26 meses

▸ **Quadro 3.9** Segunda dentição.

Dente	Mínimo	Máximo	Média
Primeiros grandes molares	5	8	5 anos e meio a 6 anos
Incisivos centrais	6	10	6 anos e meio a 10 anos
Incisivos laterais	7	12	8 anos a 8 anos e meio
Primeiros pré-molares	8	14	9 anos a 9 anos e meio
Segundos pré-molares	10	15	10 anos e meio a 11 anos
Caninos	9	15	11 anos
Segundos grandes molares	10	15	12 anos
Terceiros grandes molares	15	28	18 anos

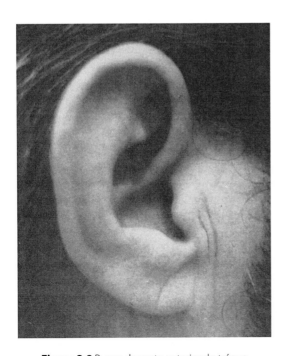

Figura 3.8 Rugas da parte anterior do trágus.

▶ **Quadro 3.10** Crescimento dos dentes humanos.

Dente	Formação do germe dentário	Início da aposição do esmalte e da dentina	Coroa completa	Raiz completa
Decídua				
Incisivo central	7 SIU	4 a 4,6 MIU	1,6 a 2,6 M	1,6 A
Incisivo lateral	7 SIU	4,6 MIU	2,6 a 3 M	1,6 a 2 A
Canino	7,6 SIU	5 MIU	9 M	3,3 A
Primeiro molar	8 SIU	5 MIU	5,6 a 6 M	2,6 A
Segundo molar	10 SIU	6 MIU	10 a 11 M	3 A
Permanentes				
Primeiro molar	3,6 a 4 MIU	Ao nascer	2,6 a 3 A	9 a 10 A
Incisivo central	5 a 5,3 MIU	3 a 4 M	4 a 5 A	9 a 10 A
Incisivo lateral	5 a 5,6 MIU	Sup. 10 a 12 M	4 a 5 A	10 a 11 A
		Inf. 3 a 4 M	4 a 5 A	10 a 11 A
Canino	5,6 a 6 MIU	4 a 5 M	6 a 7 A	12 a 15 A
Primeiro pré-molar	Ao nascer	1,6 a 2 A	5 a 6 A	12 a 15 A
Segundo pré-molar	7,6 a 8 M	2 a 2,6 A	6 a 7 A	12 a 15 A
Terceiro molar	3,6 a 4 A	7 a 10 A	12 a 16 A	18 a 25 A

SIU, semana de vida intrauterina; MIU, mês de vida intrauterina; M, meses; A, anos.

▶ **Radiografia dos ossos.** O surgir dos pontos de ossificação e a soldadura das epífises a diáfises são referências da maior significação a respeito da determinação da idade óssea (Quadro 3.11).

A radiografia do punho, do cotovelo, do joelho e do tornozelo, da bacia e do crânio é peça valiosa e positiva para o assunto (Figuras 3.10 e 3.11).

O núcleo da epífise radial surge em torno do 18º ao 24º mês de vida; na ulna, dos cinco aos 8 anos. O escafoide aparece entre os oito e 9 anos; o pisiforme, dos 10 aos 13; o semilunar e o piramidal, dos quatro aos sete; o trapézio e o trapezoide, dos cinco aos oito; e o capitato e o hamato, dos 4 aos 5 anos.

Pode-se também estimar a idade por meio do estudo comparativo da mineralização dos ossos do carpo com a ajuda de

▶ **Quadro 3.11** Determinação radiológica da idade óssea.

Art. do cotovelo	a) núcleo epifisial proximal do rádio	No homem: dos 15 para os 16 anos Na mulher: dos 12 para os 14 anos
	b) núcleo condilar do úmero	No homem: dos 14 para os 15 anos Na mulher: dos 12 para os 14 anos
	c) núcleo epicondilar médio do úmero	No homem: dos 15 para os 16 anos Na mulher: dos 14 para os 15 anos
Art. do punho	a) núcleo epifisial distal do rádio	No homem: dos 18 para os 19 anos Na mulher: dos 17 para os 18 anos
	b) núcleo epifisial distal da ulna	No homem: dos 18 para os 19 anos Na mulher: dos 17 para os 18 anos
Mão	Núcleos epifisiais distais dos metacarpos II a V e proximais das falanges	No homem: dos 16 para os 17 anos Na mulher: dos 15 para os 16 anos
Art. do joelho	a) núcleo epifisial distal do fêmur	No homem: dos 15 para os 16 anos Na mulher: dos 14 para os 15 anos
	b) núcleos epifisiais proximais da tíbia e fíbula	No homem: dos 16 para os 17 anos Na mulher: dos 15 para os 16 anos
Pelve	a) núcleos da crista e espinhas ilíacas e túber isquiático	No homem: dos 14 para os 15 anos Na mulher: dos 13 para os 14 anos } Aparecimento dos núcleos No homem: dos 20 para os 21 anos Na mulher: dos 19 para os 20 anos } Fusão completa dos núcleos de ossificação
	b) cartilagem trirradiada do acetábulo	No homem: dos 14 para os 15 anos Na mulher: dos 13 para os 14 anos
	c) núcleos epifisiais da cabeça e trocânteres do fêmur	No homem: dos 15 para os 16 anos Na mulher: dos 14 para os 15 anos
Art. do tornozelo	Núcleos epifisiais distais da tíbia e fíbula	No homem: dos 16 para os 17 anos Na mulher: dos 15 para os 16 anos

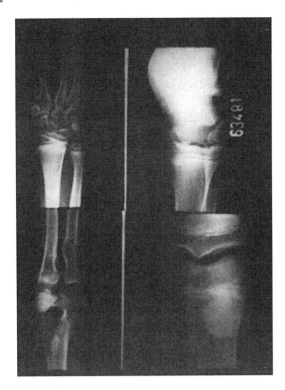

Figura 3.10 Idade de 13 a 14 anos (mulher).

radiografias padronizadas; o trapezoide é aquele que apresenta melhor índice de segurança. Aconselha-se a utilização de radiografias da mão e do punho direitos e de filmes radiográficos no tamanho 18 × 24 cm. O resultado é obtido por meio da avaliação de áreas em milímetros quadrados e pela maturidade de ossificação obtidas nos ossos do carpo, levando-se em conta o sexo do examinado (ver Tovano, O. *A radiografia carpal como estimador da idade óssea*. Faculdade de Odontologia de Bauru, USP, 1992).

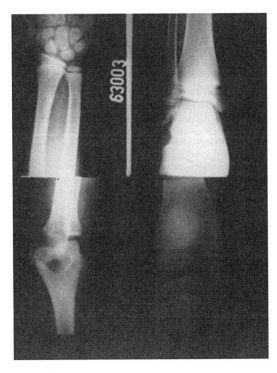

Figura 3.11 Idade de 14 a 15 anos (homem).

Faz-se a soldadura das epífises 2 anos mais cedo nas mulheres. No rádio, para o sexo feminino, é entre 18 e 19 anos. No masculino, entre 20 e 21 anos. A ulna da mulher, entre 17 e 18 anos, e, no homem, entre 19 e 20.

▶ **Suturas do crânio.** As suturas cranianas vão se ossificando e desaparecendo na idade adulta, de maneira lenta e progressiva, com um maior surto de atividade na idade avançada. Outra característica marcante na idade senil é a redução do tamanho das maxilas e mandíbula pela perda dos dentes, reabsorção óssea e alteração dos ângulos da mandíbula (Quadro 3.12).

Costa (em Tese de Doutorado, FOP/UNICAMP/SP, 2000), estudando a população brasileira, analisou as suturas do crânio tendo em conta a estimativa da idade, em indivíduos masculinos e femininos, e elaborou um programa computadorizado.

Considerou o endocrânio e o exocrânio, e utilizou a sutura *coronal* ou *frontal* (situada entre o osso frontal e os parietais direito e esquerdo); a *sagital* (situada entre os ossos parietais); e a *lambdoide* (situada entre os ossos parietais e o osso occipital).

A sutura sagital foi dividida em: segmento sagital anterior (SSA), segmento sagital médio (SSM) e segmento sagital posterior (SSP); a sutura coronal foi dividida em: segmento coronal superior (SCS), segmento coronal médio (SCM) e segmento coronal inferior (SCI); e a sutura lambdoide em: segmento lambdoide superior (SLS), segmento lambdoide médio (SLM) e segmento lambdoide inferior (SLI).

Em seguida, fez uma avaliação qualitativa, com o registro do grau de apagamento da linha demarcatória interóssea, em cada segmento, mediante os critérios seguintes: linha de sutura não visualizada no segmento = 0 (zero); linha de sutura visualizada em parte do segmento = 1 (um); linha de sutura visualizada em todo o segmento = 2 (dois).

Observou que em todas as suturas analisadas o apagamento das linhas demarcatórias interósseas ocorria mais precocemente no endocrânio e nesta face do crânio o estudo mostrou resultados mais confiáveis.

Dentre as suturas analisadas, observou-se que a sutura sagital, tanto no exocrânio quanto no endocrânio, mostrou resultados mais confiáveis.

E assim, através de uma longa tabela, levando em conta os segmentos das três suturas mencionadas, o sexo do indivíduo e a face da calota craniana, o autor distingue as diversas idades (ver *Anexos, in* op. cit.).

▶ **Ângulo mandibular.** A idade pode também ser avaliada, determinando-se o *ângulo mandibular*. Em graus, a média é a seguinte: 150° no feto, 135° no recém-nascido; 130° de 0 a 10 anos; 125° de 10 a 20 anos; 123° de 20 a 30 anos; 125° de 30 a 50 anos; 130° acima dos 70 anos.

▶ **Quadro 3.12** Determinação da idade pelo apagamento das suturas cranianas.

Suturas	Idade	
	Face externa	Face interna
Mediofrontal	2 a 8 anos	2 a 8 anos
Frontoparietal	25 a 45 anos	30 a 50 anos
Biparietal	20 a 35 anos	20 a 40 anos
Parietoccipital	25 a 50 anos	Mais de 50 anos
Temporoparietal	35 a 80 anos	30 a 65 anos

Estatura

No vivo, a estatura é obtida com o indivíduo em pé, em perfeita posição de verticalidade; no cadáver, com uma régua especial, cujas hastes tocam no ponto mais alto da cabeça e na face inferior do calcanhar. Porém, quando dispomos apenas dos ossos longos dos membros, podemos alcançar a estatura baseada na *tábua osteométrica de Broca* ou nas *tabelas de Étienne-Rollet*, *de Trotter* e *Gleser*, de *Mendonça* ou de *Lacassagne e Martin*. Basta multiplicarmos o comprimento de um dos ossos longos pelos seus índices, para nos aproximarmos da sua altura quando vivo (Quadros 3.13 a 3.23).

▶ **Quadro 3.13** Tábua osteométrica de Broca.

	Fêmur	Tíbia	Fíbula	Úmero	Rádio	Ulna
Homens	3,66	4,53	4,58	5,06	6,86	6,41
Mulheres	3,71	4,61	4,66	5,22	7,16	6,66

▶ **Quadro 3.14** Tabela de Étienne-Rollet | Comprimento dos ossos segundo as estaturas.

Estatura (m)	Membro inferior (mm)			Membro superior (mm)		
	Fêmur	Tíbia	Fíbula	Úmero	Rádio	Ulna
Homens						
1,52	415	334	330	298	223	233
1,54	421	338	333	302	226	237
1,56	426	343	338	307	228	240
1,58	431	348	343	311	231	244
1,60	437	352	348	315	234	248
1,62	442	357	352	319	236	252
1,64	448	361	357	324	239	255
1,66	453	366	362	328	242	259
1,68	458	369	366	331	244	261
1,70	462	373	369	335	246	264
1,72	467	376	373	338	249	266
1,74	472	380	377	342	251	269
1,76	477	383	380	345	253	271
1,78	481	386	384	348	255	273
1,80	486	390	388	352	258	276
Mulheres						
1,40	373	299	294	271	200	214
1,42	379	304	299	275	202	217
1,44	385	309	305	278	204	219
1,46	391	314	310	281	206	221
1,48	397	319	315	285	208	224
1,50	403	324	320	288	211	226
1,52	409	329	325	292	213	229
1,54	415	334	330	295	215	231
1,56	420	338	334	299	217	234
1,58	424	343	339	303	219	236
1,60	429	347	343	307	222	239
1,62	434	352	348	311	224	242
1,64	439	356	352	315	226	244
1,66	444	360	357	319	228	247
1,68	448	365	361	323	230	250
1,70	453	369	365	327	232	253
1,72	458	374	370	331	235	256

▶ **Quadro 3.15** Tabela de Trotter e Gleser para homens brancos.

Úmero (mm)	Rádio (mm)	Ulna (mm)	Estatura (cm)	Fêmur (mm)	Tíbia (mm)	Fíbula (mm)	Fêmur + Tíbia (mm)
265	193	211	152	381	291	299	685
268	196	213	153	385	295	303	693
271	198	216	154	389	299	307	701
275	201	219	155	393	303	311	708
278	204	222	156	398	307	314	716
281	206	224	157	402	311	318	723
284	209	227	158	406	315	322	731
288	212	230	159	410	319	326	738
291	214	232	160	414	323	329	746
294	217	235	161	419	327	333	753
297	220	238	162	423	331	337	761
301	222	240	163	427	335	340	769
304	225	243	164	431	339	344	776
307	228	246	165	435	343	348	784
310	230	249	166	440	347	352	791
314	233	251	167	444	351	355	799
317	235	254	168	448	355	359	806
320	238	257	169	452	359	363	814
323	241	259	170	456	363	367	821
327	243	262	171	461	367	370	829
330	246	265	172	465	371	374	837
333	249	267	173	469	375	378	844
336	251	270	174	473	379	381	852
339	254	273	175	477	383	385	859
343	257	276	176	482	386	389	867
346	259	278	177	486	390	393	874
349	262	281	178	490	394	396	882
352	265	284	179	494	398	400	889
356	267	286	180	498	402	404	897
359	270	289	181	503	406	408	905
362	272	292	182	507	410	411	912
365	275	294	183	511	414	415	920
369	276	297	184	515	418	419	927
372	280	300	185	519	422	422	935
375	283	303	186	524	426	426	942
378	286	305	187	528	430	430	950
382	288	308	188	532	434	434	957
385	291	311	189	536	438	437	965
388	294	313	190	540	442	441	973
391	295	316	191	545	446	445	980
395	299	319	192	549	450	449	988
398	302	321	193	553	454	452	995
401	304	324	194	557	458	456	1.003
404	307	327	195	561	462	460	1.010
408	309	330	196	566	466	463	1.018
411	312	332	197	570	470	467	1.026
414	315	335	198	574	474	471	1.033

▶ **Quadro 3.16** Tabela de Trotter e Gleser para mulheres brancas.

Úmero (mm)	Rádio (mm)	Ulna (mm)	Estatura (cm)	Fêmur (mm)	Tíbia (mm)	Fíbula (mm)	Fêmur + Tíbia (mm)
244	179	193	140	348	271	274	624
247	182	195	141	352	274	278	632
250	184	197	142	356	277	281	639
253	186	200	143	360	281	285	646
256	188	202	144	364	284	288	653
259	190	204	145	368	288	291	660
262	192	207	146	372	291	295	668
265	194	209	147	376	295	298	675
268	196	211	148	380	298	302	682
271	198	214	149	384	302	305	689
274	201	216	150	388	305	309	696
277	203	218	151	392	309	312	704
280	205	221	152	396	312	315	711
283	207	223	153	400	315	319	718
286	209	225	154	404	319	322	725
289	211	228	155	409	322	326	732
292	213	230	156	413	326	329	740
295	215	232	157	417	329	332	747
298	217	235	158	421	333	336	754
301	220	237	159	425	336	340	761
304	222	239	160	429	340	343	768
307	224	242	161	433	343	346	776
310	226	244	162	437	346	349	783
313	228	246	163	441	350	353	790
316	230	249	164	445	353	356	797
319	232	251	165	449	357	360	804
322	234	253	166	453	360	363	812
324	236	256	167	457	364	366	819
327	239	258	168	461	367	370	826
330	241	261	169	465	371	373	833
333	243	263	170	469	374	377	840
336	245	265	171	473	377	380	847
339	247	268	172	477	381	384	855
342	249	270	173	481	384	387	862
345	251	272	174	485	388	390	869
348	253	275	175	489	391	394	876
351	255	277	176	494	395	397	883
354	258	279	177	498	398	401	891
357	260	282	178	502	402	404	898
360	262	284	179	506	405	407	905
363	264	286	180	510	409	411	912
366	266	289	181	514	412	414	919
369	268	291	182	518	415	418	927
372	270	293	183	522	419	421	934
375	272	296	184	526	422	425	941

▶ **Quadro 3.17** Tabela de Trotter e Gleser para homens negros.

Úmero (mm)	Rádio (mm)	Ulna (mm)	Estatura (cm)	Fêmur (mm)	Tíbia (mm)	Fíbula (mm)	Fêmur + Tíbia (mm)
276	206	223	152	387	301	303	704
279	209	226	153	391	306	308	713
282	212	229	154	396	310	312	721
285	215	232	155	401	315	317	730
288	218	235	156	406	320	321	739
291	221	238	157	410	324	326	747
294	224	242	158	415	329	330	756
297	226	245	159	420	333	335	765
300	229	248	160	425	338	339	774
303	232	251	161	430	342	344	782
306	235	254	162	434	347	349	791
310	238	257	163	439	352	353	800
313	241	260	164	444	356	358	808
316	244	263	165	449	361	362	817
319	247	266	166	453	365	367	826
322	250	269	167	458	370	371	834
325	253	272	168	463	374	376	843
328	256	275	169	468	379	381	852
331	259	278	170	472	383	385	861
334	262	281	171	477	388	390	869
337	264	284	172	482	393	394	878
340	267	287	173	487	397	399	887
343	270	291	174	491	402	403	895
346	273	294	175	496	406	408	904
349	276	297	176	501	411	413	913
352	279	300	177	506	415	417	921
356	282	303	178	510	420	422	930
359	285	306	179	515	425	426	939
362	288	309	180	520	429	431	947
365	291	312	181	525	434	435	956
368	294	315	182	529	438	440	965
371	297	318	183	534	443	445	974
374	300	321	184	539	447	449	982
377	302	324	185	544	452	454	991
380	305	327	186	548	456	458	1.000
383	308	330	187	553	461	463	1.008
386	311	333	188	558	466	467	1.017
389	314	336	189	563	470	472	1.026
392	317	340	190	567	475	476	1.034
395	320	343	191	572	479	481	1.043
398	323	346	192	577	484	486	1.052
401	326	349	193	582	488	490	1.061
405	329	352	194	586	493	495	1.069
408	332	355	195	591	498	499	1.078
411	335	358	196	596	502	504	1.087
414	337	361	197	601	507	508	1.095
417	340	364	198	605	511	513	1.104

▶ **Quadro 3.18** Tabela de Trotter e Gleser para mulheres negras.

Úmero (mm)	Rádio (mm)	Ulna (mm)	Estatura (cm)	Fêmur (mm)	Tíbia (mm)	Fíbula (mm)	Fíbula + tíbia (mm)
245	186	195	140	352	275	278	637
248	189	198	141	356	279	282	645
251	191	201	142	361	283	286	653
254	194	204	143	365	287	290	661
258	197	207	144	369	291	294	669
261	199	210	145	374	295	298	677
264	202	213	146	378	299	302	685
267	205	216	147	383	303	306	693
271	208	219	148	387	308	310	701
274	210	222	149	391	312	314	709
277	213	225	150	396	316	318	717
280	216	228	151	400	320	322	724
284	218	231	152	405	324	326	732
287	221	235	153	409	328	330	740
290	224	238	154	413	332	334	748
293	227	241	155	418	336	338	756
297	229	244	156	422	340	342	764
300	232	247	157	426	344	346	772
303	235	250	158	431	348	350	780
306	238	253	159	435	352	354	788
310	240	256	160	440	357	358	796
313	243	259	161	444	361	362	804
316	246	262	162	448	365	366	812
319	249	265	163	453	369	370	820
322	251	268	164	457	373	374	828
326	254	271	165	462	377	378	836
329	257	274	166	466	381	382	843
332	259	277	167	470	385	386	851
335	262	280	168	475	389	390	859
339	265	283	169	479	393	394	867
342	268	286	170	484	397	398	875
345	270	289	171	488	401	402	883
348	273	292	172	492	406	406	891
352	276	295	173	497	410	410	899
355	279	298	174	501	414	414	907
358	281	301	175	505	418	418	915
361	284	304	176	510	422	422	923
365	287	307	177	514	426	426	931
368	289	310	178	519	430	430	939
371	292	313	179	523	434	434	947
374	295	316	180	527	438	438	955
378	298	319	181	532	442	442	963
381	300	322	182	536	446	446	970
384	303	325	183	541	450	450	978
387	306	328	184	545	454	454	986

▶ **Quadro 3.19** Tabela de Lacassagne e Martin.

	Fêmur	Tíbia	Fíbula	Úmero	Rádio	Ulna
Homens	3,66	4,53	4,58	5,06	6,86	6,41
Mulheres	3,71	4,61	4,66	5,22	7,16	6,66

Estatura = comprimento do osso × uma constante.

▶ **Quadro 3.20** Tabela de Mendonça – sexo masculino.

Úmero	Fêmur		
Comprimento total (mm)	Estatura média (cm)	Comprimento fisiológico (mm)	Comprimento perpendicular (mm)
277	150	386	388
280	151	390	392
283	152	394	396
286	153	397	399
289	154	401	403
292	155	405	407
295	156	409	411
299	157	412	414
302	158	416	418
305	159	420	422
308	160	424	426
311	161	427	429
314	162	431	433
317	163	435	437
320	164	439	441
323	165	442	445
326	166	446	448
329	167	450	452
332	168	454	456
335	169	457	460
338	170	461	463
341	171	465	467
344	172	469	471
347	173	472	475
351	174	476	478
354	175	480	482
357	176	484	486
360	177	487	490
363	178	491	493
366	179	495	497
369	180	499	501
372	181	503	505
375	182	506	509
378	183	510	512
381	184	514	516
384	185	518	520
387	186	521	524
390	187	525	527
393	188	529	531
396	189	533	535
399	190	536	539

▶ **Quadro 3.21** Tabela de Mendonça – sexo feminino.

Úmero	Fêmur		
Comprimento total (mm)	Estatura média (cm)	Comprimento fisiológico (mm)	Comprimento perpendicular (mm)
247	140	347	348
250	141	352	352
254	142	356	357
257	143	360	361
260	144	364	365
263	145	368	369
267	146	372	374
270	147	376	378
273	148	380	382
276	149	385	386
280	150	389	391
283	151	393	395
286	152	397	399
290	153	401	403
293	154	405	408
296	155	409	412
299	156	413	416
303	157	418	420
306	158	422	425
309	159	426	429
312	160	430	433
316	161	434	437
319	162	438	441
322	163	442	446
325	164	446	450
329	165	450	454
332	166	455	458
335	167	459	463
338	168	463	467
342	169	467	471
345	170	471	475
348	171	475	480
352	172	479	484
355	173	483	488
358	174	488	492
361	175	492	497
365	176	496	501
368	177	500	505
371	178	504	509
374	179	508	514
378	180	512	518

Fonte: *In* Mendonça MC, *Determinação da estatura pelo comprimento dos ossos longos*, Porto: Tese, Faculdade de Medicina da Universidade do Porto, 1999.

▶ **Quadro 3.22** Fórmulas de regressão de Trotter e Gleser.

Homens brancos			Homens negros		
1,30 (FEM + TIB)	+ 63,29	± 2,99	1,15 (FEM + TIB)	+ 71,04	± 3,53
2,38 FEM	+ 61,41	± 3,7	2,19 TIB	+ 86,02	± 3,78
2,68 FIB	+ 71,78	± 3,29	2,11 TIB	+ 70,35	± 3,94
2,52 TIB	+ 78,62	± 3,37	2,19 FIB	+ 85,65	± 4,08
3,08 UME	+ 70,45	± 4,05	3,42 RAD	+ 81,56	± 4,30
3,78 RAD	+ 79,01	± 4,32	3,26 ULN	+ 79,29	± 4,42
3,70 ULN	+ 74,05	± 4,32	3,26 UME	+ 62,10	± 4,43
Mulheres brancas			**Mulheres negras**		
1,39 (FEM + TIB)	+ 53,20	± 3,55	1,26 (FEM + TIB)	+ 59,72	± 3,28
2,93 FIB	+ 59,61	± 3,57	2,28 FEM	+ 59,76	± 3,41
2,90 TIB	+ 61,53	± 3,66	2,45 TIB	+ 72,65	± 3,70
2,47 FEM	+ 54,10	± 3,72	2,49 FIB	+ 70,90	± 3,80
4,74 RAD	+ 54,93	± 4,24	3,08 UME	+ 64,67	± 4,25
4,27 ULN	+ 57,76	± 4,30	3,67 RAD	+ 71,79	± 4,59
3,36 UME	+ 57,97	± 4,45	3,31 ULN	+ 75,38	± 4,83
Homens amarelos			**Homens mexicanos**		
1,22 (FEM + TIB)	+ 70,37	± 3,24	********************************* ****************		
2,40 FIB	+ 80,56	± 3,24	2,44 FEM	+ 58,67	± 2,99
2,39 TIB	+ 81,45	± 3,27	2,50 FIB	+ 75,44	± 3,52
2,15 FEM	+ 72,57	± 3,80	2,36 TIB	+ 80,62	± 3,73
2,68 UME	+ 83,19	± 4,25	3,55 RAD	+ 80,71	± 4,04
3,54 RAD	+ 82,00	± 4,60	3,56 ULN	+ 74,56	± 4,05
3,48 ULN	+ 77,45	± 4,66	2,92 UME	+ 73,94	± 4,24

FEM = fêmur; TIB = tíbia; FIB = fíbula; UME = úmero; RAD = rádio; ULN = ulna.

▶ **Quadro 3.23** Fórmulas de regressão de Mendonça.

Sexo feminino

EST = [64,26 + 0,3065 CTU] +/− 7,70

EST = [55,63 + 0,2428 CFF] +/− 5,92

EST = [57,86 + 0,2359 CPF] +/− 5,96

Sexo masculino

EST = [59,41 + 0,3269 CTU] +/− 8,44

EST = [47,18 + 0,2663 CFF] +/− 6,90

EST = [46,89 + 0,2657 CPF] +/− 6,96

EST = estatura que pretendamos estimar (cm); CTU = comprimento total do úmero (mm); CFF = comprimento fisiológico do fêmur (mm); CPF = comprimento perpendicular do fêmur (mm).

Como se vê, estamos até agora utilizando em nosso país tabelas osteométricas para a obtenção da estimativa da estatura a partir de padrões europeus e norte-americanos e sempre com base no comprimento dos ossos longos.

Recentemente, Berto Freire (*in Estatura: Dado Fundamental em Antropologia Forense*, Tese de Mestrado – UNICAMP, Odontologia, 2000) estudou a possibilidade da obtenção desta estimativa a partir do comprimento do *úmero, rádio, fêmur e tíbia*.

Verificou que:

"1. Existe correlação positiva entre as variáveis estudadas, isto é, com o aumento do comprimento dos ossos existe uma tendência de aumento na estatura, tanto para o sexo masculino quanto para o sexo feminino:

Sexo	Úmero	Rádio	Fêmur	Tíbia
Masculino	*r = 0,4732*	*r = 0,5358*	*r = 0,7524*	*r = 0,7011*
Feminino	*r = 0,5993*	*r = 0,6057*	*r = 0,6823*	*r = 0,5734*

2. Os modelos ajustados para a obtenção da estimativa da idade foram respectivamente:

- Sexo masculino:
  - Úmero: *Estatura* = 123,03 + 0,1606 *U* $r^2 = 0{,}2239$
  - Rádio: *Estatura* = 108,31 + 0,2417 *R* $r^2 = 0{,}3487$
  - Fêmur: *Estatura* = 77,67 + 0,2019 *F* $r^2 = 0{,}5662$
  - Tíbia: *Estatura* = 102,62 + 0,1807 *T* $r^2 = 0{,}4916$

- Sexo feminino:
  - Úmero: *Estatura* = 91,22 + 0,2495 *U* $r^2 = 0{,}3592$
  - Rádio: *Estatura* = 101,61 + 0,2549 *R* $r^2 = 0{,}3669$
  - Fêmur: *Estatura* = 62,89 + 0,2385 *F* $r^2 = 0{,}4656$
  - Tíbia: *Estatura* = 94,03 + 0,2001 *T* $r^2 = 0{,}3288$

Para a avaliação dos modelos ajustados, foi calculado o coeficiente de determinação (r^2) em relação a cada osso e para os sexos masculino e feminino:

Sexo	Úmero	Rádio	Fêmur	Tíbia
Masculino	$r^2 = 0,2239$	$r^2 = 0,2871$	$r^2 = 0,5662$	$r^2 = 0,4916$
Feminino	$r^2 = 0,3592$	$r^2 = 0,3669$	$r^2 = 0,4656$	$r^2 = 0,3288$

Foi constatado que os ossos fêmur e tíbia, respectivamente, são mais importantes nos cálculos para o estabelecimento da estatura, fato já citado nas pesquisas de Mendonça (1999). Trotter e Gleser (1971) também fizeram esta inferência a respeito destes ossos. Já os estudos de Krogman e Iscan (1986) referem a maior importância ao fêmur quando se estudam as raças branca e amarela, e a tíbia quando se estuda a raça negra. Conforme relatado, na presente pesquisa, os ossos que conferiram maior assertividade aos cálculos da *estatura* foram o fêmur e a tíbia, com uma pequena margem de prevalência para o fêmur. Quando na ausência dos ossos dos membros inferiores, pode-se apelar para os ossos do membro superior, porém com uma maior margem de erro.

Identificados os sexos, por meio de estudos também nos ossos longos, pode-se perceber que, na análise de ossos femininos, as medidas dos ossos dos membros superiores são bem mais significativas, ou seja, conferem mais assertividade à busca da estatura que a mesma busca quando se estão examinando ossos masculinos dos mesmos membros."

▶ **Recomendações.** Enfatiza ainda o autor: "Esta pesquisa foi realizada utilizando-se amostra de cadáveres frescos, o que permitiu, portanto, estabelecer-se a estatura previamente. O cálculo da estimativa da estatura no indivíduo vivo pode ser feito através de medidas no cadáver, sabendo-se que existe uma diferença de aproximadamente dois centímetros. Desde Manouvrier, em 1892, é reconhecida a diferença entre a estatura no indivíduo vivo e no cadáver. Levando-se em consideração os estudos de Trotter e Gleser, de 1952, a diferença seria de 2,5 centímetros, devendo-se tal diferença ao achatamento dos discos intervertebrais na posição bípede no vivo, o que, no cadáver, não acontece.

Quando o perito examinar ossadas humanas, deve levar em consideração que os ossos secos são menores que os ossos frescos em cerca de 3 milímetros, fato já estabelecido há cerca de cem anos. Ao examinar esqueletos, o perito deve acrescer de 4 a 6 centímetros na estatura, devido à espessura do couro cabeludo, aos discos intervertebrais, à espessura das cartilagens e das solas dos pés, fatos já citados por Arbenz, em 1988.

As medidas dos ossos foram realizadas na posição anatômica por se entender que, assim sendo feitas, as correlações entre estatura e ossos longos seriam estabelecidas com maior segurança.

Quanto às medidas realizadas no fêmur, levou-se em consideração o chamado comprimento fisiológico, oblíquo ou bicondiliano, pois as medidas foram realizadas no cadáver sem a retirada do osso do seu *locus* anatômico. A medida, que também pode ser realizada pelo comprimento perpendicular máximo, não foi realizada, pois implicaria a retirada do osso e não mudaria o referencial, fato já comprovado por Mendonça, em 1999."

■ Sinais individuais

Há certos sinais particulares que, mesmo não identificando uma pessoa, servem para excluí-la. Desta forma, todo e qualquer sinal apresentado por alguém é útil para ajudar na busca de sua identificação. As unhas roídas, por exemplo, serviram de primeiros indícios para que Hoffmann chegasse à identidade de uma das vítimas do incêndio do Ring Theatre de Viena.

O nevo, as manchas, as verrugas, enfim, todo e qualquer sinal individual influi intensamente nas medidas iniciais para uma identificação.

■ Malformações

São características relevantes em um processo de identificação quando se lhe faltam outros requisitos de maior valia.

O lábio leporino, o *genus valgus*, o *genus varus*, o pé torto, a consolidação viciosa de uma fratura, uma mama supranumerária, um desvio de coluna, a polidactilia, a sindactilia, entre outros, são usados como meios acessórios de uma identificação (Figuras 3.12 a 3.16).

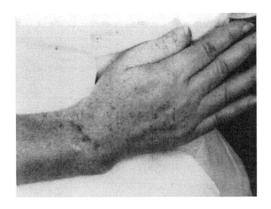

Figura 3.12 Consolidação óssea viciosa.

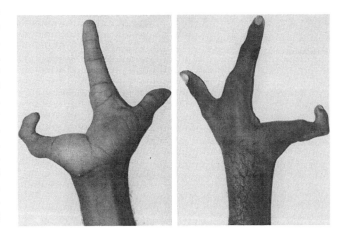

Figura 3.13 Malformação congênita (ectrodactilia).

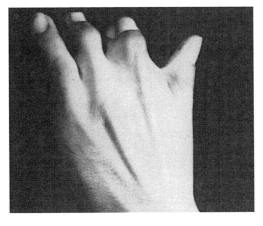

Figura 3.14 Malformação congênita (sindactilia).

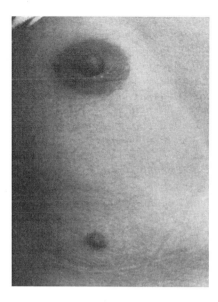

Figura 3.15 Mama supranumerária no abdome.

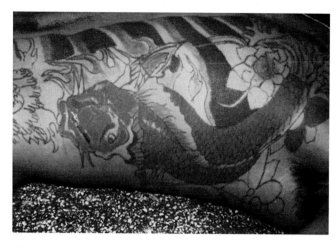

Figura 3.17 Tatuagem. Esta figura encontra-se reproduzida, em cores, no Encarte.

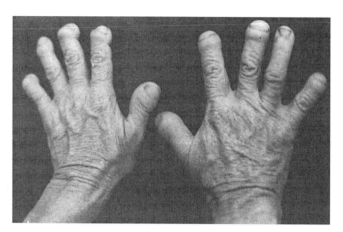

Figura 3.16 Malformação adquirida.

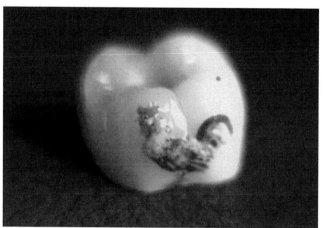

Figura 3.18 Tatuagem no dente. Esta figura encontra-se reproduzida, em cores, no Encarte.

Um dos casos mais célebres de identificação médico-legal, entre nós, é o de Castro Malta, acontecido no Rio de Janeiro, em 1885. O reconhecimento se deveu à existência de um calo de fratura no úmero direito e pela presença de um *genus valgus* duplo.

▪ Sinais profissionais

São estigmas deixados pela constância de um tipo de trabalho, por exemplo, a calosidade dos sapateiros e alfaiates, as alterações das unhas dos fotógrafos e tipógrafos e o calo dos lábios dos sopradores de vidro e dos trompetistas.

▪ Biotipo

Modernamente, a biotipologia não apresenta mais o interesse que se dava há alguns anos à antropometria. Hoje, só para a psiquiatria é que ela tem marcado relevo.

▪ Tatuagem

Afirma-se que essa expressão é derivada de *To-Tau* ou *To-Tatu* que, no polinésio, significa desenho.

As tatuagens são feitas através de perfurações com agulhas, escarificação ou incisão com o fito de infiltrar, na derme, substâncias corantes e deixar gravado um desenho desejado (Figuras 3.17 a 3.19).

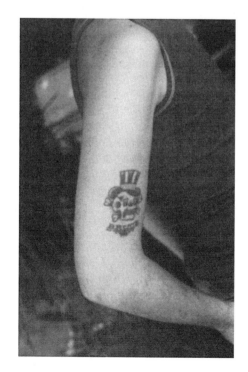

Figura 3.19 Tatuagem.

Tão ingente é o seu valor médico-legal que Lacassagne chamou-as "cicatrizes que falam".

Sua importância é ainda maior porque parte delas é encontrada naqueles que levam vida ociosa e marginalizada e nos criminosos reincidentes, embora, em nosso meio, a fina flor da sociedade já pratique a tatuagem por "charme" ou "modismo".

A motivação da escolha do desenho pode ser a mais variada. *Ipso facto*, elas se classificam em: amorosas, políticas, profissionais, históricas, afetivas, religiosas, patrióticas, belicosas, imorais, atípicas e acidentais.

▣ Cicatrizes

São caracteres valiosos para ajudar uma identificação individual. Devem ser estudadas quanto à forma, região, dimensões, colorido, resistência e mobilidade (Figura 3.20).

Têm interesse não apenas quanto à identificação, mas também no que se refere a fatos ocorridos anteriormente.

Essas cicatrizes podem ser *traumáticas*, por ação de agentes mecânicos, por queimaduras ou por ação de cáusticos; *patológicas*, como as da vacina ou da varíola; e, finalmente, *cirúrgicas*.

▣ Identificação pelos dentes

A identificação pela arcada dentária é algo relevante, principalmente em se tratando de carbonizados ou esqueletizados. Para tanto, é preciso dispor de uma ficha dentária anterior fornecida pelo dentista da vítima. Essa ficha é a peça mais importante para a identificação de desconhecidos ou vítimas de catástrofes de qualquer espécie. Seria muito interessante que ela fosse adotada em caráter obrigatório.

Destarte, a posição e as características de cada dente, seja ele temporário ou permanente, as cáries em sua precisa localização, a ausência recente ou antiga de uma ou várias peças, os restos radiculares, a colocação de uma prótese ou de um aparelho ortodôntico, os detalhes de cada restauração, a condição dos dentes no que diz respeito a cor, erosão, limpeza e malformações, tudo é importante no processo de uma identificação (Figura 3.21).

Esse processo é também conhecido como Sistema Odontológico de Amoedo, que tem como estratégia o levantamento completo do arco dentário e os assinalamentos de cada peça dentária, formando um conjunto individualizador.

Essa técnica, entre nós, foi há muito desenvolvida pelo Prof. Luiz Silva, de São Paulo, e contribui grandemente para a identificação daqueles casos em que os outros meios revelam-se ineficazes.

Entre as alterações dentárias significativas para registro em uma identificação, destacam-se as alterações adquiridas pelos agentes mecânicos, químicos, físicos e biológicos. Entre eles, figuram os desgastes dos dentes dos fumadores de cachimbo.

Importantes, também, no tocante à identificação, são as mutilações que compreendem extrações, fraturas, cortes, limagens e incrustações.

Há de se registrar a real contribuição para a identificação humana de que se revestem as alterações dentárias profissionais, quando elas são anotadas no primeiro registro, ou seja, na ficha do dentista. Essas alterações referem-se a determinados estigmas que se traduzem pela longa repetição de certos hábitos de trabalho, como, por exemplo, nos sopradores de vidro.

O mesmo se diga da importância das alterações motivadas pelos hábitos comuns, como o desgaste dos fumadores de cachimbo, dos rangedores de dentes e dos onicófagos, e o escurecimento dos dentes nos fumantes.

Outras alterações, como a abrasão dos dentes pelos aparelhos protéticos, as cimentoses, as fendas, as fraturas dentárias e as luxações, devem igualmente ser anotadas.

O sistema de anotações mais moderno é o adotado pela Federação Dentária Internacional. Os dentes permanentes são numerados de 11 a 18 no maxilar superior direito, de 21 a 28 no maxilar superior esquerdo, de 31 a 38 no maxilar inferior esquerdo e de 41 a 48 no maxilar inferior direito, conforme disposição adotada no esquema odontolegal do DML da Paraíba. Os dentes temporários também podem ser anotados, assim como as anomalias e as alterações encontradas (ver modelo nos esquemas do Capítulo 2).

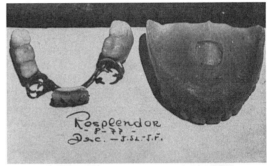

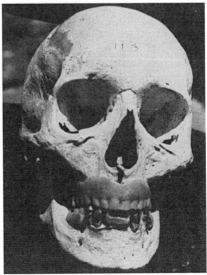

Figura 3.21 Disposição e formato das próteses. (Sousa Lima – IML/MG.)

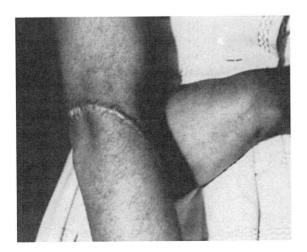

Figura 3.20 Cicatrizes.

No entanto, esse método de identificação apresenta alguns inconvenientes, tais como: dificuldade de classificação e arquivamento das fichas, mutabilidade das peças dentárias por processos naturais ou patológicos ou por desgastes, e dificuldade de manter uma rotina obrigatória de registro dos dentes ausentes ou presentes, juntamente com suas possíveis características anatômicas ou restauradoras pelos dentistas, além de não se apresentar como um método de execução muito prática. Em suma, a identificação pelos dentes, levando em conta os requisitos de um bom método, no que diz respeito a cada uma das peças dentárias não seria esse bom método. No entanto, no seu conjunto de caracteres, pode-se dizer que satisfaz, principalmente diante de certas circunstâncias. Pode-se dizer que a arcada dentária é a "caixa preta" do nosso corpo.

Outro elemento muito significativo nesse estudo é a valorização do conjunto dos dentes, caracterizado pelo que se chama de *arcos dentários* (superior e inferior). São elementos importantes na identificação de vítimas ou autores, nas lesões apresentadas por "dentadas".

Qualquer que seja a forma apresentada por um arco dentário, sua curva representativa é sempre de elipse. Só excepcionalmente esses arcos podem apresentar a forma parabólica ou de elipse alongada. As formas em *V* ou *U* são mais raras ainda.

As dimensões dos arcos variam, tanto na largura como no comprimento, e são motivadas por fatores *craniofaciais* (aumento da base do crânio, redução da face etc.), *maxilares* (volume das maxilas, distância intercondiliana etc.) e *dentários* (redução do volume dos molares, regressão do último dente etc.). Com o aparecimento dos molares, o comprimento do arco vai aumentando. Leva-se em conta ainda que esse comprimento varia em função do biotipo do indivíduo, sendo os arcos dentários estreitos nos longilíneos (*dolícove*), alargados nos brevilíneos (*euríove*) e intermediários nos normolíneos (*mésove*). A forma da face tem um valor muito grande na forma e nas dimensões dos arcos. Assim, os *leptoprosópios* (face estreita e longa) têm arcos alongados e estreitos e os *euriprosópios* (face larga e baixa) têm arcos curtos e largos.

A diferença entre o arco superior e o inferior é feita através do estudo da oclusão, que é o estado em que se encontram os dentes quando os maxilares superior e inferior estão fechados. O raio de curvatura do arco superior é maior do que o do inferior. Outros elementos considerados são os pontos incisivos (superior e inferior) e a relação de inclinação dos molares. Em geral, segundo Arbenz, o ponto incisivo superior está situado em plano inferior e anterior ao ponto incisivo inferior. O aparecimento do segundo molar e a substituição pelos permanentes determinam a inclinação final dos incisivos (*in Medicina Legal e Antropologia Forense*, Rio: Livraria Atheneu, 1988).

No entanto, o que tem interesse médico-legal não é o aspecto teórico ou geométrico dos arcos dentários, mas o registro deixado pelas impressões dentárias. Assim, não é difícil a identificação de um indivíduo por meio das impressões dentárias deixadas no corpo da vítima ou mesmo no do agressor. Nesse particular, além do estudo dos arcos dentários, devem-se levar em conta as marcas da mordida no que diz respeito ao número, posição, forma e dimensões das peças dentárias, além de suas presenças ou ausências, da regularidade na disposição dos dentes, da modificação do eixo dentário e dos problemas de oclusão.

Palatoscopia

Palatoscopia ou rugoscopia palatina é o processo pelo qual pode-se obter a identificação humana, inspecionando as pregas palatinas transversas encontradas na abóbada da boca. Consiste na reprodução que a impressão deixa nas saliências existentes no palato, que são facetas imutáveis.

A impressão palatina é feita na ficha palatoscópica com o uso de material plastiforme, que, aderindo extensamente a toda a mucosa palatina, emite vestígios registrados nas respectivas fichas.

O palato, ou face superior da abóbada bucal, é revestido por uma mucosa muito delicada, que produz rugosidades em face do relevo da superfície óssea dos maxilares superiores. Na linha média existe, a partir do espaço entre os incisivos centrais, um rafê saliente que percorre toda a abóbada bucal. Para um lado e outro desse rafê, existe uma série de cristas, simples ou ramificadas, de formas mais variadas, chamadas dobras palatinas. De acordo com a disposição dessas rugas, chamadas *inicial*, *complementar*, *subinicial* ou *subcomplementar*, recebem elas a designação de números e letras e, depois de impressas em material próprio, de acordo com cada fórmula, terão seu destino em fichas para arquivamento.

Luiz Silva, na obra *Ficha Rugoscópica Palatina*, Brasil Odonto, 1938; 14: 307-16) apresenta uma classificação que distingue estas rugas em *formas simples* (retas, curvas, angulosas, circulares, onduladas e puntiformes) e *formas complexas*.

Queiloscopia

Na identificação humana, em situações muito especiais, podem-se utilizar os sulcos da estrutura anatômica dos lábios, através de suas impressões quando os lábios estão com pintura ou batom comum (impressões visíveis) ou por meio de impressões deixadas pelos lábios cobertos apenas pela saliva (impressões latentes).

O método de identificação pelas *impressões labiais* foi idealizado pelo norte-americano Lemoyne Snyder e aperfeiçoado pelo brasileiro Martin Santos, cuja comunicação foi feita em 1966, durante o IV Congresso Internacional de Medicina Forense, em Copenhague. Sua classificação divide os sulcos em *simples* (os que têm um só elemento em sua forma) e *compostos* (os que se constituem de duas ou mais formas distintas). Dessa forma: *sulcos labiais simples* (linhas labiais retas, curvas, angulares e sinuosas) e *sulcos labiais compostos* (linhas bifurcadas, trifurcadas, anômalas).

Outra classificação sempre referida e usada é a de Suzuki e Tsuchihashi, que se baseia em seis elementos principais de acordo com a forma e o curso dos sulcos na impressão labial. Dividem-se em: *tipo I* (linhas verticais completas); *tipo IA* (linhas verticais incompletas, retas e sem cobrir todo o lábio); *tipo II* (linhas ramificadas ou bifurcadas, com sulcos que se bifurcam em seu trajeto); *tipo III* (linhas entrecruzadas que se cortam em forma de "x"); *tipo IV* (linhas reticuladas que se entrecruzam de forma reticular); *tipo V* (linhas em outras formas e que não estão nas disposições anteriores). Para as devidas anotações, a impressão labial é dividida em quadrantes formados por uma linha horizontal que passa na comissura labial e outra perpendicular que divide o lábio ao meio em esquerdo e direito. Assim, a impressão ficará constituída por quatro quadrantes (dois superiores e dois inferiores), e as anotações serão feitas utilizando-se o mesmo sistema usado na fórmula dentária.

Mesmo não sendo um sistema comum e prático a ser usado na identificação humana, pelas dificuldades de classificação e pelas modificações que essas impressões sofrem no passar do tempo com a idade das pessoas, ele pode tornar-se útil quando no confronto recente de impressões deixadas em objetos ou pertences, como copos, taças, vasos, ou em pontas de cigarro e guardanapos de papel com marcas de batom, ou ainda em almofadas ou similares usados em casos de sufocação. Seu emprego, portanto, é mais significativo na investigação criminal, pois como método de identificação padronizado necessitaria de um arquivo prévio e de uma metodologia de classificação para futuras comparações a partir de fichas labiais em um grande número de pessoas.

Mesmo que o desenho dessas impressões seja imutável, deve-se considerar que o envelhecimento das pessoas leva a sensíveis modificações dos lábios pela diminuição da massa muscular, principalmente a do lábio superior, levando a um apagamento progressivo das pregas labiais.

O estudo comparativo entre o método queiloscópico e o dactiloscópico mostra ser o primeiro mais complexo porque não conta com um sistema único e universal de classificação e porque não se define quanto a um número de impressões coincidentes para se determinar uma identidade.

Os *lisocromos* e os *reagentes fluorescentes* são os mais usados para a revelação das impressões labiais latentes em um número muito variado de superfícies, exceto para a pele, por exemplo, devido a sua identidade com os elementos orgânicos que produzem tais impressões e por não se conservarem por muito tempo.

Fato relevante ainda é que se pode, através das impressões queiloscópicas, colher material representado por células epiteliais encontradas nelas para exame em DNA, desde que tal coleta seja anterior ao uso dos meios e reativos de revelação. Outro fato é considerar que, com a ajuda da informática, podem surgir oportunidades para a criação de bancos de dados que ofereçam, de forma rápida e eficaz, dados de significativa importância ou ainda se identificar determinadas substâncias nessas impressões *(impressões químicas)*.

Em suma, a aplicação da queiloscopia como meio de identificação humana ainda é um estudo em fase de avaliação para se definir claramente um protocolo de procedimentos confiável, cuja prática metodológica seja eficiente em todas as suas fases. O obstáculo mais desafiador para sua inserção como método de qualidade no campo da identificação humana é, sem dúvida, elaborar uma classificação universal como parte de sua devida e necessária operabilidade, principalmente no que diz respeito à coleta de impressões labiais em bases de dados.

■ Identificação por superposição de imagens

Também conhecido por método de Piacentino ou craniofotocomparativo, consiste na identificação individual por demonstração fotográfica, utilizando-se a superposição de negativos de fotos do indivíduo tiradas em vida sobre as do esqueleto do crânio. Não é um método de grande segurança. É usado quando falharem os mais significativos.

Fundamenta-se em encontrar perfeita correspondência dos vários pontos ósseos e das partes moles da face, principalmente na fronte, no nariz, no mento e nas órbitas, cotejados em fotografias de frente e três quartos perfil. Os pontos mais importantes para a presumível identificação devem ser: arcadas orbitárias espinha nasal, meato acústico externo, ângulo nasofrontal, dentes incisivos, prognatismo, forma do nariz e bordas alveolares (Figuras 3.22 e 3.23).

■ Identificação pelo pavilhão auricular

O pavilhão auricular apresenta características individuais que persistem pela vida inteira e, por isso, na ausência de outros elementos mais significativos, pode constituir um conjunto valioso na identificação humana. Este órgão é formado de um elenco de características como elevações, depressões, sulcos,

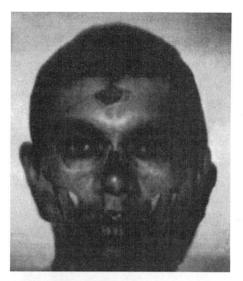

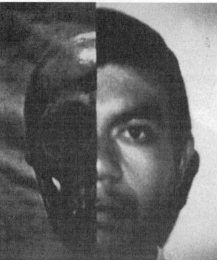

Figura 3.22 Identificação por superposição de imagens (coincidências). (Laboratório de Antropologia Forense, IML/DF.)

fossetas, pregas e contornos, de dimensões variadas, formando partes anatômicas definidas como hélix, antélice, concha acústica, trágus, antetrágus, lóbulo, meato acústico externo e fossa triangular (ver Figura 2.10).

Esse processo é um avanço do método otométrico de Frigério, o qual não teve uma aplicação prática mais razoável.

Os elementos mais importantes para se alcançar uma identidade são o contorno posterior e o superior, a forma da concha, a separação em relação ao plano lateral da cabeça e as suas dimensões, alterações e deformações.

A técnica para a identificação deve basear-se na ampliação de fotografias, em uma mesma escala, do pavilhão auricular anteriormente registrado do indivíduo e o do agora estudado, ou pela montagem de transparências raiadas em milímetros e em uma mesma escala, onde serão anotadas e analisadas as partes principais das coincidências. A identidade tem de ser perfeita em todos os seus detalhes.

Dessa forma, pode-se deduzir que esse método, na ausência de outro mais específico, mesmo que não apresente a exemplo das impressões digitais uma suficiente quantidade de detalhes pode, através de seu formato, tamanho, curvaturas e inflexões, oportunizar a formação de padrões diferenciados bem apreciáveis.

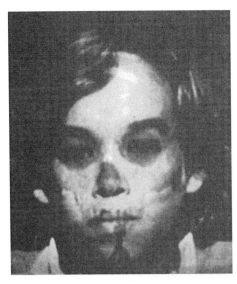

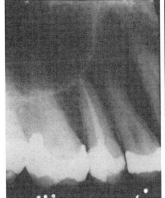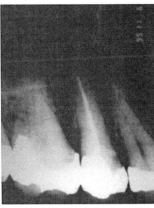

Figura 3.24 Radiografia em vida e radiografia após a morte com as respectivas coincidências: restaurações, obturação endodôntica, formato das raízes e contorno do assoalho do seio maxilar. (Laboratório de Antropologia Forense, IML/DF.)

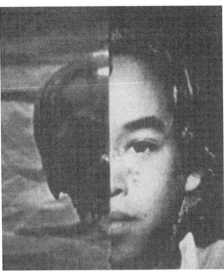

Figura 3.23 Identificação por superposição de imagens (não coincidências). (Laboratório de Antropologia Forense, IML/DF.)

Ter em conta ainda que as impressões da orelha esquerda são diferentes da orelha direita e que esse método tem como inconveniente a dificuldade da formação de um banco de dados pela inexistência de uma classificação.

Identificação por radiografias

Outro meio de identificação a ser utilizado, quando não se conta com opções mais confiáveis, é a comparação de radiografias antigas com as obtidas do indivíduo questionado. As mais frequentemente usadas são as radiografias do crânio, da face, dos ossos longos e dos dentes. O tempo decorrido entre uma e outra não tem muita importância.

Entre essas comparações, as que se prestam melhor a uma identificação são as radiografias da face em que possam ser analisados os seios frontais e maxilares, quando são observados seus contornos de figuras geométricas variadas, as quais venham a se superpor precisamente em uma identidade. No crânio é muito importante o estudo das marcas vasculares correspondentes à ramificação da artéria meníngea média. Outros elementos importantes nesse estudo radiográfico são as presenças de próteses, as malformações, as placas metálicas e as consolidações viciosas. Por fim, a identificação pode ser possível por radiografias

dentárias, desde que se tenham os padrões anteriormente registrados e eles sejam bem evidentes na confrontação das características identificadoras (Figura 3.24).

Superposição craniofacial por vídeo

Este método tem uso relativamente recente entre nós e se baseia na superposição de fotografias ampliadas e radiografias do crânio, cuja expectativa é identificar uma pessoa pela coincidência dos elementos antropológicos daquele segmento.

Sua técnica, em síntese, é simples. Basta o uso adequado do computador e seu ajuste no vídeo, para se ter ou não uma probabilidade de identificação, inclusive permitindo uma exibição rotativa das regiões analisadas, em uma angulação de 360°.

Seus resultados têm sido animadores para alguns autores. Todavia, recomendamos a utilização desse método com certa reserva, principalmente quando não se conta com outros elementos mais conclusivos para uma identificação médico-legal (Figura 3.25).

Cadastro de registro de artroplastias

O registro obrigatório da prática de artroplastia (cirurgia que consiste na substituição de uma articulação seriamente lesada por um espaçador articulado), em nível nacional, seria de grande valia e um importante subsídio nas questões da identificação humana, principalmente pela segurança, rapidez e simplicidade que este processo oferece em algumas situações como, por exemplo, grandes catástrofes. Durão, CH; Miguel, M; Dupico, Carlos; Pinto Rui; Cabral Trigo; e Vieira, DN (*in* Importância do Registro Português de Artroplastia e identificação por material de osteossíntese, *Revista da Sociedade Portuguesa de Ortopedia e Traumatologia*, Vol. 18, Ano 2010, p. 7) relatam essa premissa.

Além do registro identificador destas peças, deve-se levar em conta ainda que alguns dos componentes das próteses, feitas de titânio ou ligas de aço, apresentam grande resistência a temperaturas bem altas (por vezes até acima de 1.000°C) e a traumas.

O valor deste registro, devidamente identificado com nome do paciente, características do material, nome ou logotipo do fabricante e numeração em série, permite a conclusão de que cada prótese terá um único portador.

Sendo assim, um cadastro nacional de registro, a partir de uma base de dados de cirurgias artroplásticas, por ser um dos procedimentos ortopédicos cada vez mais utilizados na ortopedia, com certeza, poderá trazer inúmeros benefícios para a área da antropologia forense.

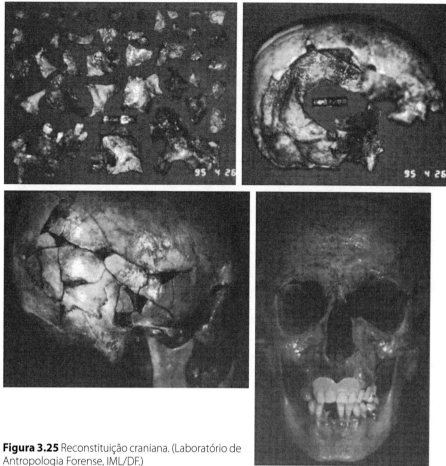

Figura 3.25 Reconstituição craniana. (Laboratório de Antropologia Forense, IML/DF.)

No entanto, o total êxito desse sistema só seria possível caso fosse elaborada uma lei que tornasse compulsória, em todo território nacional, a obrigatoriedade de a empresa fabricante de próteses acrescentar em um cadastro nacional o número em série de tais peças e as demais informações pessoais acrescidas nos serviços médicos especializados que as utilizaram. Estes serviços médicos, por sua vez, complementariam as devidas informações e as remeteriam mensalmente ao Ministério da Saúde. Dessa maneira, a consulta às bases de dados de tal registro no arquivo central do Ministério da Saúde possibilitaria a identificação em casos de catástrofes ou de corpos de indivíduos não identificados.

Identificação pelo registro da voz

Kersta, a partir de 1962, começou a desenvolver um método eletroacústico capaz de identificar a voz humana utilizando um sonógrafo; esse processo baseia-se nas particularidades da voz de cada indivíduo.

Esse método tinha como base o registro das vibrações da voz emitidas por meio de um microfone em um tambor de anotações. O estudo seria feito pela gravação do sonograma da voz com a do indivíduo questionado.

Mesmo que alguns recusem este tipo de prova, o fato é que a cada dia mais esses métodos se aperfeiçoam, a ponto de se falar inclusive em uma "fonética forense".

O fundamento da prova está na comparação do registro da frequência da voz, pois nela se encontram, entre outros, o número de vibrações por segundo e a excursão máxima e mínima da onda, desde a posição de repouso, a partir da comparação de palavras idênticas. Quando ambos os osciologramas coincidem, diz-se que há identificação do indivíduo estudado.

Tudo se baseia no fato de que cada pessoa tem vibrações de cordas vocais próprias e idênticas, mesmo quando tenta dissimular sua voz ou simular a voz alheia.

Todavia, deve-se ter em conta que existem diferenças fonéticas nas pessoas destituídas dos dentes incisivos superiores quando a produção articulatória é feita com ou sem a prótese dentária, principalmente nos espectrogramas dos sons |s| e |z|, produzidos pelas lufadas de ar quando sem o uso da prótese.

Impressão digital genética do DNA

A Medicina Legal também beneficiou-se com o avanço indiscutível que se verifica em torno do estudo do *genoma humano* e, por isso, tem-se observado uma acentuada evolução no campo da *identidade*, tanto nas questões da identificação civil como nas da identificação criminal. Amplia-se assim essa importante área da *Hemogenética Médico-legal*.

Além das perícias de investigação do vínculo genético da paternidade, abriu-se um novo campo na Criminalística, em que a análise de vestígios humanos pode trazer grande contribuição ao interesse pericial, pelo uso dos marcadores genéticos e da aplicação do polimorfismo do DNA.

Neste sentido, manchas de sangue, de sêmen, pelos, saliva e partes cadavéricas podem ser objetos de identificação de indivíduos, para quem as técnicas mais tradicionais mostravam-se precárias e inconclusivas.

Em nosso país, poucas vezes se têm utilizado aquelas técnicas no interesse criminal, certamente por motivos financeiros. O mesmo não se verifica no trato das perícias privadas de investigação da paternidade e maternidade, em que os especialistas estão mais concentrados e mais empenhados.

Sob o ponto de vista operacional, a dificuldade de tal metodologia nas questões criminais não está apenas na ampliação dos exames, mas na padronização e no eventual encontro de dados que venha a facilitar uma imediata confrontação. Já não se levam em conta as dificuldades das minúsculas amostras, das amostras degradadas e do tempo de que se necessita para a obtenção dos resultados.

Mesmo que a prática indique cada vez mais uma elevada taxa de segurança na comprovação dos resultados em que se empregou a técnica em DNA, essas provas deverão ser analisadas e avaliadas no conjunto de outros elementos probantes, quando se tiver de tomar uma decisão mais séria. A observação tem demonstrado que, cada dia que passa, os tribunais acreditam mais no resultado do polimorfismo do DNA em questões forenses, mas sem terem ainda uma ideia muito precisa de sua metodologia e de seus fundamentos.

Qualquer que seja o ponto de vista de um ou outro analista, a prova em DNA não está ainda cientificamente consolidada e reconhecida como de inquestionável valor probatório, restando apenas à sua justa aplicação a credibilidade do laboratório e os seus imperativos éticos.

Assim, por exemplo, toda e qualquer amostra para prova deve ser utilizada de acordo com as determinações da nossa legislação processual. Se a prova é obtida por meios ilícitos ou ilegais, isso pode comprometer o princípio da privacidade constitucional. É claro que para se realizar o exame de certos vestígios para fins de direito criminal, nem sempre é possível obter-se uma permissão, nem isso iria constituir invasão da liberdade e da intimidade da pessoa.

Outro fato discutível é a conservação da amostra ou dos dados de pessoas indiciadas para se criarem os bancos de informação. Alguns defendem que as amostras obtidas nos locais do crime ou retiradas de indivíduos suspeitos possam ter um determinado tempo de guarda estabelecido em lei. Embora não se tenha registro entre nós de uma determinação judicial que exija a destruição das amostras, isso pode ensejar medidas naquela direção. Tal omissão poderá levar sem dúvida à criação clandestina de bancos de dados de DNA, inicialmente para indivíduos punidos em certos crimes violentos e, depois, com certeza, para toda a população. Tal conduta, é claro, redundará na invasão da privacidade das pessoas. Mesmo havendo o cuidado no uso da informação genética, seria difícil manter-se a confidencialidade das redes informáticas e o uso indevido das informações.

Também não se pode esquecer que a credibilidade dos laboratórios e dos serviços encarregados das provas em DNA deve ser analisada com muito cuidado. Esse controle de qualidade tem de ser rigorosamente exigido, para que não se venha credenciar todo e qualquer serviço na confecção de uma prova tão delicada. Levando-se em conta a precariedade dos serviços médico-legais em nosso país, podemos até admitir o nível de dificuldades na execução dessas provas.

Por fim, não se deve esquecer que na prova em DNA, pelo fato de ela não ser assimilada facilmente pelos que lidam com o processo, as suas conclusões podem ser confundidas quando da valorização dos resultados, principalmente pelo fato da evolução muito rápida de sua metodologia. O polimorfismo do DNA é sem dúvida a prova mais avançada de que se dispõe no momento em termos de identificação, mas isso não quer dizer que a coincidência de um padrão de uma "tira", encontrada em uma mancha de sangue, por exemplo, seja de modo inquestionável uma identificação confirmada. Paralelamente a isto, é imperioso saber se os analistas desse método estão usando com critério o devido valor probante de cada resultado. Daí se exigir que eles, no mais breve tempo possível, adquiram o conhecimento de que se necessita para a realização dessas provas. E mais: nunca iniciar um processo de identificação com uma metodologia mais sofisticada, principalmente quando se leva em conta a carência dos setores especializados. Só em última instância ela deve ser utilizada. A experiência tem demonstrado que, com a ajuda das técnicas tradicionais, têm-se obtido bons e espetaculares resultados.

Ver mais sobre impressão digital genética do DNA no Capítulo 14.

Banco de dados com DNA

Desde Alphonse Bertillon, com a criação da antropometria como método de catalogar criminosos, pensa-se em uma forma capaz de identificar cada delinquente por meio de uma marca registrada. Agora, discute-se entre nós a criação de um banco de dados com o DNA de pessoas investigadas ou condenadas por crimes violentos ou hediondos.

Os EUA, por exemplo, armazenam mais de 9 milhões de perfis genéticos e o Reino Unido, mais de 6 milhões de exemplares. Foi a partir desses exemplos que órgãos periciais ligados ao sistema policial passaram a defender a implantação de uma rede integrada de bancos de dados de perfis genéticos, como meio para reprimir ou diminuir a criminalidade em nosso país.

Já circulam em nossas casas legislativas federais alguns destes projetos que permitem o armazenamento de material genético de suspeitos, indiciados ou autores de crimes mais graves em banco de dados a fim de disponibilizá-lo às autoridades que conduzem o Inquérito Policial. Há quem proponha que não apenas autores de crimes hediondos devam ser submetidos a esse tipo de coleta, pois isto "poderia soar discriminatório e muito restritivo". Sugerem, ainda, que essa coleta seja mais ampla e o estudo em conjunto com parlamentares seria interessante, pois possibilitaria a implementação deste banco de dados em perspectiva mais ampla, porque acreditam que "tudo que contribua para elucidação de crimes, que contribua para a redução da impunidade no país, é bem-vindo". Acreditamos que se conseguirem estender a coleta de perfil genético a toda população, todos os cidadãos brasileiros, desde seu nascimento, serão tratados como criminosos em potencial.

Para muitos este projeto é inconstitucional, pois atua por meio da coerção para se obterem amostras orgânicas, uma vez que ninguém é obrigado a criar provas contra si mesmo fornecendo, em uma investigação criminal, material orgânico que possa fazer prova em seu desfavor. Na realidade, a Convenção de Direitos Humanos conhecida como Pacto de San José da Costa Rica, em 1969, pontificou em seu artigo 8º que ninguém é obrigado a "depor contra si mesmo nem confessar-se culpado". A Constituição Federal segue esta mesma linha.

Em tese, o que se discute não é o uso adequado do perfil genético de um indivíduo em uma investigação criminal, mas o seu sigilo em banco de dados que permanecerá até terminar o prazo de prescrição do crime atribuído ao identificado. Assim, por exemplo, se alguém foi acusado de crime de homicídio, seu material genético ficará armazenado por, no mínimo, 20 anos.

Como se deve proceder quando o indivíduo alvo deste método de armazenamento não aceitar ou resistir à coleta do material orgânico? Constrangê-lo pela força bruta? Em uma das casas legislativas, há um dos textos já aprovados em que se admite que os investigados por crimes violentos ou hediondos sejam "obrigatoriamente" identificados por meio da coleta de material genético através de "técnica adequada e indolor".

Dizer-se também que o indivíduo não está obrigado a fornecer provas contra si mesmo mas, a exemplo da prova de paternidade, considerar a recusa como uma confissão de culpa não é de todo correto, pois para admitir-se tal paternidade o julgador deve se convencer com outras provas dentro do processo. Não será nenhum favor se o magistrado proceder da mesma maneira.

Muitos até chegam a propor um banco de dados de DNA para todos os cidadãos brasileiros e estrangeiros naturalizados ou com visto de permanência em nosso país, mesmo que para tanto se alterassem algumas garantias constitucionais. Isso para seus defensores "traria soluções não só para crimes, mas para outros tipos de problema". E, ainda, defendem a criação desses bancos de dados com o argumento da possibilidade da identificação de vítimas de acidentes coletivos e catastróficos. Não esquecer, no entanto, que quanto mais bancos de dados de perfis genéticos forem criados, maiores serão os riscos de violação do sigilo e do uso indevido das informações.

Todavia, com o advento da Lei nº 12.654, de 28 de maio de 2012, que altera as Leis nº 12.037, de 1º de outubro de 2009, e 7.210, de 11 de julho de 1984 – Lei de Execução Penal, está autorizada a coleta de perfil genético como forma de identificação criminal. Dispõe que os dados relacionados com a coleta do perfil genético deverão ser armazenados em bancos de dados de perfis genéticos, gerenciado por unidade oficial de perícia criminal, e que as informações contidas neles não poderão revelar traços somáticos ou comportamentais das pessoas, exceto determinação genética de gênero, consoante as normas constitucionais e internacionais sobre direitos humanos, genoma humano e dados genéticos. Os dados constantes dos bancos de dados de perfis genéticos terão caráter sigiloso, respondendo civil, penal e administrativamente aquele que permitir ou promover sua utilização para fins diversos dos previstos naquela Lei ou em decisão judicial. As informações obtidas a partir da coincidência de perfis genéticos deverão ser consignadas em laudo pericial firmado por perito oficial devidamente habilitado. A exclusão dos perfis genéticos dos bancos de dados ocorrerá no término do prazo estabelecido em lei para a prescrição do delito.

Essa mesma norma ainda modifica a Lei de Execução Penal (Lei nº 7.210, de 11 de julho de 1984), que passou a vigorar acrescida do art. 9º-A com a seguinte redação: "Os condenados por crime praticado, dolosamente, com violência de natureza grave contra pessoa, ou por qualquer dos crimes previstos no art. 1º da Lei nº 8.072, de 25 de julho de 1990, serão submetidos, obrigatoriamente, à identificação do perfil genético, mediante extração de DNA – ácido desoxirribonucleico, por técnica adequada e indolor."

LEI Nº 12.037, DE 1º DE OUTUBRO DE 2009

Dispõe sobre a identificação criminal do civilmente identificado, regulamentando o art. 5º, inciso LVIII, da Constituição Federal.

O VICE-PRESIDENTE DA REPÚBLICA, *no exercício do cargo de* **PRESIDENTE DA REPÚBLICA**

Faço saber que o Congresso Nacional decreta e eu sanciono a seguinte Lei:

Art. 1º O civilmente identificado não será submetido à identificação criminal, salvo nos casos previstos nesta Lei.

Art. 2º A identificação civil é atestada por qualquer dos seguintes documentos:

I – carteira de identidade;
II – carteira de trabalho;
III – carteira profissional;
IV – passaporte;

V – carteira de identificação funcional;
VI – outro documento público que permita a identificação do indiciado.

Parágrafo único. Para as finalidades desta Lei, equiparam-se aos documentos de identificação civis os documentos de identificação militares.

Art. 3º Embora apresentado documento de identificação, poderá ocorrer identificação criminal quando:

I – o documento apresentar rasura ou tiver indício de falsificação;

II – o documento apresentado for insuficiente para identificar cabalmente o indiciado;

III – o indiciado portar documentos de identidade distintos, com informações conflitantes entre si;

IV – a identificação criminal for essencial às investigações policiais, segundo despacho da autoridade judiciária competente, que decidirá de ofício ou mediante representação da autoridade policial, do Ministério Público ou da defesa;

V – constar de registros policiais o uso de outros nomes ou diferentes qualificações;

VI – o estado de conservação ou a distância temporal ou da localidade da expedição do documento apresentado impossibilite a completa identificação dos caracteres essenciais.

Parágrafo único. As cópias dos documentos apresentados deverão ser juntadas aos autos do inquérito, ou outra forma de investigação, ainda que consideradas insuficientes para identificar o indiciado.

Art. 4º Quando houver necessidade de identificação criminal, a autoridade encarregada tomará as providências necessárias para evitar o constrangimento do identificado.

Art. 5º A identificação criminal incluirá o processo datiloscópico e o fotográfico, que serão juntados aos autos da comunicação da prisão em flagrante, ou do inquérito policial ou outra forma de investigação.

Parágrafo único. Na hipótese do inciso IV do art. 3º, a identificação criminal poderá incluir a coleta de material biológico para a obtenção do perfil genético (incluído pela Lei nº 12.654, de 2012).

Art. 5º-A. Os dados relacionados com a coleta do perfil genético deverão ser armazenados em banco de dados de perfis genéticos, gerenciado por unidade oficial de perícia criminal. (Incluído pela Lei nº 12.654, de 2012.)

§ 1º As informações genéticas contidas nos bancos de dados de perfis genéticos não poderão revelar traços somáticos ou comportamentais das pessoas, exceto determinação genética de gênero, consoante as normas constitucionais e internacionais sobre direitos humanos, genoma humano e dados genéticos. (Incluído pela Lei nº 12.654, de 2012.)

§ 2º Os dados constantes dos bancos de dados de perfis genéticos terão caráter sigiloso, respondendo civil, penal e administrativamente aquele que permitir ou promover sua utilização para fins diversos dos previstos nesta Lei ou em decisão judicial. (Incluído pela Lei nº 12.654, de 2012.)

§ 3º As informações obtidas a partir da coincidência de perfis genéticos deverão ser consignadas em laudo pericial firmado por perito oficial devidamente habilitado. (Incluído pela Lei nº 12.654, de 2012.)

Art. 6º É vedado mencionar a identificação criminal do indiciado em atestados de antecedentes ou em informações não destinadas ao juízo criminal, antes do trânsito em julgado da sentença condenatória.

Art. 7º No caso de não oferecimento da denúncia, ou sua rejeição, ou absolvição, é facultado ao indiciado ou ao réu, após o arquivamento definitivo do inquérito, ou trânsito em julgado da sentença, requerer a retirada da identificação fotográfica do inquérito ou processo, desde que apresente provas de sua identificação civil.

Art. 7º-A. A exclusão dos perfis genéticos dos bancos de dados ocorrerá no término do prazo estabelecido em lei para a prescrição do delito. (Incluído pela Lei nº 12.654, de 2012.)

Art. 7º-B. A identificação do perfil genético será armazenada em banco de dados sigilosos, conforme regulamento a ser expedido pelo Poder Executivo. (Incluído pela Lei nº 12.654, de 2012.)

Art. 8º Esta Lei entra em vigor na data de sua publicação.

Art. 9º Revoga-se a Lei nº 10.054, de 7 de dezembro de 2000.

Brasília, 1º de outubro de 2009; 188º da Independência e 121º da República.

JOSÉ ALENCAR GOMES DA SILVA

LEI Nº 7.210, DE 11 DE JULHO DE 1984

Institui a Lei de Execução Penal

(...).

Art. 9º A. Comissão, no exame para a obtenção de dados reveladores da personalidade, observando a ética profissional e tendo sempre presentes peças ou informações do processo, poderá:

I – entrevistar pessoas;

II – requisitar, de repartições ou estabelecimentos privados, dados e informações a respeito do condenado;

III – realizar outras diligências e exames necessários.

Art. 9º-A. Os condenados por crime praticado, dolosamente, com violência de natureza grave contra pessoa, ou por qualquer dos crimes previstos no art. 1º da Lei nº 8.072, de 25 de julho de 1990, serão submetidos, obrigatoriamente, à identificação do perfil genético, mediante extração de DNA – ácido desoxirribonucleico, por técnica adequada e indolor. (Incluído pela Lei nº 12.654, de 2012.)

§ 1º A identificação do perfil genético será armazenada em banco de dados sigiloso, conforme regulamento a ser expedido pelo Poder Executivo. (Incluído pela Lei nº 12.654, de 2012.)

§ 2º A autoridade policial, federal ou estadual, poderá requerer ao juiz competente, no caso de inquérito instaurado, o acesso ao banco de dados de identificação de perfil genético. (Incluído pela Lei nº 12.654, de 2012.)

(...)

BASES DE DADOS

Os critérios de inclusão segundo o tipo de crime são:

- EUA: crimes sexuais (homicídios, roubos, outros – variável com os Estados)
- Grã-Bretanha: qualquer tipo de crime
- Holanda: crime com pena máxima maior de 4 anos (após autorização judicial) e com menos de 4 anos apenas com consentimento, sem inclusão se confessar
- Suécia: crime com pena acima de 2 anos
- Noruega: crimes contra a vida e saúde, crimes sexuais, roubo, chantagem
- Suíça: com pena acima de 1 ano
- Canadá: infrações primárias (crimes sexuais, homicídio e outros crimes graves), infrações secundárias com indicação judicial.

Fonte: ENFSI–EU, 2009.

▼ Normas protetoras em Portugal

As Normas protetoras em Portugal (Lei nº 5/2008, de 12 de fevereiro) são as seguintes:

- Obrigatoriedade de utilização exclusiva para identificação
- Autorização legal/judicial para a comunicação dos dados
- Duplo registro codificado para perfis de DNA e dados pessoais,
- Manipulados por utilizadores distintos em locais separados
- Fiscalização dos procedimentos
- Responsabilidade no caso de utilização indevida
- Acessos restritos, codificados e identificativos dos utilizadores
- Laboratórios oficiais que cumpram os requisitos internacionais
- Proibição da transferência de material biológico para outros países
- Comprovação laboratorial
- Princípio do contraditório
- Proibição do acesso de terceiros à Base de Dados
- Modo de coleta não invasiva que respeite a dignidade humana
- Direito de qualquer pessoa a exigir a correção dos seus dados
- Destruição imediata de amostras identificadas
- Liberdade na valorização da prova pelos tribunais

▼ Regulamento de funcionamento da base de dados de perfis de DNA em Portugal

Deliberação nº 3191/2008, D.R., 2ª série, 3 de dezembro de 2008.

Instituto Nacional de Medicina Legal

(...)

Artigo 2º – O perfil de DNA constitui uma prova a ser ponderada em articulação com as outras provas existentes no processo (...).

Artigo 6º – 2 – A confirmação da autenticidade da identificação é realizada mediante apresentação de documento de identificação, do qual é feita cópia a integrar no processo, mediante recolha da impressão digital, e fotografia para a qual tenha sido previamente solicitado o consentimento (...).

Artigo 8º – A recolha de amostras em pessoas é feita em duplicado, através da coleta de células da mucosa bucal ou de outro método não invasivo que respeite a dignidade humana e a integridade física e moral individual (...).

Artigo 10º – 1 – As análises são realizadas em duplicado, sempre que possível, por profissionais diferentes, utilizando *kits* de amplificação diversos que incluam os marcadores estabelecidos, seguindo as regras, metodologias e técnicas internacionalmente estabelecidas para análise forense. (...).

Artigo 12º – Os perfis de DNA e os dados pessoais do titular apenas podem ser inseridos na Base de Dados desde que se verifique a manutenção da cadeia de custódia da amostra (...).

▼ Bases de dados de perfis de DNA em Portugal

Lei nº 5/2008, de 12 de fevereiro (Artigos 15 e 18).

▪ Critérios de inclusão

Arquivos:

a) voluntários: consentimento livre informado POR escrito

b) amostras-problema para identificação civil: AUTORIZAÇÃO DO JUIZ
c) amostras-referência para identificação civil
   1) vestígios-referência: AUTORIZAÇÃO DO JUIZ
   2) amostras de parentes de desaparecidos: consentimento livre informado POR escrito
d) amostras-problema para investigação criminal: AUTORIZAÇÃO DO JUIZ
e) condenados: crime doloso com pena concreta de prisão igual ou superior a 3 anos
   AUTORIZAÇÃO DO JUIZ CRIMINAL
f) profissionais: consentimento livre informado POR escrito.

Critérios de remoção dos dados de DNA

- Suíça: 30 anos ou em caso de morte: (ou 20 anos em alguns casos)
- França: após 40 anos ou idade superior a 80 anos
- Suécia: 10 anos após sentença cumprida
- Dinamarca: idade acima 80 anos ou 2 anos após a morte
- Bélgica: 10 anos após a morte
- Canadá: apenas suspeitos absolvidos
- Croácia: apenas suspeitos absolvidos
- Grã-Bretanha: sem remoção.

Fonte: ENFSI–EU, 2009.

PROTOCOLO PARA EXAME ANTROPOLÓGICO FORENSE

(Universidade de São Paulo, Faculdade de Medicina de Ribeirão Preto, Departamento de Patologia, Centro de Medicina Legal – CEMEL — Laboratório de Antropologia Forense)

Data do exame: _____

A. Geral

A.1. Descrição geral dos restos e estado de preservação

A.2. Resumo e conclusões

Responsável pelo Relatório

Assinatura: _____

Nome: _____

Qualificação: _____

Data: _____

B. Características de identificação e achados patológicos do esqueleto

B.1a. Inventário do esqueleto
Inventory of skeleton

Elemento	*Element*	Número/*Number*	Comentário/*Comment*
Crânio	***Cranium***		
Frontal	*Frontal*		
Occipital	*Occipital*		
Esfenoide	*Sphenoid*		
Maxilar	*Maxilla*		
Palatino	*Palatine*		
Vômer	*Vomer*		
Parietal esquerdo	*Parietal left*		
Temporal esquerdo	*Temporal left*		
Concha nasal inferior esquerda	*Inferior nasal concha left*		
Etmoide esquerdo	*Ethmoid left*		
Lacrimal esquerdo	*Lacrimal left*		
Nasal esquerdo	*Nasal left*		
Zigomático esquerdo	*Zygomatic left*		
Parietal direito	*Parietal left*		
Temporal direito	*Temporal right*		
Concha nasal inferior direita	*Inferior nasal concha right*		
Etmoide direito	*Ethmoid right*		

Elemento	Element	Número/Number	Comentário/Comment
Lacrimal direito	Lacrimal right		
Nasal direito	Nasal right		
Zigomático direito	Zygomatic right		
Hioide	Hyoid		
Cartilagem da tireoide	Thyroid cartilage		
Mandíbula	Mandible		

Elemento	Element	Número/Number	Comentário/Comment
Axial	***Axial***		
Manúbrio	Manubrium		
Mesosterno	Mesosternum		
C1 Atlas	C1 Atlas		
C2 Áxis	C2 Axis		
C3-7	C3-7		
T1-12	T1-12		
L1-5	L1-5		
Sacro	Sacrum		
Cóccix	Coccyx		
Costelas e pelve	***Ribs and pelvis***		
Costela 1 esquerda	Rib 1 left		
Costela 2 a 12 esquerdas	Ribs 2-12 left		
Costela 1 direita	Ribs 1 right		
Costelas 2 a 12 direitas	Ribs 2-12 right		
Pelve esquerda	Pelvis left		
Pelve direita	Pelvis right		

Elemento	Element	Número/Number	Comentário/Comment
Apêndice superior esquerdo	***Left superior appendicular***		
Clavícula esquerda	Clavicle left		
Escápula esquerda	Scapula left		
Úmero esquerdo	Humerus left		
Rádio esquerdo	Radius left		
Ulna esquerda	Ulna left		
Escafoide esquerdo	Scaphoid left		
Semilunar esquerdo	Lunate left		
Piramidal esquerdo	Triquetral left		
Pisiforme esquerdo	Pisiform left		
Trapézio esquerdo	Trapezium left		
Trapezoide esquerdo	Trapezoid left		
Capitato esquerdo	Capitate left		
Hamato esquerdo	Hamate left		
Metacarpo 1 esquerdo	Metacarpal 1 left		
Metacarpo 2 esquerdo	Metacarpal 2 left		
Metacarpo 3 esquerdo	Metacarpal 3 left		
Metacarpo 4 esquerdo	Metacarpal 4 left		
Metacarpo 5 esquerdo	Metacarpal 5 left		

Elemento	Element	Número/Number	Comentário/Comment
Falange proximal 1 esquerda	Proximal phalanx 1 left		
Falange proximal 2 a 5 esquerdas	Proximal phalanx 2-5 left		
Falange intermediária 2 a 5 esquerdas	Intermediate phalanx 2-5 left		
Falange distal 1 esquerda	Distal phalanx 1 left		
Falange distal 2 a 5 esquerdas	Distal phalanx 2-5 left		

Elemento	Element	Número/Number	Comentário/Comment
Apêndice inferior esquerdo	*Left inferior appendicular*		
Fêmur esquerdo	Femur left		
Patela esquerda	Patella left		
Tíbia esquerda	Tibia left		
Fíbula esquerda	Fibula left		
Tálus esquerdo	Talus left		
Calcâneo esquerdo	Calcaneous left		
Cuboide esquerdo	Cuboid left		
Navicular esquerdo	Navicular left		
Cuneiforme medial esquerdo	Medial cuneiform left		
Cuneiforme intermediário esquerdo	Intermediate cuneiform left		
Cuneiforme lateral esquerdo	Lateral cuneiform left		
Metatarso 1 esquerdo	Metatarsal 1 left		
Metatarso 2 esquerdo	Metatarsal 2 left		
Metatarso 3 esquerdo	Metatarsal 3 left		
Metatarso 4 esquerdo	Metatarsal 4 left		
Metatarso 5 esquerdo	Metatarsal 5 left		
Falange proximal 1 esquerda	Poximal phalanx 1 left		
Falange proximal 2 a 5 esquerdas	Proximal phalanx 2-5 left		
Falange intermediária 2 a 5 esqueurdas	Intermediate phalanx 2-5 left		
Falange distal 1 esquerda	Distal phalanx 1 left		
Falange distal 2 a 5 esquerdas	Distal phalanx 2-5 left		

B.1b. Fotografias dos restos do esqueleto

Inserir foto dos restos em posição anatômica.

B.1c. Fotografias dos achados patológicos no esqueleto

Inserir fotos de detalhes patológicos.

B.2a. Determinação do sexo pela pelve

Sexing of pelvis

Característica	Feature	Sexo/Sex	Comentário/Comment
Tamanho do ângulo subpúbico	Size of subpubic angle		
Presença de arco ventral	Presence of ventral arc		
Presença da crista medial isquiopúbica	Presence of medial ischio-pubic ridge		
Tamanho do sulco isquiático maior	Size of greater sciatic notch		
Espessura da asa do sacro	Width of sacral alae		
Curvatura do sacro	Curvature of sacrum		
Tamanho da superfície auricular sacral	Extent of sacral auricular surface		
Projeção da superfície auricular	Projection of auricular surface		
Presença do sulco pré-auricular	Presence of preauricular sulcus		

B.3a. Determinação do sexo pelo crânio
Sexing of skull

Característica	*Feature*	Sexo/*Sex*	Comentário/*Comment*
Forma da glabela/pontes supraorbitais	*Shape of glabella/supraorbital ridges*		
Presença da protuberância occipital	*Presence of occipital protuberance*		
Tamanho do processo mastoide	*Size of mastoid processes*		
Presença da crista supramastoide	*Presence of supramastoid crest*		
Altura/robustez do zigomático	*Height/robusticity of zygomatic*		
Tamanho e forma do mento	*Size and shape of mentum*		
Abertura do ângulo mandibular	*Flaring of mandibular angle*		

B.4a. Ancestralidade
Ancestry

B.5a. Idade em adultos
Age in adults

Característica	*Feature*	Estado de fusão / *State of fusion*	Comentário / *Comment*
Epífise medial da clavícula	*Medial clavicle epiphysis*		

Característica	*Feature*	Citada em / *Citaded in*	Fase E / *Phase L*	Faixa E / *Range L*	Fase D / *Phase R*	Faixa D / *Range R*	Comentário / *Comment*
Sínfise púbica	*Pubic symphysis*	Suchey/Brooks					
Auricular do ilíaco	*Auricular ilium*	Lovejoy/White					
Final (esternal) da 4ª costela	*4th sternal rib end*	Isçan/Loth					

Característica	*Feature*	Estado / *State*	Comentário / *Comment*
Suturas cranianas	*Cranial sutures*		
Mudanças artríticas nas vertebras	*Arthritic changes in vertebrae*		

B.5b. Idade em jovens
Age in juveniles

Epífise/*Epiphysis*	Estado de fusão/*State of fusion*	Faixa tipicamente fundida/*Range typically fused*	Citado em/*Cited in*

Elemento/*Element*	Comprimento diafisário/*Diaphyseal length*	Faixa de idade/*Age range*	Citado em/*Cited in*

B.6. Estatura
Stature

B.6a. Estimativa de estatura para o provável sexo e ancestralidade
Stature estimation for probable sex and ancestry

Elemento do esqueleto:	*Skeletal element:*	Fêmur/*Femur* (Se ausente usar/*If absent use*)
Lado:	*Side:*	Direito/*Right* (Se ausente usar/*If absent use*)
Comprimento:	*Length:*	
Fórmula:	*Formula:*	Trotter & Gleser
Citado em:	*Cited in:*	Bass/Burns
Faixa:	*Range:*	

B.6b. Resumo da estimativa de estatura
Stature estimation summary

Copiar da planilha eletrônica
Copy from spreadsheet

B.7. Destreza manual
Handedness

B.7a. Estimativa da destreza manual
Handedness estimation

Elemento	*Element*	Característica pessoal	*Trait*	Mão-/Handedness
Clavícula	*Clavicle*	Comprimento máximo (menor no lado dominante)	*Max length (shorter on dominant side)*	
Clavícula	*Clavicle*	Área de ligação do ligamento costoclavicular	*Area of costoclavicular ligament attachment*	
Úmero	*Humerus*	Máxima distância biepicondilar	*Max biepicondylar breadth*	
Úmero	*Humerus*	Largura do sulco intertubercular	*Breadth of intertubercular groove*	
Úmero	*Humerus*	Diâmetro do forame nutriente	*Diameter of nutrient foramen*	
Úmero + rádio	*Humerus + radius*	Comprimentos máximos somados	*Summed maximum lengths*	
Rádio	*Radius*	Distância do tubérculo dorsal ao processo estiloide	*Breadth from dorsal tubercle to styloid process*	
Rádio	*Radius*	Área de ligação do bíceps	*Area of biceps attachment*	

C. Identificação de características e achados patológicos na dentição
Se não estiver presente, declare "NADA".

C.1. Inventário da dentição

Dente	UNS	Número	Comentário
Superior esquerdo			
3º molar	1 21		
2º molar	2 22		
1º molar	3 23		
2º pré-molar	4 24		
1º pré-molar	5 25		
Canino	6 26		
Incisivo lateral	7 27		
Incisivo central	8 28		
Superior direito			
Incisivo central	9 11		
Incisivo lateral	10 12		
Canino *Canine*	11 13		
1º pré-molar *1st premolar*	12 14		
2º pré-molar *2nd premolar*	13 15		
1º molar *1st molar*	14 16		
2º molar *2nd molar*	15 17		
3º molar *3rd molar*	16 18		
Inferior direito			
3º molar	17 41		
2º molar	18 42		
1º molar	19 43		
2º pré-molar	20 44		
1º pré-molar	21 45		
Canino	22 46		
Incisivo lateral	23 47		
Incisivo central	24 48		
Inferior esquerdo			
Incisivo central	25 31		
Incisivo lateral	26 32		
Canino	27 33		
1º pré-molar	28 34		
2º pré-molar	29 35		
1º molar	30 36		
2º molar	31 37		
3º molar	32 38		

C.2. Descrição da idade estimada pela dentição

C.3a. Fotografia dentária (superior)
Inserir fotos da dentição superior.

C.3b. Fotografia dentária (inferior)
Inserir fotos da dentição inferior.

D. Descrição das vestes e outros itens
Se não estiver presente, declare "NADA".

D.1. Descrição das vestes

D.2. Descrição de outros itens

D.3. Fotografia das vestes e outros itens
Fotos de vestes e outros pertences.

E. Identificação de características e achados patológicos do corpo
Se não estiver presente, declare "NADA".

E.1. Sexo

E.2. Estatura

E.3. Compleição

E.4. Cabelo

E.5. Barba

E.6. Bigode

E.7. Tatuagens

E.8. Cicatrizes

E.9. Outras características identificadas

E.10. Achados patológicos: cabeça e pescoço

E.11. Achados patológicos: tronco

E.12. Achados patológicos: braços

E.13. Achados patológicos: pernas

E.14. Achados patológicos: tecidos internos

E.15. Diagrama anterior do corpo (Apêndice B)

E.16. Diagrama posterior do corpo (Apêndice C)

E.17. Causa da morte
Outros profissionais envolvidos no Exame de Antropologia Forense: _____

▼

6. Identificação judiciária: Processos antigos, Assinalamento sucinto, Fotografia simples, Retrato falado, Sistema antropométrico de Bertillon, Sistema geométrico de Matheios, Sistema dermográfico de Bentham, Sistema craniográfico de Anfosso, Sistema otométrico de Frigério, Sistema oftométrico de Capdeville, Sistema oftalmoscópico de Levinsohn, Sistema radiológico de Levinsohn, Sistema flebográfico de Tamassia, Sistema flebográfico de Ameuille, Sistema palmar de Stockes e Wild, Sistema onfalográfico de Bert e Viamay, Sistema poroscópico de Locard, Fotografia sinalética, Sistema dactiloscópico de Vucetich e Registro inicial de identificação (recém-nascidos).

IDENTIFICAÇÃO JUDICIÁRIA

A identificação judiciária ou policial independe de conhecimentos médicos, e sua fundamentação reside, sobretudo, no uso de dados antropométricos e antropológicos para a identidade civil e caracterização dos criminosos, quer primários, quer reincidentes. Esse processo é efetuado por peritos em identificação.

Acima de tudo, repetimos, o bom método de identificação é o que apresenta as seguintes particularidades:

a) *Unicidade*. Um conjunto de caracteres que torne o indivíduo diferente de todos os outros.

b) *Imutabilidade*. Os elementos registrados devem permanecer sempre sem sofrer a ação de qualquer fator endógeno ou exógeno.

c) *Perenidade*. Uma capacidade que alguns elementos têm de resistir ao tempo.

d) *Praticabilidade*. Deve dispor de elementos de fácil obtenção e que não lhe dificultem a maneira de registrar.

e) *Classificabilidade*. O processo deve ser executado de tal modo a ponto de permitir não só uma classificação adequada, como também facilidade para encontrar as respectivas fichas.

▼ Processos antigos

O *ferrete* foi talvez o primeiro processo de identificação usado pelo homem. Consistia ele em marcar as pessoas com ferro em brasa. Esta marca era feita em algumas partes do corpo, como na fronte, nas espáduas ou nas coxas. Tinha ela o objetivo de punir e identificar.

Para cada infração cometida, lançava-se mão de uma letra correspondente.

Outro processo antigo para identificar delinquentes foi a mutilação. Baseava-se ela, principalmente, na amputação de certas partes do corpo, qual a ablação das orelhas, das narinas, das mãos, dos dedos, da língua, e até mesmo na castração.

▼ Assinalamento sucinto

Esse método foi de uso corrente entre nós. Ainda hoje, é utilizado em documentos, daí a anotação da estatura, da raça, da compleição física, idade, cor dos olhos e dos cabelos e algumas alterações mais apelativas da atenção. Tem aceitação, ainda pela imprensa, quando se procura individualizar alguém desaparecido.

▼ Fotografia simples

É um processo ainda em voga nas cédulas de identificação. Até pouco tempo, foi por demais empregado como meio de reconhecimento. Apresenta, no entanto, vários inconvenientes, entre os quais: dificuldade de classificação, alterações dos traços fisionômicos com o decorrer dos anos e o problema dos sósias.

Apesar dos pesares, seria leviandade relegar a contribuição que ela tem dado ao trabalho policial nas questões do reconhecimento de pessoas procuradas.

▼ Retrato falado

Neste sistema, aproveitam-se minúcias, reveladas por pessoas de boa memória, que produzem detalhes mais importantes de uma fisionomia, emprestando-se maior destaque ao rosto.

As testemunhas relatam uma série de pormenores até formar uma fisionomia que, em certas ocasiões, coincide quase precisamente com o real. Estes pormenores são de ordem *cromática* (cor da íris, do cabelo e da pele); *morfológica* (altura, inclinação e proeminência da fronte; forma, dimensões e particularidades do nariz; forma, separação e particularidades das orelhas); *complementar* (configuração do crânio; forma dos lábios e do queixo; configuração do cabelo e do penteado; destaque dos lábios, da barba, das sobrancelhas e bigodes).

Embora não inserido como um meio de prova, este método pode ser útil no sentido de apontar no conjunto dos elementos investigados indivíduos suspeitos. O retrato dessas pessoas procuradas pode ser feito por meio artístico, do *ident-kit* e do *photo-kit*.

O método artístico é feito por desenhistas que tentam reproduzir os aspectos físicos do procurado.

O segundo é realizado por meio de películas transparentes que recebem partes do rosto, como o formato do nariz, dos olhos, da boca etc. O terceiro, melhor que o anterior, é feito por recortes de fotografias que se encaixam como peças de um quebra-cabeças. Esses processos são baseados na memória humana

e, por isso, aconselha-se que sejam procedidos logo após a testemunha ter visto a pessoa procurada. As mulheres em geral são mais precisas em face de sua memória detalhista.

Hoje o computador pode auxiliar neste processo por intermédio de programas especiais, sendo mais conhecido o *comphoto kit plus 4.0* da Sirchie. É um programa que se adapta às diversas características raciais em seu banco de dados, inclusive com opções para o sexo e a cor da pele. Em seu *menu*, no título "imagem", encontram-se as partes constitutivas da face humana: testa, olhos, nariz, boca, queixo, bigode, barba, óculos e detalhes do cabelo.

▼ Sistema antropométrico de Bertillon

Para uns, este processo foi criado por Alphonso Bertillon, funcionário da Polícia de Paris. Para outros, ele apenas o desenvolveu. Universalmente, é reconhecido como o primeiro método científico de identificação. Embasava-se ele em *dados antropométricos*, em *descrição* e *sinais individuais*.

Os dados antropométricos fundamentam-se na fixidez do esqueleto humano, após os 20 anos, inspirando-se, não obstante, nas 11 medidas preconizadas pelo autor:

a) diâmetro anteroposterior da cabeça;
b) diâmetro transversal da cabeça;
c) comprimento da orelha direita;
d) diâmetro bizigomático;
e) comprimento do pé esquerdo;
f) comprimento do dedo médio esquerdo;
g) comprimento do dedo mínimo;
h) comprimento do antebraço;
i) estatura;
j) envergadura (comprimento dos braços abertos);
l) altura do busto.

Eram essas as medidas para classificação e arquivamento.

No assinalamento descritivo, as fichas eram anotadas com *caracteres morfológicos*, como altura e largura da fronte, dimensões e forma da boca, dimensões e forma do nariz etc.; com *caracteres cromáticos*, como a cor dos cabelos, da pele e dos olhos; e com *caracteres complementares*, denunciando as particularidades de cada pessoa.

E, finalmente, os sinais individuais exarando as marcas, cicatrizes, manchas, tatuagens, amputações, anquiloses, deformidades que eram descritas minuciosamente.

Todas as anotações dos dados antropométricos eram em milímetros, e o arquivamento de cada ficha era feito nesta ordem:

a) sexo;
b) ficha de menores;
c) ficha de maiores;
d) diâmetro anteroposterior da cabeça;
e) diâmetro transversal da cabeça;
f) comprimento do dedo médio esquerdo;
g) comprimento do pé esquerdo;
h) comprimento do antebraço;
i) estatura;
j) comprimento do dedo mínimo;
l) cor dos olhos.

Mesmo estando em desuso em todos os países do mundo, o sistema de Bertillon ou bertillonagem apresenta grande valor histórico pelo motivo de ter sido a base dos atuais processos científicos da identificação civil ou criminal. As críticas que se lhe fazem prendem-se aos empecilhos práticos de execução, de arquivamento e de classificabilidade; ao fato de não ser classificador, mas excludente, às dificuldades de tomadas das medidas exatas, à indisponibilidade de pessoal técnico competente e ao seu aproveitamento de pessoas apenas em uma determinada faixa etária.

▼ Sistema geométrico de Matheios

Alicerça-se nas medidas de regiões fixas da face depois de uma certa idade. Todo o trabalho é levado a cabo sobre fotografias tiradas anterior e posteriormente, isto é, no confronto entre fotografias ampliadas, no mesmo tamanho de pessoas suspeitas.

Essa técnica assenta-se particularmente em traçar-se uma linha vertical passando pelo dorso do nariz, duas linhas paralelas à primeira passando pelas pupilas e várias linhas horizontais capazes de dividir a face em muitas frações, passando pela base da implantação dos cabelos, pelo meio da testa, pelas asas do nariz, pelos lábios superior e inferior, pelo meio do mento, duas linhas passando por cima e por baixo tangentes às sobrancelhas e uma cortando as pupilas.

Subsequentemente, cotejam-se as fotografias sobrepondo-as e comparando as diversas partes divididas.

A inconveniência desse método é a classificação. Os resultados práticos obtidos são desanimadores.

▼ Sistema dermográfico de Bentham

O autor, neste processo, difundia a ideia de identificar todas as pessoas, logo ao nascer, forjando-lhes marcas de tatuagens, método esse que dispensa maiores comentários, embora alguns países o tenham como forma de identificar criminosos ou como forma perversa antes utilizada nos campos de concentração nazistas.

▼ Sistema craniográfico de Anfosso

Esta técnica preceituava o levantamento dos perfis cranianos e as medidas dos ângulos formados pelos dedos indicador e médio da mão direita por meio de um aparelho, chamado pelo autor "taquiantropômetro", que tornava mais viáveis aquelas medidas.

As ressalvas a essa operação (hoje em completo abandono) ligam-se ao seu restrito aproveitamento de indivíduos avançados em idade, aos obstáculos de recrutamento de pessoal hábil, à grande margem de erros e ao óbice da exatidão das medidas.

▼ Sistema otométrico de Frigério

Baseia-se na imutabilidade e na pluralidade das formas dos pavilhões auriculares. Tem por meta medir a orelha com um aparelho que o inventor denominou de "otômetro", empregando a distância entre o pavilhão auricular e a imediata parede craniana (ângulo auriculotemporal), o diâmetro máximo e o diâmetro mínimo da orelha.

▼ Sistema oftométrico de Capdeville

Esteia-se na detecção da cor e na da medida dos olhos, por meio de um instrumento idealizado por Javard e Schilitz, e modificado por João Maurício Capdeville, cuja técnica é a seguinte:

a) medida da curvatura das córneas;
b) medida da distância interpupilar;
c) medida interorbital máxima;
d) anotação de certas particularidades dos olhos.

▼ Sistema oftalmoscópico de Levinsohn

Consiste na identificação por meio da fotografia do fundo do olho e de suas variabilidades produzidas pelo nervo óptico.

▼ Sistema radiológico de Levinsohn

Este processo tem seu substrato na radiografia do metacarpo e do metatarso com as consequentes medidas das imagens ósseas.

▼ Sistema flebográfico de Tamassia

Estriba-se na imutabilidade individual e nas múltiplas ramificações venosas do dorso da mão por meio de fotografias.

▼ Sistema flebográfico de Ameuille

Em vez de firmar-se nos desenhos fotográficos constituídos pelas veias do dorso das mãos, valeu-se do levantamento fotográfico dos ramos venosos da fronte.

▼ Sistema palmar de Stockes e Wild

Tem como princípio o registro dos delineamentos dos sulcos palmares.

▼ Sistema onfalográfico de Bert e Viamay

Adotava a variabilidade formal da cicatriz umbilical, provando a multiplicidade de variações existentes e adaptando esse aspecto à identificação humana.

▼ Sistema poroscópico de Locard

Esse autor ministrou nesta operação de identidade a individualização e a imutabilidade dos poros com que se abrem, na pele, as glândulas sudoríparas.

▼ Fotografia sinalética

Preconizada por Bertillon, essa técnica resumia-se em fotografar de frente e de perfil o indivíduo, na redução fixa de 1/7. As fotografias obtidas dessa forma eram superpostas e comparadas em seus menores detalhes, como estatura da fronte, aspecto da fenda palpebral, diâmetros da boca e do nariz, altura do pavilhão auricular, entre outros.

▼ Sistema dactiloscópico de Vucetich

Este notável processo de identificação foi lançado em 1891 e instituído oficialmente no Brasil em 1903, convertendo-se no método exclusivo e mais eficiente da ciência da identidade, disputando a primazia de excelência com a impressão digital genética do DNA.

Juan Vucetich definiu Dactiloscopia como "a ciência que se propõe a identificar as pessoas, fisicamente consideradas, por meio das impressões ou reproduções físicas dos desenhos formados pelas cristas papilares das extremidades digitais".

Chama-se de *desenho digital* ao conjunto de cristas e sulcos existentes nas polpas dos dedos, apresentando muitas variedades; e de *impressão digital* ao reverso do desenho, exibindo-se como um ajuntamento de linhas brancas e pretas sobre determinado suporte.

Um dos elementos mais importantes do desenho digital é o *delta* – pequeno ângulo ou triângulo formado pelo encontro dos três sistemas de linhas (Figura 3.26).

O delta é a característica fundamental na classificação de uma impressão digital. Esta, todavia, põe à vista dois ou três sistemas lineares: *nuclear*, *basilar* e *marginal* e na união deles o *delta*.

O sistema nuclear é representado por linhas colocadas entre as basilares e as marginais (Figura 3.27). O sistema marginal é constituído pelas linhas superiores que se sobrepõem ao núcleo. E o sistema basilar é composto pelas linhas que ficam na base da impressão digital, isto é, abaixo do núcleo.

A presença de um, dois ou nenhum delta em uma impressão digital estabelece os quatro tipos fundamentais do Sistema Dactiloscópico de Vucetich:

a) *Verticilo*. Presença de dois deltas e um núcleo central (Figura 3.28).

b) *Presilha externa*. Presença de um delta à esquerda do observador e de um núcleo voltado em sentido contrário ao delta (Figura 3.29).

c) *Presilha interna*. Presença de um delta à direita do observador e de um núcleo voltado à esquerda (Figura 3.30).

d) *Arco*. Ausência de deltas e apenas os sistemas de linhas basilares e marginais. Não tem núcleo (Figura 3.31).

Esses tipos essenciais são simbolicamente representados por letras maiúsculas para os polegares e por algarismos para o restante dos dedos. Assim:

Verticilo: V – 4
Presilha externa: E – 3
Presilha interna: I – 2
Arco: A – 1

Redundando na palavra VEIA, como um meio de memorização.

Anotam-se com × os desenhos com defeito, por cicatrizes ou por qualquer alteração, e por 0 (zero) as amputações.

Denomina-se *fórmula dactiloscópica* a sucessão de letras e algarismos que configuram os tipos fundamentais de uma pessoa a partir do polegar direito até o mínimo esquerdo, sentida por meio de uma fração que tem como numerador a mão direita e denominador a mão esquerda (Figura 3.32).

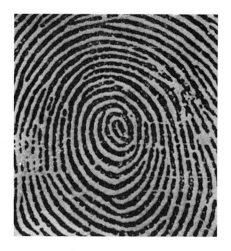

Figura 3.27 Núcleo.

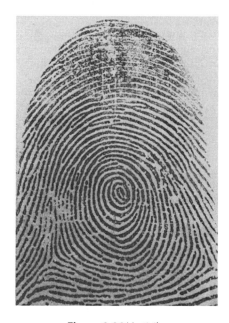

Figura 3.28 Verticilo.

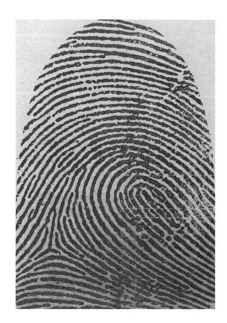

Figura 3.29 Presilha externa.

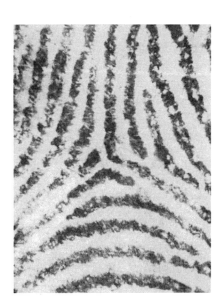

Figura 3.26 Delta.

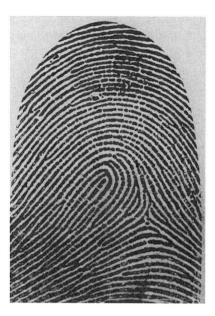

Figura 3.30 Presilha interna.

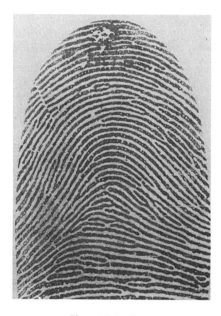

Figura 3.31 Arco.

Se a fórmula dactiloscópica é representada por:

$$\frac{V-3334}{I-2221}, \text{teremos:}$$

V – Verticilo – polegar direito;
3. Presilha externa – indicador direito;
3. Presilha externa – médio direito;
3. Presilha externa – anular direito;
4. Verticilo – mínimo direito.

I – Presilha interna – polegar esquerdo;
2. Presilha interna – indicador esquerdo;
2. Presilha interna – médio esquerdo;
2. Presilha interna – anular esquerdo;
1. Arco – mínimo esquerdo.

O escopo da fórmula dactiloscópica é facilitar o arquivamento.

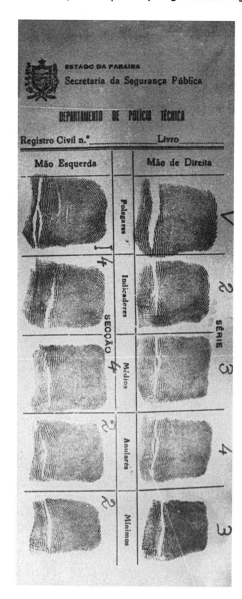

Figura 3.32 Fórmula dactiloscópica.

A impressão do polegar da mão direita denomina-se *fundamental* e é a base da classificação do sistema.

O arquivamento original criado pelo autor era feito em dois armários. Ao primeiro eram destinadas as fichas cuja fundamental era A-I-E; e, ao segundo, as fichas cuja fundamental era V, as impressões defeituosas e as de dedos amputados.

Como já foi dito, a fórmula dactiloscópica tem o objeto precípuo de tornar mais fácil o arquivamento das fichas. Mas a identidade das impressões digitais é realizada pelo estudo dos *pontos característicos* (Figura 3.33).

Esses pontos são acidentes encontrados nas cristas papilares.

Se se evidenciam 12 pontos característicos idênticos, em uma e noutra impressão digital, em mesma localização e sem nenhuma discrepância, a identidade é estabelecida.

Os pontos característicos mais comuns são: o ponto, a cortada, a bifurcação, a forquilha e o encerro (Figura 3.34).

No assinalamento desses pontos, em primeiro lugar procede-se à ampliação fotográfica da impressão testemunha e da impressão suspeita. Depois, divide-se o desenho em quatro quadrantes, começando-se a marcar os acidentes que se devem iniciar do quadrante superior direito em sentido dos ponteiros do relógio.

As linhas que dividem em quadrantes são traçadas da seguinte maneira: a vertical, da característica mais alta à mais baixa; a horizontal, das mais laterais.

Posteriormente, procede-se à enumeração dos pontos característicos encontrados em uma impressão e depois na outra, verificando-se, em seguida, a identidade ou a não identidade entre ambas.

No estudo de uma impressão digital, notam-se, em cada linha papilar, diversos pontos claros, representados pelos poros. Em um fragmento de impressão, dá-se um grande valor à *poroscopia*, levando-se em conta, em uma determinada linha, o número, a forma, a posição e a dimensão dos poros sudoríparos (Figura 3.35).

Por fim, examinando-se certas impressões digitais, podem-se notar, além dos desenhos das linhas negras papilares e dos espaços correspondentes aos sulcos interpapilares, algumas linhas brancas, de forma, direção e tamanho os mais variados, as quais, em seu conjunto, são conhecidas sob a denominação de "albodactilograma" (Figura 3.36).

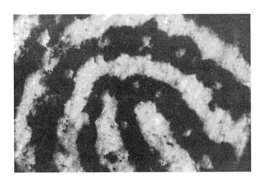

Figura 3.35 Poroscopia.

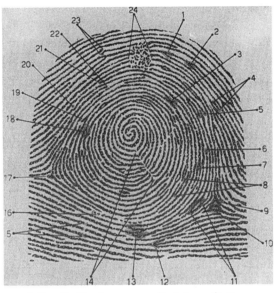

1 - Forquilha (Vuçet);
2 - Confluência (Álv. Plac.) forq. (Vuçet);
3 - Dupla bifurcação (R. Dambolena);
4 - Ilhota (Vuçet);
5 - Encarne (Éboli);
6 - Linha interrompida (Vuçet);
7 - Bifurcação (Vuçet);
8 - Cortada (Vuçet);
9 e 17 - Deltas;
10 - Encerro (Vuçet);
11 - Emboque (Éboli);
12 - Tridente (Vuc.);
13 - Eme (Éboli);
14 - Cicatriz de corte;
15 - Laguna (Almandos);
16 - Pontos;
18 - Empalme (Vuc.);
19 - Arpão (Vuc.);
20 - Ponto (Vuc.);
21 - Começo de linha;
22 - Fim de linha;
23 - Desvio (Éboli);
24 - C/púst.

Figura 3.33 Pontos característicos.

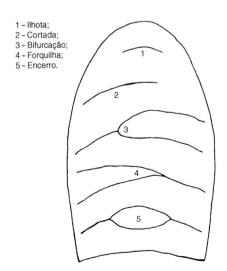

1 – Ilhota;
2 – Cortada;
3 – Bifurcação;
4 – Forquilha;
5 – Encerro.

Figura 3.34 Pontos característicos.

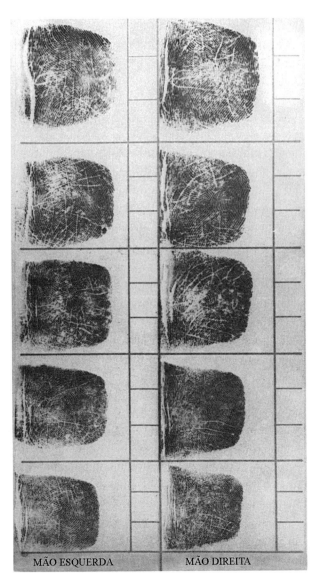

MÃO ESQUERDA   MÃO DIREITA

Figura 3.36 Albodactilograma.

Para uma melhor visualização dessas linhas, é necessário que, na tomada da impressão digital, sejam usados uma camada de tinta bem fina, papel apropriado e dê-se uma pressão muito delicada.

Em sua maioria, são representadas por cicatrizes ou ferimentos. No entanto, algumas delas são resultantes da impressão de cristas muito rasas e de caráter congênito. Neste último caso, os sulcos têm bordas bem regulares e não existe retração do tecido circunvizinho.

Essas linhas brancas apresentam um valor muito significativo na identificação, não dificultam a classificação pelo sistema decadactilar, mas podem comprometer a subclassificação, pois, algumas vezes, prejudicam os elementos apreciáveis em uma visualização monodactilar.

Têm influência a idade, o sexo, a raça e a atividade profissional. São mais comuns na mão direita e nos polegares e indicadores. Na maioria das vezes, persistem definitivamente e, em outras circunstâncias, aparecem apenas quando a pele se pregueia.

Finalmente, pode-se dizer que o método de identificação pelo sistema dactiloscópico de Vucetich é um processo de grande valia e de extraordinário efeito, porque ele apresenta os requisitos essenciais de um bom método: unicidade, praticabilidade, imutabilidade e classificabilidade. Só não apresenta o requisito da perenidade.

▼ Registro inicial de identificação (recém-nascidos)

Com o advento da Lei nº 8.069, de 13 de julho de 1990, dispondo sobre o Estatuto da Criança e do Adolescente, ficam os hospitais e os estabelecimentos de atenção à saúde da gestante, públicos ou privados, na obrigação de manter pelo prazo mínimo de 18 anos os meios capazes de identificar o recém-nascido, mediante o registro de sua impressão digital ou plantar e a impressão digital da mãe, sem prejuízo de outros procedimentos recomendados pela autoridade administrativa competente (artigo 10). Muitos admitem até que tais providências sejam tomadas também em relação ao natimorto (Tavares, JF, *Comentários ao Estatuto da Criança e do Adolescente*, Rio: Companhia Editora Forense, 1992). O referido Estatuto ainda pune o dirigente ou funcionário responsável que não identificar corretamente, por ocasião do parto, conforme disciplina o artigo 229.

O registro inicial de identificação dos recém-nascidos, em face das dificuldades que surgem na tomada das impressões digitais, é a da tomada das impressões plantares, pois essa região mostra as cristas papilares mais salientes que as dos dedos, apresentando também as mesmas características de perenidade e imutabilidade das cristas digitais, além de serem mais salientes que elas. A própria técnica da tomada das impressões plantares é mais simples e mais confortável para o recém-nascido.

Recomenda-se, em uma planilha própria, recolher a impressão digital do polegar direito da mãe e a impressão plantar do recém-nato (plantograma ou papilograma), antes do corte do cordão umbilical ou quando o médico assistente achar conveniente, seguindo a técnica de Preller, que considera apenas o registro das impressões da região tenar (na base do primeiro dedo do pé), onde podem ser evidenciados os desenhos, tais como arco transversal, arco vertical oblíquo esquerdo, arco vertical oblíquo direito, delta central, presilha esquerda, presilha direita, verticilo espiral ou circular, verticilo sinuoso, verticilo ovoide, além de figuras, tais como pontos, ilhotas, cortadas, forquilhas, bifurcações, encerros, entre outros.

Recentemente, com os recursos das conquistas em biologia celular e molecular, dispõe-se de tecnologias do estudo genético, a partir do princípio de que o DNA (ácido desoxirribonucleico) é estruturado de forma única em cada pessoa e o mais perfeito sistema de individualização e de caracterização dos vínculos de parentesco entre os seres humanos. Uma das técnicas mais conhecidas é a de PCR (*polimerase chain reaction*), capaz de em uma só célula permitir a identificação individual ou a determinação da paternidade e da maternidade, quando se deparam com os padrões preestabelecidos.

A identificação por meio das impressões plantares dos recém-nascidos, a partir do confronto das impressões digitais da mãe, vem acumulando cada vez mais certas dúvidas, em face da limitação da técnica ao interferir negativamente sobre a identificação, principalmente pelo embotamento dos sulcos plantares devido a edema, prematuridade, maceração, impregnação de induto sebáceo, mecônio ou sangue, além dos equívocos e da negligência na tomada das impressões.

O uso de pulseiras, mesmo sendo universalmente adotado, tem mostrado que pode haver falhas neste sistema, ora pela falta de preenchimento correto, ora por extravio ou ruptura das pulseiras. Ou simplesmente por dados incompletos ou errados em casos de mães que abandonam o hospital, sendo necessária a prova da vinculação genética.

Aquele novo sistema de identificação permite a organização de um banco de material genético específico para as técnicas em DNA, tendo como material de estudo pequenas amostras de sangue (2 gotas) da gestante na sala de parto, por venóclise ou punção digital, e de idênticas amostras obtidas do neonato, geralmente de sangue coletado no cordão umbilical. Esse material seria guardado em suportes protegidos por algodão hidrófilo, no sentido de proteger o material genético, e enviado aos centros de referência, constituindo-se em verdadeiro banco de DNA perinatal (ver Parecer-Consulta CFM nº 14/97).

No banco de DNA perinatal, o material da coleta será cadastrado em um sistema de administração de dados informatizados, em temperatura adequada e por um tempo não inferior a 18 anos.

Somente quando houver alegação de troca de crianças, serão procedidos os verdadeiros testes do estabelecimento ou não do vínculo genético, por meio da coleta de novas amostras de sangue da mãe e do suposto filho.

Esse método vem sendo aplicado com sucesso no mundo inteiro, mesmo levando-se em conta o custo de tal tecnologia, desde que utilizado apenas quando necessário. Sua importância ressalta-se mais ainda a partir do momento em que esse material venha a ser usado como instrumento de pesquisa geneticoepidemiológica.

4

Traumatologia Médico-legal

CONCEITO

A *Traumatologia* ou *Lesonologia Médico-legal* estuda as lesões e estados patológicos, imediatos ou tardios, produzidos por violência sobre o corpo humano, nos seus aspectos do diagnóstico, do prognóstico e das suas implicações legais e socioeconômicas. Trata também do estudo das diversas modalidades de energias causadoras desses danos.

É um dos capítulos mais amplos e mais significativos da Medicina Legal, constituindo cerca da metade das perícias realizadas nas instituições especializadas. Seu maior interesse volta-se principalmente para as causas penais, trabalhistas e civis.

A convivência no meio ambiental pode causar ao homem as mais variadas formas de lesões produzidas por diversos tipos de energias.

Essas energias dividem-se em:

* energias de ordem mecânica
* energias de ordem física
* energias de ordem química
* energias de ordem físico-química
* energias de ordem bioquímica
* energias de ordem biodinâmica
* energias de ordem mista.

ENERGIAS DE ORDEM MECÂNICA

Os meios mecânicos causadores do dano vão desde as armas propriamente ditas (punhais, revólveres, soqueiras), armas eventuais (faca, navalha, foice, facão, machado), armas naturais (punhos, pés, dentes), até os mais diversos meios imagináveis (máquinas, animais, veículos, quedas, explosões, precipitações).

As lesões produzidas por ação mecânica no ser humano podem ter suas repercussões externa ou internamente. Podem ter como resultado o impacto de um objeto em movimento contra o corpo humano parado (meio ativo), ou o instrumento encontrar-se imóvel e o corpo humano em movimento (meio passivo), ou, finalmente, os dois se acharem em movimento, indo um contra o outro (ação mista).

Esses meios atuam por pressão, percussão, tração, torção, compressão, descompressão, explosão, deslizamento e contrachoque.

De conformidade com as características que imprimem às lesões, os meios mecânicos classificam-se em:

* perfurantes
* cortantes
* contundentes
* perfurocortantes
* perfurocontundentes
* cortocontundentes.

E, por sua vez, produzem, respectivamente, feridas *puntiformes*, *cortantes*, *contusas*, *perfurocortantes*, *perfurocontusas* e *cortocontusas*.

Não aceitamos as denominações feridas *dilacerantes*, *cortodilacerantes*, *perfurodilacerantes* e *contusodilacerantes* pelo fato de não existirem instrumentos dilacerantes, cortodilacerantes, perfurodilacerantes nem, tampouco, contusodilacerantes.

As feridas, por exemplo, produzidas por fragmentos de vidro, lança, dentes ou explosão, ainda que venham a apresentar perdas vultosas de tecidos, não deixam de ser cortantes, perfurocortantes, cortocontusas e contusas, correspondentemente.

▼ Lesões produzidas por ação perfurante

As lesões causadas por meios ou instrumentos perfurantes, de aspecto pontiagudo, alongado e fino, e de diâmetro transverso reduzido, têm características bem próprias. Como exemplos mais comuns destes instrumentos apontam-se o estilete, a sovela, a agulha, o florete e o furador de gelo, os quais quase sempre atuam por percussão ou pressão, afastando as fibras do tecido e, muito raramente, seccionando-as.

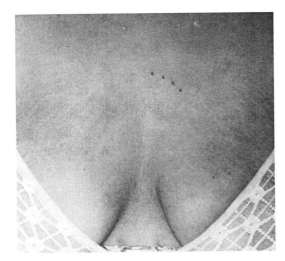

Figura 4.1 Ferimentos punctiformes (garfo).

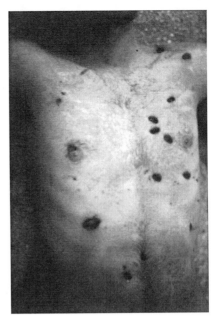

Figura 4.2 Lesões produzidas por instrumento de médio calibre (furador de gelo).

As lesões oriundas desse tipo de ação denominam-se feridas *punctiformes* ou *punctórias*, pela sua exteriorização em forma de ponto (Figura 4.1). Têm como características a abertura estreita; são de raro sangramento, de pouca nocividade na superfície e, às vezes, de certa gravidade na profundidade, em face desse ou daquele órgão atingido; e, por fim, quase sempre de menor diâmetro que o do instrumento causador, graças à elasticidade e à retratilidade dos tecidos cutâneos.

O trajeto dessas feridas é representado por um túnel estreito que se continua pelo tecido lesado, representado no cadáver por uma linha escura.

O *ferimento de saída*, quando isso ocorre, é em geral mais irregular e de menor diâmetro que o de entrada, em face do instrumento atuar nessa fase através de sua parte mais afilada.

Quando o instrumento perfurante é de médio calibre, a forma das lesões assume aspecto diferente, obedecendo às leis de Filhos (Edouard Filhos) e Langer (Karl Ritter von Langer): a) *primeira lei de Filhos*: as soluções de continuidade dessas feridas assemelham-se às produzidas por instrumento de dois gumes ou tomam a aparência de "casa de botão" (Figura 4.2); b) *segunda lei de Filhos*: quando essas feridas se mostram em uma mesma região onde as linhas de força tenham um só sentido, seu maior eixo tem sempre a mesma direção (Figura 4.2); c) *lei de Langer*: na confluência de regiões de linhas de forças diferentes, a extremidade da lesão toma o aspecto de ponta de seta, de triângulo, ou mesmo de quadrilátero.

As feridas produzidas por instrumentos perfurantes de médio calibre, de acordo com a região atingida, tomam as seguintes direções:

- Pescoço
  - linha média: no sentido dos músculos hióideos
  - face lateral: no sentido do músculo esternocleidomastóideo
  - face posterior: no sentido do músculo trapézio
- Tórax
  - face anterolateral: no sentido dos feixes do músculo peitoral maior ou no sentido do músculo serrátil maior
  - face posterior: no sentido do músculo romboide
- Abdome
  - linha média: no sentido dos músculos retos abdominais
  - face anterolateral: no sentido dos feixes do músculo oblíquo maior
  - face posterior: no sentido dos feixes do músculo transverso

- Membro superior
  - face anterior: *braço*, no sentido dos feixes do músculo bíceps braquial; *antebraço*, no sentido dos feixes pronador redondo e do flexor radial do carpo
  - face posterior: *braço*, no sentido dos feixes do deltoide; no sentido do tríceps braquial; *antebraço*, no sentido dos feixes do músculo extensor dos dedos
- Membro inferior
  - face anterior: *coxa*, no sentido dos feixes do músculo costureiro; no sentido dos feixes do músculo reto da coxa; *perna*, no sentido dos feixes do músculo tibial anterior
  - face posterior: *coxa*, no sentido dos feixes do músculo grácil; *perna*, no sentido dos feixes do músculo gastrocnêmio
- Região glútea
  - no sentido dos feixes do músculo glúteo máximo.

Somente no vivo esses ferimentos tomam tais direções, em virtude da elasticidade e da retratilidade dos tecidos.

As lesões produzidas nos órgãos profundos assumem forma de acordo com sua estrutura fibrosa, cartilaginosa, óssea etc. Nos órgãos constituídos de várias túnicas, como, por exemplo, o estômago, as lesões são orientadas em sentidos diversos: a serosa se mostra com a solução de continuidade alongada; a túnica muscular tem o ferimento em direção às próprias fibras musculares; e, na mucosa, há uma terceira direção, distinta das outras.

Em seu trajeto, os instrumentos perfurantes podem produzir ferimentos que terminam em fundo de saco, em uma cavidade, ou podem transfixar um segmento, redundando assim em dois orifícios: um de entrada e outro de saída, além de um trajeto. O orifício de entrada, como já se disse, tem formato de ponto, de reduzidas dimensões e pouco sangrante. O orifício de saída, quando existe, é muito parecido com o de entrada, apresentando, no entanto, suas bordas discretamente evertidas. O trajeto dependerá, no que diz respeito à sua profundidade, do tamanho do instrumento ou da pressão utilizada pelo agressor. No entanto, não se pode estabelecer o comprimento do meio perfurante pela profundidade de penetração. Além de nem sempre penetrar em toda a sua extensão, pode ainda variar essa profundidade com a posição da vítima. Pode acontecer de a profundidade de penetração ser maior que o próprio comprimento da arma quando esta, por exemplo, atinge uma região onde haja depressibilidade dos tecidos superficiais, como no ventre. Lacassagne chamou essas lesões de "feridas em acordeão".

A gravidade desses ferimentos depende do caráter vital dos órgãos e estruturas atingidos ou da eventualidade de infecções supervenientes. Sua causa jurídica é, na maioria das vezes, homicida e, mais raramente, de origem acidental ou suicida.

▼ Lesões produzidas por ação cortante

Os meios ou instrumentos de ação cortante agem através de um gume mais ou menos afiado, por um mecanismo de deslizamento sobre os tecidos e, na maioria das vezes, em sentido linear. A navalha, a lâmina de barbear e o bisturi são exemplos de agentes produtores dessas ações.

As feridas produzidas por essa forma de ação, preferimos denominá-las, embora não convenientemente, *feridas cortantes*, em vez de "feridas incisas", deixando esta última expressão para o resultado da incisão verificada em cirurgia, cujas características são bem diversas daquelas das feridas produzidas pelos mais distintos meios cortantes, como também admitem Bonnet, Patitó, Lachica, Guido Berro Rovira, Teke e Achával, entre tantos. Essa preferência se dá pelo fato de que há momentos em que temos de distingui-las. Se em determinada perícia encontram-se ferimentos produzidos por arma branca e outros provenientes de incisões cirúrgicas, temos de fazer a diferença entre eles. Se em uma descrição o perito afirma existir uma ferida "com as características das produzidas por uma incisão cirúrgica", alguém pode indagar quais são tais características que permitiram ao legista afirmar com convicção tal fato. Daí a necessidade de se estabelecerem não só suas reais particularidades como se ter uma nomenclatura própria. Malgrado todo esforço, "cortante" foi a expressão encontrada para rotular a ferida produzida por instrumento de gume diverso do bisturi. A ferida da incisão cirúrgica começa e termina a pique, em uma mesma profundidade que se estende de um extremo ao outro. Tem bordas bem regulares e excepcionalmente apresenta cauda de escoriação. Já as feridas cortantes têm suas extremidades mais superficiais e a parte mediana mais profunda, nem sempre se apresentando de forma regular. Tem como característica principal a chamada "cauda de escoriação". São também conhecidas como *feridas fusiformes* (em forma de fuso) (Figura 4.3).

Essas feridas diferenciam-se das demais lesões pelas seguintes características:

- forma linear
- regularidade das bordas
- regularidade do fundo da lesão
- ausência de vestígios traumáticos em torno da ferida
- hemorragia quase sempre abundante
- predominância do comprimento sobre a profundidade
- afastamento das bordas da ferida
- presença de cauda de escoriação voltada para o lado onde terminou a ação do instrumento
- vertentes cortadas obliquamente
- centro da ferida mais profundo que as extremidades
- paredes da ferida lisas e regulares
- perfil de corte de aspecto angular, quando o instrumento atua de forma perpendicular, ou em forma de bisel, quando o instrumento atua em sentido oblíquo ao plano atingido.

A *forma linear* da ferida é devida à ação cortante por deslizamento, principalmente quando um instrumento afiado atua em sentido perpendicular à pele.

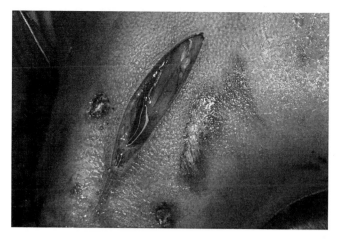

Figura 4.3 Ferida produzida por meio cortante (cauda de escoriação voltada para baixo). (Arquivo do Prof. Nilo Jorge Rodrigues Gonçalves.) Esta figura encontra-se reproduzida, em cores, no Encarte.

A *regularidade das bordas* das feridas cortantes deve-se ao gume mais ou menos afiado do instrumento usado. São geralmente retilíneas graças à ação de deslizamento, embora, algumas vezes, possam apresentar-se curvas ou em ziguezague pelo enrugamento momentâneo ou permanente da região atingida. Esses desvios, no entanto, não produzem irregularidade das bordas da ferida.

A *regularidade do fundo da lesão* tem as mesmas explicações anteriores, devendo, portanto, aos gumes afiados dos instrumentos utilizados.

Nesses tipos de ferimentos, *não há vestígios de outra ação traumática*, em virtude da ação rápida e deslizante do instrumento e, ainda, pelo fio de gume, que não permite uma forma de pressão mais intensa sobre os tecidos lesados. Assim, não se observam escoriações, equimoses ou infiltração hemorrágica nas bordas ou em volta da ferida, nem, tampouco, pontes de tecido ligando uma vertente da ferida à outra.

Quase sempre a *hemorragia é vultosa*, devido à fácil secção dos vasos, que, não sofrendo hemostasia traumática, deixam seus orifícios naturalmente permeáveis. Outro fato explicativo desse fenômeno é a maior retração dos tecidos superficiais, deixando o sangramento se processar livremente. Tanto mais afiado o gume do instrumento, a profundidade da lesão e a maior riqueza vascular da região atingida, mais abundante será a hemorragia.

O *comprimento predomina sobre a profundidade* nessas feridas, fato este devido à ação deslizante do instrumento, à extensão usual do gume, ao movimento em arco exercido pelo braço do agente e ao abaulamento das muitas regiões ou segmentos do corpo. A extensão da ferida é quase sempre menor da que realmente foi produzida, em virtude da elasticidade e da retração dos tecidos moles lesados. Nas regiões onde esses tecidos são mais ou menos fixos, como, por exemplo, nas palmas das mãos e nas plantas dos pés, essas dimensões são teoricamente iguais.

O *afastamento das bordas da ferida cortante* tem explicação na elasticidade e tonicidade dos tecidos e é mais acentuado onde os tecidos cutâneos são mais solicitados pela ação muscular, como no pescoço e, ao contrário, onde essas solicitações não se mostram tão evidentes. Mais uma vez, o exemplo são as plantas dos pés e as palmas das mãos. A retração dos tecidos é um fenômeno exclusivo das lesões *in vivo* e depende do coeficiente de elasticidade de cada tecido. A maior retração é a da pele, seguindo de forma descendente na tela subcutânea, nos vasos sanguíneos, nos músculos e no tecido fibroso.

O instrumento cortante, agindo por deslizamento e seguindo uma direção em semicurva (como um arco de violino) condicionada pelo braço do agressor ou pela curvatura da região ou do segmento atingido, deixa, no final do ferimento, e apenas na epiderme, uma *cauda de escoriação*. Isso, no entanto, não se constitui em regra geral. Há autores que consideram cauda inicial e cauda terminal. Contra isso nos opomos por considerar que caudal é o mesmo que terminal. Cauda terminal é redundância. O início do ferimento é mais brusco e mais fundo: portanto, não pode apresentar-se em forma de cauda. Ao determinar-se cauda de escoriação, subentende-se que é a parte final da ação que provocou a lesão, caracterizada pelo traço escoriado superficial da epiderme. Esse elemento tem grande importância no diagnóstico da direção do ferimento, na diferença entre homicídio e suicídio, na forma de crime e na posição do agressor.

Como a elasticidade e a retração dos tecidos moles são distintas nos diversos planos, mais acentuadamente da superfície para a profundidade, as *vertentes da ferida são cortadas obliquamente*.

Levando-se em conta que geralmente o ferimento começa e termina mais superficial, pela ação em arco já descrita, o *centro da ferida é sempre mais profundo*. Essa profundidade, entretanto, não é muito acentuada. É difícil um tipo de instrumento cortante capaz de alcançar órgãos cavitários ou vitais, exceção feita ao pescoço, onde a morte pode sobrevir pela síndrome de "esgorjamento".

As *paredes da ferida são lisas e regulares*, a não ser quando são atingidos planos superpostos de estrutura e elasticidade diferentes, o que provoca desigualdade deste segmento de tecidos.

Se as feridas cortantes pudessem ser mostradas em corte sagital, teriam um *perfil de aspecto angular*, de abertura para fora, ou seja, bem afastadas na superfície e seu término em ângulo agudo, em uma legítima forma de V, isso quando o instrumento de corte age de forma perpendicular sobre o plano ou segmento. Se, porém, o instrumento de corte atua obliquamente, sua forma é em bisel.

O diagnóstico das feridas produzidas por ação cortante é relativamente fácil. A dificuldade pode-se apresentar à distinção dos mais diversos instrumentos porventura utilizados.

Uma questão de suma importância é a ordem das lesões que se cruzam. Como a segunda lesão foi produzida sobre a primeira, de bordas já afastadas, coaptando-se às margens de uma das feridas, sendo ela a primeira a ser produzida, a outra não segue um trajeto em linha reta (*sinal de Chavigny*). Esse fato não interessa apenas ao legista, mas também ao cirurgião, no sentido de suturar as feridas pela ordem de agressão.

A data das feridas será avaliada pela evolução de sua própria cicatrização.

Quanto ao aspecto de terem sido as lesões produzidas *in vitam* ou *post mortem*, será discutido em um item próprio do capítulo Tanatologia.

O prognóstico desses ferimentos é, em geral, de pouca gravidade, a não ser que sejam eles profundos e venham a atingir vasos ou nervos, e até mesmo órgãos, como no esgorjamento, levando a vítima, em muitas ocasiões, à morte.

No tocante à causa jurídica das feridas cortantes, deve-se levar em conta, entre outros dados, o número de lesões, as regiões atingidas, a direção, a profundidade e a regularidade. Aqui, ninguém pode esquecer as clássicas lesões de defesa – nas mãos, nos braços e até mesmo nos pés. Em tese, as feridas cortantes são mais acidentais e homicidas que suicidas. Levar em conta que tais lesões, chamadas de defesa, podem também ser resultantes de ações perfurantes, perfurocortantes, cortocontundentes e contundentes.

Dentro do conjunto das lesões produzidas por ação cortante, existe o que se chama de *esquartejamento*, traduzido pelo ato de dividir o corpo em partes (quartos), por amputação ou desarticulação, quase sempre como modalidade de o autor livrar-se criminosamente do cadáver ou impedir sua identificação (Figura 4.4 A).

A *castração* é também uma lesão produzida por ação cortante e tem na maioria das vezes a finalidade e o instinto de vingança (Figura 4.4 B).

A *decapitação* é também de ocorrência rara e se traduz pela separação da cabeça do corpo e pode ser oriunda de outras formas de ação além da cortante. Sua etiologia pode ser acidental ou homicida e, mais raramente, suicida. Observam-se com mais frequência as decapitações depois da morte, como forma de prejudicar a identificação da vítima (Figura 4.5 A).

As *feridas profundas da parede abdominal*, conhecidas sob o rótulo de *haraquiri*, ainda que fortuitas, não se pode dizer que elas não ocorram, principalmente levando-se em conta as colônias japonesas entre nós. As lesões mais comuns nesses episódios são o amplo ferimento, as grandes hemorragias, as eventrações e as eviscerações.

Essas feridas podem ainda ser produzidas como forma de estigmatizar a vítima, viva ou depois da morte, para enfeiá-la ou deixar a marca de seus executores ou de suas facções (Figura 4.5 B).

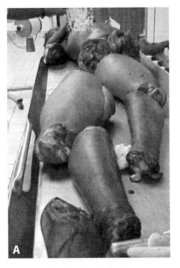

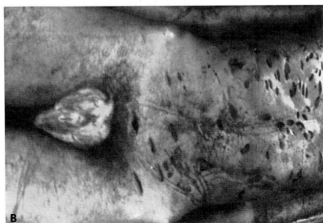

Figura 4.4 A. Esquartejamento (IML/BA). **B.** Castração e feridas perfurocortantes (Arquivo do Prof. Penna Lima). Esta figura encontra-se reproduzida, em cores, no Encarte.

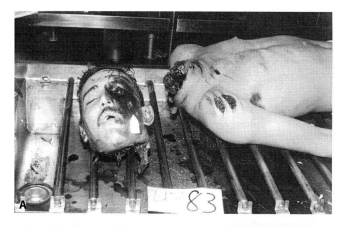

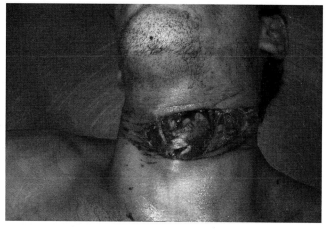

Figura 4.6 Esgorjamento suicida. (Arquivo do Prof. Nilo Jorge Rodrigues Gonçalves.) Esta figura encontra-se reproduzida, em cores, no Encarte.

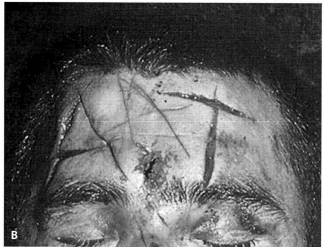

Figura 4.5 A. Decapitação (IML/DF). **B.** Feridas estigmatizantes. (Arquivo do Prof. Luiz Rodolpho Penna Lima.) A figura **B** encontra-se reproduzida, em cores, no Encarte.

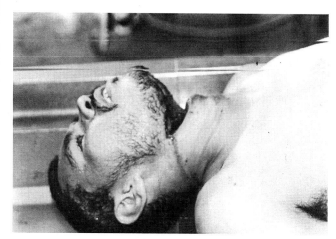

Figura 4.7 Esgorjamento homicida. Esta figura encontra-se reproduzida, em cores, no Encarte.

Finalmente, neste contexto há ainda um tipo de lesão conhecida por *esgorjamento* e que se caracteriza por uma longa ferida transversal do pescoço, de significativa profundidade, lesando além dos planos cutâneos, vasculonervosos e musculares, órgãos mais internos como esôfago, laringe e traqueia. Sua etiologia pode ser homicida ou suicida. Nos casos de suicídio, quando o indivíduo é destro, o ferimento se dá da esquerda para a direita, sua localização é mais anterolateral esquerda e termina ligeiramente voltada para baixo. Sua profundidade é maior no início da lesão, pois no final da ação a vítima começa a perder as forças. As lesões da laringe e da traqueia no suicídio são menos graves. Podem ocorrer nesses casos várias marcas no pescoço traduzidas por tentativas frustradas, principalmente quando elas são paralelas e próximas umas das outras. Na maioria das vezes, a mão da vítima que segura a arma está suja de sangue. A morte, nesses casos, se verifica por hemorragia, pela secção dos vasos do pescoço; por asfixia, devido à secção da traqueia e aspiração do sangue; e por embolia gasosa, por secção das veias jugulares (Figuras 4.6 e 4.7).

Nos casos de homicídio, há características bem diversas que podem fazer a diferença com o suicídio. O autor desta ocorrência homicida sempre se coloca por trás da vítima, provocando um ferimento da esquerda para direita, em sentido horizontal, uniforme, terminando com a mesma profundidade do seu início, mas ligeiramente voltada para cima, atingindo algumas vezes a coluna vertebral, onde é comum ficar a marca do instrumento usado (ver *direção da ferida* em Causas Jurídicas da Morte – Capítulo 17).

Armas brancas

As armas brancas são assim chamadas pela brancura e pelo brilho de suas lâminas, enquanto as "armas negras", por serem feitas de ferro ordinário, sem gume e sem brilho. As armas brancas são caracterizadas pela agressividade de seu gume afiado ou de sua extremidade pontiaguda ou de ambos de uma vez só, e pelo uso dependente do manejo da ação humana. Tantas são as suas formas, tamanhos e utilidades que um conceito mais preciso se torna difícil.

Seus exemplos mais comuns são: punhal, florete, estoque, navalha e faca-peixeira. Habitualmente usados para o ataque ou a defesa, alguns instrumentos assim considerados também são destinados a outros fins como trabalhos artesanal, culinário ou doméstico. Em geral, classificam-se quanto à forma de agir em quatro espécies: *perfurantes* (forma alongada, largura pouco significativa e ponta afilada), *cortantes* (lâmina de pouca espessura e gume afiado), *perfurocortantes* (de lâmina estreita e extremidade pontiaguda) e, também admitidas por alguns, as *cortocontundentes* (de gume mais ou menos afiado e de peso considerável, o que dá ao instrumento maior poder de dano). Quanto a sua forma, dividem-se em arma branca laminar com ponta e fio (bisturi, adaga), arma branca laminar com fio (navalha), arma branca laminar com ponta (punhal, sabre) e arma branca cilíndrica com ponta (florete, estilete).

As armas brancas clássicas são constituídas de um cabo ou empunhadura e de uma lâmina, mas podem se constituir em uma única peça. No ponto de união entre o cabo e a lâmina pode existir uma estrutura mais larga que a lâmina chamada *cruz* ou *guarda-mão* cuja finalidade é proteger a mão do gume da arma.

A lâmina apresenta duas bordas, duas faces e uma ponta. Em geral, uma borda é romba e a outra é afiada, podendo, em casos mais raros, ter um duplo fio, sendo chamadas de armas "vazadas". Nas faces pode haver uma depressão rasa e longitudinal que serve para dar maior flexibilidade e mais resistência do material. Há uma crença popular de que essas fendas servem para entrada de ar e que isso levaria ao agravamento da lesão.

▼ Lesões produzidas por ação contundente

Entre os agentes mecânicos, os instrumentos contundentes são os maiores causadores de dano. Sua ação é quase sempre produzida por um corpo de superfície, e suas lesões mais comuns se verificam externamente, embora possam repercutir na profundidade. Agem por pressão, explosão, deslizamento, percussão, compressão, descompressão, distensão, torção, fricção, por contragolpe ou de forma mista. São meios ou instrumentos geralmente com uma superfície plana, a qual atua sobre o corpo humano, produzindo as mais diversas modalidades de lesões. Essa superfície pode ser lisa, áspera, anfratuosa ou irregular. Geralmente esses meios são sólidos e, com maior frequência, líquidos ou gasosos. A contusão pode ser ativa, passiva ou mista, de conformidade com o estado de repouso ou de movimento do corpo ou do meio contundente. É ativa a contusão quando apenas o meio ou o instrumento se desloca. É passiva quando só o corpo humano está em movimento. As mistas também são chamadas de biconvergentes ou biativas (quando o corpo humano e o instrumento se movimentam com certa violência). O resultado da ação desses meios ou instrumentos é conhecido geralmente por *contusão*.

As lesões produzidas por essa forma de energia mecânica sofrem uma incrível variação. Entre elas, distinguem-se as variedades descritas a seguir.

▶ **Rubefação.** Não chega a ser uma lesão, sob o ponto de vista anatomopatológico, por não apresentar significativas e permanentes modificações de ordem estrutural, mas o é sob o ângulo da Medicina Legal. Qualquer alteração da normalidade individual de origem violenta interessa ao estudo e à análise técnico-pericial.

A rubefação ou eritema traumático caracteriza-se pela congestão repentina e momentânea de uma região do corpo atingida pelo traumatismo, evidenciada por uma mancha avermelhada, efêmera e fugaz, que desaparece em alguns minutos, daí sua necessidade de averiguação exigir brevidade. Seu surgimento é imediato ao trauma. A bofetada na face ou nas nádegas de uma criança, onde muitas vezes ficam impressos os dedos do agressor, configura exemplo dessa tipificação lesional.

Ao se restabelecer a normalidade circulatória regional atingida, desaparecem todos os seus vestígios. A rubefação é a mais humilde e transitória de todas as lesões produzidas por ação contundente.

Knight chama a atenção para o fato da possibilidade de se encontrar na pele do cadáver, em contato com calor, uma zona de rubefação (pseudoeritema) até uma hora depois da cessação da circulação.

▶ **Escoriação.** Tem quase sempre como origem a ação tangencial dos meios contundentes. Pode ser encontrada isolada ou associada a outras modalidades de lesões contusas mais graves. Tem pouco significado clínico, mas assume um valor indiscutível na perícia médico-legal. Define-se, de forma mais simples, como o arrancamento da epiderme e o desnudamento da derme, de onde fluem serosidade e sangue. Simonin chamou-a de *erosão epidérmica* e Dalla Volta de *abrasão*.

Essa singela lesão epidérmica, que não traz um maior valor aos clínicos e cirurgiões pela sua irrelevante importância médica, tem, no entanto, para a Medicina Legal, um valor transcendental. Afirma Olympio Pereira da Silva, quando se refere à importância para o médico legista de uma simples escoriação. "Vale, para este, como o ponteiro da bússola para o navegante indeciso; como o facho de luz para quem tateia na escuridão; como o dedo providencial que aponta o pormenor interessante na tela multifária da paisagem" (*in Medicina Legal*, Rio de Janeiro: Editora Liber Juris, 1974, p. 94).

Escoriação típica é aquela em que apenas a epiderme sofre a ação da violência. Quando a derme é atingida, não é mais escoriação, e sim uma ferida. A escoriação não cicatriza, não deixa marcas. A regeneração da área lesada é por reepitelização. Há o *restitutio ad integrum*.

Quando a ação atinge as cristas das papilas dérmicas, a crosta não é serosa, como na escoriação típica, mas de constituição serohemática ou hemática, seguindo-se a uma tonalidade amareloavermelhada até um final pardacento, quando a crosta vai-se despregando, pouco a pouco, da periferia para o centro, deixando uma área despigmentada.

Nas escoriações produzidas *post mortem*, não há formação de crosta; a derme é branca e não sugila serosidade nem sangue de suas papilas. O leito da escoriação produzida depois da morte é seco, descorado e apergaminhado.

Escoriação que deixa cicatriz não é escoriação. O único vestígio de recenticidade é uma mancha rósea, descorada, que desaparece com poucos dias.

A idade de uma escoriação tem fundamental interesse médico-legal, e isto é feito através da observação cuidadosa do aspecto da lesão, da crosta e da coloração concernente ao tempo de reepitelização.

A forma dessa lesão também tem importância pericial. Como na sua maioria as escoriações são produzidas por ação contundente, elas têm a forma de placa. Algumas vezes, o instrumento ou meio causador da escoriação deixa impresso, no corpo da vítima, sua marca. Os saltos de sapato, as palmatórias e as fivelas de cintos são exemplos dessa natureza.

Mesmo que as escoriações sejam estudadas entre as lesões produzidas por ação contundente, a observação delas tem demonstrado que outros tipos de ação também produzem tais alterações. Assim, não é nenhuma surpresa uma escoriação desse tipo ter sido produzida por pedaços de vidro, agulhas, pregos, farpas de arame, pontas de faca-peixeira, lâminas de barbear, unhas, entre outros. Todavia, nessas circunstâncias, a escoriação tem sempre a forma linear: retilínea, curva, sinuosa, curta, longa, em estrias, em faixas etc.

A sede da escoriação não deixa de ter certa relevância na perícia da vítima ou do agressor, principalmente no que diz respeito à natureza da agressão ou da defesa. Escoriações ungueais ou rastros escoriativos ungueais, no pescoço ou em volta das asas do nariz, são importantes na suposição homicida (Figura 4.8). Nas coxas, nas mamas, nos genitais externos, nas nádegas, supõe-se parte de agressão sexual.

Outro elemento de realce é o número dessas lesões. Se múltiplas, em várias regiões e de formas diversas, levanta-se a hipótese de traumatismos sucessivos, como, por exemplo, nos atropelamentos. Lesões de formas idênticas, mesmo em regiões diferentes, pode-se pensar em sevícias, principalmente quando são de cronologia diferente.

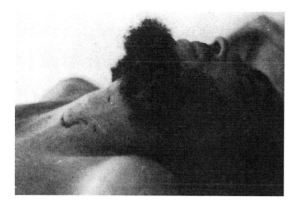

Figura 4.8 Rastros escoriativos ungueais.

▶ **Equimose.** Trata-se de lesões que se traduzem por infiltração hemorrágica nas malhas dos tecidos (Figura 4.9). Para que ela se verifique, é necessária a presença de um plano mais resistente abaixo da região traumatizada e de ruptura capilar, permitindo, assim, o extravasamento sanguíneo. Em geral, são superficiais, mas podem surgir nas massas musculares, nas vísceras e no periósteo. Thoinot dizia que a equimose era uma prova irrefutável de reação vital.

Quando se apresenta em forma de pequenos grãos, recebe o nome de *sugilação* e, quando em forma de estrias, toma a denominação de *víbice* (Figura 4.10). E *petéquias*, pequenas equimoses, quase sempre agrupadas e caracterizadas por um pontilhado hemorrágico.

Equimona, como sinônimo de equimose de grande proporção, é expressão pouco usada entre nós.

As equimoses nem sempre surgem de imediato ou nos locais de traumatismo. Não é muito raro, nos traumatismos cranio-encefálicos mais graves, surgirem tardiamente equimoses palpebrais, subconjuntivas, mastóideas, faríngeas e, com menos frequência, cervicais. Uma contusão no terço médio do braço pode ocasionar uma equimose na prega anterior do cotovelo. Pode ela também ser de origem espontânea, mais comum nos braços e nas coxas das mulheres.

A forma das equimoses significa muito para os legistas. Às vezes, imprime a marca dos objetos que lhe deram origem (*equimoses figuradas*) com mais fidelidade do que as escoriações. Dedos de uma mão, anéis, pneus de automóveis (*estrias pneumáticas de Simonin*) e tranças de corda podem deixar suas

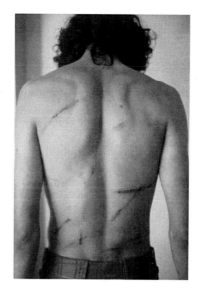

Figura 4.10 Víbices (IML-DF).

impressões em regiões atingidas (Figura 4.11). A equimose de sucção, provocada pelo beijo, imprime, vez por outra, em locais como o pescoço e o colo, a forma dos lábios, explicada pela diferença das pressões infra e extravasal, dando um aspecto de "violetas róseo-equimóticas".

Quando a equimose é produzida por objetos cilíndricos, como bastões, cassetetes, bengalas, deixa, em vez uma marca, duas equimoses longas e paralelas, conhecidas por *víbices*, em virtude de o extravasamento do sangue verificar-se ao lado do traumatismo e não na sua linha de impacto.

A tonalidade da equimose é outro aspecto de grande interesse médico-pericial. De início, é sempre avermelhada (Figura 4.11). Depois, com o correr do tempo, ela se apresenta vermelho-escura, violácea, azulada, esverdeada e, finalmente, amarelada, desaparecendo, em média, entre 15 e 20 dias.

Essa mudança de tonalidades que se processa em uma equimose tem o nome de "espectro equimótico de Legrand du Saulle". Em geral, é vermelha no primeiro dia, violácea no segundo e no terceiro, azul do quarto ao sexto, esverdeada do sétimo ao 10º, amarelada por volta do 12º dia, desaparecendo

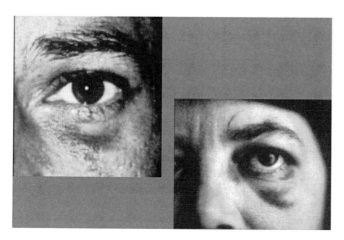

Figura 4.9 Equimose palpebral.

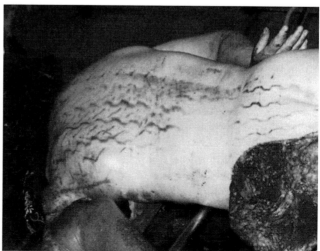

Figura 4.11 Estrias pneumáticas de Simonin. (Arquivo do Prof. Penna Lima.) Esta figura encontra-se reproduzida, em cores, no Encarte.

em torno do 15º ao 20º. O valor cronológico dessas alterações é relativo. O tempo de duração e por consequência a implicação na modificação da tonalidade das equimoses variam de acordo com a quantidade e a profundidade do sangue extravasado, com a elasticidade do tecido que pode ou não facilitar a reabsorção, com a capacidade individual de coagulação, com a quantidade e o calibre dos vasos atingidos e com algumas características das vítimas como idade, sexo, estado geral etc. Por isso, este valor cronológico é relativo.

As equimoses podem até ser vistas melhor ou mesmo identificadas quando são pouco evidentes ou não visíveis, como em pessoas de pele escura, se examinadas sob o efeito da luz ultravioleta (toda luz ultravioleta não é da lâmpada de Wood). Todavia, esse recurso não é o bastante para se avaliar a idade da equimose e, por conseguinte, o tempo da contusão. O meio utilizado ainda é o critério clínico pela inspeção baseando-se na tonalidade da equimose, mesmo sob um prisma subjetivo.

As equimoses da conjuntiva ocular não sofrem a sucessão de tonalidades em virtude de ser a conjuntiva muito porosa e de oxigenação fácil, não permitindo que a oxi-hemoglobina se transforme e se decomponha. Esta se mantém de colorido vermelho até sua total reabsorção (Figura 4.12).

A sucessão das diversas tonalidades noutras regiões tem como explicação a transformação da hemoglobina extravasada das hemácias em hematina e globina. A primeira vai-se reduzindo aos seus produtos finais de decomposição – a hematoidina e a hemossiderina. Essa variação de tonalidades se processa, na maioria das vezes, da periferia para o centro da mancha equimótica, até seu desaparecimento total. Há certas causas que retardam ou aceleram a absorção das equimoses. Na criança, é mais rápida que nos velhos. Será tanto mais lenta quanto mais extenso, mais profundo e mais abundante for o extravasamento hemorrágico. No morto, a equimose mantém seu colorido até surgirem os fenômenos putrefativos que lhe modificam as peculiaridades.

A absorção dos pigmentos verifica-se por atividade fagocitária. Esse dado é importante à perícia, pois algum tempo mais tarde pode esse pigmento ser encontrado na rede ganglionar da região atingida, mesmo após o desaparecimento da equimose (*sinal de Kunckel*).

Também pode ser realizado o estudo histológico da evolução das equimoses. Módica, em Viena, emprestou a maior contribuição a este aspecto. Observou que, nas primeiras 24 h, as hemácias se descoram; no terceiro dia, se descoram muito

mais e se deformam; no quarto dia, surgem células fagocitárias; no nono dia, maior é a destruição das hemácias e os fagócitos digerem glóbulos e pigmentos; no 12º dia, todos os glóbulos estão rotos; e, no 18º, predominam as células pigmentárias e as hemácias estão todas destruídas. A hemoglobina se mantém nos glóbulos apenas no primeiro dia, depois difunde-se nos tecidos. No terceiro dia, surge hemossiderina e só muito mais tarde aparece a hematoidina, que, segundo Düerck, permanece cristalizada até 60 dias. Não se deve esperar que essa evolução seja cronometricamente certa.

O diagnóstico diferencial da equimose deve ser feito com o livor hipostático. A equimose apresenta sangue coagulado, presença de malhas de fibrina, infiltração hemorrágica, presença em qualquer lugar do corpo, sangue fora dos vasos, rupturas de vasos e mais particularmente de capilares, sinais de transformação de hemoglobina e ausência de meta-hemoglobina. O livor hipostático mostra sangue não coagulado, ausência de malhas de fibrina, ausência de infiltração hemorrágica, presença em locais específicos – é visível nas zonas de decúbito –, integridade de vasos capilares, sangue dentro dos vasos, ausência de transformação hemoglobínica, presença de meta-hemoglobina neutra e sulfídrica vista através da espectroscopia. É importante também sua diferença com as *equimoses não traumáticas*, como as que ocorrem em certas doenças, a exemplo da púrpura, do eritema nodoso, do escorbuto e das doenças de Werlhof e de Barlow.

As equimoses profundas mais habituais são as petéquias pequeninas e arredondadas, vistas por transparência através das serosas das vísceras ou de certas regiões, como as equimoses subpleurais e subpericárdicas (*sinal de Tardieu*), ou no tecido subpalpebral, quando das asfixias mecânicas. Não confundir a hipóstase visceral com equimose.

Sendo assim, o estudo das equimoses empresta um grande subsídio ao perito médico-legal. Sua tonalidade permite esclarecer a idade. Sua forma pode denunciar o tipo de instrumento que a produziu (Figura 4.11). E o local em que ela se encontra conduz a uma avaliação sobre a natureza da causalidade jurídica.

A localização e o aspecto das contusões, como também sua multiplicidade, embora de valor significativo na conclusão de vários traumatismos, podem ter causas diversas. Balthazard foi, certa vez, chamado para examinar o corpo de um homem encontrado morto em um bordel, onde passara a noite com uma mulher. Na manhã seguinte, ela fugira e o cadáver apresentava várias equimoses no lado esquerdo. A polícia pensou em crime. Após o mestre necropsiar o corpo, provou ter havido hemorragia cerebral com hemiplegia consecutiva. Cada vez que ele tentava levantar-se, caía sempre do mesmo lado: o da hemiplegia. E as equimoses nada mais representavam senão cada impacto do corpo nas tentativas de erguer-se.

Por fim, devemos considerar que para a formação de uma equimose é necessário que o indivíduo esteja vivo, permitindo assim que o fenômeno se processe e se organize por meio da homodinâmica. São necessários traumatismo, ruptura capilar, extravasamento sanguíneo, circulação ativa e sua infiltração progressiva através da pulsação continuada dos pequenos vasos nas malhas dos tecidos atingidos. Logo, a equimose só pode ser verificada em vida.

Simonin afirma que "uma equimose nitidamente caracterizada por sangue coagulado incorporado às malhas do tecido prova que a lesão se deu em vida" (*in Medicina Legal Judicial*, 2ª edição em espanhol, Barcelona: Editorail Jims, 1973, p. 69).

Falando sobre as equimoses, Alberto Teke diz que "são sempre vitais, isto é, não se produzem no cadáver" (*in Medicina Legal*, 2ª edição, Santiago: Publicaciones Técnicas Mediterraneo, 2001, p. 54).

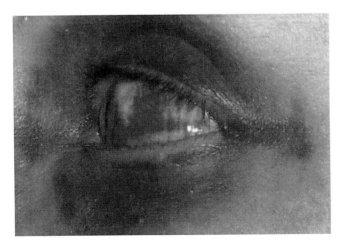

Figura 4.12 Equimoses palpebral e conjuntival. (Arquivo do Prof. Guido Berro.) Esta figura encontra-se reproduzida, em cores, no Encarte.

Emilio Pablo Bonnet observa de forma enfática: "a equimose é uma lesão vital por excelência." E cita Thoinot que de forma dogmática sintetiza: "a equimose é uma prova irrefutável de que a contusão teve lugar em vida" (*in Medicina Legal*, 2ª edição, volume I, Buenos Aires: Lopez Libreros Editores, 1980, p. 447), ou seja, só o vivo tem o poder de reagir e ter em consequência este tipo de lesão.

José Nagel Patitó se reporta da seguinte maneira: "Em resumo a equimose se caracteriza por: estado cutâneo, ruptura de elemento vascular, existência de condições de hemodinâmica ativa, extravasamento hemático e infiltração hemática tissular. Por tudo isto, a equimose é uma lesão vital" (*in Tratado de Medicina Legal y Elementos de Patologia Forense*, Buenos Aires: Editorial Quorum, 2003, p. 433).

Flamínio Fávero assegura que "uma equimose que se apresente com tonalidade própria à sua evolução, traduz fenômeno vital, indicando, pois, que, na ocasião, a vítima vivia, na hipótese de se apresentar cadáver" (*in Medicina Legal*, 4ª edição, São Paulo: Livraria Martins Editora, 1951, p. 275).

No morto, por não haver circulação sanguínea ativa, o máximo que se pode ter é a tonalidade mantida da equimose do vivo até surgirem os fenômenos putrefativos que lhe modificam suas peculiaridades. Mas nunca a produção de uma equimose *post mortem*. Por essas e outras razões que, por menor que seja uma equimose, ela sempre empresta um grande subsídio ao perito médico-legal. Sua tonalidade permite esclarecer a idade e sua presença uma reação vital.

▶ **Edema.** É o acúmulo de líquido no espaço intersticial e é constituído por uma solução aquosa de sais e proteínas do plasma, variando de acordo com sua etiologia. Quando aparece em determinado local e circunscrito a pequenos volumes chama-se de edema localizado. No estudo das lesões decorrentes da ação contundente interessa mais o chamado "edema por ação mecânica direta", que tem como causas principais a torção, a percussão ou a pressão. Em muitos casos, o edema é agravado pela ação endógena da histamina.

▶ **Hematoma.** O maior extravasamento de sangue de um vaso bastante calibroso e a sua não difusão nas malhas dos tecidos moles dão, em consequência, um *hematoma*. Formam-se, no interior dos tecidos, verdadeiras cavidades, onde surge uma coleção sanguínea. Pela palpação da região afetada, percebe-se a sensação de flutuação.

O hematoma, em geral, faz relevo na pele, tem delimitação mais ou menos nítida e é de absorção mais demorada que a equimose. Pode também ser profundo e encontrado nas cavidades ou dentro dos órgãos, e, por isso, é chamado de *hematoma intraparenquimatoso* (intra-hepático, intrarrenal ou intracerebral) (Figuras 4.13 e 4.14 A).

▶ **Bossa sanguínea.** A bossa sanguínea diferencia-se do hematoma por apresentar-se sempre sobre um plano ósseo e pela sua saliência bem pronunciada na superfície cutânea. É muito comum nos traumatismos do couro cabeludo e é vulgarmente conhecida por "galo".

▶ **Ferida contusa.** Trata-se de lesões abertas cuja ação contundente foi capaz de vencer a resistência e a elasticidade dos planos moles. São produzidas por compressão, pressão, percussão, arrastamento, explosão e tração (Figura 4.14 B).

Como as feridas contusas são produzidas por meios ou instrumentos de superfície e não de gume, mais ou menos afiados, apresentam elas as seguintes características:

- forma estrelada, sinuosa ou retilínea
- bordas irregulares, escoriadas e equimosadas
- fundo irregular
- vertentes irregulares
- pontes de tecido íntegro ligando as vertentes
- retração das bordas da ferida
- pouco sangrantes
- integridade de vasos, nervos e tendões no fundo da lesão
- ângulo tendendo à obtusidade.

A *forma da ferida* contusa é quase sempre sinuosa ou estrelada, e mais raramente retilínea, variando de acordo com a forma do instrumento, a região atingida e a violência da contusão.

A *irregularidade das bordas* da ferida contusa é justificada pela ação brusca da superfície do meio ou instrumento causador

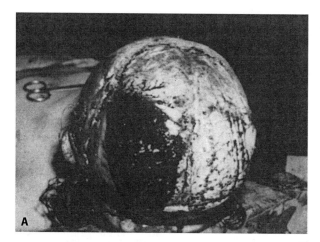

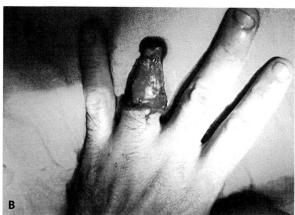

Figura 4.14 A. Lesão produzida por ação contundente (hematoma extradural). **B.** Desenluvamento por tração de anel. (Arquivo do Dr. Carlos Henrique S. Durão.) A figura **A** encontra-se reproduzida, em cores, no Encarte.

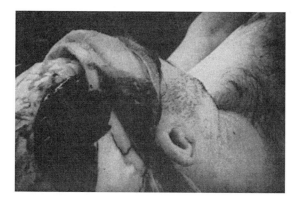

Figura 4.13 Lesão produzida por ação contundente (hematoma subdural).

da agressão. A ferida da pele é irregular, desigual, anfratuosa, serrilhada ou franjada. As escorações em torno do ferimento ou nas bordas da própria ferida são justificadas pelo mecanismo de contusão por ação oblíqua ou perpendicular ao plano cutâneo. E as equimoses das bordas da lesão são de pouca monta em virtude do extravasamento do sangue, que sai para o exterior pelo próprio ferimento.

O *fundo da ferida* é sempre irregular pela ação mais evidente dos planos superficiais e seu irregular mecanismo de agressão.

As *vertentes são irregulares*, pois o meio traumático, atingindo de maneira disforme e não alcançando ele próprio a profundidade, torna essas margens irregulares.

Não é muito raro existirem, entre uma borda e outra da ferida, *pontes de tecido íntegro* constituídas principalmente de fibras elásticas da derme que distenderam durante a contusão, mas não chegaram a se romper (Figura 4.15). Podem também surgir, nesses tipos de ferimentos, fragmentos de pele de dimensões várias ligados apenas a uma das vertentes.

A *retração das bordas da ferida* deve-se à reação vital e é maior na pele e menor nos planos mais profundos.

As feridas contusas são *menos sangrantes* que as cortantes, pois a compressão exercida pelo meio ou instrumento esmaga a luz dos vasos lesados, levando, por assim dizer, a uma hemostasia traumática.

O fundo da lesão sempre mostra *vasos, nervos* ou *tendões* que não se rompem devido à maior elasticidade e maior resistência desses elementos.

Os *ângulos da ferida*, em número de dois ou mais, de acordo com a forma da lesão apresentam tendências à obtusidade.

As características das feridas contusas orientam o perito sobre a direção do meio ou instrumento lesivo, podem demonstrar se foram realizados em vida ou depois da morte, a forma do instrumento utilizado, a natureza da violência e, ainda, a sua gravidade e prognóstico. A causalidade jurídica desses ferimentos é sempre acidental ou homicida e, mais esporadicamente, suicida.

As feridas contusas no couro cabeludo, além das características anteriores, apresentam o que Simonin chamou de *erosão epidérmica marginal apergaminhada*, em derredor da lesão.

▶ **Fraturas.** Decorrem dos mecanismos de compressão, flexão ou torção e caracterizam-se pela solução de continuidade dos ossos. São chamadas de *diretas*, quando se verificam no próprio local do traumatismo, e *indiretas*, quando provêm de violência em uma região mais ou menos distante do local fraturado. Estas últimas têm como exemplo o indivíduo que cai de uma certa altura em pé e fratura a base do crânio por contragolpe.

A fratura pode estar reduzida a um simples traço ou a vários traços. Ou, ainda, reduzida a vários fragmentos, tomando a denominação de *fratura cominutiva* (Figura 4.16).

Algumas vezes, é a fratura fechada (subcutânea) e, outras vezes, aberta (exposta). Quanto à sua extensão, dividem-se as fraturas em completas e incompletas.

Nas crianças, pelo fato de terem o esqueleto mais cartilaginoso, pode haver apenas a deformação do osso sem fratura ou esta apresentar-se de forma incompleta (*fratura em galho verde*).

No que diz respeito à orientação das fraturas, elas classificam-se em: transversais, longitudinais, oblíquas, espiraladas, em hélice, em passo de parafuso, em galho verde, em *T* e em *Y*. Na produção das fraturas, incidem os seguintes elementos: violência da ação do agente traumático, local onde se exerce a ação e causas predisponentes.

O diagnóstico da fratura deve ser orientado pela dor local espontânea e aumentada com os movimentos e pela palpação, redução dos movimentos, deformidades, execução de movimentos anormais, sensação pela palpação de ossos crepitando e, principalmente, pelos raios X. Por fim, pode ocorrer a desarticulação dos ossos da cabeça, na maioria das vezes acompanhada de fraturas, conhecida por *disjunção craniofacial* e sempre motivada por grande impacto, principalmente quando o corpo humano é deslocado de encontro a um objeto parado, como nos acidentes de trânsito (Figura 4.17 A).

Além das fraturas da calvária, há uma forma especial que deve ter a devida atenção da perícia: a *fratura da base do crânio*. Na maioria das vezes, tem como origem a propagação da fissura que parte da calvária até os andares anterior, médio e posterior da base. De acordo com o mecanismo compressivo de ação, agindo com potência ou resistência, teremos a direção da linha da fratura: *longitudinal* – quando a incidência da força é anteroposterior; *transversal* – quando a incidência é laterolateral; *circular* – quando, por exemplo, em redor do buraco occipital, provocada por queda em que o indivíduo cai em pé, ajoelhado ou sentado, pelo impacto da coluna vertebral sobre o crânio. Ou, ainda, em volta da apófise *crista galli*, com o seu afundamento, nas quedas sobre o nariz ou o mento (Figura 4.17 B).

No estudo das fraturas, é muito importante, em determinados casos, tanto nas necropsias comuns como nas necropsias pós-exumáticas tardias, o diagnóstico dos sinais vitais para a convicção de uma fratura ter se verificado antes ou depois da morte. Este diagnóstico pode ser feito por meios macroscópico, histológico, químico e espectrográfico.

O diagnóstico macroscópico consiste na constatação de infiltração hemorrágica em foco de fratura. O estudo histológico é realizado pelos meios microscópicos convencionais.

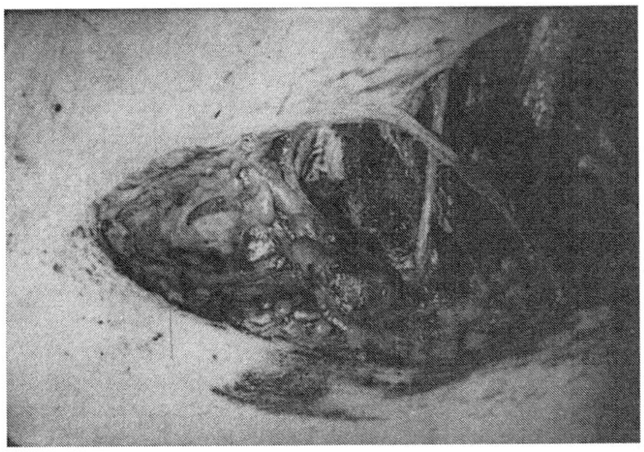

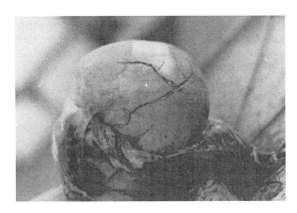

Figura 4.15 Lesão produzida por ação contundente (pontes de tecido íntegro). Esta figura encontra-se reproduzida, em cores, no Encarte.

Figura 4.16 Fraturas múltiplas da calvária.

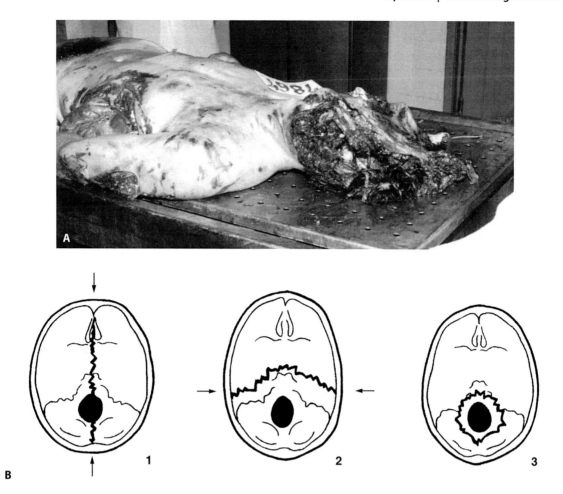

Figura 4.17 A. Esmagamento craniofacial (IML/DF). **B.** Fraturas de base de crânio e o sentido das forças de potência e resistência: 1. longitudinal; 2. transversal; 3. nas quedas com impacto da coluna vertebral contra a base do crânio (*in* Vanrell, *apud* Teixeira, modificado).

O exame químico, através dos percentuais de histamina, catepina D, serotonina, ferro, cobre, zinco e proteínas liberadas no local da fratura, em relação com os tecidos normais adjacentes. E o exame espectrográfico, por meio da microscopia eletrônica de varredura.

Uma das mais graves complicações das fraturas diafisárias dos ossos longos e da pélvis é a *embolia gordurosa*, que ocorre em 90% dos casos e é consequente ao desgarramento de pequenos fragmentos da medula óssea desses ossos. As embolias gordurosas podem também surgir, embora raramente, em casos de lesões de vísceras maciças, principalmente de um fígado gorduroso. A quantidade mínima de gordura (90 a 120 mℓ) que circula no sangue humano não gera essas formas de embolias.

▶ **Luxações.** São caracterizadas pelo deslocamento de dois ossos cujas superfícies de articulação deixam de manter suas relações de contato que lhes são comuns. São denominadas *completas*, quando as superfícies de contato se afastam totalmente, e *incompletas*, quando a perda de contato das superfícies articulares é parcial. Podem ser fechadas e expostas. As mais comuns são as luxações do ombro, do cotovelo, do joelho e do tornozelo.

▶ **Entorses.** São lesões articulares provocadas por movimentos exagerados dos ossos que compõem uma articulação, incidindo apenas sobre os ligamentos. Uma flexão intensa de uma mão sobre o antebraço, uma abdução mais brusca do polegar sobre o seu metacarpo, um pé mal assentado no solo ou uma rotação mais violenta de um joelho são exemplos de causas capazes de produzir uma entorse.

A sintomatologia mais comum é a dor intensa, ao nível da articulação atingida, que se exacerba com a movimentação ativa ou passiva e pela palpação. Notam-se ainda perturbação funcional com redução temporária da função, tumefação, rubor local, movimentos articulares anormais e, às vezes, equimose ou hematoma da região lesada.

Nos casos mais graves, podem verificar-se rupturas de ligamentos, desinserções de ligamentos, rupturas musculares, rupturas de tendões, derrame seroso ou hemorrágico na cavidade articular, fraturas ósseas e até mesmo arrancamento de pequenas porções do osso que se prende a ligamentos.

Em geral, seu prognóstico é bom, e, quando não existem complicações mais sérias, sua cura se processa de 10 a 15 dias, principalmente quando são tratadas corretamente.

▶ **Rupturas de vísceras internas.** Um impacto violento sobre o corpo humano pode resultar em lesões mais profundas, determinando rupturas de órgãos internos. Os ferimentos externos nem sempre são proporcionais ao caráter grave dos resultados internos.

Há circunstâncias que condicionam ou agravam essas lesões: força do traumatismo, região atingida, condições fisiológicas especiais (útero grávido, repleção da bexiga, do estômago e dos intestinos), certas condições patológicas; um baço ou um fígado aumentados são mais facilmente atingidos.

A ação traumática pode ser por compressão, pressão, percussão, tração e explosão.

Todas as vísceras estão sujeitas a essa forma de lesão. No entanto, as mais comuns são: fígado, baço, rins, pulmões, intestinos, pâncreas e suprarrenais.

As teorias que explicam o mecanismo dessas rupturas são as seguintes:

■ *Teoria da pressão hidráulica.* Segue a lei de Pascal. A pressão sofrida por um órgão interno equipara-se a um recipiente cheio de água onde a força é exercida em todas as direções, vencendo no lugar de menor resistência. Essa teoria é mais aplicada para os órgãos ocos.

■ *Teoria da hipercurvatura.* Certas rupturas dependem da própria curvatura do órgão. É sempre transversal nas faces anterior e posterior das vísceras encurvadas. Assim, no fígado, se o agente atua em sentido anteroposterior, a ruptura será transversal e na face convexa. E será em sentido longitudinal, se o traumatismo for em sentido lateral (Figura 4.18). Estes ferimentos, em geral arqueados e paralelos, são conhecidos como *sinal de Vinokurova*, podendo em casos de atropelamento apontar a direção do veículo.

■ *Teoria das modificações de forma.* Um órgão arredondado, quando comprimido em certa direção, modifica sua forma e diminui seu eixo no ponto onde sofre a pressão. No mesmo instante, esse órgão tem seus meridianos desviados passando sobre aquele ponto e, ainda, uma ampliação dos círculos paralelos. A ruptura será sempre na direção dos meridianos, isto é, na direção da ação traumática (Figura 4.19).

Há um conjunto de lesões que, ao ser encontrado – *rupturas de órgãos maciços, ausência de sinais de violência sobre o tegumento abdominal e prolapso retal* –, em casos de suspeita de crueldade ou tortura, pode ser proveniente de pisões propositais sobre o abdome, principalmente de adultos contra crianças

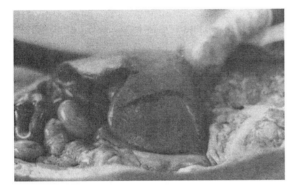

Figura 4.18 Ruptura do fígado por contusão (sentido lateral).

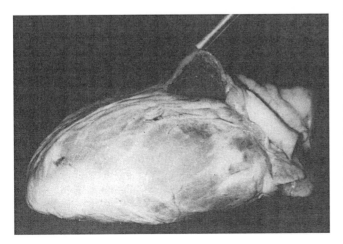

Figura 4.19 Ruptura do coração (ação contundente).

(*tríade do pisão*). Há outras causas, como: do contragolpe, da ruptura pelo aumento brusco da pressão interna (pulmões) e da laceração motivada pelos ligamentos de suspensão.

O perito não pode esquecer das rupturas e hemorragias espontâneas de órgãos doentes cuja lesão nada tem a ver com uma contusão. Assim, são as perfurações do estômago e intestinos por processo infeccioso, a ruptura de aneurisma da aorta e o desgarramento de um baço gigantesco por hiperesplenismo. Pode também a perícia determinar se o traumatismo foi causa agravante ou condicionante de uma ruptura em uma lesão corporal seguida de morte quando o agente não quis o resultado, mas assumiu o risco de produzi-lo. Aí, a lesão é dolosa, mas o resultado é culposo.

▶ **Prolapso de vísceras internas.** Sob o efeito de uma violenta pressão sobre o abdome ou tórax pode ocorrer um prolapso retal, inclusive com a exposição dos intestinos ou um prolapso genital com a saída do útero e da bexiga. Mais raramente pode-se observar a projeção de órgãos torácicos e abdominais pela boca (Figura 4.20 A).

▶ **Lesões produzidas por artefatos explosivos.** Chama-se de *explosão* um mecanismo produzido pela transformação química de determinadas substâncias que, de forma violenta e brusca, produz uma quantidade excessiva de gases com capacidade de causar malefícios à vida ou à saúde de um ou de vários indivíduos.

Na maioria das vezes, sem contar com o seu uso bélico, ela é de origem acidental, mas pode ter como etiologia o homicídio e mais raramente o suicídio.

As lesões produzidas por esses artefatos podem ser por ação *mecânica* e por ação da *onda explosiva.* As primeiras são provenientes do material que compõe o artefato e dos escombros que atingem as vítimas. As outras são decorrentes das ondas de pressão e sucção, que compõem a chamada *síndrome explosiva* ou *blast injury.*

As lesões provocadas pela ação mecânica da explosão estão representadas por ferimentos, mutilações e fraturas, os quais são produzidos quase exclusivamente pelos escombros das estruturas atingidas, variando, é claro, com o grau de intensidade do explosivo e da distância que se encontra a vítima. A região do corpo também varia muito, pois depende da forma do artefato usado. Se é carta-bomba, por exemplo, as regiões mais atingidas são as mãos e a face. Se é na modalidade mina, os pés são os mais atingidos (Figura 4.20 B).

A *blast injury* é um conjunto de manifestações violentas e produzida pela expansão gasosa de uma explosão potente, acompanhada de uma onda de pressão ou de choque que se desloca brusca e rapidamente em uma velocidade muito grande, a pouca distância da vítima e, mais grave, em locais fechados. Segundo William, esta força, para produzir lesões no homem, deve ser no mínimo de 3 libras por polegada quadrada. Se a expansão da onda explosiva ocorre dentro d'água, verificam-se os mesmos efeitos, levando em conta que a água apresenta uma velocidade de propagação e intensidade de 1.600 m por segundo.

As lesões provocadas pela expansão gasosa atingem diversos órgãos e se caracterizam de acordo com a sua forma, disposição e consistência. A lesão mais comum é a ruptura do tímpano ("*blast*" auditiva). É representado por rupturas lineares da metade anterior do tímpano, comumente bilateral. Nos casos mais benignos, pode-se verificar uma surdez passageira por comoção labiríntica.

A "*blast*" pulmonar é também muito comum e apresenta-se com hemorragia capilar difusa dos lobos médio e inferiores e equimoses subpleurais, e suas vítimas têm escarros hemoptoicos. Os alvéolos ficam distendidos e rotos, podendo os pulmões apresentarem impressões costais na sua superfície.

A *"blast" abdominal* mostra o estômago com infiltrados hemorrágicos da mucosa ou serosa, e em alguns casos até rupturas. Os intestinos também são mais agredidos, exibindo sangramentos dispostos em anéis na parte terminal do íleo e do ceco, podendo apresentar perfurações.

A *"blast" cerebral* caracteriza-se, na maioria das vezes, pela presença de hematomas subdurais ou hemorragia ventricular.

A *"blast" ocular*, de menor frequência, caracteriza-se pela hemorragia do vítreo, equimose subconjuntival intensa e cegueira definitiva ou temporária.

O coração é o órgão que suporta melhor as ondas de expansão da *blast injury*.

A necropsia das vítimas da *blast injury*, em casos nos quais houve apenas a ação da *onda explosiva*, pode não mostrar nenhuma lesão externa e tão só lesões internas, caracterizadas pelos danos graves em órgãos internos, principalmente pulmões, estômago, intestinos, baço, rins e fígado.

Hoje, com o surgimento dos atentados suicidas por bombas, além dos objetos de metal de que se compõem os artefatos explosivos, há também a preocupação com a dispersão do material biológico do próprio responsável por tais ações, pois este material, principalmente fragmentos ósseos, pode representar uma fonte de transmissão de doenças infecciosas graves, como AIDS e hepatite.

▶ **Lesões por martelo.** De causa quase sempre dolosa, essas lesões, quando produzidas com certa violência, podem apresentar danos graves, como, por exemplo, afundamentos ósseos do segmento golpeado, reproduzindo a perda de tecidos quase semelhante à forma e às dimensões daquele objeto agressor.

Quando a ação é em sentido perpendicular, estas lesões são conhecidas como "fratura perfurante" ou "fratura em vazador" ou "fratura em saca-bocados" de Strassmann (Figura 4.21).

Pode ocorrer também um afundamento parcial e uniforme com inúmeras fissuras, em forma de arcos e meridianos, e, por isso, denominado *sinal do mapa-múndi de Carrara* (Figura 4.22).

Quando o traumatismo se verifica tangencialmente, produz uma fratura de forma triangular com a base aderida à porção óssea vizinha e com o vértice solto e dirigido para dentro da cavidade craniana. Esse é o *sinal em "terraza" de Hoffmann*.

Estas lesões também podem ser produzidas por outros objetos como coronhas de revólver ou pistola, caibros ou mesmo quinas de objetos mais resistentes.

▶ **Encravamento.** É uma modalidade de ferimento produzida pela penetração de um objeto afiado e consistente, em qualquer parte do corpo. São ocorrências de grande impacto, quando o corpo do indivíduo se desloca violentamente de encontro ao objeto, ou quando ambos se defrontam em grande velocidade (Figura 4.23).

Sua natureza etiológica é quase sempre acidental.

▶ **Empalamento.** Essa forma especial de encravamento caracteriza-se pela penetração de um objeto de grande eixo longitudinal, na maioria das vezes consistente e delgado, no ânus ou na região perineal. As lesões são sempre múltiplas e variadas, sua profundidade varia de acordo com o impacto e as dimensões do objeto contusivo.

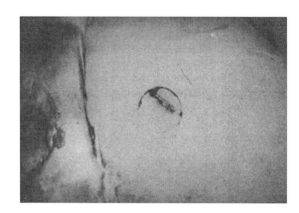

Figura 4.21 Lesão produzida por ação contundente na calvária (sinal de Strassmann). Esta figura encontra-se reproduzida, em cores, no Encarte.

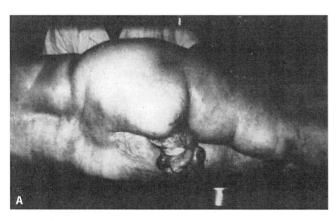

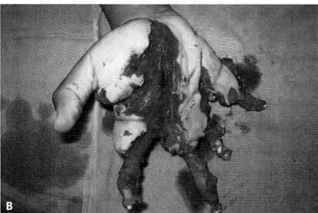

Figura 4.20 A. Prolapso intestinal (ação contundente – pressão). **B.** Lesões produzidas por explosivos. Esta figura encontra-se reproduzida, em cores, no Encarte.

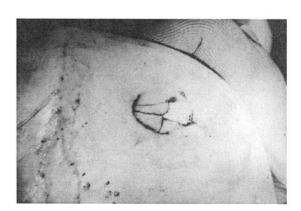

Figura 4.22 Fratura da calvária vista pela lâmina interna (sinal do "mapa-múndi" de Carrara). Esta figura encontra-se reproduzida, em cores, no Encarte.

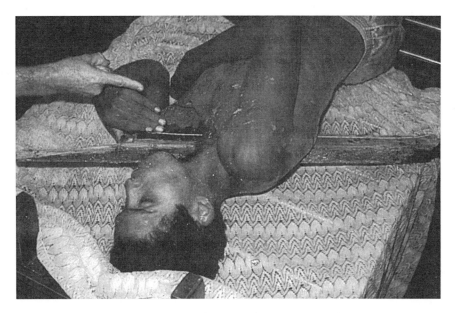

Figura 4.23 Encravamento (IML/CE). Esta figura encontra-se reproduzida, em cores, no Encarte.

É necessário, no entanto, em certas ocasiões, fazer a diferença entre o empalamento e a introdução voluntária de corpos estranhos no ânus. Nesta última hipótese, não se observam grandes mutilações perineais; dificilmente ocorrem lesões intra-abdominais, e os objetos são menos irregulares.

▶ **Lesões por achatamento.** Também chamadas *"por esmagamento"*, são provenientes de violenta ação por pressão ou compressão sobre o corpo ou parte dele, e que tem como exemplo mais comum aquelas produzidas pela passagem de um veículo em movimento. Estas lesões apresentam escoriações de arrastão, feridas contusas com desgarramento de retalhos de pele, hematomas, fraturas costais, cranianas e dos membros superiores e inferiores, e rupturas viscerais. Quando esta forma de ação se dá no segmento toracoabdominal, a morte pode ser por asfixia, na modalidade sufocação indireta.

▶ **Lesões por arrancamento.** Estas lesões são produzidas por trações violentas de segmentos corporais, principalmente dos membros superiores e inferiores, quer sejam desprendidos do restante do corpo. A superfície cruenta destas lesões traumáticas se caracteriza pelo aspecto de desgarramento com retalhos irregulares e anfractuosos de tecidos moles (pele, aponeurose, músculos, vasos, nervos e tendões) que se comportam de acordo com seus graus de retração, e desarticulação ou amputação traumática. São comuns estas lesões em acidentes ferroviários, máquinas com polias de transmissão à base de correias ou em acidentes onde a vítima fica presa pelo braço ou perna tracionado pelo peso do corpo. Quando preso pelos cabelos pode produzir arrancamento do couro cabeludo, conhecido como *escalpo*.

▶ **Lesões por cinto de segurança.** Três são os tipos de cintos de segurança usados comumente pelos condutores e pelos passageiros de veículos a motor: o *pelviano* ou *subabdominal*, que mantém a pélvis presa ao assento; o *toracodiagonal*, que prende o tronco de encontro ao encosto da poltrona; e o *combinado* ou de *"três pontos"*, que é uma combinação dos dois modelos citados.

A prática tem demonstrado que o cinto pelviano, em um choque mais grave, não evita que a cabeça e o tronco se projetem para diante, originando traumatismos craniofaciais, ruptura de vísceras internas e fratura de coluna.

O cinto toracodiagonal, mesmo fixando o tronco ao encontro do assento, em um impacto mais violento não chega a evitar que o corpo deslize para baixo, redundando em lesões dos joelhos, da perna e da coluna cervical.

Mesmo sendo o cinto combinado o mais usado e aconselhado, não oferece ele uma proteção incondicional, ainda que fixe a pélvis e o tórax na poltrona. Pode ocorrer, em um choque mais sério, a hiperflexão ou a hiperextensão brusca da região cervical, provocando, entre outros, o traumatismo do mento sobre o tórax com luxação da mandíbula ou ferimentos da língua pelos dentes. No entanto, o mais grave, e que devem ser observadas com maior cuidado nas necropsias de tais eventos, são as fraturas e luxações das vértebras cervicais, ocasionando, até, secções totais ou parciais da medula.

▶ **Lesões produzidas por explosão de bolsas de ar (*air bags*).** Ninguém desconhece o número assustador de lesões traumáticas graves e de morte causadas em proporções epidêmicas pelos acidentes automobilísticos. Também não se desconhece que a utilização das bolsas pneumáticas protetoras (*air bags*) venha preservando tantas vidas e reduzindo cada vez mais as taxas de gravidade das lesões em acidentes de veículos a motor. Ainda assim, não se pode deixar de consignar o efeito que sua explosão pode causar em um conjunto de lesões produzido por esse resultado, sendo as crianças as vítimas que mais preocupam em face da posição que elas ocupam dentro do veículo. Leve-se em conta também a inadequação da distância entre as vítimas e a bolsa de ar.

As lesões mais comuns desse efeito são produzidas por barotrauma, que atua por onda de pressão oriunda da explosão da bolsa de ar, sendo mais comuns lesões oftalmológicas, surdez, pneumotórax bilateral, lesões da face e dos membros superiores e inferiores, luxação do ombro e do punho, lesões da parte anterior do tórax, além da perda da consciência. Uma das lesões que tem chamado a atenção é a do nervo radial, embora ainda não bem especificada, ficando algumas vezes incluída em outras lesões.

▶ **Lesões por atropelamento terrestre.** Certamente os acidentes de tráfego terrestre são os causadores do maior índice de mortes violentas entre nós. Isso se deve não apenas ao número excessivo e progressivo de veículos e à evolução da potência das máquinas, mas sobretudo à ausência de uma política séria de trânsito capaz de investir na prevenção dos acidentes. Na maioria das vezes, as lesões decorrentes de atropelamento terrestre são múltiplas e distribuídas por diversas regiões do corpo. As primeiras lesões da vítima são as produzidas pelo impacto do veículo em movimento e dependem muito da velocidade dele e do local atingido. As outras lesões são oriundas do impacto do corpo e da sua projeção no solo.

Uma das lesões mais comuns é a fratura das pernas, na mesma altura do para-choque. No entanto, essas lesões podem-se verificar em regiões mais baixas das pernas, principalmente se, no momento do impacto, o veículo estava freando. Podem também ocorrer lesões torácicas ou abdominais, inclusive com as marcas das partes impactantes, como, por exemplo, telas, faroletes, distintivos de fabricantes ou traços da pintura do veículo (contusão-tatuagem), e que são chamadas, genericamente, de "lesões-padrão".

Após o choque, além do movimento brusco da coluna vertebral e do deslocamento violento das vísceras em seus continentes, em geral vem a projeção do corpo quase sempre para cima e para diante, verificando-se a queda da vítima de encontro ao solo, recebendo, deste modo, o segundo impacto. Pode ocorrer, simultaneamente, a passagem do veículo sobre o corpo caído (esmagamento), comprimindo-o violentamente sobre o solo, deixando impressas as chamadas "estrias pneumáticas" de Simonin (Figura 4.11). Ou verificar-se o rolamento do corpo sobre seu próprio eixo, causando escoriações em diversas regiões ou fraturas dos ossos da cabeça e dos membros superiores e inferiores. Ou, finalmente, lesões provocadas por arrastão, tendo a vítima permanecido presa por algum tempo ao veículo em movimento, caracterizadas por escoriações ou perdas significativas de tecidos das regiões escapulares, lombares, genitais, torácicas, abdominais e dos joelhos, conhecidas por "escoriações de arrastão". Têm como características serem representadas por estrias paralelas na direção do arrastão, que começam mais profundas e terminam mais rasas e mais largas na medida em que o veículo ou o corpo diminui de velocidade.

▶ **Lesões dos passageiros do veículo.** Em geral, as lesões verificadas nos passageiros de veículos sinistrados são mais graves que as do condutor, e entre aqueles a maior incidência de morte é do ocupante do assento dianteiro. Isso se justifica pelo impacto direto sobre a bancada do veículo. As lesões mais comuns são as cranioencefálicas, costais e esternais.

▶ **Lesões do condutor do veículo.** Os condutores de veículos, quando acidentados, geralmente apresentam lesões do tórax por choque violento sobre o volante e lesões do crânio por traumatismo sobre o para-brisa, além de outras eventuais lesões cutâneas, ósseas e viscerais.

As lesões provenientes do traumatismo do tórax sobre o volante são mais significativas, pois elas podem caracterizar exatamente a posição do indivíduo no comando do veículo. Muitas vezes, ele apresenta o que se chama de "tatuagem traumática", pelo fato de ficar impresso no tórax a parte do desenho do volante.

As lesões do crânio são, quase sempre, na região frontal, quando o acidente é por impacto violento, e estão relacionadas com o tipo de traumatismo sobre o para-brisa.

Outras lesões podem estar representadas por fraturas dos joelhos e colo dos fêmures pela brusca projeção do corpo da vítima sobre as estruturas abaixo do painel no momento do impacto e por ferimentos no dorso dos dedos dos pés, principalmente do que está sobre o pedal, por hiperflexão e contusão deles no momento do impacto do veículo. Isto serve, inclusive, para indicar quem o conduzia.

Em suma, quatro são os pontos possíveis de impacto em acidentes automobilísticos, principalmente quando o condutor não estava usando o cinto de segurança: a fronte, o tórax, os joelhos e os pés.

No que diz respeito à legislação disponível sobre "danos pessoais causados por veículos automotores de vias terrestres" (DPVAT), o artigo 5º da Lei nº 6.194, de 19 de dezembro de 1974, modificado pela Lei nº 8.441, de 13 de julho de 1992, diz o seguinte: § 3º Não se concluindo na certidão de óbito o nexo de causa e efeito entre a morte e o acidente, será acrescentada a certidão de auto de necropsia, fornecida diretamente pelo instituto médico-legal, independentemente de requisição ou autorização da autoridade policial ou da jurisdição do acidente; § 4º Havendo dúvida quanto ao nexo de causa e efeito entre o acidente e as lesões, em caso de despesas médicas suplementares e invalidez permanente, poderá ser acrescentado ao boletim de atendimento hospitalar relatório de internamento ou tratamento, se houver, fornecido pela rede hospitalar e previdenciária, mediante pedido verbal ou escrito, pelos interessados, em formulário próprio da entidade fornecedora. (Incluído pela Lei nº 8.441/92.); § 5º O instituto médico-legal da jurisdição do acidente ou da residência da vítima deverá fornecer, no prazo de até noventa dias, laudo à vítima com a verificação da existência e quantificação das lesões permanentes, totais ou parciais (redação dada pela Lei nº 11.945/2009).

Desta maneira, a lei vincula obrigatoriamente a realização dos laudos do DPVAT aos institutos médico-legais de todo território brasileiro, independentemente de uma ou outra opinião em contrário que admite se tratar de uma transferência de responsabilidade para o Estado, o que deveria ser das seguradoras. Lembrar também que esses exames não se guiam pelos parâmetros de avaliação do dano corporal de natureza penal, e, sim, pelos de natureza civil pelo seu caráter indenizatório.

O seguro obrigatório de danos pessoais causados por veículos automotores de vias terrestres, ou por sua carga, a pessoas transportadas ou não (seguro DPVAT) foi criado com a finalidade de amparar as vítimas de acidentes de trânsito em todo o território nacional, não importando de quem seja a culpa dos acidentes.

A seguradora efetuará o pagamento das indenizações, não importando de quem seja a culpa dos acidentes, nos seguintes casos: (1) morte – quando a vítima falecer em virtude do acidente de trânsito, seus beneficiários terão direito ao recebimento de indenização correspondente à importância segurada vigente na época da ocorrência do sinistro; (2) invalidez permanente total ou parcial – quando a vítima de acidente de trânsito ficar inválida, atestando com o fim do tratamento, o caráter definitivo da invalidez. A quantia deve ser apurada, tomando-se por base o percentual da incapacidade de que se tornou portadora, de acordo com a tabela de Danos Corporais Totais, constante do anexo à Lei nº 6.194/74, com a alteração dada pela Lei nº 11.945/09, tendo como indenização máxima a importância segurada vigente na época da ocorrência do sinistro; (3) despesas de assistência médica e suplementares – quando a vítima de acidente de trânsito realizar tratamento sob orientação médica, despesas com assistência médica e suplementares, tendo o direito de receber uma indenização, a título de reembolso, correspondente ao valor dos respectivos gastos médicos e hospitalares de R$ 2.700,00, até o limite definido em tabela, com teto máximo do valor vigente na época da ocorrência do acidente. Na época da edição da Lei nº 11.482 de 2007, este valor era de R$ 2.700,00.

▶ **Lesões por atropelamento náutico.** Cada dia que passa a incidência de pessoas vitimadas em acidentes provocados por veículos náuticos de pequeno e médio portes, geralmente de uso esportivo, tem sido mais constante.

O mecanismo de produção das lesões em tais acidentes é diferente dos demais sinistros, não só pelo meio onde o indivíduo é agredido, mas pela forma como o próprio atropelamento se desenrola. Aqui observam-se três fases nesse tipo de acidente: a primeira é a do traumatismo do veículo náutico sobre a vítima; depois a sua projeção no meio líquido; e, finalmente, uma possível ação vulnerante das hélices.

Em geral, as lesões produzidas pelo traumatismo da embarcação se localizam na cabeça ou na parte superior das faces anterior e posterior do tórax, e mais raramente na região dorsolombar, estas últimas quando o indivíduo procura evitar o acidente. Estas lesões são na sua maioria contusas, com grande perda de tecido e acompanhadas quase sempre de fraturas.

Na fase de projeção, quando o indivíduo é arremessado contra o próprio meio líquido, as lesões não apresentam maior significado, a não ser que essa projeção seja contra um meio mais consistente ou que ele venha a sofrer um novo impacto.

Finalmente, as lesões provocadas pelas hélices da embarcação que são de grandes dimensões, perdas vultosas de tecidos e características cortocontusas, afetando a pele, a musculatura, os ossos e, às vezes, as vísceras internas. A pele apresenta ferimentos de forma curvilínea, em arcos paralelos e equidistantes, apresentando uma característica bem própria: *cauda inicial* e *cauda terminal*. Em geral ocorre a laceração de grandes áreas de massa muscular e os vasos são cortados em forma de "bico de gaita", o que facilita a hemostasia e, consequentemente, uma sobrevivência mais demorada. As fraturas são quase sempre expostas nos ossos longos e nos chatos, podendo ocorrer perdas ósseas consideráveis. Finalmente, é possível verificar-se em alguns casos a amputação traumática de membros superiores ou inferiores e lesões graves em órgãos internos, principalmente abdominais.

Quando as vítimas não morrem imediatamente, podem ter morte por afogamento em virtude da dificuldade de se manterem conscientes e flutuando.

▶ **Lesões por atropelamento ferroviário.** Um dos fatos mais chamativos da atenção na perícia de casos de atropelamento ferroviário é a redução do corpo a diversos e irregulares fragmentos conhecida como *espostejamento*.

Quando os despojos de um corpo são encontrados à margem da linha férrea, temos de considerar as seguintes hipóteses: suicídio, homicídio, acidente ou atropelo *post mortem* para dissimular homicídio ou morte natural.

Todas estas questões poderão ser solucionadas por meio da necropsia, do estudo do local dos fatos, da posição do corpo e das informações de testemunhas.

A necropsia constitui-se nesses casos no mais importante meio de diagnóstico, a partir principalmente do estudo das reações vitais das diferentes lesões traumáticas.

Nos casos de suicídio, em geral se observa a secção transversal do corpo ao nível do pescoço ou do abdome. Nos acidentes, é mais comum as secções das pernas. Em ambas as situações o que chama a atenção é a presença acentuada das reações vitais das lesões como manchas equimóticas, infiltrados hemorrágicos dos tecidos e placas de sangue coagulado.

Nos atropelamentos *post mortem* para dissimular homicídio, nota-se um grande número de lesões sem reação vital e apenas se veem tais reações nas lesões produzidas dolosamente. Por fim, nas situações de dissimulação de morte natural, por vezes para adquirir vantagens de seguro, observam-se as vestes manchadas de sangue e todas as lesões sem qualquer manifestação de reação vital, podendo-se, inclusive, diagnosticar a verdadeira causa orgânica natural de morte.

▶ **Lesões por acidente aéreo.** Como os acidentes de aviação são os mais variados possíveis, em face do tipo de aeronave, a altura do voo e as próprias circunstâncias do sinistro (precipitação contra o solo, explosão no ar ou em terra, queda no mar, colisão com outras aeronaves etc.), as lesões produzidas nessas ocorrências são as mais diversificadas. Em geral, quando de acidentes desta ordem, a causa da morte e a descrição das lesões passam a ser um fato secundário, prevalecendo então a identificação de uma grande quantidade de vítimas e a elaboração dos atestados de óbito. O óbito dessas vítimas ocorre sempre por múltiplas lesões e fragmentação do corpo, decorrentes de traumatismos intensos, somando-se em alguns casos os efeitos do fogo e da explosão.

A *causa mortis* dos tripulantes é muito significativa no exame das vítimas de acidentes aéreos, principalmente dos comandantes de voo, assim como a presença de determinadas doenças e a pesquisa de um possível uso de medicamentos, álcool ou drogas (ver mais em Morte Coletiva e Catastrófica – Capítulo 17).

▶ **Lesões por precipitação.** As lesões por precipitação foram sumariamente descritas por Leon Thoinot: "Pele intacta ou pouco afetada, rupturas internas e graves das vísceras maciças e fraturas ósseas de características variáveis."

Além da precipitação de edifícios ou de estruturas de grande altitude, existem também os acidentes graves do paraquedismo profissional ou amador, que vão desde as luxações ou fraturas por retenção da cinta extratora ou os ferimentos por arrastão em terra, até a morte quando os paraquedas funcionam mal ou não funcionam.

Um detalhe que chama a atenção no conjunto das alterações produzidas no corpo pela precipitação é a desproporção entre as lesões cutâneas – relativamente insignificantes, e as gravíssimas lesões ósseas e viscerais.

No que diz respeito às lesões internas, pode-se dizer que todas as vísceras estão sujeitas a serem afetadas, principalmente as chamadas vísceras maciças. O coração, por exemplo, apresenta algumas características bem peculiares: o átrio e o ventrículo direitos são em quase todas as vezes os mais atingidos; e, por sua vez, a cavidade atrial é mais afetada que a ventricular. A aorta apresenta muito mais lesões em sua porção ascendente.

Quando o corpo é impactado pela sua extremidade superior, ou seja, quando a cabeça choca-se com o solo, encontra-se geralmente um tipo de fratura chamado em "saco de noz", caracterizada pela integridade ou quase integridade do couro cabeludo e de múltiplas fraturas da calvária, laceração da massa encefálica e herniamento do cérebro. Podem ocorrer também fraturas vertebrais e rupturas de vísceras maciças pela contusão e hiperflexão do corpo.

Se a queda verifica-se sobre a extremidade inferior do corpo, resultam nas fraturas de pélvis e dos membros inferiores. Piga Pascual descreve um elenco de lesões ósseas, conhecidas por "sinal de quatro fraturas", caracterizado por fraturas dos terços inferiores das pernas e dos terços médios dos braços, estas últimas justificadas pela tentativa de o indivíduo amortecer o impacto da queda com os membros superiores. Há também fraturas outras e luxações, além das aludidas lesões viscerais.

Quando o impacto da precipitação ocorre sobre a parte lateral do corpo, chamam à vista as fraturas múltiplas das costelas e mais raramente as fraturas de vértebras. Também surgem as rupturas de vísceras, notadamente do fígado, do baço, rins e encéfalo, e, em menor incidência, dos pulmões. As lesões destes órgãos são sempre acompanhadas de intensa hemorragia interna e por isso levam à morte rápida. As rupturas de vísceras ocas, como estômago, intestino e bexiga, são mais raras, aumentando essa possibilidade se elas estiverem repletas.

Não se pode esquecer das precipitações como forma de simulação de suicídio em indivíduos já mortos. Nesses casos, levam-se em conta as reações vitais das lesões cutâneas e viscerais, inclusive a presença de outras formas de lesões, produzidas por energias ou modalidades diversas e não explicadas pela precipitação.

Também não se pode deixar de se levar em conta a determinação da causa jurídica de morte por precipitação, utilizando-se como elementos significativos diferenciais entre suicídio, homicídio e acidente: a distância entre o local do impacto do corpo no solo e a projeção vertical do ponto de lançamento; o aspecto do ambiente de onde a vítima precipitou-se; o estudo das leis que regulam a queda dos corpos no espaço; e o estudo das regiões do corpo afetadas pelo impacto. Nas quedas acidentais, é comum que o corpo quase deslize bem próximo ao local da precipitação até encontrar um elemento de resistência, caindo bem perto dele, em face da ausência de impulso inicial, como se houvesse apenas a ação da gravidade. Nesses casos, como o corpo não recebeu nenhum impulso horizontal ele cai sob a ação exclusiva do seu próprio peso e por isso o ponto de chegada do corpo (*ponto de incidência*) fica exatamente na projeção vertical do ponto de partida (*ponto de lançamento*), normalmente junto do perfil do prédio onde o fato ocorreu.

Em geral, essa distância é maior nos homicídios do que nos acidentes, levando-se em consideração que o corpo foi impulsionado por alguém, mesmo que tenha existido certa resistência pela vítima traduzida às vezes por lesões de atrito nas extremidades dos dedos e dos pulsos, excetuando-se os casos de menores ou desacordados. Já nas situações de suicídio, a experiência ensina que aquela distância é sempre maior, em virtude do maior impulso da vítima, ajudada quase sempre pela flexão dos joelhos, levando-a a um ponto de queda mais distante. Nesses dois últimos casos, como na queda o corpo sofre um impulso horizontal (forças interna ou externa), a trajetória do corpo durante a queda é parabólica. Dessa maneira, vai se verificar um distanciamento horizontal do ponto de partida, produzindo um afastamento lateral do ponto de incidência do corpo.

Quanto ao aspecto da arrumação do ambiente de onde se verificou a precipitação, em casos de acidente podem ser vistos no local inicial da queda móveis e utensílios onde a vítima pudesse estar mais elevada para uma determinada tarefa. No homicídio, pode-se encontrar ambiente em desordem, vestes rasgadas, manchas de sangue e ferimentos diversos dos produzidos pela precipitação. E, no suicídio, a presença, junto ao local do impulso, de meios que pudessem facilitar a projeção, isso quando, para alcançar o ponto desejado, a vítima necessitasse desse recurso.

No que se refere às leis da Física e da Mecânica que regem a queda dos corpos no espaço, pode-se dizer que o movimento de translação acha-se alternado em um movimento horizontal e noutro vertical, cada um deles sujeito às forças externas que venham a atuar. Quando não há impulso horizontal – como nos casos de acidente –, admite-se que o corpo caia verticalmente, fazendo com que seu impacto (ponto de incidência) seja muito perto do perfil do prédio, embora, em um desequilíbrio, haja qualquer coisa, por menor que seja, de impulso. Quando há impulsão horizontal, encontra-se um relevante afastamento entre o ponto de impacto e o ponto de lançamento. É no deslocamento entre esses dois pontos que o corpo descreve uma *trajetória parabólica*, decorrente da decomposição de um movimento retilíneo uniformemente variado, que sofre a influência da força gravitacional (*Y*), e de um movimento retilíneo uniforme na direção horizontal, decorrente do impulso (*X*).

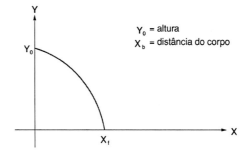

Conhecendo-se a altura do ponto de queda (Y_i) e a aceleração da gravidade (g), que é de 9,80 m/s², levanta-se a velocidade final do corpo (v_f). Assim, digamos que a altura seja de 9,60 m.

$$Y_i = \frac{1}{2} \cdot \frac{v_f^2}{g},$$

Exemplo:

$$9{,}60 = \frac{1}{2} \cdot \frac{v_f^2}{9{,}80} \therefore V_f^2 = 9{,}60 \times 2 \times 9{,}80$$

$$v_f = \sqrt{9{,}60 \times 2 \times 9{,}80} \therefore$$

$$v_f = 13{,}72 \text{ m/s ou } 49{,}39 \text{ km/h}$$

Calculando-se o tempo de queda em que v_0 é a velocidade inicial, y_0 é altura do ponto de queda, a a aceleração da gravidade e t o tempo, teremos:

$$y = y_0 + v_0 t + \frac{1}{2} a \, t^2$$

$$t = \sqrt{\frac{9{,}60 \times 2}{9{,}80}} \therefore t = t = \pm 1{,}40 \text{ s}$$

Em seguida, basta calcular a velocidade horizontal:

$$x_f = x_0 + v_{0x} \cdot t$$

Em que x_f é a posição final do corpo, ou seja, a distância do ponto de impacto para o perfil do prédio, v_{0x} a velocidade horizontal e t o tempo. Assim, digamos que a distância seja de 2,50 m.

$$2{,}50 = 0 + v_{0x} \cdot 1{,}40$$

$$v_{0x} = \frac{2{,}50}{1{,}40} \therefore v_{0x} = 1{,}78 \text{ m/s ou } 6{,}41 \text{ km/h}$$

Desse modo, quanto maior for a velocidade horizontal calculada, maior foi o impulso da vítima (Figura 4.24).

A região do corpo que sofre o impacto da queda é também muito importante nesse estudo. No suicídio, é mais comum o lançamento do corpo com a posição em pé, e, mais raramente,

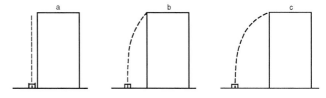

Figura 4.24 *a*, acidente; *b*, homicídio; *c*, suicídio.

de mergulho de cabeça; até cinquenta metros, a vítima em geral conserva a mesma posição. Nos casos de acidente ou de homicídio em face da surpresa ou da manipulação da vítima, a tendência é que ela sofra movimentos de rotação, em virtude da precipitação desordenada, tomando as mais variadas posições no espaço e impactando-se em regiões bem diversas, principalmente na região lateral do corpo.

Concluindo, pode-se dizer que não é tão difícil se chegar à conclusão dos casos de precipitação acidental, mas o diagnóstico diferencial entre homicídio e suicídio não é fácil. Isto em vista de não se contar com parâmetros de aferição e avaliação confiáveis que distingam com clareza o nível da distância entre o presumido ponto de impacto e o perfil do prédio. Simplesmente porque estes impulsos horizontais sofrem influências muito variáveis tendo em conta, entre outros, a força do impulso, o grau de consciência, o peso e a resistência ou determinação da vítima.

O uso da distância entre o ponto de incidência do corpo e a projeção vertical do ponto de lançamento visto isoladamente em um diagnóstico de causa jurídica de morte em casos de precipitação ainda é temerário e discutível.

Hoje, a tendência dos que fazem a pericia de local em casos desta natureza é considerar que no acidente o corpo quase que desliza rente à parede, a pouca distância, até encontrar um obstáculo por não haver impulso inicial mas somente a ação da gravidade. No homicídio, a distância horizontal de afastamento entre o ponto de queda e a projeção vertical do ponto de lançamento seria mais considerável em face do impulso proporcionado por alguém à vítima. E, no suicídio, aquela distância ainda seria maior, uma vez que o suicida seria projetado por um impulso desejado que o levaria a uma distância ainda maior.

Com tais imprecisões, oriundas da ausência de parâmetros confiáveis de aferição e avaliação da distância entre o presumido ponto de impacto e o perfil do prédio, recomenda-se em casos de determinação da causa jurídica de morte em casos de precipitação a valorização do exames necroscópico, toxicológico e do ambiente onde se deu a precipitação, valorizando as lesões encontradas na vítima e no suposto autor, coleta de material orgânico e inorgânico encontrado sob as unhas deles, a pesquisa de substâncias estupefacientes e as condições de alinhos e desalinhos de móveis e quebras de objetos.

▼ Lesões produzidas por ação perfurocortante

As lesões perfurocortantes são provocadas por instrumentos de ponta e gume, atuando por um mecanismo misto: penetram perfurando com a ponta e cortam com a borda afiada os planos superficiais e profundos do corpo da vítima. Agem, portanto, por pressão e por secção. Há os de um só gume (faca-peixeira, canivete, espada), os de dois gumes (punhal, faca "vazada") e os de três gumes ou triangulares (lima).

As soluções de continuidade produzidas por instrumentos perfurocortantes de um só gume resultam em ferimentos em forma de botoeira com uma fenda regular, e quase sempre linear, com um ângulo agudo e outro arredondado. Sua largura é notadamente maior que a espessura da lâmina da arma usada e o seu comprimento, menor que a largura da folha, se o trajeto da arma foi perpendicular ao plano do corpo, saindo da mesma direção, e maior se agiu obliquamente. Se, ao sair, tomou um sentido inclinado, corta mais a pele, aumentando o diâmetro da fenda (Figura 4.25).

Os ferimentos causados por arma de dois gumes produzem uma fenda de bordas iguais e ângulos agudos.

As armas de três gumes originam feridas de forma triangular ou estrelada.

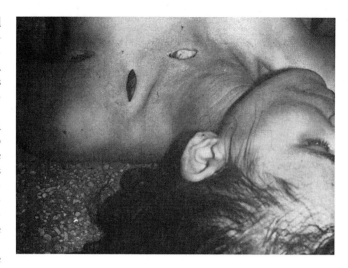

Figura 4.25 Ferimentos produzidos por ação perfurocortante.

O trajeto das feridas produzidas por esses instrumentos tem as características das resultantes da ação dos meios perfurantes.

A perícia, diante dessas lesões, entre outros problemas, tem de levar em conta a identificação da arma usada, a gravidade dos ferimentos, o tempo da lesão, se esta foi produzida em vida ou depois da morte, sua causa jurídica, a posição da vítima e do agressor, a ordem das lesões e o número de agressores.

No diagnóstico da arma usada, devem-se levar em consideração as dimensões, a forma e a profundidade do ferimento, atentando-se para o fato de que o tamanho dessas lesões, devido à elasticidade da pele, pode ser inferior, igual ou superior ao diâmetro da arma. Os ferimentos penetrantes do abdome, por esse tipo de instrumento, podem ter um trajeto maior ou menor que o comprimento dele, e isto é explicado pela movimentação aflita da vítima em uma luta corporal, nos seus recuos e avanços, comuns nas flexões do corpo durante a contenda.

As feridas penetrantes são geralmente graves, não apenas pela infecção causada no interior do organismo, como também pelas lesões sofridas pelos órgãos de maior importância. As mais graves, e que impõem tratamento cirúrgico imediato, são as penetrantes à cavidade peritoneal.

O tempo da lesão é verificado pela evolução da ferida, através do aspecto cicatricial, da reação inflamatória ou da infecção. Há casos em que se utilizam os recursos do exame histológico do ferimento por meio de secções paralelas à superfície cutânea. É claro que esses elementos são de pouca significação para as lesões daqueles que morrem imediatamente.

O diagnóstico diferencial entre as lesões produzidas *in vitam* ou *post mortem* será estudado mais adiante em um capítulo especial.

A mais comum das causas jurídicas dessas lesões é o homicídio, enquanto o suicídio e o acidente são mais raros. O diagnóstico diferencial entre elas é feito, observando-se a direção, o número e o local dos ferimentos, outros sinais de violência, mais de dois ferimentos mortais, a variedade das feridas e o local da morte. O acidente e o suicídio por essa forma de ação são bem esporádicos. Entre nós, no Estado da Paraíba, o homicídio com instrumento perfurocortante é muito comum. As chamadas *lesões de defesa*, encontradas na palma da mão, nas bordas mediais dos antebraços, no ombro, no dorso e até nos pés falam em favor de homicídio como esforço da vítima na tentativa angustiante e desesperada de salvar a vida, expondo aquelas partes do corpo como escudo. Estudaremos melhor esse assunto em Tanatologia Médico-legal.

A posição da vítima e a do agressor pode ser ressaltada pelo estudo da localização e da direção dos ferimentos. As feridas dorsais indicam, quase sempre, que a vítima estava de costas para o agressor. O trajeto, a profundidade e a cauda de escoriação voltada para esse ou aquele lado levam à conclusão da direção que tomou o instrumento, de cima para baixo ou de baixo para cima, se da direita para a esquerda ou vice-versa. Em geral, o agressor usa a arma de características perfurocortantes com o gume voltado para dentro ou para baixo.

A ordem da sucessão das lesões fundamenta-se na direção e na quantidade da hemorragia das feridas. Se um indivíduo tem um ferimento no tórax e o sangramento flui em direção vertical, de cima para baixo, e outro no flanco esquerdo derramado para o lado e para dentro, diz-se que a primeira lesão foi a do tórax, quando ele ainda estava de pé, e a segunda, a do flanco esquerdo, com a vítima caída. Quando as feridas se cruzam, a sequência dos ferimentos é dada pelas características discutidas sobre o assunto quando do estudo das feridas cortantes (*sinal de Chavigny*).

O número de agressores pode constituir um problema a ser elucidado pela perícia. Muitas lesões de mesmos caracteres induzem-nos a pensar na existência de um só agressor. No entanto, isso não é regra geral, pois uma vítima pode ser ferida por dois agressores usando a mesma arma. E, também, pode um agressor usar dois tipos de instrumentos, sucessivamente. É mais difícil um mesmo autor usar duas facas-peixeiras, por exemplo. A multiplicidade de vítimas e a gravidade dos traumatismos orientam o raciocínio no sentido de muitos agressores.

No contexto dessas lesões, há aquelas produzidas por *tesouras*, as quais podem ser utilizadas com seus ramos fechados ou abertos. No primeiro caso, a ferida é única e de forma ovalar. Quando a ação se dá com os ramos abertos é muito comum verificar-se a presença de duas pequenas feridas de forma linear e que se colocam em forma de *V* completo ou incompleto, podendo inclusive mostrar nas extremidades proximais de ambas as feridas, que correspondem às bordas cortantes dos ramos da tesoura, a formação de uma pequena cauda de escoriação, segundo relata Gisbert Calabuig (*in Medicina legal y toxicologia*, 6ª edição, Barcelona: Masson, 2004).

▼ Lesões produzidas por ação perfurocontundente

As feridas perfurocontusas são produzidas por um mecanismo de ação que perfura e contunde ao mesmo tempo. Na maioria das vezes, esses instrumentos são mais perfurantes que contundentes. Esses ferimentos são produzidos quase sempre por projéteis de arma de fogo; no entanto, podem estar representados por meios semelhantes, como, por exemplo, a ponta de um guarda-chuva. Ainda assim, nosso estudo será orientado apenas para o projétil de arma de fogo.

▓ Conceito de arma de fogo

São peças constituídas de um ou dois canos, abertos em uma das extremidades e parcialmente fechados na parte de trás, por onde se coloca o projétil, o qual é lançado a distância por causa da força expansiva dos gases devida à combustão de determinada quantidade de pólvora. Produzido o tiro, escapam pela boca da arma o projétil ou projéteis, gases superaquecidos, chama, fumaça, grânulos de pólvora incombusta e a bucha.

Classificam-se as armas, segundo suas dimensões, em portáteis, semiportáteis e não portáteis. As primeiras são as mais usadas, e, por isso, suas lesões são bem estudadas nos serviços especializados. Quanto ao modo de carregar, são elas de *antecarga* (carregadas pela boca) e de *retrocarga* (munição colocada no pente, no tambor ou na parte posterior do cano). Quanto ao modo de percussão, existem as que agem pela pederneira, por espoleta existente no ouvido ou por espoleta encontrada no estojo. E, finalmente, quanto ao calibre, as armas podem ser classificadas pelo peso dos projéteis ou pela medida de extensão.

Nas armas raiadas, o calibre é dado em milímetros e em centésimos ou milésimos de polegada. Os americanos preferem em centésimos de polegada, os franceses em milímetros e os ingleses em milésimos de polegada. Nessas armas, o calibre deve ser tomado exatamente nas raias dentro da boca do cano.

Nas armas de cano liso, como, por exemplo, nas de caça, o calibre é calculado em peso. Uma arma será de calibre 36 se sua carga constar de 36 projéteis iguais pesando juntos uma libra.

Raias são saliências encontradas na face interna do cano, seguindo uma orientação curva de grande abertura no sentido do maior eixo da alma do cano. Sua finalidade é imprimir um movimento de rotação ao projétil, garantindo uma trajetória estável. Ora estão espiraladas para a direita, ora para a esquerda, e em número variável.

A munição compõe-se de cinco partes: estojo, espoleta, bucha, pólvora e projétil.

O *estojo* ou *cápsula* é um receptáculo de latão ou papelão prensado, de forma cilíndrica, contendo elementos da munição.

A *espoleta* é a parte do cartucho que se destina a inflamar a carga. É constituída, em sua mistura iniciadora, de estifnato de chumbo, tetrazeno, nitrato de bário, trissulfeto de antimônio e alumínio.

A *bucha* é um disco de feltro, cartão, couro, borracha, cortiça ou metal que separa a pólvora do projétil.

A *pólvora* é uma substância que explode pela combustão. Há a pólvora negra e a pólvora branca. Esta última não tem fumaça. Ambas produzem de 800 a 900 cm³ de gases por grama de peso. Em geral, são compostas de uma mistura de carvão pulverizado, enxofre e salitre.

O *projétil* é o verdadeiro instrumento perfurocontundente, quase sempre de chumbo nu ou revestido de níquel ou de outra liga metálica. Os mais antigos eram esféricos. Os mais modernos são cilíndrico-ogivais.

Nos casos de munição com projéteis múltiplos deve-se levar em conta que esses muitos projéteis são lançados juntos e, depois, começam a separar-se, dando uma área de projeção com diâmetro cada vez maior, originando a chamada *rosa do tiro*.

▪ Noções de balística forense

Domingos Tochetto define Balística Forense como "uma disciplina, integrante da criminalística, que estuda as armas de fogo, sua munição e os efeitos dos tiros por elas produzidos, sempre que tiverem uma relação direta ou indireta com infrações penais, visando esclarecer e provar sua ocorrência" (*in Balística Forense – Aspectos Técnicos e Jurídicos*, 3ª edição, Campinas: Millennium Editora, 2003).

Antes, este assunto pertencia aos capítulos da Medicina Legal e era tratado pelos peritos médicos. Hoje, é uma matéria da Criminalística, justificada plenamente como uma disciplina autônoma em seus métodos de pesquisa e aplicação.

Sua melhor classificação é aquela que a divide em *balística interna*, *balística externa* e *balística dos efeitos*.

Balística interna trata do funcionamento das armas, da sua estrutura e mecanismo, e da técnica do tiro. *Balística externa* estuda o trajeto e a trajetória do projétil, desde sua saída da arma até seu impacto ou sua parada. E *balística dos efeitos* ou *balística do ferimento* manifesta-se sobre os efeitos produzidos pelo projétil disparado, incluindo, entre outros, os ricochetes, os impactos e as lesões e danos sofridos pelos corpos atingidos, sejam eles animados ou inanimados.

No que tange à identificação das armas de fogo, esta pode ser *direta* ou *indireta*. É direta quando a identificação é feita na própria arma. E indireta quando feita através de estudo comparativo de características deixadas pela arma nos elementos de sua munição.

Na identificação direta, leva-se em conta os chamados *dados de qualificação*, representados pelo conjunto de caracteres físicos constantes de seus registros e documentos, como tipo da arma, calibre, número de série, fabricante, escudos e brasões, entre tantos.

Na identificação indireta, usam-se métodos comparativos macro- e microscópicos nas deformações verificadas nos elementos da munição da arma questionada ou suspeita. Dentre eles, o mais importante é o projétil, quando se trata de arma de fogo raiada. Nas armas de *alma lisa*, a identificação indireta é feita nas deformações impressas no estojo e suas espoletas ou cápsulas de espoletamento. Os outros elementos, como buchas e discos divisórios, não apresentam significado identificador.

O projétil de uma arma de fogo raiada, ao passar pelo cano, inevitavelmente deixa-se gravar de *impressões de cheios* e de *raias*, sob a forma de cavados e ressaltos, os quais produzirão microdeformações no projétil, conhecidas como *estrias*. As deformações macroscópicas têm valor insignificante para uma identificação específica.

Desse modo, tais microdeformações, pelo fato de não se reproduzirem jamais em dois ou mais canos diferentes, ainda que fabricados pelo mesmo fabricante e trabalhados pela mesma broca, contribuem com segurança à identificação individual da arma que deflagrou o projétil. Estas deformações, sejam elas *normais* (provocadas no deslocamento no interior do cano da arma) ou *periódicas* (provocadas pelo mau alinhamento entre o tambor e o cano), são muito importantes para aquela identificação chamada individual. Já as deformações *acidentais* (produzidas não especificamente por uma mesma arma) servem, por exemplo, para identificar a natureza do alvo impactado pelo projétil. Nunca para sua identificação específica. Ao contrário, até dificulta essa identificação pelas grosseiras deformações produzidas.

As deformações produzidas na base do estojo ou na cápsula de sua espoleta são aquelas oriundas da ação do percutor ou pelas irregularidades da superfície da culatra. Quando da reutilização dos estojos de munição já utilizada em armas raiadas ou de alma lisa, contanto que seja de percussão central, é possível que se encontrem as impressões na base do estojo de dois ou mais tiros com uma mesma ou com diversas armas.

Pelo visto, esse sistema de identificação nos estojos e nas espoletas é muito importante nos casos em que o projétil não é encontrado ou quando ele se apresenta muito deformado para uma identificação microcomparativa, tratando-se de armas raiadas. Nos casos de armas de alma lisa, pode-se afirmar que os estojos e as cápsulas das espoletas são os únicos elementos capazes de fornecer condições para uma identificação individual pelo método indireto.

Nos casos de armas automáticas ou semiautomáticas com canos removíveis, aconselha-se combinar o exame comparativo das microdeformações notadas no projétil com as encontradas na cápsula da espoleta e na base dos estojos percutidos existentes no local da ocorrência. Assim, em um processo procura-se identificar o cano da arma e no outro, a identificação da própria arma.

Para se proceder a um exame comparativo nos elementos da munição, é necessário que se tenham à mão, por exemplo, em um caso de arma raiada, projéteis-padrão, projétil(eis) questionado(s) e os equipamentos necessários para o exame.

Para se obterem os projéteis-padrão ou testemunha, deve-se utilizar um método de coleta que não lhes proporcionem nenhum dano ou deformação. Os mais comuns são a água, a solução glicosada e o algodão.

O(s) projétil(eis) questionado(s) é(são) aquele(s) encontrado(s) no corpo da vítima, no interior de outras estruturas ou nos locais de ocorrência.

Os equipamentos usados na macrocomparação são balança, macrômetro, paquímetro, projetor horizontal de perfil, lupas manuais etc.

O exame microscópico requer um microscópio de comparação, também chamado de microcomparador balístico, acoplado a dispositivos que permitam fotografar as imagens, e que tenham um visor, uma câmara de vídeo e um comparador. O método mais usado na comparação dos projéteis é o que se alia à macro e à microcomparação.

O mais importante é o exame microcomparativo, em que se procura estabelecer a identidade ou não identidade entre os elementos característicos do projétil-padrão e do projétil questionado, principalmente nas *estrias* ou *microestrias convergentes*. Nessas convergências ou coincidências, estão os fundamentos da identificação individual da arma, mesmo tendo-se em conta que essas coincidências jamais poderão ser perfeitas ou totais pelas modificações surgidas na arma e na munição (Figura 4.26).

Em casos de *projéteis encamisados*, em face de sua disposição, a maior parte dos seus microelementos está dentro das cavadas.

Quanto ao exame microcomparativo dos estojos devem-se ressaltar algumas características ou elementos capazes de contribuir em uma identificação indireta, principalmente por se tratar de armas não estriadas. Isso é feito através da marca de percussão e das microestrias encontradas na espoleta ou cápsula de espoletamento dos estojos. Até mesmo nas armas de dois ou mais canos, embora raras, é fácil identificar em qual deles foi percutido o estojo.

Em relação às armas automáticas ou semiautomáticas, podem-se considerar como elementos para identificação a mais a *marca do extrator* e a *marca do ejetor* no culote dos estojos.

Deve-se combater aquela ideia de que os resultados só podem ser positivos ou negativos. Eles devem ser oferecidos nos moldes de possibilidade, probabilidade e certeza, até porque os meios de identificação nem sempre são os melhores. Em termos de possibilidade, quando os microelementos forem poucos, mas tenham o padrão e o questionado os macroelementos coincidentes, como calibre, massa, largura, profundidade e inclinação

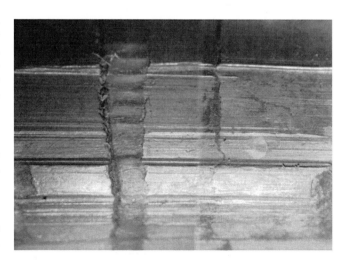

Figura 4.26 Concordâncias e coincidências (microcomparação).

dos ressaltos e cavados. Em forma de probabilidade, quando os projéteis comparados apresentem poucos microelementos coincidentes. E o resultado de certeza, quando existam elementos quantitativos e qualitativos que possam afirmar ou negar com convicção a identidade ou a não identidade da arma em questão.

Na arma, outros exames podem ser realizados, como: determinação da precisão da pontaria, determinação da distância de um certo tiro, alteração das suas características originais, condições de funcionamento, ocorrência de tiro acidental e deformações anteriores, contemporâneas ou posteriores ao evento.

Na munição, podem ser examinados os cartuchos em sua composição ou alteração de suas características originais, os estojos quanto ao tipo, marca e calibre e quanto às suas características originais.

No projétil, para determinar seu tipo e calibre, número e orientação dos ressaltos e cavados, além das deformações acidentais, exame microscópico de comparação e outras consequências do impacto, em que se possa identificar o tipo de estrutura atingido. Nas espingardas, podem-se também examinar os chumbos dos cartuchos quanto à sua classificação e ao número de esferas; e o exame na bucha e nos discos divisórios dos cartuchos, a fim de identificar seu calibre e tipo de material utilizado na sua confecção.

Por fim, podem-se examinar ainda a pólvora, quanto à sua origem e à sua composição e quanto ao formato de seus grãos, e também as espoletas dos cartuchos, podendo-se determinar o tipo de fabricante e a data de fabricação.

▪ Lesões

No estudo das lesões produzidas por projéteis de arma de fogo (balística dos efeitos), devem-se considerar o *ferimento de entrada*, o *ferimento de saída* e o *trajeto*.

▪ *Ferimento de entrada*

Pode ser resultante de tiro *encostado*, *a curta distância* ou *a distância*.

▶ **Ferimentos de entrada nos tiros encostados.** Estes ferimentos (Figura 4.27), com plano ósseo logo abaixo, têm forma irregular, denteada ou com entalhes, devido à ação resultante dos gases que descolam e dilaceram os tecidos. Isso ocorre porque os gases da explosão penetram no ferimento e refluem ao encontrar a resistência do plano ósseo. É muito comum nos tiros encostados na fronte e chama-se *câmara de mina de Hoffmann*. A expressão melhor seria *golpe de mina*. Na redondeza do ferimento, nota-se

crepitação gasosa da tela subcutânea proveniente da infiltração dos gases. Em geral, não há zona de tatuagem nem de esfumaçamento, pois todos os elementos da carga penetram pelo orifício da bala e, por isso, suas vertentes mostram-se enegrecidas e desgarradas, com aspecto de cratera de mina. Nos tiros dados no crânio, costelas e escápulas, principalmente quando a arma está sobre a pele, pode-se encontrar um halo fuliginoso na lâmina externa do osso referente ao orifício de entrada (*sinal de Benassi* ou *de Benassi-Cueli* – Figura 4.28). Como este sinal é constituído por um halo de fuligem de contorno suave sobre a superfície externa do crânio, precisamente sobre o periósteo (membrana fibrosa que reveste os ossos) e não uma zona de tatuagem por impregnação da pólvora não combusta, pode apresentar-se borrado ou desaparecer com a lavagem. Sua tendência é desparecer, isto quando as partes moles que cobrem aqueles ossos forem afetados pela putrefação cadavérica e o crânio ficar esqueletizado. Os tiros encostados ainda permitem deixar impresso na pele o chamado *sinal de Werkgaertner* (Figura 4.29), representado pelo desenho da boca e da massa de mira do cano, produzido por sua ação contundente ou pelo seu aquecimento.

O diâmetro dessas lesões pode ser maior do que o do projétil em face de explosão dos tecidos pelo efeito "de mina", e suas bordas algumas vezes voltadas para fora, devido ao levantamento dos tecidos pela explosão dos gases. Estes tiros ainda podem

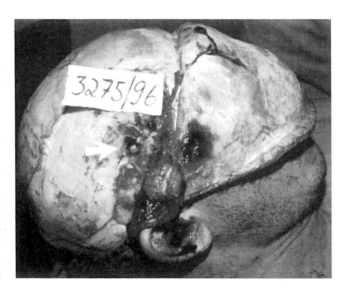

Figura 4.28 Sinal de Benassi – tiro encostado (IML/DF). Esta figura encontra-se reproduzida, em cores, no Encarte.

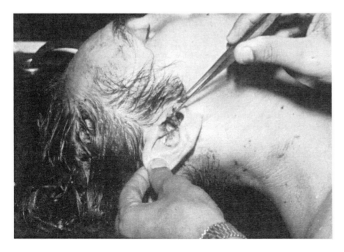

Figura 4.27 Ferimento de entrada – tiro encostado. Esta figura encontra-se reproduzida, em cores, no Encarte.

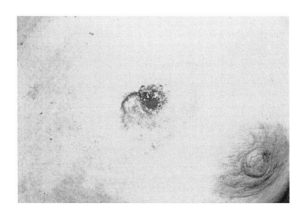

Figura 4.29 Sinal de Werkgaertner. Esta figura encontra-se reproduzida, em cores, no Encarte.

ser caracterizados pelo *sinal do "schusskanol"*, representado pelo esfumaçamento das paredes do conduto produzido pelo projétil entre as lâminas interna e externa de um osso chato, a exemplo dos ossos do crânio.

É importante, como aconselha Gisbert Calabuig, para um diagnóstico seguro de tiro encostado, encontrar *carboxi-hemoglobina* no sangue do ferimento, assim como *nitratos* da pólvora, *nitritos* de sua degradação e *enxofre* decorrente da combustão da pólvora (*in Medicina Legal e Toxicologia, op. cit.*).

▶ **Ferimentos de entrada nos tiros a curta distância.** Estes ferimentos podem mostrar: forma arredondada ou elíptica, orla de escoriação, bordas invertidas, halo de enxugo, halo ou zona de tatuagem, orla ou zona de esfumaçamento, zona de queimadura, aréola equimótica e zona de compressão de gases.

Diz-se que um tiro é a curta distância quando, desferido contra um alvo, além da lesão de entrada produzida pelo impacto do projétil (efeito primário) são encontradas manifestações provocadas pela ação dos resíduos de combustão ou semicombustão da pólvora e das partículas sólidas do próprio projétil expelido pelo cano da arma (efeitos secundários). Quando além das zonas de tatuagens e de esfumaçamento há alterações produzidas pela elevada temperatura dos gases, como crestação de pelos e cabelos (entortilhados e quebradiços), manifestações de queimadura sobre a pele (apergaminhada e escura ou amarelada) e zona de compressão de gases (no vivo), considera-se essa forma de tiro a curta distância como à *queima-roupa*.

O conceito de tiro a curta distância não diz respeito a essa ou aquela extensão entre a boca da arma e o alvo, referido às vezes, em distância fixa determinada em centímetros. Esse conceito deve ser eminentemente prático e admitido até quando se podem evidenciar os estigmas dos efeitos secundários.

A determinação da distância do tiro nessas circunstâncias não é uma tarefa muito difícil. Usam-se tiros de prova com a arma suspeita e a munição idêntica à utilizada originariamente, até encontrar-se a mesma área, a mesma concentração e a mesma especificidade dos resíduos expelidos. Também através da pesquisa dos efeitos secundários do tiro sobre o alvo, no que diz respeito à composição química dos resíduos encontrados. Ou seja, pela análise do *residuograma*, que se constitui no estudo da origem e dos efeitos das partículas metálicas e não metálicas expelidas juntamente com o projétil, além do estudo das características físicas e químicas destas partículas de cada unidade de munição.

A *forma* dos ferimentos de entrada em tiros a curta distância é geralmente arredondada ou elíptica, dependendo da incidência do projétil. Quanto maior a inclinação do tiro sobre o alvo, maior será o eixo longitudinal do ferimento. O ferimento de entrada, quando produzido por projéteis de alta energia, é sempre maior que o diâmetro destes.

A *orla de escoriação* ou *de contusão*, em tais ferimentos, deve-se ao arrancamento da epiderme motivado pelo movimento rotatório do projétil antes de penetrar no corpo. Apresenta-se, portanto, como uma orla escoriada ou desepitelizada em redor do ponto de impacto na pele. Todavia, se o projétil encontra um obstáculo antes de penetrar no corpo, perde parte ou o todo do movimento e rotação, desmotivando assim a formação da orla de escoriação.

As *bordas invertidas* da ferida devem-se à ação traumática de fora para dentro sobre a natureza elástica da pele.

O *halo de enxugo* ou *orla de Chavigny* é explicado pela passagem do projétil através dos tecidos, atritando e contundindo, limpando neles suas impurezas. É concêntrico, nos tiros perpendiculares, ou em meia-lua, nos oblíquos. A tonalidade depende das substâncias que o projétil levava consigo ao penetrar no alvo. Em geral, é escura.

O *halo* ou *zona de tatuagem* é mais ou menos arredondado nos tiros perpendiculares, ou em forma de crescente, nos oblíquos. Essa tatuagem varia de cor, forma, extensão e intensidade conforme a pólvora. É resultante da impregnação de grãos de pólvora incombustos que alcançam o corpo. Pela análise desse halo, a perícia pode determinar a distância exata do tiro, usando-se a mesma arma e a mesma munição em vários tiros de prova, até alcançar um halo de mesmo diâmetro que o original. Serve para orientar a perícia quanto à posição da vítima e do agressor. Nos tiros oblíquos, a tatuagem é mais intensa e menos extensa do lado do ângulo menor de inclinação da arma. A tatuagem é um sinal indiscutível de orifício de entrada em tiros a curta distância (Figura 4.30). Nas armas com "compensador de recuo", tanto o halo de tatuagem como a orla de esfumaçamento e a zona de queimadura sofrem alterações.

A *zona* ou *orla de esfumaçamento* é decorrente do depósito deixado pela fuligem que circunscreve a ferida de entrada, formado pelos resíduos finos e impalpáveis da pólvora combusta. É também chamada de *zona de falsa tatuagem*, pois, lavando-se, ela desaparece. Está sempre presente nesses tipos de ferimentos, a não ser quando a região do corpo está protegida pelas vestes que retêm o depósito de fuligem.

A *zona de queimadura*, também chamada de *zona de chama* ou *zona de chamuscamento*, tem como responsável a ação superaquecida dos gases que atingem e queimam o alvo. Nas regiões cobertas de pelos, há um verdadeiro chamuscamento mostrando-os crestados, entortilhados e quebradiços. Essa reação fala sempre em favor de orifício de entrada em deflagração à queima-roupa. A pele apresenta-se apergaminhada, de tonalidade vermelho-escura em geral, ou de acordo com a cor da pólvora.

A *aréola equimótica* é representada por uma zona superficial e relativamente difusa, decorrente da sufusão hemorrágica oriunda da ruptura de pequenos vasos localizados nas vizinhanças do ferimento. Esta aréola é vista bem próximo à periferia do ferimento de entrada, de tonalidade violácea, podendo, todavia, estar encoberta por outros elementos.

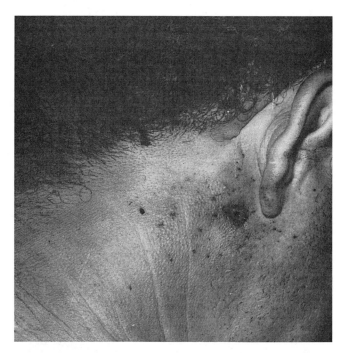

Figura 4.30 Ferimento de entrada de projétil de arma de fogo. Halo de tatuagem e orla de escoriação e zona de queimadura (tiro à queima-roupa).

Por fim, a *zona de compressão de gases*, vista apenas nos primeiros instantes no vivo, é representada pela depressão da pele em virtude da ação mecânica da coluna de gases que segue o projétil nos chamados tiros à queima-roupa.

▶ **Ferimentos de entrada nos tiros a distância.** Os ferimentos de entrada de bala, nos tiros a distância, têm as seguintes características: diâmetro menor que o do projétil, forma arredondada ou elíptica, orla de escoriação, halo de enxugo, aréola equimótica e bordas reviradas para dentro (Figuras 4.31 e 4.32). Diz-se que uma lesão tem as características das produzidas por tiro a distância quando ela não apresenta os efeitos secundários do tiro, e por isso não se pode padronizar essa ou aquela distância.

Nesses tipos de lesões, quando o tiro é dado em perpendicular, o *diâmetro da ferida* é quase sempre menor que o do projétil, explicado pela elasticidade e retratilidade dos tecidos cutâneos. Essa diferença será mais acentuada quanto maior for a elasticidade dos tecidos da região atingida, mais pontiaguda for a ogiva do projétil e maior for a sua velocidade. Por outro lado, quando o projétil se mostra com deformações do tipo acidental, tanto pela alteração da velocidade como pelas modificações de seu formato cilindro-cônico, as dimensões do ferimento tendem a aumentar. No entanto, os projéteis de alta energia, pela capacidade de poderem girar 90° sobre si mesmos, são capazes, por isso, de provocarem um orifício de entrada muito maior que o seu diâmetro, chegando até ao seu comprimento total. Em face do disposto, afirma Domingo Tochetto, a *cavitação* ou *cavidade temporária* será maior próximo ao orifício de entrada (*in Balística Forense – Aspectos Técnicos e Forenses, op. cit.*). Mesmo assim não se pode afirmar o calibre da arma pelo diâmetro dos ferimentos.

A *forma* também varia de acordo com a inclinação do tiro. Quando é perpendicular, o orifício é arredondado ou ligeiramente oblíquo, em virtude das linhas de força de certas regiões capazes de alterar a direção no sentido de suas fibras. Quando o tiro é oblíquo, a ferida é sensivelmente elíptica. Quando o projétil é deformado por colisão em superfície dura antes de penetrar no corpo, sua tendência é alterar a forma do ferimento, mesmo se sua incidência for perpendicular à superfície da pele.

A *orla de escoriação*, ou *anel de Fisch*, também é conhecida como *zona de contusão de Thoinot, zona inflamatória de Hoffmann, halo marginal equimótico-escoriativo de Leoncini, orla erosiva de Piedelièvre e Desoille* ou *orla desepitelizada de França*. Essa orla tem aspecto concêntrico nos orifícios arredondados, e em crescente ou meia-lua, nos ferimentos ovalares. Seu exame detalhado é muito importante, pois pode esclarecer a direção do tiro. Nos tiros perpendiculares ao corpo, a orla de escoriação é concêntrica, e, quando inclinados, tem a forma oblíqua. É um sinal comprovador de entrada de bala a qualquer distância. Nas vísceras, principalmente no pulmão, o ferimento de entrada apresenta o *halo hemorrágico visceral de Bonnet* (Figuras 4.33 e 4.34). Não se observa no de saída (Figura 4.35).

A *orla de enxugo*, também chamada de orla detersiva de Canuto e Tovo, é representada pelas impurezas deixadas pelo projétil no anel interno do ferimento de entrada.

Apresenta ainda a *aréola equimótica*, fenômeno já descrito e que tem por origem a formação de uma equimose bem justa ao ferimento em face do rompimento de capilares, vênulas e arteríolas atingidos pelo projétil. Quando presente, tem um colorido violáceo.

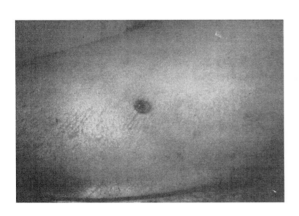

Figura 4.31 Ferimento de entrada de projétil de arma de fogo. Orla de escoriação e halo de enxugo (tiro a distância). Esta figura encontra-se reproduzida, em cores, no Encarte.

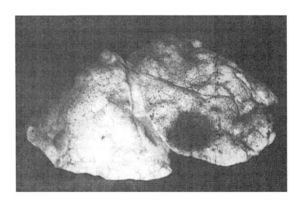

Figura 4.33 Halo hemorrágico visceral (pulmonar).

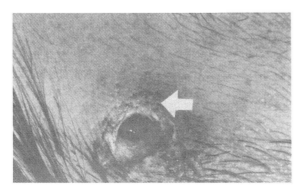

Figura 4.32 Orla de escoriação (ferimento de entrada).

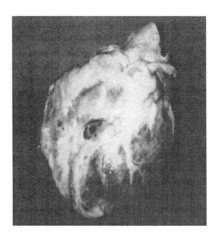

Figura 4.34 Halo hemorrágico visceral (cardíaco).

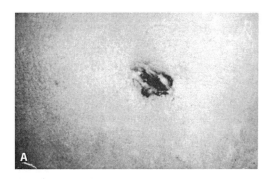

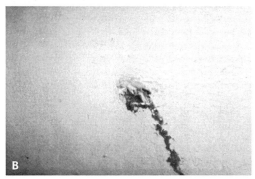

Figura 4.35 Ferimentos de saída de projétil de arma de fogo. Bordas irregulares, evertidas e sangrantes. A figura **B** encontra-se reproduzida, em cores, no Encarte.

Os ferimentos de entrada de bala em tiros a distância têm as *bordas reviradas para dentro*, fato explicado pela ação contundente das margens do ferimento, o qual, agindo de fora para o interior, deixa-as invertidas.

O diagnóstico diferencial entre o ferimento de entrada e o de saída no plano ósseo, principalmente nos ossos do crânio, é feito pelo *sinal de funil de Bonnet* ou do *cone truncado de Pousold*. Na lâmina externa do osso, o ferimento de entrada é arredondado, regular e em forma de "saca-bocado". Na lâmina interna, o ferimento é irregular, maior do que o da lâmina externa e com bisel interno bem definido, dando à perfuração a forma de um funil ou de um tronco de cone. O ferimento de saída é exatamente o contrário, como um amplo bisel externo, repetindo a forma de tronco de cone, mas, desta vez, com a base voltada para fora. Em outros ossos chatos, como, por exemplo, a escápula, levando em conta tais características, é plenamente possível determinar a direção do tiro, se de diante para trás ou de trás para diante (Figuras 4.36 e 4.37 A e B).

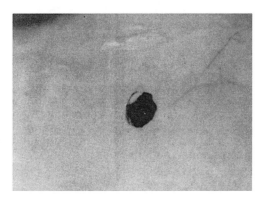

Figura 4.36 Ferimento de entrada de projétil de arma de fogo (lâmina externa da calvária).

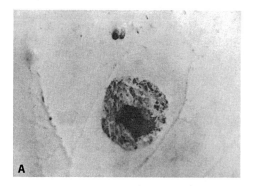

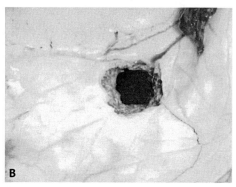

Figura 4.37 Sinal do funil de Bonnet. **A.** Ferimento de entrada de projétil de arma de fogo (lâmina interna da calvária) **B.** Ferimento de entrada de bala (lâmina interna da calvária) (SML-HCE). A figura **B** encontra-se reproduzida, em cores, no Encarte.

Há também quem aceite os ferimentos de entrada de tiros a *média distância*, considerando que sua forma é semelhante às entradas dos tiros a *longa distância*, caracterizando-se pelo chamado *halo* ou *zona de tatuagem* por causa dos grãos de pólvora incombusta e pela incrustação de partículas metálicas. Deixam para os tiros a *curta distância* tão só a *zona de esfumaçamento*, produzida pela fuligem advinda da queima de pólvora, e, para a caracterização dos tiros à *queima-roupa*, a presença da *zona de chamuscamento* da pele e de pelos crestados em torno do *ferimento de entrada* (Quadro 4.1).

▶ **Quadro 4.1** Distâncias, geralmente, correspondentes às modalidades de disparo para armas convencionais de empunhadura (revólver e pistola) com munição usual (carga simples) utilizadas no Brasil (*apud* Muñoz & Almeida).

Modalidade do disparo	Distância
Tiro de contato (arma apoiada na vítima e gases + projétil + partículas + fuligem + chama penetram no subcutâneo)	Zero
Tiro a queima-roupa (projétil + partículas + fuligem + chama atingem a vítima)	Geralmente até 10 cm
Tiro a curta distância (projétil + partículas atingem a vítima, mas não a chama)	Geralmente de 10 a 50 cm
Tiro a média distância (projétil + partículas atingem a vítima, mas não a fuligem nem a chama)	Geralmente de 50 cm até 60 ou 70 cm, excepcionalmente até 2 a 3 m
Tiro a longa distância (apenas o projétil atinge a vítima)	Geralmente de 60 a 70 cm em diante

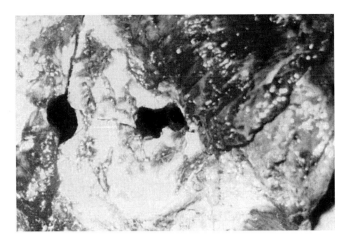

Figura 4.38 Ferimento de entrada de projétil de arma de fogo em formato de "buraco de fechadura". (Arquivo do Prof. Jorge Paulete Vanrell.)

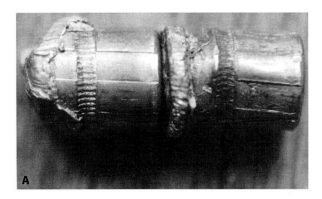

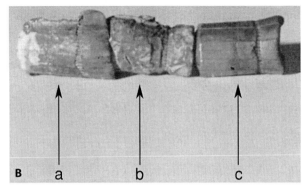

Figura 4.39 A. Projéteis encaixados após tiro com um deles retido. (Instituto de Criminalística de Pernambuco.) **B.** Projéteis encaixados após tiro com dois deles retidos (a, b, c). (Instituto de Criminalística de São Paulo.) A figura **B** encontra-se reproduzida, em cores, no Encarte.

Finalmente, chamamos a atenção para um tipo de ferimento de entrada em formato de "buraco de fechadura", nos ossos da calvária, quando o projétil tem incidência tangencial, porém com um mínimo de inclinação suficiente para penetrar na cavidade craniana. Assim, de início o projétil atinge tangencialmente o crânio, depois sua ponta começa a levantar um fragmento do osso e em seguida se verifica a sua penetração na cavidade craniana (Figura 4.38).

FERIMENTO ÚNICO DE ENTRADA POR VÁRIOS PROJÉTEIS

Excepcionalmente pode ocorrer a existência de um só ferimento de entrada e serem encontrados dois ou mais projéteis no interior do corpo ou projétil e ferimento de saída.

Duas são as situações mais comuns para tais achados: a) tipos de cartuchos fabricados com dois ou mais projéteis acoplados; b) tiro disparado com projétil ou projéteis retido(s) na arma: "fenômeno do tiro encaixado" (Figura 4.39 A e B). Outras hipóteses como a de tiros encostados com arma automática são tão excepcionais que não se encontra registro sobre isso, em face do recuo e da ascendência da arma.

Quando tal fenômeno acontece, geralmente a arma é do tipo revólver.

O primeiro passo da perícia é identificar os projéteis com a arma suspeita, depois ver se estão oxidados ou brilhantes os projéteis, pois é comum encontrar-se só um deles brilhante. Examinar a base de um dos projéteis para ver se apresenta alguma depressão que abrigou a ogiva do outro projétil e ver também se nessa depressão da jaqueta de cobre existe chumbo (Figura 4.40 A e B).

Nesses casos, os projéteis se comportam como um só, mas a tendência é que o primeiro seja empurrado pelo outro e que mesmo havendo um único ferimento de entrada, na maioria das vezes ele é irregular e bifenestrado.

VÁRIOS FERIMENTOS DE ENTRADA POR UM SÓ PROJÉTIL

Para que isso aconteça, basta que o projétil entre e saia de alguns segmentos ou regiões. Assim, por exemplo, é possível um projétil transfixar a coxa esquerda, o saco escrotal e a coxa direita deixando nesses seus trajetos três orifícios de entrada e três orifícios de saída.

Apenas deve-se considerar que a partir do segundo ferimento de entrada estes não apresentam mais a forma circular e a regularidade do primeiro ferimento de entrada.

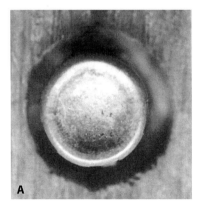

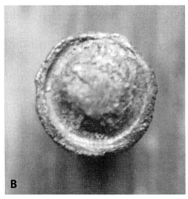

Figura 4.40 A. Depressão na base do projétil anterior com fragmentos de chumbo (Instituto de Criminalística de Pernambuco). **B.** Ogiva do projétil posterior (Instituto de Criminalística de Pernambuco). Esta figura encontra-se reproduzida, em cores, no Encarte.

■ *Ferimento de saída*

A lesão de saída das feridas produzidas por projéteis de arma de fogo tem *forma irregular, bordas reviradas para fora, maior sangramento* e *não apresenta orla de escoriação nem halo de enxugo e nem a presença dos elementos químicos resultantes da decomposição da pólvora* (Figura 4.35).

A *forma* dessas feridas é irregular (em forma de fenda ou de desgarro), e o diâmetro, maior que o do orifício de entrada, pois o projétil que sai não é o mesmo que entrou. Deforma-se pela resistência encontrada nos diversos planos e nunca conserva seu eixo longitudinal. Todavia, em feridas produzidas por projéteis de alta energia, quando eles transfixam ao mesmo tempo dois corpos, o segundo corpo pode ter o ferimento de entrada com o diâmetro maior que o de saída, em face da possibilidade de o projétil sofrer uma rotação de até 90°, reencontrando-se, assim, com o seu verdadeiro eixo.

As *bordas são reviradas para fora*, em virtude de a ação do projétil se processar em sentido contrário ao de entrada, ou seja, de dentro para fora.

São *mais sangrantes* pelo maior diâmetro, pela irregularidade de sua forma e pela eversão das bordas, permitindo, assim, um maior fluxo sanguíneo.

Não *têm halo de enxugo*, porque as impurezas do projétil ficam retidas através de sua passagem pelo corpo. Não apresentam *orla de escoriação* em decorrência de sua ação no complexo dermoepidérmico, atuando de dentro para fora, a não ser que o corpo atingido pelo disparo esteja encostado em um anteparo e o projétil, ao sair, encontre resistência dos tegumentos (*sinal de Romanese*).

Esses ferimentos também não apresentam em redor de si os chamados elementos químicos que se originam após o tiro pela decomposição da pólvora. Pode ser encontrada a *aréola equimótica* em derredor do ferimento de saída, pois o mecanismo de produção é o mesmo dos ferimentos de entrada.

Finalmente, podem-se utilizar os trabalhos de Ökros por meio da prova histológica para estabelecer a diferença entre os ferimentos de entrada e os de saída: maior infiltração gordurosa no ferimento de saída e a presença de um anel de fibras colágenas no ferimento de entrada (*in Contribuition à l'identification de l'orifice d'entrée et de sortie des blessures par arme à feu*, Ann. Méd. Leg. Criminolog., Paris, *33*(2), 83-89, 1953).

■ *Trajeto*

É o caminho percorrido pelo projétil no interior do corpo. Quando o ferimento é transfixante, seria teoricamente traçado por uma linha reta, ligando a ferida de entrada à da saída (Figura 4.41 A). Pode terminar em fundo cego ou perder-se dentro de uma cavidade. Alguns usam a expressão *trajetória* para todo o percurso do projétil, desde a sua saída da boca do cano até o local de sua parada final.

O trajeto dessas feridas é o mais variável, desde as linhas retas até as linhas curvas, criando ângulos os mais caprichosos e inesperados. Vai depender de muitas condições, desde a distância do disparo à região atingida do corpo. Em geral, são as estruturas ósseas responsáveis pelos desvios mais acentuados do projétil. Diante de um plano elástico e móvel, ou sobre a superfície curva de determinados ossos, como, por exemplo, as costelas e a calvária, pode a bala fazer um semicírculo, entrando na parte anterior do corpo e saindo lateralmente, sem penetrar em uma das cavidades. São os *colpi circungerandi* ou *colpi contornandi*, dos italianos; *coups tornants*, dos franceses; *ringschuss*, dos alemães; ou, simplesmente, *fenômeno da bala giratória*.

A luz do canal formado pelo trajeto sempre apresenta sangue coagulado – sinal valioso de reação vital; tecidos lacerados, desorganizados e infiltrados por sangue; corpos estranhos provenientes de outras regiões, como esquírolas ósseas. Para rastrear um projétil, basta seguir a infiltração de sangue.

Não é raro o projétil desviar-se por encontrar um órgão móvel. Uma bala que entre no coração, seu movimento poderá dar a esse projétil o destino mais desconcertante possível. Não se diga que é absurdo uma bala penetrar no coração e ser levada pela corrente circulatória até a bifurcação das artérias ilíacas.

O desvio, às vezes, chega a formar um ângulo agudo. Nerio Rojas relata um caso de suicídio em que o projétil penetrou na região temporal direita, foi até a região temporal esquerda, daí voltando em ângulo para baixo, indo alojar-se no lobo temporal direito, bem próximo ao ferimento de entrada.

Não é tão raro encontrar situações em que um único projétil é capaz de transfixar vários segmentos ou partes do corpo, com orifícios de entrada e saída, constituindo o que se poderia chamar de "trajeto em chuleio" ou "trajeto em alinhavo". Por exemplo, transfixar um braço, uma mama, a outra mama e o outro braço, ou outras variantes (Figura 4.41 B). Nesses casos a primeira ferida de entrada chama-se "ferida primária" e as demais "feridas secundárias" ou "feridas de reentrada".

Assim, não deve esquecer o perito desses interessantes e paradoxais trajetos das feridas produzidos por um projétil de arma de fogo. Só uma necropsia cuidadosa poderá esclarecer, com detalhes, todas essas particularidades, a fim de que o julgador encontre na prova técnica uma imagem, se não exata, pelo menos bem aproximada da dinâmica do evento. Só um pormenor bem assinalado tem o poder de transportar o analista do relatório para o momento circunstancial do delito.

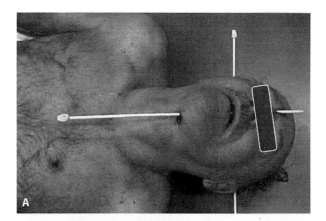

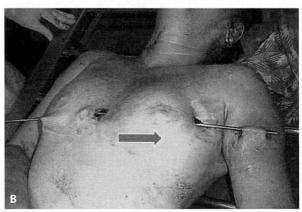

Figura 4.41 A. Trajetos de projéteis de arma de fogo (IML/DF). **B.** Trajeto em "chuleio" por um único projétil de arma de fogo. (Arquivo do Prof. Gerson Odilon Pereira.) Esta figura encontra-se reproduzida, em cores, no Encarte.

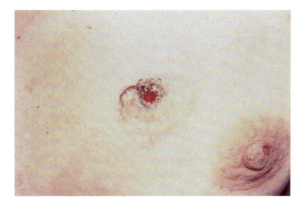

Figura 4.29 Sinal de Werkgaertner.

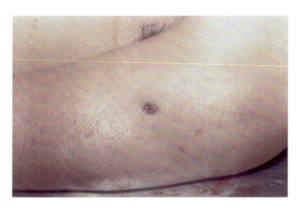

Figura 4.31 Ferimento de entrada de projétil de arma de fogo. Orla de escoriação e halo de enxugo (tiro a distância).

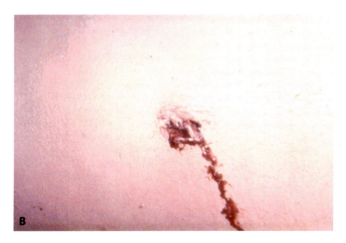

Figura 4.35 Ferimento de saída de projétil de arma de fogo. Bordas irregulares, evertidas e sangrantes.

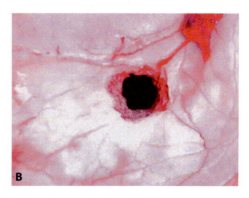

Figura 4.37 Sinal do funil de Bonnet. **B.** Ferimento de entrada de bala (lâmina interna da calvária).

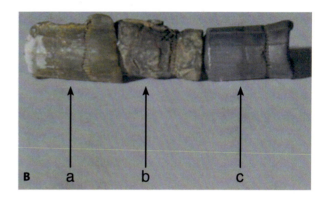

Figura 4.39 B. Projéteis encaixados após tiro com dois deles retidos (a, b, c). (Instituto de Criminalística de São Paulo.)

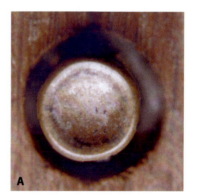

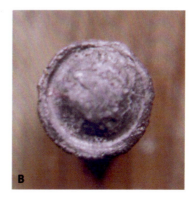

Figura 4.40 A. Depressão na base do projétil anterior com fragmentos de chumbo (Instituto de Criminalística de Pernambuco). **B.** Ogiva do projétil posterior (Instituto de Criminalística de Pernambuco).

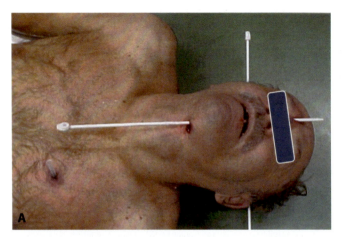

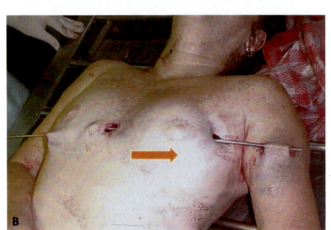

Figura 4.41 A. Trajetos de projéteis de arma de fogo (IML/DF). **B.** Trajeto em "chuleio" por um único projétil de arma de fogo. (Arquivo do Prof. Gerson Odilon Pereira.)

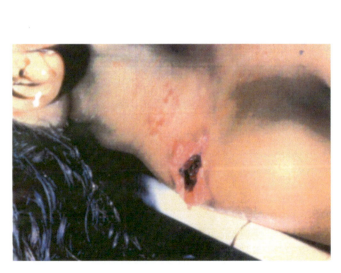

Figura 4.42 Ferimento de entrada de projétil de alta energia (Delmonte, IML/SP).

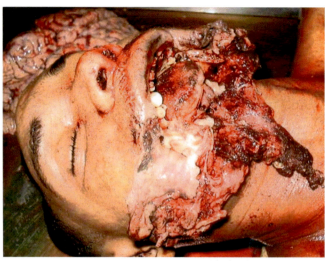

Figura 4.43 Ferimento de saída de projétil de alta energia. (Arquivo do Dr. Carlos Henrique S. Durão.)

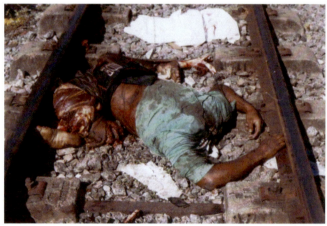

Figura 4.48 Espostejamento. (Arquivo do Prof. Penna Lima.)

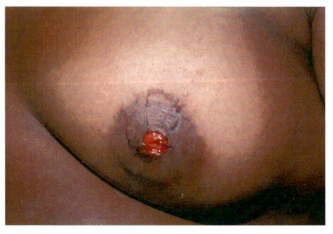

Figura 4.49 Amputação da papila mamilar por dentada humana.

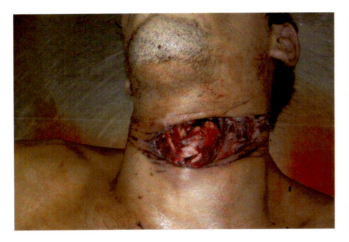

Figura 4.6 Esgorjamento suicida. (Arquivo do Prof. Nilo Jorge Rodrigues Gonçalves.)

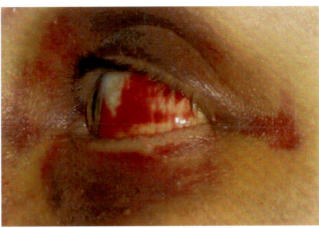

Figura 4.12 Equimoses palpebral e conjuntival. (Arquivo do Prof. Guido Berro.)

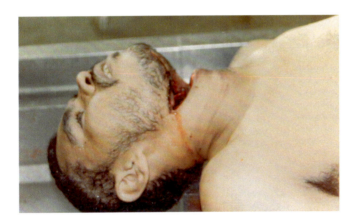

Figura 4.7 Esgorjamento homicida.

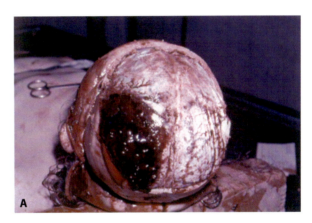

Figura 4.14 A. Lesão produzida por ação contundente (hematoma extradural).

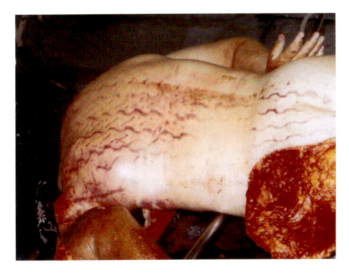

Figura 4.11 Estrias pneumáticas de Simonin. (Arquivo do Prof. Penna Lima.)

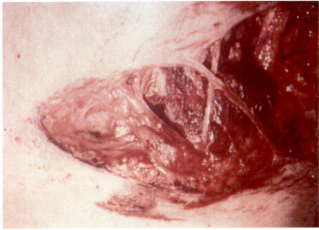

Figura 4.15 Lesão produzida por ação contundente (pontes de tecido íntegro).

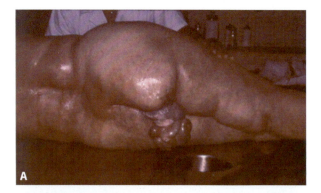

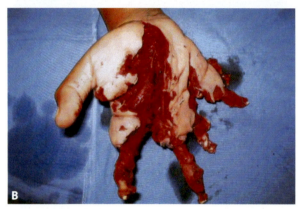

Figura 4.20 A. Prolapso intestinal (ação contundente – pressão). **B.** Lesões produzidas por explosivos.

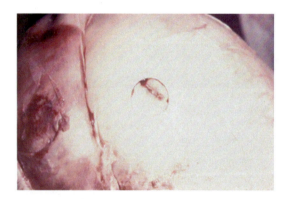

Figura 4.21 Lesão produzida por ação contundente na calvária (sinal de Strassmann).

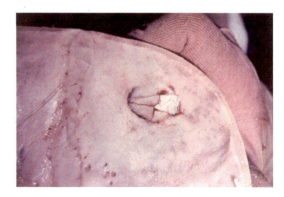

Figura 4.22 Fratura da calvária vista pela lâmina interna (sinal do "mapa-múndi" de Carrara).

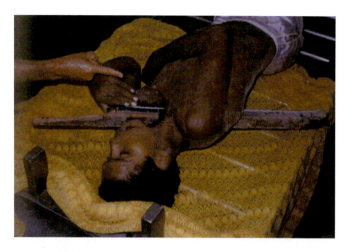

Figura 4.23 Encravamento. (IML/CE.)

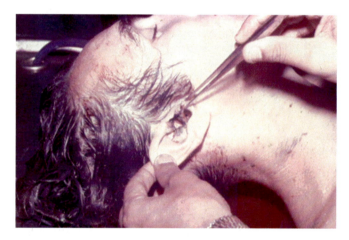

Figura 4.27 Ferimento de entrada – tiro encostado.

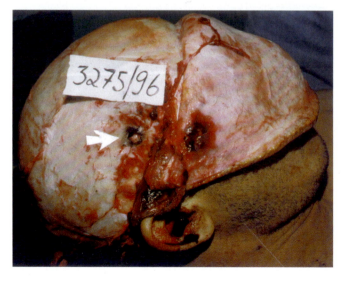

Figura 4.28 Sinal de Benassi – tiro encostado (IML/DF).

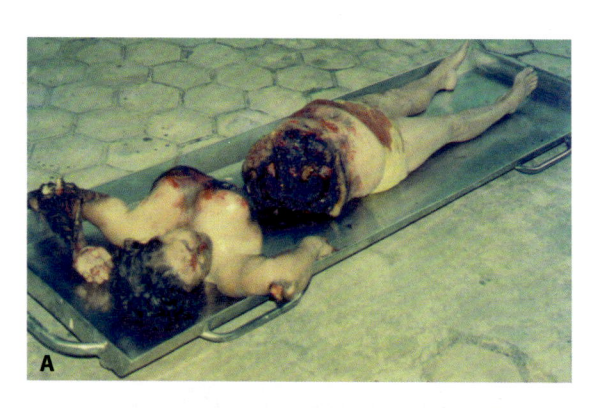

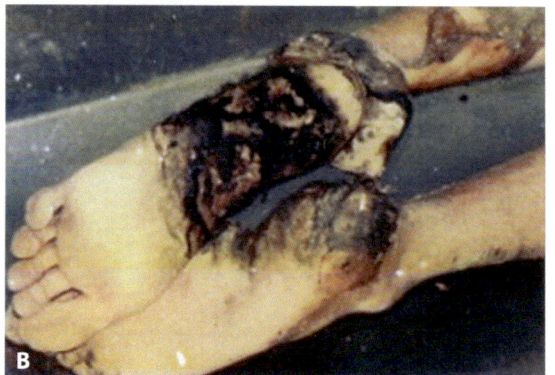

Figura 4.59 A. Hemicorporectomia por ação de corrente elétrica de alta voltagem (IML/RN). **B.** Lesões de saída (eletroplessão).

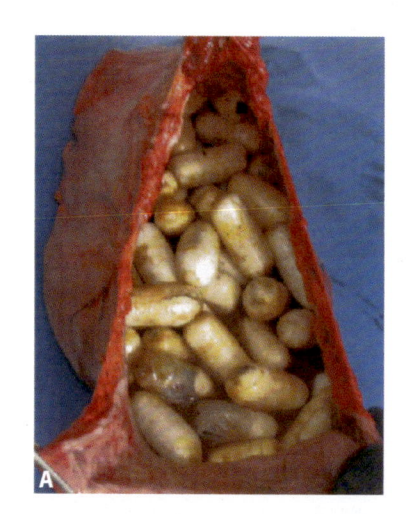

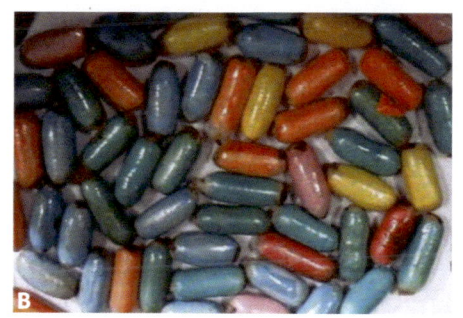

Figura 4.60 A. *Body packer* (cápsulas no estômago). (Arquivo do Dr. S. Diaz Ruiz, IML de Málaga.) **B.** Bolsas contendo cocaína. (Arquivo do Dr. Campos Neto.)

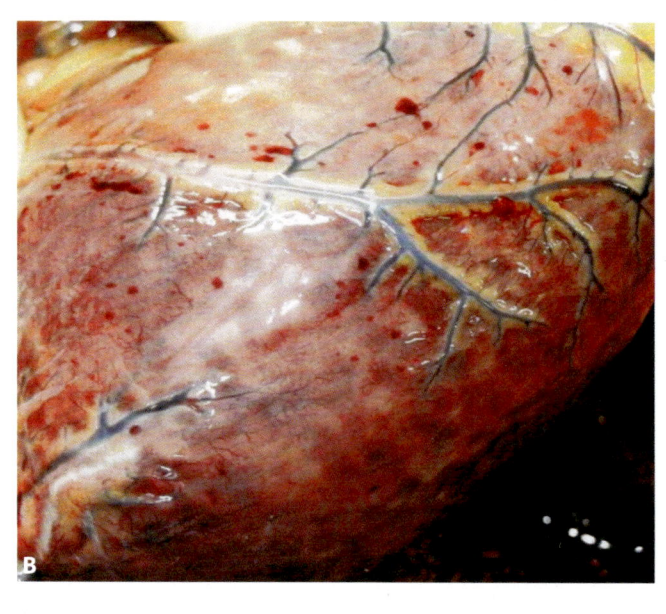

Figura 4.62 Manchas de Tardieu: no coração (**B**). (SML-HCE.)

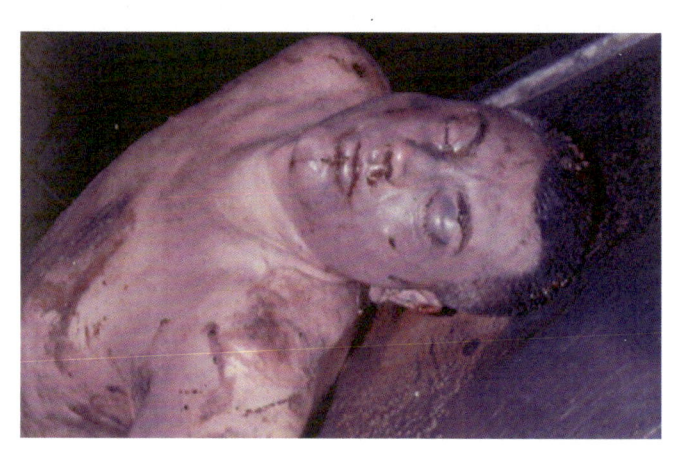

Figura 4.65 Máscara equimótica da face (sinal de Morestin).

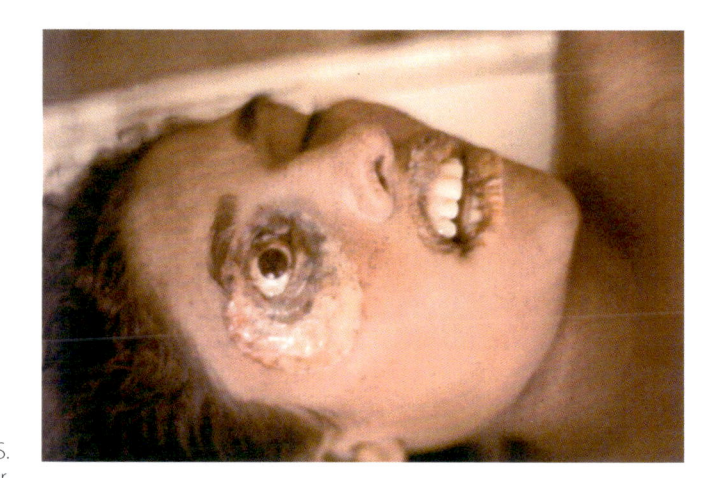

Figura 4.69 Lesões produzidas *post mortem* por animais aquáticos.

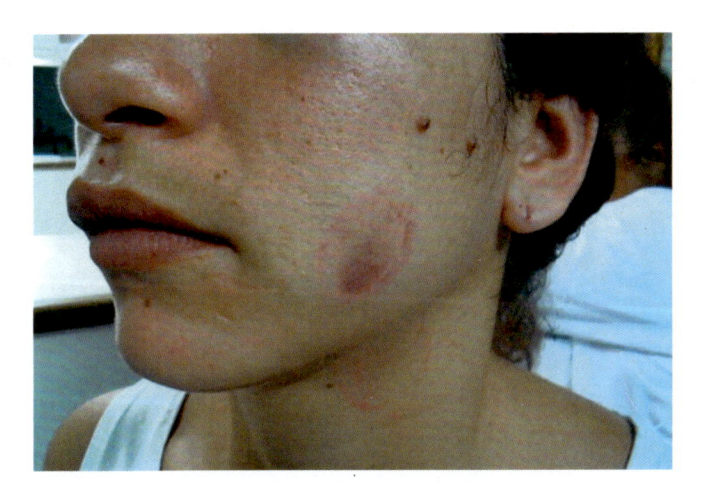

Figura 4.50 Marca de mordida. (Arquivo do Dr. Carlos Henrique S. Durão.)

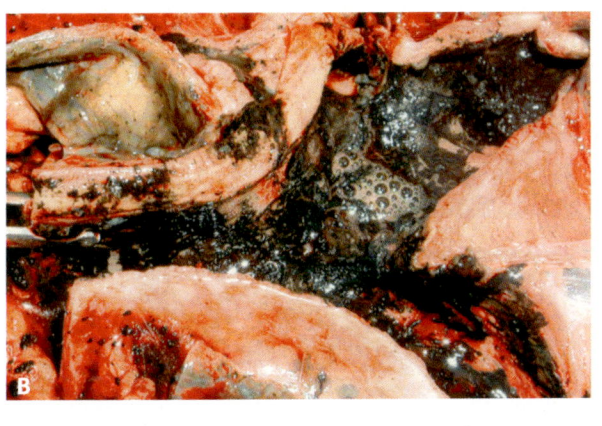

Figura 4.56 B. Fuligem na via respiratória inferior – sinal de Montalti. (Arquivo do Instituto Médico-legal de Valência.)

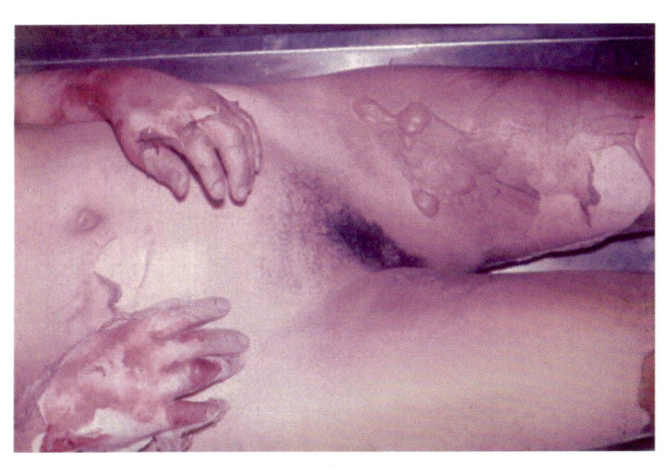

Figura 4.52 Queimadura de 2º grau por líquido escaldante (flictenas).

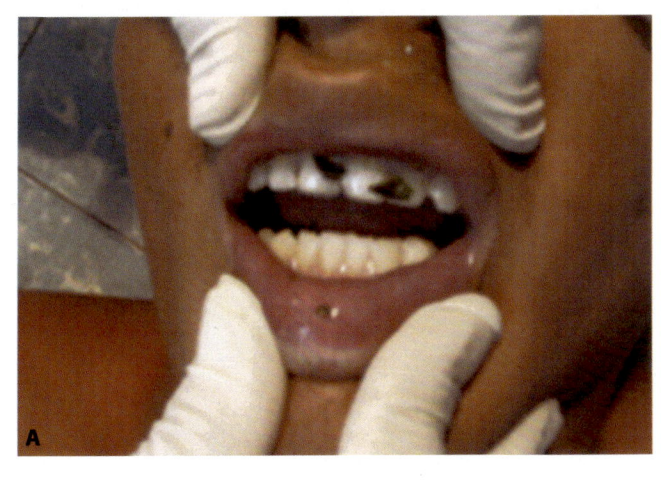

Figura 4.57 A. Eletroplessão. (Arquivo do Prof. Penna Lima.)

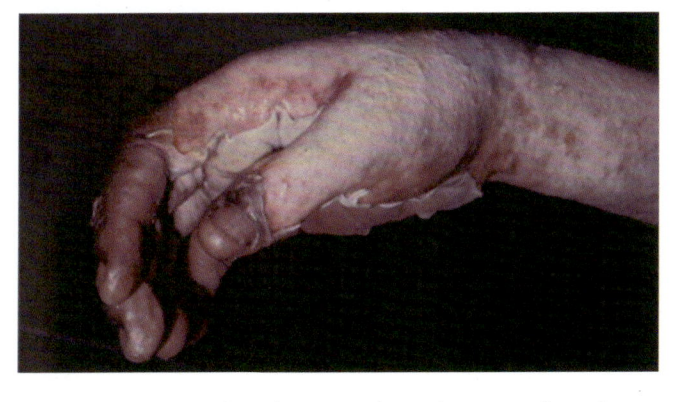

Figura 4.54 Queimadura de 3º grau (coagulação necrótica dos tecidos).

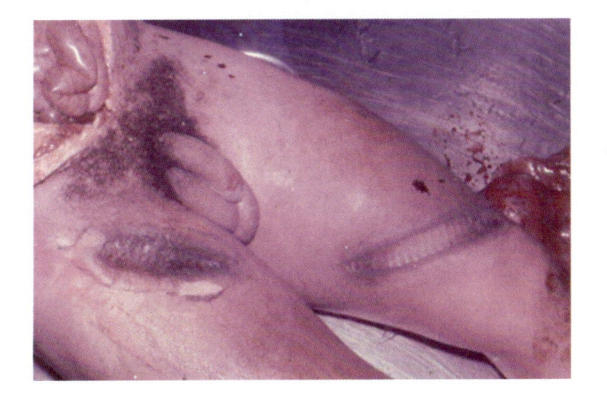

Figura 4.58 Queimadura por eletricidade de alta voltagem.

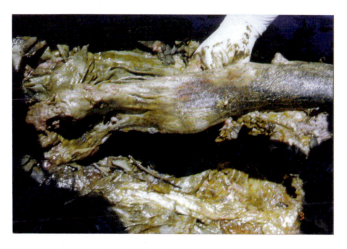

Figura 17.16 Putrefação e infiltrado hemorrágico.

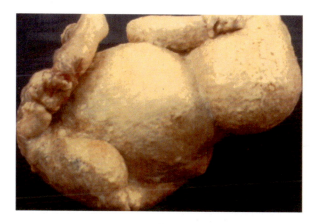

Figura 17.22 Litopédio. (Arquivo do Prof. Penna Lima.)

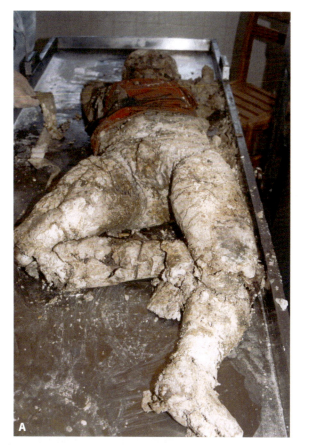

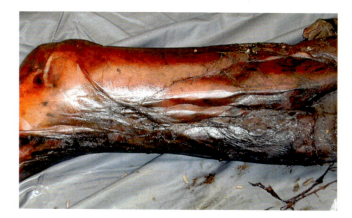

Figura 17.23 Corificação. (Arquivo do Instituto Médico-legal do Valência.)

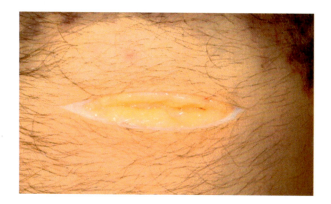

Figura 17.26 Lesão produzida *post mortem*.

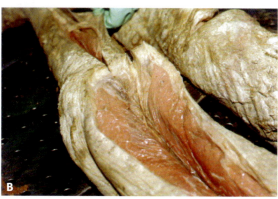

Figura 17.21 A e **B.** Saponificação. (**B**, IML/Bragança Paulista.)

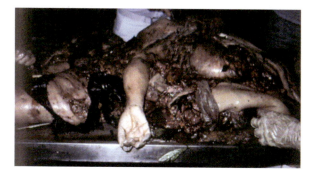

Figura 17.30 Despojos humanos. (IML/CE.)

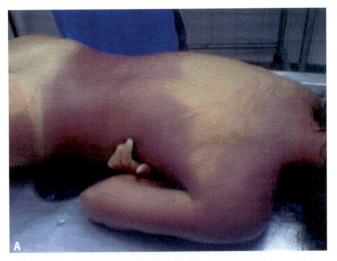

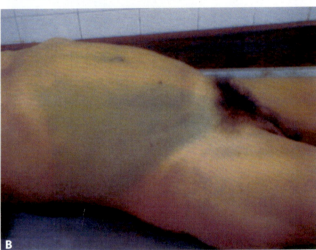

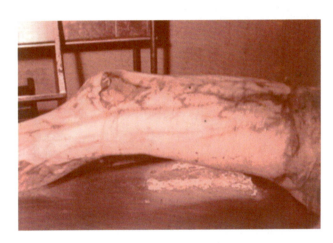

Figura 17.13 Circulação póstuma de Brouardel.

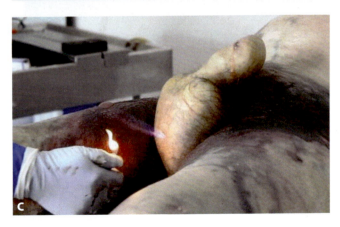

Figura 17.10 A. Manchas de hipóstase. **B.** Mancha verde abdominal. **C.** Putrefação – gases inflamáveis. (Arquivos do Dr. Carlos Henrique S. Durão.)

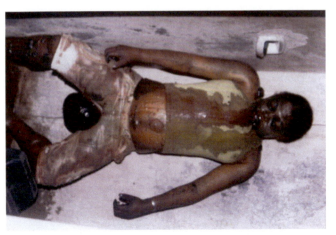

Figura 17.11 Sinal de Sommer e Larcher. (Arquivo do Dr. Carlos S. Henrique Durão.)

Figura 17.14 Parto *post mortem*. (Arquivo do Prof. Penna Lima.)

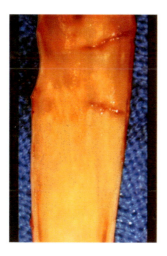

Figura 4.79 Sinal de Amussat. (Arquivo do Dr. Carlos Henrique S. Durão.)

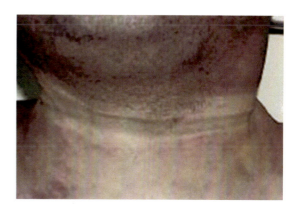

Figura 4.82 Sulco de estrangulamento.

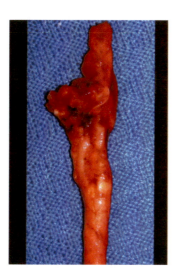

Figura 4.80 Sinal de Friedberg. (Arquivo do Dr. Carlos Henrique S. Durão.)

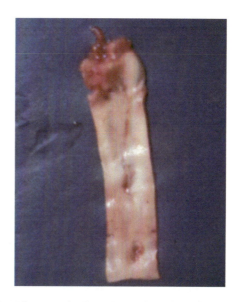

Figura 4.86 Rupturas da túnica íntima da carótida comum em forma de meia-lua na esganadura (marcas de França).

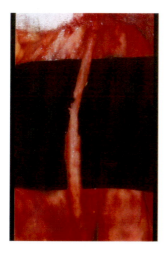

Figura 4.81 Sinal de Dotto. (Arquivo do Dr. Carlos Henrique S. Durão.)

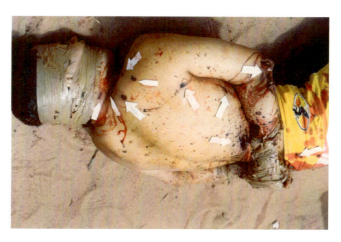

Figura 4.89 Tortura e execução sumária. (Arquivo do Prof. Penna Lima.)

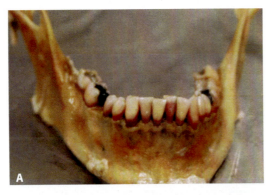

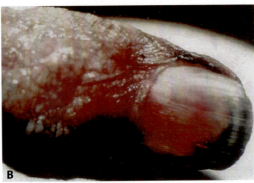

Figura 4.72 A. Dentes rosados. **B.** Unhas rosadas. (Arquivo da Dra. Dilana Penna Lima.)

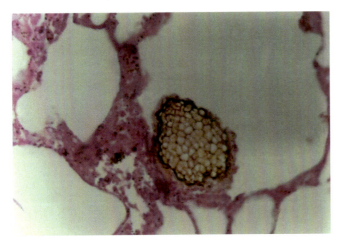

Figura 4.73 Tecido vegetal em pulmão de afogado (Elizabeth Azevedo, IML/AM).

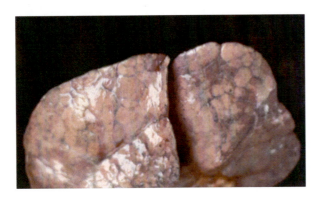

Figura 4.74 Enfisema aquoso subpleural (afogamento).

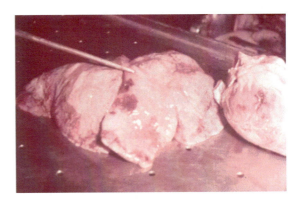

Figura 4.76 Manchas de Paltauf (afogamento).

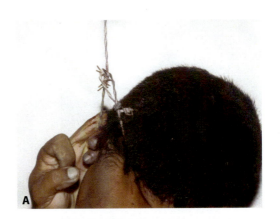

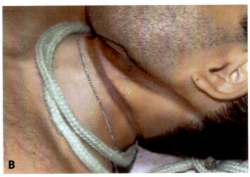

Figura 4.77 A. Laço duro. (Arquivo do Prof. Penna Lima.) **B.** Enforcamento por laço duplo.

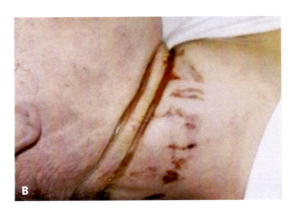

Figura 4.78 B. Duplo sulco (enforcamento).

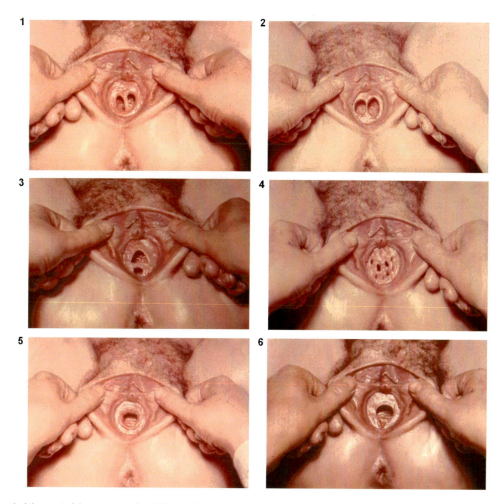

Figura 8.2 Tipos de hímen: 1. hímen septado oblíquo; 2. hímen septado longitudinal; 3. hímen septado transverso; 4. hímen cribriforme; 5. hímen em bolsa; 6. hímen roto. (IML/RJ.)

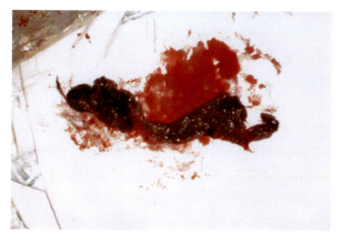

Figura 10.6 Gravidez anembrionária (apenas o saco gestacional). (Arquivo do Dr. Antonio Madruga.)

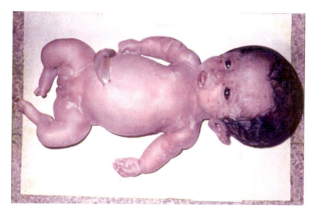

Figura 13.1 Natimorto (anômalo).

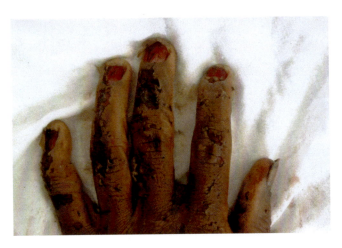

Figura 4.90 Avulsão de unhas. (Arquivo do Prof. Nilo Jorge Rodrigues Gonçalves.)

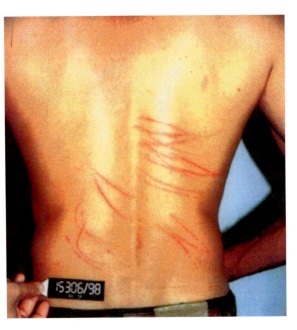

Figura 4.91 Autolesões (IML-DF).

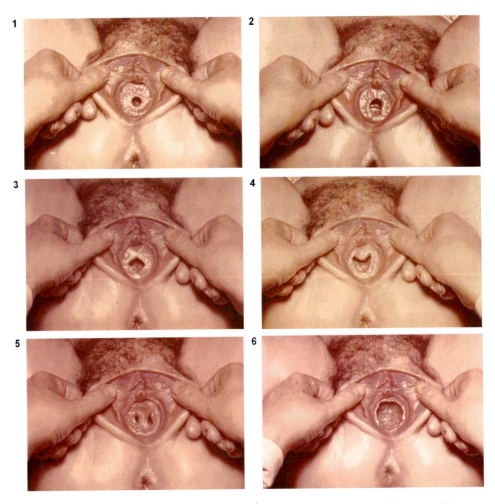

Figura 8.1 Tipos de hímen: 1, hímen circular; 2. hímen ovalar; 3. hímen tetralabiado; 4. hímen cordiforme; 5. hímen septado (septo largo); 6. hímen complacente. (IML/RJ.)

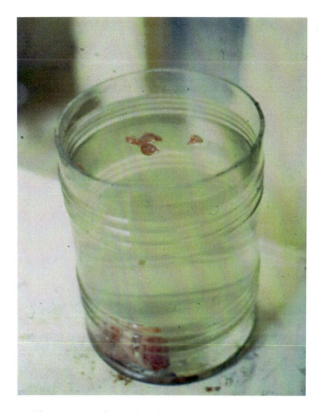

Figura 13.11 Docimásia de Galeno – 3ª fase: positiva.

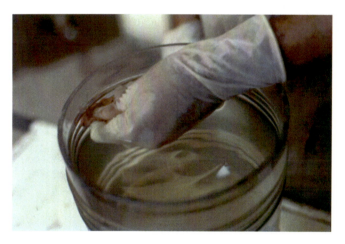

Figura 13.12 Docimásia de Galeno – 4ª fase: positiva.

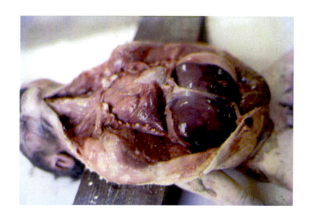

Figura 13.14 Docimásia óptica de Bouchut.

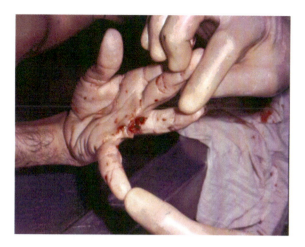

Figura 17.3 Lesões de defesa.

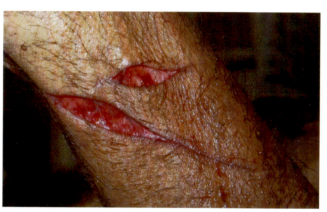

Figura 17.4 Lesões de defesa no antebraço. (Arquivo do Prof. Nilo Jorge Rodrigues Gonçalves.)

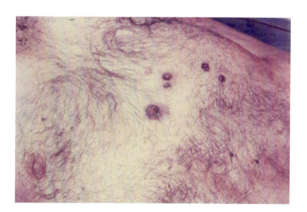

Figura 17.8 Multiplicidade de lesões por armas diversas.

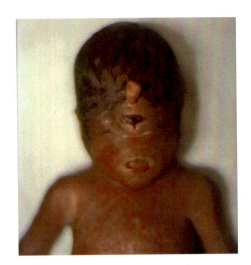

Figura 13.2 Natimorto (cíclope).

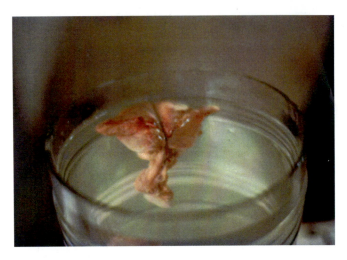

Figura 13.9 Docimásia hidrostática pulmonar de Galeno – 1ª fase: positiva.

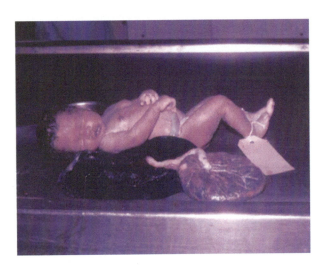

Figura 13.4 Infante nascido.

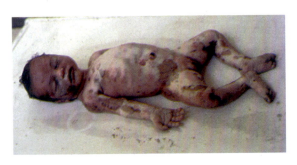

Figura 13.7 Recém-nascido de 5 dias.

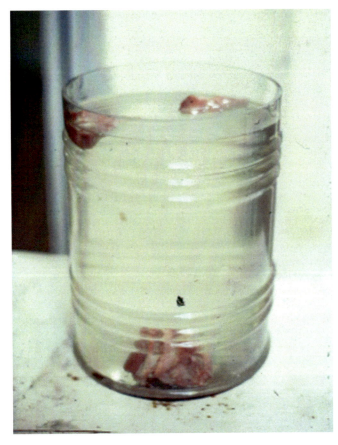

Figura 13.10 Docimásia de Galeno – 2ª fase: positiva.

Ter sempre em conta que é importante considerar a relação entre o trajeto do projétil e a posição da vítima em referência ao agressor ou à linha de tiro, pois nem sempre o trajeto estudado no cadáver em decúbito dorsal no necrotério é a continuidade exata da linha de trajetória da bala até o corpo.

Finalmente, jamais deve esquecer o perito que esses projéteis, ao serem encontrados, não podem ser retirados com ajuda de instrumental metálico, a fim de não lhes causar qualquer alteração que possa falsear um resultado no exame de balística. Usar sempre as mãos para retirar o projétil e, mesmo que sua retirada seja dificultada, por exemplo, pelo encravamento em uma estrutura óssea, ainda assim deve ser libertado por manobras que não venham a atingi-lo.

Lesões produzidas por projéteis múltiplos

O disparo de projéteis múltiplos pode produzir um ou vários ferimentos, com características que dependem da distância do tiro ou dos elementos integrantes da carga. Em geral são constituídos de pequenas e inúmeras esferas metálicas, de chumbo ou antimônio, contidas em cartuchos cilíndricos de metal ou papelão.

Nos disparos dados a curta distância, o ferimento é geralmente único, em virtude de todos os elementos da munição, como uma só massa, entrarem por um único pertuito (Figura 4.41 A). É de grande dimensão e, quase sempre, com perda ou desgarramento parcial de retalhos da pele, dando-lhe uma forma irregular e estrelada. Pode apresentar em seu derredor orla de esfumaçamento, zonas de queimaduras, pequenas feridas de uma ou outra esfera e halo de tatuagem. O trajeto está caracterizado por um túnel de paredes irregulares, anfratuosas e laceradas. O ferimento de saída é sempre representado por uma ferida contusa, muito irregular, com bordas evertidas e, de acordo com a região atingida, acompanhada de conteúdo visceral ou de fraturas múltiplas.

Nos disparos dados a distância, os ferimentos são múltiplos e pequenos, perfurocontusos, de cor enegrecida, de forma e tamanhos que variam conforme o tipo de esfera utilizada. Seus inúmeros trajetos são variados, dependendo das regiões atingidas e dos impactos sofridos. Os ferimentos de saída são muito raros, principalmente quando a área de dispersão é grande; exceção se faz quando a estrutura atingida não oferece maior resistência.

Lesões produzidas por projéteis deformados

As deformações do projétil, quando alteram seu aspecto cilindro-cônico por colisão em superfície dura, tendem a modificar a forma e as dimensões do ferimento por ele causado, mesmo quando incide perpendicularmente sobre a superfície da pele. Este tipo de ferimento tem sempre a forma irregular-estrelada, em forma de fenda ou de sulco.

Em geral, os ferimentos de entrada produzidos por projétil de arma de fogo, quando incidem perpendicularmente sobre o corpo, mostram-se de forma arredondada. Além disso, têm como característica importante a *orla de escoriação*, motivada pelo movimento rotatório da bala antes de penetrar no corpo. Todavia, se o projétil encontra um obstáculo antes de entrar no corpo, deformando-se, perde em parte ou no todo este movimento de rotação e, portanto, desmotiva a formação da *orla de escoriação* ou *orla erosiva*.

Estes ferimentos, também, quando penetram em sentido perpendicular ao plano atingido, têm sempre dimensões iguais ou inferiores às do calibre da bala, e são tanto menores quanto mais elástica for a pele da região afetada e quanto mais pontiaguda for a ogiva do projétil. No entanto, quando este se mostra com deformações do tipo acidental, tanto pela alteração da velocidade como pelas modificações do seu formato cilindro-cônico, as dimensões do ferimento tendem a aumentar.

As deformações que se podem verificar em um projétil após o tiro são produzidas pela alma raiada do cano da arma (*normais*), pelo desalinhamento cano-câmara (*periódicas*) ou pelo seu impacto em estruturas atingidas (*acidentais*).

As primeiras deformações chamadas *normais*, sejam macro- ou microscópicas, são aquelas que se verificam durante o trajeto do projétil no interior do cano, impressões essas deixadas pelos "cheios" e "ressaltos" das armas de alma raiada, e são utilizadas para identificação da arma. São pequenas irregularidades conhecidas como *raias*.

As deformações ditas *periódicas* são aquelas produzidas pela má apresentação de câmara ao cano, em face de seu mau alinhamento. São chamadas de periódicas porque com o giro do tambor uma ou outra câmara pode apresentar estas alterações em virtude do desalinhamento em relação ao cano. Sendo assim, nem todos os projéteis expelidos por esta arma de fogo com tal alteração vão apresentar tais deformações.

As deformações *acidentais* são motivadas por impacto posterior e não produzido pela arma. Estas deformações acidentais podem estar representadas por amolgamentos, torções, dilacerações, sulcagens e fragmentações, sempre provocadas por alvos de razoável consistência. Mesmo para os projéteis de chumbo nu, tendo em conta sua relativa plasticidade, há necessidade de uma certa resistência dos locais atingidos. Assim, no corpo humano, admite-se que apenas os ossos sejam capazes de favorecer uma deformidade a ponto de imprimir modificações na ogiva e no corpo cilíndrico do projétil.

Lesões produzidas por disparo intraoral

Esses tipos de disparos de arma de fogo podem ocorrer motivados por acidente, homicídio ou suicídio, sendo esta última forma a mais comum. Sua importância médico-pericial está principalmente nas características de suas lesões nos lábios, dentes e língua, na trajetória da bala, assim como na distinção entre suas causas jurídicas. Devido ao número muito escasso de disparo desta espécie, seu estudo concentra-se mais no diagnóstico diferencial entre homicídio e suicídio.

O tipo de arma mais usado nos casos de homicídio é a arma de cano curto e, nos casos de suicídio, existe um pequeno aumento nos índices de utilização das armas de cano longo. Nos casos de acidente, são sempre armas de cano curto, principalmente nos chamados "roletas-russas".

Os casos de suicídio ou acidente, quase de maneira absoluta, são produzidos por disparo único devido à gravidade de suas lesões e delicadeza da região atingida. Nos tiros múltiplos, a motivação é sempre homicida.

Nas modalidades suicídio e acidente, o ferimento de entrada é sempre dentro da cavidade oral devido a forma como a vítima introduz o cano da arma na boca. No homicídio, na maioria das vezes, o ferimento se localiza nos lábios ou sobre os dentes.

A trajetória do projétil é, sem dúvida, a característica mais importante no estudo da determinação da causa jurídica de morte. Nos casos de suicídio, a arma está sempre com o cano apontado para cima e por isso o ferimento de entrada é no teto da boca (palato duro), portanto, com direção anteroposterior e ascendente. Nos casos de homicídio, sua incidência é quase sempre horizontal.

O estudo das lesões da boca deve se concentrar com mais cuidado nas lesões produzidas pelo projétil, pelos gases da explosão e pelo movimento brusco do cano da arma. Pela dificuldade de acesso à cavidade oral, devido ao espaço reduzido ou a rigidez cadavérica, aconselha-se a abordagem desta região através do pescoço.

Nos casos de suicídio, a língua não é traspassada pelo projétil, pois a vítima a pressiona a fim de posicionar o cano da arma, podendo apresentar-se apenas com as lesões oriundas dos gases ou da chama. Nos casos de homicídio, a língua sempre está dilacerada, os lábios com ferimentos e os dentes avariados.

Quando existe ferimento de saída – devido ao seu trajeto anteroposterior e, com mais frequência, nos casos de suicídio –, ele se localiza nas regiões occipital ou parietais, mais frequentemente um pouco à esquerda, isto se o indivíduo usou a mão direita.

No suicídio, o palato duro pode mostrar o orifício por onde a bala passou. Nos casos de homicídio, como o trajeto do projétil é anteroposterior e horizontal ou descendente, quase sempre ocorrem lesões de estruturas cervicais e ausência de lesões no teto da boca.

A causa das mortes por suicídio é sempre por danos encefálicos e das por homicídio, por danos cervicais.

Diagnóstico das feridas cicatrizadas

Os pacientes que sobrevivem aos ferimentos por bala e procuram a perícia algum tempo depois, ou os que morrem alguns dias após tais eventos, pelo fato de apresentarem esses ferimentos já cicatrizados, constituem situações muito delicadas, principalmente quando o processo de cicatrização já está muito adiantado. Nesses casos, pelo mascaramento provocado, não só pela regeneração dos tecidos, mas também pelo desaparecimento dos elementos característicos das feridas perfurocontusas, é muito difícil o diagnóstico médico-legal da ferida e do tipo de instrumento causador.

Diante de tal circunstância, recomenda-se o diagnóstico histoquímico, por meio de uma técnica microquímica específica para chumbo, utilizando o *rodizonato de sódio*, com a finalidade de evidenciar, nos cortes histológicos da lesão, algum fragmento do projétil, sob forma metálica ou iônica.

A técnica é simples e consiste na retirada de um pequeno fragmento de pele da cicatriz, sua fixação em formaldeído a 10% tamponado, inclusão e impregnação em parafina, cortes histológicos de 6 micrômetros de espessura, desparafinação em xilol ou tolueno, desidratação em alcoóis de concentração decrescente e água destilada. Depois, gotejamento sobre o corte histológico de solução do rodizonato de sódio a 0,1% e secagem em estufa por um minuto. Novo gotejamento de uma solução-tampão contendo bitartarato de sódio ou potássio (1,9 g), ácido tartárico (1,5 g) e água destilada q.s.p. 100 mℓ (Técnica do Instituto Médico-legal Renato Chaves).

Nos casos positivos, vamos encontrar um halo intensamente violeta em torno dos grânulos incrustados no tecido conjuntivo denso da derme.

Pesquisa de microvestígios orgânicos em projéteis

Hoje, mais do que nunca, o exame do projétil de arma de fogo é de incalculável valor na aplicação da moderna criminodinâmica.

Tendo-se em conta a disponibilidade cada vez maior dos recursos técnicos em práticas laboratoriais, tornou-se imprescindível a pesquisa de microvestígios orgânicos em projéteis retirados do corpo humano, no sentido de se determinar a identificação da vítima com seus autores.

Ao penetrar na intimidade dos tecidos, o projétil guarda consigo inúmeras micropartículas orgânicas capazes de permitir o diagnóstico destas estruturas permeadas como fragmentos de pele, de ossos, de músculos e de vísceras e sangue.

Tais estruturas podem ser identificadas pelos processos histológicos e pelos reagentes conhecidos. Isto não só para comprovar seu contato com o corpo humano ou animal, mas para afirmar se eles atingiram determinados órgãos, ou ainda para estabelecer um vínculo de relação entre eles e determinada vítima. Atualmente, com as técnicas em DNA, avançou-se muito na questão da identificação da vítima com o projétil.

Recomendamos para este fim retirar com muita delicadeza a matéria orgânica do projétil que se alojou no corpo ou o traspassou e colocar este material dentro de um recipiente contendo pequena quantidade de *soro fisiológico*. Ou retirando-se com muito cuidado pequenos fragmentos do material existente no projétil, esmagando-o suavemente entre duas lâminas, e depois enviando-as ao laboratório para a devida preparação e leitura.

Tão importante é este exame, que não se pode mais aceitar a ideia de que a solicitação de pesquisa de microvestígios fique a critério dos peritos criminais, pois, em não se agindo assim, é possível se levantarem dúvidas quanto a sua autenticidade de origem.

É do conhecimento de todos que um projétil que penetra ou transfixa a vítima sempre apresenta vestígios de tecidos humanos. Por isso, é de significativa importância a coleta de projéteis no local dos fatos, principalmente quando há mais de um morto e quando se presume ter vários autores. Somente com a retirada do material orgânico neles contidos, existe a possibilidade de identificá-los com as vítimas. O fato de não se realizar uma pesquisa de microvestígios orgânicos em projéteis encontrados em locais dos fatos impossibilita a afirmação de sua intimidade com um corpo de cada vítima e, portanto, dando margem a especulações de que ele carece de uma autenticidade de origem.

O verdadeiro destino da perícia é informar e fundamentar de maneira objetiva os elementos consistentes do corpo de delito e, se possível, aproximá-lo mais e mais de uma provável autoria. Só assim, é possível garantir o direito das partes, fazendo com que a dúvida não atormente a Justiça, e a sentença não se transforme em uma tragédia.

Lesões produzidas por projéteis de alta energia

Hoje, com o advento de novas técnicas utilizadas no aprimoramento das armas de fogo, com modificações significativas da velocidade inicial, da aceleração e do deslocamento do centro de gravidade do projétil, algumas alterações vão surgindo no seu resultado final.

Assim, os ferimentos de entrada produzidos por esses projéteis de alta velocidade foram mudando de forma, podendo apresentar vultosas áreas de destruição dos tecidos atingidos, deixando à mostra regiões ou estruturas mais profundas, com orifícios muito maiores que o diâmetro do projétil. Outras vezes, a orla de escoriação está ausente ou pouco nítida, e as bordas do orifício são irregulares e apresentam radiações (Figura 4.42). Quando encontram maior resistência, como, por exemplo, no tecido ósseo, apresentam-se como verdadeiras explosões.

Os ferimentos de saída, na maioria das vezes, têm a forma de rasgões, como se a pele fosse puxada e rasgada (Figura 4.43).

O estudo da *balística de alta energia* nos leva a rever alguns conceitos e algumas razões da balística tradicional. Assim, nos projéteis de alta energia, com velocidade superior a 750 m/s, altera-se o coeficiente balístico (CB = m/ld^2) e foram introduzidas variáveis nos elementos estabilizadores (rotação, massa elevada e posição frontal do centro da massa), alteração no tocante ao *arrasto* (resistência que o meio oferece ao deslocamento do projétil), o qual pode se alterar pelos fatores velocidade, calibre do projétil e densidade do meio. A penetrabilidade do projétil: $B = 4,5 \dfrac{P}{S} \log \dfrac{V}{84}$, em que B é o espaço percorrido,

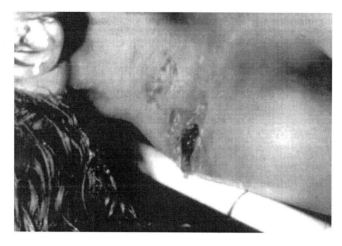

Figura 4.42 Ferimento de entrada de projétil de alta energia (Delmonte, IML/SP). Esta figura encontra-se reproduzida, em cores, no Encarte.

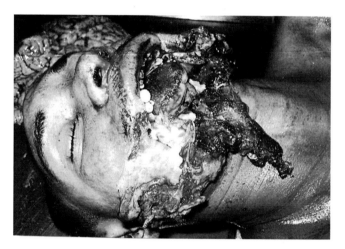

Figura 4.43 Ferimento de saída de projétil de alta energia. (Arquivo do Dr. Carlos Henrique S. Durão.) Esta figura encontra-se reproduzida, em cores, no Encarte.

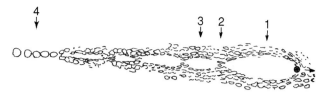

Figura 4.44 Formação da cavidade temporária e da lesão definitiva: (1) primeira expansão; (2) primeiro colapso; (3) segunda expansão; (4) rastros de bolhas de ar (*apud* Berlin, *in* Delmonte).

Desse modo, hoje, além do interesse do estudo dos ferimentos de entrada e saída e do trajeto do projétil, não se podem omitir as considerações do *túnel de lesão*. Da mesma maneira, não se pode ficar indiferente aos ferimentos de entrada dos projéteis de alta energia, quando se mostram maior que a secção transversal do projétil, exatamente em face da formação precoce da cavidade temporária e da proximidade do ponto de colisão.

O túnel da lesão, nos casos de projéteis de alta energia, é formado de extensa laceração de tecidos, mostrando, às vezes, material aspirado do meio e de estruturas vizinhas. Isso sem levar em conta os efeitos dos projéteis secundários, provenientes de estruturas laceradas de maior consistência, como os fragmentos ósseos.

Todos esses fatos, porém, em nada alteram os conceitos e os efeitos conhecidos dos projéteis de baixa energia, os quais continuam a merecer as mesmas interpretações e justificativas.

Novos conceitos de distância de tiro e de ferimentos de entrada em tiros próximos

As armas que apresentam *compensadores de recuo* alteram profundamente o formato do *residuograma* e deixam de apresentar os formatos habituais nos tiros encostados ou bem próximos ao alvo. Assim, por exemplo, os ferimentos em "boca de mina" nos tiros encostados não são encontrados quando as armas que os deflagram apresentam os compensadores de recuo, isso em virtude da dispersão dos gases pelos furos da extremidade distal do cano da arma (Figura 4.45).

P o peso do projétil, S a área da secção $(\pi d^2/4)$, d o diâmetro e V a velocidade linear.

Quando se trata de balística dos ferimentos por projéteis de alta energia, um fenômeno que não pode ser esquecido é o das *ondas pressórica* e *de choque*, principalmente quando elas apresentam grande amplitude, pois, ao colidirem com tecidos mais resistentes, essa ação origina ondas muito mais intensas que se potencializam pela superposição de uma outra onda incidente, provocando um efeito verdadeiramente arrasador.

O fenômeno da cavitação, embora já observado há muitas décadas nos projéteis de baixa energia, agora, com o surgimento dos projéteis de alta resolutividade, apresenta *cavidades temporárias* nos sentidos transversal e longitudinal, em face da aceleração brusca dos tecidos.

Esta cavidade, formada de vapor de água, entra em colapso, ocorrendo várias expansões, conhecidas como *cavitação temporária pulsante*. E, no final do processo, observa-se um rastro de pequenas bolhas de ar. Por outro lado, verifica-se a *cavidade permanente*, que tem em média as dimensões transversais do projétil. Assim, têm-se: (1) a primeira expansão; (2) o primeiro colapso; (3) a segunda expansão; e (4) a formação de bolhas de ar (Figura 4.44).

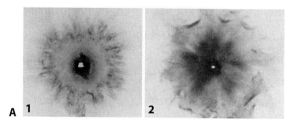
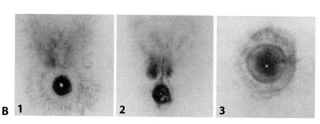

Figura 4.45 Diferenças entre disparos de arma de fogo com e sem compensador de recuo, em tiros encostados e a 5 cm, em tecido e papel. **A.** Revólver Taurus, calibre .38 Special, cano com 4": (1) tiro encostado (papel); (2) tiro a 5 cm (papel). **B.** Revólver Taurus, calibre .357 Magnum, cano com 4", com compensador de recuo: (1) tiro encostado (papel); (2) tiro encostado (tecido); (3) tiro a 5 cm (tecido). (Arquivo de Domingos Tochetto.)

■ Deliberações sobre técnicas recentes

Durante o I Seminário Nacional de Balística Forense, realizado de 20 a 25 de outubro de 1996, na cidade de Porto Alegre, tendo-se levado em conta os novos fundamentos técnicos aplicáveis à *balística forense* e considerando-se: (I) que os chamados exames de recenticidade do tiro não se revestem de idoneidade, por não definirem data nem período provável de tiro de arma de fogo; (II) a especificidade dos reagentes disponíveis, a não garantia de que as espécies químicas liberadas da munição durante o tiro se depositam na mão do atirador, assim como a comprovada ineficiência dos meios disponíveis das pré-faladas espécies e as suas origens, não se podem valorar estes exames sob critérios técnico-científicos irrefragáveis; (III) que os exames de resíduos de tiro nas armas de fogo e nas mãos, vestes e objetos de suspeitos podem ser feitos pelo uso das técnicas de rodizonato de sódio, absorção atômica e, de preferência, por microscópio eletrônico de varredura, devendo ser excluída, definitivamente, a *prova de parafina* (*difenilamina sulfúrica*); (IV) que a presença ou ausência de resíduos compatíveis com os provenientes do tiro, na mão do suspeito, não pode ser usada como único elemento de vinculação com a ocorrência, não devendo ser utilizada para diagnóstico diferencial entre *suicídio* e *homicídio*; (V) que a determinação da distância de tiro, tendo em vista a diversidade de configurações de canos e acessórios produtores de distintas configurações morfológicas de residuogramas, não poderá ser realizada se não se utilizar da mesma arma e de munição com a mesma especificidade das utilizadas no fato gerador de exame.

Recomendaram-se:

* que os exames mencionados no item *I* sejam considerados obsoletos
* que os exames referidos nos itens *III* e *IV* sejam realizados conforme proposto, devendo as autoridades competentes providenciar a qualificação dos profissionais e fornecer os equipamentos necessários para a realização de tais exames
* que o contido no item *V* deva ser considerado apenas *de orientação*.

Ainda reivindicaram-se às autoridades que sejam tomadas medidas no sentido de proibir a fabricação, venda e importação de projéteis e/ou cartuchos em revestimento de náilon ou "teflon", bem como a recarga destes projéteis; que sejam estudadas medidas visando fazer com que as fábricas de armamentos também gravem no cano das armas de fogo a mesma numeração de série da arma, bem como uma simbologia que indique peça de reposição: que seja criado pelas autoridades um banco de dados sobre balística no Distrito Federal, visando ao acesso de consulta dos órgãos interessados dos Estados brasileiros e demais países do Mercosul; que seja implementado o intercâmbio dos Cadastros Nacionais de Armas de Fogo e dos Bancos de Dados de Balística Forense nos países do Mercosul; que seja viabilizada a obrigatoriedade da participação de Perito Oficial nas licitações para aquisição de arma de fogo por órgãos públicos, e na sua aquisição de equipamentos específicos para os Institutos de Criminalística.

■ Protocolo de necropsia em morte por arma de fogo suspeita de execução sumária

RECOMENDAÇÕES DAS NAÇÕES UNIDAS (MANUAL DE PREVENÇÃO E INVESTIGAÇÃO DAS EXECUÇÕES EXTRALEGAIS, ARBITRÁRIAS E SUMÁRIAS)

Toda morte suspeita de causa controvertida necessita de esclarecimentos, exigindo que a perícia seja feita de forma minuciosa.

O ideal seria que nos casos de suspeita de execução extralegal, arbitrária e sumária por disparo de arma de fogo a perícia fosse realizada de forma isenta de conivência, em locais dotados de meios e recursos para tais fins e feitas por peritos especificamente preparados para exames nessas circunstâncias e capazes de seguir um protocolo mínimo para assegurar um exame sistemático no sentido de facultar uma ideia positiva ou negativa em torno do fato que se quer apurar (Figura 4.46).

A finalidade em tais perícias é reunir o maior número de informações para assegurar a identificação do morto, a determinação precisa da *causa mortis* e da causa jurídica da morte e a descrição e caracterização das lesões violentas. Para tanto se propõe que o cadáver fique à disposição da instituição médico-legal pelo menos por 12 h.

RECOMENDAÇÕES, ALÉM DO QUE É PRAXE EM TODAS AS NECROPSIAS MÉDICO-LEGAIS

1. Proteger, analisar e encaminhar as vestes para os devidos exames em laboratório;

2. Proteger as mãos da vítima com sacos de papel ou plástico, anotar a hora do início e do término da perícia e fotografar em cores as lesões mais significativas e, também, fotografar a sequência do exame interno e externo, tendo o cuidado de usar escalas, números e nomes para identificação do caso;

3. Valorizar o exame externo do cadáver, o que, em muitos casos, é a parte mais importante, como nos casos de tortura ou

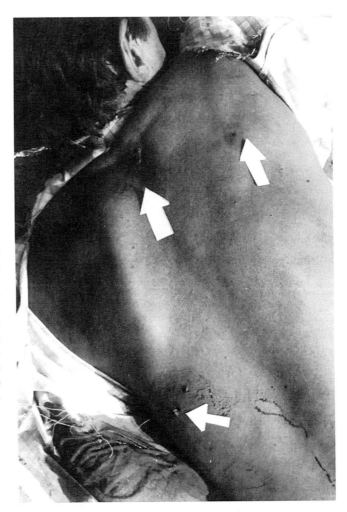

Figura 4.46 Execução sumária e arbitrária. (Arquivo do Prof. Penna Lima.)

maus-tratos. O mesmo se diga quanto à valorização da temperatura, do estado de preservação, da rigidez e dos livores cadavéricos para avaliação do tempo aproximado de morte;

4. Descrever em detalhes as lesões produzidas pelos projéteis de arma de fogo quanto a forma, direção, trajeto, inclinação e distância de tiro e, se possível, estabelecer a determinação da ordem dos ferimentos;

5. Recolher amostras de sangue de pelo menos 50 mℓ de um vaso subclávio ou femoral;

6. Examinar bem a face, com destaque para os olhos, nariz e ouvido, assim como o pescoço interna e externamente em todos os seus aspectos;

7. Examinar os genitais e, em casos suspeitos de violência sexual, examinar todos os orifícios, recolher pelos pubianos, secreções vaginal e anal para exames em laboratório;

8. Trocar o maior número de informações com a criminalística;

9. Recolher insetos presentes em cadáveres encontrados após algum tempo de morte para estudo entomológico forense;

10. Acondicionar os projéteis encontrados no local e retirados do cadáver assegurando da melhor forma a sua inviolabilidade;

11. Documentar e radiografar toda lesão do sistema ósseo, especialmente as fraturas dos dedos das mãos e pés;

12. Extrair amostras de tecido no trajeto da ferida e microvestígios biológicos dos projéteis para exame microscópico;

13. Recolher amostras de vísceras para exame toxicológico e guardar parte das amostras para possível reexame;

14. Utilizar todos os meios possíveis e necessários para a identificação da vítima;

15. Obter, quando o paciente foi hospitalizado antes da morte, todos os dados e registros relativos a admissão, evolução, medicação e *causa mortis*.

▼ Lesões produzidas por ação cortocontundente

São ferimentos produzidos por instrumentos que, mesmo sendo portadores de gume, são influenciados pela ação contundente, quer pelo seu próprio peso, quer pela força ativa de quem os maneja. Sua ação tanto se faz pelo deslizamento, pela percussão, como pela pressão. São exemplos desse tipo de instrumento: a foice, o facão, o machado, a enxada, a guilhotina, a serra elétrica, as rodas de um trem, a tesoura, as unhas e os dentes.

As lesões verificadas por essa forma de energia são chamadas *cortocontusas*.

Têm forma bem variável, dependendo da região atingida e da inclinação, do peso, do gume e da força viva que atua. Sendo o instrumento mais afiado, predominam as características dos ferimentos cortantes. Quando o fio de corte não for vivo, prevalecem os caracteres de contusão nos tecidos.

São lesões quase sempre graves, fundas, alcançando mais profundamente os planos interiores e determinando as mais variadas formas de ferimentos, inclusive fraturas (Figura 4.47). Não apresentam cauda de escoriação nem pontes de tecidos íntegros entre as vertentes da ferida, o que as diferencia das feridas cortantes e contusas, respectivamente.

O diagnóstico é feito através do estudo cuidadoso das bordas da ferida, sua profundidade, comprometimento com os órgãos mais internos, entre eles os ossos, fazendo-se assim a distinção entre esses instrumentos e os cortantes propriamente ditos.

Pode-se incluir dentro do conjunto destas lesões um quadro representado pela redução do corpo a fragmentos diversos e irregulares, mais comuns nas mortes por acidentes ferroviários, denominado *espostejamento* (Figura 4.48). Esta ocorrência, no

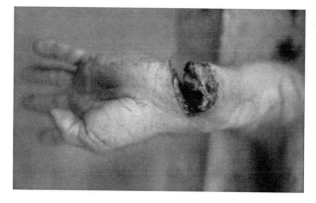

Figura 4.47 Lesão produzida por ação cortocontundente (foice).

entanto, pode ser usada como forma de dissimular uma morte por homicídio, quando o cadáver é colocado na via férrea para confundir com suicídio ou acidente, mas que a perícia tem condições de evidenciar as características vitais dos ferimentos, a verdadeira causa da morte e outros achados que possam desqualificar aqueles intentos.

A tesoura, quando utilizada de forma convencional, é um instrumento de ação cortocontundente. No entanto, quando é usada de modo agressivo, produz lesões cutâneas de entrada de acordo com a disposição de suas lâminas. Quando introduzida com as lâminas fechadas produz uma ferida única, de forma ovalar, semelhante às produzidas por instrumentos perfurantes de médio calibre. Quando produzida com as lâminas abertas produz quase sempre duas feridas. As extremidades proximais das feridas, correspondentes às produzidas pelas bordas cortantes da tesoura, têm formato de ângulo agudo e podem apresentar pequenas caudas de escoriação, e as extremidades distais têm ângulos arredondados.

■ Mordeduras

Um exemplo bem peculiar dessas lesões cortocontundentes, que se apresentam com características próprias, é a *mordedura* ou *dentada*, produzida pelo homem ou por animais, que são sempre pesquisadas na pele humana, em alimentos e em objetos. Tem por ação uma forma de mecanismo que atua por pressão e secção, principalmente quando provocada pelos dentes incisivos. O mesmo se diga dos animais herbívoros, cujas peças dentárias anteriores se assemelham aos incisivos humanos. Por outro lado, os dentes dos animais carnívoros são mais perfurantes.

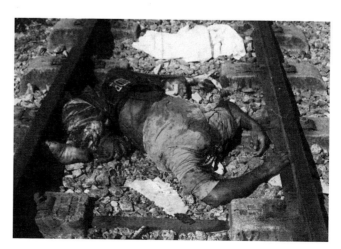

Figura 4.48 Espostejamento. Esta figura encontra-se reproduzida, em cores, no Encarte. (Arquivo do Prof. Penna Lima.)

O mecanismo da dentada é o mesmo da mastigação, mudando apenas a intensidade com que o agressor impõe nessa ação. Raramente atuam os pré-molares e molares. Já o animal morde sempre com mais intensidade, com golpes múltiplos, com movimentos de lateralidade e, por isso, em geral produzem feridas multiangulares e com perda de substância.

Dessa forma, as marcas de mordidas produzidas por mordeduras de pouca violência se apresentam em forma de equimoses e escoriações. As produzidas com maior violência são representadas por feridas, lacerações e em algumas oportunidades acompanhadas de arrancamento de tecidos, muitas delas mutilantes, como na orelha, nariz ou papila mamilar (Figura 4.49).

A impressão deixada pela mordida corresponde a cada elemento dentário e a sua ausência pelos elementos faltosos, e quanto maior for essa ausência mais difícil torna-se a identificação do seu autor. Entender também que dificilmente se encontra a impressão completa de uma mordedura, pois muitos são os fatores que contribuem para tanto, como a pressão da mordedura, a reação da vítima, a elasticidade dos tecidos atingidos, a proteção das vestes, entre outros (Figura 4.50).

Quando a dentada na pele não é muito violenta, permanecem apenas as marcas dos dentes (arcos dentários), alinhados em forma de meia-lua, tomando o aspecto de duplo parêntese com o outro arco dentário. Podem resultar em simples feridas, mais ou menos profundas ou no degradamento em bloco de tecidos.

Em geral, são de pouca gravidade, quando produzidas pelo homem, e mais graves quando por animais. A maior gravidade, no entanto, reside no aspecto estético da lesão.

Se produzidas pelo homem, tais lesões são sempre dolosas ou simuladas. Têm um grande valor para a perícia. Pode a marca de uma dentada na vítima identificar o agressor, como uma dentada no agressor pode estabelecer o relacionamento com a vítima.

Foi assim o caso francês da viúva Cremieux, morta por estrangulamento, deixando na mão do criminoso a marca de sua dentada. Um farmacêutico que atendeu ao ferido informou à polícia. O mestre Paul Brouardel foi convidado a intervir, tirando o molde das arcadas dentárias da vítima, que coincidiu exatamente com a ferida do acusado, que veio a confessar o crime.

A primeira providência da perícia é fotografar a lesão produzida pela mordida e, em seguida, tratar dos meios para sua modelagem (Figura 4.51 A e B). Caso sejam encontradas partes destacadas de tecido, estas devem ser preservadas convenientemente para os estudos comparativos e histológicos. Na descrição da lesão deve-se indicar a sua localização, sabendo-se que os locais prediletos são as partes descobertas de vestes, pontos mais salientes da face e regiões de menor resistência tecidual. Deve-se também assinalar se a dentada foi produzida no indivíduo vivo e, como tal, qual o tempo decorrido da agressão. Não perder de vista que algumas dentadas podem ter sido provocadas por animais depois da morte do indivíduo.

Na maioria das vezes, o diagnóstico das dentadas não é difícil, notadamente se as lesões delas decorrentes são recentes e se foram produzidas pelo homem. Nas dentadas produzidas por animais, levando-se em conta os ferimentos irregulares, com arran-

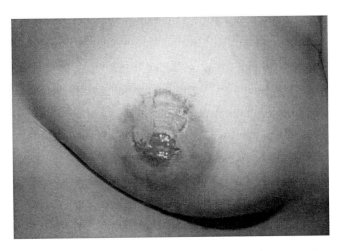

Figura 4.49 Amputação da papila mamilar por dentada humana. Esta figura encontra-se reproduzida, em cores, no Encarte.

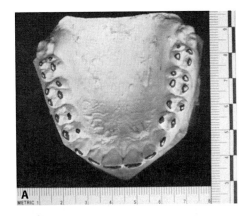

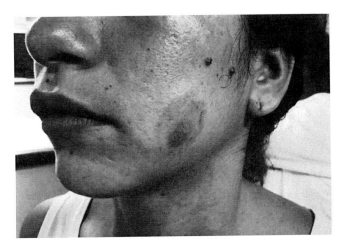

Figura 4.50 Marca de mordida. (Arquivo do Dr. Carlos Henrique S. Durão.) Esta figura encontra-se reproduzida, em cores, no Encarte.

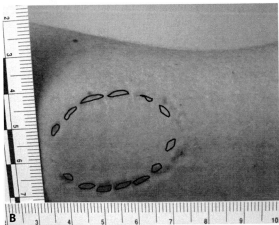

Figura 4.51 A. Modelo de gesso, com as faces incisais circundadas. **B.** Imagens sobrepostas. (Marques, Nogi e Melqui.)

camento de tecidos e certa mutilação, a multiplicidade de golpes, escoriações em torno das mordeduras e lesões produzidas pelas garras do animal, o diagnóstico é mais complexo, sendo mais difícil ainda dizer-se qual o tipo da espécie agressora.

Podem-se dividir essas lesões em quatro graus: *1º grau*: equimoses e escoriações representadas por mossas superficiais, com reais possibilidades de identificar as arcadas do agressor; *2º grau*: equimoses e escoriações mais nítidas e profundas, prestando-se melhor à identificação do seu autor; *3º grau*: feridas contusas comprometendo a pele e a tela subcutânea e a musculatura, porém sem avulsões de tecidos; *4º grau*: lacerações com perda razoável de tecidos e possíveis alterações estéticas (orelhas, nariz e lábios), que, na sua maioria das vezes, não permitem uma identificação com os dentes do autor da dentada.

Quando a dentada é produzida em alimentos, modifica-se de acordo com a sua consistência, variando pois, e de acordo com a maior ou menor penetração dos dentes. Nesses casos, devido à fragmentação de uma porção do alimento, a perícia será realizada da parede de fratura remanescente e o estudo será através da identificação das marcas das superfícies vestibulares dos dentes superiores e inferiores e pelo percurso realizado pela dentada. Quase sempre as unidades dentárias inferiores alcançam maior profundidade, como por exemplo nas mordidas em uma maçã.

Modelos de laudos de mordeduras

1. LESÃO POR MORDEDURA HUMANA

Preâmbulo
Em atendimento ao Ofício de nº 15/99, da 1ª DP, referente à ocorrência de nº 72/99, solicitando exame de marcas, suspeitas das produzidas por dentada no corpo da estudante MLM, o Diretor deste Departamento de Medicina Legal designou os Drs. Robson Paredes Moreira e Maria do Socorro Pereira, ambos odonto-legistas, para realizarem os exames periciais pertinentes e responderem aos seguintes quesitos:

1. Trata-se de marca de mordida?
2. Se a mordida é humana ou animal?
3. Se a mordida foi produzida em vida ou após a morte?
4. Se há condições de identificação de quem a produziu?

Histórico
Estudante, MLM, 17 anos, encontrada sem vida no interior de sua residência após festa de confraternização com alguns amigos.

Descrição
Às treze horas do dia 10/10/99, nas dependências deste DML, realizamos exame pericial no cadáver do sexo feminino, sobrancelhas retilíneas, íris castanho-escuras, nariz mesorrino, boca média, a face guardando sua integridade anatômica, a mesma apresentando na região deltoide posterior, lado direito, um conjunto de feridas contusas, com muitas características cortantes, produzidas pelo mecanismo das contusões, isto é, por pressão sem deslizamento, tendo formato de dois semiarcos de concavidades voltadas uma para a outra, com bordas irregulares, mostrando equimoses nas adjacências, e medindo o arco maior, aproximadamente 3,8 cm, e o arco menor em torno de 3,4 cm, de profundidades variáveis de 2,0 mm a 4,0 mm, mostrando-se com forma de simples escoriação e equimose de coloração vermelha (02); as demais lesões apresentam-se com área de contusão, equimose, laceração tecidual, extravasamento de sangue nos seus leitos, tendo sido identificado um total de 12 lesões, que formam todo conjunto (foto 1); removido fragmento de pele e tecido subcutâneo adjacente do ombro da vítima (foto 2).

Discussão
As escoriações simples encontradas na lesão referem-se a pouca pressão aplicada nessas localidades, possivelmente devidas ao uso de peças protéticas, cuja energia se faz diminuir consideravelmente; as impressões das lesões adjacentes mostram-se com angulações mesiovestibularizadas; a ausência dos pontos naturais de contato dos elementos dentários, decorrentes de avulsões, faz com que os elementos dentários migrem, buscando preencher aquele espaço, levando ainda a esses elementos a girarem em seu próprio eixo, levando ainda, a extração dos elementos antagônicos. As equimoses de morfologia e coloração vermelha são condizentes com a lesão recente, produzida em vida e, no caso, o óbito se deu com menos de vinte e quatro horas após a lesão ter sido produzida. O conjunto de tecidos adjacentes à lesão foi removido e permanecerá sob a guarda, conservação e preservação deste DML, para possível exame de identificação do portador das arcadas que a produziu.

Conclusão
Ferimentos produzidos por instrumentos cortocontundentes, de características compatíveis com as mordeduras humanas, cujo traumatismo foi produzido em um tempo menor que vinte e quatro horas.

Anexo
Fotografias da lesão e do retalho tecidual, contendo a lesão, colhido do ombro da vítima.

Resposta aos quesitos
1. Sim;
2. Mordedura é humana;
3. Produzida em vida;
4. Sim.
    1º perito: Robson Paredes Moreira
    2º perito: Maria do Socorro Pereira

2. IDENTIFICAÇÃO DA ARCADA DE UM SUSPEITO DE MORDEDURA

Preâmbulo
Nas dependências deste DML, em 10/10/99, os peritos RPM e MSP, odonto-legistas, designados pelo Diretor deste DML, passam a realizar perícia de identificação das arcadas que produziu mordedura no corpo da estudante MLM, 17 anos, encontrada sem vida no interior de sua residência em 10/10/99, e tendo como suspeito AAA.

Quesitos
1. É possível se estabelecer uma identidade para mordeduras humanas?
2. Existem condições de identificação da sua autoria?
3. Pode-se precisar quem a produziu?

Histórico
O suspeito AAA conta que no dia 09/10/99 esteve na festa da casa de sua colega MLM, tendo o mesmo deixado o local por volta das duas horas da madrugada na companhia de outros convidados desconhecidos.

Descrição
Do material colhido do suspeito AAA
a. Odontograma;
b. Modelagem das arcadas, com prótese (pererreca) instalada;
c. Impressão da mordedura em material plástico, com a prótese instalada, e seus respectivos modelos em gesso Paris (foto 2);
d. Fotografia da impressão colhida em material plástico (cera).

Análise do material de confronto

Do material colhido no ato pericial na vítima MLM
a. Fotografia da lesão;
b. Peça com conteúdo da lesão em bom estado de conservação;
c. Esquema com diagrama da lesão.

Análise da imagem fotográfica colhida no corpo da vítima

1ª – Múltiplas lesões contusas de aspecto misto, formando dois semiarcos opostos de convexidade voltada para fora;

2ª – Presente em cada semiarco o número de seis lesões com as seguintes características.

Arco superior

Em suas extremidades, as lesões apresentam características semelhantes em suas formas, tamanhos e profundidades; e mostram escoriação, equimoses de cor vermelha; no seu leito, observa-se laceração tecidual, com crostas de sangue, correspondendo na arcada dentária aos elementos dentários 1.3 e 2.3 (caninos superior direito e esquerdo); identificamos ainda duas lesões pouco profundas com escoriações e equimoses, que correspondem aos elementos dentários 1.2 e 2.1 (incisivo lateral superior direito e incisivo central superior esquerdo); interposto entre esses elementos, visualizamos outras duas escoriações superficiais que guardam o formato dos elementos dentários 1.1 e 2.2 (incisivo central superior direito e incisivo lateral superior esquerdo), e ausência de uma maior pressão nessas áreas, o que depõe a favor de alterações na arcada dentária.

Arco inferior

Apresentam seis ferimentos, que guardam a forma peculiar dos elementos dentários que as produziu 3.3; 3.2; 3.1; 4.3; 4.2; 4.1; e mostram escoriações, equimoses adjacentes de coloração avermelhada.

Características comuns aos dois arcos

a. Formato das lesões, guardam peculiaridades com o instrumento que as produziu;
b. Apresentam equimoses de coloração avermelhada;
c. Mostram atresia das arcadas.

Análise do material colhido no suspeito AAA

a. O odontograma nos fala de elementos dentários faltosos, 1.2 incisivo lateral superior direito (ILSD), e 2.1 incisivo central superior esquerdo (ICSE).

b. Presença de peça protética superior, confeccionada em resina contendo os seguintes elementos: incisivo lateral superior esquerdo e incisivo central superior direito.

c. Ao exame clínico explorador do arco superior, retirada a peça protética, apresenta ausência dos elementos dentários 1.2 (ILSD) e do 2.1 (ICSE).

d. Alteração na inclinação, mesiovestibularização, dos referidos elementos dentários; com discreta extrusão de seus antagônicos.

e. Os modelos mostram atresia das arcadas dentárias.

Análise do modelo superior com a prótese no suspeito AAA

A presença da prótese superior na cavidade bucal, no ato da moldagem, e a obtenção do modelo em gesso Paris demonstram uma diferença de cerca de 1,0 mm, dos elementos nela contidos, em relação à linha de oclusão dos dentes naturais.

Análise da mordedura em material plástico (cera) no suspeito AAA

a. Encontradas para as impressões correspondentes aos dentes inferiores mossas com profundidades aproximadamente de 3,0 mm, correspondentes no arco dentário aos caninos inferiores; e quatro outras dispostas intermediárias, com aproximadamente 2,0 mm;

b. Quanto às impressões correspondentes ao arco superior, constatamos mossas com 3,0 mm, correspondentes aos caninos; com 2,0 mm, o incisivo lateral direito; medindo aproximadamente 1,0 mm, o incisivo central direito e o incisivo lateral esquerdo (ambos supostos), para o incisivo central superior esquerdo, apresentava o seu leito com discreta inclinação mesiovestibular, de profundidade aproximada de 2,2 mm a 2,5 mm;

c. Presença de atresia nas arcadas.

Confronto fotográfico

Análise de confronto comparativo das impressões dentárias através das fotos obtidas no corpo da vítima e das impressões do suspeito, AAA:

a. Realizadas aplicações, de forma a se obter uniformidade de tamanho 10 × 7 cm, em ambas as fotos.

b. Conferida a distribuição dos elementos dentários no arco, suas falhas e inclinações, bem como aferidas as dimensões dos arcos no nível da face distal dos caninos e as distâncias dos demais incisivos.

c. Anotada a maior distância apresentada em cada uma das mossas, de cada um dos elementos dentários, deixadas com ambas as mordeduras.

Análise da sobreposição dos modelos das arcadas (positivo) do suspeito A; com material orgânico tecidual, colhido do corpo da vítima.

a. Observado por diversas vezes, e em diversas angulações, verificamos o perfeito acoplamento das peças examinadas (positivo × negativo).

Discussão

Obtidos os mesmos padrões fotográficos tanto para as imagens da lesão colhida no corpo da vítima MLM, como para a mordedura do suspeito AAA em material plástico, tendo sido observada a mesma distribuição dos elementos dentários nos arcos, a mesma inclinação mesiovestibular dos elementos vizinhos ao espaço protético, observados ainda seus formatos, confirmadas suas mensurações e realizado o fechamento do modelo da arcada superior do suspeito AAA, confeccionado em gesso Paris, com a peça de tecido colhido do corpo da vítima (foto 1) correspondente a este arco, observado em variadas angulações, verificamos que o mesmo produziu um perfeito acoplamento de ambas quando sobrepostas.

Conclusão

As características das arcadas, a distribuição dos elementos dentários nos arcos, suas particularidades peculiar e coincidências nos levam a concluir tratar-se de uma mordedura humana, cujo indivíduo fazia uso de peça protética superior, pouco estável, contendo dois elementos dentários e que correspondem aos elementos 1.2 e 2.1, e que a lesão foi produzida pela pessoa examinada (suspeito AAA).

Respostas aos quesitos

1. Sim;
2. Sim;
3. AAA é o autor da lesão.
   1º perito: Robson Paredes Moreira
   2º perito: Maria do Socorro Pereira

3. IDENTIFICAÇÃO DE MORDEDURA ANIMAL

Preâmbulo

Em atendimento à solicitação de nº 29/98, referente à ocorrência de nº 15/98 do diretor deste DML, PB, o qual nomeou os Drs. Robson Paredes Moreira e Maria do Socorro Pereira, ambos odontolegistas, para realizarem os exames periciais pertinentes.

Quesitos
1º – Se o cadáver apresenta lesões produzidas por animal?
2º – Teria condições de identificar qual o tipo de animal, se de pequeno, médio ou grande portes?
3º – Se existem outros tipos de lesões, pertinentes ao caso?
4º – Qual o meio que as produziu?

Histórico
Criança de aproximadamente 6 anos de idade, encontrada morta nas proximidades do local da família, localizado no município do Conde, Paraíba, zona rural, após alguns dias do seu desaparecimento, estando com dois suspeitos presos, o caseiro e seu filho.

Descrição
Cadáver de criança, contando com 6 anos de idade, de coloração parda, íris castanha, sobrancelhas retilíneas, nariz mesorrino, boca pequena, elementos dentários em estado de higidez, a face apresentando múltiplas lesões de forma e tamanhos variados, com características das lesões produzidas por animais pertencentes à fauna silvestre e pelo deslocamento do corpo, pela vegetação; digno de nota a escoriação em formato de semicírculo, medindo em seu maior diâmetro cerca de 3,5 cm e composta de seis feridas contusas de coloração avermelhada, situadas na região escapular, que lembra, a pata de um animal (foto 1); na região supraclavicular direita, encontramos uma ferida com características das lesões contusas com laceração de tecido mole, com cerca de 5,5 cm em sua maior largura e aproximadamente 1,0 cm de profundidade, atingindo músculos e vasos; a mesma apresenta crostas de sangue no seu interior (foto 2); o couro cabeludo apresenta duas feridas de forma circular, de aproximadamente 0,5 cm, o que após feita a incisão bimastói-dea e rebatidos os retalhos, visualizamos duas perfurações de aproximadamente 0,5 cm, de bordas irregulares, e fratura da tábua óssea interna, distando uma da outra em torno de seis cm; ambas apresentam infiltrado hemorrágico (foto 3).

Discussão
O mecanismo das mordeduras é análogo ao mecanismo da mastigação, de início se dá a apreensão, obedecendo à mesma dinâmica, com os mesmos elementos anatomofuncionais. A mordedura humana, proferida como meio de ataque ou defesa, em geral é única e deferida em local isolado, nas partes descobertas do corpo e onde se possa fazer apreensão, envolvendo apenas a bateria de dentes anteriores 1.3 a 2.3 (canino a canino), o que difere em muito da mordedura animal, em que se verifica uma multiplicidade de golpes no mesmo local, proferidos com grande mobilidade com que lacera os tecidos moles, comprometendo os planos subjacentes, músculos, vasos, tendões, nervos, bem como trituram os tecidos duros (ossos); uma outra característica própria do animal é procurar ocultar sua caça, logo após seu domínio e morte, cravando suas presas no segmento cefálico da vítima, arrastando-a por entre a vegetação.

Conclusão
Pelos vestígios encontrados no segmento corporal, adicionados às lesões do segmento cefálico, foi-nos permitido concluir que as lesões que mais se evidenciam são de características cortocontusas produzidas por mordedura animal.

Respostas aos quesitos
1º – Sim;
2º – Sim, médio porte;
3º – Sim, vide descrição;
4º – Ação cortocontundente.
   1º perito: Robson Paredes Moreira
   2º perito: Maria do Socorro Pereira

▼

8. Energias de ordem física: Conceito. Temperatura, pressão atmosférica, eletricidade, radioatividade, luz e som.

CONCEITO

No capítulo concernente às energias de ordem física, estudam-se todas as lesões produzidas por uma modalidade de ação capaz de modificar o estado físico dos corpos e cujo resultado pode resultar em ofensa corporal, dano à saúde ou morte.

As energias de ordem física mais comuns são: *temperatura*, *pressão atmosférica*, *eletricidade*, *radioatividade*, *luz* e *som*.

TEMPERATURA

Suas modalidades são: o *frio*, o *calor* e a *oscilação de temperatura*.

▼ Frio

O frio pode atuar de maneira individual ou coletiva, e sua natureza jurídica ocorre no crime, no suicídio e, mais habitualmente, no acidente.

Embora a forma acidental seja mais constante, não é raro o caráter doloso, principalmente em abandono de recém-nascidos.

Na ação generalizada do frio, não existe uma lesão típica. A perícia deve orientar-se pelos comemorativos, dando valor ao estudo do ambiente e, ainda, aos fatores individuais da vítima, tais como: fadiga, depressão orgânica, idade, alcoolismo e certas perturbações mentais.

A ação geral do frio leva à alteração do sistema nervoso, sonolência, convulsões, delírios, perturbações dos movimentos, anestesias, congestão ou isquemia das vísceras, podendo advir a morte quando tais alterações assumem maior gravidade.

O diagnóstico de morte pela ação do frio é difícil. Têm-se alguns elementos, como: hipóstase vermelho-clara, rigidez cadavérica precoce, intensa e extremamente demorada, sangue de tonalidade menos escura, sinais de anemia cerebral, congestão polivisceral, às vezes disjunção das suturas cranianas, sangue de pouca coagulabilidade, repleção das cavidades cardíacas, espuma sanguinolenta nas vias respiratórias, erosões e infiltrados hemorrágicos na mucosa gástrica (sinal de Wischnewski), e, na pele, poderão ser observadas flictenas semelhantes às das queimaduras.

A perícia deve nortear-se fundamentalmente pelo diagnóstico das lesões vitais durante a estada do corpo no ambiente refrigerado ou se o óbito desperta outra causa de morte, questões essas a que se pode responder com a prática da necropsia, pelo histórico e pelo exame do local de óbito.

A ação localizada do frio, também conhecida como *geladura*, produz lesões muito parecidas com as queimaduras pelo calor e tem sua classificação em graus: *primeiro grau*, lesão caracterizada pela palidez ou rubefação local e aspecto anserino da pele; *segundo grau,* eritema e formação de bolhas ou flictenas de conteúdo claro e hemorrágico; *terceiro grau*, necrose dos tecidos moles com formação de crostas enegrecidas, aderentes e espessas; quarto grau, pela gangrena ou desarticulação. Na primeira Grande Guerra, foram descritas lesões, designadas como *pés de trincheira*, que consistiam na gangrena dos pés pela permanência e falta de proteção ao frio.

Calissen classificou em três graus: *primeiro grau,* eritema; *segundo grau*, vesificação; *terceiro grau*, gangrena.

▼ Calor

O calor pode atuar de forma difusa ou direta.

▶ **Calor difuso.** Ocorre de duas maneiras: a *insolação* e a *intermação*.

A insolação é proveniente do calor ambiental em locais abertos ou raramente em espaços confinados, concorrendo para tanto, além da temperatura, os raios solares, a ausência da renovação do ar, a fadiga, o excesso de vapor d'água. A interferência do sol não desempenha maior significação nessa síndrome, segundo se julgava anteriormente. Há de se levar em conta também alguns fatores intrínsecos, tais como: estado de repouso ou de atividade, patologias preexistentes, principalmente as ligadas aos sistemas circulatório e respiratório, o metabolismo basal, hipofunção paratireoidiana e suprarrenal do indivíduo.

A intermação decorre capitalmente do excesso de calor ambiental, lugares mal arejados, quase sempre confinados ou pouco abertos e sem a necessária ventilação, surgindo, geralmente, de forma acidental. Alguns fatores, como alcoolismo, falta de ambientação climática, vestes inadequadas, são elementos consideráveis.

Os sintomas variam de caso para caso. Nos resultados letais, não se encontram características iguais. Podem aparecer: secreção espumosa e sanguinolenta das vias respiratórias, precocidade da rigidez cadavérica, putrefação antecipada, congestão e hemorragia das vísceras (*coup de chaleur*).

O diagnóstico é feito pelos antecedentes, pela análise das condições locais e pela ausência de outras lesões sugestivas de *causa mortis* percebidas pela necropsia.

Essas *termonoses* têm etiopatogenias discutíveis: ação do calor sobre a miosina cardíaca, produzindo sua coagulação; sobre o sangue, destruindo os elementos figurados e a consequente formação de trombose; bloqueio da perspiração cutânea e da sudorese; efeito direto sobre o encéfalo, principalmente sobre os centros termorreguladores; choque anafilático decorrente de elementos estranhos na circulação; destruição das proteínas hemáticas e a consecutiva ação tóxica dos centros nervosos.

▶ **Calor direto.** Tem por consequência as *queimaduras*, de maior ou menor extensão, mais ou menos profundas, infectadas ou não, advindas das ações da chama, do calor irradiante, dos gases superaquecidos, dos líquidos escaldantes, dos sólidos quen-

tes e dos raios solares. São, portanto, lesões produzidas geralmente por agentes físicos de temperatura elevada, que, agindo sobre os tecidos, produzem alterações locais e gerais, cuja gravidade depende de sua extensão e profundidade (Figura 4.52).

São ordinariamente de origem acidental, apesar de não se poder negar uma certa incidência de suicídios por queimaduras provocadas pelas chamas. É mais rara a ação criminosa.

A classificação das queimaduras, em Medicina Legal, toma como princípio a profundidade das lesões, ao contrário do critério clínico, que se baseia na área corporal atingida. Todavia, em certas circunstâncias, como na caracterização do perigo de vida para classificação da lesão corporal sob o ponto de vista jurídico, este último conceito é de grande valia. Para esses casos usa-se a *Regra dos Noves* de Pulaski e Tennisson (Figura 4.53).

Dupuytren classificou as queimaduras em seus graus: *primeiro grau*, eritema; *segundo grau*, flictena; *terceiro grau*, desorganização da epiderme com comprometimento da camada de Malpighi; *quarto grau*, destruição total da pele; *quinto grau*, formação de escaras negras; *sexto grau*, carbonização.

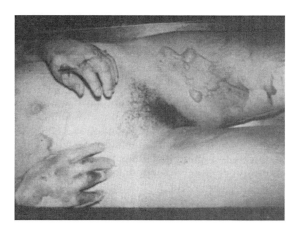

Figura 4.52 Queimadura de 2º grau por líquido escaldante (flictenas). Esta figura encontra-se reproduzida, em cores, no Encarte.

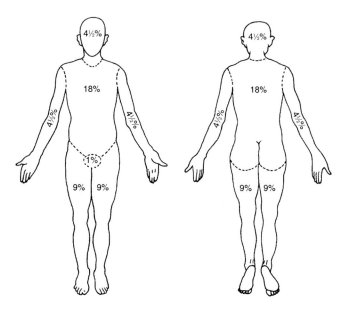

Figura 4.53 Regra dos Noves de Pulaski e Tennisson (*in* Bunaim, *apud* Bonnet).

Todavia, a melhor classificação é a de Hoffmann que divide essa lesão em quatro graus:

(1) *Primeiro grau*. Distinguem-se pelo eritema simples, em que apenas a epiderme é afetada pela vasodilatação capilar, como, por exemplo, nas queimaduras por raios solares. A pele conserva-se íntegra. O tecido subepitelial pode apresentar-se edemaciado e, no período de cura, não raramente ocorre a descamação dos planos mais superficiais da epiderme. Não produzem cicatrizes, embora possam mostrar-se posteriormente de pigmentação desigual ao restante da pele. Em regra, as vestes protegem o corpo das vítimas desta forma de lesão. Suas características principais são: eritema, edema e dor (*sinal de Christinson*). Finalmente, como o eritema representa uma reação vital, as queimaduras de 1º grau não se evidenciam no cadáver.

(2) *Segundo grau*. Além do eritema, apresentam as lesões desse grau vesículas ou flictenas, existindo em seu interior líquido amarelo-claro, seroso, rico em albuminas e cloretos (sinal de Chambert). Quando a flictena se rompe, a derme fica desnuda, de cor escura e, pela ação do ar, disseca-se, ostentando uma rede capilar fina e de aspecto apergaminhado.

(3) *Terceiro grau*. São produzidas geralmente por chamas ou sólidos superaquecidos, seguindo então a coagulação necrótica dos tecidos moles. Esses tecidos, depois de algum tempo, são substituídos por outros de granulação formados por cicatrizes de segunda intenção. A cicatriz pode ser retrátil ou meramente queloidiana. A queimadura do 3º grau incide até os planos musculares. São mais facilmente infectadas e menos dolorosas em virtude da destruição dos corpúsculos sensíveis da epiderme (Figura 4.54).

(4) *Quarto grau*. São mais destrutivas que as queimaduras do 3º grau e se particularizam pela carbonização do plano ósseo. Podem ser locais ou generalizadas (Figura 4.55).

A carbonização generalizada tem como escopo a redução do volume do corpo por condensação dos tecidos. Corpos de adultos carbonizados chegam a uma estatura de 100 a 120 cm. O morto toma a posição de lutador em face da semiflexão dos membros superiores e dedos em garras, posição essa explicada pelos leigos como o desespero da vítima surpreendida pelo fogo. A "posição de *boxer*" ou a "atitude de saltimbanco", também chamada "atitude em epistótomo", motivada pela hiperextensão da cabeça sobre o pescoço e hiperextensão do tronco em forma de arco de concavidade posterior, são motivadas pela retração dos músculos da nuca, da goteira vertebral como também da região lombar. Os cabelos tornam-se crestados, quebradiços e entortilhados; o couro cabeludo, com extensas fendas, deixando a

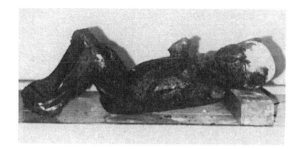

Figura 4.55 Queimadura de 4º grau (carbonização generalizada).

descoberto os ossos da calvária, os quais, por vezes, expõem-se como verdadeiras fraturas, devido à intensa ação do calor, e por onde podem sobrevir massas encefálicas herniadas. Cílios e supercílios tostados, pálpebras semicerradas, córneas opacas. As cavidades torácica e abdominal exibem, em algumas situações, largas fendas ou fissuras, que se abrem até a cavidade, confundindo, de quando em vez, com ferimentos acarretados por outra forma de ação. A pele amparada pelas vestes pode permanecer íntegra. Na parte atingida, ela é negra, acartonada e ressoa à percussão. No rosto, pela retração da pele, desaparecem os sulcos nasogenianos, a boca se mostra aberta e os dentes salientes. Em algumas ocasiões, notam-se disjunções articulares e, inclusive, amputações dos pés e das mãos. Os ossos longos podem apresentar grandes fissuras e fraturas, notadamente no fêmur, na união dos terços superiores com o terço inferior, e no úmero, na junção dos dois terços inferiores com o terço superior. Muito raro, os dentes estão calcinados e, juntamente com o palato e as próteses, servem de elementos importantíssimos na identificação do morto. A observação através dos fornos crematórios revela que o cadáver de um adulto demora cerca de uma hora e meia a duas horas para sua total redução a cinzas, e de um feto a termo, de 50 a 70 min.

▶ **Perícia.** Nos casos de carbonização total a primeira providência é identificar o morto. Na morte pelo fogo, a perícia também deve ter como norma esclarecer se o indivíduo morreu durante o incêndio ou se já se achava morto ao ser alcançado pelas chamas. Se ele sobrevive ao incêndio, a questão é fácil de ser dirimida; porém, se ele é encontrado morto no palco do incêndio é necessário um certo cuidado para elucidar alguns pontos (Figura 4.56 A).

Primeiramente, devem-se procurar, no corpo, outras lesões distintas das queimaduras; em seguida, ter-se a certeza de que o indivíduo respirou na duração do incêndio, pela pesquisa do óxido de carbono no sangue e pela presença de fuligem ao longo das vias respiratórias conhecido como sinal de Montalti (Figura 4.56 B). O calor da fumaça aspirada provoca também hiperemia e edema da laringe, da faringe, da parte superior do esôfago e da mucosa traqueobrônquica, nesta com acentuado aumento do muco.

É também importante saber se as lesões provocadas pelo calor foram produzidas no vivo ou no morto. As flictenas, mesmo podendo ser provocadas no cadáver, neste elas não têm conteúdo seroso com exsudato leucocitário (*sinal de Janesie-Jeliac*).

No vivo, em derredor das flictenas, veem-se, ao microscópio, hemácias descoradas, migração leucocitária e edema das papilas dérmicas. A escara originada de uma queimadura em vida tem vesículas e eritema em seu redor.

É importante que a perícia leve em conta alguns fenômenos que podem confundir, como: bolhas de putrefação, soluções de continuidade da pele e do panículo adiposo, disjunção dos ossos do crânio, fratura dos ossos longos e coleção hemática no espaço extradural, pois estes são próprios dos queimados por alta temperatura.

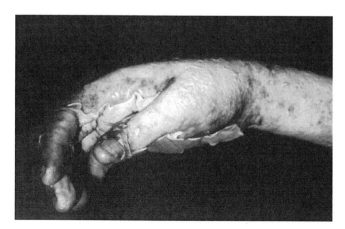

Figura 4.54 Queimadura de 3º grau (coagulação necrótica dos tecidos). Esta figura encontra-se reproduzida, em cores, no Encarte.

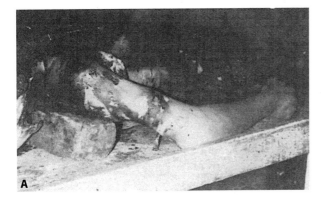

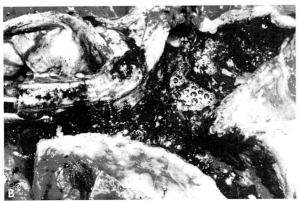

Figura 4.56 A. Queimadura produzida *post mortem*. **B.** Fuligem na via respiratória inferior – sinal de Montalti. (Arquivo do Instituto Médico-legal de Valência.) A figura **B** encontra-se reproduzida, em cores, no Encarte.

Outro ponto importante da perícia é o diagnóstico da origem e de modo de distribuição das queimaduras. Nas oriundas de líquidos e gases superaquecidos, as lesões não são tão profundas quanto as produzidas pelas chamas, e os cabelos não se chamuscam nem se carbonizam.

As queimaduras produzidas pelo calor irradiante e pelos líquidos e gases respeitam as partes do corpo cobertas pelas vestes. As oriundas de corpos sólidos superaquecidos mostram-se de dimensões limitadas, podem deixar a marca dos objetos e sua profundidade depende da intensidade térmica produzida. As motivadas pelas chamas dirigem-se de baixo para cima e, pelos líquidos, de cima para baixo, dando às lesões o aspecto de contornos geográficos.

Por fim, é importante a questão da *causa mortis* quando das necropsias médico-legais em casos de queimados, levando-se em conta duas situações bem distintas: 1ª – *Na morte imediata*: apresenta um interesse pericial mais evidente, pois a vítima exibe apenas as lesões produzidas pela ação térmica. A morte, neste caso, estaria justificada pela exsudação plasmática aguda com diminuição do volume circulatório (*teoria humoral*), ou pela desintegração das albuminas cujo efeito é semelhante ao chamado "*choque anafilático*". 2ª – *Na morte tardia*: apresenta no transcurso de vários dias um processo infeccioso, sendo o mais comum a broncopneumonia, além de hemorragia intestinal, de processo hepatotóxico e de insuficiência renal aguda.

Temperaturas oscilantes

Seu estudo interessa, essencialmente, aos casos de acidentes de trabalho, bem como às doenças profissionais. Esse tipo de ação expõe o organismo humano, debilitando e propiciando determinadas patologias, por exaltação da virulência dos germes ou por diminuição da resistência individual. Sendo assim, doenças como pneumonia, broncopneumonia e tuberculose podem ser desencadeadas ou agravadas pela oscilação brusca da temperatura, quando o nexo de causalidade entre a mortalidade e a forma de trabalho é sempre aceito.

PRESSÃO ATMOSFÉRICA

Quando a pressão atmosférica alterna para mais ou para menos do normal, pode importar em danos à vida ou à saúde do homem. Portanto, merece a consideração da perícia médico-legal.

Diminuição da pressão atmosférica

A pressão atmosférica normal corresponde a uma coluna de mercúrio de 760 mm ao nível do mar ou também 1.036 kg/cm², o que equivale a 1 *atmosfera*. À medida que subimos, essa pressão diminui e o ar vem a ficar mais rarefeito. Há diminuição do oxigênio e do gás carbônico, e a composição do ar altera o fenômeno da *hematose*. Tais perturbações recebem o nome de *mal das montanhas*, compensadas pela "poliglobulina das alturas", que se constitui em um considerável aumento do número de glóbulos vermelhos no sangue e que no indivíduo aclimatado reverte espontaneamente em poucos dias. É comum nas altitudes acima de 2.500 m, é agravado com o esforço físico e tem como sintomas mais comuns cefaleia, dispneia, anorexia, fadiga, insônia, tonturas e vômitos. Nos países andinos é conhecido como *soroche* e *puna*.

Na estrutura alveolar do pulmão, o oxigênio, o gás carbônico e o azoto impõem uma pressão global em torno de 713 mm, tendo cada um destes elementos uma pressão parcial, dependendo de sua concentração na intimidade dos alvéolos. Assim, o oxigênio (14,5%), com uma pressão de 95 a 105 mmHg; o azoto (80%), com 565 a 580 mmHg; e o gás carbônico (5,5%), com 40 mmHg. Desse modo, toda vez que há diminuição da pressão atmosférica, cai a concentração dos gases dissolvidos no sangue, tanto mais rapidamente quanto maior for a velocidade da descompressão. Além do mais, surge o fenômeno da anoxia, explicado também pela diminuição da pressão parcial do oxigênio no interior dos alvéolos. Isso força o coração a trabalhar mais no sentido de compensar a carência de oxigênio. Daí, pessoas não habituadas a grandes altitudes passam mal quando nestes locais. A natureza jurídica desse evento é quase sempre acidental, despertando maior interesse ao capítulo dos acidentes de trabalho, principalmente com o pessoal da aviação que opera sem os recursos das cabinas altimétricas, razão pela qual era conhecido antes com o nome de "mal dos aviadores", que consistia em dispneia, náuseas, taquicardia, obnubilação e até perda da consciência.

Dentro deste capítulo chamado "patologia da altitude", além do mal das montanhas, podemos encontrar um grupo de entidades de maior ou menor gravidade, como o edema agudo do pulmão e o edema cerebral das alturas, as hemorragias retinianas, o mal crônico das montanhas (doença do monge), o embolismo pulmonar e até mesmo a psicose das grandes altitudes.

Aumento da pressão atmosférica

Sofrem efeito desse tipo de ação os mergulhadores, escafandristas e outros profissionais que trabalham debaixo d'água ou em túneis subterrâneos. Não incorrem só no perigo do aumento da pressão atmosférica, mas especialmente na descompressão brusca que pode ocorrer, dando como desfecho lesões muito graves. Essa síndrome é conhecida por *mal dos caixões*.

O aumento da pressão atmosférica, ao mesmo tempo que acarreta uma *patologia de compressão*, caracterizada pela intoxicação por oxigênio, nitrogênio e gás carbônico, produz também uma *patologia de descompressão*, proveniente do fenômeno da embolia, consequente à maior concentração dos gases dissolvidos no sangue. São conhecidas por "barotraumas".

Mesmo que o interesse médico-legal, nessa modalidade de energia, circunscreva-se ao diagnóstico do acidente de trabalho, pode-se admitir ainda como causa jurídica o suicídio ou o homicídio, embora mais raramente.

ELETRICIDADE

A eletricidade natural ou cósmica e a eletricidade artificial ou industrial podem atuar como energia danificadora.

A eletricidade natural, quando agindo letalmente sobre o homem, denomina-se *fulminação* e, quando apenas provoca lesões corporais, chama-se *fulguração*. Esses fenômenos são os mais comuns entre os chamados fenômenos naturais.

Os fatores que determinam a natureza, a intensidade e a gravidade das lesões são os seguintes: corrente contínua da eletricidade atmosférica; resistência de corpo atingido; tensão elétrica (voltagem); intensidade da corrente; duração do contato da vítima com a corrente; trajeto da corrente através do corpo da vítima.

O diagnóstico das lesões é dado pelos comemorativos orientados pelas tempestades e descargas elétricas, provenientes dos choques de nuvens, e pelo exame das próprias lesões. As lesões externas tomam aspecto arboriforme e tonalidade arroxeada, cognominadas *sinal de Lichtenberg* ou *marcas queraunográficas* (do grego *keraunos*, que significa raio), procedente de fenômenos vasomotores, podendo desaparecer com a sobrevivência. Essa marca surge cerca de uma hora depois da descarga e desaparece gradualmente em torno das 24 h subsequentes à descarga elétrica.

Em geral, a morte pelos efeitos da eletricidade atmosférica se dá por inibição direta dos centros nervosos por paralisia respiratória e asfixia. Em outros casos predominam os efeitos cardíacos com fibrilação ventricular. Podem surgir outras alterações, como queimaduras, hemorragias musculares, ruptura de vasos de grosso calibre e até mesmo do coração; fraturas ósseas, congestão e hemorragia dos globos oculares; congestão polivisceral, fluidez do sangue, distensão dos pulmões e equimoses subpleurais e subpericárdicas. As lesões mais intensas são encontradas nos locais de entrada e saída da corrente elétrica (mais comuns na cabeça, no tórax e nos pés).

A eletricidade artificial ou industrial, por sua vez, pode resultar o que se denomina *eletroplessão* (Figura 4.57 A). É, geralmente, acidental, podendo, no entanto, ter origem suicida ou homicida.

Conceitua-se a eletroplessão como qualquer efeito proporcionado pela eletricidade industrial, com ou sem êxito letal.

As lesões superficiais dessa forma de eletricidade alteram-se de acordo com a corrente de alta ou baixa tensão.

A lesão mais típica é conhecida como *marca elétrica de Jellinek* (Figura 4.57 B), embora nem sempre esteja presente. Constitui-se em uma lesão da pele, tem forma circular, elítica ou estrelada, de consistência endurecida, bordas altas, leito deprimido, tonalidade branco-amarelada, fixa, indolor, asséptica e de fácil cicatrização. Pode apresentar também a forma do condutor elétrico (Figura 4.58). As lesões por corrente elétrica no couro cabeludo são semelhantes às da pele;

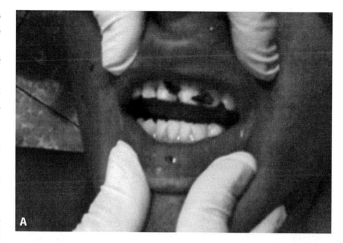

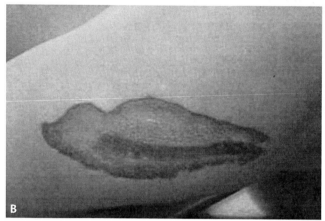

Figura 4.57 A. Eletroplessão. (Arquivo do Prof. Penna Lima.) **B.** Marca elétrica de Jellinek (SML-HCE). A figura **A** encontra-se reproduzida, em cores, no Encarte.

todavia, podem-se verificar grandes perdas de tecido, dando o aspecto do destacamento da casca que se verifica em certos frutos. Os pelos apresentam uma característica bem interessante: apenas suas pontas mostram-se chamuscadas, embora inteiramente enrodilhados de forma helicoidal. Por meio da raspagem do local onde se encontra essa lesão é possível identificar em laboratório a presença de metais fundidos pela ação local da corrente elétrica e com isso ter a composição química do condutor (cobre, bronze, alumínio etc.).

Quando a eletricidade é de alta tensão, dá margem às lesões mistas, ou seja, à marca elétrica e à queimadura (Figura 4.58).

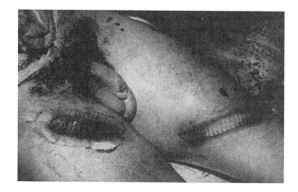

Figura 4.58 Queimadura por eletricidade de alta voltagem. Esta figura encontra-se reproduzida, em cores, no Encarte.

Se esta forma de eletricidade é usada como pena judicial de morte através da "cadeira elétrica" chama-se *eletrocussão*. Nesta circunstância, a morte é provocada por uma intensa carga de energia elétrica que passa por todo corpo e atinge com maior intensidade o coração e o cérebro. Difere das diversas formas de eletroplessão pela generalização e pela gravidade das lesões que se verificam no interior do corpo. Tendo em conta a consistência do cérebro e a utilização de capacetes metálicos na cabeça do executado, este é o órgão que apresenta lesões mais intensas representadas por lacerações e profundas fissuras, entre outras.

A marca elétrica é diferente da queimadura elétrica. A primeira representa exclusivamente a porta de entrada da corrente elétrica no organismo, pouco significativa, podendo até passar despercebida ou estar ausente. Sua ausência não quer dizer que não houve passagem da corrente elétrica. As queimaduras elétricas são resultantes do calor de uma corrente, têm a forma de escara pardacenta ou escura, apergaminhada, bordas nítidas, sem área de congestão, nem tampouco presença de flictenas. Há também lesões muito graves que vão desde a amputação de membros até secção completa do corpo (Figura 4.59 A).

O corte histológico de uma marca elétrica mostra destacamento da epiderme, células da camada basal e espinhosa com núcleos retraídos ou vacuolizados, estiramento das células poliédricas mais profundas, configurando-se em feixes de pelos. Isto vem a ser uma lesão típica.

Algumas vezes, encontra-se nos pés a lesão denominada de *saída* (Figura 4.59 B).

Outro ferimento superficial dessa modalidade de energia é a *metalização elétrica*, cuja característica é o destacamento da pele, com o fundo da lesão impregnado de partículas da fusão e vaporização dos condutores elétricos. Podem surgir também os *salpicos metálicos*, caracterizados pela incrustação de pequenas partículas de metal distribuídas de forma dispersa. E, final-

mente, pelas pigmentações que se originam da impregnação de minúsculas partículas metálicas que se desprendem do condutor.

Ocorre também a chamada *queimadura elétrica* (Figura 4.58), que pode ser cutânea, muscular, óssea e até visceral, dependendo do *efeito* e da *lei* de Joule. "A passagem de uma corrente elétrica através de um condutor determina calor" (efeito). "O calor desenvolvido por uma corrente elétrica é proporcional à resistência do condutor, ao quadrado da intensidade e ao tempo durante o qual passa pelo condutor" (lei). Essas lesões apresentam-se em forma de escaras negras, de bordas relativamente regulares, podendo ou não apresentarem as marcas do condutor. Piga classificou as queimaduras elétricas cutâneas em três formas: *tipo poroso* (com aspecto das imagens histológicas do pulmão); *tipo anfratuoso* (parecido com esponja rota e gasta); e *tipo cavitário* (em forma de crateras com zonas de tecidos carbonizados). Quando no tecido ósseo, essas queimaduras, em face da resistência deste tecido, podem ocasionar sua fusão, produzindo pequenas esferas denominadas "pérolas ósseas".

A ação da eletricidade cósmica de forma fatal pode criar dúvidas, principalmente pela ausência de vestígios característicos, pois nem sempre a vítima apresenta lesões tegumentares, mas tão somente lacerações das vestes devido à explosão do raio.

Uma das lesões típicas é a queimadura nos locais próximos de objetos metálicos, como fivelas, medalhas, fecho ecler, moedas. Na maioria das vezes, esses metais ficam imantados.

As lesões produzidas pelo raio têm variações as mais distintas, que vão desde as figuras arborescentes até as queimaduras mais ou menos profundas, semelhantes àquelas produzidas por eletricidade artificial.

A necropsia revela sempre sinais de asfixia, a não ser que a vítima, arremessada a grande distância, venha a morrer por traumatismo indireto.

Os que vêm a sobreviver após a ação dessa forma de eletricidade podem apresentar surdez, quase sempre unilateral, devido ao deslocamento de ar produzido pelo raio rompendo violentamente a membrana do tímpano. Podem também apresentar sérias lesões do aparelho visual.

O exame do local é fundamental.

A etiologia da morte pela corrente elétrica é justificada por três teorias:

- *Morte pulmonar.* Os defensores desse conceito inspiram-se nos achados necroscópicos compatíveis com a asfixia: edema dos pulmões, enfisema subpleural, congestão polivisceral, coração mole contendo sangue escuro e líquido; hemorragias puntiformes subpleurais e subpericárdicas; congestão da traqueia e dos brônquios, com secreção espumosa e sanguinolenta. Esses resultados são decorrentes da tetanização dos músculos respiratórios (diafragma e intercostais) e dos fenômenos vasomotores. A observação tem demonstrado que a parada de respiração antecede a parada do coração
- *Morte cardíaca.* Explicada pelo efeito da corrente elétrica sobre o coração, provocando contração fibrilar do ventrículo, alternando-lhe a condução elétrica normal
- *Morte cerebral.* Ocasionada pela hemorragia das meninges, hiperemia dos centros nervosos, hemorragia das paredes ventriculares do cérebro, do bulbo, dos cornos anteriores da medula espinal, e edema da substância branca e cinzenta do cérebro, lesões estas com que sempre se defronta a necropsia.

Ao que nos parece, essas causas variam conforme a intensidade da corrente: na alta-tensão, acima de 1.200 volts, a morte é cerebral, bulbar e cardiorrespiratória; nas tensões de 1.200 a 120 volts, a morte é por tetanização respiratória e asfixia; e, abaixo de 120 volts, por fibrilação ventricular e parada cardíaca.

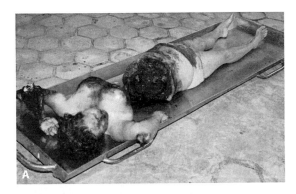

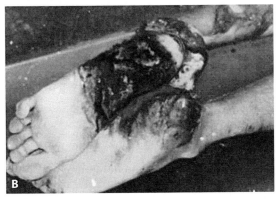

Figura 4.59 A. Hemicorporectomia por ação de corrente elétrica de alta voltagem (IML/RN). **B.** Lesões de saída (eletroplessão). Esta figura encontra-se reproduzida, em cores, no Encarte.

▶ **Perícia.** A perícia médico-legal, nos casos de eletroplessão, deve guiar-se pela busca dos comemorativos, pela existência das marcas elétricas, pelas alterações respiratórias, cardíacas e encefálicas e pela ausência de outros tipos de lesões que justifiquem a morte.

Nos comemorativos, pode ser importante o depoimento de testemunhas, principalmente quando se quer determinar a causa jurídica da morte. Significativa também é a caracterização da marca elétrica, assim como as lesões de entradas e de saída produzidas pela corrente e a natureza *in vitam* e *post mortem* de cada lesão. Deve-se fazer uma avaliação criteriosa da existência ou não de outras alterações que possam influir no diagnóstico da morte. Em suma, se existem manifestações de asfixia, microhemorragia dos 3º e 4º ventrículos cerebrais, edema dos pulmões, cavidades cardíacas dilatadas e repletas de sangue, lesão eletroespecífica e ausência de outras lesões ou alterações, tudo isso fala em favor da morte por eletricidade industrial, mesmo que se diga não existir um quadro anatomopatológico específico de morte por eletricidade. Não muito raro encontra-se intenso pontilhado hemorrágico nas regiões cervicais e dorsais e na face lateral do tórax em forma de micropápulas cianóticas, conhecido como *sinal de Piacentino*.

Às vezes, nota-se, no exame, a marca elétrica, mas a morte é devida a outras causas, sobrevindas da queda: ao receber o choque elétrico, a vítima é precipitada ao solo, morrendo por ação mecânica (contusão). Outras vezes, a morte se dá por patologias diversas, necessitando-se estabelecer a relação de causa e efeito.

A perícia no vivo é mais simples. Interessa mais nos casos de acidentes de trabalho, principalmente quando apresentam sequelas mais graves, sejam elas anatômicas ou funcionais.

Finalmente, a perícia deve ficar atenta para o diagnóstico das lesões produzidas pela ação da eletricidade em "sessões de tortura", principalmente nos órgãos genitais das vítimas. Sob o ponto de vista microscópico, nem sempre essas lesões provocadas por descarga elétrica são típicas. Ainda mais: as lesões eletroespecíficas (*marca elétrica de Jellinek*) não são muito diferentes das lesões produzidas em "sessões de tortura", a não ser o fato destas últimas não apresentarem depósitos metálicos (ferro ou cobre), em face dos cuidados de não se deixarem vestígios. Hoje, estudam-se as modificações histoquímicas e histológicas dessas formas de ação.

▼ Pistolas elétricas (*stum guns*)

As pistolas elétricas, conhecidas, em alguns lugares, por Taser (nome de um dos seus fabricantes), têm a finalidade de imobilizar pessoas por meio de dardos energizados lançados em seus disparos. Seu uso mais comum é na atividade policial.

Essa arma, quando acionada, dispara dois miniarpões ou dardos presos a fios elétricos que penetram no corpo da vítima, imobilizando-a e derrubando-a na maioria das vezes.

A carga dessas pistolas contém nitrogênio e dois miniarpões com farpas parecidas com as de um anzol e presos à arma por fios de cobre. Quando os arpões se fixam no corpo da vítima, o circuito elétrico se fecha, pois um de seus polos se torna positivo e o outro negativo. Sua ação é em torno de 5 segundos e o alcance do seu disparo varia de 4,5 a 10,5 m. Sua corrente é produzida por pilhas ou baterias.

Hoje existe um modelo novo, chamado Taser X3, capaz de aplicar choques elétricos em até três pessoas sem necessidade de recarga.

As vítimas dessas descargas perdem a coordenação pela paralisia muscular, passando a se debaterem sem esboçar resistência, o que facilita a contenção.

As lesões produzidas pela descarga dessas pistolas caracterizam-se por pequenos eritemas ou queimaduras puntiformes, podendo causar danos sérios e até mesmo a morte, principalmente nos portadores de doenças cardíacas. Esse risco é mais grave, mesmo em indivíduos sem essa patologia, quando se repetem os disparos.

Seu uso, mesmo com a desculpa de tratar-se de um meio inócuo e protetor da sociedade em casos de distúrbios ou de contenção de suspeitos ou infratores, é falso porque ele é desnecessário e não se trata de uma ação inofensiva. Mais grave ainda é o uso dessas pistolas como forma de tortura em indivíduos detidos e sem condições de fuga ou de reação. Pelo fato de a pistola de eletrochoques paralisantes provocar sofrimentos sua utilização tem se verificado muito mais para intimidar, humilhar ou tirar confissões de suspeitos, detidos, prisioneiros ou simples cidadãos. Se levarmos em conta o que diz a Convenção das Nações Unidas contra a tortura, de 1984, não há como negar que se trata de uma arma cruel e degradante.

O uso da "arma de choque" como ação repressiva ou preventiva nos programas de combate ao *crack* pela polícia é uma prática abominável que não reflete outra coisa senão a falência do Estado no tratamento de dependentes da droga, pois, como se sabe, o viciado é antes de tudo um doente e tais medidas não têm o sentido curativo que se espera das autoridades ligadas ao problema. O tratamento dos portadores de dependência química deve ser orientado e tratado por equipes multiprofissionais ligadas a áreas específicas e capacitadas para tal. O pior de tudo é que tais procedimentos são estimulados e regulamentados pelos órgãos governamentais. O problema das "cracolândias" é muito mais uma questão de miséria social do que de dependência de drogas.

RADIOATIVIDADE

Os efeitos da radioatividade, como energia causadora do dano, têm nos *raios X*, no *rádio* e na *energia atômica* o seu motivo.

Os *raios X* são de implicações médico-legais mais assiduamente e podem perpetrar lesões locais ou gerais. As lesões locais são conhecidas por *radiodermites* e as de ação geral incidem sobre órgãos profundos, principalmente as gônadas.

Seu estudo compete à infortunística ou como elemento da responsabilidade médica nas modalidades imperícia, imprudência e negligência.

As radiodermites podem ser agudas ou crônicas:

▶ **Agudas.** As radiodermites do 1º grau, geralmente temporárias, apresentam duas formas: *depilatória* e *eritematosa*. Essa fase dura cerca de 60 dias e deixa uma mancha escura que desaparece muito lentamente. As do 2º grau (forma *papuloeritematosa*) são representadas geralmente por ulceração muito dolorosa e recoberta por crosta seropurulenta. Têm cicatrização difícil, deixando em seu lugar uma placa esbranquiçada de pele rugosa, frágil e de características atípicas. As radiodermites do 3º grau (forma *ulcerosa*) estão representadas por zonas de necrose, de aspecto grosseiro e grave. São conhecidas por *úlceras de Röentgen*. Nos profissionais que trabalham com raios X, sem os devidos cuidados, podem aparecer essas lesões nas mãos (*mãos de Röentgen*).

▶ **Crônicas.** Essas lesões podem ser locais e apresentar a forma úlcero-atrófica, teleangiectásica ou neoplásica. Esta última também chamada de *câncer cutâneo dos radiologistas* ou *câncer röentgeniano*, quase sempre do tipo epitelioma pavimentoso. Podem ser ainda de efeitos gerais, compreendendo várias síndromes: digestivas, cardíacas, oculares – úlcera de córnea e cataratas –, ginecológicas, esterilizantes, cancerígenas, sanguíneas e mortes precoces.

O *rádio*, quando usado de maneira indiscriminada, pode ser motivo de sérios danos à saúde ou à vida do paciente, quer por ação externa, quer por ação interna.

Já sob a forma de arma nuclear (bomba atômica), custosamente justifica intervenção médico-legal, haja vista sua responsabilidade escapar à ação pericial.

Alguns dos seus efeitos são parecidos com os dos raios X e da radiação; outros são provenientes da onda explosiva (*blast*), das queimaduras e das sequelas tardias, pela disseminação dos raios alfa, beta e gama. Assim, os efeitos dessa modalidade de energia são de ordem traumática, térmica e radioativa.

As lesões de ordem mecânica são produzidas pela explosão, podendo levar à morte por desgarramento cutâneo, hemorragias viscerais, projeção a distância com traumatismo indireto. As lesões térmicas são caracterizadas por amplas áreas de queimaduras que vão até a carbonização. Em Hiroshima e Nagasaki, foram observadas queimaduras de 2º grau com a distância até de 3 km. Para alguns, no centro da explosão a temperatura chegou a 4.000°C. Segundo Bonnet, dos hospitalizados por queimaduras naquelas cidades, quando da explosão das primeiras bombas atômicas, 75% deles morreram antes da segunda semana. Os efeitos radioativos estão representados pelas consequências tardias, com graves repercussões genéticas, neoplásicas e cutâneas. Genaud afirma que, dentro de um raio de 1 km, todas as mulheres abortaram; entre 1 e 2 km, tiveram filhos prematuros, os quais morreram pouco depois; e, em uma distância de 3 km, apenas 33% das mulheres chegaram ao fim da gravidez com recém-nascidos aparentemente normais.

LUZ E SOM

Cada uma dessas formas de energia física pode comprometer gravemente os respectivos órgãos dos sentidos, produzindo lesões e perturbações de ordem funcional que, em muitas ocasiões, implicam perícia médico-legal.

A ação intensiva da luz sobre os órgãos da visão pode levar a consequências graves, como à cegueira total. Infelizmente, uma certa forma arbitrária de obter confissões em delegacias de polícia e órgãos de repressão, que fazia projetar, sobre os olhos de interrogados, feixes luminosos de alta intensidade, produziu, de maneira irreversível, danos à estrutura óptica em prisioneiros e detidos.

Outras radiações não ionizantes, como o infravermelho e o ultravioleta, podem acarretar lesões sobre o cristalino e as conjuntivas, respectivamente. O raio *laser*, por ser uma forma de energia que se concentra muito em um único lugar, apresenta um efeito fotoquímico e fototérmico muito maior. Os órgãos mais vulneráveis a sua ação são a córnea e o cristalino; a pele também pode sofrer danos por esta ação.

Já o som, por sua vez, tem seus efeitos mais comuns, como em acidentes de trabalho, notadamente entre as pessoas que permanecem, sem proteção, em ambientes de grande poluição sonora, o que produz, pela exposição continuada dos ruídos, alterações ao aparelho auditivo.

Uma das perturbações citadas pelos autores contemporâneos é a *epilepsia acustogênica*, motivada pela intensidade e permanência de certos ruídos, não muito rara entre telefonistas e radiotelegrafistas. O som acima de 20.000 ciclos/s e 85 decibéis pode produzir lesões auditivas e perturbações psíquicas. O infrassom também acarreta lesões do tipo labirintite e o ultrassom, destruição celular.

Sendo assim, o som é um dos agentes que contribui com o risco ocupacional e que tem o ruído como fator mais comum da perda auditiva temporária ou permanente.

Aqui, cabe a diferença entre *ruído* e *barulho*. O primeiro pode ser definido como um fenômeno físico vibratório, audível, de características indefinidas e de frequência desarmônica. Já o barulho é tido como qualquer tipo de som indesejável e inútil.

A exposição crônica ao ruído excessivo pode produzir perda auditiva irreparável. A perda auditiva temporária, conhecida como mudança temporária do limiar de audição, ou TTS (*temporary threshold shift*), surge por um período curto de tempo, em face da exposição a ruído muito intenso.

A perda auditiva permanente é sempre motivada pela exposição continuada e permanente em ambientes de muito ruído, ainda que seus efeitos sejam progressivamente instalados, e é conhecida como *perda auditiva induzida pelo ruído*. É quase sempre bilateral, permanente, lenta e progressiva. As perdas auditivas variam em torno de 3.000 a 6.000 Hz, em um período de 10 a 15 anos.

Um ruído acima de 85 decibéis, considerado tecnicamente aceito pela nossa legislação, ainda não é considerado como fator de exposição, caso o indivíduo esteja corretamente protegido. Assim, ele estará exposto ao risco de perda auditiva quando o ruído estiver acima de 85 decibéis, durante um tempo médio de 40 h semanais e sem nenhuma forma adequada de proteção.

Além da perda auditiva permanente, o ruído intenso pode produzir outros efeitos como os *zumbidos*, o *recrutamento*, a *perda da discriminação da fala* e a *otalgia*.

O zumbido, embora ainda não esclarecido no seu aspecto fisiopatológico, é um sintoma muito comum entre as pessoas que se queixam de perturbações auditivas produzidas pelo ruído. O recrutamento é uma sensação de desconforto para o som de alta intensidade. A perda da discriminação da fala caracteriza-se pela dificuldade de estabelecer a altura da voz e a inteligibilidade da fala, o que prejudica o processo de comunicação. A otalgia, de sensação desagradável, repercute muito mal nas atividades e no rendimento do indivíduo portador desta sintomatologia.

Pelo visto, muitas são as situações em que a perícia médico-legal pode ser convocada com a finalidade de diagnosticar alterações com perturbações destes sentidos, analisando cuidadosamente a relação e o nexo de causa e efeito entre as lesões alegadas pelo examinado e a sua forma de atividade e convivência, além dos cuidados necessários para caracterizar as simulações e metassimulações que, nestes casos, não são muito raras. E, por fim, estabelecer a existência ou a não existência de percentuais de debilidade ou a invalidez oriunda da perda auditiva.

A perícia nos casos de perdas auditivas é feita a partir da *anamnese*, da *otoscopia* e dos *testes audiométricos*.

Na anamnese, serão registradas todas as formas de atividades e ocupações do examinado, seus antecedentes nosológicos, a herança, a sintomatologia geral e específica, o uso de drogas ototóxicas e possíveis traumatismos craniocervicais.

Na otoscopia, devem ser procuradas as afecções e alterações das orelhas e dos meatos acústicos externo e interno.

Os testes audiométricos são feitos em laboratórios especiais e por especialistas dessa área; são utilizados a *prova com diapasão*, a *audiometria tonal*, a *logoaudiometria* e a *impedanciometria*, ou, até mesmo, a *audiometria do tronco cerebral*, além dos exames de laboratório e de raios X. Em geral, usa-se mais a *audiometria tonal* para avaliação dos aspectos quantitativo e qualitativo das perdas da audição.

▼

9. Energias de ordem química: Conceito. Cáusticos. Venenos. Envenenamento. Síndrome do *body packer*. Necropsia dos envenenados. Noções de Toxicologia Forense: Modelo de laudo toxicológico.

CONCEITO

Neste capítulo dedicado às energias de ordem química, serão estudadas todas as substâncias que, por ação física, química ou biológica, são capazes de, entrando em reação com os tecidos vivos, causar danos à vida ou à saúde. Estudam-se também a síndrome do envenenamento e do *body packer*, a necropsia dos envenenados e algumas noções de Toxicologia forense ou Toxicologia médico-legal.

As energias de ordem bioquímicas podem agir externa (cáusticos) ou internamente (venenos).

CÁUSTICOS

Os cáusticos são substâncias que, de acordo com sua natureza química, provocam lesões tegumentares mais ou menos graves. Essas substâncias podem resultar em efeitos *coagulantes* ou *liquefacientes*.

As de efeito coagulante são aquelas que desidratam os tecidos e lhes causam escaras endurecidas e de tonalidade diversa, como, por exemplo, o nitrato de prata, o acetato de cobre e o cloridrato de zinco.

As de efeito liquefaciente produzem escaras úmidas, translúcidas, moles e têm como modelo a soda, a potassa e a amônia.

A importância do estudo das lesões externas acarretadas pela ação dos cáusticos reveste-se de grande significação, não apenas pelo interesse de determinar sua gravidade, mas também quanto à necessidade de distinguir uma lesão *in vitam* e outra *post mortem*, e, finalmente, a identidade da substância usada. A gravidade da lesão varia de acordo com a quantidade, a concentração e a natureza do cáustico; seu prognóstico depende do seu desdobramento por infecção, cicatrizes retráteis ou lesões mais graves como a cegueira. A diferença entre as escaras produzidas em vida ou depois da morte nem sempre é fácil, pois alguns ácidos, por exemplo, atuam com a mesma intensidade e características no vivo ou no cadáver, e sua diferença é tanto mais difícil quanto mais precocemente o morto foi atingido. E a identidade da substância é feita pelo aspecto das lesões e por reações químicas. Os *ácidos* produzem escaras secas e de cor variável: as do ácido sulfúrico são esbranquiçadas; as do ácido nítrico: amareladas; as do ácido clorídrico, cinza-escuras; as do ácido fênico, esbranquiçadas. As escaras resultantes da ação dos *álcalis* são úmidas, moles e untosas. As escaras produzidas pelos *sais* geralmente são brancas e secas. A identidade das escaras também pode ser feita quimicamente: o *ácido sulfúrico* se identifica com o cloreto de bário a 10%, dando um precipitado branco; o *ácido nítrico* com a paradifenilamina, mostrando uma cor azul; o ácido clorídrico com o *nitrato de prata*, resultando em uma tonalidade esbranquiçada que se enegrece com a luz; a *potassa* com o cobaltinitrito sódico, dando um precipitado amarelado.

Em geral, a natureza jurídica desses tipos de lesões é acidental ou criminosa e, muito raramente, voluntária.

Quando criminosa, a sede mais constante das lesões é a face e as regiões do pescoço e do tórax, pela evidente intenção do agressor em enfear a vítima, motivando-lhe uma deformidade permanente e aparente.

Essas formas de lesão tornaram-se conhecidas como *vitriolagem*, visto que antigamente se usou criminosamente o óleo de vitríolo (ácido sulfúrico) em tais intentos.

Seu emprego não foi muito esporádico no passado, sobretudo a partir de 1639, na França, com o célebre atentado contra a Duquesa de Chaulnes.

O diagnóstico diferencial das escaras produzidas *in vitam* ou *post mortem* não é muito difícil. Quando produzidas após a morte, elas não têm propriamente a forma de escara, mostram-se apergaminhadas e de tonalidade marrom-escura. E, sob o ponto de vista histológico, não apresentam reação vital através dos exames histoquímicos e histológicos.

VENENOS

Nada mais complexo que definir veneno. Até mesmo os alimentos e os medicamentos podem, em determinadas situações, ser prejudiciais à vida ou à saúde, especialmente quando sua nocividade sofre profundas modificações em face da dosagem posta, da resistência individual, da maneira de ministração e do veículo utilizado. Veja-se só: a estricnina em pequenas doses serve de estimulante, porém, em dosagem excessiva, é mortal.

Entre os elementos da resistência individual que alteram a maior ou menor ação maléfica do veneno, citem-se os seguintes: a idade, o sexo, a tolerância adquirida, as condições hepáticas, o estado de repleção do estômago, entre outros.

O veículo adotado é de suma valia. Assim, o cianeto de potássio, associado ao meio glicosado, perde acentuadamente o poder mortal.

Pode-se conceituar veneno como qualquer substância que, introduzida pelas mais diversas vias no organismo, mesmo homeopaticamente, danifica a vida ou a saúde.

A velha Lei Penal de 1890 dava ao veneno esta definição: "Toda substância mineral ou orgânica que, ingerida no organismo ou aplicada ao seu exterior, quando absorvida, determine a morte, ponha em perigo a vida ou altere profundamente a saúde." Vê-se, pois, que a própria lei, como ninguém, não nos traz esclarecimento a respeito, porquanto o legislador atual prudentemente evitou qualquer conceito sobre o assunto.

Peterson, Haines e Webster, *apud* Guilherme Arbenz, definem veneno como a "substância que, quando introduzida no organismo em quantidades relativamente pequenas e agindo quimicamente, é capaz de produzir lesão grave à saúde, no caso do indivíduo comum e no gozo de relativa saúde" (*in Medicina Legal e Antropologia Forense*, Rio: Livraria Atheneu, 1988).

Os venenos se classificam em:

* *quanto ao estado físico*: líquidos, sólidos e gasosos
* *quanto à origem*: animal, vegetal, mineral e sintético
* *quanto às funções químicas*: óxidos, ácidos, bases e sais (funções inorgânicas): hidrocarbonetos, alcoóis, acetonas e aldeídos, ácidos orgânicos, ésteres, aminas, aminoácidos, carboidratos e alcaloides (funções orgânicas)
* *quanto ao uso*: doméstico, agrícola, industrial, medicinal, cosmético e venenos propriamente ditos.

▼ Fisiopatologia

O percurso do veneno através do organismo tem as seguintes fases: *penetração, absorção, distribuição, fixação, transformação* e *eliminação*. Há algumas situações ou fenômenos que podem ocorrer após a penetração do veneno, tais como: *mitridatização, toxicidade, intolerância, sinergismo* e *equivalente tóxico*.

As vias de *penetração* do veneno são: oral, gástrica, retal, inalatória, cutânea, subcutânea, intramuscular, intraperitoneal, intravenosa, intra-arterial e intratecal. A via orogastrintestinal é a mais usada.

A *absorção* é o processo pelo qual o veneno chega à intimidade dos tecidos. As mucosas são, em sua maioria, aquelas que mais prontamente absorvem os tóxicos. A absorção gastrintestinal é a mais comum e a pulmonar, a mais grave pelo fato de os gases venenosos caírem diretamente na circulação, estendendo-se pelos mais diversos tecidos do corpo. A velocidade da absorção depende da solubilidade, da concentração, da superfície de contato e da via de penetração do veneno.

A *fixação* é a etapa do envenenamento em que a substância tóxica se localiza em certos órgãos de acordo com o seu grau de afinidade. Assim, a digitalina fixa-se no músculo cardíaco, os barbitúricos nas hemácias e nos centros nervosos e a cocaína na substância branca da medula espinal.

A *transformação* é o processo pelo qual o organismo tenta se defender da ação tóxica do veneno, facilitando sua eliminação e diminuindo seus efeitos nocivos, através de reações cujos resultados são derivados mais solúveis, menos agressivos e mais fáceis de serem eliminados. Desse modo, o cianeto de potássio em contato com o ácido clorídrico do estômago produz o cloreto de potássio e o ácido cianídrico.

A *distribuição* é a fase em que o veneno, penetrando na circulação, estende-se pelos mais diversos tecidos, graças ao sangue e aos líquidos intersticial, celular e transcelular e dependendo da menor ou maior afinidade do veneno por determinados tecidos.

A *eliminação* é a etapa na qual o veneno é expelido seguindo as vias naturais. As vias de eliminação mais importantes são: sistema urinário (o mais fundamental), sistema digestivo (vômitos e evacuações), ar expirado, suor, saliva, bile e, até mesmo, pelos cabelos, unhas, placenta e leite.

Chama-se de *mitridatização* o fenômeno caracterizado pela elevada resistência orgânica aos efeitos tóxicos dos venenos, conseguida através da ingestão repetida e progressiva de substâncias de alto teor venenoso, até alcançar um estágio de resistência não encontrado nas outras pessoas.

Por outro lado, denominam-se *toxicidade* a propriedade que tem determinada substância de causar internamente, por efeito químico, um dano a um organismo vivo e *intolerância* a exaltada sensibilidade de alguns indivíduos a pequenas doses de veneno, algumas delas imperceptíveis noutras pessoas.

Sinergismo é a ação potencializadora dos efeitos tóxicos decorrentes da ingestão simultânea de várias substâncias venenosas. E *equivalente tóxico*, a quantidade mínima de veneno capaz de, por via intravenosa, matar 1 kg do animal considerado.

ENVENENAMENTO

Por *envenenamento* entende-se o conjunto de elementos caracterizadores da morte violenta ou do dano à saúde ocorridos pela ação de determinadas substâncias de forma acidental, criminosa ou voluntária.

Há alguns autores que fazem distinção entre *intoxicação* e *envenenamento*. A primeira, como um quadro caracterizado por reações do metabolismo interno, de origem acidental e estudado juntamente com as energias de ordem bioquímica. O segundo, como de caráter acidental, criminoso, ou intencional, de origem exógena e produzido por uma energia de ordem química.

De acordo com a quantidade, a velocidade da absorção e a sensibilidade individual ao veneno, o envenenamento pode ser *agudo* ou *crônico*, apresentando manifestações e importância bem diferentes. Por outro lado, evidenciam-se no envenenamento, tanto agudo como crônico, manifestações *inespecíficas* – próprias da síndrome geral de adaptação; e manifestações *específicas* – identificadas por fenômenos da patologia orgânica para cada grupo de venenos. Esses fenômenos próprios têm sua intensidade ainda dependente da via de penetração, da localização e da afinidade do veneno por certos órgãos ou tecidos, além da idade, do estado nutricional e da sensibilidade do indivíduo envenenado.

No entanto, sob o ponto de vista pericial é necessário que se chame a atenção para o fato da existência de envenenamento sem a identificação do veneno e de casos de identificação do veneno sem que se evidenciem manifestações de envenenamento. No primeiro caso, porque há situações em que o veneno agiu, mas não pôde ser percebido por suas doses infinitesimais, por modificação de sua composição em face da oxidação ou redução, por ter sido totalmente eliminado pela desintegração da substância devido aos fenômenos putrefativos, por sua rápida volatização, ou, finalmente, por escapar à pesquisa em virtude da precariedade dos métodos vigentes ou dos padrões comparativos. No segundo caso, pode ocorrer que alguém, por exemplo, venha a ingerir uma dose não mortal de veneno, apelando depois para outra forma de suicídio, ou naqueles episódios em que a ação do veneno, mesmo em dose mortal, não chegou a ser a causa da morte.

Diagnóstico

Vários são os critérios de que se valem na exclusão ou identificação dos envenenamentos.

▶ **Critério clínico.** Fundamenta-se na análise dos sintomas e sinais apresentados pela vítima e na marcha progressiva do envenenamento em relação aos antídotos ministrados. Assim, a semiótica toxicológica trata da metodologia de exames do paciente vivo envenenado, por meio da observação, com a finalidade de estabelecer um diagnóstico, um tratamento e um prognóstico. Como o envenenamento é uma síndrome caracterizada por sinais e sintomas, deve-se levar em conta a anamnese, valorizando-se os dados pessoais, os antecedentes e a história do quadro atual, atentando bem para a inspeção geral, para a atitude (de indiferença, de opistótono), marcha (titubeante, oscilante, incoordenada), fácies (tetânica, bulbar, renal), odores peculiares (aliáceo, de amêndoas amargas, aromático), sinais cutaneomucosos (alopecia, prurido, coloração da pele), sintomas e sinais psiconeurológicos, oculovisuais, otoauditivos, naso-olfativos, respiratórios, hepatorrenais, orogastrintestinais, musculares e osteoarticulares.

▶ **Critério circunstancial.** Conclui a partir de circunstâncias ligadas ao evento e, em virtude disso, é também chamado de critério histórico ou policial. Baseia-se no estudo do local de morte, no depoimento de testemunhas, na presença de determinadas substâncias do suposto envenenamento e cartas ou bilhetes deixados pela vítima.

▶ **Critério anatomopatológico.** Baseia-se na informação de natureza anátomo- ou histopatológica, através de processos degenerativos da ação de certas substâncias, que o exame microscópico pode patentear. Geralmente, esse critério é utilizado nas lesões produzidas por substâncias cáusticas, cuja ação corrosiva é muito mais grave do que os efeitos do envenenamento. Assim, por exemplo, quando há morte pela ingestão de vidro moído ou de soda cáustica, não se pode considerar como meio ou ação o veneno, mas a ação mecânica que foi capaz de produzir lesões no esôfago, estômago e intestinos, e a peritonite aguda.

▶ **Critério físico-químico ou toxicológico.** Tem por princípio isolar, identificar e dosar, no material examinado, as substâncias tóxicas suspeitas, por meio de métodos qualitativos e quantitativos específicos ou de métodos cujos indicadores apontam um grupo de substâncias sujeitas a um tipo de biotransformação.

Embora o critério toxicológico seja bem completo, não é, por si só, decisivo, porque depende de uma apreciação médico-legal. Há situações em que se encontra veneno sem envenenamento ou, vice-versa, envenenamento sem veneno, como foi visto anteriormente.

▶ **Critério experimental.** Este método é comum quando os meios químico-analíticos se mostram ineficazes, como na suspeita de envenenamento ofídico. Tem por embasamento usar o material suspeito em animais de laboratório e no acompanhamento da sintomatologia que vem à tona.

O organismo animal passaria a ser um verdadeiro reativo a fim de que o toxicologista clínico pudesse investigar e identificar as reações da substância suspeitada.

▶ **Critério médico-legal.** Este é o mais importante entre os critérios, uma vez que é a síntese de todos os outros e um raciocínio lógico, tomando como subsídios de sua dedução dos demais dados disponíveis e a ausência de outras lesões que possam justificar o envenenamento. É claro que os subsídios mais valiosos são a análise toxicológica ou físico-química e os achados anatomopatológicos colhidos da vítima.

Nos casos de morte, o diagnóstico do envenenamento deve ter como base a perinecroscopia, a necropsia e os exames complementares pertinentes.

Dessarte, o envenenamento não é só um diagnóstico toxicológico, clínico ou anatomopatológico, mas uma operação médico-legal complexa e multiprofissional em que os peritos reúnem e avaliam todos os procedimentos periciais, tendo em vista um resultado lógico e conclusivo.

SÍNDROME DO *BODY PACKER*

A expressão *body packer*, conhecida também como "mula" ou "correio", é usada para aqueles que conduzem no interior do seu organismo (estômago e intestinos) drogas ilícitas do tipo cocaína, anfetaminas e heroína, sempre com a finalidade de contrabando. É diferente da chamada *body pusher*, pois esta se dá aos que transportam pequenas quantidades de droga nos orifícios naturais (ânus e vagina).

Essa síndrome é caracterizada pelos efeitos graves à vida e à saúde oriundos do transporte dessas drogas no interior do corpo (Figura 4.60 A e B). Os problemas mais graves surgem quando do rompimento de pequenas bolsas ou cápsulas contendo drogas no interior do estômago ou dos intestinos, o que vem resultando uma intervenção médico-legal que aumenta a cada dia. A ruptura dessas bolsas ou cápsulas produz sempre uma invasão maciça da droga, principalmente a cocaína, na corrente sanguínea, o que provoca graves danos à saúde e quase sempre a morte. Outra complicação é a obstrução intestinal, principalmente quando as embalagens são confeccionadas com material resistente.

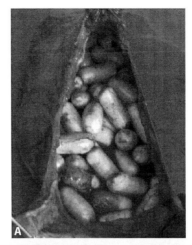
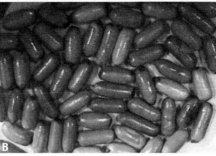

Figura 4.60 A. *Body packer* (cápsulas no estômago). (Arquivo do Dr. S. Diaz Ruiz, IML de Málaga.) **B.** Bolsas contendo cocaína. (Arquivo do Dr. Campos Neto.) Esta figura encontra-se reproduzida, em cores, no Encarte.

No vivo, o diagnóstico da presença dessas cápsulas é sempre feito por meio do estudo radiológico do abdome. Quando ocorre a ruptura de algumas cápsulas, pode-se verificar hipertermia, sudorese, agitação, convulsões, arritmias do tipo fibrilação auricular, bradicardia ou taquicardia. Também pode ocorrer um quadro obstrutivo ao nível do piloro ou da válvula ileocecal provocando inicialmente náuseas, vômitos e epigastralgia.

Geralmente, a maioria das complicações cardiovasculares, cerebrovasculares, gastrintestinais ocorre nas primeiras horas após a absorção da droga. A intoxicação aguda pela cocaína pode apresentar o seguinte quadro clínico: hipertermia, convulsões, infarto agudo de miocárdio, arritmias cardíacas letais, distúrbios hidreletrolíticos e insuficiência renal aguda. A manifestação mais grave é a de origem cardiovascular devido o poder cardiotóxico da cocaína.

Na necropsia, além da presença das pequenas bolsas de látex ou plástico ou de cápsulas, notam-se também o aumento e a dilatação dos intestinos e do estômago, variando de acordo com a quantidade ingerida.

Em face da ruptura das cápsulas, tanto no conteúdo gastrintestinal como no sangue e na urina, será evidenciado na análise toxicológica o tipo de droga transportada na devida proporção de sua ingestão.

No estudo histopatológico, pode-se evidenciar: congestão vascular generalizada e extensas zonas hemorrágicas ou congestas da mucosa gastrintestinal. Os demais órgãos abdominais também apresentam-se congestos e hiperemiados.

A morte sempre se dá por intoxicação aguda e maciça da droga ingerida, sendo a mais comum a cocaína. Esta droga é rapidamente metabolizada por enzimas plasmáticas e hepáticas em compostos hidrossolúveis como a metilecgonina, a benzoilecgonina e a ecgonina, excretando-se sem modificar associados os seus metabólitos pela urina entre 1 e 5%.

NECROPSIA DOS ENVENENADOS

A necropsia dos envenenados deve ser considerada se feita imediata ou tardiamente à morte.

Se esta prática é realizada no tempo legal após a morte e há suspeita de envenenamento, devem-se ter alguns cuidados com certas condutas consideradas como imprescindíveis. Em primeiro lugar, não esquecer de anotar todos os detalhes e características, como as tonalidades do livor cadavérico, do sangue e das vísceras, os fenômenos cadavéricos, assim como o tipo de odor que se possa perceber; nunca colocar substâncias desinfetantes ou aromatizantes com a finalidade de minimizar o mau cheiro; não realizar qualquer reação química sobre o cadáver; não abrir o estômago ou os intestinos na cavidade abdominal; ligar as extremidades do tubo digestivo no cárdia, no piloro e na parte mais distal do colo; retirar sangue, sempre que possível, das cavidades cardíacas; e não esquecer de descrever as lesões degenerativas do fígado e dos rins, quando houver.

▼ Procedimentos de coleta de material para pesquisa

Estas são as Recomendações do Departamento de Polícia Técnico-Científica de Santa Catarina para a investigação de elementos tóxicos desconhecidos.

"1. *Materiais*:
Frascos de plástico de boca larga para amostras sólidas e frascos de vidro para amostras líquidas.

2. *Amostras*:
a) Conteúdo estomacal: deve ser enviado todo e em frasco de plástico de boca larga.
b) Sangue: amostra de 30 mℓ sem conservante. A amostra deve ser enviada em frasco de vidro.
c) Urina: toda urina disponível deve ser enviada e preservada com fluoreto de sódio a 1% em frasco de vidro.
d) Fígado: uma amostra de aproximadamente 250 g enviada sem meios preservativos e em frascos de plástico de boca larga. A vesícula biliar deve ser retirada antes e enviada separada.
e) Bile: deve ser retirada e enviada como item separado em frasco de plástico de boca larga, pois ela é particularmente útil quando das mortes devido a compostos de morfina.
f) Cérebro: parte do cérebro deve ser colocado em frasco de plástico de boca larga e é muito importante na investigação das mortes por barbitúricos e cianetos, mesmo alguns dias após a morte.
g) Pulmão: deve ser enviado em frasco de plástico de boca larga e bem fechado, pois é muito valioso quando das mortes provocadas por inalação de drogas anestésicas e cocaína.
h) Rins: sempre que possível um rim inteiro, coletado e armazenado em frasco de plástico de boca larga.
i) Outros tecidos: nos casos de suspeita de envenenamento crônico por metais pesados devem ser colhidas amostras de cabelo, unhas e ossos e, quando a suspeita for de inalação de cocaína, colher material do muco nasal. Hoje, o cabelo passa a ser um material biológico alternativo de grande utilidade no campo da toxicologia forense, desde que seus resultados sejam interpretados com muita cautela, tendo em conta os múltiplos fatores que podem comprometer seus resultados.

3. *Recomendações*:
a) Não usar *formol* para conservação do material, a não ser quando for para uso anatomopatológico.
b) Colher o material o mais rápido possível para evitar os fenômenos putrefativos, pois eles interferem com reações e podem desaparecer em certas substâncias.
c) Enviar o material sempre que possível em caixa com gelo.
d) Evitar mandar amostras juntas.
e) Em caso de demora do encaminhamento do material, mantê-lo em *freezer* ou congelador.
f) Nos casos de doentes hospitalizados, cuja morte se dá muitos dias após o internamento, valorizar os registros médicos do seu ingresso e as manifestações e as complicações secundárias do exame anatomopatológico, como os de origem encefálica, neurológica e renal.
g) Todo material enviado para exame toxicológico deve ser encaminhado em vidros lacrados e rubricados, acompanhado de relatório hospitalar ou médico-legal para o setor toxicológico.
h) Os frascos utilizados para esse fim devem ter uma capacidade de 500 a 2.000 mℓ, boca larga, de plástico ou de vidro, com rolhas esmerilhadas, e rigorosamente limpos e assépticos."

Se o exame não pode ser realizado imediatamente, o material deve ser conservado em geladeira sem acrescentar-lhe nenhuma solução preservativa, tal como formol ou álcool.

Por outro lado, necropsias tardias ou pós-exumáticas sempre podem oferecer resultados positivos, qualquer que seja o tempo de morte.

Nestes casos, além dos cuidados que se devem ter com a identificação da sepultura e do morto, recomendam-se colher amostras de tecidos do vestuário do cadáver e do forro do ataúde, da terra que cerca o corpo ou do que resta dele na sepultura para análise toxicológica, pois, em alguns casos, somente nesses elementos pode-se encontrar o veneno que se dissipou juntamente com o líquido orgânico da decomposição cadavérica.

A conduta a ser seguida varia de acordo com a condição de conservação do cadáver. Tanto pode ser sobre estruturas preservadas e identificadas, quando deve-se seguir a técnica habitual, como sobre o recolhimento de escassas quantidades de putrilagem, em que não mais se distingue a estrutura específica de cada víscera. Não esquecer de recolher, nos casos de avançado estado de putrefação, material que fica ao lado da coluna lombar, pois pode-se estar colhendo material referente aos rins.

Não é demais repetir que no exame pós-exumático de um corpo suspeito de envenenamento, sempre é possível identificar um veneno, qualquer que seja o tempo da morte. Até mesmo quando totalmente esqueletizado.

Nos casos de remessa de material para análise anatomopatológica deve ser colocado em solução de formol a 10% em uma quantidade tal que as peças fiquem totalmente submersas no líquido fixador. O ideal seria que esses órgãos fossem cortados com uma espessura não superior a 2 cm.

NOÇÕES DE TOXICOLOGIA FORENSE

A ciência que estuda os venenos e o envenenamento de um modo geral recebeu o nome de *Toxicologia*. Evoluiu de tal forma, nos dias presentes, que, em um dos seus capítulos – a Toxicologia Forense –, deixou de ser um simples ramo da Medicina Legal, para constituir-se em uma atividade autônoma e que cada vez mais se amplia em seus objetivos e em sua metodologia.

Alcântara define Toxicologia como "o conjunto de conhecimentos físicos, químicos e biológicos aplicados ao estudo das substâncias nocivas à saúde e à vida", ou como "o estudo da ação e dos efeitos tóxicos sobre os organismos vivos" (*in Toxicologia Clínica e Forense*, 2ª edição, São Paulo: Andrei Editora, 1985).

Na verdade, a Toxicologia, hodiernamente, assumiu um lugar de muito destaque, pois ela não se restringe apenas ao estudo da origem, das propriedades e do modo de agir das substâncias tóxicas, senão também na contribuição da prevenção e do tratamento da ação nociva de determinados agentes sobre o homem, sobre os seres vivos e sobre o meio ambiente.

A história do envenenamento perdeu-se na poeira do tempo. Sua importância realçou-se desde o momento em que o homem passou a desconfiar e a se defender de alguma coisa que ele usava como alimento ou como remédio. Ou quando ele começou a usar algumas substâncias venenosas para fins letais.

Todavia, foi Orfila quem deu à Toxicologia a dimensão de ciência e a fez disciplina acadêmica, em 1828, com o lançamento de sua obra *Traité des poisons tirés mineral, vegetal et animal ou toxicologie generale sous les rapports de la patologie et de la Médecine Légale*.

A Toxicologia divide-se em: *profilática, industrial, alimentar, clínica, analítica* e *médico-legal*.

A *Toxicologia profilática* trata das diversas maneiras de evitar a ação nociva de agentes poluidores do meio ambiente, identificando sua existência, sua origem e sua quantidade, criando medidas higiênicas cabíveis, como no tratamento dos esgotos, da água potável e do ar respirável.

A *Toxicologia industrial* preocupa-se com o aprimoramento das substâncias que podem contribuir com a indústria farmacêutica na fabricação dos remédios, dos antissépticos e dos produtos de limpeza, além da sua participação nas mais diversas atividades produtivas.

A *Toxicologia alimentar* trata do estudo da contaminação alimentar por agentes tóxicos, principalmente como ação ligada aos órgãos de saúde pública.

A *Toxicologia clínica* ou *Toxicologia médica* volta-se para o estudo das manifestações e das perturbações causadas no homem pela ação dos venenos, por meio de uma estratégia mais fácil de diagnosticar e orientar o tratamento específico. Este ramo da Toxicologia está agregado à Clínica Médica.

A *Toxicologia analítica* se propõe, com os formidáveis recursos da tecnologia moderna, a proceder a exames laboratoriais em amostras de certas substâncias, não só para identificar sua presença, mas também para saber sua concentração e o seu maior ou menor grau de toxicidade.

A *Toxicologia médico-legal* ou *forense* encerra um conjunto de procedimentos no sentido de orientar a Justiça nos problemas atinentes ao envenenamento e suas consequências, de causa jurídica dolosa, culposa, suicida ou acidental. Também utiliza-se de tais conhecimentos diante de inúmeras formas de intoxicações de origem casual (alimentar) ou profissional (produtos tóxicos), sempre que a ação pericial depender desses recursos, seja de origem civil, penal ou trabalhista. A perícia pode ser prospectiva (atual) e retrospectiva (anterior). As investigações toxicológicas, em regra, são possíveis de realizar em qualquer tempo, principalmente no cadáver ou no que resta dele.

▼ Modelo de laudo toxicológico

"Aos doze dias do mês de novembro de mil novecentos e setenta e cinco, na cidade de João Pessoa, capital do Estado da Paraíba, e no Departamento de Polícia Técnica, foram designados os peritos A e B a fim de procederem a exame toxicológico (vísceras), atendendo à solicitação do Sr. Secretário de Segurança Pública do Estado da Paraíba, por meio do ofício nº 175/75-SSP, datado de nove de novembro de mil novecentos e setenta e cinco, descrevendo com verdade e com todas as circunstâncias o que encontrarem e bem assim para responder a tudo que interessar possa. Acompanham o ofício três (3) frascos de vidro incolor, transparente e de rolhas esmerilhadas, contendo estômago e conteúdo, rim e bexiga e fígado. *Exame*: o estômago tem serosa lisa, mucosa de pregueamento normal, e o conteúdo pastoso é de tonalidade brancacenta; os rins descapsulam fácil e as camadas cortical e glomerular não apresentam anormalidades; o fígado tem cápsula lisa, superfície regular, e a parte enviada para exame tem superfície vermelho-escura e estrutura de aspecto habitual. A reação do conteúdo estomacal é ácida – pH$_5$. Depois de exaustivos exames, os peritos, através de cromatografia de face gasosa e cromatografia de camada delgada, resultaram-nas positivas para barbitúricos (ciclobarbital). *Conclusão*: os peritos concluem que o material contém um sal derivado do ácido barbitúrico – ciclobarbital.

Nada mais havendo a tratar, deu-se por encerrado o presente laudo, que, depois de lido e achado conforme, vai assinado pelos peritos e rubricado pelo Diretor."

▼

10. Energias de ordem físico-química: Conceito. Asfixia em geral: Fisiopatologia e sintomatologia. Classificação. Asfixia em espécie: Asfixia por confinamento, por monóxido de carbono e por outros vícios de ambientes, por sufocação: direta e indireta, asfixia por sufocação posicional, por soterramento, por afogamento, por enforcamento, por estrangulamento e por esganadura.

CONCEITO

As energias de ordem físico-químicas são aquelas que impedem a passagem do ar às vias respiratórias e alteram a composição bioquímica do sangue, produzindo um fenômeno chamado *asfixia*; que alteram a função respiratória, inibindo a *hematose* (transformação do sangue venoso em sangue arterial), podendo, em consequência, levar o indivíduo até a morte.

ASFIXIA EM GERAL

Literalmente, asfixia significa "sem pulso", pois os antigos acreditavam que, através das artérias, circulava o "pneuma". A expressão científica mais correta seria anoxemia (ausência de oxigênio no sangue) ou hipoxemia (pouco oxigênio no sangue), porém, se admitirmos em sentido amplo, o termo "asfixia" assume igual proporção, considerando-se que o transporte de oxigênio é feito pelo sangue arterial.

Asfixia, sob o ponto de vista médico-legal, é a síndrome caracterizada pelos efeitos da ausência ou baixíssima concentração do oxigênio no ar respirável por impedimento mecânico de causa fortuita, violenta e externa em circunstâncias as mais variadas. Ou a perturbação oriunda da privação, completa ou incompleta, rápida ou lenta, externa ou interna, do oxigênio.

Assim, na asfixia, consome-se o oxigênio presente nos pulmões e acumula-se o gás carbônico que se vai formando.

Finalmente, fica claro que as expressões *hipoxemia* e *anoxemia* seriam mais adequadas; no entanto, a tradição consagrou *asfixia* como o termo mais usado.

▼ Fisiopatologia e sintomatologia

É necessário entender que, na respiração normal, exige-se um ambiente externo que contenha ar respirável, com oxigênio em quantidade aproximada de 21 por cento, orifícios e vias respiratórias permeáveis, elasticidade do tórax, expansão pulmonar, circulação sanguínea normal, volume circulatório em quantidade e qualidade suficientes para transportar oxigênio aos tecidos e pressão atmosférica compatível com a fisiologia respiratória.

Quando, no ar atmosférico, o oxigênio atinge 7 por cento, surgem distúrbios relativamente graves, sobrevindo a morte, se essa taxa é em torno de 3 por cento, ou se esse ar respirável contém grande concentração de gases irrespiráveis ou tóxicos.

Em uma respiração normal, são necessárias a entrada e a saída livres do ar atmosférico através de uma razoável permeabilidade das vias respiratórias e do tecido pulmonar.

O tórax, em seu conjunto, deve ter condição de livre expansão para um funcionamento perfeito. O sangue circulante necessariamente deverá apresentar condições para efetuar a *hematose* dentro de uma harmonia satisfatória.

Desta forma, pode-se afirmar que nas síndromes hipoxêmicas ou anoxêmicas existem causas externas ou internas. As asfixias mecânicas têm como causa mais frequente o obstáculo nas trocas gasosas pulmonares devido a causas externas. Há, no entanto, situações em que as dificuldades de oxigenação dos tecidos não estão no aparelho respiratório, mas em outros locais do organismo, nos tecidos, sangue ou nervos, sendo nestes casos uma asfixia de causa interna.

Por outro lado, sabe-se que o oxigênio chega aos tecidos através da ventilação pulmonar, da hemoglobina, da circulação e das trocas gasosas, e por sua vez, cada um desses mecanismos dá lugar há um tipo diferente de anoxia, quais sejam:

- anoxia de ventilação ou anóxica
- anoxia anêmica
- anoxia de circulação e de estase
- anoxia tissular ou histotóxica.

A *anoxia de ventilação* pode-se verificar quando a concentração de oxigênio diminui no ar ambiente e a hemoglobina do sangue arterial atinge baixos níveis de concentração; quando se verifica uma compressão mecânica das vias respiratórias (são as asfixias de maior interesse médico-legal); quando há alterações na dinâmica respiratória (compressão do tórax, pneumotórax, derrames pleurais, paralisias diafragmáticas, fratura múltipla de costelas e comprometimento dos músculos respiratórios por efeitos de eletricidade, drogas, tétano, epilepsia, crucificação); e quando há dificuldades nas trocas gasosas alveolares (edema agudo do pulmão, silicoses e esclerose pulmonar). Em tais situações, verifica-se uma insuficiente oxigenação do sangue nos pulmões.

A *anoxia anêmica* surge quando da diminuição qualitativa e/ou quantitativa da hemoglobina, como nos casos de intoxicação pelo CO ou de venenos meta-hemoglobinizantes, nas anemias crônicas ou nas grandes hemorragias. Existe, nesses casos, uma diminuição da capacidade de oxigenação do sangue.

A *anoxia circulatória* ou de estase é decorrente de alterações que afetam a grande e pequena circulação, como na insuficiência circulatória periférica, na embolia das artérias pulmonares e na coarctação da aorta. Há nessas ocorrências transtornos circulatórios que dificultam a chegada de sangue oxigenado aos capilares.

A *anoxia tissular* surge quando da queda da tensão diferencial arteriovenosa de oxigênio ou quando ocorre a inibição de enzimas oxidantes celulares, como nos casos de intoxicações pelo ácido cianídrico e/ou pelo hidrogênio sulfurado. Ocorrem em tais situações mecanismos tóxicos que impedem o aproveitamento do oxigênio pelos tecidos.

Antes admitia-se que em todo caso de asfixia devia-se levar em conta também a retenção de CO_2. Hoje já se sabe que na evolução das asfixias podem ocorrer dois tipos de anoxias: uma com *acapneia* (sem acúmulo de gás carbônico) e outra com *hipercapneia* (com a presença expressiva de gás carbônico). No primeiro caso se enquadram as asfixias mecânicas e no segundo o *mal das alturas* ou *mal das montanhas*.

Na anoxia com acapneia (falta de oxigênio sem aumento de CO_2), com o aumento da frequência respiratória, há perda de CO_2 e o sangue se torna mais alcalino. Verificam-se transtornos psíquicos, sensoriais e motores (marcha do ébrio) e com frequência hiper-reflexia. Produzem-se então poliglobulia e irritabilidade dos centros nervosos, ainda com a consciência mantida. Depois a respiração vai diminuindo até surgirem o aumento da pressão arterial e a diminuição dos batimentos do pulso. Seguem-se os espasmos musculares, convulsões e inconsciência. Em seguida, surgem depressão dos centros nervosos, parada da respiração, colapso vascular e vasodilatação profunda, relaxamento muscular, arreflexia e morte aparente durante três minutos, até sobrevir a morte.

Na anoxia com hipercapneia (diminuição do oxigênio e aumento do CO_2), observam-se efeitos diferentes da anoxia com acapneia em sua fase inicial, embora nos seus momentos finais as alterações e os transtornos sejam semelhantes. Isto se explica em face da hipercapneia atuar sobre os centros nervosos, aumentando as reações próprias da anoxia, principalmente no que se refere à taquicardia e à pressão arterial e às convulsões tônico-clônicas provenientes da ação excitadora do gás carbônico. Nesta forma de asfixia, consome-se o oxigênio existente nos pulmões e no sangue, ao mesmo tempo em que o CO_2 progressivamente se acumula.

Nas asfixias mecânicas é possível estabelecer um cronograma de suas diversas fases por meio do aparecimento das seguintes manifestações clínicas:

- *1ª fase*. Esta etapa é também conhecida como "*fase cerebral*", caracterizando-se pelo aparecimento de enjoos, vertigens, sensação de angústia e lipotimias. Ao redor de um minuto e meio, ocorre a perda do conhecimento de forma brusca e rápida e surge bradpneia taquisfigmia (duração de 1 a 2 min)
- *2ª fase*. Neste estágio chamado de "*fase de excitação cortical e medular*", notam-se convulsões generalizadas e contrações dos músculos respiratórios e da face, além de relaxamento dos esfíncteres com emissão de matéria fecal e urina devido aos movimentos peristálticos dos intestinos e da bexiga. Há também a presença de bradicardia e aumento da pressão arterial (duração de 1 a 2 min)
- *3ª fase*. Também chamada de "*fase respiratória*", caracteriza-se pela lentidão e superficialidade dos movimentos respira-

tórios e pela insuficiência ventricular direita, o que contribui para acelerar o processo de morte (duração de 1 a 2 min)

- *4ª fase.* Conhecida como "*fase* cardíaca", tem como registro específico o sofrimento do miocárdio, quando os batimentos do coração são lentos, arrítmicos e quase imperceptíveis ao pulso, embora possam persistir por algum tempo até a parada dos ventrículos em diástole e somente as aurículas continuam com alguma contração, mas incapazes de impulsionar o sangue (duração de 3 a 5 min).

▼ Características das asfixias mecânicas em geral

Nas asfixias mecânicas em geral, existem certos sinais que em conjunto permitem desde logo um diagnóstico, porém nenhum é constante e, muito menos, patognomônico.

Os sinais encontrados são numerosos e variáveis, podendo ser divididos, segundo sua situação, em externos e internos.

▶ **Sinais externos.** Têm valor desigual e alguns deles de valor relativo, como as manchas de hipóstase, congestão da face, as equimoses externas e alguns fenômenos cadavéricos atípicos. Outros de valor mais considerável, como o cogumelo de espuma, projeção da língua e exoftalmia.

▪ *Manchas de hipóstase.* São precoces, abundantes e de tonalidade escura, variando essa tonalidade, nas asfixias por monóxido de carbono quando essas manchas assumem uma tonalidade rósea.

▪ *Congestão da face.* É um sinal mais constante, alcançando maior frequência em tipos especiais de asfixias, principalmente na compressão torácica, dando em consequência a máscara equimótica da face – conhecida como *máscara equimótica de Morestin* ou como *cianose cervicofacial de Le Dentut*, proveniente da estase mecânica da veia cava superior. Deve-se fazer a diferença entre congestão da face e manchas de hipóstase por posições especiais do cadáver, como nos afogados que, submersos, ficam de cabeça para baixo. Segundo Gisbert Calabuig, a expressão *congestão* é mais adequada que *cianose*, pois esta apenas reflete um sinal que se traduz pela tonalidade azul. É muito mais um fenômeno *post mortem* (*in Medicina Legal y Toxicologia, op. cit.*).

▪ *Equimoses da pele e das mucosas.* Na pele, são arredondadas e de pequenas dimensões, não ultrapassando as de uma lentilha, formando agrupamentos em determinadas regiões, principalmente na face, no tórax e pescoço, tomando tonalidade mais escura nas partes de declive.

As equimoses das mucosas são encontradas mais frequentemente na conjuntiva palpebral e ocular, nos lábios e, mais raramente, na mucosa nasal (Figura 4.61).

O mecanismo de aparecimento dessas equimoses é explicado através da queda do sangue pela gravidade aos planos mais baixos do corpo e pelo peso da coluna sanguínea que rompe os capilares, extravasando-se nos tecidos vizinhos.

Quem primeiro observou esse fenômeno foi Engel, em 1854, colocando a cabeça do cadáver em declive, formando-se, dessa maneira, não somente as manchas de hipóstase, mas verdadeiras equimoses.

Essas equimoses são muito importantes para o diagnóstico *post mortem* da asfixia mecânica, mesmo que elas possam surgir em outras formas de morte, como, por exemplo, na insuficiência cardíaca aguda, embolia pulmonar, transtorno da coagulação sanguínea, algumas intoxicações exógenas e até mesmo em algumas doenças da pele. Têm sido referidas também nas conjuntivas em casos de reanimação cardiorrespiratória. Ter em conta ainda que elas não se desenvolvem nem de imediato nem muito tardiamente, mas em algumas horas depois da morte.

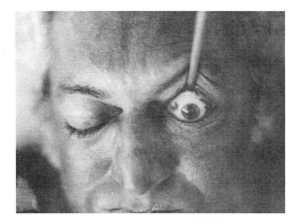

Figura 4.61 Equimoses das conjuntivas (asfixia).

Não é fácil fazer a distinção entre as hemorragias petéquias vitais e *post mortem*, principalmente se elas estão nas conjuntivas. Por fim, considerar que a posição de decúbito ventral do cadáver pode favorecer o surgimento dessas petéquias. Nessa posição as petéquias têm sempre dimensões maiores quando produzidas depois da morte e com uma aparência muito próxima das hemorragias petéquias secundárias na congestão vital (*apud* Bockholdt B, Maxeiner H, Hegenbarth W, *in Factors and circumstances influencing the development of hemorrhages in livor mortis. Forensic Sci Int* 2005 May 10; 149(2-3):133-7).

▪ *Fenômenos cadavéricos.* Nas asfixias mecânicas, em geral, alguns fenômenos cadavéricos se processam de forma diferente: os livores de decúbito são mais extensos, mais escuros e mais precoces; o esfriamento do cadáver se verifica em proporção mais lenta; a rigidez cadavérica, mesmo sendo mais lenta, mostra-se intensa e prolongada; e a putrefação é muito mais precoce e mais acelerada que nas demais causas de morte.

▪ *Cogumelo de espuma.* É formado de uma bola de finas bolhas de espuma que cobre a boca e as narinas e se continua pelas vias respiratórias inferiores. É mais comum nos afogados, mas pode surgir em outras formas de asfixias mecânicas, no edema agudo do pulmão e nos casos de morte precedida de grandes convulsões.

▪ *Projeção da língua e exoftalmia.* São achados comuns nas asfixias mecânicas, mas não esquecer que os cadáveres putrefeitos na fase gasosa ou enfisematosa também apresentam exoftalmia e projeção da língua, mesmo sem ter nenhuma relação com a morte por asfixia.

▶ **Sinais internos.** Podem-se observar internamente os seguintes sinais:

▪ *Equimoses viscerais.* Também conhecidas por *manchas de Tardieu*, por terem sido descritas por esse autor em 1847, em um caso de infanticídio, como "equimoses puntiformes dos pulmões e do coração" (Figura 4.62 A e B).

São equimoses diminutas, do tamanho da cabeça de um alfinete, localizando-se, não raro, sob a pleura visceral, mais notadamente nos sulcos interlobares e bordas dos pulmões, no pericárdio e no pericrânio, e, nas crianças, no timo.

Essas manchas são de tonalidade violácea, de número variável, às vezes esparsas ou em aglomerações. São mais comuns na infância e na adolescência e, mais raras, no adulto e no velho.

A teoria mais aceita para explicar o seu aparecimento é o aumento da pressão arterial, defendida por Brown-Séquard, Vulpian e Traube, entre outros. É explicado pela excitação dos centros bulbares pelo gás carbônico aumentando a pressão sanguínea, rompendo os capilares e produzindo as equimoses viscerais. Yosida admite a existência da hipertensão pela descarga de adre-

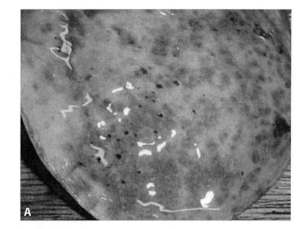

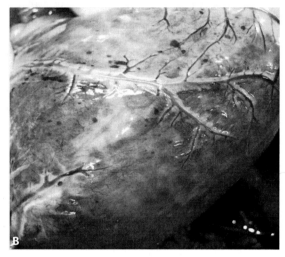

Figura 4.62 Manchas de Tardieu: no pulmão (SML-HCE) (**A**), e no coração (**B**). (SML-HCE.) A figura **B** encontra-se reproduzida, em cores, no Encarte.

nalina que se segue às síndromes asfíxicas. Garcia Pastor acha que a ação da adrenalina é importante mas não é exclusiva, pois confia que a ruptura capilar é decorrente do aumento da pressão sanguínea generalizada e uma vasodilatação pulmonar. Já Krogh defende a teoria de que essas hemorragias que dão origem às *manchas de Tardieu* são provenientes de uma lesão da parede capilar em face do acúmulo no sangue de CO_2. E Krahmer justifica pelos esforços respiratórios durante a asfixia, quando grande quantidade de sangue nos pulmões rompe os capilares em virtude da pressão e da violência verificadas.

▪ *Aspectos do sangue.* Em geral, o sangue é escuro e líquido, não se encontrando no coração os coágulos cruóricos (negros) e fibrinosos (brancos).

A tonalidade do sangue é negra, com exceção da morte por monóxido de carbono, onde ele é acarminado. A fluidez, embora de alto valor do diagnóstico, não constitui sinal patognomônico de asfixia, pois poderá ser encontrada na morte súbita em que não houve, por conseguinte, a agonia.

Todas as explicações sobre a fluidez do sangue na morte por asfixia são de caráter eminentemente teórico e, por isso, não vale a pena salientá-las. Sabe-se apenas que é oriunda da atividade fibrinolítica.

Podem-se ainda assinalar outras modificações do sangue: *viscosidade diminuída* devido a maior concentração de CO_2; *alteração do pH* com diminuição da reserva alcalina nos casos em que não se priva a movimentação respiratória, e aumento da reserva alcalina quando não se verifica a eliminação de CO_2

(hipercapnia); *queda do ponto crioscópico* nas cavidades esquerdas do coração por aumento da taxa de CO_2 (*sinal de Palmiere*); *aumento do coeficiente cloro-globular-cloro-plasmático*, em face da mudança da concentração de CO_2 sanguíneo (*sinal de Tarsitano*); e *hiperglicemia asfíxica* surgida na agonia e comprovada depois da morte.

▪ *Congestão polivisceral.* Entre os órgãos, o fígado e o mesentério são os que se apresentam mais congestos, sendo que o baço, na maioria das vezes, se mostra com pouco sangue devido às suas contrações durante a asfixia (*sinal de Étienne Martin*).

O fígado pletórico comumente se chama *fígado asfíxico* devido a essa eventualidade (Figura 4.63).

▪ *Distensão e edema dos pulmões.* Além da acentuada distensão, os pulmões ainda se apresentam com relativa quantidade de sangue líquido finamente espumoso.

É necessário que se entenda não existir nenhum sinal que, isoladamente, seja de capital importância no diagnóstico das asfixias mecânicas. Portanto, deve-se ter um critério baseado na somação das lesões estudadas, associando-se os sinais especiais de cada caso de asfixia em particular e o estudo das circunstâncias de cada evento.

CLASSIFICAÇÃO

A classificação de Afrânio Peixoto é a que mais se aproxima do critério médico-legal, dividindo as asfixias mecânicas em três grupos distintos: puras, complexas e mistas.

▶ **Asfixias puras.** São manifestadas pela anoxemia e hipercapnia:

A. Asfixia em ambientes por gases irrespiráveis:

- confinamento
- asfixia por monóxido de carbono
- asfixia por outros vícios de ambientes.

B. Obstaculação à penetração do ar nas vias respiratórias:

- sufocação direta (obstrução da boca e das narinas pelas mãos ou das vias respiratórias mais inferiores)
- sufocação indireta (compressão do tórax).

C. Transformação do meio gasoso em meio líquido (afogamento).

D. Transformação do meio gasoso em meio sólido ou pulverulento (soterramento).

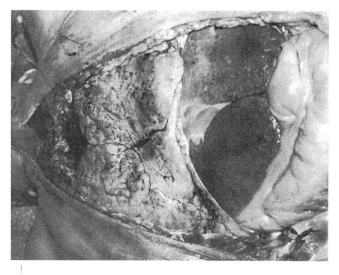

Figura 4.63 Fígado congesto e distensão dos pulmões (asfixia).

▶ **Asfixias complexas.** Constrição das vias respiratórias com anoxemia e excesso de gás carbônico, interrupção da circulação cerebral e inibição por compressão dos elementos nervosos do pescoço:

A. Constrição passiva do pescoço exercida pelo peso do corpo (enforcamento);

B. Constrição ativa do pescoço exercida pela força muscular (estrangulamento).

▶ **Asfixias mistas.** São as que se confundem e se superpõem, em graus variados, aos fenômenos circulatórios, respiratórios e nervosos (esganadura).

ASFIXIA EM ESPÉCIE

▼ Asfixia por confinamento

O confinamento é um tipo de asfixia mecânico-pura, caracterizado pela permanência de um ou mais indivíduos em um ambiente restrito ou fechado, sem condições de renovação do ar respirável, sendo consumido o oxigênio pouco a pouco e o gás carbônico acumulado gradativamente.

Não existe uma concordância entre os autores sobre a etiopatogenia do confinamento. A teoria química acentua a acumulação do gás carbônico e a redução do oxigênio, enquanto a teoria física afirma que, além das alterações químicas do ar, existem o aumento da temperatura e a saturação do ambiente por vapores de água.

Na maioria das vezes, o confinamento é acidental, podendo, no entanto, ser homicida ou suicida. Além dos sinais encontrados nas asfixias em geral, podem ser vistas algumas lesões produzidas em ações desesperadas da vítima, como escoriações do pescoço, ferimentos da face, lesões de defesa, desgastes das unhas e erosão das extremidades dos dedos.

Nestes casos é muito importante o exame do local dos fatos pela perícia criminal e as investigações anatomopatológica e toxicológica.

▼ Asfixia por monóxido de carbono

A ação do monóxido de carbono (CO) fixando-se na hemoglobina dos glóbulos vermelhos, impedindo o transporte do oxigênio aos diversos tecidos, levando, em consequência, a um tipo especial de asfixia por caboxiemoglobinemia ($O_2Hb + CO = COHb + O_2$). Daí se admitir não se tratar de uma morte por intoxicação, mesmo existindo uma ação química sobre a hemoglobina. Na verdade, o que se verifica é uma forma de asfixia tissular.

Os que defendem a teoria do monóxido de carbono como elemento tóxico baseiam-se nos casos de tentativas frustradas de suicídio em que o indivíduo apresenta transtornos psíquicos e neurológicos semelhantes a uma intoxicação.

A asfixia por monóxido de carbono é mais constante como forma de suicídio e, mais raramente, acidental ou homicida.

Nesse tipo de morte, encontram-se vários sinais de grande valor, tais como rigidez cadavérica mais tardia, pouco intensa e de menor duração, tonalidade rósea da face ("como de vida"), manchas de hipóstases claras, pulmões e demais órgãos de tom carmim, sangue fluido e róseo, putrefação tardia e, finalmente, os comemorativos da morte.

O monóxido de carbono poderá ser pesquisado por meio de reações químicas especiais, permitindo-se a dosagem e coeficientes de saturação, tendo-se, porém, o cuidado de obter o sangue nas cavidades cardíacas ou em outras vísceras, pois a morte poderá ter-se verificado em situações diferentes e o corpo ter sido colocado em um ambiente em que exista um gás.

Assim, usam-se vários processos na determinação do gás carbônico, tais como: (1) *prova de Katayama*: consiste na diluição, de 1 para 50, do sangue suspeito adicionado a gotas de sulfeto de amônio e ácido acético a 30 por cento, dando uma tonalidade esverdeada nos casos negativos e positivando-se se essa reação apresentar-se vermelho-clara; (2) *prova de Liebmann*: usa-se a solução de formalina a 10 por cento, obtendo-se tonalidades vermelha ou pardacenta nos casos positivos e negativos, respectivamente; (3) *prova de Kunckel e Weltzel*: utiliza-se o sangue suspeito diluído em partes iguais com solução de tanino a 1,5 por cento, produzindo um pesado coágulo que irá ao fundo do tubo em uma tonalidade rósea, se houver monóxido de carbono, e castanho-escura nos casos negativos; (4) *prova de Stockis*: aqui, usa-se o cloreto de zinco a 25 por cento e, na eventualidade do monóxido de carbono, o sangue se precipita em um tom vermelho-cereja-claro e, nos casos negativos, tonalidades chocolate.

A pesquisa do monóxido de carbono pode ser realizada ainda pela espectroscopia. O processo consiste em levar-se o sangue ao espectroscópio, observando-se duas faixas escuras: carboxi-hemoglobina e hemoglobina oxicarbonada – a primeira, mais escura e mais estreita no amarelo, e a segunda, mais clara e mais larga no verde, entre as estrias *D* e *E* de Fraunhoffer. Associa-se um agente redutor no sangue, como o sulfidrato de amônia ou hidrossulfito de sódio; as duas faixas persistem, não se obtendo a faixa única de Stockis.

▶ **Absorção** *post mortem* **do monóxido de carbono.** O monóxido de carbono pode penetrar no sangue depois da morte, e isso deverá ser levado em conta para afastar possíveis causas de erro. Para prevenir-se, basta recolher o sangue do coração, dos grandes vasos ou das vísceras.

Wachnolz e Lemberger, em 1902, já tinham observado que cadáveres de fetos colocados em frascos com monóxido de carbono apresentavam manchas na pele semelhantes às encontradas nos indivíduos mortos por efeito desse gás.

▼ Asfixias por outros vícios de ambientes

A morte por asfixia também pode advir em ambientes saturados por outros gases, tais como os de iluminação, de esgoto e de fossas, de pântano e, principalmente, por agentes irritantes, como gás de pimenta e gás lacrimogêneo.

O gás de pimenta (*spray* de pimenta) tem sido utilizado por forças policiais para conter distúrbios civis ou como forma de defesa pessoal. Seu efeito imediato se dá sobre olhos, nariz e boca, ocasionando grave sensação de queimor e ardor. Seu princípio ativo é o *oleoresin capsicum*, oriundo da pimenta. Em alguns países seu uso é proibido e a Anistia Internacional considera o uso do gás de pimenta uma prática de tortura.

É tido como um agente não letal, mas a experiência tem demonstrado que esse fato não é verdadeiro: registram-se mortes principalmente em pessoas com alta sensibilidade àquela substância. As mortes, na sua maioria, são decorrentes de asfixia em vítimas portadoras de problemas respiratórios ou cardíacos ou por reação anafilática.

Na maioria das vezes essa substância causa danos superficiais nas conjuntivas, sensação de intenso ardor em olhos, nariz e boca e uma sensação de náuseas e vômito, sintomas esses que podem desaparecer dentro de uma hora.

O estudo histopatológico das vias respiratórias superiores e inferiores e a análise toxicológica têm pouca importância, pois não trarão um resultado específico. Mas pode-se registrar na faringe, laringe, traqueia, brônquios e cordas vocais hiperemia e edema consideráveis, além de secreção grossa e cristalina.

Já o gás lacrimogêneo, dentro do conjunto dos "agentes irritantes", é uma denominação comum dada a todo agente químico capaz de causar uma incapacidade temporária através do efeito irritativo sobre os olhos (daí o termo lacrimogêneo) ou do sistema respiratório, também utilizado para dispersar grupos contestadores ou em situação de motim.

Entre esses compostos, os mais comuns são o brometo de benzilo e o gás CS (clorobenzilideno malononitrilo). Tido como não letal por sua baixa toxicidade e por ter efeito passageiro, tem no entanto contribuído para danos como náuseas e vômitos e, em casos mais raros, até a morte. São utilizados por meio de *sprays* (aerossol) ou granadas de mão ou de morteiros com ou sem ritmos explosivos.

Nos casos de morte por gás lacrimogêneo, o exame histopatológico pode evidenciar necrose da mucosa respiratória e edema do pulmão, e, principalmente, o exame toxicológico tem importância considerável pela possibilidade da evidência do tipo do composto químico utilizado nesse tipo de gás.

▼ Sufocação

Sufocação é a modalidade de asfixia mecânica produzida pelo impedimento da passagem do ar respirável por meio direto ou indireto de obstrução.

Por meio direto, entendem-se os casos devidos à oclusão dos orifícios ou dos condutos respiratórios, e por meio indireto, a compressão do tórax e a sufocação posicional.

▶ **Sufocação direta.** Existem as seguintes modalidades:

■ *Sufocação por oclusão da boca e das fossas nasais.* É quase sempre de caráter criminoso e há necessidade de acentuada desproporção de forças entre a vítima e o agente. É uma prática muito comum no infanticídio, com a ajuda das mãos que comprimem a face do recém-nascido, ou sob o travesseiro, e por meio de uso de papel molhado sobre a face, como era antigamente praticada no Japão. Outra forma criminosa nesta modalidade é a utilização de sacos plásticos envolvendo a cabeça e presos ao pescoço, o que leva a uma morte muito rápida, explicada não apenas pela privação do oxigênio, mas também por um mecanismo reflexo inibidor (*in* Knight, B. – *Forensic pathology*, London: Arnold, 1996).

■ *Sufocação direta por oclusão das vias respiratórias.* Acontece na obstrução dos condutos aéreos por corpos estranhos, impedindo a passagem do ar até os pulmões. É mais frequente nos acidentes, mais rara no suicídio e mais difícil no homicídio.

Marache relata que, na China antiga, os velhos mandarins, sem mais interesse de viver, colocavam uma lâmina delgada de ouro no interior da boca, aspirando-a bruscamente, tendo morte por asfixia.

Existem casos registrados na literatura médico-legal de asfixia por obstrução mecânica das vias respiratórias decorrente da aspiração de *goma de mascar*. Não é rara, também, a morte nessa circunstância por aspiração de corpos estranhos os mais variados, até de porções alimentares que penetram na laringe, matando por asfixia, principalmente, crianças.

Não é tão rara a morte por oclusão das vias respiratórias inferiores motivada por alimentos e confundidas com cardiopatias agudas durante as refeições em casa ou em restaurantes e, por isto, chamada por autores de língua inglesa de "*coffee coronary*" (coronária do café), também conhecida como "infarto do restaurante".

Acrescentem-se ainda a aspiração de vômitos dos debilitados, a obstrução por prótese dentária e a "queda da língua" nos vitimados por descarga elétrica, por crises epilépticas ou nos comatosos.

■ *Sinais cadavéricos.* São encontrados:

• *Sinais locais.* Pode-se encontrar a presença de marcas ungueais em redor dos orifícios nasais e da boca nos casos de sufocação pelas mãos, faltando, no entanto, quando o agressor usa objetos moles, como, por exemplo, lençóis, vestes, travesseiros etc. É também comum encontrar-se lesões da mucosa labial pelo traumatismo desta sobre os dentes. Finalmente, poderá estar presente, na árvore respiratória, o corpo estranho causador de sufocação (Figura 4.64)

• *Sinais de asfixia.* Apresentam os clássicos sinais de asfixia já descritos no estudo geral

• *Sinais específicos.* É comum, em casos de sufocação por oclusão das vias respiratórias, encontrar-se o corpo estranho obstruindo a glote, a bifurcação brônquica ou um dos brônquios fontes, inclusive alimentos e aspirações de vômito.

▶ **Sufocação indireta.** A compressão, em grau suficiente, do tórax e abdome impede os movimentos respiratórios, levando, em consequência, à asfixia. É sempre acidental ou criminosa. Conhecida também como "congestão compressiva de Perthes".

Nos casos acidentais, surgem nas grandes multidões em pânico. Os autores franceses relatam que, nas bodas de Luiz XVI com Maria Antonieta, morreram 40 pessoas na multidão, por compressão torácica, na Praça da Concórdia. Na coroação do Tzar Nicolau II, celebrada em São Petersburgo, morreram aproximadamente 3 mil pessoas asfixiadas durante a divisão de víveres. Há relatos de casos de crianças ou recém-nascidos que morreram quando dormiam com adultos no mesmo leito.

Fato curioso relatado por Oscar de Castro (*in Medicina na Paraíba – Flagrantes de sua evolução*, João Pessoa: Publicações A União Editora, 1944) é, sem dúvida, o do "exortador". Quando um ancião enfermo se agravava e demorava a morrer, depois dos últimos sacramentos, a família chamava esse técnico. Isto, nos sertões do Nordeste, há muito tempo.

Ajudar a morrer ou *exortar* consistia, além das orações de praxe, na compressão do tórax e abdome, matando-se por asfixia. Exortar, portanto, segundo o mestre, era profissão como outra qualquer, exercida com certa dignidade e sempre por indivíduos loquazes e inteligentes, remunerados de forma generosa pela família do moribundo.

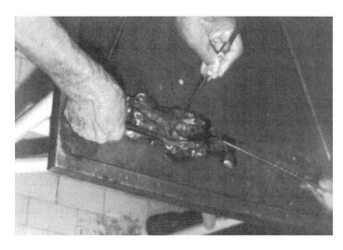

Figura 4.64 Sufocação direta – peixe na traqueia (IML/CE).

■ *Lesões anatomopatológicas.* Em alguns casos, surgem lesões no esqueleto torácico e nas vísceras, sendo as manifestações de asfixia inaparentes. Noutros, não existem tais lesões, ou são de pouca monta, apresentando-se com sinais evidentes de asfixia.

Um dos sinais mais importantes é a máscara equimótica da face, também conhecida como congestão cefalocervical ou *máscara equimótica de Morestin* (Figura 4.65), produzida pelo refluxo sanguíneo da veia cava superior em face da compressão torácica.

Os pulmões se mostram distendidos (*sinal de Valentin*), congestos, com sufusões hemorrágicas subpleurais. O fígado é congesto e o sangue do coração, escuro e fluido.

■ *Sufocação posicional.* Alguns autores, entre eles Luis Concheiro Carro e Suárez Peñaranda, chamam a atenção para uma forma de asfixia mecânica produzida pela posição em que o indivíduo se encontra no momento da morte, capaz de impedir ou dificultar seriamente a ventilação pulmonar, após a instauração da fadiga e da falência muscular respiratória. Um dos exemplos desse quadro seria a "crucificação" ou o posicionamento demorado do indivíduo de "cabeça para baixo".

Na realidade, esse tipo de asfixia mecânica pode parecer uma modalidade de sufocação indireta, pois o que se nota em tais casos é a dificuldade ou o impedimento dos movimentos respiratórios. Difere apenas pela ausência das lesões traumáticas que se verificam na compressão do tórax ou do abdome.

O mecanismo de morte seria a fadiga aguda dos músculos da respiração, seguida de apneia e anoxia. Favorecem tais ocorrências a embriaguez, a debilitação e a idade avançada.

Para seu diagnóstico, deve-se levar em conta o fato de o cadáver ser encontrado em uma posição que dificulte ou inviabilize a ventilação pulmonar, de o indivíduo não poder livrar-se daquela posição, de serem evidenciados os sinais gerais de asfixia e, também, de se excluir de outras causas de morte violenta ou por antecedentes patológicos.

Soterramento

Soterramento é uma forma de asfixia mecânica motivada por obstrução das vias respiratórias por terra ou substâncias pulverulentas. É, na sua maioria, acidental e, muito raramente, homicida ou suicida, sendo a situação mais frequente o desmoronamento ou o desabamento.

O diagnóstico se faz pelo estudo dos comemorativos e do local, pela presença de substâncias estranhas, sólidas ou semissólidas, principalmente pulverulentas, no interior das vias respiratórias, na boca, no esôfago e estômago e, ainda, pelos sinais gerais de asfixia.

A presença desse material estranho nas vias respiratórias e digestivas é do mais alto valor no diagnóstico, porque depende essencialmente do ato vital de respiração e deglutição, não podendo, portanto, introduzirem-se tais substâncias *post mortem* (Figura 4.66).

Não se deve esquecer que, no soterrado, sempre se encontram lesões traumáticas de várias espécies, pelo desabamento ou desmoronamento; muitas delas capazes de, por si sós, produzir a morte ou contribuir para tanto.

Afogamento

Afogamento é um tipo de asfixia mecânica, produzido pela penetração de um meio líquido ou semilíquido nas vias respiratórias, impedindo a passagem do ar até os pulmões.

O termo "submersão", largamente usado, não é correto, em virtude de fornecer uma ideia de morte por imersão completa do corpo. Na prática, observam-se casos de afogamento em que apenas os orifícios respiratórios se achavam em contato com o líquido.

Sempre que se retira um cadáver de dentro da água ou que se supõe ter estado nela, muitas são as questões que se podem levantar, como: a identificação da vítima, se a morte foi por afogamento, se ela estava viva ou morta antes de entrar na água, se sua causa de morte foi devida ao afogamento ou teve morte natural ou violenta dentro ou fora da água, se a morte foi por inibição, se houve outras causas tóxicas ou medicamentosas que tenham dificultado a sobrevivência na água, quanto tempo passou submerso o corpo, entre outros.

Etiologia

O afogamento pode ser acidental, suicida ou homicida.

O afogamento-acidente é mais comum em indivíduos que, ousadamente, penetram em águas de grande profundidade, ou por imprevistos como convulsão, luxação, mal-estar e traumatismo de cabeça.

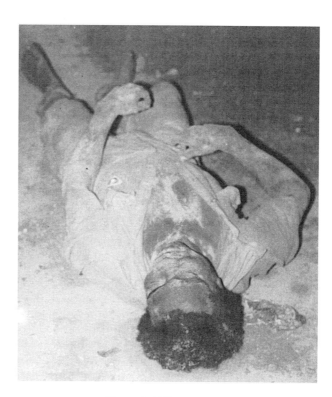

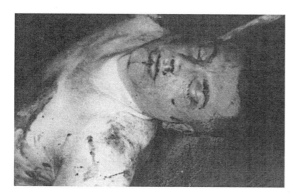

Figura 4.65 Máscara equimótica da face (sinal de Morestin). Esta figura encontra-se reproduzida, em cores, no Encarte.

Figura 4.66 Soterramento.

O afogamento-homicida é muito raro, a não ser que a vítima seja muito inferior em forças ao agressor.

O afogamento-suicida é menos frequente que o acidente, e se mostra muitas vezes com características verdadeiramente estranhas, para dissimular tais gestos, como, por exemplo, amarrar as pernas ou os braços. Do nosso ponto de vista, o suicídio típico por afogamento é teoricamente quase impossível. A vítima não suportaria a angústia e o sofrimento da asfixia lenta. Tentaria, a todo custo, a respiração. O que se verifica comumente é o *suicídio-acidente*, isto é, depois de o indivíduo procurar a morte e faltando-lhe as condições de sobrevivência, terminaria por afogar-se. De início, a tentativa de suicídio e, depois, o acidente.

Fisiopatologia e mecanismo de morte

A morte por afogamento geralmente passa por três fases ou períodos: fase de defesa, fase de resistência e fase de exaustão.

A primeira fase tem dois períodos: o de surpresa e o de dispneia. A segunda fase está representada pela parada dos movimentos respiratórios como mecanismo de defesa. A terceira fase é na qual termina a resistência pela exaustão e começa uma inspiração profunda, iniciando-se o processo de asfixia com perda de consciência, insensibilidade (às vezes, convulsões) e morte.

Há, no entanto, casos em que o indivíduo, ao tocar na água, morre por inibição, constituindo os *afogados brancos de Parrot*, ou *afogados secos*, necessitando, para isso, de uma predisposição constitucional, lesões cardiovasculares agravadas pela ação térmica ou nos estados tímico-linfáticos. Nessa modalidade de afogamento, não se encontra nenhum sinal de asfixia.

O afogamento verdadeiro dos *afogados úmidos* ou *afogados azuis* é caracterizado pela penetração de líquidos nas vias respiratórias e asfixia consequente, pode variar em dois grupos: (1) *forma rápida*: o indivíduo submerge rapidamente, permanecendo no interior da água, sucedendo-se as fases de asfixia em um período de 5 min, aproximadamente; (2) *forma lenta*: neste tipo de afogamento, a vítima luta, reage, vai ao fundo, retorna à superfície várias vezes, morrendo depois de grande resistência.

Tourdes descreve três períodos no afogamento experimental com animais:

- fase de resistência ou de dispneia: depois de uma inspiração de surpresa, retêm, energicamente, a respiração, procurando ao mesmo tempo defender-se, enquanto a consciência permanece lúcida, conservando os movimentos reflexos.
- fase de grandes inspirações e convulsões: é caracterizada por uma série de inspirações profundas com penetração violenta do líquido nos pulmões e perda da consciência.
- fase de morte aparente: ausência da respiração e dos reflexos, perda da sensibilidade; o coração permanece batendo até surgir a morte real.

Essas fases ou períodos têm o endosso de vários autores quando se referem a experiências em animais. Nos seres humanos, todavia, muitos desses fenômenos ainda são desconhecidos. Mesmo assim, Zangani e cols. sintetizaram nos humanos as seguintes fases:

- 1ª fase: de *surpresa*, em que existe uma profunda inspiração fora da água
- 2ª fase: de *apneia*, para evitar a penetração da água nas vias respiratórias
- 3ª fase: de *dispneia*, em que se verifica a inalação de água seguida de uma expiração por estimulação da água sobre a mucosa laríngea

- 4ª fase: de *convulsões asfíxicas*, na qual o líquido continua penetrando de forma descontínua nas vias respiratórias
- 5ª fase: de *estágio terminal*, que se constitui de uma ou mais inspirações profundas, precedidas de uma pausa respiratória pré-terminal.

Antes, imaginava-se que a morte por afogamento fosse produzida por anoxia. Após as pesquisas de Swann e cols., deu-se muito valor às alterações eletrolíticas que a água provoca ao penetrar na corrente circulatória, dependendo, entretanto, da quantidade, do tipo e da osmolaridade do líquido aspirado.

Nos casos de afogamento em água doce, que é hipotônica em relação ao plasma, ela é absorvida rapidamente nos alvéolos passando para a circulação pulmonar e provocando hemodiluição e hipervolemia. Quando o afogamento é em água salgada, que é hipertônica em relação ao plasma, ocorre de forma diferente, pois o líquido ocupa os alvéolos aumentando em muito a osmolaridade do sangue, que atrai a água das vias respiratórias para a circulação pulmonar, provocando hipovolemia, hemoconcentração e edema pulmonar.

Outros, entre eles Hasibeder, acham que a parada cardíaca dos afogados se deve à prolongada hipoxia, às alterações graves do equilíbrio acidobásico, à descarga de catecolaminas e, algumas vezes, à influência da hipotermia por baixa temperatura da água.

Há um quadro, não raro, de indivíduos que morrem dentro da água e permanecem com "pulmões secos", ou seja, sem nenhum líquido nas vias respiratórias e nos pulmões. Para alguns bastaria um espasmo da glote impedindo a entrada da água nas vias respiratórias ou a parada cardíaca de origem vagal influenciada por temperatura muito baixa da água. Luneta e Modell consideram que o volume de líquido aspirado varia de uma vítima para outra e depende de alguns elementos, como frequência e duração do espasmo laríngeo, número e frequência dos movimentos respiratórios antes da morte e o tempo transcorrido até a parada cardíaca. Para outros, isso não representaria outra coisa senão a morte natural de indivíduos dentro da água.

Em crianças, principalmente, pode ocorrer uma situação em que o ritmo cardíaco diminui muito, a pressão arterial baixa sensivelmente, o consumo de oxigênio é diminuído, o metabolismo é lento, há presença de bradicardia, assistolia e fibrilação ventricular e, de forma paradoxal, mantém-se em sobrevivência por alguns minutos, podendo, inclusive recuperar-se integralmente ou com sequelas. Isso se deve, segundo alguns, ao chamado "reflexo mamário" que consiste no espasmo da glote, desenvolvido mais intensamente na vida intrauterina e entre os recém nascidos e lactentes, desaparecendo gradualmente na idade infantil.

Sinais cadavéricos do afogado

Os sinais cadavéricos do afogado estão caracterizados pelos sinais externos e internos.

▶ **Sinais externos.** São provenientes, em quase sua totalidade, da permanência do cadáver dentro da água e dos sinais vitais do corpo dentro da massa líquida:

a. *Temperatura baixa da pele.* Os cadáveres dos afogados baixam a temperatura mais rapidamente devido ao equilíbrio térmico mais fácil no meio líquido. Esse sinal só não tem valor se o cadáver for retirado imediatamente da água.

b. *Pele anserina.* Também chamada vulgarmente de "pele de galinha", é ocasionada pela contração dos delicados músculos erectores dos pelos, tornando os folículos desses pelos salientes, devido a rigidez cadavérica. Aparece mais comumente nos ombros, face lateral das coxas e braços (Sinal de Bernt). Para alguns, como Gisbert Calabuig, este é simplesmente um fenômeno cadavérico, sem nenhum significado de reação vital.

c. *Retração do mamilo, do saco escrotal e do pênis.* Tem o mesmo significado da pele anserina.

d. *Maceração da epiderme.* Localiza-se principalmente nas mãos (mãos de lavadeira) e nos pés devido à maior espessura da epiderme. De início, a epiderme se apresenta grossa, enrugada e de tonalidade esbranquiçada, depois destaca-se como se fossem verdadeiros dedos de luva, inclusive desprendendo-se junto com as unhas (Figura 4.67).

e. *Tonalidade mais clara dos livores cadavéricos.* Os livores hipostáticos do cadáver dos afogados tomam tonalidade mais clara que nas demais formas de asfixias mecânicas, devido às modificações hemáticas dessa síndrome, em face da hemodiluição e pela permanência do corpo em ambiente de temperatura baixa. Às vezes, esta tonalidade se torna generalizada.

f. *Cogumelo de espuma.* Em alguns casos, nota-se um cogumelo de espumas de tonalidade branca ou rósea sobre a boca e narinas, estendendo-se o líquido espumoso até a traqueia e os brônquios. Sua formação depende da entrada de água no interior das vias respiratórias, do muco e do ar, surgindo apenas nas pessoas que reagiram dentro da massa líquida. Só aparece nos cadáveres retirados cedo da água e quando os gases da putrefação põem para fora a espuma dos brônquios e da traqueia (Figura 4.68).

g. *Erosão dos dedos e presença de corpos estranhos sob as unhas.* Na face palmar das extremidades dos dedos, encontram-se, em algumas situações de afogamento, erosões devido à resistência do indivíduo ao se debater no plano mais profundo da massa líquida. Sob as unhas, poderão ser encontrados grãos de areia, lama, lodo e corpos estranhos pelo mesmo mecanismo das erosões.

h. *Equimoses da face das conjuntivas.* Algumas vezes, notam-se, nos cadáveres dos afogados, tais equimoses, principalmente em líquidos espessos, como das latrinas e pântanos.

i. *Mancha verde da putrefação.* No esterno ou na parte inferior do pescoço, e não na fossa ilíaca direta, como classicamente se conhece noutras situações.

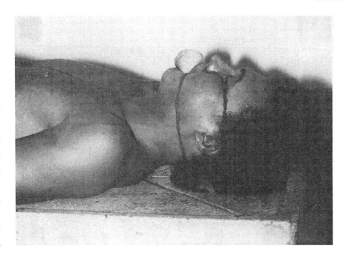

Figura 4.68 Cogumelo de espuma (afogamento).

j. *Lesões* post mortem *produzidas por animais aquáticos.* Essas lesões produzidas depois da morte por animais aquáticos têm como sede de eleição as pálpebras, lábios e cartilagem do nariz e dos pavilhões auriculares (Figura 4.69). Na Amazônia, existe um peixe da espécie *Hemicetopsis candiru*, de formato cilíndrico, de boca circular e dentes cônicos, capaz de grande poder devorador, que produz lesões iniciais em forma de moeda (Figuras 4.70 e 4.71).

l. *Embebição cadavérica.* A presença demorada do corpo afogado dentro da água faz com que os tecidos sejam embebidos e dificulte a desidratação, inclusive com alteração da rigidez cadavérica.

m. *Dentes e unhas róseos.* Em 1829, em Londres, Bell descreveu um fenômeno chamado dentes róseos *post mortem* (*pink teeth post mortem*), em face de uma tonalidade rosada encontrada nos dentes de algumas vítimas de enforcamento e afogamento. Ainda hoje se busca a explicação para esse fenômeno (Figura 4.72 A).

É justificado por alguns, através de estudos histológicos, pela dissociação da hemoglobina em subprodutos devido a autólise da polpa dentária mais ampla e mais vascularizada, invadindo os canalículos da dentina e dando assim o aspecto róseo à parte aparente do dente. Por isso é mais comum em pessoas jovens quando as cavidades das polpas são mais amplas. Depois de alguns anos esse fenômeno desaparece.

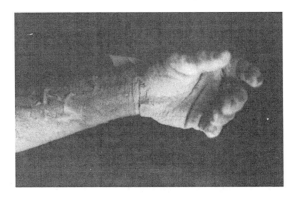

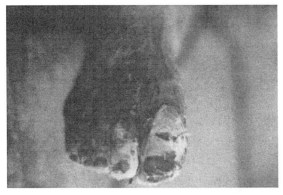

Figura 4.67 Maceração da epiderme (afogamento).

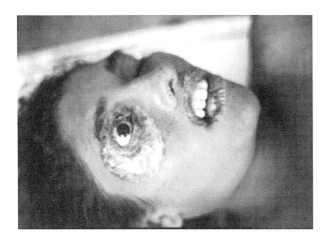

Figura 4.69 Lesões produzidas *post mortem* por animais aquáticos. Esta figura encontra-se reproduzida, em cores, no Encarte.

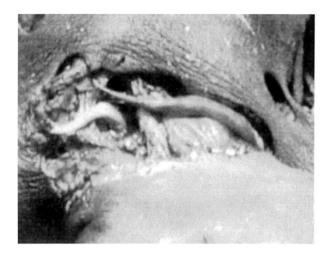

Figura 4.70 Lesões *post mortem* produzidas por candiru (IML/AM).

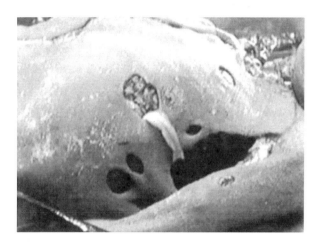

Figura 4.71 Lesões *post mortem* em forma de moeda por ação necrófaga de candiru (IML/AM).

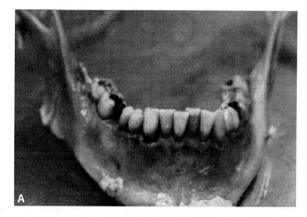

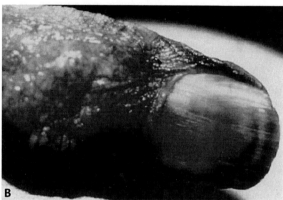

Figura 4.72 A. Dentes rosados. **B.** Unhas rosadas. (Arquivo da Dra. Dilana Penna Lima.) Esta figura encontra-se reproduzida, em cores, no Encarte.

Mesmo que não se conheça a relação desse fenômeno com a causa direta de morte, o certo é que ele quando aparece a decomposição cadavérica se processou em lugar úmido ou na água por determinado tempo, e quando o corpo se encontrava com a cabeça mais baixa que os pés. Para muitos essa explicação não tem sido suficiente para justificar esse achado, principalmente quando se quer relacionar os dentes róseos com o tipo de morte. No entanto, pode-se dizer que mesmo ocorrendo esse fenômeno em diversas causas de morte, ele é muito mais comum nas mortes violentas, principalmente entre os afogados.

A coloração dos dentes pode variar entre o róseo-claro e o vermelho pouco intenso e não se apresenta com um mesmo padrão, podendo aparecer apenas em algumas peças dentárias e diversificadas em forma, cor e tamanho.

A explicação etiopatogênica do fenômeno dos dentes róseos voltou à tona com o estudo das vítimas dos "assassinatos de Christie", verificados em Londres a partir de 1953, quando foram intoxicadas por monóxido de carbono e estranguladas. Das oito vítimas apenas uma apresentava os dentes róseos, o que aumenta ainda mais as dificuldades de explicação, pois todas elas foram mortas por um mesmo meio e colocadas em um mesmo lugar.

Estudos posteriores vêm demonstrando que os dentes róseos são encontrados em outras causas de morte. Sendo assim, recomenda-se que não se use o fenômeno dos dentes róseos como sinal patognomônico, nos casos de estrangulamento ou afogamento.

Por outro lado, não se deve esquecer que esse fenômeno não é encontrado apenas nos cadáveres, mas também em vivos, e muitas são as suas causas. Entre elas se destacam: traumatismo dental (mais comum nos incisivos temporários), enfermidades sistêmicas (entre elas o tifo e a porfiria congênita), reabsorções internas da parede da polpa e traumatismo por alteração da pressão (mais comum em pilotos de avião de combate).

Tem-se encontrado também em cadáveres putrefeitos um fenômeno chamado de "unhas rosadas" (*pink nails post mortem*) que nada tem de específico em afogamentos, mas tão só a certas condições especiais das unhas como porosidade e a determinadas alterações oriundas da autólise do sangue (Figura 4.72 B).

▶ **Sinais internos.** Podem ser evidenciados nas seguintes circunstâncias:

A. Lesões internas determinadas pela presença do líquido no interior das vias respiratórias e outros:

a. *Presença de líquido nas vias respiratórias.* A presença desse elemento, além de ser importante como valor diagnóstico no afogamento, poderá dizer o tipo do meio líquido pela presença de corpos estranhos, fungos, lama ou material fecal ou de vômitos, podendo-se, assim, avaliar se o afogamento deu-se em águas doces, salgadas, pantanosas ou em latrinas. O líquido, no interior das vias respiratórias, sempre é em forma de espuma branca ou rósea, amarelada ou sanguinolenta. Sua quantidade varia de acordo com o tempo de agonia do afogado.

b. *Presença de corpos estranhos no líquido das vias respiratórias dos afogados.* Encontra-se maciçamente nos afogados em latrinas, lamaçais e em outras massas pantanosas e, mais raramente, nos casos ocorridos em águas correntes. Deve-se dar importância aos corpos estranhos microscópicos, minerais, vegetais e animais que possam existir no líquido, cujo conjunto se chama de *plâncton* (Figura 4.73). A inclusão desses elementos na estrutura pulmonar pode ser evidenciada pelo exame histológico, sendo de real valor para um diagnóstico de afogamento.

c. *Alterações e lesões dos pulmões*. Os pulmões dos afogados podem-se encontrar aumentados, pesados, crepitantes e distendidos, e com enfisema aquoso e equimoses subpleurais.

Ao se abrir a cavidade torácica, depara-se com o aumento excessivo dos pulmões, que se entrecruzam na porção anterior encobrindo o coração e, quando retirados, mostram-se com marcas de costelas.

A presença do enfisema aquoso subpleural decorre da embebição do tecido pulmonar proveniente da água aspirada (*sinal de Brouardel*). Pela palpação, dá uma sensação de esponja molhada, fenômeno esse mais acentuado nos lobos superiores e próximo ao hilo. Casper chamava-o de *hiperaeria* (Figura 4.74). Ao corte, e pela espremedura, há saída de grande quantidade de líquido em cascata. Uma teoria aceita é a de Paltauf, que responsabiliza a entrada do líquido inspirado aos alvéolos rotos e tecidos intersticiais, através da via linfática (Figura 4.75).

As equimoses subpleurais, também conhecidas como *manchas de Tardieu*, são raras no afogamento. Mais comuns são as *manchas de Paltauf*, de dimensões maiores, de 2 cm ou mais, de contornos irregulares, tonalidade vermelho-clara, explicadas pela ruptura das paredes alveolares e capilares sanguíneos (Figura 4.76).

Por fim, pode existir nos pulmões a presença de geo-, zoo- ou fitoplânctons, muitas vezes envoltos em fibrina, o que denota reação vital do processo (Figura 4.73).

d. *Diluição do sangue*. Esse fenômeno é devido à entrada da água no sistema circulatório ao nível do tecido pulmonar. Percebe-se essa manifestação pela mudança do colorido do sangue, que se torna vermelho-claro, pela maior fluidez, pela coagulabilidade e, finalmente, com a ajuda do laboratório. O sangue das cavidades esquerdas do coração, proveniente da circulação pulmonar, é mais diluído do que o das cavidades direitas. Isso pode ser visto pela "*prova carto-hematométrica* de Zangani", que consiste em colocar gotas de sangue de mesmo volume de cada ventrículo sobre um papel de filtro, notando nos casos de afogamento uma ampla e rápida difusão do sangue do ventrículo esquerdo sobre o papel, com coloração menos intensa e margens bem irregulares.

A tonalidade do sangue dos afogados difere da encontrada nos outros tipos de asfixia. A fluidez é bem acentuada, diversa do sangue normal. E a incoagulabilidade do sangue nessa síndrome asfíxica não tem explicações razoáveis.

e. *Presença de líquidos no sistema digestivo*. Nos afogados, algumas vezes encontra-se, no estômago e nas primeiras alças do intestino delgado, conteúdo espumoso que, colocado em um tubo de ensaio, forma três camadas: a superior, espumosa; a intermediária, aquosa; e a inferior, sólida (*sinal de Wydler*).

f. *Presença de líquidos no ouvido médio*. Na cavidade timpânica, poderá ser determinada a presença de líquidos em afogados, inclusive com uma amostragem de corpos estranhos.

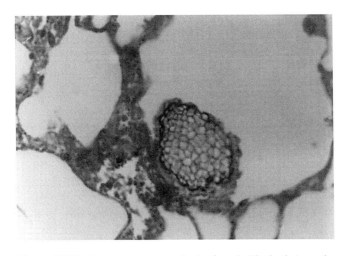

Figura 4.73 Tecido vegetal em pulmão de afogado (Elizabeth Azevedo, IML/AM). Esta figura encontra-se reproduzida, em cores, no Encarte.

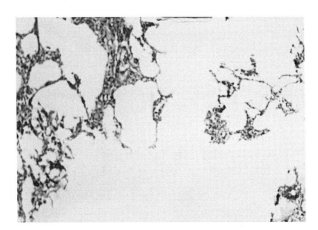

Figura 4.75 Ruptura das paredes alveolares no afogado. (Elizabeth Azevedo, IML/AM.)

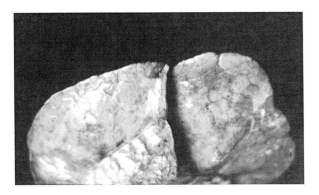

Figura 4.74 Enfisema aquoso subpleural (afogamento). Esta figura encontra-se reproduzida, em cores, no Encarte.

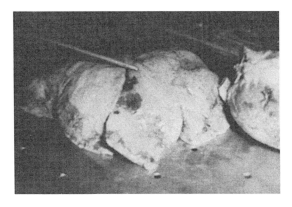

Figura 4.76 Manchas de Paltauf (afogamento). Esta figura encontra-se reproduzida, em cores, no Encarte.

g. *Presença de líquidos nas cavidades pleurais*. Não é raro se encontrar uma considerável quantidade de líquido seroso ou sero-hemático nas cavidades pleurais nos afogados; nos casos de cadáveres putrefeitos esse sinal tem pouco valor em virtude da difusão *post mortem* dos líquidos pulmonares. Inoue estudou nesse líquido a diferença de concentração de sódio, potássio, cloro e proteínas obtida em experimentações com animais afogados em água doce e água salgada.

h. *Aumento do coração*. Tem-se referido também o aumento do coração dos afogados, segundo alguns autores, pela dilatação do ventrículo direito devido à hipervolemia e à resistência vascular pulmonar.

i. *Hemorragias intramusculares*. Carter e Pusched relatam em seus trabalhos hemorragias situadas ao nível do pescoço, tórax e membros superiores motivadas pelas convulsões agônicas e sofrimento muscular decorrentes da anoxia, embora autores outros discordem dessas justificativas.

B. Lesões na base do crânio:

a. *Hemorragia temporal*. Conhecida como *sinal de Niles*, consistindo no extravasamento sanguíneo no ouvido médio e nos seios mastóideos, caracterizado por uma zona azulada na face anterossuperior da parte petrosa do osso temporal.

b. *Hemorragia etmoidal*. Descrita como *sinal de Vargas-Alvarado*, constituído de um extravasamento sanguíneo no osso etmoide e caracterizado por uma zona azulada no compartimento anterior da base do crânio de cada lado da apófise *crista galli*.

Esses sinais perdem seu valor quando existe também traumatismo craniano.

C. Laboratório:

Há certos exames laboratoriais considerados imprescindíveis no estudo do afogado. Primeiro, nos casos de cadáveres putrefeitos ou de desconhecidos, no sentido de facultar uma identificação. Depois, os chamados exames específicos, com o propósito de diagnosticar o próprio afogamento, do tipo de líquido e, quando possível, também o local onde se verificou o afogamento.

No exame macroscópico, nota-se que a diluição do sangue é mais acentuada no hemicoração esquerdo (*hidremia*), justificada pela própria dinâmica circulatória. Pode-se confirmar esse fenômeno pela contagem dos glóbulos vermelhos, pela dosagem da hemoglobina, pela densidade do sangue, pela determinação do resíduo seco, pela crioscopia, pela condutibilidade elétrica, pelo poder hemolítico, pelo hematócrito, pelas alterações químicas do sangue e, finalmente, pela microscopia polarizada.

A contagem dos glóbulos vermelhos no sangue do hemicoração esquerdo poderá ser menor se o afogamento tiver determinado uma diluição nessas cavidades.

A diluição do sangue demonstrará uma diferença na concentração de hemoglobina no sangue de ambos os hemicorações.

A determinação do resíduo seco entre os sangues dos hemicorações direito e esquerdo também poderá ser de grande valor, levando-se em conta que 100 cm³ de sangue dão um resíduo de 19,6 g.

Tanto mais diluído o sangue, menor será, naturalmente, sua densidade.

Quanto maior a concentração molecular de um líquido, tanto mais baixa será a temperatura para sua congelação. O ponto de congelação do sangue humano é em torno de 20,55°C a 20,57°C. Se o afogamento determinou diluição do sangue de um dos hemicorações, é óbvio que o grau de crioscopia seja diferente no esquerdo e no direito. Mario Carrara aconselha tirar o coração depois de ligadura completa dos grossos vasos da base, abrir as cavidades ventriculares separadamente e colher o sangue de cada uma. Se a água é doce, o ponto crioscópio se eleva e, na água salgada, baixa, em virtude de o teor salínico influir nesse abaixamento.

Uma solução salina dá condução à eletricidade tanto melhor quanto maior for a sua concentração. Logo, em um afogado em que houve diluição do sangue de um dos corações, logicamente sua condutibilidade elétrica será diferente. Porém, se essa diluição for devida à água do mar, o valor será inverso.

A hemólise do sangue dos afogados é mais intensa no coração esquerdo do que no direito.

Gettler foi quem primeiro propôs a dosagem dos cloretos no sangue com a finalidade de diagnosticar a morte por afogamento. Entre nós, Alfredo de Andrade estudou bem o assunto e chegou a conclusões razoáveis sobre a importância dessa técnica. Se o afogamento se verifica em águas doces, a taxa de cloreto de sódio é mais elevada no hemicoração direito, em face da diluição do sangue do coração oposto. Se ocorreu no mar, essa taxa é mais elevada no hemicoração esquerdo, em decorrência da maior concentração de cloreto de sódio do líquido proveniente do afogamento.

Gilbert Calabuig aconselha a dosagem da taxa de magnésio no sangue dos dois corações para determinar o afogamento no mar, pois levaria a um aumento desse elemento no sangue do coração esquerdo.

Pode ser identificado pelo processo de microscopia polarizada o plâncton de origem mineral no sangue do hemicoração esquerdo, quando diante de uma diluição do líquido oriundo dos pulmões.

Agora, em estudos mais atuais, Pette e Tiperman aconselham a dosagem do *estrôncio sérico* para caracterizar o afogamento em águas salgadas; Chen Yu Chuan, a pesquisa do flúor em afogamentos que possam ter ocorrido em ambientes com esse material; e Lorente propõe a averiguação dos níveis plasmáticos do *peptídio natriurético auricular* para o diagnóstico de afogamento por água doce ou salgada.

Através do exame de laboratório, é possível se determinar o local onde se verificou o afogamento, levando-se em conta o estudo microscópico dos elementos geológicos e do plâncton mineral, vegetal ou orgânico encontrados nas vias respiratórias, nos pulmões e até mesmo no sangue do hemicoração esquerdo da vítima.

O importante seria encontrar-se um *marcador bioquímico* capaz de determinar com segurança o diagnóstico de afogamento. Zhu e cols. vêm estudando as concentrações de cloro, sódio, cálcio, magnésio, ureia e creatinina no sangue de cada ventrículo dos afogados em água doce e salgada e comparando tais resultados com outras formas de morte. Todavia, admite-se que para o sucesso de tal metodologia seria necessário que o marcador estivesse presente em grande quantidade no meio aquoso do afogamento e em pequenas concentrações nos indivíduos normais, e que o marcador não pudesse penetrar na circulação por outras vias que não pelas vias respiratórias nem pelos fenômenos de difusão *post mortem*.

No que diz respeito aos *marcadores biológicos*, tendo em conta as lesões alveolares permitirem a penetração da água na circulação sanguínea, é possível a presença de pequenas partículas oriundas do meio aquoso do afogamento. Esse estudo começou com a pesquisa das *diatomáceas*, que são microrganismos autotróficos encontrados na água doce e na salgada. Todavia, sua utilidade como marcador tem sido criticada, pois elas não foram encontradas em todos os afogados. E mais: foram encontradas em outras formas de morte de indivíduos que permaneceram dentro d'água.

Para que esse marcador tenha um significado positivo, é necessário que se considerem o aspecto quantitativo das diatomáceas e a determinação e a morfometria de suas espécies, no sentido de se promover a identidade delas quando encontradas no corpo e no meio onde se deu o afogamento.

Luci e Cirnelli estudam a presença de bactérias típicas de contaminação fecal, entre elas o *estreptococo fecal* e o *Coliformes fecales* no sangue dos ventrículos, na artéria e veia femoral, sendo alta suas incidências em afogados.

D. Exame radiológico:

Em caso de afogamento, a radiografia da face pode demonstrar a opacidade dos *seios maxilares*, como prova de reação vital.

E. Exame histológico:

O exame microscópico do pulmão do afogado pode apresentar alterações bem características, como: enfisema do tecido pulmonar e edema alveolar; hemorragias peribrônquicas acentuadas; e ruptura e hemorragia das paredes alveolares, predominando nas regiões centrais do pulmão (Figura 4.75).

F. Sinais gerais de asfixia:

Nos afogados, geralmente encontram-se sinais de asfixia, como congestão poliviscaral, mais evidente no fígado – chamada por Étienne Martin de *fígado asfíxico*. Ainda há presença de equimoses de dimensões variáveis nos músculos do pescoço e do tórax, sendo explicadas tais equimoses pelo esforço violento da vítima em tentar salvar-se ou pelas convulsões surgidas no período final do afogamento.

• Afogados secos. Cerca de 10 a 15% dos casos de afogamento não se encontra água nos pulmões. Vários autores apontam o espasmo da glote como o mecanismo que impede a entrada do líquido nos pulmões. A apneia inicial seria a causa primeira capaz de estimular os *quimiorrecptores carotídeos* contribuindo com o mecanismo de uma parada cardíaca de origem vagal, a qual poderia ser igualmente facilitada quando o indivíduo entra em contato com a água. Este seria o motivo pelo qual, em algumas necropsias, a presença de líquidos é nula ou insignificante nos pulmões dos chamados afogamentos secos (*dry drowning*) ou afogamentos de pulmões secos.

Putrefação e flutuação dos afogados

O cadáver retirado da água sofre, com o ar atmosférico, uma aceleração do fenômeno putrefativo. Isto se deve também à posição do corpo submerso com a cabeça mais baixa que os pés. Essa posição contribui para uma congestão acentuada do segmento cefálico, iniciando a putrefação com o aparecimento da mancha verde na face ou nas proximidades da região esternal.

Em uma primeira fase, em virtude de a densidade do corpo ser sempre maior que a do líquido de submersão (1,035 a 1,110), a tendência do cadáver é ir para o fundo, contribuindo, ainda, a maior ou menor quantidade de líquido ingerida. Em uma segunda fase, com o aparecimento dos gases da putrefação, o cadáver flutuará, pois verificam-se o aumento do volume do corpo, a permanência relativa do peso e a consequente diminuição da sua densidade. Em geral, flutua com 24 h após a morte ou até 5 dias, a não ser que algo estranho possa ocorrer, como a destruição rápida das partes moles por animais da fauna aquática, ou que o cadáver fique preso no fundo da água. No mar, ele flutua mais cedo, em virtude do maior peso específico da água salgada, que é em torno de 1,027.

Em uma terceira fase, com a ruptura dos tecidos moles e o esvaziamento dos gases, a densidade do corpo volta a prevalecer sobre a da água e verifica-se a *segunda imersão*. Finalmente, em uma quarta fase, muito mais adiante, com a evolução para a adipocera, diminuindo o peso específico do corpo, o cadáver voltará à superfície, ocorrendo a *segunda flutuação*.

Diagnóstico de certeza do afogamento

Há três eventualidades no afogamento que se tornam, muitas vezes, importantes em um estudo médico-legal: se a morte foi verdadeiramente por afogamento típico, se foi natural ou violenta, estando o indivíduo dentro da água ou se o cadáver foi colocado no meio líquido para simular um afogamento. Por isso, o diagnóstico não pode ser feito apenas através do exame externo do cadáver.

Quando a morte verificou-se há pouco tempo da perícia e não há sinais de putrefação avançada, o verdadeiro diagnóstico não se constitui em uma tarefa mais complicada, pois todos os sinais de afogamento ou de outra morte natural ou violenta estão presentes e facilmente reconhecidos.

Causas jurídicas de morte no afogamento

Em muitas oportunidades, a tarefa de determinar se o afogamento foi causado por homicídio, suicídio ou acidente passa a ser o mais importante. Essa é uma questão, todavia, que nem sempre pode ser respondida pelos legistas e sim pela perícia criminal.

O homicídio por afogamento no adulto, mesmo sendo pouco frequente, não pode ser descartado, devendo-se levar sempre em conta o conjunto das lesões de características vitais não específicas do afogamento, e que possa ser produzido antes e durante a queda na água, ao chocar-se com o líquido ou durante o próprio afogamento. As lesões produzidas *post mortem*, nesse particular, têm interesse relativo.

Cronologia do afogamento

É muito importante também saber-se o tempo de permanência do cadáver dentro da água e sua transformação após a morte, mesmo tendo-se em conta sua complexidade. Pesa muito a temperatura da água. Isso é feito, analisando-se o estado de maceração e do estágio da putrefação cadavérica, levando-se em conta que nos afogados esses processos são sempre mais rápidos. Deve-se ter em mente, ainda, que a cabeça, o pescoço e o tórax serão as partes do corpo que inicialmente sofrem a ação da transformação putrefativa, nas mesmas modalidades já conhecidas. Com aproximadamente 1 mês após a morte, o cadáver começa a apresentar a pele pardacenta ou amarelada, apergaminhada, rugosa e friável. Em torno do terceiro mês, podem ser encontradas sobre a pele pequenas crostas arredondadas de sais calcários.

Local do afogamento

Essa é outra questão importante no estudo dos afogados, pois nem sempre o local de onde é retirado o cadáver corresponde ao lugar onde se verificou o afogamento. Isso, é claro, depende muito da marcha putrefativa do cadáver, da temperatura da água e das correntes aquáticas, superficiais ou profundas.

Para chegar-se a tal diagnóstico, é necessário o estudo geológico e do plâncton por levantamento microscópico ou através de cultura, nos diversos locais ou etapas de um lago ou de um rio, por exemplo, onde esse geófito ou zooplâncton pode ser comparado com aquele retirado das vias respiratórias do afogado. Há locais onde os rios têm muita importância na vida das pessoas, e já estão mapeados no que diz respeito ao plâncton e à sua composição geológica.

▼ Enforcamento

O enforcamento é uma modalidade de asfixia mecânica que se caracteriza pela interrupção do ar atmosférico até as vias respiratórias, em decorrência da constrição do pescoço por um laço fixo, agindo o peso do próprio corpo da vítima como força ativa.

É mais comum nos suicídios, podendo, no entanto, ter como etiologia o acidente, o homicídio e a execução judicial.

Modo de execução

Há certas formas de enforcamento, como no suicídio e no suplício, que seguem uma orientação mais ou menos determinada, devendo-se considerar: a natureza e disposição do laço, o ponto de inserção superior e o ponto de suspensão do corpo.

O laço que aperta o pescoço pode ser de várias naturezas: cordas, cintos, fios de arame, lençóis, punhos de rede, gravatas, correntes, arames, cortinas e até ramos de árvores. Sua consistência varia entre os chamados duros, moles e semirrígidos. Lençóis, cortinas e gravatas formam os laços moles; cordões, cordas, fios de arame, os duros (Figura 4.77 A); e cintos de couro, os semirrígidos.

Sua disposição é sempre em torno do pescoço, sendo mais comum com uma única volta, embora possa haver várias voltas (Figura 4.77 B).

O nó pode faltar, tomando a forma de alças. Poderá ser corrediço, ou simplesmente fixo. Sua situação é sempre posterior ou lateral e, muito raramente, na porção anterior do pescoço.

Qualquer ponto de apoio serve como local para prender o laço, desde os caibros de telhados, ramos de árvores, armadores de rede até trincos de portas.

Chama-se de *suspensão típica* ou *completa* aquela em que o corpo fica totalmente sem tocar em qualquer ponto de apoio: e *suspensão atípica* ou *incompleta*, se é apoiado pelos pés, joelhos ou outra parte qualquer do corpo.

Antigamente, não se admitia o enforcamento por suspensão incompleta; somente após o suicídio do Príncipe Condé, passou-se a aceitar tal possibilidade. Esta forma de enforcamento não é tão rara quanto se imagina.

Evolução

A morte por enforcamento pode surgir rápida ou tardiamente, dependendo se as lesões foram locais ou a distância.

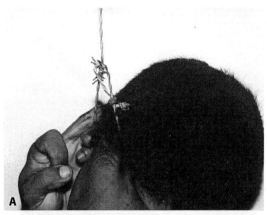

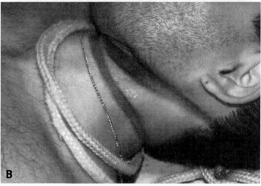

Figura 4.77 A. Laço duro. (Arquivo do Prof. Penna Lima.) **B.** Enforcamento por laço duplo. Esta figura encontra-se reproduzida, em cores, no Encarte.

Na evolução do enforcamento, estudaremos os seguintes fenômenos:

▶ *Fenômenos apresentados durante o enforcamento*. De acordo com experiências em animais ou relatos de sobreviventes, desenvolve-se o enforcamento em três períodos:

- *primeiro período*: começa quando o corpo, abandonado e sob a ação do seu próprio peso, leva, pela constrição do pescoço, à sensação de calor, zumbidos, sensações luminosas na vista e perda da consciência produzidos pela interrupção da circulação cerebral
- *segundo período*: caracteriza-se pelas convulsões e excitação do corpo provenientes dos fenômenos respiratórios, pela impossibilidade de entrada e saída de ar, diminuindo o oxigênio (hipoxemia) e aumentando o gás carbônico (hipercapnia). Associa-se a esses fenômenos a pressão do feixe vasculonervoso do pescoço, comprimindo o nervo vago
- *terceiro período*: surgem os sinais de morte aparente, até o aparecimento da morte real, com cessação da respiração e da circulação.

▶ *Fenômenos da sobrevivência*. Há alguns que, ao serem retirados ainda com vida, morrem depois sem voltar à consciência devido ao grande sofrimento cerebral pela anoxia.

Existem outros casos que, mesmo recobrando a consciência, tornam-se fatais algum tempo depois.

Finalmente, há os que sobrevivem acompanhados de uma ou de outra desordem. Essas manifestações podem ser locais ou gerais:

- *locais*: o sulco, tumefeito e violáceo, escoriando ou lesando profundamente a pele. Dor, afasia e disfagia relativas à compressão dos órgãos cervicais e congestão dos pulmões
- *gerais*: são referentes aos fenômenos asfíxicos e circulatórios, levando, às vezes, ao coma, amnésia, perturbações psíquicas ligadas à confusão mental e à depressão; paralisia da bexiga, do reto e da uretra.

▶ *Tempo necessário para a morte no enforcamento*. Varia de acordo com certos aspectos pessoais e circunstanciais. A morte poderá ser rápida, por inibição, ou demorar cerca de 5 a 10 min, conforme observações em enforcamentos judiciais.

Lesões anatomopatológicas

Na morte por enforcamento, a ação do laço sobre o pescoço nos permite estudar: aspecto do cadáver, sinais externos, sinais internos, mecanismo da morte por enforcamento e casos atípicos.

▶ **Aspecto do cadáver.** A posição da cabeça sempre se mostra voltada para o lado contrário do nó, fletida para diante, com o mento tocando no tórax.

A face pode apresentar-se branca ou arroxeada (variando com o grau de compressão vascular), e as equimoses palpebrais e conjuntivais são raras. Assinala-se a presença de líquido ou espuma sanguinolenta pela boca e narinas. A língua é cianótica e sempre está projetada além das arcadas dentárias. Olhos protrusos e pavilhão auricular violáceo, surgindo ocasionalmente otorragia.

No enforcamento completo, os membros inferiores estão suspensos e os superiores, colados ao corpo, com os punhos cerrados mais ou menos fortemente. Na forma incompleta, os membros assumem posições as mais variadas.

A rigidez cadavérica é mais tardia no enforcamento. As manchas de hipóstase se apresentam na metade inferior do corpo com maior intensidade nas extremidades dos membros superiores e inferiores, em forma de luva, o que não se configura como sinal de enforcamento, mas que o corpo ter ficou suspenso por um tempo para fixar essas manchas. Podem surgir algum tempo depois as chamadas equimoses *post mortem*. Devido ao tempo de suspensão e à fluidez do sangue, podem-se observar nas áreas de manchas de hipóstase as chamadas *púrpuras hipostáticas*, as quais não podem ser confundidas com petéquias hemorrágicas. Tourdes fez referências sobre os cadáveres que demoram suspensos no enforcamento, afirmando que a metade inferior do corpo marcha para uma putrefação úmida, e a metade superior para uma putrefação seca.

▶ **Sinais externos.** A sua maior importância está no sulco do pescoço, de capital valor no diagnóstico do enforcamento (Figura 4.78 A e B).

Estão presentes em todos os casos, a não ser excepcionalmente, como nas suspensões de curta duração, nos laços excessivamente moles ou quando é introduzido, entre o laço e o pescoço, um corpo mole.

Quando o enforcamento é produzido por mais de um laço, observa-se mais comumente no pescoço mais de um sulco. Os laços finos se juntam apresentando-se como se fosse apenas um e deixam a marca de um único sulco, cujo leito mostra aqui e ali o trançado ou a disposição do seu conjunto de fios. Todavia, quando os laços são de maior volume e principalmente mais duros, o que se verifica é a presença de mais de um sulco, sendo que aquele laço que toma a posição mais alta no pescoço será o que deixará marcado o sulco com mais intensidade. O outro laço ou os demais funcionam sem maior intensidade e a tendência é produzir sulcos de pouca intensidade e de menor profundidade. Assim, o sulco principal situa-se na posição superior do pescoço deslizando-se até o ponto de apoio com a mandíbula, dirigindo-se no sentido do nó, obliquamente, de baixo para cima e de frente para trás. O(s) outro(s) fica(m) mais abaixo, é(são) de menor intensidade, não apresentando maior profundidade ou intensidade porque é(são) produzido(s) pelo chamado "laço fraco".

Pode acontecer que o sulco seja contínuo, como nos casos dos laços apertados, e, em outras vezes, interrompendo-se na parte mais superior das proximidades do nó.

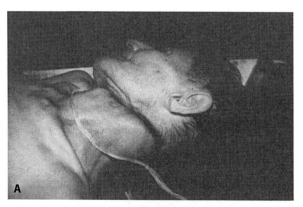

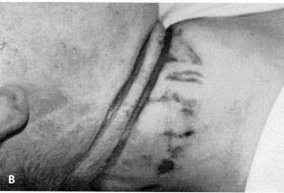

Figura 4.78 A. Sulco típico (enforcamento). **B.** Duplo sulco (enforcamento). A figura **B** encontra-se reproduzida, em cores, no Encarte.

A consistência do leito do sulco é mole, e de cor branca, nos produzidos por laços moles; e dura, apergaminhada e de tonalidade amarelada e depois pardo-escura (*linha argêntica*), resultante da desidratação da pele escoriada nos fenômenos *post mortem*, nos produzidos por laços duros.

Tanto mais delgado o laço, mais profundo o sulco, levando-se em consideração, ainda, o tempo de permanência do corpo sob a ação do seu próprio peso. A largura do sulco também varia em função do laço. A permanência do sulco é proporcional à consistência do laço, podendo desaparecer em um segundo exame, caso se trate de um laço mole.

Sinais encontrados nos sulcos de enforcados:

- *sinal de Ponsold*: livores cadavéricos, em placas, por cima e por baixo das bordas do sulco
- *sinal de Thoinot*: zona violácea ao nível das bordas do sulco
- *sinal de Azevedo-Neves*: livores punctiformes por cima e por baixo das bordas do sulco
- *sinal de Neyding*: infiltrações hemorrágicas punctiformes no fundo do sulco
- *sinal de Ambroise Paré*: pele enrugada e escoriada no fundo do sulco
- *sinal de Lesser*: vesículas sanguinolentas no fundo do sulco
- *sinal de Bonnet*: marcas de trama do laço
- *sinal de Schulz*: borda superior do sulco saliente e violácea.

Podemos estabelecer algumas distinções entre o sulco do pescoço no enforcamento e no estrangulamento (Quadro 4.2). Também não confundir com o sulco natural do pescoço das crianças, com os sulcos produzidos pela gravata depois do enfisema putrefativo, com os sulcos patológicos, com o sulco dos adultos obesos e com os sulcos artificiais causados pelo laço de gravatas apertadas.

Todavia, nem sempre é fácil estabelecer uma precisa diferença quando se sabe que tais dificuldades decorrem da razoável semelhança do quadro lesional macroscópico observado no enforcamento e no estrangulamento, cujas características por vezes estão pouco definidas quanto a sua etiopatogenia e sua vitalidade. Mesmo assim, de acordo com o mecanismo lesional, podem ser evidenciadas lesões externas e internas com características próprias, particularmente do ponto de vista histopatológico, suscetíveis de fundamentarem um diagnóstico diferencial. Quanto ao diagnóstico da vitalidade, pode ser observada através dos mediadores da resposta inflamatória (catepsina D, serotonina, ferro, zinco, cobre e proteínas de libertação endotelial), cujas alterações são capazes de fundamentar um diagnóstico de vitalidade nestas duas formas de constrição do pescoço.

▶ **Sinais internos.** São em grande número, podendo ser divididos em sinais locais e a distância.

▪ *Sinais locais*

- *lesões da parte profunda da pele e da tela subcutânea do pescoço*: caracterizadas por sufusões hemorrágicas da parte pro-

▶ **Quadro 4.2** Características diferenciais do sulco (Bonnet).

Enforcamento	Estrangulamento
Oblíquo ascendente	Horizontal
Variável segundo a zona do pescoço	Uniforme em toda a periferia do pescoço
Interrompido ao nível do nó	Contínuo
Em geral, único	Frequentemente múltiplo
Por cima da cartilagem tireóidea	Por baixo da cartilagem tireóidea
Quase sempre apergaminhado	Excepcionalmente apergaminhado
De profundidade desigual	De profundidade uniforme

funda da pele e da tela subcutânea. Podendo surgir, ainda, rupturas e infiltrações sanguíneas do tecido muscular (*sinal de Martin*) e equimoses retrofaríngeas. No enforcamento, essas alterações são mais constantes e mais intensas no lado contrário ao nó

- *lesões dos vasos*: incidem sobre as artérias e, excepcionalmente, nas veias. Amussat descreveu um sinal, que tem o seu nome, constituído da secção transversal da túnica íntima da artéria carótida comum nas proximidades de sua bifurcação (Figura 4.79). Essas rupturas podem ser únicas ou múltiplas, superficiais ou profundas, visíveis a olho nu ou não. São mais encontradas nos enforcamentos por laços finos e duros, ocupando uma maior ou menor parte da circunferência do vaso. O referido sinal é mais encontrado na artéria do lado oposto do nó. O desgarramento da túnica externa é conhecido pela denominação de *sinal de Étienne Martin*. E, finalmente, há a sufusão hemorrágica da túnica externa da carótida comum – *sinal de Friedberg* (Figura 4.80). Esses sinais são mais evidentes, nos casos de enforcamento, no lado onde o laço sustenta o corpo, ou seja, no lado oposto ao do nó. E, quando aqueles sinais são vistos em ambos os lados, as lesões são mais pronunciadas e mais baixas no lado contrário ao do nó.

  Há outras lesões vasculares mais raras, como: a ruptura da túnica externa da artéria carótida interna ou externa (*sinal de Lesser*) e a solução de continuidade da túnica interna das veias jugulares (*sinal de Ziemke*)
- *lesões do aparelho laríngeo*: fraturas das cartilagens tireóidea e cricóidea, e fratura do osso hioide
- *lesões da coluna vertebral*: nos casos de enforcamento com queda brusca do corpo, podem surgir fraturas ou luxações de vértebras cervicais, como acontece em alguns dos enforcamentos por suplício.

  ▪ *Sinais dos planos profundos do pescoço (apud* Bonnet*)*. Os sinais mais comumente descritos na literatura médico-legal sobre enforcamento são:

- *musculares*: infiltração hemorrágica dos músculos cervicais (*sinal de Hoffmann-Haberda*) e ruptura transversal, e hemorragia do músculo tiro-hióideo (*sinal de Lesser*)
- *cartilagens e ossos*: hioide – fratura do corpo (*sinal de Morgagni-Valsalva-Orfila-Röemmer*); tireoide – fratura das apófises superiores (*sinal de Hoffmann*); fratura do corpo (*sinal de Helwig*); e cricoide – fratura do corpo (*sinal de Morgagni-Valsalva-Deprez*)

- *ligamentos*: rupturas dos ligamentos cricóideo e tireóideo (*sinal de Bonnet*)
- *vasculares*: carótida comum – ruptura da túnica íntima em sentido transversal abaixo da bifurcação (*sinal de Amussat-Divergie-Hoffmann*); infiltração hemorrágica da túnica adventícia (*sinal de Friedberg*); carótidas internas e externas – ruptura das túnicas adventícias (*sinal de Lesser*); jugulares interna e externa – ruptura da túnica interna (*sinal de Ziemke*)
- *neurológicos*: ruptura da bainha mielínica do nervo pneumogástrico ou vago (*sinal de Dotto* – Figura 4.81)
- *vertebrais*: fratura da apófise odontoide do áxis (*sinal de Morgagni*); fratura do corpo de C1 e C2 (*sinal de Morgagni*); luxação da segunda vértebra cervical (*sinal de Ambroise Paré*)
- *faríngeos*: equimoses retrofaríngeas (sinal de Brouardel-Vibert-Descoust)
- *laríngeos*: ruptura das cordas vocais (*sinal de Bonnet*).

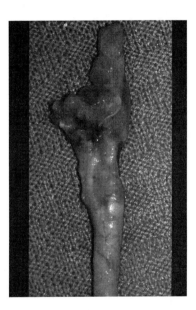

Figura 4.80 Sinal de Friedberg. (Arquivo do Dr. Carlos Henrique S. Durão.) Esta figura encontra-se reproduzida, em cores, no Encarte.

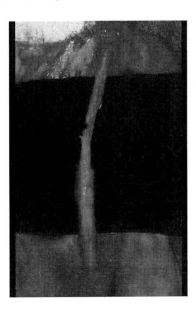

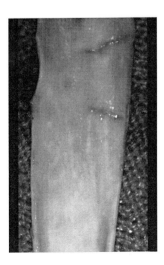

Figura 4.79 Sinal de Amussat. (Arquivo do Dr. Carlos Henrique S. Durão.) Esta figura encontra-se reproduzida, em cores, no Encarte.

Figura 4.81 Sinal de Dotto. (Arquivo do Dr. Carlos Henrique S. Durão.) Esta figura encontra-se reproduzida, em cores, no Encarte.

■ *Sinais a distância.* São aqueles encontrados nas asfixias em geral, como congestão polivisceral, sangue fluido e escuro, pulmões distendidos, equimoses viscerais e espuma sanguinolenta na traqueia e nos brônquios.

Pellisier, Leclerq e Cordonnier apresentam, como características histológicas nos pulmões, intensa congestão dos vasos interalveolares, congestão capilar e transudação alveolar.

Berg, em 1952, encontrou como sinal importante a determinação das fosfatases, que, no enforcado, estaria em torno de 77,1 mg e que, em outras causas não asfíxicas, seria em média de 12,1 mg.

Simon descreve um sinal caracterizado por infiltração hemorrágica ao nível dos discos intervertebrais, com mais frequência na região lombar, inclusive servindo de diagnóstico de reação vital nesta forma de asfixia.

▶ **Mecanismo da morte por enforcamento.** Pela variação sintomática do enforcamento, acredita-se nas possibilidades variáveis do mecanismo de morte. Hoffmann fundamenta a morte por enforcamento em três princípios:

- *morte por asfixia mecânica:* naturalmente, é-se levado a pensar que a ação do laço no pescoço interrompe a passagem do ar respirável até os pulmões.

  Porém, existem certos argumentos que fogem a esse princípio: 1º – nem sempre se encontram, nos cadáveres dos enforcados, as lesões típicas de asfixias; 2º – a constrição do laço não se manifesta exatamente sobre a traqueia e a laringe, e sim muito mais acima; 3º – certas observações experimentais demonstram que mesmo os animais traqueotomizados e, por conseguinte, com passagem livre do ar morrem invariavelmente por enforcamento. Então, somos obrigados a pensar que, se o indivíduo morre por asfixia mecânica no enforcamento, não é precisamente por constrição da laringe e da traqueia, e sim por outro mecanismo de asfixia, como a obstrução das vias respiratórias, pelo rechaçamento da base da língua para cima e para trás, por ação do próprio laço sobre a parede posterior da laringe
- *morte por obstrução da circulação:* a interrupção da circulação venosa pela constrição do laço no pescoço contribui apenas, para alguns autores, no fenômeno da congestão da face. Mais importante é, sem dúvida, a obstrução da passagem do sangue arterial pelas carótidas, acarretando perturbações cerebrais pela anoxia. Experimentalmente, sabe-se que a pressão capaz de obter a obliteração dos vasos é em torno de 2 kg para as veias jugulares, de 5 kg para as artérias carótidas comuns e de 25 kg para as artérias vertebrais
- *morte por inibição devido à compressão dos elementos nervosos do pescoço:* o laço exerce pressão sobre o feixe vasculonervoso do pescoço, principalmente no nervo vago. Isso se demonstra basicamente nos casos de sobrevivência nos quais se manifestam sinais laríngeos ou manifestações cardíacas e respiratórias observadas pela compressão daquele nervo ou dos seios carotídeos.

▶ **Casos atípicos.** Um dos casos atípicos neste estudo é a chamada *asfixia autoerótica* também denominada de *hipoxifilia,* cuja finalidade é se alcançar a excitação sexual pela privação da oxigenação, sendo na maioria das vezes promovida pelo enforcamento, e, mais raramente, pelo estrangulamento ou pelo uso de bolsas de plástico sobre a cabeça. Alguns desses casos o indivíduo pode perder o controle e ocorrer a morte.

▼ Estrangulamento

No estrangulamento, a morte se dá principalmente pela constrição do pescoço por um laço acionado por uma força estranha,

obstruindo a passagem de ar aos pulmões, interrompendo a circulação do sangue ao encéfalo e comprimindo os nervos do pescoço. Nesse tipo de morte, ao contrário do enforcamento, o corpo da vítima atua passivamente e a força constrictiva do laço age de forma ativa.

O acidente e o suicídio nesta modalidade são mais raros. No suicídio é sempre por "torniquetes" ou outro artifício que mantenha a pressão do laço, pois o indivíduo perde a consciência. Mais comum é o estrangulamento-homicídio, principalmente quando a vítima é inferior em forças ou é tomada de surpresa. Constitui uma forma, não muito rara, de infanticídio. Há também o estrangulamento-suplício, utilizado pelo carrasco, nas sentenças por "garrote".

Na Índia, existia uma seita religiosa, conhecida como Thugus, que sacrificava os viajantes pelo estrangulamento de surpresa, poupando mulheres, artistas, músicos e poetas.

■ Modos de execução

O estrangulamento é sempre executado com o auxílio de um laço, que pode ser mole (lenço, gravata), semiduro (cinto, corda) ou duro (arame, fio elétrico). Ele é acionado em redor do pescoço, em forma de alça, e movido pela força muscular do autor, cuja constrição é em sentido transversal e alcança toda a circunferência do pescoço.

Todavia, há formas atípicas de estrangulamento, como no chamado "golpe do pai Francisco", em que o laço passa pela parte anterior do pescoço da vítima, sendo ela puxada às costas do agressor. Ou, ainda, em situações em que o laço também passa pela parte anterior do pescoço e a vítima é atraída à força contra grades ou é arrastada, por exemplo. Nestes casos o sulco é oblíquo, descontinuo e supra-hióideo. Este é o chamado estrangulamento atípico por alça de "laço aberto".

■ Sintomatologia

No estrangulamento, os sintomas são variados conforme a sua maneira: lenta, violenta ou contínua.

Normalmente, o estrangulamento passa pelos seguintes períodos: resistência, perda da consciência e convulsões, asfixia e morte aparente. Depois, surge a morte real.

■ Sinais

Estudaremos os sinais externos e os sinais internos.

- Sinais externos:
  - *aspecto da face e do pescoço:* a face no estrangulamento geralmente se mostra tumefeita e violácea devido à obstrução quase sempre completa da circulação venosa e arterial; os lábios e as orelhas arroxeados, podendo surgir espuma rósea ou sanguinolenta das narinas e boca. A língua se projeta além das arcadas dentárias e é extremamente escura. Dos meatos acústicos externos, poderá fluir sangue. Equimoses de pequenas dimensões na face, nas conjuntivas, pescoço e face anterior do tórax
  - *sulco:* quanto mais consistente e duro for o laço, mais constante é o sulco. Pode ser único, duplo ou múltiplo. A direção é diferente do enforcamento, pois se apresenta em sentido horizontal, podendo, no entanto, ser ascendente, como nos casos de homicídio, em que o agente puxa o laço para trás e para cima. Sua profundidade é uniforme e não há descontinuidade, podendo verificar-se a superposição do sulco onde a parte do laço se cruza. São menos pronunciados no suicídio. As bordas do sulco são cianóticas e elevadas, e o leito é deprimido e apergaminhado. Geralmente o sulco está situado por baixo da cartilagem tireóidea (Figura 4.82). Não é raro se encontrarem nas

proximidades do sulco do estrangulamento *rastros* ou *estrias ungueais*. Pode ser notado o *sinal de Lesser* (vesículas sanguinolentas no fundo do sulco)

- Sinais internos:
  - lesões nos planos profundos do pescoço:
    - *infiltração hemorrágica dos tecidos moles do pescoço* – a tela subcutânea e a musculatura subjacente ao sulco apresentam-se infiltradas por sangue. Essas lesões, quando se trata de estrangulamento, pelo fato de o laço imprimir força de mesma intensidade em torno do pescoço e agir em sentido horizontal, apresentam a mesma intensidade, distribuição e altura em todo o perímetro nos planos internos do pescoço.
    - *lesões da laringe* – podem acarretar lesões nas cartilagens tireóidea e cricóidea e no osso hioide. Raros no suicídio.
    - *lesões das artérias carótidas* – manifestadas macroscopicamente quase sempre em ambos os lados, na túnica íntima, pelo sinal de *Amussat* (rupturas transversais) e, na túnica adventícia, pelos sinais de *Friedberg* (infiltração hemorrágica) e de *Étienne Martin* (ruptura transversal). Pelas mesmas razões alegadas para os tecidos moles do pescoço, essas lesões arteriais têm, em quase todas as vezes, a mesma intensidade e se colocam em uma mesma altura
  - *lesões a distância*: estão representadas pelos sinais clássicos de asfixia vistos no estudo geral sobre o tema.

Fisiopatologia

Na morte por estrangulamento, três são os fatores que interferem:

- *asfixia*: resulta da interrupção da passagem do ar atmosférico até os pulmões pela constrição do pescoço comprimindo a laringe. Na morte por estrangulamento, a asfixia é mais decisiva que no enforcamento, principalmente devido à posição do laço. Experiências demonstram que a traqueia se oblitera com uma pressão de 25 kg
- *compressão dos vasos do pescoço*: compromete mais intensamente as veias jugulares que artérias carótidas, e estas menos que as artérias vertebrais, fazendo com que o sangue do segmento cefálico fique bloqueado
- *compressão dos nervos do pescoço*: tem influência mais decisiva na morte por estrangulamento, cujo mecanismo mais bem explicado é a inibição.

Histodiagnóstico panorâmico do pescoço

O diagnóstico de morte por estrangulamento ou por enforcamento tem permanecido no plano macroscópico da necropsia através

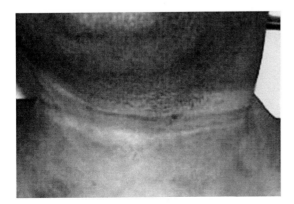

Figura 4.82 Sulco de estrangulamento. Esta figura encontra-se reproduzida, em cores, no Encarte.

dos sinais gerais de asfixias e, em particular, do estudo do pescoço. Daí a dificuldade de estabelecer com precisão pontos característicos diferenciais entre estas duas espécies de asfixia mecânica.

As primeiras referências de estudos histológicos sobre o sulco do pescoço produzido por enforcamento ou estrangulamento são de Neyding, em 1870, quando verificou pequenas hemorragias e extravasamento sanguíneo ao nível daquela lesão, considerados de grande valor no diagnóstico diferencial entre os produzidos em vida ou depois da morte.

Bonnet e Pedace, na Argentina, em 1969, fizeram uma revisão total sobre o assunto a partir de experiências, chegando a várias conclusões, estudando especificamente os diversos planos tissulares do pescoço, não apenas referentes ao sulco, senão também de sua vizinhança imediata, chegando no final a caracterizar pontos significativos na distinção entre enforcamento e estrangulamento.

1. *Epiderme*

Os sulcos produzidos por laços finos e duros mostram:

- bordas do sulco cortadas a pique e o plano epidérmico infiltrado por uma camada de sangue recente
- leito do sulco com restos de hemácias, detritos, pelos e uma substância grumosa parecida com plasma
- perda da arquitetura normal por separação e dilaceração das diferentes camadas que se estendem na profundidade até a derme.

Os sulcos resultantes de laços grossos e moles apresentam:

- camada epidérmica da parte média do sulco dilacerada e achatada
- ruptura das camadas pavimentosas com células espinhosas e basais "prensadas"
- desvio e deformidade das papilas epidérmicas.

2. *Derme*

- bordas do sulco cortadas a pique e o plano dérmico recoberto de uma camada de sangue recente
- ruptura e retração das fibras elásticas
- ruptura e retração das fibras conjuntivas
- extravasamento sanguíneo zonal.

3. *Tela subcutânea*

- ruptura, deformação e achatamento das células adiposas
- na constrição mais acentuada, extravasamento de gordura ao nível do sulco
- muitas células rotas comunicando-se entre si.

4. *Camada muscular*

- fibras musculares deformadas, achatadas e rechaçadas ao nível do fundo do sulco
- discreta hemorragia recente e pigmentação hemossiderínica das miofibrilas e dos miofascículos, assim como dos seus septos divisores
- figuras em "fuso" por estiramento e alargamento das fibras musculares com protoplasma densificado e o núcleo deformado por alargamento.

5. *Artéria carótida comum*. É a peça importante da histopatologia panorâmica do pescoço. Apresenta:

- deformação de sua circunferência por achatamento
- luz arterial sem sangue
- ruptura da túnica íntima e média
- despregamento e levantamento do endotélio
- destacamento e "desfibrilação" da camada elástica interna subendotelial
- impregnação do tecido hemático hemossiderínico periadventicial.

6. Veias jugulares interna e externa

* achatamento e diminuição da luz do vaso
* impregnação de tecido hemático hemossiderínico periadventicial.

7. Nervo vago

* hemorragia periférica do epineuro
* infiltração hemática constituída por hemácias mais ou menos abundantes nos septos e interstícios
* ruptura do epineuro ou dos seus septos nos casos mais violentos.

8. Linfonodos

* raramente mostram-se deformados
* as características ou processos patológicos preexistentes não sofrem modificações pela ação constritiva e podem ser observados perfeitamente
* aparecem envolvidos e infiltrados por sangue recente cujas hemácias estão conservadas.

Bonnet e Pedace, em suas conclusões, consideram o método, por eles chamado de histodiagnóstico panorâmico do pescoço, de grande utilidade no diagnóstico de estrangulamento ou enforcamento, sendo os sinais mais importantes encontrados ao nível do feixe vasculonervoso do pescoço, principalmente na artéria carótida comum, em virtude da ruptura, achatamento e deformidade de suas túnicas. E asseguram que, mesmo não existindo *sinais macroscópicos de Amussat e Friedberg*, sempre se poderá comprovar histologicamente a presença das lesões.

Estrangulamento antibraquial

A experiência demonstra que, embora em situações não tão raras, é possível o estrangulamento através da constrição do pescoço pela ação do braço e do antebraço sobre a laringe, conhecida como "golpe de gravata".

Sob o ponto de vista médico-legal, além do diagnóstico de morte por estrangulamento, é muito importante que se teçam considerações fundamentadas no sentido de se estabelecer com critérios bem definidos a causa jurídica de morte: se por homicídio ou acidente.

Em geral, a morte se dá por oclusão das vias respiratórias ou da obstrução da circulação das carótidas, por ação da prega do cotovelo sobre a face lateral do pescoço. A morte pode ser também por inibição (*reflexo laríngeo-pneumogástrico*), síndrome conhecida por "estrangulamento branco de Claude Bernard-Lacassagne", em que, por vezes, pressões menos significativas do pescoço podem resultar em parada cardíaca e em que não se encontram os sinais clássicos de asfixia.

Em tais ocorrências, o difícil é precisar o diagnóstico, pois os sinais encontrados não são tão evidentes quanto os deixados pelo laço no estrangulamento e no enforcamento ou pelos dedos na esganadura.

Pode ainda ocorrer a morte por estrangulamento onde se usa a pressão de um objeto duro, como cassetete, bastão ou outro objeto similar, sobre o pescoço, onde a perícia vai encontrar significativas lesões externas (esquimoses e escoriações) e lesões internas (infiltração hemorrágica dos tecidos moles e muito comumente fraturas dos anéis da traqueia e da laringe), principalmente na sua região anterior.

Considerar com relevância todos os achados da necropsia referentes às partes moles e ósseas da região anterior do pescoço, dando ênfase também para a ausência de alterações externas e internas da sua região posterior.

Uma das formas mais comuns de afogamentos homicidas ocorre por meio do estrangulamento antibraquial, utilizado para dominar a vítima, privar-lhe dos sentidos e, em seguida, afogá-la.

Mesmo que a ação criminosa se dê pela compressão do antebraço sobre a laringe (privando a respiração) e do braço e do antebraço sobre as faces laterais do pescoço (privando da circulação cerebral), o ato de defesa da vítima é empurrar o braço do agressor para baixo provocando equimoses, principalmente, na parte superior do tórax.

Em tais ocorrências, nem sempre é fácil precisar o diagnóstico dessa forma de estrangulamento, pois os sinais encontrados não são tão evidentes quanto os deixados pelo laço no estrangulamento e no enforcamento ou pelos dedos e unhas na esganadura. As lesões do plano interno do pescoço são mais comuns e mais intensas.

▼ Esganadura

Esganadura é um tipo de asfixia mecânica que se verifica pela constrição do pescoço pelas mãos, ao obstruir a passagem do ar atmosférico pelas vias respiratórias até os pulmões.

É sempre homicida, sendo impossível a forma suicida ou acidental.

Sintomatologia

Devido a própria dinâmica da esganadura, é difícil precisar o período e o tempo decorrido das mortes desta natureza, as quais podem ocorrer por asfixia decorrente de compressão dos elementos nervosos do pescoço. A esganadura vem sempre acompanhada de outras lesões, principalmente as traumáticas, provenientes de outras agressões e ferimentos na região posterior da cabeça, equimoses em redor da boca, escoriações nas mãos, nos antebraços e no tórax, todos eles decorrentes das manobras de imobilização e, por isso, chamadas de *lesões de contensão*.

Sinais

Estudaremos os seguintes tipos:

1. *Sinais externos a distância*. Congestão da face, congestão das conjuntivas, equimoses punctiformes da face e do pescoço.

2. *Sinais externos locais*. Os mais importantes são as escoriações produzidas pelas unhas do agressor, teoricamente de forma semilunar, apergaminhadas, de tonalidade pardo-amarelada, conhecidas como *estigmas* ou *marcas ungueais*. Podem também ter a forma de *rastros* escoriativos. Se o criminoso usou a mão direita, aparecem essas marcas em maior quantidade no lado esquerdo do pescoço da vítima (Figura 4.83). Além delas, podem ser encontradas pequenas equimoses arredondadas produzidas pelas polpas dos dedos.

Em alguns casos, podem surgir escoriações de várias dimensões e sentidos, devido às reações da vítima ao defender-se.

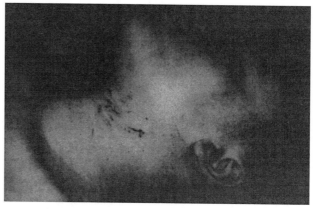

Figura 4.83 Marcas ungueais (esganadura).

Finalmente, as marcas ungueais podem não existir se o agente conduziu a constrição do pescoço protegido por objetos, como, por exemplo, lenços, lençóis, toalhas ou luvas.

3. *Sinais locais profundos.* São os seguintes:

- *infiltrações hemorrágicas das estruturas profundas do pescoço.* São mais acentuadas e mais constantes que no estrangulamento, apresentando-se de forma difusa ou localizada na tela subcutânea e na musculatura da região cervical
- *lesões do aparelho laríngeo por fraturas de cartilagens tireóidea e cricóidea e dos ossos estiloide e hioide*, mais frequentes que no estrangulamento e no enforcamento. Muito raramente encontrar-se-á fratura de cartilagens da traqueia. Em casos de fraturas daqueles ossos, principalmente quando tais hipóteses são levantadas em necropsias pós-exumáticas tardias (fase de esqueletização), é imperativo que se pesquisem sinais indicativos de *reação vital* nas linhas de fratura desses ossos, através de exame histológico convencional ou exame microscópico eletrônico de varredura. Nas situações de fraturas antes da morte, confirma-se pela presença de *si-nais vitais*, traduzidos pela existência de sangue (hemácias) na área lesada (Figuras 4.84 e 4.85 A e B)
- *lesões dos vasos do pescoço, bem mais raras.* Mesmo assim, já tivemos oportunidade de surpreender, em alguns casos de esganadura, soluções de continuidade ou infiltrações hemorrágicas longitudinalmente dispostas, curvilíneas ou atípicas, e de concavidade voltada para a linha média do pescoço, na túnica íntima da artéria carótida comum, produzidas indiscutivelmente pela pressão das unhas sobre aquele vaso e dele sobre a coluna cervical. Não há registro do referido sinal, pelo menos especificamente, na literatura médico-legal corrente (Figura 4.86).

4. *Sinais a distância.* Apresentam as mesmas características das asfixias em geral.

Fisiopatologia

Na esganadura interferem, principalmente no mecanismo de morte, a asfixia e os fenômenos decorrentes da compressão nervosa do pescoço. A obliteração vascular é de interesse menor. Assim, tudo indica que na asfixia mecânica do tipo esganadura o mecanismo de morte é sempre por *anoxia anóxica* (falta de oxigênio no sangue que nutre o tecido cerebral), por *inibição reflexa* (parada do coração por inibição devido à pressão dos seios carotidianos) e, em menor escala, por *isquemia encefálica* (necrose do tecido cerebral, por falta de sangue arterial).

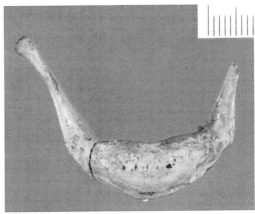

Figura 4.85 Fraturas do osso hioide. (Arquivo da Prof.ª Carmem Cinira Martin, Departamento de Patologia, Faculdade de Medicina, USP – Ribeirão Preto.)

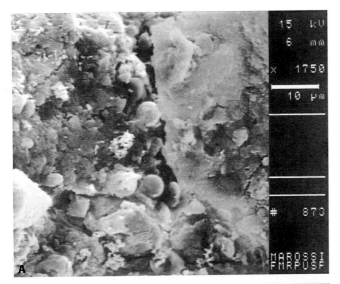

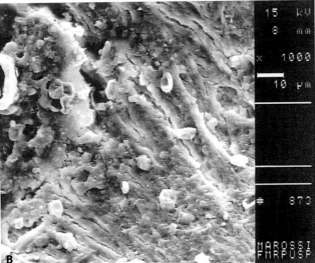

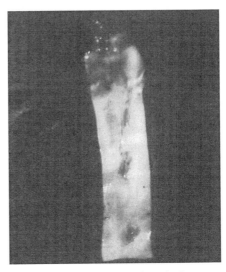

Figura 4.84 A. Micrografia eletrônica de varredura na linha de fratura entre o corpo e o corno posterior direito do osso hioide, com detalhes das hemácias. **B.** Micrografia de varredura da extremidade distal do corpo posterior esquerdo do osso hioide com detalhes de hemácias. (Arquivo do Prof. Marcos Rossi, Departamento de Patologia, Faculdade de Medicina, USP – Ribeirão Preto.)

Figura 4.86 Rupturas da túnica íntima da carótida comum em forma de meia-lua na esganadura (marcas de França). Esta figura encontra-se reproduzida, em cores, no Encarte.

CONCEITO

As energias de ordem bioquímica são aquelas que se manifestam por ação combinada – química e biológica, atuando lesivamente por meio negativo (carencial) ou de maneira positiva (tóxica ou infecciosa) sobre a saúde, levando em conta ainda as condições orgânicas e de defesa de cada indivíduo. É, portanto, diferente da ação química propriamente dita dos venenos.

Estudaremos, nessa modalidade de energia, os danos causados à vida ou à saúde pelas *perturbações alimentares, autointoxicações, infecções* e *castração química*.

PERTURBAÇÕES ALIMENTARES

Todo interesse médico-legal, em tais circunstâncias, está principalmente na etiologia da causa jurídica de cada evento: se voluntário, acidental, culposo ou doloso. As situações mais importantes são as seguintes:

▼ Inanição

É o depauperamento orgânico produzido pela redução ou pela privação de elementos imprescindíveis ao metabolismo orgânico. Pode ter uma forma aguda ou crônica, sendo a primeira de maior interesse médico-legal. Suas causas são sempre de caráter acidental, culposo ou criminoso.

A inanição acidental efetiva-se nos casos em que a vítima fica presa ou abandonada em locais onde não pode alimentar-se, fatos esses surgidos, por exemplo, em uma catástrofe ou quando extraviada ou abandonada em lugares sem recursos.

A inanição voluntária verifica-se em algumas tentativas ou consumação de suicídio em estados depressivos ou em pacientes terminais, ou por *greve de fome*. Deve-se chamar a atenção para a greve de fome, coletiva ou individual, pois tem sido, nesses últimos tempos, um recurso muito usado por prisioneiros de delito de opinião e ativistas políticos. Nessa forma de jejum prolongado, no deliberado propósito de protestar ou reivindicar contra um modelo injusto, ou como forma de defesa ou de chamamento de atenção, exige-se um tratamento diferenciado pelo significado do protesto e pela única manifestação pacífica possível e tolerada por alguns sistemas arbitrários.

As vítimas sujeitas a essa forma de inanição aguda – se há recusa total de alimentos e líquidos – apresentam complicações de evolução muito rápida devido à desidratação intensa. Na recusa parcial, quando aceitam bebidas nutritivas como leite ou água açucarada, ou se alimentam clandestinamente de balas ou torrões de açúcar, a evolução é demorada.

Os sinais clínicos mais comuns são: astenia progressiva, apatia, hálito fétido, queda do estado geral, hipotermia, queda de pressão arterial e síndrome dolorosa abdominal. Após um período de 10 a 12 dias, mesmo com hidratação, a tendência é a caquexia. A acidose com acetonúria é um sinal muito grave.

As complicações mais sérias são a icterícia ou subicterícia acompanhada de estado febril, oligúria decorrente da insuficiência renal, complicações cardiorrespiratórias, edemas típicos da subnutrição, atrofia muscular, redução do volume do fígado, do baço e do coração, vacuidade do tubo gastrintestinal, com adelgaçamento das paredes do estômago e dos intestinos. Encefalopatias carenciais do tipo *doença de Gayet-Wernicke* por avitaminose B$_1$, caracterizada clinicamente por astenia e sonolência progressiva, surgindo depois as manifestações neurológicas, contraturas difusas do tipo extrapiramidal, problemas oculares, como nistagmo, edema pupilar, hemorragia ao exame de fundo de olho, crises convulsivas, alteração do curso da memória e da inteligência, torpor, confusão e acessos oníricos. A evolução se faz para o coma e depois para a morte.

Tratando-se tardiamente o grevista de fome, este frequentemente apresentará sequelas neurológicas e psíquicas, como a *síndrome demencial* ou *korsakoviana*.

O exame cadavérico acusa putrefação precoce, definhamento, acentuada redução da tela subcutânea, atrofia muscular, diminuição do volume do baço e do fígado, redução da quantidade do sangue circulante, esvaziamento dos intestinos, retração e adelgaçamento das paredes do estômago e dos intestinos.

Histologicamente são encontradas lesões bilaterais e simétricas do assoalho do quarto ventrículo, do contorno do conduto de Sylvius e das paredes do terceiro ventrículo, com desgaste principalmente da substância cinzenta. As lesões são, sobretudo, vasculares: proliferação de neovasos, vasodilatação, espessamento do endotélio e degeneração das outras túnicas, acompanhando-se de exsudato plasmático e de micro-hemorragias no parênquima, que toma um aspecto esponjoso, e finalmente a degeneração neuronal e uma gliose do tipo astrocitário. Isso no sistema nervoso central. Nos rins, as manifestações encontradas na insuficiência renal aguda.

O diagnóstico de morte por inanição aguda é feito pela análise cuidadosa dos comemorativos e pelas alterações macro- e microscópicas encontradas na necropsia e nos seus exames subsidiários.

A inanição criminosa é muito rara. A literatura médico-legal, no entanto, cita casos de infanticídio ou abandono de recém-nascido seguidos de morte ou perturbações graves por omissão de alimentos.

▪ Doenças carenciais

São perturbações orgânicas decorrentes de alimentação insuficiente ou da carência de certos elementos indispensáveis, entre os quais principalmente as *vitaminas*.

Essas alterações do organismo são conhecidas como *hipovitaminose* e *avitaminose*.

Sabe-se hoje que a condição orgânica animal é incapaz de, por si só, elaborar esses princípios que, mesmo em doses infinitesimais, são necessários na economia dos órgãos.

A carência de vitaminas pode ser de origem culposa ou acidental.

Dificilmente, poderíamos encontrar alguém que privasse outro criminosamente de uma necessidade vitamínica. Ela é mais acidental ou culposa por negligência ou omissão, por ignorância própria ou de terceiros.

A *vitamina A*, ou *antixeroftálmica*, tem grande importância na manutenção dos epitélios e na formação das células. Sua deficiência produz, entre outros, *xeroftalmia* (espessamento e perda da transparência da conjuntiva), *queratomalácia* (forma avançada de espessamento da córnea), *erupção papilar dos folículos pilossebáceos* (saliência dos folículos pilosos nos braços e nas pernas), *xerósis cutânea* (pele seca e escamosa), *cegueira noturna* (visão deficiente durante o crepúsculo ou à noite) e *suscetibilidade a infecções* (principalmente brônquica).

A *vitamina B₁*, ou *antiberibérica* ou *antineurítica*, é muito importante para o organismo humano, e sua carência resulta em alterações funcionais graves, como as *perturbações neurológicas degenerativas* (polineurites), *neurites com comprometimento do sistema nervoso central* (beribéri), *perturbações cardíacas* (insuficiência funcional do coração por comprometimento do músculo cardíaco).

A *vitamina B₂* ou *riboflavina* funciona com uma *coenzima* e é muito significativa para o desenvolvimento de todos os vertebrados. Sua ausência ou diminuição no organismo humano causa uma perturbação conhecida como *arriboflavinose* (lábio inferior liso e lustroso, fissuras das comissuras labiais conhecidas como "boqueiras", glossite, fotofobia, placas seborreicas comumente no sulco nasolabial e descamação das asas do nariz e da fronte), além de contribuir para o aparecimento da pelagra e do beribéri.

A *vitamina B₆* ou *piridoxina* tem influência em muitas reações enzimáticas. Sua ausência prolongada no organismo pode produzir *dermatites graves* (ulcerações da pele) e *perturbações graves do sistema nervoso central* (convulsões).

A *vitamina B₁₂* ou *cianocobalamina* tem muita importância na produção de glóbulos vermelhos do sangue, e sua ausência produz no homem a chamada *anemia perniciosa*.

A *vitamina B₁₅* ou *ácido pangânico* não é conhecida na sua forma estrutural. Seu uso tem sido recomendado em anoxia hística (*angina de peito*, infarto do miocárdio e afecções hepáticas).

A *vitamina H* ou *biotina* ou *coenzima-R* atua de maneira significante na fixação de CO_2, na formação da pele e promove o crescimento de bactérias e leveduras. As pessoas que sofrem de gastrectomia têm alteração na absorção dessa vitamina. Embora sua deficiência seja rara no homem, ela, quando ocorre, pode produzir conjuntivite, dermatite esfoliativa, dores musculares e lassidão.

A *vitamina C* ou *antiescorbútica*, quando ausente no organismo do homem, produz uma doença chamada *escorbuto* que se caracteriza por hemorragias subperiósticas notadamente nas gengivas, perda de peso, afrouxamento do tecido conjuntivo em torno dos dentes com suas quedas consecutivas (gengivites expulsivas), osteoporoses, fraturas espontâneas, edemas e diarreia.

A *vitamina D* ou *antirraquítica* tem muita importância no processo de crescimento dos ossos, por sua interferência no metabolismo do fósforo e do cálcio. Sua falta nas crianças afeta sensivelmente o crescimento, produzindo uma síndrome conhecida como *raquitismo*, cujos caracteres são: encurvamento dos ossos das pernas, engrossamento condrocostal chamado *rosário raquítico*, persistência prolongada das fontanelas, amolecimento dos ossos do crânio, espessamento do pulso, tornozelo, cotovelos e joelhos, calcificação defeituosa das epífises dos ossos longos, malformações do tórax e dentes mal implantados e de superfícies erosada e irregular.

A *vitamina E* ou *antiestéril*, mesmo não tendo ainda seu mecanismo de ação devidamente esclarecido, tem influência muito grande sobre as gônadas e a sua ausência influencia em parte a esterilidade.

A *vitamina F*, representada pela ação de vários ácidos graxos essenciais polissaturados, tem sua ação na precaução da aterosclerose dos animais. Sua deficiência no homem é pouco conhecida.

A *vitamina K* ou *anti-hemorrágica* tem uma participação bem relevante sobre a coagulação do sangue, em face de favorecer a formação da *protrombina*. Sua ausência produz defeitos na coagulação sanguínea, pela dificuldade de a protrombina transformar-se em *trombina*, a fim de converter o fibrinogênio em fibrina – a proteína que forma o coágulo.

A *niacina*, *ácido nicotínico* ou *nicotinamida* é representada por duas formas de coenzima: a nicotinamida adenina dinucleotídio (NAD) e a nicotinamida adenina dinucleotídio fosfato (NADP). São encontradas nos alimentos que contêm o *fator PP* (preventivo da pelagra). A *pelagra*, também chamada de doença dos *três d* (dermatite, diarreia e demência), caracteriza-se pela presença de perturbações digestivas (náuseas, vômitos e diarreia), glossite (língua vermelho-escarlate com as marcas dos dentes), dermatites (pele do rosto, pescoço, braços, pernas, dorso dos pés e das mãos ásperas e descamadas de forma bilateral e simétrica) e distúrbios mentais nervosos (demência, confusão, perda da memória, depressão e alucinações e, por isso, as pessoas que têm essa doença são confundidas com doentes mentais e muitas vezes internadas em hospícios).

E outros fatores, como o *ácido fólico* (importante na formação das hemácias), cuja deficiência no organismo da mulher grávida produz uma forma de anemia chamada macrocítica, e nos outros indivíduos leucopenia e hipersegmentação das hemácias; o *ácido pantotênico* (ação junto ao córtex suprarrenal e ao metabolismo), e, por isso, é muito importante nos processos de suprimento de energia, contribuindo com o desenvolvimento da função e da reprodução dos tecidos endoteliais e epiteliais; o *ácido lipoico* (acelerador do crescimento celular) – todos eles da maior significação no desenvolvimento harmônico do ser humano.

■ Intoxicações alimentares

A situação mais comum nessas circunstâncias é a ingestão alimentar que contém substâncias ou microrganismos nocivos à saúde.

Aqui, tem-se de fazer a distinção com os envenenamentos. Estes são provocados por substâncias químicas de composição definida. E a intoxicação alimentar é produzida por mecanismo de anafilaxia quando da ingestão de alimentos deteriorados ou contaminados.

As toxi-infecções podem ser também acidentais, voluntárias e criminosas. O tipo acidental surge por desconhecimento de quem ingere o comestível contaminado, o qual vem causar-lhe dano. Mais comum é que a toxi-infecção se efetive por ação culposa, quando pessoas gananciosas e sem escrúpulos põem, ao consumo público, determinados alimentos em deterioração. Raríssimamente esta situação pode ser de forma dolosa.

As toxi-infecções alimentares mais comuns são as produzidas pelas *salmonelas* (salmoneloses), cuja toxina é capaz de produzir uma sintomatologia muito grave, como diarreia, cólicas intestinais intensas, espasmos abdominais, dor de cabeça, náuseas, vômitos e até perda da consciência; pelos *bacilos botulínicos* (botulismo), encontrados em latas de alimentos em conserva e de toxina neurotrópica, de manifestações sintomáticas gravíssimas, com vômitos, cólicas, diarreia, paralisias oculares, estrabismo divergente, diplopia, arreflexia pupilar, midríase e até mesmo a morte. E, finalmente, pelos *estafilococos* (*Micrococcus aureus*), cuja intoxicação alimentar é sempre de forma benigna, com vômitos raros, diarreia e cólicas intestinais.

AUTOINTOXICAÇÕES

São perturbações orgânicas originárias da transformação química e da elaboração de substâncias perniciosas na própria constituição física do indivíduo, por deformação endógena ou eliminação defeituosa. Por isso, são também chamadas de *intoxicações endógenas*.

O acontecimento mais trivial dessa ocorrência é, por exemplo, a ingestão de medicamentos suscetíveis de levar a determinadas perturbações, como *uremia* em pessoas cuja função renal já era comprometida por nefropatia crônica. Não se pode deixar de considerar, nesse caso, também, uma concausa preexistente. Um traumatismo sobre o pescoço, com lesões na tireoide, pode levar a uma perturbação na produção do hormônio *tireoxina*.

As autointoxicações podem ser de origem dolosa, culposa, acidental ou voluntária.

INFECÇÕES

São complicações mais ou menos frequentes, oriundas de perturbações orgânicas provocadas por microrganismos patógenos e que apresentam um certo ciclo evolutivo. As infecções podem ser de caráter local ou generalizado.

Várias são as questões médico-legais decorrentes de tais eventualidades. Em primeiro lugar, o problema da diagnose infecciosa, a data do início da doença e como tal ocorrência verificou-se. Também o conhecimento do tempo de incubação como mecanismo etiogênico e do tratamento preventivo realizado, e se a ocorrência é limitada a um foco de infecção cutânea ou se o germe rompeu a barreira de defesa local e generalizou-se, produzindo o quadro de *septicemia* ou *pioemia*, hoje chamadas *síndrome da resposta inflamatória sistêmica* (SIRS).

É também muito relevante o diagnóstico específico de cada infecção, pela significação de cada agente etiológico e da gravidade de cada caso. Muitas são as situações da infecção específica: carbúnculo, tétano, raiva, gangrena gasosa, raiva, tuberculose pulmonar ou extrapulmonar, hanseníase, entre outros.

Outro aspecto importante considerado pela perícia é a causa jurídica: se acidental, culposa ou dolosa à infecção examinada. Geralmente ela é acidental, por falta de cuidados. O contágio voluntário é muito raro, exceto nas autoexperiências científicas. Muitas das infecções são frutos de imprudência ou negligência, como as originadas no contágio das chamadas doenças sexuais transmissíveis, acrescidas agora da síndrome da imunodeficiência adquirida (*AIDS* ou *SIDA*), que compromete os linfócitos como elementos da defesa imunológica, deixando o indivíduo sujeito às mais diversas formas de infecções oportunistas.

A infecção por ação dolosa dá-se quando o portador tem o ânimo de contaminar outrem, e isso a lei penal rotulou como crime de perigo, entre os delitos de contágio de moléstia grave. Pune também a lei aqueles que propagam germes causadores de epidemia ou aqueles que infringem determinações do Poder Público, destinadas a impedir introdução ou propagação de contágio.

Finalmente, sancionou a lei substantiva penal a omissão do médico em notificar a existência de doenças infecciosas à autoridade sanitária competente, desde que o paciente esteja sob sua orientação profissional.

CASTRAÇÃO QUÍMICA

Neste capítulo, pode-se introduzir a questão da chamada *castração química*, que consiste em uma forma temporária de inibição do desejo sexual por meio da aplicação de medicamentos, principalmente à base de hormônios femininos. Isso seria feito como pena ou medida de segurança com os autores de crimes contra dignidade sexual, principalmente nos casos de *pedofilia*, a exemplo do que se vem utilizando em alguns países como os EUA e o Canadá e agora em fase de implantação na França e na Espanha. Tenta-se, assim, institucionalizar mais essa forma de violência, agora sob o eufemismo de "tratamento hormonal de inibição da libido", ainda que se tenha a duvidosa "autorização" do infrator.

Não têm faltado entre nós ideias de modificação do artigo 213 do Código Penal incluindo entre as modalidades de pena "a castração através de recursos químicos", com as quais alguns legisladores querem substituir ou complementar as penas restritivas da liberdade ou a redução da condenação para quem aceitar a aplicação de tal medida.

Um dos muitos projetos que tramitam no Senado Federal daria ao pedófilo de primeira condenação, quando beneficiado pela liberdade condicional, a condição de optar por essa forma de tratamento hormonal antes de deixar a prisão, sem prejuízo da pena aplicada. A partir da segunda condenação, quando beneficiado pela liberdade condicional, tal infrator seria obrigado a submeter-se à castração química. Não há nenhuma dúvida de que isso representa um gesto atentatório à condição humana, um vilipêndio aos direitos de cidadania e uma preconceituosa e discriminatória medida, transformando alguém, sentenciado ou não, em um cidadão de terceira ou quarta classe, além do que representaria uma fragorosa violência às principais Convenções Internacionais que disciplinam a proteção dos direitos humanos e da dignidade da pessoa, nas quais o Brasil é signatário.

O fato de alguém ser apenado ou recluso sob a tutela judicial – qualquer que tenha sido sua infração ou qualquer que seja o tamanho da revolta de alguém –, não autoriza quem quer que seja a usar de meios degradantes, desumanos ou cruéis, ou ser conivente com tais práticas.

Essa era uma das práticas utilizadas na época obscura dos campos de concentração nazistas e pode se constituir no início de uma série de medidas, justificadas de forma aparentemente protetora da sociedade, mas que colide com o caminhar dos povos democráticos em favor dos Direitos Humanos.

Tal modalidade de tratamento, que tenta mascarar a personalidade do paciente, além de agredir física e psiquicamente quem se submete a ele pela feminilização e outras perturbações ainda não suficientemente comprovadas cientificamente, agride a dignidade humana e abre espaço para outras violações que não se recomendam dentro das concepções de um Estado Democrático de Direito, que tem como fundamentação o respeito irrestrito à lei.

Esse tipo de procedimento não deixa de ser apontado como forma de tratamento desumano, cruel e degradante, tão condenado pela Carta das Nações Unidas em favor dos direitos e liberdades fundamentais da pessoa humana. E mais: estamos regredindo à adoção de penas corporais com conotação ultrajante.

Podemos até acreditar que tal processo não se constitua em uma forma de tortura no sentido de fazê-lo sofrer os padecimentos da dor. Mas é uma maneira indisfarçável de ato desumano e ultrajante. Leia-se a Declaração de Tóquio, adotando linhas mestras para os médicos, com relação ao tratamento degradante e desumano a detentos e prisioneiros (Anexo 2, artigo 1º):

"Qualquer ato de tortura, ou outro tratamento, ou castigo cruel, desumano e degradante, é uma ofensa à dignidade humana e será considerado como uma negação aos propósitos do Centro das Nações Unidas e como violação dos direitos e liberdades fundamentais da Declaração Universal dos Direitos Humanos."

Ninguém é indiferente aos atentados sexuais, principalmente contra crianças e adolescentes, sejam eles praticados por indivíduos isolados, sejam por grupos criminosos que se organizam na exploração sexual. E também ninguém é favorável que os autores deste tipo de delito fiquem impunes. Ao contrário, aqueles que comprometerem ou lesarem os direitos individuais ou a ordem pública devem merecer penas que afetem a sua liberdade e protejam o bem comum. Mas tudo isso sem se afastar das regras de civilidade que se espera do uso racional e do equilíbrio da justiça, com o objetivo precípuo na recuperação e na ressocialização do detento.

Quando se considerou determinados crimes como hediondos e se deu penas graves, isto não se fez afastar dos limites constitucionais. A pena de castração química seria, sem dúvida alguma, uma quebra deste postulado e a adesão aos procedimentos degradantes e desumanos. E muito pior: seria uma forma disfarçada de se oficializar a tortura, o arbítrio e a prepotência.

Pelo fato de a castração química não ter aparentemente o efeito duradouro, isso não desfaz o seu sentido discriminador e cruel, atingindo o indivíduo na sua integridade física ou psíquica, com todas as alterações e anomalias que a inconsequente hormonioterapia pode trazer. Sua aparência física de afeminado, seus caracteres sexuais afetados como distribuição de pelos, voz feminina, crescimento das mamas, localização adiposa anômala ao sexo masculino, somando-se às questões de ordem interna que passam por doenças graves que vão da hipertensão, ao diabetes, depressão, até o câncer, são situações que não podem passar sem reparo. A Constituição Federal é clara nesse particular quando afirma de forma imperiosa no seu artigo 5º, XLIX: "é assegurado aos presos o respeito à integridade física e mental."

Ainda que algumas teses, de pouca credibilidade e sustentação, queiram dar aos índices de testosterona um fator de vinculação à violência, pelo fato de a maioria dos homicidas ser do sexo masculino e estar em uma faixa etária que vai de 15 a 40 anos, sabe-se que muitos são os fatores que levam um indivíduo à criminalidade e à violência. A teoria endocrinológica da criminogênese não encontra mais argumentos em sua defesa. Com certeza tais ideias vão despertar o fatalismo biológico do positivismo lombrosiano querendo-se identificar nas taxas hormonais dos indivíduos o seu grau de periculosidade, criando-se assim o "hormônio delinquente".

Todos sabem que não existe ninguém predestinado ao crime, mesmo sendo ele detentor de certos índices hormonais; não se pode determinar tal fato como responsável pela criminalidade e pela violência que faz transbordar os níveis aceitáveis de delinquência. Não há determinismo que imponha, por si só, a ação delituosa nem um índice hormonal elevado que faça alguém delinquir, mas um conjunto de fatores criminoimpelentes capazes de gerar o crime, em face das medonhas contradições socioeconômicas em que vive o indivíduo e não de sua condição biológica.

A história registra casos de indivíduos com baixos índices de testosterona e de sexualidade frustra e rara que foram capazes de cometer delitos de implicação sexual de extrema gravidade. E o inverso é verdadeiro: indivíduos com índices altíssimos de testosterona que jamais cometeram qualquer tipo de infração, por menor que fosse.

Por outro lado, considerando-se o aspecto ético é desolador que o corpo clínico de uma unidade hospitalar, por meio de seu diretor técnico ou chefe de serviço, aceite sem resistência praticar tais medidas, quando lhe cabia exigir os meios assistenciais adequados para que o detento venha a cumprir sua pena de forma justa e merecida.

O diretor técnico ou o chefe de serviço conivente com tal estilo de tratamento não infringe apenas o Princípio Fundamental IV do Código de Ética Médica, mas também o Princípio VIII e os artigos 23 e 25.

Senão, vejamos:

O ato médico não deve ser exercido de forma capaz de aviltar o ser humano. Cabe ao médico trabalhar também pelo prestígio e bom conceito da profissão ainda que certas mentalidades mais pragmáticas tentem deslocar o homem para um plano ético e político, na qualidade de simples objeto.

A medicina deve constituir um projeto voltado para o bem do Homem e da Humanidade, sem discriminação ou preconceito de qualquer espécie (Princípio IV).

A prática da medicina deve ser consagrada pelo livre exercício, como garantia constitucional e corolário dos princípios liberais. Essa profissão não pode conviver com as restrições de suas práticas, nem com injunções que possam prejudicar a eficácia e a correção de seu trabalho, por inspiração de quem quer que seja, autoridade ou não (Princípio VIII).

Mesmo que uma ordem administrativa ou uma determinação de autoridade violente sua consciência, o médico não pode aquiescer, porque isso lhe assegura o Código de Ética. Se um ato médico estiver cercado de constrangimento e humilhações contra o ser humano, o profissional tem o direito de subverter essa ordem e exercer a desobediência civil (art. 23).

A primeira obrigação é ajudar a quem se encontre sob seus cuidados, qualquer que seja o nível dessas pessoas, qualquer que seja o crime cometido por elas, quaisquer que sejam os credos e as razões de quem assim professa. Isso em todas as situações, inclusive nos casos mais constrangedores, quando tudo parece perdido, dadas as condições mais excepcionais e precárias. Inconcebível seria, portanto, retirar a condição de "salvador" do médico, de modo a violentar todos os postulados e princípios éticos (art. 25).

Ainda mais quando hoje a Organização Mundial da Saúde reconhece a pedofilia como doença de cunho psiquiátrico e constante da Classificação Internacional de Doenças em sua décima revisão (CID-10) e identificada pela código F-65-4.

---

12. Energia de ordem biodinâmica: Choque. Síndrome da falência múltipla de órgãos. Coagulação intravascular disseminada. Interesse médico-legal.

As energias de ordem biodinâmica "são todas ocorrências ou fenômenos, de origem externa ou interna ao corpo humano, que desencadeiam respostas orgânicas culminando em mecanismos fisiopatológicos intrínsecos potencialmente letais" (Costa, JRR, *in* Anais do III Congresso Brasileiro de Medicina Legal e Perícias Médicas, Maceió, 2 a 5 de novembro de 2016).

Nessa forma de energia estudam-se a síndrome conhecida por *choque*, a *síndrome da falência múltipla de órgãos* e a *coagulação intravascular disseminada*.

CHOQUE

O choque é representado pela resposta orgânica a um agente agressor, através de um mecanismo de defesa destinado a proteger-se dos efeitos nocivos do trauma. Este mecanismo de compensação tem como finalidade primeira o restabelecimento temporário da pressão arterial a fim de manter o fluxo sanguíneo nos tecidos mais nobres.

Imediatamente, os resultados desse traumatismo já vão influenciar a suprarrenal, que atende com o aumento da secreção de corticoides e adrenalina, e por uma ação sobre o sistema nervoso simpático, com a liberação de grande quantidade de noradrenalina nas funções mioneurais.

Essas substâncias, quando liberadas, atuarão sobre a microcirculação periférica, desencadeando a vasodilatação dos esfíncteres arteriolares e, também, dos esfíncteres das vênulas pós-capilares.

Tais alterações ao nível da microcirculação periférica, encontradas em alguns tecidos em anoxia, têm por finalidade manter o fluxo cerebral e coronário.

O termo "choque" (do inglês *shock*) foi usado pela primeira vez em 1743, em uma tradução francesa da obra de Henri François le Dran sobre experiências com ferimentos por armas de fogo.

No entanto, foi durante a Grande Guerra Mundial de 1914-1918 que se passou a observar mais atentamente o choque. Daí, os investigadores começaram a estudá-lo em laboratórios, sendo as pesquisas de Cannon, Blalock, Bayliss e, mais recentemente (1974), de Corday as mais importantes.

Esta síndrome no momento é traduzida por "uma inadequação da perfusão hística, sendo o sistema circulatório incapaz de aportar as substâncias necessárias para o normal metabolismo celular, assim como para eliminar os produtos resultantes do mesmo, o que leva obrigatoriamente a uma disfunção da membrana celular, alterações do metabolismo com anaerobiose e acidose láctica, e eventual morte celular" (*apud* Gisbert Calabuig, *Medicina Legal y Toxicologia, op. cit.*).

▼ Fisiopatologia

A finalidade primordial da circulação sanguínea é manter as células do organismo com oxigênio, substâncias nutritivas, hormônios e calor, e ao mesmo tempo remover delas os produtos catabolizados.

O sistema circulatório é constituído pelo coração, pelos vasos sanguíneos (artérias e veias) e pela microcirculação, sendo esta a responsável pela troca de materiais entre o sangue e a célula.

Quando a pressão arterial é preservada, o fluxo sanguíneo processa-se em todos os tecidos normalmente. Todavia, com a queda da pressão arterial, há o estímulo adrenérgico e o consequente desvio do sangue das extremidades, do fígado, rins e intestinos, a fim de conservar o fluxo do sistema nervoso central e do coração, cujos vasos respondem mal àqueles estímulos constritores.

A microcirculação é composta de arteríolas terminais, metaarteríolas, pré-capilares, capilares e vênulas coletoras, sendo os capilares os mais fundamentais no que se refere às trocas.

Mesmo sendo a microcirculação muito ampla, a quantidade de sangue nela existente é ínfima, porque nem todos os capilares se mostram abertos simultaneamente.

Qualquer que seja a causa do choque, sua evolução é a mesma. Com a diminuição do volume sanguíneo circulante, sempre há queda do retorno venoso e posterior débito cardíaco com baixa da pressão arterial.

A acidose local e a anoxia celular são de grandes incentivos vasodilatadores, verificando, portanto, abertura dos esfíncteres pré-capilares com enchimento concomitante de todas as alças; as vênulas têm pouco a ver com os vasodilatadores, mantendo sua constrição. Assim, a estase capilar se acentua; a pressão hidrostática intracapilar aumenta, provocando transudação de plasma para o interstício; o volume de sangue retido nos capilares é grande, com evidente repercussão sobre o regresso venoso. Desta forma, completa-se o ciclo vicioso do choque.

▼ Classificação

Na classificação do choque, deve-se levar em conta o primacial tipo de distúrbio hemodinâmico que se responsabiliza pela instalação e manutenção da síndrome. Antigamente, classificava-se o choque, de acordo com sua etiologia, em: hipovolêmico, cardiogênico, bacterêmico, neurogênico, endócrino e obstrutivo.

Hoje, a classificação fundamenta-se em conceito fisiopatológico e nas alterações hemodinâmicas. Deixou-se de lado a etiologia, visto que um mesmo choque pode sofrer profundas modificações em termos hemodinâmicos.

Assim, na moderna classificação, existem os seguintes: *choque cardiogênico, choque obstrutivo, choque hipovolêmico* e *choque periférico.*

▪ Choque cardiogênico

Caracteriza-se por uma deficiência aguda no bombeamento do coração e a decadência do rendimento cardíaco. Pode ser devido a lesões orgânicas ou funcionais do coração ou por perturbação funcional deste em virtude de afecções de outros órgãos ou sistemas.

As causas mais comuns nesse tipo de choque são: infarto do miocárdio, arritmias, falência miocárdica aguda, miocardite ou hipoxia (por insuficiência respiratória de intercorrência clínica ou acidental), depressão do sistema nervoso central e distúrbio do equilíbrio acidobásico e eletrolítico.

▪ Choque obstrutivo

É decorrente de bloqueio da circulação de volta ao coração, quer por bloqueio intracardíaco, quer por bloqueio das vias de saída do órgão central da circulação sanguínea.

Vê-se esse tipo de choque nas compressões das veias cavas, no tamponamento cardíaco, na deslocação do mediastino, nas tromboses intracardíacas, nos tumores intracardíacos, na embolia pulmonar e nos aneurismas dissecantes.

▪ Choque hipovolêmico

É o mais comum dos choques, sendo proveniente da violenta redução do volume sanguíneo sob a forma de perda de sangue total, de plasma ou líquidos extracelulares, produzindo uma situação circulatória incapaz de manter o equilíbrio celular e podendo levar à morte. Dessarte, pode ele ser hemorrágico, plasmogênico ou hidropênico.

Surge nas grandes hemorragias, nos processos de grandes supurações e nas desidratações agudas, ocasionando em consequência a diminuição do volume intravascular real. É mais comum nas grandes hemorragias, e a resposta a essa situação varia de acordo com a *idade* (quanto mais jovem mais grave é o quadro), com a *velocidade* da perda sanguínea (fator muito importante), *estados de desnutrição, anemia, desidratação* e, segundo alguns autores, o *sexo* (acreditam que a mulher resiste mais ao *choque* em face das perdas cíclicas de sangue).

▪ Choque periférico

É resultante da alteração na distribuição do sangue circulante, ou seja, na perturbação da circulação periférica à altura, sobretudo, dos capilares e das vênulas (microcirculação). É também conhecido como *choque microvasogênico*.

Pode ser originado de duas maneiras: por resistência periférica aumentada ou por resistência periférica diminuída.

▼ Diagnóstico

Para a caracterização do estado de choque, além da cuidadosa análise clínica, é necessária uma boa avaliação bioquímica e hemodinâmica.

As capitais alterações do choque são as seguintes:

▶ **Pressão arterial.** O declínio da pressão arterial é o sinal clínico mais relevante, embora nos estados iniciais de choque a pressão arterial possa estar normal.

▶ **Pulso arterial.** O aumento de frequência do pulso arterial periférico é sinal absoluto na síndrome de choque e é produto da atividade adrenérgica emanada da liberação das catecolaminas.

A fraqueza do pulso tem como causa a diminuição do débito cardíaco ou da hipovolemia presente.

▶ **Pele e mucosas.** Palidez e cianose dos lábios, lóbulos das orelhas e ápice do nariz. Sudorese fria na fronte.

A palidez deve-se à intensa vasoconstrição e a cianose, à lentidão do fluxo sanguíneo nessas regiões. Um dado influente é o esvaziamento do sangue, bem nítido nas veias do dorso do pé.

▶ **Pressão venosa central.** Essa é a pressão existente nas grandes veias do retorno do hemicoração direito. A queda dessa pressão é um elemento básico na propedêutica do choque.

▶ **Alterações neurológicas.** Depressão do estado de consciência, sonolência, apatia, inquietação e sensação de mal-estar são os sintomas que, de ordinário, aparecem nessa esfera.

▶ **Alterações da função respiratória.** A insuficiência da circulação cerebral deprime os centros respiratórios, e, desse modo, a respiração torna-se mais superficial e carente.

▶ **Diminuição do volume urinário.** Com a baixa pressão arterial, cai a filtração glomerular, reduzindo o volume da urina. Este é o mais precoce sinal de hipovolemia.

▶ **Alterações bioquímicas e biofísicas do sangue.** A acidose é o achado mais importante dessas alterações. A medida da pressão parcial de O_2 e de CO_2 (pO_2 e pCO_2) no sangue arterial exerce grande significação a respeito.

Há ainda hipocloremia, hiponatremia, hiperpotassemia e queda da reserva alcalina.

Nos casos de morte, a necropsia quase sempre é negativa. Raramente, são vistas pequenas lesões macroscópicas ou microscópicas suscetíveis de nortear o perito no diagnóstico do choque.

SÍNDROME DA FALÊNCIA MÚLTIPLA DE ÓRGÃOS

A *síndrome da falência múltipla de órgãos* ou *síndrome da disfunção multiorgânica* (MODS) é um quadro nosológico de conhecimento mais ou menos recente, estudado a partir da sistematização e da organização da medicina intensiva, caracterizada fundamentalmente pela deterioração funcional progressiva de diversos órgãos em pacientes graves e de ocorrências agudas.

Antes, dava-se como origem dessa síndrome a sucessão de infecções multiorgânicas. Esta pode ser uma de suas causas mais importantes, mas também pode ser originada de outras como aspiração brônquica, hipotensão arterial prolongada, sucessivas transfusões de sangue, queimaduras graves, grandes e demoradas cirurgias, superdoses de drogas, reanimação

cardiorrespiratória tardia, diabetes, uso excessivo de corticoides, entre outras.

Clinicamente os pacientes apresentam hipotensão arterial, insuficiência respiratória aguda, insuficiência cardíaca congestiva, arritmias. Enfim, sua característica é a alteração acentuada das funções de vários setores importantes da economia orgânica, sempre em doentes graves, de enfermidades agudas e sem condição de manter a homeostase sem ajuda artificial.

Diferente desta síndrome é a *síndrome da resposta inflamatória sistêmica* (SIRS), que substituiu o antigo termo *septicemia*. Enquanto a *síndrome da falência múltipla de órgãos* se revela por uma disfunção multiorgânica com graves alterações da bioquímica, o que apresenta a SIRS é tão só um quadro infeccioso gravíssimo caracterizado por temperatura alta, frequência cardíaca superior a 90 batimentos por minuto (bpm), taquipneia com mais de 20 respirações por minuto e leucocitose alta.

COAGULAÇÃO INTRAVASCULAR DISSEMINADA

É conhecida também por *coagulopatia de consumo* e se caracteriza por uma perturbação sistêmica, do tipo trombo-hemorrágico, sempre por antecedentes patológicos do sistema sanguíneo e desencadeada por complicações secundárias.

Sua consequência inicial é a formação de microtrombos na microcirculação e a estimulação de fenômenos fibrinolíticos.

Uma das patologias preexistentes que pode facilitar o surgimento desta síndrome é a anemia falciforme, e os fatores desencadeantes mais comuns são estresse físico, politraumatismo, asfixia, choque térmico, fadigas, infecções, variações de altitudes, entre outros.

A anatomia patológica deve valorizar, de preferência, coração, pulmões, rins, glândulas suprarrenais, fígado e cérebro.

Por isso, é sempre recomendável que, diante de tal síndrome, a perícia, além de considerar as diversas concausas relevantes, não deixe de considerar as circunstâncias em que se verificou o óbito, principalmente quando dos casos que antecederam práticas de violência e maus-tratos à vítima.

INTERESSE MÉDICO-LEGAL

O choque, como energia causadora do dano, é algo da maior importância médico-legal, principalmente quando se quer determinar a causa jurídica de morte. O mesmo se diga quando diante das *síndromes de falência múltipla de órgãos* ou da *coagulação intravascular disseminada*.

Neste particular, é sempre significativo estabelecer o que é causa e o que é concausa, pois, como se sabe, são coisas distintas.

A perícia deve conduzir-se no sentido de esclarecer o diagnóstico, o prognóstico e as possíveis intercorrências que possam surgir. Por isso, no vivo, a análise clínica, bioquímica e hemodinâmica deve ser minuciosa, com o objetivo de permitir uma conclusão inconteste.

No morto, após a necropsia detalhada, em que se ausentem outras causas de morte violenta, pode o perito deduzir seu diagnóstico por exclusão, não se opondo às informações hospitalares e aos comemorativos, entendendo que o choque é uma síndrome clínica e, por isso, discretas são as manifestações encontradas no cadáver.

13. Energias de ordem mista: Conceito. Fadiga. Doenças parasitárias. Sevícias (Síndrome da criança maltratada. Síndrome da alienação parental. Abandono familiar inverso. Síndrome de Munchausen. Síndrome de Estocolmo. *Bullying*. Síndrome do ancião maltratado. Violência contra a mulher. Tortura). Autolesões.

CONCEITO

As energias de ordem mista, também conhecidas como *energias de ordem bioquímica e biodinâmica*, compreendem determinados grupos de ação produtores de lesões corporais ou de morte analisados na causalidade de dano. Além do seu interesse nas demandas criminais e civis, o tema desperta muito a atenção do capítulo das doenças profissionais e dos acidentes de trabalho.

Nesta modalidade de energia, enquadram-se a *fadiga*, algumas *doenças parasitárias* e todas as formas de *sevícias*.

FADIGA

Alberto Velicogna define a fadiga como "um complexo de fenômenos biofísicos e bioquímicos acompanhados por uma característica desagradável e penosa sensação local e geral ocorrendo quando o organismo é obrigado a um trabalho que, por intensidade, duração e rapidez, é de molde a romper o equilíbrio entre as funções anabólicas e catabólicas e alterar-lhe os processos normais" (*apud* Flamínio Fávero, *Medicina Legal*, 4ª Edição, Livraria Martins Editores, São Paulo, 1956).

Duas são as formas de fadiga: a *aguda* e a *crônica*. A primeira é provocada pelo excesso de atividade física. Em princípio, não se deve confundi-la com o simples cansaço. A segunda se caracteriza pelo esgotamento físico ou mental, permanente ou progressivo, conhecida também por *estafa* ou *estresse*.

As alterações físicas da fadiga aguda se manifestam através de *perturbações cardiovasculares* – taquicardia, palpitações e descompasso da pressão arterial; *respiratórias* – polipneia, respiração superficial e modificações do ritmo respiratório; *nervosas* – esgotamento do sistema nervoso central. A síndrome de fadiga crônica na sua forma de *estresse*, "síndrome de esgotamento psicossomático", é motivada pela soma de perturbações somáticas e psíquicas e provocada por diversos agentes agressivos ou opressores.

Características: (1) perturbações cardiovasculares: taquicardia, palpitações e descompasso da pressão arterial; (2) perturbações respiratórias: polipneia, respiração superficial e modificações do ritmo respiratório; (3) perturbações nervosas: insônia, sono agitado, ansiedade, dificuldade de concentração, alteração da atenção e da memória, abulia e depressão.

Nas formas mais graves: alterações da conduta, manifestações obsessivas, desvio do curso da inteligência e agravamento do juízo crítico. Tais sintomas são, quase sempre, consequências de intenso trabalho intelectual.

É importante fazer distinção entre o *dano psíquico* (caracterizado por uma deterioração das funções psíquicas, de forma súbita e inesperada, surgida após uma ação deliberada ou culposa de alguém e que traz para a vítima um prejuízo material ou moral, em face da limitação de suas atividades habituais ou laborativas) e o *transtorno mental* (chamado ainda por alguns de doença mental, ainda que tenha como elemento definidor a alteração das funções psíquicas, sua origem é de causa natural).

A perícia deve ser conduzida no sentido de registrar todas essas alterações somáticas e psíquicas por meio do exame clínico minucioso e das provas laboratoriais pertinentes; de estabelecer o nexo causal: considerar a possível existência de um dano anterior; e de avaliar a possibilidade de uma simulação ou metassimulação.

A fadiga pode ser de caráter culposo, doloso ou acidental. Geralmente, o maior interesse reside nas questões de interesse trabalhista.

Há também a chamada "síndrome do *burn-out*" ou "síndrome do esgotamento profissional" que surge no final da vida laborativa, principalmente das ocupações liberais, e se manifesta por depressão, apatia, esgotamento físico, retraimento, atitude negativa para si mesmo, cansaço emocional e falta de perspectiva que levam a uma perda de motivação e tendência de sentimentos de inadequação e fracasso. Caracteriza-se por três manifestações típicas: (1) esgotamento emocional, (2) despersonalização e (3) sensação de fim da realização pessoal.

Essa síndrome é mais observada em profissões relacionadas com contato interpessoal mais ativo e frequente, como médicos, psicanalistas, professores, enfermeiros, assistentes sociais, ou entre aqueles que interagem de forma mais pessoal em suas atividades.

DOENÇAS PARASITÁRIAS

É irrefutável a nocividade de certas doenças parasitárias, principalmente no que atine à sua ação espoliativa e tóxica.

São os *helmintos* – tênias, bacteriocéfalos, áscaris, filárias, triquinas e tricocéfalos – os maiores responsáveis por esse tipo de energia. Responsáveis o são, também, algumas doenças produzidas por *protozoários* e *bactérias*.

A diferença entre os parasitas e os germes da infecção prende-se ao fato de que os primeiros, embora espoliem o hospedeiro, tendem a poupá-lo; os segundos, todavia, são inteiramente perniciosos.

As bactérias e protozoários, em geral, agridem violentamente o doente, além de apresentarem uma sintomatologia mais grave e mais gritante.

Outra nota é que os parasitas inclinam-se a localizar-se, enquanto os agentes da infecção, haja vista sua migração constante, lançam suas toxinas por todo o organismo.

Na perícia das doenças advindas de parasitoses, mais relevante que a etiologia do mal é o estudo genérico do paciente, levando-se em conta o depauperamento, a anemia e os demais sintomas dessa forma de agressão.

As doenças parasitárias, apesar de esporadicamente, podem ser objeto de análise médico-legal, principalmente quando vistas sob o ângulo das doenças profissionais.

SEVÍCIAS

Em virtude das várias tipicidades de sevícias: mecânica, bioquímica ou biodinâmica, mais próprio é vê-las no âmbito das energias de ordem mista.

Raramente as sevícias mostram apenas uma forma de energia: lesões corporais (mecânica); choque (biodinâmica); inanição (bioquímica). No entanto, mesmo isolando-se um tipo de ação, a vítima não deixa de apresentar grave comprometimento da emotividade, levada pelo terror, medo, revolta, ódio ou submissão.

A perícia deve seguir o itinerário das alterações físicas e psíquicas, avaliando não só determinadas lesões isoladas, mas, sobretudo, suas repercussões na economia geral.

A natureza jurídica das sevícias é de caráter exclusivamente doloso. Entre elas, destacam-se a *síndrome da criança maltratada*, a *síndrome do ancião maltratado* e a *tortura*.

Síndrome da criança maltratada

Ultimamente, vêm-se tornando cada vez mais frequentes a sevícia e os maus-tratos a crianças, que vão desde a prisão e o isolamento em ambientes insalubres até os espancamentos brutais seguidos de morte. Esse conjunto de lesões e agressões é conhecido pela denominação de *síndrome da criança maltratada* ou *síndrome de Silverman* (*"battered child syndrome"*) por ter sido esse pediatra norte-americano que, em 1953, chamou a atenção mais seriamente para um quadro que ele rotulava de trauma esquelético em crianças, de etiologia desconhecida. Também conhecida como *síndrome de Caffey-Kamp*.

A experiência tem demonstrado que 80% desses menores maltratados têm menos de 3 anos e 40% deles são menores de 6 meses, com ligeira predominância do sexo masculino, socialmente carentes e débeis ou retardados.

As formas mais comuns de maus-tratos são: a) *por omissão* – carência física (falta de alimentação e de proteção) e carência afetiva (falta de carinho); b) *por ação* – maus-tratos físicos, abuso sexual e maus-tratos psíquicos.

Perfil dos autores de maus-tratos

Os autores desses meios cruéis são geralmente padrastos, pais jovens ou familiares diretos, com problemas de alcoolismo ou de drogas, desempregados, com desordens psicoafetivas, de baixo índice de escolaridade e quase sempre vítimas de maus-tratos na infância. Os motivos são os mais insignificantes, muitas vezes justificados como forma de "educar" as crianças.

Clínica da criança maltratada

A clínica da criança maltratada deve levar em conta a atitude da criança e as lesões encontradas.

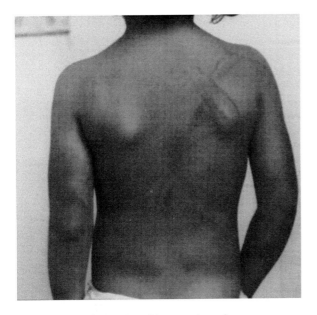

Figura 4.87 Criança maltratada.

A atitude da criança-vítima resume-se em: apatia, tristeza, indiferente ou temerosa, protegendo o rosto com as mãos ou fechando os olhos com a aproximação das pessoas, ou impassível aos movimentos do examinador. O que mais chama a atenção é o seu olhar triste e pungente. Um olhar de vencido.

As crianças mais novas que não sabem manifestar-se de outra forma choram quando se aproximam delas determinadas pessoas.

As lesões mais comuns são: hematomas e equimoses (Figura 4.87), ferimentos contusos, queimaduras, edemas por compressão, mordidas humanas, alopecias traumáticas, fraturas dentárias por introdução violenta de colheres na boca, sufocação por introdução violenta de alimentos, desidratação, lesões genitais por abuso sexual, intoxicações por tranquilizantes, desnutrição, fraturas ósseas e rupturas viscerais internas.

A perícia deve ser alertada para as lesões cutâneas múltiplas e de idades diferentes, principalmente, na face e nos membros, coincidência de lesões cutâneas com fraturas ósseas, contradições nas informações dos familiares, lesões específicas como queimaduras de cigarro ou marcas de ataduras nos punhos e tornozelos, vítimas aterrorizadas, fraturas múltiplas de idades diferentes e aquilo que mais caracteriza a síndrome de Silverman: o *hematoma subperióstico*, visto pelos raios X, principalmente nos ossos longos dos membros superiores e inferiores. Outra ocorrência é o arrancamento epifisário (*síndrome metafisária de Straus*).

Na necropsia, é necessário aprofundar bem o estudo das lesões, não esquecendo dos exames laboratoriais e anatomopatológicos imprescindíveis, além de radiografias do corpo inteiro, pois as lesões múltiplas e de épocas diferentes podem sugerir sinais recentes e antigos de maus-tratos.

Em uma outra forma de agressão, chamada "síndrome da criança sacudida" ou "síndrome da criança chacoalhada", o menor é segurado pelo tórax e agitado de forma violenta e continuada em sentido anteroposterior, podendo sofrer danos neurológicos graves, sem mostrar lesões externas a não ser hemorragias retinianas Os danos mais graves são: hemorragias meníngeas, hematoma subdural e edema cerebral.

Equívocos periciais

Com o aumento dos exames realizados em crianças com alegações de maus-tratos, foi-se observando uma série de circunstâncias e achados que favoreciam o diagnóstico errôneo dessa síndrome. Este fato, como não poderia deixar de ser, cria sérios problemas quando os pais ou parentes são acusados de forma injustificada.

Lembrar que, entre as crianças com suspeita de espancamento, as lesões produzidas de forma acidental são muito mais comuns que as provocadas por maus-tratos.

Um dos principais motivos desses equívocos são os hematomas e equimoses que surgem em datas diferentes e que podem ser decorrentes de doenças traduzidas pela redução dos fatores da coagulação, como, por exemplo, ocorre nos portadores de coagulopatia congênita do tipo hemofilia ou de coagulopatias adquiridas como a púrpura trombocitopênica autoimune ou a leucemia linfoide. Mesmo assim, não esquecer que a discrasia sanguínea e os maus-tratos não se excluem mutuamente.

Algumas lesões que aparentam ser produzidas por queimaduras podem ser oriundas de processos outros, como epidermólise bolhosa ou dermatite herpetiforme.

Não esquecer também que fraturas sucessivas podem ser provenientes de processos osteopáticos, os quais têm padrões semelhantes aos das lesões produzidas nas crianças espancadas.

▼ Síndrome da alienação parental ou síndrome de Medeia

Essa síndrome se caracteriza por alterações e perturbações que podem ocorrer nas crianças quando o pai ou mãe guardião, por motivos injustificáveis, tenta isolá-las gradativamente do outro progenitor. Isso sempre ocorre depois da separação ou do divórcio de pais biológicos ou adotivos, embora isso possa ocorrer com avós, tios ou parentes afins. E ainda pode ocorrer até entre pais que não passaram pela separação.

Gardner definiu a *síndrome da alienação parental* como "um transtorno que surge principalmente no contexto de disputas para custódia de crianças". E diz que o objetivo principal do genitor alienador é a doutrinação da criança em uma campanha de difamação contra o outro genitor e com isso levar vantagem nos Tribunais.

Conhecida também como *síndrome de Medeia* em referência a essa personagem mitológica que mata os filhos depois de saber que o marido irá se casar com outra.

Na maioria dos casos a alienação ocorre no âmbito materno tendo em vista que a guarda definitiva é na maioria das vezes dada às mães. Quando o pai é o guardião alienador um dos motivos mais frequentes é o sentimento de vingança pela ruptura do casamento ou as razões que deram motivo à separação. Some-se a isso ainda a participação de familiares nessa ação alienante. O alienador muitas vezes não se apercebe de que suas emoções e reações podem alterar a estrutura psicológica do filho que, em última análise, é o mais prejudicado nessa conturbada relação. Em situações muito raras e graves, quando o genitor alienante não alcança o efeito desejado, pode partir para o desesperado gesto do assassinato do próprio filho.

Gardner, em seus estudos, considera os três estágios das alterações e perturbações do filho: *Estágio I – Leve,* a motivação principal do filho é conservar um laço sólido com o genitor alienador. *Estágio II – Médio,* os filhos, que sabem o que genitor alienador quer escutar, intensificam sua campanha de desmoralização. *Estágio III – Grave,* os filhos em geral estão perturbados e frequentemente fanáticos, compartilhando as mesmas reações paranoicas que o genitor alienador tem em relação ao outro genitor.

Tem muita valia o fato de o genitor alienado ser compreensível e hábil, entendendo que a aversão do filho não é contra ele, mas apenas o resultado de um processo elaborado continuamente pelo alienante. Deve usar de uma estratégia que realce uma existência positiva já vivida entre ele e o filho e até mesmo entre ele e o ex-cônjuge.

Andréia Calçada, em seu livro "Falsas Acusações de Abusos Sexuais", aponta as perturbações e alterações mais comuns nessa síndrome: *Alterações na área afetiva*: depressão infantil, angústia, sentimento de culpa, rigidez e inflexibilidade diante das situações cotidianas, insegurança, medos e fobias, choro compulsivo sem motivo aparente. *Alterações na área interpessoal*: dificuldade em confiar no outro, dificuldade em fazer amizades, dificuldade em estabelecer relações, principalmente com pessoas mais velhas, apego excessivo a figura "acusadora". *Alterações na área da sexualidade:* não querer mostrar seu corpo, recusar tomar banho com colegas, recusa anormal a exames médicos e ginecológicos, vergonha em trocar de roupa na frente de outras pessoas.

A criança vitimada pela *síndrome de alienação parental* corre o risco de se tornar um adulto marcado pela culpa presumível de ter sido responsável pela forma de separação dos pais. Não é exagero se dizer que essa síndrome funciona como meio de abuso ou de dano psicológico e emocional, capaz de desdobramentos de grave repercussão, incluindo nisso a depressão, transtornos de identidade e de imagem, sentimento incontrolável de culpa, comportamento hostil, entre outros. Estudos mostram que algumas dessas crianças, quando adultas, têm se mostrado sensíveis ao uso de álcool e drogas.

Um dos fatos mais graves a ressaltar nos casos de falsas acusações de abuso sexual é a constatação de danos produzidos na criança envolvida, similares às ocorridas em consequência de um abuso sexual real, em função daquilo que se forma na imaginação da criança.

Agora, com a Lei nº 12.319, de 26 de agosto de 2010 a alienação parental tornou-se crime, o que não deixa de ter sua importância, pelo que isto vem representando como desgaste emocional de criança com pais separados e como graves conflitos entre estes. Lamenta-se, entre outros, que tenha sido vetado um dispositivo que facultava as partes envolvidas a utilização da mediação para a solução do litígio, antes ou no curso do processo judicial. Com isso, infelizmente, inibiu-se uma das formas mais utilizadas em outras demandas, em que se apreciam os fatos por meios extrajudiciais, o que daria mais proteção à intimidade e à privacidade da família, e não evitaria em muitos casos a transformação destas ações em "caso policial" ou "caso judicial". Seria um bom instrumento na solução pacífica destes conflitos através do diálogo. A mediação não é o mesmo que conciliação. A mediação tem o sentido de ampliar a consciência do conflito, discutir os direitos e deveres, e permitir o diálogo e organização de uma nova identidade familiar.

▪ Perícia

A perícia médico-legal em casos de alegação de alienação parental consiste em avaliação física e psicológica do(s) menor(es), dos genitores, familiares ou responsáveis envolvidos.

A avaliação dos danos corporais existentes nos menores segue a mesma metodologia e o mesmo critério estabelecidos para os casos de tortura, maus-tratos e procedimentos cruéis e desumanos, já vistos nos casos de vítimas da *síndrome da criança maltratada*.

A avaliação psicológica dos menores deve ser feita com muito cuidado por especialistas que tenham experiência com tais ocorrências, levando em conta como a criança ou o adolescente se comporta, reage e se pronuncia diante das acusações de um dos genitores.

A avaliação psicológica dos genitores é a tarefa mais difícil e intrincada dessa questão. Ela deve abranger entrevista pessoal e em conjunto com os genitores, análise de documentos contidos nos autos, histórico testemunhal do relacionamento do casal e da separação e estudo da personalidade dos envolvidos.

Não é raro o juiz solicitar essa avaliação de uma equipe multiprofissional cujos componentes sejam médicos, psicólogos e assistentes sociais, tendo em conta a complexidade e a delicadeza do assunto.

Para se convencer da existência da alienação parental, no decorrer do processo, o juiz poderá solicitar uma avaliação dos envolvidos – pais e filhos, e os genitores denunciantes ou acusados podem indicar assistentes técnicos e formular os quesitos que julguem pertinentes.

A perícia deve ser concluída dentro de 90 dias, cujo laudo deverá ser apresentado à autoridade judicial solicitante, que pode sob justificativa circunstanciada permitir uma prorrogação de prazo.

▪ Legislação

LEI Nº 12.318, DE 26 DE AGOSTO DE 2010

Dispõe sobre a alienação parental e altera o art. 236 da Lei nº 8.069, de 13 de julho de 1990.

O PRESIDENTE DA REPÚBLICA

Faço saber que o Congresso Nacional decreta e eu sanciono a seguinte Lei:

Art. 1º Esta Lei dispõe sobre a alienação parental.

Art. 2º Considera-se ato de alienação parental a interferência na formação psicológica da criança ou do adolescente promovida ou induzida por um dos genitores, pelas avós ou pelos que tenham a criança ou o adolescente sob a sua autoridade, guarda ou vigilância para que repudie genitor ou que cause prejuízo ao estabelecimento ou à manutenção de vínculos com este.

Parágrafo único. São formas exemplificativas de alienação parental, além dos atos assim declarados pelo juiz ou constatados por perícia, praticados diretamente ou com auxílio de terceiros: I – realizar campanha de desqualificação da conduta do genitor no exercício da paternidade ou maternidade;

II – dificultar o exercício da autoridade parental;

III – dificultar contato de criança ou adolescente com genitor;

IV – dificultar o exercício do direito regulamentado de convivência familiar;

V – omitir deliberadamente ao genitor informações pessoais relevantes sobre a criança ou o adolescente, inclusive escolares, médicas e alterações de endereço;

VI – apresentar falsa denúncia contra genitor, contra familiares deste ou avós, para obstar ou dificultar a convivência deles com a criança ou adolescente;

VII – mudar o domicílio para local distante, sem justificativa, visando dificultar a convivência da criança ou do adolescente com o outro genitor, com familiares deste ou com avós.

Art. 3º A prática de ato de alienação parental fere direito fundamental da criança ou do adolescente de convivência familiar saudável, prejudica a realização de afeto nas relações com genitor e com o grupo familiar, constitui abuso moral contra a criança ou o adolescente e descumprimento dos deveres inerentes à autoridade parental ou decorrentes de tutela ou guarda.

Art. 4º Declarado indício de ato de alienação parental, a requerimento ou de ofício, em qualquer momento processual, em ação autônoma ou incidentalmente, o processo terá tramitação prioritária, e o juiz determinará, com urgência, ouvido o Ministério Público, as medidas provisórias necessárias para preservação da integridade psicológica da criança ou do adolescente, inclusive para assegurar sua convivência com genitor ou viabilizar a efetiva reaproximação entre ambos, se for o caso.

Parágrafo único. Assegurar-se-á à criança ou ao adolescente e ao genitor garantia mínima de visitação assistida, ressalvados os casos em que houver iminente risco de prejuízo à integridade física ou psicológica da criança ou do adolescente, atestado por profissional eventualmente designado pelo juiz para acompanhamento das visitas.

Art. 5º Havendo indício da prática de ato de alienação parental, em ação autônoma ou incidental, o juiz, se necessário, determinará perícia psicológica ou biopsicossocial.

§ 1º O laudo pericial terá base em ampla avaliação psicológica ou biopsicossocial, conforme o caso, compreendendo, inclusive, entrevista pessoal com as partes, exame de documentos dos autos, histórico do relacionamento do casal e da separação, cronologia de incidentes, avaliação da personalidade dos envolvidos e exame da forma como a criança ou o adolescente se manifesta acerca de eventual acusação contra genitor.

§ 2º A perícia será realizada por profissional ou equipe multiprofissional habilitados, exigida, em qualquer caso, aptidão comprovada por histórico profissional ou acadêmico para diagnosticar atos de alienação parental.

§ 3º O perito ou a equipe multiprofissional designada para verificar a ocorrência de alienação parental terá prazo de 90 (noventa) dias para apresentação do laudo, prorrogável exclusivamente por autorização judicial baseada em justificativa circunstanciada.

Art. 6º Caracterizados atos típicos de alienação parental ou qualquer conduta que dificulte a convivência de criança ou adolescente com genitor, em ação autônoma ou incidental, o juiz poderá, cumulativamente ou não, sem prejuízo da decorrente responsabilidade civil ou criminal e da ampla utilização de instrumentos processuais aptos a inibir ou atenuar seus efeitos, segundo a gravidade do caso:

I – declarar a ocorrência de alienação parental e advertir o alienador;

II – ampliar o regime de convivência familiar em favor do genitor alienado;

III – estipular multa ao alienador;

IV – determinar acompanhamento psicológico e/ou biopsicossocial;

V – determinar a alteração da guarda para guarda compartilhada ou sua inversão;

VI – determinar a fixação cautelar do domicílio da criança ou adolescente;

VII – declarar a suspensão da autoridade parental.

Parágrafo único. Caracterizado mudança abusiva de endereço, inviabilização ou obstrução à convivência familiar, o juiz também poderá inverter a obrigação de levar para ou retirar a criança ou o adolescente da residência do genitor, por ocasião das alternâncias dos períodos de convivência familiar.

Art. 7º A atribuição ou alteração da guarda dar-se-á por preferência ao genitor que viabiliza a efetiva convivência da criança ou adolescente com o outro genitor nas hipóteses em que seja inviável a guarda compartilhada.

Art. 8º A alteração de domicílio da criança ou adolescente é irrelevante para a determinação da competência relacionada com as ações fundadas em direito de convivência familiar, salvo se decorrente de consenso entre os genitores ou de decisão judicial.

Art. 9º (VETADO)

Art. 10. (VETADO)

Art. 11. Esta Lei entra em vigor na data de sua publicação.

Brasília, 26 de agosto de 2010; 189º da Independência e 122º da República.

LUIZ INÁCIO LULA DA SILVA
Luiz Paulo Teles Ferreira Barreto
Paulo de Tarso Vannuchi

▼ Abandono familiar inverso | Responsabilidade dos filhos em relação aos pais idosos

O abandono dos pais idosos pelos filhos, também chamado de abandono às avessas ou abandono familiar inverso, é muito frequente, seja por desamparo afetivo ou por privação material. Não há como negar ou discutir as obrigações dos filhos para com os pais idosos, no convívio domiciliar ou fora dele, principalmente no que diz respeito à negligência e ao descaso à qualidade de vida deles. A garantia das obrigações materiais não é o mais difícil nessa relação, pois, como se sabe, o caráter objetivo delas não é complicado de se estabelecer pela sua referência em normais afins. O mais intrincado nesse particular é estabelecer critérios e normas específicas em que fique estabelecido o dever de afetividade dos filhos, obrigando-os ao dever de amar, principalmente na velhice, carência e enfermidade dos pais em idade avançada.

O Estatuto do Idoso, em seu artigo 3º, prescreve: "É obrigação da família, da comunidade, da sociedade e do Poder Público assegurar ao idoso, com absoluta prioridade, a efetivação do direito à vida, à saúde, à alimentação, à educação, à cultura, ao esporte, ao lazer, ao trabalho, à cidadania, à liberdade, à dignidade, ao respeito e à convivência familiar e comunitária. Parágrafo único. A garantia de prioridade compreende: (...). IV – viabilização de formas alternativas de participação, ocupação e convívio do idoso com as demais gerações." A Constituição Federal, neste sentido, consagra o dever mútuo de relação entre ascendentes e descendentes, amparado no princípio da solidariedade entre os entes da família, priorizando as relações afetivas, e a assistência física, material e moral. Estabelece assim que "nenhum idoso será objeto de qualquer tipo de negligência, discriminação, violência, crueldade ou opressão, e todo atentado aos seus direitos, por ação ou omissão, será punido na forma da lei".

É claro que as sanções por abandono imaterial não garantem o afeto e a amizade nem obrigam a reaproximação familiar, mas tais sanções podem, pelo menos, ter efeito pedagógico. "O descaso entre pais e filhos é algo que merece punição, é abandono moral grave, que precisa merecer severa atuação do Poder Judiciário, para que se preserve não o amor ou a obrigação de amar, o que seria impossível, mas a responsabilidade ante o descumprimento do dever de cuidar, que causa o trauma moral da rejeição e da indiferença (Azevedo, AV; Venosa, SS. *Código Civil Anotado e Legislação Complementar*. São Paulo: Atlas, 2004).

Se já admite-se a possibilidade de indenização por dano moral decorrente do abandono dos filhos menores pelos pais, e levando em conta o mesmo significado do abandono às avessas, por que não aceitar como justificáveis essas mesmas razões para uma indenização por dano moral considerando o abandono afetivo dos filhos em relação aos pais idosos?

Se o afeto tem hoje um significado jurídico relevante quando considerado como elemento agregador da família, nada mais justo do que se considerar ilícito o descaso e o abandono afetivo e, como tal, a reparação e a geração de responsabilidade.

O respeito à dignidade da pessoa humana, mesmo não se contando ainda com legislação específica sobre a matéria que discipline ações por abandono moral dos idosos, deve ser considerado matéria fundamental e insuprível para garantir a função social da família, que é em suma a base e o equilíbrio da sociedade.

É claro que apenas a imposição da regra jurídica civil ou penal não vai estabelecer e especificar aquilo que é o mínimo indispensável em uma relação entre pais e filhos. Essa relação obrigatória ficaria muito fria e reduzida a um mero instituto jurídico de reparação civil ou de repressão penal, mas sem o alcance de uma solução socioafetiva que se espera. Outro fato que não se pode esquecer é que seja qual for o tipo de sanção, além de não amenizar o sofrimento moral dos pais, pode aumentar ainda mais a distância e a indiferença do filho e impedir que este relacionamento venha ser reconstruído. Considera-se também que nesses casos a prova do dano moral é muito controvertida, pois é difícil quantificar e qualificar por meio de uma perícia o *quantum* de abatimento, sofrimento moral e humilhação.

A reparação indenizatória não vem como forma de imposição do afeto, tendo em vista sua natureza subjetiva, mas como viés preventivo, punitivo e compensatório, na tentativa de garantir proteção dos mais vulneráveis.

Não é fácil uma norma jurídica estabelecer a assistência afetiva obrigatória dos filhos, mas, pode-se, ao menos, constituir sanções civis e penais compensatórias coativas pelo desprezo material e afetivo. Antes disso, políticas públicas devem empregar esforços, inclusive de assistência social, para fiscalizar, ininterruptamente, a qualidade de vida da pessoa idosa. Caso contrário, o abandono familiar contará apenas com um instituto

jurídico de implicação reparatória civil ou repressiva penal, mas sem uma solução sociocriminal que o previna e o abomine.

Pouco se resolve tipificar ilicitudes civis e crimes, sem que o Estado aparelhe-se de estruturas adequadas a serviço de uma tutela integral protetiva e preventiva. São necessárias medidas efetivas e imediatas para que possa se construir, passo a passo, uma sociedade mais fraterna e consciente dentro dos princípios que ressaltem a importância da família e o respeito à dignidade humana.

Síndrome de Munchausen

É um tipo de transtorno mental em que o paciente, de forma compulsiva, deliberada e contínua, causa, provoca ou simula sintomas de doenças, com a única finalidade de obter cuidados médicos ou assistenciais. Quando retratada pela mãe que assim procede em menores sob sua guarda por considerá-los doentes ou para conseguir a atenção do marido ou de familiares chama-se "síndrome de Munchausen por transferência". Na maioria das vezes, tal atitude não tem nenhum sentido lógico. Trata-se, portanto, de uma "doença crônica factícia (criada artificialmente) com sintomas físicos". Nessa forma de maus-tratos, a criança é submetida a repetidos exames e quando avaliada observa-se falta de coerência anatomopatológica e ausência de resposta aos tratamentos; as consultas ou hospitalizações são continuadas; e o agressor exibe uma postura de quem é bem relacionado com o menor ou mostra exagerada solicitude a quem trata e cuida.

Os sinais mais comuns nessa modalidade de maus-tratos são simulação de sangramento por contaminação da urina ou das fezes, conjuntivites provocadas por substâncias irritantes, sonolência oriunda do uso de barbitúricos ou psicotrópicos, entre outros (*in* Almada, HR – *Maltrato y abuso sexual de menores, una revisión crítica,* Granada: Editorial Comares, 2006).

Embora possam existir formas as mais variadas, há, no entanto, um perfil aproximado na maioria dos casos: na maioria das vezes o responsável é a mãe, cuja idade está entre 20 e 30 anos; ela é vista como afetuosa, levando a sensibilização das equipes de saúde, e quase sempre apresenta um transtorno psiquiátrico; a criança geralmente é menor de 5 anos.

O nome deste mal foi dado como referência ao Barão de Munchausen, um oficial da cavalaria alemã do século 18 que ficou conhecido por contar, nas tabernas que frequentava, histórias fantásticas de sua vida como soldado, caçador e esportista.

Síndrome de Estocolmo

Chama-se de *síndrome de Estocolmo* um estado psicológico próprio, que determinadas pessoas podem apresentar quando submetidas a um tempo prolongado de sofrimento e intimidação, em que passam a ter uma certa forma de simpatia e afeição pelo seu opressor, inclusive apresentando justificativas diante do agir do agressor. Uma espécie de gratidão para com os seus raptores, principalmente pelo fato de terem sido mantidas vivas e salvas.

Este mecanismo não deixa de ser até certo ponto compreensível; em tais circunstâncias, o raptado mostra-se afável com seus agressores como gesto de gratidão e alívio. E, dessa forma, cria-se inconscientemente um mecanismo de defesa que o protege contra o sofrimento e a humilhação. Começa a ser criado, então, um sentimento de identificação e simpatia e até afeição.

Este estado é diferente da *síndrome de indefensividade adquirida*, quando determinadas pessoas são mantidas por muito tempo sob constantes atos de violência e, mesmo tentando livrar-se desta condição, chegam à conclusão de que nada é capaz de salvar-lhe. É mais comum entre as mulheres submetidas à violência física e psíquica no meio doméstico e familiar. A submissão, a tolerância e a resignação funcionam como uma manifestação de sobrevivência. A vítima conclui que não tem mais nenhuma reação às condições em que vive e qualquer atitude que venha esboçar é inútil e agravadora. A impressão que se tem é que a vítima deixa de reagir para não agravar ainda mais o problema.

Alguns justificam a síndrome de Estocolmo como um gesto de gratidão, pois o oprimido considera que o resultado poderia ser pior, passando a desenvolver tal atitude como forma inconsciente e irracional de defesa, no propósito de passar ao agressor um tipo de comportamento e simpatia como quem faz um acordo para amenizar seus sofrimentos. Para alguns, pode estar embutido nesta modalidade de comportamento um traço do caráter sádico ou masoquista latente na personalidade do oprimido.

Na maioria das vezes, tudo começa por meio de pequenos gestos ou atitudes gentis, quando a vítima passa a se relacionar emocionalmente com o opressor, que vão se ampliando pouco a pouco, embora possam persistir atitudes dúbias de simpatia e ódio. Para alguns autores, há pacientes que não percebem tais atitudes tão paradoxais. Para outros, a vítima age dessa forma como um processo de defesa ante um fim que se mostra trágico e violento.

Para se firmar um diagnóstico mais preciso da síndrome de Estocolmo exigem-se duas condições: que a vítima tenha assumido de forma inconsciente uma real identificação com os propósitos, a ideologia e o comportamento de seus raptores, quase como se fosse um deles; e que suas reações de simpatia e agradecimento se intensifiquem com o passar dos dias, mesmo quando já esteja livre do cativeiro e inserida nas suas ocupações habituais.

▼ Bullying

Bullying é uma expressão derivada da palavra inglesa *bully* que tem um significado próximo a brigão, valentão, mas que, de fato, é caracterizada por opressão, humilhação, perseguição, maltrato, ofensa, ameaça e principalmente por intimidação. O *bullying* não é um fenômeno tão atual quanto parece, ele sempre existiu, mudando apenas certos aspectos em face da sociedade que se vive, como, por exemplo, o fácil acesso à *internet*. As agressões se mostram mais graves quando se vitimizam crianças e são sempre continuadas, repetitivas e verbais ou físicas. São muito comuns nas escolas e podem ter conotações racistas, difamatórias e separatistas. Nos casos mais graves, podem levar ao desequilíbrio emocional ou psíquico e, até mesmo, ao suicídio. Por esse motivo, esses maus-tratos são tão graves e ameaçadores.

Cleodelice Fante (*in Fenômeno Bullying: Como Prevenir a Violência nas Escolas e Educar para a Paz*, 2ª Edição, Campinas: Verus, 2005) diz que esta forma de agressão pode surgir em qualquer contexto social, na escola, na vizinhança, nos locais de trabalho e inclusive na família. Ela afirma de forma categórica: "É uma das formas de violência que mais cresce no mundo." E aponta as características mais comuns deste efeito ultrajante: comportamentos deliberados e danosos, produzidos de maneira repetitiva em um período prolongado de tempo contra uma mesma vítima; apresentam uma relação de desequilíbrio de poder, o que dificulta a defesa da vítima; não há motivos evidentes; acontece de forma direta, por meio de agressões físicas (bater, chutar, tomar pertences) e verbais (apelidar de maneira pejorativa e discriminatória, insultar, constranger); de forma indireta, caracteriza-se pela disseminação de rumores desagradáveis e desqualificantes, visando à discriminação e à exclusão da vítima de seu grupo social.

Deve ficar bem claro que nem tudo é *bullying*. É necessário que esta agressão seja repetitiva, tenha intenção de atingir a uma vítima determinada, que ela esteja de alguma maneira relacionada com a ofensa e que haja concordância e presença de um público de convivência com o agredido.

As vítimas são sempre os mais frágeis e nesta forma perversa de relação se tornam um objeto de prazer nesta agressão. Começam sempre por pequenas ofensas que vão se repetindo e aumentando de gravidade até chegar aos danos mais graves, inclusive a morte. As motivações têm na maioria das vezes o caráter físico, étnico, religioso ou cultural.

Como este fato tem se verificado mais na escola é importante que os educadores passem a se preocupar com tal forma de conflito social e integrem estes acontecimentos dentro de uma política de prevenção de saúde pública.

As vítimas na escola estão sempre isoladas ou procurando ficar perto dos adultos. Na sala de aula têm dificuldade de atenção e concentração e se mostram intranquilas e ansiosas; são tristes e arredias; têm baixo rendimento escolar; simulam doenças para não frequentarem a escola; pedem para trocar de escola; apresentam-se de forma desleixada e desatenta. Em casa, alguns se queixam de dores de cabeça, enjoos, tonturas e apresentam mudanças repentinas do humor; mostram ansiedade, sentimentos negativos e medo; relacionam-se mal com a família e com os amigos e apresentam baixa autoestima.

De acordo com alguns autores a vítima pode ser classificada nos seguintes grupos: 1. *Típica*: relaciona-se mal com os colegas, sofre muito com as consequências dos comportamentos agressivos, tem aspecto físico frágil, coordenação motora deficiente, exaltada sensibilidade, timidez, passividade, submissão, insegurança, baixa autoestima, alguma dificuldade de aprendizado, ansiedade e aspectos depressivos. Sente insegurança de juntar-se ao grupo, tanto física quanto verbalmente. 2. *Provocadora*: aquela que de certo modo provoca reações adversas, tentando reagir mas sem condição de se impor. Tenta responder e reagir aos ataques, mas não encontra meios para tanto. Tem atitudes ofensivas, irritantes e quase sempre é responsável por conflitos em seu ambiente de relacionamento. 3. *Agressora*: tenta reagir às agressões recebidas como forma de confronto ou de defesa, às vezes procurando outra vítima mais indefesa para reproduzir todos os insultos e agressões que sofria transformando assim o *bullying* em um ciclo vicioso.

Os autores deste tipo de agressão são sempre aqueles que se intitulam líderes ou chefes de grupos, falastrões e poderosos, vaidosos e exibidos, transferem suas frustrações e procuram assumir ou aparentar uma imagem fantasiosa de si mesmos. Entre eles estão alguns que vieram de uma relação familiar defeituosa. São violentos, insensíveis e contrários às regras de convivência. Muitos já estiveram envolvidos em pequenos delitos. Têm baixo rendimento escolar. Alguns foram abusados sexualmente na infância mais remota.

Seus atos na escola se caracterizam pelo desdenho e pela hostilidade, pelas agressões físicas e verbais, pela difamação e lesão, pelas ameaças e coação na tomada de material escolar e pertences de suas vítimas. Em casa, esses agressores têm atitudes de hostilidade e referem uma superioridade entre seus colegas que não têm. São simulados e mentirosos e costumam chegar da escola com bens que não justificam a posse.

Há também os expectadores – reféns da "lei do silêncio" e cúmplices passivos das agressões, que a tudo assistem e calam, deliciando-se, aplaudindo e insuflando cada gesto agressor, ou ficam em uma posição de não ajudar a vítima por covardia nem se opor ao agressor por medo de também ser vítima. Eles são personagens destacados porque sem eles não existe *bullying*; são a plateia desta infeliz tragédia.

Em muitas situações os pais são os maiores responsáveis por esta forma de agressão quando apoiam e fingem não enxergar os maus modos e as formas de agressão que já se iniciam dentro de casa.

LEI Nº 13.185, DE 6 DE NOVEMBRO DE 2015

Institui o Programa de Combate à Intimidação Sistemática (Bullying).

A PRESIDENTA DA REPÚBLICA. Faço saber que o Congresso Nacional decreta e eu sanciono a seguinte Lei:

Art. 1º Fica instituído o Programa de Combate à Intimidação Sistemática (*bullying*) em todo o território nacional.

§ 1º No contexto e para os fins desta Lei, considera-se intimidação sistemática (*bullying*) todo ato de violência física ou psicológica, intencional e repetitivo que ocorre sem motivação evidente, praticado por indivíduo ou grupo, contra uma ou mais pessoas, com o objetivo de intimidá-la ou agredi-la, causando dor e angústia à vítima, em uma relação de desequilíbrio de poder entre as partes envolvidas.

§ 2º O Programa instituído no caput poderá fundamentar as ações do Ministério da Educação e das Secretarias Estaduais e Municipais de Educação, bem como de outros órgãos, aos quais a matéria diz respeito.

Art. 2º Caracteriza-se a intimidação sistemática (*bullying*) quando há violência física ou psicológica em atos de intimidação, humilhação ou discriminação e, ainda:

I – ataques físicos;
II – insultos pessoais;
III – comentários sistemáticos e apelidos pejorativos;
IV – ameaças por quaisquer meios;
V – grafites depreciativos;
VI – expressões preconceituosas;
VII – isolamento social consciente e premeditado;
VIII – pilhérias.

Parágrafo único. Há intimidação sistemática na rede mundial de computadores (*cyberbullying*), quando se usarem os instrumentos que lhe são próprios para depreciar, incitar a violência, adulterar fotos e dados pessoais com o intuito de criar meios de constrangimento psicossocial.

Art. 3º A intimidação sistemática (*bullying*) pode ser classificada, conforme as ações praticadas, como:

I – verbal: insultar, xingar e apelidar pejorativamente;
II – moral: difamar, caluniar, disseminar rumores;
III – sexual: assediar, induzir e/ou abusar;
IV – social: ignorar, isolar e excluir;
V – psicológica: perseguir, amedrontar, aterrorizar, intimidar, dominar, manipular, chantagear e infernizar;
VI – físico: socar, chutar, bater;
VII – material: furtar, roubar, destruir pertences de outrem;
VIII – virtual: depreciar, enviar mensagens intrusivas da intimidade, enviar ou adulterar fotos e dados pessoais que resultem em sofrimento ou com o intuito de criar meios de constrangimento psicológico e social.

Art. 4º Constituem objetivos do Programa referido no caput do art. 1º:

I – prevenir e combater a prática da intimidação sistemática (*bullying*) em toda a sociedade;
II – capacitar docentes e equipes pedagógicas para a implementação das ações de discussão, prevenção, orientação e solução do problema;
III – implementar e disseminar campanhas de educação, conscientização e informação;
IV – instituir práticas de conduta e orientação de pais, familiares e responsáveis diante da identificação de vítimas e agressores;
V – dar assistência psicológica, social e jurídica às vítimas e aos agressores;
VI – integrar os meios de comunicação de massa com as escolas e a sociedade, como forma de identificação e conscientização do problema e forma de preveni-lo e combatê-lo;
VII – promover a cidadania, a capacidade empática e o respeito a terceiros, nos marcos de uma cultura de paz e tolerância mútua;
VIII – evitar, tanto quanto possível, a punição dos agressores, privilegiando mecanismos e instrumentos alternativos que promovam a efetiva responsabilização e a mudança de comportamento hostil;
IX – promover medidas de conscientização, prevenção e combate a todos os tipos de violência, com ênfase nas práticas recorrentes de intimidação sistemática (*bullying*), ou constrangimento físico e psicológico, cometidas por alunos, professores e outros profissionais integrantes de escola e de comunidade escolar.

Art. 5º É dever do estabelecimento de ensino, dos clubes e das agremiações recreativas assegurar medidas de conscientização, prevenção, diagnose e combate à violência e à intimidação sistemática (*bullying*).

Art. 6º Serão produzidos e publicados relatórios bimestrais das ocorrências de intimidação sistemática (*bullying*) nos Estados e Municípios para planejamento das ações.

Art. 7º Os entes federados poderão firmar convênios e estabelecer parcerias para a implementação e a correta execução dos objetivos e diretrizes do Programa instituído por esta Lei.

Art. 8º Esta Lei entra em vigor após decorridos 90 (noventa) dias da data de sua publicação oficial.

Brasília, 6 de novembro de 2015; 194º da Independência e 127º da República.

▼ Síndrome do ancião maltratado

Na Inglaterra, aproximadamente em 1975, surgiu pela primeira vez o conceito de *ancião maltratado*, como uma síndrome de características da violência intrafamiliar. Na maioria das vezes é desconhecido, tornando difícil seu diagnóstico e sua distinção com os acidentes próprios da idade, a exemplo das fraturas, contusões e ferimentos outros, muitas vezes pelo temor de o ancião denunciar seus próprios filhos, parentes próximos e serviçais.

Em alguns países, como nos EUA, a incidência de anciãos maltratados é de 10%, chegando muitas vezes a ultrapassar as cifras dos maus-tratos infantis. O envelhecimento demográfico da população mundial certamente aumentará ainda mais esta forma de agressão.

O ambiente familiar é o lugar de maior evidência desses maus-tratos, pois grande parte das pessoas idosas vive ali. Mas não quer dizer que noutros lugares como hospitais, creches de velhos, asilos e casas especiais de abrigo não se venham a verificar tais excessos.

Os maus-tratos mais comuns são por abuso e negligência, ou seja, por ação, por omissão ou por cuidados inadequados. No entanto, didaticamente, classificamos os maus-tratos em anciãos em: *maus-tratos físicos, maus-tratos psíquicos e maus-tratos econômicos*.

Os maus-tratos físicos são sempre caracterizados por ferimentos repetidos e pouco justificáveis, queimaduras, fraturas, escoriações e equimoses. Os maus-tratos psíquicos pelas agressões verbais, "dano do silêncio", ameaças, reprovações, desprezo e isolamento. E os maus-tratos econômicos pela privação dos alimentos, supressão dos bens e pelo mau uso de suas disponibilidades.

Dentro dessa pungente realidade há que se entender a existência de fatores de risco que naturalmente podem agravar mais ainda o quadro: *fatores individuais* (antecedentes psiquiátricos, uso abusivo de álcool e de drogas dos agressores); *herança violenta* (filhos que sofreram violência dos pais); *dependência econômica* (conflitos entre o maltratante e o maltratado); *estresse* (tipo de vida que levam os agressores); *isolamento social do ancião* (quando eles vivem em comunidade, o fato é mais raro).

A perícia médico-legal em tais eventos deve orientar-se pela história clínica, que deve ouvir o ancião e seus acompanhantes separadamente. Ter em conta também o tempo decorrido entre as lesões e a procura do tratamento. Ainda, se é evidente a existência de lesões de datas diferentes.

Em regra, os sintomas e sinais apresentados são semelhantes aos de uma doença crônica, cabendo estabelecer a diferença entre os maus-tratos e essas patologias. Um fato muito importante nesta avaliação é o do estado psíquico do paciente, principalmente no que se refere à aparência de terror e medo que eles possam apresentar. Sobre o aspecto físico é muito importante verificar os locais das lesões, como, por exemplo, os pulsos e tornozelos, por onde esses pacientes muitas vezes são imobilizados ao leito.

Uma das formas comuns destes maus-tratos, principalmente em casas de hospedarias ou hospitais de anciãos, é verificada pela contenção física em que se utilizam cintos de contenção em acamados ou durante a noite, provocando lesões ou até a morte por asfixia devido a hiperpressão abdominal ou por constrição do pescoço, atitude justificada como medida para evitar acidentes diante de agitações ou demência. Na maioria das vezes isto é motivado pela qualidade inadequada dos cintos ou pela forma errada de seu ajuste.

O mesmo estudo pode ser aplicado às pessoas deficientes maltratadas. Entende-se aqui como "pessoas deficientes" aquelas que são incapazes de assegurar, por si mesmas, as necessidades de uma vida individual ou social normal, em decorrência de uma acentuada deficiência, congênita ou não, em suas capacidades físicas ou mentais.

LEI Nº 13.146, DE 6 DE JULHO DE 2015

Institui a Lei Brasileira de Inclusão da Pessoa com Deficiência (Estatuto da Pessoa com Deficiência).

A PRESIDENTA DA REPÚBLICA. Faço saber que o Congresso Nacional decreta e eu sanciono a seguinte Lei: (..).

TÍTULO II

DOS CRIMES E DAS INFRAÇÕES ADMINISTRATIVAS

Art. 88. Praticar, induzir ou incitar discriminação de pessoa em razão de sua deficiência:

Pena – reclusão, de 1 (um) a 3 (três) anos, e multa.

§ 1º Aumenta-se a pena em 1/3 (um terço) se a vítima encontrar-se sob cuidado e responsabilidade do agente.

§ 2º Se qualquer dos crimes previstos no caput deste artigo é cometido por intermédio de meios de comunicação social ou de publicação de qualquer natureza:

Pena – reclusão, de 2 (dois) a 5 (cinco) anos, e multa.

§ 3º Na hipótese do § 2º deste artigo, o juiz poderá determinar, ouvido o Ministério Público ou a pedido deste, ainda antes do inquérito policial, sob pena de desobediência:

I – recolhimento ou busca e apreensão dos exemplares do material discriminatório;

II – interdição das respectivas mensagens ou páginas de informação na internet.

§ 4º Na hipótese do § 2º deste artigo, constitui efeito da condenação, após o trânsito em julgado da decisão, a destruição do material apreendido.

Art. 89. Apropriar-se de ou desviar bens, proventos, pensão, benefícios, remuneração ou qualquer outro rendimento de pessoa com deficiência:

Pena – reclusão, de 1 (um) a 4 (quatro) anos, e multa.

Parágrafo único. Aumenta-se a pena em 1/3 (um terço) se o crime é cometido:

I – por tutor, curador, síndico, liquidatário, inventariante, testamenteiro ou depositário judicial; ou

II – por aquele que se apropriou em razão de ofício ou de profissão.

Art. 90. Abandonar pessoa com deficiência em hospitais, casas de saúde, entidades de abrigamento ou congêneres:

Pena – reclusão, de 6 (seis) meses a 3 (três) anos, e multa.

Parágrafo único. Na mesma pena incorre quem não prover as necessidades básicas de pessoa com deficiência quando obrigado por lei ou mandado.

Art. 91. Reter ou utilizar cartão magnético, qualquer meio eletrônico ou documento de pessoa com deficiência destinados ao recebimento de benefícios, proventos, pensões ou remuneração ou à realização de operações financeiras, com o fim de obter vantagem indevida para si ou para outrem:

Pena – detenção, de 6 (seis) meses a 2 (dois) anos, e multa.

Parágrafo único. Aumenta-se a pena em 1/3 (um terço) se o crime é cometido por tutor ou curador.

▼ Violência contra a mulher

A violência doméstica representa não só a mais dolorosa ocorrência de ordem afetivo-sentimental, por atingir o âmago da estrutura familiar, senão também um assunto da mais alta complexidade sob o ponto de vista médico-pericial.

Esta não é uma situação nova. Hoje ela se torna mais clara pela oportunidade de denúncia pelos movimentos em defesa dos direitos humanos e pelos movimentos feministas e de defesa da dignidade da mulher. Acrescente-se a isso a evolução econômico-social da mulher na sociedade contemporânea.

Sem nenhuma dúvida, tem sido a mulher a maior vítima da violência no meio familiar.

Por uma distorção histórica e cultural, as mulheres, principalmente em determinadas regiões de nosso país, sempre foram tratadas com restrições, preconceitos e limites. Mesmo que exista uma luta permanente e um sentimento desfavorável a essas posições, pouco tem sido o avanço de suas conquistas sociais.

As estatísticas, em geral, atestam que apenas 10% das agressões contra mulheres são denunciadas e sua incidência maior se dá em torno dos 30 anos de idade. E a idade do agressor, em torno de 42 anos.

A contribuição pericial nessa forma de agressão é de fundamental interesse para sua efetiva reparação, tanto pela caracterização das agressões físicas com suas mais variadas formas de lesões, como pela avaliação das agressões psíquicas, algumas delas aproximadas da chamada *síndrome de estresse póstraumático*.

▶ **Perícia.** Diante de um quadro desta natureza deve o perito:

1. *Descrever e valorizar todas as lesões físicas da vítima.* O exame clínico para registro e avaliação das lesões físicas deve iniciar-se por uma entrevista cuidadosa e demorada, na qual se valorizem todas as informações referentes aos antecedentes da vítima, sua história familiar e seu relacionamento com o agressor, assim como as causas que motivaram suas queixas e os sintomas consequentes ao dano. As lesões físicas, na sua maioria, não são difíceis de serem identificadas.

2. *Examinar e valorizar os danos psíquicos.* Ter em conta, mesmo os especialistas em psiquiatria médico-legal, a existência de certas dificuldades, a partir dos critérios diagnósticos que não se ajustam a um padrão clínico habitual dos distúrbios psiquiátricos, a impossibilidade de quantificar o dano, a imprecisão em determinar o nexo causal, a dificuldade de consignar a existência de um dano psíquico anterior, a imprecisão de estabelecer a distinção entre um dano neurológico e um dano psíquico, e a possibilidade muito frequente de simulação e de metassimulação por parte da examinada.

Em primeiro lugar, deve-se fazer uma distinção bem precisa entre *dano psíquico e transtorno mental*. Neste estudo, o primeiro caracteriza-se por uma deterioração das funções psíquicas, de forma súbita e inesperada, surgida após uma ação deliberada e grave de alguém, trazendo para a vítima um prejuízo material ou moral. O transtorno mental, chamado ainda por alguns de doença mental, ainda que tenha como elemento definidor a alteração das funções psíquicas, tem origem de causa dita natural.

3. *Considerar o estado anterior.* Problema complexo nessa questão é a avaliação da existência de dano anterior ou do estado anterior da vítima quando se quer estipular existência de dano psíquico. Muitas vezes se torna difícil estabelecer com rigor se a vítima antes da agressão traumática ou da agressão psíquica era ou não portadora de um dano ou transtorno psíquico, principalmente quando estes não foram diagnosticados ou tratados.

Para tanto, o perito deve valer-se de uma anamnese completa e cuidadosa, da informação de profissionais e de relatórios de instituições que tenham porventura cuidado da paciente. Ter em conta também que, mesmo existindo anteriormente um quadro de dano corporal ou transtorno mental, para considerá-lo como importante na avaliação, basta que se prove ter havido agravamento do processo.

Todavia, se não houver nenhuma evidência sobre o estado anterior da vítima, pode-se concluir que se está diante de uma situação mais complicada, restando tão só ao exame clínico acurado demonstrar se a sintomatologia apresentada ou o seu agravamento é decorrente da agressão física ou psíquica recebida.

4. *Estabelecer o nexo de causalidade.* Com certeza, esta é a parte mais delicada e complexa da questão. A relação entre o dano físico ou psíquico e os maus-tratos é um pressuposto imperativo de ordem pericial e não há como fugir disto.

Entende-se por *nexo causal* uma condição lógica de vínculo, de conexão, de liame ou de eminente coesão entre a ação e o resultado, não sendo por isso uma situação de imperiosa certeza. Basta apenas que exista ligação e coerência.

Nessa forma de violência, para se estabelecer o nexo de causalidade, é necessário que: a) a agressão física ou psíquica tenha existido e, portanto, apropriada àquelas circunstâncias; b) a agressão tenha sido súbita e exógena; c) haja relação de temporalidade (um prazo legal e um prazo clínico), ou seja, exista uma coerência entre a idade do dano e a ocorrência dos fatos; d) exista uma lógica anatomoclínica de sinais e sintomas típicos; e) haja exclusão da preexistência de danos relativamente à agressão física ou psíquica.

▶ **Legislação.** No dia 7 de setembro de 2006 o Governo Federal editou a Lei nº 11.340 (Lei Maria da Penha), onde cria mecanismos para coibir e prevenir a violência doméstica e familiar contra a mulher, nos termos do § 8º do art. 226 da Constituição Federal, e estabelece medidas de assistência e proteção às mulheres em situação de violência doméstica e familiar, além de dispor sobre a criação dos Juizados de Violência Doméstica e Familiar contra a Mulher.

Por essa norma toda mulher, independentemente de classe, raça, orientação sexual, renda, cultura, nível educacional, idade e religião, passa a gozar dos direitos fundamentais inerentes à pessoa humana, sendo-lhe asseguradas as oportunidades e facilidades para viver sem violência, preservar sua saúde física e mental e seu aperfeiçoamento moral, intelectual e social.

Para os efeitos da supracitada Lei, configura violência doméstica e familiar contra a mulher qualquer ação ou omissão baseada no gênero que lhe cause morte, lesão, sofrimento físico, sexual ou psicológico e dano moral ou patrimonial: I – no âmbito da unidade doméstica, compreendida como o espaço de convívio permanente de pessoas, com ou sem vínculo familiar, inclusive as esporadicamente agregadas; II – no âmbito da família, compreendida como a comunidade formada por indivíduos que são ou se consideram aparentados, unidos por laços naturais, por afinidade ou por vontade expressa; III – em qualquer relação íntima de afeto, na qual o agressor conviva ou tenha convivido com a ofendida, independentemente de coabitação.

De acordo com a referida lei são formas de violência doméstica e familiar contra a mulher, entre outras: I – a violência física, entendida como qualquer conduta que ofenda sua integridade ou saúde corporal; II – a violência psicológica, entendida como qualquer conduta que lhe cause dano emocional e diminuição da autoestima ou que lhe prejudique e perturbe o pleno desenvolvimento ou que vise degradar ou controlar suas ações, comportamentos, crenças e decisões, mediante ameaça. constrangimento, humilhação, manipulação, isolamento, vigilância constante, perseguição contumaz, insulto, chantagem, ridicularização, exploração e limitação do direito de ir e vir ou qualquer outro meio que lhe cause prejuízo à saúde psicológica e à autodeterminação; III – a violência sexual, entendida como qualquer conduta que a constranja a presenciar, a manter ou participar de relação sexual não desejada, mediante intimidação, ameaça, coação ou uso da força; que a induza a comercializar ou a utilizar, de qualquer modo, a sua sexualidade, que a impeça de usar método contraceptivo ou que a force ao matrimônio, à gravidez, ao aborto ou à prostituição, mediante coação, chantagem, suborno ou manipulação; ou que limite ou anule o exercício de seus direitos sexuais e reprodutivos; IV – a violência patrimonial, entendida como qualquer conduta que configure retenção, subtração, destruição parcial ou total de seus objetos, instrumentos de trabalho, documentos pessoais, bens, valores e direitos ou recursos econômicos, incluindo os destinados a satisfazer suas necessidades;

V – a violência moral, entendida como qualquer conduta que configure calúnia, difamação ou lesão.

Com a finalidade de coibir a violência doméstica e familiar contra a mulher criar-se-ia um conjunto articulado de ações da União, dos estados, do Distrito Federal e dos municípios e de ações não governamentais, tendo por diretrizes: I – a integração operacional do Poder Judiciário, do Ministério Público e da Defensoria Pública com as áreas de segurança pública, assistência social, saúde, educação, trabalho e habitação; II – a promoção de estudos e pesquisas, estatísticas e outras informações relevantes, com a perspectiva de gênero e de raça ou etnia, concernentes às causas, às consequências e à frequência da violência doméstica e familiar contra a mulher, para a sistematização de dados, a serem unificados nacionalmente, e a avaliação periódica dos resultados das medidas adotadas; III – o respeito, nos meios de comunicação social, dos valores éticos e sociais da pessoa e da família, de forma a coibir os papéis estereotipados que legitimem ou exacerbem a violência doméstica e familiar, de acordo com o estabelecido no inciso III do art. 1º, no inciso IV do art. 3º e no inciso IV do art. 221 da Constituição Federal; IV – a implementação de atendimento policial especializado para as mulheres, em particular nas Delegacias de Atendimento à Mulher; V – a promoção e a realização de campanhas educativas de prevenção da violência doméstica e familiar contra a mulher, voltadas ao público escolar e à sociedade em geral, e a difusão desta Lei e dos instrumentos de proteção aos direitos humanos das mulheres; VI – a celebração de convênios, protocolos, ajustes, termos ou outros instrumentos de promoção de parceria entre órgãos governamentais ou entre estes e entidades não governamentais, tendo por objetivo a implementação de programas de erradicação da violência doméstica e familiar contra a mulher; VII – a capacitação permanente das Polícias Civil e Militar, da Guarda Municipal, do Corpo de Bombeiros e dos profissionais pertencentes aos órgãos e às áreas enunciados no inciso I quanto às questões de gênero e de raça ou etnia; VIII – a promoção de programas educacionais que disseminem valores éticos de irrestrito respeito à dignidade da pessoa humana com a perspectiva de gênero e de raça ou etnia; IX – o destaque, nos currículos escolares, de todos os níveis de ensino, para os conteúdos relativos aos direitos humanos, à equidade de gênero e de raça ou etnia e ao problema da violência doméstica e familiar contra a mulher.

São criados também os Juizados de Violência Doméstica e Familiar contra a Mulher, que poderão contar com uma equipe de atendimento multidisciplinar, a ser integrada por profissionais especializados nas áreas psicossocial, jurídica e de saúde. Esses Juizados poderão ser acompanhados da implantação das curadorias necessárias e do serviço de assistência judiciária.

A Lei nº 13.104, de 9 de março de 2015, alterou o art. 121 do Decreto-Lei nº 2.848, de 7 de dezembro de 1940 – Código Penal, para prever o feminicídio como circunstância qualificadora do crime de homicídio e o art. 1º da Lei nº 8.072, de 25 de julho de 1990, para incluí-lo no rol dos crimes hediondos.

LEI Nº 13.104, DE 9 DE MARÇO DE 2015

Altera o art. 121 do Decreto-Lei nº 2.848, de 7 de dezembro de 1940 – Código Penal, para prever o feminicídio como circunstância qualificadora do crime de homicídio, e o art. 1º da Lei nº 8.072, de 25 de julho de 1990, para incluir o feminicídio no rol dos crimes hediondos.

A PRESIDENTA DA REPÚBLICA. Faço saber que o Congresso Nacional decreta e eu sanciono a seguinte Lei:

Art. 1º O art. 121 do Decreto-Lei nº 2.848, de 7 de dezembro de 1940 – Código Penal, passa a vigorar com a seguinte redação:

"Homicídio simples

Art. 121. ....
....

Homicídio qualificado

§ 2º ....

Feminicídio

VI – contra a mulher por razões da condição de sexo feminino:

....

§ 2º A Considera-se que há razões de condição de sexo feminino quando o crime envolve:

I – violência doméstica e familiar;

II – menosprezo ou discriminação à condição de mulher.

....

Aumento de pena

....

§ 7º A pena do feminicídio é aumentada de 1/3 (um terço) até a metade se o crime for praticado:

I – durante a gestação ou nos 3 (três) meses posteriores ao parto;

II – contra pessoa menor de 14 (catorze) anos, maior de 60 (sessenta) anos ou com deficiência;

III – na presença de descendente ou de ascendente da vítima." (NR)

Art. 2º O art. 1º da Lei nº 8.072, de 25 de julho de 1990, passa a vigorar com a seguinte alteração:

"Art. 1º ....

I – homicídio (art. 121), quando praticado em atividade típica de grupo de extermínio, ainda que cometido por um só agente, e homicídio qualificado (art. 121, § 2º, I, II, III, IV, V e VI);

...." (NR)

Art. 3º Esta Lei entra em vigor na data da sua publicação.

Brasília, 9 de março de 2015; 194º da Independência e 127º da República.

▼ Tortura

A Lei nº 9.455, de 7 de abril de 1997, que regulamenta o inciso XLIII do artigo 5º da Constituição do Brasil de 1988, define tortura como o sofrimento físico ou mental causado a alguém com emprego de violência ou grave ameaça, com o fim de obter informação, declaração ou confissão de vítima ou de terceira pessoa, outrossim, para provocar ação ou omissão de natureza criminosa ou então em razão de discriminação racial ou religiosa. Por sua vez, a Declaração de Tóquio, aprovada pela Assembleia Geral da Associação Médica Mundial, em 10 de outubro de 1975, define como: "A imposição deliberada, sistemática e desconsiderada de sofrimento físico ou mental por parte de uma ou mais pessoas, atuando por própria conta ou seguindo ordens de qualquer tipo de poder, com o fim de forçar uma outra pessoa a dar informações, confessar, ou por outra razão qualquer."

A Convenção da Organização das Nações Unidas contra a Tortura a define como "qualquer ato pelo qual são infligidos, intencionalmente, a uma pessoa, dores ou sofrimentos graves, sejam eles físicos ou mentais, com o fim de obter informações ou uma confissão, de castigá-la por um ato cometido ou que se suspeita que tenha cometido, de intimidá-la ou coagi-la, ou por qualquer razão baseada em qualquer tipo de discriminação".

A Convenção Interamericana para Prevenir e Sancionar a Tortura dá definição mais avançada que esta da Convenção da ONU quando define a tortura como "a aplicação, em uma pessoa, de métodos que tendem a anular a personalidade da vítima ou diminuir sua capacidade física ou mental, embora não causem dor física ou angústia psíquica".

A verdade é que o fato de o ser humano sofrer de forma deliberada de tratamento desumano, degradante e cruel, com a finalidade de produzir sofrimentos físicos ou morais, é tão antigo quanto a história da própria Humanidade. Houve uma época, não tão distante, que a Igreja e o Estado usavam a tortura como formas legais de expiação de culpa ou como forma legal de pena. A Inquisição e a Doutrina de Segurança Nacional não são diferentes em seus métodos, princípios e objetivos.

Na atualidade, malgrado um ou outro esforço, muitos são os países que ainda praticam, ou toleram a tortura em pessoas indefesas, sem nenhuma justificativa ou qualquer fundamento de ordem normativa. Muitas dessas práticas têm por finalidade punir tendências ideológicas ou reprovar e inibir os movimentos libertários ou as manifestações políticas de protesto. Muitas dessas práticas cruéis e degradantes nada têm a ver com a chamada "obtenção da verdade"; antes, um sistema repressivo que dispõe o Estado contra os direitos e as liberdades dos seus opositores, como estratégia de manutenção no poder.

Tais procedimentos, por motivos muito óbvios, são desconhecidos na maioria das vezes, pois sua divulgação, mesmo em países ditos democráticos, é evitada de maneira disfarçada, e assim os organismos internacionais que cuidam dos direitos humanos não têm informações nem acesso aos torturados. Por outro lado, as próprias autoridades locais do setor de saúde não incluem essas vítimas dentro de um programa capaz de resgatá-las de suas graves sequelas.

A nossa lei referente à tortura, anteriormente citada, não especifica quem são seus autores, dando a entender assim que qualquer pessoa agindo daquela forma responderá por tal delito. Todavia, há quem considere como autor do crime de tortura apenas os agentes públicos investidos em suas funções e que se utilizam disso para obter informações, castigar, intimidar ou fazer confessar algo. E por maus-tratos, procedimentos cruéis ou desumanos que mesmo não tendo um propósito específico, manifestam o desejo de degradar, humilhar ou provocar sofrimentos à vítima. Tanto a tortura quanto os maus-tratos devem merecer a mesma investigação e a mesma punição.

É um constrangimento enumerar os tipos de prática de tortura existentes. Cabe-nos, no entanto, afirmar que tais procedimentos não só têm como meta causar sofrimento físico mais insuportável possível ou a privação das necessidades mais imediatas, mas sobretudo causar humilhação. A intenção do torturador é sempre a mesma: usar os meios de tortura como "método" de interrogatório e facilitar a humilhação.

Os meios mais usados como maus-tratos aos detentos são: *físicos* (violência efetiva), *morais* (intimidações, hostilidades, ameaças), *sexuais* (cumplicidade com a violência sexual) e *omissivos* (negligência de higiene, alimentação e condições ambientais).

Violência institucional no Brasil

Os aparelhos do poder organizado em nosso país que administram a repressão e que executam a punição não deixam, de certo modo, de exercer ou tolerar a violência. O Estado constitui-se sem dúvida na mais grave forma de arbítrio porque ela flui de um órgão de proteção e contra o qual dificilmente se tem remédio.*

A partir da organização dos movimentos coletivos de reivindicação e protesto, o poder passou a prevenir e controlar de forma agressiva o que ele chamou de "desordens públicas". Esse aparelho de poder autorizado legalmente deixa claro que a garantia da "ordem social" tem suas razões ditadas pelas classes dominantes que se sentem ameaçadas.

A violência do aparelho carcerário é certamente a mais impiedosa e humilhante porque o presidiário, principalmente o de crimes comuns, representa, para o poder e para uma fração da sociedade, uma escória. Não passa pelos critérios dessas pessoas que a pena seja uma medida de recuperação e de ressocialização, mas tão só um instrumento de vingança e de reparação. O próprio sentido de intimidação e de excessivo rigor punitivo não deixa de constituir uma modalidade de terrorismo oficial.

A forma como essas instituições são administradas e o perfil dos seus administradores não deixam dúvidas do verdadeiro sentido dessas prisões. Não é nenhuma novidade afirmar que essas casas de custódia funcionam como desestímulo arrasador aos programas de recuperação. E é nesse ambiente de trabalhos inúteis, de degradação e coação disciplinar, de prática sistemática de torturas e maus-tratos que o regime carcerário propõe recuperar seus presos.

A falta de disciplina e a brutalidade gratuita de alguns dos seus agentes e o desdém pelas entidades que promovem a defesa e a proteção dos direitos humanos é com certeza a manifestação mais abjeta da intolerância, da irreverência e do arbítrio.

Recomendações em perícias de casos de tortura

Recomenda-se que, em todos os casos de perícias de alegação ou presunção de tortura, proceda-se sempre da seguinte maneira:

- valorizar no exame físico o estudo esquelético-tegumentar;
- descrever detalhadamente a sede e as características dos ferimentos;
- registrar em esquemas corporais todas as lesões encontradas;
- fotografar as lesões e alterações existentes nos exames interno e externo;
- detalhar em todas as lesões, independentemente do seu vulto, a forma, idade, dimensões, localização e particularidades;
- radiografar, quando possível, todos os segmentos e regiões agredidos ou suspeitos de violência;
- trabalhar sempre em equipe;
- examinar sempre que possível à luz do dia;
- usar os meios subsidiários disponíveis;
- avaliar de forma objetiva e imparcial;
- examinar a vítima de tortura sem a presença dos agentes do poder;
- examinar com paciência e cortesia.

Por fim, recomenda-se que os peritos nunca usem as informações como propostas pessoais, quaisquer que sejam suas posições políticas ou ideológicas.

Direitos do periciando em casos de tortura

Aquele que se apresenta à perícia ou está sendo examinado tem, como todo cidadão, assegurados pela Constituição Federal, seus direitos individuais e coletivos, sem distinção de qualquer natureza. Entre tantos, o que está expresso em seu artigo 5º, item II: "ninguém está obrigado a fazer alguma coisa senão em virtude da lei." Isto também se aplica ao próprio indivíduo

---

*Santos, JC – *As raízes do crime*, Rio de Janeiro: Forense, 1984.

que está sendo submetido a perícia quando envolve a sua própria pessoa na dimensão física ou moral que merece. Portanto, cabe ao investigando decidir sobre certas circunstâncias quando submetido a determinados testes ou exames, certo também que arcará com o ônus decorrente da sua negativa.

Mesmo se cuidando de matéria de ordem criminal, em que sempre se assinala o interesse público preponderando em detrimento do particular, ainda assim mantém-se o direito individual, porque todo interesse coletivo começa do respeito a um indivíduo.

Assim, por exemplo, no processo penal (matéria de direito público), está pontificado que a descoberta da verdade jamais ultrapassará limites da decência do réu, que tem o direito de ficar calado, se omitir à verdade e até se recusar na participação da prova, sem que isso seja interpretado como prejuízo a sua defesa ou como confissão de culpa.

Se fosse diferente, ou seja, se a busca da verdade fosse irrestrita, sem barreiras, submetendo-se os examinandos a todas as formas de coações e violações quando submetidos às perícias, certamente voltaríamos à época da Inquisição. Aqui não cabe o jargão de que "os fins justificam os meios", princípio despótico baseado nos modelos fascistas e decadentes, que não encontram mais guarida em solo democrático.

Eis alguns dos seus direitos:

1. *Ter conhecimento dos objetivos das perícias e dos exames.* A informação é um pressuposto ou requisito prévio do "consentimento livre e esclarecido". É necessário que o examinando dê seu consentimento sempre de forma livre e consciente e as informações sejam acessíveis aos seus conhecimentos para evitar a compreensão defeituosa, principalmente quando a situação é complexa e difícil de avaliar (*princípio da informação adequada*).

2. *Ser submetido a exame em condições higiênicas e por meios adequados.* Nada mais justo do que ser examinado, qualquer que seja sua condição de periciando, dentro de um ambiente recatado, higiênico e dotado das condições mínimas do exercício do ato pericial. Fora destas condições, além do comprometimento da qualidade do atendimento prestado, há um evidente desrespeito à dignidade humana. Não é de hoje que se pede à administração pública pertinente a melhoria dos equipamentos, insumos básicos e recursos humanos para a efetiva prática da perícia nas instituições médico-periciais. Essa realidade vem contribuindo para justificar a má prática pericial médica e o descaso que se tem com a pessoa do examinando.

3. *Recusar o exame no todo ou em parte.* O periciando manifestando a recusa de se submeter ao exame ou parte dele não estaria cometendo crime de desobediência, nem tampouco arcando com as duras consequências da confissão ficta; a uma, pela total falta de amparo legal que possa tipificá-lo no delito mencionado; a duas, porque ninguém, por autoridade que seja, poderia obrigar a alguém a submeter-se a um exame.

4. *Ser examinado em clima de respeito e confiança.* Mesmo para aqueles que cometerem ou são suspeitos de práticas de delitos, qualquer que seja sua gravidade ou intensidade, o exame legispericial deve ser procedido em um ambiente de respeito e sem a censura que possa causar a quem os examina. Se o periciando é a vítima, com muito mais razão.

5. *Rejeitar determinado examinador.* O examinando não tem o direito de escolher determinado examinador, mas pode, por qualquer razão apontada ou mesmo sem explicar os motivos, rejeitar determinado examinador, por suspeição ou impedimento, ou mesmo por questões de ordem pessoal que podem ir desde a inimizade até mesmo a amizade próxima.

6. *Ter suas confidências respeitadas.* Certas confidências contadas pelo periciando, cujas confirmações ele não queira ver registradas, podem ser omitidas, desde que isto não venha comprometer o exame cuja verdade se quer apurar, algumas delas até em seu próprio favor.

7. *Exigir privacidade no exame.* O exame do periciando deve ser sempre realizado respeitando sua privacidade, evitando-se a presença de pessoas estranhas ao feito. Quando se tratar de estagiários, residentes ou estudantes, deve-se pedir a autorização do examinando e sempre respeitar seu pudor e permitir a presença de pequenos grupos. Caso o examinando queira a presença de algum parente ou pessoa de sua intimidade e confiança, isto não compromete a privacidade exigida.

8. *Rejeitar a presença de peritos do gênero oposto.* Esta é outra questão que se apresenta como justa e razoável: o respeito ao pudor do examinando, seja ele homem ou mulher, atendendo ao seu pedido na escolha de um perito do seu gênero.

9. *Ter um médico de sua confiança como observador durante o exame pericial.* Mesmo que na fase da produção da prova ainda não seja a oportunidade de indicação do assistente técnico, não vemos nenhum óbice justificável para se impedir a presença de um médico da confiança do examinando durante a perícia, seja em um exame de lesão corporal, necropsia ou exumação.

Como se sabe, agora é facultado ao Ministério Público e às partes a indicação de assistentes técnicos durante o curso do processo judicial que poderão apresentar seus pareceres em prazo a ser fixado pelo juiz ou ser inquiridos em audiência. Quando ainda no Inquérito Policial, na produção de provas, este médico não teria as prerrogativas elencadas na Lei nº 11.690, de 9 de junho de 2008, que altera o artigo 159 do Código de Processo Penal. Mas, o que se tem observado na prática, quando solicitada aquela presença, é que os magistrados têm atendido a esse pedido. Trata-se apenas de uma forma de segurança que tranquiliza o periciando ao ser examinado pela perícia oficial. Isto não é desdouro ou ofensa à credibilidade do órgão periciador, nem muito menos a quem o examina.

10. *Exigir a presença ou a ausência de familiares e advogados durante os exames.* Quanto à presença de um familiar durante o exame pericial tudo faz crer não existir qualquer rejeição, principalmente quando isto se verifica a pedido do examinando. Todavia, quanto à presença de um advogado a questão é muito controvertida. Mesmo assim, entendemos que a Lei nº 8.906, de 4 de julho de 1994, que dispõe sobre o Estatuto da Advocacia e a Ordem dos Advogados do Brasil – OAB, em seu Capítulo II – Dos Direitos do Advogado, artigo 7º, diz em seu item VI, letra c, que são direitos do advogado "ingressar livremente em qualquer edifício ou recinto em que funcione repartição judicial ou outro serviço público onde ele deva praticar ato ou colher prova ou informação útil ao exercício da atividade profissional, dentro do expediente ou fora dele, e ser atendido, desde que se ache presente qualquer servidor ou empregado".

Para tanto seria necessário que o advogado, devidamente habilitado naquela ação, se esta é a vontade do seu assistido, não lhe cause constrangimento, desde que entenda que o perito necessita exercer suas atividades com total liberdade e independência, que não pode ter participação ativa, e sim discreta e sem causar confrontos. Isso amplia a lisura e a transparência dos atos do inquérito ou do processo. O Conselho Federal de Medicina em seu Parecer CFM nº 31/2013 estabelece: "A perícia médica é ato privativo de profissional que exerce a Medicina. O médico-perito tem plena autonomia para decidir pela presença ou não de pessoas estranhas ao ato médico pericial." De tal forma, o CFM submete a presença do advogado durante uma perícia médico-legal à simples anuência de um médico-perito e não a princípios éticos ou legais justificadores de uma decisão desta ordem.

11. *Ser avaliado de forma objetiva e imparcial.* Qualquer que seja o motivo que tenha levado o periciando a determinado tipo de exame tem ele o direito de ser tratado com respeito e isenção, sem nenhuma avaliação de mérito pelo examinador no que diz respeito aos resultados periciais nem à forma como é conduzida a perícia.

12. *Ser examinado sem a presença de policiais.* Seja o periciando detento ou presidiário, principalmente quando vítima de tortura, maus-tratos ou tratamento degradante ou cruel, tem ele o direito de ser examinado sem a presença ostensiva dos agentes policiais.

13. *Ser tratado com paciência e cortesia.* Durante o exame pericial aquele que se submete a ele tem o direito de ser atendido com moderação e respeito, principalmente quando se tratar de menores de idade e vítimas de violência sexual e de torturas.

Identificação da vítima

A identificação da vítima é sempre necessária mesmo com o reconhecimento de seus familiares ou de terceiros, e por isso se impõe o registro completo de todos os elementos antropológicos, antropométricos e a coleta de material para exame de DNA forense, assim distribuídos:

1. *Sistema dactiloscópico.* Através da comparação das impressões digitais dos dedos das mãos e dos pés e das regiões palmares das mãos, com seus registros anteriores, principalmente nos casos das vítimas vivas ou mortas recentemente.

2. *Métodos odontológicos.* Os meios mais utilizados são os de comparação pelas características de cada dente, suas ausências, materiais de restauração, próteses, desgastes, malformações, devendo-se valorizar bem as radiografias dentárias e dos ossos da face.

3. *Meios médicos-forenses.* Os médicos legistas devem consignar todos os elementos referentes à identificação por sexo, raça, idade, estatura, tatuagens, sinais individuais, malformações, sinais profissionais, cicatrizes, superposição de imagens, dados radiológicos e pela morfologia e dimensões do pavilhão auricular.

4. *Meios antropológicos e antropométricos.* No caso de corpos esqueletizados é importante o exame para a identidade da vítima no que diz respeito a sua estatura, sexo, raça, estatura e idade.

5. *Estudo do DNA.* Esse é o exame de grande utilidade na identificação de corpos não identificados, em estado de decomposição ou já esqueletizados.

Exame clínico em casos de tortura

Toda avaliação pericial com fins legais, diante de casos de suspeita de tortura, deve ser realizada de forma objetiva e imparcial, com base nos fundamentos médico-legais e na experiência profissional do perito. O ideal seria que essas perícias fossem feitas não apenas por profissionais imparciais – afinal, como deve ser todo perito –, mas também por pessoas que tenham treinamento nestes tipos de exames, sabendo utilizar-se dos meios semiológicos pertinentes, dos meios complementares específicos a cada caso e dos meios ilustrativos disponíveis.

É necessário entender que a investigação da tortura nem sempre é uma tarefa fácil porque, cada vez mais, utilizam-se meios que não deixam marcas visíveis.

O exame deve ser feito em um clima de confiança, com paciência e cortesia. Entender que as vítimas de tortura, na maioria das vezes, mostram-se arredias, desconfiadas e abaladas, em face das situações vergonhosas e humilhantes por que tenham passado.

Deve-se manter sigilo das confidências relatadas e somente divulgá-las com o consentimento da vítima. Examiná-la com privacidade, jamais na presença de outras pessoas, principalmente de indivíduos que possam ser responsáveis ou coniventes com os maus-tratos.

O perito deve ter o consentimento livre e esclarecido do examinado sobre fins e objetivos do exame, e este tem o direito de recusar ser examinado ou limitar o exame. Por outro lado, as vítimas podem escolher o perito ou podem optar pelo sexo masculino ou feminino do examinador. Em casos de estrangeiros, têm também o direito de escolher seu intérprete.

Por fim, não esquecer que a existência de alterações ou perturbações somatopsíquicas pode ser uma evidência de prova confirmatória e significativa de que uma pessoa foi torturada. Todavia, a ausência de tais manifestações não pode ser uma confirmação de que não tenha existido a tortura, pois há muitas formas sutis de violência física que não deixam sequelas aparentes, além da violência psíquica.

▶ **Histórico.** O histórico deve ser completo e detalhado, incluindo informações de doenças pregressas e traumas anteriores à detenção ou aos maus-tratos. Todas as informações sobre traumas atuais e antigos são importantes, não apenas no que se refere à sua existência, mas ainda às suas práticas e métodos, pois isto pode contribuir para futuras observações. A não ser em casos especiais em que a vítima não queira informar sobre fatos de sua conveniência.

▶ **Exame físico.** Além do exame das vestes, deve-se proceder ao exame físico detalhado, utilizando como meio de ilustração fotografias e esquemas em diagramas do corpo humano.

A face deve ser examinada para avaliar se há fraturas, assim como seus componentes motores e sensoriais, inclusive com o uso dos raios X. Diversas são as modalidades de lesões dos olhos, desde a equimose conjuntival até a cegueira. Os ouvidos não podem passar sem reparo, pois é comum uso de "telefone" pelos torturadores, que consiste em um trauma duplo com as mãos em forma de concha em ambos os pavilhões auriculares, ocorrendo daí rupturas de tímpano e perda de audição. O nariz deve ser visto quanto ao seu alinhamento e ao desvio de septo nasal, como forma de diagnosticar possíveis fraturas. Para o diagnóstico de uma fratura nasal simples, a radiografia comum é o bastante. Todavia, quando houver deslocamento do septo nasal, suspeita de fratura cartilaginosa ou rinorreia recomenda-se uma tomografia computadorizada ou ressonância magnética. Exame da mandíbula na procura de fratura ou deslocamento. O mesmo se diga quanto à cavidade oral e dentes, tendo em conta que em prisões não são raros os traumas diretos ou as torturas por choque elétrico produzirem fraturas dentárias ou quebra de próteses.

O pescoço por ser uma região vulnerável é muito procurado pelos agressores e por isso deve ser examinado com cuidado.

O exame do tórax e do abdome deve merecer o mesmo cuidado, considerando lesões cutâneas, luxações e fraturas ósseas, assim como sintomas digestivos e respiratórios pós-trauma.

O aparelho geniturinário é sede constante de traumas em torturas, e seu exame só deve ser feito com a permissão do examinado. O exame genital em mulheres em casos de estupro ou de introdução de corpos estranhos. No caso de estupro recente, pode-se dar o diagnóstico através do exame do sêmen, inclusive com a possibilidade de utilizar o exame em DNA para identificar o autor. Pode ser feito o diagnóstico da conjunção carnal através da presença da dosagem alta de fosfatase ácida e da glicoproteína P30 na secreção vaginal da vítima. No caso da penetração de objetos, o que chama a atenção é a intensidade das lesões locais como escoriações, equimoses, hematomas e ferimentos não apenas no canal vaginal, mas também nos grandes lábios, fúrcula e períneo. A perícia pode identificar vestígios do material componente do corpo estranho usado na penetração. O exame genital em homens pode detectar edema, equimoses e ferimentos de pênis e testículos, hidrocele e hematocele, torção testicular e, a não menos comum, que é a marca elétrica.

O exame da região anal também deve ser feito, com a permissão do examinado, principalmente quando há queixa de introdução de objetos, o que pode revelar sangramento, fissuras, lacerações, corrimento purulento.

Uma forma de trauma comum em torturas é a chamada "falanga", que se constitui em agressões repetidas nos pés ou nas mãos, geralmente por barras de ferro, cassetetes ou bastões, capazes de produzir sérios danos, entre os quais necrose muscular e obstrução de vasos seguida de gangrena na parte distal dos dedos. Ou então, produzir deformidades permanentes dos pés, com claudicação da marcha. Pode ocasionar as seguintes complicações: 1 – Síndrome de compartimento fechado (edema em um compartimento fechado causando obstrução vascular e necrose muscular, que podem resultar em fibrose, contratura ou gangrena na porção distal do pé ou dos dedos); 2 – Esmagamento do calcanhar e da parte anterior da plataforma do pé (partes do calcanhar e das falanges proximais são esmagadas durante a "falanga"); 3 – Cicatrizes rígidas e irregulares envolvendo a pele e os tecidos subcutâneos (a aponeurose plantar é parcial ou completamente destruída devido ao edema); 4 – Ruptura da aponeurose plantar e dos tendões do pé (a função de sustentação do arco do pé desaparece): 5 – Fasciite plantar (inflamação da aponeurose). Estas lesões, mesmo algum tempo depois, podem ser identificadas através da cintigrafia, como observam V. Lök, M. Tunca, K. Kumanlioglu *et al.*, *Cintigrafia óssea como pista para tortura anterior*, Lancet (337(8745) 1991:846-847). Ver também M. Tunda e V. Lök, *Cintigrafia óssea no exame de sobreviventes de tortura*, Lancet (352(9143) 1998:1859).

Exame neuropsíquico em casos de tortura

Os *déficits* neurológicos periféricos também devem ser avaliados, como o da "plexopatia braquial", comum nas torturas por suspensão dos braços, aplicada de muitas formas, como, por exemplo, na *suspensão cruzada* (braços abertos em uma barra horizontal); *suspensão de açougue* (mãos amarradas para cima, juntas ou separadas); *suspensão de açougue invertida* (pés amarrados para cima e a cabeça fica para baixo); *suspensão "palestina"* (braços amarrados para trás, com os cotovelos flexionados em 90° e os antebraços amarrados a uma barra horizontal); *suspensão em "pau-de-arara"* (pau roliço passado entre ambos os joelhos e cotovelos flexionados, suspenso em dois suportes, ficando a vítima de cabeça para baixo e de cócoras).

Além das múltiplas lesões traumáticas possíveis de serem detectadas no exame clínico do torturado, existe uma série de perturbações psíquicas que devem ser registradas com certo cuidado, pois elas podem ser confundidas com sintomas de outras manifestações.

Uma das experiências humanas mais dolorosas é a oriunda da tortura, motivadora de uma grande variedade de danos psicossomáticos, comportamentais e emocionais. Destarte, faz-se necessário que a perícia tenha a devida sutileza de registrar todas essas desordens.

O relato da vítima é sempre tímido, evasivo e hesitante. Seus gestos são repetitivos, apresentam trejeitos nos olhos e na boca e têm inquietação postural do corpo com movimentos dos braços e das pernas. A fala é descoordenada e tem dificuldade de se expressar. O relato é acompanhado de choro e "lágrimas silenciosas". Ou simplesmente não falam.

Essas sequelas psíquicas, conhecidas como *síndrome pós-tortura* ou *desordem de estresse pós-traumático*, são caracterizadas por transtornos mentais e de conduta, apresentando *desordens psicossomáticas* (dores, cefaleia, pesadelos recorrentes, respiração curta, terror noturno, insônia, tremores, desmaios, sudorese e diarreia), *desordens afetivas* (depressão, ansiedade, medos e fobias) e *desordens comportamentais* (isolamento, irritabilidade, impulsividade, disfunções sexuais e tentativas de suicídio), acrescidos de sintomas mentais ou intelectuais (confusão, desorientação, perda da memória e da capacidade de concentração), como descrevem Basogiu e Marks (*in Síndrome pós-tortura, uma revisão sobre tratamento, pesquisa e perspectivas*, Rev. Bras. Clin. Terp., vol. XXI, nº 11/12, nov./dez. de 1992). No entanto, o mais grave desta síndrome é a permanente recordação das torturas, os pesadelos e a recusa fóbica de estímulos que possam trazer a lembrança dos maus-tratos praticados.

Com essa riqueza de dados que a *síndrome pós-tortura* encerra, não será difícil para a perícia médico-legal fazer um levantamento completo de toda a sua sintomatologia e de suas sequelas físicas e psíquicas existentes, e relacioná-las com os meios degradantes e desumanos causadores, principalmente quando isso é visto em prisioneiros políticos ou de delitos comuns.

Necropsia em casos de mortes com suspeita de tortura

Os casos de morte de pessoas que se encontram detidas em delegacias, prisões, hospícios ou manicômios judiciários, ou seja, os que morrem em privação da liberdade, merecem uma atitude enérgica do poder público e um tratamento especial por parte da perícia médico-legal em face da garantia que a sociedade tem de que a autoridade agiu de forma correta.

Todas as mortes ocorridas em presídios, notadamente de indivíduos que faleceram sem assistência médica, no curso de um processo clínico de evolução atípica ou de morte súbita ou inesperada, devem ser consideradas a priori como "mortes de causa suspeita". Com certeza essas mortes, especialmente quando súbitas, são as de maior complexidade na determinação da causa e do mecanismo da morte.

Quando da perícia necroscópica em casos de morte súbita, em que se evidenciam lesões orgânicas significativas e incompatibilidade com a continuidade da vida, além da ausência de lesões ou alterações produzidas por ação externa, não há o que duvidar de morte natural, melhor chamada de "morte com antecedentes patológicos" ou de "morte orgânica natural".

No entanto, se são diagnosticadas lesões orgânicas, mas essas alterações morfopatológicas não se mostram totalmente suficientes para explicar a morte, então com certeza estamos diante da situação mais complexa, ainda mais quando não existe qualquer manifestação exógena que se possa atribuir como causa do óbito.

Pode excepcionalmente ocorrer uma situação em que o indivíduo é vítima de morte súbita, não tem registro de antecedentes patológicos, nem lesões orgânicas evidentes na necropsia, além de não apresentar manifestações de agressão violenta, registrada por aquilo que se chamou de "necropsia branca". Desde que se afaste definitivamente a causa violenta de morte, tenha-se tomado os cuidados necessários na pesquisa anatomopatológica e toxicológica, não há o que fugir da morte por causa indeterminada. Ainda mais se existem os fatores não violentos de inibição sobre regiões reflexógenas, predisposição constitucional e estados psíquicos inibidores.

Como última hipótese – aquelas situações de morte inesperada em que se evidenciam lesões e alterações típicas que justificam a morte violenta.

No primeiro caso, quando da chamada "morte súbita lesional", em que o óbito é diagnosticado e explicado de forma segura pela presença de antecedentes patológicos, isso deve ficar confirmado de maneira clara e justificada, pois dificilmente tal evento deixa de apresentar alguns constrangimentos pelas insinuações de dúvida e desconfiança.

As causas das chamadas mortes por antecedentes patológicos (naturais) mais comuns são: *cardiocirculatórias* (cardiopatias isquêmicas, alterações valvulares, cardiomiopatias, miocardites, endocardites, alterações congênitas, anomalias no sistema de condução, rupturas de aneurismas etc.), *respiratórias* (broncopneumonias, tuberculose, pneumoconioses etc.), *digestivas* (processos hemorrágicos, infarto intestinal, pancreatite, cirrose etc.), *urogenitais* (afecções renais, lesões decorrentes da gravidez e do parto); *encefalomeníngeas* (processos hemorrágicos, tromboembólicos e infecciosos), *endócrinas* (diabetes), *obstétricas* (aborto, gravidez ectópica, infecção puerperal etc.), entre outras.

Nas situações de morte súbita sem registro de antecedentes patológicos, com alterações orgânicas de menor importância e ausência de manifestações violentas, o caso é ainda mais complexo e pode ser explicado como "morte súbita funcional com base patológica". Exemplo: arritmia cardíaca grave. Quando isso ocorrer, é importante que se examine cuidadosamente o local dos fatos, analisem-se as informações do serviço médico do presídio ou do médico assistente e usem-se os meios subsidiários mais adequados a cada caso, com destaque para o exame toxicológico.

Mais cuidado ainda se deve ter quando não existe qualquer alteração orgânica que justifique a morte, nem se encontram manifestações de ação violenta, mas o indivíduo é portador de alguma perturbação funcional. Em alguns casos, pode-se justificar como "morte súbita funcional sem base patológica". Exemplo: a morte súbita em epilepsia, a qual se constitui em cerca de 1 a 2% de todas as mortes súbitas de origem intracraniana. Em geral os achados anatomopatológicos são em tese inespecíficos a não ser discreto edema e leve congestão do encéfalo; muitas vezes são diagnosticados por exclusão. Admite-se que esse tipo de morte se dê por insuficiência respiratória central relacionada com as convulsões. Nesses casos, devem-se usar de todos os meios complementares disponíveis no sentido de afastar a morte violenta e, se possível, confirmar a morte natural a partir da confirmação daquelas perturbações.

Por fim, os casos de "morte de causa violenta" cuja perícia não deve apenas se restringir ao diagnóstico da causa da morte e da ação ou do meio causador, mas também ao estudo do mecanismo e das circunstâncias em que esse óbito ocorreu, no sentido de se determinar com detalhes sua causa jurídica.

Recomenda-se que em tais situações a necropsia seja realizada de forma completa, metódica, sem pressa, sistemática e ilustrativa, com a anotação de todos os dados e com a participação de no mínimo outro legista. Além disso, devem-se usar vídeos, fotografias, gráficos e esquemas, assim como os exames complementares necessários.

▶ **A. Exame externo do cadáver.** Nos casos de morte violenta, em geral, o exame externo tem muita importância não só para o desfecho do diagnóstico da causa da morte, como também para se considerar seu mecanismo, sua etiologia jurídica e as circunstâncias que antecederam o óbito. Essa é a regra, embora possa em determinada situação soar diferente. Nas mortes em que se evidenciam tortura, sevícias ou outros meios degradantes, desumanos ou cruéis, os achados analisados no hábito externo do cadáver são de muita relevância. Os elementos mais significativos nessa inspeção são:

A.1 – *Sinais relativos à identificação do morto.* Todos os elementos antropológicos e antropométricos, como estigmas pessoais e profissionais, estatura, malformações congênitas e adquiridas, além da descrição de cicatrizes, tatuagens e das vestes, assim como a coleta de impressões digitais e de sangue, registro da presença, alteração e ausência dos dentes e do estudo fotográfico.

A.2 – *Sinais relativos às condições do estado de nutrição, conservação e da compleição física.* Tal cuidado tem o sentido não só de determinar as condições de maus-tratos por falta de higiene corporal, mas ainda de constatar a privação de alimentação e cuidados. Essas manifestações encontradas no detento podem confirmar a privação de alimentos.

A.3 – *Sinais relativos aos fenômenos cadavéricos.* Devem ser anotados todos os fenômenos cadavéricos abióticos consecutivos e transformativos, como rigidez cadavérica, livores hipostáticos, temperatura retal e as manifestações imediatas ou tardias da putrefação.

A.4 – *Sinais relativos ao tempo aproximado de morte.* Todos os sinais antes referidos devem ser registrados em um contexto que possam orientar a perícia para uma avaliação do tempo aproximado de morte, pois tal interesse pode resultar útil diante de certas circunstâncias de morte.

A.5 – *Sinais relativos ao meio ou às condições onde o cadáver se encontrava.* Estes são elementos muito importantes quando presentes, pois assim é possível saber se o indivíduo foi levado em vida para outro local e depois transportado para a cela onde foi achado; como, por exemplo, presidiários que morreram em "sessões de afogamento" fora da cela carcerária.

A.6 – *Sinais relativos à causa da morte.* Mesmo que se considere ser o diagnóstico da causa da morte o resultado do estudo externo e interno da necropsia, podemos afirmar que no caso das mortes por tortura o exame externo do cadáver apresenta um significado especial pela evidência das lesões sofridas por maus-tratos e de forma violenta. Assim, devemos considerar:

A.6.1 – *Lesões traumáticas.* É muito importante que as lesões esquelético-tegumentares, que são as mais frequentes e mais visíveis, sejam valorizadas e descritas de forma correta, pois na maioria das vezes, em casos dessa espécie, elas contribuem de forma eloquente para o diagnóstico da morte e as circunstâncias em que ela ocorreu.

No estudo das lesões externas do cadáver em casos de morte por tortura devem-se valorizar as seguintes características: *multiplicidade, diversidade, diversidade de idade, forma, natureza etiológica, falta de cuidados* e *local de predileção.*

Quanto à sua natureza, as lesões podem-se apresentar com as seguintes características:

- equimoses e hematomas são as lesões mais comuns, localizando-se mais comumente na face, tronco, extremidades e bolsa escrotal, apresentando processos evolutivos de cronologia diferente pelas agressões repetidas em épocas diversas (Figura 4.88)
- escoriações generalizadas, também de idades diferentes, mais encontradas na face, nos cotovelos, joelhos, tornozelos e demais partes proeminentes do corpo
- edemas por constrição nos punhos e tornozelos, por compressão vascular, em face da ectasia sanguínea e linfática
- feridas, na maioria contusas, nas diversas regiões, com predileção pelo rosto (supercílios e lábios), também de evolução distinta pelas épocas diferentes de sua produção e quase sempre infectadas pela falta de higiene e assistência
- queimaduras, principalmente de cigarros acesos no dorso, no tórax e no ventre, ou outras formas de queimaduras, as quais quando bilaterais têm maior evidência de maus-tratos, sendo quase sempre infectadas pela falta de cuidados. As lesões produzidas por substâncias cáusticas são muito raras devido a seu aspecto denunciador
- fraturas dos ossos próprios do nariz que, após sucessivos traumas, podem produzir o chamado "nariz de boxeador", quase sempre acompanhado de fratura do tabique nasal, com

hematoma bilateral no espaço subcondral, além das fraturas de costelas e de alguns ossos longos das extremidades, sendo mais rara a fratura dos ossos da coluna e da pélvis

- alopecias com zonas hemorrágicas difusas do couro cabeludo pelo arrancamento de tufos de cabelo
- edemas e ferimentos das regiões palmares e fraturas dos dedos pelo uso de palmatória
- lesões oculares que vão desde as retinopatias e cristalinopatias até as rupturas oculares com esvaziamento do humor vítreo e cegueira consecutiva
- lesões otológicas como ruptura dos tímpanos e otorragia provocadas por uma agressão de nome "telefone"
- fraturas e avulsões dentárias por traumatismos faciais
- sinais de abuso sexual de outros presidiários como manobra de tortura e humilhação da própria administração carcerária
- lesões eletroespecíficas produzidas pela eletricidade industrial, como técnica de tortura utilizada para obtenção de confissões, sempre em regiões ou órgãos sensíveis, como os genitais, o reto e a boca; ou pelo uso de uma cadeira com assento de zinco ou alumínio conhecida como "cadeira do dragão". Aquelas lesões são reconhecidas como "marca elétrica de Jellineck", na maioria das vezes macroscopicamente insignificante e podendo ter como características a forma do condutor causador da lesão, tonalidade branco-amarelada, forma circular, elíptica ou estrelada, consistência endurecida, bordas altas, leito deprimido, fixa, indolor, asséptica e de fácil cicatrização. Tudo faz crer que esta lesão é acompanhada de um processo de desidratação, podendo-se apresentar nas seguintes configurações: *estado poroso* (inúmeros alvéolos irregulares, juntos uns aos outros, com uma imagem de favo de mel), *estado anfractuoso* (tem um aspecto parecido com o anterior, mas apresentando alvéolos maiores e tabiques rotos) e *estado cavitário* (em forma de cratera com apreciável quantidade de tecido carbonizado). As lesões eletroespecíficas (marca elétrica de Jellinek) não são muito diferentes das lesões produzidas em "sessões de choque elétrico", a não ser o fato de estas últimas não apresentarem os depósitos metálicos em face dos cuidados de não se deixarem vestígios. Também as lesões produzidas por descargas de pistolas elétricas (*stun guns*), que se caracterizam por pequenos eritemas ou queimaduras puntiformes, podendo causar danos sérios e até a morte em indivíduos portadores de doenças cardíacas. Essas pistolas geram descargas elétricas de 50.000 a 250.000 volts,

produzem paralisia muscular por algum tempo, alcançam uma distância de 4,5 m e são usadas também como meio de tortura. Todas essas lesões são de difícil diagnóstico quanto à idade, podendo-se dizer apenas se são recentes ou antigas, mesmo através de estudo histopatológico. Sua utilização, mesmo com a desculpa de tratar-se de um meio inócuo e de proteção da sociedade em casos de distúrbios ou de contenção de suspeitos ou infratores, é falsa porque ele é desnecessário e não se trata de uma ação inofensiva. Mais grave ainda é o uso destas pistolas elétricas como forma de tortura em indivíduos detidos e sem condições de fuga ou de reação

- lesões produzidas em ambientes de baixíssima temperatura conhecidos como "geladeira", podendo ocorrer inclusive gangrena das extremidades
- lesões decorrentes de avitaminoses e desnutrição por omissão de alimentos e falta de cuidados adequados e de higiene corporal
- lesões produzidas por insetos e roedores
- lesões produzidas por simulação, embora raras, podem existir
- lesões de tortura associadas a lesões de execução sumária (Figura 4.89)
- avulsões de unhas (Figura 4.90).

A.6.2 – *Processos patológicos naturais.* Embora aparentemente de interesse mais anatomopatológico, esses achados podem oferecer respostas para o diagnóstico da *causa mortis* e

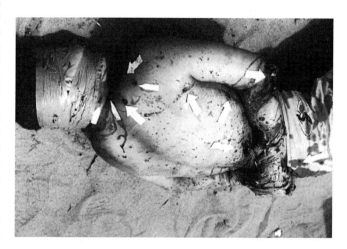

Figura 4.89 Tortura e execução sumária. (Arquivo do Prof. Penna Lima.) Esta figura encontra-se reproduzida, em cores, no Encarte.

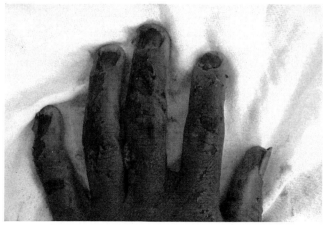

Figura 4.90 Avulsão de unhas. (Arquivo do Prof. Nilo Jorge Rodrigues Gonçalves.) Esta figura encontra-se reproduzida, em cores, no Encarte.

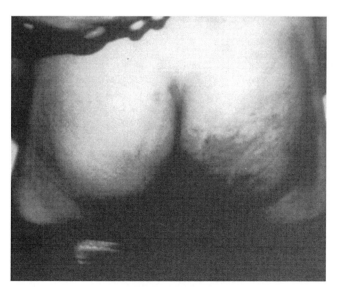

Figura 4.88 Maus-tratos (IML/DF).

de algumas circunstâncias, como também ajudar a compreender algumas manifestações quando do exame interno do cadáver, como: desnutrição, edemas, escaras de decúbito, conjuntivas ictéricas, processos infecciosos agudos ou crônicos, lesões dos órgãos genitais, entre tantos.

▶ **B. Exame interno do cadáver.** Alguns chamam essa fase da perícia como a necropsia propriamente dita, mas já dissemos que há ocasiões ou tipos de morte nas quais o exame externo tem uma contribuição muito valiosa.

Aqui também o exame deve ser metódico, sistemático, sem pressa, com o registro de todos os achados e, como se opera em cavidade, deve-se trabalhar à luz do dia, sem as inconveniências da luz artificial. Todos os segmentos e cavidades devem ser explorados: cabeça, pescoço, tórax e abdome, coluna e extremidades, com destaque em alguns casos para os genitais.

As lesões internas mais comuns em casos de morte por tortura são:

B.1 – Lesões cranianas: a) hematomas sub- ou extradural não são raros em sevícias com traumatismos de cabeça; b) hemorragias meníngeas; c) meningite; d) lesões cerebrais; e) micro-hemorragia ventricular (valorizar a presença de pontilhado hemorrágico no assoalho do 3º e 4º ventrículos – sinal de Piacentino, que, associado à *marca elétrica de Jellinek*, leva a um diagnóstico de convicção de uma morte por eletroplessão).

B.2 – Lesões cervicais: a) infiltração hemorrágica da tela subcutânea e da musculatura; b) lesões internas e externas dos vasos do pescoço; c) fraturas do osso hioide, da traqueia e das cartilagens tireóidea e cricóidea; d) lesões crônicas da laringe e da traqueia por tentativas de esganadura e estrangulamento.

B.3 – Lesões toracoabdominais: a) hemo e pneumotórax traumático; b) manifestações de afogamento como presença de líquido na árvore respiratória, nos pulmões, no estômago e na primeira porção do duodeno, além dos sinais clássicos como enfisema aquoso subpleural e as manchas de Paltauf, devido à imersão do indivíduo algemado em tanques de água em processo chamado "banho chinês" ou introdução de tubos de borracha na boca com jato de água de pressão, devendo-se valorizar o conteúdo do estômago e dos intestinos; c) manifestações de asfixia, micro-hemorragias do assoalho do 3º e do 4º ventrículos cerebrais, edema dos pulmões, cavidades cardíacas distendidas e cheias de sangue, presença de lesões eletroespecíficas e ausência de outras lesões falam a favor de morte por eletricidade industrial, mesmo que se diga não existir um quadro anatomopatológico típico de morte por eletricidade; d) rupturas do fígado, do baço, do pâncreas, dos rins, do estômago e dos intestinos; e) desgarramento dos ligamentos suspensores do fígado; f) hemo e pneumoperitônio; g) ruptura do mesentério; h) lesões produzidas por *sprays* irritantes, do tipo gás lacrimogêneo.

B.4 – Lesões raquimedulares: a) fraturas e luxações de vértebras; b) lesões medulares.

B.5 – Mortes relacionadas com álcool e drogas: não são raras as mortes verificadas durante ou logo após (4 a 6 h) a detenção de indivíduos sob efeito de drogas (cocaína e anfetaminas) e bebidas alcoólicas. Um dos motivos apontados é a produção de catecolaminas liberadas após o estresse ou o enfrentamento físico que se juntam à ação daquelas substâncias estimulantes, além da diminuição do nível sanguíneo de potássio, produzindo as arritmias e a morte. A *psicose tóxica* ou *síndrome confusional aguda* ou *delírio agitado* é uma das causas mais comuns de morte nas primeiras horas de detenção de indivíduos drogados. É uma situação de urgência neurológica que impõe internamento e tratamento hospitalar. Esses pacientes podem também desenvolver a *coagulação intravascular disseminada*. Antes de morrer eles apresentam comportamento estranho, violento e paranoico, além de desorientação de tempo e espaço, alteração da memória, alucinações e crise de pânico. Em caso de morte, verifica-se a temperatura do corpo muito elevada e persistente por muitas horas, o coração quase sempre aumentado de peso e volume. Pode-se comprovar alterações neuroquímicas do cérebro através dos receptores de *dopamina* e de *opiáceos*, pesquisa essa que deve ser feita antes de 12 h após morte.

▶ **C. Respostas aos quesitos.** No que diz respeito ao quesito "Se a morte foi produzida por meio de veneno, fogo, explosivo, asfixia, tortura ou por outro meio insidioso ou cruel", deve, nos casos positivos, ser respondido de forma especificada, ficando na descrição do laudo bem claras as razões de tal confirmação.

Nos casos de tortura, a base da conclusão é um desses tipos de lesões descritas anteriormente, seja nos seus resultados, seja na sua forma de produzi-las. O meio insidioso seria aquele que se manifesta pela forma de dissimulação capaz de encobrir a prática criminosa e impedir a defesa da vítima. O uso do veneno é um exemplo desta ação dissimulada. E meio cruel aquele em que o autor procura muito mais provocar o sofrimento físico ou psíquico da vítima do que propriamente sua morte. Há na crueldade um ritual, um cronograma articulado de procedimentos cujo fim é o sofrimento da vítima. A norma penal aponta como manifestação da crueldade o emprego deliberado do fogo, do explosivo, da asfixia e da tortura. Neste particular, devem-se considerar muito mais as regiões atingidas, as características das lesões e o meio ou instrumento causador das lesões. A gravidade das lesões e sua multiplicidade, por si sós, não caracterizam o meio cruel. Enfim, só responder afirmativamente quando se tiver a plena certeza de que há lesões tipicamente produzidas por aqueles meios.

Por outro lado, nunca responder "não". Nesses casos o não é um sim. Ou seja, uma afirmativa de que não houve execução, tortura ou outro meio cruel. Há muitas formas de crueldades e torturas que não deixam evidências.

O exame externo do cadáver tem um significado muito especial no diagnóstico pela evidência das lesões sofridas nestas formas de morte violenta. Acrescente-se ainda a contribuição bioquímica e histológica (docimásias hepáticas e suprarrenais).

Nos casos em que não estejam evidentes tais manifestações (tortura e meio insidioso ou cruel), temos recomendado o cuidado de responder àquele quesito usando as expressões *"sem elementos de convicção"* ou *"sem meios para afirmar ou negar"*, deixando-se para outros exames complementares, inclusive o laudo da perícia criminalística, uma definição mais exata. Ainda mais quando a morte se deu de forma suspeita ou duvidosa.

O Protocolo de Istambul (Manual para Investigação e Documentação Eficazes da Tortura e de outras Formas Cruéis, Desumanas ou Degradantes de Castigo ou Punição), apresentado ao Alto Comissariado das Nações Unidas para os Direitos Humanos, em 9 de agosto de 1999, admite que o examinador possa usar determinados termos em suas conclusões, como:

1. *Inconsistente*: a lesão não poderia ter sido causada pelo trauma descrito;

2. *Consistente*: a lesão poderia ter sido causada pelo trauma descrito, mas não é específica dele e existem muitas outras causas possíveis;

3. *Altamente consistente*: a lesão poderia ter sido causada pelo trauma descrito e são poucas as outras causas possíveis;

4. *Típica de*: esta lesão é geralmente encontrada em casos desse tipo de trauma, mas existem outras causas possíveis;

5. *Diagnóstico de certeza*: esta lesão não poderia ter sido causada em nenhuma outra circunstância, a não ser na descrita.

Tomando por analogia as sugestões do Grupo de Trabalho "Tortura e Perícia Forense" criado pela Secretaria Especial dos Direitos Humanos da Presidência da República, adaptando o

Protocolo de Istambul a nossa realidade para o "Protocolo Brasileiro de Perícia Forense no Crime de Tortura", podemos concordar com a inclusão dos seguintes quesitos aos exames onde há suspeitas de tortura ou outro procedimento cruel, desumano ou degradante ou de execução sumária, nos seguintes termos:

"1. Há achados médico-legais que caracterizem a prática de tortura física ou de outro meio cruel ou degradante?

2. Há achados médico-legais que caracterizem execução sumária?

3. Há evidências médico-legais que sejam indicadoras ou sugestivas de ocorrência de tortura, execução sumária ou outro meio cruel ou degradante contra o examinado que, no entanto poderiam excepcionalmente ser produzidos por outra causa?"

Este último quesito, quando afirmativo, deixa claro que o perito apenas está afirmando que existem evidências sugestivas e indicadoras de tortura, meio cruel, desumano e degradante e de execução sumária, o que pode possibilitar ao juiz, com existência de outras provas, tirar suas conclusões.

Hoje a missão da perícia não é apenas a de "ver e relatar", traduzida pelo mantra do *visum et repertum*. É também discutir, fundamentar e até deduzir, se preciso for, no sentido de que a busca da verdade seja feita por um modelo de convicção mais ampliado, quando algumas evidências são indicadoras ou sugestivas de determinados fatos.

▶ **D. Protocolo de modelo de necropsia.** O ideal seria que nos casos de suspeita de tortura ou execução sumária a perícia fosse realizada por peritos especificamente preparados para exames nessas circunstâncias e capazes de seguir um protocolo mínimo para assegurar uma perícia sistemática no sentido de facultar uma ideia positiva ou negativa em torno do fato que se quer apurar.

Como toda morte de causa controvertida necessita de esclarecimentos, exige que os exames sejam realizados de forma minuciosa. A finalidade de uma perícia feita para tais fins é reunir o maior número de informações para assegurar a identificação do morto, a determinação precisa da *causa mortis* e da causa jurídica da morte e a descrição e caracterização das lesões violentas.

Recomenda-se, além do que é praxe nas necropsias médico-legais:

- que se anote a hora do início e do término das perícias
- que as mãos sejam protegidas com sacos de papel ou plástico, que se anote a hora do início e do término da perícia e que se fotografem em cores as lesões mais significativas. Além disso, que se fotografe a sequência do exame interno e externo, tendo o cuidado de usar escalas, números e nomes para identificação do caso. Fotografar também os dentes, mesmo que se tenha a identificação por outros métodos
- que se valorize o exame externo do cadáver, que, em muitos casos, é a parte mais importante. O mesmo se diga quanto à valorização da temperatura, do estado de preservação, da rigidez e dos livores cadavéricos
- que, tendo em conta as execuções sumárias superarem em muito os casos de tortura, os ferimentos por projéteis de arma de fogo devem ser bem descritos quanto a forma, direção, trajeto, inclinação e distância de tiro
- que se recolham amostras de sangue de pelo menos 50 mℓ de um vaso subclávio ou femoral
- que se examine bem a face, com destaque para os olhos, nariz e ouvidos. Examinar o pescoço externamente em todos os seus aspectos
- que se examinem os genitais e, em casos suspeitos de violência sexual, examinar todos os orifícios, recolher pelos pubianos, secreção vaginal e anal para exames em laboratório.

É muito importante que o cadáver fique à disposição da instituição médico-legal pelo menos por 12 h.

■ Compromisso dos institutos médico-legais

Aos institutos médico-legais cabem:

- elaborar protocolos para este tipo de exames periciais e exigir seu uso de forma adequada
- garantir a todos os médicos legistas a capacitação continuada da perícia relativa às vítimas sujeitas a tortura, maus-tratos e a meios cruéis e degradantes
- assegurar a disponibilidade de meios e condutas em favor da melhor qualidade do ato pericial
- seguir recomendações ditadas pelos organismos internacionais que tratam sobre este assunto
- discutir com o grupo de peritos as recomendações estabelecidos no Protocolo de Istambul
- estimular a formação especializada e os programas de intercâmbio
- monitorar a qualidade das perícias dos profissionais responsáveis por estes exames sem prejuízo do controle de órgãos nacionais ou internacionais que cuidam do controle de tais tarefas.

AUTOLESÕES

Deve-se levar em conta sempre a necessidade de uma avaliação sobre a possibilidade de uma simulação ou metassimulação de danos caracterizada dentro do chamado *autolesionismo*, situação não tão rara no cotidiano da prática pericial. Entende-se por autolesionismo um conjunto de lesões, perturbações e alterações causadas pelo próprio indivíduo que vão desde as simples escoriações mais superficiais até as mutilações mais graves.

Quando essas *autolesões* existem são na sua maioria de interesse pessoal (afetivo ou material), como forma de chamar a atenção ou culpar alguém. Essa avaliação encerra aspectos muito complexos e por isso exige do perito cuidados especiais tanto no estudo da personalidade do examinado como nas características das lesões.

O exame clínico deve ser minucioso e demorado valorizando-se a história contada pelo examinado, principalmente levando-se em conta a coerência ou incoerência de suas informações, sua cooperação ao exame e os seus antecedentes psicossociais.

Quando esses *autoferimentos* existem, no que se refere aos seus elementos físicos constitutivos, são caracterizados por: a) regularidade, direção, multiplicidade, superficialidade e simetria das lesões; b) localização em áreas menos sensíveis.

Na maioria das vezes essas lesões são encontradas em regiões alcançadas pela mão direita do autor, quando destro, fato que explica a presença de ferimentos quase sempre na parte anterior do corpo, nos braços, nas coxas e mais raramente no dorso. É também importante analisar o tipo de meio ou instrumento utilizado (Figura 4.91).

Deve-se levar em conta também a existência das chamadas "lesões consentidas", como aquelas produzidas por terceiros e com o consentimento da vítima, e as "metassimulações", em que o próprio examinado agrava uma pequena lesão já existente.

Em face das repercussões que pode ter o diagnóstico de *autolesões,* o exame deve ser feito com a atenção redobrada e sempre fundamentado em justificativas técnicas e científicas que não deixem dúvidas quanto às suas conclusões.

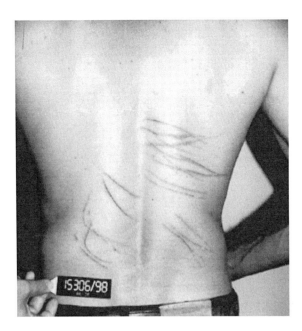

Figura 4.91 Autolesões (IML-DF). Esta figura encontra-se reproduzida, em cores, no Encarte.

LEI Nº 9.455, DE 7 DE ABRIL DE 1997

Define os crimes de tortura e dá outras providências.

O PRESIDENTE DA REPÚBLICA

Faço saber que o Congresso Nacional decreta e eu sanciono a seguinte Lei:

Artigo 1º – Constitui crime de tortura:

I – constranger alguém com emprego de violência ou grave ameaça, causando-lhe sofrimento físico ou mental; a) com o fim de obter informação, declaração ou confissão da vítima ou de terceira pessoa; b) para provocar ação ou omissão de natureza criminosa; c) em razão de discriminação racial ou religiosa.

II – submeter alguém, sob sua guarda, poder ou autoridade, com emprego de violência ou grave ameaça, a intenso sofrimento físico ou mental, como forma de aplicar castigo pessoal ou medida de caráter preventivo.

Pena: reclusão, de 2 a 8 anos.

§ 1º – Na mesma pena incorre quem submete pessoa presa ou sujeita a medida de segurança a sofrimento físico ou mental, por intermédio da prática de ato não previsto em lei ou não resultante de medida legal.

§ 2º – Aquele que se omite em face dessas condutas, quando tinha o dever de evitá-las ou apurá-las, incorre na pena de detenção de 1 a 4 anos.

§ 3º – Se resulta lesão corporal de natureza grave ou gravíssima, a pena é de reclusão de quatro a dez anos; se resulta morte, a reclusão é de oito a dezesseis anos.

§ 4º – Aumenta-se a pena de um sexto até um terço:

I – se o crime é cometido por agente público; II – se o crime é cometido contra criança, gestante, portador de deficiência, adolescente ou maior de 60 (sessenta) anos (redação dada pela Lei nº 10.741/2003); III – se o crime é cometido mediante sequestro.

§ 5º – A condenação acarretará a perda do cargo, função ou emprego público e a interdição para seu exercício pelo dobro do prazo da pena aplicada.

§ 6º – O crime de tortura é inafiançável e insuscetível de graça ou anistia.

§ 7º – O condenado por crime previsto nesta Lei, salvo a hipótese do § 2º, iniciará o cumprimento da pena em regime fechado.

Artigo 2º – O disposto nesta Lei aplica-se ainda quando o crime não tenha sido cometido em território nacional, sendo a vítima brasileira ou encontrando-se o agente em local sob jurisdição brasileira.

Artigo 3º – Esta Lei entra em vigor na data de sua publicação.

Artigo 4º – Revoga-se o art. 233 da Lei nº 8.069 de 13 de julho de 1990 – Estatuto da Criança e do Adolescente.

Brasília, 7 de abril de 1997, 176º da Independência e 109º da República.

FERNANDO HENRIQUE CARDOSO
Nelson A. Jobim

LEI Nº 12.847, DE 2 DE AGOSTO DE 2013

Institui o Sistema Nacional de Prevenção e Combate à Tortura; cria o Comitê Nacional de Prevenção e Combate à Tortura e o Mecanismo Nacional de Prevenção e Combate à Tortura; e dá outras providências.

A PRESIDENTA DA REPÚBLICA

Faço saber que o Congresso Nacional decreta e eu sanciono a seguinte Lei:

CAPÍTULO I
DO SISTEMA NACIONAL DE PREVENÇÃO E COMBATE À TORTURA (SNPCT)

Art. 1º Fica instituído o Sistema Nacional de Prevenção e Combate à Tortura (SNPCT), com o objetivo de fortalecer a prevenção e o combate à tortura, por meio de articulação e atuação cooperativa de seus integrantes, dentre outras formas, permitindo as trocas de informações e o intercâmbio de boas práticas.

Art. 2º O SNPCT será integrado por órgãos e entidades públicas e privadas com atribuições legais ou estatutárias de realizar o monitoramento, a supervisão e o controle de estabelecimentos e unidades onde se encontrem pessoas privadas de liberdade, ou de promover a defesa dos direitos e interesses dessas pessoas.

§ 1º O SNPCT será composto pelo Comitê Nacional de Prevenção e Combate à Tortura – CNPCT, pelo Mecanismo Nacional de Prevenção e Combate à Tortura (MNPCT), pelo Conselho Nacional de Política Criminal e Penitenciária (CNPCP) e pelo órgão do Ministério da Justiça responsável pelo sistema penitenciário nacional.

§ 2º O SNPCT poderá ser integrado, ainda, pelos seguintes órgãos e entidades, dentre outros:

I – comitês e mecanismos estaduais e distrital de prevenção e combate à tortura;

II – órgãos do Poder Judiciário com atuação nas áreas de infância, de juventude, militar e de execução penal;

III – comissões de direitos humanos dos poderes legislativos federal, estaduais, distrital e municipais;

IV – órgãos do Ministério Público com atuação no controle externo da atividade policial, pelas promotorias e procuradorias militares, da infância e da juventude e de proteção ao cidadão ou pelos vinculados à execução penal;

V – defensorias públicas;

VI – conselhos da comunidade e conselhos penitenciários estaduais e distrital;

VII – corregedorias e ouvidorias de polícia, dos sistemas penitenciários federal, estaduais e distrital e demais ouvidorias com atuação relacionada com a prevenção e combate à tortura, incluídas as agrárias;

VIII – conselhos estaduais, municipais e distrital de direitos humanos;

IX – conselhos tutelares e conselhos de direitos de crianças e adolescentes; e

X – organizações não governamentais que reconhecidamente atuem no combate à tortura.

§ 3º Ato do Poder Executivo disporá sobre o funcionamento do SNPCT.

Art. 3º Para os fins desta Lei, considera-se:

I – tortura: os tipos penais previstos na Lei nº 9.455, de 7 de abril de 1997, respeitada a definição constante do Artigo 1 da Convenção Contra a Tortura e Outros Tratamentos ou Penas Cruéis, Desumanos ou Degradantes, promulgada pelo Decreto nº 40, de 15 de fevereiro de 1991; e

II – pessoas privadas de liberdade: aquelas obrigadas, por mandado ou ordem de autoridade judicial, ou administrativa ou policial, a permanecerem em determinados locais públicos ou privados, dos quais não possam sair de modo independente de sua vontade, abrangendo locais de internação de longa permanência, centros de detenção, estabelecimentos penais, hospitais psiquiátricos, casas de custódia, instituições socioeducativas para adolescentes em conflito com a lei e centros de detenção disciplinar em âmbito militar, bem como nas instalações mantidas pelos órgãos elencados no art. 61 da Lei nº 7.210, de 11 de julho de 1984.

Art. 4º São princípios do SNPCT:

I – proteção da dignidade da pessoa humana;

II – universalidade;

III – objetividade;

IV – igualdade;

V – imparcialidade;

VI – não seletividade; e

VII – não discriminação.

Art. 5º São diretrizes do SNPCT:

I – respeito integral aos direitos humanos, em especial aos direitos das pessoas privadas de liberdade;

II – articulação com as demais esferas de governo e de poder e com os órgãos responsáveis pela segurança pública, pela custódia de pessoas privadas de liberdade, por locais de internação de longa permanência e pela proteção de direitos humanos; e

III – adoção das medidas necessárias, no âmbito de suas competências, para a prevenção e o combate à tortura e a outros tratamentos ou penas cruéis, desumanos ou degradantes.

CAPÍTULO II
DO COMITÊ NACIONAL DE PREVENÇÃO E COMBATE À TORTURA (CNPCT)

Art. 6º Fica instituído no âmbito da Secretaria de Direitos Humanos da Presidência da República o Comitê Nacional de Prevenção e Combate à Tortura (CNPCT), com a função de prevenir e combater a tortura e outros tratamentos ou penas cruéis, desumanos ou degradantes, mediante o exercício das seguintes atribuições, entre outras:

I – acompanhar, avaliar e propor aperfeiçoamentos às ações, aos programas, aos projetos e aos planos de prevenção e combate à tortura e a outros tratamentos ou penas cruéis, desumanos ou degradantes desenvolvidos em âmbito nacional;

II – acompanhar, avaliar e colaborar para o aprimoramento da atuação de órgãos de âmbito nacional, estadual, distrital e municipal cuja função esteja relacionada com suas finalidades;

III – acompanhar a tramitação dos procedimentos de apuração administrativa e judicial, com vistas ao seu cumprimento e celeridade;

IV – acompanhar a tramitação de propostas normativas;

V – avaliar e acompanhar os projetos de cooperação firmados entre o Governo brasileiro e organismos internacionais;

VI – recomendar a elaboração de estudos e pesquisas e incentivar a realização de campanhas;

VII – apoiar a criação de comitês ou comissões semelhantes na esfera estadual e distrital para o monitoramento e a avaliação das ações locais;

VIII – articular-se com organizações e organismos locais, regionais, nacionais e internacionais, em especial no âmbito do Sistema Interamericano e da Organização das Nações Unidas;

IX – participar da implementação das recomendações do MNPCT e com ele se empenhar em diálogo sobre possíveis medidas de implementação;

X – subsidiar o MNPCT com dados e informações;

XI – construir e manter banco de dados, com informações sobre a atuação dos órgãos governamentais e não governamentais;

XII – construir e manter cadastro de alegações, denúncias criminais e decisões judiciais;

XIII – difundir as boas práticas e as experiências exitosas de órgãos e entidades;

XIV – elaborar relatório anual de atividades, na forma e no prazo dispostos em seu regimento interno;

XV – fornecer informações relativas ao número, tratamento e condições de detenção das pessoas privadas de liberdade; e

XVI – elaborar e aprovar o seu regimento interno.

Art. 7º O CNPCT será composto por 23 (vinte e três) membros, escolhidos e designados pelo Presidente da República, sendo 11 (onze) representantes de órgãos do Poder Executivo federal e 12 (doze) de conselhos de classes profissionais e de organizações da sociedade civil, tais como entidades representativas de trabalhadores, estudantes, empresários, instituições de ensino e pesquisa, movimentos de direitos humanos e outras cuja atuação esteja relacionada com a temática de que trata esta Lei.

§ 1º O CNPCT será presidido pelo Ministro de Estado Chefe da Secretaria de Direitos Humanos da Presidência da República.

§ 2º O Vice-Presidente será eleito pelos demais membros do CNPCT e exercerá mandato fixo de 1 (um) ano, assegurando-se a alternância entre os representantes do Poder Executivo federal e os representantes de conselhos de classes profissionais e de organizações da sociedade civil, na forma do regulamento.

§ 3º Haverá 1 (um) suplente para cada membro titular do CNPCT.

§ 4º Representantes do Ministério Público, do Poder Judiciário, da Defensoria Pública e de outras instituições públicas participarão do CNPCT na condição de convidados em caráter permanente, com direito a voz.

§ 5º Poderão participar das reuniões do CNPCT, a convite de seu Presidente, e na qualidade de observadores, especialistas e representantes de instituições públicas ou privadas que exerçam relevantes atividades no enfrentamento à tortura.

§ 6º A participação no CNPCT será considerada prestação de serviço público relevante, não remunerada.

§ 7º Ato do Poder Executivo disporá sobre a composição e o funcionamento do CNPCT.

§ 8º Para a composição do CNPCT, será assegurada a realização de prévia consulta pública para a escolha dos membros de classe e da sociedade civil, observadas a representatividade e a diversidade da representação.

CAPÍTULO III
DO MECANISMO NACIONAL DE PREVENÇÃO E COMBATE À TORTURA (MNPCT)

Art. 8º Fica criado o Mecanismo Nacional de Prevenção e Combate à Tortura (MNPCT), órgão integrante da estrutura da Secretaria de Direitos Humanos da Presidência da República, responsável pela prevenção e combate à tortura e a outros tratamentos ou penas cruéis, desumanos ou degradantes, nos termos do Artigo 3 do Protocolo Facultativo à Convenção das Nações Unidas contra a Tortura e Outros Tratamentos ou Penas Cruéis, Desumanos ou Degradantes, promulgado pelo Decreto nº 6.085, de 19 de abril de 2007.

§ 1º O MNPCT será composto por 11 (onze) peritos, escolhidos pelo CNPCT entre pessoas com notório conhecimento e formação de nível superior, atuação e experiência na área de prevenção e combate à tortura e a outros tratamentos ou penas cruéis, desumanos ou degradantes, e nomeados pelo Presidente da República, para mandato fixo de 3 (três) anos, permitida uma recondução.

§ 2º Os membros do MNPCT terão independência na sua atuação e garantia do seu mandato, do qual não serão destituídos senão pelo Presidente da República nos casos de condenação penal transitada em julgado, ou de processo disciplinar, em conformidade com as Leis nºs 8.112, de 11 de dezembro de 1990, e 8.429, de 2 de junho de 1992.

§ 3º O afastamento cautelar de membro do MNPCT poderá ser determinado por decisão fundamentada do CNPCT, no caso de constatação de indício de materialidade e autoria de crime ou de grave violação ao dever funcional, o que perdurará até a conclusão do procedimento disciplinar de que trata o § 2º.

§ 4º Não poderão compor o MNPCT, na condição de peritos, aqueles que:

I – exerçam cargos executivos em agremiação partidária;

II – não tenham condições de atuar com imparcialidade no exercício das competências do MNPCT.

§ 5º Os Estados poderão criar o Mecanismo Estadual de Prevenção e Combate à Tortura (MEPCT), órgão responsável pela prevenção e combate à tortura e a outros tratamentos ou penas cruéis, desumanos ou degradantes, no âmbito estadual.

§ 6º A visita periódica a que se refere o inciso I do *caput* e o § 2º, ambos do art. 9º, deverá ser realizada em conjunto com o Mecanismo Estadual, que será avisado com antecedência de 24 (vinte e quatro) horas.

§ 7º A inexistência, a recusa ou a impossibilidade de o Mecanismo Estadual acompanhar a visita periódica no dia e hora marcados não impede a atuação do MNPCT.

Art. 9º Compete ao MNPCT:

I – planejar, realizar e monitorar visitas periódicas e regulares a pessoas privadas de liberdade em todas as unidades da Federação, para verificar as condições de fato e de direito a que se encontram submetidas;

II – articular-se com o Subcomitê de Prevenção da Organização das Nações Unidas, previsto no Artigo 2 do Protocolo Facultativo à Convenção das Nações Unidas contra a Tortura e Outros Tratamentos ou Penas Cruéis, Desumanos ou Degradantes, promulgado pelo Decreto nº 6.085, de 19 de abril de 2007, de forma a dar apoio a suas missões no território nacional, com o objetivo de unificar as estratégias e políticas de prevenção da tortura e de outros tratamentos e práticas cruéis, desumanos ou degradantes;

III – requerer à autoridade competente que instaure procedimento criminal e administrativo mediante a constatação de indícios da prática de tortura e de outros tratamentos e práticas cruéis, desumanos ou degradantes;

IV – elaborar relatório circunstanciado de cada visita realizada nos termos do inciso I e, no prazo máximo de 30 (trinta) dias, apresentá-lo ao CNPCT, à Procuradoria-Geral da República e às autoridades responsáveis pela detenção e outras autoridades competentes;

V – elaborar, anualmente, relatório circunstanciado e sistematizado sobre o conjunto de visitas realizadas e recomendações formuladas, comunicando ao dirigente imediato do estabelecimento ou da unidade visitada e ao dirigente máximo do órgão ou da instituição a que esteja vinculado o estabelecimento ou unidade visitada de qualquer dos entes federativos, ou ao particular responsável, do inteiro teor do relatório produzido, a fim de que sejam solucionados os problemas identificados e o sistema aprimorado;

VI – fazer recomendações e observações às autoridades públicas ou privadas, responsáveis pelas pessoas em locais de privação de liberdade, com vistas a garantir a observância dos direitos dessas pessoas;

VII – publicar os relatórios de visitas periódicas e regulares realizadas e o relatório anual e promover a difusão deles;

VIII – sugerir propostas e observações a respeito da legislação existente; e

IX – elaborar e aprovar o seu regimento interno.

§ 1º A atuação do MNPCT dar-se-á sem prejuízo das competências atribuídas aos demais órgãos e entidades que exerçam funções semelhantes.

§ 2º Nas visitas previstas no inciso I do *caput*, o MNPCT poderá ser representado por todos os seus membros ou por grupos menores e poderá convidar representantes de entidades da sociedade civil, peritos e especialistas com atuação em áreas afins.

§ 3º A seleção de projetos que utilizem recursos oriundos do Fundo Penitenciário Nacional, do Fundo Nacional de Segurança Pública, do Fundo Nacional do Idoso e do Fundo Nacional para a Criança e o Adolescente deverá levar em conta as recomendações formuladas pelo MNPCT.

§ 4º O Departamento de Polícia Federal e o Departamento de Polícia Rodoviária Federal prestarão o apoio necessário à atuação do MNPCT.

Art. 10. São assegurados ao MNPCT e aos seus membros:

I – a autonomia das posições e opiniões adotadas no exercício de suas funções;

II – o acesso, independentemente de autorização, a todas as informações e registros relativos ao número, à identidade, às condições de detenção e ao tratamento conferido às pessoas privadas de liberdade;

III – o acesso ao número de unidades de detenção ou execução de pena privativa de liberdade e a respectiva lotação e localização de cada uma;

IV – o acesso a todos os locais arrolados no inciso II do *caput* do art. 3º, públicos e privados, de privação de liberdade e a todas as instalações e equipamentos do local;

V – a possibilidade de entrevistar pessoas privadas de liberdade ou qualquer outra pessoa que possa fornecer informações relevantes, reservadamente e sem testemunhas, em local que garanta a segurança e o sigilo necessários;

VI – a escolha dos locais a visitar e das pessoas a serem entrevistadas, com a possibilidade, inclusive, de fazer registros por meio da utilização de recursos audiovisuais, respeitada a intimidade das pessoas envolvidas; e

VII – a possibilidade de solicitar a realização de perícias oficiais, em consonância com as normas e diretrizes internacionais e com o art. 159 do Decreto-Lei nº 3.689, de 3 de outubro de 1941 – Código de Processo Penal.

§ 1º As informações obtidas pelo MNPCT serão públicas, observado o disposto na Lei nº 12.527, de 18 de novembro de 2011.

§ 2º O MNPCT deverá proteger as informações pessoais das pessoas privadas de liberdade, de modo a preservar sua segurança, intimidade, vida privada, honra ou imagem, sendo vedada a publicação de qualquer dado pessoal sem o seu consentimento expresso.

§ 3º Os documentos e relatórios elaborados no âmbito das visitas realizadas pelo MNPCT nos termos do inciso I do *caput* do art. 9º poderão produzir prova em juízo, de acordo com a legislação vigente.

§ 4º Não se prejudicará pessoa, órgão ou entidade por ter fornecido informação ao MNPCT, assim como não se permitirá que nenhum servidor público ou autoridade tolere ou lhes ordene, aplique ou permita sanção relacionada com esse fato.

Art. 11. O MNPCT trabalhará de forma articulada com os demais órgãos que compõem o SNPCT e, anualmente, prestará contas das atividades realizadas ao CNPCT.

CAPÍTULO IV
DISPOSIÇÕES FINAIS E TRANSITÓRIAS

Art. 12. A Secretaria de Direitos Humanos da Presidência da República garantirá o apoio técnico, financeiro e administrativo necessários ao funcionamento do SNPCT, do CNPCT e do MNPCT, em especial à realização das visitas periódicas e regulares previstas no inciso I do caput do art. 9º por parte do MNPCT, em todas as unidades da Federação.

Art. 13. A Secretaria de Direitos Humanos da Presidência da República fomentará a criação de mecanismos preventivos de combate à tortura no âmbito dos Estados ou do Distrito Federal, em consonância com o Protocolo Facultativo à Convenção das Nações Unidas contra a Tortura e Outros Tratamentos ou Penas Cruéis, Desumanos ou Degradantes, promulgado pelo Decreto nº 6.085, de 19 de abril de 2007.

Art. 14. Os primeiros membros do MNPCT cumprirão mandatos diferenciados, nos seguintes termos:

I – 3 (três) peritos serão nomeados para cumprir mandato de 2 (dois) anos;

II – 4 (quatro) peritos serão nomeados para cumprir mandato de 3 (três) anos; e

III – 4 (quatro) peritos serão nomeados para cumprir mandato de 4 (quatro) anos.

Parágrafo único. Nos mandatos subsequentes deverá ser aplicado o disposto no § 1º do art. 8º.

Art. 15. Esta Lei entra em vigor na data de sua publicação.

Brasília, 2 de agosto de 2013; 192º da Independência e 125º da República.

CONSELHO NACIONAL DE JUSTIÇA (CNJ) RECOMENDAÇÃO Nº 49, DE 01 DE ABRIL DE 2014

Dispõe sobre a necessidade de observância, pelos magistrados brasileiros, das normas – princípios e regras – do chamado Protocolo de Istambul, da Organização das Nações Unidas (ONU), e, bem assim, do Protocolo Brasileiro de Perícia Forense, em casos de crime de tortura e dá outras providências.

O PRESIDENTE DO CONSELHO NACIONAL DE JUSTIÇA (CNJ), no uso de suas atribuições legais e regimentais;

CONSIDERANDO o disposto em tratados internacionais firmados pela República Federativa do Brasil na questão do combate direto ou indireto à tortura, em especial o que consta da Declaração Universal dos Direitos do Homem, adotada e proclamada pela resolução 217 A da Assembleia Geral das Nações Unidas – ONU – em 10 de dezembro de 1948 (art. V); das Regras Mínimas para o Tratamento de Reclusos, adotadas pelo 1º Congresso das Nações Unidas sobre Prevenção do Crime e Tratamento de Delinquentes, realizado em Genebra, em 1955 e aprovadas pelo Conselho Econômico e Social da ONU por meio da Resolução

663 C I, de 31 de julho de 1957, aditada pela Resolução 2076, de 13 de maio de 1977 e rerratificada por meio da Resolução 1984/47, do Conselho Econômico e Social da ONU em 25 de maio de 1984 (Regras 32 e 33, entre outras); das Regras Mínimas das Nações Unidas para Proteção dos Jovens Privados de Liberdade, aprovadas durante o VIII Congresso das Nações Unidas sobre a Prevenção do Delito e o Tratamento do Delinquente (art. 86, alínea "a"); do Pacto Internacional de Direitos Civis e Políticos (Resolução 2200 A (XXI) da Assembleia Geral, de 16 de dezembro de 1966); da Convenção contra a Tortura e Outros Tratamentos ou Penas Cruéis, Desumanas ou Degradantes (Resolução 39/46 da Assembleia Geral, de 10 de dezembro de 1984, art. 15); da Resolução 40/33 da Assembleia Geral das Nações Unidas, de 29 de novembro de 1985; das Regras Mínimas das Nações Unidas para a Administração da Justiça da Infância e da Juventude; da Convenção sobre os Direitos da Criança (Resolução 44/25 da Assembleia Geral, de 20 de novembro de 1989); da Convenção Americana de Direitos Humanos, de 1969, ratificada pelo Brasil em 1992 (Pacto de São José da Costa Rica – art. 8º, § 3º);

CONSIDERANDO o teor dos incisos III e XLIII e o § 3º, todos do art. 5º da Constituição Federal;

CONSIDERANDO o disposto no Decreto nº 40, de 15 de fevereiro de 1991, que promulgou a Convenção contra a Tortura e Outros Tratamentos ou Penas Cruéis, Desumanos ou Degradantes (1984);

CONSIDERANDO o teor do Decreto Legislativo nº 483, de 20 de dezembro de 2006, que aprovou, no Brasil, o Protocolo Facultativo à Convenção contra a Tortura e Outros Tratamentos ou Penas Cruéis, Desumanos ou Degradantes, de 18 de dezembro de 2002;

CONSIDERANDO os ditames da Lei nº 9.455/97, que define os crimes de tortura no ordenamento jurídico brasileiro e dá outras providências;

CONSIDERANDO as diretrizes e as normas – princípios e regras – inscritas no Protocolo de Istambul, da Organização das Nações Unidas, denominado Manual para Investigação e Documentação Eficazes da Tortura e de outras Formas Cruéis, Desumanas ou Degradantes de Castigo e Punição, apresentado ao Alto Comissariado das Nações Unidas para os Direitos Humanos, em 9 de agosto de 1999, que visam subsidiar os examinadores forenses sobre como devem proceder para identificação, caracterização e elucidação do crime de tortura;

CONSIDERANDO as diretrizes e as normas – princípios e regras – inscritas no Protocolo Brasileiro de Perícia Forense no Crime de Tortura, criado em 2003, no âmbito da Secretaria de Direitos Humanos da Presidência da República, visando adaptar à realidade nacional as normas, regras e orientações do Protocolo de Istambul aos peritos forenses, servidores policiais, ouvidores e corregedores de polícia, advogados, membros do Ministério Público, da Defensoria Pública e do Poder Judiciário;

CONSIDERANDO a decisão plenária tomada no julgamento do Ato Normativo nº 0002352-04.2013.2.00.0000, na 184ª Sessão Ordinária deste Conselho, realizada em 11 de março de 2014;

RESOLVE

Art. 1º Recomendar aos Tribunais que:

I – observem as diretrizes e as normas – princípios e regras – do denominado Protocolo de Istambul, da ONU e, bem assim, do Protocolo Brasileiro de Perícia Forense, criado em 2003, destinados a subsidiar os examinadores forenses e profissionais do direito, entre estes os magistrados, sobre como proceder na identificação, caracterização e elucidação do crime de tortura;

II – sempre que chegarem ao conhecimento dos magistrados notícias concretas ou fundadas da prática de tortura, que sejam formulados ao perito médico-legista, ou a outro perito criminal (quando da eventual realização de trabalho conjunto), a depender do caso concreto, quesitos estruturados da seguinte forma:

1º há achados médico-legais que caracterizem a prática de tortura física? 2º há indícios clínicos que caracterizem a prática de tortura psíquica? 3º há achados médico legais que caracterizem a execução sumária? 4º há evidências médico-legais que sejam características, indicadoras ou sugestivas de ocorrência de tortura contra o(a) examinando(a) que, no entanto, poderiam excepcionalmente ser produzidos por outra causa? Explicitar a resposta;

III – atentem para a necessidade de constar nos autos do inquérito policial ou processo judicial, sempre que possível, outros elementos de prova relevantes para a elucidação dos fatos que possam vir a caracterizar o delito de tortura, tais como: a) fotografias e filmagens dos agredidos; b) necessidade de aposição da(s) digital(ais) da(s) vítima(s) no auto de exame de corpo de delito (AECD) respectivo, a fim de evitar fraudes na(s) identificação(ões) respectiva(s); c) requisição de apresentação da(s) vítima(s) perante o juiz plantonista ou responsável por receber, eventualmente, a denúncia/representação ofertada pelo Ministério Público; d) obtenção da listagem geral dos presos ou internos da unidade de privação de liberdade; e) listagem dos presos, pacientes judiciários ou adolescentes autorizados pela autoridade administrativa a, no dia dos fatos, realizarem cursos ou outras atividades fora do estabelecimento de privação de liberdade ou de internação,

a fim de que sejam o mais rapidamente possível submetidos a auto de exame de corpo de delito (AECD); f) requisição de cópia do livro da enfermaria do presídio, cadeia pública, hospital de custódia e tratamento psiquiátrico ou unidade de internação contendo o nome dos internos atendidos na data do possível delito; g) submissão do(s) próprio(s) funcionário(s) do estabelecimento penal, hospital de custódia ou unidade de internação a AECD, em especial daqueles apontados como eventuais autores dessa espécie de delito; h) requisição às unidades de hospitais gerais ou de pronto-socorro próximos aos estabelecimentos penais, cadeias públicas, hospitais de custódia ou unidades de internação de relação de pessoas atendidas no dia e horário do suposto fato criminoso, permitindo-se, com isso, a realização de AECD indireto; i) oitiva em juízo dos diretores ou responsáveis por estabelecimentos penais, cadeias públicas, hospitais de custódia ou unidades de internação quando das notícias ou suspeitas de crime de tortura; IV – instar delegados de polícia responsáveis pela condução de inquéritos, juízes plantonistas ou juízes responsáveis pela condução de processos a filmarem os depoimentos de presos, pacientes judiciários ou adolescentes, nos casos de denúncia ou suspeita da ocorrência de tortura. Art. 2º Publique-se e encaminhe-se cópia desta Recomendação a todos os Tribunais.

Ministro Joaquim Barbosa
Fonte: Diário de Justiça Eletrônico [do] Conselho Nacional de Justiça, n. 58, p. 4-6 3 abr. 2014.

▼

14. Lesões corporais sob o ponto de vista jurídico: A. Dano corporal de natureza penal: Conceito. Legislação. Classificação. Lesões corporais dolosas. Lesões corporais culposas. Lesões corporais seguidas de morte. Respostas aos quesitos oficiais. Perícia da dor. Lesões no feto. Perícia. Exame complementar. B. Dano corporal de natureza cível: Conceito. Legislação. Caracterização do dano. Parâmetros da avaliação. Recomendações. C. Dano corporal de natureza trabalhista: Caracterização do dano. Nexo causal. Parâmetros de avaliação. D. Dano corporal de natureza administrativa: Avaliação do estado de higidez. Licença médica em tratamento de saúde. Deficiência. Incapacidade. Invalidez. E. Dano corporal de natureza desportiva: Caracterização do dano. Nexo causal. Parâmetros de avaliação. F. Avaliação médico-legal do dano psíquico: Caracterização do dano. Nexo causal. Estado anterior. Estudo da simulação e da metassimulação. Padrões de avaliação. Modelos de laudos.

A. DANO CORPORAL DE NATUREZA PENAL

▼ Conceito

As lesões corporais, quando estudadas no tocante à avaliação quantitativa e qualitativa do dano, de natureza penal, têm o significado médico-jurídico de caracterizar, no dolo ou na culpa, um ato ilícito contra a integridade física ou a saúde da pessoa, como proteção da ordem pública e social.

Melhor seria a designação "lesões pessoais" em lugar de lesões corporais, uma vez que se tem a ideia de que apenas estariam contemplados os danos do corpo. O legislador, no entanto, redime-se no enunciado do artigo 129 quando anuncia: "Ofender a integridade corporal ou a saúde de outrem." E a saúde, obviamente, é física e psíquica.

O objetivo fundamental do estudo médico-pericial das lesões corporais é a caracterização de sua extensão, de sua gravidade ou de sua perenidade, ou seja, de sua quantidade e de sua qualidade.

Sob o ponto de vista médico-legal, a expressão "lesão" abrange um sentido muito amplo. Enquanto, para a Medicina Curativa, lesão se restringe à alteração anatômica ou funcional de um órgão ou tecido, para a Medicina Legal, é qualquer alteração ou desordem ou perturbação da normalidade, de origem externa e violenta, capaz de provocar um dano à saúde física, mental ou de qualquer natureza em decorrência de culpa, dolo, acidente ou autolesão. A autolesão não constitui infração penal a não ser que tenha como objeto ferir o corpo ou causar uma doença no sentido de levar vantagem pecuniária ou benefícios, como por exemplo na simulação de um acidente de trabalho. Isto caracterizaria crime de estelionato conforme consta do artigo 171: "Obter, para si ou para outrem, vantagem ilícita, em prejuízo alheio, induzindo ou mantendo alguém em erro, mediante artifício, ardil, ou qualquer outro meio fraudulento: Pena – reclusão, de 1 (um) a 5 (cinco) anos, e multa. (...). § 2º – Nas mesmas penas incorre quem: (...); V – destrói, total ou parcialmente, ou oculta coisa própria, ou lesa o próprio corpo ou a saúde, ou agrava as consequências da lesão ou doença, com o intuito de haver indenização ou valor de seguro."

Assim, por exemplo, um Delegado de Polícia que raspa arbitrariamente os cabelos de um jovem, sob o aspecto patológico, não cometeria nenhuma lesão, porém, sob o ponto de vista da Medicina Legal, incorreria em tal, embora, para alguns, isso represente tão só *constrangimento ilegal*, *vias de fato* ou *lesão real* ("Cortar os cabelos de outrem pode constituir crime de lesão corporal, mas é indispensável que a ação provoque uma alteração desfavorável no aspecto exterior do indivíduo, de acordo com os padrões sociais médicos" – JTAERGS 94/109).

Levando-se em conta a doutrina penal brasileira, pode-se definir lesão, sob o ângulo médico-legal, como a consequência de um ato violento capaz de produzir, direta ou indiretamente, qualquer dano à integridade física ou à saúde de alguém, ou responsável pelo agravamento ou continuidade de uma perturbação já existente. Enfim, lesão é toda alteração do equilíbrio biopsicossocial.

Por violência, deve-se entender não simplesmente a ação mecânica, mas qualquer resultado pelos mais diversos meios causadores do dano: físicos, químicos, físico-químicos, bioquímicos, biodinâmicos ou mistos.

Um fato de grande interesse médico-pericial é a distinção entre *causa* e *concausa*. Se um homem agride outro, lesando um vaso calibroso, e em decorrência surge uma grande hemorragia, existe nesse fato uma perfeita relação de causa e efeito. Isso não constituirá dificuldades maiores para o perito nem para o juiz. Porém, nem sempre assim acontece. Podem surgir outras consequências independentes do ferimento produzido, anteriores ou posteriores à agressão. A isto chamou-se *concausas*.

A causa seria o que leva a resultados imediatos e responsáveis por determinadas lesões, suscitando sempre, por sua vez, uma relação de causa e efeito.

Por concausa, entende-se o conjunto de fatores, preexistentes ou supervenientes, suscetíveis de modificar o curso natural do resultado, fatores esses que o agente desconhecia ou não podia evitar. É o congresso de fatores anatômicos, fisiológicos ou patológicos que existiam ou possam existir, agravando o processo. Não seria a sequência natural do ferimento, mas uma situação evitável sem nenhuma dependência ao fato inicial e sua evolução.

Deste modo, há concausas preexistentes e concausas supervenientes. Naquelas, teríamos, para exemplificar, o portador de um baço gigante que se rompesse com um murro no abdome, mesmo levemente, o que não aconteceria com o indivíduo normal. Na concausa superveniente, um ferimento de pequenas proporções, levando à infecção pelo tétano.

As concausas preexistentes foram classificadas por Lazaretti em *anatômicas*, *fisiológicas* e *patológicas*.

As condições anatômicas seriam as anomalias orgânicas, como tais a inversão visceral ou a malformação congênita de um órgão.

As fisiológicas, aquelas provenientes de alterações funcionais capazes de contribuir negativamente para o agravamento das lesões, como, por exemplo, a fadiga, a convalescença, o puerpério, a repleção da bexiga ou o estado da gestação.

E as patológicas, aquelas emanadas de uma morbidade existente, como a tuberculose, o aneurisma da aorta, a hemofilia ou o diabetes.

Os argumentos em favor das concausas preexistentes só estariam justificados se o estado da pessoa ferida era desconhecido pelo agente e se a mesma lesão fosse, por si só, incapaz de produzir o mesmo dano em uma pessoa normal.

Não defendemos a tese da concausa preexistente por anomalia anatômica, como no caso da inversão do coração. Se um indivíduo fere outro no hemitórax direito, portador dessa particularidade, e este morre, o autor não poderia receber as indulgências do atenuante, alegando a situação daquele órgão. Isso não altera a gravidade do resultado, pois se considera como se o ferimento fosse produzido no lugar normal.

Outro fato importante é o do agravamento de certas lesões por negligência, imprudência ou imperícia da vítima ou de terceiros, quando essas lesões, por si sós, não apresentariam maior gravidade. Nosso pensamento é de que o agente não poderia ser responsabilizado pela demora da cura ou pelo dano consequente. Essa é a concausa voluntária.

Entendemos ainda que, entre a concausa preexistente e a superveniente, existe uma eventualidade que denominaríamos *lesão agravada pelo resultado*, cujas causas não seriam nem anteriores nem posteriores, não obstante, durante o próprio evento. Malgrado ter essa espécie alguns pontos de contato com as concausas, são realidades distintas.

Esse fato não se prende a maiores distinções da doutrina jurídico-penal, mas a elementos disponíveis de que pode valer-se a perícia nessas situações. Dessarte, a saber, uma pessoa recebe um ferimento transfixante no pescoço por projétil de arma de fogo e, quando examinada algumas horas depois, mostra-se sem nenhuma alteração ou estado de grande risco. Dias após a "alta", morre fulminada por uma hemorragia, procedente de uma lesão vascular até então obliterada por um coágulo. O perito, por ocasião do exame, não tinha outro fundamento a não ser classificar a lesão como leve, porém esta se agrava, independente de um resultado humanamente possível de previsão.

Algumas vezes, tenta-se responsabilizar o médico por um resultado mais grave. Assim, se um homem é ferido no abdome e morre na mesa operatória por um choque anestésico, surgem, muitas vezes, insinuações de que a morte fora provocada não pelo ferimento, e sim pelo médico. O direito jurisprudencial, entretanto, aceitou a tese de que a operação era imprescindível para salvar a vida do paciente e que a cirurgia foi condicionada pela agressão recebida, sendo toda a responsabilidade do agressor. De outra forma, se houve recusa da vítima à terapêutica médica e a assistência passa a ser feita por um curioso, certo é que esse fato beneficiará o autor, respondendo ele apenas pelas lesões causadas.

Outras vezes, tem-se dito que nas lesões desportivas não existe ilicitude, pois elas surgem quando do exercício regular de um direito. Considerando que essas lesões podem surgir como fato típico, esta generalização é perigosa, seja por descumprimento das regras de cada modalidade esportiva, seja por resultado doloso caracterizado por nexo de causalidade ou pelo excesso cometido pelo autor.

Outra situação delicada é a tentativa de lesão corporal. É difícil, no nosso entender, ser considerada, pois em última análise faltam a orientação e a configuração para um determinado resultado. O frustrado gesto não indica a lesão visada, isto é, se leve, grave ou gravíssima. Mesmo aquele que desvia o rosto de uma porção de cáustico jogado por outrem não poderia antever um resultado, haja vista a lesão decorrente ser insignificante, em virtude da pequena quantidade atingida ("É juridicamente impossível a tentativa de lesões corporais, porque tal figura, coincidindo inteiramente à definição legal de contravenção de vias de fato, não passa deste modesto ilícito" – RT 445/410).

Alguns admitem que, se o crime de lesão corporal é de natureza material, admite a tentativa. Outros admitem apenas que "é reconhecível e punível a tentativa de lesão corporal leve" (TACRIM–SP – RT 475/309). Cabe também fazer a diferença entre tentativa de lesão corporal e crime de periclitação à vida e à saúde. Em um há dolo de dano e no outro, dolo de perigo, como ensina Penna (*in Lesões Corporais*, Leme: Editora de Direito, 1996). Portanto, o crime de lesão corporal é um delito material de comportamento e de resultado produzido por ação ou omissão, contanto que produza um dano físico ou psíquico na vítima.

▼ Legislação

As lesões corporais estão compreendidas em um dos dispositivos dos Crimes Contra a Pessoa. Qualquer alteração física ou psíquica decorrente da ação violenta exercida sobre o ser humano, o Estado pune, e o objeto da tutela penal é esta integridade biopsíquica. Não apenas a incolumidade individual, mas o interesse social representado na vida e na saúde de todos os membros de uma comunidade.

O Código Penal vigente, com suas reformas, no tocante às Lesões Corporais assim preceitua:

CAPÍTULO II
DAS LESÕES CORPORAIS

Lesão corporal
Art. 129 – Ofender a integridade corporal ou a saúde de outrem:
Pena – detenção, de 3 (três) meses a 1 (um) ano.

Lesão corporal de natureza grave
§ 1º – Se resulta:
I – incapacidade para as ocupações habituais, por mais de 30 (trinta) dias;
II – perigo de vida;
III – debilidade permanente de membro, sentido ou função;
IV – aceleração de parto:
Pena – reclusão, de 1 (um) a 5 (cinco) anos.
§ 2º – Se resulta:
I – incapacidade permanente para o trabalho;
II – enfermidade incurável;
III – perda ou inutilização de membro, sentido ou função;
IV – deformidade permanente;
V – aborto:
Pena – reclusão, de 2 (dois) a 8 (oito) anos.

Lesão corporal seguida de morte
§ 3º – Se resulta morte e as circunstâncias evidenciam que o agente não quis o resultado, nem assumiu o risco de produzi-lo:
Pena – reclusão, de 4 (quatro) a 12 (doze) anos.

Diminuição de pena
§ 4º – Se o agente comete o crime impelido por motivo de relevante valor social ou moral ou sob o domínio de violenta emoção, logo em seguida a injusta provocação da vítima, o juiz pode reduzir a pena de um sexto a um terço.

Substituição da pena
§ 5º – O juiz, não sendo graves as lesões, pode ainda substituir a pena de detenção pela de multa:
I – se ocorre qualquer das hipóteses do parágrafo anterior;
II – se as lesões são recíprocas.

Lesão corporal culposa
§ 6º – Se a lesão é culposa:
Pena – detenção, de 2 (dois) meses a 1 (um) ano.

Aumento de pena
§ 7º – Aumenta-se a pena de um terço, se ocorrer qualquer das hipóteses do art. 121, § 4º.
§ 8º – Aplica-se à lesão culposa o disposto no § 5º do art. 121.

Violência doméstica
§ 9º – Se a lesão for praticada contra ascendente, descendente, irmão, cônjuge ou companheiro, ou com quem conviva ou tenha convivido, ou, ainda, prevalecendo-se o agente das relações domésticas, de coabitação ou de hospitalidade:
Pena – detenção, de 3 (três) meses a 3 (três) anos.
§ 10 – Nos casos previstos nos §§ 1º a 3º deste artigo, se as circunstâncias são as indicadas no § 9º deste artigo, aumenta-se a pena em 1/3 (um terço).
§ 11 – Na hipótese do § 9º deste artigo, a pena será aumentada de um terço se o crime for cometido contra pessoa portadora de deficiência.

▼ Classificação

As lesões corporais dividem-se em dolosas e culposas, e somente as primeiras têm a subdivisão de *leves*, *graves* e *gravíssimas*.

▪ Lesões corporais dolosas

▪ *Lesões leves*

Seu conceito é tido por exclusão, isto é, as lesões leves não apresentam nenhum requisito estabelecido nos parágrafos 1º e 2º do artigo 129 do Código Penal. Ou seja, são leves aquelas lesões das quais não resultaram incapacidade para as ocupações habituais por mais de 30 (trinta) dias; perigo de vida; debilidade permanente de membro, sentido ou função; aceleração de parto; incapacidade permanente para o trabalho; enfermidade incurável; perda ou inutilização de membro, sentido ou função; deformidade permanente; ou aborto.

Em geral, as lesões leves estão representadas por pequenos danos superficiais, comprometendo apenas a pele, a tela subcutânea e pequenos vasos sanguíneos. São de pouca repercussão orgânica e de recuperação rápida.

Hoje, no entanto, a tendência legispericial é afastar da lesão corporal sob o ponto de vista jurídico o que se poderia chamar de "lesão insignificante", representando estas pequenas alterações, de caráter transeunte, sem qualquer comprometimento à normalidade orgânica do indivíduo, seja do ponto de vista anatômico, fisiológico, psíquico, social ou moral. Isso, para impedir que a rotulada "criminalidade de ninharia" venha a obstruir a administração judiciária, já tão sobrecarregada, evoluindo-se para as ações penais inúteis e inconsequentes. Tal pensamento é baseado no princípio da insignificância, em que certos danos físicos menores sejam considerados inexpressivos ao bem jurídico protegido. Isso não quer dizer que a perícia deixe de consignar tais resultados ("Se forem levíssimas as lesões corporais sofridas pela vítima, é de se aplicar a teoria da insignificância" – JTACRIM, 88/107).

Nessa linha de raciocínio, editou-se a Lei Federal nº 9.099, de 26 de setembro de 1995, que dispõe sobre os Juizados Especiais Cíveis e Criminais (Tribunais de Pequenas Causas), onde se justifica a economia processual pela oralidade, simplicidade, celeridade e informalidade, buscando a conciliação ou a transação. No artigo 61 da citada lei, consideram-se infrações penais de menor potencial ofensivo as contravenções penais e os crimes a que a lei comine pena máxima não superior a 1 ano, excetuados os casos em que a norma estipule procedimento especial. Em alguns casos, em se tratando de lesões corporais leves, dispensa-se o exame médico-legal, como está evidente no artigo 77, § 1º "para o oferecimento da denúncia que será elaborada com base no termo de ocorrência referido no artigo 69 desta lei, com dispensa do inquérito policial prescindir-se-á do *exame de corpo de delito* quando a materialidade do crime estiver aferida por boletim médico ou prova equivalente". Para que não se envie o prontuário ou o próprio boletim médico, alguns serviços já produziram um formulário que será preenchido pelo médico assistente (ver entre os modelos de laudos no Capítulo 2). Em suma, o que se procurou com tais medidas foi vencer a morosidade processual, simplificando a prova, mesmo que se possa ter, aqui e ali, algum reparo a tal procedimento, principalmente no tocante à remessa das peças ao juízo comum, como prevê o parágrafo único do artigo 66 da citada Lei, quando ocorrerá a necessidade da prova material do delito (artigo 158 e seguintes do Código de Processo Penal), sob pena de provocar vício insanável no processo, segundo o artigo 564, III, *b*, do referido diploma processual.

Assim, uma pequena lesão relatada em um laudo médico-legal, reportando-se às vezes a uma modestíssima equimose produzida por um beliscão, não pode ter o entendimento punitivo do art. 129 do Código Penal vigente, onde se tutela a integridade corporal ou a saúde de outrem. Nesse particular, mesmo tratando-se de uma lesão de natureza leve, para refletir uma infração ela deve retratar um dano estrutural ou funcional capaz de alterar, mesmo sensivelmente, as condições orgânicas da vítima, sendo portanto ausente de justa causa para uma ação penal.

Desta forma, a transação penal passa a ser um novo instrumento de política criminal de que dispõe o Ministério Público para quando entender conveniente ou oportuna resolução sumaríssima do litígio penal, propor ao autor – infração de menor potencial ofensivo a aplicação sem denúncia e instauração de processo de uma pena não privativa da liberdade.

▪ Lesões graves

As lesões corporais de natureza grave estão referidas no parágrafo primeiro do citado artigo e se caracterizam quando diante de uma das seguintes eventualidades:

▶ **Incapacidade para as ocupações habituais por mais de 30 dias.** O velho código republicano falava de "inabilitação para o serviço ativo", o que levava a entender o caráter lucrativo do trabalho. O conceito atual não se limita tão somente à profissão, mas a qualquer atividade funcional habitual. E nisto estão amparados o recém-nascido, o desempregado, o estudante e o ancião aposentado, que podem ser, indiscutivelmente, sujeitos passivos dessa modalidade criminosa, quando diante de tal circunstância.

Essa incapacidade não tem que ser total, bastando unicamente o comprometimento de uma ocupação habitual que incapacite a vítima, mesmo parcialmente, afastando-a, física ou psiquicamente, de suas atividades. Portanto, nem se exige uma incapacidade absoluta, nem uma privação econômica, basta que a vítima fique impossibilitada de exercer suas ocupações habituais por mais de trinta dias.

Essa incapacidade deve ser real. Não uma incapacidade sugerida, determinada, muitas vezes, pela indisposição de a vítima apresentar-se de público antes de completamente curada.

Difícil é estabelecer aquilo que se nomeou de *cura médico-legal*, isto é, a falta de relação entre as condições da atividade habitual e a cicatrização do ferimento. O indivíduo pode voltar às suas ocupações, antes da cicatrização, sem nenhum prejuízo para o tratamento e pode ele estar inapto para suas atividades com seus ferimentos já cicatrizados (Quadro 4.3). Trata-se, pois, de uma cura clínica, e não de uma cura funcional ou anatômica como alguns tentam justificar, porque a vítima pode integrar-se às suas atividades habituais mesmo apresentando algumas sequelas.

O texto penal estabelece o prazo de 30 dias como limite dessa incapacidade. Embora o critério médico-legal não possa fugir de todo das manifestações clínicas, o conceito de incapacidade por 30 dias deve ser, antes de tudo, médico-social. Isto quer dizer: a incapacidade deve cessar assim que a vítima tiver condições razoáveis de retornar às suas atividades sem nenhum prejuízo, mesmo ainda não totalmente convalescida. A cura é funcional, e não anatômica.

É um conceito subjetivo e pessoal, mas que não nos impede da aproximação de uma ideia consensual.

Ao nosso ver, deveria existir em nossa doutrina uma distinção entre o que cognominamos de *atividade necessária* e *atividade acessória*. Um professor universitário que fratura um braço não sofre perda paralela a um trabalhador braçal que foi vítima de dano idêntico. O segundo, é claro, estaria muito mais prejudicado que o primeiro. E mais: mesmo que as ocupações habituais aventadas em nosso diploma penal devam ser conceituadas amplamente, até as não produtivas, é necessário, no entanto, que elas alcancem uma certa significação político-social, não se incluindo aquelas de teor eminentemente ocioso, ainda que consideradas lícitas.

No que dispõe o atendimento ao § 2º, do artigo 168, do Código de Processo Penal, o exame de sanidade deveria ser, sob o prisma do ideal, feito no 31º dia da data do delito. No entanto, a lei não exige que ele seja feito tão imediatamente, apenas admite que não seja longo o transcurso de tempo, a fim de que não se criem dificuldades à perícia ("Embora realizado algum tempo depois, o exame complementar é de se ponderar que o que pretende a lei penal é que se estabeleça o nexo causal entre a conduta delituosa e o seu resultado" – RJTESP 131/484).

Finalmente, seria interessante que o novo Código Penal aceitasse a ideia de diminuir esta incapacidade para as ocupações habituais para "quinze dias", por exemplo, pois tal prazo já se manifesta como sendo de certa gravidade e prejuízo e por isso a lesão não pode ser admitida simplesmente como leve, o que seria certamente mais justo com a vítima. Além disso, contribuiria com a possibilidade de uma melhor avaliação por parte da perícia.

▶ **Perigo de vida.** Nosso legislador sanou uma grave injustiça, introduzindo, no diploma penal de 1940, o perigo de vida, que veio a atender ao caráter vital do dano, por um fundamento eminentemente clínico.

"Perigo de vida", "perigo para a vida" e "perigo de morte" são expressões equivalentes (Aulete, 1980; Houaiss, 2001). São expressões legítimas. A expressão *perigo de vida* seria uma forma elíptica de "perigo de perder a vida" ou "perigo para a vida". Perigo de vida é a forma mais usual na construção dos textos legais brasileiros. Todavia, sob o ponto de vista gramatical, a forma mais correta seria *"perigo à vida"*. Contudo, é lícito dizer que a linguagem científica deve ter como princípio basilar a clareza. Em suma, as expressões "perigo de vida" e "perigo de morte", embora aparentemente vistas como circunstâncias diferentes, na linguagem médico-jurídica o uso as consagrou como de um mesmo sentido.

Entende-se por perigo de vida um conjunto de sinais e sintomas clinicamente demonstrável de uma condição concreta de morte iminente, ou seja, uma ameaça imediata de êxito letal. Tem como características principais a possibilidade concreta de morte (fundamento clínico), de ser um quadro objetivo-subjetivo de uma realidade atual e iminente e de representar uma situação passada ou presente e nunca futura. Não pode ser condicionada a possíveis resultados. Mesmo que esse juízo de presunção esteja fundado em conceitos objetivo-subjetivos, exige-se uma realidade palpável, demonstrando de maneira atual e iminente que a vítima esteja ou tenha estado em perigo de vida, em face da gravidade da lesão. "O perigo decorre de um diagnóstico e não de mero prognóstico de peritos. É preciso,

▶ **Quadro 4.3** Prazo médio de cura das fraturas simples.

Osso fraturado		Prazo médio da consolidação óssea	Duração média da incapacidade temporária
Clavícula		25 dias	2 1/2 meses
Úmcro	extremidade superior	30 a 35 dias	2 1/2 meses
	corpo	30 a 35 dias	2 1/2 meses
	extremidade inferior	30 a 40 dias	3 meses
Olécrano		20 a 30 dias	2 meses
Antebraço (ambos os ossos)		25 a 35 dias	2 1/2 meses
Ulna		25 a 30 dias	2 meses
Extremidade inferior do rádio		25 a 30 dias	40 a 50 dias
Metacarpo		20 a 30 dias	2 a 3 meses
Falange		15 a 20 dias	1 1/2 mês
Fêmur	colo (extracapsular)	2 a 6 meses	6 meses
	diáfise	60 dias	6 1/2 meses
	subcondilar	4 a 6 meses	6 1/2 meses
	sub e intercondilar	6 meses	1 ano
Patela	sem artrotomia	2 a 3 meses	6 meses a 1 ano
	após sutura	1 mês	2 meses
Ambos os ossos da perna (fratura transversal)		35 a 40 dias	3 a 6 meses
Ambos os ossos da perna (fratura oblíqua)		3 meses	12 a 15 meses
Extremidade superior da perna		6 meses	12 a 18 meses
Tíbia		30 a 40 dias	3 meses
Fíbula		25 a 30 dias	2 a 3 meses
Bimaleolar por adução		25 a 30 dias	1 1/2 a 2 meses
Bimaleolar por abdução		40 a 60 dias	5 meses
Calcâneo por arrancamento		50 dias	3 a 4 meses
Tálus		2 meses	4 a 6 meses
Metatarso		20 a 30 dias	2 meses

para que ocorra essa gravidade de lesão, que pelo menos em determinado momento do processo patológico, mais ou menos longo, tenha se verificado uma efetiva probabilidade de êxito letal. O perigo, em suma, há de ser sério, atual e efetivo. Não remoto ou presumido" (TACRIM–SP – RT 447/414).

Há perigo de vida sempre que, no decorrer de uma perturbação oriunda de uma agressão à integridade física ou à saúde, resulte agravamento das condições orgânicas da vítima, a quem, em seu conjunto, faça presumir um provável desenlace fatal. "Deve ser caracterizado por sintomas e sinais graves e sérios, cujas funções vitais estejam indiscutivelmente ameaçadas. E para sua configuração não há necessidade de exame complementar, desde que durante a perturbação patológica oriunda da lesão tenha existido de fato uma probabilidade efetiva e concreta de morte" (AC nº 156/81 – TJRS).

O perigo de vida é um diagnóstico, uma realidade, uma certeza. É evidente, efetivo e atual, demonstrado por sintomas e sinais indiscutíveis de grandes repercussões sobre a vida. Deve existir um dano real. Que seja um feito passado ou presente, e jamais futuro. Para o efeito jurídico-penal, há de ser atual e contemporâneo da produção da lesão.

É necessário que sejam bem concludentes os argumentos médicos que comprovem a existência dos elementos qualificativos do perigo de vida. Não é a simples possibilidade de existir tal circunstância. Por isso deve-se, de antemão, fazer a diferença com o *risco de vida*, que Carrara chamou de *o perigo do perigo*.

"Risco de vida", "risco para a vida" e "risco de morte" também são expressões de igual valor. O risco de vida é uma probabilidade remota, condicionada a possíveis complicações e meramente presumido. O risco de vida é um prognóstico, uma presunção, uma probabilidade. Há inclusive aqueles que graduam o risco de vida em risco mínimo, médio e máximo.

Sob o prisma exclusivamente médico, qualquer ferimento pode, fortuitamente, configurar-se em um êxito letal, como, por exemplo, um ferimento superficial agravado pela infecção tetânica. Mas esse não é o resultado comum, comprovado estatisticamente. Trata-se, nesse caso, de uma *concausa superveniente*. O que a lei exige é o diagnóstico, e não uma hipótese. Que ele seja imediato e existente, nunca remoto e condicionado, doutrina esta ainda refutada por alguns, mas cuja tendência é consolidar-se cada vez mais. "Não caracteriza perigo de vida a mera possibilidade de superveniência de infecção consequente a ferimentos produzidos por instrumentos não esterilizados" (TACRIM–SP – JUTACRIM 22/192).

O perigo de vida não está sob a dependência da extensão do dano, senão da efetiva ameaça de morte. Por mais transitória que seja a gravidade, não vem a alterar a ideia que se possa ter sobre a caracterização do perigo.

Dessa forma, se um homem é jogado do alto de um edifício e por milagre cai ileso, sem nenhum agravamento de suas funções vitais, diríamos ter existido simplesmente um risco. Todavia, tivesse um outro recebido um ferimento no pescoço, com lesão da carótida comum e hemorragia aguda, estaria configurado o perigo de vida.

Para haver o perigo de vida, os sintomas devem ser tão graves e evidentes que a vida esteja inquestionavelmente ameaçada. Severi dizia: "Perguntar sempre ao coração, ao pulmão e ao cérebro o grau de perturbação existente."

O perigo não deve apegar-se a princípios eminentemente científico-teóricos, mas às possibilidades concretas do exame clínico de cada paciente. Pode se dizer, *grosso modo*, existir sempre o perigo de vida nas seguintes circunstâncias: ferimentos das grandes cavidades com graves lesões viscerais, coma, asfixia, hemorragias agudas, fratura alta da coluna vertebral, traumatismo cranioencefálico com sinais e sintomas de comprometimento do sistema nervoso central, choque e queimaduras em mais da metade da superfície corporal. Ou certas condições orgânicas que, não sendo patológicas, trazem para o ofendido uma probabilidade maior de perigo. Uma laparotomia, com pequena lesão visceral, por si só, não caracteriza o perigo de vida; é necessário existir outra situação mais grave, como, por exemplo, o choque hemorrágico ou a ruptura extensa do fígado ("Não é suficiente para configurar perigo de vida o laudo pericial que consigna apenas haver sido o ofendido submetido à cirurgia, mas sem a revelação de perigo mediante sintomas objetivamente demonstráveis" – JUTACRIM 66/353).

Tem-se exigido sempre do perito a justificativa de sua resposta, quando afirmativa, no quesito referente ao perigo de vida. Por incrível que pareça, a jurisprudência tem manifestado a imprestabilidade da resposta afirmativa desacompanhada de fundamentação. Acreditamos que tal fato não seja bastante para invalidar uma perícia, não só pela idoneidade de quem firma, mas notadamente pela irrelevância da justificação do que já foi consignado na descrição, que é, sem sombras de dúvida, a parte fundamental e mais apreciável do relatório médico-legal.

Todavia, admitimos ser necessário que o perigo de vida esteja bem caracterizado na descrição do laudo. Não seria admissível, em um relatório omisso e superficial, simplesmente a afirmativa do perito para fundamentar o reconhecimento da quantidade e da qualidade do dano.

Por outro lado, após o perito descrever minuciosamente a natureza e a sede das lesões, o estado anterior e atual do paciente, e ter ainda que, na resposta, repetir tudo isto é um contrassenso, uma redundância. A resposta aos quesitos é uma consequência lógica que deflui naturalmente do que foi técnica e cientificamente descrito e discutido. Fundamentar todos os quesitos, sem exceção, não deixa de ser uma forma de desacreditar da capacidade de quem analisa o laudo e uma maneira de tornar-se repetitivo. "Embora seja dever dos peritos fundamentar as suas conclusões, casos há em que o perigo de vida pode ser presumido, seja pela extensão, assim como pela sede das lesões corporais" (TAMG–AC–RT 448/450).

Parece-nos, assim, que a recomendação é referente às justificativas que devem ser dadas ao que refere o quesito, ou seja, se da ofensa resultou perigo de vida. E não a justificativa na resposta ao quesito. Isso porque sendo a descrição do corpo

de delito a parte mais significativa do relatório médico-legal, é dela que devem constar, de forma clara e consistente, as razões que possam justificar a resposta afirmativa ao quesito em questão. Devem ser justificadas não apenas as razões do perigo de vida, mas todas as motivações que levam a negar ou afirmar os demais quesitos. E mais: por que também não justificar a resposta aos demais quesitos?

▶ **Debilidade permanente de membro, sentido ou função.** Por debilidade, deve-se entender enfraquecimento ou redução ou debilitação da capacidade funcional ou de uso. Deve ser de caráter permanente, incidindo sobre um membro, sentido ou função (Figura 4.92).

Para alguns autores existe diferença entre *debilidade* e *debilitação*. A primeira seria o enfraquecimento funcional relativo à média das pessoas. E a debilitação, o enfraquecimento funcional que o indivíduo sofre em relação a si próprio. Almeida Jr. e Costa Jr. citam, como exemplo de debilitação, um boxeador que, sofrendo uma lesão no braço, apresenta diminuição da força deste, porém, sem chegar a se tornar mais débil que a média das outras pessoas (*in Lições de Medicina Legal*, 13ª edição, São Paulo: Companhia Editora Nacional, 1976). Com tal conceito, na prática os peritos deveriam avaliar a debilitação e não a debilidade, ou seja, avaliar na vítima o que ela era antes da lesão. Por isso, aqueles autores admitem que o Código deveria ter acolhido a expressão "debilitação" como está na "Exposição de Motivos" daquele diploma penal.

A debilidade transitória não caracteriza tal situação.

Sempre que possível, deve a perícia estabelecer o grau dessa debilidade, a fim de dar com a labilidade da pena, a oportunidade de atribuir um critério mais justo.

A sequência do dispositivo penal ainda fala de membro, sentido ou função. *Membros* são os quatro apêndices do corpo, os superiores e os inferiores; *sentido* é a faculdade pela qual percebemos as manifestações da vida de relação; e *função*, o mecanismo de atuação dos órgãos, aparelhos e sistemas.

A lei atual suprimiu a expressão "órgão" e o fez muito bem, visto que todo seu valor está na função, pelo menos no que diz respeito ao assunto. O mesmo deveria ter acontecido ao membro e ao sentido, posto que são redundantes, por compreender, na valorização desses elementos, a sua função. Com efeito, bastaria dizer *debilidade permanente de função*, e ficaria assim mais claro e mais fácil de ajuizar.

O conceito de membro, órgão e sentido deve ter um significado funcional, e não anatômico. Portanto, membro e sentido, sob a feição jurídica desta ocorrência, não devem ter significado anatômico, mas um critério funcional. Não estaria em cogitação o conjunto de órgãos e tecidos, e sim uma determinada função.

Com esse raciocínio, a amputação de um braço não leva à perda da função, no sentido de uma lesão gravíssima, mas a uma debilidade de função, assim como a enucleação de um olho não

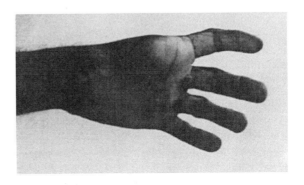

Figura 4.92 Debilidade permanente de função.

quer dizer que o indivíduo deva ser avaliado pela perda de um órgão, mas pela debilidade de uma função. Mesmo sendo o olho anatomicamente um órgão, ele é parte de uma função e por ela se valoriza e se quantifica. O caráter estético não está aí arguido.

Quem perde uma mão ou um olho, ficou debilitado nas funções de apreensão e da visão. A perda de um dos órgãos duplos constitui uma debilidade. A perda de um pulmão ou de um rim incide na debilidade da função respiratória e da função renal, respectivamente. "Desclassifica-se o crime de lesão corporal gravíssima para grave quando ocorrer ablação ou inutilização de apenas um dos elementos componentes de determinada função ou sentido, como acontece em relação àqueles que se apoiam em órgãos duplos, acarretando tão só a diminuição funcional do organismo e não a sua perda" (TAMG–AC–RT 611/407). "A perda de um olho, de um ouvido, de um rim, quando mantido o outro, íntegro, não configura a lesão gravíssima, mas apenas a grave, pois a função ficou debilitada e não abolida" (TJSP, RT 504/382).

E quem perde um testículo? Para alguns, se o testículo restante é funcionalmente perfeito, houve debilidade de função. No nosso entendimento, não resultou debilidade, pois não houve nenhum prejuízo funcional, e o indivíduo continuará sem nenhuma restrição da função reprodutora.

Quanto aos dentes, há necessidade de que a perícia venha a distinguir com sutileza o valor de cada peça, levando em conta as suas funções *mastigatória*, *estética* e *fonética*, de acordo com o interesse de cada exame (ver Quadro 4.4).

Hentze, *in* Michellis, *apud* Penna, para os 100% da integridade da *função mastigatória* de cada dente, estabelece os seguintes percentuais:

- Incisivo central: 1%
- Incisivo lateral: 1%
- Canino: 2%
- 1º pré-molar: 3%
- 2º pré-molar: 3%
- 1º molar: 5%
- 2º molar: 5%
- 3º molar: 5%
- 25% × 4 = 100%.

Álvaro Dória, *in* Raimundo Rodrigues, *apud* Arbens, para os 100% da *função estética*, propõe os seguintes valores:

- Incisivo central: 6%
- Incisivo lateral: 6%
- Canino: 6%
- 1º pré-molar: 5%

- 2º pré-molar: 2%
- 1º molar: 0%
- 2º molar: 0%
- 3º molar: 0%
- 25% × 4 = 100%.

E quanto à *função fonética*, avaliamos em cada peça dentária uma perda percentual nos seguintes índices:

- Incisivo central: 8%
- Incisivo lateral: 8%
- Canino: 6%
- 1º pré-molar: 2%
- 2º pré-molar: 1%
- 1º molar: 0%
- 2º molar: 0%
- 3º molar: 0%
- 25% × 4 = 100%.

Há outros que ainda consideram um *coeficiente de antagonismo*, como sendo um percentual de perda em relação à diminuição da função do dente que fica em seu sentido oposto, em face da redução de sua função. Para eles, esse valor chega a 50% daquele mesmo dente que falta.

Por outro lado, observa-se na prática que os peritos quando respondem aos quesitos relativos à debilidade e à perda funcional, nesse particular, levam em conta apenas os índices mastigatórios relativos às peças dentárias lesadas, omitindo os coeficientes estéticos e fonéticos da vítima.

Assim, Moreira (Paraíba), propõe um coeficiente integral para as lesões dos dentes, que ele chama de *índice geral de lesões dentárias* (IGLD), nas seguintes proporções:

$$IGLD = \frac{14423434 \mid 43432441}{24423433 \mid 33432442}$$

Justifica as perdas atribuídas aos terceiros molares, não valorizadas em alguns índices, em face das disponibilidades de novas tecnologias em que esses elementos dentários possam merecer um certo destaque na preservação das arcadas dentárias e na possibilidade do uso de próteses.

No que se refere aos prejuízos produzidos por agressão em próteses ou em dentes destas, pensamos tratar-se de um dano à coisa material, interessando tão só às questões de direito patrimonial (prejuízo econômico).

Outro fato relevante: um traumatismo sobre a dentição temporária, que se completa em torno de 2 anos e meio, quando traumatizada em uma de suas peças, pode acarretar graves repercussões sobre o dente que se está formando, tais como hipoplasia do esmalte, malformação radicular, retardo ou ausência da erupção, oclusão defeituosa, malformação da coroa, retardo ou parada na formação da raiz, entre outros. Também é bom que se diga não ser toda debilidade permanente de membro, sentido ou função rotulada como lesão grave. Se ela não chega a 3% de redução da capacidade funcional, considerando o indivíduo como um todo, é lesão leve. No entanto, se uma debilidade permanente ultrapassa o limite teórico dos 70%, deve ser considerada como perda ou inutilização e, como tal, deve ser vista como uma lesão gravíssima.

Propomos os seguintes percentuais de *déficits*, levando em conta a redução da capacidade funcional do conjunto dos valores do corpo humano, para as seguintes perdas:

- Mão, antebraço ou braço direitos (destros): 60%
- Mão, antebraço ou braço esquerdos (destros): 40%
- Dedo polegar direito (destros): 32% de 60%

▶ **Quadro 4.4** Valor estético, fonético e mastigatório dos dentes (Dueñas, *in* Betran, *apud* Arbenz).

	Valor estético	Valor fonético	Valor mastigatório
Incisivo central	100	100	40
Incisivo lateral	90	90	40
Canino	80	80	70
1º pré-molar	70	50	60
2º pré-molar	60	40	70
1º molar	50	–	100
2º molar	40	–	90
3º molar	–	–	–

CAPÍTULO 1 – CABEÇA

Face

Sistema osteoarticular

Alteração traumática da oclusão dental por lesão inoperável (consolidação viciosa, pseudoartrose do maxilar inferior e/ou superior, perda de substâncias etc.)	
Com contato dental	
Unilateral	5-15
Bilateral	1-5
Sem contato dental	15-30
Deterioração estrutural de maxilar superior e/ou inferior (sem possibilidade de reparação). Valorar segundo repercussão funcional sobre a mastigação	40-75
Perda de substância (palato duro e mole)	
Sem comunicação com a cavidade nasal	20-25
Com comunicação com a cavidade nasal	25-35
Limitação de abertura da articulação temporomandibular (de 0 a 45 mm) segundo sua repercussão	1-30
Luxação recidivante da articulação temporomandibular	
Luxação entre 20 e 45 mm de abertura	5-10
Luxação entre 0 e 20 mm de abertura	10-25
Subluxação recidivante da articulação temporomandibular	1-5
Material de osteossíntese	1-8
Boca	**1-8**
Dentes *(perda completa traumática)*:	
De um incisivo	1
De um canino	1
De um pré-molar	1
De um molar	1
Língua	
Distúrbios cicatriciais (cicatrizes retráteis da língua que originem alterações funcionais – após correção cirúrgica)	1-5
Amputação	
Parcial	
Menos de 50%	5-20
Mais de 50%	20-45
Total	45
Alteração parcial do gosto	5-12

Fonte: Classificação e Valoração de Sequelas – Real Decreto Legislativo 8/2004, 29 de outubro (Espanha, 2004).

Seção de Estomatologia da Tabela de Incapacidades de Portugal

Estomatologia

Edentação completa insuscetível de correção por prótese *(atendendo à repercussão sobre o estado geral)*	20-28
Perda de dente insuscetível de correção por prótese	
Incisivo ou canino	1
Pré-molar ou molar	1,5
Disfunções mandibulares	21-30
Limitação da abertura bucal igual ou inferior a 10 mm	6-20
Limitação da abertura bucal entre 10 e 30 mm	
Limitação da abertura entre 31 e 40 mm *(atendendo a bilateralidade, fenômenos dolorosos e perturbação da função)*	Até 5
Perturbação pós-traumática da oclusão dentária ou da articulação temporomandibular (segundo a repercussão sobre a mastigação, a fonação e as algias)	2-10
Amputação da parte móvel da língua *(tendo em consideração a repercussão sobre a palavra, a mastigação e a deglutição, segundo a importância das perturbações)*	3-30

Tabela Nacional de Avaliação de Incapacidades Permanentes em Direito Civil – Decreto Lei nº 352/2007, de 23 de outubro (Portugal, 2007).

APÊNDICE A – Ficha de coleta de dados

1. Nº processo:	**15. DEP (0 a 7):**
2. Gênero:	Muito ligeiro = 1
Feminino = 1	Ligeiro = 2
Masculino = 2	Moderado = 3
3. Idade do examinado à data do evento:	Médio = 4
4. Causa do dano:	Considerável = 5
Acidente de trânsito = 1	Importante = 6
Atropelamento = 2	Muito importante = 7
Agressão = 3	**16. DFP (0 a 100%):**
Mordida = 4	**17. RFAP:**
Responsabilidade profissional = 5	Compatível com o exercício da atividade profissional = 1
Outros = 6	Compatível com o exercício da atividade profissional, mas implicando esforços suplementares = 2
5. Lesões odontológicas descritas (Sim = 1; Não = 0):	Impeditivo do exercício da atividade profissional, sendo compatível com outras profissões na área da sua preparação técnico-profissional = 3
Fratura dentária	
Perda dentária	
Limitação da abertura bucal	Impeditivo do exercício da atividade profissional, bem assim como de qualquer outra dentro da área de sua preparação técnico-profissional = 4
Perturbação pós-traumática da oclusão dentária ou da articulação temporomandibular	
Cicatriz	
6. Reabilitações (Sim = 1; Não = 0):	**18. RAS (0 a 7):**
Prótese removível	Muito ligeiro = 1
Prótese fixa	Ligeiro = 2
Implante	Moderado = 3
7. Outras lesões associadas (Sim = 1; Não = 0):	Médio = 4
8. Estado anterior (Sim = 1; Não = 0):	Considerável = 5
9. Tempo de cura/consolidação (dias):	Importante = 6
10. DFTT (dias):	Muito importante = 7
11. DFTP (dias):	**19. RADL (0 a 7):**
12. RTPT (dias):	Muito ligeiro = 1
13. RTPP (dias):	Ligeiro = 2
14. QD (0 a 7):	Moderado = 3
Muito ligeiro = 1	Médio = 4
Ligeiro = 2	Considerável = 5
Moderado = 3	Importante = 6
Médio = 4	Muito importante = 7
Considerável = 5	**20. Dependências (Sim = 1; Não = 0):**
Importante = 6	**21. DF (Sim = 1; Não = 0):**
Muito importante = 7	

Fonte: Verçosa, CB. Avaliação de sequelas odontológicas em perícias civis, Tese de Doutorado, Faculdade de Odontologia, USP, 2013.

- Dedo polegar esquerdo (destros): 32% de 40%
- Dedo indicador direito (destros): 24% de 60%
- Dedo indicador esquerdo (destros): 24% de 40%
- Dedos médio ou mínimo direitos (destros): 18% de 60%
- Dedos médio ou mínimo esquerdos (destros): 18% de 40%
- Dedo anular direito (destros): 12% de 60%
- Dedo anular esquerdo (destros): 12% de 40%
- Primeira falange do polegar direito (destros): 24% de 60%
- Primeira falange do polegar esquerdo (destros): 24% de 40%
- Primeira falange do indicador direito (destros): 18% de 60%
- Primeira falange do indicador esquerdo (destros): 18% de 40%
- Primeiras falanges do médio ou mínimo direitos (destros): 12% de 60%
- Primeiras falanges do médio ou mínimo esquerdos (destros): 12% de 40%
- Primeira falange do dedo anular direito (destros): 9% de 60%
- Primeira falange do dedo anular esquerdo (destros): 9% de 40%
- Perda da primeira e da segunda falanges dos últimos quatro dedos; considera-se o dedo perdido
- Membro inferior (total): 50%
- Perna (total ou parcial): 40%
- Pé ou grande parte dele: 30%
- Um dos dedos do pé: 8% de 50%.

Com relação aos dedos, todos têm utilidade para a mão e são muito significativos para os seus movimentos de apreensão. Mesmo que o polegar seja o de maior relevância funcional, correspondendo quase à metade da função da pinça anatômica (*pinça dos dedos*), os outros apêndices são importantes no conjunto das ações manuais. Assim, por exemplo, o dedo mínimo, que aparentemente é menos importante, tem funções preponderantes nas apreensões mais fortes quando se quer torcer ou girar uma peça mais resistente, como no caso do fechamento de um registro de água. O mesmo se diga de sua importância quando se quer empunhar um bastão ou uma alavanca (juntamente com o dedo anular) ou quando ele apoia e direciona a mão na função de escrever.

Para a debilidade ou perda de sentidos propormos:

- Cegueira de um olho: 50%
- Cegueira dos dois olhos: 120%

- Surdez de um ouvido: 30%
- Surdez bilateral: 60%
- Anosmia ou ageusia total: 40%.

▶ **Aceleração do parto.** Em primeiro lugar, a expressão "aceleração" está mal colocada. Acelerar é aumentar a velocidade. E não é a isso que o Código se refere, mas à expulsão precoce do feto com vida. Os termos "antecipação do parto" ou "prematuridade do parto" seriam mais próprios.

No entendimento do legislador, haveria aceleração do parto quando o feto fosse expulso, com vida, antes do termo normal, motivada por sua agressão física, ou psíquica à parturiente, continuando a viver fora do álveo materno.

É uma situação muito rara e de difícil caracterização pericial, pelas sutilezas de configuração da agressão motivadora da antecipação do parto, principalmente diante das alegadas agressões morais.

Ademais, não vemos nenhuma razão para caracterizar uma lesão como grave quando mãe e feto não padecem nenhuma consequência danosa nessa prematuridade. É óbvio que, se há morte do feto, poderia se cogitar de uma lesão corporal seguida de aborto. Se a mãe periclita, em virtude da antecipação do parto, configura-se a gravidade da lesão por perigo de vida. Se o recém-nascido vem a lesar-se na vida ou na saúde, poderá responder o agente pelo crime de lesão corporal. Se a gravidez era desconhecida ou não manifesta e o agente não queria esse resultado, não nos parece lógico a caracterização de crime, por tratar-se de *erro de fato invencível*. "Se o agente ignora a gravidez da vítima, não se lhe pode imputar o crime de lesão grave se, de sua ação delituosa, resultar aceleração do parto, nem o delito de lesão gravíssima se resultar aborto" (TACRIM–SP–AC–JUTACRIM 10/249). Se a gravidez é conhecida ou manifesta, o agressor responde por uma ação eminentemente preterdolosa.

O correto seria existir um dispositivo próprio, de natureza preterdolosa, com o título "*Lesões corporais seguidas de parto prematuro ou aborto*". Isto se o dano inferido a uma gestante causar consequências nocivas a sua saúde ou à do recém-nascido. Para tanto seria necessário que esta gravidez fosse conhecida ou manifesta e que o autor não quisesse o resultado, mas apenas que assumisse o risco de produzi-lo. Se o desejo do autor era provocar a morte do feto por meio de agressão, deve responder por crime de lesão corporal seguida de aborto. Se ele desconhecia o estado de gravidez da vítima não se deveria imputar o delito de natureza grave ou gravíssima, a não ser pelo que viesse causar à vida do feto ou da mãe.

■ *Lesões gravíssimas*

As lesões corporais de natureza gravíssima estão agrupadas no parágrafo 2º do artigo 129 do Código Penal. Sua caracterização está no fato de ter a lesão resultado em:

▶ **Incapacidade permanente para o trabalho.** Situação definitiva em que o indivíduo fica privado de exercer qualquer atividade lucrativa. Por invalidez, são considerados danos graves permanentes e incapacitantes, ou altamente restringentes, que impedem o servidor ou o trabalhador de exercer qualquer atividade laborativa e ainda podem o onerar pela dependência de terceiros para atos essenciais da vida e da sua sobrevivência. Hoje alguns danos antes considerados irreversíveis já encontram respostas satisfatórias tanto para seu diagnóstico como para seus tratamentos. Todavia, os danos oriundos de agressões encefálicas e medulares, e a cegueira, entre outros, que ainda continuam sem solução.

Os critérios para avaliação da invalidez devem ser norteados pela persistência ou agravamento dos sinais e sintomas, pela constatação dos exames subsidiários, pelo tempo de doença, pelo insucesso terapêutico e pelo local e extensão do dano. É a invalidez que é sempre total e permanente.

Tem-se a distinguir duas formas de trabalho: o *trabalho genérico* e o *trabalho específico*. Aquele é o exercido por todas as pessoas independentemente de especialização; este é o desempenhado por indivíduos de certa qualificação profissional. A lei se refere, sem dúvida, ao trabalho genérico. "Na incapacidade permanente, o ofendido deve ficar privado da possibilidade física ou psíquica, de aplicar-se a qualquer atividade lucrativa. E a incapacidade, além de total, deverá ser permanente, ou seja, duradoura no tempo, sem previsibilidade de cessação" (TJSP–RJTJSP 71/331).

Sendo assim, um cirurgião que perde uma mão, um jogador de futebol que tem a perna amputada ou um pianista que sofre a inutilização de um braço, genericamente, não estão incapacitados para o trabalho, pois sua potencialidade laborativa remanescente não o impede.

Com isto, pensamos nós, não quis o legislador forçar o mutilado a continuar trabalhando, mas, antes de tudo, abrir novas perspectivas aos já mutilados parcialmente a ingressarem no trabalho, dando, por conseguinte, uma demonstração de valorização ao sentido social do trabalho.

Também seria interessante no próximo diploma penal se houvesse penas diferentes levando em conta a "incapacidade permanente para o trabalho que a vítima exerce" e a "incapacidade para qualquer trabalho".

▶ **Enfermidade incurável.** Para enquadrar-se nesta situação, é necessário que do dano resulte uma *enfermidade* grave e de caráter incurável. Desse modo, tal enfermidade deve ser representada por um distúrbio ou perturbação que possa repercutir de maneira intensa sobre uma ou mais funções orgânicas, que comprometa a saúde e exija cuidados especiais e que tenha sido resultado de uma ação dolosa. Além disso, que fique demonstrada pelos meios disponíveis a sua incurabilidade. Na lei vigente que rege tal matéria não existe uma gradação na pena entre o que se considera como uma "enfermidade grave" (tuberculose) e uma "enfermidade grave e incurável" (síndrome de imunodeficiência adquirida – AIDS). O correto seria haver penas diferentes nos casos de "enfermidades graves" e de "enfermidades graves e incuráveis".

Vez por outra, o conceito de enfermidade é confundido com o de moléstia, doença ou afecção, as quais mantêm entre si limites nem sempre definidos, o que também não se torna relevante em face de o legislador usar a expressão "enfermidade" em uma concepção muito generalizada.

Mesmo assim, por *moléstia*, deve ser caracterizado um elenco de fenômenos de reação que se processa na economia orgânica, sempre produzidos pelo mecanismo de um mesmo fator mórbido; *doença*, como significado de um processo mórbido definido, caracterizado por um conjunto de manifestações mais ou menos constantes, de etiologia, patologia, patogenia e terapêutica determinadas, capaz de evoluir lenta, rápida ou prolongadamente; e *afecção*, uma série de fenômenos que dependem da mesma lesão e não dependem do fator causal. A hanseníase e a tuberculose seriam a moléstia; o diabetes e o hipertireoidismo, a doença; e a arterite e a artrite, a afecção.

Pelo que se deduz da lei, a enfermidade deve ter um comprometimento funcional e que venha acompanhado de um caráter mais ou menos permanente, que, não chegando a uma cura total, deixa uma perturbação bem evidente. Ou seja, uma perturbação estável ou de discreta recuperação, permitindo, no entanto, um relativo estado de saúde.

O pensamento do legislador deu ao caráter incurável um prognóstico de certeza e não de mera probabilidade, ainda que o ajuizamento possa ser falível. Se o processo de cura é demorado, durando anos, ou incompatível com os recursos da vítima ou com os meios médicos disponíveis em nossa realidade, a enfermidade deve ser considerada incurável. A vítima não pode ser coagida a um tratamento de exceção, nem a um dispêndio extremamente oneroso para beneficiar a situação do agressor. Do mesmo modo, este não pode ser prejudicado quando o paciente, deliberadamente, dificulta o processo de cura com uma finalidade proposital.

É necessário não confundir debilidade nem inutilização permanente com enfermidade incurável, o que nem sempre é fácil. A primeira compromete a parte, e a segunda, o todo. Uma não repercute sobre a saúde e a outra perturba a higidez. A debilidade é um resíduo, um *reliquat*. A enfermidade é um processo.

▶ **Perda ou inutilização de membro, sentido ou função.** Aqui, não é a simples debilidade a que se reportou anteriormente nas *Lesões Graves*. É uma contingência mais séria que acarreta um dano em grau muito elevado ou máximo em sua funcionalidade.

Tanto faz a perda de membros, sentido ou função, como suas permanências inúteis. O limite entre uma debilidade e uma perda ou inutilização nem sempre é fácil. Se sua debilidade excede o limite teórico de 70% da função, já se considera perdida ou inutilizada.

Por perda, deve-se aceitar a ablação. Na inutilização, existe a presença do órgão, mas ele se mostra em inaptidão ou em insignificante funcionamento.

A perda da visão, a paralisação das pernas, a ablação dos testículos são paradigmas dessa espécie aludida ao parágrafo 2º do artigo 129 do Código Penal brasileiro.

É polêmica a hipótese de que um homem ferido no abdome, privando-se do baço, implique perda de função ou tão somente debilidade. Para nós, nem uma coisa nem outra. Primeiro, porque o baço não é um órgão indispensável para a vida. Depois, porque as sensíveis modificações surgidas com a sua extirpação têm caráter transitório e não limitam o indivíduo nas suas atividades triviais. A sua função atual, a *hemocaterese*, pode ser plenamente substituída pelo fígado. Sua *função hematopoética* realçou-se na vida intrauterina. É certo que o baço poderia voltar à sua função primitiva, mas a lei não se reportou ao "se resultará" e sim ao "se resulta" perda ou inutilização do membro, sentido ou função. Até porque seria temerário perguntar a um perito se determinado dano resultará ou não uma perda ou inutilização de membro, sentido ou função no futuro. Por fim, ressalte-se que na legislação penal vigente não há mais referência a "órgão", pois o que se cogita atualmente é enfatizar o significado do seu *uso* ou de sua *função*, e não de sua simples existência anatômica. Assim, a perda de um dos órgãos duplos não caracteriza lesão gravíssima e sim lesão grave.

▶ **Deformidade permanente.** Seria interessante que no novo Código Penal houvesse uma gradação de pena entre um dano estético e uma deformidade permanente. E ainda: uma diferença entre "deformidade duradoura" (o tipo de deformidade para a qual não existe reparação, *verbi gratia*, a enucleação de um olho) e "deformidade permanente" (aquela que permanece, caso não haja tratamento, como uma cicatriz na face).

Outra coisa: não existe neste tipo de avaliação de dano uma situação intermediária entre a lesão leve e a lesão gravíssima. Se a resposta ao quesito correspondente é "não", a lesão é *leve*, e se a resposta é "sim", a lesão é *gravíssima*. Espera-se que o legislador no novo estatuto penal traga como espécie intermediária, por exemplo, o "dano estético", como uma situação de menor prejuízo estético, de pena menor, e que pudesse ser clas-

sificado hoje como um dos fatores caracterizadores da lesão de natureza *grave*.

Considerando-se a legislação penal vigente, deve-se conceituar deformidade permanente como toda alteração estética grave capaz de reduzir, de forma acentuada a estética individual. É a perda do aspecto habitual. O dano estético é antes de tudo um dano moral (Figuras 4.93 e 4.94). Nelson Hungria (*in Comentários ao Código Penal*, vol. 5, São Paulo: Forense, 1955) dizia: "deformidade é a desfiguração notável".

Recomenda-se que os laudos relativos às lesões corporais de natureza gravíssima por deformidade permanente devam ser sempre ilustrados com fotografias coloridas, a fim de demonstrar de forma mais convincente a existência do dano estético considerável (JTACRIM 50/231 e RT 586/307).

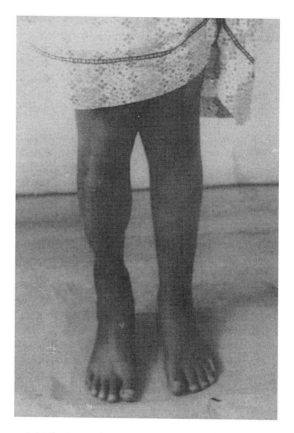

Figura 4.93 Lesão produzida por instrumento contundente (deformidade permanente).

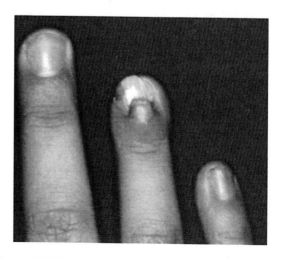

Figura 4.94 Dano estético mínimo. (Arquivo do Dr. João Melki.)

O doutrinador penal brasileiro, ao discorrer sobre deformidades, foi por demais simplista, inspirando-se na codificação alemã. Preteriu os princípios da doutrina italiana, que, além de colocar a deformidade restritamente na face, ainda a dividiu em três grupos: *impronta* – lesão leve, como a simples marca que não altera a estética facial; *sfregio* – lesão grave, como uma cicatriz na face; e *deformazione permanente del viso* – lesão gravíssima com o comprometimento grave do rendimento estético.

Suas razões são sociais por excelência em função do dano visível e deprimente. No entanto, não existe entre nós um padrão médico, médico-legal ou jurídico uniforme capaz de caracterizar uma lesão deformante sob o aspecto criminal, a não ser alguns elementos particularizados pelos tratadistas e editados pelos acórdãos dos nossos tribunais. Na verdade, essa avaliação tem sido aleatória por parte dos peritos e, por isso mesmo, traz motivos para divergências na sua avaliação e na sua reparação penal. Mesmo assim, recomendamos como características agravantes da deformidade: *localização, extensão, cor, profundidade, mutilação, retração* e *afundamento*. Em suma, seus elementos mais essenciais são: a face, a qualidade e a quantidade da deformação e a sua permanência. Todavia, a deformidade não se restringe ao rosto, podendo ser em outra parte do corpo (TJSP, RJTJSP 74/325, RT 554/325).

Por *face*, considera-se desde a linha frontal superior, até o bordo inferior da mandíbula e lateralmente, incluindo as orelhas.

Por *deformação*, admitem a grave repercussão sobre a estética, a ponto de chamar a atenção, de constranger e magoar a quem olha e a quem é visto.

E, finalmente, por *permanência*, a condição de a deformidade não ser passível de modificações espontâneas e que tenha chegado ao seu estado definitivo. "Caracteriza-se a lesão gravíssima ainda que o defeito seja corrigível por cirurgia plástica" (TJSP, RJTJSP 112/501).

A lei brasileira não atendeu ao caráter exclusivista do rosto, acatando a harmonia estética como um todo. Não viu somente a face, mas o conjunto individual. A desarmonia estética por um desvio saliente de coluna vertebral ou uma anquilose coxofemoral em uma jovem fazendo-a coxear são alterações tão sensíveis que não podem deixar de passar sem reparo.

Não importa a parte do corpo em que esteja localizada a deformidade. Basta que ela possa eventualmente ser vista, até porque os costumes permitem a visualização cada vez mais ampla do corpo.

As condições da vítima, no que diz respeito à idade, ao sexo, à profissão ou ao estado social, não devem ter nenhum relevo quanto à caracterização da deformidade sob a ótica do Direito Público, como também não podem ficar condicionadas à impressão que alguém tem de si mesmo, mas ao que pode despertar nos outros.

Alguém insinua que uma lesão deformante na face de uma bela mulher é mais nociva que na de um pobre ancião. Isso é política demasiadamente perigosa. Discriminar as pessoas é um contrassenso jurídico, partindo do pressuposto de que todos, indiferente a essa ou àquela condição, são iguais por direito e por natureza. Obstinamo-nos pela ideia de que a deformidade sob a ótica penal é uma só. Ou é ou deixa de ser, por si mesma e não por estar em uma outra pessoa. Evidente é que ela, em certas profissões, ocasiona maior aviltamento econômico. Mas isso é da competência do civil, que avalia os danos em suas consequências patrimoniais. O Direito Penal protege o interesse comum, apaticamente ao *status* social, devendo avaliar a lesão por si mesma. "Do ponto de vista penal, não deve a deformidade sofrer a discriminação do sexo e condição social, pois, quanto à pessoa, tem ela uma só interpretação. A lesão não varia, variando apenas o prejuízo do ofendido no alcance de sua posição ou de sua vida profissio-nal. Este último aspecto, contudo, tem sua projeção no campo do Direito. O que importa estabelecer no processo criminal é a objetividade do dano do prejuízo estético determinado pela ofensa corporal, a fim de que a função repressiva da lei encontre a medida exata da punição" (RT 274/166-167).

Voltam à carga alguns defensores da desigualdade. Eles propugnam que esse nosso critério é inadmissível. Ninguém pode fugir à feição particular de cada caso, nem tratar igualmente coisas desiguais. Uma mesma cicatriz na face da Bela, insistem eles, não reflete igualmente na face da Fera. E mais: uma marca enfeante no colo de uma jovem é diferente daquela mesma marca no pescoço de um ancião.

Repisamos que pode enfeá-la mais, envilecer-lhe a beleza; contudo, se as lesões são as mesmas, em uma e noutra situação, não há por que negar-lhes igualmente a tutela incondicional e impessoal perante a lei. É o princípio dos Direitos do Homem e do Cidadão, consagrado pela razão através da qual nos tornamos iguais, independente de berço ou de posição sociocultural. A lei que cria distinção é uma lei injusta.

Mesmo que a lesão com dano estético tenha a mesma conceituação no crime ou no cível, sua valoração é diferente porque o Código Penal não deixou outra oportunidade senão classificá-la como leve ou gravíssima, privando a existência de uma lesão de natureza grave, ou seja, de uma lesão intermediária entre a leve e a gravíssima.

Não se deve impor à vítima a aceitação dos benefícios da plástica ou da prótese. É evidente que sua realização, anterior à apreciação judicial, modifica o resultado da sentença.

O perito deve ter o cuidado de esperar que as lesões deformantes assumam seu aspecto definitivo.

Afinal, deve-se conceber a deformidade também nos casos em que ela surge eventualmente, como, por exemplo, uma paralisia facial cujo riso mostra uma desarmonia, na triste face, que ri pela metade e pela outra metade chora. O risível é humano, é parte do natural. Para nós, todavia, mais importante é o pranto, porque é ofício que já se nasce sabendo, e que, em vez de surgir dos lábios, desabrocha do coração.

Finalmente, deve-se fazer uma distinção entre *prejuízo estético, deformidade* e *aleijão*.

Por *prejuízo estético* entende-se uma alteração morfológica que pode chamar a atenção, mas que não prejudica a boa aparência.

Já a *deformidade* é uma alteração estética grave, capaz de reduzir acentuadamente a estética individual, cuja modificação lhe acarreta o "enfeamento", traduzido pela humilhação e desgosto. E os seus elementos mais essenciais são: a localização, a qualidade e a quantidade da deformação e a sua permanência, tendo como exemplo o vazamento de um olho.

E por *aleijão* uma coisa horripilante, repulsiva, que pode causar asco, repugnância ou humilhação. O *aleijão* é uma irregularidade, uma monstruosidade caracterizada pela ausência ou pela deformação de uma peça anatômica de significado valor estético. Seria essência daquele que é aleijado, ou seja, a qualidade que é notada em movimento, e raramente em repouso, como afirma Penna (*in Deformidade permanente – avaliação penal e civil*, Leme: Editora de Direito, 1998).

Seria providencial que no futuro Código Penal fosse criada uma condição de prejuízo estético de média relevância, menor do que se entende por deformidade permanente, com a denominação "dano estético". Não seria *leve* nem *gravíssima* tal lesão, mas tão somente *grave*.

▶ **Dentes.** Não se podem esquecer o valor estético da face no conjunto da harmonia da vida social e os dentes que se apresentam neste contexto de forma muito significativa. Sendo assim, é imperioso lembrar que os elementos dentários, principalmente os incisivos e caninos, constituem pontos qualitativos na estética individual. A ausência destas peças dentárias traz prejuízo e comprometimento da função estética.

A perda dos incisivos, principalmente dos superiores, contribui também de forma negativa na emissão das palavras, levando-se em conta a existência de um grupo de consoantes oclusivas linguodentais (*D, N e T*) e fricativas labiodentais (*F e V*). Este dano fonético produz prejuízo ao indivíduo, pois a voz é um elemento de muita importância na estética individual (ver Quadro 4.4).

Enquanto a avaliação do dano corporal estético de natureza civil, referente a perda dentária, constitui-se em uma tarefa mais fácil em virtude das variáveis *insignificante, leve, moderada, média, suficientemente importante, importante* e *muito importante*, na perícia da natureza penal torna-se muito complexa esta avaliação, pois a lesão será leve ou gravíssima.

Este tipo de avaliação também não pode ter o mesmo critério percentual que se estipula para a debilidade, perda ou inutilização de função. Para se considerar uma deformidade permanente, entendemos só uma perda acima de 25% da função estética, valorizada em algumas Tabelas, como por exemplo a de Álvaro Dória.

Por outro lado, uma prótese, ainda perfeita, que esconde a deformidade, qual um olho de vidro ou uma dentadura postiça, perpetua uma deformação. O agravamento existe. Está camuflado. Remediado. Simulado. Finge não existir. Mas existe. A verdade é inimiga do artifício. "O fato de ter a vítima implantado uma 'ponte' no lugar dos dentes perdidos na agressão que sofreu é irrelevante para fins de tipificação penal da infração. Ninguém está obrigado a usar postiços ou disfarces para favorecer a sorte do seu ofensor" (TJSP–AC–RT 593/339).

▶ **Dano estético no cível.** Diferentemente dos interesses de natureza criminal, a avaliação do dano corpóreo de interesse cível, no que diz respeito ao prejuízo estético, leva em conta, além da lesão e de sua localização e permanência, fatores extrínsecos ligados às condições pessoais da vítima, os quais determinarão maior ou menor dano patrimonial, influindo de maneira concreta na reparação. Na personalização do dano, destacam-se a profissão e o comportamento da vítima em relação ao dano estético. A função do perito deve ser a de valorizar de forma concreta o dano estético, dando ao julgador a condição de arbitrar a reparação do prejuízo. Na perícia de natureza criminal, o perito se limita quase somente ao relato das lesões, embora ele tenha em certos casos a prerrogativa de personalizar o dano, pois do contrário o juiz poderá ficar sem um elemento de valor tão significativo. Na perícia de natureza civil, a valorização deste dano é de caráter qualitativo e por isso lhe é permitida uma análise mais detalhada, pois aqui a avaliação do dano estético merece ser vista como um prejuízo patrimonial. Ter em vista que esta perda da configuração individual constitui-se em um dano à personalidade, ou seja, em nível de um dano moral, e desta forma deve-se fugir dos paradigmas tão impregnados de doutrina criminal, que alguns ainda têm como referência no estudo dessas questões.

▶ **Aborto.** A lesão corporal seguida de aborto (aborto preterintencional), quando a gravidez é conhecida ou manifesta, classifica a ofensa como lesão corporal de natureza gravíssima, qualquer que seja a idade do feto. Pouco importa qual seja a idade do ovo, embrião ou do feto prestes ao parto. A lei brasileira não adotou a espécie "feticídio" (a morte do feto viável).

Nosso código a viger deveria transladar essa situação para um local próprio com a designação de aborto preterdoloso: "quando alguém empregar violência contra mulher cuja gravidez não ignora ou é manifesta, causando-lhe o aborto".

No Código atual, esta condição de lesão gravíssima tem em conta proteger dois interesses: a saúde da mulher e a continuidade da vida do concepto, valores significativos de tutela e proteção.

Para alguns, a expressão "abortamento" estaria mais bem colocada. No entanto, como a lei está interessada no resultado, no que diz respeito a classificação da lesão, e não no processo de expulsão do produto da concepção, admitimos como correta a denominação de "aborto". Basta que esse produto seja degenerado, inviável a uma vida própria, como no caso da mola hidatiforme, ou mesmo um concepto morto, para descaracterizar o agravante, pois o interesse protegido não existe. Daí, o ato de expulsão ser irrelevante.

O papel da perícia será o de estabelecer a existência da gravidez, do aborto, as condições anteriores do produto da concepção, o nexo da causalidade entre a lesão e o resultado, as condições da gestante, e, se possível, a intenção do agente.

Lesões corporais culposas

Diz-se que uma lesão corporal é de natureza culposa quando o agente lhe deu causa por *imprudência, negligência* ou *imperícia*. O artigo 129 do Código Penal, no capítulo referente às Lesões Corporais, apenas no parágrafo 6º afirma: "Se a lesão é culposa: pena – detenção de 2 meses a 1 ano". No parágrafo 7º acrescenta que no caso da lesão culposa, "aumenta-se a pena de um terço, se ocorre qualquer das hipóteses do artigo 121, § 4º", e no parágrafo 8º diz que também "aplica-se à lesão culposa o disposto no § 5º do artigo 121."

Como se vê, no estudo das lesões corporais de natureza culposa não existe a graduação de pena referente à quantidade e à qualidade do dano, como ocorre nas lesões corporais de natureza dolosa, as quais se classificam, por certos critérios, em *leves, graves* e *gravíssimas*, atendendo aos imperativos do artigo 129, no *caput* e em seus parágrafos 1º e 2º.

Em face do exposto, são objetivos periciais, quando da elaboração do laudo de uma lesão corporal desta ordem, deter-se nas seguintes ocorrências:

1. *Considerar o dano.* Neste particular, deve o perito, ao descrever as lesões, relatar de forma detalhada a forma, as dimensões, a localização e as características e particularidades delas, valorizando não apenas seu aspecto somático, mas também o que diz respeito à funcionalidade dos segmentos ou dos órgãos atingidos.

2. *Estabelecer a relação de causalidade (nexo causal).* Como se sabe, o resultado de que depende um ato delituoso só se pode atribuir a quem lhe deu causa. E causa pode ser entendida como a ação ou a omissão sem a qual o resultado não teria ocorrido. Há necessidade de se estabelecer o nexo necessário e indiscutível que tenha existido entre a ação e o seu resultado.

3. *Caracterizar a previsibilidade de dano.* O elemento subjetivo existente na ocorrência de tais lesões está representado pela *culpa.* Se possível, a perícia deve estabelecer, com critérios, o grau de previsibilidade de dano, levando em conta as circunstâncias em que o ato se realizou.

4. *Respostas aos quesitos.* Por tratar-se de lesões de natureza culposa, não há necessidade de elaboração e respostas aos quesitos direcionados ao interesse do estudo das lesões de natureza dolosa, pois naquele delito não há graduação da lesão em *leve, grave* e *gravíssima.* O que interessa é a intensidade da culpa. Todavia, alguns admitem que a capitulação da natureza das lesões é uma atribuição do juiz, não cabendo ao perito fazer de plano essa distinção. E, por isso, aconselham responder aos quesitos clássicos constantes dos formulários de laudos de exame de lesão corporal dolosa, embora muitas repartições médico-legais contenham os dois modelos: A e B, sendo o primeiro

referente às lesões culposas. Resumem-se nos seguintes quesitos: 1º – Se há ofensa à integridade corporal ou à saúde do paciente; 2º – Qual o instrumento ou meio que produziu a ofensa; 3º – Se resultou em incapacidade para as ocupações habituais por mais de trinta dias; 4º – Se resultou em perigo de vida; 5º – Se resultou em debilidade permanente ou perda ou inutilização de membro, sentido ou função; 6º – Se resultou em incapacidade permanente para o trabalho, ou enfermidade incurável, ou deformidade permanente.

Lesões corporais seguidas de morte

O parágrafo 3º do artigo 129 do Código Penal brasileiro trata das lesões corporais seguidas de morte que a doutrina italiana conhece pelo nome de "homicídio preterintencional" (*delitto preterintenzionale*) e os alemães denominam "crime qualificado pelo resultado" (*durch erfolg qualifiziert delikt*). Aqui, o agente, alheio ao dolo, lesa a vítima, produzindo-lhe a morte; e as circunstâncias evidenciam que ele não assumiu o risco do desfecho nem o quis. A ação é dolosa, mas o resultado morte é culposo.

O dano produzido não está relacionado com a vontade do agente. Seu propósito era ferir de maneira insignificante, sendo, no entanto, traído por um resultado inesperado, Ou seja, quando o resultado ocorrido é mais grave do que o desejado pelo autor.

Vejamos um exemplo: alguém esmurra outrem; este cai, fratura a base do crânio e morre. Está caracterizada a lesão corporal seguida de morte que a lei, em boa hora, distinguiu do homicídio. São, portanto, elementos dessa tipificação penal: uma lesão corporal dolosa, um resultado "morte" não desejado e a previsibilidade do evento como improvável.

Assim, para que se considere homicídio preterintencional é necessário que as lesões sejam causa eficiente de morte e que as circunstâncias demonstrem que o agente não quis o resultado nem assumiu o risco de produzi-lo (RT 452/447).

Há situações, todavia, em que se torna difícil estabelecer a intenção do autor. O reconhecimento desses fatos não cabe à perícia técnico-legal, mas à Justiça. No entanto, um fato médico jamais poderia passar sem reparo, pelo menos em alguns detalhes em que a contribuição médico-legal é imprescindível, como a sede das lesões, os meios usados, número, direção e profundidade dos ferimentos, situação anterior da vítima, entre outros.

Respostas aos quesitos oficiais

Os atuais quesitos constantes dos diversos autos e laudos chamados oficiais foram formulados por uma comissão de juristas e legistas quando da elaboração do Código de Processo Penal vigente.

São arguições claras e que respondem à maioria das indagações factíveis pela perícia médico-legal corrente. Isso não obsta que a autoridade responsável pelo inquérito formule novas questões.

As respostas aos quesitos no exame de lesão corporal, como em qualquer relatório, devem ser sempre incisivas, evitando-se, dessa maneira, expressões dúbias.

Não deverá constituir constrangimento quando, em uma dúvida, confesse o perito sua incerteza, informando "não ter elementos de convicção" ou "não ter condições para afirmar ou negar". É certo que, em algumas ocasiões, como, por exemplo, na debilidade permanente ou na deformidade permanente dependentes de uma terapêutica em andamento, e ainda diante da exigência de um pronunciamento mais imediato, tais lesões possam dar margem a dúvidas. A conclusão poderá ser dada com o exame complementar dos 30 dias, com respostas mais precisas.

Deve-se responder a todo o questionário: não nos acode uma censura a essa ou àquela questão mal elaborada.

Não vemos ainda nenhuma razão para justificar a resposta do quesito "perigo de vida", mercê de que a fundamental e elucidativa parte do relatório é, sem dúvida, a descrição. Seria supérfluo repetir na resposta ao quesito referido o que já está fundamentado na descrição. A autoridade policial-judiciária não deve ignorar pelo menos as situações de perigo de vida nem muito menos os órgãos vitais da economia humana, salvo se o analista do laudo confessa sua total ignorância e se detenha às respostas dos quesitos transformando, dessa sorte, o perito em juiz de fato.

Por outro lado, seria manifestamente imprestável o laudo em que os peritos se limitassem tão só a responder aos quesitos, omitindo-se de descrever de forma circunstanciada as lesões.

A função pericial deve se ater ao aprimoramento de seu trabalho, ajustando-o ao valor que ele encerra no âmbito processual, pois será sempre a boa qualidade descritiva do laudo ou do auto que dará ao julgador, quando da apreciação do fato médico-legal, uma condição para uma decisão mais justa.

Perícia da dor

A capacidade de diagnosticar e medir a dor sempre foi um desafio da Medicina Legal. O velho Código Criminal republicano, no capítulo das Lesões Corporais, referia-se ao fenômeno dor. Já o Código atual e seu anteprojeto ao novo diploma, em boa hora, omitem tal evento pelo seu teor eminentemente subjetivo. Vale notar que persistem alguns interesses nas questões de *Infortunística*, sobretudo no que diz respeito à dor alegada por simulação ou metassimulação, ou na sua omissão por dissimulação.

Avaliar a dor e a sua intensidade não tem apenas importância no sentido do tratamento e da escolha mais adequada dos analgésicos, mas também para melhor compreender o comportamento do examinado e a gravidade das lesões.

Os efeitos psicológicos da dor variam de acordo com a personalidade do paciente, com as circunstâncias que a motivaram e com os aspectos intrínsecos da própria dor. Primeiro, deve-se considerar que o psiquismo contribui na proporção de ameaça que a dor representa ou que o paciente julga representar. A motivação é outro fator psicodinâmico muito significativo no comportamento e na modificação da tolerância dolorosa, pois há certas motivações que chegam a anular a dor, havendo por vezes um mecanismo psicofisiológico capaz de inibir a transmissão dos impulsos ao sistema nervoso. Finalmente, o mecanismo da dor mesmo estando em fase de definição, suas repercussões sobre a personalidade humana ainda são sobre hipóteses e teorias. Isto no que se refere à dor aguda.

Já a dor crônica apresenta respostas psicológicas afetivas e comportamentais bem diferentes da dor aguda. A ansiedade aqui é substituída pela depressão reativa e pela hipocondríase – dois componentes basilares da dor prolongada. O paciente se acha desamparado, esquecido e descrente, e começa a passar de um médico para outro, na tentativa desesperada de cura e alívio. A dor passa a ser, ao contrário das síndromes dolorosas agudas, o centro de toda atenção do enfermo. Seu comportamento se modifica, também pelas doses elevadas de medicamentos, fazendo com que todo ambiente onde ele vive seja condicionado em favor de suas próprias necessidades.

Portanto, é sentindo as manifestações psicológicas da dor aguda ou crônica que a perícia estabelece uma estratégia relativa a cada caso, o que por certo facilitará seu itinerário na busca de uma justa avaliação.

Os que fazem perícia médico-legal não desconhecem a dificuldade de estabelecer com precisão, no exame de lesão corporal, o fenômeno "dor", principalmente, quando ele não vem acompanhado de um vestígio de trauma.

Os antigos legistas, diante da alegação da dor sem evidência de traumatismo ou de qualquer alteração sugestiva de doença, voltam-se para o estudo da mímica, para os batimentos cardíacos, para o pulso e para a pressão arterial como elementos capazes de sofrer modificações frente a uma sensação dolorosa. A algesimetria sempre foi o sonho da legisperícia.

Ainda hoje, usam-se os chamados sinais da dor: *sinal de Mankof*: contagem prévia do pulso radial, compressão do ponto doloso e nova contagem do pulso. O aumento dos batimentos seria traduzido como existência de dor; *sinal de Levi*: percebido através das contrações e dilatações da pupila, quando se comprime o ponto doloroso; *sinal de Müller*: com um compasso apropriado, marca-se uma zona circular tátil de uma certa região onde a dor se localiza. Delimitado o ponto doloroso dentro desse círculo tátil, sem que o examinado olhe, comprime-se com o dedo um local que não seja doloroso dentro do mesmo círculo e, imediatamente, passa-se a comprimir o ponto doloroso. Quando existe simulação, o doente não se apercebe da mudança; *sinal de Imbert*: quando a região dolorosa é um braço ou uma perna, coloca-se o paciente em repouso, contam-se as pulsações radiais e, em seguida, manda-se que ele se apoie na perna dolorosa ou segure um peso com o braço ofendido. O aumento do número de pulsações leva a concluir pela existência da dor.

Waddell e cols. (*in Objective clinical evaluation of physical impairment in chronic low back pain*, Spine, 17:617-628, 1992) descrevem cinco sinais que ao exame físico podem sugerir patologias não orgânicas. Mesmo que esses testes tenham sido indicados em traumatologia, eles podem tornar-se úteis em perícias forenses:

* *sinal da hipersensibilidade não anatômica superficial:* traduz-se pela desproporção entre a intensidade da pressão e a alegada sensação da dor em estruturas de sensibilidade conhecida
* *sinal da simulação à rotação:* manifesta-se em favor da simulação quando o examinado apresenta exagero na sensação dolorosa como contrapartida a uma insinuação de rotação e tem importância principalmente quando se avaliam traumas sobre a coluna, pois quando existe ela só se evidencia no pescoço, ombros e membros superiores
* *sinal da distração:* nesse caso, o teste é feito com o paciente sentado ou em decúbito dorsal. A flexão da perna com o paciente deitado em decúbito dorsal faz a verdadeira dor se refletir pela tensão das raízes nervosas (*sinal de Lasègue*). Todavia, se a flexão for com o paciente sentado, através da extensão passiva do joelho, não há sensação dolorosa
* *sinal do distúrbio sensitivo ou motor regional:* há distúrbio sensitivo regional quando se observa uma sensibilidade além do que é anatômico, como em meias ou luvas. E o distúrbio motor regional é aquele que se verifica por uma debilidade generalizada de todos os grupos musculares do membro superior avaliada por testes de força
* *sinal da hiper-reação:* é tido como positivo quando o examinado responde de maneira exagerada, seja gesticulada ou verbalmente, a leves toques ou manobras do examinador.

Há ainda os sinais físicos da dor. Embora assim chamados, não deixam de ser manifestações subjetivas, pois nem sempre são evidências que levam ao fenômeno doloroso. No entanto, eles devem ser analisados como elementos fornecidos pelo exame objetivo do paciente. Os mais importantes são: a modificação do humor, a expressão dolorosa, a proteção da região sofrida e a forma, a consistência e as modificações do local onde o examinador alega sofrimento.

Os mais modernos meios de mensuração da dor utilizam estímulos térmicos, elétricos e químicos. Esse estudo é sempre baseado em relato do próprio doente, comparando-se subjetivamente uma dor experimental com uma suposta dor patológica. As alterações das constantes vitais modificadas pela dor têm um sentido discutível pelas variáveis que se podem obter em face das alterações emocionais e patológicas de cada caso.

Outro fato interessante: há de se distinguir a dor em Clínica e em Cirurgia da dor em Psiquiatria. Entretanto, nas duas primeiras pode-se falar realmente em dor, na última pensa-se mais em uma manifestação mental grave.

Por outro lado, todos sabem que a dor não depende exclusivamente do estímulo periférico, e que sua sensação não é diretamente proporcional ao estímulo recebido. A observação mostra que grandes ferimentos, às vezes, são quase indolores e que pequenas lesões apresentam-se como que insuportáveis. Soldados que ignoravam grandes ferimentos em uma batalha, ou atletas que reagiam indiferentemente a grandes traumatismos, portavam-se de forma negativa a uma simples picada de injeção. Outro exemplo bem expressivo, neste mesmo raciocínio, é o uso de placebo, das sugestões e da hipnose, em que se supõe que o bloqueio se realiza ao nível do componente racional.

Assim, há certos fatores, independentes da intensidade, qualidade, sede, início, evolução e duração, que podem contribuir de maneira bem decisiva sobre o psiquismo da dor aguda; a saber: a ameaça que representa ou a que o paciente julga representar, a ansiedade e a motivação.

Na prática, no entanto, os peritos só se julgam em condições de confirmarem a dor quando a queixa da vítima vem acompanhada de uma lesão real ou de uma perturbação da saúde que justifique a sensação dolorosa. Na ausência destas manifestações, em geral opinam eles pela inexistência da ofensa à integridade corporal ou à saúde do examinado, porque, segundo os legisperitos, não existe nenhum critério científico capaz de comprovar a existência ou a não existência de um fenômeno tão subjetivo quanto a dor.

A verdade é que o médico sempre relaciona a palavra "dor" com doença ou lesão. E mais: assim como não existe outra coisa que mais o tranquilize que um paciente com dor orgânica, devido a seu desempenho de diagnosticador e terapeuta, nada mais detestável que um paciente com falsas queixas, certamente, pela frustração do êxito.

O procedimento de julgar sempre a inexistência da ofensa quando não há vestígios de traumas corporais, mesmo com alegação de dor, parece-nos muito simplista para solucionar casos, muitos deles possíveis de serem positivados por meio de um exame pericial mais sério, principalmente quando devem ser usados com maior profundidade os meios semiológicos da dor e, assim, chegar a certeza da existência de uma agressão, ainda que se tenha apenas o sofrimento alegado.

Infelizmente, o que se verifica, na maioria das vezes, é negar-se a dor pelo simples fato de inexistirem sinais de trauma. Há situações, todavia, em que, mesmo não se observando qualquer alteração morfofisiológica, o exame mais atento e uma boa manobra de despistamento desautorizam falar em simulação.

É claro que o perito deve proceder com habilidade e argúcia, a fim de não ser conivente com uma fraude.

Em casos de dúvida, quando todos os meios forem exauridos e não se conseguir estabelecer com segurança onde termina a certeza da dor e começa a simulação, deve o perito afirmar, no seu laudo, que não tem condições de negar ou afirmar a existência da dor alegada. A existência ou não da ofensa à integridade corporal ou à saúde do examinado, mesmo que seja, em princípio, a finalidade da perícia, não impõe respostas positivas aos quesitos, quer afirmando ou negando. Não há mal nenhum se o perito se considera incapaz de afirmar ou negar um fato médico-legal. Isso não o faz pior que os outros. Não existindo, portanto, elementos preciosos para se convencer de uma simulação, deve o examinador colocar-se em posição de neutralidade, nem afirmando nem negando a ofensa, pois a ausência de vestígios de traumatismo não é bastante para que alguém se convença pela não agressão. E mais: diante de um caso de afirmação de dor, a perícia deve mostrar-se sempre crédula, até se conscientizar, de forma indiscutível, de que se trata de fingimento.

Não há mal em repetir que a simples confissão do examinado não é bastante para um diagnóstico de dor. É preciso habilidade, perspicácia e até uma certa malícia para uma conclusão segura e definitiva. A função pericial não exige apenas ciência, senão também imaginação. A verdade é que temos examinado muito mal os pacientes com queixas isoladas de dor.

Também é bom lembrar que todo processo utilizado para diagnosticar uma dor é sempre aleatório e conjectural, não sendo, portanto, bastante para uma convicção plena e definitiva. Por outro lado, isso não autoriza ninguém, diante de uma alegação de dor sem vestígios de trauma, a convencer-se obstinadamente pela inexistência da agressão.

Imagem infravermelha no diagnóstico da dor

Como já dissemos antes, o diagnóstico da dor continua sendo um desafio às pretensões da perícia não apenas pelo seu caráter subjetivo e pela complexidade do exame físico, mas principalmente pelas constantes manobras de simulação, metassimulação ou mesmo dissimulação. Some-se a isso o fato de cerca de 90% dos pacientes portadores de dor crônica não apresentarem qualquer substrato anatômico que justifique sua dor. A *termografia infravermelha* constitui-se em uma ferramenta simples, não invasiva e de baixo custo. Sua aplicação médica fundamenta-se na fisiologia térmica humana e em bases fisiopatológicas da termorregulação cutânea. Difere dos estudos radiográficos de imagens habituais, pois nestes estão presentes anomalias estruturais, enquanto na termografia infravermelha pode-se obter a expressão física das alterações funcionais manifestadas pelos sintomas dos pacientes quando existem reações inflamatórias.

Love, em 1980, Natsui e cols., em 1990, e Brioschi, em 2005, vêm tentando demonstrar que a *termografia*, *teletermografia* ou *termometria* é capaz de documentar a dor através de imagens em tempo real.

A imagem infravermelha de alta resolução é um bom método de medir a termogênese no sistema biológico (*in* Brioschi, ML, Silva, FMRM, França, GV e Teixeira, MJ, *Termografia no diagnóstico da dor*, Capítulo 115 da obra *Dor – princípio e prática*, Alves Neto, O e cols., Porto Alegre: ArtMed, 2009).

Os equipamentos atuais, diferentemente dos de anos atrás, permitem uma imagem de alta resolução, com mais de 60.000 pontos precisos de temperatura a uma distância de 50 cm entre câmera e paciente, onde cada ponto corresponde a uma área menor que 1 mm² e são capazes de distinguir diferenças de temperatura menores que 0,07°C em menos de 0,01 segundo.

O examinado deve suspender o uso de produtos que contenham nicotina ou cafeína 4 h antes do exame, evitar fisioterapias, uso de TENS e exercícios vigorosos 1 dia antes, além disso não deve tomar banhos e duchas quentes ou usar agentes tópicos, cremes, talcos e loções no dia do exame.

Os requisitos mínimos do sistema infravermelho para o diagnóstico por termometria cutânea infravermelha de alta sensibilidade são os seguintes:

- detector FPA (*Focal Plane Array*), matriz plano focal, entre 7,5 e 13 mm
- detector com número de *pixels* de 320 × 240
- resolução espacial instantânea de 0,6 mm a 50 cm
- qualidade de imagem suficiente para discriminar detalhes anatômicos
- sensibilidade térmica do sensor de 0,1°C
- habilidade de capturar imagens que contenham ambos os dimídios do corpo
- capacidade de arquivamento de imagem para referências futuras e comparações
- *software* de pós-processamento capaz de operar dentro de parâmetros ajustáveis, compatíveis com capacidade de efetuar subtração de imagens térmicas e capaz de garantir que a qualidade diagnóstica das imagens não seja comprometida
- certificado de calibração pelo *National Institute of Standards and Technology* ou equivalentes
- certificado de especificações do fabricante nos casos de fornecimento OEM (*Original Equipment Manufacturer*)
- frequência da atualização da imagem do sensor infravermelho de 30 Hz (não interlaçados).

Com essa metodologia, mesmo que não se possa assegurar com plena certeza que alguém sente dor nem quantificar sua intensidade, porque ela é subjetiva e varia entre as pessoas, pode-se afirmar que existe algo anormal e diferente nas fibras nervosas sensitivas e simpáticas capaz de produzir sensações dolorosas.

Dessa forma, a imagem infravermelha pode ser utilizada juntamente com outros exames complementares tendo em conta que ela é o único meio conhecido de registrar objetivamente a fisiologia por imagem da alteração ou lesão de nervos sensitivos e simpáticos e de tecidos moles. Ou seja, torna possível um registro de irritação ou lesão de nervos sensitivos ou simpáticos e que alguma coisa está fora dos padrões de normalidade, contribuindo assim na avaliação de simulação da dor.

As principais indicações periciais residem nas seguintes situações: 1. Atuar em casos de dor sugerida sem substrato anatômico demonstrável por exames tradicionais; 2. Descartar condição funcional (simulação, neuróticos, anormalidades psicossomáticas ou transtornos psíquicos); 3. Relacionar casos em que os exames tradicionais não são compatíveis com os encontrados na história clínica e no exame físico; 4. Confrontar as alterações encontradas não explicadas pelo quadro clínico do paciente; 5. Atender solicitações de demonstrações objetivas em questões forenses.

A aplicação da imagem infravermelha como recurso complementar de diagnóstico em acidentes do trabalho ou doenças profissionais é de muita importância na medida em que sobrevêm dúvidas sobre as queixas e alegações apresentadas.

Finalmente, entender que a imagem infravermelha não identifica o fenômeno dor nem mostra sua intensidade, mas tão só permite demonstrar uma perturbação fisiológica capaz de explicar a origem da dor pelas alterações da atividade neurovegetativa simpática relacionada com cada tipo de queixa.

▼ Lesões no feto

O feto pode ser sujeito passivo no crime de lesões corporais? O Código Penal brasileiro em vigor, no artigo 129 que trata das lesões corporais, diz que está sujeito à pena de detenção aquele que "ofender a integridade corporal ou a saúde de outrem", o que dá a entender que é crime comprometer a vida ou a saúde de alguém de mesma condição, ou seja, de outra pessoa. E o feto não sendo pessoa estaria fora dessa proteção e assim não se poderia aplicar o tipo penal aqui considerado. Em suma, o feto só é objeto da tutela penal nos casos de aborto.

O artigo 2º do nosso Código Civil diz textualmente: "A personalidade civil da pessoa começa do nascimento com vida, mas a lei põe a salvo, desde a concepção, os direitos do nascituro." Dessa forma, a lei não confere ao feto o título de pessoa, mesmo resguardando-lhe seus direitos civis futuros por meio de normas de justa proteção de seus interesses.

Ipso facto, nascituro é aquele que foi concebido e ainda não nasceu. É o ser humano que está por nascer, já concebido no ventre materno, e mesmo que não lhe seja dada a condição de pessoa, estão resguardados, desde logo, seus inalienáveis direitos. Pelo que se vê, não é apenas o recém-nascido que detém a proteção legal. Aquele que é apenas uma esperança de nascimento tem a proteção de seus eventuais direitos; isso, sob o aspecto dos direitos civis. No que se refere à ótica do direito penal, o Estado coloca o nascituro sob a proteção incondicional, quando sanciona o aborto provocado, fora das situações de antijuridicidade, entre os crimes contra a vida, desde o momento da fecundação até instantes antes do parto.

Todos sabem que a vida humana tem algo muito emblemático e, portanto, não pode ter seus limites determinados por simples fases de estruturas celulares. A defesa e a proteção da pessoa humana – na grandeza e na dimensão que se espera do que fundamenta os direitos humanos, exige no mesmo sentido e nos mesmos valores o reconhecimento de todos aqueles que se encontram em qualquer estágio de vida, inclusive no estado embrionário.

Não é sem motivo que alguns defendem o início da personalidade jurídica desde a concepção, fundamentados em razões biológicas e morais. Essa teoria, chamada de *concepcionista*, baseia-se na afirmação de que, se o nascituro é considerado sujeito de direito, se a lei civil lhe confere um curador, se a norma penal o protege de forma abrangente, nada mais justo que se lhe reconhecesse também o *status* de pessoa e o considerasse como personalidade juridicamente autônoma. Isso porque o feto herda, transmite, demanda e sua morte intencional é um crime.

O Código Penal espanhol de 1995 estabelece no artigo 157 µm novo tipo de ilícito: *Lesões no feto*: "Aquele que, por qualquer meio ou procedimento, causar no feto uma lesão ou enfermidade que prejudique gravemente seu desenvolvimento normal, ou provoque no mesmo uma grave alteração física ou psíquica: prisão de 1 a 4 anos (...)".

O Senado dos EUA, em 25 de março de 2004, aprovou a "Lei dos Nascituros Vítimas de Violência", na qual aqueles que venham causar lesão ou morte a uma criança no ventre materno respondam penalmente, além do crime pelo dano produzido à gestante. Em casos desses delitos, a lei americana concede a condição de pessoa ao nascituro.

Os artigos 124 a 127 do nosso diploma penal punem por crime de aborto a morte dolosa do nascituro, independentemente da idade da gestação, mas não trata dos casos em que, da tentativa de aborto, por exemplo, venha causar-lhe uma alteração física ou uma perturbação de ordem psíquica.

O mais aceitável, para alguns, seria que a vida humana, a despeito de sua condição de pessoa com personalidade jurídica, tivesse toda proteção que merece todo ser humano, mesmo quando ainda na sua vida intrauterina.

Seria justo que de um trauma abdominal proposital ou culposo em mulher de gravidez conhecida ou manifesta resultasse no feto uma lesão capaz de lhe causar perigo de vida, debilidade permanente de função ou enfermidade duradoura não ser considerado em relação ao feto e tão somente um tipo penal no que diz respeito à gestante? Enfim, o crime de lesão corporal só deve ter correspondência nos que detêm personalidade civil?

Alguns entendem que se da tentativa criminosa de aborto o feto nasce vivo e vem a morrer algum tempo depois do nascimento, há conversão para homicídio (RT 483/277). E se o feto sobrevive com um dano à vida ou à saúde? O lógico seria que o autor respondesse por crime de lesões corporais de acordo com a quantidade e qualidade do dano. Os que repelem essa ideia, tendo em conta o princípio da legalidade, justificam-se dizendo da inexistência de previsão para a tutela penal específica do tipo "lesão corporal do feto".

Em um caso de morte fetal, depois de ter se iniciado o parto e ser ajuizada a culpa do médico, assim decidiu a 5ª Câmara Criminal do Tribunal de Justiça de Minas Gerais, consta da Ementa: "A destruição da vida intrauterina antes do início do parto caracteriza a hipótese de aborto, cuja punição a título de culpa não é prevista pelo Código Penal Brasileiro. Contudo, se a morte ocorreu depois de iniciado o parto, a hipótese é de homicídio, caso não tenha sido praticado pela mãe sob influência do estado puerperal. O início do parto é marcado pelo período de dilatação do colo do útero, consoante a doutrina penal. (...) – (APELAÇÃO CRIMINAL Nº 1.0134.99.012239-9/001 – COMARCA DE CARATINGA – APELANTE(S): NSA – APELADO(A)(S): MINISTÉRIO PÚBLICO ESTADO MINAS GERAIS – RELATOR: EXMO. SR. DES. ALEXANDRE VICTOR DE CARVALHO.) Eis parte do voto do Relator: (...). "A indagação fundamental para o exame do presente caso é a seguinte: a destruição da vida intrauterina ocorreu depois de iniciado o parto? Se antes, teremos a hipótese de aborto culposo, fato claramente atípico. Se a morte ocorreu depois de iniciado o parto, teremos, em tese, a tipicidade – art. 121, § 3º, CP. Já tive a oportunidade de me manifestar sobre o tema, desta forma: "a morte do feto, ainda no útero materno (vida intrauterina), provocada a título de culpa, não encontra enquadramento típico no nosso Código Penal, uma vez que inexiste a figura do aborto culposo. Para a caracterização do homicídio, mister se faz a identificação do sujeito passivo: ser humano vivo". A morte durante o parto foi estudada pelo mestre Nelson Hungria, segundo o qual: "Para a configuração objetiva do homicídio, é indiferente a idade da vítima: tanto é homicídio a ocisão do feto *intra partum* quanto a do macróbio". Deve notar-se, entretanto, que a eliminação do feto ou recém-nascido pela própria mãe, "sob influência do estado puerperal, durante o parto ou logo após", constitui um *homicidium privilegiatum*, sob o título especial de infanticídio (art. 123). O nosso Código compreende sob o *nomem juris* de homicídio (ressalvada a hipótese especial do infanticídio) até mesmo a destruição do feto durante o parto, isto é, antes mesmo de verificar-se a possibilidade de vida extrauterina. (...). Na mesma esteira, a lição do Professor E. Magalhães Noronha sobre o sujeito passivo do delito em tela: "Particularmente, é o indivíduo o ser vivo, nascido de mulher ou que está nascendo. Com efeito, se a destruição do feto ou do embrião no útero materno é abortamento, é homicídio a destruição do feto durante o parto. É a conclusão inelutável a que se chega, pelo confronto do art. 121 com o 123, pois este, definindo o infanticídio – crime privilegiado –, fixa o momento da ação – durante o parto ou logo após – e consequentemente quem não se achar nas condições do privilégio praticará homicídio se destruir o ente antes mesmo que haja vida autônoma, isto é, destruir o ser nascente. (...)".

Dessa forma, é de se entender que matar um ser humano após ter se iniciado o parto é homicídio ou infanticídio, pois em tal situação já terminou a vida intrauterina. Não há o que se falar de aborto.

Por outro lado, as lesões no feto podem ser arguidas em ações indenizatórias.

Quando o dano é produzido pela ação de um terceiro, a responsabilidade civil não se tornaria tão complexa, bastando que se caracterize o dano, a culpa e o nexo de causalidade, mesmo em alguns casos como nos danos pré-concepcionais, em que, por exemplo, um médico deixasse de orientar sobre a possibilidade do nascimento de um filho com determinadas anomalias em face da existência de desordens genéticas de um dos pais. Os danos pós-concepcionais na área médica podem trazer também um certo nível de dificuldade de estabelecer a culpa.

E já uma ação civil contra a mãe negligente que se recusa seguir as devidas condutas e precauções? Como avaliar cada recusa? Qual deveria ser a previdência do poder público em relação a essa conduta e qual seria a posição do médico nessas situações? Uma coisa ninguém discorda: a necessidade que tem o poder público de usar de todos os meios ao seu alcance no sentido de propor uma política de prevenção de danos pré-natais, mesmo sabendo-se das dificuldades de uma intervenção em certos contextos, como diante da nocividade do uso do álcool e de outros tóxicos, da presença de certas doenças sexualmente transmissíveis e da insalubridade dos locais de trabalho capazes de comprometer a qualidade da vida fetal. Em alguns países já se cogitam sanções, depois do parto, por recusa culpável e causadoras de sérios danos ao filho. O nascimento dessa criança defeituosa só não seria punido se não existisse lei contra o aborto após a viabilidade do feto.

Baseadas em jurisprudência canadense ("toda pessoa tem o dever de respeitar as regras de conduta que, segundo as circunstâncias, os usos ou a lei, se lhe impõem de modo a não causar prejuízo a outrem"), não têm sido raras as ações de pais contra terceiros responsáveis pela morte *in utero* de um filho (*wrongful death*), a ação de perdas e danos dos pais contra os médicos, pelo nascimento de um filho com defeito (*wrongful birth*) ou a ação da própria criança, ela contra o terceiro responsável por seu nascimento anômalo (*wrongful life*).

Essa última situação – a de agir contra um terceiro responsável pelo seu nascimento anômalo – teria pouca ou nenhuma aceitação nas regras de responsabilidade civil entre nós, pois implicaria necessariamente o direito de não nascer, independentemente dessa qualidade de vida questionada.

As obrigações da sociedade para com uma criança que ainda vai nascer são também uma questão muito complexa e estão apenas no início de uma longa discussão. Por isso mesmo, não existe uma definição mais precisa capaz de apontar uma solução mais consensual. Essas obrigações pré-natais são, portanto, muito confusas, tanto pelo caráter íntimo das primeiras fases da gestação como pela inexistência de um estatuto jurídico do feto que o proteja no álveo materno.

Há uma corrente que admite arguir responsabilidade criminal contra as mães responsáveis por lesões no seu filho em estado fetal desde que ele nasça e permaneça vivo com sequelas produzidas pelas mais diversas formas de agentes causadores de dano como, por exemplo, as drogas, o álcool e o fumo, fatos estes de caráter culposo. E se o fato tem conotação dolosa como agir? Ou seja, o que fazer diante do que se passa a chamar de "maus-tratos fetais", quando se sabe que este assunto tem sido pouco abordado entre os médicos e pouco discutido entre os juristas?

Deveria o Estado ir além da educação e punir o comportamento maternal irresponsável durante a gravidez, impondo sanções civis ou criminais quando venha a ocorrer um dano real à criança? Deveria o Estado prevenir o dano antes que ele ocorra, punindo a mulher ou obrigando-a ao tratamento? Essas são indagações para as quais não se tem ainda uma resposta que possa favorecer, ao mesmo tempo, os direitos da mãe, as necessidades da futura criança e os interesses da coletividade.

▼ Perícia

O avanço dos meios propedêuticos por meio de técnicas biomédicas tem contribuído para o diagnóstico precoce das alterações e malformações fetais, sejam elas produzidas pela mãe ou por terceiros. Alguns desses danos são anteriores à concepção, e por isso a necessidade de a perícia salientar o que é da condição hereditária dos pais ou de manipulações genéticas, e outros são decorrentes de ações sobre o nascituro durante o período gestacional. Exemplos: o primeiro, o caso de uma criança que nasce com síndrome de Down e outro o que nasce com um dano proveniente de trauma em acidente de trânsito. Este pode redundar em uma ação indenizatória contra o motorista culpado.

Alguns danos físicos são facilmente identificados já na vida intrauterina por meio dos meios de diagnóstico por imagem, podendo variar desde a contusão mais leve até as rupturas de vísceras, hematomas e fraturas, sendo mais comuns as fraturas da pélvis, do crânio e dos membros. Outras lesões possíveis são as produzidas por ação penetrante do útero materno por arma branca ou de fogo.

Há também os danos produzidos por ação de medicamentos, alguns deles causadores de malformações, principalmente na primeiro trimestre da gravidez. Esses medicamentos usados durante a gravidez foram classificados pela Food and Drug Administration em uma variação que vai desde os *sem risco confirmados* até os *contraindicados*. Incluam-se entre estes os hormônios e as vacinas. A situação é mais delicada quando se trata de medicamentos imprescindíveis para a saúde da gestante, como por exemplo o uso dos quimioterápicos, quando se deve levar em conta o risco/benefício mãe-feto e o questionamento da perda de uma chance de cura ou de sobrevivência.

Graves, sem dúvida, são as lesões provocadas pelas drogas, destacando-se a heroína e a cocaína, sem deixar de mencionar o álcool, com os efeitos da *síndrome alcoólica fetal,* caracterizada por retardo do crescimento pré-natal, anomalias cardíacas e cerebrais e até espinha bífida e malformações dos membros.

Graves ainda são as lesões provocadas por infecção, destacando-se rubéola, sífilis, toxoplasmose, AIDS e hepatite.

Outra forma de lesão fetal é a produzida pela aplicação de radiações ionizantes para fins de diagnóstico ou como meio terapêutico.

Não se poderia deixar de incluir entre as lesões no feto as perturbações, malformações e alterações oriundas da má condução da gravidez e do parto, que vão desde os descuidos do pré-natal, o uso da anestesia ou analgesia às lesões mal conduzidas no período expulsivo.

Em suma, a perícia médico-legal, mesmo se comportando dentro da metodologia utilizada nos demais casos de avaliação do dano pessoal, deve ter em conta a complexidade e a delicadeza do exame das lesões no feto. Assim, deve-se ter um diagnóstico concreto da lesão fetal, definição exata da origem da lesão, completa consideração aos parâmetros de avaliação do dano, determinação do nexo causal e avaliação clínica de todo o processo gestacional.

▼ Exame complementar

O artigo 168 do Código de Processo Penal estabelece que "em casos de lesões corporais, se o primeiro exame pericial tiver sido incompleto, proceder-se-á a exame complementar por determinação de autoridade policial ou judiciária, de ofício ou a requerimento do Ministério Público, do ofendido ou do acusado, ou de seu defensor". Diz ainda o citado dispositivo que "no exame complementar, os peritos terão presente o auto de corpo de delito a fim de suprir-lhe a deficiência ou retificá-lo"; que "se o exame tiver por fim precisar a classificação do delito no artigo 129, § 1º, nº I, do Código Penal, deverá ser feito logo que decorrer o prazo de 30 dias, contados da data do crime";

e, finalmente, que "a falta de exame complementar poderá ser suprida pela prova testemunhal".

Em determinadas circunstâncias, os peritos podem não ter condições, no primeiro exame, de precisar com mais exatidão a quantidade ou a qualidade da lesão examinada e, por isso, é fundamental a realização do *exame complementar* ou *da sanidade*.

Como se viu no enunciado daquele artigo, este exame é solicitado tanto nos casos em que ficou manifesta a carência ou a precariedade do primeiro exame, como naqueles em que se estabeleça a "incapacidade para as ocupações habituais por mais de trinta dias" e fique em dúvida a condição de tal hipótese.

Outras vezes, lesões que, a princípio, pareciam ser de natureza leve, com o passar dos dias, agravam-se, necessitando, pois, de uma nova apreciação médico-legal. Ou uma lesão que, a princípio, parecia levar a uma incapacidade de mais de trinta dias, antes deste prazo apresenta-se o indivíduo devidamente ou aparentemente curado.

Se o novo exame tiver por finalidade precisar a classificação do delito no artigo 129, § 1º, nº I, do Código Penal, "deverá ser feito logo que decorrer o prazo de 30 dias, contados da data do crime" (RT 208/80). Ou seja, imediatamente após tal prazo, e nunca antes de 1 mês.

O exame feito a destempo, por exemplo, muitos dias depois, não é considerado como perícia e não atende aos interesses da classificação da lesão.

Todavia, se o novo exame tiver por propósito sanar inobservância de formalidades, omissões, obscuridades ou contradições, a autoridade competente mandará suprir a formalidade ou esclarecer o laudo, como estipula o artigo 181 do Código de Processo Penal. Será feito um novo exame, em qualquer data e por outros peritos, se julgar necessário a autoridade, sempre com a finalidade de sanar um vício ou uma nulidade.

Deve ficar bem claro que o *exame complementar* tem por finalidade avaliar situações nas quais as lesões corporais não foram bem classificadas, notadamente no que se refere a "incapacidade para as ocupações habituais por mais de trinta dias". Para tanto, os quesitos a serem respondidos são os seguintes: (1º) O paciente acha-se curado das ofensas físicas recebidas?; (2º) No caso negativo, quantos dias mais serão necessários para sua completa cura?; (3º) Resultou em debilidade permanente de membro, sentido ou função?; (4º) Resultou em perda ou inutilização de membro, sentido ou função?; (5º) Originou incapacidade permanente para o trabalho ou enfermidade incurável?; (6º) Resultou em deformidade permanente?

B. DANO CORPORAL DE NATUREZA CÍVEL

▼ Conceito

Enquanto na avaliação do dano corpóreo de natureza penal estima-se uma reparação de ordem pública e coletiva, na avaliação de natureza cível o que se procura reparar são os bens pessoais patrimonial e extrapatrimonial através de um montante indenizatório, levando em conta a quantificação das perdas econômicas e não econômicas decorrentes de um prejuízo à integridade física, funcional ou psíquica sofrido pela vítima, capaz de comprometer sua situação de vida, dificuldade de ganho e mal-estar da vítima. Isto é, reparar o *dano emergente* (gastos com tratamento, próteses e recuperação), o *lucro cessante transitório* (valor do que se deixa de fazer e ganhar temporariamente), *lucro cessante permanente* (valor da incapacidade permanente total ou parcial) e o *dano extrapatrimonial* ou *dano existencial* ou *prejuí-*

zos particulares (danos morais, psíquicos, estéticos e dolorosos, perda de chance e prejuízos futuros e de afirmação pessoal).

Graças ao estudo da avaliação do dano corporal de natureza cível, será possível estabelecer uma doutrina de valorização do corpo humano como forma de resgatar os prejuízos. Esta avaliação, no entanto, não tem a mesma qualificação referida nos direitos penal e trabalhista, mas procura dar ao dano sua exata e devida indenização, sem se exceder daquilo que o indivíduo era antes. Contudo, não se pode correr o risco de um exagero em que se crie um "estatuto jurídico do corpo", onde se venha a considerar um indivíduo como um conjunto de partes reparáveis. Procura reparar a perda econômica imediata decorrente das despesas surgidas, a cessação do lucro ou do ganho em face da incapacidade temporária ou definitiva e a depreciação que a vítima sofre em suas relações sociais e profissionais, em função das ofensas físicas ou psíquicas recebidas.

Trata-se, pois, de um estudo mais ou menos recente entre nós, e sua importância reside na contribuição do ajuizamento da retribuição mais equitativa possível que o ofendido possa receber após o surgimento de um dano pessoal, em que a culpa ou o dolo esteja tipificado.

É importante também que a perícia entenda que esta forma de avaliar não deve se prender apenas ao dano corporal, mas também às consequências que este dano traz sobre a vida relacional da vítima, na exata medida em que os diversos parâmetros apontam. O artigo 949 do Código Civil prevê não apenas a indenização do dano à integridade física, mas também a "algum outro prejuízo que o ofendido prove haver sofrido".

▼ Legislação

1. A reparação do dano corporal em questões patrimoniais está disciplinada no Código Civil brasileiro nos seguintes dispositivos:

"Art. 186 – Aquele que, por ação ou omissão voluntária, negligência ou imprudência, violar direito e causar dano a outrem, ainda que exclusivamente moral, comete ato ilícito.

Art. 187 – Também comete ato ilícito o titular de um direito que, ao exercê-lo, excede manifestamente os limites impostos pelo seu fim econômico ou social, pela boa-fé ou pelos bons costumes.

Art. 188. Não constituem atos ilícitos:

I – os praticados em legítima defesa ou no exercício regular de um direito reconhecido;

II – a deterioração ou destruição da coisa alheia, ou a lesão a pessoa, a fim de remover perigo iminente.

Parágrafo único. No caso do inciso II, o ato será legítimo somente quando as circunstâncias o tornarem absolutamente necessário, não excedendo os limites do indispensável para a remoção do perigo.

Art. 205. A prescrição ocorre em dez anos, quando a lei não lhe haja fixado prazo menor.

Art. 206 – Prescreve: (…);

§ 3º Em 3 anos: (…);

V – a pretensão de reparação civil.

Art. 212 – Salvo o negócio a que se impõe forma especial, o fato jurídico pode ser provado mediante:

I – confissão;

II – documento;

III – testemunha;

IV – presunção;

V – perícia.

Art. 927 – Aquele que, por ato ilícito (artigos 186 e 187), causar dano a outrem, é obrigado a repará-lo.

Parágrafo único. Haverá obrigação de reparar o dano, independentemente de culpa, nos casos especificados em lei, ou quando a atividade normalmente desenvolvida pelo autor do dano implicar, por sua natureza, risco para os direitos de outrem.

Art. 944 – A indenização mede-se pela extensão do dano.

Parágrafo único. Se houver excessiva desproporção entre a gravidade da culpa e o dano, poderá o juiz reduzir, equitativamente, a indenização.

Art. 945 – Se a vítima tiver concorrido culposamente para o evento danoso, a sua indenização será fixada tendo-se em conta a gravidade de sua culpa em confronto com a do autor do dano.

Art. 948 – No caso de homicídio, a indenização consiste, sem excluir outras reparações:

I – no pagamento das despesas com o tratamento da vítima, seu funeral e o luto da família;

II – na prestação de alimentos às pessoas a quem o morto os devia, levando-se em conta a duração provável da vida da vítima.

Art. 949 – No caso de lesão ou outra ofensa à saúde, o ofensor indenizará o ofendido das despesas do tratamento e dos lucros cessantes até ao fim da convalescença, além de algum outro prejuízo que o ofendido prove haver sofrido.

Art. 950 – Se da ofensa resultar defeito pelo qual o ofendido não possa exercer o seu ofício ou profissão, ou se lhe diminua a capacidade de trabalho, a indenização, além das despesas do tratamento e lucros cessantes até ao fim da convalescença, incluirá pensão correspondente à importância do trabalho para que se inabilitou, ou da depreciação que ele sofreu.

Parágrafo único. O prejudicado, se preferir, poderá exigir que a indenização seja arbitrada e paga de uma só vez.

Art. 951 – O disposto nos artigos 948, 949 e 950 aplica-se ainda no caso de indenização devida por aquele que, no exercício de atividade profissional, por negligência, imprudência ou imperícia, causar a morte do paciente, agravar-lhe o mal, causar-lhe lesão, ou inabilitá-lo para o trabalho."

2. O Código de Processo Civil estatui:

"Art. 464 – A prova pericial consiste em exame, vistoria ou avaliação.

§ 1º O juiz indeferirá a perícia quando:

I – a prova do fato não depender de conhecimento especial de técnico;

II – for desnecessária em vista de outras provas produzidas;

III – a verificação for impraticável.

§ 2º De ofício ou a requerimento das partes, o juiz poderá, em substituição à perícia, determinar a produção de prova técnica simplificada, quando o ponto controvertido for de menor complexidade.

§ 3º A prova técnica simplificada consistirá apenas na inquirição de especialista, pelo juiz, sobre ponto controvertido da causa que demande especial conhecimento científico ou técnico.

§ 4º Durante a arguição, o especialista, que deverá ter formação acadêmica específica na área objeto de seu depoimento, poderá valer-se de qualquer recurso tecnológico de transmissão de sons e imagens com o fim de esclarecer os pontos controvertidos da causa.

Art. 465 – O juiz nomeará perito especializado no objeto da perícia e fixará de imediato o prazo para a entrega do laudo.

§ 1º Incumbe às partes, dentro de 15 (quinze) dias contados da intimação do despacho de nomeação do perito:

I – arguir o impedimento ou a suspeição do perito, se for o caso;

II – indicar assistente técnico;

III – apresentar quesitos.

§ 2º Ciente da nomeação, o perito apresentará em 5 (cinco) dias:

I – proposta de honorários;

II – currículo, com comprovação de especialização;

III – contatos profissionais, em especial o endereço eletrônico, para onde serão dirigidas as intimações pessoais.

§ 3º As partes serão intimadas da proposta de honorários para, querendo, manifestar-se no prazo comum de 5 (cinco) dias, após o que o juiz arbitrará o valor, intimando-se as partes para os fins do art. 95.

§ 4º O juiz poderá autorizar o pagamento de até cinquenta por cento dos honorários arbitrados a favor do perito no início dos trabalhos, devendo o remanescente ser pago apenas ao final, depois de entregue o laudo e prestados todos os esclarecimentos necessários.

§ 5º Quando a perícia for inconclusiva ou deficiente, o juiz poderá reduzir a remuneração inicialmente arbitrada para o trabalho.

§ 6º Quando tiver de realizar-se por carta, poder-se-á proceder à nomeação de perito e à indicação de assistentes técnicos no juízo ao qual se requisitar a perícia.

Art. 466 – O perito cumprirá escrupulosamente o encargo que lhe foi cometido, independentemente de termo de compromisso.

§ 1º Os assistentes técnicos são de confiança da parte e não estão sujeitos a impedimento ou suspeição.

§ 2º O perito deve assegurar aos assistentes das partes o acesso e o acompanhamento das diligências e dos exames que realizar, com prévia comunicação, comprovada nos autos, com antecedência mínima de 5 (cinco) dias.

Art. 467 – O perito pode escusar-se ou ser recusado por impedimento ou suspeição.

Parágrafo único. O juiz, ao aceitar a escusa ou ao julgar procedente a impugnação, nomeará novo perito.

Art. 468 – O perito pode ser substituído quando:

I – faltar-lhe conhecimento técnico ou científico;

II – sem motivo legítimo, deixar de cumprir o encargo no prazo que lhe foi assinado.

§ 1º No caso previsto no inciso II, o juiz comunicará a ocorrência à corporação profissional respectiva, podendo, ainda, impor multa ao perito, fixada tendo em vista o valor da causa e o possível prejuízo decorrente do atraso no processo.

§ 2º O perito substituído restituirá, no prazo de 15 (quinze) dias, os valores recebidos pelo trabalho não realizado, sob pena de ficar impedido de atuar como perito judicial pelo prazo de 5 (cinco) anos.

§ 3º Não ocorrendo a restituição voluntária de que trata o § 2º, a parte que tiver realizado o adiantamento dos honorários poderá promover execução contra o perito, na forma dos arts. 513 e seguintes deste Código, com fundamento na decisão que determinar a devolução do numerário.

Art. 469 – As partes poderão apresentar quesitos suplementares durante a diligência, que poderão ser respondidos pelo perito previamente ou na audiência de instrução e julgamento.

Parágrafo único. O escrivão dará, à parte contrária, ciência da juntada dos quesitos aos autos.

Art. 470 – Incumbe ao juiz:

I – indeferir quesitos impertinentes;

II – formular os quesitos que entender necessários ao esclarecimento da causa.

Art. 471 – As partes podem, de comum acordo, escolher o perito, indicando-o mediante requerimento, desde que:

I – sejam plenamente capazes;

II – a causa possa ser resolvida por autocomposição.

§ 1º As partes, ao escolher o perito, já devem indicar os respectivos assistentes técnicos para acompanhar a realização da perícia, que se realizará em data e local previamente anunciados.

§ 2º O perito e os assistentes técnicos devem entregar, respectivamente, laudo e pareceres em prazo fixado pelo juiz.

§ 3º A perícia consensual substitui, para todos os efeitos, a que seria realizada por perito nomeado pelo juiz.

Art. 472 – O juiz poderá dispensar prova pericial quando as partes, na inicial e na contestação, apresentarem, sobre as questões de fato, pareceres técnicos ou documentos elucidativos que considerar suficientes.

Art. 473 – O laudo pericial deverá conter:

I – a exposição do objeto da perícia;

II – a análise técnica ou científica realizada pelo perito;

III – a indicação do método utilizado, esclarecendo-o e demonstrando ser predominantemente aceito pelos especialistas da área do conhecimento da qual se originou;

IV – resposta conclusiva a todos os quesitos apresentados pelo juiz, pelas partes e pelo órgão do Ministério Público.

§ 1º No laudo, o perito deve apresentar sua fundamentação em linguagem simples e com coerência lógica, indicando como alcançou suas conclusões.

§ 2º É vedado ao perito ultrapassar os limites de sua designação, bem como emitir opiniões pessoais que excedam o exame técnico ou científico do objeto da perícia.

§ 3º Para o desempenho de sua função, o perito e os assistentes técnicos podem valer-se de todos os meios necessários, ouvindo testemunhas, obtendo informações, solicitando documentos que estejam em poder da parte, de terceiros ou em repartições públicas, bem como instruir o laudo com planilhas, mapas, plantas, desenhos, fotografias ou outros elementos necessários ao esclarecimento do objeto da perícia.

Art. 474 – As partes terão ciência da data e do local designados pelo juiz ou indicados pelo perito para ter início à produção da prova.

Art. 475 – Tratando-se de perícia complexa que abranja mais de uma área de conhecimento especializado, o juiz poderá nomear mais de um perito, e a parte, indicar mais de um assistente técnico.

Art. 476 – Se o perito, por motivo justificado, não puder apresentar o laudo dentro do prazo, o juiz poderá conceder-lhe, por uma vez, prorrogação pela metade do prazo originalmente fixado.

Art. 477 – O perito protocolará o laudo em juízo, no prazo fixado pelo juiz, pelo menos 20 (vinte) dias antes da audiência de instrução e julgamento.

§ 1º As partes serão intimadas para, querendo, manifestar-se sobre o laudo do perito do juízo no prazo comum de 15 (quinze) dias, podendo o assistente técnico de cada uma das partes, em igual prazo, apresentar seu respectivo parecer.

§ 2º O perito do juízo tem o dever de, no prazo de 15 (quinze) dias, esclarecer ponto:

I – sobre o qual exista divergência ou dúvida de qualquer das partes, do juiz ou do órgão do Ministério Público;

II – divergente apresentado no parecer do assistente técnico da parte.

§ 3º Se ainda houver necessidade de esclarecimentos, a parte requererá ao juiz que mande intimar o perito ou o assistente técnico a comparecer à audiência de instrução e julgamento, formulando, desde logo, as perguntas, sob a forma de quesitos.

§ 4º O perito ou o assistente técnico será intimado por meio eletrônico, com pelo menos 10 (dez) dias de antecedência da audiência.

Art. 478 – Quando o exame tiver por objeto a autenticidade ou a falsidade de documento ou for de natureza médicolegal, o perito será escolhido, de preferência, entre os técnicos dos estabelecimentos oficiais especializados, a cujos diretores o juiz autorizará a remessa dos autos, bem como do material sujeito a exame.

§ 1º Nas hipóteses de gratuidade de justiça, os órgãos e as repartições oficiais deverão cumprir a determinação judicial com preferência, no prazo estabelecido.

§ 2º A prorrogação do prazo referido no § 1º pode ser requerida motivadamente.

§ 3º Quando o exame tiver por objeto a autenticidade da letra e da firma, o perito poderá requisitar, para efeito de comparação, documentos existentes em repartições públicas e, na falta destes, poderá requerer ao juiz que a pessoa a quem se atribuir a autoria do documento lance em folha de papel, por cópia ou sob ditado, dizeres diferentes, para fins de comparação.

Art. 479 – O juiz apreciará a prova pericial de acordo com o disposto no art. 371, indicando na sentença os motivos que o levaram a considerar ou a deixar de considerar as conclusões do laudo, levando em conta o método utilizado pelo perito.

Art. 480 – O juiz determinará, de ofício ou a requerimento da parte, a realização de nova perícia quando a matéria não estiver suficientemente esclarecida.

§ 1º A segunda perícia tem por objeto os mesmos fatos sobre os quais recaiu a primeira e destina-se a corrigir eventual omissão ou inexatidão dos resultados a que esta conduziu.

§ 2º A segunda perícia rege-se pelas disposições estabelecidas para a primeira.

§ 3º A segunda perícia não substitui a primeira, cabendo ao juiz apreciar o valor de uma e de outra".

Caracterização do dano

O dano é o elemento central da responsabilidade civil. Sem ele não há o que ressarcir. Aqui, neste estudo, considera-se *dano* como toda alteração ou perturbação da integridade física ou psíquica de outrem, pela qual possa alguém responder civilmente. É claro que, tratando-se de uma avaliação sobre a vida ou a saúde de um indivíduo, há características e circunstâncias que tornam complexos determinados resultados mais objetivos.

O dano pessoal será avaliado sob duas circunstâncias: o *dano patrimonial* ou *econômico* e o *dano extrapatrimonial* ou *existencial*.

O primeiro encerra determinados prejuízos que incidem imediatamente e de forma direta sobre os interesses materiais e patrimoniais da vítima, ligados à perda de bens, às despesas médicas, farmacêuticas e hospitalares (*dano emergente*) e aquele que se caracteriza pela perda efetiva ou potencial de ganho em face da incapacidade de trabalhar (*lucro cessante*) até o fim da convalescença, com pensão ou indenização pela inabilitação ou depreciação que sofreu em caráter definitivo.

O dano extrapatrimonial ou moral ou existencial ou prejuízos particulares é aquele que se traduz pelo sofrimento, injúria, dano estético e comprometimento da reputação e dignidade das pessoas e prejuízos futuros e de afirmação pessoal. Estão representados pela dor física, sofrimento moral, expectativas futuras e prejuízo de afirmação pessoal.

Hoje, os critérios de caracterização e valorização do dano corpóreo de natureza cível não se restringem apenas às perdas anatomofisiológicas, mas também à capacidade de ganho perdida ou diminuída, atual ou futura. A esta última poderíamos chamar de *dano potencial*.

Aqui utilizaremos *dano* como sinônimo de *prejuízo*, embora admitam alguns que dano seria o atentado material (objetivo) e prejuízo o atentado jurídico (subjetivo), ou seja, o prejuízo seria consequência do dano.

Malgrado todo esforço, não existe entre nós um modelo claro de laudo nem uma metodologia própria na avaliação do dano corporal de natureza civil. Tem-se a impressão de que cada perito usa seu próprio modelo marcado pelo autodidatismo evidente. Há oportunidades em que esta perícia é dirigida pelos padrões e parâmetros dos danos oriundos do modelo de laudos de interesse criminal para atender as razões do artigo 129 do Código Penal, ou simplesmente limita-se a responder de forma simplista afirmativa ou negativa cada quesito formulado pelas partes.

Este tipo de exame deve ser revelado por meio de um relatório circunstanciado, utilizando-se todas as partes constitutivas do laudo ou do parecer, sem nenhuma subordinação aos quesitos formulados pelas partes, pois estes quase sempre conduzem aos fins de quem os formula e inclinam o interesse da abordagem pericial para a parcialidade e a deformação. Deve-se evitar com isso a chamada "perícia de quesitos".

Isso não quer dizer que, no final do seu relatório, o perito não possa responder aos quesitos formulados pelos patronos do autor e do réu, até porque a lei faculta tal expediente. Apenas que não dirija ou limite seu raciocínio no sentido de atender aos questionamentos de interesse das partes, conduzindo a perícia para uma verdadeira "batalha de quesitos" entre o autor e a vítima. Deve conduzir seu raciocínio e suas habilidades técnicas no interesse da própria verdade que os fatos encerram, tanto no exame como na clareza do seu relatório, seguindo uma metodologia e um padrão que se apoiem na boa prática médico e odonto-legal.

Todavia, já existe hoje uma boa parte da perícia dos danos corporais em processos indenizatórios baseada em parâmetros que avaliem suas sequelas no que se refere aos prejuízos de conteúdo patrimonial (lucro cessante e gastos emergentes) extrapatrimonal (danos existenciais). O ideal será que estes parâmetros estejam relacionados com os dispositivos legais e a realidade em que se vive tendo em conta os valores econômicos, morais, culturais, entre outros.

▼ Parâmetros de avaliação

Não se pode omitir o risco da subjetividade quando da avaliação do dano corporal, principalmente no de natureza civil, levando em consequência os "delírios periciais" quando diante da existência das gritantes desproporções. Alguns países utilizam tabelas chamadas "baremos", criadas para a quantificação de danos corporais de várias naturezas. Mesmo que se diga ser impossível avaliar os danos corporais sem a ajuda dessas tabelas, pessoalmene sempre rejeitamos o critério "tarifário" pela sua rigidez e inflexão e pela perda da autonomia pericial. Defendemos o critério clínico onde cada caso é avaliado dentro de suas próprias características. Na verdade, estas tabelas são sempre manipuladas pelas empresas de seguro.

Aqueles que defendem os baremos justificam seu uso pela compreensão mais fácil dos que têm pouca prática no assunto; pela uniformização de critérios de quantificação; pela facilitação dos acordos amistososos fora da esfera judicial; e pela possibilidade das companhias seguradoras fazerem suas previsões econômicas com mais precisão.

A "escravatura do baremo" tira do perito o seu livre-arbítrio, transformando-o em um "perito de tabela" e subtraindo dele a capacidade de informar mais do que o padrão e de especificar melhor a variada complexidade de cada situação. Assim, nos casos dos danos estéticos, do lucro cessante futuro e do prejuízo funcional futuro, por exemplo, é muito difícil quantificar e qualificar seus danos.

Neste estudo, vamos avaliar o dano corporal decorrente da lesão, notadamente no que se refere à incapacidade temporária, ao *quantum doloris*, à incapacidade permanente ao dano estético, e ao prejuízo de afirmação pessoal e ao prejuízo futuro. Em casos concretos, pode-se avaliar, entre outros, o prejuízo sexual e a necessidade de assistência de terceira pessoa. Há também de se consignar com clareza o nexo de causalidade e o estado anterior da vítima.

Embora o estudo detalhado de cada segmento ou órgão afetado seja muito importante, não se pode perder de vista o que isso possa representar no conjunto do organismo como um todo.

▶ **1. Incapacidade temporária (*alterações temporárias de um déficit funcional*).** Denomina-se incapacidade temporária o tempo necessário em que o indivíduo, por motivo de doença ou acidente, permanece impossibilitado de exercer suas atividades habituais, necessitando de tratamento ou convalescença. Portanto esta incapacidade corresponde a um tempo limitado de inaptidão que vai desde a produção do dano até a recuperação ou a estabilização clínica e funcional das lesões verificadas. No primeiro caso, há a *cura* (recuperação total do dano sofrido – *restitutio ad integrem*). E no segundo, a *consolidação* (estado definitivo de um dano – sequela com prejuízo anatômico, funcional, psíquico ou misto).

Essa forma de incapacidade pode ser *total* ou *parcial*, e *genérica* ou *profissional* e se traduz pelo tempo necessário para o tratamento clínico, cirúrgico ou reparador, seja ele em regime hospitalar ou ambulatorial. Tal período não tem um tempo limitado, no entanto é imprescindível que o perito determine com certa precisão a data da cura ou da consolidação, pois isso é importante para o cálculo das indenizações, levando em conta ainda que não são raras as simulações e metassimulações. É também importante que se determine a incapacidade temporária como total ou parcial, tendo em conta que na primeira o indivíduo permanece sem condições de exercer qualquer atividade, mesmo aquelas mais íntimas; na segunda, podem-se até avaliar os graus diferentes da incapacidade. Assim, uma coisa é ser portador de uma fratura de pelve; outra é ter sofrido uma fratura do antebraço. Pode também existir alternância dessas formas de incapacidade, tendo em conta as ocorrências de permeio durante o tratamento e a convalescença. É importante que o perito esclareça se essa incapacidade temporária é genérica ou se se refere a atividades laborativas, e também o tempo em que ela foi total e parcial.

▶ **2. *Quantum doloris*.** Durante o período de incapacidade temporária é importante que se determine o tempo de dor física resultante das lesões e de suas consequências, assim como o sofrimento moral traduzido pela angústia, ansiedade e abatimento, em face do risco de morte, da expectativa dos resultados e os danos psicológicos advindos das repercussões sobre os negócios da vítima.

É um parâmetro eminentemente subjetivo e, por isso, muito difícil de avaliar, mas pode ser motivo da apreciação pericial. Esse *quantum doloris* pode ser qualificado em níveis que podem ter a seguinte escala: 1. *pouco significante*; 2. *significante*; 3. *moderado*; 4. *importante*; 5. *muito importante*. Tal apreciação deve ser sempre considerada na parte do relatório conhecida como *discussão*. Ou ser calculada em uma escala que vá de 1 a 5. Na Europa, usa-se muito a Tabela de Thierry e Nicourt, a qual apresenta as seguintes variações: 1. *muito ligeiro*; 2. *ligeiro*; 3. *moderado*; 4. *médio*; 5. *considerável*; 6. *importante*; 7. *muito importante*. Este é um método qualificativo. O outro, proposto anteriormente, em uma escala que vai de 1 a 5, é um método numérico. Todos os métodos devem basear-se na análise e na valorização da história clínica e nos atos médicos realizados para a recuperação do paciente, assim como na repercussão proveniente dos sofrimentos físicos, psíquicos e morais.

Quanto à dor física, não se pode retirar do perito sua legitimidade de apurar, mesmo sendo ela uma manifestação psicofisiológica muito pessoal e de difícil comprovação. Mas, como vimos anteriormente, há, além da experiência pericial médica, uma semiologia da dor capaz de orientar a peritagem.

A fase do *quantum doloris* é, quase sempre, aceita durante a incapacidade temporária, mas não quer dizer que não exista depois da consolidação ou quando da incapacidade permanente. Ninguém desconhece as "vivências dolorosas", por exemplo. No entanto, o que se verifica comumente é a caracterização do *quantum doloris* na incapacidade temporária, pois é aí que o dano assume sua expressão mais viva e pungente, e depois porque esse sofrimento já integra o quadro da incapacidade permanente e do prejuízo de afirmação pessoal.

O "preço da dor" (*pretius doloris*) é da atribuição do julgador, sempre baseada na apreciação pericial da quantidade e da qualidade de dano. Por isso, não é exagero dizer-se que cabe ao perito estimar com relativa precisão as causas e as razões que o levam a estabelecer o *quantum doloris* na sua aproximada escala de valor.

▶ **3. Incapacidade permanente (***alterações permanentes das integridades física e psíquica***).** Esse parâmetro de avaliação tem o sentido de caracterizar o dano como de prejuízo permanente e se traduz por um estado de natureza deficitária no que tange ao aspecto anatomofuncional ou psicossensorial, tanto no aspecto genérico como no profissional. Também aqui diz-se que a incapacidade permanente pode ser *total* ou *parcial*. Ela é total quando a vítima é privada de exercer tarefas ou funções dentro dos limites habituais do ser humano em suas atividades físicas, psíquicas e sociais. Essa incapacidade deve ser avaliada dentro de um certo contexto no qual tal diagnóstico é exigido. Por invalidez se entende uma incapacidade total e permanente para o trabalho. Já a incapacidade permanente parcial, embora de dano duradouro e imutável, importa em danos que não tornam a vítima inválida e incapaz definitivamente para as suas ocupações ou para o trabalho. Em face das mais variadas gradações da incapacidade permanente parcial, é muito difícil sua exata estimativa, surgindo daí os conflitos entre as partes. A quantificação de percentuais é muito difícil e por isso raramente as partes concordam com determinado resultado. No Direito do Trabalho este fato é mais simples, pois as tabelas apresentam percentuais mais ou menos exatos e normativamente impostos. Mesmo assim, na falta de uma tabela de fixação de incapacidade permanente parcial, a exemplo de alguns países, como Portugal, não há desvantagem em usar aquelas tabelas trabalhistas, contanto que seja apenas como de valor indicativo e não de forma imperativa. As tabelas de fixação, mesmo com alguns inconvenientes, servem como orientação e apoio referencial, inibem o subjetivismo e tornam a avaliação mais fácil e menos teórica. É também importante que se diga ser a incapacidade permanente genérica ou específica.

Assim, na avaliação do dano corporal de natureza cível, pela inexistência de uma tabela de incapacidades ou pela dificuldade de se estabelecer uma taxa de incapacidade permanente parcial, recomenda-se ao perito detalhar quando da discussão o impacto de suas consequências em relação às atividades essenciais da vida diária, de lazer, de aprendizado, das atividades lucrativas, afetivas e familiares da vítima. Isto, por certo, ajudará a conhecer melhor as condições a serem avaliadas.

Hoje, a tendência é substituir as rotuladas "taxas de incapacidade permanente" por uma política de avaliação mais positiva que seja capaz de ajuizar o que o indivíduo ainda pode fazer, ou seja, o que a vítima tem de "capacidades possíveis", inclusive substituindo a compensação monetária pela recuperação e reabilitação em serviços especializados.

Por outro lado, nos casos de incapacidade grave, temporária ou permanente, deve-se considerar a necessidade de uma "terceira pessoa", cujo conceito médico-legal corresponde à ajuda parcial ou total de vigilância ou de assistência nas funções essenciais da vida, como higiene pessoal, deslocamento, alimentação e até comunicação. Cabe à perícia a avaliação da indicação ou não desta "terceira pessoa", inclusive quando indicada a afirmar com clareza suas qualificações necessárias, além do tempo e horário exigidos.

▶ **4. Dano estético.** Pode-se definir o dano estético como um prejuízo na harmonia e na aparência de alguém capaz de chamar a atenção de um terceiro observador. Sua avaliação é uma prática de muita complexidade dentro da quantificação do dano corporal pois requer não apenas uma metodologia de cunho científico mas também a consideração de uma série de valores subjetivos e existenciais. Diferentemente dos interesses de natureza criminal, a avaliação do dano corpóreo de interesse cível, no que diz respeito ao prejuízo estético, leva em conta, além da lesão e de sua localização e permanência, fatores extrínsecos ligados às condições pessoais da vítima, os quais determinarão maior ou menor dano patrimonial, influindo de maneira concreta na reparação. Na personalização do dano, destacam-se a profissão e o comportamento da vítima em relação ao dano estético. Ainda assim, a posição do perito deve ser de valorização concreta do dano estético, deixando para o julgador a arbitragem da reparação do prejuízo. Isto não quer dizer que o perito se limite apenas ao simples relato das lesões. Ele tem o direito de personalizar o dano, pois do contrário o juiz ficará sem um elemento de valor tão significativo. Ter em conta que a valorização deste dano é de caráter qualitativo.

Destarte, na avaliação do dano corporal de natureza civil, quando se analisa o dano estético, vê-se como um prejuízo permanente, aparente ou não, da configuração individual, constituindo-se em um dano à personalidade, ou seja, em nível de um dano moral, fugindo assim dos velhos conceitos tão impregnados de doutrina criminal, que alguns ainda têm como paradigma no estudo dessas questões.

Sua reparação, portanto, não tem o sentido apenas de reparar o dano anatomofuncional, mas, sobretudo, no que este dano tem de tão grave e ameaçador aos direitos da personalidade, quando isso atinge irreparavelmente os valores da estética humana, levando na esteira dessa desgraça um viver desmedido de padecimentos morais, de desagrados e de prejuízos de afirmação pessoal.

Sendo assim, o dano estético é um prejuízo permanente e, embora considerado em tese como um bem extrapatrimonial, há situações em que ele é eminentemente patrimonial, bastando levar em conta o tipo e o nível de profissão da vítima.

Há quem estipule uma escala de valores de sete graus com a mesma nomenclatura do *quantum doloris*. Outros, para simplificar, classificam o dano estético em três graus: *mínimo, moderado* e *grave*, de acordo com a quantidade e a qualidade da lesão. Para tanto é necessário que se levem em conta os seguintes elementos: se é aparente, se é irreparável, se é de certo vulto e de certa extensão, se causa humilhação e desgosto ou se causa mal-estar a quem olha. Preferimos nos referir ao dano estético, quando da avaliação em questões civis, em uma escala de valor que varie de 1 a 7 (*insignificante, leve, moderado, médio, suficientemente importante, importante* e *muito importante*).

Nossa doutrina civil considera nesta avaliação a localização da lesão, o gênero, o estado civil, a capacidade de casar, a profissão, a incapacidade para o ofício ou profissão, a diminuição do valor de um tipo de trabalho, o *status* social, a idade, a beleza anterior, a cor da pele, a possibilidade de correção e se o dano se mostra de forma estática ou dinâmica.

A *localização* da lesão tem uma importância muito significativa, pois se ela se coloca na face é claro que isso tem uma repercussão psicológica e estética mais grave do que em outra região do corpo (Figura 4.92).

No que diz respeito ao *gênero*, cada dia que passa menor significação tem ele no ajuizamento da reparação de um dano estético, mesmo de natureza cível, embora alguns continuem considerando que o fator estético tem um significado maior na vida da mulher que no homem. A tendência é admitir com menor relevância o fato de o dano estético ser considerado mais grave no sexo feminino, pois isto não atende ao princípio da igualdade consagrado em nossa Constituição Federal. Claro está que, muitas vezes, o que se considera neste particular é a profissão exercida pela vítima.

O *estado civil* da vítima de dano estético, quando de sua avaliação e reparação indenizatória, não tem sido considerado como atributo capaz de influir no ajuizamento da ação. No entanto, a capacidade para casar é um atributo feminino que ainda permanece vigorando na codificação civil brasileira, desde que a mulher não exerça nenhuma profissão. Além de discriminatória, esta regra torna-se, na prática, cada vez mais anacrônica.

Nas ações cíveis, a *profissão* é um elemento de muito valor na avaliação do dano corporal em direito civil. É evidente que em certas profissões uma lesão deformante venha a trazer sensíveis prejuízos econômicos, principalmente quando o indivíduo se vê impedido ou reduzido na sua capacidade laborativa.

Além dessa redução total ou parcial da capacidade de trabalhar, pode ocorrer a *diminuição do valor de um tipo de trabalho*, reduzindo qualitativamente o indivíduo na sua capacidade de ganho.

Rotula-se de *status* a condição, o estado ou a classe social a que um indivíduo pertence e disso possa desfrutar privilégios em relação às outras pessoas. É a posição que alguém tem na estrutura social a que se insere.

A *idade* não tem sido muito considerada na avaliação de um dano corporal de natureza cível, a não ser quando ocorrem lesões localizadas no rosto liso ou enrugado de alguém, se ele é homem ou mulher ou se, em face da idade, tal prejuízo estético tornou-se mais ou menos visível.

Entende-se por *beleza anterior* muito mais a condição que tinha a vítima antes da lesão do que propriamente o sentido estrito de beleza, até porque todas as pessoas podem sofrer um dano estético.

A *cor da pele* tem sido aqui e acolá levantada como questão a ser considerada em uma avaliação de determinado prejuízo estético. Aqui não se deve confundir com raça, mas só o que diz respeito à cor da pele, pelo fato de ela poder aparentar mais ou menos uma deformidade. Neste particular não existe qualquer nuance de preconceito, mas tão só o aspecto da visibilidade das sequelas. No entanto, quando se quer privilegiar certos grupos étnicos, isso não poderia passar sem o repúdio e a censura, pois não é justo que se procure distinguir danos morais a partir da raça a que um indivíduo pertence.

Deve-se também considerar se o dano estético é passível de *correção* e se ele se manifesta ou se agrava com os *movimentos* da vítima.

Deve-se fazer distinção entre *prejuízo estético*, *deformidade* e *aleijão*. Por prejuízo estético, uma alteração morfológica que pode chamar a atenção, mas sem causar maior vexame ou repulsa. Deformidade quando existe uma alteração grave da conformação humana, cuja modificação lhe acarreta o "enfeamento", traduzindo humilhação e desgosto. E aleijão como uma coisa horripilante, repulsiva, que causa asco, repugnância ou humilhação. O aleijão é uma irregularidade, em geral caracteri-

zada pela ausência ou pela deformação de uma peça anatômica de significado valor estético. Seria a essência daquele que é aleijado ou a qualidade que é notada em movimento, e raramente em repouso, como afirma Penna (*in Deformidade permanente – avaliação penal e civil*, Leme: Editora de Direito, 1998).

Entende-se, portanto, como dano estético um tipo de dano existencial que alguém traz dentro de si, no interior de sua alma e, neste particular, um dano não econômico, não patrimonial, atingindo o indivíduo como pessoa, como ser humano que ele é. Por outro lado, se esse dano estético interfere no seu rendimento econômico, ele passa a ser um dano patrimonial.

Em casos de perícia de segurados, a tendência é a criação de tabelas com base em métodos capazes de avaliar um dano estético de forma prática, homogênea e com limites máximos e mínimos de valores de perda, em pontos (de 1 a 100) ou em percentuais, como, por exemplo, as Regras do Prejuízo Estético constantes do Real Decreto Legislativo Espanhol 8/2004. Em determinadas ocasiões, como nas amputações de extremidades, a quantificação do dano estético é melhor avaliada considerando-se alguns elementos mais objetivos de perda e por meio deles estabelecendo-se valores mais unitários. Deve-se considerar algumas situações como: amputações das extremidades superiores são mais graves do que as das extremidades inferiores pela maior visibilidade daquelas; em relação à mão é mais grave a perda dos 2º, 3º e 4º dedos que a perda do 1º dedo, pois o prejuízo estético é maior no primeiro caso (pela forma da mão em gancho) do que a perda apenas do polegar (menor visualização do dano). Entender que aqui não estamos julgando o dano fisiológico, e, sim, o prejuízo estético; a localização da zona de amputação; entre outros.

No que se refere às cicatrizes, recomenda-se que sua avaliação seja feita após 120 dias da produção da lesão. Como é uma lesão comum e menos complexa, criou-se uma tabela de pontuação que varie de 1 a 100 com algumas considerações que tornam esta apreciação mais objetiva do aquela da escala que varia de 1 a 7, a qual é aconselhada na avaliação do dano estético de qualquer parte do corpo. A Tabela de Dano Único só deve ser usada quando uma cicatriz for o único dano estético a ser avaliado.

Parâmetro a avaliar	Pontuação de 1 a 100
Região do corpo	
Planta do pé e axila	1 ponto
Nádegas e genitais	5 pontos
Dorso do pé	10 pontos
Tórax, abdome e região dorsal	25 pontos
Braço e coxa	30 pontos
Antebraço e perna	40 pontos
Mão	50 pontos
Pescoço	60 pontos
Face	70 pontos
Comprimento	
Até 10 cm	1 ponto por cm
De 10 cm ou mais	10 pontos
Distância de onde é vista	
50 cm	3 pontos
1 m	8 pontos
2 m	10 pontos
3 m	15 pontos
4 m	17 pontos
5 m ou mais	20 pontos
Total	

▶ **5. Prejuízo de afirmação pessoal (*prejuízo das atividades desportivas e de lazer*).** Embora, para alguns, não seja um parâmetro de avaliação médico-pericial, acreditamos ser interessante que a peritagem possa contribuir na avaliação daquilo que os franceses chamam de *"préjudice d'agrément"* e os italianos de *"gioia di vivere"*. Ou seja, é importante que o perito possa avaliar a perda que o dano traz para os incapacitados, nos seus hábitos e habilidades antes da agressão, e o que significa isso para um indivíduo em suas realizações pessoais no que diz respeito aos prazeres e satisfações da vida. Tal fato é mais grave quanto mais jovem for a vítima e quanto mais intensas forem suas atividades de lazer, de dotes artísticos e de capacidade intelectual. Aqui também há os que advogam uma escala de situações como a estipulada para o *quantum doloris*.

Há quem admita não pertencer à perícia esta capacidade de avaliação, cabendo-lhe apenas registrar o grau da incapacidade nos seus aspectos anatomofuncionais e psicossensoriais. Seria do juiz aquela atribuição. Admitimos, no entanto, que ao juiz cabe arbitrar o *"quantum"* indenizatório e ao perito avaliar o que vai privar o indivíduo no seu padrão habitual ou o que lhe foi omitido como perda do seu bem-estar e dos prazeres da vida, baseando-se em elementos médicos objetivos que possam de forma decisiva influir negativamente em tal conceito. Ainda mais porque esta é apenas uma proposta de avaliação, não constituindo uma intervenção na liberdade e no livre convencimento do juiz.

▶ **6. Prejuízo futuro.** Na avaliação do dano corpóreo de natureza cível pode-se considerar também o que se chama de *"prejuízo futuro"* (*préjudice d'avenir*), desde que ele não seja hipotético, mas certo. É possível avaliá-lo desde que o dano produzido seja quantitativa e qualitativamente, através de critérios diagnósticos e prognósticos confiáveis. Deffez e Ambrosini, *apud* Penna, afirmavam que seria sempre necessário que se colocasse a vítima em uma situação igual àquela que deveria estar se porventura o dano não tivesse ocorrido (*in Deformidade permanente*, Leme: LED – Editora de Direito, 1998).

Assim, no caso de uma criança portadora de um vultoso dano funcional ou estético não é difícil dizer-se dos seus prejuízos e de suas frustrações, do atraso escolar e das perdas na sua formação, desde que esta reparação não seja justificada em bases eminentemente hipotéticas. Para que este transtorno incida no patrimônio futuro dessa criança é necessário que exista efetivamente o dano e o prejuízo seja certo, tanto no que diz respeito ao dano econômico como ao dano moral da vítima. O difícil é estabelecer com critérios idôneos a sua quantificação. Por outro lado, também não é imprescindível que esse prejuízo esteja inteiramente concretizado, bastando apenas que se tenha a clareza de sua efetivação futura, que sua existência seja certa no momento da sentença da respectiva ação indenizatória e que sua avaliação judicial seja exequível.

▶ **7. Incapacidade para as atividades profissionais.** A avaliação de repercussão do dano no exercício das atividades profissionais, de caráter temporário ou permanente, estabelecendo, nos casos definitivos, o percentual de perda, a capacidade de reabilitação ou readaptação profissional ou uma mudança ou adaptação a outro local de trabalho, além de estabelecer o nexo causal e existência ou não de dano anterior. Em casos de incapacidade permanente, estabelecer o percentual de perda funcional.

▶ **8. Prejuízo sexual.** Em casos específicos pode-se avaliar a diminuição ou a perda da atividade sexual, não se considerando nesse parâmetro a capacidade de fertilização do examinado. O que deve prevalecer nessa avaliação é o desempenho sexual da vítima.

Além de ser um tipo de avaliação muito complexo e difícil, ainda se conta com um certo preconceito e recusa principalmente por parte do examinado.

É muito importante nessa avaliação, o uso dos testes utilizados no estudo da impotência *coeundi* (ver Capítulo 7 – Perícia da anulação do casamento), pesquisar doenças anteriores como diabetes e traumas e danos psíquicos subjacentes.

O uso de escala de valores, de 1 a 7, por exemplo, em tais apreciações pode ser considerado. Também, afirmar diante da existência de um prejuízo sexual se ele é mínimo, médio ou máximo, estabelecer o nexo causal e apurar seu caráter definitivo.

▶ **9. Dependência de terceira pessoa.** A diminuição acentuada ou a perda da autonomia física ou psíquica do traumatizado pode levá-lo à dependência de uma terceira pessoa no sentido de proporcionar-lhe condições de ajuda em suas necessidades individuais, a qual pode ser temporária ou permanente.

Isso tem a ver com as atividades e o modo de vida da vítima, e como tal essa avaliação deve levar em conta não só os danos e as sequelas e suas capacidades remanescentes mas também suas atividades, analisando-se dessa maneira quantitativa e qualitativamente suas carências e necessidades.

Também devem ser considerados os tipos de assistência, que tanto podem ser no sentido profissional, dos cuidados higiênicos, dos cuidados de saúde, como do próprio local onde se presta essa assistência.

A função do perito nessas atribuições é afirmar de maneira clara e objetiva se essa dependência é temporária ou definitiva, quais os tipos de necessidades, a qualificação exigida à terceira pessoa, as tarefas que a ela ou a elas são atribuídas, a especificação e o grau de dificuldades da vítima e o tempo exigido dessa assistência.

Os mais necessitados dessa ajuda são as crianças, os idosos, os deficientes sensoriais e os deficientes mentais.

▶ **10. A perda de chance de cura ou de sobrevida.** Na avaliação do dano corporal de natureza civil, dentro dos chamados *danos existenciais*, pode ser considerada pela perícia a *perda de uma chance de cura ou de sobrevida* (*perte d'une chance de guérison ou survie*). É diferente do *prejuízo futuro* (*préjudice d'avenir*), em que o dano é tido como certo, enquanto naquela o prejuízo é tão somente eventual ou hipotético. Um tipo de dano, pois, projetado no futuro. Ou uma perda da oportunidade ou de expectativa.

Quem primeiro discutiu a teoria da perda de uma chance foi a França, nos anos 60, no sentido de possibilitar alguém obter indenização de quem, por culpa provada, ficasse privado de alguma possibilidade de obter determinada vantagem. Afirma Kfouri Neto: "O julgado que inaugurou a jurisprudência francesa adveio da 1ª Câmara da Corte de Cassação, por ocasião da reapreciação de caso julgado pela Corte de Apelação de Paris, de 17/7/1964, sobre fato ocorrido no ano de 1957. Houve um erro de diagnóstico que redundou em tratamento inadequado. Entendeu-se, logo em sede de 1ª instância, que entre o erro do médico e as graves consequências (invalidez) do menor não se podia estabelecer de modo preciso um nexo de causalidade. A Corte de Cassação assentou que: 'Presunções suficientemente graves, precisas e harmônicas podem conduzir à responsabilidade'. Tal entendimento foi acatado a partir da avaliação do fato de o médico haver perdido uma 'chance' de agir de modo diverso – e condenou-o a uma indenização de 65.000 francos" (*Responsabilidade civil do médico*. 5ª ed. São Paulo: Revista dos Tribunais, 2003).

Uma criança portadora de um vultoso dano funcional ou estético não é difícil se dizer dos seus prejuízos e de suas frustrações, do atraso escolar e das perdas na sua formação, desde que essa reparação não seja justificada em bases eminentemente hipotéticas. Para que esse transtorno incida no patrimônio futuro dessa criança é necessário que exista efetivamente um dano e que o prejuízo seja certo, tanto no que diz respeito ao dano econômico, como ao dano moral da vítima. Também não é preciso que este prejuízo seja certo, bastando apenas que se tenha a clareza de sua efetivação futura, que sua existência danosa exista e que sua avaliação judicial seja exequível.

Por outro lado, se determinado dano apenas priva alguém de uma chance, como por exemplo de concorrer a um concurso público, pode ser considerado como um prejuízo. Todavia, tal fato não quer dizer ter ele perdido um emprego, mas que perdeu uma oportunidade de conquistá-lo. Assim, se tal possibilidade existe, não há como negar que isso seja analisado no âmbito do dano ressarcível desde que a indenização seja da chance e não dos ganhos perdidos.

Essa teoria é muito invocada no campo da responsabilidade médica quando se analisa a "perda de uma chance de cura ou sobrevivência", desde que se tenha a clareza, por exemplo, de que a falta de diagnóstico ou de tratamento adequado tenha privado a vítima de uma chance de cura. Ou seja, que tais condutas, mesmo não sendo responsáveis pela morte ou pelo insucesso do tratamento, foram capazes de tirar do paciente a chance de cura ou melhora.

Entre nós, os autores divergem quanto a essa teoria. Cavalieri Filho (in *Programa de Responsabilidade Civil*, 7ª ed. São Paulo: Atlas, 2007) afirma que "a reparação da perda de uma chance repousa em uma probabilidade e uma certeza; que a chance seria realizada e que a vantagem perdida resultaria em prejuízo. É preciso, portanto, que se trate de uma chance séria e real, que proporcione ao lesado efetivas condições pessoais de concorrer à situação futura. Aqui, também, tem plena aplicação o princípio da razoabilidade. A chance perdida reparável deverá caracterizar um prejuízo material ou imaterial resultante de fato consumado, não hipotético. A indenização, por sua vez, deverá ser da chance, da perda da possibilidade de alguém auferir alguma vantagem, e não dos ganhos presumivelmente perdidos. Aplicada à atividade médica, a teoria ficou conhecida como teoria da perda de uma chance de cura ou de sobrevivência, em que o elemento que determina a indenização é a perda de uma chance de resultado favorável no tratamento. O que se perde, repita-se, é a chance da cura e não a continuidade da vida. A falta, destarte, reside em não se dar ao paciente todas as chances de cura ou de sobrevivência".

No entanto, no âmbito da responsabilidade médica, a teoria da *perda de uma chance* não é uma questão pacífica principalmente pelo fato da incerteza de sua causalidade, pela dificuldade da coleta de provas e pela dúvida sobre o nexo de causalidade. A verdade é que nem sempre é fácil provar o insucesso do tratamento médico e essa incerteza da causalidade compromete o raciocínio do mérito da culpa, ainda que a aplicação da perda de uma chance tenha seu caráter próprio e esteja desvinculada do prejuízo final.

Acórdão do TJ do Rio de Janeiro:
RESPONSABILIDADE CIVIL – ERRO DE DIAGNÓSTICO – PRESCRIÇÃO DE RELAXANTE MUSCULAR – VERIFICAÇÃO DE TUBERCULOSE VERTEBRAL – PARAPLEGIA – COMPORTAMENTO PROFISSIONAL CONHECIDO COMO "PERDA DE UMA CHANCE" – DANO MORAL CONFIGURADO – O perito vislumbrou erro de diagnóstico, fato que teria provocado retardamento no início do tratamento da real doença que acometia o autor, comportamento profissional conhecido na literatura pericial francesa como perda de uma chance (*perte d'une chance*), que preconiza a perda da possibilidade de cura do paciente pela intervenção errada de profissional, pois as possibilidades de

recuperação são muito maiores quando descoberta a doença no início. Salienta o vistor, no entanto, que a perda de chance no caso é somente da cura e não da continuidade da vida. É o quanto basta para estabelecer-se a responsabilidade da prestadora de serviço médico, cuja culpa assenta em uma das três hipóteses: erro médico, erro de procedimento e erro de diagnóstico. A responsabilidade no caso atinge apenas o dano imaterial, pelos sofrimentos físicos e sensoriais que o errôneo diagnóstico provocou no autor, até que a diagnose correta fosse realizada, dando-se início ao tratamento adequado, que não produziria o mesmo resultado se iniciado o quanto antes. Não há responsabilidade, no entanto, pelo estado físico atual do autor, uma vez que o perito foi bastante claro ao dizer que o retardo no diagnóstico não constitui a causa imediata das sequelas produzidas pela doença. Em tal perspectiva, não procedem os pedidos de ressarcimento dos danos materiais, já que a incapacidade física do autor resulta da própria doença e não do serviço médico mal prestado na fase do diagnóstico. Verba indenizatória arbitrada no valor correspondente a 200 salários mínimos. Parcial provimento do recurso (Apelação Cível nº 2005.001.44557, 17ª Câmara de Direito Privado, Relator: Des. Edson Vasconcelos – Julgamento: 29/03/2006).

▶ **11. Outras modalidades de prejuízo.** Vanrell (in *Revista "Publilex"*, 2(33):11-17, 1999) chama a atenção para outras formas de prejuízo que poderiam ser consideradas em um estudo desta natureza. Considera de responsabilidade pericial pelo menos "registrar os elementos médicos capazes de justificar ou, quando menos, que tenham o condão de esclarecer reflexos particulares, para cada caso em especial".

Assim, admite que a metodologia de avaliação, hoje mais aceita pelo direito comum, vai na direção de considerar também as *incapacidades, minusvalias* ou *"handicaps"*, nas categorias, a saber:

1. *Incapacidade ou minusvalia para os atos essenciais da vida quotidiana;*

2. *Incapacidade ou minusvalia para as atividades afetivas e familiares;*

3. *Incapacidade ou minusvalia para as atividades escolares ou de formação;*

4. *Incapacidade ou minusvalia para as atividades profissionais;* e

5. *Incapacidade ou minusvalia para as atividades de lazer.*

Incapacidade ou minusvalia para os atos essenciais da vida quotidiana, como: levantar-se, deitar-se, fazer asseio pessoal, vestir-se, preparar as refeições, fazer a limpeza da casa e dos utensílios, deslocar-se dentro da residência, entrar e sair da residência, fazer caminhadas.

Incapacidade ou minusvalia para as atividades afetivas e familiares, consideradas como as da vida conjugal (afetiva e sexual), da educação das crianças, das relações com os parentes, eventualmente sob a sua responsabilidade.

Incapacidade ou minusvalia para as atividades escolares ou de formação, dadas as dificuldades físicas e psíquicas relacionadas com a formação, com a utilização do material pedagógico ou com a vida de relação em grupo.

Incapacidade ou minusvalia para as atividades profissionais, quando da readaptação ou reabilitação, se esta for possível, exigir uma adaptação do local de trabalho, uma mudança do local ou mesmo uma readaptação profissional.

Incapacidade ou minusvalia para as atividades de lazer, quando a vítima fica incapaz ou prejudicada de praticar atividades culturais, artísticas ou desportivas exercidas antes do dano.

A Declaração dos Direitos das Pessoas Deficientes (1975) define pessoa com *handicap* como aquela que, na sequência de uma deficiência das suas capacidades físicas ou mentais, congênita ou não, não consegue assegurar, no todo ou em parte, e pelos seus próprios meios, as necessidades de uma vida individual e/ou social normal.

▶ **12. Nexo de causalidade.** A relação entre o dano e a agressão é um pressuposto de ordem técnica imprescindível e, por isso, não pode fugir da apreciação médico-pericial. Muitas vezes a natureza do pleito não reside na qualificação ou na quantificação da lesão, mas essencialmente nas condições em que se deu a relação entre o dano e o evento lesivo.

O sentido etimológico da expressão nexo causal é o mesmo que se deve ter em legisperícia sobre a relação de causa e efeito. Ou seja, uma condição lógica de vínculo, de conexão, de liame ou de eminente coesão entre a ação e o resultado. Logo, não é uma situação de imperiosa certeza ou de um diagnóstico de absoluta precisão. Basta apenas que existam ligação e coerência científica.

Também não há necessidade de que se tenha prova ou testemunho de que o evento alegado tenha existido. Enfim, se o estágio evolutivo da lesão está de acordo com a causa em questão, se este evento é idôneo para produzir tal dano e se não há outra causa aparente, em tese existe um nexo.

Entre as teorias da causalidade, a mais aceita é a da *causalidade adequada* (da *decorrência natural e razoável das coisas* ou *do resultado mais provável*). Esta teoria afasta as causas fortuitas e de força maior pelo seu caráter de anormalidade, atipia e imprevisibilidade. Há outras teorias: *teoria da equivalência das condições* (condição *sine qua non*) e *teoria da última condição* (verdadeira causa do efeito produzido).

Para se estabelecer o nexo de causalidade na avaliação do dano corporal, é necessário que: a) a lesão seja produzida por determinado traumatismo, portanto que seja real e apropriada àquelas circunstâncias; b) a lesão tenha efetivamente uma etiologia traumática; c) o local do traumatismo tenha relação com a sede da lesão; d) haja relação de temporalidade (um prazo legal e um prazo clínico), ou seja, exista uma coerência entre a idade da lesão e a ocorrência dos fatos; e) exista uma lógica anatomoclínica de sinais e sintomas típicos; f) exclusão da preexistência de danos relativamente ao traumatismo; g) inexista uma causa estranha à ação traumática. Assim, ensina Simonin, citado por Oliveira Sá (in *Clínica Médico-Legal da Reparação do Dano Corporal em Direito Civil*, Coimbra: APADAC, 1992).

Por outro lado, deve-se entender como *causa* a condição certa, idônea e motivadora do resultado (imputabilidade total). Diferente pois da *concausa* ou *causa concorrente*, que é uma condição preexistente, concomitante ou superveniente, para que ocorra a ação de um agente ou de uma forma de energia causadora de dano (imputabilidade parcial). Ou seja, uma ação que agindo juntamente com outra produza ou agrave o dano. Na concausalidade, há uma concorrência de causas, algumas delas presentes no traumatismo e outras que sobrevêm a este, quando o dano passa a ser parcialmente responsável pela ação traumática. Destarte, não se devem afastar da avaliação do nexo de causalidade o agravamento do estado mórbido anterior (úlcera gastroduodenal), os efeitos traumáticos potencializados por patologias anteriores (hemofilia) e as perturbações ou patologias por superveniência (tétano).

Há ainda situações, embora raras, em que o trauma não tem nenhuma ação sobre o mal, pois este já se encontrava em um estágio muito avançado para ser agravado (inimputabilidade).

▶ **13. Estado anterior da vítima.** Há casos em que, na avaliação e na valorização do dano corporal de natureza cível, são importantes o estudo e o registro das condições físicas e psíquicas anteriores do examinado, antes da ofensa recebida.

Assim, deve-se determinar: 1. Se o traumatismo não agravou o estado anterior nem teve influência negativa sobre as consequências daquele; 2. Se o estado anterior teve influência negativa sobre as consequências do traumatismo; 3. Se o traumatismo agravou o estado anterior ou exteriorizou uma patologia latente.

No primeiro caso, o estado anterior da vítima não tem nenhuma influência sobre o agravamento do traumatismo atual nem este tem qualquer relação com o estado anterior. No segundo, evidencia-se claramente uma influência da situação anterior sobre o resultado do traumatismo recente. E, na terceira hipótese, a agressão atual agravou sensivelmente a situação anterior ou fez surgir uma patologia latente, a qual se revelou indiscutivelmente pela nova agressão.

Nesta oportunidade, o perito deve-se posicionar de maneira clara se o estado anterior da vítima teve reflexos na incapacidade temporária genérica, incapacidade temporária profissional, *quantum doloris*, dano estético, incapacidade permanente genérica, incapacidade permanente profissional e prejuízo de afirmação pessoal. É significativo que se considere ser ou não o indivíduo isento de incapacidade anterior ou se já foi indenizado por um dano antigo. Não é justo que ele seja indenizado duas vezes pelo mesmo dano. Não seria defensável que o autor fosse responsável por um dano que não provocou.

Ainda assim, a tendência atual é considerar a avaliação de dano corporal nas questões cíveis de forma personalizada, em que cada caso deve ser visto em relação ao próprio indivíduo e não em relação à média das pessoas.

Sem dúvida, a questão da avaliação de dano corporal atual sobre sequelas anteriores de traumatismo antigo é, em certas situações, a mais complexa, a mais difícil e a que mais dúvidas traz. Não há uma receita preestabelecida.

▼ Recomendações

Em face do que se expôs, aconselhamos que, em perícias de avaliação para reparação do dano corporal em Direito Civil, o exame seja revelado por um relatório circunstanciado sobre cada caso, utilizando-se todas as partes constitutivas do laudo ou do parecer médico-legal, sem nenhuma subordinação aos quesitos formulados pelas partes, pois estes quase sempre conduzem aos fins de quem os formula e inclinam o interesse da abordagem médico-pericial para a parcialidade e a deformação. Deve-se evitar com isso a chamada "perícia de quesitos".

Isso não quer dizer que o perito no final do seu relatório não possa responder aos quesitos formulados pelos patronos do autor e do réu. Apenas que não deve limitar seu raciocínio no sentido de atender aos questionamentos de interesse das partes. Conduzir seu raciocínio e suas habilidades técnicas no interesse da própria verdade que os fatos encerram, tanto no exame como na clareza do seu relatório, seguindo uma metodologia e um padrão que se apoiem na boa prática médico-legal.

Desta forma, a perícia orientada no sentido exclusivo de responder "sim" ou "não" aos quesitos formulados, no interesse de cada parte, não alcança o seu verdadeiro destino e deixa transparecer apenas um lado da questão, principalmente aquele em que os formuladores dos quesitos têm interesse. Sem o cuidado de fugir do chamado "exame de quesitos" não há como valorizar os parâmetros de avaliação da perícia médico-legal do dano corporal de natureza cível, principalmente quando se quer abordar aquelas situações ligadas à incapacidade temporária, incapacidade permanente, *quantum doloris*, dano estético e prejuízo de afirmação pessoal.

C. DANO CORPORAL DE NATUREZA TRABALHISTA

Assim como o dano corporal é visto sob o ângulo criminal e cível, pode ele também ser avaliado mediante os interesses trabalhistas, não só pelo fato de sua importância e repercussão sobre os meios produtivos, mas pelas características peculiares em relação às atividades dos obreiros e pelas determinações pertinentes à legislação do trabalho.

Desse modo estão incluídos neste estudo todos os danos corporais e psíquicos oriundos do acidente do trabalho, das doenças do trabalho e das doenças profissionais, os quais em face de sua quantidade e qualidade podem ser avaliados e reparados. Deve-se entender como acidente do trabalho o que ocorre pelo exercício de atividades ou tarefas a serviço da empresa, provocando dano corporal ou perturbação funcional que possam produzir a morte ou a perda ou a redução da capacidade temporária ou permanente para o trabalho. Por doença do trabalho a enfermidade proveniente de certas condições especiais ou excepcionais em que o trabalho venha a ser realizado. E como doença profissional qualquer doença inerente ao desempenho de determinados ramos da atividade laboral e relacionada pelo Ministério da Previdência Social.

▼ Caracterização do dano

A primeira coisa que se exige da perícia em exames dessa ordem é a caracterização do dano corporal ou funcional, especificado pelas características e pelos padrões médico-legais e que ele tenha inviabilizado temporária ou definitivamente o trabalhador na continuidade da sua função laborativa.

Este prejuízo físico ou funcional no trabalhador independe de ele ter sido produzido em consequência de acidente ou doença do trabalho, ou doença profissional. Assim, além do dano proveniente do acidente tipo, devem ser considerados aqueles motivados pelo agravamento de estados patológicos no trabalho ou que sejam devido a doenças não profissionais, porém adquiridas na realização de suas atividades laborais.

▼ Nexo causal

Outro requisito básico nesta avaliação é que o dano tenha relação direta com o trabalho. Ou seja, que a causa de sua origem ou de seu agravamento tenha sido de modo inquestionável o trabalho, o ambiente do trabalho ou as circunstâncias de sua forma de exercício.

Nestas considerações, incluem-se a culpa do trabalhador, atos de terceiros, as forças da natureza e o acidente imprevisível. Dessa maneira, considera-se dentro dos limites dessa avaliação todo dano anatômico ou psíquico que se verificou em consequência do trabalho, que as causas e os efeitos estejam em uma relação de nexo e que tenha alguma relação com o tipo ou a forma de tarefa do trabalhador-vítima.

▼ Parâmetros de avaliação

Nesta modalidade de avaliação pericial, quando se estuda o dano corporal de natureza trabalhista, os parâmetros avaliados são dirigidos no sentido de considerar a vítima de acidente e de doença do trabalho ou profissional, segundo a legislação trabalhista. Podem ser constatadas as seguintes eventualidades:

1. *Incapacidade temporária*. Nesta forma de incapacidade, o trabalhador se encontra em uma situação transitória de impedimento físico ou psíquico de trabalhar, necessitando pois de tratamento curativo ou recuperador. Devem-se considerar neste estágio a existência de um processo patológico, a necessidade de tratamento e a incapacidade para o trabalho.

Nossa legislação que rege os benefícios da Previdência Social não estipula o prazo deste tipo de acidentado, mas afirma que, estando o segurado em gozo do benefício auxílio-doença por incapacidade transitória, está obrigado a submeter-se a exame médico oficial, a processo de reabilitação profissional e a tratamento gratuito.

Assim, a incapacidade temporária encerra com a cura sem sequelas ou com a cura com sequelas compatíveis ou não com suas atividades, qualificando-se desse modo o acidentado como portador de uma das incapacidades permanentes.

Diz-se, em tese, que a incapacidade temporária cessa quando a vítima pode voltar ao trabalho sem que isso agrave a lesão que motivou tal impossibilidade ou perturbe sua recuperação ou, enfim, quando ela não necessita mais de assistência médica continuada.

Pelo visto, na maioria dos casos não se constitui tarefa difícil estabelecer o período de incapacidade temporária, devendo ser contados os dias em que a vítima esteve incapaz, desde o evento traumático até a alta médica definitiva, compreendendo assim o tempo em que ela esteve sob assistência profissional. Difícil é estabelecer com precisão a alta em relação ao momento da cura ou da consolidação compatível com a reincorporação do trabalhador às suas tarefas.

Alguns países adotam tabelas de curas para os diversos tipos de processos patológicos capazes de gerar incapacidades. Entre nós elas não existem de forma oficial, orientando-se o médico avaliador, ao conceder um *tempo mínimo ótimo de recuperação*, por critérios clínicos, seguidos de necessárias avaliações comprobatórias. Esse tempo mínimo ótimo seria aquele que se admite pela experiência estar o trabalhador apto a voltar a suas atividades laborais.

Os chamados "manuais de tempo *standard* de incapacidade temporária", mesmo sendo uma tentativa de padronização de critérios de avaliação da incapacidade temporária e um meio de evitar alguns exageros, recebem críticas pelos seguintes fatos: falta de precisão da cura, possibilidade de complicações intercorrentes, falibilidade do tratamento, caráter pessoal de cada condição orgânica, multiplicidade de diversidade dos processos patológicos instalados, surgimento de novas nosologias, avanço dos meios semiológicos e terapêuticos e edição de novas normas administrativas de benefícios. Isto levaria à necessidade de sucessivas atualizações e modificações dessas tabelas.

Com certeza, a criação de uma dessas tabelas criaria entre nós muito mais controvérsias do que a atual aplicação de critérios clínicos caso a caso.

2. *Incapacidade permanente*. Em tal eventualidade, o trabalhador apresenta um dano corporal ou psíquico definitivo e de natureza limitativa ou impeditiva em suas atividades laborativas. Esta incapacidade permanente pode ser:

2.1. *Incapacidade permanente parcial para o trabalho específico*. Estando nesta condição o trabalhador, ainda que portador de um dano permanente, sua redução anatômica ou funcional não o impede de exercer suas atividades específicas. Isto porque, mesmo sendo um obreiro de uma área especializada, isto não lhe dificulta ou o impede de exercê-la.

2.2. *Incapacidade permanente total para o trabalho específico*. Nesta condição entende-se o trabalhador que, mesmo apresentando habilidades e condições para exercer outras tarefas ditas genéricas, ele está incapacitado de exercer sua profissão especializada.

Pelo visto, é muito importante que o perito relacione de forma bem objetiva o tipo de dano e a atividade laborativa da vítima, levando em conta todos os requisitos fisiológicos necessários para uma determinada tarefa, em face de suas habilitações e especificidades.

2.3. *Incapacidade permanente total para o trabalho genérico.* Considera-se em tal estado o trabalhador que apresenta uma incapacidade duradoura e absoluta (invalidez) para todo e qualquer ofício ou tarefa, mesmo aqueles considerados mais simples. Como exemplo de tal ocorrência têm-se a amputação dos braços ou das pernas, a hemiplegia, a paraplegia, a perda total da visão de ambos os olhos, lesões orgânicas ou funcionais graves do aparelho circulatório e respiratório, entre outros.

3. *Grande invalidez.* Considera-se como grande inválido aquele trabalhador que não só apresenta uma incapacidade permanente total para qualquer modalidade de trabalho, mas ainda se encontra em uma situação de dependência de terceiros para as suas funções mais essenciais e primárias de sua sobrevivência.

Ipso facto, situa-se nesta condição o obreiro que, em face dos graves danos físicos ou psíquicos, tornou-se dependente absoluto da assistência de outra pessoa para satisfazer as necessidades mais triviais do ser humano; como alimentar-se, vestir-se e locomover-se.

A justificativa da inclusão de "grande invalidez" na classificação das incapacidades permanentes para o trabalho está no fato de que em tais circunstâncias possa a vítima merecer, em uma legislação mais atenta e solidária, uma ajuda adicional para remunerar aquela pessoa que está à sua disposição.

4. *Morte.* Nos casos de morte produzida por danos em circunstâncias ligadas ao trabalho, a necropsia terá como finalidade não só a determinação da *causa mortis*, mas principalmente a determinação do meio ou da ação que provocou o óbito e se ele está na relação de causa e efeito que justifique uma vinculação com as normas trabalhistas.

D. DANO CORPORAL DE NATUREZA ADMINISTRATIVA

De igual modo como o dano corporal pode ser avaliado sob o interesse penal, cível e trabalhista, pode ele ser também estudado sob a égide do Direito Administrativo quando se reporta à perícia de indivíduos voltados às exigências da administração pública, seja na avaliação do estado de higidez em exames admissionais, seja em relação às licenças médicas em tratamento de saúde, à incapacidade temporária ou permanente e total (*aposentadoria*) ou parcial (*readaptação*) e à invalidez. Tudo isso levando em conta as regras estipuladas pelos dispositivos do Regime Jurídico dos Servidores Civis da União e dos Estatutos dos Funcionários Públicos Estaduais e Municipais de cada Estado ou Município, além das normas emanadas pela Coordenadoria Nacional para Integração da Pessoa Portadora de Deficiência (CORDE), cuja proposta é integrar indivíduos portadores de deficiências em geral em atividades socioeconômicas.

▼ Avaliação do estado de higidez

A avaliação do estado de higidez física e mental tem sua indicação na posse dos servidores em cargos públicos com a finalidade de comprovação de boa saúde, sempre solicitado pelo chefe do setor de pessoal da instituição pública ou pelo chefe imediato do servidor.

Em geral, este exame é feito em serviços biométricos da repartição ou em setores credenciados. Neste exame, considera-se o levantamento de dados históricos (*base de orientação para os demais exames*), de exames objetivos (*estatura, peso, reflexos, acuidade visual e auditiva, pressão arterial, ausculta cardíaca etc.*), subjetivos (*exame e testes psicológicos*) e complementares (*laboratoriais e radiológicos*) quando surgem dúvidas.

▼ Licença médica em tratamento de saúde

O servidor que estiver incapacitado por dano à saúde tem direito a abono de falta em emprego durante o período que perdurar a incapacidade de exercer suas funções administrativas. Esta faculdade deve ser justificada por laudo médico em que fique patente a incompatibilidade entre o exercício de suas atividades e o ônus pelo dano sofrido.

Nesta análise médico-pericial, podem ser evidenciadas duas formas de incapacidade: a que se refere à limitação laborativa (total ou parcial) e a que se relaciona com a incapacidade social.

Os critérios periciais da avaliação da incapacidade laborativa do servidor público são eminentemente clínicos, em que devem ser considerados alguns fatores como gravidade do mal, necessidades físico-psíquicas para o exercício de suas atividades, e local do desempenho funcional. Nos critérios da avaliação da incapacidade social, deve-se levar em conta principalmente o risco de contágio entre seus companheiros de trabalho, como, por exemplo, os portadores de *tracoma*.

▼ Deficiência

Conceitua-se *deficiência* como a redução da capacidade de exercer uma ação ou produzir um efeito, tomando como padrão o que habitualmente as pessoas em geral são capazes de fazer. A limitação pode ser física, psíquica ou social.

Seria uma forma de desvantagem ou limitação que alguém venha apresentar em relação a um padrão dito "normal". Essas modalidades de redução de desempenho são aquelas contempladas em cotas nos concursos públicos de determinadas atividades em que tal deficiência seja compatível com o exercício da função requerida.

▼ Incapacidade

Não havendo resultado satisfatório na regressão ou melhora do dano sofrido pelo servidor, dentro do espaço de 2 anos, capaz de permitir seu retorno ao trabalho ou à sua função original, devem-se iniciar as medidas administrativas para a aposentadoria (incapacidade total e permanente) ou para a readaptação (incapacidade parcial e permanente).

Na primeira condição, quando esta incapacidade é total e permanente, a tendência é a aposentadoria do servidor. Quando diante de uma incapacidade permanente e parcial, em que o empregado não tem condições de exercer suas funções originais, por agravamento das lesões ou por dificuldade laborativa, inicia-se o processo de readaptação que consiste em medidas executadas pelo setor de recursos humanos da instituição ou por estruturas credenciadas, no sentido de o remanejar ou relocar para novos cargos ou funções, de forma permanente ou provisória, sempre no sentido de eliminar o fator incapacitante e sem prejuízo financeiro ou de *status*.

Os critérios para avaliação de uma incapacidade do servidor público devem estar relacionados com sua atividade funcional, levando em conta dimensão e local do dano, resposta ao tratamento, qualidade de programa de reabilitação indicado, condições de acesso ao tratamento, recursos diagnósticos disponíveis, entre outros.

Deve-se também fazer distinção entre *deficiência* e *incapacidade*. Por deficiência, entende-se a debilidade anatomofuncional ou psicossensorial que tem sua avaliação por índices percentuais. Há quem defenda para estes casos as tabelas como forma de fugir dos *delírios periciais*. Em alguns países utilizam-se tais tabelas chamadas "baremos" que são tabelas específicas usadas para a valorização de danos corporais em todas as suas naturezas. A incapacidade como já vimos é a limitação do potencial humano para certas atividades ou funções e tem sua avaliação por critérios clínicos.

O retorno à função deve ser feito após a cura ou a remissão do dano incapacitante, comprovada por critérios clínicos e terapêuticos, e quando necessário por meio de exames complementares, de forma que o servidor não seja exposto a danos ou subutilizado. Esta avaliação deve ser sempre feita por uma equipe multiprofissional.

Propomos quando da avaliação da incapacidade: 1. analisar as sequelas em vez de somar perdas; 2. avaliar as capacidades possíveis ou restantes e não apenas as incapacidades existentes; 3. valorizar a capacidade residual ou remanescente do servidor ou do pretenso servidor.

A questão da avaliação da capacidade laborativa de indivíduos com capacidade diminuída, quando do seu ingresso em determinadas funções, permite algumas condescendências dentro do que se denominou "normal". A consciência social hodierna deve atender às condições mínimas de saúde e não a um estado de perfeição física e mental como se estivéssemos selecionando pessoas para disputar torneios ou gincanas intelectuais. Os portadores de capacidade residual compatível com as necessidades de cada tarefa podem exercer a contento certas e determinadas atribuições da administração pública.

▼ Invalidez

Por invalidez, são considerados danos graves permanentes e incapacitantes ou altamente restringentes que impedem o servidor de exercer qualquer trabalho e que ainda podem o onerar pela dependência de terceiros para atos essenciais da vida e da sua sobrevivência.

Alguns danos antes considerados irreversíveis já encontram respostas satisfatórias tanto para seu diagnóstico como para seus tratamentos. Todavia, os danos oriundos de agressões encefálicas e medulares, a cegueira e as neoplasias, entre outros, ainda continuam sem solução.

Os critérios para avaliação da invalidez do servidor público devem ser norteados pela persistência ou agravamento dos sinais e sintomas, pela constatação dos exames subsidiários, pelo tempo de doença, pelo insucesso terapêutico, e pelo local e extensão do dano.

E. DANO CORPORAL DE NATUREZA DESPORTIVA

Hoje, essa matéria é estudada dentro de um novo capítulo – a Medicina Legal Desportiva, em que se apontam situações bem relevantes. Como exemplos destacam-se o sigilo médico exercido em condições complexas e delicadas tendo em conta o grande interesse do público e da mídia sobre a saúde dos atletas; o prontuário com a vulnerabilidade de seu conteúdo; a forma da relação médico-desportista rodeada de interesses dos seus empregadores e organizações oficiais de esportes; as implicações jurídicas nessa relação com vultosas demandas civis; os fundamentos deontológicos genéricos ou omissos nos Códigos de Ética; o problema do *doping* consentido ou tolerado e o uso

de anestésicos locais ou intra-articulares; o assédio e o abuso sexual que já chamou à atenção do Comitê Olímpico Internacional (COI) em Declaração sobre "Assédio e abuso sexual no esporte"; e a prova pericial para classificação e quantificação do dano em atividades esportivas com parâmetros completamente distintos dos aplicados nas áreas penais e trabalhistas.

O dano corporal também pode ser avaliado diante de interesses dos desportos, principalmente por suas características, incidência, importância e repercussão, bem distintas das avaliações e reparações de outros danos corporais de natureza jurídica. Aqui deverão ser estudadas tais avaliações apenas dos chamados esportes de competição, com vínculo profissional, deixando à parte os esportes de caráter recreativo, estético ou de manutenção da forma física, e até mesmo os esportes competitivos amadores.

O significado econômico e cultural que os desportos em geral apresentam nos dias atuais justifica uma abordagem particularizada.

Até certo ponto, os parâmetros dessa avaliação se confundem com os parâmetros utilizados para os danos de natureza trabalhista, entendendo que na sua maioria os esportes de competição têm uma compensação financeira e econômica. O que os distingue são as pequenas lesões que podem incapacitar o atleta competitivo que necessita de um resultado integral exigido nas suas conquistas. Nas questões ligadas aos danos corporais na esfera trabalhista se impõe que sua incapacidade permanente seja de uma intensidade considerável. Além do mais, essas atividades desportivas nunca estão relacionadas com a legislação trabalhista, e sim através de compensações contratuais ou securitárias pelo alto valor de suas demandas. Entre nós não existe uma legislação trabalhista especial para desportistas profissionais.

Os esportes de competição, também chamados de rendimento, têm como finalidades a obtenção de marcas ou de resultados, sempre alcançados por uma elite de desportistas que, na maioria das vezes, se consagram pelos seus feitos. São indivíduos preparados com atenção e cuidados especiais para alcançar o melhor rendimento.

▼ Caracterização do dano

A avaliação do dano corporal de natureza desportiva, de forma muito clara, a lesão física ou psíquica e, com muito mais precisão, a perturbação de ordem funcional, pois na verdade é esta alteração que se deve precisar. Esses danos físicos e funcionais devem ser especificados pelas suas próprias características e avaliados pelos padrões médico-legais que deixem não só registrada uma incapacidade temporária ou definitiva de o atleta continuar em atividade, mas também que registre um mínimo de perturbação que tenha concorrido para alterar um melhor desempenho, por menor que ele seja.

Esse prejuízo físico ou funcional produzido no desportista de competição independe que tenha sido em consequência da prática de um desporto, mas que isto tenha causado um desgaste no seu rendimento como atleta. Assim, além do que é proveniente do dano específico como praticante de determinada modalidade esportiva, devem ser considerados aqueles outros motivados pelo agravamento de estados patológicos diversos adquiridos fora da área de competição.

▼ Nexo causal

Outra questão importante nessa avaliação é o nexo de causalidade. Como há diversos interesses em jogo, principalmente de ordem trabalhista ou securitária, é importante verificar se o dano teve relação direta com o exercício da atividade de atleta em competição profissional. Dessa maneira, considera-se dentro dos limites dessa avaliação todo dano anatômico, funcional ou psíquico que se verificou em consequência da atividade esportiva, as causas e os efeitos estejam em uma relação de nexo e a existência de alguma relação com o tipo ou a forma de exercício como desportista de resultados.

Nessas considerações devem-se incluir a culpa do atleta, os atos de terceiros, as forças da natureza e o acidente imprevisível.

▼ Parâmetros de avaliação

Nesta modalidade de avaliação pericial, quando se estuda o dano corporal de natureza desportiva, os parâmetros analisados são dirigidos no sentido de considerar a vítima de lesões em esportes de alta competitividade, muitas delas sujeitas a recidivas e a constantes traumas. Aqui devem ser considerados aqueles que ficam impedidos transitória ou permanentemente ou com deficiência do rendimento desportivo.

Podem ser constatadas as seguintes eventualidades:

1. *Incapacidade temporária.* Neste tipo de incapacidade o atleta de competição se encontra em uma situação transitória de impedimento físico ou psíquico de exercer suas atividades desportivas, necessitando pois de tratamento recuperador. Esta é a situação mais comum pela alta incidência de traumas nessa atividade. A incapacidade temporária encerra-se com a cura sem sequelas; ou com a cura com sequelas compatíveis ou não com suas atividades, qualificando-se nestas hipóteses o atleta como portador de uma das incapacidades permanentes.

2. *Incapacidade permanente.* Em tal eventualidade, o atleta apresenta um dano funcional ou psíquico definitivo, de ordem limitativa ou impeditiva em seu rendimento atlético. Essa incapacidade permanente pode ser:

2.1. *Incapacidade permanente parcial para um esporte específico.* Estando nessa condição o atleta ainda que portador de um dano permanente, se esta redução funcional for mínima, deve ser considerado que ele tem limitações para o pleno exercício de suas atividades específicas.

2.2. *Incapacidade permanente total para um esporte específico.* Nesta condição entende-se o atleta que, mesmo apresentando habilidades e condições para exercer outras tarefas ditas genéricas, está incapacitado de exercer sua atividade especializada. Neste caso, o perito deve registrar de forma bem objetiva o tipo de dano e o esporte praticado pela vítima, levando em conta todos os requisitos fisiológicos necessários para sua atividade desportiva, face suas habilitações e especificidades.

2.3. *Incapacidade permanente total para qualquer trabalho.* Considera-se em tal estado o desportista de competição que apresenta uma incapacidade duradoura e absoluta para todo e qualquer ofício ou tarefa, mesmo aqueles considerados mais simples.

3. *Grande invalidez.* Considera-se como grande inválido aquele indivíduo que não só apresenta uma incapacidade permanente total para qualquer modalidade de trabalho, mas ainda se encontra em uma situação de dependência de terceiros para as funções mais essenciais e primárias de sua sobrevivência. Dessa forma, situa-se nessa condição o atleta que em face dos graves danos físicos, funcionais ou psíquicos tornou-se dependente absoluto da assistência de outra pessoa para satisfazer as necessidades mais triviais do ser humano, como se alimentar, vestir-se e locomover-se. A justificativa da inclusão de "grande invalidez" na classificação das incapacidades permanentes para obtenção de trabalho e renda está no fato de que em tais circunstâncias possa a vítima merecer, em uma legislação mais atenta e solidária, uma ajuda adicional para remunerar aquela pessoa que está a sua disposição.

4. *Morte.* Não são poucas as situações de mortes súbitas que se verificam durante ou após uma prática desportiva. Nestes casos a necropsia terá como finalidade não só a determinação da *causa mortis* e do meio ou da ação que provocou o óbito e se este está na relação de causa e efeito, mas ainda se o atleta era portador de algum antecedente patológico que justificasse ou tivesse concorrido como fator predisponente para o êxito letal. Dentre esses antecedentes destacam-se as doenças cardiovasculares como as principais causas de morte durante a prática desportiva, destacando-se entre os jovens a displasia arritmogênica do ventrículo direito, a miocardia hipertrófica e as cardiopatias e coronariopatias congênitas. Entre os desportistas adultos (maiores de 35 anos) a causa mais comum é a cardiopatia isquêmica. Some-se a isso o uso de substâncias estimulantes e anabolizantes.

F. AVALIAÇÃO MÉDICO-LEGAL DO DANO PSÍQUICO

A avaliação e a valorização do dano de ordem psíquica, seja de natureza penal, civil ou administrativa, passam a constituir-se em uma prova de grande e real interesse nos dias atuais, ainda que se considere de difícil e complexa avaliação.

Por isso, há de se ressaltar, mesmo para os especialistas em psiquiatria médico-legal, a existência destas dificuldades, a partir dos critérios diagnósticos que não se ajustam em um padrão clínico, dos distúrbios mal caracterizados ou inaparentes, da impossibilidade de quantificar o dano, da imprecisão em determinar o nexo causal, da dificuldade de consignar a existência de um dano psíquico anterior, da imprecisão de estabelecer a distinção entre um dano neurológico e um dano psíquico e da possibilidade muito frequente de simulação e de metassimulação por parte do examinado.

Em primeiro lugar, deve-se fazer uma distinção bem precisa entre *dano psíquico* e *transtorno mental*. O primeiro caracteriza-se por uma deterioração das funções psíquicas, de forma súbita e inesperada, surgida após uma ação deliberada ou culposa de alguém e que traz para a vítima um prejuízo material ou moral, haja vista a limitação de suas atividades habituais ou laborativas. Já o transtorno mental, chamado ainda por alguns de doença mental, mesmo que tenha como elemento definidor a alteração das funções psíquicas, sua origem é de causa natural.

Se o exame é requerido no interesse criminal, a perícia deve-se orientar por uma metodologia que se incline a responder aos interesses do artigo 129 do Código Penal. Se a questão prende-se às razões do interesse da administração pública, o alvo da perícia é no propósito de avaliar as condições do examinado continuar ou não exercendo provisória ou definitivamente suas atividades funcionais. E se o objeto da avaliação é no sentido da reparação patrimonial ou extrapatrimonial, a perícia deve ser condicionada aos padrões disciplinados pelo Código Civil. E, finalmente, se o interesse da avaliação é no propósito de satisfazer razões de caráter laborativo, a perícia deve-se orientar no sentido da legislação do trabalho.

▼ Caracterização do dano

A primeira coisa a fazer é caracterizar de forma clara a quantificação e a qualificação do dano psíquico, utilizando-se uma metodologia em que se empreguem os meios clínico-psiquiátricos convencionais, os exames subsidiários necessários e disponíveis e se considerem todas as partes constitutivas do laudo pericial.

Nos casos de avaliação do dano psíquico, oriundo de traumatismos, deve-se ter em conta: o dano físico que atingiu a estrutura cerebral com alterações psíquicas e o dano psíquico decorrente da agressão física e da sua repercussão emocional.

É sabido que toda agressão traumática sobre um indivíduo, além do dano físico, traz consigo inevitavelmente um dano psíquico, o qual pode-se até admitir que é relativo às dimensões quantitativas e qualitativas das perdas estruturais e funcionais.

Na avaliação do dano psíquico, embora não seja tarefa fácil, o ideal seria a uniformização de uma semiologia capaz de atender aos diversos interesses periciais.

Calabuig (*in Medicina Legal e Toxicologia, op. cit.*) classifica os principais quadros clínicos do dano psíquico, projetados no interesse médico-legal, entre os que se correspondem com síndromes orgânicas e os que podem ter outra origem. Entre os primeiros estariam o delírio com breve alteração da consciência, a demência com implicação de ansiedade e labilidade afetiva, o transtorno amnésico com falhas da memória, o transtorno catatônico com imobilidade ou excitação motora e a troca do padrão de personalidade. No outro quadro, estariam o transtorno psicótico devido à enfermidade médica, o transtorno do estado de ânimo, o transtorno pela dor, o transtorno psicoemocional e o transtorno neurocognoscitivo leve.

Por outro lado, descreve-se também a chamada *neurose traumática*, traduzida por um desejo mais ou menos consciente de apresentar doença para usufruir de determinado interesse, diferente pois da histeria e da simulação. Essa síndrome é mais vista nas reivindicações por motivo de acidente de trabalho.

Sem dúvida, nessa forma de avaliação, o mais difícil é a atribuição pericial concernente à valorização de cada dano psíquico. Leve-se em conta, além das dificuldades de ordem propedêutica, o fato de o examinado não estar no momento do exame interessado em tratar-se, mas, tão só, em ter reconhecido um dano que lhe atribua facilidades para fins indenizatórios ou de outros interesses. Outro fato relevante é que, nesses casos, diante do conflito de interesses, estão sempre presentes as partes constitutivas do processo, por meio dos seus representantes, cada qual pleiteando suas vantagens e interesses. Deve-se considerar também que, ao contrário dos testes para avaliação do dano corporal resumido a um único exame, que na avaliação do dano psíquico deva-se examinar o indivíduo em várias oportunidades até que o quadro se consolide de maneira mais objetiva e evidente.

O exame clínico de avaliação do dano psíquico deve-se iniciar por uma entrevista cuidadosa e demorada, valorizando-se todas as informações referentes aos antecedentes hereditários e patológicos do paciente, as causas que motivaram suas queixas e os sintomas consequentes da agressão. Em seguida, devem-se utilizar os meios semiológicos pertinentes e os meios complementares, como os testes psicométricos, o eletroencefalograma, os raios X e os exames analíticos de laboratório.

▼ Nexo causal

Esta talvez seja a parte mais delicada e complexa da questão: estabelecer o nexo causal, principalmente quando se procura relacionar com uma entidade anterior ou com uma simulação do examinado. Há de ficar bem caracterizada a relação de causa e efeito pois se constitui essa fase no elemento primordial da questão da caracterização e da reparação do dano psíquico.

Esta relação entre o dano pessoal e as sequelas psíquicas é um pressuposto imprescindível de ser avaliado e, por isso, não pode deixar de ser um ponto primordial da perícia. Em muitos casos, a natureza do pleito não reside na quantidade do dano físico nem nas manifestações psíquicas dele decorrentes, mas essencialmente nas condições em que se deu a relação entre o resultado e o evento causador. O nexo de causalidade é da exclusiva competência médico-legal.

Para tanto, é necessário que se tenha um diagnóstico certo da lesão inicial, que ele seja decorrente do traumatismo, que não exista anteriormente a lesão ou suas consequências, que as manifestações psíquicas atuais tenham relação estreita com a ofensa física ou moral recebida, que haja relação de temporalidade, isto é, que exista uma coerência de prazo entre a lesão e as sequelas, que haja uma lógica anatomoclínica e que se tenha um diagnóstico atual.

▼ Estado anterior

Outro problema não menos complexo é o da determinação da existência de dano anterior ou do estado anterior da vítima quando se quer avaliar existência de dano psíquico para fins de reparação.

A existência de um dano físico ou de um estado patológico anterior não se constitui em uma tarefa complicada. Difícil é estabelecer com precisão se o examinado antes da agressão traumática ou moral era ou não portador de transtornos psíquicos, principalmente quando estes não foram diagnosticados ou tratados.

O perito deve-se valer de uma anamnese perfeita e cuidadosa, da informação dos familiares e do relatório de profissionais que tenham porventura cuidado do paciente. Ter em conta também que, mesmo existindo anteriormente um quadro de transtorno mental, para considerá-lo como importante na avaliação e na reparação, basta que se prove ter havido agravamento do processo.

Todavia, se não há nenhuma dessas evidências sobre o estado anterior do examinado, estamos diante de uma situação mais complicada, restando tão só o exame clínico acurado que seja capaz de demonstrar com clareza que a sintomatologia psíquica apresentada ou o seu agravamento é decorrente da agressão recebida.

▼ Estudo da simulação e da metassimulação

Para um especialista cuidadoso não deve constituir problema quando diante de um quadro de *simulação* (fingir a perturbação) ou *metassimulação* (exagerar as manifestações reais).

Para se ter bom êxito diante de um simulador, faz-se mister, em primeiro lugar, proceder um exame clínico cuidadoso e demorado, valorizando-se os sintomas coerentes, as manifestações falsas, as incoerências intrínsecas, os artifícios engenhosos, a falta de cooperação ao exame, os antecedentes antissociais do examinado e a sintomatologia absurda. Levar em conta o mutismo obstinado, a confusão mental maciça e as atitudes extravagantes.

No caso de metassimulação, a perícia terá mais dificuldades pelo fato de existir realmente uma perturbação. Se há dados informativos anteriores sobre a patologia do paciente, a questão se torna menos complexa. Caso não exista, o perito deverá valer-se do exame clínico bem elaborado e cuidadoso, levando em conta ainda os transtornos de comportamento e de inserção social e quais seus verdadeiros interesses em buscar uma avaliação de suas perturbações.

▼ Padrões de avaliação

1. *Questões de natureza penal*. Se o sentido da avaliação do dano psíquico é no interesse penal, deve-se estabelecer o *corpo de*

delito, entendendo-se como tal o conjunto das manifestações sensíveis deixadas pela ação delituosa.

Para a caracterização do dano psíquico de natureza criminal é necessário que se responda às seguintes situações:

1.1. *Se do dano resultou incapacidade para as ocupações habituais por mais de trinta (30) dias*. Esta incapacidade não precisa ser total, bastando que restrinja o indivíduo naquilo que ele faz por hábito, independente de isto lhe trazer ou não prejuízo econômico. Ela deve ser apenas real e não hipotética.

1.2. *Se do dano resultou debilidade permanente de membro, sentido ou função*. Deve-se entender tal condição como um enfraquecimento ou debilitação da capacidade funcional ou de uso de um membro, de um sentido ou de uma função. A debilidade transitória não caracteriza tal situação.

1.3. *Se do dano resultou aceleração do parto*. Avalia-se aqui se, do dano psíquico produzido, a mulher teve seu parto antecipado.

1.4. *Se do dano resultou incapacidade permanente para o trabalho*. Aqui deve-se considerar se o indivíduo em virtude do dano recebido está ou não privado de exercer qualquer atividade lucrativa. Ou seja, se existe uma invalidez total e permanente para exercer um ofício ou uma atividade laboral. Também há de se distinguir se esta invalidez total e permanente é para o trabalho específico ou para o trabalho genérico. Vale apenas o trabalho genérico.

1.5. *Se do dano resultou uma enfermidade incurável*. Nesta situação, deve-se entender que o indivíduo após o dano psíquico apresentou ressentimento ou perturbação de uma ou mais funções orgânicas e de grave comprometimento à saúde, em caráter permanente.

1.6. *Se do dano resultou perda ou inutilização de membro, sentido ou função*. Agora não se considera apenas a debilidade, mas uma contingência mais grave acarretando o comprometimento máximo da funcionalidade daquelas estruturas.

1.7. *Se do dano resultou deformidade permanente*. É difícil considerar que um dano psíquico possa redundar em uma deformidade, tida como toda alteração capaz de reduzir, de forma acentuada, a estética individual. Mesmo assim, deve-se entender deformidade permanente como a perda do aspecto habitual. Este dano é antes de tudo um dano moral. Suas razões são sociais e morais em razão da sua forma visível e depri-mente. São características agravantes: a localização, a extensão e o aspecto. Em questões de direito público a idade, o sexo e a profissão da vítima têm um sentido relativo.

1.8. *Se do dano resultou aborto*. Nesta situação, considera-se a existência de aborto cuja causa foi um dano psíquico recebido.

2. *Questões de natureza cível*. Procura-se estimar o dano psíquico sofrido como bem pessoal patrimonial atingido, e com isso reparar através de um montante indenizatório as perdas causadas à vítima.

Os parâmetros desta avaliação devem incidir sobre as seguintes eventualidades:

2.1. *Se do dano resultou incapacidade temporária*. Esta incapacidade corresponde a um tempo limitado de inaptidão que vai desde a produção do dano até a recuperação ou a estabilização clínica e funcional das perturbações verificadas. No primeiro caso, há a *cura*. E, no segundo, a *consolidação*. Esta forma de incapacidade pode ser total ou parcial e se traduz pelo tempo necessário para o tratamento clínico, seja em regime hospitalar ou ambulatorial.

2.2. *Se do dano resultou* quantum doloris. Durante o período de incapacidade temporária é importante que se determine o tempo do sofrimento moral traduzido pela angústia, ansiedade e abatimento, diante do risco de morte, a expectativa dos resultados e os danos psicológicos ante as intervenções e o destino dos negócios da vítima. Esta avaliação é eminentemente subjetiva, mas pode ser motivo da apreciação pericial e ser quantificada em níveis de *pouco significante, significante, moderado, importante e muito importante*. Ou ser calculado em uma escala de valores que varie de 1 a 5.

2.3. *Se do dano resultou incapacidade permanente*. Este parâmetro permite consignar se o prejuízo psicossensorial é de caráter permanente e se total ou parcial. Ele é parcial quando o dano, embora duradouro, não torna a vítima inválida e definitivamente incapaz para as suas ocupações ou trabalho. É total quando a vítima passa a ser assistida de forma permanente por alguém. Hoje, a tendência nas lides cíveis é avaliar o que o indivíduo ainda é capaz de produzir, dentro de uma política de "capacidades possíveis", em vez de se fixar em tabelas em busca das chamadas "taxas de incapacidade permanente".

2.4. *Se do dano resultou prejuízo estético*. Aqui, diferente da avaliação de natureza penal, leva-se em conta a personalização do dano, no que diz respeito ao sexo, idade, estado civil, profissão, situação anterior e comportamento da vítima em relação ao dano estético. Pode ser avaliado este dano em grau mínimo, moderado ou grave. Pode também ser classificado em prejuízo estético, deformidade e aleijão. Ou se estabelecer uma escala de valores que varie de 1 a 7.

2.5. *Se do dano resultou prejuízo de afirmação pessoal*. Significa que alguém foi prejudicado em suas realizações pessoais e é tanto mais grave quanto mais jovem é o indivíduo e quanto mais intensas forem suas atividades de lazer, de dotes artísticos e de capacidade intelectual. Alguns admitem que este parâmetro de avaliação não é da competência pericial, deixando este *"préjudice d'agrément"* para a consideração do magistrado. No entanto, admitimos que a escusa da avaliação pericial em tal circunstância é perder uma face muito importante da questão. Deve-se também quantificar este prejuízo por meio de uma escala de valor que vá de 1 a 5. Neste particular, pode-se discutir também o que se chama de *prejuízo do futuro*, desde que esta avaliação não seja hipotética, mas certa. Assim, no caso de uma criança vítima de um dano psíquico grave não é difícil dizer-se dos seus prejuízos e de suas frustrações, do atraso escolar e das perdas na sua formação.

3. *Questões de natureza administrativa*. Nesse parâmetro, a perícia deve demonstrar se o indivíduo examinado, no interesse da administração pública, está em condições de assumir suas atividades funcionais e, se já é funcionário, saber se o dano psíquico recebido lhe torna capaz de continuar em suas funções ou se deve ser afastado provisória ou definitivamente. Os critérios usados no interesse administrativo estão balizados pelos dispositivos do Regime Jurídico dos Servidores Civis da União e dos Estatutos dos Funcionários Públicos Estaduais e Municipais de cada Federação ou Município.

4. *Questões de natureza trabalhista*. Também nesse particular, a perícia deve ser orientada no sentido de confirmar ou não a existência de um dano psíquico, estabelecer o nexo de causalidade das atividades laborais com esse dano e orientar os parâmetros de avaliação médico-legais com o propósito de definir se essa perturbação produziu *incapacidade temporária, incapacidade permanente parcial para o trabalho específico, incapacidade permanente total para o trabalho específico, incapacidade permanente para o trabalho genérico* ou, finalmente se produziu uma *grande invalidez* (ver detalhes nos "parâmetros de avaliação do dano corporal de natureza trabalhista").

É bom enfatizar que as perturbações mentais motivadas pelo trabalho não são tão raras como podem parecer. Elas vão desde um processo delirante oriundo de um quadro tóxico até às alterações psicopatológicas dos aposentados e afastados do trabalho.

MODELOS DE LAUDOS

▼ Laudo de avaliação do dano corporal de natureza penal

1. Preâmbulo

Em atendimento ao Ofício nº 462/98, da 12ª Delegacia de Polícia, referente à ocorrência nº 1.146/98, solicitando exame de corpo de delito em GHAR, o Dr. Eduardo da Silva Reis, Diretor deste Instituto de Medicina Legal, designou o Dr. José Ribamar Souza Machado Filho, Médico especialista em Medicina Legal, e o Dr. Malthus Fonseca Galvão, Médico especialista em Medicina Legal e Cirurgião Dentista Chefe da Odontologia Legal deste Instituto para realizarem os exames periciais pertinentes.

2. Histórico

Paciente refere agressão física no dia 02/02/98. Refere ter sofrido três socos, um na região atrás da orelha esquerda, outro na própria orelha esquerda e um último no lado esquerdo do queixo, causando uma fratura dentária. O dente quebrado, segundo o relato, está dolorido ao contato, atrapalhando a mastigação, porém sem dor espontânea.

3. Descrição

Às dezoito horas do dia 03/02/98, nas dependências deste Instituto, Gustavo Henrique Alves Rodrigues apresentava pequeninas equimoses avermelhadas, algumas coalescentes, correspondendo no conjunto a uma faixa cutânea de aproximadamente 5 × 20 mm, disposta axialmente ao pescoço em sua região cervical posterior superior esquerda (fotos nºs). O segundo molar inferior esquerdo apresentava em sua região distovestibular uma solução de continuidade do esmalte dentário, estendendo-se da ponta da cúspide distovestibular até a região subgengival correspondente com limites agudos e cortantes (fotos nºs). A dentina subjacente a esta falha também apresentava perda de substância. As superfícies adamantinas e dentinárias não naturalmente expostas apresentavam-se lisas, com colorações características e sem tecidos cariados ou pigmentações. A gengiva relacionada com a falha dentária apresentava uma discreta hiperemia, e não se apresentava colabada sobre o contorno não natural do dente. A oclusão do periciando era do tipo II de Angle, ou neutro-oclusão (foto nº), e durante o movimento de lateralidade direita a cúspide mesiolingual do segundo molar superior esquerdo atingia o que seria o contorno natural da cúspide do segundo molar inferior esquerdo. O estado dentário, excetuando-se a fratura dentária, era excelente. O exame das articulações temporomandibulares não revelou anormalidades.

4. Discussão

As equimoses encontradas no pescoço, por suas localizações, morfologias e colorações são condizentes com o histórico de um soco há menos de vinte e quatro horas naquela região. Esta coloração encontrada apresentaria, provavelmente, uma tonalidade mais escura se decorressem quarenta e oito horas. A falha dentária apresentada pelo segundo molar inferior esquerdo, por suas características, corresponde a uma fratura dentária muito recente. A lisura e ausência de pigmentações da superfície fraturada e as bordas cortantes do esmalte indicam que a fratura é muito recente, enquanto o estado da gengiva, que não colabou sobre o espaço deixado pela fratura, não se manteria por mais de quarenta e oito horas após a fratura. O

histórico do soco no queixo pelo lado esquerdo não poderia ter causado a fratura diretamente, pois o fragmento se desgarrou da direita para a esquerda, na mesma direção do golpe. O mecanismo que explicaria a dinâmica seria o trauma indireto no qual, no golpe, a mandíbula seria deslocada bruscamente para a direita, e a ponta da cúspide distovestibular do segundo molar inferior esquerdo se chocaria com a cúspide mesiolingual do segundo molar superior homolateral. A dentina fraturada apresenta seus canalículos dentinários expostos, o que leva a uma sensibilidade dentária naquela região, condizente com o histórico. A evolução natural da equimose leva à cura. A evolução natural da fratura dentária, pela exposição da dentina, provavelmente levará a uma lesão de cárie que poderá ao longo do tempo inutilizar o dente. A exposição da dentina pode, diretamente ou por intermédio de uma lesão de cárie subsequente, causar lesão irreversível da polpa dentária, levando a necessidade de tratamento endodôntico, popularmente conhecido como tratamento de canal. A função mastigatória está diminuída atualmente pela sensibilidade e, em um futuro, dependerá da evolução do caso, podendo ser nula caso a reparação dentária seja realizada com êxito. A perda de um dente apenas compromete de imediato a função em uma proporção muito maior que a simples porcentagem que aquele elemento perdido representava na oclusão, pois quebra-se a integridade do arco. A perda de um dente leva, com o tempo, a alterações oclusais que incluem a extrusão do antagonista e a migração mesial com inclinação do dente posterior à falha. Traumas mandibulares intensos podem eventualmente ocasionar, a longo prazo, disfunção da articulação temporomandibular.

5. Conclusão

Houve lesões corporais representadas pelas equimoses cervicais e fratura dentária do segundo molar inferior esquerdo. A função mastigatória está atualmente diminuída em função da fratura dentária. A evolução natural da fratura dentária provavelmente incrementará esta debilidade funcional. Existe tratamento restaurador eficaz.

6. Resposta aos quesitos

Primeiro: *Há ofensa à integridade corporal ou à saúde?*
Sim.

Segundo: *Qual o instrumento ou meio que a produziu?*
Contundente.

Terceiro: *Foi produzido por meio de veneno, fogo, explosivo ou tortura, ou por meio insidioso ou cruel? (resposta especificada).*
Não.

Quarto: *Houve perigo de vida?*
Não.

Quinto: *Resultou em incapacidade para as ocupações habituais por mais de trinta dias?*
Não.

Sexto: *Resultou em incapacidade permanente para o trabalho, enfermidade incurável, debilidade permanente de membro, sentido ou função, aborto ou aceleração de parto ou deformidade permanente? (resposta especificada.)*
Sim, debilidade permanente da função mastigatória em grau mínimo (vide discussão).

Brasília, 25 de fevereiro de 1999

Dr. José Ribamar Souza Machado Filho
Médico-Legista

Dr. Malthus Fonseca Galvão
Médico e Odonto-Legista

▼ Laudo de avaliação do dano corporal de natureza cível

Referência: Processo nº 200.96019665-3 – Ação Indenizatória
Autor: *EAA*
Réu: *FSMP*
Juízo de Direito da 6ª Vara Cível
Comarca de João Pessoa – Paraíba

1. Preâmbulo

No dia 1º de julho de 1997, às 10:00 h, compareceu ao Ambulatório do Hospital Universitário, Centro de Ciências da Saúde, UFPB-Campus I, em João Pessoa, o Sr. *EAA*, 26 anos, casado, paraibano, de profissão braçal, residente na Rua Nilo Peçanha, 136, na cidade de Santa Rita (PB), com vistas ao exame pericial de dano em Processo Civil, solicitado pelo Exmo. Sr. Dr. Ruy Formiga Barros, Juiz de Direito da 6ª Vara Cível da Comarca de João Pessoa, Paraíba.

O Sr. *EAA* veio acompanhado de seu advogado, estando presentes também o réu, seu advogado e seu assistente técnico indicado.

2. Informação

Conta o examinado que no dia 29 de junho de 1996, às 17 h e 30 min, foi vítima de atropelamento por um veículo, na BR-230, trecho de Santa Rita, nas proximidades do Posto Planalto. Informa ainda que logo após o acidente foi levado à Casa de Saúde São Vicente de Paula, em João Pessoa, onde foi internado e operado.

Diz que deste internamento permaneceu na Casa de Saúde até o dia 31 de julho, ou seja, durante 1 mês. Conta que foi novamente internado e operado, mas não sabe dizer quando e por quanto tempo.

3. Dados complementares

3.1 – Consta do Laudo de Corpo de Delito realizado no IML/SSP/PB, em 16 de outubro de 1996:

"Deambulação com auxílio de muleta. Cicatrizes hipertróficas e hipercrômicas na face posterior do terço superior do antebraço direito. Fratura dos ossos da perna direita. Incapacidade para as ocupações habituais por mais 120 dias. Debilidade permanente de membro, sentido ou função. Pode resultar em deformidade permanente. Incapacidade permanente ou doença incurável ou inutilização de membro, sentido ou função, não."

3.2 – Está em um atestado fornecido pelo Dr. *LJLM*:

"Declaro para os devidos fins que o paciente *EAA* foi atendido neste serviço no dia 29/06/96, após atropelamento, tendo o diagnóstico de fratura dos ossos da perna direita, e o mesmo foi submetido a cirurgia apresentando incapacidade funcional de exercer suas atividades cotidianas e profissionais durante um período de 120 dias, a partir da data já citada."

3.3 – Há também uma declaração assinada pela Sra. *MLNS*, Tesoureira Executiva da Casa de Saúde e Maternidade São Vicente de Paula:

"Declaro para os devidos fins que o Sr. *EAA* esteve internado nesta Casa de Saúde e Maternidade São Vicente de Paula do dia 29/06/96 às 18:30 h a 31/07/96, com a AIH 165864105-0, conforme número de registro 001706-4, CID 823.6/5 (redução cirúrgica da diáfise da tíbia com fixação)."

4. Estado atual

4.1 – Queixas:

O examinado informa que tem dificuldade de andar, de subir e descer escadas, que sente dores na perna e não tem força no membro inferior direito.

4.2 – Exame objetivo:

A vítima apresenta uma cicatriz hipertrófica e hipercrômica, com marcas de pontos de sutura nos dois terços inferiores da face anterior da perna direita. Apresenta também uma discreta inclinação do eixo da perna para fora e um discreto encurtamento do membro inferior direito. Na face anterior da perna direita, sentem-se pela palpação duas formações salientes e resistentes, cuja origem deve-se a dois calos de consolidação das fraturas verificadas no acidente.

Na face anterior do antebraço verifica-se uma cicatriz irregular, hipertrófica e hipercrômica, possivelmente oriunda do mesmo acidente.

A marcha é claudicante, com o pé ligeiramente em rotação externa. Nota-se um moderado edema do tornozelo direito. Não há prejuízo de flexão ou extensão da perna em análise, mas configura-se uma discreta diminuição da movimentação ativa do membro inferior direito. Os focos de fratura não apresentam mobilidade.

4.3 – Exames complementares:

Raios X da perna direita (2) – nº 53

"Calo de fratura em formação com desvio do 1/3 inferior da tíbia e perônio." Ass. Dr. *AMC*.

4.4 – Avaliação atual:

O examinado apresenta-se em um estágio evolutivo de consolidação óssea, de forma atípica, resultando na formação lenta do calo e em um desvio do segmento distal da tíbia e do perônio. Nota-se, no estudo radiológico atual, o fechamento parcial das fraturas, principalmente quando vistas de perfil.

5. Discussão

5.1 – Há dados complementares e informações suficientes para se estabelecer o nexo de causalidade entre o dano e o acidente.

5.2 – Até a presente data, houve dois tipos de incapacidade temporária: a incapacidade temporária total – aquela em que a vítima ficou impedida de exercer qualquer atividade, mesmo as mais pessoais; e a incapacidade temporária parcial – aquela que limita apenas em parte suas atividades habituais. A primeira cessa em geral com a alta hospitalar ou com mais algum tempo depois. A segunda se verifica com a consolidação da lesão ou com o tempo decorrido para a recuperação funcional.

5.3 – Mesmo quando o paciente estiver completamente em condições de voltar a se ocupar de suas atividades laborais e habituais, ele permanecerá com discreta restrição funcional do membro inferior direito, devido às lesões recebidas e ao longo tempo para uma devida recuperação. Haverá, portanto, um dano permanente, notadamente no que diz respeito à marcha e à atividade funcional plena. Deve-se levar também em conta que há de se distinguir, no caso em tela, tratar-se de um trabalhador braçal, cujo trabalho genérico deve ser avaliado, pois não existe uma incapacidade específica para essa ou aquela forma de atividade laboral.

5.4 – Quanto à incapacidade total e permanente ou à invalidez, estas não existem, pois sua debilidade de função do membro inferior direito não alcança uma deficiência que se possa recomendar como bastante para impedir ou torná-lo incapaz definitivamente para o trabalho.

5.5 – Em relação ao dano apresentado pela vítima, é mister reconhecer que houve um prejuízo estético, motivado pela cicatriz, pela marcha claudicante, pelo desvio do eixo da perna e pelo encurtamento do membro inferior direito, o que se revela não só no seu aspecto estético-estático (forma e disposição), como no seu aspecto estético-dinâmico (marcha). Deve-se levar em conta ainda o sexo, a profissão, a idade e a condição socio-econômica do examinado.

5.6 – No caso aqui questionado, o prejuízo de afirmação pessoal só poderia ser cogitado se da lesão tivesse originado uma incapacidade total e permanente que privasse a vítima de exercer qualquer atividade para a qual ela já estava inserida antes do acidente em discussão.

5.7 – No entanto, além da conduta conservadora do tratamento clínico e fisioterápico para a consolidação completa das fraturas, o médico que acompanha o examinado pode optar por uma conduta cirúrgica, refraturando os ossos e fixando-os externamente com a finalidade de preservar a estética da perna afetada, através do alinhamento das extremidades distais da tíbia e do perônio direitos. Deve-se levar em conta ainda que a tíbia é um osso pouco vascularizado e de demorado processo de consolidação. Para tanto, indica-se a fisioterapia especializada para estimular o fluxo sanguíneo na formação do "calo", assim como uma alimentação que venha influenciar positivamente no processo de calcificação.

5.8 – Há de se considerar também o *quantum doloris* durante a incapacidade temporária, levando em conta as dores do ferimento e dos meios terapêuticos, além do sofrimento psicológico, da angústia e da ansiedade diante do traumatismo e de suas consequências. Não é difícil imaginar, neste caso, o sofrimento físico produzido no acidente, nos transportes aos diversos serviços de atendimento médico para o tratamento das lesões e na complementação fisioterápica, somando-se a isso a realidade vivenciada dos padecimentos moral e psicológico.

6. Conclusões

6.1 – No presente estudo, ficou estabelecida a existência do nexo de causalidade entre o traumatismo e o dano.

6.2 – Houve uma incapacidade geral temporária do dia do acidente (29/06/96) até 60 dias após o último internamento. A incapacidade pode voltar a existir, com o mesmo tempo, caso a vítima venha a operar-se novamente.

6.3 – Há uma incapacidade parcial temporária da data do encerramento da incapacidade geral temporária até 180 dias após este exame (1º/01/98).

6.4 – Existe uma incapacidade temporária para o trabalho até 1º de janeiro de 1998, data esta que consideramos como de consolidação das lesões.

6.5 – O examinado apresenta um dano estético qualificado como moderado (em uma escala de 1 a 7, seria de 3).

6.6 – O examinado é portador de sequelas anatomofuncionais que lhe conferem uma debilidade permanente parcial fixável em 20% do valor da perna direita e em 10% do valor geral do corpo.

6.7 – A debilidade permanente parcial fixada acima não é impeditiva do exercício de sua profissão de trabalhador braçal, bem como de outras profissões correlatas às suas aptidões, após os 180 dias aprazados acima, desde que sejam seguidos os cuidados recomendados.

6.8 – O examinado necessita de mais 180 dias para complementação de tratamento, através de cuidados especializados, em fisioterapia ou por meio de nova cirurgia.

6.9 – O *quantum doloris*, durante o tempo de incapacidade temporária, é qualificável em médio (em uma escala de valores variando de 1 a 5, seria de 3).

7. Respostas aos quesitos

Após cuidadoso exame do paciente e consulta nos seus resultados de exames e prontuário, responde o perito:

7.1 – Quesitos do réu:

1. Por ocasião da Perícia foi feita uma radiografia para avaliar o grau de consolidação das fraturas?

R. Sim.

2. Em caso positivo, a radiografia acusou a presença de um calo de fratura no lugar das fraturas?

R. Sim.

3. As fraturas estão consolidadas?

R. Ver resposta ao item 4.4.

4. Em caso negativo, indicar as razões: existe solução prestando-se atendimento pelo regime SUS?

R. Ver resposta ao item 5.7.

5. Se não, existe solução prestando-se atendimento pelo SUS?

R. Sim.

6. Estando as fraturas consolidadas, restou alguma sequela?

R. Sim.

7. Essas sequelas importam em incapacidade?

R. Ver resposta ao item 6.6.

8. Em se tratando de um trabalhador braçal, como é o caso do periciando, essas sequelas redundaram em algum tipo de comprometimento ou incapacidade laboral do paciente?

R. Ver resposta ao item 6.7.

9. Em que grau percentual estima a redução da capacidade laboral do paciente?

R. Ver resposta ao item 6.6.

10. Essa incapacidade é temporária ou permanente?

R. Ver resposta ao item 6.3.

7.2 – Quesitos do autor:

1. Pode o competente perito judicial informar se o promovente, devido ao sinistro, ficou inválido parcial ou definitivamente para o trabalho que exercia antes? (carregador de caminhões).

R. Ver resposta ao item 6.7.

2. Se devido ao acidente houve perda irreversível e irreparável para o promovente?

R. Ver resposta ao item 6.5.

3. Se o acidente trouxe algum defeito na estética ou no físico do promovente?

R. Ver resposta ao item 6.5.

4. Se o autor ainda poderá exercer a profissão que exercia antes do sinistro? E, se positivo, se houve redução na sua capacidade funcional? E se exigirá maior esforço para desempenhar a mesma atividade?

R. Ver as respostas aos itens 6.7 e 6.6.

5. Se o autor ainda será submetido a novas cirurgias e se existe possibilidade de perda total da perna do requerente?

R. À primeira parte do quesito, ver a resposta ao item 5.7. À segunda parte, não.

6. Se o acidente trouxe fratura exposta dos ossos da perna, tíbia e perônio do requerente?

R. Sim.

João Pessoa, 5 de julho de 1997
Genival Veloso de França
Perito do Juiz

Periclitação da Vida e da Saúde

▼

CONCEITO

Nosso Código Penal vigente trata da Periclitação da Vida e da Saúde no Capítulo III do Título I da Parte Especial, entre os Crimes Contra a Pessoa, nos artigos 130 (contágio venéreo), 131 (contágio de moléstias graves), 132 (exposição de perigo para a vida ou a saúde de outrem), 133 e 134 (exposição ou abandono de incapaz ou recém-nascido), 135 (omissão de socorro) e 136 (maus-tratos).

Os objetos da proteção jurídica nesses dispositivos são a saúde e a vida do homem, sujeitas, vez por outra, a sofrer ameaças por pessoas menos precavidas ou audaciosas. O Estado, em sua ação de proteção e respeito à integridade corporal e à vida, não se preocupa apenas com os ilícitos seguidos de resultados. Assegura essa proteção mesmo nos momentos de simples ameaça. Basta o agente ter criado uma situação de possibilidade de dano, expondo a perigo aqueles bens protegidos. Esse perigo é uma probabilidade e não uma mera conjetura.

O delito não é de resultado, mas de perigo. Aqui, neste estudo, risco e perigo têm quase o mesmo sentido. Ambos estão descaracterizados de resultados. Assim, por exemplo, um médico que experimenta um novo medicamento, ainda não provado, em seu cliente, apenas para especular e quando os meios tradicionais não foram deliberadamente esgotados, expõe o paciente a risco de vida até certo ponto desnecessário. Um dos deveres de conduta do médico é o *dever de abstenção de abuso*.

Não se discute que a sociedade hodierna, através dos meios mais sofisticados que a tecnologia lhe oferece, cria para o indivíduo uma série de riscos. Esse é o tributo que pagamos pela prestação de muitos dos serviços que recebemos. A medicina moderna, por exemplo, nada mais representa senão uma sucessão de riscos. O que se deve punir, no entanto, é a falta de cuidados necessários à segurança e a intenção anômala de expor alguém

a risco dispensável. Ou que esse risco seja mais que mínimo e contrário aos interesses da ordem pública e do bem social.

Mesmo que a noção de risco à vida e à saúde seja indeterminada, o fato não deixa de constituir uma tentativa de lesão corporal, merecendo a incriminação especial. Também não se pode negar nesses casos a existência de um resultado. O perigo pode ser considerado igualmente um resultado, pois configura-se em um instante de insegurança e ameaça para o objeto tutelado.

Para caracterizar o ilícito penal, é bastante que o agente exponha a vítima a uma situação em que a vida ou a saúde tenha se aproximado de um perigo direto e iminente. Basta a vontade ou a consciência do sentido real do perigo.

Não é necessário que ele queira o dano efetivo, pois aí estaria caracterizada a tentativa de homicídio ou de ofensa física. O autor apenas cria uma condição que ameaça a segurança de alguém. A pena específica do delito de perigo só não é aplicada se o fato redundar crime mais grave.

Outro fato marcante desta espécie criminosa é que o perigo deve ser individual e não coletivo, pois dessa maneira passaria a configurar o delito de perigo "contra a incolumidade pública". Deve ainda ser distinto dos crimes de omissão de socorro, de maus-tratos e da forma culposa de lesão corporal por imprudência.

Não deve prevalecer o motivo ou a natureza do ato gerador do perigo. Basta apenas que ele deixe o periclitante sob risco atual e direto.

CONTÁGIOS VENÉREO E DE MOLÉSTIAS GRAVES

O anteprojeto apresentado ao novo Código Penal elimina a figura do crime de "perigo de contágio venéreo", pois as doenças ali inseridas são hoje combatidas de forma mais efetiva pela medicina atual e não têm o mesmo sentido infamante e as mesmas consequências existentes em 1940. Mantém o crime de "perigo de contágio de doença grave" onde estão incluídas as patologias mais graves independente de a transmissão resultar de relações sexuais ou atos libidinosos, porém oriundas de três situações: a) o agente sabe estar contaminado; b) quis transmitir a doença; c) a doença é reconhecidamente transmissível.

O delito de contágio, principalmente o de contágio venéreo, sempre mereceu, por parte de alguns, certas objeções contra sua incriminação. O risco da enfermidade venérea estaria incluído no próprio complexo sexual, sendo inerente à constituição orgânica dos homens e das mulheres. Como a função sexual é exercida algumas vezes na clandestinidade dos prostíbulos, lugares de maior incidência da moléstia, não teria o sujeito passivo motivos idôneos de pleitear a antijuridicidade do ato. Seria punir, quase sempre, a mulher ironicamente chamada de *vida fácil*, sujeita a toda sorte de contaminação, muito mais vítima que autora, o que não deixaria de constituir uma injustiça. E, finalmente, seria tarefa dificultosa estabelecer com precisão o dolo.

O crime de perigo de contágio de moléstias graves excluía do seu âmbito as doenças venéreas, pois aquela espécie criminosa não admite a culpa, mas tão somente ter o agente ativo agido dolosamente. Outra distinção é que, no delito de perigo de contágio de moléstias graves, a transmissão pode ser direta e, também, indireta. Essa opinião não é unânime, qual seja a de as doenças venéreas graves e contagiosas não estarem incluídas no crime de perigo de contágio de moléstias graves. No entanto, como existem no diploma penal de 1940 dois dispositivos, é clara a sua distinção.

O anteprojeto à lei penal em discussão inclui aquelas categorias delituosas nos crimes de "perigo de contágio de doença grave" com a seguinte redação: "Praticar ato capaz de transmitir a outrem doença grave de que sabe estar contaminado."

AIDS

No ano de 1979, em Los Angeles, os pesquisadores Joel Weismann e Michael Gottlieb notaram um quadro clínico estranho em certos pacientes, como febre prolongada, emagrecimento rápido, fadiga acentuada e infecções oportunistas, além de comprovada deficiência do sistema imunológico. Certamente foram os primeiros pacientes diagnosticados com a síndrome da imunodeficiência adquirida (AIDS), essa nova desordem complexa e grave do conjunto defensivo do corpo, capaz de provocar a falência imunológica e favorecer as mais diversas infecções por germes oportunistas.

Acreditamos que, em nenhum momento da existência humana, houve um inimigo biológico tão sombrio e cruel, capaz de trazer mais desafios e de confundir tanto a opinião pública como a AIDS. Certamente, ainda vamos permanecer atônitos e perplexos por muito tempo, mesmo depois da descoberta do seu tratamento, porque inúmeras são as implicações dessa nova ordem no contexto das relações sociais. Nenhuma doença trouxe, no seu conjunto, tanta complexidade e inquietação quanto a AIDS, seja no seu aspecto epidêmico, moral ou imunológico, seja no seu caráter incurável e letal. E não poderia ser de outro modo.

No entanto, a partir do instante de uma reflexão mais atenta, começamos a enxergar uma multidão de fatos que alucina e dá à AIDS um rótulo maldito e fatal. Mas tão contraditório, a ponto de não existir ainda uma resposta imediata para justificar o seu aparecimento, se ela é ou não uma doença atual e qual a razão de sua trágica rapidez. Seria ela uma nova doença tão ao gosto

das mentes especulativas ou apenas a reorganização sistemática de uma propedêutica sobre o que já existia?

Mesmo que a intuição científica nos dê a esperança de que estamos marchando para a cura da AIDS, muitas verdades médicas ainda não foram reveladas, e o preconceito continua a crescer como uma avalanche medonha e avassaladora. O perigo de tal avanço é que essa doença saia do corpo dos pacientes e permaneça na imaginação de todos, estigmatizada pela discriminação odiosa e fantasiada pelo modismo que contamina os doentes, a sociedade e os próprios médicos. O risco, portanto, é se transformar a AIDS em uma metáfora, ou criar-se uma ideologia política autoritária capaz de promover o medo como controle social mais rigoroso. Antes, a tuberculose era uma doença impregnada por uma aura romântica. A AIDS não. Ela tem um estigma comprometedor e pode se transformar em uma síntese do mal como se a natureza estivesse se vingando dos horrores do mundo. De uma maneira ou de outra, as doenças sempre foram usadas como metáforas contra uma sociedade que é amoral ou injusta, como quem emite um apelo racional.

Quando se disse, no início, que ela seria uma entidade dos homossexuais, era de fato dos homossexuais porque apenas neles se procurou a doença. Depois, afirmou-se que podia ser ainda dos consumidores de drogas injetáveis e passou a ser igualmente deles. Agora, é também dos heterossexuais, e a sua incidência, segundo essa visão, é cada vez maior. Já se sabe que, sendo a AIDS uma virose clássica e tendo como via principal de contágio o ato sexual, e admitindo-se que as pessoas são, em sua maioria, heterossexuais, hoje a prevalência dos pacientes e infectados seria de heterossexuais.

O fato é que hoje, em toda parte, os portadores de AIDS enfrentam uma situação constrangedora. Sofrem o horror de uma doença que os estigmatiza no convívio social e os avilta na luta pelos meios de sobrevivência. São doentes marginais do desprezo e do abandono, mesmo dos que lhes são próximos. Negam-lhes tudo: o afeto, a estima, a solidariedade e, até, o direito de morrer com dignidade.

Vejamos a seguir algumas dessas situações.

▼ Esterilização dos HIV-positivos

Qualquer que seja o andamento da discussão que favorece a esterilização humana, como proposta de inserção em uma política de planejamento demográfico, não existe nenhuma justificativa de ordem ética ou legal capaz de legitimar essa prática em pessoas portadoras de sorologia positiva para o vírus da imunodeficiência humana (HIV), porque qualquer forma de insinuação eugênica traz sempre o ranço do constrangimento e as marcas da intolerância.

Mais grave do que esterilizar um homem ou uma mulher, mesmo doente, é invadir a intimidade de um ser humano, aviltando-o na sua dignidade e mutilando-o nas suas funções, unicamente com o sentido de privar a sociedade da responsabilidade, da vigilância e dos cuidados, pelo fato de ser portador mais de um estigma do que de uma doença, deixando bem claro o indisfarçado preconceito contra esses indivíduos, expostos quase sempre às manobras da hipocrisia e do egoísmo.

▼ O aborto e a gravidez da mulher infectada pelo HIV

Mesmo que exista o risco de contaminação ou de doença do feto, não se permite legalmente nem se considera eticamente defensável a prática do abortamento da mulher infectada pelo

HIV. O Código de Ética Médica em vigor, em consonância com a legislação penal brasileira, só admite o aborto em duas situações: para salvar a vida da gestante ou nos casos de gravidez resultante de estupro.

Pelo fato de se tratar de uma matéria sem resposta definitiva, no que diz respeito à influência da sorologia positiva no processo gestacional e da própria saúde do feto, nossa opinião é que não existe nenhum argumento ético, jurídico ou técnico capaz de fundamentar a interrupção de uma gravidez em mulher portadora de HIV ou mesmo da doença AIDS, a não ser que suas condições de saúde sejam agravadas pela gestação, que cessada a gravidez cesse o perigo e que não haja outro meio de salvar-lhe a vida.

Ainda que exista uma possibilidade de morte precoce, de sofrimento oriundo da doença, de riscos de contaminação do feto e de informações desestimuladoras, esses fatos nem sempre têm desanimado as mulheres HIV-positivas na sua decisão de engravidar. Não se sabe ainda, por exemplo, a época exata da contaminação – se durante a vida intrauterina ou se no momento do parto – mas uma coisa é certa: a gravidez, nesta hipótese, não melhora nem piora as condições imunológicas das gestantes.

Assim, seja qual for o entendimento que se tenha a respeito da transmissão, das formas de infecção e do mecanismo de contágio, o médico não pode impedir essa mulher de engravidar e ter seu filho, se esse é o seu desejo. Mas, tão somente, oferecer-lhe todos os meios e recursos necessários e disponíveis para uma gestação nestas condições. Nenhum médico e nenhuma instituição de saúde pode negar-lhe assistência, pois isso é um ditame ético exigido a todos aqueles que professam a medicina, mesmo que possam ter um entendimento diverso sobre a questão, no seu plano conceitual e doutrinário.

Qualquer que seja a posição no sentido de que todas as gestantes façam ou não o teste sorológico, ou apenas aquelas de comportamento de risco, dois fatos são imperativos: primeiro, que o teste seja voluntário e que diante de sua negativa seja assegurado o acompanhamento do pré-natal e do parto; segundo, que seja garantido o sigilo do resultado.

Atualmente alguns especialistas nesta área apoiam a intenção dos soropositivos engravidarem, desde que respeitem determinadas condições de redução de riscos, entre elas fazer sexo desprotegido apenas na data provável do período fértil; estar com carga viral baixa; ter o CD4 (células de defesa) elevado; e não serem portadoras de outras doenças que agravem sua imunidade. Segundo estes especialistas se a carga viral estiver bem baixa e a doença sob controle rigoroso, o risco de transmissão é praticamente zero. Todavia, é preciso considerar que esta liberação não pode ser absoluta e que cada caso deve ser considerado *per si* para que a possibilidade de um soropositivo ter um filho sadio seja uma decisão segura.

A infecção pelo HIV e o recém-nascido

Ninguém discute aqui o valor e a procedência do diagnóstico precoce da infecção, permitindo à mulher utilizar-se de processos contraceptivos capazes de evitar a gravidez em tal estado, ou como forma de orientação de cuidados pré e pós-natais, no sentido de reduzir ao máximo risco de contaminação do feto ou do recém-nascido, além dos procedimentos necessários ao infante eventualmente infectado. Aqui também o exame deve ser facultativo, embora se deva registrar em prontuário a recusa da mãe gestante, principalmente se é ela do grupo chamado de procedimento de risco. O sigilo, quanto ao resultado, torna-se da mesma maneira obrigatório.

A infecção pelo HIV e o paciente terminal

No que se refere ao paciente terminal, acometido de AIDS, a conduta médica deve ser a mesma que se recomenda para todos os pacientes nesta situação de insalvável, que não esteja nas condições dos doentes privados da vida de relação e do controle da vida vegetativa. Deste modo não há como se permitir qualquer postura que não seja a da obrigação do médico em cuidar do paciente, utilizando-se dos recursos de manutenção da vida na sua fase terminal, independente da vontade dos familiares e, até mesmo, do próprio paciente nos chamados "testamentos em vida", o qual não pode sujeitar o profissional a atitudes de confronto com sua consciência, com a norma e com seu Código de Ética.

O sigilo como instrumento social

É imperioso lembrar que a proteção do segredo médico é um direito do paciente, como forma definitiva de conquista da cidadania, e somente a ele cabe abrir mão desse privilégio. A não ser naquilo que o Código de Ética Médica desobriga: por justa causa ou por dever legal. O paciente infectado pelo HIV não foge a essa regra.

Se o paciente, neste particular, manifesta o desejo de que seus familiares não tenham conhecimento de suas condições, deve o médico respeitar tal decisão, persistindo essa proibição de quebra de sigilo mesmo após a sua morte. No entanto, é providencial que se exija do portador HIV-positivo a designação de uma pessoa de sua inteira confiança para servir de intermediário entre ele e quem o assiste, e que o paciente colabore no sentido de cientificar aos seus parceiros sexuais ou membros de grupo de uso de drogas pesadas, no intuito de evitar a propagação do mal. Por outro lado, é obrigatória a notificação à autoridade Sanitária de todos os casos com diagnóstico confirmado de AIDS. Não deve haver notificação dos casos de pessoas simplesmente infectadas pelo HIV.

Desse modo, só será permitida a quebra do sigilo profissional quando houver expressa autorização do paciente ou de seus responsáveis legais; por dever legal, nos casos de notificação compulsória à autoridade sanitária ou em preenchimento de atestados de óbito de portadores de AIDS; ou, por justa causa, nas situações de proteção da vida e da saúde de terceiros – membros de grupos de uso de drogas injetáveis ou comunicantes sexuais, quando o próprio paciente recusar-se a fornecer-lhes informações quanto à sua condição de infectado.

Se os portadores de HIV confiarem na preservação do sigilo das informações prestadas às equipes multiprofissionais que cuidam desses casos, e que somente na condição de doentes de AIDS haveria comunicação aos setores sanitários responsáveis, além da certeza do respeito a sua privacidade, estaria resolvida, em parte, a questão dos exames periódicos voluntários, contribuindo de forma significativa para o controle e a avaliação do quadro epidemiológico.

Em um caso no qual um paciente foi diagnosticado como portador do vírus HIV, a Terceira Turma do STJ negou invasão de privacidade e indenização por violação de intimidade em recurso contra um Hospital de São Paulo pelo fato de o exame específico ter sido solicitado por erro e sem o conhecimento do paciente.

O princípio adotado pela maioria foi o de que o direito à intimidade sucumbe diante de um direito maior, que é o direito à vida. O pedido já havia sido negado em primeira instância, entendimento confirmado no Tribunal de Justiça de São Paulo (TJSP).

O tribunal paulista considerou não ter havido nexo de causalidade (relação de causa e efeito) entre a conduta do hospital e o possível dano psíquico causado ao paciente. Afirmou, ainda, que nesse caso não houve comunicação errônea de uma doença, mas tão somente a comunicação de um resultado efetivamente positivo, o qual não foi divulgado para terceiros e que seu conhecimento beneficiaria o doente.

O paciente recorreu ao STJ insistindo que sua intimidade teria sido violada e que não seria necessário provar o nexo causal, pois ele não havia solicitado o exame para pesquisa do vírus HIV tampouco sido avisado sobre o mesmo.

Mesmo assim, a ministra Nancy Andrighi, relatora do processo, considerou haver negligência do Hospital, pois é indiscutível que houve erro no pedido de exame. Para a relatora, teria havido "investigação abusiva da vida alheia" e, portanto, uma agressão à intimidade. "A questão da constatação da doença propiciar melhores condições de tratamento, por si só, não retira a ilicitude de sua conduta – negligente – de realizar exame não autorizado." A ministra considerou que o paciente faria jus à indenização.

Entretanto, o ministro Massami Uyeda, em voto-vista, considerou não ter havido violação de intimidade. "Esse direito [à intimidade] não é absoluto, como aliás não é qualquer direito individual", afirmou. Argumentou que há um direito maior a preservar no caso, seja no prisma individual ou no coletivo, que é o direito à vida. Mesmo que o paciente não tivesse interesse ou desejo de saber sobre a enfermidade, a informação correta e sigilosa não ofenderia sua intimidade, diante do interesse maior à preservação da vida. Para esse ministro, já que houve interesse em realizar exames, é obvio existir interesse do paciente em preservar a própria saúde. O relator afirmou que não seria razoável que alguém, buscando saúde, alegue ter o direito de não saber ser portador de doença grave. Além disso, não haveria erro na conduta do hospital, apesar do engano nos exames. O hospital não poderia deixar de informar o paciente do resultado positivo, já que a busca pela saúde é o objetivo primordial da instituição. Sob o ponto de vista do interesse público, é essencial que o paciente de doença grave e transmissível, como a AIDS, tome providências para prevenir a disseminação da mesma. Acompanharam tal fundamentação os ministros Sidnei Beneti e Paulo de Tarso Sanseverino e o desembargador convocado Vasco Della Giustina (Fonte: STJ).

▼ A inconveniência dos testes pré-admissionais

Uma das formas de preconceito mais evidente, na relação com possíveis portadores do HIV, é a solicitação de exames pré-admissionais que se vêm impondo como condição de ingresso no trabalho, na escola e, até mesmo, no internamento hospitalar, na expectativa de surpreender indivíduos sorologicamente positivos.

Entendemos que não existe qualquer justificativa técnica ou científica para tais exames. Quem necessita saber sobre esses resultados são os próprios indivíduos e as autoridades sanitárias que organizam suas campanhas e medem a extensão do problema. Agindo-se de tal maneira contra os soropositivos, além dos despropósitos ético e científico, o critério é humilhante e contrário aos interesses sociais, pois desagrega o indivíduo, empurrando-o para a marginalidade sem as possibilidades de trabalho, sem a assistência médica e sem as condições financeiras que favoreçam a sua sobrevivência.

Ninguém discute o direito dos empregadores de admitirem quem eles queiram. Todavia, os exames pré-admissionais devem ser feitos no sentido de proteger o trabalhador ou o funcionário público, e nunca como manobra vexatória e descabida, muitas vezes até fraudulenta, quando tais exames são feitos sem o conhecimento prévio dos candidatos. O pedido de testes, simplesmente para flagrar um ou outro portador do HIV, é imoral, constrangedor e atentatório à dignidade humana, pois não atende aos interesses do trabalho e do trabalhador, mas, tão só, no sentido de discriminar esses soropositivos.

No que se refere à posição dos médicos de empresas ou de juntas oficiais, todas as informações obtidas sobre esse assunto devem ser transmitidas apenas ao paciente. Qualquer informação sobre o empregado ao empregador limitar-se-á à aptidão ou à não aptidão do trabalhador e se temporária ou permanente para o desempenho de determinadas funções. A realização de testes sorológicos por imposição do empregador não encontra amparo técnico, científico ou moral, sendo esse assunto do interesse da autoridade sanitária. Até mesmo o poder público reconheceu seu equívoco, ao decidir, na Portaria Interministerial nº 869, de 11 de agosto de 1992, dos Ministérios da Saúde e do Trabalho e da Administração, "proibir, no âmbito do serviço público, a exigência de testes de detecção de vírus da imunodeficiência adquirida, tanto nos testes pré-admissionais quanto nos exames periódicos de saúde", considerando que a sorologia positiva não acarreta prejuízo da capacidade laborativa do seu portador, que os convívios social e profissional com portadores do vírus não configuram situações de risco, que a solidariedade e o combate à discriminação são fórmulas de que a sociedade dispõe para minorar o problema e que estas situações devem ser conduzidas segundo os preceitos da ética e do sigilo.

O Conselho Federal de Medicina determinou, por meio da Resolução CFM nº 1.665/2003, que é vedada a realização compulsória da sorologia para HIV, em especial como condição necessária à internação hospitalar, pré-operatório, ou exames pré-admissionais ou periódicos e, ainda, em estabelecimentos prisionais.

Por fim, é bom que se enfatize ser a identificação de pacientes HIV-positivos em internamento hospitalar uma estratégia sem muita sustentação moral e nenhuma argumentação técnica, pois, na urgência, onde os aludidos riscos seriam mais evidentes, não haveria tempo para esperar o resultado sorológico. Haveria ainda o risco dos pacientes com viremia não serem atendidos e os sorologicamente negativos se negarem a realizar tais exames. Os pacientes, por sua vez, notadamente os submetidos a procedimentos invasivos, teriam também o direito de exigir, com muito mais razão, o teste dos médicos. O que se deve exigir urgentemente é um nível sério de cuidados, na proteção de todos os profissionais de saúde, com enfoque para aqueles casos em que a contaminação sanguínea seja possível. No entanto, se alguma instituição quiser exigir a triagem sorológica dos pacientes não emergenciais, para que esse modelo venha a ser eticamente discutível, é necessário que o exame seja voluntário e informado, que o paciente ao não aceitar o teste possa ser tratado sem nenhuma restrição, e que o paciente positivo tenha garantia do sigilo em relação ao resultado do exame e não sofra qualquer prejuízo na qualidade da assistência requerida.

▼ O problema do menor infectado em estabelecimentos correcionais

Das tantas complexidades do problema, certamente a mais complicada é a do posicionamento a ser adotado pela equipe médica em face da solicitação de autoridade judicial ou administrativa sobre o fornecimento de dados relativos a menores infratores e detentos do sistema correcional, portadores de sorologia positiva para o HIV.

Em primeiro lugar, o médico não deve revelar às autoridades administrativas dos sistemas correcionais a identidade dos menores infratores com sorologia positiva. Não estaria justificada a quebra do sigilo pela suposta necessidade de adoção de medidas profiláticas, pois de nada adiantaria tal identificação, quando se sabe não existir nenhum procedimento que possa trazer benefícios ou que respeite a dignidade do menor, aumentando, isto sim, os riscos de segregação e de hostilidade. O que se deve fazer urgentemente é melhorar as condições do atendimento nessas instituições, hoje tão precárias e desumanas.

Depois, achamos conveniente revelar o fato aos pais ou aos seus responsáveis legais – no caso em tela, o juiz – por entender que aquele menor não tem a capacidade de avaliar seu problema e de conduzir-se por seus próprios meios para solucioná-lo, como recomenda o artigo 74 do Código de Ética Médica.

E, por fim, acreditamos ser necessária a revelação do segredo à equipe multiprofissional, que trata também do menor, por considerar que a solução do problema não é da exclusiva competência médica, mas de tantos outros profissionais, os quais, também, sujeitos à obrigatoriedade do sigilo.

▼ A postura do médico infectado

Qual deve ser a postura do médico infectado pelo HIV ou portador de AIDS ou de hepatite B (VHB) e que necessita exercer suas atividades profissionais? Como todos os pacientes, ele tem o direito à privacidade, ao sigilo e ao respeito que toda pessoa merece; não se pode privá-lo de suas atividades no convívio social e no trabalho, respeitando-se, é claro, as condições que seu estado de saúde exige e o tipo de especialidade que exerce.

Por outro lado, não se podem aceitar as recomendações do Centro de Controle de Doenças (CDC) dos EUA, a partir de possibilidades remotas de transmissão do HIV, quando se trata dos profissionais de saúde infectados. Em primeiro lugar, não há razões de ordem técnica ou moral para a realização sistemática e compulsória de sorologia anti-HIV em profissionais mais expostos, pois o risco de contaminação em alguns casos é quase nulo. Discute-se se existe ou não a necessidade da comunicação aos pacientes sobre a condição sorológica dos médicos infectados, que possam se envolver nos chamados procedimentos invasivos (atos sujeitos a risco de contaminação por perfuração acidental percutânea do profissional, por meio de contato do seu sangue com tecidos do paciente). Entendemos que sim: o médico deve dizer ao paciente que é portador do HIV. Também não se vê a necessidade do impedimento de profissionais infectados de trabalharem normalmente em tarefas compatíveis com as suas condições de saúde e com a modalidade de trabalho exercido, sem risco de contaminação.

No entanto, recomenda-se que o médico portador de sorologia positiva para o HIV, *sponte sua*, evite ou tome determinados cuidados em certos atos, principalmente nos procedimentos invasivos ou na manipulação de instrumental cortante ou perfurante capaz de passar sangue, acidentalmente, para o paciente, mesmo considerando-se a probabilidade mínima de contaminação nesses casos. Não se considera errado o fato de a direção do corpo clínico discutir, caso a caso, a participação de cada profissional reconhecido como infectado, a partir do momento em que se evidenciam atitudes mais imprudentes por parte do médico em questão, pois deixar o problema sem nenhum controle também seria uma conduta irresponsável.

Em suma, o médico infectado pelo HIV ou pela hepatite B (VHB), como qualquer outra pessoa, deverá ter sua privacidade respeitada, não havendo necessidade de informar sobre sua situação. Todavia, em procedimentos invasivos, o médico que conhece seu estado sorológico positivo está obrigado eticamente a levar o fato ao conhecimento das equipes de suporte e orientação, como, também, é dever dele informar ao paciente sobre o possível risco de contaminação. Sendo o médico não infectado e o paciente reconhecido como portador de sorologia

positiva, havendo acidente em procedimento invasivo ou acidente com instrumental cortante ou pontiagudo, o médico tem que procurar aquelas equipes de orientação e se submeter ao exame sorológico necessário.

Sobre este assunto o Conselho Federal de Medicina emitiu a Recomendação CFM nº 7/2014.

▼ A postura do médico ante os doentes infectados pelo HIV

Nenhum médico pode recusar o atendimento profissional a pacientes portadores do vírus da imunodeficiência humana, pois essa assistência representa um imperativo moral da profissão médica. Assim se reporta em tom dogmático a Resolução CFM nº 1.665, de 7 de maio de 2003.

Levando em conta que a medicina é uma profissão voltada para a saúde do ser humano e da coletividade e deve ser exercida sem nenhuma forma de discriminação; que a AIDS continua avançando e mudando seu perfil epidemiológico quando agride os diferentes grupos populacionais; e que o impacto da doença é medonho e limita o paciente, vulnerando-o física, moral, social e psicologicamente, tem-se de admitir que a obrigatoriedade do atendimento há de ser extensiva a todas as instituições de saúde, sejam elas públicas, privadas ou ditas filantrópicas.

É preciso também que esse atendimento seja integral e compatível com as normas de biossegurança recomendadas pela Organização Mundial de Saúde e pelo Ministério da Saúde, e, por isso, não se pode aventar qualquer forma de desconhecimento ou falta de condições técnicas para recusar a assistência. Essas instituições devem também propiciar a todos os profissionais de saúde condições dignas para o exercício da profissão, inclusive os recursos para a proteção contra a infecção, com base nos conhecimentos científicos disponíveis. A garantia dessas condições de atendimento é de responsabilidade do Diretor Técnico de cada estabelecimento de saúde.

Sobre os infectados pelo HIV, como já foi dito, o sigilo deve ser integralmente mantido, e isso implica, entre outros, os casos em que o paciente deseja que sua condição sorológica não seja revelada sequer aos familiares, continuando esse direito de manutenção do segredo mesmo após a morte do assistido (ver *Declaração de Viena*, sobre "Responsabilidade profissional dos médicos que tratam de pacientes com AIDS", adotada pela 40ª Assembleia Geral da AMM, em setembro de 1988, na Áustria).

▼ As deficiências da legislação brasileira

Partindo do princípio de que as questões de saúde pública, primordialmente, representam um direito inerente à cidadania e uma irrecusável e fundamental obrigação do Estado, cabe, através de uma estratégia bem articulada junto ao Sistema Único de Saúde, uma atenção redobrada à prevenção, ao diagnóstico e ao tratamento da AIDS, assim como uma abordagem mais séria em favor dos infectados pelo HIV.

Ninguém pode desconhecer que essa doença é uma entidade sorológica grave, de evolução rápida e caminhando quase sempre para a morte e que, em face das suas características epidemiológicas, tende a se transformar em um sério problema de saúde pública, necessitando, também, de um encaminhamento que não deixe de contar com a participação de todos no seu controle e prevenção. Assim, é imperativa, antes de tudo, a participação democrática de todos os segmentos organizados e representativos da sociedade, a fim de pressionar o Estado que assuma, por decisão política, uma postura capaz de garantir a mais ampla cobertura sobre o problema.

Atualmente, muitos são os países que contam com normas específicas que regulam os direitos dos pacientes aidéticos e dos infectados, desde a proibição da rejeição de crianças sorologicamente positivas em escolas e creches, até a censura aos pedidos de testes para o HIV de pacientes em internamentos hospitalares.

Primeiro, é necessário que se assegure a esses pacientes o acesso ao tratamento adequado, seja no ambulatório, no hospital ou no domicílio, incluindo nisso o fornecimento gratuito de medicamentos específicos e eficazes no tratamento da AIDS, aprovados pelo Ministério da Saúde, a fim de que essas necessidades não se transformem em "casos de polícia". Defendemos também a ideia, embora criticada por alguns, de que se estipule em cada hospital público ou privado, qualquer que seja sua especialidade, a obrigação de atendê-los, como forma de impedir que eles sejam rejeitados no internamento, por motivo de discriminação ou má vontade, mesmo sabendo da disponibilidade precária de leitos em nosso país.

Advogamos também a ideia de não se criarem leitos destinados aos pacientes apenas infectados pelo HIV, que porventura se internem nos hospitais para tratamento clínico ou cirúrgico, pois inevitavelmente seriam discriminados, dando-se, inclusive, oportunidade para a exigência dos testes pré-admissionais, convertendo-se em expediente vexatório, hostilizante e segregador.

Nessa legislação deve ficar bem claro o direito que tem o paciente HIV-positivo da manutenção do sigilo médico, do respeito à sua privacidade, o impedimento de demissão sem justa causa do seu trabalho, a proibição da divulgação do seu nome ou de seus parentes em listas de resultados de exames e o direito de ter solicitados seus exames complementares quando pedidos pelos seus médicos assistentes.

É necessário ainda que se estipulem em espaços gratuitos nos meios de comunicação para divulgação desses interesses a garantia dos pacientes aidéticos a todos os direitos trabalhistas, previdenciários e administrativos, além de assistência jurídica gratuita, acesso fácil e sem ônus ao tratamento dos hemofílicos como forma de prevenção à AIDS, o direito de receber visitas no hospital, de atendimento médico de urgência e de intercorrências clínicas, e o de ter seu corpo velado em locais de condições respeitosas, de acordo com a reverência que se deve à dignidade humana.

Outro fato é o da criação de serviços de diagnóstico gratuitos, estimulando-se assim os indivíduos ao autoexame, sem nenhum ônus e cujos resultados sejam dados através de meios que não identifiquem o paciente, mantendo-se o respeito à sua privacidade. Essa seria uma forma de fazer com que um maior número de pessoas procure esses exames.

Desestimular de uma vez por todas, não através de uma portaria, mas por meio de uma lei, a exigência de testes sorológicos para o HIV aos candidatos de concurso público ou ao acesso a empresas privadas, mesmo sabendo que um mandado de segurança, neste particular, seria um remédio tranquilo e eficaz.

Ficar evidente também, na legislação, a proibição da exigência de testes compulsórios de sorologia para o HIV, como condição obrigatória de internamento hospitalar, pré-operatório, assim como nos indivíduos recolhidos em estabelecimentos penitenciários, ou de internação, antes de serem recolhidos. Isto não tem nenhum subsídio técnico ou científico, nem ajudaria em nada esse problema, a não ser fomentar a discriminação e a intolerância.

Finalmente, é necessário que se estipulem em lei especial as determinações da Resolução nº 1.401/93, do Conselho Federal de Medicina, nas quais ficam obrigadas as empresas de seguro-saúde, de medicina de grupo ou as cooperativas médicas, prestadoras direta ou indiretamente de assistência médico-hospitalar, ao atendimento de todas as enfermidades relacionadas no Código Internacional de Doenças da Organização Mundial da Saúde, não podendo impor restrições, quantitativas ou de qualquer natureza (ver *Declaração de Madrid*, sobre "AIDS", adotada pela 39ª Assembleia Geral da AMM, em outubro de 1987, na Espanha).

▼ Conclusão

Se quisermos efetivamente lutar e vencer esse mal, devemos, em primeiro lugar, não procurar explicações absurdas para justificar nossa indiferença e nossas limitações. Depois, ficar ao lado dos que estão sendo vitimados pelo flagelo da AIDS, nesse instante tão amargo da história da humanidade. Toda vez que discriminamos as vítimas, fortalecemos mais e mais este mal.

Mesmo admitindo-se que a AIDS seja, em parte, uma invenção nossa, ninguém pode escamotear a sua gravidade como entidade epidêmica, que agride o sistema imunológico de forma complexa, de assustadora rapidez e, até agora, incurável. E quando essa doença for privada de seu estigma discriminador e escapar da sua fatalidade, certamente a metáfora da AIDS perderá seu sentido.

Urge ainda – hoje, mais do que nunca – exigir do poder público as condições necessárias para tratar esses doentes com a dignidade que merece a condição humana, e fazer ver à própria sociedade que a única forma de vencer essa doença é protegendo e amparando os que estão sendo atingidos. E também denunciar todas as injustiças cometidas, mitigando as suas dores e compreendendo sua dolorosa solidão na hora do sofrimento e da morte.

A cura virá, não igualmente para todos. Mas, virá. É apenas uma questão de tempo.

Esta e outras epidemias passarão. Assim está escrito. O que fica, infelizmente, é a indiferença que o homem carrega consigo mesmo e a falta de convicção de que seu destino está inexoravelmente preso ao destino do outro. Se não, cabe *mea culpa* universal.

RECOMENDAÇÃO CFM Nº 2/2016

Dispõe sobre a conveniência e oportunidade de os médicos oferecerem aos pacientes, em consulta médica, a solicitação de testes sorológicos para o HIV, sífilis, hepatites B e C, bem como orientá-los sobre a prevenção destas infecções.

RECOMENDA AOS MÉDICOS:

Art. 1º O médico verificará nas consultas se seus pacientes realizaram testes sorológicos para sífilis, HIV, hepatites B e C e vacinação, no caso da hepatite B

Parágrafo único. Caso os testes, ou a vacinação, não tenham sido realizados, o médico orientará o paciente, conforme o caso, sobre a necessidade, a oportunidade ou a conveniência de sua execução.

Art. 2º Quanto aos testes sorológicos para sífilis, HIV, hepatites B e C, deve o médico, especificamente:

I – Sugerir a realização dos testes sorológicos, incluindo esclarecimento e aconselhamento pré-teste, em ambiente adequado, respeitando e garantindo, sempre, a privacidade, o sigilo e a confidencialidade.;

II – Solicitar os testes somente se o paciente e/ou seu representante/assistente legal concordar livremente com sua realização, após adequado esclarecimento.

Art. 3º Em nenhuma circunstância os exames serão compulsórios.

Art. 4º O médico, diante dos resultados, aconselhará sobre prevenção e encaminhará para tratamento, quando indicado.

EXPOSIÇÃO DE PERIGO À VIDA OU À SAÚDE

Uma das modalidades de infração que se presta bem a esse ilícito penal é, sem dúvida, a pesquisa que envolve seres humanos, com fins exclusivos de especulação. Talvez seja essa a última batalha a ser travada em favor dos direitos humanos contra a manipulação científica no campo de tecnocracia médica. E, desse resultado, a Humanidade terá dois destinos: a proteção dos seus direitos fundamentais ou a condição de simples objeto nas mãos dos gestores e programadores oficiais.

Isso não quer dizer que se excluam das necessidades do homem do futuro as vantagens do progresso da ciência e a efetiva participação do pesquisador. Desde que o cientista não se prenda unicamente a uma visão tecnológica do Mundo, e esqueça que os homens, antes de tudo e apesar de tudo, preferem ser livres.

Na história das ciências biológicas não se pontifica uma inclinação muito irrestrita às liberdades individuais e à proteção do meio ambiente. E, quanto maior for o conhecimento do homem sobre a natureza, maior será o risco em relação a essas informações. Tal fato, todavia, não quer dizer que o cientista não a tenha. Para isso é necessário apenas que ele não contribua com sua própria destruição e saiba distinguir se aquilo que a ciência propõe em favor do homem não é uma forma disfarçada de opressão, de hostilidade ou de interesses a reboque do elitismo e da exploração.

Não se pode negar que todos nós estejamos interessados no progresso das ciências. Mas é imprescindível saber se essa proposta não se inclina às desvantagens que certamente tais experiências possam trazer. É que as ciências da natureza, por si próprias, são neutras para o mundo dos valores. Cabe à nossa consciência saber aplicá-las, segundo os padrões éticos e morais da cultura a que pertencemos.

Tendo em conta o que representa a exposição de perigo à vida e à saúde do homem, toda e qualquer ação que se venha agregar contra isso implica necessariamente na exaltação de certos princípios que a consciência humana, mesmo nos instantes mais graves e densos, não deixa de considerar como fundamentos na busca do seu destino: o destino de criatura humana. No itinerário deste projeto destacam-se as considerações descritas a seguir.

▶ **1. Considerações ético-legais.** A vida humana é o bem mais fundamental e o Estado garante essa integridade como um interesse acima de todos os outros. Essa proteção não visa apenas ao interesse do próprio indivíduo, mas, antes de tudo, ao interesse ético-político da coletividade. Assim, desde o momento da fecundação, começa o Estado a amparar essa vida com o rigor da sanção punitiva. O bem jurídico protegido é a vida humana em qualquer circunstância e em qualquer fase de seu desenvolvimento. Dessa maneira, toda ameaça à integridade física ou à saúde do homem é, antes de mais nada, um ato ilícito, mesmo que haja voluntariedade nessa permissão. Deste modo, não há por que negar que, na experimentação científica especulativa *in anima nobilli*, constitui-se crime de periclitação da vida e da saúde, pois foi criada uma situação perigosa para a incolumidade pessoal do experimentado.

O valor da vida é de tal magnitude que a cultura humana tenta preservá-la mesmo em situações as mais precárias e excepcionais, como, por exemplo, nos conflitos internacionais, na hora em que o direito da força se instala e quando tudo é paradoxal e inconcebível. Ainda assim o bem da vida é tão grande que a intuição humana tenta protegê-la contra a insânia coletiva, criando-se regras que impeçam sacrifícios inúteis. Todos se empenham no reencontro da mais indeclinável de suas normas: o respeito pela vida humana. E nas mesas das conversações internacionais, entre intrigas e astúcias, os líderes do mundo inteiro procuram a fórmula mágica da paz, evitando, assim, o cataclismo universal.

Mesmo sendo a Medicina uma ciência viva e dinâmica, não é ela um valor absoluto ao qual todos os outros valores devem estar sempre subordinados. Começa ela a encontrar objeções quando surgem as prerrogativas que amparam e protegem a dignidade humana. Seu progresso conseguido através de experimentações no homem não justifica, para a humanidade, o sacrifício de uma só criatura. É preferível correr o risco da demora a precipitar-se na pressa e na audácia, cujo fim nem sempre é em favor daquele em que se experimenta.

O homem, por sua vez, não é dono absoluto de seu corpo. É apenas um administrador de sua vida, realizando seu destino com direitos a usufruir de sua existência. Não tem o direito ilimitado de autorizar uma prática lesiva contra si. Também não é lícito e admissível o cientista fazer experimentação em si próprio. O homem dispõe de um direito relativo sobre seu corpo.

Aceita-se a licitude da experimentação quando ela responde ao interesse do experimentado. Qualquer pesquisa científica sobre um paciente, sem as considerações desse interesse, é, indiscutivelmente, condenável. O médico não pode usar seu paciente como material de estudo. Se o homem tem sobre seu corpo um direito limitado, o tem muito menos o médico, cuja missão é preservar esta vida até onde suas forças e sua ciência o permitam.

Toda a experimentação deve ter um fim essencialmente terapêutico, e, por isso, não se pode considerar prática honesta o uso de pessoas humanas com o único objetivo de pesquisa.

Não se pode negar que a coletividade esteja muito interessada no progresso das ciências e que todos devem colocar à disposição da pesquisa científica os meios que lhe são indispensáveis. No entanto, é necessário saber sempre se esse interesse não se sobrepõe aos inconvenientes que, por certo, tais experiências podem trazer ao homem.

A voluntariedade parece, de princípio, plenamente aceitável, porque, ao lado da profunda abnegação pelo semelhante, poderia, inclusive, revestir-se de um certo heroísmo. Ainda assim, esse consentimento não garante a legitimidade da operação, pois a vontade individual não pode prevalecer sobre o interesse de todos, cujas diretrizes foram traçadas dentro de um critério ajustável à ordem pública e ao interesse social.

A experiência em detentos "voluntários" também constitui prática ilícita e imoral. Essas pessoas, além de estarem sob a proteção da Justiça, não possuem a plena liberdade de decisão em tais circunstâncias. Muito mais lamentável seria, sem dúvida, impor ao condenado a realização experimental científica. Um indivíduo, mesmo o detento, pode exigir respeito à sua integridade física e psíquica, devendo ter a liberdade de não aceitar tais práticas e de exigir a pena conforme estabelece a lei.

As experiências em condenados são sempre vistas com muita reserva, mesmo que eles se apresentem como voluntários, pois são sempre suspeitas tais generosidades, que outras coisas não refletem a não ser certas compensações, atribuições de determinados favores, ou uma maneira de adquirir a simpatia em busca de uma liberdade antecipada.

Não se pode pensar em plena liberdade e livre discernimento nesta perigosa e difícil decisão, tomada por um homem que sofre a opressão do Estado e tem cerceado o seu campo de atuação.

Por outro lado, administrar pela primeira vez um novo medicamento ou usar uma técnica em primeira mão em uma pessoa à beira da morte, quando todos os recursos convencionais foram exauridos, não pode ser considerado como simples experiência, mas como um meio extremo na tentativa de salvar uma vida.

Se essas práticas fossem sempre consideradas ilícitas, o porvir da ciência médica estaria seriamente ameaçado. É necessário, portanto, que se estabeleça um limite entre uma simples experimentação e uma manobra heroica de arrastar alguém da morte.

Fazer uso de uma droga em caso de câncer considerado incurável, em que todos os meios tradicionais foram utilizados, é bem diferente das tristes e reprováveis experimentações nos campos de concentração nazistas, em 1938-1945, na Alemanha.

Mesmo nas clínicas universitárias, onde o internado não é apenas um doente, mas também a motivação do ensino prático da medicina aos estudantes, devem-se usar sempre a conduta mais acertada e a terapêutica mais eficaz. Jamais poderíamos admitir que tais clínicas subordinassem o interesse terapêutico dos doentes aos interesses didáticos e científicos. Esses pacientes não podem ser, em hipótese alguma, simples instrumentos de experimentação.

O Código Internacional de Ética Médica, adotado pela 3ª Assembleia Geral da Associação Médica Mundial, estabeleceu, no título *Deveres dos Médicos em Geral*, que: "Qualquer ato ou conselho que possa diminuir a resistência do ser humano só pode ser admitido em seu próprio interesse."

Também na Declaração de Genebra está prescrito: "Manterei o mais alto respeito pela vida humana desde a concepção."

Em 1947, em Paris, no I Congresso da Associação Médica Mundial, foi proposto por Charles Richet e aprovado por unanimidade que se acrescentasse ao Juramento de Hipócrates: "Meu dever, superior a qualquer outro, escrito ou não escrito, será cuidar o melhor possível de quem me for confiado ou que se confiar a mim: respeitar sua liberdade moral, opor-me a toda sevícia que queiram praticar nele e recusar meu concurso a qualquer autoridade que, para esse fim, me pedir que atue, quer esse doente seja meu amigo ou meu inimigo, mesmo em tempo de guerra ou de perturbações internas. Sejam quais forem suas opiniões, sua raça, seu partido, sua classe social, sua pátria, sua religião, meus cuidados e minha preocupação pela dignidade humana serão os mesmos."

Essa iniciativa foi motivada pelas terríveis experiências praticadas por médicos alemães nos campos de concentração nazistas, durante a II Guerra Mundial, onde, através de falsas e pretensas pesquisas, cujos resultados nada acrescentaram à ciência e que enchiam de pasmo e horror o mundo inteiro, foram sacrificadas inúmeras vidas, inoculando-se tifo e câncer nos pacientes, provocando-se queimaduras de 1º e 2º graus com compostos de fósforo, ministrando-se doses de substâncias tóxicas, esterilizando-se em larga escala, amarrando-se as pernas das mulheres na hora de parir, entre outras atrocidades.

Nesta emenda mais recente ficou estabelecido no item 29 da Declaração de Helsinque que "os possíveis benefícios, riscos, dificuldades e eficácia de um novo procedimento deve ser avaliado mediante sua comparação com os melhores métodos preventivos, diagnósticos e terapêuticos existentes. Isto não exclui o uso de placebo ou qualquer tratamento em estudo onde não existam métodos provados de profilaxia, diagnóstico ou tratamento". E no item 30 que "no final da pesquisa, todos os pacientes participantes do estudo devem ter assegurados os melhores métodos preventivos, diagnósticos e terapêuticos comprovados pela pesquisa".

Atualmente, o documento básico sobre a legitimidade e a licitude da pesquisa científica em seres humanos é a *Declaração de Helsinque*, adotada pela 18ª Assembleia Geral da Associação Médica Mundial, em junho de 1964, em Helsinque, Finlândia, e recentemente emendada pela 64ª Assembleia Geral da Associação Médica Mundial, Fortaleza, Brasil, outubro de 2013 (ver esta Declaração na íntegra em *Apêndice*).

O poder público, por meio da Lei nº 11.105, de 24 de março de 2005, regulamentou os incisos I IV e V, do 1º, do artigo 225 da Constituição Federal, na qual foram estabelecidas as normas para o uso de técnicas de engenharia genética e a liberação no meio ambiente de organismos geneticamente modificados.

Ficam desse modo estabelecidas normas de segurança e mecanismos de fiscalização sobre a construção, o cultivo, a produção, a manipulação, o transporte, a transferência, a importação, a exportação, o armazenamento, a pesquisa, a comercialização, o consumo, a liberação no meio ambiente e o descarte de organismos geneticamente modificados – OGM – e seus derivados, tendo como diretrizes o estímulo ao avanço científico na área de biossegurança e biotecnologia, a proteção à vida e à saúde humana, animal e vegetal, e a observância do princípio da precaução para a proteção do meio ambiente.

Para os fins desta Lei, considera-se atividade de pesquisa a realizada em laboratório, regime de contenção ou campo, como parte do processo de obtenção de OGM e seus derivados ou de avaliação da biossegurança de OGM e seus derivados, o que engloba, no âmbito experimental, a construção, o cultivo, a manipulação, o transporte, a transferência, a importação, a exportação, o armazenamento, a liberação no meio ambiente e o descarte de OGM e seus derivados.

Concernente aos efeitos desta Lei, considera-se: I – organismo: toda entidade biológica capaz de reproduzir ou transferir material genético, inclusive vírus e outras classes que venham a ser conhecidas; II – ácido desoxirribonucleico – DNA, ácido ribonucleico – RNA: material genético que contém informações determinantes dos caracteres hereditários transmissíveis à descendência; III – moléculas de DNA/RNA recombinante: as moléculas manipuladas fora das células vivas mediante a modificação de segmentos de DNA/RNA natural ou sintético e que possam multiplicar-se em uma célula viva, ou ainda as moléculas de DNA/RNA resultantes dessa multiplicação; consideram-se também os segmentos de DNA/RNA sintéticos equivalentes aos de DNA/RNA natural; IV – engenharia genética: atividade de produção e manipulação de moléculas de DNA/RNA recombinante; V – organismo geneticamente modificado – OGM: organismo cujo material genético – DNA/RNA – tenha sido modificado por qualquer técnica de engenharia genética; VI – derivado de OGM: produto obtido de OGM e que não possua capacidade autônoma de replicação ou que não contenha forma viável de OGM; VII – célula germinal humana: célula-mãe responsável pela formação de gametas presentes nas glândulas sexuais femininas e masculinas e suas descendentes diretas em qualquer grau de ploidia; VIII – clonagem: processo de reprodução assexuada, produzida artificialmente, baseada em um único patrimônio genético, com ou sem utilização de técnicas de engenharia genética; IX – clonagem para fins reprodutivos: clonagem com a finalidade de obtenção de um indivíduo; X – clonagem terapêutica: clonagem com a finalidade de produção de células-tronco embrionárias para utilização terapêutica; XI – células-tronco embrionárias: células de embrião que apresentam a capacidade de se transformar em células de qualquer tecido de um organismo.

Fica permitida, para fins de pesquisa e terapia, a utilização de células-tronco embrionárias obtidas de embriões humanos produzidos por fertilização *in vitro* e não utilizados no respectivo procedimento, atendidas as seguintes condições: I – sejam embriões inviáveis; ou II – sejam embriões congelados há 3 (três) anos ou mais, na data da publicação desta Lei, ou que, já congelados na data da publicação desta Lei, depois de completarem 3 (três) anos, contados a partir da data de congelamento.

As instituições de pesquisa e serviços de saúde que realizem pesquisa ou terapia com células-tronco embrionárias humanas deverão submeter seus projetos à apreciação e aprovação dos respectivos comitês de ética em pesquisa.

Constitui crime utilizar embrião humano em desacordo com o que dispõe o art. 5º desta Lei: Pena – detenção, de 1 (um) a 3 (três) anos, e multa; praticar engenharia genética em célula germinal humana, zigoto humano ou embrião humano: Pena – reclusão, de 1 (um) a 4 (quatro) anos, e multa; realizar clonagem humana: Pena – reclusão, de 2 (dois) a 5 (cinco) anos, e multa; liberar ou descartar OGM no meio ambiente, em desacordo com as normas estabelecidas pela CTNBio e pelos órgãos e entidades de registro e fiscalização: Pena – reclusão, de 1 (um) a 4 (quatro) anos, e multa.

Para que se faça a diferença entre o lícito e o ilícito, basta a distinção entre os seguintes casos: Neisser, encontrando uma criança à morte por escrofulose, inoculou gonococos, por via venosa, a fim de observar, após sua morte, as alterações patológicas. O pequeno paciente não morreu, mas adquiriu, em consequência, blenorragia. O Tribunal de Breslau condenou o experimentador a multa e pena de detenção pela prática de experimentação humana.

Pasteur estudava a vacina antirrábica em animais e, ao encontrar um pequeno pastor mordido por um cão raivoso, não hesitou em aplicá-la pela primeira vez no ser humano, tendo a felicidade de salvá-lo. Foi uma prática idônea, pois ele visou antes de tudo à saúde do enfermo.

Deste modo, podemos afirmar que absolutamente nada justifica a experimentação especulativa no homem. Nem o progresso da técnica, nem o da ciência, nem a voluntariedade da pessoa, nem o bem da coletividade, a não ser que haja uma perspectiva curativa em favor do paciente.

▶ **2. Considerações sobre os riscos à integridade biológica.** Cada vez que se possibilitam as manipulações no campo das ciências biológicas, urge uma reformulação e uma adaptação às ciências do comportamento. Temos que ajustar esse "mundo novo" no tamanho que merece a dignidade de cada homem e de cada mulher, fazendo ver que muitas dessas investigações podem trazer resultados moralmente perturbadores.

Assim, devem ser sempre lembrados não só os direitos à integridade física e moral assegurados constitucionalmente a cada ser humano – como o de não sofrer sevícias e torturas, ou de não ser submetido a outras formas de tratamento ou castigo cruel, desumano ou degradante –, mas principalmente os direitos de ser protegido contra as manipulações biológicas de interesses condenáveis como as experiências especulativas e as manobras reprováveis em torno da reprodução humana.

Há muito tempo que se vem perguntando: o corpo humano pode ser objeto da manipulação biológica indiscriminada? Qual o limite do cientificamente possível e do eticamente válido? A moral vigente e o direito constituído são claros para assegurarem o uso devido das inovações da moderna biotecnologia? Quem vai controlar o manipulador?

Para se ter respostas imediatas a tantas questões, seria indispensável um entendimento muito transparente e definitivo, pelo menos, para alguns problemas como o destino dos embriões congelados após o uso da reprodução chamada assistida; a licitude da clonação com a produção de indivíduos iguais e em série; a decisão sobre o regime de filiação e da sucessão na heteroprocriação artificial; a possibilidade da gravidez masculina, da fecundação entre gametas humanos e animais e da gestação de embriões humanos por animais; a modificação intencional do código genético humano para formação de um indivíduo "melhorado"; entre outros.

O fato é que, se de um lado, ninguém nega as vantagens do progresso técnico-científico no terreno da biologia, despertando esperanças entre os que padecem de perturbações causadas pelas anomalias genéticas, por outro, há a exigência da proteção dos valores que consagram a dignidade da pessoa humana e a imperiosidade da preservação da vida humana.

Desse jeito, o primeiro aspecto a ser considerado no que se refere ao direito à integridade biológica é que essas intervenções ocorrem sobre o homem e que elas podem afetar não apenas seu corpo, mas sua dignidade. Não se trata, pois, de uma simples questão moral ou de uma opinião política, senão da preservação do homem como valor. O perigo está, por isso, mais para diante, em se estender o conceito utilitarista de pessoa que hoje já exclui os nascituros e os pacientes terminais, ou estimular a "coisificação" do corpo humano, divorciando o conceito de pessoa de sua estrutura corporal, ou estimulando qualificações entre o indivíduo da espécie humana e a pessoa.

Assim, a intervenção indiscriminada e eminentemente especulativa à integridade biológica do ser humano, sobretudo no que se refere à manipulação genética, constitui atentado à espécie humana e à dignidade da pessoa concreta, principalmente se isso é capaz de alterar a descendência, estimular a coletivização e descaracterizar a pessoa como tal. Há certas áreas da pesquisa, entre elas a da pesquisa genética em fetos e embriões, que não receberam ainda um cuidado mais imediato nos seus aspectos éticos e legais, certamente porque são seres humanos não considerados civilmente como pessoas.

Existe uma enorme demanda de situações novas que estão a merecer do Direito respostas e soluções nesses complicados assuntos de biotecnocracia. Mesmo sabendo-se que tais temas pertencem a um acervo muito recente do conhecimento humano, essa contribuição será insuprível na regulamentação das técnicas e no destino das aplicações às necessidades da população. Existe uma tradição na nossa ordenação jurídica em questões dessa ordem, quase a garantir a autonomia dos que promovem programas mais sofisticados. A tradição tem sido legislar a partir de uma opção consensual e anuente, e não sobre o que deriva das necessidades mais prementes.

Estamos sob a égide de uma Constituição que orienta o Estado no sentido da "dignidade da pessoa humana", tendo como normas a promoção do bem comum, a garantia da integridade física e moral do cidadão e a proteção incondicional do direito à vida. Torna-se evidente a necessidade do controle das manipulações biológicas, com normas específicas, como fator indispensável na manutenção da ordem pública e do equilíbrio social. Seu fim precípuo é a criação de meios e condições para que as pessoas sejam protegidas em todos os seus valores e que elas possam desenvolver plenamente todas as suas aptidões e ocupar o lugar que está destinado a cada um de nós. Qualquer ameaça à integridade física ou à saúde de um único homem em uma intervenção especulativa é, indubitavelmente, um ato de lesa-humanidade, um atentado contra todos os homens.

▪ *O consentimento e a pesquisa.* Toda intervenção no patrimônio biológico do homem, além de ter sua inspiração no mais elevado propósito de quem interfere e no mais absoluto respeito pelos direitos da pessoa humana, deve contar, de forma patente, com a adesão consciente e esclarecida daquele que se submete à intervenção, sendo ele maior, capaz, hígido e em condições de dar livremente sua permissão.

Mesmo considerando que o ideal seria que cada interferido tivesse uma razoável capacidade de compreensão e independência absoluta para exercer suas liberdades, temos de considerar que muitas vezes os indivíduos são desprovidos de certa capacidade intelectual e pertencem a grupos mais desarrimados socialmente pela iniquidade e pela penúria. Ainda assim o pesquisador terá a devida habilidade de passar todas as informações em linguagem simples e descodificada do jargão científico, de forma que o indivíduo possa entender o caráter da intervenção, seus objetivos, seus riscos e benefícios e, também, dar-lhe plena liberdade para abandonar a investigação no momento que pretender.

No que se refere aos indivíduos sem condição de dar consentimento, por limitação física, psíquica ou legal, mas que necessitam da intervenção biológica em seu próprio benefício, esta pode ser realizada após expressa autorização dos seus responsáveis legais. Fora deste parâmetro, é indefensável qualquer forma de intervenção com caráter especulativo em menores de idade ou incapazes que não traga um interesse em seu próprio bem, não só pelos riscos a sua saúde, desconforto físico e comprometimentos psicológicos ou morais, senão, também, pela incapacidade de quem quer que seja autorizar esse tipo de intervenção. É evidente que tal proibição não chega a invalidar coletas de pequenas amostras de sangue ou de fluidos biológicos, ou de discretas partes de tecidos que, de forma eventual e inócua, possam ser retirados para fins de diagnóstico ou rotina de controle.

O fato de o experimentado estar ciente da intervenção que lhe é feita nem sempre é moralmente defensável, pois o que se tem verificado, em alguns momentos, é a habilidade e o esforço dissimulador da intenção abusiva, escamoteada tantas vezes por motivações ditas como "justas" e "necessárias". A licitude de um ato dessa natureza não está só no consentimento, mas na sua necessidade e na sua legitimidade. Assim, mesmo que a permissão tenha todas as aparências e justificativas de idoneidade, e mesmo que exista aquiescência por escrito, chega-se à conclusão de que a vida e a saúde de um indivíduo são bens irrecusáveis e inalienáveis, os quais o bem-comum tem interesse em resguardar de forma irrestrita e incondicional. As ciências necessitam mais e mais progredir. Algumas vezes até pela ousadia de suas intercessões, de resultados tão fantásticos e inesperados. Todavia, isso não justifica a violência sobre um só homem, qualquer que seja sua condição, qualquer que seja o progresso pretendido.

Nossas normas não se reportam a intervenções biológicas em presidiários. No entanto, poucos são os países que utilizam prisioneiros "voluntários" em projetos dessa ordem. Mesmo sabendo-se da existência de defensores de tais modelos, entendemos que essas intervenções não devem ser realizadas. Primeiro, para não criar no recluso uma falsa expectativa de benefícios extraordinários, como a amenização da pena ou a liberdade condicional, e aí já estaria comprometido o consentimento pela falta de opção e liberdade. Em segundo lugar, porque esses detentos, além de estarem sob a guarda e a proteção da Justiça, podem exigir o respeito à sua integridade física e a sociedade tem o direito de vê-los cumprir a justa medida punitiva.

Até mesmo as políticas intervencionistas do Governo na área da saúde pública, como, por exemplo, na vacinação em massa, na implementação de programas de erradicação de vetores e na adição de fluoretos nos sistemas de abastecimento de água, não devem ser vistas como condutas impostas por força de lei, mas como uma proposta vantajosa em favor da saúde coletiva. Como em alguns casos de vacinação e de controle de vetores pode surgir algum malefício causado por substâncias biologicamente ativas, um ou outro indivíduo pode recusar o tratamento. O que se procura evitar com tais precauções é o abuso contra pessoas de uma comunidade que, sem o seu devido conhecimento ou permissão, e sem o objetivo de proteção da saúde pública, possam ser vítimas involuntárias de ações deletérias de certas intervenções biológicas, muitas delas envolvendo pessoas humildes, simplesmente por interesses de grupos alienígenas,

nem sempre bem intencionados. Quando for impossível ter-se o consentimento de cada indivíduo em uma intervenção dessa ordem, os projetos só devem ter prosseguimento se houver uma criteriosa avaliação da inocuidade, uma técnica de resultados comprovados e um consentimento de órgão independente e representativo do segmento social envolvido na pesquisa.

▶ **3. Considerações sobre os riscos do uso da engenharia genética.** Não há como omitir as vantagens que possam advir do uso correto e programado da Genética, no sentido de favorecer o homem e o seu meio, de prevenir e curar doenças e de corrigir os ecossistemas. Todavia, em face da sua má utilização, podem surgir os "programas de pessoas", o "controle da sociedade" e a "alienação da natureza".

Mesmo que exista teoricamente uma possibilidade incalculável de informações no material genético indefinido, o cientista não pode especular sobre isso nem muito menos fazer tudo o que a ciência permite.

É necessário fazer uma diferença entre Genética Clínica e Genética Experimental. A primeira tem como proposta o paciente e sua árvore genética. A segunda está preocupada com a pesquisa de um suposto paciente. É preciso também que se criem mais e mais normas jurídicas e fundamentos bioéticos capazes de garantir no futuro um quadro compatível com a dignidade humana, com o interesse da ciência, com a disponibilidade do cientista e com os verdadeiros interesses de ordem social. É claro que não vamos considerar um *gene* como objeto de regulamentação jurídica, mas suas técnicas e seus resultados. Os modernos conhecimentos da Genética devem ser colocados no sentido de oferecer sempre uma contribuição positiva em favor do homem e do seu meio.

As conquistas da engenharia genética, no seu esforço compensador de tornar a condição humana livre ou suavizada de sofrimentos, não podem deixar de ser acolhidas como úteis e necessárias quando, por exemplo, tenta-se modificar ou alterar as informações erradas no DNA em favor da espécie. Ou seja, na pretensão de melhorar o ser humano e sem romper com a sua natureza. Uma coisa é aperfeiçoar a herança genética do homem e outra, muito diferente, é a insensatez de mudar aspectos da condição humana, apenas para especular. Assim, se esse modo de agir não se aproxima das esperanças do homem e do respeito à sua dignidade, essa forma de manipulação pode despencar em um trágico resultado.

Em 1990, na Inglaterra, pesquisadores médicos da área da reprodução assistida fertilizaram *in vitro* vários óvulos humanos e, nas primeiras fases de blastocisto, removeram-lhe uma célula e a usaram para determinar o sexo dos embriões. Em seguida bloquearam os embriões masculinos, por serem todos portadores de anomalias genéticas ligadas a esse sexo. Um dos embriões "feminilizados" foi implantado no útero da própria doadora, dando origem a uma criança saudável. Nesse caso, a escolha do sexo, assim obtido, não macula nenhum princípio ético ou jurídico porque não se fez outra coisa senão optar por um deles, pela qualidade de vida favorecida por aquela prática.

Outra proposta, mais atual, é a de inserir gene ou certo número de informações genéticas em células humanas, no momento decisivo do seu desenvolvimento, no intuito de melhorar ou alterar uma inteligência precária ante a possibilidade de retardos mentais. Para isso, no entanto, seria necessário produzirem-se alterações perfeitas, de modo que os outros componentes funcionassem correlativamente. O problema é saber até onde o agente da manipulação genética estaria autorizado a interferir nesse rendimento. Isso não seria uma perigosa tentativa de mudar a espécie humana? Se considerarmos que alguns homens receberam uma herança biológica muito pobre e a manipulação vem em favor desse *homo novus*, não há por que se opor. Ou, se devemos, nesse sentido, intervir em favor do conjunto da espécie ou fazê-lo caso a caso? É claro que nem sempre será fácil passar para a sociedade essa necessidade de agir em favor do "feto defeituoso", aceitando-o na condição de paciente, quando essa mesma sociedade legaliza ou tenta descriminalizar a morte de fetos sadios, sem nenhuma indicação de tratamento, por eventuais concepções mais pragmáticas.

Mais recente ainda é o projeto que surgiu também na Inglaterra, em que cientistas injetaram DNA humano em um embrião de porco na expectativa de que o gene implantado nesse animal transgênico tornaria seus órgãos mais compatíveis com o sistema imunológico do homem, contribuindo para solucionar alguns problemas na área da transplantologia. Os genes que compõem nosso sistema imunológico e que fazem com que cada um de nós seja imunologicamente único são codificados por um trecho muito grande de DNA conhecido como o "grande complexo de histocompatibilidade". Para produzir "animais-irmãos" basta neutralizar os genes desse complexo em cada animal por cópias pertencentes a cada "gêmeo" humano. Se a engenharia genética conseguir produzir órgãos de animais compatíveis com o sistema imunológico do homem, nada impede tecnicamente criar-se no futuro um animal transgênico, um gêmeo imunológico do homem – um verdadeiro "animal-irmão", e cada pessoa terá um animal transgênico sob medida para suas futuras necessidades. Resta saber apenas como reagirão os antivivisseccionistas e os teóricos da bioética e quais serão os limites das experimentações desnecessárias e constrangedoras e das prioridades do homem de amanhã (ver *Resolução de Paris*, adotada pela 147ª Sessão do Conselho da AMM, em maio de 1997, sobre "clonagem", em novembro de 1997, na França).

A manipulação biológica no campo molecular, pela sua complexidade e pelo significado dos resultados, inclui uma série de reflexões sobre o valor de cada proposta e sobre os riscos advindos, para que a natureza ou o indivíduo não sofram o risco da banalização nem sofram prejuízos que não possam ser reparados. Não se pode também dizer que sejam simples problemas de diversidade de opiniões. São dilemas que o homem atual tem de enfrentar diante das disponibilidades do poder da ciência sobre a vida e o destino das pessoas. O perigo está em se conhecer a chave do mecanismo pelo qual são transmitidos os caracteres hereditários, desmontando a cadeia do DNA e reordenando sua construção no interesse irresponsável do gestor ou do programador, nesse verdadeiro trabalho de cirurgia genética. Teme-se que se coloque em andamento um processo e depois perca-se o controle, levando-se ao surgimento não apenas de indivíduos "programados", mas à criação e à multiplicação de agentes patógenos causadores de doenças novas, não tratáveis e causadores de todas as tragédias possíveis.

É claro que ninguém é contra qualquer projeto que proponha melhorar as condições de vida e de saúde das pessoas e das comunidades, principalmente das flageladas pelo sofrimento e pela injustiça. É legítimo e alentador. O risco está no uso de tecnologias capazes de interferir no patrimônio genético do homem, ora como forma exclusiva de especular, ora como projeto que significasse o ultraje e o desprezo aos valores humanos.

Fato muito polêmico e eticamente controvertido é o da clonação de embriões humanos. Esse processo já ocorre naturalmente nos casos de gêmeos monozigóticos ou univitelinos. No entanto, é possível a clonação de vários embriões, com a eventua-lidade do nascimento de um dos gêmeos e o congelamento dos demais, como verdadeiras cópias para nascerem a cada ano ou com vários anos de diferença. Assim, por exemplo,

um indivíduo de sessenta anos poderia ter um irmão gêmeo recém-nascido.

A criação de um clone humano pode até ser teoricamente viável. Só não podemos é alcançar que tipo de vantagem se pode tirar daí. O indivíduo será apenas geneticamente igual àquele outro, de aparência semelhante, mas não significa uma perfeita e integral duplicata. Basta ver os gêmeos univitelinos criados separados, em regiões distintas e em condições socioeconômico-culturais diversas para se evidenciarem suas diferenças. Podem herdar a inteligência ou uma ou outra qualidade. Todavia, não acreditamos que alguém venha a público assumir tal resultado e não sabemos qual a sua utilidade. Há, sim, grandes e terríveis riscos, desde a despersonalização e desrespeito à dignidade humana até o erro na inclusão do DNA na célula, criando-se a partir daí verdadeiras aberrações. Deve ficar bem claro que ninguém pode deter o avanço da ciência e da pesquisa, se elas vêm destinadas ao bem-estar individual ou coletivo. No entanto, se considerarmos que o genoma humano constitui e determina cada indivíduo na sua identidade, o desrespeito dessa especificidade genética é uma agressão a sua dignidade e um vilipêndio aos valores de todos os homens. Todo ser humano é único e não se pode duplicar uma identidade pessoal.

Outra situação bastante duvidosa, não tanto pela intenção, mas pelos possíveis resultados, é a da terapia genética, cujo fundamento é transferir genes de um organismo para outro, a fim de adequar-se perfeitamente ao novo hospedeiro e como meio de substituir uma informação genética anômala causadora de perturbações por anomalias genéticas. O problema está na integração desse novo material como capaz de gerar danos irreversíveis no gene essencial da célula hospedeira, pois qualquer dano subsequente, em vez de encerrar-se com o indivíduo, continuará e marcará as gerações futuras. O grande risco na política da tecnologia genética é transformar isso em uma ameaça em grande escala de alterações gênicas irresponsáveis ou permitir a existência de programas paralelos, atuando em verdadeiros "mercados negros" biológicos (ver *Declaração de Madrid*, sobre "Aconselhamento genético e engenharia genética", adotada pela 39ª Assembleia Geral da AMM, em outubro de 1987, na Espanha).

▶ **4. Considerações sobre os riscos da medicina preditiva.** Caracteriza-se por práticas biotecnológicas cuja proposta é antever o surgimento de doenças como sequência de uma predisposição individual, tendo como meta a recomendação da melhor forma de preveni-las. Por tais projetos, como se vê, muitas são as questões levantadas, tanto pela forma anômala de sua relação médico-paciente, como pela oportunidade de revelar situações que podem comprometer a vida privada do indivíduo ou submetê-lo a uma série de constrangimentos e discriminações, muitos deles discutíveis.

A saúde e as liberdades individuais representam, em um estado democrático de direito, os bens mais fundamentais. A saúde, como um bem irrevogável e indispensável que cabe ao Estado sua garantia e seus meios de organização, e a liberdade individual como um ganho consagrador da cidadania na permanente luta das sociedades organizadas.

Por isso, o certo é encontrar um caminho pelo qual se procure minimizar o sofrimento e o dano por meios assistenciais à saúde sem o risco dos limites da liberdade individual capaz de ameaçar o sentido crítico das pessoas através de um paternalismo secular de proteção. Não há como existir ainda a chamada "superioridade de juízo".

Um dos grandes desafios do futuro será a capacidade de se conhecer, através da chamada *medicina preditiva*, certas informações advindas da sequência do genoma, cuja capacidade de prevenir, tratar e curar doenças poderá se transformar em uma oportunidade de discriminar pessoas portadoras de certas debilidades. Se essas oportunidades diagnósticas forem no sentido de beneficiar o indivíduo, não há o que censurar. No entanto, tais medidas preditivas podem ser no sentido de excluir ou selecionar qualidades por meio de dados históricos e familiares, como nos interesses das companhias de seguro, o que pode ter um impacto negativo na vida e nos interesses das pessoas.

Não é exagero se pensar que amanhã as companhias de seguro não venham considerar a pele branca de um indivíduo um fato encarecedor das apólices apenas por uma possibilidade vulnerável de câncer de pele. Chegará um tempo, certamente, com a possibilidade cada vez maior do reconhecimento no âmbito molecular, em que o perfil do DNA venha a indicar uma propensão a uma doença cardíaca ou a possibilidade de alcoolismo que essas companhias refutem de forma peremptória ou maximizem o prêmio tornando-o inalcançável aos aderentes de planos.

Não será nenhuma surpresa se amanhã não se venha criar uma legislação com base na qual se autorize a invasão do código genético de cada indivíduo invocando o bem coletivo, deixando-o assim sem nenhuma garantia no que diz respeito a sua constituição genética. Hoje já se sabe que a presença de certo alelo oferece uma probabilidade maior de desenvolver a doença de Alzheimer, e logo mais teremos certamente informações sobre determinados fatores genéticos responsáveis pelas doenças psiquiátricas, o que, com certeza, terá um impacto médico de maior significação a partir das possibilidades de tratamento e cura. Por outro lado, também poderá trazer consequências muito sérias capazes de promover implicações de ordens psíquicas, sociais e éticas.

O mais grave nisso tudo é que as enfermidades ditas poligenéticas ou multifatoriais podem ou não se desenvolver, ficando o indivíduo discriminado apenas pela ameaça de risco que ele corre de contraí-las.

O primeiro risco que corremos é o de natureza científica, pois não temos ainda o conhecimento bastante para determinadas posições de natureza genética, o que pode redundar em medidas precipitadas que no mínimo trarão ainda mais discriminação, mesmo que isso não passe de um fator de risco.

Outro fato é que existe um conjunto de doenças que poderão ser diagnosticadas em um futuro bem próximo, todavia não se contará tão cedo com soluções exatas e eficazes, principalmente no que concerne a um sistema público de saúde. Muitas serão as oportunidades em que o único tratamento será à base de medidas eugênicas através do aborto, por exemplo.

Some-se a isso a possibilidade de conhecimento preditivo de doenças graves e sem tratamento criar no indivíduo condições para as perturbações de ordem psíquica ou fazer com que ele tome medidas radicais, como a de não ter filhos, desagregar a família e sofrer prejuízos econômicos. Isso não quer dizer, é claro, que se deva abrir mão dos meios que impulsionem a medicina preditiva, mas que se busquem mecanismos que diminuam seus efeitos negativos e discriminatórios.

Fica evidente que, mesmo existindo um futuro promissor advindo dessas conquistas da biotecnologia moderna, seria injusto não se apontar relevantes conflitos de interesses os mais variados que poderiam comprometer os direitos humanos fundamentais. É preciso que se encontre um modelo racional no qual as coisas se equilibrem: de um lado o interesse da ciência, e de outro o respeito à dignidade humana.

▶ **5. Considerações sobre a violência e danos à saúde pública.** Esse tipo de violência tem sempre como responsáveis os agentes públicos que, através de condutas pessoais ou de políticas de saúde, deixam de implementar condutas que são imprescindíveis à população, principalmente aquela que mais necessita dessa atenção.

Malgrado um ou outro esforço, verifica-se que a assistência pública primária prestada em nosso país é escassa e de baixo padrão, mesmo que ela esteja solenemente consagrada como garantia constitucional a partir de 1988, como "um direito de todos e dever do Estado". Isso por meio de políticas sociais e econômicas que visem pelo menos à redução de doenças e de outros fatores que comprometem os níveis de vida e de saúde, tendo como proposta o acesso universal e igualitário a suas ações e serviços. Portanto, a primeira forma de violência contra a população, principalmente a mais carente, é a negação, a degradação e a desorganização dos serviços assistenciais.

No sentido de garantir e promover as ações de saúde, o Estado brasileiro sancionou duas leis: a de nº 8.080/90 e a de nº 8.142/90. A primeira trata da regulamentação político-administrativa do SUS e a segunda regula a participação da sociedade nas ações de saúde. Faculta também à população a adesão individual ou coletiva dos planos e seguros de saúde privados, sob o controle estatal, conforme estipula a Lei nº 9.656/98, ficando à Agência Nacional de Saúde Suplementar (ANS) a fiscalização direta das atividades que garantam a assistência suplementar à saúde dos aderentes a esse sistema.

Segundo Macena (*in Violência no setor da saúde e dano à pessoa*, Anais do II Congresso de Avaliação do Dano Corporal do Mercosul, Montevidéu, 3 de setembro de 2009) salta à vista a precariedade da assistência prestada pelos hospitais públicos ligados ao SUS: "peregrinação de pessoas entre as instituições à procura de atendimento; desrespeito à ordem de chegada, sem considerar a gravidade de cada caso; superlotação nos serviços de emergência; precariedade na humanização na assistência; degradação do ambiente de trabalho; degradação do compromisso ético dos profissionais; equipe de saúde insuficiente para o atendimento à demanda; falta de especialistas em diversas áreas médicas e a morosidade nos procedimentos diagnósticos e terapêuticos são alguns dos exemplos de violação dos direitos contra as pessoas que dependem dos serviços públicos." Em outro trecho de seu trabalho acrescenta: "Outra forma de violência institucional silenciosa configura-se pela descontinuidade dos programas de governo em decorrência das mudanças políticas partidárias. O setor da saúde tem sido aquele cuja formulação de políticas tem mais resistido às mudanças governamentais e às intempéries da interferência de interesses partidários na administração de cada gestão."

Outra agressão é a violação da autonomia individual que se manifesta como um dos mais graves atentados à autonomia individual, quando se nega a capacidade de se agir de acordo com a vontade, e com isso as pessoas são tratadas com desrespeito diante de suas necessidades. Qualquer que seja a conduta ou o procedimento feito no ser humano, necessita de sua autorização, a qual deve sempre preceder de esclarecimentos ao nível de sua compreensão. Em suma: impõe-se o seu *consentimento livre e esclarecido*.

A Declaração Universal de Direitos Humanos em tom grave e solene assegura que "todos os homens nascem livres e iguais em dignidades e direitos. São dotados de razão e consciência e devem agir em relação uns aos outros com espírito de fraternidade" (artigo 1º). "Todo homem tem direito à vida, à liberdade e à segurança pessoal" (artigo 3º). Esse mandamento integra a pedra-angular dos direitos de qualquer ser humano, em que primeiro está a vida, seguida da liberdade e da segurança social como direitos essenciais para o gozo de todos os demais direitos. René Dotti (*in Declaração Universal dos Direitos do Homem: 50 anos e notas da legislação brasileira*. Curitiba: J.M. Editora, 1998) diz que a condição de ser livre e ter liberdade significa a faculdade de a pessoa se conduzir autonomamente.

A Convenção sobre os Direitos do Homem e a Biomedicina do Conselho da Europa, em 2001, subscrita por diversos países, estabelece que "deve ser respeitada a autonomia dos indivíduos para tomar decisões, quando possam ser responsáveis por essas decisões e respeitem a autonomia dos demais. Devem ser tomadas medidas especiais para proteger direitos e interesses dos indivíduos não capazes de exercer autonomia" (artigo 5º). Desse modo entende-se que qualquer intervenção médica preventiva, diagnóstica ou terapêutica só deve ser realizada com o consentimento antecipado, consciente e esclarecido da pessoa humana, sempre precedido de informação adequada.

Outra forma de violência mais e mais manifesta é a negação do direito de informação de que tanto necessita a coletividade e até mesmo em nível individual. O direito de acesso à informação sobre a prevenção, o controle e o tratamento das doenças, especialmente para aquelas de transmissão mais comum, é direito inalienável de todos. A Declaração Universal dos Direitos Humanos afirma, em seu artigo 19, que "toda população tem o direito à liberdade de opinião e expressão; esse direito inclui a liberdade de, sem interferência, ter opiniões e de procurar, receber e transferir informações e ideias por quaisquer meios e independentemente de fronteiras".

Mesmo as informações contidas nos prontuários médicos, até os já arquivados, o paciente tem o direito às informações ali constantes. O inciso XXXIII do art. 5º da Constituição Federal observa que: "Todos têm direito a receber dos órgãos públicos informações de seu interesse particular, ou de interesse coletivo ou geral, que serão prestadas no prazo da lei, sob pena de responsabilidade, ressalvadas aquelas cujo sigilo seja imprescindível à segurança da sociedade e do Estado." Ainda no inciso LXXII, artigo 5º: "Conceder-se-á *habeas-data*: a) para assegurar o conhecimento de informações relativas à pessoa do impetrante, constantes de registros ou bancos de dados de entidades governamentais ou de caráter público; b) para a retificação de dados, quando não se prefira fazê-lo por processo sigiloso, judicial ou administrativo."

A verdade é que mesmo com a inundação de leis à disposição do sistema jurídico brasileiro, referentes aos proclamados direitos do usuário e consumidores dos serviços de saúde, pouco se fez nesse particular para que as pessoas atinjam se não a plenitude mas pelo menos uma condição de respeito à dignidade no exercício mínimo de seu direito de cidadania. É preciso que a sociedade saia desse conformismo e dessa cumplicidade para uma justa indignação à violência que se pratica no setor de saúde, cujos resultados são os seus comprometedores níveis de vida e saúde da população.

▶ **6. Considerações sobre o problema das células-tronco embrionárias.** Não é de hoje que a comunidade científica internacional discute a possibilidade, os riscos e os aspectos éticos que incluem as pesquisas envolvendo as células-tronco de embriões humanos.

Em geral, os que defendem a necessidade das pesquisas com células-tronco embrionárias afirmam que isto pode trazer resultados positivos no tratamento de muitas doenças, algumas delas ainda sem solução.

Em contrapartida, há os que criticam o uso de embriões nessas pesquisas admitindo que as células-tronco medulares adultas e as células-tronco do cordão umbilical poderiam obter os mesmos resultados, inclusive sem as objeções éticas apresentadas. Mesmo assim, ambas admitem que esses resultados não são imediatos e que muito se tem a fazer até que se institua de vez uma terapêutica segura em favor do ser humano.

Foi aprovada entre nós a Lei de Biossegurança (Lei nº 11.105/2005), que autoriza a pesquisa científica com células-tronco embrionárias, desde que obtidas em fertilização *in vitro* e congeladas há mais de 3 anos (*Artigo 5º – É permitida, para fins de pesquisa e terapia, a utilização de células-tronco embrionárias obtidas de embriões humanos produzidos por fertilização in vitro e não utilizados no respectivo procedimento, atendidas as seguintes condições: I – sejam embriões inviáveis; ou II – sejam embriões congelados há 3 (três) anos ou mais, na data da publicação desta Lei, ou que, já congelados na data da publicação desta Lei, depois de completarem 3 (três) anos, contados a partir da data de congelamento. § 1º Em qualquer caso, é necessário o consentimento dos genitores. § 2º Instituições de pesquisa e serviços de saúde que realizem pesquisa ou terapia com células-tronco embrionárias humanas deverão submeter seus projetos à apreciação e aprovação dos respectivos comitês de ética em pesquisa); § 3º É vedada a comercialização do material biológico a que se refere este artigo e sua prática implica o crime tipificado no art. 15 da Lei nº 9.434, de 4 de fevereiro de 1997.*

Os que se opõem ao uso dessas células-tronco insistem em afirmar que os embriões são seres humanos vivos, em pleno desenvolvimento, com identidade genética própria, e por isso com direitos iguais ao nascituro, não merecendo o destino de matéria-prima a ser utilizados como cobaias em processos de investigação científica.

Sem deixar de considerar a importância do tratamento com células-tronco para a cura de tantas doenças graves, há nesta discussão duas perguntas que merecem uma maior reflexão: 1 – o que se deve fazer com o excedente de embriões humanos congelados? 2 – quando se inicia a vida humana?

A questão do descarte de embriões congelados continua sendo uma questão muito delicada na reprodução humana assistida quando da fertilização *in vitro*. Há países, como a Espanha, que permitem o congelamento de embriões durante 5 anos e, depois deste prazo, obrigam sua destruição. Na Dinamarca os que sobram são destruídos logo após a fertilização, sem necessidade de criopreservação.

Para alguns uma proposta respeitável seria a adoção de pré-embriões e não a sua simples doação. Todos sabem – por imperativo de ordem técnica, financeira e emocional –, o que representa a necessidade de se ter mais embriões fecundados do que os que vão ser implantados. Mas, mesmo assim, este é o início de uma longa discussão, em seus aspectos éticos, morais, religiosos e jurídicos. Junte-se a isso a possibilidade de alguém utilizar a fecundação de embriões supranumerários com a exclusiva finalidade de obter células-mãe para a produção de clones.

A alternativa da adoção de embriões congelados não é uma opção que se apresente isenta de inconvenientes, pelo que ela implica no campo emocional, técnico e econômico-financeiro. Entretanto, esta forma de escolha, juntamente com a produção de embriões para uma única implantação, seriam as modalidades que não encontrariam os óbices já apontados. Além do mais, seria pela adoção pré-natal a forma de se manter vivo o embrião e a possibilidade de ele vir a termo.

Por outro lado, sempre provocou polêmica a discussão sobre o momento em que o embrião humano passa a ter o devido respeito à sua vida e integridade no sentido de caracterizar e estabelecer o início da vida.

Neste particular a tendência é aceitar-se a fecundação do óvulo como o momento de início da vida, até por entender-se que na maioria das legislações pune-se como aborto a partir deste instante.

Agora com a nova lei que aprovou a pesquisa científica a partir de células-tronco embrionárias obtidas em fertilização *in vitro* conservadas há mais de 3 anos, com certeza ainda teremos muito a discutir em seus aspectos éticos e técnicos, mesmo se sabendo que existe uma grande expectativa em torno desses estudos no que diz respeito ao tratamento de tantas doenças graves, ainda mais quando se sabe que as células-tronco da medula óssea e do sangue do cordão umbilical e placentário podem ser usadas sem maiores controvérsias, mesmo que não possuam o mesmo potencial de diferenciação que as células-tronco embrionárias.

Um assunto desta natureza não pode deixar de passar por uma discussão de ordem científica, ética e jurídica, tendo em conta a complexidade da questão e quando este sinaliza para uma efetiva contribuição em favor dos níveis de vida e de saúde das pessoas.

Além disso, que as propostas a serem postas em prática estejam de acordo com as normas que regulamentam a proteção da ordem pública e do bem-estar social, e que se ajustem aos valores éticos que condicionam de forma consequente a proteção da dignidade humana.

Foi muito arriscado que se chegasse a decisões tomadas pelo Congresso Nacional antes de se ter definida a condição jurídico-civil do embrião *in vivo* ou *in vitro*, ainda mais quando essa decisão vem favorecer a pesquisa científica.

Há certos princípios dentro desta delicada questão que não podem passar sem reparo: a) o respeito pela vida humana desde a concepção e a proteção que merece o embrião mesmo em estado de congelação; b) a necessidade que tem a ciência de pesquisar desde que respeitadas as regras éticas e legais; c) a necessidade de propostas em favor da cura de doenças e do alívio ao sofrimento humano; d) a certeza de que esses processos não sejam deslocados para outros de interesses e resultados inconfessáveis.

No que se refere ao consentimento livre e esclarecido dos pais no sentido de destinar os embriões à pesquisa há de merecer uma ponderação, embora reconhecendo que sem o seu consentimento o fato se torna arbitrário e afrontoso: o consentimento dos pais para utilização de embriões à pesquisa não deixa de transformá-los em simples coisa, até porque o consentimento dos pais para intervenção sobre os filhos é sempre no sentido do melhor interesse destes. E quando não é assim nenhum valor tem esse consentimento.

A partir do instante em que se tem dos pais o consentimento para a destruição dos embriões nos programas de pesquisa parece que os pais são na verdade proprietários deles decidindo conforme seu entendimento e não no interesse do embrião.

Toda lógica é desenvolvida no sentido de fazer acreditar que seria eticamente mais razoável utilizar embriões excedentes e congelados em pesquisa com expectativa de resultados favoráveis para a humanidade do que destruí-los simplesmente. Isto ainda é pouco diante da delicadeza do assunto.

Assim, chega-se à conclusão de que há muita coisa a se discutir nesta questão principalmente no tocante ao início da vida humana, ao destino dos embriões excedentes e às demais opções terapêuticas com células-tronco além das células embrionárias. A primeira providência é a participação sempre ativa da Comissão Nacional de Bioética, ampla, pluriprofissional, independente e constituída de pessoas de reconhecido prestígio entre os estudiosos da bioética, das ciências e da biotecnologia, no sentido de contribuir com a discussão sobre tão polêmico tema.

LEI Nº 11.105, DE 24 DE MARÇO DE 2005

Regulamenta os incisos II, IV e V do § 1º do art. 225 da Constituição Federal, estabelece normas de segurança e mecanismos de fiscalização de atividades que envolvam organismos geneticamente modificados – OGM e seus derivados, cria o Conselho Nacional de Biossegurança – CNBS, reestrutura a Comissão Técnica Nacional de Biossegurança – CTNBio, dispõe sobre a Política Nacional de Biossegurança – PNB, revoga a Lei nº 8.974, de 5 de janeiro de 1995,

e a Medida Provisória nº 2.191-9, de 23 de agosto de 2001, e os arts. 5º, 6º, 7º, 8º, 9º, 10 e 16 da Lei nº 10.814, de 15 de dezembro de 2003, e dá outras providências.

O PRESIDENTE DA REPÚBLICA Faço saber que o Congresso Nacional decreta e eu sanciono a seguinte Lei:

CAPÍTULO I

DISPOSIÇÕES PRELIMINARES E GERAIS

Art. 1º Esta Lei estabelece normas de segurança e mecanismos de fiscalização sobre a construção, o cultivo, a produção, a manipulação, o transporte, a transferência, a importação, a exportação, o armazenamento, a pesquisa, a comercialização, o consumo, a liberação no meio ambiente e o descarte de organismos geneticamente modificados – OGM e seus derivados, tendo como diretrizes o estímulo ao avanço científico na área de biossegurança e biotecnologia, a proteção à vida e à saúde humana, animal e vegetal, e a observância do princípio da precaução para a proteção do meio ambiente.

§ 1º Para os fins desta Lei, considera-se atividade de pesquisa a realizada em laboratório, regime de contenção ou campo, como parte do processo de obtenção de OGM e seus derivados ou de avaliação da biossegurança de OGM e seus derivados, o que engloba, no âmbito experimental, a construção, o cultivo, a manipulação, o transporte, a transferência, a importação, a exportação, o armazenamento, a liberação no meio ambiente e o descarte de OGM e seus derivados.

§ 2º Para os fins desta Lei, considera-se atividade de uso comercial de OGM e seus derivados a que não se enquadra como atividade de pesquisa, e que trata do cultivo, da produção, da manipulação, do transporte, da transferência, da comercialização, da importação, da exportação, do armazenamento, do consumo, da liberação e do descarte de OGM e seus derivados para fins comerciais.

Art. 2º As atividades e os projetos que envolvam OGM e seus derivados, relacionados ao ensino com manipulação de organismos vivos, à pesquisa científica, ao desenvolvimento tecnológico e à produção industrial ficam restritos ao âmbito de entidades de direito público ou privado, que serão responsáveis pela obediência aos preceitos desta Lei e de sua regulamentação, bem como pelas eventuais consequências ou efeitos advindos de seu descumprimento.

§ 1º Para os fins desta Lei, consideram-se atividades e projetos no âmbito de entidade os conduzidos em instalações próprias ou sob a responsabilidade administrativa, técnica ou científica da entidade.

§ 2º As atividades e os projetos de que trata este artigo são vedados a pessoas físicas em atuação autônoma e independente, ainda que mantenham vínculo empregatício ou qualquer outro com pessoas jurídicas.

§ 3º Os interessados em realizar atividade prevista nesta Lei deverão requerer autorização à Comissão Técnica Nacional de Biossegurança – CTNBio, que se manifestará no prazo fixado em regulamento.

§ 4º As organizações públicas e privadas, nacionais, estrangeiras ou internacionais, financiadoras ou patrocinadoras de atividades ou de projetos referidos no *caput* deste artigo devem exigir a apresentação de Certificado de Qualidade em Biossegurança, emitido pela CTNBio, sob pena de se tornarem corresponsáveis pelos eventuais efeitos decorrentes do descumprimento desta Lei ou de sua regulamentação.

Art. 3º Para os efeitos desta Lei, considera-se:

I – organismo: toda entidade biológica capaz de reproduzir ou transferir material genético, inclusive vírus e outras classes que venham a ser conhecidas;

II – ácido desoxirribonucleico – DNA, ácido ribonucleico – RNA: material genético que contém informações determinantes dos caracteres hereditários transmissíveis à descendência;

III – moléculas de DNA/RNA recombinante: as moléculas manipuladas fora das células vivas mediante a modificação de segmentos de DNA/RNA natural ou sintético e que possam multiplicar-se em uma célula viva, ou ainda as moléculas de DNA/RNA resultantes dessa multiplicação; consideram-se também os segmentos de DNA/RNA sintéticos equivalentes aos de DNA/RNA natural;

IV – engenharia genética: atividade de produção e manipulação de moléculas de DNA/RNA recombinante;

V – organismo geneticamente modificado – OGM: organismo cujo material genético – DNA/RNA tenha sido modificado por qualquer técnica de engenharia genética;

VI – derivado de OGM: produto obtido de OGM e que não possua capacidade autônoma de replicação ou que não contenha forma viável de OGM;

VII – célula germinal humana: célula-mãe responsável pela formação de gametas presentes nas glândulas sexuais femininas e masculinas e suas descendentes diretas em qualquer grau de ploidia;

VIII – clonagem: processo de reprodução assexuada, produzida artificialmente, baseada em um único patrimônio genético, com ou sem utilização de técnicas de engenharia genética;

IX – clonagem para fins reprodutivos: clonagem com a finalidade de obtenção de um indivíduo;

X – clonagem terapêutica: clonagem com a finalidade de produção de células-tronco embrionárias para utilização terapêutica;

XI – células-tronco embrionárias: células de embrião que apresentam a capacidade de se transformar em células de qualquer tecido de um organismo.

§ 1º Não se inclui na categoria de OGM o resultante de técnicas que impliquem a introdução direta, num organismo, de material hereditário, desde que não envolvam a utilização de moléculas de DNA/RNA recombinante ou OGM, inclusive fecundação *in vitro*, conjugação, transdução, transformação, indução poliploide e qualquer outro processo natural.

§ 2º Não se inclui na categoria de derivado de OGM a substância pura, quimicamente definida, obtida por meio de processos biológicos e que não contenha OGM, proteína heteróloga ou DNA recombinante.

Art. 4º Esta Lei não se aplica quando a modificação genética for obtida por meio das seguintes técnicas, desde que não impliquem a utilização de OGM como receptor ou doador:

I – mutagênese;

II – formação e utilização de células somáticas de hibridoma animal;

III – fusão celular, inclusive a de protoplasma, de células vegetais, que possa ser produzida mediante métodos tradicionais de cultivo;

IV – autoclonagem de organismos não patogênicos que se processe de maneira natural.

Art. 5º É permitida, para fins de pesquisa e terapia, a utilização de células-tronco embrionárias obtidas de embriões humanos produzidos por fertilização *in vitro* e não utilizados no respectivo procedimento, atendidas as seguintes condições:

I – sejam embriões inviáveis; ou

II – sejam embriões congelados há 3 (três) anos ou mais, na data da publicação desta Lei, ou que, já congelados na data da publicação desta Lei, depois de completarem 3 (três) anos, contados a partir da data de congelamento.

§ 1º Em qualquer caso, é necessário o consentimento dos genitores.

§ 2º Instituições de pesquisa e serviços de saúde que realizem pesquisa ou terapia com células-tronco embrionárias humanas deverão submeter seus projetos à apreciação e aprovação dos respectivos comitês de ética em pesquisa.

§ 3º É vedada a comercialização do material biológico a que se refere este artigo e sua prática implica o crime tipificado no art. 15 da Lei nº 9.434, de 4 de fevereiro de 1997.

Art. 6º Fica proibido:

I – implementação de projeto relativo a OGM sem a manutenção de registro de seu acompanhamento individual;

II – engenharia genética em organismo vivo ou o manejo *in vitro* de DNA/RNA natural ou recombinante, realizado em desacordo com as normas previstas nesta Lei;

III – engenharia genética em célula germinal humana, zigoto humano e embrião humano;

IV – clonagem humana;

V – destruição ou descarte no meio ambiente de OGM e seus derivados em desacordo com as normas estabelecidas pela CTNBio, pelos órgãos e entidades de registro e fiscalização, referidos no art. 16 desta Lei, e as constantes desta Lei e de sua regulamentação;

VI – liberação no meio ambiente de OGM ou seus derivados, no âmbito de atividades de pesquisa, sem a decisão técnica favorável da CTNBio e, nos casos de liberação comercial, sem o parecer técnico favorável da CTNBio, ou sem o licenciamento do órgão ou entidade ambiental responsável, quando a CTNBio considerar a atividade como potencialmente causadora de degradação ambiental, ou sem a aprovação do Conselho Nacional de Biossegurança – CNBS, quando o processo tenha sido por ele avocado, na forma desta Lei e de sua regulamentação;

VII – a utilização, a comercialização, o registro, o patenteamento e o licenciamento de tecnologias genéticas de restrição do uso.

Parágrafo único. Para os efeitos desta Lei, entende-se por tecnologias genéticas de restrição do uso qualquer processo de intervenção humana para geração ou multiplicação de plantas geneticamente modificadas para produzir estruturas reprodutivas estéreis, bem como qualquer forma de manipulação genética que vise à ativação ou desativação de genes relacionados à fertilidade das plantas por indutores químicos externos.

Art. 7º São obrigatórias:

I – a investigação de acidentes ocorridos no curso de pesquisas e projetos na área de engenharia genética e o envio de relatório respectivo à autoridade competente no prazo máximo de 5 (cinco) dias a contar da data do evento;

II – a notificação imediata à CTNBio e às autoridades da saúde pública, da defesa agropecuária e do meio ambiente sobre acidente que possa provocar a disseminação de OGM e seus derivados;

III – a adoção de meios necessários para plenamente informar à CTNBio, às autoridades da saúde pública, do meio ambiente, da defesa agropecuária, à coletividade e aos demais empregados da instituição ou empresa sobre os riscos a que possam estar submetidos, bem como os procedimentos a serem tomados no caso de acidentes com OGM.

CAPÍTULO II

Do Conselho Nacional de Biossegurança – CNBS

Art. 8º Fica criado o Conselho Nacional de Biossegurança – CNBS, vinculado à Presidência da República, órgão de assessoramento superior do Presidente da República para a formulação e implementação da Política Nacional de Biossegurança – PNB.

§ 1º Compete ao CNBS:

I – fixar princípios e diretrizes para a ação administrativa dos órgãos e entidades federais com competências sobre a matéria;

II – analisar, a pedido da CTNBio, quanto aos aspectos da conveniência e oportunidade socioeconômicas e do interesse nacional, os pedidos de liberação para uso comercial de OGM e seus derivados;

III – avocar e decidir, em última e definitiva instância, com base em manifestação da CTNBio e, quando julgar necessário, dos órgãos e entidades referidos no art. 16 desta Lei, no âmbito de suas competências, sobre os processos relativos a atividades que envolvam o uso comercial de OGM e seus derivados;

IV – (VETADO)

§ 2º (VETADO)

§ 3º Sempre que o CNBS deliberar favoravelmente à realização da atividade analisada, encaminhará sua manifestação aos órgãos e entidades de registro e fiscalização referidos no art. 16 desta Lei.

§ 4º Sempre que o CNBS deliberar contrariamente à atividade analisada, encaminhará sua manifestação à CTNBio para informação ao requerente.

Art. 9º O CNBS é composto pelos seguintes membros:

I – Ministro de Estado Chefe da Casa Civil da Presidência da República, que o presidirá;

II – Ministro de Estado da Ciência e Tecnologia;

III – Ministro de Estado do Desenvolvimento Agrário;

IV – Ministro de Estado da Agricultura, Pecuária e Abastecimento;

V – Ministro de Estado da Justiça;

VI – Ministro de Estado da Saúde;

VII – Ministro de Estado do Meio Ambiente;

VIII – Ministro de Estado do Desenvolvimento, Indústria e Comércio Exterior;

IX – Ministro de Estado das Relações Exteriores;

X – Ministro de Estado da Defesa;

XI – Secretário Especial de Aquicultura e Pesca da Presidência da República.

§ 1º O CNBS reunir-se-á sempre que convocado pelo Ministro de Estado Chefe da Casa Civil da Presidência da República, ou mediante provocação da maioria de seus membros.

§ 2º (VETADO)

§ 3º Poderão ser convidados a participar das reuniões, em caráter excepcional, representantes do setor público e de entidades da sociedade civil.

§ 4º O CNBS contará com uma Secretaria-Executiva, vinculada à Casa Civil da Presidência da República.

§ 5º A reunião do CNBS poderá ser instalada com a presença de 6 (seis) de seus membros e as decisões serão tomadas com votos favoráveis da maioria absoluta.

CAPÍTULO III

Da Comissão Técnica Nacional de Biossegurança – CTNBio

Art. 10. A CTNBio, integrante do Ministério da Ciência e Tecnologia, é instância colegiada multidisciplinar de caráter consultivo e deliberativo, para prestar apoio técnico e de assessoramento ao Governo Federal na formulação, atualização e implementação da PNB de OGM e seus derivados, bem como no estabelecimento de normas técnicas de segurança e de pareceres técnicos referentes à autorização para atividades que envolvam pesquisa e uso comercial de OGM e seus derivados,

com base na avaliação de seu risco zoofitossanitário, à saúde humana e ao meio ambiente.

Parágrafo único. A CTNBio deverá acompanhar o desenvolvimento e o progresso técnico e científico nas áreas de biossegurança, biotecnologia, bioética e afins, com o objetivo de aumentar sua capacitação para a proteção da saúde humana, dos animais e das plantas e do meio ambiente.

Art. 11. A CTNBio, composta de membros titulares e suplentes, designados pelo Ministro de Estado da Ciência e Tecnologia, será constituída por 27 (vinte e sete) cidadãos brasileiros de reconhecida competência técnica, de notória atuação e saber científicos, com grau acadêmico de doutor e com destacada atividade profissional nas áreas de biossegurança, biotecnologia, biologia, saúde humana e animal ou meio ambiente, sendo:

I – 12 (doze) especialistas de notório saber científico e técnico, em efetivo exercício profissional, sendo:

a) 3 (três) da área de saúde humana;

b) 3 (três) da área animal;

c) 3 (três) da área vegetal;

d) 3 (três) da área de meio ambiente;

II – um representante de cada um dos seguintes órgãos, indicados pelos respectivos titulares:

a) Ministério da Ciência e Tecnologia;

b) Ministério da Agricultura, Pecuária e Abastecimento;

c) Ministério da Saúde;

d) Ministério do Meio Ambiente;

e) Ministério do Desenvolvimento Agrário;

f) Ministério do Desenvolvimento, Indústria e Comércio Exterior;

g) Ministério da Defesa;

h) Secretaria Especial de Aquicultura e Pesca da Presidência da República;

i) Ministério das Relações Exteriores;

III – um especialista em defesa do consumidor, indicado pelo Ministro da Justiça;

IV – um especialista na área de saúde, indicado pelo Ministro da Saúde;

V – um especialista em meio ambiente, indicado pelo Ministro do Meio Ambiente;

VI – um especialista em biotecnologia, indicado pelo Ministro da Agricultura, Pecuária e Abastecimento;

VII – um especialista em agricultura familiar, indicado pelo Ministro do Desenvolvimento Agrário;

VIII – um especialista em saúde do trabalhador, indicado pelo Ministro do Trabalho e Emprego.

§ 1º Os especialistas de que trata o inciso I do *caput* deste artigo serão escolhidos a partir de lista tríplice, elaborada com a participação das sociedades científicas, conforme disposto em regulamento.

§ 2º Os especialistas de que tratam os incisos III a VIII do *caput* deste artigo serão escolhidos a partir de lista tríplice, elaborada pelas organizações da sociedade civil, conforme disposto em regulamento.

§ 3º Cada membro efetivo terá um suplente, que participará dos trabalhos na ausência do titular.

§ 4º Os membros da CTNBio terão mandato de 2 (dois) anos, renovável por até mais 2 (dois) períodos consecutivos.

§ 5º O presidente da CTNBio será designado, entre seus membros, pelo Ministro da Ciência e Tecnologia para um mandato de 2 (dois) anos, renovável por igual período.

§ 6º Os membros da CTNBio devem pautar a sua atuação pela observância estrita dos conceitos ético-profissionais, sendo vedado participar do julgamento de questões com as quais tenham algum envolvimento de ordem profissional ou pessoal, sob pena de perda de mandato, na forma do regulamento.

§ 7º A reunião da CTNBio poderá ser instalada com a presença de 14 (catorze) de seus membros, incluído pelo menos um representante de cada uma das áreas referidas no inciso I do *caput* deste artigo.

§ 8º (VETADO)

§ 8º A As decisões da CTNBio serão tomadas com votos favoráveis da maioria absoluta de seus membros. (Incluído pela Lei nº 11.460, de 2007)

§ 9º Órgãos e entidades integrantes da administração pública federal poderão solicitar participação nas reuniões da CTNBio para tratar de assuntos de seu especial interesse, sem direito a voto.

§ 10. Poderão ser convidados a participar das reuniões, em caráter excepcional, representantes da comunidade científica e do setor público e entidades da sociedade civil, sem direito a voto.

Art. 12. O funcionamento da CTNBio será definido pelo regulamento desta Lei.

§ 1º A CTNBio contará com uma Secretaria-Executiva e cabe ao Ministério da Ciência e Tecnologia prestar-lhe o apoio técnico e administrativo.

§ 2º (VETADO)

Art. 13. A CTNBio constituirá subcomissões setoriais permanentes na área de saúde humana, na área animal, na área vegetal e na área ambiental, e poderá constituir subcomissões extraordinárias, para análise prévia dos temas a serem submetidos ao plenário da Comissão.

§ 1º Tanto os membros titulares quanto os suplentes participarão das subcomissões setoriais e caberá a todos a distribuição dos processos para análise.

§ 2º O funcionamento e a coordenação dos trabalhos nas subcomissões setoriais e extraordinárias serão definidos no regimento interno da CTNBio.

Art. 14. Compete à CTNBio:

I – estabelecer normas para as pesquisas com OGM e derivados de OGM;

II – estabelecer normas relativamente às atividades e aos projetos relacionados a OGM e seus derivados;

III – estabelecer, no âmbito de suas competências, critérios de avaliação e monitoramento de risco de OGM e seus derivados;

IV – proceder à análise da avaliação de risco, caso a caso, relativamente a atividades e projetos que envolvam OGM e seus derivados;

V – estabelecer os mecanismos de funcionamento das Comissões Internas de Biossegurança – CIBio, no âmbito de cada instituição que se dedique ao ensino, à pesquisa científica, ao desenvolvimento tecnológico e à produção industrial que envolvam OGM ou seus derivados;

VI – estabelecer requisitos relativos à biossegurança para autorização de funcionamento de laboratório, instituição ou empresa que desenvolverá atividades relacionadas a OGM e seus derivados;

VII – relacionar-se com instituições voltadas para a biossegurança de OGM e seus derivados, em âmbito nacional e internacional;

VIII – autorizar, cadastrar e acompanhar as atividades de pesquisa com OGM ou derivado de OGM, nos termos da legislação em vigor;

IX – autorizar a importação de OGM e seus derivados para atividade de pesquisa;

X – prestar apoio técnico consultivo e de assessoramento ao CNBS na formulação da PNB de OGM e seus derivados;

XI – emitir Certificado de Qualidade em Biossegurança – CQB para o desenvolvimento de atividades com OGM e seus derivados em laboratório, instituição ou empresa e enviar cópia do processo aos órgãos de registro e fiscalização referidos no art. 16 desta Lei;

XII – emitir decisão técnica, caso a caso, sobre a biossegurança de OGM e seus derivados no âmbito das atividades de pesquisa e de uso comercial de OGM e seus derivados, inclusive a classificação quanto ao grau de risco e nível de biossegurança exigido, bem como medidas de segurança exigidas e restrições ao uso;

XIII – definir o nível de biossegurança a ser aplicado ao OGM e seus usos, e os respectivos procedimentos e medidas de segurança quanto ao seu uso, conforme as normas estabelecidas na regulamentação desta Lei, bem como quanto aos seus derivados;

XIV – classificar os OGM segundo a classe de risco, observados os critérios estabelecidos no regulamento desta Lei;

XV – acompanhar o desenvolvimento e o progresso técnico-científico na biossegurança de OGM e seus derivados;

XVI – emitir resoluções, de natureza normativa, sobre as matérias de sua competência;

XVII – apoiar tecnicamente os órgãos competentes no processo de prevenção e investigação de acidentes e de enfermidades, verificados no curso dos projetos e das atividades com técnicas de DNA/RNA recombinante;

XVIII – apoiar tecnicamente os órgãos e entidades de registro e fiscalização, referidos no art. 16 desta Lei, no exercício de suas atividades relacionadas a OGM e seus derivados;

XIX – divulgar no Diário Oficial da União, previamente à análise, os extratos dos pleitos e, posteriormente, dos pareceres dos processos que lhe forem submetidos, bem como dar ampla publicidade no Sistema de Informações em Biossegurança – SIB a sua agenda, processos em trâmite, relatórios anuais, atas das reuniões e demais informações sobre suas atividades, excluídas as informações sigilosas, de interesse comercial, apontadas pelo proponente e assim consideradas pela CTNBio;

XX – identificar atividades e produtos decorrentes do uso de OGM e seus derivados potencialmente causadores de degradação do meio ambiente ou que possam causar riscos à saúde humana;

XXI – reavaliar suas decisões técnicas por solicitação de seus membros ou por recurso dos órgãos e entidades de registro e fiscalização, fundamentado em fatos ou conhecimentos científicos novos, que sejam relevantes quanto à biossegurança do OGM ou derivado, na forma desta Lei e seu regulamento;

XXII – propor a realização de pesquisas e estudos científicos no campo da biossegurança de OGM e seus derivados;

XXIII – apresentar proposta de regimento interno ao Ministro da Ciência e Tecnologia.

§ 1º Quanto aos aspectos de biossegurança do OGM e seus derivados, a decisão técnica da CTNBio vincula os demais órgãos e entidades da administração.

§ 2º Nos casos de uso comercial, dentre outros aspectos técnicos de sua análise, os órgãos de registro e fiscalização, no exercício de suas atribuições em caso de solicitação pela CTNBio, observarão, quanto aos aspectos de biossegurança do OGM e seus derivados, a decisão técnica da CTNBio.

§ 3º Em caso de decisão técnica favorável sobre a biossegurança no âmbito da atividade de pesquisa, a CTNBio remeterá o processo respectivo aos órgãos e entidades referidos no art. 16 desta Lei, para o exercício de suas atribuições.

§ 4º A decisão técnica da CTNBio deverá conter resumo de sua fundamentação técnica, explicitar as medidas de segurança e restrições ao uso do OGM e seus derivados e considerar as particularidades das diferentes regiões do País, com o objetivo de orientar e subsidiar os órgãos e entidades de registro e fiscalização, referidos no art. 16 desta Lei, no exercício de suas atribuições.

§ 5º Não se submeterá a análise e emissão de parecer técnico da CTNBio o derivado cujo OGM já tenha sido por ela aprovado.

§ 6º As pessoas físicas ou jurídicas envolvidas em qualquer das fases do processo de produção agrícola, comercialização ou transporte de produto geneticamente modificado que tenham obtido a liberação para uso comercial estão dispensadas de apresentação do CQB e constituição de CIBio, salvo decisão em contrário da CTNBio.

Art. 15. A CTNBio poderá realizar audiências públicas, garantida participação da sociedade civil, na forma do regulamento.

Parágrafo único. Em casos de liberação comercial, audiência pública poderá ser requerida por partes interessadas, incluindo-se entre estas organizações da sociedade civil que comprovem interesse relacionado à matéria, na forma do regulamento.

CAPÍTULO IV

Dos órgãos e entidades de registro e fiscalização

Art. 16. Caberá aos órgãos e entidades de registro e fiscalização do Ministério da Saúde, do Ministério da Agricultura, Pecuária e Abastecimento e do Ministério do Meio Ambiente, e da Secretaria Especial de Aquicultura e Pesca da Presidência da República entre outras atribuições, no campo de suas competências, observadas a decisão técnica da CTNBio, as deliberações do CNBS e os mecanismos estabelecidos nesta Lei e na sua regulamentação:

I – fiscalizar as atividades de pesquisa de OGM e seus derivados;

II – registrar e fiscalizar a liberação comercial de OGM e seus derivados;

III – emitir autorização para a importação de OGM e seus derivados para uso comercial;

IV – manter atualizado no SIB o cadastro das instituições e responsáveis técnicos que realizam atividades e projetos relacionados a OGM e seus derivados;

V – tornar públicos, inclusive no SIB, os registros e autorizações concedidas;

VI – aplicar as penalidades de que trata esta Lei;

VII – subsidiar a CTNBio na definição de quesitos de avaliação de biossegurança de OGM e seus derivados.

§ 1º Após manifestação favorável da CTNBio, ou do CNBS, em caso de avocação ou recurso, caberá, em decorrência de análise específica e decisão pertinente:

I – ao Ministério da Agricultura, Pecuária e Abastecimento emitir as autorizações e registros e fiscalizar produtos e atividades que utilizem OGM e seus derivados destinados a uso animal, na agricultura, pecuária, agroindústria e áreas afins, de acordo com a legislação em vigor e segundo o regulamento desta Lei;

II – ao órgão competente do Ministério da Saúde emitir as autorizações e registros e fiscalizar produtos e atividades com OGM e seus derivados destinados a uso humano, farmacológico, domissanitário e áreas afins, de acordo com a legislação em vigor e segundo o regulamento desta Lei;

III – ao órgão competente do Ministério do Meio Ambiente emitir as autorizações e registros e fiscalizar produtos e atividades que envolvam OGM e seus derivados a serem liberados nos ecossistemas naturais, de acordo com a legislação em vigor e segundo o regulamento desta Lei, bem como o licenciamento, nos casos em que a CTNBio deliberar, na forma desta Lei, que o OGM é potencialmente causador de significativa degradação do meio ambiente;

IV – à Secretaria Especial de Aquicultura e Pesca da Presidência da República emitir as autorizações e registros de produtos e atividades com OGM e seus derivados destinados ao uso na pesca e aquicultura, de acordo com a legislação em vigor e segundo esta Lei e seu regulamento.

§ 2º Somente se aplicam as disposições dos incisos I e II do art. 8º e do *caput* do art. 10 da Lei nº 6.938, de 31 de agosto de 1981, nos casos em que a CTNBio deliberar que o OGM é potencialmente causador de significativa degradação do meio ambiente.

§ 3º A CTNBio delibera, em última e definitiva instância, sobre os casos em que a atividade é potencial ou efetivamente causadora de degradação ambiental, bem como sobre a necessidade do licenciamento ambiental.

§ 4º A emissão dos registros, das autorizações e do licenciamento ambiental referidos nesta Lei deverá ocorrer no prazo máximo de 120 (cento e vinte) dias.

§ 5º A contagem do prazo previsto no § 4º deste artigo será suspensa, por até 180 (cento e oitenta) dias, durante a elaboração, pelo requerente, dos estudos ou esclarecimentos necessários.

§ 6º As autorizações e registros de que trata este artigo estarão vinculados à decisão técnica da CTNBio correspondente, sendo vedadas exigências técnicas que extrapolem as condições estabelecidas naquela decisão, nos aspectos relacionados à biossegurança.

§ 7º Em caso de divergência quanto à decisão técnica da CTNBio sobre a liberação comercial de OGM e derivados, os órgãos e entidades de registro e fiscalização, no âmbito de suas competências, poderão apresentar recurso ao CNBS, no prazo de até 30 (trinta) dias, a contar da data de publicação da decisão técnica da CTNBio.

CAPÍTULO V

Da Comissão Interna de Biossegurança – CIBio

Art. 17. Toda instituição que utilizar técnicas e métodos de engenharia genética ou realizar pesquisas com OGM e seus derivados deverá criar uma Comissão Interna de Biossegurança – CIBio, além de indicar um técnico principal responsável para cada projeto específico.

Art. 18. Compete à CIBio, no âmbito da instituição onde constituída:

I – manter informados os trabalhadores e demais membros da coletividade, quando suscetíveis de serem afetados pela atividade, sobre as questões relacionadas com a saúde e a segurança, bem como sobre os procedimentos em caso de acidentes;

II – estabelecer programas preventivos e de inspeção para garantir o funcionamento das instalações sob sua responsabilidade, dentro dos padrões e normas de biossegurança, definidos pela CTNBio na regulamentação desta Lei;

III – encaminhar à CTNBio os documentos cuja relação será estabelecida na regulamentação desta Lei, para efeito de análise, registro ou autorização do órgão competente, quando couber;

IV – manter registro do acompanhamento individual de cada atividade ou projeto em desenvolvimento que envolvam OGM ou seus derivados;

V – notificar à CTNBio, aos órgãos e entidades de registro e fiscalização, referidos no art. 16 desta Lei, e às entidades de trabalhadores o resultado de avaliações de risco a que estão submetidas as pessoas expostas, bem como qualquer acidente ou incidente que possa provocar a disseminação de agente biológico;

VI – investigar a ocorrência de acidentes e as enfermidades possivelmente relacionados a OGM e seus derivados e notificar suas conclusões e providências à CTNBio.

CAPÍTULO VI

Do Sistema de Informações em Biossegurança – SIB

Art. 19. Fica criado, no âmbito do Ministério da Ciência e Tecnologia, o Sistema de Informações em Biossegurança – SIB, destinado à gestão das informações decorrentes das atividades de análise, autorização, registro, monitoramento e acompanhamento das atividades que envolvam OGM e seus derivados.

§ 1º As disposições dos atos legais, regulamentares e administrativos que alterem, complementem ou produzam efeitos sobre a legislação de biossegurança de OGM e seus derivados deverão ser divulgadas no SIB concomitantemente com a entrada em vigor desses atos.

§ 2º Os órgãos e entidades de registro e fiscalização, referidos no art. 16 desta Lei, deverão alimentar o SIB com as informações relativas às atividades de que trata esta Lei, processadas no âmbito de sua competência.

CAPÍTULO VII

Da Responsabilidade Civil e Administrativa

Art. 20. Sem prejuízo da aplicação das penas previstas nesta Lei, os responsáveis pelos danos ao meio ambiente e a terceiros responderão, solidariamente, por sua indenização ou reparação integral, independentemente da existência de culpa.

Art. 21. Considera-se infração administrativa toda ação ou omissão que viole as normas previstas nesta Lei e demais disposições legais pertinentes.

Parágrafo único. As infrações administrativas serão punidas na forma estabelecida no regulamento desta Lei, independentemente das medidas cautelares de apreensão de produtos, suspensão de venda de produto e embargos de atividades, com as seguintes sanções:

I – advertência;

II – multa;

III – apreensão de OGM e seus derivados;

IV – suspensão da venda de OGM e seus derivados;

V – embargo da atividade;

VI – interdição parcial ou total do estabelecimento, atividade ou empreendimento;

VII – suspensão de registro, licença ou autorização;

VIII – cancelamento de registro, licença ou autorização;

IX – perda ou restrição de incentivo e benefício fiscal concedidos pelo governo;

X – perda ou suspensão da participação em linha de financiamento em estabelecimento oficial de crédito;

XI – intervenção no estabelecimento;

XII – proibição de contratar com a administração pública, por período de até 5 (cinco) anos.

Art. 22. Compete aos órgãos e entidades de registro e fiscalização, referidos no art. 16 desta Lei, definir critérios, valores e aplicar multas de R$ 2.000,00 (dois mil reais) a R$ 1.500.000,00 (um milhão e quinhentos mil reais), proporcionalmente à gravidade da infração.

§ 1º As multas poderão ser aplicadas cumulativamente com as demais sanções previstas neste artigo.

§ 2º No caso de reincidência, a multa será aplicada em dobro.

§ 3º No caso de infração continuada, caracterizada pela permanência da ação ou omissão inicialmente punida, será a respectiva penalidade aplicada diariamente até cessar sua causa, sem prejuízo da paralisação imediata da atividade ou da interdição do laboratório ou da instituição ou empresa responsável.

Art. 23. As multas previstas nesta Lei serão aplicadas pelos órgãos e entidades de registro e fiscalização dos Ministérios da Agricultura, Pecuária e Abastecimento, da Saúde, do Meio Ambiente e da Secretaria Especial de Aquicultura e Pesca da Presidência da República, referidos no art. 16 desta Lei, de acordo com suas respectivas competências.

§ 1º Os recursos arrecadados com a aplicação de multas serão destinados aos órgãos e entidades de registro e fiscalização, referidos no art. 16 desta Lei, que aplicarem a multa.

§ 2º Os órgãos e entidades fiscalizadores da administração pública federal poderão celebrar convênios com os Estados, Distrito Federal e Municípios, para a execução de serviços relacionados à atividade de fiscalização prevista nesta Lei e poderão repassar-lhes parcela da receita obtida com a aplicação de multas.

§ 3º A autoridade fiscalizadora encaminhará cópia do auto de infração à CTNBio.

§ 4º Quando a infração constituir crime ou contravenção, ou lesão à Fazenda Pública ou ao consumidor, a autoridade fiscalizadora representará junto ao órgão competente para apuração das responsabilidades administrativa e penal.

CAPÍTULO VIII

Dos Crimes e das Penas

Art. 24. Utilizar embrião humano em desacordo com o que dispõe o art. 5º desta Lei:

Pena – detenção, de 1 (um) a 3 (três) anos, e multa.

Art. 25. Praticar engenharia genética em célula germinal humana, zigoto humano ou embrião humano:

Pena – reclusão, de 1 (um) a 4 (quatro) anos, e multa.

Art. 26. Realizar clonagem humana:

Pena – reclusão, de 2 (dois) a 5 (cinco) anos, e multa.

Art. 27. Liberar ou descartar OGM no meio ambiente, em desacordo com as normas estabelecidas pela CTNBio e pelos órgãos e entidades de registro e fiscalização:

Pena – reclusão, de 1 (um) a 4 (quatro) anos, e multa.

§ 1º (VETADO)

§ 2º Agrava-se a pena:

I – de 1/6 (um sexto) a 1/3 (um terço), se resultar dano à propriedade alheia;

II – de 1/3 (um terço) até a metade, se resultar dano ao meio ambiente;

III – da metade até 2/3 (dois terços), se resultar lesão corporal de natureza grave em outrem;

IV – de 2/3 (dois terços) até o dobro, se resultar a morte de outrem.

Art. 28. Utilizar, comercializar, registrar, patentear e licenciar tecnologias genéticas de restrição do uso:

Pena – reclusão, de 2 (dois) a 5 (cinco) anos, e multa.

Art. 29. Produzir, armazenar, transportar, comercializar, importar ou exportar OGM ou seus derivados, sem autorização ou em desacordo com as normas estabelecidas pela CTNBio e pelos órgãos e entidades de registro e fiscalização:

Pena – reclusão, de 1 (um) a 2 (dois) anos, e multa.

CAPÍTULO IX

Disposições Finais e Transitórias

Art. 30. Os OGM que tenham obtido decisão técnica da CTNBio favorável a sua liberação comercial até a entrada em vigor desta Lei poderão ser registrados e comercializados, salvo manifestação contrária do CNBS, no prazo de 60 (sessenta) dias, a contar da data da publicação desta Lei.

Art. 31. A CTNBio e os órgãos e entidades de registro e fiscalização, referidos no art. 16 desta Lei, deverão rever suas deliberações de caráter normativo, no prazo de 120 (cento e vinte) dias, a fim de promover sua adequação às disposições desta Lei.

Art. 32. Permanecem em vigor os Certificados de Qualidade em Biossegurança, comunicados e decisões técnicas já emitidos pela CTNBio, bem como, no que não contrariarem o disposto nesta Lei, os atos normativos emitidos ao amparo da Lei nº 8.974, de 5 de janeiro de 1995.

Art. 33. As instituições que desenvolverem atividades reguladas por esta Lei na data de sua publicação deverão adequar-se as suas disposições no prazo de 120 (cento e vinte) dias, contado da publicação do decreto que a regulamentar.

Art. 34. Ficam convalidados e tornam-se permanentes os registros provisórios concedidos sob a égide da Lei nº 10.814, de 15 de dezembro de 2003.

Art. 35. Ficam autorizadas a produção e a comercialização de sementes de cultivares de soja geneticamente modificadas tolerantes a glifosato registradas no Registro Nacional de Cultivares – RNC do Ministério da Agricultura, Pecuária e Abastecimento.

Art. 36. Fica autorizado o plantio de grãos de soja geneticamente modificada tolerante a glifosato, reservados pelos produtores rurais para uso próprio, na safra 2004/2005, sendo vedada a comercialização da produção como semente. (Vide Decreto nº 5.534, de 2005)

Parágrafo único. O Poder Executivo poderá prorrogar a autorização de que trata o *caput* deste artigo.

Art. 37. A descrição do Código 20 do Anexo VIII da Lei nº 6.938, de 31 de agosto de 1981, acrescido pela Lei nº10.165, de 27 de dezembro de 2000, passa a vigorar com a seguinte redação:

"ANEXO VIII

Código	Categoria	Descrição	Pp/gu
....	....	....	....
20	Uso de Recursos Naturais	Silvicultura; exploração econômica da madeira ou lenha e subprodutos florestais; importação ou exportação da fauna e flora nativas brasileiras; atividade de criação e exploração econômica de fauna exótica e de fauna silvestre; utilização do patrimônio genético natural; exploração de recursos aquáticos vivos; introdução de espécies exóticas, exceto para melhoramento genético vegetal e uso na agricultura; introdução de espécies geneticamente modificadas previamente identificadas pela CTNBio como	Médio

Código	Categoria	Descrição	Pp/gu
		potencialmente causadoras de significativa degradação do meio ambiente; uso da diversidade biológica pela biotecnologia em atividades previamente identificadas pela CTNBio como potencialmente causadoras de significativa degradação do meio ambiente.	
....	....	....	....

Art. 38. (VETADO)

Art. 39. Não se aplica aos OGM e seus derivados o disposto na Lei nº 7.802, de 11 de julho de 1989, e suas alterações, exceto para os casos em que eles sejam desenvolvidos para servir de matéria-prima para a produção de agrotóxicos.

Art. 40. Os alimentos e ingredientes alimentares destinados ao consumo humano ou animal que contenham ou sejam produzidos a partir de OGM ou derivados deverão conter informação nesse sentido em seus rótulos, conforme regulamento.

Art. 41. Esta Lei entra em vigor na data de sua publicação.

Art. 42. Revogam-se a Lei nº 8.974, de 5 de janeiro de 1995, a Medida Provisória nº 2.191-9, de 23 de agosto de 2001, e os arts. 5º, 6º, 7º, 8º, 9º, 10 e 16 da Lei nº 10.814, de 15 de dezembro de 2003.

Brasília, 24 de março de 2005;
184º da Independência e 117º da República.

OMISSÃO DE SOCORRO

Desde o Código de Manu, o delito de omissão de socorro é punido. Existia também entre os romanos a obrigação de proteger os escravos em favor dos senhores e parentes, e os soldados e oficiais, como uma verdadeira imposição legal amparar o direito de terceiros. O direito egípcio considerava criminoso aquele que, podendo salvar um ferido, permanecesse impassível.

No entanto, foi com o direito moderno que se impôs como forma de obrigação a solidariedade humana, estimulando-a como um dever cívico. O Código Penal de 1890 considerava apenas os recém-nascidos expostos e os menores de 7 anos, talvez por inspiração do Código sardo-italiano de 1859.

Nosso Código Penal vigente, em seu artigo 135, ao tratar da omissão de socorro, afasta-se da repressão ao crime e passa a estimular a recíproca colaboração que deve existir entre os homens, na expectativa de assegurar os valores individuais e coletivos. O bem jurídico protegido é o interesse do Estado pela segurança física da pessoa humana, necessitada de socorro imediato. Assim se expressa o referido artigo: "Deixar de prestar assistência, quando possível fazê-lo sem risco pessoal, à criança abandonada ou extraviada, ou à pessoa inválida ou ferida, ao desamparo ou em grave e iminente perigo; ou não pedir, nesses casos, o socorro da autoridade pública: Pena – detenção, de um a seis meses, ou multa. Parágrafo único – A pena é aumentada de metade, se da omissão resulta lesão corporal de natureza grave, e triplicada, se resulta a morte."

É um crime eminentemente doloso. É também uma forma delituosa de perigo, sem a necessidade de configurar-se com um resultado. Caso, da omissão de socorro, resulte lesão corporal de natureza grave, a pena é aumentada de metade e, se resulta a morte, a pena é triplicada.

Nas sociedades modernas não se admite mais insensibilidade e indiferença a ponto de alguém deixar de prestar assistência, quando possível fazê-lo e sem risco próprio, diante do sofrimento insuportável e do iminente perigo de vida, mesmo que não tenha o dever jurídico de prestar tratamento. Constitui-se em uma obrigação que se sedimenta nos costumes e na cultura dos povos civilizados, pela necessidade imperiosa de evitar um mal, cujo perigo é real, inadiável e grave, mesmo que a situação tenha sido criada pelo próprio periclitante.

E, assim, as legislações modernas, que tendem cada vez mais humanizar-se, fazem do sentimento de solidariedade humana e da assistência recíproca um dever geral de prestação de socorro, sob forma obrigatória e coativa.

É claro que essa assistência imposta pelo nosso diploma penal deve ser prestada não apenas quando as circunstâncias exigirem, mas também quando for possível realizá-la sem risco pessoal e sem violar interesses maiores. Por outro lado, é necessário que a alegação da não prestação de socorro não se preste a pretextos fúteis ou a pequenos danos. O risco moral ou profissional não exime o omitente.

Uma questão bem interessante é a profissão do possível omitente. Enquanto para o leigo não existe obrigação de prestação de socorro se ele está distante do local onde deveria dar a assistência, para o médico, cuja intervenção é imprescindível e cujo ofício é atender pacientes, a situação é bem diversa. Para o profissional da medicina, configura-se o delito desde que, avisado de um perigo cuja gravidade seria ele a única pessoa capaz de avaliar, mesmo assim recusa seu atendimento, sem assegurar-se de que esse perigo era ou não de intervenção imediata. "Comete o crime de omissão de socorro o facultativo que, embora não tenha constatado pessoalmente o quadro clínico do paciente, foi solicitado sobre a necessidade de sua presença para conjurar perigo de vida. O socorro finca-se no dever de solidariedade humana e como tal não pode ser recusado, máxime em se tratando de médico" (TACRIM-SP–AC–RJD 2/107).

O Tribunal de Saint Claude condenou um médico que se absteve de atender uma pequena enferma, após um desentendimento de um dos seus colegas com a família da criança, a qual veio a falecer posteriormente. Noutro caso, a Câmara Criminal de Paris, em 1961, decidiu que, mesmo receitando remédio sem se deslocar – o que à primeira vista parece uma forma de socorro – o médico, ainda assim, havia praticado a abstenção (Louis Kornprobst, *Omissão de Socorro*, Boletim da Associação Médica Brasileira, nos 107-108, nov.-dez., p. 14, 1971).

Deve-se entender por grave e iminente perigo de vida uma situação de grande vulto e consideráveis proporções prestes a desencadear o dano letal ou o efeito de resultado desastroso. O iminente perigo de vida não é uma situação de difícil avaliação, bastando a certeza de grande sofrimento ou a presunção de resultado danoso grave, exigindo-se a intervenção desde que se tenha conhecimento de sua possibilidade.

Situação delicada é quando, por exemplo, um seguidor de determinada tendência religiosa, como as testemunhas-de-Jeová, recusa uma transfusão de sangue, sendo esse o único meio de salvar-lhe a vida. Fica o médico na obrigação de fazê-la, ou o paciente tem o direito de não aceitá-la?

Para alguns, o médico que deixa de realizar uma transfusão de sangue diante de um iminente perigo de vida e quando não há outro recurso salvador, simplesmente porque o paciente ou seus familiares não permitem, comete omissão de socorro.

Para outros, a liberdade é o primeiro dos direitos fundamentais. Chegam mesmo a dizer que entre o direito à vida e o direito à liberdade, a escolha é do titular desses direitos.

Afirmam que o dever do médico é de fonte legal e o direito do paciente de aceitar ou recusar um tratamento é expressão de sua liberdade, segundo a Constituição Brasileira em vigor. O médico cumpriria seus direitos apenas informando ao paciente ou ao seu responsável legal da necessidade de uma conduta ou de um tratamento e das consequências advindas da não aceitação. Mesmo que seu Código de Ética se expresse dizendo que é vedado "desrespeitar o direito do paciente ou de seu representante legal de decidir livremente, salvo em caso de iminente risco de morte" (artigo 31). Afirmam que a interpretação literal desse dispositivo é absurda, pois, pelo fato de o paciente estar diante de um perigo de vida, ele não perdeu o direito fundamental à liberdade, seja no aspecto religioso, seja no aspecto de sua privacidade.

Mesmo no caso das crianças, reconhecem que os pais ou responsáveis gozam do direito de aceitar ou não certas formas de assistência médica destinada a elas. E, quando o menor for capaz de demonstrar maturidade para decidir, ele também pode recusar o tratamento.

Entendemos que em circunstâncias dessa ordem os médicos enfrentam grande desafio quando têm de salvar uma vida em iminente perigo de morte e de respeitar um sentimento religioso. Deve o médico entender, nos casos das testemunhas de Jeová, que em muitas ocasiões o sangue pode ser substituído por outros fluidos ou até não ser usado e, por isso, poderá desenvolver uma forma de tratamento que não sacrifique sua vida nem avilte sua dignidade. Não esquecer ainda que esses adeptos não abriram mão da vida e não desacreditam na medicina, mas tão só, em face de sua crença religiosa, solicitam abster-se de sangue.

Infelizmente, nem sempre é possível tal conciliação. Nossa legislação penal substantiva em vigor admite como crime deixar de prestar assistência a pessoas em grave e iminente perigo de vida (artigo 135). E exclui da categoria de delito a intervenção médica ou cirúrgica, mesmo sem o consentimento do paciente ou de seu responsável legal, se justificada por iminente perigo de vida (artigo 146). Neste caso, o médico estaria no exercício regular de um direito e no cumprimento do dever legal. "Uma vez comprovado efetivo perigo de vida para a vítima, não cometeria delito nenhum o médico que, mesmo contrariando a vontade expressa dos por ela responsáveis, à vítima tivesse ministrado transfusão de sangue" (in RJDTACRIM-SP–Imesp 7/175).

Agora, com a Lei nº 12.653, de 29 de maio de 2012, foi incluído o artigo intitulado de *Condicionamento de atendimento médico-hospitalar emergencial* a que se refere o artigo 135-A, a seguinte redação: "Exigir cheque-caução, nota promissória ou qualquer garantia, bem como o preenchimento prévio de formulários administrativos, como condição para o atendimento médico-hospitalar emergencial: Pena – detenção, de 3 (três) meses a 1 (um) ano, e multa. Parágrafo único. A pena é aumentada até o dobro se, da negativa de atendimento, resultar lesão corporal de natureza grave, e até o triplo se resultar morte."

O crime previsto nesse artigo ocorre, portanto, quando da exigência de cheque-caução, nota promissória, termos de responsabilidade ou qualquer outra garantia como condição para o atendimento médico-hospitalar de emergência. Pode-se entender tal fato como uma forma de "omissão de socorro de forma vinculada", pois que assistência é negada se aquelas exigências não forem cumpridas, o que colocará em risco a vida e a saúde das pessoas que necessitam de assistência imediata.

A diferença com o crime de omissão de socorro previsto no artigo 135 do Código Penal deve-se aos seguintes aspectos: a omissão de socorro é crime comum enquanto o artigo 135-A trata de crime próprio incluindo médicos, enfermeiros e funcionários hospitalares; a omissão de socorro é de forma livre, enquanto o crime de condicionamento de atendimento médico de urgência é um crime de forma vinculada tendo em conta que o atendimento é negado por falta de exigências financeiras ou burocráticas.

O estabelecimento de saúde que realiza atendimento médico-hospitalar emergencial fica obrigado a afixar, em local visível, cartaz ou equivalente, com a seguinte informação: "Constitui crime a exigência de cheque-caução, de nota promissória ou de qualquer garantia, bem como do preenchimento prévio de formulários administrativos, como condição para o atendimento médico-hospitalar emergencial, nos termos do art. 135-A do Decreto-Lei nº 2.848, de 7 de dezembro de 1940 – Código Penal."

Na verdade, tal procedimento já era vedado desde 2003, quando passou a vigorar a Resolução Normativa 44 da Agência Nacional de Saúde (ANS). Se mais não fosse, veja o que diz a Constituição Federal: Artigo 196. A saúde é direito de todos e dever do Estado, garantido mediante políticas sociais e econômicas que visem à redução do risco de doença e de outros agravos e ao acesso universal e igualitário às ações e serviços para sua promoção, proteção e recuperação; Artigo 197. São de relevância pública as ações e serviços de saúde, cabendo ao Poder Público dispor, nos termos da lei, sobre sua regulamentação, fiscalização e controle, devendo sua execução ser feita diretamente ou através de terceiros e, também, por pessoa física ou jurídica de direito privado.

ESCUSA DE CONSCIÊNCIA

Uma das mais legítimas prerrogativas em favor da cidadania inseridas na Constituição Federal é a *escusa de consciência*, assegurada no seu artigo 5º, inciso VIII, ao estabelecer que "ninguém será privado de direitos por motivo de crença religiosa ou de convicção filosófica ou política, salvo se as invocar para eximir-se de obrigação legal a todos imposta e recusar-se a cumprir prestação alternativa, fixada em lei".

Em tese, na relação contratual jurídica e na relação moral com o paciente, o médico tem a obrigação de atendê-lo em suas necessidades, sempre em favor da vida e da saúde de seu assistido. Isso faz parte também dos direitos do paciente entre os quais o de ser atendido com a atenção e diligência possíveis. Todavia, há casos excepcionais em que esta obrigação não é absoluta nem ilimitada, principalmente quando o ato a praticar entra em conflito com os valores morais do médico.

Entre os chamados direitos do médico, existe o de recusar a realização de atos profissionais contrários à sua consciência, mesmo que eles estejam autorizados ou consentidos pela nossa legislação. São atos médicos permitidos em determinadas ocasiões, porém sem o caráter obrigatório e imperativo.

O Código de Ética Médica no inciso IX, do Capítulo II, diz ser direito do médico "recusar-se a realizar atos médicos que, embora permitidos por lei, sejam contrários aos ditames de sua consciência". Deveria o referido Código ter complementado tal dispositivo com a ressalva aos casos de iminente perigo de vida.

O exemplo mais significativo dessa hipótese é o do aborto piedoso ou sentimental, no qual o Código Penal brasileiro em seu artigo 128, item II, enfatiza não se punir o aborto praticado por médico "se a gravidez resulta de estupro e o aborto é procedido de consentimento da gestante ou, quando incapaz, de seu representante legal". Se essa prática é contrária aos princípios do médico, e não exista o iminente perigo de vida, ele pode transferir a outro colega esse atendimento. Outro exemplo é o aborto por gestação de feto anencéfalo.

Assim, pelo que se percebe, esta faculdade de recusa que tem o médico só é defensável em determinadas circunstâncias nas quais não existam caráter obrigatório e imperativo, ou seja, em que o paciente possa ser atendido por outro profissional ou em outra oportunidade. Caso exista urgência ou emergência de atendimento, sofrimento ou outra causa que justifique a assistência imediata, cabe ao médico atender ao paciente, independentemente de suas convicções pessoais, sob pena de responder ética e criminalmente por omissão de socorro.

PERÍCIA

No que concerne ao âmbito da Medicina Legal, deve a perícia, nos casos de periclitação da vida e da saúde, girar em torno do mal, do autor do dano, da vítima e de algumas circunstâncias de perigo. Sabemos que muitas vezes o dano causado ao ofendido transfere-se para o estudo das lesões corporais.

Na maioria dos casos, a alegação é de que o autor pôs em perigo a saúde ou a vida de outrem por ser portador de doenças graves e transmissíveis, não tendo a vítima contraído a doença. O exame principal é diagnosticar o estado de saúde do agente ativo, firmando-se em uma situação real de doença, ou afastando determinadas alegações que nada têm com o quadro em estudo. Ou, ainda, conceituando algumas circunstâncias de perigo em que esteve envolvida a vítima.

Pode, também, o problema envolver alguns aspectos ligados ao prognóstico, principalmente levando em conta a resistência individual da vítima e as condições em que determinado ato foi praticado.

Da mesma forma, não se deve alienar a condição de nexo de causa e efeito entre determinado ato e suas alegadas consequências, exigindo para tanto utilizar as mais diversas formas de responsabilidade do autor.

Não deve o perito esquecer que, nos delitos de contágio venéreo, de contágio de moléstias graves, de exposição de perigo e de exposição ou abandono de recém-nascido, sendo essas modalidades criminosas caracterizadas tão somente pelo perigo e não pelo dano causado, é muito importante que fique bem evidente ser o autor consciente e, nos casos de contágio, portador do mal, independendo do resultado para que se configurem nas tipificações penais aludidas.

No entanto, no que se refere à omissão de socorro e aos maus-tratos, mesmo sendo crimes de perigo, é necessário que a perícia deixe bem claro que o omitente estava diante de um periclitante em grave e iminente perigo de vida, ou que a pessoa sob a guarda ou proteção do autor, para fim de educação, ensino, tratamento ou custódia, foi exposta ao perigo por privação de alimentos, de cuidados indispensáveis, de trabalho excessivo ou inadequado, e de abusos de meios de correção ou disciplina.

6

Infortunística

CONCEITO

Infortunística é a parte da Medicina Legal que estuda os acidentes do trabalho, as doenças profissionais e as doenças do trabalho.

Entende-se por acidente do trabalho aquele que ocorre pelo exercício de uma atividade, a serviço da empresa, ou ainda pelo exercício do trabalho dos segurados especiais, provocando lesão corporal ou perturbação funcional que cause a morte, a perda ou a redução da capacidade de trabalhar permanente ou temporariamente. Consideram-se também amparadas pelo acidente do trabalho as doenças profissionais produzidas ou desencadeadas pelo exercício de trabalho peculiar a determinada atividade (tecnopatias) que resultem sequelas permanentes com redução da capacidade de trabalho enquadradas conforme o artigo 104 do Decreto nº 3.048/99, que regulamenta a Lei nº 9.732, de 11 de dezembro de 1998. Consideram-se ainda equivalentes ao acidente do trabalho as doenças do trabalho adquiridas ou desencadeadas em função de condições especiais em que o trabalho é realizado e com ele se relacionam diretamente (mesopatias), desde que relacionadas com o artigo acima citado. São também chamadas de "doenças indiretamente profissionais". E finalmente consideram-se como tal os acidentes que ocorrem no percurso da residência para o trabalho ou deste para aquela, independente do meio de transporte e desde que não tenha havido alterações relevantes do itinerário para cumprimento de interesses meramente pessoais (*acidentes de trajeto* ou *in itinere*).

Por outro lado, não se considera como doença do trabalho a doença degenerativa, a inerente a grupo etário e a que não produz incapacidade laborativa.

O acidente do trabalho deverá ser caracterizado administrativamente pelo setor de benefícios do INSS, que estabelecerá o nexo entre o trabalho exercido e o acidente, e tecnicamente pela Perícia Médica do INSS, que estabelecerá o nexo de causa e efeito entre a doença e a lesão, entre a doença e o trabalho e entre a *causa mortis* e o acidente.

O grande desenvolvimento tecnológico e o avanço das ideias por que passa o mundo de hoje vêm colocando o trabalho no seu verdadeiro lugar, como útil, necessário e imprescindível, não apenas sob o ponto de vista eminentemente econômico, mas também como fator indispensável à realidade social das comunidades.

Sabe-se que, de início, era o trabalho uma atividade inferior, uma simples modalidade de exploração e, às vezes, uma forma de castigo. A capacidade laborativa era quase toda manual, até que o homem começou a utilizar instrumentos cada vez mais aperfeiçoados, estando, na época atual, usando a energia atômica e a informática como formas de dar ao trabalho seu maior rendimento em favor dos seus semelhantes.

As leis sobre acidentes do trabalho, doenças profissionais e doenças do trabalho, a proteção sociopolítica em defesa do obreiro, a instituição do sindicalismo e a preocupação do salário justo são manifestações indiscutíveis de que existe uma consciência atenta para o valor que o trabalho representa no conjunto da sociedade.

À medida que o trabalho se torna mais dependente da técnica, o número de acidentes aumenta de maneira impressionante e assustadora. Não há país onde esta estatística seja baixa.

As causas dos altos índices dos acidentes do trabalho entre nós são o sucateamento do maquinário utilizado nas empresas, o não cumprimento das Normas Regulamentadoras (NR), a falta de uma fiscalização mais efetiva por parte do Ministério do Trabalho e a ausência de uma política de conscientização da classe trabalhadora.

TEORIA DO RISCO

A doutrina anterior à do risco encontrava apoio no possível ressarcimento do dano oriundo do trabalho através dos conceitos de culpa subjetiva (aquiliana e contratual) e de culpa objetiva pelo risco originado.

A doutrina da culpa aquiliana defende a existência de uma culpa delituosa cujo responsável era o empregado.

A doutrina de culpa contratual responsabilizava o patrão, o qual deveria cuidar da proteção do operário, dando a este toda proteção indispensável ao infortúnio. Como ao empregado cabia apresentar provas, o mais favorecido era sempre o patrão.

A doutrina da culpa objetiva do risco criado fundamenta-se no critério de que o risco depende da coisa e, por isso, a responsabilidade era toda do patrão. Cabia a este o ônus, pois sua máquina ou ferramenta criou o próprio risco. Na prática, devido ao inconveniente da prova, era o operário na maioria das vezes o responsável.

Atualmente, é na conceituação do *risco profissional* que as legislações de acidentes do trabalho se fundamentam. Essa doutrina defende o ponto de vista de que todo trabalho, por mais simples que seja, traz sempre consigo um risco próprio independente de culpa do patrão ou do empregado. Tem, ainda, um sentido humanitário, qual seja o de amparar o acidentado sem maiores interesses de caracterizar o culpado, levando em conta o aspecto social acarretado pela impossibilidade de o trabalhador manter-se financeiramente.

O risco profissional é específico e inerente ao próprio trabalho, não se tendo a preocupação de apurar a culpabilidade do patrão, do operário, de terceiros ou atribuí-la a causas estranhas. Considera-se o acidente, nessa conceituação, como inevitável, havendo, por isso, interesses e prejuízos mútuos, onde perdem e ganham patrão e empregado, surgindo uma compensação final cujo equilíbrio é estabelecido por uma instituição responsável pela indenização. O patrão não paga pelo acidente, mas fica sem a mão de obra. O operário não deixa de ganhar; todavia, o que recebe não satisfaz plenamente suas necessidades. Um e outro anseiam pela volta mais breve ao trabalho:

O risco profissional pode ser *genérico, específico* e *genérico agravado*:

- genérico é aquele que incide sobre todas as pes-soas quaisquer que sejam suas atividades ou ocupações
- específico é aquele a que está sujeito determinado operário em função da própria natureza do trabalho que lhe cabe fazer
- genérico agravado é aquele a que está sujeito o empregado, em virtude de circunstâncias especiais do trabalho ou das condições em que este o realiza.

ACIDENTES E DOENÇAS PROFISSIONAIS E DO TRABALHO

O regulamento dos Benefícios da Previdência Social, estabelecido pelo Decreto nº 3.048, de 6 de maio de 1999, define *acidente do trabalho* como aquele que ocorre pelo exercício do trabalho, a serviço da empresa, provocando lesão corporal, perturbação funcional ou doença que cause a morte ou a perda ou a redução, permanente ou temporária, da capacidade para o trabalho.

Como *doença profissional*, é definida qualquer doença inerente ao desempenho de determinados ramos da atividade laboral e relacionadas em ato do Ministério da Previdência Social. Caracterizam-se também essas doenças por apresentarem uma síndrome típica encontrada em outros trabalhadores de mesma situação, tendo como causa um fator conhecido. Citam-se, como exemplos, o *saturnismo* e a *silicose*.

E, como *doença do trabalho*, considera-se a enfermidade proveniente de certas condições especiais ou excepcionais em que o trabalho venha a ser realizado. Por isso, elas são chamadas de "doenças indiretamente profissionais". Têm de semelhança com as doenças profissionais os fatos de serem lentas e graduais e de terem sua origem no desempenho de uma profissão. Todavia diferem dessas por não apresentarem um risco específico, por se instalarem devido a certas condições biológicas do indivíduo e pelo fato de o trabalho em si não ter uma significação fundamental na sua existência. Nem sempre a diferença é fácil entre essas doenças. Como exemplo de doença do trabalho podem-se citar os distúrbios osteomusculares relacionados com o trabalho (DORT), identificados como um conjunto de perturbações que atinge os músculos, tendões e nervos decorrentes do excesso de uso do sistema osteomuscular no trabalho.

Essas doenças profissionais e do trabalho estão também amparadas dentro dos acidentes do trabalho.

Os elementos que caracterizam o acidente do trabalho são:

- existência de uma lesão pessoal
- incapacidade para o trabalho
- nexo da causalidade
- existência de certas condições de tempo e lugar.

A *lesão pessoal* de incapacidade temporária ou permanente ou a morte devem ter sua origem no trabalho e como causa produtora todas as modalidades de energia, as quais, incidindo sobre o corpo, redundam em: *acidente-tipo* (de forma abrupta, externa, violenta e involuntária, no exercício do trabalho); *doenças profissionais* (próprias e determinantes de certas atividades); *doenças das condições do trabalho* (circunstâncias especiais ou excepcionais em que o trabalho é realizado).

A *incapacidade para o trabalho* é outro elemento caracterizador do acidente do trabalho. Essa incapacidade pode ser *temporária* e *permanente*. Esta última, parcial ou total.

A incapacidade temporária é aquela que afasta o indivíduo do trabalho por um período inferior a 1 ano.

A incapacidade parcial e permanente reduz atividade laborativa por toda a vida, mesmo com a consolidação das lesões; a incapacidade total e permanente para o trabalho é a invalidez, que, teoricamente, reduz a capacidade do indivíduo para qualquer atividade ou ocupação.

E, finalmente, a morte, que se constitui, teórica e praticamente, na incapacidade total e definitiva, correspondendo ao dano maior que se pode sofrer em consequência do trabalho.

A incapacidade temporária parcial não é amparada pela legislação vigente. Mesmo aparentemente sendo parcial, pelo dano mais localizado, a incapacidade se torna total em virtude de o indivíduo não ter condições de rendimento no trabalho e de agravar o ferimento ou prolongar a cura pela permanência em suas atividades.

Há necessidade de se estabelecer o *nexo de causalidade* no acidente do trabalho, vinculando a lesão ao próprio acidente.

No acidente-tipo, não constitui tarefa difícil estabelecer o nexo etiológico. O mesmo não se diga sobre as doenças profissionais, não tanto pelo seu diagnóstico, mas, principalmente, pela sua relação de causa e efeito.

E, por fim, a existência de determinadas condições de tempo e lugar, comprovando que o acidente de trabalho deu-se em horário e local convenientes.

Além dessas situações analisadas, existem circunstâncias que interessam ao melhor entendimento sobre a matéria, tais como as descritas a seguir.

▶ **Ação direta do trabalho.** É o risco específico capaz de produzir no empregado uma lesão pessoal, pelo próprio trabalho ou através de seus instrumentos ou meio em que ele o pratica. Essa ação direta tanto é capaz de levar ao acidente-tipo como às doenças profissionais ou às doenças produzidas em condições especiais ou excepcionais em que o trabalho seja realizado.

A lei vigente ampara o trabalho específico do empregado, o trabalho acessório e o trabalho ocasional.

▶ **Ação indireta do trabalho.** São também considerados acidentes aqueles produzidos de forma indireta, no local e no horário de trabalho, tais como: ato de agressão, de sabotagem ou de terrorismo praticado por terceiro, inclusive companheiro de trabalho; ofensa física intencional, mesmo por terceiro, motivada por disputa relacionada com o trabalho; ato de imprudência ou de negligência de terceiro; ato de pessoa privada do uso da razão; desabamento, inundação ou incêndio; casos fortuitos ou de força maior; doença proveniente de contaminação acidental do empregado no exercício de sua atividade. Ou aqueles sofridos pelo empregado, fora do local e horário de trabalho, nas seguintes circunstâncias: em viagem a serviço da empresa, seja qual for o meio de locomoção utilizado, inclusive veículo de propriedade do empregado; no percurso da residência para o trabalho ou do trabalho para a residência; no período destinado às refeições, ao descanso ou à realização de outras necessidades fisiológicas; na prestação espontânea de qualquer serviço à empresa, para lhe evitar prejuízo ou proporcionar proveito; na execução de ordem ou na realização de serviço sob a autoridade da empresa.

Os atos de terceiros, por dolo ou culpa, desde que em local e horário estabelecidos pelo trabalho, capazes de provocar acidentes, são amparados pela lei em vigor, sendo eles companheiros ou não do empregado.

Os casos de acidentes provocados por força maior são indenizáveis, como também os de caso fortuito. Mesmo que a lei civil brasileira não estabeleça uma distinção mais precisa, pode-se dizer que *força maior* é um fato estranho ao âmbito interno e impossível de ser vencido (chuva, tempestade, ciclone, tremor de terra, inundação, raio, guerra). E caso fortuito aquele inerente às próprias condições do trabalho e impossível de ser previsto (explosão de uma caldeira, colisão de veículos ou locomotivas).

Nas viagens feitas a serviço da empresa ou do empregador, ou da ida e da volta do local de trabalho, ocorrendo acidente, a lei o considera indenizável.

O mesmo se passa quando, no horário e local de trabalho, vier o empregado a sofrer acidente no período de repouso, de alimentação e de satisfação das necessidades fisiológicas. Conta Almeida Júnior que, na Itália, um operário obrigado a satisfazer uma necessidade fisiológica, para a qual a fábrica não tinha instalações, foi à beira do rio, lá escorregou e morreu afogado. Considerou-se acidente de trabalho. O mesmo tratamento, relata ainda o autor citado, mereceu, no Brasil, outro empregado, que, durante o descanso para o almoço, deitando-se na relva perto do local de trabalho, foi mordido por uma cobra.

Considera-se como dia do acidente, no caso de doença profissional ou do trabalho, a data do início da incapacidade laborativa para o exercício da atividade habitual, ou o dia da segregação compulsória, ou o dia em que for realizado o diagnóstico, valendo para esse efeito o que ocorrer primeiro.

▶ **O dolo.** A lei em vigor não refere o dolo, ao contrário das legislações mais antigas. Mesmo assim, é claro estar implícito que o acidente provocado dolosamente pelo empregado em si mesmo não se configura no âmbito do acidente de trabalho.

O Decreto-Lei nº 7.036, de 10 de novembro de 1944, no artigo 7º, letra *a*, estatuía: "Não é acidente de trabalho: o que resultar de dolo do próprio acidentado, compreendida neste a desobediência a ordens expressas do empregador."

▶ **A culpa.** A culpa do acidentado ou de terceiros não descaracteriza o acidente de trabalho, seja por imperícia, imprudência ou negligência. Aceitar a culpa do empregado seria negar o conceito indiscutível do risco profissional.

Mesmo nos casos de embriaguez, em que o empregado foge à vigilância do patrão e sofre o acidente, não há como negar o ônus da tutela legal.

▶ **Submissão ao tratamento.** Além de o empregado merecer o amparo pecuniário, recebe ainda a assistência médica, cirúrgica, hospitalar, farmacêutica e odontológica que o caso venha a exigir.

Por outro lado, essa assistência deve ser aceita, salvo se o acidentado assumir o risco pelo que venha a acontecer. Certas recusas, quando justificadas, como, por exemplo, alguns tratamentos mais perigosos ou de ineficácia comprovada, não excluem o direito do acidentado. Ou quando a recusa for motivada por estado mental grave. Um trabalhador que, após um traumatismo cranioencefálico, rejeita o tratamento hospitalar, vindo a sofrer graves consequências posteriores ou morte, esse fato não constitui uma recusa consciente de tratamento. Admite-se o estado confusional do paciente.

▶ **As concausas.** Tanto as concausas preexistentes como as supervenientes não modificam o caráter de acidente de trabalho no que diz respeito ao amparo legal. A doutrina é unânime: "Será considerado como do trabalho o acidente que, embora não tenha sido a causa única, haja contribuído diretamente para a morte ou perda ou redução da capacidade para o trabalho."

Dessa maneira, um acidentado portador de diabetes, que complica e agrava seu estado por interferência do seu estado anterior, não modifica o resguardo da lei. O mesmo acontece no caso de uma infecção tetânica após o acidente, seja por negligência da vítima ou do médico.

Então, consideram-se também inclusas nesses benefícios as doenças anteriores que sejam agravadas pelo trabalho; como, por exemplo, uma hérnia estrangulada durante a realização de uma tarefa.

Não se considera agravação ou complicação de acidente do trabalho a doença que seja resultante de outro acidente e se associe ou se superponha às consequências do anterior.

RISCOS OCUPACIONAIS DA EQUIPE DE SAÚDE

Os profissionais de saúde, como os demais trabalhadores, estão sujeitos aos riscos profissionais genérico, específico e genérico agravado e, por isso, expostos aos acidentes do trabalho, às doenças profissionais e às doenças do trabalho.

Sendo assim, além do acidente-tipo, pode-se dizer que eles estão expostos às doenças profissionais, ou seja, àquelas que são inerentes ao desempenho de suas atividades laborais, que se apresentam como síndrome típica em outros trabalhadores de mesma situação, que têm um fator etiológico conhecido e que estão relacionadas em ato do Ministério da Previdência Social. Estão sujeitos também às chamadas doenças do trabalho, tidas como aquelas provenientes de certas condições especiais que determinado tipo de trabalho venha sendo realizado e, por isso, chamadas de doenças "indiretamente profissionais". Nem sempre é fácil fazer essa diferença.

Sendo assim, essas categorias profissionais estão adstritas principalmente a cinco tipos de doenças profissionais e do trabalho:

1. doenças infecciosas e parasitárias;
2. dermatites por contato;
3. enfermidades decorrentes de radiações ionizantes;
4. enfermidades por inalação de gases irrespiráveis;
5. enfermidades por vícios ergonômicos.

As doenças profissionais ou do trabalho, embora de caráter insidioso, algumas delas, como, por exemplo, as doenças infecciosas e parasitárias, pela forma brusca de instalação, podem ser caracterizadas como acidentes de trabalho.

Mesmo que certos agentes biológicos patógenos se localizem de preferência no ambiente de trabalho hospitalar ou ambulatorial, existentes nos pacientes ou em certos materiais contaminados que determinam processos infecciosos variados, há quem conteste tais possibilidades, alegando a incerteza da prova do nexo etiológico ou afirmando que são de ocorrências raras e não acometem todos os que exercem ali suas atividades.

Dentre todas essas enfermidades infecciosas, a transmissão ocupacional do HIV e dos vírus das hepatites A e B, pelo seu caráter dramático e grave, exige não só a sua inclusão dentro do acidente-tipo, mas que se estabeleçam, a partir do próprio local de trabalho, rotinas e cuidados rigorosos para prevenir a infecção e, ao mesmo tempo, nos casos de acidente com material contaminado, estabelecer o uso da quimioprofilaxia precoce. Por esta razão, os hospitais e ambulatórios devem manter em estoque esses medicamentos para uso imediato.

Entendemos que os acidentes de trabalho com sangue e outros materiais contaminados devem ser tratados como emergência médica, principalmente no que diz respeito à infecção pelo HIV e hepatite B, pois a intervenção no sentido de suas profilaxias deve iniciar-se imediatamente após a ocorrência do fato, mesmo tendo-se a consciência de que essas medidas não são totalmente eficazes. Daí a necessidade de se adequarem de forma rigorosa todas as medidas de prevenção para evitar o problema da infecção.

A probabilidade de infecção pelo vírus da hepatite B após exposição percutânea é muito alta, chegando a atingir 40% dos casos em que o paciente-fonte apresenta sorologia reativa. Por isso, recomenda-se para todos os profissionais de saúde expostos ao contato com material biológico o uso da vacina para hepatite B associada ou não à hemoglobulina hiperimune. O mesmo não se dá com a hepatite C, pois não existe ainda uma forma específica de prevenir a sua transmissão após a contaminação ocupacional.

Recomenda-se também que, na assistência de todos os pacientes onde se manipulam sangue, secreções, excreções, mucosas e pele não íntegra, faça-se o uso de equipamentos de proteção individual (máscaras, gorros, óculos de proteção, luvas, capotes e botas) e os cuidados com materiais perfuro-cortantes, mesmo os estéreis (Quadro 6.1).

Nos casos de probabilidade de contaminação pelo HIV, deve-se considerar como paciente-fonte não infectado aquele que apresenta documentação recente de exames anti-HIV negativos e que não tenha nenhuma evidência clínica de infecção aguda. Devem ser considerados materiais biológicos sem risco de transmissão ocupacional do HIV o suor, lágrima, fezes, urina e saliva, exceto na prática odontológica. A pele íntegra também não é considerada material de risco de transmissão. Em todo paciente poliferido de sorologia anti-HIV desconhecida há possibilidade de risco, levando-se em conta principalmente a gravidade do acidente e a origem do material biológico manipulado (Quadro 6.2).

▼ Aspectos legais

Mesmo que nem todos os profissionais de saúde estejam na categoria de trabalhadores regidos pela CLT, todos os acidentados, inclusive os sujeitos ao Regime Jurídico Único dos Funcionários da União, dos Estados e dos Municípios, devem ser devidamente notificados em setores competentes.

Os empregados em empresas privadas, quando acidentados, devem ter comunicado seus acidentes em formulário próprio, denominado CAT – Comunicação de Acidente de Trabalho, em 24 h. Os empregados no serviço público, a prova do acidente será feita no prazo de 10 dias, prorrogável quando as circunstâncias o exigirem, conforme recomenda o artigo 214 da Lei nº 8.112, de 11 de dezembro de 1990, que trata do Regime Jurídico dos Servidores Civis Públicos da União, das Autarquias e das Fundações Públicas Federais. No que se refere aos funcionários públicos dos Estados e Municípios observam-se especificamente cada situação prevista em seus Regimes Jurídicos.

A legislação trabalhista, em suas normas regulamentadoras, recomenda a disponibilidade de medicamentos para a profilaxia, a vacina para hepatite B e a gamaglobulina hiperimune nos locais de trabalho, e o Regime Jurídico Único dos Funcionários da União, em seu artigo 213, diz textualmente que "o servidor acidentado em serviço que necessite de tratamento especializado poderá ser tratado em instituição privada, a conta de recursos públicos".

▶ **Quadro 6.1** Recomendações para a profilaxia da hepatite B após a exposição percutânea.

Pessoa exposta	Tratamento quando a fonte encontrada é:		
	HBsAg-positivo	HbsAg-negativo	Desconhecido ou não testado
Não vacinado	Administrar HBIG × 1* e iniciar vacina da hepatite B	Iniciar vacina da hepatite B	Iniciar vacina da hepatite B
Vacinado previamente			
Sabidamente respondedor	Testar a pessoa exposta para anti-HBs 1. Se adequado = nenhum tratamento	Nenhum tratamento Nenhum tratamento	Nenhum tratamento
Sabidamente não respondedor	2. Se inadequado = vacina da hepatite B dose de reforço HBIg × 2 ou, HBIg × 1 mais 1 dose da vacina de hepatite B	Nenhum tratamento	Se a fonte for sabidamente de alto risco, pode-se tratar como se a fonte fosse HBsAg-positivo
Resposta desconhecida	Testar a pessoa exposta para anti-HB** 1. Se inadequada = HBIg × 1 mais vacina da hepatite B dose de reforço 2. Se adequada = nenhum tratamento		Testar a pessoa exposta para anti-HBs** 1. Se inadequado = vacina da hepatite B dose de reforço 2. Se adequado = nenhum tratamento

*Imunoglobulina da hepatite B (HB 16) dose de 0,06 mℓ/kg intramuscular; **anti-HBs adequado é ≥ 10 unidades mili-internacionais.
Fonte: Coordenação Nacional de DST/AIDS do Ministério da Saúde, 1998.

▶ **Quadro 6.2** Recomendações para quimioprofilaxia após a exposição ocupacional ao HIV.

Tipo de exposição	Material fonte	Profilaxia[1]	Esquema antirretroviral[2]
Percutânea	a) Sangue[3]		
	– risco mais elevado	Recomendar	AZT + 3TC + IP[4]
	– risco aumentado	Recomendar	AZT + 3TC + IP[4]
	– sem risco aumentado	Oferecer	AZT + 3TC
	b) Líquido orgânico contendo sangue visível, outro líquido ou tecido potencialmente infeccioso[5]	Oferecer	AZT + 3TC
	c) Outro líquido corporal (p. ex., urina)	Não oferecer	
De mucosa	a) Sangue[3]	Oferecer	AZT + 3TC + IP[4]
	b) Líquido orgânico contendo sangue visível, outro líquido ou tecido potencialmente infeccioso[5]	Oferecer	AZT + 3TC
	c) Outro líquido corporal (p. ex., urina)	Não oferecer	
De pele, risco aumentado[6]	a) Sangue[3]	Oferecer	AZT + 3TC + IP[4]
	b) Líquido orgânico contendo sangue visível, outro líquido ou tecido potencialmente infeccioso[5]	Oferecer	AZT + 3TC
	c) Outro líquido corporal (p. ex., urina)	Não oferecer	

Fonte: Coordenação Nacional de DST/AIDS do Ministério da Saúde, 1998.

1. Recomendar: a profilaxia pós-exposição deve ser recomendada ao profissional exposto, com aconselhamento.
Oferecer: a profilaxia pós-exposição deve ser oferecida ao profissional exposto, com aconselhamento.
Não oferecer: a profilaxia pós-exposição não deve ser oferecida, pois não houve exposição ocupacional ao HIV.
2. Esquema antirretroviral: AZT 200 mg, 3 vezes/dia; 3TC 150 mg, 2 vezes/dia; indinavir 800 mg, 3 vezes/dia, por 4 semanas. A opção pelo indinavir deve-se à sua melhor tolerância. Na falta ou impossibilidade do seu uso, deve-se preferir o ritonavir (600 mg, 2 vezes/dia, por 4 semanas) ao saquinavir, devido à baixa biodisponibilidade deste último.
3. Risco mais elevado: presença de ambos: maior volume de sangue (p. ex., ferimento por agulha de grosso calibre) e sangue contendo alto teor de HIV (p. ex., doença retroviral aguda ou AIDS terminal).
Risco aumentado: presença de um dos dois: maior volume de sangue ou sangue contendo alto teor de HIV.
Sem risco aumentado: ausência de ambos os fatores de risco.
4. IP = inibidor de protease, com opção pelo indinavir devido ao fato de ser mais bem tolerado. Na impossibilidade de seu uso, recomenda-se ritonavir.
5. Inclui: sêmen, secreção vaginal, liquor, líquidos sinovial, peritoneal, pericárdico e amniótico.
6. Para a pele, o risco é maior para exposição que envolva uma alta carga de HIV, contato prolongado, área extensa, ou uma área na qual a integridade da pele esteja visivelmente comprometida; para exposição de pele sem maior risco, o risco de toxicidade ultrapassa o benefício da profilaxia pós-exposição.
Observações:
a) em situações em que a condição sorológica do paciente-fonte não for conhecida deve-se:
– iniciar esquema antirretroviral de acordo com a gradação do risco do acidente; e
– solicitar sorologia para HIV do paciente-fonte e, caso este seja negativo, suspender a quimioprofilaxia.
b) deve-se solicitar sorologia para HIV, imediatamente após o acidente, para todo indivíduo que sofra exposição ocupacional ao HIV. Caso o resultado do teste seja positivo, encaminhar para acompanhamento específico.

No registro do acidente de trabalho deve constar sempre *as condições do acidente* (data, hora, tipo de exposição, área corporal atingida, material biológico envolvido na exposição, utilização ou não do equipamento de proteção individual pelo profissional de saúde, avaliação do risco-gravidade do acidente, local e causas do acidente), *os dados do paciente-fonte* (identificação, dados sorológicos e/ou virológicos e dados clínicos), *os dados do profissional de saúde* (identificação, ocupação, idade, data de coleta e os resultados de exames laboratoriais, uso ou não de medicamentos antirretrovirais, uso ou não de hemoglobulina hiperimune e vacina para hepatite B, uso de medicação imunossupressora ou história de doença imunossupressora) e *a conduta indicada após o acidente, o planejamento assistencial e o nome do responsável pela condução do caso.*

SÍNDROME DO *BURN-OUT*

A síndrome do *burn-out* ou síndrome do esgotamento profissional pode surgir no final da vida laborativa, principalmente das ocupações liberais. Quando presente manifesta-se por depressão, apatia, esgotamento físico, retraimento, atitude negativa em relação a si mesmo, cansaço emocional e falta de perspectiva levando a perda de motivação e tendência para sentimentos de inadequação e fracasso. Ocorre em torno de 40 a 50 anos e atinge cerca de 4 a 5% da população, sendo mais comum entre as mulheres.

Aparece de modo silencioso e progride lentamente, caracterizando-se por três manifestações típicas: (1) esgotamento emocional, (2) despersonalização, e (3) sensação de fim da realização pessoal.

O termo *burn-out* (do inglês, *burn* de queimar e *out* de fora) sugere que o indivíduo passa a ser consumido por algo externo, um tipo de estresse, que repercute física e emocionalmente, traçando-lhe um perfil irritadiço, agressivo e desmotivado. Ele se sente ou afirma ser um fracassado e incapaz, tornando-se desmotivado para exercer suas atividades profissionais com eficiência e prazer; ou, ainda, se desculpa sinalizando defeitos e desvantagens na função que exerce, avaliando seu tipo de trabalho negativamente.

Em geral, o paciente torna-se intolerante, afasta-se das atividades sociais, desmotiva-se das obrigações profissionais, provocando também conflitos na sua vida familiar e afetiva. Tende ao uso imoderado de tabaco, álcool e drogas proibidas.

Essa síndrome é mais observada em profissões relacionadas com o contato interpessoal mais ativo e frequente, como médicos, psicanalistas, professores, enfermeiros, assistentes sociais, ou aqueles que interagem de maneira mais pessoal em suas atividades.

Os que defendem esta síndrome como entidade própria, diferente pois do estresse comum, afirmam que este se manifesta em consequência da vida pessoal da pessoa no seu conjunto enquanto a síndrome do *burn-out* surge do desajuste da relação conflituosa e desmotivada de seu trabalho.

BENEFÍCIOS

A vítima de acidente do trabalho ou seus dependentes gozam, independentemente de período de carência, dos benefícios a seguir.

▶ **Auxílio-doença.** É devido ao acidentado que ficar incapacitado para o seu trabalho por mais de 15 dias consecutivos. Tratando-se de trabalhador avulso, esse auxílio ficará a cargo da Previdência Social, a contar do dia seguinte ao do acidente. Seu valor mensal é de 91% do salário de benefício do segurado, em vigor no dia do acidente, a contar do décimo sexto dia seguinte do afastamento do trabalho em consequência do infortúnio. Cumpre à empresa pagar a remuneração integral dos primeiros quinze dias.

▶ **Aposentadoria por invalidez.** Será devida ao acidentado que, estando ou não em gozo de auxílio-doença, for considerado incapaz para o trabalho e insuscetível de reabilitação para o exercício de atividade que lhe garanta a subsistência. O valor da aposentadoria será igual a uma renda mensal calculada na forma do inciso II do artigo 39 do Regulamento dos Benefícios e a aposentadoria será contada do dia imediato ao da cessação do auxílio-doença, ressalvado o disposto no §1º. Nos casos em que a invalidez do segurado exigir assistência de outra pessoa, será acrescido de 25%, mesmo que o valor da aposentadoria atinja o limite máximo legal, observada a relação constante do Anexo I do pré-falado Regulamento.

▶ **Pensão por morte.** Será devida aos dependentes de segurado falecido em consequência de acidente do trabalho, a contar da data do óbito. O valor mensal da pensão por morte será de cem por cento do valor da aposentadoria que o segurado recebia ou daquele que teria direito se estivesse aposentado por invalidez na data do seu falecimento, qualquer que seja o número de dependentes. Havendo mais de um pensionista, a pensão será rateada entre todos, em partes iguais. Reverterá em favor dos demais a parte daquele cujo direito à pensão cessar. A extinção da cota-pensão será efetivada pela morte do pensionista, para o filho ou equiparado que completar 21 anos ou de forma permanente àquele que for considerado inválido.

▶ **Auxílio-acidente.** Será concedido ao segurado quando, após a consolidação das lesões decorrentes do acidente do trabalho, resultar sequela definitiva que implique redução da capacidade para o trabalho, discriminada no Anexo III, e redução da capacidade de trabalho que exija maior esforço e de outra do mesmo nível de complexidade ou de outra de nível inferior de complexidade, após a reabilitação. Esse auxílio será mensal e vitalício, correspondendo a percentuais de 50% do salário de benefício que deu origem ao auxílio-doença.

▶ **Assistência médica.** A partir do momento do acidente de trabalho, o trabalhador terá assistência médica completa e obrigatória através dos serviços de natureza cirúrgica, ambulatorial, hospitalar, farmacêutica e odontológica, inclusive transporte para remoção.

▶ **Reabilitação profissional.** O acidentado com redução da capacidade laborativa por acidente de trabalho, com possibilidades de recuperação, terá assistência médica que lhe proporcione uma reabilitação profissional.

▶ **Próteses e órteses.** Com indicação de reabilitação profissional, o Regulamento do Seguro de Acidentes do Trabalho estatui uma forma de benefício através de auxílios materiais, como próteses, órteses, instrumentos de trabalho, medicamentos e custeio de transporte.

SIMULAÇÃO

Com o advento da instituição das leis de acidente do trabalho, concedendo certos benefícios, surgem oportunidades em que, para auferir vantagens, alguns indivíduos alegam perturbações inexistentes, exageram as que existem ou omitem aquelas de que verdadeiramente eles são portadores, conhecendo-se como *simulação, metassimulação e dissimulação,* respectivamente.

Na simulação, o examinado alega situações inexistentes. Na metassimulação, existindo o traumatismo, a consequência alegada é bem superior à de que realmente ele é portador. E, na dissimulação, o acidentado, para conseguir melhores vantagens com a volta ao trabalho, omite certas perturbações, muitas delas até de caráter mais grave. Esta última modalidade é mais rara.

Na simulação, são referidos os fenômenos subjetivos, como dores, neuroses, paralisias, epilepsias, surdez, anosmia, ageusia, cegueira, mutismo e anestesias, e, ainda, fenômenos objetivos sem nexo de causa e efeito, como hérnias, tumores, afecções cutâneas e até ferimentos simulados como acidentes. São fatos conhecidos os chamados "acidentados da segunda-feira", manifestações essas produzidas, na maioria das vezes, por futebol ou outras atividades recreativas do domingo.

A metassimulação tem como sintoma mais referido a dor. Sendo um fator eminentemente de referência, deve a perícia ter todo o cuidado para não rotular como inverídica uma situação real.

No estudo da dor, devem-se levar em conta vários fatores: *sexo* – as mulheres suportam mais as dores que os homens; *idade* – os jovens são mais sensíveis à dor que os velhos; o *trabalho* e a *fadiga* potencializam a dor; as *perturbações mentais* chegam a abolir a sensação dolorosa. O lado direito dos destros dói mais, justificado pela inervação mais acentuada no plano muscular mais desenvolvido.

Para pesquisar a realidade ou irrealidade desse fenômeno físico-psíquico, utilizam-se os chamados *sinais da dor*:

- *sinal de Müller*: marca-se, com um compasso adequado, a região onde a dor é referida. Em seguida, assinala-se o ponto doloroso dentro desse círculo doloroso e, mantendo o indivíduo de olhos vendados, comprime-se com o dedo um ponto que não seja sensível à dor. Dentro do mesmo círculo, passa-se rapidamente a comprimir o ponto doloroso. Quando há simulação, o examinado não percebe a mudança

- *sinal de Levi*: pede-se ao examinado que olhe a distância, e, no local referido como doloroso, faz-se uma compressão. Quando a dor existe, verificam-se contrações e dilatações pupilares

- *sinal de Imbert*: esse processo é utilizado na simulação dolorosa dos membros. Coloca-se o paciente em repouso e contam-se as pulsações radiais. Em seguida, manda-se que ele fique apoiado na perna referida ou que segure um peso com o braço ofendido. Quando a dor alegada é real, há um aumento das pulsações.

No estudo das simulações, é necessário o cuidado para não se afirmar aquilo que inexiste ou negar uma existência real de dano.

Autores vêm demonstrando que a *termografia, teletermografia* ou *termometria*, hoje conhecida como imagem térmica infravermelha de alta resolução, é capaz de contribuir de maneira objetiva no diagnóstico da dor e documentar através de imagens em tempo real.

Equipamentos modernos permitem uma imagem de alta resolução, com mais de 60.000 pontos precisos de temperatura a uma distância de 50 cm entre câmera e paciente capazes de distinguir diferenças de temperatura menor que 0,07ºC em menos de 0,01 segundo.

Embora tal metodologia não possa assegurar com plena certeza que alguém sente dor – porque ela é subjetiva e varia entre as pessoas – pode-se afirmar que existe algo anormal e diferente nas fibras nervosas sensitivas e simpáticas capazes de produzir sensações dolorosas.

Dessa forma, a imagem infravermelha pode ser utilizada juntamente com outros exames complementares, levando-se em conta o fato de que ela é o único meio conhecido de registrar objetivamente a fisiologia por imagem da alteração ou lesão de nervos sensitivos e simpáticos e de tecidos moles. Ou seja, torna possível um registro de irritação ou lesão de nervos sensitivos ou simpáticos e que alguma coisa está fora dos padrões de normalidade, contribuindo assim na avaliação de simulação ou dissimulação da dor.

A aplicação da imagem infravermelha como recurso complementar de diagnóstico em acidentes do trabalho ou doenças profissionais é de muita importância na medida em que sobrevêm dúvidas sobre as queixas e alegações apresentadas.

Finalmente, deve ficar bem claro que a imagem infravermelha não identifica o fenômeno dor nem mostra sua intensidade, mas apenas permite demonstrar uma perturbação fisiológica capaz de explicar a origem da dor pelas alterações da atividade neurovegetativa simpática relacionada com cada tipo de queixa.

SÍNDROME DO TÚNEL DO CARPO

Mais comum entre as motivações de ações administrativas, cíveis e trabalhistas, a síndrome do túnel do carpo ou síndrome do canal do carpo tem acentuada relevância pela sua incidência cada vez maior na instância pericial e pela oportunidade que ela faculta no exercício da simulação. É caracterizada por alterações funcionais sensitivas ou motoras causadas pela compressão do nervo mediano no local de sua passagem pelo canal osteofibroso da região ventral do punho.

Entre os exames complementares de diagnóstico tem se apontado a *termografia* e a *ultrassonografia*, embora não se mostrem de muita especificidade tanto nessa síndrome como nas lesões por esforços repetitivos (LER) e doenças osteomusculares relacionadas com o trabalho (DORT). A *eletroneuromiografia* vem sendo considerada por alguns como meio de melhor confiabilidade.

A síndrome do túnel do carpo tem causa multifatorial, pode ser agravada por *fatores individuais* (menopausa, obesidade, artrites reumatoides, gravidez, diabetes, distúrbios hormonais, usuários de corticoides etc.) ou por *fatores extrínsecos* (ambientais, ocupacionais e de lazer).

A causa etiológica mais comum no desencadeamento desta síndrome são os fatores ergonômicos, considerando a maior frequência do uso da mão e do punho comprometidos, as posturas inadequadas, a repetição de movimentos, a ação vibratória e a força exercida principalmente pela mão em garra ou em pinça digital.

Os principais sintomas são: dormência, dor contínua, dor irradiada, formigamento, queimação, desconforto noturno, diminuição da força e da destreza manual, esta última caracterizada em algumas oportunidades pela queda de objetos da mão. A experiência mostra que o formigamento e a parestesia abaixo do punho são mais importantes do que a alegação de dor. Portanto, sempre que o sintoma dor é referido como de intensidade exagerada deve-se suspeitar de simulação.

A determinação do nexo causal ocupacional é de grande importância para a perícia. O Conselho Federal de Medicina, por meio da Resolução 1488/98, estabeleceu os seguintes critérios: *"Art. 2º – Para o estabelecimento do nexo causal entre os transtornos de saúde e as atividades do trabalhador, além do exame clínico (físico e mental) e os exames complementares, quando necessários, deve o médico considerar: I – a história clínica e ocupacional, decisiva em qualquer diagnóstico e/ou investigação; de nexo causal; II – o estudo do local de trabalho; III – o estudo da organização do trabalho; IV – os dados epidemiológicos; V – a literatura atualizada; VI – a ocorrência de quadro clínico ou subclínico em trabalhador exposto a condições agressivas; VII – a identificação de riscos físicos, químicos, biológicos, mecânicos, estressantes e outros; VIII – o depoimento e a experiência dos trabalhadores; IX – os conhecimentos e as práticas de outras disciplinas e de seus profissionais, sejam ou não da área da saúde."*

PERÍCIA

A perícia do acidentado deve ser muito minuciosa, a fim de estabelecer um critério justo na solução dos problemas de Infortunística.

Três são os aspectos relevantes e concludentes exigidos no exame do acidentado: a) esclarecer a causa e a natureza do acidente ou da doença profissional, concluindo pelo nexo de causa e efeito; b) afastar as possibilidades de simulação, metassimulação e dissimulação; c) avaliar o grau de incapacidade. Resta-nos discutir este último aspecto.

A incapacidade laborativa por acidente de trabalho pode-se apresentar nas seguintes modalidades:

a) *Incapacidade temporária*, cuja intensidade, localização e extensão das lesões pode ser total ou parcial.

b) *Incapacidade permanente*, que também pode ser total e parcial ou, levando em conta o tipo de trabalho, genérica e específica.

Todavia, para a concessão de percentuais estipulados no Anexo III da lei acidentária, é necessário que a perícia estabeleça, após a consolidação das lesões, se as formas de incapacidade anteriormente referidas produziram:

I – redução da capacidade laborativa que exija maior esforço ou necessidade de adaptação para exercer a mesma atividade, independentemente de reabilitação profissional;

II – redução da capacidade laborativa que impeça, por si só, o desempenho da atividade exercida à época do acidente, porém não o de outra do mesmo nível de complexidade, após reabilitação profissional;

III – redução da capacidade laborativa que impeça, por si só, o desempenho da atividade exercida à época do acidente, porém não o de outra de nível inferior de complexidade, após reabilitação profissional;

IV – invalidez por incapacidade total e definitiva para o trabalho e insuscetível de reabilitação para o exercício de atividade que lhe garanta a subsistência.

Tecnicamente, o acidente do trabalho é sempre avaliado pela Perícia Médica do INSS, que estabelecerá o grau da incapacidade, o nexo de causa e efeito entre o acidente e a lesão, a doença e o trabalho e a *causa mortis* e o acidente.

O auxílio-acidente será concedido ao segurado, após a consolidação das lesões decorrentes do acidente, conforme o

Anexo III, que implique: a) redução da capacidade laborativa que exija maior esforço ou necessidade de adaptação para exercer a mesma atividade, independentemente de reabilitação profissional; b) redução daquela capacidade que impeça o desempenho de outra atividade, porém não do mesmo nível de complexidade; c) redução daquela capacidade que impeça o desempenho de outra atividade, porém não o de outra de nível inferior de complexidade após reabilitação profissional.

O auxílio-acidente corresponderá a 50% do salário de benefício que deu origem ao auxílio-doença do segurado, conforme especifica o Anexo III, de que trata o artigo 104 do Decreto nº 3.048, de 6 de maio de 1999, que regulamenta a Lei nº 9.732, de 11 de dezembro de 1998.

Finalmente, deve ficar evidenciado que os litígios e as medidas cautelares relativos a acidentes do trabalho serão apreciados: na esfera administrativa, pelos órgãos da Previdência Social; na via judicial, pela Justiça dos Estados e do Distrito Federal, segundo o rito sumaríssimo, inclusive durante as férias forenses, mediante petição instruída pela prova efetiva notificada do evento à Previdência Social, através da comunicação de Acidente de Trabalho. Prescrevem as ações referentes a acidentes do trabalho em 5 anos, contados da data do acidente, verificada pela perícia da Previdência, ou da data em que for reconhecida a incapacidade permanente ou agravamento das sequelas do acidente.

MODELO DE PARECER EM MEDICINA DO TRABALHO (INSALUBRIDADE)

I – Preâmbulo

Eu, JORGE PAULETE VANRELL, Médico (CRMSP nº 30.697); Doutor em Ciências; *Especialista em Medicina do Trabalho* (Reg. SESMT/MTb nº 14.049); *Especialista em Medicina Legal;* Ex-Professor Assistente de Genética e Evolução, junto à Faculdade de Medicina de Catanduva (SP); *Professor Titular de Psicofisiologia e Psicopatologia,* junto ao Curso de Psicologia Clínica da Faculdade Riopretense de Filosofia, Ciências e Letras; *Professor de Medicina Legal,* junto à Faculdade de Direito Riopretense, São José do Rio Preto (SP); *Professor de Medicina Legal e de Criminologia,* junto à Academia de Polícia de São Paulo e *Perito Judicial* nos autos da Reclamação Trabalhista nº 2.079/92-0, após ter examinado a impugnação do D. Patrono da Recda., bem como os questionamentos do Exmo. Sr. Dr. Juiz Relator do E. T.R.T. da 15ª Região, confrontando-os e levando em consideração o estatuto atual do conhecimento técnico nessa área, passamos a dar o nosso *PARECER TÉCNICO.*

II – Exposição de motivos

Trata-se de uma Reclamação Trabalhista proposta por M.C.S., contra a USINA CATANDUVA S/A – AÇÚCAR E ÁLCOOL, feito que tramitou, em Primeira Instância, junto à Colenda 1ª Junta de Conciliação de Julgamento de Catanduva (Proc. nº 2.079/92-0) no qual teriam sido alegadas condições de trabalho insalubre, o que motivara a vistoria pericial, que culminou com a elaboração do Laudo questionado.

Inconformada com os resultados oferecidos pelo "Expert", o D. Patrono da Recda. insurge-se contra a conclusão de *existência de insalubridade ambiental, na referida Empresa para a função de* soldador.

Alega, em síntese, que a agressão originária das radiações ultravioletas se vê elidida pela utilização dos Equipamentos de Proteção Individual (EPI) exigidos pelas Normas próprias, desconsiderando a agressividade dos *fumos metálicos.*

Por sua vez, o Exmo. Sr. Dr. Juiz Relator do E. T.R.T. da 15ª Região questionou a capacidade lesiva dos *fumos de solda,* em face das modificações e melhorias resultantes do estado atual da técnica, solicitando esclarecimentos complementares no tocante aos diferentes tipos de solda existentes no mercado, bem como o porquê do enquadramento da insalubridade no Anexo nº 13 da NR-15.

III – Características da solda de arco

A principal característica da solda de arco (solda elétrica ou por fusão de eletrodos) é a de propiciar, além do depósito do metal fundente, formando o denominado "cordão de solda", a liberação direta de *FUMOS DE SOLDA* ou *fumos metálicos,* no local de trabalho do operário.

A única modalidade que elide a ocorrência de tais fumos metálicos é a denominada solda SAG (Solda sob Atmosfera Gasosa), da qual as variantes mais conhecidas são os processos MIG (Metal Inerte Gás) e MAG (Metal Ativo Gás) *(cf. infra item V),* modalidades estas que não são habitualmente utilizadas pelos soldadores da Empresa Recda., onde praticamente apenas se opera a solda de arco.

A solda de arco elétrico ou solda de arco metálico utiliza *tensões de arco aberto* da ordem de 42 volts, para corrente alternada, ou 110 volts, para corrente contínua, com corrente de solda (intensidade) variando entre 75 e 200 ampères.

A atmosfera em que se realiza a solda pode contribuir na qualidade, metalúrgica e visual, ou de acabamento, do cordão de solda.

Isso ocorre na medida em que o CO_2, no plasma do arco elétrico, dissocia-se em monóxido de carbono (CO) e *oxigênio nascente* ou *oxigênio atômico (O^*).*

$$CO_2 \longrightarrow CO + O^*$$

Da mesma maneira, também no plasma do arco elétrico, duas moléculas de oxigênio (O_2) se dissociam de modo a formar uma molécula de *ozônio (O_3)* e *oxigênio nascente* ou *oxigênio atômico (O^*).*

$$2O_2 \longrightarrow O_3 + O^*$$

É este oxigênio atômico – O^* – o que irá participar das reações metalúrgicas, tanto no metal de adição, quanto no metal de base.

IV – Composição dos eletrodos

O metal de adição – denominado comercialmente "*Eletrodo para Solda*" – segue a Norma AWS A5-18-79 apresentando composições variáveis, conforme a natureza do trabalho de solda que se pretende desenvolver.

Os mais usados – 46.00, 48.04 e 67.73 – são os produzidos pela fábrica nacional ESAB, com a seguinte composição percentual:

Elemento	Símbolo	ESAB%		
		46,00	48,04	67,73
Carbono	C	0,07	0,07	0,10
Silício	Si	0,20	0,50	0,55
Manganês	Mn	0,35	1,00	1,25
Cromo	Cr	–	–	24,00
Níquel	Ni	–	–	13,25
Molibdênio	Mo	–	–	0,30

Por ocasião da liberação do oxigênio atômico no plasma do arco elétrico, este entra em contato com as gotas do metal de adição, que estão sendo liberadas simultaneamente, possibilitando que os componentes químicos, metálicos destas gotas acabem sofrendo reações de oxidação que seguem uma sequência preferencial, termodinâmica, decorrente do valor de energia livre produzido por cada reação. Assim, na sequência, teremos:

$$Si + 2 O^* = SiO_2$$
$$Mn + O^* = MnO$$
$$Cr + 2 O^* = CrO_2$$

A ocorrência destas reações consome, imediatamente, todo o oxigênio atômico, formando-se assim as micropartículas ativas que integram os fumos que se desprendem durante o processo de solda.

Pari passu, acresça-se à composição destes fumos (micropartículas em dispersão aérea ou aerodispersoides) a existência de gases, dentre os quais o *ozônio*, de propriedades igualmente irritantes.

Ao sair da região do arco elétrico, o CO (óxido de carbono ou monóxido de carbono) restante reage, incontinenti, com o oxigênio – O_2 – do ar, de molde a reconstituir o dióxido de carbono inicial, conforme a reação:

$$2 CO + O_2 = 2 CO_2$$

de tal maneira que o monóxido de carbono não se chega a detectar, habitualmente, nas proximidades dos locais de solda.

Como se dessume do exposto, todas as modificações e transformações anteriormente referidas, ainda que ocorram ao nível do local da solda, difundem-se sob a forma de gases e de aerodispersoides em suspensão (fumos), na atmosfera que envolve não apenas o metal fundente como, também, o próprio operador, principalmente quando ele tem como atividade principal, durante toda a jornada laboral, a realização de operações de solda.

Com efeito, a atividade do operador – *soldador – não com relação ao nome da função, mas com referência ao trabalho que realmente executa*, limita-se na solda de arco a manter rígidos certos parâmetros necessários para otimizar a qualidade do trabalho desenvolvido.

Assim, a tensão do arco aberto, a velocidade de deslocamento do eletrodo sobre as peças, a corrente de solda, a velocidade de soldagem e a posição do eletrodo em relação à poça de fusão representam os principais parâmetros a serem controlados durante uma solda elétrica.

Em síntese, o processo de "*solda de arco*" ou "*solda elétrica por fusão de eletrodos*" produz gases e fumos de solda durante a sua operação, em grande parte como decorrência natural de que o metal de adição (eletrodo) se funde em meio a uma atmosfera que não protege, antes facilita a formação e liberação de fumos metálicos.

V – Quanto ao processo de solda MIG-MAG

A solda pelo processo MIG-MAG (Metal Inerte Gás/Metal Ativo Gás) é uma modalidade de solda de arco elétrico que utiliza *tensões de arco aberto* da ordem de 18 a 22 volts, com corrente de solda variando entre 120 e 160 ampères.

Os gases, inertes ou ativos, a que fazem referência os nomes das modalidades de solda, podem ser de dois tipos, a saber:

a) *dióxido de carbono* (CO_2 ou anidrido carbônico) puro; ou

b) misturas, em proporções variáveis, de *dióxido de carbono* (gás protetor ativo) e de *argônio* (gás de proteção inerte).

As misturas de uso mais comuns no nosso meio são as denominadas "*C 20*" e "*C 25*", que contêm, respectivamente, 20% e 25% de *dióxido de carbono*, para 80% e 75% de *argônio*.

O *dióxido de carbono* (CO_2 ou anidrido carbônico) é o gás de proteção ativo que melhora as qualidades, metalúrgica e visual, ou de acabamento do cordão de solda. Isso ocorre na

medida em que o CO_2, no plasma do arco elétrico, dissocia-se em *monóxido de carbono (CO)* e *oxigênio nascente* ou *oxigênio atômico (O*)*:

$$CO_2 \longrightarrow CO + O^*$$

E é este *oxigênio atômico – O* –* o que irá participar das reações metalúrgicas, tanto no metal de adição, quanto no metal de base.

O metal de adição – denominado comercialmente "*Arame Cobreado para Solda*" – segue a Normal AWS A5-18-79, apresentando, na sua composição:

Elemento	Símbolo	Limites mín./máx.
Carbono	C	0,07 a 0,15
Silício	Si	0,80 a 1,15
Manganês	Mn	1,40 a 1,85
Fósforo	P	Máximo 13,25
Emxofre	S	Máximo 0,035

Por ocasião da liberação do oxigênio atômico no plasma do arco elétrico, este entra em contato com as gotas do metal de adição, que estão sendo liberadas simultaneamente, possibilitando que os componentes químicos, metálicos destas gotas acabem sofrendo reações de oxidação que seguem uma sequência preferencial, termodinâmica, decorrente do valor de energia livre produzido por cada reação.

Assim, na sequência, teremos:

$$Si + 2 O^* = SiO_2$$
$$Mn + O^* = MnO$$

A ocorrência destas reações consome, imediatamente, todo o oxigênio atômico com o que fica o metal de base – ferro, por exemplo – *completamente protegido*, de modo a não sofrer a oxidação que prejudicaria suas qualidades e comportamento futuro.

Ao sair da região do arco elétrico, o CO (óxido de carbono ou monóxido de carbono) restante reage, incontinenti, com o oxigênio – O_2 – do ar, de molde a reconstituir o dióxido de carbono inicial, conforme a reação:

$$2 CO + O_2 = 2 CO_2$$

Utilizam-se *misturas de dióxido de carbono com argônio* – não se usa o primeiro puro – a fim de suavizar algumas das características do produto de soldabilidade, como:

- temperatura um pouco mais baixa do metal líquido na poça de fusão
- ausência de escória na superfície do cordão de solda
- ausência de produção de fumos de solda ou fumos metálicos, e
- maior dureza do cordão de solda.

Como se dessume do exposto, todas as modificações e transformações anteriormente referidas apenas ocorrem ao nível do local de solda, na atmosfera que envolve o metal fundente, isto é, na poça de fusão sobre as peças que estão sendo soldadas, e nunca em relação ao operador.

É que, muito embora se faça referência a que as soldas MIG-MAG operam com gases – *argônio*, a primeira, e *mistura de argônio e dióxido de carbono*, a segunda –, é preciso esclarecer e enfatizar que citados gases não têm o condão de prejudicar o operador, pois que não entram em contato com ele, reduzindo-se a um problema exclusivamente metalúrgico, no local de solda e com ações sobre a mesma.

Com efeito, a atividade do operador – *soldador* – *não com relação ao nome da função, mas com referência ao trabalho que realmente executa*, limita-se na solda de tipo MIG-MAG a manter rígidos os parâmetros necessários para otimizar a qualidade do trabalho desenvolvido.

Assim, *a tensão do arco aberto*, a *velocidade de avanço do arame de solda*, a *corrente de solda*, a *velocidade de soldagem*, a *posição do bico em relação à poça de fusão* e a *vazão do gás de proteção* representam os principais parâmetros a serem controlados durante uma solda pelo processo MIG-MAG ou, mais genericamente, processo SAG (Solda sob Atmosfera Gasosa).

Em síntese, o processo de solda MIG-MAG, *diferentemente* do processo de *solda de arco* ou *solda elétrica por fusão de eletrodos*, não produz fumos de solda durante a sua operação, em grande parte como decorrência natural do tipo de solda em que o metal de adição já se funde em meio a uma atmosfera gasosa de proteção que impede a formação e a liberação de fumos metálicos. Esses são os conhecimentos que resultam do estado atual da técnica em Metalografia.

VI – Os fumos de solda ou fumos metálicos

Como já vimos, *gases, fumos* e *vapores* se formam, necessariamente, durante o processo de solda de arco ou solda elétrica.

Os *gases* que se formam, afora outros que porventura possam aparecer de forma eventual, são o *óxido de nitrogênio* (NO_2), o "*óxido de oxigênio*" ou *ozônio* (O_3) e o *oxigênio nascente* ou *oxigênio atômico* (O^*), todos formados pelo efeito do calor intenso no plasma do arco, sobre os gases existentes no próprio ar.

Os *fumos* e os *vapores* são constituídos, conforme tivemos oportunidade de demonstrar, por *óxidos metálicos* – de ferro, de silício e de manganês, em geral – aos que, dependendo dos materiais soldados, podem somar-se os óxidos de cromo, de níquel, de magnésio, de zinco etc.

O efeito irritativo sobre as mucosas, notadamente a respiratória, dos óxidos, quer sob a forma de gases $(NO_2, O_3$ e $O^*)$, quer como finas partículas (fumos), é conhecido de longa data, como pneumoconiose ou como "*febre dos fumos metálicos*".

A proporção de cada componente irritativo na formação dos fumos metálicos, à igualdade de oportunidades, dependerá da proporção percentual em que o metal a oxidar-se se encontre presente no eletrodo, na camada de proteção deste ou no próprio metal de base.

VII – Os fumos metálicos na medicina do trabalho

As Normas Regulamentadoras – NR – do Capítulo V, Título II, da CLT, relativas à Segurança e Medicina do Trabalho, sem sombra de dúvidas, representam um verdadeiro marco técnico, no que tange à sistematização da identificação, análise, quantificação e procedimentos referentes ao ambiente laboral em que se ativa o trabalhador.

Idealizadas como um conjunto coeso por ocasião da aprovação da Portaria nº 3.214, de 8 de junho de 1978, com a sua implementação, no correr do tempo, não tardara em mostrar-se a necessidade de introduzir pequenas modificações, discretas alterações, muitas delas vinculadas à velocidade do avanço tecnológico, com a consequente necessidade de adaptar o instrumental normativo.

Destarte, algumas das Normas Regulamentadoras foram alteradas, através de pequenas adaptações, ao tempo que outras foram radicalmente reformuladas.

À guisa de exemplo, pode ver-se o que acontecera com a NR-7, entre a sua versão dada pela Portaria nº 12/83 e a mais recente, dada pela Portaria nº 24, de 29/12/94. Algo análogo acontece com a NR-5, mudando substancialmente entre a sua versão dada pela Portaria nº 12/83 e a atual, dada pela Portaria nº 25, de 29/12/94.

Infelizmente, até o presente momento, não aconteceu a mesma adaptação com a NR-15 que, dessarte, mostra-se obsoleta, desatualizada e incoerente em relação as NR correlatas mais próximas já modificadas – NR-5 e NR-7 – eis que a sua redação básica, com mínimas modificações, continua a ser a mesma que a original, dada pela Portaria nº 3.214, de 08/06/78.

Nesta linha, na Tabela I, do Anexo IV, da NR-5 na versão atual, dada pela Portaria nº 25, de 29/12/94 – que "*classifica os riscos ocupacionais em grupos, de acordo com a sua natureza*" – incluem-se no Grupo 2 (Riscos Químicos) as *Poeiras, Fumos, Névoas, Neblinas, Gases, Vapores* etc.

Na mesma esteira, verifica-se que no Quadro II da NR-7 estabelecem-se os "*Parâmetros para monitorização da exposição ocupacional a alguns riscos à saúde*", dentre os quais aqueles representados pelos "*Aerodispersoides Não Fibrinogênicos*".

A NR-15, por sua vez, como já manifestado, nada incorporou, ainda, em tal sentido, de tal sorte que nos defrontamos com o impasse: (a) de um lado, o texto normativo considera *risco para a saúde* a ocorrência de *Aerodispersoides Não Fibrinogênicos (NR-7)* ou *risco ocupacional* a existência de *Poeiras, Fumos, Névoas, Neblinas, Gases, Vapores* etc. (NR-5); (b) de outro lado, a letra da NR-15 ainda não faz qualquer referência aos *Aerodispersoides Não Fibrinogênicos*, mencionados pela NR-7, nem ao risco ocupacional para a saúde do trabalhador, resultante da presença de *Poeiras, Fumos, Névoas, Neblinas, Gases, Vapores* etc., elencados pela *NR-5*.

A situação torna-se, quando mínimo, constrangedora para o Perito, notadamente para o *Médico do Trabalho*.

De um lado, como profissionais especializados nesta área conhecemos os riscos que os *Aerodispersoides Não Fibrinogênicos*, sob a forma de *Poeiras, Fumos, Névoas, Neblinas, Gases, Vapores* etc., representam para a saúde do trabalhador, porquanto há mais de 20 anos reconhecidos como tais pela própria FUNDACENTRO.

Por outra parte, e em flagrante prejuízo das condições de saúde do operário, universo alvo da Medicina Ocupacional, não dispomos de alguma forma normativa que permita o seu enquadramento e, assim, a sua proteção que visaria, em última análise, a preservar a própria força de trabalho.

Conhecermos dos riscos e não apontá-los seria *prevaricar* no nosso múnus, já que teríamos que afirmar *não termos visto* aquilo que vimos.

Encarando desde um outro ângulo, seria obrigar-nos a efetuar *uma falsa perícia*, porquanto teríamos de afirmar *que não há insalubridade*, quando de fato há.

E, assim, na nossa condição de Perito e independentemente de estarmos jungidos a qualquer compromisso literal com a Presidência da Colenda 1ª Junta de Conciliação e Julgamento de Catanduva, sentimo-nos na obrigação moral e profissional de apontarmos a *existência de insalubridade ambiental, na Empresa Recda. para a função de* soldador.

É por isto que se tenta fazer o enquadramento, por analogia, entre as situações que mais se aproximem, dentro do Anexo nº 13 da NR-15.

O enquadramento no *grau médio* foi feito uma vez que a agressividade dos *Aerodispersoides Não Fibrinogênicos*, sob a forma de *Poeiras, Fumos, Névoas, Neblinas, Gases, Vapores* etc., é, principalmente, de natureza irritativa, não chegando a provocar lesões orgânicas graves como o fazem outras substâncias, como, por exemplo, os *Aerodispersoides Fibrinogênicos* ou aqueles oriundos de produtos químicos lesivos *per se*.

Por derradeiro, nem se diga que a Perícia foi realizada em 11/09/92, quando se encontrava em vigência a Portaria nº 12/83, e a nossa manifestação está a ser dada, em 1996, sob a égide da Portaria nº 25, de 29/12/94.

Com efeito, eis que a Portaria nº 12/83, em relação à NR-5 e NR-7, já trazia ínsitos, ainda que de maneira mais genérica e sem a minúcia com que foram descritos nas Portarias nºˢ 24 e 25, de 29/12/94, os mesmos conceitos de agressividade dos agentes ambientais, que agora, por seu maior esclarecimento, apenas têm-se transformado em aparente *lex mitior et amplissima*.

Estes são, s.m.j., os nossos esclarecimentos e nossa manifestação, *sub censura*.

São José do Rio Preto, 08 de janeiro de 1996.

Prof. Dr. Jorge Paulete Vanrell
Perito Judicial

DECRETO Nº 3.048, DE 6 DE MAIO DE 1999

Aprova o Regulamento da Previdência Social, e dá outras providências.

Subseção VIII
Do auxílio-acidente

Art. 104. O auxílio-acidente será concedido, como indenização, ao segurado empregado, exceto o doméstico, ao trabalhador avulso e ao segurado especial quando, após a consolidação das lesões decorrentes de acidente de qualquer natureza, resultar sequela definitiva conforme as situações discriminadas no Anexo III, que implique (Redação dada pelo Decreto nº 4.729/2003):

I – redução da capacidade para o trabalho que habitualmente exerciam; (Redação dada pelo Decreto nº 4.729/2003)

II – redução da capacidade para o trabalho que habitualmente exerciam e exija maior esforço para o desempenho da mesma atividade que exerciam à época do acidente; ou

III – impossibilidade de desempenho da atividade que exerciam à época do acidente, porém permita o desempenho de outra, após processo de reabilitação profissional, nos casos indicados pela perícia médica do Instituto Nacional do Seguro Social.

§ 1º O auxílio-acidente mensal corresponderá a cinquenta por cento do salário de benefício que deu origem ao auxílio-doença do segurado, corrigido até o mês anterior ao do início do auxílio-acidente e será devido até a véspera de início de qualquer aposentadoria ou até a data do óbito do segurado.

§ 2º O auxílio-acidente será devido a contar do dia seguinte ao da cessação do auxílio-doença, independentemente de qualquer remuneração ou rendimento auferido pelo acidentado, vedada sua acumulação com qualquer aposentadoria.

§ 3º O recebimento de salário ou concessão de outro benefício, exceto de aposentadoria, não prejudicará a continuidade do recebimento do auxílio-acidente.

§ 4º Não dará ensejo ao benefício a que se refere este artigo o caso:

I – que apresente danos funcionais ou redução da capacidade funcional sem repercussão na capacidade laborativa; e

II – de mudança de função, mediante readaptação profissional promovida pela empresa, como medida preventiva, em decorrência de inadequação do local de trabalho.

§ 5º A perda da audição, em qualquer grau, somente proporcionará a concessão do auxílio-acidente, quando, além do reconhecimento do nexo de causa entre o trabalho e a doença, resultar, comprovadamente, na redução ou perda da capacidade para o trabalho que o segurado habitualmente exercia (Redação dada pelo Decreto nº 6.939/2009).

§ 6º No caso de reabertura de auxílio-doença por acidente de qualquer natureza que tenha dado origem a auxílio-acidente, este será suspenso até a cessação do auxílio-doença reaberto, quando será reativado.

§ 7º Cabe a concessão de auxílio-acidente oriundo de acidente de qualquer natureza ocorrido durante o período de manutenção da qualidade de segurado, desde que atendidas as condições inerentes à espécie (Redação dada pelo Decreto nº 6.772/2008).

§ 8º Para fins do disposto no *caput* considerar-se-á a atividade exercida na data do acidente. (Incluído pelo Decreto nº 4.729/2003.)

7

Casamento, Separação e Divórcio

▼

17. Aspectos médico-legais do casamento, da separação e do divórcio: Conceito. Perícia.

CASAMENTO

▼ Conceito

A instituição do casamento é um marco comum entre os povos de civilização cristã.

Modestino, nos tempos do Direito Romano, definiu casamento como "a união do homem e da mulher, implicando igualmente vida e comunhão de direitos divinos e humanos".

Sob o ponto de vista religioso, o Concílio Tridentino conceituou o matrimônio como a "união conjugal do homem e da mulher, que se contrata entre pessoas capazes segundo as leis, que as obriga a viver inseparadamente, isto é, em uma perfeita união uma com a outra".

Clóvis Bevilaqua diz que "é um contrato bilateral e solene, pelo qual um homem e uma mulher se unem indissoluvelmente, legalizando por eles suas relações sexuais, estabelecendo a mais estreita comunhão de vida e de interesse, e comprometendo-se a criar e a educar a prole que de ambos nascer".

O casamento, além de apresentar interesses de ordem biológica, psicológica, política, econômica e moral, constitui-se em uma instituição de relevante significação social, pela constituição do lar e da família.

Pelo caráter disciplinador do Estado sobre o casamento, não deveria ele ser considerado simplesmente um contrato, mas um instituto de Direito Público, pois o Direito de Família está emigrando rapidamente para o interesse da sociedade.

As razões e os interesses do casamento são de ordem social e o vínculo matrimonial se forma em virtude da vontade do Estado, por isso o casamento não deveria ser considerado um simples contrato.

▼ Capacidade matrimonial

Tanto o homem como a mulher com dezesseis anos podem casar, desde que tenham autorização de ambos os pais, ou de seus representantes legais, enquanto não atingida a maioridade civil (18 anos). Durante o casamento, compete o poder familiar aos pais; na falta ou impedimento de um deles, o outro o exercerá com exclusividade. Divergindo os progenitores quanto ao exercício do poder familiar, é assegurado a qualquer um deles recorrer ao juiz para solução do desacordo.

Até a celebração do matrimônio podem os pais, tutores ou curadores revogar a autorização. Todavia, se a denegação do consentimento é injusta, esta pode ser suprida pelo juiz.

Excepcionalmente, será permitido o casamento de quem ainda não alcançou a idade núbil, para evitar imposição ou cumprimento de pena criminal ou em caso de gravidez da mulher.

▼ Impedimentos

Não podem casar (art. 1.521 do Código Civil):

I – os ascendentes com os descendentes, seja o parentesco natural ou civil;

II – os afins em linha reta;

III – o adotante com quem foi cônjuge do adotado e o adotado com quem o foi do adotante;

IV – os irmãos, unilaterais ou bilaterais, e demais colaterais, até o terceiro grau inclusive;

V – o adotado com o filho do adotante;

VI – as pessoas casadas;

VII – o cônjuge sobrevivente com o condenado por homicídio ou tentativa de homicídio contra o seu consorte.

O *parentesco* é um obstáculo ao casamento por motivos éticos e consanguíneos. Havia impedimentos entre os ascendentes e descendentes e entre os colaterais até o terceiro grau, inclusive. No entanto, desde o Decreto-Lei nº 3.200, de 19 de abril de 1941, é permitido o casamento entre o tio e a sobrinha, após exame pericial que constate a higidez deles e não possibilidade de anomalias na prole.

Os colaterais do terceiro grau, que pretendam casar-se, ou seus representantes legais, se forem menores, requererão ao juiz competente para a habilitação que nomeie dois médicos de reconhecida capacidade, isentos de suspensão, para examiná-los e atestar-lhes a sanidade, afirmando não haver inconveniente, sob o ponto de vista da sanidade, afirmando não haver inconveniente, sob o ponto de vista da saúde de qualquer deles e da prole, na realização do matrimônio. Se os dois médicos divergirem quanto a conveniência do matrimônio, poderão os nubentes, conjuntamente, requerer ao juiz que nomeie terceiro, como desempatador.

O exame médico será feito extrajudicialmente, sem qualquer formalidade, mediante simples apresentação do requerimento despachado pelo juiz. Poderá o exame médico concluir não apenas pela declaração da possibilidade ou da irrestrita inconveniência do casamento, mas ainda pelo reconhecimento de sua viabilidade em época ulterior, uma vez feito, por um dos nubentes ou por ambos, o necessário tratamento de saúde. Nessa última hipótese, provando a realização do tratamento, poderão os interessados pedir ao juiz que determine novo exame médico, na forma do presente artigo.

Com a alteração da Lei nº 5.891/73, no processo preliminar para habilitação do casamento de colaterais de terceiro grau, quando não se conformarem com o laudo médico, poderão os nubentes requerer novo exame, que o juiz determinará, com observância do disposto no artigo 2º, do Decreto-Lei nº 3.200/41, caso reconheça procedentes as alegações ou hajam os nubentes juntado ao pedido atestado divergente firmado por outro médico.

Sempre que na localidade não se encontrar médico, que possa ser nomeado, o juiz designará profissional de localidade próxima, a que irão os nubentes.

O impedimento de casamento de parentes por afinidade tem o caráter apenas ético. Limita alguns parentes em linha reta como no casamento entre sogro e nora. A afinidade por adoção também encontra obstáculos na lei que dispõe sobre a organização e proteção da família.

Em nosso país, o casamento é monogâmico e persiste enquanto perdurar o vínculo conjugal. O Código em vigência admite a morte presumida.

Finalmente há impedimento do cônjuge sobrevivente condensado como autor intelectual ou material de homicídio, ou tentativa de homicídio, contra o seu consorte. Não se aplica nos casos de homicídio culposo.

▼ Causas suspensivas

Não devem casar (art. 1.523 do Código Civil):

I – o viúvo ou a viúva que tiver filho do cônjuge falecido, enquanto não fizer inventário dos bens do casal e der partilha aos herdeiros;

II – a viúva, ou a mulher cujo casamento se desfez por ser nulo ou ter sido anulado, até dez meses depois do começo da viuvez, ou da dissolução da sociedade conjugal;

III – o divorciado, enquanto não houver sido homologada ou decidida a partilha dos bens do casal;

IV – o tutor ou o curador e os seus descendentes, ascendentes, irmãos, cunhados ou sobrinhos, com a pessoa tutelada ou curatelada, enquanto não cessar a tutela ou curatela, e não estiverem saldadas as respectivas contas.

No entanto, está previsto, no parágrafo único deste artigo, que é permitido aos nubentes solicitar ao juiz que não lhes sejam aplicadas as causas suspensivas previstas nos itens I, III e IV provando-se a inexistência de prejuízo, respectivamente, para o herdeiro, para o ex-cônjuge e para a pessoa tutelada ou curatelada; no caso do item II, a nubente deverá provar nascimento de filho, ou inexistência de gravidez, na fluência do prazo.

▼ Nulidade do casamento

É nulo o casamento contraído (art. 1.548 do Código Civil):

I – pelo enfermo mental sem o necessário discernimento para os atos da vida civil (vide Lei nº 13.146, de 2015) (vigência);

II – por infringência de um dos impedimentos anteriores.

É anulável o casamento (art. 1.550 do Código Civil):

I – de quem não completou a idade mínima para casar (não se anulará, por motivo de idade, o casamento de que resultou gravidez);

II – do menor em idade núbil, quando não autorizado por seu representante legal;

III – por vício da vontade nos termos dos artigos 1.556 a 1.558. O casamento pode ser anulado por vício da vontade, se houve por parte de um dos nubentes, ao consentir, erro essencial quanto à pessoa do outro; se houve erro essencial sobre a pessoa do outro cônjuge: (a – aquilo que diga respeito à sua identidade, sua honra e boa fama, sendo esse erro tal que o seu conhecimento ulterior torne insuportável a vida em comum ao cônjuge enganado; b – à ignorância de crime, anterior ao casamento, que, por sua natureza, torne insuportável a vida conjugal; c – à ignorância, anterior ao casamento, de defeito físico irremediável, ou de moléstia grave e transmissível, pelo contágio ou herança, capaz de pôr em risco a saúde do outro cônjuge ou de sua descendência; d – à ignorância, anterior ao casamento, de doença mental grave que, por sua natureza, torne insuportável a vida em comum ao cônjuge enganado. É anulado o casamento em virtude de coação, quando o consentimento de um ou de ambos os cônjuges houver sido captado mediante fundado temor de mal considerável e iminente para a vida, a saúde e a honra, sua ou de seus familiares);

IV – do incapaz de consentir ou manifestar, de modo inequívoco, o consentimento;

V – realizado pelo mandatário, sem que ele ou o outro contraente soubesse da revogação do mandato, e não sobrevindo coabitação entre os cônjuges.

A anulação do casamento da menor de dezesseis anos, ou do menor de dezoito anos, será requerida: (a) pelo próprio cônjuge menor; (b) por seus representantes legais; (c) por seus ascendentes.

Quando o casamento for anulado por culpa de um dos cônjuges, este incorrerá: (a) na perda de todas as vantagens havidas do cônjuge inocente; (b) na obrigação de cumprir as promessas que lhe fez no contrato antenupcial.

▼ Dissolução da sociedade conjugal

A sociedade conjugal termina (art. 1.571 do Código Civil):

I – pela morte de um dos cônjuges;
II – pela anulação do casamento;
III – pela separação judicial;
IV – pelo divórcio.

A dissolução da sociedade conjugal não implica dissolução do vínculo matrimonial, porém esta interfere naquela. Somente a morte real dissolve o vínculo oriundo do casamento. O casamento válido só se dissolve pela morte de um dos cônjuges ou pelo divórcio, aplicando-se a presunção estabelecida no Código Civil quanto ao ausente.

A sociedade conjugal termina com a nulidade ou anulação do casamento, e, quanto a certos efeitos, equipara-se à dissolução pela morte.

Já o divórcio põe termo ao casamento e aos efeitos civis do matrimônio religioso. Ainda assim, não modificará os direitos e deveres dos pais em relação aos filhos. E o novo casamento de um dos pais, ou de ambos, não importará restrição a esses direitos e deveres.

O casamento é inexistente quando celebrado com identidade de sexo, com falta total de consentimento e por falta de celebração por autoridade.

▼ Perícia

O casamento é anulável se houve: incapacidade de consentir, idade insuficiente (salvo os casos especiais) e erro essencial sobre a pessoa. Resta-nos estudar esta última situação, cujos elementos principais são: identidade, honra e boa fama, ignorância de erro físico irremediável e moléstia grave transmissível por contágio e herança (anterior e desconhecida na época do casamento). Todas essas situações são do âmbito pericial.

▶ **Identidade.** A identidade referida pela lei é a física e a civil. Embora seja circunstância rara uma substituição de pessoa na hora do casamento, mesmo representada por procurador especial, é causa de nulidade. Essa é a identidade física, cujos critérios de identificação são norteados por processos *antropométricos* e *antropogenéticos*.

Casar com um homem que é filho ilegítimo, pensando tratar-se de filiação legítima, não incide sobre a identidade, mas sobre uma qualidade da qual a pessoa não é responsável. Não houve erro essencial de pessoa.

▶ **Honra e boa fama.** O erro referente a identidade do outro cônjuge, no que diz respeito à sua honra e boa fama, deve ser de tal monta que a vida entre ambos se torna insuportável pelo logro sobre o cônjuge enganado. Sobre isso a perícia não tem uma contribuição mais efetiva.

▶ **Defeito físico irremediável.** As deformidades permanentes, ocultas ou simuladas, anteriores e desconhecidas ao casamento, assim como certas anomalias ligadas aos órgãos sexuais, são motivos de anulação de casamento.

Dessas anormalidades, a mais alegada como causa de anulação de casamento é a impotência *coeundi* no homem e, mais raramente, a *acopulia* na mulher.

As impotências *generandi* e *concipiendi* são erradamente assim chamadas; melhor seria denominá-las esterilidade, pois a incapacidade procriadora e a impossibilidade de conceber não devem merecer o rótulo de impotência.

Para que a impotência *coeundi* seja motivo de nulidade de casamento, conforme estabelece a lei civil brasileira, deve ser ela irremediável, anterior ao casamento e desconhecida pelo outro cônjuge.

A esterilidade masculina ou feminina não é cláusula amparada nos motivos de anulação do casamento, mesmo que uma das grandes finalidades do matrimônio seja a procriação. E aqueles que invocam esta razão são insinceros.

A impotência *coeundi*, hoje chamada de *disfunção sexual* ou *disfunção erétil*, sob o ponto de vista dos interesses matrimoniais, é a incapacidade absoluta para a cópula vagínica e que se considera por meios médicos como definitiva. Pode ser classificada como *física* ou *instrumental* (ausência de pênis, malformações, cicatrizes grosseiras, elefantíase escrotal) e *funcional* (fisiológica, orgânica, fisiopática e psíquica).

A impotência fisiológica é encontrada na infância e na velhice. Uma mulher que casa com um ancião de 70 anos não pode pleitear anulação de casamento alegando impotência, porque esta já era presumida.

A impotência orgânica é motivada por certas doenças físicas ou mentais que invariavelmente levam a esse estado, como: *tabes dorsalis*, diabetes, doenças caquetizantes, arteriosclerose generalizada.

A impotência fisiopática está representada pelas alterações morfológicas da genitália externa, motivadas por perturbações neuroglandulares ou certas malformações definidas, por exemplo, nos estados intersexuais, hipogenitalismo, pseudo-hermafroditismo.

A impotência psíquica é consequente de inibição sexual inconsciente. Esse tipo encerra boa parte das impotências que concorrem como causa de nulidade matrimonial. São indivíduos de boa saúde física, mas apresentam essa perturbação como sintoma de um problema mental. Há uma forma de impotência transitória, de fundo psíquico, não muito rara nos primeiros dias de núpcias, porém passageira e curável com uma psicoterapia adequada. Tem suas causas na emoção, levando, inclusive, a uma forma de icterícia chamada de *icterícia nupcial* – o último capítulo romântico da patologia médica.

Com o passar do tempo, a ideia de que 90 a 95% das impotências eram de causa psíquica foi dando lugar às causas orgânicas como determinantes primárias da maioria dos casos. Isso, depois que Shapiro e Fischer aprimoraram o pletismógrafo noturno peniano, e Karacano utilizou-o no laboratório do sono, demonstrando com registros a relação entre as ereções noturnas e os períodos REM (*rapid eyes movements*) do sono. Não é um teste absoluto. A depressão endógena pode interferir na fase REM.

A perícia da impotência *coeundi* é tarefa delicada e foi, algumas vezes, constrangedora. Antigamente, o exame pericial consistia em submeter o homem à prática sexual com uma prostituta, sob os olhares de diversas testemunhas.

Hoje, inicia-se a perícia com a esposa, através do exame cuidadoso do hímen. Se este se apresenta de óstio estreito, orla larga, íntegro e compatível de romper-se com a cópula, configuramos a impotência, mesmo que o homem alegue não ser impotente para outras mulheres. No entanto, para a reclamante, ele o é. A anulação do casamento é específica para quem a requer, e não genérica.

Nos casos em que o exame himenal não esclarece a perícia, passamos a estudar detalhadamente a genitália externa do esposo, examinando a conformação, a normalidade ou a presença de cicatrizes deformantes ou os estados patológicos locais, possivelmente existentes. A pulsação forte da artéria dorsal do pênis é sinal de grande valor.

Outra prova a ser feita é o reflexo bulbocavernoso de Onanoff ou reflexo viril. Coloca-se o dedo indicador atrás do escroto, na uretra bulbar, tomando entre o polegar e o indicador da mão direita a glande. Soltando-se bruscamente, percebe-se, pelo dedo da mão esquerda, a contração dos músculos isquiocavernoso e bulboesponjoso. Esse choque sentido pela mão esquerda indica potência sexual.

Deve-se pesquisar também o reflexo cremastérico. Consiste em estimular mecanicamente a pele da parte superior da face medial das coxas, junto ao escroto, e, quando positivo esse reflexo, nota-se a subida dos testículos.

É muito comum o marido apontado como impotente não se submeter a exame, deixando o processo de anulação do casamento correr à revelia. Se o exame do hímen esclarece, não há por que negar a veracidade da impotência. Quando o hímen não esclarece e o marido não contesta, em geral esse silêncio depõe contra ele.

Atualmente, vários são os testes orgânicos utilizados para a avaliação da impotência de origem psicogênica, tais como: 1) *teste do erectômetro*: com um cinto ajustado na base do pênis que, uma vez mudando de posição com a ereção, não volta atrás, podendo-se, inclusive, medir a variação do diâmetro peniano; 2) *teste do TPN*: com uma cinta adesiva colocada na base do pênis com três bandas de papel que podem romper-se com a tumescência peniana a diversos valores de pressão intracavernosa; 3) *teste do*

Inoval: com a utilização desse medicamento indutor e anestésico, bloqueia-se o psiquismo ao mesmo tempo em que se manipula a glande na tentativa de se obter a ereção (ampolas contendo citrato de fentanila 78,5 mcg (equivalente a 50 mcg de fentanila), droperidol 2,5 mg, ácido tartárico e manitol); 4) *teste da ereção induzida:* com injeção intracavernosa de cloridrato de papaverina, de prostaglandina ou histamina, que agiriam como mediadores químicos fisiológicos da ereção; 5) *teste de Rigidimeter de Virag:* com um cinto na base do pênis, tendo um pino por dentro que, empurrado lateralmente à medida que há ereção, traduz essa tensão lateral em uma unidade chamada *Penrig* que se aproxima da pressão intracavernosa em mmHg, fornecida por um visor digital e um aparelho acoplado ao registrador gráfico, cuja anotação é feita durante a noite; 6) *teste do Rigiscan:* com dois cintos colocados na base e na ponta do pênis, garroteando o órgão em intervalos regulares e registrando em sua memória a tensão lateral, sendo analisado no dia seguinte por um computador que decodifica os sinais e revela a qualidade e a quantidade das ereções.

Além dos testes citados, existem ainda vários exames que podem apontar com exatidão para uma impotência de causa orgânica, como: eletroneuromiografia, esponjossografia, cavernosometria, potencial evocado genitocerebral, dosagens hormonais, termometria, arteriografia, entre outros.

Finalmente, deve a perícia considerar a impotência sexual masculina como uma síndrome complexa, de mecanismo psiconeuro-endócrino-genitoângio-muscular e, por isso, não deve escapar das avaliações clínica, genital, urológica, neurológica, neurovegetativa, psíquica, endocrinológica e vascular.

A *acopulia,* ou a incapacidade de a mulher manter o ato sexual, pode ser física (cicatriz, aplasia, malformações, vaginas infantis e afecções localizadas) ou psíquica (vaginismo, dispareunia ou cópula dolorosa, coitofobia). Portanto, nas mulheres, mesmo mais raramente, há situações em que a anulação do casamento está plenamente indicada.

▶ **Moléstias graves.** As moléstias graves e transmissíveis por contágio ou herança, capazes de pôr em risco a saúde do outro cônjuge ou de sua descendência, podem ensejar motivação à anulação de casamento, se forem anteriores e desconhecidas por um dos cônjuges à época do casamento.

À medida que o tempo passa, doenças outrora consideradas graves, e muitas delas incuráveis, já não o são hoje, como a tuberculose, a sífilis, a blenorragia, entre outras.

A lei civil substantiva não enumera as enfermidades capazes de impor uma anulação matrimonial, exatamente devido aos constantes progressos que se verificam em favor das ciências biológicas.

Doenças simples, como a hemofilia, mesmo não sendo contagiosas, transmitem-se à geração masculina, por isso podendo ser alegadas em um processo de dissolução de vínculo matrimonial. Outras há gravíssimas, como o câncer, que, embora não seja contagioso nem hereditário, não se conhece nenhum caso de anulabilidade de casamento por esta moléstia. Talvez seja devido ao seu caráter de letalidade rápida.

As doenças graves, com perigo para o cônjuge e a prole, mais alegadas nos processos de anulação de casamento são as doenças mentais. Entre elas, pelo seu caráter nocivo e incurável, a mais comum é a personalidade psicopática. Além desta, outras, como a esquizofrenia, a psicose maníaco-depressiva e a paralisia geral progressiva, estão no rol das doenças graves e com possibilidade de transmissão à prole.

Fato lamentável, sob todos os aspectos, vem ocorrendo em nossos tribunais: o da anulação do casamento, se um dos cônjuges é epiléptico, quando tal ocorrência é anterior e desconhecida à época da sua celebração.

Ainda persiste na imaginação de muitos teóricos do Direito que a epilepsia seja uma moléstia grave e sistematicamente transmissível, capaz de colocar em risco permanente a pessoa do outro cônjuge, ou que possa projetar-se de forma indiscutível na sua herança.

A privação dos direitos civis e o constrangimento sofrido pelos epilépticos, nos dias de hoje, devem merecer da fração consciente e solidária da comunidade a mais veemente repulsa. Isso nada mais representa senão privá-los de disputar dos mais elementares direitos e privilégios, como também uma modalidade odiosa de colocá-los em uma classe inferior de homens. Representa, ainda, o mais indiscutível vilipêndio aos direitos da pessoa e uma desrespeitosa violação da cidadania.

Outro fato: o que é uma moléstia grave? Quais os elementos que devem ser mais fluentes em tal conceito? Nenhum compêndio de Patologia define plenamente. O câncer, a mais dramática e implacável das moléstias, não mereceu ainda esse tratamento, ainda que seu prognóstico seja o mais sombrio. Assim, a lei, sem se explicar melhor, deixa ao sabor de cada entendimento o que seja grave.

SEPARAÇÃO

▼ Conceito

Todos sabem que o desquite não foi uma boa solução, mas um paliativo que a lei encontrou para uma forma de convivência conflitante e inoportuna, criada por um casamento desajustado.

Todavia, com a promulgação da lei que instituiu o divórcio, desapareceram as figuras dos desquites por mútuo consentimento (amigável) e litigioso. As expressões atuais são: *separação consensual* e *separação judicial.*

A separação judicial extingue a sociedade conjugal; no entanto, deixa o vínculo matrimonial intacto. Os cônjuges são apenas dispensados do dever de coabitação. O vínculo matrimonial permanece, não se dissolve, podendo, pela reconciliação, ser restaurada a sociedade conjugal. Essa modalidade de separação tem seu caráter de sanção e de remédio.

A separação-sanção é concedida apenas quando fundamentada em uma das cláusulas predeterminadas na lei e, mesmo assim, cabe ao juiz o direito de decretá-la a partir de um exame cuidadoso dos fatos.

A separação-remédio depende do consentimento de ambos os cônjuges, e o juiz só interfere no sentido de verificar a licitude do acordo.

No que se refere à separação consensual, ela é praticamente idêntica ao desquite amigável, ocorrendo quando o casamento existir por mais de 2 anos. A petição deverá ser assinada pelo casal e pelos advogados das partes, ou pelo advogado escolhido por ambos, de comum acordo.

▼ Formas de separação

A lei civil brasileira atualmente conhece duas formas de separação: a *consensual* e *judicial.*

▶ **Separação consensual.** Exige apenas a condição de estarem os cônjuges casados há mais de 2 anos. Não há necessidade de justificativas à autoridade judicial. Depende, única e exclusivamente, da vontade do casal, intervindo o juiz tão só para assegurar-se da licitude do acordo para fins de homologação.

O foro competente para a separação consensual é o da residência da mulher. A petição inicial deverá ser assinada pelo marido e pela mulher, instruída com certidão de casamento, contendo também a declaração de bens e respectiva partilha, espontânea ou por via judicial, a ser feita depois da homologação do desquite. Fará referência sobre a guarda dos filhos menores e as cláusulas sobre as obrigações da manutenção e educação deles.

De início, ouve o juiz cada cônjuge isoladamente, na tentativa de frustrar uma separação muitas vezes intempestiva. Depois de dado um prazo para essa possível reconciliação e não havendo êxito, faz-se necessária a ratificação do pedido, cuja homologação será feita por sentença judicial. É indispensável a confirmação pelo Tribunal, devendo a sentença final ser averbada no registro de casamento.

A sentença homologatória da decisão pode perder sua eficácia pela reconciliação dos separados. A sociedade conjugal é restabelecida pela vontade dos cônjuges, contanto que seja requerida e homologada por sentença. Assim, a homologação da separação não a torna inalterável, como também pode ser modificada por requerimento de um dos interessados, principalmente nas questões de reavaliação da pensão alimentar.

▶ **Separação judicial.** É resultante de uma sentença que reconhece culpa de um dos cônjuges ou de ambos. O requerimento é feito pelo que se julga prejudicado, cabendo-lhe apresentar provas dentro dos requisitos estipulados como causadores da separação judicial. Esse tipo de separação põe termo aos deveres de coabitação, fidelidade recíproca e ao regime patrimonial de bens, como se o casamento fosse dissolvido.

A legislação vigente fundamenta a ação de separação judicial nas seguintes eventualidades:

I – Quando um cônjuge imputar a outra conduta desonrosa ou qualquer ato que importe em grave violação dos deveres do casamento à vida em comum;

II – Quando um dos cônjuges provar a ruptura da convivência há mais de 1 ano consecutivo e a impossibilidade de sua reconciliação;

III – Quando o outro cônjuge estiver acometido de grave doença mental, manifestada após o casamento e que torne impossível a continuação do laço conjugal, desde que, após uma duração de 5 anos, a enfermidade tenha sido reconhecida de cura improvável.

Antes, no advento do desquite litigioso, a lei civil estabelecia textualmente as situações facultantes da lide: adultério, tentativa de homicídio, sevícia, lesão grave, abandono do lar por mais de 2 anos sem causa justificável.

Pelo visto, ampliou-se o conceito no item I, aumentou o prazo do abandono para 5 anos e introduziu a espécie doença mental grave com 5 anos de continuidade e cura improvável.

A hipótese do item I é muito vasta e nebulosa. Não existe mais a limitação imposta pela lei anterior. Pelo que se pressupõe, todo e qualquer ato capaz de impedir a continuidade do casamento e que possa repercutir mais profundamente sobre as obrigações do casamento é causa de separação judicial. Tal conceito subjetivista e, às vezes, pessoal não deixa de causar profundas suspeitas não somente pelo pensamento de quem julga, mas também pelas alegações mais variadas.

A tentativa de homicídio perpetrada por um dos cônjuges contra o outro é motivo que importa em grave violação dos deveres do casamento, o que permite a ação de separação judicial. Essa tentativa deve ser real e ter início de execução de crime, o qual não se efetivou por motivos estranhos à vontade do agressor. O ato preparatório ou ineficácia dos meios não caracterizam a tentativa de homicídio.

Sevícias são maus-tratos, físicos ou danosos, à saúde, provocados por um cônjuge a outro. Não há necessidade de que as lesões pessoais produzidas sejam de caráter grave ou gravíssimo, mas é indispensável a prova técnica pericial por meio do exame de corpo de delito. É também necessário que esses maus-tratos sejam contínuos e não esporádicos. Essa forma não deixa também de constituir uma espécie de lesão grave, principalmente em face do meio social em que o casal convive, seu grau de educação e os costumes consagrados no ambiente em que se habita.

A injúria grave tem sido a causa comum nos casos de separação litigiosa. Há necessidade de um certo cuidado ao se julgarem maus-tratos morais. Para que essa injúria esteja revestida de causa de separação, é preciso que ela atinja gravemente a dignidade de um dos cônjuges, não apenas no que se refere aos deveres do casamento, mas também sobre fatos que a moral média não permite.

As injúrias verbais mais comuns são aquelas que atingem a dignidade e o decoro do outro cônjuge com palavras, insultos ou insinuações graves. As injúrias reais mais sérias são aquelas que dizem respeito a fatos comprometedores da moral do homem ou da mulher. A pecha de prostituta ou pederasta são exemplos dessa forma injuriosa. Discute-se se a embriaguez costumeira, a humilhação ou o convite a relações sexuais anômalas constituem injúrias graves. As injúrias mútuas se compensam.

▼ Perícia

A perícia médico-legal tem preponderante papel na avaliação de todas essas causas apontadas como favorecedoras da separação judicial.

No adultério comprovado por conjunção carnal, o exame versará na identificação de esperma na cavidade vaginal, na determinação da gravidez, do parto e do puerpério, ou na prova de exclusão da paternidade contestada.

Na tentativa de homicídio, através da comprovação dos vestígios deixados pela agressão ou pelo exame de local ou do meio empregado, capazes, algumas vezes, de afirmar ou afastar falsas alegações.

No item I, concernente à conduta desonrosa, o exemplo é o adultério. O exame do cônjuge seviciado ou injuriado deverá comprovar traumatismos, maus-tratos, torturas, atentados violentos ao pudor, contaminações venéreo-sifilíticas, entre outros.

No item II, referente ao abandono do lar, não se fala mais da saída voluntária por 2 anos consecutivos. Bastam apenas a prova da separação por 1 ano ininterrupto e a inexistência de sucesso de reconciliação. Não se exige mais a injustificável causa de abandono, o que nos dá a entender que o cônjuge culpado, que relegou a família, pode propor a separação judicial após o prazo estabelecido, pleiteando a separação no próprio mal causado. Mesmo assim, cabe perícia.

No item III, referente às doenças mentais graves, manifestadas após o casamento e que tornem impossível a vida em comum, desde que, após uma duração de 5 anos, a doença manifestada seja considerada de cura improvável, deixa-se a entender se o cônjuge tinha conhecimento ao casar-se e, mesmo assim, aceitou, assumiu o risco, não podendo ser beneficiado pela lei.

Agora, não se fala mais no caráter incurabilidade, mas tão somente em cura improvável, o que deixa margem a terríveis contradições, principalmente no terreno subjetivo do entendimento das chamadas doenças mentais.

O juiz poderá negar a separação se esta constituir causa de agravamento da doença do outro cônjuge ou determinar consequências morais de excepcional gravidade para os filhos menores. E aquele que der iniciativa à separação continuará com o dever de assistência ao outro. Nisso, a perícia pode contribuir muito.

▼ Efeitos da separação

Reverterão ao cônjuge que não tiver pedido a separação judicial os remanescentes dos bens que levou para o casamento e, se o regime de bens adotado permitir, também a meação dos adquiridos na constância do casamento.

Se uma das motivações da separação é o afastamento dos corpos, a coabitação cessa, desaparecendo, por conseguinte, os deveres de fidelidade mútua. Há uma corrente que defende o princípio da existência do adultério, mesmo após a sentença homologatória da separação, em virtude da natureza do filho do separado. Consideram que esse filho não pode ser legítimo, pois não nasceu da constância do casamento. Não é ilegítimo, pois um dos pais era casado. Nem pode, por outro lado, ser legitimado. A jurisprudência brasileira não considera o filho do separado como adulterino, e sim natural. Logo, há de se concluir pela não existência de adultério nas relações dos separados consensual ou judicialmente.

Na dissolução da sociedade conjugal pela separação consensual, observar-se-á o que os cônjuges acordarem sobre a guarda dos filhos. Na separação judicial fundada no item I do nosso estudo, os filhos menores ficarão com o cônjuge que a ela não houver dado causa. Se a responsabilidade for de ambos, os filhos poderão ficar com a mãe, salvo se o juiz verificar que de tal solução possa advir prejuízo de ordem moral para eles. Se os filhos não podem permanecer em companhia de nenhum dos dois, definirá o juiz a guarda dos filhos a pessoa notoriamente idônea da família de um dos cônjuges.

Quando a separação se der por motivo do item II, os filhos ficarão em poder daquele em cuja companhia estavam durante o tempo de ruptura da vida em comum. Na separação por motivo de doenças mentais graves e de cura improvável, o juiz deferirá a entrega dos filhos ao cônjuge que estiver em condições de assumir, normalmente, a responsabilidade de sua guarda e educação.

Todas as disposições relativas à guarda e à prestação de alimentos aos filhos menores estendem-se aos filhos maiores inválidos.

O cônjuge responsável pela separação judicial prestará ao outro, se dela necessitar, a pensão que o juiz fixar. Para a manutenção dos filhos, contribuirá na proporção de seus bens. Salvo decisão judicial, as pensões alimentícias, de qualquer natureza, eram corrigidas nas formas dos índices de atualização dos Bônus do Tesouro Nacional. Hoje é atribuição do julgador.

Finalmente, quanto ao uso do nome, vencida a ação de separação judicial do que trata o item I, voltará a mulher a ter o nome de solteira. O mesmo se diga quando é da mulher a iniciativa de separação judicial com fundamentos nos itens II e III. Nos demais casos, caberá à mulher a opção de usar ou não o nome de casada.

DIVÓRCIO

▼ Conceito

Constitucionalmente, era o casamento civil indissolúvel, conforme estatuía nossa Carta Magna no parágrafo 1º do artigo 175 da Emenda Constitucional nº 1 de 17 de outubro de 1969. Hoje, a Constituição do Brasil diz simplesmente em seu artigo 226, 6º: "O casamento civil pode ser dissolvido pelo divórcio" (redação dada pela Emenda Constitucional nº 66, de 2010), suprimindo o requisito de prévia separação judicial por mais de 1 (um) ano ou de comprovada separação de fato por mais de 2 (dois) anos.

Sempre foi o divórcio, em todos os tempos e lugares, motivo de discussões e debates entre os seus defensores e opositores mais radicais. Citam as sociedades mais modernas que aceitaram essa instituição e os casamentos cada vez crescentemente malsucedidos. Outros, em menor número, com argumentos contrários, mostram a ameaça ao casamento, a desintegração da família e a situação grave dos filhos.

Assim, com a edição da Lei nºs 6.515, de 26 de dezembro de 1977, com as corrigendas das Leis nºs 7.841/89 e 8.408/92 e a Emenda Constitucional nº 66/2010, foram regulados os casos de dissolução da sociedade conjugal e do casamento, sem efeitos e respectivos processos.

O divórcio põe termo ao casamento e aos efeitos civis do matrimônio religioso. Somente os cônjuges terão competência para solicitá-lo, a não ser por motivo de incapacidade quando o curador, ascendente ou irmão poderão fazê-lo.

O divórcio não modificará em nada os direitos e os deveres dos pais em relação aos filhos, mesmo com novo casamento de um ou de ambos os pais.

O juiz não está sempre obrigado a homologar o ato se comprovar que a convenção não vem a preservar suficientemente os interesses do filho e dos cônjuges.

No que diz respeito à separação judicial, as possibilidades legais aumentaram: 1. quando um cônjuge imputar ao outro conduta desonrosa, ou qualquer ato que importe em grave violação dos deveres do casamento, que torne insuportável a vida comum; 2. quando um dos cônjuges provar a ruptura de convivência há mais de 1 ano consecutivo e a impossibilidade de sua reconstituição; 3. quando o outro estiver acometido de grave doença mental, manifestada após o casamento e que torne impossível a continuação do laço conjugal, desde que após uma duração de 5 anos a enfermidade tenha sido reconhecida de cura improvável.

A primeira hipótese é muito vasta e não se limita apenas, como antes, ao adultério, tentativa de morte, sevícia ou lesão grave. Mas a todo e qualquer ato que impeça a continuidade do casamento, atingindo profundamente as obrigações matrimoniais.

No segundo item, não se fala em abandono voluntário do lar conjugal durante 2 anos consecutivos. Bastam a prova da separação por 1 ano ininterrupto e a inexistência de sucesso na reconciliação da união. Um absurdo, pois aquele que relegou propositadamente a família pode, querendo, propor a ação de separação.

No terceiro enfoque, a doença mental, cujas manifestações devem ocorrer depois de realizado o matrimônio. Se o outro cônjuge sabia desse fato ao casar-se, e ainda assim correu o risco, é claro que não terá os benefícios da lei. Essa doença, pelo que nos acode, deve ter curso grave, intolerável e impossível de o casamento prosseguir normalmente.

A lei pune o que ingressar com separação fundada nos itens 2 e 3 anteriormente referidos: tem direito o outro – o acionado judicialmente – aos remanescentes dos bens que levou para o casamento e, se o regime de bens o permitir, a meação também dos adquiridos na constância da sociedade conjugal. Aqui, a lei é por demais nebulosa. Melhor seria dizer que o cônjuge que abandona deliberadamente o lar, e ainda assim pleiteia a separação fundando-se no próprio mal causado, respondesse pelo ônus que a lei poderá lhe acionar.

▼ Perícia

A contribuição pericial às questões ligadas ao divórcio, basicamente, restringe-se ao que dispõe o parágrafo 2º, do artigo 5º, da Lei nº 6.515, de 28 de dezembro de 1977, quando assim se expressa: "O cônjuge pode pedir a separação judicial quando o outro estiver acometido de grave doença mental, manifestada após o casamento, que torne impossível a continuação da vida em comum, desde que, após uma duração de 5 anos, a enfermidade tenha sido reconhecida de cura improvável."

No que se refere à grave doença mental – expressão essa que se torna mais e mais em desuso pela inconsistência técnica e pela dificuldade de aplicação médico-jurídica, sendo por isso substituída por *transtornos mentais e da conduta* –, tem muito a ver com a perícia, desde que, conforme se reporta o texto legal, tenha-se manifestado após o casamento, que tenha uma duração mínima de 5 anos, que seja rotulada como de cura improvável e que no seu contexto agrave as condições pessoais ou da doença do outro cônjuge.

Cada dia que passa, no entanto, a tendência é limitar tais condições nos pleitos de divórcios, admitindo apenas quando se tratar de graves e sérias manifestações de insuportabilidade da vida em comum. Assim, só é plausível tal recurso para demanda de divórcio se o portador ou a portadora de transtornos mentais e de conduta além da sua manifestação pela ruptura do vínculo matrimonial, existam efetivamente circunstâncias cotidianas que justifiquem o pleito.

Aqui, como sempre, a análise do julgador deve ser cuidadosa e ponderada, fugindo dos rótulos desses transtornos e se atendo muito mais às informações insuspeitas dessa convivência tumultuosa. Nisso, as testemunhas dão uma contribuição muito interessante.

O primeiro dos requisitos exigidos é que o transtorno mental ou de conduta seja grave. Mais que isso: seja perturbador. Não basta uma deficiência mental superficial ou uma síndrome depressiva para preencher de pronto as exigências legais. É preciso que exista um nível de anormalidade que inviabilize de forma indiscutível e para sempre a vida em comum.

Hoje, com o advento de uma nova ideia que prega a desospitalização dos pacientes crônicos e quando a ciência psiquiátrica comprometida com os interesses sociais torna-se mais compreensiva com algumas manifestações anormais ou mesmo patológicas, não se pode deixar de ser cauteloso na análise caso a caso.

Todavia, parece-nos, o ponto mais delicado da questão é prognosticar se o transtorno mental ou de conduta é de cura improvável, ou seja, se é um conjunto de manifestações incuráveis. Ou, até quem sabe, se o paciente não agravará seu transtorno após a separação com o divórcio.

8

Sexologia Criminal

▼

18. Conceito. Legislação e doutrina. Introdução. Objetivos periciais. Quesitação.
Protocolo para perícia de agressão sexual.

CONCEITO

Sexologia criminal, também chamada de *Sexologia forense*, é a parte da Medicina Legal que trata das questões médico-biológicas e periciais ligadas aos delitos contra a dignidade e a liberdade sexual.

A violência sexual não é apenas uma agressão ao corpo, à sexualidade e à liberdade do homem ou da mulher, mas acima de tudo uma agressão à própria cidadania. Apesar de tudo que já se disse sobre essa violação à liberdade sexual e de todas as propostas em favor de penas mais severas para seus autores, fica a amarga sensação de que pouco se fez até agora.

Hoje a tendência é ampliar seu conceito para além do ato ou da tentativa de uma prática sexual, incluindo também as insinuações, os comentários e as divulgações de caráter sexual, desde que de forma coativa ou constrangedora.

Vendo sob a ótica da saúde pública, a OMS definiu a violência sexual como "o uso intencional da força ou o poder físico, de fato ou como ameaça, contra uma pessoa ou um grupo ou comunidade, que cause ou tenha possibilidade de causar lesões, morte, danos psicológicos, transtornos do desenvolvimento ou privações".

A violência sexual é um fenômeno universal que atinge todas as classes sociais, culturas, religiões e etnias e tem conotações muito próximas dos demais delitos, em seus aspectos etiológicos e estatísticos, em que se sobrelevem no conjunto de suas causas os fatores socioeconômicos. O êxodo que favorece o crescimento populacional da periferia das grandes cidades, o desemprego, o uso de drogas, o alcoolismo, a influência dos meios de comunicação, a falta de justiça e a insegurança são os elementos que fomentam e fazem crescer esses tipos de crimes. As maiores vítimas dessa violência são exatamente as frações mais desprotegidas da sociedade: as mulheres e as crianças. E o estupro é a forma de violência sexual mais comum.

Por outro lado, o registro criminográfico da violência sexual e seu conteúdo perverso projetam-se além da expectativa mais alarmista. Verifica-se nos dias que correm uma prevalência delinquencial que extrapola os índices tolerados e as feições convencionais. Uma criminalidade diferente, anômala e muito estranha na sua maneira de agir e na insensata motivação.

Esses tipos de delitos, mesmo com seus vestígios bem evidentes, são deixados sem reparação porque a vítima quando criança não é capaz de entender o caráter da ofensa, ou ciente se cala por medo, vergonha ou por culpa de seus responsáveis.

Muito mais que antes, esses tipos de delitos se tornam muito frequentes e ameaçadores, e impõe-se a necessidade de investir cada vez mais na contribuição técnica e científica como fator de excelência da prova, assim como no aprimoramento dos quadros periciais.

Torna-se imperioso que se amplie e melhore a qualidade das perícias médico-legais, pois só assim os elementos constitutivos do corpo de delito terão seu destino ligado ao interesse da justiça. Não há outra forma de avaliar um fato de origem criminal que não seja através da análise da prova.

Aqui, neste capítulo, estudaremos o conceito, a legislação, a doutrina, e os objetivos periciais do *estupro*, do *ato libidinoso diverso da conjunção carnal*, do *abuso sexual em crianças*, da *violação sexual mediante fraude* e *assédio sexual* e de algumas questões ligadas à *prostituição* e ao *lenocínio*.

LEGISLAÇÃO E DOUTRINA

CÓDIGO PENAL
PARTE GERAL

TÍTULO VIII – DA EXTINÇÃO DA PUNIBILIDADE
Art. 111. A prescrição, antes de transitar em julgado a sentença, começa a correr: (Redação dada pela Lei nº 7.209/1984):
(...);
V – nos crimes contra a dignidade sexual das crianças e adolescentes, previstos neste Código ou em legislação especial, da data em que a vítima completar 18 (dezoito) anos, salvo se a esse tempo já houver sido proposta a ação penal. (Redação dada pela Lei nº 12.650/2012.)

PARTE ESPECIAL

TÍTULO VI – DOS CRIMES CONTRA A DIGNIDADE SEXUAL
(Redação dada pela Lei nº 12.015, de 2009)

CAPÍTULO I
DOS CRIMES CONTRA A LIBERDADE SEXUAL
(Redação dada pela Lei nº 12.015, de 2009)

Estupro

Art. 213. Constranger alguém, mediante violência ou grave ameaça, a ter conjunção carnal ou a praticar ou permitir que com ele se pratique outro ato libidinoso. *(Redação dada pela Lei nº 12.015, de 2009.)*

Pena – reclusão, de 6 (seis) a 10 (dez) anos. *(Redação dada pela Lei nº 12.015, de 2009.)*

1º Se da conduta resulta lesão corporal de natureza grave ou se a vítima é menor de 18 (dezoito) ou maior de 14 (catorze) anos. *(Incluído pela Lei nº 12.015, de 2009.)*

Pena – reclusão, de 8 (oito) a 12 (doze) anos. *(Incluído pela Lei nº 12.015, de 2009.)*

2º Se da conduta resulta morte. *(Incluído pela Lei nº 12.015, de 2009.)*

Pena – reclusão, de 12 (doze) a 30 (trinta) anos. *(Incluído pela Lei nº 12.015, de 2009.)*

Art. 214 *(Revogado pela Lei nº 12.015, de 2009).*

Violação sexual mediante fraude *(Redação dada pela Lei nº 12.015, de 2009).*

Art. 215. Ter conjunção carnal ou praticar outro ato libidinoso com alguém, mediante fraude ou outro meio que impeça ou dificulte a livre manifestação de vontade da vítima. *(Redação dada pela Lei nº 12.015, de 2009.)*

Pena – reclusão, de 2 (dois) a 6 (seis) anos. *(Redação dada pela Lei nº 12.015, de 2009.)*

Parágrafo único. Se o crime é cometido com o fim de obter vantagem econômica, aplica-se também multa. *(Redação dada pela Lei nº 12.015, de 2009.)*

Art. 216 *(Revogado pela Lei nº 12.015, de 2009).*

Assédio sexual *(Incluído pela Lei nº 10.224, de 2001).*

Art. 216-A. Constranger alguém com o intuito de obter vantagem ou favorecimento sexual, prevalecendo-se o agente da sua condição de superior hierárquico ou ascendência inerentes ao exercício de emprego, cargo ou função. *(Incluído pela Lei nº 10.224, de 2001.)*

Pena – detenção, de 1 (um) a 2 (dois) anos. *(Incluído pela Lei nº 10.224, de 2001.)*

Parágrafo único. (VETADO) *(Incluído pela Lei nº 10.224, de 2001.)*

§ 2º A pena é aumentada em até um terço se a vítima é menor de 18 (dezoito) anos. *(Incluído pela Lei nº 12.015, de 2009.)*

CAPÍTULO II
DOS CRIMES SEXUAIS CONTRA VULNERÁVEL
(Redação dada pela Lei nº 12.015, de 2009).

Estupro de vulnerável *(Incluído pela Lei nº 12.015, de 2009).*

Art. 217-A. Ter conjunção carnal ou praticar outro ato libidinoso com menor de 14 (catorze) anos. *(Incluído pela Lei nº 12.015, de 2009.)*

Pena – reclusão, de 8 (oito) a 15 (quinze) anos. *(Incluído pela Lei nº 12.015, de 2009.)*

§ 1º Incorre na mesma pena quem pratica as ações descritas no *caput* com alguém que, por enfermidade ou deficiência mental, não tem o necessário discernimento para a prática do ato, ou que, por qualquer outra causa, não pode oferecer resistência. *(Incluído pela Lei nº 12.015, de 2009.)*

§ 2º (VETADO) *(Incluído pela Lei nº 12.015, de 2009.)*

§ 3º Se da conduta resulta lesão corporal de natureza grave. *(Incluído pela Lei nº 12.015, de 2009.)*

Pena – reclusão, de 10 (dez) a 20 (vinte) anos. *(Incluído pela Lei nº 12.015, de 2009.)*

§ 4º Se da conduta resulta morte. *(Incluído pela Lei nº 12.015, de 2009.)*

Pena – reclusão, de 12 (doze) a 30 (trinta) anos. *(Incluído pela Lei nº 12.015, de 2009.)*

Corrupção de menores

Art. 218. Induzir alguém menor de 14 (catorze) anos a satisfazer a lascívia de outrem. *(Redação dada pela Lei nº 12.015, de 2009.)*

Pena – reclusão, de 2 (dois) a 5 (cinco) anos. *(Redação dada pela Lei nº 12.015, de 2009.)*

Parágrafo único. (VETADO). *(Incluído pela Lei nº 12.015, de 2009.)*

Satisfação de lascívia mediante presença de criança ou adolescente *(Incluído pela Lei nº 12.015, de 2009).*

Art. 218-A. Praticar, na presença de alguém menor de 14 (catorze) anos, ou induzi-lo a presenciar, conjunção carnal ou outro ato libidinoso, a fim de satisfazer lascívia própria ou de outrem. *(Incluído pela Lei nº 12.015, de 2009.)*

Pena – reclusão, de 2 (dois) a 4 (quatro) anos. *(Incluído pela Lei nº 12.015, de 2009.)*

Favorecimento da prostituição ou outra forma de exploração sexual de vulnerável *(Incluído pela Lei nº 12.015, de 2009).*

Art. 218-B. Submeter, induzir ou atrair à prostituição ou outra forma de exploração sexual alguém menor de 18 (dezoito) anos ou que, por enfermidade ou deficiência mental, não tem o necessário discernimento para a prática do ato, facilitá-la, impedir ou dificultar que a abandone. *(Incluído pela Lei nº 12.015, de 2009.)*

Pena – reclusão, de 4 (quatro) a 10 (dez) anos. *(Incluído pela Lei nº 12.015, de 2009.)*

§ 1º Se o crime é praticado com o fim de obter vantagem econômica, aplica-se também multa. *(Incluído pela Lei nº 12.015, de 2009.)*

§ 2º Incorre nas mesmas penas. *(Incluído pela Lei nº 12.015, de 2009.)*

I – quem pratica conjunção carnal ou outro ato libidinoso com alguém menor de 18 (dezoito) e maior de 14 (catorze) anos na situação descrita no *caput* deste artigo. *(Incluído pela Lei nº 12.015, de 2009.)*

II – o proprietário, o gerente ou o responsável pelo local em que se verifiquem as práticas referidas no *caput* deste artigo. *(Incluído pela Lei nº 12.015, de 2009.)*

§ 3º Na hipótese do inciso II do § 2º, constitui efeito obrigatório da condenação a cassação da licença de localização e de funcionamento do estabelecimento. *(Incluído pela Lei nº 12.015, de 2009.)*

CAPÍTULO V
DO LENOCÍNIO E DO TRÁFICO DE PESSOA PARA FIM DE PROSTITUIÇÃO, OU OUTRA FORMA DE EXPLORAÇÃO SEXUAL
(Redação dada pela Lei nº 12.015, de 2009)

Favorecimento da prostituição ou outra forma de exploração sexual

Art. 228. Induzir ou atrair alguém à prostituição ou outra forma de exploração sexual, facilitá-la, impedir ou dificultar que alguém a abandone. *(Redação dada pela Lei nº 12.015, de 2009.)*

Pena – reclusão, de 2 (dois) a 5 (cinco) anos, e multa. *(Redação dada pela Lei nº 12.015, de 2009.)*

§ 1º Se o agente é ascendente, padrasto, madrasta, irmão, enteado, cônjuge, companheiro, tutor ou curador, preceptor ou empregador da vítima, ou se assumiu, por lei ou outra forma, obrigação de cuidado, proteção ou vigilância. (*Redação dada pela Lei nº 12.015, de 2009.*)

Pena – reclusão, de 3 (três) a 8 (oito) anos. (*Redação dada pela Lei nº 12.015, de 2009.*)

§ 2º Se o crime é cometido com emprego de violência, grave ameaça ou fraude.

Pena – reclusão, de 4 (quatro) a 10 (dez) anos, além da pena correspondente à violência.

§ 3º Se o crime é cometido com o fim de lucro, aplica-se também multa.

Casa de prostituição

Art. 229. Manter, por conta própria ou de terceiro, estabelecimento em que ocorra exploração sexual, haja, ou não, intuito de lucro ou mediação direta do proprietário ou gerente. (*Redação dada pela Lei nº 12.015, de 2009.*)

Pena – reclusão, de 2 (dois) a 5 (cinco) anos, e multa.

INTRODUÇÃO

Com a edição da Lei nº 11.106, de 28 de março de 2005, foram revogados e alterados dispositivos do Código Penal, entre outros, extinguindo os crimes de adultério, que *"ofende apenas a honra do cônjuge e não a sociedade como um todo, portanto, não deve ser tutelado pelo Direito Penal"*, de sedução e de rapto consensual, que *"destoam com o modelo de sociedade atual"*, além de eliminar expressões que representam discriminação contra a mulher como a de *"mulher honesta"*.

Os tribunais vinham adotando critérios cada vez menos rigorosos na conceituação de sedução, e a aplicação de pena mostrava-se raríssima. O ambiente, a educação, o entendimento e a própria forma de relacionamento entre o "sedutor" e a "seduzida" foram sendo levados em conta no que diz respeito à desconfiguração daquele delito.

Entendeu-se que a perda da virgindade para a mulher entre 14 e 18 anos não seria causa, por si só, para que a mulher fosse vítima do engodo por parte do autor na busca da conjunção sexual. Este pode consumar um delito tão só porque abusou da confiança da vítima que não tinha capacidade de entender as consequências da conjunção carnal. O novo entendimento a esse respeito é de que a lei só deve alcançar aquilo que é penalmente relevante para a sociedade.

Extinguiu-se o crime de exposição ou abandono de recém-nascido para ocultar desonra própria, passando a valer o crime de abandono de incapaz, já previsto no Código.

Ademais, ainda se revogou dispositivo que perdoa o agente de crime contra os costumes, como estupro, sedução e assédio sexual, quando a vítima se casar com terceiro em casos que não envolvam violência real ou grave ameaça.

A verdade é que a vida cotidiana transforma a cada momento as suas realidades impondo modificações que, embora questionadas aqui e ali, tendem a romper com as ideias mais ortodoxas, muitas delas em completo desacordo com o pensar e o agir das sociedades mais evoluídas. Mesmo que o ideal seja legislar de forma durável, a lei só tem sentido se estiver sempre em consonância com o seu tempo.

A Lei nº 10.224, de 15 de maio de 2001, alterou o Código Penal em vigência, para dispor sobre o crime de *assédio sexual*, com seguinte redação: "Artigo 216-A – constranger alguém com o intuito de obter vantagem ao favorecimento sexual, prevalecendo-se o agente da sua condição de superior hierárquico ou ascendência inerentes ao exercício do emprego, cargo ou função: Pena – detenção de 1 (um) a 2 (dois) anos."

Dessa forma, fica evidente que o delito de *assédio sexual* se caracteriza pela prática física ou verbal de alguém, homem ou mulher, que se aproveita da condição de superior hierárquico e de forma insistente ou reiterada, tendo em conta sua posição funcional, para obter satisfação de ordem sexual.

Além do *assédio sexual*, como delito penal, a doutrina vem admitindo que o "assédio por intimidação" pode ensejar rescisão indireta do contrato de trabalho e a reparação por dano moral. Essa atitude seria caracterizada por solicitações ou manifestações físicas ou verbais, como forma de prejudicar alguém no trabalho ou criar uma situação hostil ou embaraçosa.

No crime de tráfico internacional de pessoas para fim de exploração sexual, acrescenta-se a multa como penalidade em todos os casos tipificados e cria-se um novo artigo, tipificando o crime de promoção do recrutamento, transporte, transferência, alojamento ou acolhimento de pessoa que venha a exercer a prostituição.

Com a edição da Lei nº 12.015, de 7 de agosto de 2009, alguns dos dispositivos do Código Penal referentes aos crimes contra a dignidade e a liberdade sexual se apresentam na direção de uma melhor especificação de determinados delitos e a punição mais rigorosa, principalmente quando neles se encontram como vítimas os chamados vulneráveis.

Ainda com respeito aos crimes praticados contra criança e adolescente, a Lei nº 12.650, de 7 de agosto de 2012 modifica o artigo 111 do Código Penal, estabelecendo que a prescrição, antes de tramitar em julgado, começa a correr nos crimes contra a dignidade sexual de crianças e adolescentes, previstos neste Código ou em legislação especial, da data em que a vítima completar 18 (dezoito), salvo se a esse tempo já houver sido proposta a ação penal.

OBJETIVOS PERICIAIS

A perícia em Sexologia Criminal tem um significado muito particular e grave pelos fatos e circunstâncias que ela encerra: tanto pela complexidade das estruturas estudadas como em face da delicadeza do momento. Por isso, toda prudência é pouca quando dos procedimentos periciais e quando da afirmação ou negação da existência das práticas contra a liberdade sexual.

Além disso, o laudo deve ser redigido em uma linguagem clara, objetiva, inteligível e simples, sem a presunção das tipificações penais, mas de modo a permitir àqueles que venham a analisá-lo condições de uma compreensão fácil sobre o fato que se quer apurar. Cabe, dessa maneira, descrever minuciosamente as lesões e as particularidades ali encontradas, ajudando a entender o que de insondável e misterioso existe nelas, não só em relação à quantidade e à qualidade do dano, mas também como o modo ou a ação pela qual foram produzidas. Desse modo, não se pode aceitar pura e simplesmente a nominação do achado, mas em que elementos e alterações fundamentou-se o perito para fazer a afirmação ou a negação de uma conjunção carnal, por exemplo. Só assim o laudo alcançará seu verdadeiro destino: o de apontar com clareza à autoridade julgadora, no momento de valorizar a prova, as condições para o seu melhor entendimento.

Para se terem as necessárias condições de exercer tal atividade legispericial, é preciso não apenas que o exame se verifique em local recatado – em respeito à dignidade e à privacidade de quem se examina –, mas ainda em ambiente com condições de higiene e de fácil e tranquila visualização dos possíveis achados periciais, sendo recomendável que o exame seja feito em mesas ginecológicas com suporte para os pés e, sempre que possível, com a presença de familiares adultos ou pessoa de confiança da vítima ou de enfermeiras, a não ser que a presença delas possa inibir a vítima de contar os detalhes necessários à investigação dos fatos.

Resta evidente, portanto, que a função do perito, em casos dessa ordem, é descrever minuciosamente as lesões e as particularidades, quando existentes, explorando bem as características que elas encerram e respondendo com clareza aos quesitos formulados.

Por outro lado, em face da gravidade que cerca algumas das infrações que resultam de tais exames, exige-se que o indicado para essa perícia médico-legal seja alguém não apenas com habilitação legal e profissional em medicina, mas que tenha também a capacitação e a experiência necessárias no trato dessas questões, pois para tanto não se exigem apenas o título de médico, mas educação médico-legal, conhecimento da legislação que rege a matéria, noção clara da maneira como deverá responder aos quesitos e prática na redação de laudo.

Diga-se também que, em exames desse jaez, não se devem usar expressões de sentido dúbio ou vago nem utilizar palavras inúteis e imprecisas, pois, se assim o fizer, o laudo, além de não permitir uma decisão exata, só servirá para criar dúvidas e confusão em quem julga.

QUESITAÇÃO

Como a Lei nº 12.015, de 7 de agosto de 2009, alterou alguns conceitos, entre eles o de estupro, propomos algumas alterações nos modelos de laudos referentes aos crimes contra a dignidade sexual, de forma mais simples e objetiva. Para tanto seria necessário apenas um modelo, pois a lei considera que o ato libidinoso é gênero, do qual a conjunção carnal faz parte, nos seguintes termos:

1º – Se há vestígios de ato libidinoso (em caso positivo especificar);

2º – Se há vestígios de violência, e, no caso afirmativo, qual o meio empregado;

3º – Se da violência resultou para a vítima incapacidade para as ocupações habituais por mais de 30 (trinta) dias, ou perigo de vida, ou debilidade permanente de membro, sentido ou função, ou aceleração de parto, ou incapacidade permanente para o trabalho, ou enfermidade incurável, ou perda ou inutilização de membro, sentido ou função, ou deformidade permanente e/ou aborto (em caso positivo especificar);

4º – Se a vítima é alienada ou débil mental;

5º – Se houve outro meio que tenha impedido ou dificultado a livre manifestação de vontade da vítima (em caso positivo especificar).

Tendo como exemplo as sugestões do Grupo de Trabalho "Tortura e Perícia Forense" criado pela Secretaria Especial dos Direitos Humanos da Presidência da República, podemos concordar com a inclusão dos seus quesitos nos exames de casos em que há suspeitas de ato libidinoso:

"1. Há achados médico-legais que caracterizem a prática de ato libidinoso?

2. Há evidências médico-legais que sejam indicadoras ou sugestivas de ocorrência de ato libidinoso contra o examinado que, no entanto, poderiam excepcionalmente ser produzidas por outra causa?"

Este último quesito, quando afirmativo, deixa claro que o perito apenas está afirmando que existem evidências sugestivas e indicadoras de ato libidinoso, o que pode possibilitar ao juiz, com existência de outras provas, tirar suas conclusões.

Por fim, caso exista interesse em realizar *apenas o exame de conjunção carnal* pode-se concluir pela antiga quesitação a respeito: 1º – Se houve conjunção carnal; 2º – Qual o tempo dessa conjunção?; 3º – Se houve violência; 4º – Qual o meio empregado para a violência?; 5º – Se da violência resultou para a vítima incapacidade para as ocupações habituais por mais de trinta dias ou perigo de vida ou debilidade permanente ou perda ou inutilização de membro, sentido ou função ou incapacidade permanente para o trabalho ou enfermidade incurável ou deformidade permanente ou aceleração do parto ou aborto (*resposta especificada*); 6º – Se a vítima é alienada ou débil mental; 7º – Se houve outra causa que impossibilitasse a vítima de oferecer resistência.

▼ Protocolo para a perícia de agressão sexual

1. Exame do local dos fatos (pela perícia criminal)
a – o local onde se deu a agressão sexual deve ser inteiramente preservado e protegido;

b – a descrição do ambiente e das alterações nele encontradas deve ser minuciosa;

c – procurar objetos pessoais da vítima ou do agressor, incluindo peças íntimas, pontas de cigarro etc.;

d – procurar manchas e outros elementos biológicos.

2. Exame da vítima
a – identificação (nome, idade, sexo, profissão, residência etc.);

b – histórico (informes da vítima com sua própria linguagem sobre hora, local, condições, fatos mais específicos etc.);

c – exame subjetivo (condições físicas e psicológicas da vítima);

d – exame objetivo genérico (aspecto geral da vítima, lesões e alterações corporais sugestivas de violência);

e – exame objetivo específico:

- *coito vaginal* (exame dos genitais externos, coleta de pelos pubianos e amostras de sêmen sobre pele, vulva, períneo e margem do ânus, procura de lesões nos genitais externos, uso do espéculo nos exames para evidenciar lesões vaginais e coleta de amostras de material biológico, lavado vaginal com soro fisiológico estéril e coleta desse material, uso do colposcópio para melhor visualização de possíveis lesões do hímen, levando em conta a existência de rupturas com descrição de suas características, como número, local, idade etc.)
- *coito anal* (estudo das lesões locais como equimoses, sufusões, rupturas, esgarçamentos das paredes anorretais e perineais, estado do tônus do ânus, coleta de pelos e amostras de sêmen, coleta de material biológico como sangue e saliva do agressor para identificação pelos testes em DNA)
- *coito oral* (estudo das lesões labiais e linguais, coleta de amostra de material biológico do lavado da cavidade oral com soro fisiológico estéril)
- *introdução de objetos* (pesquisa de possíveis lesões traumáticas e possíveis componentes do objeto usado na penetração);

f – exame das vestes da vítima na procura de sangue e sêmen para identificar o autor.

3. Exame do agressor
a – anotação cuidadosa das características para facilitar sua identidade;

b – exame das vestes na procura de sinais de luta, sinais da vítima (material biológico) e sinais de identificação do local dos fatos;

c – procura de sinais que o possam vincular aos fatos (sinais do coito, sinais de defesa, sinais ligados ao local dos fatos e sinais da vítima, como material biológico do tipo sangue, fezes, secreção menstrual etc.;

d – coleta de material subungueal;

e – coleta de pelos e material biológico na região pubiana;

f – busca de lesões traumáticas nos órgãos genitais, de doenças venéreas e alterações que possam identificar o agressor pela vítima;

g – avaliação psiquiátrica do agressor.

4. Recomendações

a – o exame deve ser feito em lugar recatado, de boas condições higiênicas e de iluminação e com instrumental mínimo necessário;

b – evitar o exame sumário, superficial e omisso;

c – não fazer conclusões açodadas e intuitivas;

d – descrever detalhadamente a sede e as características das lesões;

e – valorizar também os exames subjetivo e objetivo genérico;

f – registrar em esquemas corporais próprios todas as lesões encontradas;

g – fotografar sempre que possível essas lesões;

h – detalhar em todas as lesões forma, idade, dimensões, localização e particularidades;

i – trabalhar sempre em equipe;

j – ter o consentimento livre e esclarecido da vítima e em casos de menores obter o consentimento de seus responsáveis legais;

l – examinar com paciência e cortesia, pois são pessoas vulneráveis;

m – respeitar as confidências;

n – em casos de exames em menores, ter sempre alguém da família presente;

o – examinar sempre com privacidade;

p – aceitar a recusa ou o limite do exame pela vítima;

q – a assistência médica deve ter prioridade sobre o exame pericial;

r – o laudo deve ser redigido em linguagem inteligível e objetiva e não deve ter expressões incertas ou conclusões dúbias;

s – as amostras coletadas devem ser sempre em número de duas ou mais para possível contraprova.

▼

19. Crimes contra a liberdade sexual: Estupro. Ato libidinoso diverso da conjunção carnal. Abuso sexual em crianças. Violação sexual mediante fraude. Assédio sexual.

ESTUPRO

▼ Conceito

Nosso diploma penal, com as alterações da Lei nº 12.015, de 7 de agosto de 2009, ampliou o conceito de estupro no seu artigo 213, que ficou com a seguinte redação: "Constranger alguém, mediante violência ou grave ameaça, a ter conjunção carnal ou a praticar ou permitir que com ele se pratique outro ato libidinoso." A pena continua de 6 a 10 anos de reclusão. Se desse ato resultar lesão corporal de natureza grave ou se a vítima é menor de 18 ou maior de 14 anos, a pena é de 8 a 12 anos, e se resultar morte a pena será de 12 a 30 anos. Se a vítima é menor de 14 anos, a pena é de 8 a 15 anos, e se do estupro resultar lesão corporal de natureza grave, pena de reclusão de 10 a 20 anos; se resultar morte, pena de reclusão de 12 a 30 anos.

Andou certo o legislador ao nomear o Título VI do Código Penal de "Crimes contra a dignidade sexual" e não de "Crimes contra os costumes" como era antes. A designação *crime contra os costumes* sempre mereceu justificadas críticas por parte dos estudiosos da matéria, pois, como é evidente, o que sempre se quis não é proteger propriamente os costumes, mas, e muito mais, defender de forma imperiosa a dignidade da pessoa humana, hoje e antes amparada pela norma constitucional. O que se deve proteger, portanto, é a dignidade da pessoa humana e não as preferências aceitas ou inaceitas pela sociedade.

Assim, a edição dessa nova lei que alterou alguns dos dispositivos do Código Penal referentes aos crimes agora chamados contra a dignidade sexual traz diversas alterações cuja intenção é a melhor especificação de determinados delitos e a punição com mais rigor, notadamente quando há o envolvimento de menores de idade.

Agora passa a ser vítima do delito de estupro toda aquela pessoa constrangida mediante violência ou grave ameaça a ter conjunção carnal ou a praticar ou deixar que lhe pratique outro ato libidinoso. Esse dispositivo absorveu a figura do *atentado violento ao pudor*, antes especificada no artigo 214 e agora revogado, incorporando-o ao texto do artigo 213, *caput* e dos dois parágrafos do Código Penal, para constituir um único conceito legal de crime de estupro. Essa tipificação unificada atende também à linguagem penal de outros países como Portugal, França, Espanha, Chile, Colômbia e Argentina.

Agora, tanto o homem como a mulher poderão ser sujeito ativo ou passivo do crime de estupro, pois admite-se que qualquer ato libidinoso praticado de forma violenta ou de grave ameaça a alguém é tido como o delito em estudo.

Com certeza teremos algumas controvérsias de ordem doutrinária a partir do conceito de estupro pela sua nova definição, agora abrangendo também o ato libidinoso, cujos limites e circunstâncias são imprecisos. Faltou ao legislador mais clareza na definição desses atos, pois a expressão "ato libidinoso" é muito vaga e dá margem a muitas interpretações.

Em geral, entende-se por ato libidinoso toda prática que tem por fim satisfazer completa ou incompletamente o apetite sexual, o qual pode traduzir-se, algumas vezes, em transtorno da preferência sexual. Além dele girar em torno da esfera sexual, deve ser indiscutivelmente obsceno e lesivo ao pudor mínimo. O ato libidinoso, além da conjunção carnal, manifesta-se nas mais variadas situações: no coito ectópico, na masturbação, nos toques e apalpadelas de mamas, coxas e vagina, na palpação de nádegas, na contemplação lasciva, nos contatos voluptuosos de forma constrangedora. Esses atos, praticados em alguém ou permitidos que a ele se pratiquem, constituem elementos que podem contribuir na caracterização do delito.

O entendimento sobre *conjunção carnal* continua o mesmo como sendo a introdução completa ou incompleta do pênis na cavidade vaginal, ocorrendo ou não ejaculação, não se tendo como tal a cópula vestibular ou vulvar nem o coito oral ou anal.

Assim, o gênero é o ato libidinoso, que envolve a conjunção carnal.

Antes o crime de estupro era praticado apenas contra a mulher através de conjunção carnal mediante violência ou grave ameaça e os outros tipos de atos libidinosos diversos da conjunção carnal eram tidos como *atentado violento ao pudor*.

Dessa forma passa-se a considerar no estupro tanto a conjunção carnal quanto os outros atos libidinosos, desde que alguém seja constrangido ou ameaçado a fazê-los. Não se distingue mais o gênero da vítima, podendo assim o homem ser vítima do crime de estupro e inclusive a mulher pode ser autora desse crime contra outra mulher, bastando que ela constranja a vítima a praticar ou permitir que com ela se pratique um ato libidinoso. Antes, como já vimos, só a mulher era vítima dessa forma delituosa.

O estupro mediante violência presumida passa a ser chamado de "estupro de vulnerável", em que são as vítimas menores de 14 anos e os portadores de enfermidade ou deficiência mental sem o devido discernimento para a prática do ato, ou que, por qualquer outra causa, não possam oferecer resistência. Esse tipo de estupro foi incluído entre os crimes hediondos.

O artigo 1º da Lei nº 8.930/94 diz: "São considerados hediondos os seguintes crimes, todos tipificados no Decreto-Lei nº 2.848, de 7 de dezembro de 1940 – Código Penal, consumados ou tentados:" (...). V – estupro (artigo 213, *caput* e §§ 1º e 2º); VI – estupro de vulnerável (artigo 217-A, *caput* e § 1º). (*Redação dada pela Lei nº 12.015/2009.*)

Vulnerável, na linguagem deste Código, é a pessoa menor de 14 anos de idade ou aquele que, pelo fato de ser portador de deficiência ou enfermidade mental, não tem o devido entendimento para a prática do ato sexual, ou aquele que, por qualquer outra causa, não pode resistir às investidas do autor ou dos autores, mesmo que essa vítima seja maior de idade, mentalmente sadia ou fisicamente capaz.

Não acreditamos que essa lei venha alterar os graves e alarmantes índices dos crimes contra a dignidade sexual. Ela não cumprirá sua função mais importante que é a diminuição dessa forma de criminalidade, até porque como até hoje não se fará valer o cumprimento efetivo da pena nem se dará tratamento às suas causas. Além do mais, trará sem dúvida alguma volumosa e conturbada discussão doutrinária envolvendo o conceito e as circunstâncias em que serão caracterizados os elementos do crime.

Pergunta-se, por exemplo: o beijo lascivo, prolongado e escandaloso, com fim erótico, lançado contra alguém, mediante violência, é considerado um crime hediondo (estupro), com pena de seis a dez anos de reclusão, cumprida em regime fechado definido em lei? Mesmo que grande parte da doutrina penal admita o delito em tais circunstâncias por chocar a moral média de quem o presencia e constranger a vítima, não se pode dar a ele o mesmo tratamento do crime hediondo de estupro e sua pena tão severa. Poderia até configurar o crime de constrangimento ilegal, previsto pelo artigo 146 do Código Penal ou tipificação de contravenção penal por importunação prevista no artigo 61 da Lei de Contravenções Penais, levando-se em conta o princípio da proporcionalidade.

O bem jurídico protegido é a liberdade sexual do homem e da mulher: um direito de dispor sobre seu corpo, estabelecendo um critério de eleição às suas relações.

Constranger significa violentar, coagir, impedir os movimentos, compelir, obrigar por força. É uma maneira de obrigar alguém a fazer o que não quer. No estudo em questão, possuir sexualmente mulher pela violência ou coação.

Tem sido motivo de controvérsias o fato de ser ou não admissível o crime de estupro entre os cônjuges. Embora moralmente seja de todo condenado, há opiniões isoladas de que não há amparo legal para a punibilidade em tais circunstâncias, a não ser diante de moléstias venéreas ou transmissíveis. Para estes, não há crime quando o agente o pratica no exercício regular de um direito, pois as relações sexuais constituem, para aqueles, direito e dever recíprocos exigidos pela vida conjugal. Ao aceitar a vida em comum e a proteção afetiva e material, não poderia o homem ou a mulher se furtar ao congresso sexual muitas vezes por mero capricho ou por motivos insignificantes, insistem os defensores desse ponto de vista tão absurdo.

Por outro lado, mesmo sendo a mulher uma prostituta, caso a conjunção carnal seja obtida mediante violência ou grave ameaça, não pode deixar de ter o rótulo de estupro. Mesmo que alguém venha considerá-la sem honra sexual e sem reputação, não deixa de merecer o amparo legal, e o Estado sente-se obrigado a punir o violentador também como forma de sanção ao constrangimento ilegal. Por mais desonrada que possa parecer uma mulher, não fica ela privada do direito de dispor do seu próprio corpo. E não se pode alegar que o violentador esteja, nesse caso, exercendo regularmente um direito seu.

A violência pode ser efetiva e presumida.

Diz-se que a violência é efetiva quando existe o concurso da força física ou o emprego de meios capazes de privar ou perturbar o entendimento da vítima, impossibilitando-a de reagir ou defender-se. Dessa forma, a violência efetiva apresenta-se sob duas modalidades: a violência efetiva física e a violência efetiva psíquica.

A violência física não pode ser presumida, mas provada. Discute-se se há possibilidade, por exemplo, de um homem manter relação sexual com uma mulher caso haja resistência por parte desta. Os que negam essa possibilidade afirmam que tem a mulher, além dos movimentos da pélvis, dos músculos adutores das coxas e do apoio de seus membros, meios de impedir que o violentador chegue ao fim do seu ato erótico pelo desafogo natural da ejaculação antes de consumar o ato sexual. Mesmo aqueles que admitem a violência física só se convencem quando há uma desproporção muito grande de forças. Após uma luta mais breve, viriam a exaustão e perda das forças, não sendo possível o coito.

Alguns admitem, mesmo a par da violência, que a vítima esboce resistência. Essa oposição deve ser real, e não a simples relutância ou negativa. A resistência deve ser contínua e idônea, em vez de uma simples simulação de resistência.

Todavia, não se pode exigir que a mulher leve sua resistência até a morte. O que se exige é que o agressor tenha agido de forma violenta, anulando ou enfraquecendo a oposição da vítima.

A violência efetiva psíquica é aquela em que o agente conduz a vítima a uma forma de não resistência por inibição ou enfraquecimento das faculdades mentais. A embriaguez completa, a anestesia, os estados hipnóticos (induzidos ou provocados) e a ação das drogas alucinógenas são exemplos desse tipo de violência.

Quanto à violência presumida, nossa legislação penal estabelece as condições: menores de 14 anos, alienados ou débeis mentais e por outra causa qualquer que impeça a vítima de resistir. Em tais circunstâncias, denomina-se *estupro de vulnerável* (incluído pela Lei nº 12.015/2009).

As menores de 14 anos são incapazes de consentir. O mesmo se diz dos portadores de deficiências ou transtornos mentais quando o agente conhece essa circunstância ou quando a perturbação é manifesta. E, finalmente, podem surgir situações em que a vítima, por um ou outro fato, não tenha condições de oferecer resistência.

Deve-se entender por grave ameaça a promessa de um mal maior. É uma forma de violência moral.

Em tais circunstâncias, fica a vítima impossibilitada, por angústia, medo ou pavor, de esboçar uma resistência. Muitos acham mais grave que a própria violência. Bastam um olhar, um gesto, uma palavra.

Exige, no entanto, a doutrina que essa ameaça seja idônea e de capital importância. Que o bem visado pelo criminoso como ameaça seja superior à própria honra ou ao direito de dispor livremente do corpo. A ameaça de matar um filho ou a própria vítima são exemplos mais graves de ameaça. Portanto, para que se configure o crime de estupro, a ameaça deve ser grave, com promessa de dano moral sério ou um considerável dano material.

A mulher que negocia amigavelmente, por iniciativa própria ou alheia, dispondo-se à conjunção carnal para evitar denúncia de adultério, por exemplo, não tipifica o delito de estupro.

▼ Perícia

Como o estupro é um crime que na maioria das vezes deixa vestígios, considera-se indispensável a realização do exame pericial para a devida comprovação da conjunção carnal ou de outro ato libidinoso e dos demais elementos que caracterizam o referido delito, entre outros as lesões produzidas por violência física, as condições dos grandes e pequenos lábios vaginais, do clitóris, do meato urinário, da fúrcula vaginal, do introito da vagina, do períneo e do ânus, a identidade, a determinação da idade e o estado mental da vítima e a coleta de material para as provas biológicas que confirmem o ato ou identifiquem o autor.

Há outros pontos a esclarecer na perícia do estupro. Entre outros, a identidade e o estado mental do agressor a fim de medir sua capacidade de entendimento ao fato delituoso e, também, averiguar suas possibilidades físicas de constranger e dobrar a vítima aos seus instintos sexuais.

Aqui iremos tratar dos dados mais relevantes na comprovação pericial: dos *coitos vagínico*, *anal* e *oral*, além da *penetração de objetos* por via retal ou vaginal de forma violenta ou coativa.

▪ Metodologia do exame de conjunção carnal

▪ Da perícia do coito vaginal

A perícia para comprovação do *coito vagínico* deve ser realizada levando em conta os aspectos descritos a seguir.

HISTÓRICO

Os exames constantes do relatório médico-legal devem ser antecedidos por um histórico da vítima que justifique a perícia, atinente aos atos sexuais praticados, na sua própria linguagem, assim como informações sobre hora, local e condições especialíssimas como foram levados a efeito, a despeito do número de relações, se foram no mesmo dia ou em dias sucessivos, a posição em que a vítima foi colocada e mais o que tenha relação e interesse ao caso concreto; tudo isso sempre com a maior discrição possível, como recomenda Hermes Rodrigues de Alcântara (*in Perícia Médica Judicial*, 2ª edição, Rio de Janeiro: Guanabara Koogan, 2006).

É claro que o histórico da vítima ou – em casos de crianças muito pequenas – de seu acompanhante responsável não deve comprovar objetivamente a ocorrência da alegada infração que se quer apurar, mas que ela seja consignada objetivamente pelos vestígios de configuração típica comprovados pela perícia.

EXAMES SUBJETIVO E OBJETIVO

No *exame subjetivo*, devem-se considerar, nas condições psíquicas da vítima, todos os sinais e sintomas que possam ser anotados quanto ao seu desenvolvimento mental incompleto ou retardado, ou mesmo a um transtorno mental, no sentido de permitir caracterizar agravantes ou tipificações penais.

No *exame objetivo*, há de se considerar duas partes: uma *genérica* e outra *específica*.

(1) Exame objetivo genérico. Neste, leva-se em conta o aspecto geral da vítima, como peso, estatura, estado geral, lesões e alterações corporais sugestivas de violência física. Deve-se também, em casos sugestivos, pesquisar sinais de presunção e de probabilidade de gravidez na esfera genital e extragenital da examinada.

Há também de se procurar as provas de violência ou de luta, apresentadas pela vítima nas mais diversas regiões do corpo: equimoses e escoriações, mais evidenciadas nas faces externas das coxas, nos antebraços, na face, em derredor do nariz e da boca – como tentativa de fazer calar os gritos da vítima –, e, finalmente, escoriações na face anterior do pescoço, quando existe a tentativa de esganadura ou como forma de amedrontá-la.

A descrição dessas lesões – sem seus elementos de caracterização, como disposição, dimensões, estágio evolutivo e perfeita localização –, além de permitir a dúvida quanto à época de sua existência, dificulta sua interpretação como lesão típica.

A simples descrição de uma escoriação em um cotovelo ou uma hiperemia vaginal, por exemplo, não permite se afirmar com segurança que uma pessoa sofreu violência sexual.

A perícia deve orientar suas conclusões no sentido de valorizar as lesões corporais encontradas tentando estabelecer uma relação com o alegado fato e com isso poder configurar seu nexo causal. É preciso que fique demonstrado que tais lesões representam o último esforço da ofendida como forma de resistir à intenção anômala do agressor.

Simplesmente nominar uma lesão sem expor todas as particularidades que ela encerra não leva a qualquer convicção. É claro que não se exige a precisão cronométrica em dias ou horas, mas no mínimo se ela é "muito recente", "recente" ou "antiga".

(2) Exame objetivo específico. Coloca-se a paciente em posição ginecológica, examinando-se cuidadosamente o aspecto e a disposição dos elementos da genitália externa.

Em seguida, tomam-se os grandes e os pequenos lábios entre as extremidades dos polegares e dos indicadores, puxando-os para fora e na direção do examinador, de modo que se exponha inteiramente o hímen.

Na virgem, o exame se fundamenta: (a) no estudo da integridade himenal; e (b) nos casos de himens complacentes e de mulheres de vida sexual pregressa, a perícia se louva na eventual presença de gravidez, de esperma na cavidade vaginal, na constatação da presença de fosfatase ácida ou de glicoproteína P30 (de procedência do líquido prostático) ou na contaminação venérea profunda.

A. *Ruptura himenal.* É na maioria das vezes a ruptura himenal o elemento mais essencial no diagnóstico de conjunção carnal. Daí a necessidade de se descreverem tais rupturas de forma simples e objetiva, dando todas as características de idade dessa lesão, sua localização, o número delas e outras particularidades que possam se tornar úteis.

É também necessário que se registrem na descrição das bordas das rupturas, quando houver, a presença de sangramento, de sufusão hemorrágica ou orvalhamento sanguíneo, de edema, de reação inflamatória ou de tecido de granulação, ou simplesmente as características de seu estágio de cicatrização, enfatizando se as bordas dessa ruptura são espessas, delgadas, regulares, irregulares, arredondadas e de que coloração. Tais elementos são fundamentais para o convencimento de um diagnóstico de ruptura recente ou antiga do hímen. Dessa forma, o perito não deve limitar-se apenas a dizer que a ruptura é antiga ou recente. Ele está obrigado a fundamentar e justificar essa convicção.

É muito importante que se apreciem nesse exame o tamanho do óstio, a altura da orla e a consistência, o espessamento, a possibilidade de franqueamento e a distensibilidade himenal, pois o conjunto dessas particularidades pode influir de maneira concreta nas conclusões periciais.

A comprovação ou não da integridade himenal é sempre visual – macro- ou microscopicamente ou por um meio semiológico de diagnóstico aplicável a cada caso. Entre nós, Teixeira (1977) tem se valido do colposcópio no diagnóstico diferencial entre rupturas e entalhes, bem como para avaliar com maior exatidão o período de cicatrização das rupturas himenais. Já o diagnóstico de conjunção carnal além dessas contribuições pode ter também o auxílio laboratorial como se disse anteriormente.

Prática desaconselhada é a de se dar diagnóstico de desvirginamento ou complacência pela possibilidade de passar um ou mais dedos no canal vaginal, pois esse procedimento, além de não ter nenhum fundamento científico, é antes de tudo um ato intempestivo e precipitado, inclusive com resultados comprometedores na avaliação himenal. Não há nenhum consenso pericial em se admitir como critério de desvirginamento a possibilidade de o óstio himenal "ser permeável a dois dedos transversos". O propósito da manipulação digital não é, pois, um meio de conferir uma virgindade, senão o de, quando necessário, conhecer a consistência das bordas das rupturas do hímen, o possível colabamento dos retalhos produzidos por essas rupturas, seu processo cicatricial, a distensibilidade do óstio ou outro fato de interesse pericial. Desaconselha-se ainda o toque ginecológico para diagnosticar conjunção carnal. Só se admite o exame ginecológico quando há necessidade de um diagnóstico de probabilidade de gravidez decorrente da conjunção carnal alegada. Sendo assim, o exame de conjunção carnal é uma coisa e o exame ginecológico é outra, embora este segundo, em situações especiais, possa complementar o primeiro.

Todavia, há autores que defendem a manipulação digital na fúrcula, no vestíbulo, na uretra, na aréola himenal e no reto como forma pormenorizada de investigar melhor certas condições ou alterações do hímen e das lesões ou anomalias ali existentes, diferentemente, pois, da passagem de dedo com o fito de diagnosticar sua complacência.

Simonin, por exemplo, afirma: "Um segundo procedimento útil para explorar o segmento anterior da membrana consiste em exteriorizar o hímen com o indicador introduzido no ânus e fletindo para o orifício vulvovaginal" (in Medicina Legal Judicial, 2ª edição, Barcelona: Jims, 1966, p. 407).

Asdrúbal Aguiar, referido por Nilton Sales, diz: "Muitas vezes a cicatrização realiza-se de modo que a inspeção dos bordos da fenda nada ou quase nada revela, e somente à palpação se sentirá ligeiríssima dureza apenas sensível a dedos muito experimentados. Outras vezes a cicatrização faz-se de forma que os bordos da rasgadura se mostram percorridos por linha branca ou rósea, destacável da mucosa e bem sensível ao tato" (in Conjunção Carnal, Revista do Instituto Médico-Legal do Estado da Guanabara, vol. II. nº 1, jan. de 1971, pp. 21-28).

Hermes Rodrigues de Alcântara, quando reporta a maneira de examinar o hímen, complementa: "Os dedos indicadores, que ficam livres, contornam a aréola himenal, em um exame mais minucioso" (in op. cit., p. 94).

Flamínio Fávero também considera: "Hímen – estudará o perito, quanto a esta membrana a sua situação, a sua morfologia, classificando o respectivo tipo, a sua consistência, a sua permeabilidade ao toque digital, registrando-se, sempre, o diâmetro do dedo em milímetros" (in Medicina Legal, 4ª edição. São Paulo: Martins Editora, 1956, p. 216).

Nerio Rojas assinala: "Para examinar bem é preciso colocar a mulher em posição de decúbito dorsal, com as pernas abertas, boa iluminação, abrir fortemente os lábios para distender a entrada vaginal e a membrana, seguir o bordo livre do hímen, se necessário com uma pequena sonda, explorar ainda com o dedo indicador sua amplitude e buscar os bordos de possíveis rupturas" (in Medicina Legal, 7ª edição, Buenos Aires: El Ateneo, 1961, p. 220).

B. Outros sinais. Além da ruptura himenal há alguns sinais e resultados que podem contribuir no diagnóstico da conjunção, nos casos de himens complacentes e em mulheres de vida sexual pregressa, como presença de gravidez, contaminação de doença sexualmente transmissível profunda, esperma na cavidade vaginal e constatação da presença de fosfatase ácida ou de glicoproteína P30 (de procedência do líquido prostático).

A presença de uma gravidez de idade compatível com um alegado estupro tem uma importância muito grande, levando em conta ainda os meios hemogenéticos de vinculação de filiação, principalmente pelo DNA.

O contágio por doenças sexualmente transmissíveis no interior da cavidade vaginal é um sinal de muita significação na possibilidade de uma conjunção carnal. Para tanto é muito importante que se examine o suposto autor da violência sexual para se averiguar se o mesmo é ou não portador da mesma doença.

A constatação de esperma na cavidade vaginal é também de muito valor na comprovação da conjunção carnal e do seu autor.

Para determinação da presença de esperma na cavidade vaginal, retira-se do interior desta e/ou do canal do colo uterino material que será colocado entre lâmina e lamínula. Sendo positiva essa reação, surgirão, no campo microscópico, inúmeros cristais castanho-avermelhados de formato rômbico. O reativo de Florence constitui-se de iodo metaloide, iodeto de potássio e água destilada.

Barbério utiliza como reagente uma solução saturada de ácido pícrico em glicerina e, quando a reação é positiva, surpreende cristais em forma de agulhas ou alpistes, corados de amarelo, isolados ou em grupos.

A reação de Baecchi é feita depois da reação de Florence, após 20 a 30 min, quando começam a surgir, da periferia para o centro da lâmina, outros microcristais arredondados e de tonalidade mais carregada que os de Florence.

Pode também o sêmen ser observado através da lâmpada de Wood, quando é identificado por sua ação fluorescente até 72 h depois da violência. Ter o cuidado com a falsa positividade de algumas substâncias, como leite, vaselina líquida, loções suavizantes de pele, entre outras.

Atualmente, tem sido empregada a dosagem da fosfatase ácida e da glicoproteína P30, que se mostra em forma de traços na secreção vaginal, mesmo quando os autores são vasectomizados.

No entanto, o diagnóstico de maior certeza é, sem dúvida, a presença do elemento figurado do esperma – o espermatozoide. Para tanto, pode-se valer do exame microscópico do espermatozoide em material espermático por meio da técnica de Kernechtrol-Picro índigo carmin (KPIC) ou "árvore de natal", capaz de identificar estas células. Nesta técnica tem-se a oportunidade de distinguir espermatozoides completos ou suas cabeças e caudas diferenciadas de outras células não espermáticas. Deve-se considerar que a cauda do espermatozoide desaparece mais rápido devido a sua desidratação. O mais frequente é a identificação das cabeças dos espermatozoides que se apresentam em vermelho refringente. A tonalidade da cauda é esverdeada.

Vários são os autores que se manifestam sobre a importância que representa o exame das vestes das vítimas de suposto estupro, principalmente na procura da identificação de sangue ou esperma, como meio de apontar o autor. Por isso, as vestes da vítima devem ser enviadas rotineiramente para laboratório.

Para comprovação de espermatozoides usa-se a técnica de coloração de Christmas Tree.

C. *Situações especiais*. Em tais situações podem surgir as seguintes ocorrências: (1) haver intromissão do pênis, não seguida de ejaculação; (2) o agente ativo ser vasectomizado.

Na primeira das situações – penetração sem ejaculação – é possível detectar células epiteliais (epidérmicas) masculinas, oriundas do pênis, no lavado vaginal. Essas células são detectadas no esfregaço realizado a partir do centrifugado, corado pelo amarelo ou laranja de acridina, sob microscopia de luz ultravioleta.

No segundo caso – agente vasectomizado – a "ejaculação" é constatada no fluido vaginal através da dosagem de fosfatase ácida (acima de 200 UI) ou pela presença de glicoproteína P30. Essas duas substâncias só poderiam ser encontradas na forma de traços, e nunca de forma francamente positiva na secreção vaginal.

Todavia, deve-se ter em conta que a fosfatase ácida para caracterização da presença do sêmen tem sido contestada por alguns autores por considerarem-na de sensibilidade e especificidade duvidosas. O mesmo não ocorre com a glicoproteína P30 ou PSA (*prostate specific antigen*) presente na secreção vaginal, comprovada pelo método enzima-imunoensaio (ELISA) ou ainda em manchas na pele e vestes, mesmo em diluições mínimas. Essa glicoproteína é sempre encontrada no fluido seminal e na urina do homem.

D. *Provas biológicas*. Para alguns autores depois das primeiras conjunções carnais o organismo feminino apresenta algumas modificações de caráter biológico capazes de contribuir em algumas deduções de ordem legispericial. Todavia, além de se constituir esta prova em técnicas muito complexas seus resultados ainda não convenceram. Para estes autores, sendo essa prova negativa, poder-se-ia afirmar uma "virgindade biológica".

Nessa prova seria pesquisada a presença ou ausência de *anticorpos espermatóxicos* por meio de uma reação de alteração do complemento surgida logo depois do primeiro coito carnal. Para muitos essa reação é pouco frequente e a técnica, muito sofisticada. Mesmo assim, espera-se que no futuro se possa ter no diagnóstico biológico da conjunção carnal uma significativa contribuição forense na elucidação dos crimes contra a liberdade sexual.

E. *Identidade do autor*. É muito importante a coleta do sêmen na cavidade vaginal, na pele, em vestes, lençóis e no próprio local dos fatos, não só para evidenciar agressão ou a tentativa, mas também no sentido de determinar a identidade do agressor.

Hoje, através dos testes em DNA, pelo método PCR (reação em cadeia da polimerase), isso é possível. Muitas eram as situações em que se caracterizava a violência e não se tinha a identidade do seu autor. Esses testes também podem ser feitos em sangue, pelos e na saliva do autor.

Hímen

É uma estrutura mucosa que separa a vulva da vagina. Tem duas faces: uma vaginal e profunda e outra vestibular ou superficial. Apresenta ainda duas bordas, uma aderente ou de inserção e outra livre, que limita o óstio. Quando a mulher está de pé sua situação é horizontal, e quando ela se encontra em decúbito é vertical.

A face vaginal do hímen é ligeiramente côncava, rugosa, irregular e de coloração vermelho-escura. A face vestibular, um tanto convexa, forma com a face interna dos pequenos lábios um sulco chamado de *vulvo-himenal* ou *ninfo-himenal*, não muito raramente interrompido por pequenas bridas de sentido transversal e que circunscrevem pequenas depressões cognominadas *fossetas vulvo-himenais*. Algumas vezes o hímen tem uma falha em sua parte superior (correspondente à posição das 12 h de um mostrador de relógio), pois neste local se inserem o meato uretral e o clitóris.

A borda livre do hímen pode apresentar-se regular, irregular ou recortada, mostrando reentrâncias que são conhecidas por *entalhes* ou *chanfraduras*. Se elas avançam a pique, chegando quase à borda de inserção, e se são simétricas, denominam-se entalhes. Se são superficiais e correm em extensão, geralmente de 2 a 3 mm, dá-se-lhes o nome de chanfraduras.

Algumas vezes têm sido elas, principalmente os entalhes, confundidas com rupturas. A diferença entre ruptura incompleta e entalhe não é tarefa tão difícil. Eles se mostram com características bem diversas, como veremos mais adiante.

De um entalhe a outro, quando são muitos, surgem limitações de membrana que se conhecem por lobos, que dão ao hímen uma forma franjada.

A altura do hímen é a distância entre a borda livre e a borda de inserção. Quanto maior a altura, menor o óstio, e vice-versa.

O hímen pode ser exíguo, limitando-se a uma delgada e estreita orla, e pode ser considerável, fechando bem o óstio ou excedendo-o por fora, como nos himens "em prepúcio" ou "em bolsa".

As dimensões do orifício dependem da largura do óstio e, relativamente, da membrana mais ou menos larga que o fecha.

As Figuras 8.1 e 8.2 mostram alguns tipos de himens.

▶ **Sinonímia.** *Claustitatis zona, virginitatis claustrium, interseptum vaginalis, columna virginitatis, circulus membranosus vaginae, custodia vigilium, paniculum vaginalis* ou, simplesmente, hímen.

▶ **Forma e classificação.** Não há um hímen típico. Cada mulher apresenta uma forma quase pessoal.

As classificações mais usadas são as de *Afrânio Peixoto* e de *Oscar Freire*.

A classificação de Afrânio Peixoto baseia-se na presença ou não de linhas de junção formando ângulos na inserção vaginal. Divide-se em três grupos: *acomissurados, comissurados* e *atípicos*.

A. Himens acomissurados:
1. imperfurados: sem abertura;
2. anulares: orifício circular, ovalar ou elíptico;
3. semilunares: abertura em forma de crescente;
4. helicoidais: a membrana descreve curvas em hélice;
5. septados: com septos transversal, longitudinal ou oblíquo, delimitando dois orifícios;
6. cribriformes: membrana crivada por várias aberturas regulares ou irregulares.

B. Himens comissurados:
1. bilabiados: transversais ou longitudinais;
2. trilabiados: três valvas ou três comissuras;
3. quadrilabiados: quatro valvas e quatro comissuras;
4. multilabiados ou coroliformes: a membrana toma a forma de flor.

C. Himens atípicos
1. fenestrados: com um orifício grande e outro pequeno;
2. com apêndices salientes;
3. com apêndices pendentes.

Na classificação de Oscar Freire, foi levado em conta, principalmente, o orifício. São classificados como: *imperfurados, perfurados* e *atípicos*.

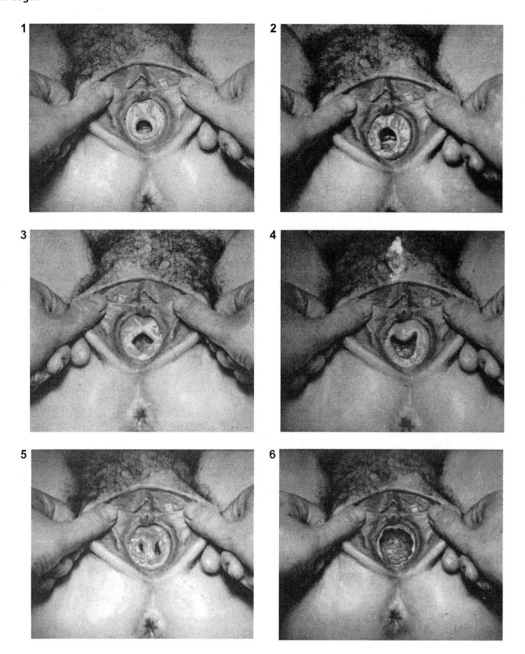

Figura 8.1 Tipos de hímen: 1, hímen circular; 2. hímen ovalar; 3. hímen tetralabiado; 4. hímen cordiforme; 5. hímen septado (septo largo); 6. hímen complacente (IML/RJ). Esta figura encontra-se reproduzida, em cores, no Encarte.

A. Himens imperfurados: constituindo-se em uma forma rara, embora seu conhecimento seja de muito tempo. Cícero chamou de "natureza selada", e Plínio, de "natureza fechada". Quando existe tal situação, indica-se uma incisão cirúrgica para dar saída ao fluxo menstrual.

B. Himens perfurados:
1. punctiformes: central ou lateral;
2. circulares, ovalares ou elípticos;
3. lineares: em forma de fenda;
4. triangulares: trilabiado;
5. quadrangulares: orifício com quatro bordas;
6. multiangulares: com muitos lábios;
7. com dois orifícios: limitando um septo;
8. com três ou mais orifícios;
9. com vários orifícios (cribriforme).

C. Himens atípicos: que não se enquadram entre os anteriormente referidos nesta classificação.

▶ **Himens múltiplos.** Há casos de dois ou mais himens situados em um mesmo plano ou em planos diferentes, um adiante do outro. Registram-se casos de três e até quatro. Deve-se ter o cuidado de não confundir essa multiplicação himenal com as colunas rugosas da vagina.

▶ **Elasticidade e permeabilidade do hímen.** Tem o hímen a propriedade de elastecer-se, dando-lhe maior ou menor dilatabilidade. Sua elasticidade pode chegar ao ponto de permitir a penetração de corpos mais calibrosos sem se romper. São os *himens complacentes*, por excesso de membrana. Geralmente, sua complacência, quando existe, sempre é por exiguidade de membrana.

O conceito de hímen complacente com certeza é o mais discutível na prática da sexologia médico-legal, tanto pelo seu caráter subjetivo quanto pela ausência de outros meios propedêuticos, além da apreciação visual, por isso é tão discutível entre aqueles que exercem essa atividade pericial.

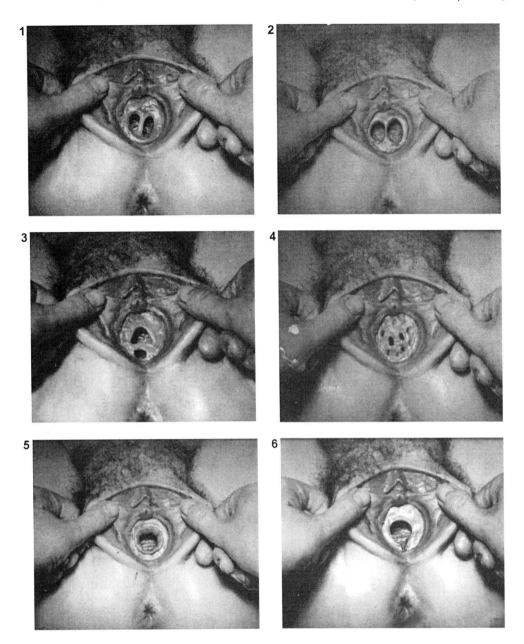

Figura 8.2 Tipos de hímen: 1. hímen septado oblíquo; 2. hímen septado longitudinal; 3. hímen septado transverso; 4. hímen cribriforme; 5. hímen em bolsa; 6. hímen roto (IML/RJ). Esta figura encontra-se reproduzida, em cores, no Encarte.

Dessa forma não será fácil a uniformização de critérios para se ter um modelo preciso e objetivo de hímen complacente, visto que esse conceito está arraigado na experiência e na convicção individual de cada perito. Não é exagero dizer que em um mesmo serviço podem-se ter variadas concepções sobre tal diagnóstico, mesmo levando-se em conta a importância e delicadeza de cada caso examinado em face da transcendência de seus resultados. Assim, é muito importante que se faça entre os peritos de determinada instituição frequentes discussões sobre seus critérios no sentido de se ter, se não uma uniformização, pelo menos uma ideia bem aproximada do que seja o hímen complacente, principalmente através de avaliações caso a caso.

Em princípio, como é evidente, não existe uma medida padrão nem um meio instrumental para se consignar tal diagnóstico. Só o tempo e a prática continuada do exame pericial nos dará essa conceituação aproximada do que seja a complacência himenal. Na criança, é claro, não existe tal óbice.

Entender também que a complacência himenal não se dá apenas pela exiguidade da membrana tornando o óstio bem amplo. É também complacente aquele hímen que permite a conjunção carnal sem romper-se por ser dilatável, distensível ou elástico, e que permite a cópula sem se romper.

Não é nenhum exagero encontrar-se uma integridade himenal em mulheres já iniciadas na vida sexual. Algumas apenas após um parto vagínico verificam-se as rupturas, das quais surgirão após sua cicatrização as chamadas "*carúnculas* mitriformes" (em forma de mitra – insígnia que os cardeais colocam na cabeça em solenidades pontifícias) ou "*carúnculas mirtiformes*" (semelhante à folha do mirto). Podem ser consideradas como "sobras" insignificantes de hímen.

Lacasagne já chamava a atenção em seu célebre tratado (*Compêndio de Medicina Legal*, Paris: Masson et Cte. Editeurs, 1906): "Em alguns casos os contatos não são penosos, carecem de dor e hemorragia. É uma elasticidade fisiológica das partes.

Então os amantes ou os esposos acham que as mulheres não são virgens." E mais: "No ato do parto, especialmente se o hímen está ainda intacto, é pela pressão exercida de dentro para fora pela cabeça do feto que rompe o hímen."

Gisbert Calabuig (in *Medicina Legal y Toxicología*, 6ª edição, Madrid: Masson, 2004), sobre a morfologia do hímen, afirma: "Na consistência do hímen se observam sensíveis diferenças em cada caso, inclusive entre distintas zonas da membrana. A esse respeito há que assinalar que as colunas vaginais, em especial a posterior, se prolonga sobre o hímen, reforçando-o ao nível da linha média. Em geral, a consistência e a elasticidade dessa membrana são reduzidas, o que explica sua ruptura na ocasião da primeira cópula".

Para se ter uma melhor compreensão da complacência himenal e de suas consequências é necessário entender a anatomia, a histologia e a fisiologia do hímen.

Sob o ponto de vista anatômico ele é representado por uma membrana incompleta que se insere nos limites de conduto vaginal com a vulva. Apresenta-se de aspectos os mais variados e daí deriva sua classificação.

Sua histologia está representada por arcabouço conjuntivo-fibroelástico, relativamente vascularizado e inervado, recoberto por uma mucosa. Essa camada fibroelástica é que lhe permite a maior ou menor elasticidade e dá sua devida consistência.

Sua importância funcional é mais discutida no que tange à sua maior ou menor resistência às primeiras conjunções carnais, mas sua contribuição orgânica é discutível. Há animais mamíferos mais superiores que não o têm.

Os critérios utilizados para o diagnóstico de hímen complacente, nos casos de exiguidade de membrana (*orla*), são sempre baseados na existência dessa orla estreita e de um orifício himenal (*óstio*) amplo, e que este permita a penetração peniana sem produzir rupturas.

Todavia, quando se trata de uma complacência por elasticidade ou distensibilidade himenal, o critério anatômico dá lugar ao critério histológico e ao seu comportamento dinâmico-funcional. Para averiguar o aspecto dinâmico-funcional do hímen, recomenda-se que a examinada faça uma pressão positiva abdominal, ao mesmo tempo em que se traciona os grandes lábios vulvares para fora e para os lados. Assim é possível não só ter uma melhor visão dos aspectos anatômicos do hímen quanto ao óstio e orla, como também avaliar, através da dilatação do orifício himenal, possibilidade da penetração peniana de produzir rupturas. A introdução de dedos ou instrumentais (cilindros metálicos, por exemplo) para tal avaliação é totalmente desaconselhada.

Pelo visto, o exame do hímen, no que diz respeito à comprovação da conjunção carnal ou de outro ato libidinoso, exige do perito um redobrado cuidado, tanto pela complexidade do órgão como pelos desdobramentos de seus resultados. Destarte, é necessário para um diagnóstico que atenda à verdade que se procura que o perito deva ter a devida experiência em tais exames e o esperado cuidado que se deve exigir quando do diagnóstico de hímen complacente. Nunca tomar uma decisão apenas por presunção ou probabilidade. Se tiver dúvida, diga que não tem elementos para afirmar ou negar. Quando certo do diagnóstico da complacência himenal, pode afirmar no quesito "se houve conjunção carnal": "Trata-se de um hímen de conformação complacente e, por isso, o perito não pode afirmar nem negar a conjunção carnal."

A frequência em dados estatísticos relacionados com o hímen complacente é muito contraditória e varia de 10% (Peixoto) a 30% (Giraldo).

As estatísticas mostram-se, até certo ponto, bem altas. No Instituto Médico-Legal Oscar de Castro, da Paraíba, em 1.570 casos estudados por nós, durante o período de 1965-1974, sua incidência foi de 22 por cento.

▶ **Estrutura do hímen.** É formado de duas membranas mucosas, entre as quais uma camada de tecido conjuntivo com fibras elásticas, vasos e nervos e, às vezes, musculatura lisa.

▶ **Constância do hímen.** Há autores, como Asdrúbal de Aguiar, que afirmam ser a constância himenal absoluta. Na verdade, muitas vezes, uma observação menos atenta pode levar à consideração de ausência de hímen. No entanto, há alguns casos relatados e, inclusive, uma observação nossa em um caso de suspeita de estupro em uma menor de 8 anos. Por mais minuciosa que fosse nossa atenção, não encontramos hímen.

▶ **Situação.** Varia de acordo com a idade e a raça. Nas crianças de 2 a 3 anos, situa-se mais profundamente. Na raça negra, é mais profunda que na branca, localizando-se cerca de 4 cm da entrada da vulva.

▶ **Anomalias.** As principais anomalias do hímen são:

- presença de criptas, ninhos ou divertículos que se situam em pleno hímen
- presença de criptas, ninhos ou divertículos ninfo-himenais
- presença de pregas ninfo-himenais fibrosas ou mucosas, unidas ao hímen ou ao pequeno lábio, formando pontes
- presença de saliências longitudinais e medianas nas proximidades do hímen
- presença de trabéculas posteriores, passando pela abertura do hímen, vindas da face posterior
- presença de sulcos na face vestibular do hímen
- presença de orlas ou debruns espessos que passam ou não de um lado para outro pelo óstio
- presença de pequenas valvas mucosas semicirculares
- presença de pilares de suporte indo à face vaginal do hímen
- presença de excrescências instaladas na face vaginal do hímen
- consistência irregular em algumas zonas do hímen tornando-o, nesses lugares, translúcido e delgado e, em outras partes, mais espesso
- posição anormal do hímen, superficial ou profunda
- desdobramento da membrana em dois folhetos, vestibular e vaginal, em extensão variável
- inserção incompleta de partes himenais
- apêndices longos oriundos de qualquer parte do hímen
- abertura do meato uretral em pleno hímen.

Podem surgir, também, falsas anomalias devido a modificações de outras estruturas genitais, tais como:

- união dos pequenos lábios por membrana, dando a aparência de hímen imperfurado
- pontes ligando os pequenos lábios, dando a entender tratar-se de hímen biperfurado
- bridas e trabéculas fibrosas ou mucosas unindo pregas naturais da vagina, levando a acreditar em himens septados.

▶ **Carúnculas mirtiformes ou mitriformes.** São retalhos de hímen roto pelo coito ou mais propriamente pelo parto, os quais se retraem, formando verdadeiros trabéculos. Hélio Gomes os chamava equivocadamente de "calos do ofício".

O número de carúnculas é variável, sempre de dois a cinco. Acima desse número são muito raras. O seu conjunto tem sempre o aspecto de trabéculas, vegetações ou excrescências multiformes, dando a aparência de folha de mirto, daí seu nome.

▶ **Lesões do hímen.** Quando a distensão do hímen ultrapassa o limite de sua resistência ele se rompe. A ruptura pode-se dar em sua borda livre ou em qualquer outra parte da membrana.

As rupturas da borda livre são, em geral, sangrentas, de hemorragia leve e passageira. Entre 2 e 4 dias, mostram-se orvalhadas de sangue, equimosadas e recobertas de um exsudato fibrinoso.

Podem acontecer, no entanto, ocasionalmente, grandes hemorragias. Há anos, quando trabalhávamos no Hospital de pronto-socorro de João Pessoa, atendemos a uma recém-casada em lua de mel em um dos hotéis da cidade. A hemorragia himenal era abundante. Manchas e placas de sangue nas vestes, nos lençóis, nas toalhas e no chão. A paciente estava em choque. Foram necessárias transfusão de sangue imediata e hemostasia.

Por outro lado, existem himens tão delgados que se rompem sem sangramento ou cuja hemorragia é despercebida. São conhecidos como "hímen em pele de ovo".

As lesões do hímen que não interessam à borda livre são mais raras e são mais comuns em coitos súbitos ou pela ação insistente de um dedo ou de um objeto. Há casos até de desinserção total do hímen por violentos traumatismos de instrumentos contundentes.

Em geral, o número de rupturas varia entre uma e cinco. Em nossa observação, o máximo de rupturas que comprovamos em uma primeira cópula foram quatro.

Lacassagne e Capraro recomendam, pela localização das rupturas, relatar-se para a membrana um mostrador de relógio, determinando-se, por exemplo, em 3, 6 ou 9 h etc., ou utilizando-se o processo de Oscar Freire que divide a região em quadrantes: dois superiores (direito e esquerdo) e dois inferiores (direito e esquerdo), conforme o esquema a seguir:

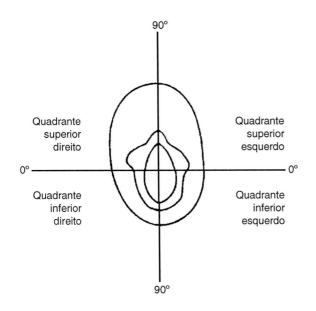

■ *Local das rupturas*. Não há um lugar certo para as rupturas. No Instituto Médico-Legal Oscar de Castro, da Paraíba, o percentual relativo aos quadrantes foi o seguinte (período de 1965 a 1974):

- na união dos quadrantes inferiores: 59%
- no quadrante inferior direito: 19%
- no quadrante inferior esquerdo: 17%
- no quadrante superior direito: 2,7%
- no quadrante superior esquerdo: 2,3%.

O local que mais comumente se rompe situa-se nos quadrantes inferiores, devido ao fato de a posição de decúbito dorsal oferecer maior resistência nos quadrantes inferiores e por serem estes mais dotados de maior altura himenal. Nos coitos em pé, a incidência de ruptura nos quadrantes superiores é muito maior.

Nos himens septados, a ruptura pode ser verificada no próprio septo ou na orla de um dos orifícios.

A ruptura pode ir da borda livre até a borda de inserção (ruptura completa) ou partir da borda livre, detendo-se em plena membrana (ruptura incompleta). Excepcionalmente, podem ser encontradas lesões apenas na face vestibular e que não ultrapassam a face vaginal, denominadas rupturas parciais.

A direção das rupturas pode ser em linha reta, em curva ou em ziguezague, ou, de forma bizarra. Podem surgir rupturas bifurcadas quando de uma distância maior ou menor de seu início divergem dois ramos, vindo um e outro quase sempre finalizar na borda aderente.

A causa das rupturas é quase sempre o coito. Divergie afirmava que, se um hímen for encontrado roto, há 999 possibilidades entre 1.000 de defloramento.

No entanto, pode ser ele roto por traumatismos, por manobra digital, por corpos estranhos, por acidentes em cuidados higiênicos mal orientados, por parto ou aborto, por estados patológicos locais, por imprudência médica. As rupturas por afastamento violento das coxas, por equitação ou montagem de bicicleta, embora sejam justificativas algumas vezes alegadas, nunca nos convenceram.

■ *Cicatrização da ruptura himenal*. A cicatrização da ruptura se faz, em geral, em cada borda da ferida isoladamente. O tempo de cicatrização varia de acordo com o estado geral da mulher, condições de assepsia vaginal, repouso do órgão, critério subjetivo do examinador, espessura da membrana, extensão e número de rupturas. Os autores não chegam a um denominador comum: Hoffman – 2 a 4 dias; Divergie – 2 a 4 dias; Orfila – 3 a 4 dias; Gisbert Colabuig – 3 a 4 dias; Brian e Chaudé – 5 a 6 dias; Perando – 7 dias; Mosseti e Russo – 7 dias; Lacassagne – 7 a 8 dias; Balthazard – 8 dias; Vibert – 8 a 10 dias; Becker – 8 a 10 dias; Toulmouche – 8 a 12 dias; Straussman – 8 a 14 dias; Teixeira – 9 a 24 dias; Dalla Volta – 10 a 12 dias; Forbes – 10 a 14 dias; Tardieu – 10 dias e com supuração em 20 dias; Fournier – 15 dias; Hélio Gomes – 15 dias; Franckel – 20 dias; França – 20 dias; Afrânio Peixoto – 21 dias; Carvalho e cols. – 21 dias; Aguiar – 30 dias.

Nossa observação mostrou que a cicatrização se dá, em média, aos 20 dias: o período de sangramento, até 3 dias, orvalhamento sanguíneo e equimose, de 2 a 6 dias; com bordas esbranquiçadas, com exsudação ou supuração, de 6 a 12 dias; com bordas de cicatrizes recentes de coloração rósea, de 10 a 20 dias. Daí em diante a ruptura se apresenta cicatrizada e somente por meios muito especiais, como a anatomia patológica, pode-se dizer que uma cicatrização é recente ou antiga, mas sem precisar dias ou meses.

Dessa forma, quanto à cicatrização, as rupturas himenais podem ser classificadas em: *muito recente*: de 1 a 6 dias (período de sangramento, equimose e orvalhamento sanguíneo); *recente*: de 6 a 20 dias (bordas da ruptura esbranquiçadas, com exsudação ou supuração e bordas da ruptura de coloração rósea); *antiga*: mais de 20 dias (bordas da ruptura completamente cicatrizadas). Assim, quando se diz que uma ruptura himenal é antiga significa que ela tem mais de 20 dias, isto é, 30, 60, 90 dias etc.

É preciso que se faça a distinção entre uma ruptura e um entalhe. A primeira apresenta comumente profundidade completa na orla himenal, chegando até sua inserção na parede vaginal, bordas irregulares, disposição assimétrica, justaposição completa das bordas, bordas recobertas por tecido fibroso cicatricial esbranquiçado, ângulo da ruptura em forma de V, sinais de cicatrização ao nível das bordas e, quando recente, infiltração hemorrágica, sangramento ou sinais de supuração. Já o entalhe mostra pouca penetração na orla himenal, bordas regulares, disposição frequentemente simétrica, justaposição impossível das bordas, bordas revestidas por epitélio pavimentoso estratificado idêntico ao restante do hímen, ausência de sinais de cicatrização recente e de infecção localizada e ângulo de clivagem arredondado.

Pode-se diferenciar as rupturas dos entalhes através da lâmpada de Wood (raios ultravioleta filtrados). A mucosa próxima às bordas da ruptura apresenta-se de tonalidade arroxeada até algum tempo depois de cicatrizadas, e muito tempo depois adquire um colorido amarelo-nacarado, em face da presença do colágeno da cicatriz e de sua reduzida vascularização. A lâmpada de Wood, através de seu componente de mercúrio, emite uma radiação ultravioleta a um comprimento de onda entre 320 e 400 nm, seu feixe de luz penetra até a camada média da derme e é útil também para o diagnóstico de doenças parasitárias, pigmentares e metabólicas.

Como foi dito antes, embora raras, existem as lesões produzidas por causas diversas da conjunção carnal. As mais comuns são as que se verificam acidentalmente por ação traumática e as oriundas da introdução espontânea ou forçada de objetos. Há também aquelas que ocorrem pela presença de afecções locais, como as ulcerações da vulvite aftosa ou diftérica.

Nas lesões provocadas por traumatismos nos genitais, sejam por queda sobre elementos contundentes, sejam por introdução violenta de objetos, podem, além da ruptura himenal, ser encontradas outras lesões traumáticas mais graves, notadamente nos grandes e pequenos lábios, na fúrcula e no períneo. Nos casos de fraturas dos ossos da pelve, podem resultar rupturas himenais acompanhadas de outras lesões do trato vaginal.

▼ Conclusões

A perícia médico-legal deve concluir pela existência ou não da conjunção carnal, observando possíveis rupturas, gravidez, presença de esperma na cavidade vaginal, constatação de presença de fosfatase ácida ou de glicoproteína P30 (de procedência do líquido prostático), contaminação venérea profunda ou simplesmente pela integridade himenal.

Toda prudência é pouca para afirmar ou negar a cópula vaginal, pois em torno desse resultado gira a caracterização do crime de estupro.

Descrever as rupturas de forma simples e objetiva, dando as características de idade da lesão, sua localização, o número delas ou outras eventualidades que possam se tornar úteis.

Se o perito se encontra diante de um hímen complacente, não deve tomar decisões por mera presunção ou probabilidade. Usar a velha fórmula do Instituto Médico-Legal do Rio de Janeiro: "A disposição anatômica do hímen permite a cópula sem deixar vestígios." Ou, ainda, como aconselhava Miguel Sales: "Por tais e quais características ou propriedades do hímen, não é possível afastar com segurança a prática do coito completo; todavia, o hímen está íntegro."

Em nosso Instituto, quando nos deparamos com tal situação, após descrevermos minuciosamente o hímen, dando ênfase à ausência de vestígios de cópula, à exiguidade da orla e à amplitude do óstio, colocamos nas observações: "Trata-se de um hímen de conformação complacente, e, por isso, os peritos não podem afirmar nem negar a conjunção carnal." A não ser que a perícia possa comprovar, diante de um hímen complacente, presença de esperma ou de espermatozoide na cavidade vaginal, de contaminação venérea profunda, de gravidez, ou, como já dissemos, a presença significativa de fosfatase ácida ou da glicoproteína P30, de origem exclusiva da próstata.

O laudo deve ser composto por linguagem clara, objetiva, inteligível e simples, sem a presunção das tipificações penais, mas de modo que aqueles que venham a analisá-lo tenham condições de uma compreensão mais fácil sobre o fato.

É também necessário que se estabeleça na descrição das bordas da ruptura, quando houver, a presença de sangramento, de sufusão hemorrágica ou orvalhamento sanguíneo, de tecido de granulação ou simplesmente de seu estado de cicatrização, pois esses elementos são fundamentais para o convencimento de um diagnóstico de ruptura muito recente, recente ou antiga do hímen. O perito não deve simplesmente limitar-se a nominar a ruptura dizendo que ela tem uma dessas três idades. Ele está obrigado a descrever, fundamentar e justificar essa convicção.

Os vícios mais comuns e que devem ser evitados em um exame de conjunção carnal são os seguintes: exames sumários, superficiais e omissos, cujas lesões são desfalcadas de suas particularidades, no que diz respeito às características, dimensões, localização, idade, forma e direção; interpretação por intuição, sem o lastro da técnica e da fundamentação científica merecida; uso de expressões dúbias como "parece", "mais ou menos", "pode ser", permitindo teses contraditórias e dúvidas insanáveis; preocupação de tipificar delito, pois essa questão não é pericial; interpretação equivocada de certos detalhes anatômicos, como confundir *entalhes* ou *chanfraduras* com rupturas; prática do exame em locais inadequados, seja por falta de iluminação, seja por carência de instrumental.

Deve ficar evidente que a função do perito na instrução criminal, em casos dessa ordem, é descrever minuciosamente as lesões e as particularidades, quando existentes, explorando bem as características que elas apresentam e respondendo com clareza os quesitos formulados, pois só dessa forma estará ajudando a interpretar não só o aspecto quantitativo e qualitativo do dano, como o modo ou a ação pelo qual ele foi produzido.

Não é função dos peritos tipificar delitos ou capitular dispositivos de Código Penal. Essa é uma tarefa do julgador. Por mais inestimável que seja a contribuição pericial, somente ao juiz cabe essa condição. A missão dos peritos é relatar: *visum et repertum*, eis a questão.

ATO LIBIDINOSO DIVERSO DA CONJUNÇÃO CARNAL

▼ Metodologia de exame

Entende-se por ato libidinoso toda prática que tem o fim de satisfazer completa ou incompletamente, com ou sem ejaculação, o apetite sexual, o qual pode traduzir-se desde a cópula carnal até as mais variadas situações, como coitos anal, vestibular e oral, toques e apalpadelas nas mamas, nádegas, coxas e vagina, nos contatos voluptuosos e na contemplação lasciva, praticados em alguém ou constrangendo que a ele se pratiquem. Além de ele girar em torno da esfera sexual, deve ser indiscutivelmente obsceno e lesivo ao pudor mínimo.

Sempre que possível, esses exames devem ser antecedidos por um histórico da vítima que justifique a perícia, relativo aos atos sexuais praticados, na sua própria linguagem, assim como informações sobre hora, local e condições especialíssimas como foram levados a efeito, a despeito do número de relações, se foram no mesmo ou em dias sucessivos, a posição em que a vítima foi colocada e o que mais tenha relação e interesse ao caso concreto.

Quando se tratar de crianças muito pequenas, deve-se ter muito cuidado com as alterações encontradas e seu acompanhante deve declarar objetivamente em que bases justifica suas suspeitas.

▶ **Da perícia do coito anal.** O exame subjetivo deve considerar, nas condições psíquicas da vítima, todos os sinais e sintomas que possam ser anotados quanto ao seu desenvolvimento mental incompleto ou retardado, ou mesmo a um transtorno mental, no sentido de permitir caracterizar agravantes ou tipificações penais.

No exame objetivo, há de se considerar uma parte *genérica* e outra *específica*.

(1) Exame objetivo genérico. Neste, leva-se em conta o aspecto geral da vítima, como peso, estatura, estado geral, lesões e alterações corporais sugestivas de violência física.

(2) Exame objetivo específico. A perícia nos dias atuais tem contribuído muito com a materialidade dos crimes de atentado violento ao pudor comprovando o ato libidinoso, principalmente no coito anal, pelos vestígios deixados pelo ato sexual e pela agressão física ou psíquica produzida na vítima.

Para tanto, o perito deve ser experiente e cuidadoso, além de contar com instrumentos, materiais, produtos químicos (mesa ginecológica, foco de luz com 300 W, lâmpada de Wood, máquina fotográfica com lentes de aproximação, luvas, *kits* para coleta de secreção, soro fisiológico, lâminas e lamínulas para microscópio, tubos de ensaio, papel de filtro e envelopes para recolher material seco) e laboratórios à sua disposição.

Em primeiro lugar, o(a) examinado(a) deve ser colocado(a) em posição de "prece maometana" (genupeitoral), e nos casos normais o ânus quase sempre se apresenta fechado e em forma de fenda anteroposterior, em cujo derredor observam-se um certo número de pregas conhecidas como "pregas radiadas" e uma pele fina, rosada úmida, lisa e sem implantações de pelos, que forma a chamada "margem do ânus".

Assim, por exemplo, no caso em particular de coito anal, violento ou não, os elementos de convicção para caracterização desse tipo de delito de atentado violento ao pudor serão sempre através dos vestígios físicos indiscutíveis e evidentes deixados pelo ato sexual e pela constatação da presença de esperma.

Tratando-se de crime de resultado, portanto, capaz de deixar vestígios, o exame de corpo de delito é imprescindível, não suprindo nem mesmo a confissão do acusado ou o relato da vítima.

No exame físico de casos de *coito anal violento*, podem-se notar equimoses e sufusões (*rágades*) da margem do ânus, escoriações, hemorragias por rupturas ou esgarçamento das paredes anorretais e perineais, congestão e edemas das regiões circunvizinhas, infecções secundárias, dilatação brusca do ânus, orifício doloroso ao toque retal, hemorragia e equimoses das margens do ânus, ruptura triangular com base na margem do ânus, e vértice no períneo ao nível da união dos quadrantes inferiores (*sinal de Wilson Johnston*), ruptura de pregas anais, presença de "paralisia antálgica da dor" ou sinal da "dilatação anal reflexa", quando se observa o canal anal aberto nas primeiras 2 ou 4 h da agressão, e traumatismo da face interna dos genitais na proximidade do orifício anal. Quando esse orifício é dilatado pelo coito ou por objeto, toma a forma arredondada e as pregas se mostram discretas. Mais raramente há incontinência fecal por 1 ou 2 dias. O relaxamento do esfíncter tem sua tonicidade recuperada 1 ou 2 dias depois, conforme alude Mac Iver (*in Manual de Medicina Legal*, 4ª edição, Santiago: Editorial Jurídica do Chile, 1974).

Esses sinais são tão mais frequentes e graves quanto mais brutal foi o coito. Em crianças, essas lesões são quase sempre mais acentuadas em virtude da desproporção física entre o autor e a vítima.

Ter em conta ainda que uma ou outra lesão isolada, como, por exemplo, uma fissura, um eritema ou uma escoriação, pode ser resultante de pruridos ou de patologias locais, ou mesmo um relaxamento ou dilatação do esfíncter pode ser oriundo de tenesmos e puxos de diarreias crônicas ou agudas

na chamada "dilatação forçada do ânus". Outro fato: não confundir rágades com fissuras anais, pois estas últimas podem preexistir na vítima. A fissura é sempre de causa desconhecida, crônica, localizada na linha média posterior e em geral única. A rágade é traumática, aguda, sem preferência de local e em geral múltipla.

Podem ainda ser observados sinais de traumatismos na nuca, no pescoço, no dorso e na face posterior das pernas e das coxas da vítima. Em geral, todo coito anal violento deixa marcas de luta.

No exame físico de casos de *coito anal não violento*, principalmente nas situações de pederastia passiva e habitual, muitos daqueles sinais traumáticos recentes podem não ser visualizados pelo seu aspecto crônico e permissivo. Pode ser vista nesses casos uma pequena lesão cicatricial, de forma triangular, com base na margem do ânus e vértice no períneo ao nível da união dos quadrantes inferiores conhecida como sinal de Alfredo Machado, depressão infundibiliforme (em forma de funil), relaxamento dos esfíncteres e apagamento das pregas radiadas, típicos dos casos de pederastia passiva. Essa depressão infundibiliforme carece de validade absoluta, conforme Kvitko (*in La Violación – Peritación Medicolegal en las Prersuntas Víctimas del Delito*, Buenos Aires: Editorial Trillas, 1998).

No entanto, o sinal mais importante para esse diagnóstico é a presença do esperma no canal retal, e sua comprovação se dá pela presença de seu elemento figurado – o *espermatozoide*, e pelos exames adiante enumerados. Por isso, em face de seu insuprível valor probante, o exame deve ser realizado o mais precocemente possível.

■ *Exames complementares.* A confirmação da presença do esperma na cavidade retal é sem dúvida o ponto de destaque no diagnóstico de coito anal, principalmente quando se trata de prática consentida e em indivíduos submetidos constantemente a tais práticas.

Sendo assim, o diagnóstico de maior certeza é através da presença do elemento figurado do esperma – o *espermatozoide*. Todavia, pode-se identificar o esperma por meio de reações próprias através do reativo de Florence ou pelos métodos de Barbério e de Baecchi.

O sêmen pode ser detectado através da lâmpada de Wood, que emite luz ultravioleta, filtrada, e libera apenas as radiações entre 330 nm e 400 nm, sensibilizando certas substâncias que emitem fluorescência, entre elas o sêmen, que pode ser detectado até 72 h após a agressão.

Também se pode chegar ao diagnóstico do coito anal pela comprovação da fosfatase ácida e da glicoproteína P30 ou PSA, que se mostram em forma de traços na secreção retal, mesmo quando os autores são vasectomizados.

Finalmente, colher material como sêmen, sangue e saliva para exame em DNA com o propósito de identificar e caracterizar a autoria.

▶ **Da perícia do coito oral.** As dificuldades periciais são maiores em face da necessidade de o exame ser realizado na secreção bucal e, como é óbvio, o mais precocemente possível. As lesões nessa forma de atentado são raras, tanto nos lábios como na cavidade bucal. O diagnóstico é feito através de provas biológicas que identifiquem o sêmen na boca, das possíveis manifestações tardias de doenças sexualmente transmissíveis na mucosa lábio-bucal e, mais raramente, das lesões encontradas nos genitais externos do agressor. Aqui pode-se usar também a pesquisa de glicoproteína P30 ou PSA na secreção oral.

▶ **Da perícia do coito vestibular.** O coito vestibular, vulvar ou interfemoral é um dos tipos não raros de atos libidinosos e que se caracteriza pelo ato sexual realizado pelo contato do órgão sexual masculino atingindo a vulva, o vestíbulo e o períneo da vítima, com ou sem a *emissio seminis*.

Esse tipo de perícia é muito delicado, principalmente nos praticados sem violência física, pois as lesões, as alterações e os achados são mais raros. Daí a importância em se valorizar muito as lesões mais sérias, como lacerações e hematomas, e, principalmente, a presença de esperma, que deve ser evidenciada através dos exames já recomendados.

Os casos de atos libidinosos desse tipo quando em crianças devem ser vistos com muito cuidado pela perícia, notadamente em crianças muito pequenas, e nunca se convencer de tal diagnóstico pela simples presença de raros e minúsculos edemas, eritemas ou escoriações cujas etiologias não sejam comprovadas através do laboratório.

Por outro lado, levar muito em conta a presença das rupturas incompletas em hímens de crianças quando suspeitas de vítimas de abuso sexual.

▶ **Da perícia de penetração de objetos.** Não é tão rara como parece, e a perícia se propõe a identificar tal penetração por via vaginal ou retal, tanto de forma coativa e violenta como de procedência da própria vítima.

Nos casos de coação e violência, o que chama a atenção na maioria das vezes é a intensidade das lesões locais, como escoriações, equimoses, hematomas e ferimentos, além de outras lesões produzidas pelo corpo estranho. Nos casos de penetração vaginal, essas lesões não se localizam apenas no hímen, mas sobretudo nas regiões circunvizinhas como grandes e pequenos lábios, fúrcula e períneo. E na penetração anal as lesões se estendem ao esfíncter anal e à mucosa retal.

Pode a perícia também identificar vestígios do material componente do corpo estranho usado na penetração.

▼ Protocolo em casos de exames de ato libidinoso diverso da conjunção carnal

No exame pericial realizado em casos suspeitos de tais atos libidinosos, levando-se em conta as especificidades de cada caso, recomendamos o seguinte protocolo. *Na vítima*: exame clínico completo; exploração cuidadosa da estrutura genital, oral ou retal; coleta de amostras de sangue, saliva, secreções ou fluidos do vestíbulo, fúrcula ou ânus; coleta de amostra de manchas encontradas pelo corpo; exame da roupa da vítima e da cama ou do local dos fatos. *No autor*: exame clínico completo; exame minucioso dos dedos e das unhas; coleta de amostras de sangue, saliva ou urina nas bordas livres das unhas, da superfície do pênis, do prepúcio, dos pelos pubianos e das manchas existentes no corpo; além do exame cuidadoso dos genitais externos do suposto agressor e de suas vestes.

Esse exame no suposto culpado deve ser feito nas primeiras 24 h, com a finalidade de encontrar sinais de coito recente, como: presença na área genital de células vaginais (quando a vítima é mulher) pela técnica citológica de Papanicolaou, de sangue de características genéticas iguais às da vítima, de material fecal na glande ou sulco bálano-prepucial, de presença de sêmen pela expressão do pênis, e, quando o coito foi realizado com violência, pode-se flagrar edema inflamatório do pênis, rupturas recentes do freio da glande, feridas e escoriações dos genitais externos.

Finalmente, deve-se considerar relevante uma ruptura incompleta em hímen adulto não complacente ou em crianças quando de um diagnóstico de ato libidinoso diverso da conjunção carnal. Nesses casos, para uma confirmação definitiva, deve-se valer da pesquisa de espermatozoides, de esperma, da fosfatase ácida e do PSA nos genitais externos, assim como o exame em DNA para comprovação da autoria.

ABUSO SEXUAL EM CRIANÇAS

Um problema que vem infelizmente aumentando dia a dia é o abuso sexual contra crianças. Mesmo que os dados estatísticos se mostrem baixos, é fato que eles estão subestimados em virtude das ameaças que os autores fazem aos menores para não denunciarem, o próprio medo das vítimas de que os pais saibam ou a compreensão de que aquilo não era coisa anormal. Mais doloroso ainda é saber que a maior ocorrência desses abusos é no próprio lar da criança.

Define-se abuso sexual infantil como toda e qualquer exploração do menor pelo adulto que tenha por finalidade direta ou indireta a obtenção do prazer lascívio. Esse abuso manifesta-se de muitas formas, como: carícias nos genitais das crianças, solicitação para que elas as façam nos adultos, contato bucogenital do autor com a vítima ou vice-versa, coitos incompletos anovaginais, ou mesmo exibição dos genitais dos adultos, masturbação na presença das crianças ou exibição de material pornográfico a elas.

No exame clínico, há certas manifestações da criança vítima de abuso sexual que devem ser levadas em conta: mudança brusca de comportamento com relação aos amigos, medo de determinadas pessoas ou lugares, recusa ao exame, resposta pronta e imediata negando ter sido tocada por adulto, uso de expressões ligadas ao ato sexual, insinuações sobre práticas sexuais ou determinados indivíduos, entre outros.

Todavia, em casos suspeitos de atos libidinosos em crianças pequenas, nunca confirmar um diagnóstico pela simples presença de eritemas e pequenos edemas ou escoriações.

Por outro lado, como foi dito anteriormente, uma ruptura incompleta em hímen em crianças deve ser considerada quando de um diagnóstico de *estupro*. Para uma melhor confirmação, é importante a presença de espermatozoides, esperma, fosfatase e do PSA em material coletado nos genitais, assim como o exame em DNA para certificação do autor.

São considerados hediondos os seguintes crimes, tipificados no Decreto-Lei nº 2.848, de 7 de dezembro de 1940 – Código Penal, consumados ou tentados (Redação dada pela Lei nº 8.930, de 1994) (vide Lei nº 7.210, de 1984): (...); VIII – favorecimento da prostituição ou de outra forma de exploração sexual de criança ou adolescente ou de vulnerável (art. 218-B, caput, e §§ 1º e 2º) (Incluído pela Lei nº 12.978, de 21 de maio de 2014).

VIOLAÇÃO SEXUAL MEDIANTE FRAUDE

▼ Conceito e legislação

O atual Código Penal, com as corrigendas da Lei nº 12.015, de 7 de agosto de 2009, define no artigo 215 essa forma de delito como "ter conjunção carnal ou praticar outro ato libidinoso com alguém, mediante fraude ou outro meio que impeça ou dificulte a livre manifestação da vontade da vítima".

Em vez de utilizar-se o agente ativo da violência ou da grave ameaça, ou, ainda, de uma técnica sutil e cavilosa, usa ele de meios fraudulentos, induzindo alguém ao erro, fazendo-o aceitar como ato lícito. Pode-se dizer um verdadeiro "estelionato sexual". Agora esse crime não se efetiva apenas contra a mulher e não se efetiva somente por fraude, mas por qualquer forma que venha dificultar ou impedir a vítima de agir em liberdade.

É um delito de efetivação rara.

Os elementos constitutivos do crime são: conjunção carnal, engano por meio de fraude ou outro meio que impeça a vítima de se manifestar livremente.

Fraude é uma forma de expediente que tem como finalidade levar alguém ao erro ou engano para consecução de um foro inidôneo. São artifícios, estratagemas, ardis ou embustes que fazem a vítima acreditar em uma verdade inexistente.

Viveiros de Castro exemplifica fraude sexual como a de um indivíduo que convenceu sua noiva a casar-se apenas na igreja como único casamento válido, abandonando-a depois. Ou a do curandeiro de nome Maranhão que induzia suas vítimas a acreditar serem portadoras de aranhas e baratas no ventre e cujo tratamento eficaz seria a cópula.

Alguém que se aproveita de uma mulher semissonolenta, habituada a receber o marido em suas relações displicentemente, configura a fraude sexual. Se a vítima descobre o engano e não reage, exclui-se a criminalidade.

Não constitui apenas fraude o ardil premeditado contra outrem. Também o é aproveitar-se do erro provocado por terceiro ou por erro involuntário da vítima. Magalhães Noronha propõe para essa situação o caso de uma mulher hospedada em um hotel, que, distraidamente, entra noutro quarto. Na escuridão, supondo ser aquele homem seu esposo, tem com ele relação sexual, ocultando o farsante sua identificação.

▼ Perícia

Nessa forma de delito, a contribuição pericial resume-se unicamente em comprovar a conjunção carnal ou ato libidinoso.

ASSÉDIO SEXUAL

No Título VI do Código Penal, que trata dos *Crimes contra a dignidade sexual*, em seu Capítulo I (Dos crimes contra a liberdade sexual), também trata assédio sexual (artigo 216-A) nos seguintes termos: "Constranger alguém com o intuito de obter vantagem ou favorecimento sexual, prevalecendo-se o agente da sua condição de superior hierárquico ou ascendência inerente ao exercício do emprego, cargo ou função."

Foi acrescido a esse artigo o parágrafo 2º que aumenta a pena em até um terço se a vítima é menor de 18 anos, certamente em face do Estatuto da Criança e do Adolescente, que permite o trabalho do que pode colocá-lo nas condições de subordinação hierárquica ou de ascendência profissional, e a necessidade de punir com mais rigor os crimes contra os menores de idade.

O núcleo do tipo é constranger no sentido de tolher a liberdade coagindo ou embaraçando alguém no intuito de ter vantagem ou favorecimento de ordem sexual. Esse constrangimento deve ser por meio de palavras ou gestos. Não fica muito claro na redação do artigo qual o tipo de meio através do qual se pode dar o constrangimento. Mas é diferente da situação do estupro, por exemplo.

▼ Perícia

Nesse tipo de delito pode-se dizer que a contribuição da perícia médico-legal é quase nenhuma.

▼

20. Prostituição: Causas. Atitudes do Estado. Abordagem e prevenção. Lenocínio.

PROSTITUIÇÃO

A história da prostituição perdeu-se na poeira do tempo, porque ela é tão antiga quanto a história da própria humanidade. Nenhuma civilização escapou da sua convivência. Nenhum berço foi respeitado – nem as cabanas dos pastores nem os palácios mais opulentos.

Houve heroínas solitárias, rainhas e plebeias, mártires anônimas, carentes de amor da fria noite sem destino e sem redenção, e dramáticos seres naufragados na luta desesperada pelo direito à vida e à paixão. Lâmia, que amargou o abandono de Ptolomeu e depois de Demetrius Poliocertes; Frinéia, que inspirou Praxíteles na escultura da Vênus de Cnide e nua convenceu os velhos juízes na austeridade do Fórum; Laís, que incentivou Diógenes a sair com a lâmpada na mão procurando um homem honesto; Aspásia que amou Péricles; e Maria Madalena que foi santa depois de amada e perdoada por Jesus, ajudando-o a entender as nossas fraquezas.

Santo Agostinho admitiu a prostituição como um mal necessário; Carlos Magno baixou um édito em seu favor; e São Luís permitiu que ela servisse aos soldados, três vezes sacramentados, e caminhasse na esteira do exército das Cruzadas que marchou com a cruz de Cristo para libertar o Santo Sepulcro.

Grande foi a sua influência, mesmo na civilização ocidental-cristã. Converteu-se em uma verdadeira instituição – aplaudida, cortejada e disputando prestígio no *grand monde* – quase

familiar, a conduzir nos primeiros passos os atuais "cidadãos acima de qualquer suspeita".

Muitos, por força de mandato, vão julgar a prostituição e sofrer quando souberem que ela, mesmo sendo aflição de alguns, é um problema de todos. E vão convencer-se de que, desde o reparo dos moralistas às teses dos sociólogos, tem sido o meretrício um assunto esgotado, não obstante nada se ter feito até agora. O erro foi transformar a prostituta em um "fenômeno" antes de entendê-la como ser humano.

Os velhos prostíbulos começam a morrer, derrotados pelas ideias e pela contracepção. Seu prestígio quase oficial e suas noites alegres, com cidadãos tão ilustres e tão respeitados, agonizam como muitas de suas vítimas, à luz trêmula e mortiça de uma vela, como a iluminar um caminho obscuro e incerto. Surge uma nova forma de prostituição: a semiprostituição ambulante.

A saga dessa corporação milenar é a mesma de todas as histórias humanas, nas quais não faltam mártires e heróis, celebridades e mulheres anônimas que tiveram de inventar um nome para não serem esquecidas. O verdadeiro nome que as distinguia desvaneceu-se em um modo de vida em que tudo se confunde, mistura-se e iguala-se, e não se tem mais o que fazer da vaidade.

Não sabemos se há coragem em alguém para julgar esses vultos fugidios que começam a chegar, como por encanto, com as primeiras luzes da cidade, buscando nas ruas e logradouros o solitário passageiro da noite. Não sabemos se alguém, como um deus vingativo, será capaz de restringir-lhes um resto de liberdade, uma maneira ilusória e desesperada de vida, tornando assim mais desgraçada a sua desgraça. A miséria que elas carregam, a mais profunda e terrível, não nasceu de seus corações. Vem do mundo. Do mundo de hoje, ameaçado permanentemente de submergir na insensibilidade e no desespero. Do mundo que perdeu a coragem de se salvar.

Hoje, a prostituição mudou de fisionomia – é menos barulhenta e mais fria, golpeada que foi quase mortalmente pelo vendaval das novas ideias, das "pílulas" e da AIDS. Os *basfonds*, como instituição de regras e condutas, agonizam nas mãos dos motéis cinco estrelas e na liberdade que já não encontra a mesma intolerância e os mesmos preconceitos. Os faustosos "cabarés" de outrora, com suas *salles des pas* de mesas com tampo de mármore e mulheres perfumadas e bem-vestidas, onde se trabalhava seriamente o tango no traço do violino, não existem mais, acabaram. O que resta está nas ruas: a imagem do desespero e da solidão. Um contingente de seres perdidos, confusos e ameaçados pelo inimigo biológico mais cruel e dramático, capaz de tanta perplexidade e inquietação – a AIDS, esse flagelo do século. Ou, por um exército infantojuvenil que se socorre dos últimos estertores, tentando ressuscitar essa universal confraria.

O termo prostituição deriva do latim *prosto*, que quer dizer estar às vistas, à espera de quem chegar ou estar exposto ao olhar público. Define-se como a prática sexual remunerada, habitual e promíscua, ou como disse Jimenez de Asua, "no exercício público da entrega carnal indistinta, por preço, como meio de viver uma pessoa". Indiferente é o sexo das pessoas envolvidas. No entanto, vamos tratar só da prostituição feminina, pela sua incidência e pela sua tradição.

A prostituição, em si, não constitui crime capitulado em nosso diploma penal específico, como também não qualifica ilícito penal de qualquer espécie o simples fato de manter o indivíduo relação sexual nessas condições, mas cria inevitavelmente um conjunto de circunstâncias em seu derredor capaz de favorecer a criminalidade, cujo objeto jurídico protegido é a chamada moralidade pública sexual. Por isso, a norma penal não se afasta do seu preceito sancionatório quando recrimina a mediação da lascívia de outrem, o favorecimento e a manutenção das casas de prostituição, o rufianismo e o tráfico de mulheres. Desse modo, o que se sanciona, efetivamente, é o *lenocínio*, o qual se entende como um elenco de procedimentos, lucrativos ou não, que induz, alicia, favorece, mantém, tira proveito ou impede que alguém abandone a prostituição.

Mesmo considerando-se uma série de situações que cerca a prostituição, jamais se poderia pensar considerá-la como crime. O que se pode é lamentar e denunciá-la como "um mal desnecessário", pedindo um ajuste de contas com a sociedade, pois a prostituição não é outra coisa senão o resultado da miséria, da iniquidade e da injustiça social. Cabe também, aqui, *mea culpa* universal.

Qualquer medida de polícia, que não seja a da proteção, em qualquer lugar que se usou, foi sempre um desastre, um remédio infeliz e injusto. Um desastre porque essa medida sempre se mostrou como falsa garantia à sociedade e favoreceu o preconceito e a discriminação. Infeliz porque, malgrado qualquer esforço dos moralistas, isso não ajudou em nada a sua erradicação. E injusta porque, sendo a prostituição uma parceria, atinge sempre a parte mais fraca, a vítima, a que necessita de maior amparo e compreensão.

▼ Causas

Qualquer que seja o enfoque que se dê à prostituição, tem ela sempre duas causas essenciais: uma, mais rara, de origem biológica ou patológica, fruto da deficiência mental ou sintomática

de certas anomalias eróticas ou de personalidades psicopáticas ou anormais, que Afrânio Peixoto chamou de "prostituição por índole" e que se poderia denominar também de verdadeira vocação prostitucional; e outra, muito mais frequente, de origem social e econômica, alimentada pela desigualdade entre os sexos, pelo egoísmo da sociedade injusta e preconceituosa, que empurra as mães solteiras e as meninas "perdidas" às portas largas do meretrício, que se fecham quase sempre a uma reintegração e a uma redenção.

Quanto às primeiras, ninguém nega o distúrbio mental como fomentador da prostituição. Benhofer, Kraepelin, Beretervide e Rosemblat chamaram sempre a atenção para esse quadro que, quando não contornado corretamente, favorece o fatalismo cruel da "vida fácil", como alguém chamou de maneira tão irônica.

No entanto, o grosso da prostituição, como disse Hélio Gomes, vem da pobreza geral, da miséria proletária, da promiscuidade das habitações coletivas, da falta de educação profissional e de trabalho honesto, dos lares desfeitos e defeituosos, do alcoolismo paterno, da infância desarrimada, "tudo isso porque é miséria ou consequência da miséria a verdadeira causa da prostituição". Desvirginadas muito cedo, antes mesmo da menarca, são varridas de casa pelos pais intolerantes e arbitrários. Aliam-se às más companhias. São ultrajadas pelos patrões sem escrúpulos e pelos chefes que exploram sua dependência. Despreparadas para a vida lá fora, encontram muitas vezes a acolhida dos lupanares que respeitam o anonimato e não lhes pedem qualificação, a não ser a dos seus dotes físicos. Dado o primeiro tropeço, "caem na vida" e o mundo da prostituição está à sua espera.

▼ Atitudes do Estado

Em geral, o Estado, diante da prostituição, tem quatro atitudes: regulamentação, abolição com algumas medidas, proibição e indiferença.

Muitos têm defendido a regulamentação do meretrício, com o cadastramento das mulheres nas repartições policiais e de saúde pública, com a exigência de exames periódicos obrigatórios e da posse de uma "carteira de saúde", para ser exibida nas fiscalizações e aos "clientes". Uns acham que a medida é salutar pelo seu valor profilático e controlador. Outros consideram o método injusto, nocivo e inócuo porque não atinge ao próprio interesse defendido, estigmatizando mais ainda a sua condição de vítima, não visando às clandestinas e mostrando-se de reduzido poder profilático.

Os que defendem a medida abolicionista – que não adota a regulamentação, deixam as mulheres à sua própria sorte, exploradas pelos rufiões e proxenetas. Apenas, oferecem meios de profilaxia às doenças e de higiene, assistência médica em postos circunvizinhos e educação sanitária facultativa a quem quiser se prevenir e defender-se.

Outros advogam a ideia da proibição, na iludida pretensão de acabar com a prostituição, definindo-a como crime e castigando suas vítimas com graves penas. Cesare Lombroso tem sido apontado como patrono e apologista dessa absurda proposta, pelo fato de ele equiparar a meretriz ao delinquente, ao dizer que elas apresentam os mesmos caracteres físicos e morais do criminoso. Mesmo que ele não considerasse a prostituição como crime. Hoje, essa proposta de solução não encontra guarida nem mesmo entre os radicais defensores da moralidade e os mais exigentes disciplinadores de condutas.

E, finalmente, há aqueles que se mostram indiferentes ao problema, sem considerá-lo como infração, sem uma proposta de recuperação das vítimas da prostituição e sem nenhuma medida de caráter sanitário. Fingem desconhecer o problema e, quando muito, consideram um fenômeno social incontornável, crônico e inexorável, cabendo a cada um decidir pelo que melhor lhe convém. Aparentemente liberal, essa medida é tão perversa e cínica quanto algumas das já citadas. A melhor medida será sempre aquela em que a sociedade se organiza, com os meios que o Estado deve oferecer, no sentido da prevenção e do tratamento recuperador, sem nenhum ranço de moralidade, restituindo a dignidade das vítimas da prostituição e resgatando o débito que se tem com elas.

▼ Abordagem e prevenção

Não resta dúvida de que a melhor forma de contornar o problema da prostituição é atacando conscientemente as suas causas. Se é de origem biológica ou psíquica, a melhor medida será recuperando-se os seus males, por meio da terapêutica ambulatorial e da sua reintegração à família, dando-lhes condições de uma vida melhor e de um trabalho capaz de reconciliar seu passado com o convívio das outras pessoas. As de causas econômico-sociais, golpeando-se seriamente os fatores de pressão que favorecem o meretrício, reeducando-as em uma nova direção, capacitando-as para uma forma correta de sobrevivência, por meio das políticas sociais que merecem todas as pessoas.

Não será pelas propostas moralistas e pelos castigos desumanos e degradantes que se atingirá tal recuperação. Mas, sim, criando condições de moradia decente, de trabalho condigno, de educação permanente, de condições de lazer, de assistência médica primária à saúde, de transporte e saneamento básico. Por meio de uma política de reforma agrária, capaz de frenar o êxodo rural que engrossa a miséria urbana, da divisão equitativa da renda, da luta contra o preconceito e a discriminação, e do respeito às pessoas no seu direito de cidadania. Os povos socialistas, mesmo vivendo dias tão difíceis e qualquer que seja o conceito que se tenha do seu *modus vivendi*, dão exemplos de que é possível contornar tão grave problema social, pois fora dessas considerações qualquer tentativa será sempre um paliativo.

A família bem estruturada, a segurança no trabalho, as necessidades primárias satisfeitas, a educação escolar como meta fundamental, um plano habitacional condizente com a dignidade humana, a valorização do homem e da mulher como elementos primordiais da sociedade, a luta contra as doenças evitáveis e curáveis, a segurança pública estabelecida e o amparo e a proteção à infância são fatores que podem provar que a prostituição é um mal desnecessário, porque é o resultado da iniquidade e da injustiça social, e que, em uma sociedade organizada e politicamente consciente, é possível refazer todo esse caminho minado de horrores e de desigualdades.

LENOCÍNIO

A lei penal pune entre os crimes de *lenocínio* o da *mediação para servir a lascívia de outrem* assim definido no artigo 227: "Induzir alguém a satisfazer a lascívia de outrem." Se a vítima é maior de 14 (catorze) e menor de 18 (dezoito) anos, ou se o agente é seu ascendente, descendente, cônjuge ou companheiro, irmão, tutor ou curador ou pessoa a quem esteja confiada para fins de educação, de tratamento ou de guarda. Também é crime impedir ou dificultar que alguém abandone a prostituição.

O objeto jurídico dessa tutela é a ordem pública pela disciplina da vida sexual nos moldes da moral e dos costumes contemporâneos. Para a caracterização do delito de *mediação para servir a lascívia de outrem* é necessário que o autor induza a vítima a satisfazer a lascívia de determinada pessoa. Se a ação de induzir é de forma generalizada, o crime é de *favorecimento da prostituição*, conforme se lê na redação do artigo 228: "Induzir ou atrair alguém à prostituição ou outra forma de exploração sexual, facilitá-la, impedir ou dificultar que alguém a abandone." (Redação dada pela Lei nº 12.015, de 2009.)

Por lascívia se entende a luxúria, o desregramento sexual, a libidinagem e a concupiscência.

As chamadas casas de prostituição também são alvo de punição, cujo dispositivo penal assim se reporta: "Manter, por conta própria ou de terceiro, estabelecimento em que ocorra exploração sexual, haja, ou não, intuito de lucro ou mediação direta do proprietário ou gerente: Pena – reclusão, de 2 a 5 anos, e multa."

Chama-se de *rufianismo* a prática de "tirar proveito da prostituição alheia, participando diretamente de seus lucros ou fazendo-se sustentar, no todo ou em parte, por quem a exerça". Se esse crime é cometido mediante violência, grave ameaça, fraude ou outro meio que impeça ou dificulte a livre manifestação da vontade da vítima a pena é aumentada sem prejuízo da pena correspondente à violência.

Rufião, proxeneta, gigolô ou cafetão são os nomes dados a essas velhas figuras decadentes que habitavam os lupanares e que viviam à custa das prostitutas. Consolida-se por sua habitualidade e seu estilo de vida. Hoje esse comércio está nas mãos de verdadeiras empresas que agenciam mulheres para esse e outros climas.

Está também previsto o crime de tráfico internacional de pessoa para fim de exploração sexual nos seguintes termos: "Promover ou facilitar a entrada, no território nacional, de alguém que nele venha a exercer a prostituição ou outra forma de exploração sexual, ou a saída de alguém que vá exercê-la no estrangeiro. Pena – reclusão, de 3 a 8 anos." A pena é aumentada da metade se: I – a vítima é menor de 18 (dezoito) anos; II – a vítima, por enfermidade ou deficiência mental, não tem o necessário discernimento para a prática do ato; III – o agente é ascendente, padrasto, madrasta, irmão, enteado, cônjuge, companheiro, tutor ou curador, preceptor ou empregador da vítima, ou se assumiu, por lei ou outra forma, obrigação de cuidado, proteção ou vigilância; ou IV – há emprego de violência, grave ameaça ou fraude.

Também se considera crime promover ou facilitar o deslocamento de alguém dentro do território nacional para o exercício da prostituição ou outra forma de exploração sexual: Pena – reclusão, de 2 a 6 anos. A pena é aumentada da metade se: I – a vítima é menor de 18 (dezoito) anos; II – a vítima, por enfermidade ou deficiência mental, não tem o necessário discernimento para a prática do ato; III – o agente é ascendente, padrasto, madrasta, irmão, enteado, cônjuge, companheiro, tutor ou curador, preceptor ou empregador da vítima, ou se assumiu, por lei ou outra forma, obrigação de cuidado, proteção ou vigilância; ou IV – há emprego de violência, grave ameaça ou fraude; ou se do crime resultar gravidez. A pena é aumentada de um sexto até a metade se o agente transmite à vítima doença sexualmente transmissível de que sabe ou deveria saber ser portador.

Transtornos Sexuais e a Identidade Sexual

▼

21. Transtornos da sexualidade: Anafrodisia, Frigidez, Anorgasmia, Erotismo, Autoerotismo, Erotomania, Frotteurismo, Exibicionismo, Narcisismo, Mixoscopia, Fetichismo, Travestismo fetichista, Lubricidade senil, Pluralismo, *Swapping*, Gerontofilia, Cromoinversão, Etnoinversão, Riparofilia, Dolismo, Donjuanismo, Travestismo, Andromimetofilia e ginemimetofilia, Urolagnia, Coprofilia, Clismafilia, Coprolalia, Edipismo, Bestialismo, Onanismo, Vampirismo, Necrofilia, Sadismo, Masoquismo, Autoestrangulamento erótico, Pigmalianismo e Pedofilia. Identidade sexual: Homossexualidade e Transexualidade. Aspectos médico-legais.

CONCEITO

Faz parte da sexualidade de um indivíduo seu instinto sexual. Esta qualidade se manifesta pela atração sexual que ele tem por outra pessoa, levando em conta certos valores culturais positivos construídos como um patrimônio durante toda sua existência.

Se este instinto se equilibra dentro dos padrões de normalidade, teremos o ideal. Todavia, vez por outra, surgem distúrbios, transtornos, perversões e alterações da identidade sexual capazes de comprometer a segurança das pessoas e o equilíbrio da sociedade. Isto nada tem a ver com a preferência sexual como é o caso da homossexualidade.

A sexualidade é sempre um assunto que, ao ser tratado, impõe certo cuidado. Ultimamente vem-se notando uma irrefreável inflação dessa forma de literatura, cujo interesse é atrair os menos avisados a veredas da sexomania e do erotismo. Tem sido comum falar de sexo a qualquer pretexto, ou até sem pretexto algum, utilizando-se falsos conceitos científicos ou escamoteados por propósitos pouco recomendáveis.

No relacionamento sexual nos homens e nas mulheres, não existe apenas a satisfação da posse carnal. Há, isto sim, uma compensação afetiva que ultrapassa a simples exigência instintivo-material e que oferece significações maiores.

O perigo está no fato de que a juventude, ávida de inovações, impregnada de sexo e erotismo, possa deixar-se arrastar por uma ideologia sexual, definida por alguns como forma de realização, mas que, na maioria das vezes, leva-os a terríveis frustrações.

TRANSTORNOS DA SEXUALIDADE

São distúrbios qualitativos ou quantitativos do instinto sexual, fantasias ou comportamento recorrente e intenso que ocorrem de forma inabitual, também chamados de *parafilias*, podendo existir como sintoma em uma perturbação psíquica, como intervenção de fatores orgânicos glandulares e simplesmente como questão da preferência sexual.

Alexander Lacassagne, cuja classificação é a mais antiga, divide as formas desses transtornos em:

(1) *Patológicas relativas à quantidade:*

- aumento ou exaltação:
  ○ temperamento genital
  ○ onanismo automático
  ○ satiríase
  ○ ninfomania
  ○ crises genitais momentâneas
  ○ exaltação por motivo de certos atos fisiológicos
- diminuição:
  ○ frigidez
  ○ impotência
  ○ ausência congênita do apetite sexual
  ○ erotomania

(2) *Patológicas relativas à qualidade:*

- inversão:
  ○ uranismo
  ○ pederastia
  ○ tribadismo

- desvio do instinto:
  - sadismo
  - necrofilia
  - vampirismo
  - bestialidade
  - fetichismo.

Kraft-Ebing classifica os transtornos da sexualidade do seguinte modo:

(1) *Paradoxia*. Emoção sexual surgida fora da época normal por alterações anatomofisiológicas dos órgãos gerativos.

(2) *Anestesia*. Não há excitação capaz de manifestar o apetite sexual (abolição do instinto).

(3) *Parestesia*. A excitação sexual só se desperta mercê de excitações inadequadas (perversão do instinto sexual).

A classificação ainda pode ser vista de acordo com a Associação Americana de Psiquiatria em seu *Manual diagnóstico e estatístico dos transtornos mentais*, quando equaciona os "Transtornos sexuais e da identidade sexual" em três tipos:

(1) *Transtornos sexuais*. Encerram as disfunções sexuais, como as alterações do desejo, mudança na resposta sexual convencional, mal-estar ou conflitos interpessoais. São eles:

- transtornos do desejo sexual (desejo sexual hipoativo ou aversão ao sexo)
- transtornos da excitação sexual (na mulher e da ereção no homem)
- transtornos orgásmicos feminino e masculino (ejaculação precoce)
- transtornos sexuais devido à dor (dispareunia e vaginismo)
- transtorno sexual devido a uma enfermidade, provocada por medicamentos ou não especificado.

(2) *Parafilias*. São impulsos sexuais, fantasias ou comportamentos recorrentes e intensos que implicam condutas pouco habituais. Entre as mais comuns destacam-se: exibicionismo, fetichismo, clismafilia, zoofilia, necrofilia, coprofilia, frotteurismo, pedofilia, masoquismo, sadismo e voyeurismo.

(3) *Transtornos da identidade sexual*. A identidade sexual é a consciência imutável que alguém tem de pertencer a um ou outro sexo. Seu transtorno, portanto, consiste na identificação persistente com o outro sexo e um mal-estar com o seu próprio, querendo ser do sexo oposto. Esse é um assunto que vem causando muitos desafios devido à sua delicadeza e complexidade.

▼ Anafrodisia

É a diminuição ou deterioração do instinto sexual no homem devido, geralmente, a uma doença nervosa ou glandular, podendo acometer indivíduos jovens e aparentemente sadios, ou como sintoma de pré-impotência.

Não se pode admitir a normalidade em uma pessoa inteiramente incapaz ao coito, e sua importância médico-legal está nos casos de anulação de casamento, por defeito físico irremediável, anterior e desconhecido na época do matrimônio.

Conta-se que o filósofo grego Zenon apenas uma vez na vida procurou mulher e que Xenócrates rejeitou Frineia e Lais.

▼ Frigidez

Trata-se do distúrbio do instinto sexual que se caracteriza pela diminuição do apetite sexual na mulher, devido a vaginismo ou doenças psíquicas ou glandulares.

Há uma frigidez temporária, e a mulher só alcança um limiar sexual máximo em torno dos 25 a 30 anos. É também o mais comum dos distúrbios sexuais, chegando-se até a acreditar não se tratar de casos de anomalia.

Em muitas situações, a culpa cabe ao marido ou aos parceiros, que não procuram levar a mulher ao orgasmo, pelo egoísmo da antecipação, acabando por torná-la frígida, ou pela forma desastrosa e violenta dos primeiros coitos, criando um verdadeiro horror ao ato sexual. Finalmente, pode ter como causa certas condutas sexuais, como a homossexualidade, cada vez mais insinuante e mais comum.

George Sand, considerada por alguns como erótica, era apenas uma peregrina nos caminhos do prazer, que nunca chegou a experimentar. Daí os seus múltiplos amantes e, em cada um deles, uma nova decepção.

As causas mais comuns são: *religiosas* (identificação com o pecado), *culturais* (pudor e decência), *dispareunia* (desconforto), *traumas emocionais* (lembranças), *falta de identificação sexual* (homossexualidade), *transtornos mentais* (fobias sexuais) e *causas circunstanciais* (causas de tempo e lugar).

▼ Anorgasmia

É uma disfunção sexual rara e se constitui, como o próprio nome sugere, na condição de o homem não alcançar o orgasmo.

Aqui o indivíduo se instrumentaliza para o coito mas não atinge o *clímax* da relação sexual, não lhe faltando, inclusive, as manifestações eróticas e o desejo sexual.

O mais comum nestes casos é o homem perder pouco a pouco o interesse pela relação sexual.

Esta síndrome não tem por contraponto a *frigidez* (feminina), pois esta se caracteriza desde o início pela perda ou profunda diminuição do apetite sexual.

▼ Erotismo

Manifesta-se pela tendência abusiva dos atos sexuais. No homem, chama-se *satiríase* e, na mulher, *ninfomania*.

Na satiríase, existem a ereção, o ardor sexual e a consumação do ato com ejaculação. Tem sempre uma causa patológica. Não se deve confundir com *priapismo*, cuja característica é a ereção patológica, contínua, dolorida, sem ejaculação, proveniente quase sempre de causas psíquicas.

Segundo Moureau de Tours, a satiríase é manifestada por ereção quase permanente, repetidas ejaculações e excessivo ardor genésico, podendo estar ou não acompanhada de delírios e alucinações.

A ninfomania ou uteromania pode levar a doente ao crime, ao escândalo e à prostituição. Há duas formas: uma crônica, menos perigosa, que se caracteriza por grande exaltação sexual, e outra, de forma aguda, de prognóstico sombrio, levando à loucura ou à morte.

Um fato marcante da ninfomania é a doente não se satisfazer do desejo sexual, transformando, muitas vezes, uma donzela na última das prostitutas, procurando saciar seus apetites de qualquer maneira, sejam quais forem as consequências.

Kraft-Ebing dá como causa predisponente mais comum a histeria. Nessas pacientes, a vida sexual é sempre morbidamente exaltada, de forma contínua ou intermitente.

Foram vítimas de erotismo os anacoretas de Tebaida, que fugiam às tentações da carne pela flagelação do corpo, orações e jejuns, conforme nos relata Flaubert em *La Tentation de Saint-Antoine*.

▼ Autoerotismo

É o transtorno no qual o gozo sexual prescinde da presença do sexo oposto. É o coito sem parceiro, apenas na contemplação de um retrato, de uma escultura ou na presença de uma pessoa amada. Por isso, é chamado de coito psíquico de Hammond. Quem primeiro descreveu essa perturbação foi Havelock-Ellis, em que o erotismo e o orgasmo surgem independentemente de manobras ou da presença de alguém.

Nicéforo refere o caso de uma operária de 14 anos que, na oficina, na presença das colegas, sem se mover ou se tocar, pensando apenas em coisas eróticas, chegava a ter quatro orgasmos por dia.

▼ Erotomania

É uma forma de erotismo extremamente mórbida. O indivíduo é levado por uma ideia fixa de amor e tudo nele gira em torno desta paixão, que domina e avassala todos os seus instantes. É a hipérbole do amor platônico.

Quase sempre é casto e virgem e, muito raramente, a erotomania surge como sintoma isolado.

Ball define como um amor etéreo, ideal, puríssimo, absolutamente isento de qualquer desejo carnal, e o amante adora excessivamente a alma da mulher, indiferente ao corpo. Esse autor distingue duas formas de erotômanos: uns, discretos, tímidos, ingênuos, guardando em silêncio sua paixão, podendo chegar até a matar-se, sem uma queixa, sem uma reclamação; outros, inoportunos, intransigentes, exasperados, perseguidores e insolentes, chegando às vezes às últimas consequências contra o ente amado.

A paixão surge apenas de um olhar, de um aceno, de um simples trejeito. Daí em diante ele sonha e vive tímido e discretamente, guardando somente para si o segredo e a grandeza desse amor. Um exemplo típico da erotomania nos é dado por Miguel Cervantes de Saavedra, na figura do seu valente e engenhoso fidalgo de la Mancha – o Don Quixote, apaixonado perdidamente pela rústica e grosseira Dulcineia de Toboso, transformada pelos seus pobres olhos na mais linda e venturosa princesa. E o valoroso Cavaleiro da Triste Figura viveu toda a sua existência nessa paixão pura e desinteressada.

Outro caso indiscutível de erotomania é o de um poeta de Pernambuco, descrito por Viveiros de Castro (*in Atentados ao Pudor*, Rio de Janeiro: Livraria Editora Freitas Bastos, 1943). Era um moço de talento, de regular instrução, poeta de fulgurante imaginação, chegando a receber a reverência da crônica de sua terra. Depois de alguns excessos de alcoolismo e onanismo, ficou convencido de que uma americana, muito linda e rica, o amava perdidamente. Falava dessa beleza e desse amor com extrema ternura. Toda noite, ela lhe surgia casta e pura, sem que ele ousasse macular nem com um beijo o arminho de sua inocência. E, se alguém procurasse escarnecer dessa paixão ou duvidasse da existência da americana, caía ele em estado de furor e de ira terrível. O certo é que ninguém jamais viu a citada moça.

Para alguns, foi Esquirol quem melhor traçou o perfil do erotômano: olhar vivo e apaixonado, palavras ternas e exaltado humor. Esquecem de si mesmos, dedicando ao objeto de seu amor um culto superior e puro, quase sempre secreto, sofrido e servil, obedecendo a todos os caprichos irradiados pela contemplação diante da perfeição, frequentemente imaginários, que somente a sua alma simples e pueril é capaz de ver. São loquazes em referência ao seu amor. O medo, o ciúme, a esperança, a alegria ou o furor concorrem, ao mesmo tempo, para torná-los

contentes ou atormentados e infelizes. Desprezam ou evitam seus parentes e amigos. Não aceitam conselhos nem censuras, abandonam seus interesses particulares, expõem-se ao ridículo público, tudo por um amor sedento e uma paixão incontrolável.

▼ Frotteurismo

Esta modalidade de desvio da sexualidade, não muito rara, caracteriza-se pela forma como certos indivíduos aproveitam-se das aglomerações em transportes públicos ou em outros locais de ajuntamento humano, com o objetivo de "esfregar ou encostar seus órgãos genitais, principalmente em mulheres, ou tocar seus seios e genitais, sem que a outra pessoa perceba ou identifique suas intenções".

▼ Exibicionismo

Os portadores deste transtorno da preferência sexual são levados pela obsessão impulsiva de mostrar seus órgãos genitais, sem convite para a cópula, apenas por um estranho prazer incontrolável. Uma maneira irresistível e curiosa de satisfação sexual. Procuram quase sempre os mesmos lugares, em horas certas. Chama-se de *autagonistofilia* o estímulo de ser visto por outras pessoas durante o ato sexual.

Kraepelin afirmava que os portadores dessa forma de parafilia sempre manifestam sua preferência sexual em locais de grande aglomeração humana, como estádios, praças, portas de colégios, chamando a atenção das pessoas através de gestos ou sinais, ou mesmo mostrando seus genitais, ocultos em capas ou capotes, que são abertos ao cruzar com as pessoas.

Lasègue apresenta o caso de um moço de 30 anos, de boa família e gozando de bom conceito social, que ia às igrejas ao escurecer e, repentinamente, sem nenhuma palavra ou outro gesto, mostrava os órgãos sexuais às mulheres que rezavam, e, em seguida, desaparecia. Certa noite, foi preso na igreja de São Roque, quando praticava o mesmo ato, e confessou que o fazia precedido e impelido por grande ansiedade.

Lasègue, que criou o nome dessa anomalia sexual e a estudou com muita profundidade, dá como suas características essenciais o seguinte: exibição a distância dos genitais, sem insinuações lúbricas, sem violência e sem manifestação de desejo da posse carnal. São quase sempre do sexo masculino. O citado autor relata apenas um caso de mulher.

Há algum exibicionismo discreto e rudimentar em certas mulheres que mostram, nos generosos e abundantes decotes e na nudez disfarçada das roupas elegantes, partes de seu corpo como formas de chamar a atenção e de prazer, e de torturar os homens.

▼ Narcisismo

É a admiração pelo próprio corpo ou o culto exagerado de sua própria personalidade e cuja excitação sexual tem como referência o próprio corpo.

O termo deriva-se de Narcisus, aquele que, certa vez, vendo refletida a sua imagem em um lago, apaixonou-se imediatamente por si próprio.

Juan Valera, em seu livro *Gênio e Figura*, revela um desses tipos, o qual beijava a própria fotografia "não por baixa sensualidade, mas por platonismo estético".

Entre os débeis mentais, encontram-se, com muita frequência, os narcisistas.

Um sinal desse desvio é a preferência por amigos ou amigas muito feias para contrastar ou realçar sua beleza. Os narcisistas masculinos, quando se casam, procuram sempre uma mulher mais velha e de pouca beleza, e terminam contentando-se em beijar o seu próprio retrato ou se masturbar diante de um espelho.

O narcisismo revela pouco interesse médico-legal.

Mixoscopia

Este transtorno da preferência sexual, também conhecido como *escoptofilia*, caracteriza-se pelo prazer erótico despertado em certos indivíduos em presenciar o coito de terceiros. Alves Garcia propôs a expressão "teleagnia" – volúpia de ver.

Os franceses chamam de *voyeurs* ou *voyeuses*, do que derivou voyeurismo. Existem, em Paris, certos locais onde se exibem, em um palco, indivíduos em plena cópula, ou salas com inúmeros buracos de fechaduras para que tais tipos de anormais se deliciem diante de cenas dessa ordem. Em um alto grau de degeneração, refere a literatura médico-legal casos de maridos mixoscopistas que induzem suas mulheres a copular com amantes, a fim de terem satisfação neste triste e condenável espetáculo, visto por eles como forma de prazer sexual.

Esta forma de preferência sexual em geral não tem maiores conotações de ordem médico-legal porque elas servem muito mais de mecanismo de excitação, embora possam substituir nessas pessoas a relação sexual convencional. No entanto, pode constituir, nos graus mais elevados, problemas de convivência com as outras pessoas, notadamente com aquelas que são "olhadas".

Fetichismo

Este transtorno se apresenta como uma fixação sexual por uma determinada parte do corpo ou por objetos pertencentes à pessoa amada. É próprio desta perturbação o apego aos olhos, mãos, mamas, cabelos, lenços, luvas ou qualquer outro objeto pertencente ao ente querido. Esse objeto deixa de ser uma lembrança para personificar-se e tornar-se elemento primordial na excitação do sexo. Afrânio Peixoto relata um caso de certo indivíduo cujo fetichismo era o *pince-nez* de uma mulher.

Foi Binet, em seus *Estudos de Psicologia Experimental*, quem empregou pela primeira vez o termo "amor fetichista". O *fetiche* pode ser *homo-* ou *heterossexual*, dependendo da relação do fetichista com o detentor da parte ou do objeto cortejado.

O fetichismo pode ser: por certas partes do corpo (mãos, pés, olhos, cabelos, nucas, seios); por algumas funções ou emanações orgânicas (voz, olhar, odor, modo de caminhar, hábitos); e por objetos que se relacionem com o corpo (sutiãs, calcinhas, meias, sapatos, lenços, camisolas, trajes de enfermeira, de noiva, hábitos religiosos, entre outros). Há deles que se transformam em obstinados colecionadores de objetos-símbolos do seu erotismo (*colecionadores fetichistas*).

O amor normal é harmônico, ama-se sem saber por quê. No fetichismo, o pervertido se envolve apenas na excitação de uma parte da pessoa ou de um pertence. As belezas do corpo e do espírito não têm nenhum valor, e a admiração se impõe tão só a uma parte singular.

Emílio Laurent, em seu livro *Amor Mórbido*, relata o caso de um jovem que, ao conquistar uma mulher, a primeira coisa que lhe pedia era beijar-lhe as mãos, o que fazia de forma extravagante. No leito, raramente mantinha relações sexuais normais; satisfazia-se apenas em apertar-lhe demasiadamente as mãos e, depois, fazer-se masturbar por ela.

Macé refere certos tipos de fetichistas que costumam se aproximar de mulheres portadoras de longas cabeleiras, tocando ou cortando pequenas mechas, afastando-se depois felizes, como se tivessem conquistado uma rica prenda, chegando, inclusive, a colecionar inúmeros desses fetiches. Um dos nossos romancistas regionais descreve uma personagem que guardou consigo, a vida inteira, sob o mais recôndito segredo e a mais rigorosa das seguranças, uma mecha de pelos pubianos do falecido marido, amarrada cuidadosamente por uma delicada fita colorida.

Até defeitos físicos podem-se tornar fetiches, como amputações, cicatrizes, surdo-mudez e cegueira. Afirmam que Descartes amou uma mulher estrábica e, daí por diante, procurava sempre mulheres com o mesmo defeito.

O fetichismo ingênuo e desprovido de sentido sexual é, até certo ponto, aceitável. Afinal de contas, guardar em relicário um objeto, uma lembrança, modesta que seja, da pessoa amada é uma maneira de perenizá-la por meio de uma onipresença. Aqui, também, há guarida para o velho aforismo latino: *Res clamat dominus*. A fronteira da perversão se enceta no instante em que o objeto se transforma em elemento integrante da satisfação sexual, quando o indivíduo outorga valor erótico exclusivo a um objeto-símbolo.

Há autores que classificam este transtorno em *fetichismo propriamente dito* (objetos inanimados) e *parcialismo* (certa parte do corpo). Ele começa na maioria das vezes na adolescência e com raízes desde a infância. Depois de instalado, cronifica-se e não desaparece nunca.

Travestismo fetichista

Também conhecido como *eonismo fetichista* ou *autoginefília* é uma forma de parafilia. É muito mais comum em indivíduos do sexo masculino, adultos e heterossexuais. Em geral, trata-se de situações em que o portador utiliza diversos tipos de roupas femininas na ocasião da relação sexual. Muitos complementam tal ritual utilizando maquiagem, adornos e alguns trejeitos do sexo oposto. Fora essas manifestações da sexualidade, ele se apresenta e se comporta como heterossexual. Para alguns esta representação feminina em um ato heterossexual é, muitas vezes, uma forma evidente de masoquismo, em que o indivíduo quer se mostrar dominado e submisso. Nessa situação o travestido delicia-se com a sensualidade dos trajes femininos. Portanto, esse transtorno diferencia-se do fetichismo comum que se satisfaz apenas com o uso de peças do vestuário do sexo oposto; no *travestismo sexual* ou *erótico* o prazer sexual se completa em um contexto de significado eminentemente feminino como quem busca a identidade de uma pessoa distinta do seu eu. Em geral, ocorre dentro de um ambiente de completa intimidade e privacidade.

Existem, também, aqueles que usam apenas as roupas femininas mais íntimas como calcinhas, meias e sutiãs sob a roupa masculina para obter excitação sexual apenas com o ato de despir-se.

Há, ainda, o inverso disso, que é a *fantasia sexual* ou *fantasia erótica*. Nela um indivíduo exige que seu/sua parceiro(a) esteja vestido(a) com a indumentária de uma determinada profissão ou atividade, a fim de que tenha um certo estímulo ou prazer no ato sexual. Como exemplo de indumentária, citamos: uniforme de enfermeira, colegial, diabinha, babá, bandida, aeromoça, jogadora de futebol, policial, freira, ou soldados, médicos, bombeiros, padres, monsenhores e bispos, e até palhaços, entre tantos outros.

Para alguns especialistas isso não se constitui um transtorno da identidade sexual mas uma forma de expressão da sexualidade que certas pessoas acharam para a exercerem com mais erotismo e com certa criatividade. Os homens experimentam mais essas sensações. Não há dúvida de que a sociedade contemporânea permite aos indivíduos, na sua intimidade, uma certa evolução no exercício de sua sexualidade, naquilo que eles têm de fantasia.

Lubricidade senil

A manifestação sexual exagerada, em idades mais avançadas, é sempre sinal de perturbações patológicas, como demência senil ou paralisia geral progressiva. Em geral, a idade da vítima é bem inversa da idade do delinquente. Alguns deles podem ser até impotentes, satisfazendo-se apenas em ver e apalpar as partes sexuais, principalmente de crianças. Ou na satisfação de relatar em detalhes as cenas eróticas. E o mais triste e desolador é saber que essa lubricidade costuma surgir em pessoas cuja longa existência foi proba, honesta e correta.

José Lins do Rego, um dos mais consagrados romancistas paraibanos, refere-se ao caso de um senhor de engenho, de 70 anos, que vivia afastado de seus parentes e tinha como predileção rezar um terço todas as noites em companhia de mulatinhas virgens que dançavam completamente nuas em sua presença. Ciumento a ponto de, se algum viajante pernoitasse em seu engenho, dormir em quartos cuidadosamente fechados com cadeados de segredo.

Essas perversões de sexualidade retiram completamente o senso normal, ensejando a prática de atos verdadeiramente obscenos em lugares públicos e abertos. Têm grande valor médico-legal devido aos crescentes atentados e à prodigalidade excessiva contra o patrimônio da família.

Tais depravações esporadicamente chegam aos delitos de sangue. Resumem-se apenas em toques obscenos, exibição dos órgãos genitais e práticas luxuriosas improdutivas. Exemplo típico dessa aberração era o de Tibério: servia-se de criancinhas, no banho, que lhe afagavam os genitais e que ele apelidava de "meus peixinhos".

Pluralismo

Também chamado de *troilismo*. Manifesta-se pela prática sexual em que participam três ou mais pessoas.

Os franceses chamam-no de *ménage à trois* e, no Brasil, é conhecido como "suruba". Os participantes podem ser em número variado de pessoas, predominando homens ou mulheres, e as ações se manifestam desde a prática de cópula vaginal até as últimas das perversões sexuais. Esses distúrbios traduzem um elevado grau de desajustamento moral e sexual.

Swapping

É uma prática heterossexual que se realiza entre integrantes de dois ou mais casais, em que se verifica a troca de parceiros de forma consentida, havendo inclusive em certos casos o sorteio de cômodos onde a mulher aguarda o sorteado.

Em uma das cidades de nossa região, chegou-se a criar o "Clube da Chave", onde se sorteavam entre os homens as chaves dos diversos aposentos.

Gerontofilia

Conhecida também por cronoinversão, ou presbiofilia, a gerontofilia é a atração de certos indivíduos ainda jovens por pessoas de excessiva idade. Na maioria das vezes, são do sexo masculino e procuram, em ambientes reservados, mulheres velhas para a prática sexual.

O contrário, isto é, o amor dos velhos pelos jovens, é, até certo ponto, compreensível. O que torna aberração é a procura obsessiva de um jovem ou de uma jovem sistematicamente por pessoas velhas.

Cromoinversão

É a propensão erótica de certos indivíduos por outros de cor diferente. Como exemplo, podemos citar os portugueses na sua irresistível predileção às nossas mulatas.

Isto, dentro de um certo limite, não há o que se considerar anormal. O fato constitui gravidade quando se torna obsessivo e compulsivo.

Etnoinversão

Não deixa de ser uma variante de cromoinversão e de fetichismo. A etnoinversão é a manifestação erótica por pessoas de raças diferentes. Além de constituir um tipo raro de distúrbio sexual, não se mostra como problema médico-legal relevante.

Nesta forma de predileção sexual, não se considera apenas a cor da pele, mas um conjunto de caracteres somatopsicoculturais que integram determinadas etnias e que se fazem chamativos e atrativos da etnoinversão.

Riparofilia

Essa estranha perversão da sexualidade é mais comum no sexo masculino e se manifesta pela atração de certos indivíduos por mulheres desasseadas, sujas, de baixa condição social e higiênica. Há homens que preferem manter relações sexuais com mulheres em época da menstruação.

Entre tais pervertidos, há aqueles que, mesmo pertencendo às classes sociais privilegiadas, procuram manter relações sexuais com os chamados "moradores de rua". Entre as mulheres, estes casos são mais raros.

Dolismo

Esta expressão é oriunda de um anglicismo (*doll = boneca*) e caracteriza-se pela atração que o indivíduo tem por bonecas e manequins, mirando-as ou exibindo-as, ou até mesmo chegando à relação sexual com elas.

Em geral, nesta forma de perversão sexual, o indivíduo utiliza a boneca como *fetiche* ou se identifica com a figura humana que ela personifica.

Donjuanismo

Não é uma entidade muito rara. Compõe-se de uma personalidade que se manifesta compulsivamente às conquistas amorosas, sempre de maneira ruidosa e exibicionista, que noutra coisa não reflete senão em uma forma consciente ou inconsciente de autoafirmação. Em geral, ocorre no sexo masculino, e as pessoas não têm a virilidade que tentam aparentar, podendo, inclusive, ser hipossexuais.

Travestismo

O travestismo é um transtorno da identidade sexual. Pode ocorrer entre indivíduos heterossexuais, que se sentem impelidos a vestir-se com roupas de pessoas do sexo oposto, fato esse que lhes rende gratificação sexual. Em geral, nesse tipo de erotopatia, o indivíduo é reservado e comedido e se traveste de maneira discreta e quase furtiva; muitos deles, apenas no recato dos seus lares e para satisfação somente sua. Havia um deles cujo prazer era apresentar-se aos seus amigos, em sua casa, vestido de bailarina.

Andromimetofilia e ginemimetofilia

É uma forma de parafilia que se caracteriza pela atração que tem determinado indivíduo do sexo masculino só por mulheres vestidas de homem, as quais agem e se representam sexualmente como homem, adotando ele o comportamento de mulher. Quando ocorre o inverso, chama-se *ginemimetofilia*.

Urolagnia

É o prazer sexual pela excitação de ver alguém no ato da micção ou apenas em ouvir o ruído da urina ou ainda urinando sobre a parceira ou esta sobre o parceiro. É também chamado de *undinismo*.

Na cidade de Natal, contava-nos Milton Ribeiro Dantas, há muito tempo existia um jornalista de alguma projeção social e intelectual que, ao frequentar os cabarés, tinha como satisfação sexual mandar apenas que a mulher urinasse sobre o seu rosto, o que lhe proporcionava uma intensa exaltação genésica.

Coprofilia

Também chamada escatofilia, é a perversão em que o ato sexual se prende ao ato da defecação ou ao contato das próprias fezes.

Os portadores dessa inacreditável aberração costumam rondar as latrinas públicas pelo prazer de observarem o ato de defecar, o que lhes traz profunda excitação. Havia em nosso Estado um certo indivíduo que só chegava ao orgasmo após a mulher defecar sobre seu peito, e, para tanto, mandava que a parceira, momentos antes do encontro, tomasse um rigoroso laxativo.

Clismafilia

Caracteriza-se esta preferência sexual pelo prazer obtido pelo indivíduo que introduz ou faz introduzir grande quantidade de água ou líquidos no reto, sob a forma de enema, lavagem ou clister. Seu nome vem do grego *klisma*, que quer dizer cllister. É uma modalidade muito rara nessas preferências mais bizarras.

Coprolalia

Esta aberração consiste na necessidade de alguns indivíduos em proferir ou ouvir de alguém palavras obscenas a fim de excitá-los. Tais palavras poderão ser ditas antes do coito, no sentido de se estimularem sexualmente. Outros preferem ouvi-las durante o ato, no intuito de alcançarem o orgasmo.

É muito conhecido o sabor mórbido de certas pessoas em escrever obscenidades em banheiros públicos ou desenharem figuras imorais. É a *musa latrinalis*.

Edipismo

É a tendência ao incesto, isto é, o impulso do ato sexual com parentes próximos.

Kensey, notável pesquisador da sexologia, chega à conclusão, em seus estudos, de que a relação incestuosa é muito rara, e, quando acontece, o autor ou os autores padecem de profundas alterações do caráter, sendo mais comum entre as personalidades psicopáticas do tipo amoral.

Bestialismo

Também chamado zoofilismo, ou *coitus bestiarum*, é a satisfação sexual com animais domésticos. Indivíduos portadores destá aberração muitas vezes são impotentes com mulheres. Realizam-se sexualmente com galinhas, patos, cavalos, vacas ou cabras. É mais frequente no campo, entre os pastores, vaqueiros e moços de estrebaria. Ou, ainda, entre os portadores de deficiência mental. Pode ocorrer nos dois sexos, porém é mais comum no masculino.

A lenda do Minotauro, metade homem, metade touro, resultou da união de Pasifa, mulher de Minos, e de um touro alabastrino.

Na Bolívia e no Peru, é conhecido o ciúme das mulheres contra as lhamas, ternos animais dos pastores montanheses.

Na Antiguidade, tais atos eram punidos severamente. Em 1523, em Tolosa, uma mulher e um cão foram surpreendidos na prática da bestialidade e queimados vivos.

Dufour conta, em sua *História da Prostituição*, que, em 1556, em Colônia, espalhou-se a notícia da presença do diabo em um convento de freiras. Depois, veio-se a saber que o tal diabo era simplesmente um enorme cão que as religiosas tinham educado na prática da libidinagem.

Onanismo

É o impulso obsessivo à excitação dos órgãos genitais, comum na puberdade. Atingindo essa obsessão na idade adulta, tem a conotação de psicopatia. É o coito solitário de Onan. Esta denominação, no entanto, é imperfeita, porque esse personagem praticava tão somente o coito interrompido, a fim de fugir de uma descendência que não fosse sua, conforme os costumes hebraicos.

Certos autores, inexplicavelmente, equiparam a masturbação ao coito vagínico, o que, fisiológica e psicologicamente, é inconcebível, pelo seu caráter antinatural.

O onanismo juvenil desaparece sem vestígio, desde que o jovem se inicie em uma vida heterossexual normal. No momento em que tal fato ultrapassa essa idade, persistindo como única forma de prazer, torna-se ele uma inversão sexual ou um sintoma de sérios distúrbios mentais, principalmente entre os deficientes mentais e certos esquizofrênicos.

Vampirismo

Forma rara de transtorno da sexualidade, caracterizando-se pelo modo de satisfação erótica quando na presença de certa quantidade de sangue, ou, em algumas vezes, obtida através de mordeduras na região lateral do pescoço.

Necrofilia

Um dos tipos mais torpes de perversão sexual é a necrofilia. Manifesta-se pela obsessão e impulsão de praticar atos sexuais com cadáveres. Muitos desses indivíduos chegam a penetrar nos cemitérios e violar os corpos retirados dos túmulos. Outros se satisfazem com o ato de masturbar-se diante do cadáver.

Afirma Afrânio Peixoto que "o caráter comum dessas perversões é que são todas dependentes de uma degeneração psíquica, mais ou menos pronunciada, não faltando, às vezes, nem os mais grosseiros estigmas que as denunciam. Desse modo, nem sempre esses pervertidos têm uma identidade própria e são misturas de vários sintomas ou síndromes degenerativas: a necrofilia mistura-se ao sadismo, que se combina com o fetichismo, que se mescla com as topoinversões".

Heródoto afirmava que Periandro copulou com a esposa assassinada.

O caso mais célebre dessa perversão é o do sargento Bertrand, relatado por Legrand de Saule. Bertrand exumava e mutilava os defuntos e, em seguida, mantinha relações sexuais com eles. Confessou tais delitos depois de preso e declarou sentir-se impelido a cometer tais profanações, crises que se precediam de violentas dores de cabeça.

Outro caso relatado é o de Teresina, capital do Piauí, onde vivia um indivíduo chamado Ameliano Cotoveleiro, sacristão da matriz de Nossa Senhora do Amparo. Quis-se casar com uma moça da cidade e foi recusado. Anos depois, ela morreu e seu corpo foi velado na igreja. Ameliano, aproveitando-se da oportunidade, penetrou na igreja altas horas da noite e violou o cadáver.

Legrand de Saule anota o caso de um padre que violou o cadáver ainda quente de uma mulher, junto do qual o haviam convidado para prestar seus ofícios religiosos.

Esses são os grandes necrófilos; os pequenos vão desde a afinidade dos defuntos até a prática sexual em ambientes ou situações que lembrem a morte. Assim é que, na França, em certas casas especializadas na prática de tais anormalidades, há quartos transformados em verdadeiras câmaras de velório, com círios ardentes, esquife, decorações para luto, em um ambiente que lembra apenas a presença funesta da morte. A mulher vestida de mortalha permanece inerte e indiferente como se estivesse sem vida.

Leo Taxil, em *La Prostitution Contemporaine*, cita um caso dessa anomalia: o de um velho sacerdote que, sempre, ao visitar Paris, procurava uma prostituta que o recebia de branco, deitada, imóvel, sobre um leito fúnebre, igual a um cadáver. E sobre essa morta aparente o padre mestre saciava seu instinto anômalo.

Sadismo

É o desejo e a satisfação sexual realizados com o sofrimento da pessoa amada, exercido pela crueldade do pervertido, indo muitas vezes até a morte. Os atrativos e os predicados da outra pessoa não são bastantes para incitar-lhe o instinto. É também chamado *algolagnia ativa* (*algor* – dor; *lagnea* – devassidão).

Tibério, Calígula, Nero e Carlos, o Mau, rei de Navarra, foram sádicos. Não só os homens, pois Messalina e Catarina de Médicis praticavam tais aberrações.

Existe um sadismo simbólico quando o indivíduo procura maltratar outrem através de insultos, incriminações, dando a si uma satisfação de fundo erótico.

O nome sadismo também se refere ao Marquês de Sade, que praticou e fez a apologia desta aberração em *Les crimes de l'amour* e *Justine et Juliette*. Praticou todas as variações de tortura e crueldades para obter a excitação sexual. Faleceu em 1814, internado em um hospício de Charenton. No fim da vida, contentava-se com o prazer de obter cestos de belas e raras flores e sentar-se junto a um charco de lama. Ali, tomava as flores uma por uma, contemplava-as e aspirava-lhes voluptuosamente o perfume, imergia-as na sarjeta e ia-se satisfazendo, em uma forma simbolizada do seu imenso e trágico sadismo.

Há três gradações da perturbação sexual desta natureza: pequeno, médio e grande sadismo.

O pequeno sadismo consiste em dar beliscões, injúrias e insultos; o médio já atinge a integridade corporal mais acentuadamente, com açoites, agulhadas e bofetões; finalmente, o grande sadismo pode ir até o homicídio pelo prazer sexual encontrado em tal ato. Há também um *sadismo coletivo*, próprio das multidões aficionadas em espetáculos violentos e sangrentos, como os espetáculos de touros e, por que não dizer, de lutas livres e de *boxes*.

Há, finalmente, os que, para aumentar sua excitação, recorrem à tortura ou à morte de animais. Cesare Lombroso, em seu notável livro *O Homem Delinquente*, descreve o caso de um poeta que só se realizava sexualmente quando assistia à morte e ao esquartejamento de um boi, ou quando observava carnes ensanguentadas.

E há outros que se excitam através da *asfixiofilia* (estrangulação erótica), cujo estímulo é estrangular, esganar ou afogar a parceira durante o ato sexual, com seu consentimento e sem chegar a matá-la.

O instinto sexual do sádico, portanto, não se satisfaz apenas com a cópula. É mais comum nos homens.

Masoquismo

É o prazer sexual infligido pelo sofrimento físico ou moral. O nome é devido a Leopold von Sacher-Masoch, escritor polonês, nascido em Galícia, que sofreu e descreveu esta perversão. Sua esposa conta, em *Confessions de ma Vie*, as extravagâncias do esposo, que a fazia bater-lhe e humilhá-lo. Mas quem descreveu esta parafilia pela primeira vez foi Kraft-Ebing, como aquela em que o indivíduo sente satisfação em ser humilhado, maltratado e subjugado pelo parceiro sexual, situações essas que lhe causam excitação e prazer. É também conhecida por *algolagnia passiva* ou *algofilia*.

O masoquismo, na sua forma física, é mais comum nas mulheres. Conta-se um caso de um sádico casado com uma mulher masoquista, e tudo fazia crer que nessa união houvesse perfeita harmonia. Grande equívoco. Tal união desfez-se em pouco tempo, pois o esposo era tão pervertido que se negava a bater na companheira pelo seu refinado e monstruoso sadismo.

Também padecia desse mal o grande escritor Jean-Jacques Rousseau, que o descreveu em suas confissões. Diz-se que, aos 8 anos de idade, foi severamente punido com correção corporal pela sua educadora, experimentando uma emoção voluptuosa que lhe despertava o desejo de ser batido novamente. São suas estas trágicas palavras: "Ajoelhar-me aos pés de uma amante imperiosa, obedecer às suas ordens, pedir perdão das faltas que não cometera eram para mim gozos divinos."

Afrânio Peixoto relata o caso de um dentista baiano que procurava os antros de prostituição mais baixos, e aí provocava e injuriava as mulheres até que elas, irritadas, juntavam-se e o surravam intensamente, o que lhe trazia grande prazer.

Autoestrangulamento erótico

Também chamado de *autoasfixia* ou *hipoxifilia*, o autoestrangulamento tem sido incluído nos tipos de sadismo e masoquismo e constitui-se em uma modalidade de transtorno da sexualidade caracterizado pelo prazer obtido por meio da privação do oxigênio. São utilizados garrotes, ataduras, sacos de plásticos, máscaras, compressão torácica e até mesmo certas substâncias químicas à base de nitritos voláteis, as quais reduzem temporariamente o oxigênio cerebral.

Não é tão rara a morte por acidente nestes tipos de parafilias (*accidental autoerotic death* – AAD) devido principalmente à falta de controle na administração destas substâncias ou por defeito no funcionamento dos artefatos utilizados.

Pigmalianismo

É o amor desvairado pelas estátuas. É também conhecido como *agalmatofilia*. Segundo relata Ovídio, Pigmalião, neto de Agenor, rei de Chipre, apaixonou-se por uma estátua, esculpida por ele próprio, a quem deu o nome de Galateia. Afrodite, atendendo aos pedidos de Pigmalião, deu vida a essa escultura, e, da união de Pigmalião com a estátua, nasceu Pafos, fundador da cidade que levou seu nome.

Também conta Ptolomeu que um grego apaixonou-se por um cupido do templo de Delfos e externou sobre a estátua seu gozo sexual, deixando aos seus pés uma coroa de flores como recompensa.

No museu do Louvre, não raro, encontram-se indivíduos masturbando-se diante da Vênus de Milo. Em Luxemburgo, também anotam-se casos em que certas estátuas são encontradas manchadas pelas aberrações dos portadores dessa inversão sexual.

Difere muito pouco do *dolismo*.

▼ Pedofilia

Pedofilia, também conhecida como *paidofilia, efebofilia ou hebefilia*, é um transtorno da sexualidade que se caracteriza por uma predileção sexual primária por crianças ou menores pré-púberes, que vai dos atos obscenos até a prática de atentados violentos ao pudor e ao estupro, denotando sempre graves comprometimentos psíquicos e morais de seus autores.

É mais comum entre indivíduos do sexo masculino com graves problemas de relacionamento sexual, na maioria das vezes por serem portadores de complexo ou sentimento de inferioridade. São quase sempre indivíduos de personalidade tímida, que se sentem impotentes e incapazes de obter satisfação sexual com mulheres adultas. Geralmente, são portadores de transtornos emocionais que dificultam um relacionamento sexual normal e, na maioria das vezes, sofreram abuso sexual na infância. Há até os que se aproveitam da condição de membros ou participantes de entidades respeitáveis que tratam de problemas dos menores.

Quando em indivíduos de baixa renda, estes distúrbios quase sempre vêm acompanhados do uso de bebidas alcoólicas e em muitos casos são de contatos incestuosos envolvendo filhos, enteados ou parentes próximos. Na maioria dos casos, a criança é ameaçada, submetendo-se a estes atos, temendo represália do adulto.

Essa relação pode ser hetero- ou homossexual.

Nos dias atuais vem-se verificando um aumento assustador dessa anomalia, algumas delas associadas aos maus-tratos às crianças. Há uma verdadeira indústria de confecção de álbuns com crianças despidas que são avidamente compulsados ou em *sites* na Internet visitados por esses pervertidos.

IDENTIDADE SEXUAL

▼ Homossexualidade

▶ **Homossexualidade masculina.** Nota-se, com o passar dos anos, que a homossexualidade deixou de ser um transtorno da identidade sexual para se constituir em mais uma forma de manifestação da sexualidade. Também não se pode dizer que ela seja uma opção sexual. Não é mais aceita, como se pensava antes, uma opção da sexualidade porque nesta o indivíduo escolheria suas preferências. Na homossexualidade ele não tem o que escolher porque ele já nasce determinado por um conjunto de fatores que o faz se entender e se realizar sexualmente com pessoas do mesmo sexo.

Esta orientação sexual é inata, determinada biologicamente e antes mesmo do nascimento do indivíduo. Assim, o termo correto para designar a heterossexualidade ou homossexualidade é "preferência sexual" ou "orientação sexual". A partir de 1990, a Organização Mundial de Saúde (OMS) retirou a homossexualidade da lista internacional de doenças. A posição do Conselho Federal de Medicina está claramente colocada desde 1985, quando retirou a homossexualidade da condição de desvio sexual.

Na Caldeia, o mais antigo berço da civilização, encontram-se os primeiros vestígios deste comportamento. A lei mosaica o punia com severidade, e se dizia que o fogo do céu destruiu Sodoma, pois os habitantes desta cidade tentaram violentar os dois anjos hospedados na casa de Loth.

Freud dizia que na homossexualidade masculina, o indivíduo, no íntimo, busca a mulher. Oscar Wilde, em suas confissões, acentua que a homossexualidade seria um desvio para encontrar a feminilidade.

Há homossexuais em todas as idades, desde a infância até a velhice. Três hipóteses tentam explicar a homossexualidade: a intelectiva ou educacional (Kraft-Ebing); a psicogênita (fixação da libido de Freud); e a endocrinológica (intersexualidade de Maranón). Há autores, no entanto, que afirmam não existir evidências consideráveis de que a orientação sexual humana seja geneticamente influenciada. Como exemplo disso, observamos que na maioria dos casos de irmãos gêmeos idênticos (monozigóticos e univitelinos) quando um é homossexual o outro é heterossexual. Tal estatística nos remete à ideia de que a causa da homossexualidade não seja de origem genética, pois este tipo de gêmeos tem genomas idênticos, o que nos leva a crer que se a origem da homossexualidade fosse de caráter genético, pelo menos, *grosso modo*, o irmão gêmeo idêntico de um indivíduo homossexual teria obrigatoriamente de ser também homossexual.

A homossexualidade passou a ser um tema muito abordado principalmente pela sua repercussão e pelo seu crescimento em todas as partes. A psicologia e a psicanálise disputam a primazia da elucidação e da justificação desta opção sexual. Seja qual for a sua etiologia, o homossexual tem de ser encarado como alguém que fez uma escolha, e não percebido como um caso estritamente médico. Não é justo que essas pessoas sejam frequentemente sujeitas ao preconceito e à discriminação.

O principal preceito constante no artigo 5º da Constituição da República Federativa do Brasil de 1988 é: "Todos são iguais perante a lei, sem distinção de qualquer natureza." Os homossexuais não podem ser excluídos deste direito. Assim, a sexualidade humana é algo totalmente pessoal. A tolerância é a busca dos direitos humanos, de todos os homens e mulheres, considerando que vivemos em uma sociedade liberal, e o pluralismo é o que caracteriza um Estado democrático de direito.

Desde 1973 a Associação Psiquiátrica Americana (APA) retirou a homossexualidade do rol dos chamados transtornos mentais. A própria mudança do termo por homossexualidade já mostra a dissociação da ideia de doença para o de um estado consciente de opção sexual e da construção de uma identidade.

Há necessidade de que se faça distinção entre a homossexualidade, intersexualidade, transexualidade e travestismo.

Na homossexualidade existe uma atração entre indivíduos do mesmo sexo.

Na intersexualidade – ou sexo dúbio –, o indivíduo apresenta-se com a genitália externa e/ou interna sem diferença, como se a natureza não tivesse se definido sobre o gênero do indivíduo.

Na transexualidade, o indivíduo sente-se inconformado com seu estado sexual, o qual geralmente, não admite a prática homossexual.

No travestismo, a pessoa sente-se gratificada com o uso de vestes, maneirismos e atitudes do sexo oposto e tende à homossexualidade.

▶ **Homossexualidade feminina.** Ainda chamado por alguns de safismo, lesbianismo ou tribadismo. É muito mais frequente do que se imagina.

Existem, como no caso masculino, graus variados que vão desde os tipos masculinizados (feições, hábitos, disfarces e maneiras de se portar) aos tipos femininos, delicados e ternos, nos quais jamais se poderia pensar nesta forma de preferência sexual. Não é raro encontrar-se uma lésbica casada, com filhos, que assume uma dupla personalidade, muitas vezes sem nada aparentar.

Fatores como o receio da gravidez, as decepções com os homens, os maus-tratos dos maridos, a educação moderna, a nova literatura, o comportamento masculino na atualidade – aproximando-se do unissexo –, e a solidão têm sido considerados, dentre outros, como elementos da gênese dessa preferência. A emancipação da mulher por meio dos princípios definidos pelos movimentos feministas e a ampliação da liberdade de opção e expressão, sem dúvida, vêm levando as mulheres a assumirem sua preferência sexual, com o respeito e o acatamento da sociedade.

▼ Transexualidade

A transexualidade ou *síndrome de disforia sexual* é aquele que mais chama a atenção, pela sua complexidade e por seus desafios às questões sociais e jurídicas. Roberto Farina (*in Transexualismo*, São Paulo: Editora Novalunar, 1982) define-o como uma pseudossíndrome psiquiátrica, profundamente dramática e desconcertante, na qual o indivíduo se conduz como se pertencesse ao gênero oposto. Trata-se, pois, de uma inversão psicossocial, uma aversão e uma negação ao sexo de origem, o que leva esses indivíduos a protestarem e insistirem em uma forma de cura por meio da cirurgia de reversão genital, assumindo, assim, a identidade do seu desejado gênero.

Cinco teorias tentam explicar sua etiologia: (1) *teoria genética:* atualmente a mais aceita, que atribui existir um *gene* específico no cromossomo sexual capaz de se transmitir; (2) *teoria fenotípica:* que admite a influência da própria conformação física do indivíduo androginoide, levando a mulher para a transexualidade masculina, e a conformação anatômica androide, levando o homem para a transexualidade feminina; (3) *teoria psicogênica:* que admite a influência da orientação e do comportamento dos pais como capazes de marcar tendência nitidamente masculina ou feminina; (4) *teoria neuroendócrina:* que afirma existirem alterações nas estruturas dos centros de identidade sexual, em face de o hipotálamo não receber a quantidade necessária de hormônios; (5) *teoria eclética:* que aceita os mais diversos fatores endógenos e exógenos como causadores dessa alteração.

Classificam-se em vários tipos, como (1) *transexual pseudotravestido,* que apenas ocasionalmente usa a indumentária do outro sexo e apresenta discreto grau de conflito com sua identidade sexual; (2) *transexual travestido-fetichista,* que sempre se veste do sexo oposto, mas tem pouco conflito com sua identidade sexual; (3) *transexual travestido verdadeiro,* que constantemente se veste como o sexo oposto, identifica-se com este sexo, e procura por todos os meios a conversão genital, inclusive para mudança dos registros em sua cédula de identidade.

As características clínicas da transexualidade se reforçam com a evidência da convicção de o indivíduo pertencer ao sexo oposto, o que lhe faz contestar e valer essa determinação até de forma violenta e desesperada. Em geral não tem relacionamento sexual, nem mesmo com pessoas do outro sexo, pois só admitem depois de reparada a situação que lhe incomoda. Somaticamente, não apresentam qualquer alteração do seu sexo de origem. Quase todos eles têm genitais normais.

ASPECTOS MÉDICO-LEGAIS

Antes de qualquer análise, é necessário que se faça uma distinção entre *transtorno da preferência sexual, transtorno da identidade sexual* e *perversão sexual.* Na primeira situação, o indivíduo faz opção por certas práticas sexuais que, na intimidade, são toleradas sem censuras mais graves como a *mixoscopia* e o *onanismo*. No transtorno da identidade sexual, a pessoa se identifica sexualmente com o mesmo sexo, imitando o sexo oposto ou agindo como se fora igual, como nos casos da *homossexualidade* e do *travestismo*, que a sociedade já aceita como questão da preferência de cada um. E a perversão sexual, a manifestação mais abjeta da sexualidade, cuja prática denota um comprometimento moral e psíquico muito grave, e que justifica maior interesse médico-legal, como nos casos do *bestialismo*, da *necrofilia* e da *pedofilia*.

As condutas sexuais atentatórias à dignidade sexual, em sua maioria, traduzem-se, sob o ângulo médico-legal, por crimes contra a liberdade sexual, como estupro, violação sexual mediante fraude, assédio sexual e corrupção de menores, com os agravantes dos crimes sexuais contra vulneráveis.

Em geral, toda perversão sexual depende de uma degeneração psíquica mais ou menos grave. Destarte, todo delito grave de ocorrência sexual deve merecer uma cuidadosa atenção por parte do perito e do julgador. A criminalidade sexual quase sempre traz consigo um substrato de perturbação mental.

O importante, portanto, é saber se cada uma dessas anomalias constitui uma entidade própria ou sintomas de certas morbidades psíquicas para se atribuir uma quota de imputabilidade compreensível em cada caso particular.

É difícil estabelecer um conceito estrito de anormalidade. Essas pessoas, muitas vezes, apresentam-se com inteligência média ou acima do normal, conduzindo-se, na maioria das vezes, dentro de certos princípios aparentemente exigidos pela moral, sem atentarem contra a ordem pública. Raramente atingem o grau máximo da insanidade.

▼ Responsabilidade penal

Esta responsabilidade, em certas circunstâncias, torna-se tarefa árdua e dificultosa de avaliar. Deverá responder pelos atos, quando suas manifestações lhe permitam uma noção clara de seus direitos e deveres e a atenuação ou irresponsabilidade total nos doentes que não possuam a parcial ou total capacidade de entendimento, fornecida pela degeneração mental que torna o indivíduo um antissocial ou o predispõe às reações que ferem o direito individual ou coletivo.

O conceito de responsabilidade várias vezes tem sido substituído pelo de nocividade, periculosidade e temibilidade, sendo necessário o internamento em estabelecimentos próprios para tratamento de portadores dessas aberrações.

Não é justo admitir tais pessoas como normais nem deixar a sociedade exposta às reações de tais indivíduos, levando à intranquilidade e ao pânico.

Os portadores de perversões do instinto sexual podem ser entre os imputáveis com pena reduzida em virtude de perturbação de saúde mental ou por desenvolvimento mental incompleto não era inteiramente capaz de entender o caráter ilícito do fato ou de determinar-se de acordo com esse entendimento. É a responsabilidade atenuada.

Os argumentos da isenção penal da responsabilidade são controvertidos. O pervertido pode comprometer a segurança social, e o fundamento moderno da pena baseia-se no critério da ressocialização do infrator mas também na defesa da sociedade. Reconhecida a periculosidade no insano, o lugar adequado é o manicômio, onde o bem-estar público está isento de suas consequências. Não se pode negar que algumas doenças mentais sejam incuráveis, porém outras se atenuam ou desaparecem.

Os tribunais frequentemente pecam por indulgência quando absolvem um desses pervertidos sem um exame mais detido de sua periculosidade, inclusive privando-os da possibilidade de um tratamento recuperador. Outras vezes, a Justiça analisa superficialmente o fato e não o autor, condenando a penas pesadas pessoas reconhecidamente inimputáveis. Há de existir uma política penal capaz de traçar uma nítida diferença entre o pervertido e o inimputável.

Ultimamente vem se falando, inclusive entre nós, na instituição da chamada *castração química* como solução para coibir certos crimes contra a dignidade sexual, notadamente o crime de pedofilia. Com o eufemismo de "tratamento hormonal de inibição da libido", tenta-se passar como uma forma de tratamento hormonal antes de deixar a prisão, sem prejuízo da pena aplicada. A partir da segunda condenação, quando beneficiado pela liberdade condicional, o infrator seria obrigado a submeter-se à castração química. Não há nenhuma dúvida de que isso representa um gesto atentatório à condição humana, um vilipêndio aos direitos de cidadania e uma preconceituosa e discriminatória medida, transformando alguém, sentenciado ou não, em um cidadão de terceira ou quarta classe, além do que representaria uma fragorosa violência às principais Convenções Internacionais que disciplinam sobre a proteção aos direitos humanos e à dignidade da pessoa, das quais o Brasil é signatário.

Tal modalidade de tratamento, que tenta mascarar a personalidade do paciente, além de agredir física e psiquicamente a quem se submete a ele pela feminilização e outras perturbações, ainda não suficientemente comprovadas cientificamente, agride a dignidade humana e abre espaço para outras violações que não se recomendam dentro das concepções de um Estado Democrático de Direito, que tem como fundamentação o respeito irrestrito à lei.

Ninguém é indiferente aos atentados sexuais, principalmente contra crianças e adolescentes, sejam eles praticados por indivíduos isolados, sejam por grupos criminosos que se organizam na exploração sexual. E também ninguém é favorável a que os autores desse tipo de delito fiquem impunes. Ao contrário, aqueles que comprometerem ou lesarem os direitos individuais ou a ordem pública devem merecer penas que afetem a sua liberdade e protejam o bem comum. Mas tudo isso sem se afastar das regras de civilidade que se espera do uso racional e do equilíbrio da Justiça, com o objetivo precípuo na recuperação e na ressocialização do detento.

Pelo fato de a castração química não ter aparentemente o caráter permanente, isso não desfaz o seu sentido discriminador e cruel, atingindo o indivíduo na sua integridade física ou psíquica, com todas as alterações e anomalias que a inconsequente hormonioterapia pode trazer. Sua aparência física de afeminado, seus caracteres sexuais afetados, como distribuição de pelos, voz feminina, crescimento das mamas, localização adiposa anômala ao sexo masculino, somando-se às questões de ordem interna que passam por doenças graves que vão da hipertensão ao diabetes, depressão até o câncer são situações que não podem passar sem reparo. A Constituição Federal é clara nesse particular quando afirma de forma imperiosa, no seu artigo 5º, XLIX: "é assegurado aos presos o respeito à integridade física e mental".

Por outro lado, vem se tentando criar via legislativo o chamado "cadastro de pedófilos", no qual se prevê o direito de acesso público a informações sobre indivíduos condenados por pedofilia em caráter definitivo pela Justiça. Isto permitiria a qualquer pessoa o acesso a nome, endereço, local de trabalho, crime pelo qual foi condenado e fotografia do criminoso. Tais informações seriam fornecidas pelo próprio infrator, em *site* do governo, e, caso não fossem dadas as devidas informações pelo pedófilo, ele seria detido novamente por até 2 anos e pagaria multa.

Tal medida, além de ter um *modus operandi* surrealista, é inconstitucional porque invade e marca para sempre a vida privada do egresso de modo discriminador e arbitrário. É também um obstáculo arrasador em um projeto de reabilitação criminal, pois aquele modelo traz o ranço da vindita e compromete qualquer processo de ressocialização e readmissão do indivíduo ao convívio com seus semelhantes. Uma punição que se continua pelo seu efeito, mesmo depois de cumprida a medida punitiva, é infamante. Essa forma de aparente solução, além de cruel pelo seu sentido desmoralizador, estigmatiza por toda a vida e, por isso, é também instrumento de injustiça. A história jurídica da liberdade pessoal no mundo de agora concilia-se mais e mais com a ideia de proteção da dignidade e da privacidade de cada homem e de cada mulher. Tais projetos podem refletir severamente nas garantias constitucionais e na própria segurança da ordem jurídica.

▼ Responsabilidade civil

Sob o aspecto civil, não se pode deixar de considerar as chamadas cirurgias de reversão sexual, requeridas pelos transexuais, no sentido de assumirem o sexo oposto e adquirirem nova identidade.

Alguns admitem que tais situações não caracterizam o dolo, pois o ato médico não poderia ser rotulado com uma ação antijurídica. Todavia, acreditamos que o dolo não estaria nem no ato nem no pretenso resultado, mas na consciência de outro resultado que certamente trariam consequências nocivas e comprometedoras para o indivíduo, para a ordem pública e para o interesse do conjunto da sociedade.

A tentativa de mudança do estado sexual, nessas circunstâncias, não deixa de ser uma forma de admitir como lícita a mutilação genital do portador de uma síndrome indefinida, apenas para justificar um erro de convivência e uma indefinição sexual. Castração e emasculação, seguidas de confecção de um simulacro de vagina, por exemplo, não se constituem em um ato lícito nem em uma forma honesta de intervenção profissional. É claro que o exclusivo consentimento do transexual não legitimaria o feito. Os interesses protegidos pelo Estado e arguidos na lei são imprescindíveis a todos os indivíduos.

Na verdade, o que se faz comumente nessas cirurgias é tão só a emasculação e a castração, com aproveitamento de retalhos de pele do pênis e do saco escrotal para a confecção de uma aparente genitália feminina. Essa prática resume-se, pois, na confecção de um canal revestido de tegumento em comunicação com o reto. Em suma, uma rude mutilação e uma disfarçada oficialização para uma pseudo-heterossexualidade, que – sob qualquer pretexto – tem a representação de homossexualidade.

Castrar e emascular um indivíduo, querendo valer-se de um suposto "sexo psicossocial", parece-nos, à primeira vista, um método apressado e simplista de resolver uma situação complexa que deita suas raízes em um psiquismo confuso e alterado. Uma coisa é certa: pode-se até mudar o "sexo civil". No entanto, ninguém poderá transformar, realmente, um sexo em outro: nem o endocrinologista, nem o psiquiatra, nem o juiz, nem mesmo Deus.

10

Gravidez, Parto e Puerpério

▼

22. Gravidez, parto e puerpério: Aspectos médico-legais. Perícia. Direitos e deveres em Ginecologia e Obstetrícia.

GRAVIDEZ

Conceitua-se gravidez como o estágio fisiológico da mulher durante o qual ela traz dentro de si o produto da concepção.

Entre a puberdade e a menopausa, os ovários entram em atividade mês a mês, enviando óvulos às tubas uterinas, onde encontram o caminho livre ao útero.

O espermatozoide depositado pela cópula ou artificialmente no canal vaginal avança, penetrando no útero, sobe até a tuba uterina e, aí, encontrando o óvulo, fecunda-o, formando o ovo, que é a unidade primeira da vida. No terço proximal da tuba uterina, desenvolve-se o ovo até a fase de blastócito e, em um espaço de aproximadamente 8 dias, chega ao útero para a nidação.

A época da fecundação é discutida. Segundo Koller, é do 5º ao 10º dia após a menstruação. Stieve, em observação a partir desse estudo, diz que a ovulação pode ocorrer do 5º ao 13º dia do ciclo e raramente depois do 17º ou antes do 4º dia.

A importância do diagnóstico da gestação prende-se às seguintes situações: investigação da paternidade, simulação e dissimulação de gravidez, verificação de gravidez nos casos de infanticídio, atestados de pejamento para fins administrativos e trabalhistas, prova de violência carnal, impossibilidade de anulação de casamento e como meio para contrair novas núpcias.

O diagnóstico da gravidez baseia-se principalmente nos exames objetivo e subsidiário.

O exame objetivo é feito dos sinais de presunção, de probabilidade e de certeza.

▼ Sinais de presunção

Perturbações digestivas (desejos, inversões do apetite, sialorreia, modificações da sensibilidade gustativa, vômitos, náuseas), máscara gravídica (cloasma), lanugem (sinal de Halban), alterações de aparelhos e sistemas (lipotimia, taquicardia, tonturas, polaciúria e sonolência), pigmentação da linha alba, congestão das mamas, hipertricose e estrias abdominais (Figuras 10.1 e 10.2).

▼ Sinais de probabilidade

Suspensão da menstruação (amenorreia), cianose na vulva (sinal de Klüge), cianose da vagina (sinal de Jaquemier), pulsação vaginal (sinal de Oseander), redução dos fundos de saco vaginais, rechaço vaginal (sinal de Puzos), flexibilidade do istmo uterino (sinal de MacDonald), hipertrofia do útero (sinal de Noble), alteração da forma uterina (sinal de Piskacek), depressibilidade do istmo (1º sinal de Reil-Hegar), modificação das glândulas mamárias (aumento de volume, rede venosa superficial – sinal de Haller, hipertrofia dos tubérculos de Montgomery, decréscimo dos mamilos, aumento da pigmentação das aréolas, secreção e estrias ou vergões) e aumento do volume uterino.

▼ Sinais de certeza

Movimentos do feto, batimentos do coração fetal, sopro uterino, rechaço uterino (sinal de Puzos), palpação de segmentos fetais, estudo radiológico do esqueleto fetal, ultrassonografia, ressonância magnética, ressonância nuclear magnética, laparos-

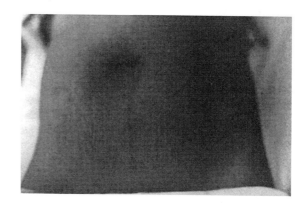

Figura 10.1 Estrias e pigmentação da linha alba.

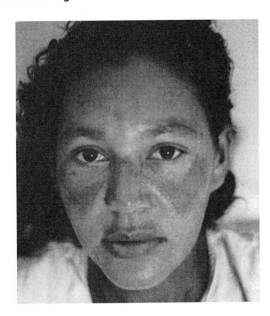

Figura 10.2 Cloasma gravídico.

copia e testes biológicos da gravidez. Esses são os indicativos e as disponibilidades para um diagnóstico de certeza da gestação.

A percepção e a palpação dos movimentos ativos do feto já são notadas na 18ª semana de gestação. A ausculta dos batimentos cardíacos fetais, em torno de 20 a 21 semanas. O rechaço fetal intrauterino (sinal de Puzos), entre a 16ª e a 18ª semanas, e a palpação de segmentos fetais, aproximadamente com 18 semanas de gravidez.

A radiografia como diagnóstico exato da gravidez pode ser possível desde a sétima semana, quando surgem os primeiros pontos de ossificação na clavícula, embora seu uso seja contraindicado pela discutível possibilidade de provocar malformações e até mesmo o abortamento. Alguns autores chegam a afirmar que as radiografias negativas não têm valor, quando em gestações anteriores a 20 semanas (Figura 10.3).

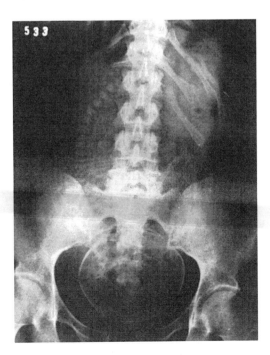

Figura 10.3 Radiografia fetal.

A ultrassonografia é outro método de imagem muito significativo para o diagnóstico da gravidez e de metodologia inócua e não invasiva. Mesmo não se tendo, na literatura científica atual, nenhum indício comprovado de efeitos nocivos pelo uso semiológico do ultrassom, recomenda-se não indicá-lo indiscriminadamente, principalmente como meio de diagnóstico precoce da gestação, pelas possíveis insinuações em face do surgimento de uma malformação fetal. Para a confirmação do processo gestatório, conta-se com o seguinte: visualização do saco gestacional a partir da quinta semana; identificação dos batimentos cardíacos do embrião na sexta e sétima semanas; utilização do comprimento cabeça-nádegas para determinação da idade fetal entre a sétima e a 12ª semanas; identificação do polo cefálico na 13ª e 14ª semanas em 95% dos casos; recomendação da avaliação da idade do feto acima de 12 semanas pelo diâmetro biparietal; utilização do comprimento e dos centros de ossificação distal do fêmur para determinação da idade do feto no terceiro trimestre da gravidez.

A ressonância magnética é um método diagnóstico muito sofisticado, que examina o corpo humano através de vibrações transmitidas a átomos de hidrogênio. É um meio propedêutico muito importante na prática médica; todavia, nestes casos, até a 22ª semana de gestação o feto não é bem identificável, tanto pela movimentação fetal, como pela presença do líquido.

A ressonância nuclear magnética, como técnica sofisticada, tem algumas vantagens no exame do feto, mas sua importância maior é no diagnóstico precoce das anomalias fetais. Além do mais, trata-se de um método de alta complexidade e de custo financeiro muito alto.

A laparoscopia tem sua indicação mais justificada nos casos de gravidez ectópica, notadamente quando se suspeita de uma gravidez tubária não rota.

Os testes biológicos mais comuns são descritos a seguir.

▶ **Reação de Aschheim-Zondeck.** Esses autores, entre 1925 e 1930, em uma série de experiências sobre hormônios hipofisários, descobriram um eficiente diagnóstico precoce da gravidez. A reação biológica deste teste fundamenta-se na existência de um hormônio hipofisário presente na grávida. A técnica tem por objetivo injetar urina da mulher supostamente grávida em camundongas. Se as camundongas, depois de injetada a urina feminina, não apresentam nenhuma reação no útero e nos ovários, a prova é negativa. Se aparece reação do cio sem participação dos ovários, a reação também é negativa. Se há reação do cio com participação dos ovários, a reação é negativa; entretanto, é aconselhável uma segunda investigação. Se aparece reação do cio com hiperemia dos ovários, com folículos aumentados, pontos hemorrágicos e corpos lúteos, a reação é positiva. Se, finalmente, não se registra a reação do cio, porém o ovário mostra pontos hemáticos e um corpo amarelo, a reação para o diagnóstico da gravidez é positiva.

▶ **Variante de Friedmann-Tales Martins.** O animal usado é a coelha adulta isolada do macho. Diz-se que a reação é positiva quando, injetada a urina da mulher, veem-se folículos hemorrágicos recém-rotos e corpos amarelos recentes nos ovários. O exame é feito com 10 mℓ de urina e o exame dos ovários realizado 48 h depois.

▶ **Teste de Sola-Orellana-Gonzales.** Esta técnica timbra-se em obter um resultado mais positivo e com maior brevidade. Assim, esses autores apresentaram, em Buenos Aires, um teste para o diagnóstico precoce de gravidez em apenas 2 h.

A técnica pauta-se em injetar dentro do peritônio de ratos de 30 a 100 gramas, com a idade de 21 a 55 dias, 15 mℓ de urina da mulher supostamente grávida. Usam-se doses de 3/4 de mℓ em cada um dos quadrantes inferiores do abdome. Sacrificados os animais, duas horas depois segue-se ao exame dos ovários e das trompas. Se for a prova positiva, o ovário apresenta-se com maior volume e com uma acentuada congestão de seus vasos.

▶ **Reação de Fleischmann-Kann.** Esses autores empregaram, para o diagnóstico precoce da gravidez, um pequenino peixe japonês chamado *Archelognathus intermedium*.

A técnica reside em tomar-se um litro de água à temperatura de 24°C na qual se coloca o peixe, cujo oviduto deve medir de 2 a 5 mm. Em seguida, põem-se 4 m*ℓ* de urina da mulher e, 24 h depois, pode-se notar o efeito. Em caso positivo, o comprimento do oviduto alcança 15 a 25 mm.

▶ **Reação de Galli Mainini.** Esta reação tem como técnica inocular urina de mulher no sapo *Bufo arenarum Hensel*, a fim de provocar o aparecimento de espermatozoides na urina do animal inoculado. Isso configura a positividade da gravidez.

O fundamento embasa-se no fato de que os testículos do sapo estão na dependência anatomofuncional das gonadotrofinas hipofisárias encontradas na urina da gestante. Esta observação é realizada em apenas 10 min; todavia, melhores resultados são conseguidos 3 h depois da injeção de urina, podendo-se perceber até 100 por cento de respostas corretas.

▶ **Reação de Mário Magliano.** Assenta-se no aparecimento do hormônio específico da gravidez (hormônio gonadotrofina coriônica humana – hCG) existente na urina da mulher que está em gestação.

O exame é feito em apenas 3 min e é de bom alvitre sua realização 12 dias após a ausência da menstruação.

Utilizando-se urina filtrada da suposta grávida, deposita-se uma gota sobre uma lâmina. Depois, junta-se uma gota do soro anti-hCG, agitando-a lentamente com um bastonete de vidro durante 30 segundos. Colocam-se finalmente duas gotas de antígeno ou de suporte de látex sobre a mistura e espalha-se sobre a lâmina, agitando-a novamente por 2 min. Se há aglutinação, a reação é negativa; não existe gravidez (Figura 10.4).

▶ **Prova de inibição da hemaglutinação.** Neste método utilizam-se as hemácias e a gonadotrofina coriônica como antígeno. A função do antissoro correspondente produz uma reação de aglutinação através da sedimentação das hemácias. A presença do hCG bloqueia o antissoro, impedindo a aglutinação e promovendo a queda das hemácias livres no fundo do tubo (*in* Resende, J. *Obstetrícia*, 7ª edição, Rio de Janeiro: Guanabara Koogan, 1995).

▶ **Prova da hemaglutinação invertida.** Ao contrário da prova anterior, nesta as hemácias são adsorvidas com antissoro hCG. Juntando com a urina não há aglutinação, e as hemácias descem para o fundo do tubo, formando um anel específico. Se a urina é positiva, o hCG presente aglutina as hemácias, formando um sedimento homogêneo.

▶ **Dosagem de beta-hCG plasmática (RIA).** A tendência atual é desenvolver técnicas mais avançadas em testes de maiores especificidades e sensibilidade, transferindo o exame da urina para o sangue. A partir do momento que se entendeu ser a subunidade beta do hCG uma porção específica da gravidez e uma metodologia de alta sensibilidade em níveis de quase zero verdadeiro, esse meio de diagnóstico passou a ser um método de excelência, principalmente quando se tem uma grande dúvida. Mostra-se positiva a partir de 4 a 6 dias após a implantação do ovo.

▶ **Teste do hCG on step plus.** É um teste de resultado rápido que tem como finalidade detectar qualitativamente o hormônio gonadotrofina coriônica humana (hCG) em amostras de soro ou urina. Este hormônio é secretado durante a gravidez pela placenta. A urina deve ser coletada em frasco limpo e seco, de preferência de vidro. Deve ser usada de preferência a urina primeira da manhã, pois ela contém maior concentração do hormônio. Pode ser utilizada amostra de urina coletada até 72 h mais tarde, desde que seja preservada em temperatura entre 2 e 8°C. O soro fresco também deve ser guardado nessas mesmas temperaturas. Diz-se que o resultado é positivo quando existe uma faixa visível na janela de controle (C) e outra na janela de teste (T). É *negativo* quando não aparece uma faixa visível na janela (T). E inválido se não aparecer faixa visível em nenhuma das janelas (Figura 10.5).

▼ Suposição de gravidez

De boa-fé, a mulher pode-se convencer de sua gravidez e é tomada da convicção deste estado pela ânsia à maternidade. Os seios crescem, as regras desaparecem, vêm os vômitos e náuseas, o ventre se avoluma, os movimentos intestinais simulam os movimentos do feto, chega o tempo do parto, aparecem as dores e as contrações, tem origem um aparente trabalho de parto e se esvai a ilusão de ser mãe porque o útero está vazio.

▼ Simulação da gravidez

Sempre de má-fé e por diversos propósitos, finge-se a mulher de grávida, ou no sentido de resguardar um direito, ou na intenção de fugir de uma responsabilidade. Comprova-se a simulação comumente pela ausência dos sinais de certeza e pelos modernos e seguros processos de diagnóstico.

▼ Dissimulação da gravidez

Pode ser de boa-fé ou má-fé. Na primeira hipótese, a mulher acha-se fecundada e não sabe ou pensa ser uma perturbação patológica, sobretudo após muitos anos sem ter filhos. Na segunda conjectura, para adquirir determinados direitos de ordem civil ou para escapar ao ônus, no fórum penal, constante nos crimes de aborto, de infanticídio e de adultério, ela nega a gravidez.

▼ Metassimulação da gravidez

Neste episódio, a mulher não nega estar grávida, mas, pelos mais diversos interesses, ela altera propositadamente, para mais ou para menos, o tempo da gestação. Quase sempre para imputar determinada paternidade ou para obter vantagens de ordem social.

▼ Formas atípicas de gravidez

Podem surgir as seguintes eventualidades:

- *Gemeliparidade univitelina.* Responsável por gêmeos oriundos da segmentação de um único ovo, em que duas ou mais massas de células vão formar indivíduos, sempre do mesmo sexo, idênticos e monozigóticos, e por isso chamados de gêmeos verdadeiros, uniovulares ou univitelinos
- *Superfecundação.* Quando dois ou mais óvulos são fecundados em um só coito ou em coitos diversos, com o mesmo homem ou homens diferentes, no mesmo ciclo. É um fenômeno raro (gravidez dupla – 1/100; tripla – 1/7.000; quádrupla – 1/700.000)
- *Superfetação.* É a fecundação de dois ou mais óvulos de ciclos diferentes. É uma situação pouquíssimo frequente
- *Gravidez extrauterina.* Nessa forma de gravidez, seu processo é fora do útero e tem como consequência a ruptura da tuba uterina e a migração do ovo para a cavidade peritoneal
- *Gravidez molar.* Trata-se de um produto degenerado da concepção

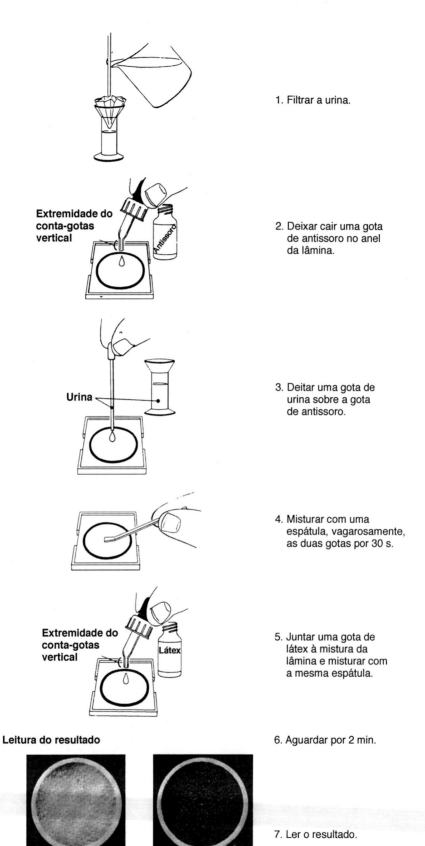

1. Filtrar a urina.

Extremidade do conta-gotas vertical

2. Deixar cair uma gota de antissoro no anel da lâmina.

Urina

3. Deitar uma gota de urina sobre a gota de antissoro.

4. Misturar com uma espátula, vagarosamente, as duas gotas por 30 s.

Extremidade do conta-gotas vertical

Látex

5. Juntar uma gota de látex à mistura da lâmina e misturar com a mesma espátula.

Leitura do resultado

6. Aguardar por 2 min.

7. Ler o resultado.

+
não há aglutinação
positivo
gravidez

—
aglutinação
negativo
não há gravidez

Figura 10.4 Teste de gravidez hCG.

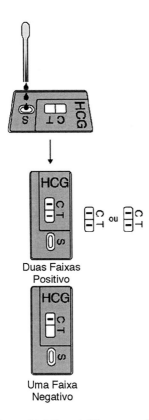

Figura 10.5 Teste hCG *one step plus*.

- *Gravidez anembrionária*. Também chamada de gravidez de "ovo cego", é uma forma muito rara de gestação que se caracteriza pela presença apenas do saco gestacional e onde o óvulo se implantou no útero, mas sem o desenvolvimento do embrião. Ou seja, há apenas a presença da placenta e ausentes o cordão umbilical e os demais anexos. É um acidente fortuito e sem implicações na vida reprodutiva da mulher. A presença dos hormônios faz a mudança do corpo e tudo parece uma gestação de curso normal. Todavia, sempre evoluem para um aborto espontâneo devido à baixa progressiva dos hormônios da gravidez. O diagnóstico é sempre dado de forma mais precoce pelo ultrassom. Não existe uma causa definida (Figura 10.6).

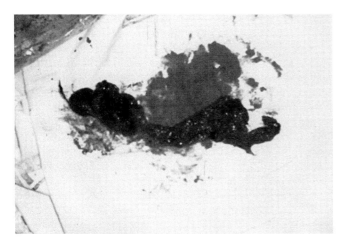

Figura 10.6 Gravidez anembrionária (apenas o saco gestacional) (arquivo do Dr. Antonio Madruga). Esta figura encontra-se reproduzida, em cores, no Encarte.

▼ Duração da gravidez

Não é fácil determinar o tempo da gravidez pela dificuldade em estabelecer a data da fecundação, a época da ovulação, a data da nidação, as causas que provocam o trabalho de parto e os indícios de maturidade fetal. O senso popular estabelece 9 meses, mas a ciência médica admite que o período de gestação pode variar dentro de limites amplos, já tendo sido averbadas gestações superiores a 300 dias. Embora a lei não admita a legitimidade em tais situações, o fato é permissível e o julgador não pode deixar de ouvir, em casos especiais, a palavra do perito.

Em média, a gravidez tem uma duração de 270 a 280 dias, tendo-se como ideal o prazo de 275 dias.

Para a lei civil, presumem-se concebidos na constância do casamento os filhos: I – nascidos cento e oitenta dias, pelo menos, depois de estabelecida a convivência conjugal; II – nascidos nos trezentos dias subsequentes à dissolução da sociedade conjugal, por morte, separação judicial, nulidade e anulação do casamento (artigo 1.597).

Na fixação do tempo de gravidez, a perícia toma como elemento a data provável do coito único, a data da última menstruação, a altura do fundo do útero, o início dos movimentos ativos do feto, a medida do feto através das paredes uterinas e os pontos de ossificação obtidos pela radiografia ou pela ultrassonografia fetal.

Os movimentos ativos do feto despontam geralmente na 18ª semana. O amolecimento do colo uterino não é um elemento para medir o tempo de gravidez. Já o volume do útero é um processo utilizado pelos especialistas, quando essa medida é feita do início da sínfise pubiana à razão de 4 cm por mês, sabendo-se que, no decurso do 9º mês, está a 36 cm. Basta, portanto, dividir por quatro para presumir o tempo da gravidez.

Os ruídos fetais são escutados nos 4 meses e meio de gestação, e a palpação das partes fetais, no curso do 4º mês.

▼ Retenção fetal

A morte fetal e sua consequente retenção no álveo materno pode ensejar diversas situações que interessam à perícia médico-legal. Seu diagnóstico é baseado em dados obstétricos, laboratoriais e radiológicos.

O exame obstétrico, entre outras coisas, revela ausência dos movimentos fetais; redução gradual do volume do útero, devido principalmente à reabsorção do líquido amniótico, que chega a extinguir-se por completo; desproporção entre a idade da gestação e a altura do fundo uterino; ausência de batimentos cardiofetais; diminuição do tônus e raras contrações do útero; crepitações dos ossos cranianos, sentidas pela palpação, notadamente pelo cavalgamento dos frontais, parietais e occipital; regressão das modificações mamárias e desaparecimento dos sintomas de gravidez; e parada ou diminuição do peso materno. A fonocardiografia, o eletrocardiograma fetal, o sonar e a amniocentese transabdominal são subsídios de grande valia no diagnóstico da morte fetal.

Os achados laboratoriais mais valiosos são: diminuição progressiva da excreção do estriol e, pela colpocitoscopia, embora como elementos de probabilidade, a ausência de células naviculares, raras células intermediárias e índice eosinófilo e cariopnótico superior a 30 e 40. O líquido amniótico passa do amarelo-esverdeado para o arroxeado e, por fim, marrom-escuro e muito espesso.

Os sinais radiológicos mais marcantes na morte fetal retida são: achatamento da calvária (sinal de Spander) ou sua assimetria (sinal de Horner), deformação torácica com colabamento ou achatamento assimétrico, encurtamento exagerado da coluna vertebral ("postura de Buda"), aparecimento da linha negra acentuando o contorno fetal, queda do maxilar inferior, presença de gases nos vasos fetais e cavalgamento dos ossos cranianos (sinal de Spalding).

Após o 5º mês, a retenção leva o feto à *maceração*, sendo que esse fenômeno transformativo evolui de maneira lenta ou brusca. Nos três primeiros dias após a morte, o feto começa a apresentar flictenas que contêm serosidade sanguinolenta e destacamento da epiderme, e o líquido amniótico toma uma tonalidade esverdeada em virtude do mecônio expelido na fase de sofrimento fetal (maceração do 1º grau). Em torno do 8º dia, o destacamento da epiderme é quase total, o desnudamento da derme dá ao feto um aspecto sanguinolento, e o líquido amniótico torna-se pardo-avermelhado, devido à serosidade das flictenas rotas (maceração do 2º grau). Em torno do 15º dia, o feto perde sua tonicidade, destaca-se o couro cabeludo, e os ossos cranianos e dos membros desarticulam-se (maceração do 3º grau). O feto morto retido apresenta conotações legispericiais significativas, não apenas em seu aspecto penal, no que diz respeito ao aborto e aos crimes contra a liberdade sexual seguidos de gravidez e imputação de responsabilidade médica por suposta morte durante o parto, mas sobretudo nas questões civis, como, por exemplo, no tempo de gravidez, data da concepção, situações ligadas ao casamento, à herança e à filiação contestada.

▼ Perícia

A perícia da gravidez consiste, pois, em registrar e confirmar o estado fisiológico no qual se manifestam sinais e sintomas de que uma mulher traz consigo o produto da concepção.

Para tanto, é necessário que se disponha de elementos considerados "de certeza" e que se prestem de forma patente a fazer o diagnóstico diferencial entre tantas síndromes, como *pseudociese, mioma, neoplasias do ovário, hematométrio*, entre outras. Esses elementos do diagnóstico de certeza da gravidez são dispostos pelo exame tocoginecológico (movimentos fetais e batimentos do coração do feto, sopro e rechaço uterinos e palpação das partes do feto), pelo estudo radiológico do esqueleto fetal, pela ultrassonografia, ressonância magnética, ressonância nuclear magnética, laparotomia e testes biológicos. Nos casos de morte, pode-se usar o exame histopatológico do útero, do ovário e até mesmo da hipófise.

O diagnóstico do tempo de gravidez é também uma tarefa pericial importante e ele é feito principalmente pela anamnese, pela medida do fundo do útero, usando-se a regra de MacDonald e a Tabela de Belizan, pela ausculta dos batimentos cardíacos fetais, movimentos fetais, radiografia da estrutura óssea do feto e pela ultrassonografia.

PARTO

Define-se parto como o conjunto de fenômenos fisiológicos e mecânicos cuja finalidade é a expulsão do feto viável e dos anexos. Dá-se seu começo, para os obstetras, com as contrações uterinas rítmicas, e, para nós, com a ruptura da bolsa, e termina com o deslocamento e a expulsão da placenta.

Ao diagnóstico do parto, cingem-se as questões de simulação, sonegação e substituição de recém-nascidos, negação de crime de aborto ou de infanticídio e a atribuição de parto alheio ou próprio.

▶ **Parto empelicado.** É uma situação extremamente rara; também conhecido como "parto sem o rompimento da bolsa ou saco amniótico". Acontece quando a bolsa não se rompe antes nem durante o trabalho de parto, tendo que ser rompida pelo obstetra ou pela parteira que estiver assistindo ao parto. Em geral, o recém-nascido não corre perigo porque ainda está recebendo oxigênio via cordão umbilical.

Há alguns animais que nascem dentro do saco amniótico cabendo às mães a tarefa de romper esta bolsa.

▼ Diagnóstico

A abordagem dos elementos diagnósticos que caracterizam a existência anterior de um parto varia na mulher viva ou na morta, como também quanto ao tempo – se recente ou antigo.

■ Sinais de parto na mulher viva

▶ **Parto recente.** O estudo deve ser orientado para as alterações dos genitais externos, os fluxos genitais, a citologia cervicovaginal, a biopsia do endométrio, as lesões dos genitais internos e externos, as modificações das mamas e da parede abdominal e o cloasma.

Os órgãos genitais externos, logo após o parto, afiguram-se com tumefação da vulva e dos grandes lábios. Podem-se vislumbrar ruptura recente do períneo, notadamente nas primíparas, como também múltiplas rupturas do hímen na mulher de primeiro parto pélvico.

Os fluxos genitais são, de início, sanguinolentos e, depois, representados pelos lóquios, que revelam secreções provenientes dos ferimentos uterinos. São, de princípio, sanguinolentos para, depois, mostrarem-se serosos e de aspecto purulento, quando há infecção. São sanguinolentos até o 3º dia, serolactescentes até o 8º dia em média, quando desaparecem. Podem atingir a quantidade de 100 a 200 mℓ/dia, podendo persistir até o 12º-15º dia, quando voltam a ser sanguinolentos. O exame microscópico do lóquio exibe hemácias, células epiteliais, podendo conter ainda *vernix* caseoso, corpúsculo de mecônio e pelos fetais. Lóquio é a secreção ou exsudação proveniente da superfície interna e cruenta do útero após o parto e que persiste até o endométrio voltar à sua constituição normal.

Nos órgãos genitais internos, deve-se ver o colo uterino, que é mole inicialmente, deixando sair restos de membrana e placenta, mais comumente nos partos clandestinos. Outro elemento importante é a involução uterina explorada através da parede abdominal. No 1º dia, o fundo do útero está a um dedo acima da cicatriz umbilical. No 2º dia, na cicatriz umbilical, do 5º dia ao 6º dia, dois dedos abaixo, no 9º dia, três dedos acima do púbis e, por fim, em torno do 12º dia, ao nível da sínfise pubiana.

As mamas aparecem volumosas, com vergões e estrias de coloração especial e com secreção láctea. Esta secreção pode faltar na puérpera, assim como pode existir na virgem. Desaparece, normalmente, de 4 a 6 semanas pós-parto, podendo persistir por meses e anos nas nutrizes.

A parede abdominal expõe à vista vergões isolados, pigmentação da linha alba, flacidez e rugosidades decorrentes da súbita cessação de distensão interna. E, por fim, o cloasma gravídico, que pode persistir na face por algum tempo.

▶ **Parto antigo.** Pode ser reconhecido por estigmas, tais como: estrias e flacidez abdominais, estrias e pigmentação das mamas, cicatrizes himenais, cicatrizes da fúrcula e períneo, mudança da forma e cicatrizes do óstio externo do colo uterino.

A distensão do ventre decorrente da gravidez leva, quase sempre, após o parto, à flacidez da parede abdominal. Os vergões em forma de linha de dimensões variáveis surgem nas regiões infraumbilicais e, mais raramente, nas coxas e regiões glúteas. Seu valor é relativo, pois pode ausentar-se na gravidez e assinar presença em outros estados.

A pigmentação das mamas dando a tonalidade escura às aréolas tem também valor relativo, pois podem entrever-se aréolas róseas em mulheres que pariram.

O aparecimento de carúnculas mirtiformes indica sempre a passagem de um feto de boa dimensão e forma um elemento altamente sugestivo.

Para alguns, as cicatrizes da fúrcula e do períneo, assim como as marcas de sutura cirúrgica motivadas pela ação profilática no parto, atestam indiscutivelmente um parto anterior.

A modificação da forma e as cicatrizes do orifício externo do colo uterino constituem o melhor sinal de parto antigo. O óstio externo do colo uterino da nulípara é estreito e circular e, mais raramente, elíptico, ao passo que, na mulher que pariu, torna-se transversal e com fissuras nos lábios do colo.

Todos esses sinais descritos anteriormente, por mais importantes que sejam, são apenas alusivos à paridade ou à não paridade. É muito difícil a caracterização do número de partos.

Sinais de parto na mulher morta

Na mulher morta, é muito importante para o diagnóstico não só o exame macroscópico dos órgãos pelvianos, mas, também, o seu estudo histopanorâmico. Este estudo pode ser feito para o parto recente ou antigo.

▶ **Parto recente.** Além dos sinais indicados no estudo do parto recente da mulher viva, conta-se com os detalhes do útero e dos ovários.

O útero está aumentado com a cavidade repleta de coágulos nos primeiros dias. Sua superfície interna é aveludada e recoberta de coágulos fibrinosos, restos de decídua e cotilédones e vestígios de inserção placentária, presença de vilosidades coriônicas e de vasos ainda abertos. Com cerca de 40 dias, o epitélio da mucosa uterina regenera-se integralmente. Ao exame histológico, as fibras musculares mostram-se onduladas, hipertrofiadas, em feixes frouxos, e há presença de células gigantes coriônicas.

Os ovários apresentam, até o 5º mês de gestação, o corpo lúteo gravídico, quando começa a involuir até o parto. Seu maior diâmetro é de 3 cm em torno do 3º mês e, no final da gestação, é de calculadamente 7 a 8 mm. Seu surgimento é um bom sinal de parto anterior, apesar de poder estar afastado no parto ou confundir-se com o falso corpo lúteo.

▶ **Parto antigo.** O estudo do útero é um elemento fundamental neste diagnóstico. Nas multíparas, as faces anterior e posterior do útero são mais abauladas. O fundo é convexo e essa curvatura pronuncia-se mais de acordo com o número de filhos que tenha tido a mulher. As bordas laterais de côncavas, na nulípara, passam a convexas na mulher que pariu. Em suma, o corpo uterino multíparo cresce em altura, largura e espessura, assumindo a forma globosa, em vez de triangular, nas nulíparas. É claro que algumas modificações de ordem patológica podem alterar tal diagnóstico.

▼ Perícia

A perícia girará em torno de diversos problemas, tais como:

* *Existência de parto.* Com a presença ou ausência dos sinais descritos, o perito poderá chegar a uma conclusão do diagnóstico seguro da existência ou da não existência do parto
* *Recentidade de parto.* Nem sempre com a evidência de determinados sinais poderá o perito precisar o tempo do parto. No entanto, poderá dar-lhe precisão através de elementos essenciais, tais como as lesões dos genitais, o estudo das secreções e do fundo uterino, determinando, assim, um parto antigo ou recente

* *Antiguidade do parto.* Esta perícia é complexa e, a rigor, não existe um único elemento capaz de, por si só, ser concludente para este fim
* *Número de partos.* Não há nenhum meio seguro para a exatidão do número de partos. Distinguir uma nulípara de uma mulher que pariu uma vez é tarefa relativamente fácil, todavia, entre esta e uma que pariu muitas vezes é uma diligência difícil
* *Provas de laboratório.* O laboratório, em certas circunstâncias, é indispensável para uma avaliação mais cuidadosa no diagnóstico de parto e puerpério. Por exemplo:
  ○ Mucosidade vaginal. Essa confirmação se faz através da *reação de Weigman.* Consiste em deitar-se sobre a substância suspeita uma gota do reagente especial (0,20 cg de iodo metaloide, 0,30 cg de iodeto de potássio e 45 mℓ de água destilada). Quando o material examinado contém epitélio vaginal, esta evidência se faz sentir pela presença do glicogênio, que se cora de castanho
  ○ Líquido amniótico. Ao microscópio, é caracterizado pela manifestação de induto sebáceo. Seu estudo é feito com a maceração e centrifugação de líquido
  ○ Leite e colostro. Corado pelo *Sudan III,* pelo *Lugol* ou por uma solução de ácido ósmico, acusa-se em glóbulos de gordura de forma esférica ou ovoide, refringentes e brilhantes, nadando em um líquido incolor. Esses glóbulos são corados de vermelho pelo *Sudan III,* de castanho pelo *Lugol* e de preto pelo ácido ósmico
  ○ Mecônio. Pastoso, amarelo-esverdeado ou verde-escuro, quando tratado pela água, intumesce-se. Visto ao microscópio, revela corpúsculos corados de amarelo-esverdeado nas dimensões de 5 a 30 mm e, quando tratado pelo ácido sulfúrico ou pelo iodo, deixa ver os cristais de colesterina de tonalidade azul
  ○ Exame microscópico do útero e ovários. A verificação histológica do útero e ovários empresta uma importância ao diagnóstico de gravidez ou de parto pregresso.

PUERPÉRIO

Puerpério, sobreparto ou pós-parto é o espaço de tempo variável que vai do desprendimento da placenta até a volta do organismo materno às suas condições anteriores ao processo gestacional. Dura, em média, 6 a 8 semanas. Seu diagnóstico é muito importante nas questões médico-legais ligadas a sonegação, simulação e dissimulação do parto e da subtração de recém-nascidos, principalmente nos casos em que se discute a hipótese de aborto ou de infanticídio, ou ainda de parto próprio ou alheio.

▼ Diagnóstico

Os elementos que devem ser considerados para caracterizar um estado puerperal, ou seja, uma circunstância que prove o parto recente, dentro do prazo admitido para esse estado, são os seguintes:

▶ **Útero.** Logo após a saída da placenta e das membranas, o útero começa a se contrair e, por isso, diminuir seu volume. Essa involução é rápida. Ele pode diminuir na metade, no prazo de 1 semana, do que ele era no pós-parto imediato (1.000 a 1.200 g). As contrações uterinas causam as chamadas "dores do puerpério". A involução do sítio placentário é em torno de 6 semanas, podendo levar à hemorragia pós-parto tardia. Nesse período, pode ocorrer a loquiação, um corrimento vaginal constituído de sangue e decídua necrótica.

▶ **Colo.** No exato momento do parto, o colo apresenta-se mole e frouxo, com algumas e insignificantes lacerações e sangramentos. A partir daí, o orifício começa a se fechar pouco a pouco. A abertura (*pérvio*) é de dois a três dedos até 2 dias e de 1 cm em torno dos 12 dias.

▶ **Vagina.** Depois do parto, a vagina transforma-se em uma cavidade ampla, espaçosa, flácida e de tonalidade pálida. Suas rugas só vão reaparecer por volta das 4 semanas. O epitélio vaginal somente assumirá seu aspecto habitual em 8 a 10 semanas.

▶ **Ovário e ovulação.** No período do puerpério, pode-se afirmar que a fertilidade quase não existe, principalmente quando a mulher está amamentando. Em geral, a primeira ovulação ocorre em torno da décima semana. As mulheres não lactantes menstruam normalmente na décima segunda semana do pós-parto. E as lactantes, após as 30/36 semanas.

▼ Perícia

▪ 1. No pós-parto imediato (1 a 10 dias)

O fundo uterino acha-se um pouco acima da cicatriz umbilical e cuja medição do rebordo do púbis ao fundo do útero é de 12 cm. As cólicas são mais comuns nas multíparas. O colo uterino mostra-se flácido e suas bordas distensíveis. Após 3 dias, a cérvice está reconstituída, embora permeável a um dedo. Os lóquios são vermelhos de 2 a 3 dias (*lochia rubra*). Mais pálidos em torno dos 5 dias (*lochia serosa*). E branco-amarelados por volta dos 7 dias (*lochia alba*).

▪ 2. No pós-parto tardio (10 a 45 dias)

Nesse período, o útero ainda está regredindo no seu tamanho, embora mais lentamente que na fase anterior. É também nesse período em que se verifica grande influência da lactação no processo fisiológico. A caduca já está praticamente desagregada e a cavidade uterina reepitelizada, isso em torno de 15 dias pós-parto. O corrimento loquial vai passando de serossanguinolento para seroso (*lochia serosa* ou *lochia flava*). O colo se apresenta em forma de fundo transverso e o útero nesta fase encontra-se no interior da pélvis.

▪ 3. No pós-parto remoto (além de 45 dias)

Esse período é muito impreciso, principalmente para se determinar o tempo decorrido do parto, pois ele varia de acordo com a presença ou não da lactação. As mulheres não lactantes em média menstruam em torno da décima segunda semana do pós-parto, quase sempre precedida de ovulação. Nas mulheres que amamentam, esse período é muito mais longo e impreciso. A loquiação nesse estágio raramente existe, pois ela perdura no máximo por cerca de 4 semanas. Quando ocorre, é insignificante e de tonalidade brancacenta (*lochia alba*).

DIREITOS E DEVERES EM GINECOLOGIA E OBSTETRÍCIA

▼ Introdução

A vida e a saúde das pessoas têm um significado relevante na manutenção da ordem pública e social e devem estar inseridas em todo projeto social como questão prioritária. O conceito moderno de saúde transcende a dimensão política, fruto de uma composição dos níveis e das condições de vida que vão além da organização sanitária. Em suma, são as condições objetivas de existência de que necessita uma população ou a forma concreta de vida social, excluída da prática medicalizadora da saúde. É muito mais uma questão de forma de vida.

Dessa maneira, a conquista e a preservação da saúde impõem políticas em favor da vida social, e não há como o Estado deixar de ser responsável por este bem da população. A caridade facultativa em favor dos pobres, além de humilhante, é um ato aleatório que não alcança os devidos interesses da coletividade por quem representa juridicamente a sociedade política e compõe um Estado democrático.

Nesse âmbito, outro conceito que deve ser revisto é a cidadania. Ela não pode se fixar apenas ao aspecto jurídico-civil, senão, também, às garantias dos direitos sociais, corolário de uma efetiva prática democrática.

Espera-se que passo a passo a sociedade construa um ideário em que fique evidente a importância da valorização da pessoa e o reconhecimento irrecusável dos direitos humanos. Todo encantamento com o progresso da técnica e da ciência não adianta se não for em favor do homem. Se não, esse progresso será algo pobre e pequeno.

▼ Tratar e ser tratado com liberdade

A relação entre saúde e liberdade é tão íntima que não se pode admitir qualquer proposta em favor da melhoria das condições de vida e de saúde das pessoas sem se respeitar a autonomia delas, mesmo quando elas não estão dispostas a se submeterem a certas condutas que venham considerar como de riscos, a exemplos das práticas invasivas da nova tecnologia médica. Assim, também não é exagero admitir-se que elas não possam ter o direito, quando possível, de optar por determinadas práticas ou condutas técnicas que lhes pareçam mais confortáveis ou mais seguras segundo sua compreensão, pois em alguns casos, em não se atendendo, pode-se configurar uma ameaça a sua liberdade individual.

O ideal será sempre se encontrar um modelo em que se conciliem a liberdade do profissional com a liberdade do indivíduo assistido, pois assim será mais fácil corrigir as perturbações a alterações que distorcem os rumos da vida e da saúde individual e coletiva. Assim, o certo é encontrar um caminho para que se procure minimizar o sofrimento e o dano através de meios que não atentem às liberdades fundamentais usando-se de um paternalismo secular de proteção. Não há como se aceitar de forma imperiosa a chamada "superioridade de juízo".

Deve-se, sim, utilizar-se de um projeto que priorize a saúde como uma preocupação de caráter público e de interesse social, respaldado por recursos substanciais capazes de garantir toda esta proposta. E, é neste instante que a sociedade livre e organizada pode e deve contribuir. E mais: não é apenas com a garantia de um termo exigido rotulado como "consentimento livre e esclarecido", pois este documento por si próprio não é bastante para assegurar uma relação mais respeitosa nem para isentar possíveis culpas. Com isso pode-se criar uma "medicina contratual" de bases falsas.

Entender ainda que consentimento livre e esclarecido, operacionalizado no princípio da autonomia, não deve constituir-se em um fato de interesse do médico, mas antes de tudo em uma questão de respeito e a garantia aos direitos de liberdade de cada homem e de cada mulher. Todos têm o direito de saber sua verdade e participar ativamente das decisões que dizem respeito a sua vida social e, portanto, das decisões médicas e sanitárias que afetam sua vida e sua saúde.

Não se pode mais aceitar o modelo paternalista de relação no qual somente cabia dar informação ao paciente e pedir seu consentimento quando isso representasse uma forma imprescindível de se ter um bom resultado por meio da sua colaboração na realização de um procedimento médico. Está claro que tal conduta não responde mais aos interesses da realidade atual. Por outro lado, pode-se dizer também que o indivíduo tem o "direito de não saber", ele próprio, quando ao seu entendimento isto lhe traria perturbações de ordem psíquica capazes de alterar suas emoções, a exemplo de doenças futuras ou incuráveis, principalmente quando tais exames foram impostos por interesses de terceiros.

Se não levarmos em conta a liberdade das pessoas, qualquer conceito que se tenha de saúde é ambíguo. É difícil para quem quer que seja impor regras médicas ou sanitárias, simplesmente porque tanto a saúde como a doença exigem explicações.

Na relação de deveres e obrigações dos ginecologistas e obstetras o que mais se destaca são os mecanismos de imputação de sua responsabilidade. A responsabilização jurídica dos médicos é o efeito de um ato ilícito e culposo com dano físico ou moral causado ao seu paciente, e a responsabilidade ética, o resultado de uma infração aos dispositivos contidos no seu Código de Ética, quando ou em face do exercício de suas atividades profissionais.

Para que ele alcance o cumprimento do dever adequado de assistência, base do seu contrato e de seus compromissos com os ditames éticos, surge uma série de deveres chamados "deveres laterais" que passam a ser revistos a cada hora conforme as circunstâncias de cada caso e ao avanços das disponibilidades biotecnológicas disponíveis.

▼ A via do parto a pedido

Em uma leitura mais atenta do discurso feminista acerca do direito da mulher à escolha do tipo de parto entende-se como uma manifestação de um direito ao seu corpo e um resgate de sua dignidade. Acreditamos também que este direito seja justo desde que a gravidez tenha sido devidamente acompanhada com informações adequadas e que não haja um sério prejuízo capaz de ser evitado por outra via.

Aqui não vamos analisar as taxas crescentes de cesarianas feitas sem indicação médica, muitas até por motivos inconfessáveis, mas uma margem permissível de uma ou outra cesariana feita a pedido. Mesmo porque quando bem orientada a gestante aceita as ponderações feitas pelo seu obstetra quase de forma absoluta.

A Federação Internacional das Sociedades de Ginecologia e Obstetrícia (FIGO), em consonância com a Associação Brasileira das Sociedades de Ginecologia e Obstetrícia (FEBRASGO), tem revelado que não é ética a prática de cesariana sem uma indicação médica formal. Podemos até admitir que este conceito tenha o sentido saneador de coibir as epidemias de cesáreas que, diga-se de passagem, não são vistas apenas em nosso clima.

Nesta questão, acreditamos, é muito importante que as coisas fiquem em seu devido lugar: de um lado as indicações médicas a serem tomadas de forma inflexível quando diante da gravidade de cada casa e, de outro, a dignidade da mulher enaltecida e protegida cada vez mais pelos direitos humanos, principalmente quando tudo transcorreu em pré-natal de baixo risco, em idade gestacional compatível e com as permanentes e necessárias informações sobre riscos e benefícios.

Tem-se trabalhado muito em uma estatística de complicações decorrentes de partos cesarianos, mas temos visto muito pouco sobre números destas complicações quando em cesarianas eletivas e de urgência. Acredito que não é preciso muito esforço para comprovar que na cesariana de urgência as complicações são mais presentes, tanto para a mãe como para o feto.

Em uma estatística em que os partos abdominais cheguem a quase 100%, o mínimo que se pode pensar é que não houve o devido acompanhamento e os necessários esclarecimentos durante o pré-natal.

Além disso, deve-se considerar que nas entrevistas feitas entre as mulheres grávidas e não grávidas a resposta é sempre a mesma: a preferência pelo parto normal. E, em geral, as que fazem opção pelo parto abdominal mostram-se influenciadas pela cultura, por sofrimentos de partos anteriores ou por uma manifestação pessoal de *tocofobia*. Portanto, um ou outro tipo de parto a pedido e quando permitida a indicação, os índices de cesariana locais não justificam a negação imperiosa pela opção desta via.

Não parece um bom critério dizer, por exemplo, que aceita a cesárea a pedido apenas fora do serviço público. Mesmo no serviço público ou nos hospitais universitários pode-se perfeitamente defender o parto vaginal como o parto natural, mas não enxergamos nenhuma ofensa às normas estabelecidas aceitar-se uma via de parto a pedido quando isto for possível. Admitimos que mesmo diante de um risco mínimo pode-se atender ao pedido da gestante que não aceitou o "padrão burocrático" da instituição. Não se pode atingir a autonomia da gestante baseando-se em limites de não ultrapassagem de cifras de cesarianas. O padrão não pode ser medido entre a mulher e os números, mas entre ela e seus direitos fundamentais.

No dia em que se trabalhar com mais seriedade a questão estatística entre parto normal e abdominal vai virar coisa do passado. O que se repete como um mantra: *Normal é Parto Natural*, pode ter seu sentido mais absoluto tendo em conta a história do homem. A literatura especializada não é unânime em relação aos riscos do parto normal e das cesarianas, tanto para as mães como para os fetos. Nomura e Zugaib, analisando 1.748 nascimentos entre abril e dezembro de 2001 no Hospital das Clínicas da Faculdade de Medicina da Universidade de São Paulo (USP), afirmam que não foram constatadas associações significativas entre as complicações maternas e o tipo de parto no período analisado (*in* Complicações maternas associadas ao tipo de parto em hospital universitário. *Rev Saúde Pub* 2004;38(1):9-15).

Acreditamos que há mais arrependimento em quem não fez uma cesariana do que naquele que a realizou. Outra questão é que se corre um grande risco quando o parto por via vaginal é priorizado até as últimas consequências. Em juízo, quando em casos desta ordem, as perguntas mais comuns são: *o retardo no nascimento teria sido a causa da morte do bebê? Teria sido possível diagnosticar sofrimento fetal mais cedo? Havia indicação de cesariana em algum momento antes da ocorrência do parto vaginal?*

Inibir as mulheres, quanto ao parto abdominal, exigindo delas o recolhimento de uma taxa por meio de Documento de Arrecadação da Receita Federal (Darf), como direito à opção de cesariana a pedido, é mais uma forma descabida de punir as mulheres mais desarrimadas. Certamente tal modelo seria usado depois para outros procedimentos.

Podemos até admitir que as complicações maternas são um pouco mais comuns nos partos abdominais, mas esta menor prevalência vem diminuindo a cada dia a partir dos cuidados com a infecção hospitalar, com a sistematização das técnicas cirúrgicas e com a melhoria das condições de vida e de saúde da população-alvo. No que diz respeito aos fetos, quando tomadas as medidas necessárias quanto à prematuridade, o parto cirúrgico continua sendo o de menor risco. Não tardará o tempo em que riscos, benefícios e custos entre o parto dito normal e a cesariana terão a mesma equivalência e a decisão será tomada sempre que possível em favor do bem-estar da mulher grávida ao exercer seu direito de autonomia e não ao aclamado *princípio da justiça* que atende aos interesses da técnico-burocracia sempre preocupada com a relação de despesa e receita. Nem o percentual de cesarianas praticadas deve ser o parâmetro para se medir a qualidade científica de um hospital obstétrico.

Os médicos, no entanto, podem ter postura pessoal diante deste assunto. Podem mostrar a suas pacientes as vantagens sobre um ou outro procedimento, e até indicar um deles. Isso faz parte da relação entre o médico e a paciente. O que o médico não pode nem deve é usar de meios que venham contrariar um desejo que não seja aquele desejado de forma justa e correta pela paciente.

Radioterapia e quimioterapia no tratamento do câncer durante a gestação

Uma das situações mais complexas na atividade profissional do tocoginecologista é, sem dúvida, quando está diante de gravidez e câncer; e, principalmente, quando a gestante necessita de tratamento quimio ou radioterápico para salvar sua vida. O grande óbice está nos conflitos de conciliação entre a saúde fetal e a necessidade de cuidar da vida da gestante.

Antes tudo girava em torno de uma causa única: salvar a vida da mãe, e para tanto se contava, entre outros, com a cobertura da lei que não pune o aborto praticado por médico, quando não há outro meio de salvar a vida da gestante.

Acreditava-se que a preocupação deveria ser com o tratamento da mãe, não se considerando, em termos, os riscos fetais. Esse conceito vem sofrendo mudanças na tentativa de harmonizar o adequado tratamento da mãe com a preservação da integridade fetal. Hoje já existem algumas condutas que permitem repensar aquela posição notadamente quando no segundo e terceiro trimestres de gestação.

Todos sabem dos avanços e dos resultados mais surpreendentes que se tem hodiernamente no tratamento do câncer por meio da quimio ou radioterapia; mas sabemos também dos danos que se podem trazer ao feto.

Mesmo que a incidência do câncer de colo uterino, de mama e os da série hematológica na gravidez seja relativamente pequena, este é um assunto que não pode deixar de preocupar. Hoje a tendência não é mais a de simplesmente assumir a prática imediata do aborto, e, sim, criar alternativas, algumas delas até ousadas, no sentido de conciliar os interesses do binômio mãe/filho.

Em tais situações é muito importante que se considere a fase da gravidez, o tipo e o local do câncer e a valorização da gravidez dentro do seio familiar, principalmente a da gestante. Em câncer de colo uterino, considerando caso a caso, o ideal seria o tratamento medicamentoso da gestante e a cirurgia definitiva quando da prática da cesariana.

A radioterapia na gestação, conforme os entendidos, pode ser feita dependendo da idade da gestação e das dosagens utilizadas. Todos sabem do risco de morte e teratogenia do blastócito até 10 ou 12 semanas e o retardo do seu crescimento, microcefalia e lesões oculares a partir deste estágio. Não é difícil deduzir que quando possível deve-se evitar o uso da radioterapia durante a gravidez.

Também não são desconhecidos os efeitos maléficos dos agentes químicos antineoplásicos ao feto, como o aborto e a teratogênese, mesmo que para alguns este dano fetal não seja tão drástico como pode parecer.

Nesta avaliação a idade gestacional é muito importante, pois o feto se torna mais protegido a partir da quarta semana de gravidez. Segundo algumas estatísticas, as malformações estão presentes em cerca de 3% de todos os nascimentos, de 17% nas grávidas que se submeteram à monoquimioterapia e até 23% naquelas que fizeram poliquimioterapia no primeiro trimestre da gestação. Pelo que se refere naqueles números, o índice de malformações fetais é praticamente igual ao da população em geral a partir do segundo trimestre (*in* Guinee VF. Effect of pregnancy on prognosis of young women with breast cancer. *Lancet*. 1994;343:1587-589).

A grande indagação a ser feita é como proceder diante de uma gestante portadora de câncer que, sabendo dos riscos dos danos à vida e à saúde do filho que vai nascer, se recusa a qualquer tipo de intervenção antineoplásica. Ainda que seja uma situação estatisticamente rara, mesmo com as gravidezes cada vez mais tardias e com os meios de tratamento mais modernos, ninguém pode dizer que isto não ocorra.

A primeira hipótese a ser considerada nessa situação é que o médico não pode abandoná-la. Ao contrário, deve continuar o tratamento que melhor convenha a sua vontade e a sua condição de paciente.

Assim, por exemplo, se uma paciente grávida é cientificada pelo seu médico que é portadora de leucemia e que o tratamento quimioterápico recomendado pode levar ao aborto, e ainda sob tal risco ela decide retardar o tratamento, não há o que discutir sobre a vontade dela, respeitando-se sua decisão e usando-se tratamentos alternativos até que o feto chegue a termo. O médico só pode agir de forma diferente se a paciente estiver diante de iminente perigo de vida.

Esterilização humana

Quando a esterilização humana estiver incluída num conjunto de atos de uma política em favor das condições de vida e saúde da mulher, ou para atender suas precárias condições socioeconômicas, não há o que censurar. O mesmo se diz em relação ao homem.

Por ser mais comum a esterilização na mulher, acreditamos ter faltado uma discussão mais séria no sentido de se retomar uma antiga discussão em torno da identificação e controle dos riscos reprodutivos, obstétricos e estatísticos, inseridos num programa materno-infantil que tivesse como orientador o próprio Ministério da Saúde.

Desse modo teríamos listadas como fatores de risco gestacional permanente algumas patologias de alto risco como hipertensão crônica, doença renal severa, cardiopatias e neuropatias graves e não reversíveis; e riscos estatísticos a serem definidos como, por exemplo, a idade da gestante, multiparidade e história de repetidas cesáreas.

Ainda deveriam ser analisados os fatores gestacionais transitórios com potencialidade de reversão como tuberculose, endocrinopatias controláveis, doenças renais agudas, ou riscos estatísticos como idade inferior à de 15 anos, aborto e parto prematuro e mortes pré-natais repetidas, os quais teriam tratamento específico e prevenção de próximas gestações.

Depois da vigência da Lei nº 9.263/96 permite-se a esterilização voluntária em homens e mulheres com capacidade civil plena e maiores de 25 anos de idade ou, pelo menos, com dois filhos vivos. Desde que observado o prazo mínimo de sessenta dias entre a manifestação da vontade e o ato cirúrgico, período no qual será propiciado à pessoa interessada acesso a serviço de regulação de fecundidade, incluindo aconselhamento por equipe multidisciplinar, visando desencorajar a esterilização precoce.

Diz ainda a referida lei que as indicações da esterilização devem beneficiar as mulheres com risco de vida ou da saúde, ou do futuro concepto, confirmado por relatório escrito e assinado por dois médicos. Tudo isso deve ser precedido de expresso registro da vontade do beneficiado em documento escrito e firmado, após a informação a respeito do risco da cirurgia, seus efeitos colaterais, as dificuldades de reversão e a opção de outros meios contraceptivos disponíveis.

Fica proibida a esterilização em mulheres durante os períodos de parto ou aborto, exceto nos caso de comprovada necessidade, em cesáreas sucessivas anteriores. Não se considerará legítima a autorização decorrente de indivíduos portadores de transtornos mentais, cuja capacidade mental seja transitória ou definitiva, inclusive aqueles estados motivados pelo uso de álcool ou drogas ilícitas.

Fica claro que a lei somente adotará a esterilização por meio da laqueadura tubária e da vasectomia, ficando terminantemente proibidas a histerectomia e a ooforectomia como métodos contraceptivos.

Na vigência da sociedade conjugal, a esterilização dependerá do consentimento expresso de ambos os cônjuges. As pessoas absolutamente incapazes dependerão de autorização judicial a ser regulamentada na forma da lei. Fica também estabelecido que toda esterilização seja objeto de notificação compulsória à direção do Sistema Único de Saúde.

Só estarão autorizadas a praticarem a esterilização humana as instituições que ofereçam todas as opções de meios e métodos de contracepção reversíveis.

Por outro lado, vez por outra, vem se afirmando que se o indivíduo é um possível mau reprodutor, segundo eles por "taras ancestrais", ou se é comprovadamente um "degenerado" ou "retardado", nada mais justo e humano do que não se lhe permitam a capacidade de procriar. Para aqueles o perigo de produzir outros tipos semelhantes ao desajustado seria sempre um risco.

Pensamos diferente: A vida de um ser desajustado ou deficiente necessita, mais do que as outras, de proteção e amparo, e jamais de medidas eminentemente agressivas e radicais. Ninguém pode ser considerado irrecuperável ou tão desprezível que não mereça exercer seus direitos. Admitimos que são modestos e extremamente demorados os resultados eugênicos que se possam obter com a esterilização dos anormais.

Desse modo, práticas como a esterilização dos chamados "anormais", apenas pelo fato da sua deficiência mental, não somente pervertem e distorcem os princípios que enobrecem o exercício da medicina como ferem os mais elementares paradigmas constitucionais e afrontam de forma vil a dignidade humana.

■ Gravidez e morte encefálica

O cenário da morte quando envolve uma paciente grávida sempre merece considerações em virtude dos conflitos existentes, levando em conta os princípios da preservação de uma vida incipiente e dos cuidados que exigem o fim da existência humana.

Neste complexo quadro há quatro situações que podem ensejar alguns dilemas éticos: a das *pacientes em estado vegetativo continuado ou persistente*, em *estado vegetativo permanente*, das *pacientes terminais* e das *pacientes em morte encefálica*.

A manutenção da gestação de uma grávida *paciente terminal* (quando sua doença não responde mais a nenhuma medida terapêutica conhecida e aplicada, sem condições portanto de cura ou de prolongamento da sobrevivência) ou mesmo enquanto paciente em *estado vegetativo continuado ou persistente* (quando apresenta lesões recentes do sistema nervoso central, com ou sem diagnóstico definido, mas que deve ter seus cuidados conduzidos nos moldes dos pacientes salváveis, merecendo assim todo suporte vital necessário e disponível) ou na qualidade de paciente em *estado vegetativo permanente* (quando não tem nenhuma evidência de consciência, não se expressa e não entende os fatos em torno de si, não responde a estímulos visuais, auditivos, táteis e doloroso, mas que tem preservadas as funções do hipotálamo e do tronco cerebral e por isso sobrevive com respiração autônoma, por muitos meses ou anos), não é a mesma coisa de uma gestação que ocorre em um mulher com o diagnóstico de morte encefálica (quando diante de um processo irreversível, clinicamente justificado por coma aperceptivo, ausência da atividade motora supraespinhal e apneia, e complementarmente por exames que comprovem a ausência

da atividade elétrica cerebral, ou ausência das atividades metabólica cerebral, ou ausência de perfusão sanguínea cerebral).

Quando esta gravidez incide sobre uma paciente *terminal* ou em *estado vegetativo permanente*, mesmo que a doença não possa ser debelada ou curada, é imperioso que se mantenha a assistência e os cuidados para uma sobrevivência confortável e sem sofrimento físico ou psíquico, ainda que paliativos. Ao lado disso não há como negar, estando ela grávida, tenha toda assistência de um pré-natal que, mesmo tão complexo e difícil, deve ser conduzido da melhor forma possível.

Com mais razão se esta gravidez incide sobre uma paciente em *estado vegetativo continuado ou persistente* (com lesões recentes do sistema nervoso central), pois como tal ela está no rol dos pacientes salváveis, devendo merecer todo suporte vital necessário e disponível, além dos cuidados que se deve ter com uma gestante e com o filho que vai nascer, protegendo-o dos eventuais danos que possam ocorrer com os meios e medicamentos usados. Até porque não se pode descartar a recuperação da gestante.

Por outro lado, mais complexa fica a situação em que a grávida se encontra em *morte encefálica*.

Se não fora a gravidez, a suspensão dos meios artificiais de um paciente com diagnóstico baseado nos critérios rigorosos do protocolo de *morte encefálica* não traria nenhum problema nem se poderia falar em *eutanásia*, pois este indivíduo já estaria morto pelo conceito atual que se tem de óbito. A morte teria ocorrido "no seu tempo", sem antecipação ou prolongamento desmedidos.

Dessa maneira, permitir que alguém continue vivendo uma vida apenas biológica, mantida por aparelhos, sem levar em consideração o sofrimento do paciente e a inutilidade do tratamento, é agir contra a dignidade humana. Se alguém defende tal permanência, apenas por considerar a "santidade da vida", certamente tem nessa obstinação uma forma indisfarçável de atentado à dignidade dessa pessoa.

Todavia, é diferente se neste contexto existe uma gravidez cujo feto de desenvolve normalmente. Daí a pergunta: o que fazer?

Para aqueles que são contrários à manutenção deste estado de *morte encefálica*, embora seja possível sob o ponto de vista médico, há aspectos econômicos, bioéticos e emocionais que invalidam o uso desproporcionado de tal conduta e a inadequação de sua aplicação. Os defensores do princípio bioético da *justiça* ou da *equidade* indicam o alto custo operacional desta conduta de preservar a paciente e o feto pelo alto custo do tratamento num centro de terapia intensiva. E mais: pelo fato de se privar este leito na recuperação de pacientes salváveis.

Outros se baseiam na própria lei penal brasileira que não se refere a casos de interrupção de gravidez em mulheres em *morte encefálica*, não punindo apenas nas situações em que aborto é feito em casos de estupro ou de perigo real da mãe.

E finalmente aqueles que não aceitam a continuidade deste estado de *morte encefálica* em face do desgaste emocional da família e do respeito que se deve à paciente.

A vida humana, independente da sua qualidade, tem finalidades e objetivos que ultrapassam seu aspecto meramente imediatista. Ela é um bem tão intangível que seria supérfluo dizer que está protegida pela Constituição Federal, pois como bem mais fundamental ela supera e excede todos os seus dispositivos. É a partir da vida que emergem todas as necessidades de legislar.

■ O caso dos anencéfalos

A anencefalia é uma grave alteração fetal caracterizada por um defeito no fechamento do tubo neural, estrutura que dá origem ao cérebro, cerebelo, bulbo e à medula espinhal. Pode ocorrer entre o 21º e o 26º dia de gestação. O diagnóstico é feito a partir de 12 semanas de gestação, inicialmente por meio de ultrassonografia. No Brasil estima-se aproximadamente um caso para cada 700 crianças nascidas.

Em sentenças mais recentes alguns alvarás judiciais vêm sendo expedidos no sentido de favorecer a prática da interrupção seletiva da gravidez em casos de anencéfalos. Mesmo não suficiente para criarem uma jurisprudência, isto certamente será um precedente quando outros magistrados se pronunciarem em casos semelhantes em que a anomalia fetal seja totalmente incompatível com a vida extrauterina.

Todavia, o aborto seletivo em fetos anencefálicos não pode ser incluído entre os abortos ditos eugenésicos, pois estes evitam o nascimento de crianças com defeitos físicos ou perturbações psíquicas, enquanto aquele apenas promove a interrupção de uma gravidez cujo feto não tem nenhuma condição de vida autônoma. Numa das sentenças de permissão para a interrupção de uma gravidez por anencefalia há o registro de que "não se está

admitindo por indicação eugênica com o propósito de melhorar a raça, de evitar que o ser em gestação venha nascer cego, aleijado ou mentalmente débil. Busca-se evitar o nascimento de um feto cientificamente sem vida, inteiramente desprovido de cérebro e incapaz de existir por si só" (Alvará emitido pela Comarca de Londrina, Segunda Vara Criminal. Diagnóstico: anencefalia, em 1º de dezembro de 1992).

A situação torna-se menos delicada quando se sabe que estas crianças, ainda que assegurada toda assistência, não apresentam condições para sobreviver por tempo razoável. Há uma plena certeza de uma vida que não vai continuar. Por isso, em casos de anencefalia não há dilema ético ou legal, existindo assim uma aquiescência absoluta pela interrupção da gravidez, em face de argumentos eminentemente técnicos de sobrevivência e não de qualidade de vida. Por outro lado, não seria justo exigir de uma mãe o sacrifício de uma gravidez que germinará numa criança sem nenhuma chance de sobreviver.

▼

23. Reprodução Assistida: Conceito. Aspectos negativos e duvidosos das técnicas de reprodução assistida. Normas éticas para a utilização das técnicas de reprodução assistida.

CONCEITO

Entende-se por reprodução assistida (RA) o conjunto de procedimentos que contribui na resolução dos problemas da infertilidade humana, facilitando assim o processo de procriação quando outras terapêuticas ou condutas tenham sido ineficazes para a solução e obtenção da gravidez desejada.

Não havia uma denominação satisfatória para essa técnica: fertilização artificial, fecundação artificial, fecundação por meios artificiais, impregnação artificial, concepção artificial, semeadura artificial, inseminação artificial, fecundação *in vitro*, ou fertilização matrimonial, como propôs Hilário Veiga de Carvalho.

Hoje, a expressão mais aceita é reprodução assistida (RA), em face da denominação dada pelo Conselho Federal de Medicina, por meio de sua Resolução CFM nº 1.957/2010, em que adota as normas éticas para a utilização das técnicas desses procedimentos.

Ainda hoje há países em que funcionam os "bancos de esperma", onde os gametas masculinos podem manter-se em estado de congelação por um período de até 1 ano, sem, contudo, perder sua capacidade de fecundação.

Hoje a fecundação se processa por técnicas *in vitro*, cujos estudos começaram com Edwards da Universidade de Cambridge, tendo culminado com o nascimento de Louise Brown em 25 de julho de 1978, utilizando-se o método desenvolvido por Steptoe. Todavia a transferência de embriões para o útero de uma mãe "hospedeira" deu-se em Los Angeles no ano de 1984.

A reprodução assistida tecnicamente pode ser realizada por métodos de fecundação interna, por transferência transabdominal, intrauterina e intra-abdominal de gametas, fecundação *in vitro* com transferência uterina de ovo fecundado, com

doação de óvulo, com doação de embrião e transferência de embriões congelados, podendo essas técnicas ser efetivadas de forma homóloga (material do marido) ou heteróloga (material de doador).

A reprodução assistida pode adotar duas modalidades completamente distintas em seus aspectos morais, filosóficos, sociais, jurídicos e religiosos: 1. a reprodução assistida intraconjugal, homóloga ou autorreprodução; 2. a reprodução assistida extraconjugal, heteróloga ou heterorreprodução.

A reprodução assistida homóloga é plenamente aceita e não fere os princípios da Moral e do Direito. Essa prática, feita em uma mulher com o sêmen de seu próprio esposo, em casos de infertilidade matrimonial, é hoje plenamente admitida.

E a reprodução assistida heteróloga ou extraconjugal é um ato lícito?

Antes de definirmos a licitude ou não em tais circunstâncias, é necessário examinar diversos aspectos diante dos complexos problemas que envolvem vários seres humanos considerados não só sob o ponto de vista pessoal, mas também no seu ambiente social.

A reprodução assistida heteróloga envolve várias pessoas ao mesmo tempo, cujas funções, responsabilidades, direitos e reações temos que avaliar com todo cuidado a fim de darmos uma definição mais precisa. Essas pessoas são: a *mulher*, o *esposo* (quando existe), o *médico*, o *doador*, a *esposa do doador* (quando existe), o *filho* que venha a nascer e a *sociedade* (pessoa moral).

Os autores que defendem a heterorreprodução são concordes em dois pontos de vista: 1. a receptora não deve conhecer a identidade do doador; 2. o doador não deve conhecer a identidade da receptora.

Isto implica que apenas uma pessoa pode conhecer a identidade de uma e de outro: o médico responsável pela operação, o que faz a eleição do doador, tendo em vista consequências que possam surgir na gravidez e na higidez do novo ser. Assim, toda responsabilidade recai única e exclusivamente na pessoa do operador.

Além disso, não se pode deixar de cogitar algumas situações que continuam reclamando uma posição, tais como: 1. o tempo de congelação; 2. o destino dos embriões excedentes; 3. a condição jurídica do embrião congelado; 4. a natureza jurídica da obrigação na reprodução assistida; 5. a comercialização do material genético; 6. a doação do útero.

▼ Consentimento dos interessados

O médico deve ter da paciente e de seu esposo ou companheiro, quando houver, o consentimento, pois esse é o primeiro dever: o de *informação*.

Esse consentimento deve ser obtido depois das informações necessárias, em que fiquem bem claras as vantagens e desvantagens, assim como os riscos inerentes aos procedimentos utilizados em uma reprodução assistida. Isso, é claro, não vai excluir possíveis responsabilidades do médico, pois o simples consentimento por si só não legitima o ato médico e a pessoa não tem o direito de violar certas regras que norteiam a ordem pública, apenas porque é em seu favor. Outras vezes, até, carecem de qualquer valor esses consentimentos, pois as obrigações impostas pelo casamento, como a não violação de direitos, estão justificadas pelo interesse público e social.

Desse modo, quando a prática é legal e necessária, o consentimento das partes interessadas passa a ser um requisito fundamental da prática da reprodução assistida. Isso decorre da necessidade de atender ao mais essencial e irrecusável dos direitos da pessoa: o de se autodeterminar.

Estas informações devem ser dadas em uma linguagem simples e acessível ao tipo de pessoas envolvidas, senão pode existir a possibilidade de elas não surtirem os efeitos previstos e não servirem de justificativas diante de um litígio. O consentimento deve ser entendido como um diálogo e não como o resultado de uma imposição. É claro também que certos detalhes mais técnicos e minuciosos da operação podem ser dispensados, contanto que não se privem as partes de conhecer o que é essencial e imprescindível, como, por exemplo, se eles aceitam o tratamento, que é possível certos insucessos, que há vantagens e desvantagens e que há riscos durante e após a utilização dessas técnicas. Em casos como esses, admitimos plenamente o preenchimento de um formulário, o qual deverá depois ser assinado pela mulher e pelo marido ou companheiro, caso ele exista.

Levar em conta também quem são as pessoas capazes de consentir ou em que circunstâncias elas podem decidir sobre isso. E mais: se nos casos de utilização de técnicas da reprodução assistida, que envolve menores ou portadoras de deficiências mentais, os pais ou responsáveis estariam no direito de dar o *consentimento substituto*. Mesmo que essas pessoas possam fornecer tal consentimento, nada impede que o deficiente mental venha também a concordar com a prática proposta. Difícil mesmo é quando não se têm os responsáveis legais para consentir. Nesse caso caberá ao médico solicitar das autoridades competentes a permissão para a realização da tentativa da fecundação assistida.

Em suma, a exigência que obriga o médico a obter o consentimento esclarecido das partes está justificada pelo fato de elas terem o direito de autodeterminar-se no que é suficiente e necessário sobre a conduta proposta, não só porque elas querem, mas porque na opinião do profissional é o melhor para elas. Tudo isso na medida da compreensão das pessoas envolvidas. Deve ficar patente que o médico não as induziu, e se existia ou não um tratamento alternativo.

▼ O problema da filiação

O filho que nasce de um processo de reprodução assistida intraconjugal responde a todos os requisitos jurídicos e morais impostos pelo instituto da filiação legítima. O filho nascerá dos gametos dos esposos, pai e mãe, afetivos e legais.

Em alguns países que criaram um estatuto da criança gerada pelo processo de reprodução assistida heteróloga, a tendência é pela não ilegitimidade do filho. Na Inglaterra, pela "Family Law Reform Act", sempre que uma criança nasça como resultado de uma reprodução assistida heteróloga de uma mulher que ao tempo da inseminação achava-se ligada pelo casamento não dissolvido ou anulado, a criança será havida como filho desse casal, não devendo considerar-se filho de qualquer outra pessoa, a não ser que fique judicialmente provado que o marido da mulher não deu o seu consentimento. No Canadá, o "Relatório sobre a Reprodução Artificial" diz mais: "O doador de sêmen não deverá manter qualquer relação jurídica com a criança, não tendo em relação a ela quaisquer direitos ou deveres parentais." Em tese, o óvulo e o espermatozoide doados em um banco de material genético não geram parentesco.

Agora, com a vigência do novo Código Civil, presumem-se concebidos na constância do casamento os filhos: I – havidos por fecundação artificial homóloga, mesmo que falecido o marido; II – havidos, a qualquer tempo, quando se tratar de embriões excedentários, decorrentes de concepção artificial homóloga; III – havidos por inseminação artificial heteróloga, desde que tenha prévia autorização do marido (artigo 1.597).

Deste modo, será atribuída aos beneficiários a condição de paternidade plena da criança nascida mediante o emprego de técnica de reprodução assistida. Não temos ainda uma legislação específica sobre o assunto, mas achamos que deve constar nela o seguinte: a) a morte dos beneficiários não restabelece o poder parental dos pais biológicos; b) o doador e seus parentes biológicos não terão qualquer espécie de direito ou vínculo, quanto à paternidade ou maternidade, em relação à pessoa nascida a partir do emprego das técnicas de reprodução assistida, salvo os impedimentos matrimoniais elencados na legislação civil.

No caso de um casal homossexual masculino em que um deles fornece o sêmen, tudo faz crer que a solução em face do interesse da criança será a de ter dois genitores e que o genitor biológico seja também o genitor legal. Se a inseminação for heteróloga o filho terá dois genitores e o sobrenome dos dois. Nesse caso serão grafados no documento da criança "pais" e não pai e mãe, e "avós" e não avós maternos e avós paternos. Também não se vê nenhum problema que a mulher solteira se submeta à técnica de reprodução assistida a partir de sêmen doado em banco para este fim. Em tal situação, a criança não terá um pai e, por isso, terá apenas um progenitor.

▼ Problemas de responsabilidade civil e penal

Teoricamente, o médico está sujeito à responsabilidade de qualquer dano físico produzido por um erro técnico durante a reprodução assistida.

Pode responder civilmente o médico quando o casal ou a mulher o acusa de erro em face de anomalias físicas ou comprometimento neuropsíquico da criança, ou por acidentes hospitalares. Há casos até de a família recusar recebê-la ou cobrar indenizações pelo custo do nascimento e da existência difícil (*wrongful birth* e *wrongful life*). Assim, são passíveis de responsabilidades civil o médico, o doador e o hospital onde se realiza a inseminação.

Do mesmo modo, o médico está sujeito a responder civilmente por qualquer dano físico causado por um erro técnico durante a prática de uma reprodução assistida, se for considerado que houve descumprimento de obrigações assumidas. Falta decidir apenas se a sua obrigação é de meios ou de resultado.

Para tanto, é preciso entender que as técnicas de reprodução assistida ainda se encontram em fase experimental, sem esquecer todavia que a escolha do método e a utilização dos recursos devem ser idôneas para que ele consiga o fim almejado.

Outra questão referente à responsabilidade civil do médico é saber se ele está obrigado a conseguir uma compatibilização racial e imunológica entre o doador e o casal que se interessa pela fertilização. Mais especificamente: diante do nascimento de uma criança negra para um casal branco ou de tipo sanguíneo diferente dele. A princípio parece existir nesse contrato uma legítima obrigação de resultado. Em geral, as normas que regem as técnicas de reprodução assistida são unânimes em afirmar que na seleção do sêmen deve-se procurar a maior semelhança fenotípica com o marido da mãe ou da pessoa que com ela vive em união de fato, como assegura o artigo 26 do Projeto sobre Utilização de Técnicas de Procriação Assistida, de Portugal (*in* Dias, JA, *op. cit.*).

Mais difícil seria exigir do médico a compatibilização da cor dos olhos e dos cabelos.

Em 1983, na Inglaterra, de um processo de reprodução heteróloga nasceu uma criança negra para um casal branco, por troca de material genético no laboratório. A decisão judicial foi favorável ao pedido dos pais que cobrou uma pesada indenização por danos pessoais sofridos. Entendemos ser absurda tal sentença pois não sabemos na verdade qual o prejuízo sofrido.

Por tais entendimentos, fica claro que pelo nascimento de uma criança com malformações, o médico certamente será ainda mais responsabilizado. E também por lesões ou perturbações provocadas no aparelho reprodutor ou na saúde física ou mental da receptora.

O médico está obrigado a passar todas as informações necessárias à paciente e ao seu marido ou companheiro sobre riscos, prognósticos e consequências do procedimento a ser realizado, a fim de receber deles um *consentimento informado*. Essas informações devem ser dadas em uma linguagem simples, objetiva e sincera, de forma que o casal tenha condições de entender o ato a ser executado, mesmo sabendo o médico que é difícil afirmar quando o consentimento foi esclarecido ou qual a quantidade de informações que se deve prestar aos interessados em uma determinada técnica de fertilização assistida. No entanto, entende-se como informações necessárias aquelas que são bastantes e compreensíveis para que o casal venha a consentir de forma esclarecida o tratamento ou a conduta, tendo a devida consciência dos possíveis resultados atípicos, e que as informações permitam à paciente o conhecimento de tratamentos alternativos. No caso das técnicas de reprodução assistida, o consentimento deve ser do marido e da mulher.

Embora possa resultar em algum constrangimento à esposa do doador o ato de dar o sêmen, não se considera o seu consentimento um fato imprescindível. Também importante nessas práticas é pedir o consentimento do casal sobre o que fazer com os embriões excedentes.

Outro dado importante nessa relação é a manutenção do sigilo pelo profissional, não só pelo que a lei exige, mas pelas implicações de quem exerce uma profissão como a medicina. Esse respeito à confidencialidade é exigido sobre todos os fatos que o médico dispõe sobre sua paciente quando da relação profissional. Só está livre dessa obrigação do segredo quando a pedido da paciente, por dever legal ou por justa causa, como enfaticamente refere o Código de Ética Médica.

A falta de prudência, de domínio sobre as técnicas ou de diligência em uma prática de reprodução assistida com resultado danoso para a mãe ou para o filho pode caracterizar a responsabilidade do médico por culpa. Os fundamentos dessa avaliação estarão na forma de utilização dos meios, no grau de previsibilidade de dano previsto pelo profissional e pela qualidade e quantidade do dano. Na avaliação do dano causado é fundamental, tanto para caracterizar a responsabilidade como para cálculo da indenização, consignar se ele é *certo* ou *eventual*.

Há quem defenda no novo Código Penal, no capítulo "Dos Crimes Contra o Estado de Filiação", um dispositivo na seguinte eventualidade: "Permitir a mulher casada a própria fecundação por meio artificial com sêmen de outro homem, sem que o consinta o marido", pois acreditam constituir esse fato uma gravíssima ofensa para o esposo, impondo-lhe uma paternidade falsa, fazendo entrar clandestinamente na família elementos estranhos por uma fraude e uma ofensa e uma violação dos direitos do casamento. Pune a mulher com detenção de até 2 anos, e o crime só procede mediante queixa.

▼ O sigilo médico e a reprodução humana assistida

Um dos aspectos de maior relevância na execução da reprodução assistida é, sem dúvida, a imposição do sigilo profissional como forma de proteção a todos aqueles que estão envolvidos nesta prática médica. Esta exigência deve se estabelecer a todos os profissionais que estejam direta ou indiretamente ligados a tal procedimento. É básico que o doador e a doadora não devem se conhecer, a não ser em casos excepcionais nos quais a vida do filho dependa deste conhecimento e isto seja imperiosamente necessário. Ou que seja de livre vontade deles através de acordo prévio.

Há uma norma do Conselho Federal de Medicina que determina a obrigatoriedade do sigilo sobre a identidade dos doadores de gametas e pré-embriões, assim como dos receptores. E somente em situações especiais as informações sobre doadores, por motivação de saúde, podem ser fornecidas exclusivamente para médicos, preservando-se se a identidade civil do doador. Depois de resolvida a situação relativa ao problema de saúde do filho gerado por técnica de reprodução assistida heteróloga pelo acesso de seus médicos a informações clínicas relativas à pessoa do doador, não há motivo para a revelação da identidade civil do pai.

Em geral, a mulher recebe um catálogo do banco de sêmen com características físicas dos doadores (cor da pele, dos olhos e dos cabelos, altura) e psicológicas, além de informações como religião, escolaridade, *hobbies*, tipo sanguíneo etc., que são identificados por códigos. O óvulo geralmente é escolhido pelo médico, também seguindo esses mesmos parâmetros.

Para alguns o sigilo nestes casos é de tal sorte que nem mesmo o próprio direito da personalidade permitiria ao filho conhecer sua ascendência genética. Para a maioria através de uma simples ação de paternidade pode-se ter o direito de acesso às informações genéticas para conhecer sua origem biológica, mesmo que o estado de filiação decorrente de uma prática de reprodução assistida não crie um vínculo jurídico que lhe dê o direito de recorrer a certos benefícios cujo ônus possa recair sobre aquele que concedeu material genético para a realização de fecundação em laboratório.

Desta forma, mesmo que o anonimato dos doadores seja a regra na maioria das legislações sobre este assunto, quase todas abrem exceções no sentido de atender alguns interesses da criança ou do adolescente. A Lei 8.069, de 13 de julho de 1990 (Estatuto da Criança e do Adolescente), consagra a prerrogativa dos filhos de pleitearem o reconhecimento deste direito. Assim: "Art. 26 – Os filhos havidos fora do casamento poderão ser reconhecidos pelos pais, conjunta ou separadamente, no próprio termo de nascimento, por testamento, mediante escritura ou outro documento público, qualquer que seja a origem da filiação." E mais: "Art. 27 – O reconhecimento do estado de filiação é direito personalíssimo, indisponível e imprescritível, podendo ser exercitado contra os pais ou seus herdeiros, sem qualquer restrição, observado o segredo de justiça." É claro que o acesso à identidade dos doadores diminuirá o número de voluntários na doação de sêmen, o que poderá no futuro inviabilizar a inseminação artificial, reduzindo ainda mais o número destes doadores. Não será com um contrato assinado entre o doador e o banco de sêmen que esta questão será plenamente resolvida.

Admite-se que o "direito à identidade genética" está fundamentado na dignidade da pessoa humana que permite que um indivíduo fruto de inseminação artificial heteróloga possa ter conhecimento da identidade do doador anônimo do material genético cedido.

E o pai biológico tem o direito de propor ação reivindicatória de paternidade caso acredite ser dele um filho nascido da prática de uma reprodução assistida em uma clínica onde ele foi doador de sêmen? Acreditamos que sim, através de uma petição de investigação de paternidade cumulada com um pedido de anulação do registro do nascimento da criança. E quanto ao pedido de guarda da criança? Também, difícil é saber qual seria a decisão sobre tal pedido. Aqui pode-se admitir que um contrato em que o doador mostre desinteresse na identidade dos beneficiários venha resolver de todo a questão.

Há quase um consenso nas tentativas de legislação entre nós que será o anonimato o maior fator de garantia na existência e do desenvolvimento normal da família socioafetiva e que aquele que doa seu sêmen em um banco de material genético reprodutivo não está interessado em qualquer tipo de vinculação nem pretende ter sua paternidade reconhecida.

Mesmo que a adoção seja irrevogável há casos na nossa jurisprudência em que se admitiu a possibilidade de o adotado investigar sua filiação biológica, ainda que a confirmação da paternidade biológica não lhe gere efeitos registrais nem lhe traga benefícios de caráter econômico e financeiro. Para muitos, ao se negar o conhecimento da identidade genética em uma prática de reprodução assistida, está se negando a própria dignidade desta pessoa.

Para evitar que uma pessoa gerada por uma inseminação artificial heteróloga não venha se casar com um irmão ou uma irmã, filho ou filha "legítima" do doador de sêmen ou que se venha praticar a quebra do sigilo, só vemos uma solução: o material genético doado só fosse utilizado para uma única gestação.

ASPECTOS NEGATIVOS E DUVIDOSOS DAS TÉCNICAS DE REPRODUÇÃO ASSISTIDA

Ninguém poderia ser contrário ao que se tem feito em favor da chamada reprodução assistida, principalmente quando isso representa uma proposta em favor da maternidade, porque este é um sentimento profundamente ligado à realidade humana. Todavia, esse projeto não deve representar um descaminho da ética e um desrespeito à dignidade do homem e da mulher.

Mesmo na reprodução assistida dita homóloga, quando os gametas procedem do casal que pede ajuda, isto não quer dizer que não existam consequências que devam ser criteriosamente analisadas. A reprodução assistida usada de toda forma tão só como objeto de produção de um ser humano para a realização de um desejo pode não representar um ato lícito e perverter o sentido da própria maternidade.

As situações em que dúvidas e conflitos são levantados nesse processo de reprodução são descritas a seguir.

▶ **Redução embrionária.** Pelas técnicas de reprodução assistida disponíveis atualmente, ainda se registra uma cifra muito elevada de embriões que são sacrificados quando já implantados no útero. Justifica-se essa redução com o argumento de as técnicas serem ainda incipientes e ameniza-se tal conduta insinuando-se que no processo natural também ocorrem essas perdas. Afirma-se que a existência dos partos múltiplos poderia redundar em riscos graves para a saúde dos filhos e da mãe. Em caso de gravidez múltipla decorrente do uso de técnica de reprodução assistida, é proibida a utilização de procedimentos que levem à redução embrionária.

A prática da congelação e da preservação de embriões humanos tem suscitado algumas dúvidas e conflitos, quando algumas indagações são levantadas. Vejamos:

▶ **Tempo de congelação dos embriões.** Não existe na nossa legislação nem nas normas éticas do Conselho Federal de Medicina qualquer alusão ao tempo pelo qual deva ser mantido o embrião humano para fins de implantação posterior. Apenas, nas normas éticas do CFM há o registro de que "no momento da criopreservação, os cônjuges ou companheiros devem expressar sua vontade, por escrito, quanto ao destino que será dado aos pré-embriões criopreservados, em caso de divórcio, doenças graves ou de falecimento de um deles ou de ambos, e quando desejam doá-los". A pergunta que se faz é a seguinte: até quando ele pode ser guardado? Poderá ser destruído? Tem ele neste estado a condição de ser humano? A verdade é que não existe uma norma específica a esse respeito, mas tão somente as divergências entre os cientistas e os juristas. A Comissão Warnock admite um prazo de conservação de 10 anos. Propôs ainda, para fins de determinação da progenitura, a data e a hora do nascimento e não a data da fecundação (ver *Declaração de Bali*, sobre "Aspectos éticos da redução embrionária", adotada pela 47ª Assembleia Geral da AMM, em outubro de 1995, na Indonésia).

▶ **Destino dos embriões excedentes.** Os embriões que não foram implantados podem ser destruídos a pedido do casal ou podem ser utilizados no estudo e na pesquisa médica? Qual o destino dos embriões congelados de um casal que faleceu de um acidente? A questão do descarte de embriões congelados continua sendo algo muito delicado na reprodução humana assistida quando da fertilização *in vitro*. Há países, como a Espanha, que permitem o congelamento de embriões durante 5 anos e depois deste prazo obriga sua destruição. Na Dinamarca, os que sobram são destruídos logo após a fertilização, sem necessidade de criopreservação. Outros defendem a ideia da doação de embriões para fins de pesquisa, como ocorre nos EUA e na Bélgica. Na Alemanha, não se permitem gerar mais embriões do que o que se necessita implantar. E, enfim, aqueles que em face de legislação ou sentenças judiciais vêm decidindo em favor da manutenção ou da adoção. Esta questão não é de fácil solução. Mas exige uma posição rápida capaz de atender aos imperativos das novas técnicas de fertilização e, ao mesmo tempo, preservar o respeito pela dignidade humana. Uma proposta respeitável seria a adoção de pré-embriões e não a sua simples doação. Todos sabem – por necessidade de ordem técnica, financeira e emocional – o que representa a necessidade de se terem mais embriões fecundados do que os que vão ser implantados. Mas, mesmo assim, este é o início de uma longa discussão, em seus aspectos éticos, morais, religiosos e jurídicos. Junte-se a isso a possibilidade de alguém utilizar a fecundação de embriões supranumerários como finalidade de obter células-mãe para a produção de clones. De fato, duas são as opções éticas que se colocam nesta relação: uma seria a de fecundar apenas os óvulos a serem implantados, e com isso não se terem embriões excedentários. A outra seria a aceitação da adoção dos embriões criopreservados por casais adotantes. A primeira alternativa parece ser a solução mais fácil, pois simplesmente não se teriam embriões supranumerários. Mas, em contrapartida, em casos de fracasso na implantação dos embriões, não se teria outra coisa a fazer senão começar todo o processo desde o início, com todos os custos, inconvenientes e frustrações. A segunda alternativa tem a vantagem de se poder contar com outras tentativas de implantação uterina a partir de embriões criopreservados, e com isso se evitarem os custos financeiros e emocionais. Todavia, poderia encontrar algumas objeções dos pais no sentido de não permitirem a adoção pré-natal por parte de outros casais de um dos seus embriões supranumerários. Acreditamos ser necessária a estipulação de normas na adoção pré-natal de embriões muito próximas das existentes para as adoções de crianças nascidas. Antes de tudo, como primeira cláusula, o consentimento esclarecido dos pais, pessoas capazes civilmente e aptas para entender e considerar razoavelmente o ato que se propõe, isento de coação, influência ou indução. Não pode ser obtido este consentimento através de uma simples assinatura ou de uma leitura apressada em textos minúsculos de formulários. Mas por meio de linguagem acessível ao seu nível de convencimento e compreensão (*princípio da informação adequada*). Discute-se se os pais doadores devem conhecer a identidade dos adotantes e vice-versa. Há aqueles que advogam a ideia de que não devem saber de suas identidades, como se faz nos casos da utilização de material genético em bancos de sêmen, implicando a condição de que apenas uma pessoa deve conhecer as partes envolvidas: o médico responsável pela operação. Outros acham que na adoção de pré-embriões o fato se passa de forma distinta e deveria se processar como na adoção de uma criança nascida. Por outro lado, todos são de acordo com que os pais que vão adotar o pré-embrião tenham conhecimento da possibilidade de doenças em crianças geradas por fecundação *in vitro* através de embriões congelados e da possibilidade de doenças oriundas da herança, até das doenças de transmissão genética que porventura os pais doadores tenham. A mãe adotante também deve ser informada dos riscos inerentes a ela própria. Não seria aconselhável que as normas a serem introduzidas nesta forma de adoção permitissem a seleção de embriões levando em conta o sexo da criança que vai nascer, até porque nestes casos não existiria nenhuma razão para se considerar uma ou outra doença ligada ao sexo. A alternativa da adoção de embriões congelados não é uma opção que se apresente isenta de inconvenientes, pelo que ela implica no campo emocional, técnico e econômico-financeiro. Entretanto, esta forma de escolha juntamente com a produção de embriões para uma única implantação seriam as modalidades que não encontrariam os óbices já apontados. Além do mais, seria pela adoção pré-natal a forma de se manter vivo o embrião e a possibilidade de ele vir a termo.

▶ **Condição jurídica do embrião congelado.** Fato instigante é saber se o embrião congelado goza dos mesmos benefícios e da mesma proteção assegurados pelo Código Civil brasileiro ao *nascituro*. Ou seja, tem o embrião fecundado *in vitro* a mesma tutela legal do embrião fecundado *in vivo*? A verdade é que o nascituro, mesmo sem ser pessoa, é detentor de direitos, resguardando-lhe a lei faculdades que salvaguardam seus interesses mais inalienáveis. Espera-se que o embrião congelado tenha as mesmas expectativas. O direito de proteção ao concebido tem dois fundamentos muito importantes: primeiro, mesmo sem a outorga de uma personalidade civil, o embrião tem personalidade especial ou provisória; depois, se lhe é reconhecido algum direito, é razoável falar-se em sujeito de direito, dispensando-lhe tutela jurídica. Tem uma certa titularidade de direitos que começa desde a fecundação. Já se preconiza em algumas legislações civis do mundo uma personalidade antecipada do nascituro; seu nascimento apenas aperfeiçoaria o instituto da personalidade civil. O que se pergunta é se o embrião fecundado *in vitro* teria a mesma proteção. É evidente que na elaboração do Código Civil brasileiro vigente não existia essa possibilidade. Certamente este será um argumento usado pelos dois lados que se conflituam em tais questões. Já o embrião concebido e depois levado para o processo de congelação não pode deixar de merecer a proteção legal. Também se pergunta: se o *pátrio poder* (direito e dever dos pais sobre a pessoa dos filhos e sobre a administração dos seus interesses) já é discutível no que diz respeito ao nascituro, o que se dizer sobre o embrião congelado? Acreditamos que os conceitos de nascituro e *pátrio poder* necessitam ser reformulados em virtude do acelerado progresso das ciências e das tecnologias, e vão merecer um tratamento à parte, com normas bem claras, quando se escrever o Estatuto Jurídico do Feto e do Embrião. Não se pode mais entender como *nascituro* apenas aquele que se encontra em vida intrauterina, e como *pátrio poder* tão só o direito e a proteção dos interesses básicos da pessoa dos filhos.

▶ **Pesquisa e fertilização assistida.** A *Declaração de Bruxelas*, promulgada pela Assembleia Geral da Associação Médica Mundial, em 1985, que trata da *fertilização in vitro*, recomenda aos médicos todo respeito aos postulados éticos e que não utilizem este recurso para fins especulativos e experimentais, mas tão só no sentido de alcançar a gravidez impossibilitada por outro meio.

▶ **Fertilização após a morte do marido.** Hoje, entre nós, com a vigência do novo Código Civil, presumem-se concebidos na constância do casamento os filhos: I – havidos por fecundação artificial homóloga, mesmo que falecido o marido; II – havidos, a qualquer tempo, quando se tratar de embriões excedentários, decorrentes de concepção artificial homóloga. Outros, como no caso do Conselho da Europa, proíbem a inseminação *post mortem*, a não ser que definam previamente quais os direitos dos nascidos na continuidade deste processo.

▶ **Natureza jurídica da obrigação médica na reprodução assistida.** Entendemos que nos casos do emprego das técnicas de reprodução assistida tenha o médico com sua paciente uma obrigação de meios e não de resultado, quando provado que ele usou de todos os recursos procedentes e dos cuidados que se exigem em tais situações. No entanto, tal concepção não lhe tira a obrigação de responder civilmente por erros em que fique patente ter ele faltado com os deveres de vigilância, de abstenção de abusos e de qualificação profissional. Indaga-se muito se o médico é responsável pela não compatibilização de algumas características, como a cor dos olhos e dos cabelos. Alguns acham que sim, desde que ele se obrigue a isso. No entanto, o fato mais delicado da questão é quando da reprodução assistida de um casal branco advém o nascimento de uma criança negra. Acreditamos que não há responsabilidade a apurar. É difícil admitir-se que alguém se sinta lesado apenas pelo nascimento de uma criança de raça diferente da sua. Não há nenhum dano biológico, nenhuma doença grave, nenhum defeito congênito. Diferente, no entanto, seria se das técnicas usadas resultasse o nascimento de uma criança doente, cujo mal fosse procedente do material do doador e evitado através dos exames específicos. Assim, é da obrigação do médico a seleção das partes, a escolha do material genético, assim como sua implantação, conservação, diagnóstico e cuidados pré-natais.

▶ **Comercialização de sêmen, óvulos e embriões, e aluguel do útero.** Por mais que as aparências neguem, sabe-se que existe a comercialização de sêmen, óvulos e embriões, e que nem sempre a cessão do útero para uma fertilização heteróloga é simplesmente altruística. Inúmeras são as legislações no mundo inteiro que proíbem tais expedientes, mas dificilmente tem-se como controlar as relações entre os receptores e os doadores. A Resolução CFM nº 2.013/2013, que estabelece as normas éticas sobre reprodução assistida, recomenda que a doação "nunca deverá ter caráter lucrativo e comercial" e que a doação temporária do útero deve ser processada entre pessoas da família da doadora genética, em um parentesco até o 2º grau, sendo os demais casos sujeitos à autorização dos Conselhos Regionais de Medicina, exatamente para evitar os interesses comercial e lucrativo.

▶ **Maternidade de substituição.** Ninguém pode considerar como ilícito ou imoral o fato de uma mulher, não podendo fecundar, ter seu óvulo fertilizado em laboratório com o espermatozoide do seu marido ou companheiro, sendo depois implantado em seu próprio útero. A isto chamaríamos de *autoimplantação ovular*. Todavia, se um ovo fecundado *in vitro* é implantado em uma "mãe-suporte" ou "mãe-hospedeira" (*heteroimplantação ovular*), o que passou a chamar-se "barriga de aluguel", ao que nos parece, independente da justificativa de fertilização assistida, começamos a pisar em um terreno de algumas dúvidas, em que certas indagações não tiveram ainda respostas claras. O processo de fertilização *in vitro* e a subsequente implantação do ovo nas denominadas "mães de aluguel" ("*womb leasing*") têm criado e vão criar, entre juristas, teólogos e moralistas, profundas controvérsias, mesmo que essa técnica seja reconhecida como um avanço da biotecnologia moderna. Algumas mulheres se valem desse recurso, não porque querem, mas por situações impeditivas da maternidade. Outras, aptas à gestação, procuram uma "mãe incubadora" unicamente para evitar o desconforto da gravidez ou as inconveniências do pós-parto. Assim, já começamos a perceber que no futuro criar-se-ão as placentas artificiais nos laboratórios, passando o útero a ser um órgão de pouca monta para determinadas gravidezes, e que algumas descobertas nada mais representariam senão simples divertimentos científicos. Por isso, é preciso que a sociedade passe a refletir sobre algumas questões, até então confusas e inusitadas, sobre o que representa a maternidade, quais os direitos adquiridos pela mãe, qual o papel de cada pessoa envolvida nessas técnicas, o que isto reflete sobre a vida da mulher e o que significa mais: o conteúdo genético transmitido ao filho ou o vínculo afetivo criado entre a gestante e o feto. Não vamos negar, em nome de um humanismo mais nostálgico, a necessidade de a ciência evoluir, na tentativa de dar a esse homem, cada vez mais sofrido e angustiado, perspectivas de dias melhores. Porém, daí, partir-se para experimentações puramente especulativas, distantes e distintas de uma realidade, há uma grande diferença. Assim, resultados dessa natureza trazem em seu bojo inúmeras questões de ordem jurídica e moral. Por exemplo: na heteroimplantação ovular, qual a verdadeira mãe? A que cedeu o óvulo fecundado ou a que abrigou durante a gravidez um feto alheio? Acreditam uns, mesmo em que pesem certas contestações de ordem afetiva e moral, pertencer o filho à mãe natural, ou seja, àquela que geneticamente contribuiu para esse filho. A outra, que apenas manteve o feto durante uma gestação, nada mais fez do que dar-lhe os elementos nutritivos, necessários para o desenvolvimento fetal. Seria apenas uma "ama de sangue". No entanto, outros admitem que a verdadeira mãe é a que pariu, pelo indiscutível vínculo afetivo com o feto; pelas razões do direito natural, em que a gravidez e o parto marcam vincos muito fortes na personalidade da mulher e na percepção das outras pessoas; pelas exigências da burocracia cartorial no registro do filho, através de atestados do profissional que assistiu o parto, com as características do recém-nascido e da puérpera. Na Inglaterra, em duas oportunidades, no caso A *versus* C e no caso R e P (*minors*) *versus* Wardsships Sugonacy, as mães que cederam o útero recusaram entregar as crianças após o nascimento e tiveram a recusa legitimada pela Justiça. Por outro lado, no Estado de New Jersey (EUA), quando do caso mundialmente conhecido como "Baby M", o magistrado considerou válido o contrato celebrado e que a "mãe de aluguel" estava obrigada a entregar a criança, em face da obrigação desse contrato. Qualquer que seja nossa opinião a respeito da *mãe legal*, haverá sempre argumentos prós e contras, pois não existem entre nós critérios definidos nem legislação específica. Restará à Justiça o direito de arbitrar, caso a caso, diante de circunstâncias específicas, da palavra empenhada ou do contrato firmado. Todavia, um fato é certo: o processo já é viciado na sua raiz, não só pela degradação da mulher no que lhe existe de mais exaltado – a maternidade, mas, também, porque não estamos muito preocupados com a outra mulher, a mais carente, a que enfrentará o ônus físico e psicológico da gravidez e do parto, que sofrerá o preconceito e a restrição da sociedade consumista. A verdade é que pouco ou quase nada se voltou nossa preocupação para os agitados conflitos afetivos que se apossam das pessoas envolvidas em um processo dessa natureza. O caso das gêmeas Magali e Christine Savault é o exemplo mais pungente em tais realidades. Magali, após um acidente e não tendo mais condições de engravidar, pediu à irmã que fosse uma "mãe-suporte". Com o nascimento de Stephane surgiram todos os choques e conturbações em que um caso de natureza análoga pode resultar. Imaginem também o caso do nascimento de uma criança com grave defeito e a recusa imediata das "mães". A criança se transformaria em um simples objeto no embate dos caprichos e das intolerâncias.

NORMAS ÉTICAS PARA A UTILIZAÇÃO DAS TÉCNICAS DE REPRODUÇÃO ASSISTIDA

Não temos ainda entre nós uma legislação específica sobre Reprodução Humana, ao contrário de países como EUA, França e Inglaterra. A norma legal que chega próximo é a Lei de Biossegurança, editada em 2005, que tem por finalidade regulamentar a pesquisa com células-tronco embrionárias. Temos no momento normas éticas para utilização das técnicas de reprodução assistida orientadas pela Resolução CFM nº 2.168/2017 que adota as normas éticas para a utilização das técnicas de reprodução assistida ditas como "em defesa do aperfeiçoamento das práticas e da observância aos princípios éticos e bioéticos que ajudam a trazer maior segurança e eficácia a tratamentos e procedimentos médicos, tornando-se o dispositivo deontológico a ser seguido pelos médicos brasileiros".

O Conselho Federal de Medicina levando em conta o aumento das taxas de sobrevida e cura após os tratamentos das neoplasias malignas, possibilitando às pessoas acometidas um planejamento reprodutivo antes de intervenção com risco de levar à infertilidade; considerando que as mulheres estão postergando a maternidade e que existe diminuição da probabilidade de engravidarem com o avanço da idade; considerando que o avanço do conhecimento científico já permite solucionar vários casos de problemas de reprodução humana; considerando a necessidade de harmonizar o uso dessas técnicas com os princípios da ética médica; e entre outros, resolve revogar a Resolução CFM nº 2.121 e adotar as seguintes normas para utilização das técnicas de reprodução assistida:

I – Princípios gerais

1. As técnicas de reprodução assistida (RA) têm o papel de auxiliar na resolução dos problemas de reprodução humana, facilitando o processo de procriação.

2. As técnicas de RA podem ser utilizadas na preservação social e/ou oncológica de gametas, embriões e tecidos germinativos.

3. As técnicas de RA podem ser utilizadas desde que exista probabilidade de sucesso e não se incorra em risco grave de saúde para o(a) paciente ou o possível descendente.

§ 1º A idade máxima das candidatas à gestação por técnicas de RA é de 50 anos.

§ 2º As exceções a esse limite serão aceitas baseadas em critérios técnicos e científicos fundamentados pelo médico responsável quanto à ausência de comorbidades da mulher e após esclarecimento ao(s) candidato(s) quanto aos riscos envolvidos para a paciente e para os descendentes eventualmente gerados a partir da intervenção, respeitando-se a autonomia da paciente.

4. O consentimento livre e esclarecido será obrigatório para todos os pacientes submetidos às técnicas de RA. Os aspectos médicos envolvendo a totalidade das circunstâncias da aplicação de uma técnica de RA serão detalhadamente expostos, bem como os resultados obtidos naquela unidade de tratamento com a técnica proposta. As informações devem também atingir dados de caráter biológico, jurídico e ético. O documento de consentimento livre e esclarecido será elaborado em formulário especial e estará completo com a concordância, por escrito, obtida a partir de discussão bilateral entre as pessoas envolvidas nas técnicas de reprodução assistida.

5. As técnicas de RA não podem ser aplicadas com a intenção de selecionar o sexo (presença ou ausência de cromossomo Y) ou qualquer outra característica biológica do futuro filho, exceto para evitar doenças no possível descendente.

6. É proibida a fecundação de oócitos humanos com qualquer outra finalidade que não a procriação humana.

7. Quanto ao número de embriões a serem transferidos, fazem-se as seguintes determinações de acordo com a idade: (a) mulheres até 35 anos: até 2 embriões; (b) mulheres entre 36 e 39 anos: até 3 embriões; (c) mulheres com 40 anos ou mais: até 4 embriões; (d) nas situações de doação de oócitos e embriões, considera-se a idade da doadora no momento da coleta dos oócitos. O número de embriões a serem transferidos não pode ser superior a quatro.

8. Em caso de gravidez múltipla decorrente do uso de técnicas de RA, é proibida a utilização de procedimentos que visem a redução embrionária.

II – Pacientes das técnicas de RA

1. Todas as pessoas capazes, que tenham solicitado o procedimento e cuja indicação não se afaste dos limites desta resolução, podem ser receptoras das técnicas de RA, desde que os participantes estejam de inteiro acordo e devidamente esclarecidos, conforme legislação vigente.

2. É permitido o uso das técnicas de RA para relacionamentos homoafetivos e pessoas solteiras, respeitado o direito a objeção de consciência por parte do médico.

3. É permitida a gestação compartilhada em união homoafetiva feminina em que não exista infertilidade. Considera-se gestação compartilhada a situação em que o embrião obtido a partir da fecundação do(s) oócito(s) de uma mulher é transferido para o útero de sua parceira.

III – Referente às clínicas, centros ou serviços que aplicam técnicas de RA As clínicas, centros ou serviços que aplicam técnicas de RA são responsáveis pelo controle de doenças infectocontagiosas, pela coleta, pelo manuseio, pela conservação, pela distribuição, pela transferência e pelo descarte de material biológico humano dos pacientes das técnicas de RA. Devem apresentar como requisitos mínimos:

1. Um diretor técnico (obrigatoriamente um médico registrado no Conselho Regional de Medicina de sua jurisdição) com registro de especialista em áreas de interface com a RA, que será responsável por todos os procedimentos médicos e laboratoriais executados;

2. Um registro permanente (obtido por meio de informações observadas ou relatadas por fonte competente) das gestações, dos nascimentos e das malformações de fetos ou recém-nascidos provenientes das diferentes técnicas de RA aplicadas na unidade em apreço, bem como dos procedimentos laboratoriais na manipulação de gametas e embriões;

3. Um registro permanente dos exames laboratoriais a que são submetidos os pacientes, com a finalidade precípua de evitar a transmissão de doenças;

4. Os registros deverão estar disponíveis para fiscalização dos Conselhos Regionais de Medicina.

IV – Doação de gametas ou embriões

1. A doação não poderá ter caráter lucrativo ou comercial.

2. Os doadores não devem conhecer a identidade dos receptores e vice-versa.

3. A idade limite para a doação de gametas é de 35 anos para a mulher e de 50 anos para o homem.

4. Será mantido, obrigatoriamente, sigilo sobre a identidade dos doadores de gametas e embriões, bem como dos receptores. Em situações especiais, informações sobre os doadores, por motivação médica, podem ser fornecidas exclusivamente para médicos, resguardando-se a identidade civil do(a) doador(a).

5. As clínicas, centros ou serviços onde são feitas as doações devem manter, de forma permanente, um registro com dados clínicos de caráter geral, características fenotípicas e uma amostra de material celular dos doadores, de acordo com legislação vigente.

6. Na região de localização da unidade, o registro dos nascimentos evitará que um(a) doador(a) tenha produzido mais de duas gestações de crianças de sexos diferentes em uma área de um milhão de habitantes. Um(a) mesmo(a) doador(a) poderá contribuir com quantas gestações forem desejadas, desde que em uma mesma família receptora.

7. A escolha das doadoras de oócitos é de responsabilidade do médico assistente. Dentro do possível, deverá garantir que a doadora tenha a maior semelhança fenotípica com a receptora.

8. Não será permitido aos médicos, funcionários e demais integrantes da equipe multidisciplinar das clínicas, unidades ou serviços participar como doadores nos programas de RA.

9. É permitida a doação voluntária de gametas, bem como a situação identificada como doação compartilhada de oócitos em RA, em que doadora e receptora, participando como portadoras de problemas de reprodução compartilham tanto do material biológico quanto dos custos financeiros que envolvem o procedimento de RA. A doadora tem preferência sobre o material biológico que será produzido.

V – Criopreservação de gametas ou embriões

1. As clínicas, centros ou serviços podem criopreservar espermatozoides, oócitos, embriões e tecidos gonádicos.

2. O número total de embriões gerados em laboratório será comunicado aos pacientes para que decidam quantos embriões serão transferidos a fresco, conforme determina esta Resolução. Os excedentes, viáveis, devem ser criopreservados.

3. No momento da criopreservação, os pacientes devem manifestar sua vontade, por escrito, quanto ao destino a ser dado aos embriões criopreservados em caso de divórcio ou dissolução de união estável, doenças graves ou falecimento de um deles ou de ambos, e quando desejam doá-los.

4. Os embriões criopreservados com 3 anos ou mais poderão ser descartados se esta for a vontade expressa dos pacientes.

5. Os embriões criopreservados e abandonados por 3 anos ou mais poderão ser descartados.

Parágrafo único: Embrião abandonado é aquele em que os responsáveis descumpriram o contrato preestabelecido e não foram localizados pela clínica.

VI – Diagnóstico genético pré-implantacional de embriões

1. As técnicas de RA podem ser aplicadas à seleção de embriões submetidos a diagnóstico de alterações genéticas causadoras de doenças – podendo nesses casos ser doados para pesquisa ou descartados, conforme a decisão do(s) paciente(s) devidamente documentada em consentimento informado livre e esclarecido específico.

2. As técnicas de RA também podem ser utilizadas para tipagem do sistema HLA do embrião, no intuito de selecionar embriões HLA-compatíveis com algum irmão já afetado pela doença e cujo tratamento efetivo seja o transplante de células-tronco, de acordo com a legislação vigente.

3. O tempo máximo de desenvolvimento de embriões *in vitro* será de até 14 dias.

VII – Sobre a gestação de substituição (cessão temporária do útero)

As clínicas, centros ou serviços de reprodução assistida podem usar técnicas de RA para criarem a situação identificada como gestação de substituição, desde que exista um problema médico que impeça ou contraindique a gestação na doadora genética, em união homoafetiva ou pessoa solteira.

1. A cedente temporária do útero deve pertencer à família de um dos parceiros em parentesco consanguíneo até o quarto grau (primeiro grau – mãe/filha; segundo grau – avó/irmã; terceiro grau – tia/sobrinha; quarto grau – prima). Demais casos estão sujeitos à autorização do Conselho Regional de Medicina.

2. A cessão temporária do útero não poderá ter caráter lucrativo ou comercial.

3. Nas clínicas de reprodução assistida, os seguintes documentos e observações deverão constar no prontuário da paciente:

3.1. Termo de consentimento livre e esclarecido assinado pelos pacientes e pela cedente temporária do útero, contemplando aspectos biopsicossociais e riscos envolvidos no ciclo gravídico-puerperal, bem como aspectos legais da filiação;

3.2. Relatório médico com o perfil psicológico, atestando adequação clínica e emocional de todos os envolvidos;

3.3. Termo de Compromisso entre o(s) paciente(s) e a cedente temporária do útero (que receberá o embrião em seu útero), estabelecendo claramente a questão da filiação da criança;

3.4. Compromisso, por parte do(s) paciente(s) contratante(s) de serviços de RA, de tratamento e acompanhamento médico, inclusive por equipes multidisciplinares, se necessário, à mãe que cederá temporariamente o útero, até o puerpério;

3.5. Compromisso do registro civil da criança pelos pacientes (pai, mãe ou pais genéticos), devendo esta documentação ser providenciada durante a gravidez;

3.6. Aprovação do cônjuge ou companheiro, apresentada por escrito, se a cedente temporária do útero for casada ou viver em união estável.

VIII – Reprodução assistida *post-mortem*

É permitida a reprodução assistida *post-mortem* desde que haja autorização prévia específica do(a) falecido(a) para o uso do material biológico criopreservado, de acordo com a legislação vigente.

IX – Disposição final

Casos de exceção, não previstos nesta resolução, dependerão da autorização do Conselho Regional de Medicina da jurisdição e, em grau recursal, ao Conselho Federal de Medicina.

Exposição de motivos da Resolução CFM nº 2.168/2017

No Brasil, até a presente data, não há legislação específica sobre a reprodução assistida (RA). Tramitam no Congresso Nacional, há anos, diversos projetos a respeito do assunto, mas nenhum deles chegou a termo.

O Conselho Federal de Medicina (CFM) age sempre em defesa do aperfeiçoamento das práticas e da obediência aos princípios éticos e bioéticos, que ajudam a trazer maior segurança e eficácia a tratamentos e procedimentos médicos.

O uso das técnicas de reprodução assistida para preservação social e oncológica de gametas, embriões e tecidos germinativos amplia as oportunidades de aplicação no sentido de propiciar melhor planejamento reprodutivo.

A preservação social diz respeito a pessoas saudáveis, sem indicação médica para assistência à fertilidade, no sentido de promover congelamento dos seus gametas, possibilitando a condição reprodutiva posterior.

A permissão da doação de oócitos além dos casos compartilhados contempla a questão da isonomia de gêneros. A Lei de Biossegurança (Lei nº 11.105, de 24 de março de 2005) permitiu a utilização para pesquisa de embriões congelados há 3 anos ou mais, na data da publicação da Lei (28/03/2005). Assim, por analogia, a alteração passa de 5 para 3 anos o período de descarte de embriões.

Os aspectos médicos envolvendo a totalidade das circunstâncias da aplicação da reprodução assistida foram detalhadamente expostos nesta revisão, realizada pela Comissão de Revisão da Resolução CFM nº 2.121/2015 em conjunto com representantes da Sociedade Brasileira de Reprodução Assistida, da Federação Brasileira das Sociedades de Ginecologia e Obstetrícia, da Sociedade Brasileira de Reprodução Humana e da Sociedade Brasileira de Genética Médica, sob a coordenação do conselheiro federal José Hiran da Silva Gallo. Esta é a visão da comissão formada que trazemos à consideração do plenário do Conselho Federal de Medicina.

Brasília-DF, 21 de setembro de 2017.
JOSÉ HIRAN DA SILVA GALLO
Coordenador da Comissão para Revisão da Resolução

Bancos de embriões humanos

A Agência Nacional de Vigilância Sanitária (Anvisa), por meio da Resolução DC/Anvisa nº 23, de 27 de maio de 2011, aprovou novas regras para tratar a questão dos bancos de células e tecidos germinativos (BCTG) no sentido de proporcionar maior segurança principalmente nas práticas de técnicas de reprodução assistida e nas pesquisas com células-tronco. Essa Resolução altera as regras dispostas na RDC/33, de 2006.

Uma das inovações desta Resolução é a exigência de informações mais detalhadas nos relatórios que estes bancos devem enviar para o sistema SisEmbrio, desenvolvido e gerenciado pela Anvisa no que se refere ao armazenamento de óvulos, espermatozoides e tecidos germinativos ovarianos e testiculares, assim como à guarda dos embriões, informações que devem acontecer a cada 2 anos. Os dados informados pelas clínicas deverão constar não só do número de embriões armazenados, mas também de outros detalhes como o número de óvulos captados e quantos embriões foram transferidos para as pacientes.

Os procedimentos técnicos avançados na reprodução humana, como a coleta de óvulos, a fertilização *in vitro* e o congelamento de células e tecidos terão de ser conduzidos e aprovados segundo padrões técnico-científicos de reconhecido valor.

O Termo de Consentimento assinado pela paciente ou seus responsáveis legais contará com mais itens, entre eles o que disciplina a autorização da paciente receptora, no caso de recebimento de óvulos doados a fresco, contendo as devidas informações no que diz respeito à possibilidade de contrair determinadas patologias. A paciente deve ser informada de que quando o embrião é coletado a fresco, mesmo que se proceda a uma triagem clínica, há uma janela imunológica.

O BCTG é o responsável por todos os procedimentos relacionados com o preparo das células, tecidos germinativos e embriões, incluindo a coleta, o transporte, o registro, o processamento, o armazenamento, o descarte e a liberação do material.

São atribuições do BCTG: I – efetuar e garantir a qualidade do processo de seleção do paciente e/ou doador de células e tecidos germinativos; II – obter Termo de Consentimento Livre e Esclarecido, conforme modelo padronizado pelo BCTG, de acordo com a legislação vigente; III – orientar, viabilizar e proceder à coleta, quando necessário; IV – avaliar, processar, armazenar e liberar as células ou tecidos recebidos ou coletados; V – providenciar a realização dos exames laboratoriais para identificação de possíveis contraindicações e condições especiais necessárias ao uso das amostras; VI – fornecer todas as informações necessárias a respeito da amostra a ser utilizada, respeitando o sigilo, cabendo ao médico do paciente a responsabilidade pela sua utilização, quando couber, segundo legislação vigente; VII – manter arquivo próprio com dados sobre coleta, processamento, armazenamento, avaliação, transporte e liberação do material; VIII – enviar relatório anual com os dados quantitativos de produção do BCTG por meio do Sistema Nacional de Produção de Embriões (SisEmbrio) informando: a) o número de ciclos realizados com pelo menos um oócito captado; b) o número de oócitos produzidos; c) o número de oócitos inseminados; d) o número de oócitos com 2 pró-núcleos (2PN) formados; e) o número de embriões clivados; f) o número de embriões transferidos a fresco; g) o número de embriões transferidos após descongelamento; h) o número de embriões desprezados por ausência de clivagem em período superior a 48 h (quarenta e oito horas).

O BCTG possui um Manual Técnico Operacional que deve: I – definir as atribuições dos profissionais para cada procedimento; II – conter as condutas frente às não conformidades; III – conter as normas de biossegurança, tais como: a) condutas de segurança biológica, química, física, ocupacional e ambiental; b) instruções de uso para os equipamentos de proteção individual (EPI) e coletiva (EPC); c) procedimentos em caso de acidentes; e d) manuseio e transporte de amostra biológica. O manual a que se refere o *caput* deste artigo deve ser revisado anualmente ou em prazo inferior, sempre que necessário, bem como permanecer atualizado e devidamente assinado e datado pelo Responsável Técnico.

A doação de células, tecidos germinativos e embriões deve respeitar os preceitos legais e éticos sobre o assunto, devendo garantir o sigilo, a gratuidade e a assinatura do Termo de Consentimento Livre e Esclarecido, o qual deve ser obtido antes da coleta da amostra, por escrito, e assinado pelo médico e pelos pacientes ou doador.

Toda a informação relativa a doadores e receptores de células, tecidos germinativos e embriões deve ser coletada, tratada e custodiada no mais estrito sigilo. Não pode ser facilitada nem divulgada informação que permita a identificação do doador ou do receptor. Na doação anônima, o receptor não pode conhecer a identidade do doador, nem o doador a do receptor. As autoridades de vigilância sanitária podem ter acesso aos registros para fins de inspeção e investigação.

Em casos especiais, por motivo médico ou jurídico, as informações sobre o doador ou receptor podem ser fornecidas exclusivamente para o médico que assiste o receptor, resguardando-se a identidade civil do doador. A doação não pode ser remunerada.

É candidato à doação de células e tecidos germinativos e embriões indivíduo que satisfaça pelo menos as seguintes condições: I – maioridade civil; II – concordar em realizar uma avaliação médico-laboratorial; III – concordar em assinar o Termo de Consentimento Livre e Esclarecido; IV – se doador de sêmen, concordar em realizar os testes para marcadores de doenças infectocontagiosas; V – se doadora de oócito, concordar em realizar os testes para marcadores de doenças infectocontagiosas; VI – se doador de embriões, concordar em realizar os testes para marcadores de doenças infectocontagiosas. Os testes a que se refere o já citado item IV deste artigo devem ser repetidos em um prazo nunca inferior a 6 (seis) meses, no caso de serem realizados por sorologia.

As doadoras de oócito a fresco não são submetidas à quarentena nem à repetição dos testes em prazo de 6 (seis) meses, devendo os resultados dos testes laboratoriais ter prazo máximo de 30 (trinta) dias antes do procedimento da coleta oocitária. Caso haja doação de oócitos criopreservados, os testes para marcadores de doenças infectocontagiosas devem ser repetidos em um prazo nunca inferior a 6 (seis) meses, no caso de serem realizados por sorologia. Caso haja doação de embriões criopreservados para uso terapêutico, estes testes devem ser repetidos em um prazo nunca inferior a 6 meses, no caso de serem realizados por sorologia. E, se forem realizados testes de ácido nucleico (NAT), devem ser respeitadas as instruções do fabricante quanto ao período mínimo necessário à detecção do agente.

O descarte de amostras de células ou tecidos germinativos e de resíduos de laboratório do BCTG deve estar descrito no Plano de Gerenciamento de Resíduos de Serviços de Saúde (PGRSS), e deverá ser feito de acordo com as normas vigentes.

▼

24. Direitos do feto: Estatuto jurídico do nascituro. Intervenções fetais: responsabilidade profissional, decisão de intervir, avaliação dos riscos, conflitos do binômio mãe-feto, obtenção de um consentimento esclarecido, conduta materna, obrigações da sociedade, exames invasivos, adoção pré-natal de embriões congelados, descarte de embriões. Conclusões.

ESTATUTO JURÍDICO DO NASCITURO

Na concepção jurídica, pessoa é o ser humano dotado de personalidade civil e possuidora de direitos e obrigações. Sua existência começa desde o nascimento com vida, embora seja reconhecida uma expectativa de direitos daquele que ainda se encontra no leito uterino. Assim se expressa o art. 4º do Código Civil brasileiro: "A personalidade civil do homem começa com o nascimento com vida, mas a lei põe a salvo, desde a concepção, os direitos do nascituro."

Por nascituro, portanto, entende-se aquele que foi concebido e ainda não nasceu. É o ser humano que está por nascer, já concebido no ventre materno. A lei não lhe confere o título de pessoa, mas resguarda-lhe, desde logo, seus direitos futuros, através de medidas que salvaguardam seus inalienáveis interesses. Desse modo, não é apenas o recém-nascido que merece a proteção legal.

Aquele que é apenas uma esperança de nascimento tem a proteção de seus eventuais direitos. Isto, sob o aspecto dos direitos civis. No que se refere à ótica do direito público, o Estado coloca o nascituro sob a proteção incondicional, quando sanciona o aborto provocado, fora das situações de antijuridicidade, entre os crimes contra a vida, desde o momento da fecundação até instantes antes do parto.

Por sua vez, personalidade civil é a disposição genérica de exercer direitos e obrigações, como pessoa juridicamente capaz, adquiridos após o nascimento com vida, independentemente das condições de viabilidade e da qualidade de vida.

Mesmo estabelecendo nossa legislação a personalidade civil do homem após seu nascimento com vida, os direitos do nascituro estão protegidos desde a fecundação, existindo como uma instituição própria e independente, objeto de relação jurídica, fundamentada no respeito à vida humana e em uma expectativa de quem vem a ser uma pessoa.

Todos esses direitos estão em um contexto que se poderia chamar de "direitos de personalidade". Sem eles não existe a pessoa como entidade jurídico-civil nem os elementos essenciais à personalidade.

Quanto ao fato de o feto ser dotado ou não de personalidade civil, ainda que claro na legislação pátria (artigo 4º do Código Civil), levantam-se várias hipóteses sobre essa condição.

Há até os que defendem, com certa lógica, o início da personalidade jurídica desde a concepção, baseados em princípios biológicos e morais. Tal teoria concepcionista fundamenta-se na afirmação de que, se o nascituro é considerado sujeito de direito, se a lei civil lhe confere um curador, se a norma penal o protege de forma abrangente, nada mais justo que se lhe reconhecesse também o caráter de pessoa e o considerasse com personalidade juridicamente autônoma. Isso porque o feto herda, transmite, demanda e sua morte intencional é um crime. Também, até porque, é difícil entender como alguém pode ser considerado ser humano e não ter assegurado o atributo de personalidade jurídica.

A teoria geneticista admite como ser humano aquele que tem código genético definido, ou seja, a partir da concepção.

Os desenvolvimentistas acham que, mesmo com a fecundação estabelecendo as bases genéticas, o novo ser necessita de um certo grau de desenvolvimento e, por isso, a vida começaria na nidação; para outros, teria início na formação do córtex cerebral; ou, ainda, a começar do parto.

Toda essa política protecionista em favor do feto humano não tem outro sentido senão a imperiosa necessidade de se preservar a mais indeclinável e irrecusável das normas da convivência humana: o respeito pela vida. E ninguém mais do que o médico está no centro dessas decisões.

Até nos momentos mais cruciais, quando a esperança parece findar, diante de situações as mais dramáticas e precárias – como nos instantes em que a força se instala negando a própria razão –, mesmo assim o bem da vida é de tal magnitude que o que resta da consciência humana coloca-se contra a barbárie e a insânia, obrigando que se encontrem regras de convivência capazes de impedir a prática de crueldades inúteis e desumanas.

Mesmo que nenhuma legislação no mundo tenha-se detido especificamente sobre os direitos do feto e do embrião (parece que tudo isso tem um só sentido – favorecer o aborto), nada mais justo que sejam lembrados, em favor do feto humano, todos os dispositivos éticos e jurídicos disponíveis, para que jamais a natureza humana entre no descompasso dessas duas ordens, desvirtuando os motivos de sua verdadeira dimensão.

No tocante aos embriões e fetos "nidados" no álveo materno, não há nenhuma dúvida quanto à sua proteção legal como nascituro. No entanto, o embrião congelado nos coloca diante de muitas dúvidas. Ainda que esse embrião permaneça congelado por um tempo limitado até sua implantação uterina, isso não deixa de levantar certos questionamentos. O fato de ele estar fecundado *in corpore* ou *in vitro* é o nó górdio da questão.

No que diz respeito ao direito de viver desde o momento da concepção, parece-nos que está plenamente assegurado. O que resta saber é se este embrião tem os mesmos direitos do nascituro resguardados pela nossa lei civil.

Sobre os fetos e os embriões que estão no útero materno em gestação progressiva pode-se afirmar que existe uma "potencialidade efetiva" de ser pessoa e, por isso, a proteção jurídica desde agora.

Entretanto, o embrião congelado tem uma "potencialidade virtual" de ser pessoa e, se implantado no útero materno, gozará também da proteção legal. Tudo faz crer que o embrião congelado não goza dos privilégios assegurados aos nascituros. Até porque há algumas recomendações normativas em que o embrião congelado pode permanecer assim até o prazo de 10 anos. Com certeza vão fazer diferença entre embrião antes e depois da nidação.

Isso não quer dizer, no entanto, que não se tenha pelo embrião congelado o cuidado de proteger sua existência e o respeito à sua natureza humana, mesmo que não se dê a ele a titularidade que aos outros se ganha com o nascimento. Se não vamos nos inclinar aos velhos conceitos do direito romano do *muliere portio*, quando o embrião era apenas parte do corpo da mãe.

INTERVENÇÕES FETAIS

Atualmente, o feto não é mais uma unidade intocável, levando-se em conta as disponibilidades médicas.

Ele pode e deve, quando necessário, ser considerado paciente, com a prudência e a delicadeza que cada caso exigir. Seja em rotineiras transfusões de sangue nos portadores de eritroblastose, seja diante de desordens fetais graves.

Isto não quer dizer que tenham sido sanadas algumas dificuldades de ordem médica ou certas implicações de caráter ético-jurídico nos seus procedimentos de diagnóstico e de tratamento – e sem esquecer que muitas dessas intervenções ainda são consideradas experimentais.

Desse modo, é muito justo que determinados problemas, hoje diagnosticados mais precocemente, sejam tratados com antecedência, quando se sabe que alguns deles não teriam solução posterior, por não se poder mudar o curso de muitas doenças ou malformações.

É claro que tais intervenções intrauterinas não podem ser intempestivas e contumazes, sujeitas a todo exagero que o *modismo* favoreça. O ideal seria que o tratamento se verificasse depois do nascimento. Isto, no entanto, não impede que pediatras, anestesistas, cirurgiões infantis, geneticistas, neonatologistas, obstetras, perinatologistas e ultrassonografistas aperfeiçoem técnicas de diagnóstico pré-natal e meios de tratamento em favor do feto humano.

Por outro lado, essa intervenção multidisciplinar tem trazido alguns conflitos, por se entender existir indevida interferência e invasão de "área". Se, porém, cada um tiver a consciência e a noção da grandeza do conjunto das atividades propostas e a noção exata da responsabilidade individual, certamente considerará a importância e o alcance dessa nova ordem em favor do paciente fetal.

Fica evidente, desde logo, que a assistência ao feto é da competência das equipes especializadas, em que cada um tem sua específica atuação e a sua devida responsabilidade, principalmente quando o feto apresenta malformações ou perturbações amplas e complexas. Este é o primeiro princípio.

O segundo é que, mesmo sendo tarefa de um conjunto de especialistas, essa equipe não pode dispensar a atenção de um responsável para estruturar as ações e avaliar os resultados.

E o terceiro princípio é que cada procedimento seja efetuado pelo membro da equipe que estiver mais capacitado a oferecer melhores resultados à criança que vai nascer e à mãe que permite a intervenção.

Além do mais, é preciso levar em consideração outros aspectos, como a responsabilidade ética e legal do profissional envolvido, o momento apropriado para a intervenção, a avaliação dos riscos do feto e da mãe, a compatibilização do risco-benefício das partes tratadas, os conflitos do binômio mãe-feto, a obtenção do consentimento esclarecido da gestante ou de seu responsável legal, a conduta materna durante a gestação e as obrigações da sociedade para com a criança que vai nascer.

Vejamos estes itens de *per se*.

▼ Responsabilidade profissional

Entende-se por responsabilidade profissional a consciência do que é justo e necessário, não só no sentido moral, mas, também, dentro de um sistema de obrigações e deveres exigidos pelo poder público.

Assim, o "termo de responsabilidade" pode ser empregado tanto no sentido ético como no sentido jurídico, visto que, em se tratando do exercício de uma profissão liberal, intrincam-se necessariamente os valores morais e os legais. Pois um sem o outro pode favorecer uma moral excessivamente teórica e falsa, ou um positivismo juridicamente exagerado, que inspire o legalismo e os julgamentos impiedosos.

Ipso facto, por responsabilidade profissional concebe-se todo dano físico ou moral resultante de uma forma atípica ou inadequada de conduta, caracterizada por inobservância de regras técnicas ou por infração aos ditames da ética médica e que possa ser produzido no paciente por *imperícia*, *imprudência* ou *negligência*.

Hoje, o princípio de responsabilidade profissional é aceito por todos – médicos, juristas e pela própria sociedade –, desde que, na apreciação desses feitos, caracterize-se conduta irregular ou inadequada contra o paciente, durante ou em face do exercício médico. Espera-se apenas que, na avaliação dessa responsabilidade, haja transparência no curso da apreciação e dê-se ao acusado o direito de ampla defesa.

O fundamento jurídico da responsabilidade médica encontra-se justificado no instituto da *culpa*. Para tanto, é preciso que o agente tenha dado causa sem ter querido o resultado, nem assumido o risco de produzi-lo. Seu limite é a previsibilidade do dano, isto é, que o fato não seja passível de escapar à perspicácia comum. Deste modo, atua *culposamente* quem tem a previsibilidade do dano e, mesmo assim, age. E, quanto maior essa previsibilidade, maior será o grau de culpa.

De outra parte, deve ficar evidente que todo mau resultado não significa erro médico. Ele pode ser decorrente de uma situação incontrolável e de curso inexorável, ou por falhas estruturais, quando os meios e as condições de trabalho são insuficientes ou ineficazes para uma resposta satisfatória.

Todavia, se esse erro médico, causador de dano, for de ordem pessoal, a responsabilidade pode ser arguida de duas formas: a moral e a legal. A avaliação da responsabilidade moral é da competência dos Conselhos Regionais de Medicina, através de processos ético-administrativos, segundo estipula a Lei nº 3.268, de 30 de setembro de 1957, regulamentada pelo Decreto nº 44.045, de 19 de julho de 1958.

Já a apreciação da responsabilidade legal é atribuição dos tribunais, podendo comportar, entre outras, as ações penais, cíveis e administrativas.

No caso específico, o médico tem o dever ético e o dever legal de atuar sempre com redobrado cuidado em relação ao feto que nascerá mais adiante. Tais deveres impõem que o feto seja tratado como paciente, porque as ações e as omissões pré-natais podem afetar o bem-estar da futura criança.

Deve-se admitir sempre ser o feto um paciente que não pode cuidar de si próprio nem se manifestar quando algo o aflige. Algumas legislações têm reconhecido que as ações e as omissões durante a gravidez podem ser tão danosas quanto aquelas que surgem depois de a criança nascer.

Por isso, o médico sempre terá papel muito importante na implementação de posturas de tratamento ou de recursos propedêuticos, por sua aproximação com o feto. Deve informar as gestantes sobre riscos pré-natais de certos procedimentos médicos e medidas que poderiam ser tomadas para evitar doenças ao futuro infante. Deve também informar às mulheres que o dano prejudicará tanto, que não poderá mais ser remediado. Qualquer omissão desses informes às gestantes, sobre riscos e procedimentos alternativos, pode comprometer seu entendimento com vistas a uma permissão bem esclarecida e violar o direito de a criança nascer isenta de patologias fetais que poderiam ser evitadas.

Um médico, que negligencie identificar fato evitável de dano pré-natal ou não informar melhor sobre isto e sobre o modo pelo qual possa impedir o dano, poderá ser legal e eticamente acionado pelos pais (ou pelos filhos, mais adiante), em face dos danos sofridos. A negligência pré-natal por parte do médico é um fato indiscutível, atualmente, em especial quando se trata de julgamento em tribunais cíveis.

A mais completa e delicada questão para o médico, no que diz respeito a sua responsabilidade ética ou jurídica – levando em conta seus deveres para com a mulher grávida e o filho que vai nascer –, é quando ele a adverte sobre os riscos e danos que está impondo ao feto e ela se recusa a cooperar ou ignora as recomendações necessárias ao bem-estar do filho.

Seria o caso, por exemplo, de um médico que avisasse a determinada gestante que deixasse de beber ou de fumar, e ela, mesmo assim, não atendesse a tais recomendações. Deverá o médico resignar-se com essa atitude? Ou deve levar o fato ao conhecimento da autoridade competente, para intervir coercitivamente? E quem seria essa autoridade?

Entre nós, recomenda-se, diante de tais recusas, encaminhar o problema aos órgãos que tratam do bem-estar da criança, como o Conselho Tutelar, o Conselho Municipal dos Direitos da Criança e do Adolescente ou ao Ministério Público Estadual, conforme recomenda a Lei nº 8.069, de 13 de julho de 1990, também conhecida como *Estatuto da Criança e do Adolescente*. O médico não tem obrigação de procurar a autoridade policial para intervir compulsoriamente.

No entanto, tal interferência do poder judiciário é possível, mesmo que não se conheça, entre nós, nenhuma decisão nesse sentido. Até agora, a Justiça só tem-se manifestado em favor da intervenção compulsória quando existem situações caracterizadas por iminente perigo de vida de quem se intervém. Ou seja, nos casos em que se comprove periclitação da mãe.

Outra coisa: não é responsabilidade do médico atribuir graus de culpabilidade à gestante pela recusa de uma intervenção em favor do filho que vai nascer. Mas um médico consciente de seu papel em favor do bem-estar do feto terá suficientes razões para denunciar a recusa materna aos órgãos de proteção à criança, por abuso ou descaso ante uma conduta pré-natal necessária.

Em muitos lugares do Mundo, não há legislação específica neste sentido, mas já se encontram movimentos sobre isso, porque quem interfere em benefício do feto não está lidando *in materiam brutam*, mas em favor de uma pessoa virtual, com expectativa de vida – um ser humano em formação.

Pensamos que, em um futuro bem próximo, teremos um *Estatuto Jurídico do Embrião e do Feto*, ou uma incorporação dos seus direitos aos direitos dos recém-nascidos e das crianças. É muito possível que isso venha a ocorrer, porque cada dia fica mais evidente que o dano pode surgir no pré-natal e, após o nascimento, muitos deles seriam irreversíveis.

Ainda assim, não se conhece, em nenhuma legislação, o direito de o médico intervir arbitrariamente sobre a gestante, no propósito de proteger o feto, exceto em casos muito raros, quando a vida de ambos estiver em perigo. Apesar disso, o médico não está desobrigado de levar o caso ao conhecimento daquelas autoridades que protegem a criança e que são responsáveis pela prevenção de riscos.

Informar a mulher sobre os riscos e pedir sua colaboração, ou denunciar possíveis recusas de colaboração às autoridades competentes pelo bem-estar da criança, eis o mínimo que um profissional consciente pode fazer para cumprir seus deveres legais, quando diante de um risco pré-natal que ameace a futura criança.

Ele não tem, portanto, a obrigação de processar a mulher, forçar o tratamento por meio de intervenção em seu corpo, ou procurar autorização legal para fazê-lo. Se, porventura, a autoridade decidir recomendar a mulher a admitir a intervenção, e, mesmo assim, ela recusar, o médico não tem como agir compulsivamente.

O médico tem – além do que foi dito – de cooperar com as autoridades, fornecendo dados que considere imprescindíveis para um tratamento pré-natal, como medida salvadora e oportuna para favorecer uma melhor qualidade de vida à futura criança. Em suma, ele não está obrigado pela ética e pela lei a administrar tratamento que tenha sido recusado pela mãe, mesmo que judicialmente recomendado.

Ao analisar essa recusa materna, em um caso de cesariana, por exemplo, o médico só tem o direito de agir arbitrariamente se a gestante estiver em iminente perigo de vida. O fato de informar a mãe sobre os riscos e denunciar a recusa danosa às autoridades responsáveis pelo bem-estar da criança satisfaz o dever ético e legal do médico. O benefício em algumas crianças para evitar supostos danos parece menor do que os prováveis erros ocorridos em um tratamento arbitrário contra a vontade da mãe.

Se a mãe recusa essas intervenções, também não é motivo para se abandonar o tratamento da criança, depois de nascida. Muitos admitem que o fato de o médico não ter procurado as autoridades para obter o tratamento do feto pode ser explicado, em parte, pelo desconhecimento do que é legitimamente legal nessas situações. Outros acham que, se o médico entende que seu dever legal termina com a notificação às autoridades, isso pode redundar em poucos casos de tratamento arbitrário injustificável em mulheres grávidas, em nome de um suposto bem-estar da futura criança.

Finalmente, torna-se claro que todo e qualquer evento em que o médico force o tratamento não pode ser justificado como medida em favor do bem-estar do feto. A solução dos conflitos entre a decisão da mãe e o conforto fetal será no futuro uma decisão tomada pela sociedade como um todo e não apenas pelo médico diretamente envolvido.

Nessas situações, se a comunidade escolher ir além da cooperação voluntária da mãe, terá de optar pela sanção depois do nascimento, por culpabilidade de conduta danosa pré-natal. A notificação do médico às autoridades responsáveis pelo bem-estar da criança pode ser essencial a qualquer medicação, mas esse dever de notificar não obriga a proceder um tratamento arbitrário na mulher discordante, mesmo em favor do feto.

Se o médico entender claramente que sua obrigação ética ou legal termina com a notificação à autoridade competente, poderá haver riscos nos casos não tratados, mas certamente não surgirão denúncias decorrentes de um tratamento compulsório e arbitrário na busca de um possível bem-estar da criança que vai nascer.

▼ Decisão de intervir

Um dos pontos mais delicados e complexos em torno da assistência fetal é, sem dúvida, o momento exato em que se pode efetuar um certo procedimento médico, porque, tanto nas condutas de diagnóstico como nas propostas terapêuticas, há que analisar os riscos da mãe e os do filho que vai nascer.

Isto implica necessariamente não só uma avaliação clínica e propedêutica, levando em conta o melhor instante da intervenção, mas, também, os aspectos éticos e as implicações dos direitos da mãe e do feto, de forma equilibrada e capaz de avaliar o risco-benefício e as implicações da responsabilidade profissional de todos os envolvidos na assistência do binômio mãe-feto.

Outra dificuldade está no fato de esses recursos serem de conhecimento recente, muitos deles tidos como de caráter experimental, decorrendo disso controvérsias e insinuações a cada tipo de intervenção. Algumas condutas de cuidados gerais provam que eles são úteis; e outros, mais inovadores, já são contemplados com tratamentos fetais eficazes e imprescindíveis.

Já a partir dos anos 70, concluiu-se que todos esses procedimentos, gerais ou específicos, são extremamente úteis quando administrados de maneira procedente. Hoje, pode-se afirmar que, antes de se oferecer qualquer procedimento em favor da saúde ou do bem-estar fetal, deve-se concordar com os seguintes critérios:

- diagnóstico da doença ou de distúrbio fetal por meios propedêuticos atuais, sem exclusão da ultrassonografia
- conhecimento abalizado da fisiopatologia do mal como entidade considerada e conhecida
- probabilidade de cura e segurança da intervenção em moldes aceitáveis
- discussão da intervenção proposta com médicos não envolvidos e que os pontos de vista opostos sejam apresentados à gestante e aos seus familiares.

Além do mais, deve-se obter o consentimento esclarecido da mãe ou de seu representante legal e a aprovação pela Comissão de Ética do Hospital – além da necessidade de que cada caso de tratamento fetal a realizar-se seja discutido sem levar em conta o tipo de resultado.

Outros critérios mais específicos para cada situação irão surgindo com a aquisição de uma maior experiência. Já em 1982, a Fundação Kroc realizava uma conferência chamada de *Gerenciamento do Feto com Defeito Congênito Corrigível*, constituída de obstetras, cirurgiões, pediatras, ultrassonografistas, geneticistas e bioeticistas dos centros mais especializados em tratamento fetal. Procedimentos experimentais e clínicos sobre tratamento fetal foram revistos criteriosamente para a avaliação dos benefícios potenciais e a adequação das várias formas de intervenção nas doenças que poderiam ser tratadas, assim como os problemas que deveriam ser evitados.

Os participantes daquele encontro foram unânimes quanto à necessidade de se prosseguir com a troca de informações cooperativas, no propósito de se estabelecer um registro de casos tratados, com a formulação de algumas diretrizes a pôr em prática na seleção dos pacientes e de procedimentos cujo fim seja o de trazer à criança que vai nascer uma expectativa cada vez maior de melhoria em sua qualidade de vida.

Daquela troca de informações ainda houve a concordância quanto à realização de encontros anuais. E concluiu-se com alguns critérios sobre o tratamento fetal, ainda hoje aceitos:

- o feto deve apresentar algo que um exame ultrassonográfico detalhado e estudos genéticos revelem concretamente como anormalidade
- a família deve ser corretamente informada a respeito dos riscos e benefícios e deve concordar com o tratamento, inclusive com autorização para prosseguimento a longo prazo, com vistas à sua eficácia
- a existência de uma equipe multiprofissional que conte com um perinatologista experiente em diagnóstico fetal e de coleta de amostras fetais ou transfusão intrauterina, um geneticista, um ultrassonografista com experiência em diagnóstico de anomalias do feto e um cirurgião pediátrico, além de um neonatologista que cuide da criança após o nascimento, uma equipe que concorde com o plano de tratamento inovador e a aprovação de uma comissão institucional de revisão de casos
- deve contar também com a avaliação de uma unidade de obstetrícia de alto risco, de cuidados terciários, atenção da enfermagem especializada e intensiva, e consultas necessárias às comissões de assuntos bioéticos e psicossociais do hospital.

O futuro do tratamento fetal é promissor, no sentido de prevenir muitos defeitos de nascimento ainda no útero. E as habilidades diagnósticas ampliam mais e mais as condições de serem selecionados para tratamento só os fetos que concretamente irão beneficiar-se com a intervenção. Deve-se aprimorar também a habilidade para a compreensão da fisiologia fetal, a fim de que decisões tão importantes não se baseiem unicamente em critérios morfológicos. O tratamento das várias desordens fetais tem provado ser esta uma opção viável. Mas será a continuação das observações clínicas e laboratoriais que irão determinar, no futuro, que procedimentos serão mais seguros e efetivos e qual o momento apropriado de intervir.

As condições de tratamento das desordens congênitas mais complicadas crescerão na mesma proporção das melhorias das técnicas de intervenção fetal. No entanto, esse progresso vai exigir uma grande soma de recursos e de esforços clínicos e experimentais. Apesar de o tratamento fetal oferecer uma expectativa animadora para o feto com defeitos corrigíveis, nunca esquecer que os riscos serão sempre altos e que existirá um potencial considerável de ocorrência de dano.

Todo tratamento fetal inovador deve ser observado cuidadosamente, considerando-o no âmbito das precariedades do laboratório e da terapêutica, sendo tudo isto honestamente apresentado aos pais. O fato de um procedimento ser viável teoricamente não significa que ele deva ser feito. Uma anomalia fetal de qualquer tipo nunca deve ser tratada simplesmente porque ela existe, mas porque pode ser corrigida. O momento apropriado de intervir é sempre muito delicado.

▼ Avaliação dos riscos

Como já dissemos, o que justifica o ato médico não é apenas o consentimento – mesmo esclarecido – ou sua existência enquanto fato anormal, mas sua inquestionável e iniludível necessidade. Além disso, torna-se imperioso, em certos casos, avaliar os riscos de uma intervenção, levando em conta a gravidade de cada situação, tanto para a mãe como para o feto.

A primeira coisa a ser feita, neste particular, é a avaliação dos riscos sobre a vida e a saúde da gestante, pois sem a segurança e o bem-estar da matriz seria irrelevante qualquer outro raciocínio em favor do feto. Depois dessa avaliação, chegando-se à conclusão de que o risco não existe ou é menor que o mínimo para a mãe, faz-se a avaliação dos riscos sobre a intervenção na criança que vai nascer, cuidando-se não só dos atos que não lhe tragam malefícios, mas também da importância e do alcance do resultado que se quer obter.

É claro que nem sempre é fácil essa avaliação e nem sempre existe uma disposição mais séria para isso – ora porque os casos apresentam sempre uma margem muito grande de subjetividade e de pontos de vista contraditórios, ora porque é da natureza humana minimizar as consequências quando outros interesses estão em jogo.

Mesmo assim, exige-se do médico que conduz o caso, ou do chefe da equipe responsável pelas condutas de intervenção fetal, que não se omita dessa avaliação, tão útil e necessária sob o ponto de vista médico, e tão significativa nas questões permeadas por conflitos éticos e morais. Pode-se dizer, com certeza, que em toda apreciação em que pontificam nuanças éticas ou legais, o analista do feito sempre se oriente pelas relações existentes entre os riscos e os benefícios da operação.

Ninguém pode esquecer também que parte da terapia fetal ainda permanece entre as manobras experimentais e, lamentável é dizer, muitas dessas intervenções continuam ainda escamoteadas pelo modismo. Por isso, os médicos mais jovens, muitos deles levados pela emoção e pelo entusiasmo imoderado, devem escrupulosamente evitar um ímpeto mais açodado em tais propostas terapêuticas ou propedêuticas, considerando sempre, em cada ato, se os benefícios esperados são maiores que os riscos. Não seria por outro motivo que se aconselha, mesmo nos centros mais avançados, que essas práticas de maior risco sejam submetidas à análise da Comissão de Ética do Hospital, ou que seja solicitado parecer de outros médicos especializados na mesma área, conquanto não façam parte da equipe que realizará a intervenção fetal.

A sociedade moderna paga um certo tributo em face dos benefícios que lhe empresta a tecnologia vigente. Este é o preço que paga também o paciente pelos mais espetaculares e arrojados avanços que a tecnologia atual oferece à medicina.

Não existe médico, por menos experiente que seja, ou paciente, por mais ingênuo que possa parecer, que não estejam cientes dos riscos gerados na tentativa de se salvar uma vida ou restabelecer a saúde por esses meios tão sofisticados. O mais tímido e discreto ato médico é passível de risco.

A medicina atual nada mais é do que uma sucessão de riscos. O formidável aparato dessa medicina armada e tão invasiva – que transformou o mais tímido dos clínicos em um cirurgião da medicina interna, com seus artefatos endoscópicos – trouxe ao Homem inestimáveis proveitos. Por outro lado, essa nova ordem não consegue evitar que surjam mais acidentes no exercício da profissão médica. E o pior: não se pode mais abrir mão desse perigo, simplesmente porque não é justo abdicar do que se passou a ser chamado de "risco-proveito".

Mesmo que a relação contratual do médico com o paciente seja um acordo de meios e não de resultados, discute-se muito a responsabilidade do profissional quando esses riscos, mesmo esperados, são desnecessários. Pois entende-se que aquele resultado danoso poderia ser obtido por outros meios, não se justificando uma exposição ao perigo por tão mínimos resultados, mesmo cogitados e de certo modo autorizados.

Há momentos tão delicados, em que a possibilidade de risco é tal, que o médico passou a omitir-se. Criou-se, assim, uma medicina defensiva e cercada de muitos meios de justificação. Já se chegou até a dizer que, da mesma forma como a sociedade é beneficiada pelo progresso, apesar dos riscos, ela deve aceitar as falhas advindas desse mesmo progresso. Não é por outra razão que a medicina antiga, tão íntima e tão solitária, e, também, incapaz de grandes feitos, era menos danosa simplesmente porque gerava pouco risco. E, por isso, menos contestada.

Portanto, no caso em discussão, poderíamos fazer as seguintes indagações:

- qual a certeza do benefício que determinado procedimento iria trazer para o feto?
- será essa intervenção apenas mais uma manobra especulativa ou uma proposta já estatisticamente consagrada?
- esse risco é considerado mais que mínimo para a mãe ou para o feto?
- qual o montante de benefícios que tal intervenção bem-sucedida poderia contribuir para a futura criança?
- não poderia ser aguardado o nascimento da criança para se intervir com mais condições e com mais segurança?
- enfim, essa intervenção atenderia aos princípios da *beneficência*, da *autonomia* e da *justiça*?

É certo que nem sempre temos respostas objetivas e imediatas para tantos questionamentos. O bom posicionamento ético começa pela análise de cada caso, sopesando-se racionalmente os interesses da mãe, nos seus direitos de liberdade e de integridade corporal, com os interesses da criança que vai nascer em condições saudáveis – e ver o que é mais plausível.

Essa avaliação, é claro, variará de acordo com os danos que possam alterar a postura da mãe que se recusa e o risco do dano pré-natal à criança que vai nascer. Dependendo dessa relação entre o risco e o benefício e uma avaliação dos malefícios de uma conduta pré-natal omitente, discutem-se condutas persuasivas, coativas e obrigatórias.

Enfim, ninguém pode ser contrário ao avanço das técnicas em favor do combate às doenças e às desordens fetais. Ninguém seria ingênuo a ponto de admitir que muitas delas não tragam em sua execução um risco embutido. Isso também não justifica a violência sobre um ser humano, qualquer que seja sua condição, qualquer que seja o seu estágio de vida, qualquer que seja o progresso pretendido.

E mais: é necessário que a comunidade seja sempre vigilante e organizada. Primeiro, para saber quais os critérios e quem são as pessoas que podem estar envolvidas em práticas dessa espécie. Em segundo lugar, o mais importante: quem controlará o executante? O fato é que ninguém pode ficar fora dessa responsabilidade, porque estarão em jogo a sorte das liberdades individuais e o destino da condição humana.

▼ Conflitos do binômio mãe-feto

Nas mais diversas formas de intervenção fetal, uma das implicações mais comuns é a recusa da gestante ante práticas capazes de favorecer o feto.

Se essa recusa é comprovada como negativa sobre uma intervenção tida até então como prática experimental ou de grande risco, cujos resultados são duvidosos e com probabilidade real de dano para a mãe, considera-se como aceitável a autonomia maternal. No entanto, já começa a ser consenso em muitos países que isto não seria considerado caso se tratasse, por exemplo, da indicação de uma cesariana por placenta prévia, operação que seria de indiscutível resultado para o feto.

Com a eficácia, cada vez maior, da intervenção em favor da criança que vai nascer, esses conflitos entre o bem-estar fetal e a autonomia materna tornaram-se mais constantes. A tendência é a autorização do tratamento, no sentido de reduzirem-se ao máximo os riscos e a irreversibilidade das desordens fetais, como a cesariana, diante de um esperado sofrimento para o feto. Em casos como esse, a recusa da mãe não vem sendo aceita pelos tribunais. Do mesmo modo, as transfusões de sangue em benefício do feto têm sido de imposição quase unânime.

O dever maternal de evitar danos ao feto não pode ser descartado como um imperativo de ordem moral. Todavia, a partir do momento em que se amplia mais e mais o direito ao aborto, com justificativas ou sem justificativa nenhuma, maiores são os argumentos de uma certa corrente de opinião em favor da recusa da gestante e da desobrigação dela em favor do feto, como forma de ratificar seu direito sobre o corpo.

Por outro lado, muitos afirmam que, se a mulher não optou pelo abortamento, quando essa prática é legalizada, decidindo assim manter seu filho na expectativa de nascimento, a partir dessa decisão ela não pode deixar de colaborar, por todos os meios, em benefício da vida ou da qualidade de vida desse novo ser – a não ser que a intervenção fetal indicada seja considerada de risco mais que mínimo. Nesses casos, tanto deve ser avaliado o risco sobre o feto, como sobre a gestante. A partir do momento em que a mulher abre mão do aborto, como prática consentida, ela começa a assumir mais deveres com o feto.

Dessa forma, se o diagnóstico pré-natal confirmar uma perturbação com possibilidades reais de tratamento, com possível melhoria de vida, através de uma técnica de comprovado resultado e de risco mínimo para a gestante, a recusa maternal envolveria um dano passível de ser evitado, e estaria, portanto, sujeita à sanção no momento específico da omissão ou depois do nascimento da criança defeituosa.

Muitos acham que esse poder já estaria inserido nos direitos do Estado, porque os benefícios em favor das pessoas justificam aquela intromissão. Todos acham, contudo, que o argumento moral de recusa da gestante só estaria justificado se os meios de intervenção fetal lhe proporcionassem um risco mais que certo de dano.

O tratamento compulsório, mesmo em face de um recurso eficaz e seguro, só deve ocorrer na mulher mentalmente enferma se autorizarem seus responsáveis legais. Alguns admitem a autonomia absoluta da gestante sobre seu corpo e sobre o feto, considerando-o *pars viscerum matris*. Essa corrente, no entanto, tem angariado poucos adeptos.

Entre nós, não existe ainda uma jurisprudência firmada sobre o assunto, sendo esporádicas as situações em que se demanda sobre esse fato. O entendimento de alguns magistrados é o de que a mãe tem obrigação moral e legal para com seu futuro filho, pois, além de ela omitir-se de sua função social e de seu relevante papel de mãe, sua recusa não encontra amparo nas garantias constitucionais dos direitos de privacidade. Esse dever de mãe é o mesmo que ela tem para com uma criança nascida. O certo será conciliar sempre os direitos do feto, como expectativa de significativo valor, com a autonomia maternal.

O imperativo ético que norteia a medicina é, primeiro, não causar dano (*primum non nocere*). Por isso, o médico deve alertar que o princípio da *autonomia* não se justifica quando uma futura criança apresenta perturbação e necessita de tratamento, ainda que com algum risco para a gestante. Esse dever moral é também de todos aqueles que se interessam em propiciar o bem-estar da criança.

Todo caso de recusa deve comportar, por parte dos médicos, maiores explicações à gestante e a seus familiares. Todo esforço deve ser feito para administrar o conflito. Só em casos bem enfáticos da necessidade de intervir, deve-se valer do poder público e, mesmo assim, é aconselhável que isto se realize através da Comissão de Ética do Hospital.

A mais extrema e controvertida opção de intervenção é a da punição ou do tratamento compulsório sobre a grávida que não abre mão em favor do seu filho que vai nascer. Além do constrangimento indisfarçável, estão presentes os riscos de doenças que venham a ocorrer quando diante da recusa da gestante. Em nosso país, dificilmente um tribunal iria inclinar-se pela intervenção sobre um feto, constrangendo a mãe a fazer o que não quer ou o que a lei não recomenda – a não ser diante do iminente perigo de vida dela própria.

▼ Obtenção de um consentimento esclarecido

Admite-se que o consentimento do paciente ou de seus responsáveis legais representa uma delegação de poderes para aquilo que lhes é útil e necessário. O vínculo estabelecido entre o médico e o paciente apenas leva a crer um contrato de prestação de serviços, entendendo-se que houve uma concessão de poderes para o que ordinariamente deve ser feito.

Todavia, há de se compreender que isso não significa conceder poderes absolutos nem a isenção da responsabilidade profissional, pelos resultados danosos qualificados como imperícia, imprudência ou negligência. Cabe ao médico esclarecer seu cliente do maior ou menor risco de um tratamento ou de uma prática propedêutica, mostrando-lhe as vantagens e desvantagens que dessa intervenção ou diligência venham a ocorrer – mesmo sabendo-se que, nos momentos mais cruciais, alguns esclarecimentos não têm como ser feitos.

Isso também não exclui do médico a necessidade de um esclarecimento isento do caráter estritamente técnico em torno de detalhes de uma doença ou de uma conduta. A linguagem própria dos técnicos deve ser simplificada para o paciente ou seus responsáveis legais, senão a tendência será a interpretação confusa e arriscada. Exige-se apenas uma explicação simples, objetiva e honesta, permitindo-lhes uma tomada de posição que satisfaça seu entendimento (princípio da informação adequada).

Sabe-se, hoje mais do que nunca, que a ausência de informações suficientes à mãe sobre o filho que vai nascer, ou sobre si mesma, acerca dos riscos e resultados, pode caracterizar infração ética ou legal. Assim, a questão do consentimento não está só na anuência de quem é capaz, mas no *consentimento esclarecido*.

Se o paciente não sabe ou não pode falar por si, estará o médico na obrigação de conseguir o consentimento de seus responsáveis legais, não esquecendo de que nem todo parentesco qualifica um indivíduo como representante legal; nem tudo que se permite é legítimo. Há situações tão delicadas que, mesmo existindo consentimento tácito ou expresso do paciente ou de quem o represente, não se justifica a intervenção, nem tal permissão tem valor, pois a norma ética ou jurídica pode-se impor a essa concessão, não autorizando tal prática. O que legitima o ato médico não é só a sua permissão, mas a sua indiscutível necessidade (*princípio da beneficência*).

Por outro lado, há situações tão delicadas e tão emergenciais que mesmo a recusa mais consciente e obstinada torna-se irrelevante, pois o médico está autorizado a agir ainda que contrário a essa vontade, pois há um bem mais elevado e mais irrecusável que prontamente deve ser protegido: a vida do paciente.

Finalmente, resta evidente que a ausência de informações suficientes ao paciente ou a seus responsáveis legais, sobre o risco ou resultados, visando a uma esperança de cura ou a uma estimativa de melhora, pode caracterizar-se como uma infração ética ou legal. A questão, portanto, não está só no consentimento, mas no *consentimento esclarecido*.

▼ Conduta materna

A necessidade e o desejo cada vez maior de se evitar o nascimento de crianças doentes ou com desordens embriológicas certamente vão levantar muitas discussões a respeito da liberdade reprodutiva da mulher e da conduta dos médicos que a assistem.

A verdade é que a maioria das mulheres em estágio de risco gestacional aceita bem as determinações sobre o tratamento e contribui nos procedimentos que possam ajudar a prevenir ou minorar as consequências das fetopatias. Elas se abstêm de certos comportamentos de risco e seguem a orientação médica, ou permitem quase todas as intervenções destinadas a melhorar o nível de vida e de saúde do filho que vai nascer.

O mais difícil nesta questão é quando a paciente ou seus familiares não aceitam ou não permitem continuar um tratamento ou fazer os exames necessários, por considerá-los fúteis ou imprestáveis. Em tais eventualidades, deve o médico esgotar todos os meios para conquistar a adesão deles, só podendo intervir diante de iminente perigo de vida.

O conceito de *futilidade médica* começa a ganhar espaço na discussão dos problemas de bioética, principalmente nos casos de prolongamento da vida de pacientes presos a quadros irreversíveis. Esta é uma questão muito delicada. Por isso, é preciso que se faça uma análise bem cuidadosa e só se considere tratamento fútil aquele que não tem objetivo definido, que não é suficiente ou capaz de oferecer esperanças de uma qualidade de vida mínima e que não permite qualquer eventualidade de sobrevida.

O certo, diante de tais casos, é aplicar corretamente os fundamentos dos princípios da *beneficência* ou da *não maleficência*, da *autonomia* e da *justiça*. O princípio da beneficência ou da não maleficência é aquele que se baseia na condição de o médico saber aliar as possibilidades terapêuticas com uma expectativa de cura ou a certeza de não trazer mais sofrimento, mal-estar e constrangimento ao paciente, inspirado nas razões do *primum non nocere* e entendendo que, na maioria das vezes, deve prevalecer a beneficência sobre a não maleficência.

O princípio da autonomia está justificado pelo acatamento que se deve à liberdade do paciente e pelo respeito que merece a dignidade humana, mas que não se pode sobrelevar ao princípio anterior. Nos casos de tratamento fetal, o seu interesse não depende tão só do entendimento dos pais, pois eles têm apenas o direito de proteção e não o de recusar condutas que possam trazer benefícios ao filho que vai nascer. Por fim, o princípio da justiça se impõe quando há necessidade de estabelecer a relação entre os custos e os resultados, não podendo, é claro, prevalecer sobre os princípios anteriores.

Ao lado disso, não são todas as mulheres que estão conscientes desses fatos ou alertadas para os perigos das posturas consideradas inadequadas. Algumas delas não alcançam o significado das recomendações nem a importância dos tratamentos capazes de influir positivamente para evitar ou diminuir os defeitos congênitos. Outras vezes, mesmo diante de uma atitude de boa vontade, elas carecem de orientação pré-natal e de opções de tratamento que certamente evitariam tais defeitos. Por fim, há mulheres que ignoram o diagnóstico de distúrbio fetal ou simplesmente recusam o tratamento, originando assim crianças doentes em vez de crianças saudáveis.

Como avaliar cada recusa? Qual deveria ser a providência do poder público em relação a essa conduta e qual seria a posição do médico, nessas situações? Sobre uma coisa ninguém discorda: a necessidade que tem o poder público de usar de todos os meios a seu alcance no sentido de propor uma política de prevenção dos danos pré-natais, mesmo sabendo-se das dificuldades de uma intervenção em certos contextos, como diante da nocividade do uso do álcool e de outros tóxicos, da presença de certas doenças sexualmente transmissíveis e da insalubridade dos locais de trabalho capazes de comprometer a qualidade da vida fetal.

Em alguns países, já se cogita de sanções às mulheres, depois do parto, por recusa culpável e causadora de sérios danos ao filho. O nascimento dessa criança defeituosa só não seria punido se não existisse lei contra o aborto após a viabilidade do feto.

Deste modo, na medida em que novas formas de danos pré-natais tornam-se conhecidas, avaliam-se na sociedade os tipos de pressão capazes de mudar o comportamento das mulheres grávidas e os motivos relevantes para que os médicos as orientem sobre este ou aquele tipo de comportamento de risco. Esforços públicos para modificar esses comportamentos são às vezes controversos, por muitos motivos, entre eles o de que as mulheres não podem responder sobre falhas no nascimento de filhos defeituosos.

Aliados a tal concepção, ainda há grupos organizados e mais exaltados em favor das liberdades feministas, que se insurgem contra o controle público dos corpos das mulheres grávidas, mesmo para a prevenção de crianças malformadas, porque receiam qualquer tipo de controle, por considerarem-no uma intervenção indébita e violenta sobre os direitos da mulher, por temerem a possibilidade da criação de um *status* legal para o feto e por verem ameaça nos seus direitos de abortar.

▼ Obrigações da sociedade

As obrigações da sociedade para com uma criança que ainda vai nascer é também uma questão muito complexa e está apenas no início de uma longa discussão. Por isso mesmo, não existe uma definição mais precisa, capaz de apontar uma solução mais consensual. Essas obrigações pré-natais são, portanto, muito confusas, tanto pelo caráter íntimo das primeiras fases da gestação como pela inexistência de um instituto jurídico que, neste particular, defina e proteja o feto no álveo materno.

No momento em que a sociedade definir de vez essas obrigações para proteger a criança não nascida, com certeza vai existir também uma definição de limites da conduta da futura mãe, limites estes que não seriam impostos se ela não estivesse grávida ou se optasse pela prática do aborto descriminalizado. Mesmo assim, os privilégios da mãe na proteção de sua integridade corporal seriam sempre maiores que as obrigações que ela admite ter em favor do bem-estar fetal.

No entanto, a sociedade pode exigir da mulher que decidiu ter o filho uma obrigação a partir da opção da escolha, pois, se todas as pessoas têm obrigação de não prejudicar as crianças depois que nascem, devem também, pelos mesmos princípios éticos, absterem-se de prejudicar aquelas que ainda vão nascer. Em suma, a mulher que livremente decidir levar a termo o filho que ela alberga em seu ventre tem o dever de prevenir dano quando ela puder normalmente fazê-lo. A idade da gestação não é motivo para se deixar de implementar políticas no sentido de evitar danos, melhorando as condições de vida e de saúde em favor da criança esperada.

É muito importante também salientar que os direitos de o feto não sofrer danos no pré-natal não são muito diferentes daqueles que ele tem de completar no seu estágio uterino. Parece-nos que os deveres para com o feto, em si mesmo, e os deveres para com ele porque vai nascer não são diferentes. Proteger o feto contra danos no pré-natal de forma alguma interfere nas razões para completar a gravidez. A questão levantada não é se o feto tem ou não o direito de ir a termo, mas o seu direito de nascer em condições compatíveis de normalidade.

A tendência atual dos médicos é falar sempre do feto como paciente, sem discriminação, sem limitação de qualquer natureza. A sociedade deve entender, pelo mesmo raciocínio, que um feto que está indo a termo é um paciente e um ser humano, pela expectativa de que nascerá vivo e será, por isso, uma pessoa com direitos. E não por causa de os médicos terem o dever de trazer todos os fetos a termo, às vezes sem considerar os desejos da mãe. A dúvida está em um fato só: saber se, nos casos em que a sociedade permite o aborto, os fetos são ou não considerados pacientes.

A sociedade também faz uma análise diferente quando a criança não deve nascer por causas genéticas ou por outros fatores intrauterinos evitáveis em estágios mais adiantados da gravidez. A posição mais intolerante da sociedade é quando uma criança portadora de desordens genéticas ou outras perturbações, mesmo evitáveis, vem a termo. O nascimento dar-se-á porque as pessoas não têm outra alternativa, a não ser conviver com uma criança de vida mais precária. Parte dessa sociedade vai constranger as pessoas que tiveram de apoiar o nascimento das crianças que agora estão com defeito.

Destarte, teremos a seguinte indagação: a sociedade tem o direito de interferir na concepção ou no nascimento de uma criança com possibilidade de defeito, como forma de se evitarem os custos no sentido de beneficiar outras pessoas? Qualquer que seja a resposta, toda medida política coercitiva nesse particular é mais irrisória do que a consciência de cada um em relação ao dano evitável.

Várias opções políticas são elencadas para influenciar o comportamento de uma mulher durante a gravidez, no propósito de favorecer o bem-estar do feto. Essas políticas variam desde a concordância voluntária seja pela educação e pelo acesso aos serviços pré-natais até as sanções e pressões sobre a gestante. Insistir na aquiescência espontânea é a mais fundamentada das políticas, porque respeita os direitos das liberdades civis e a privacidade da mulher, e, ainda, porque é a mais possível de ser efetivada.

Se não quiserem evitar uma conduta danosa, muitas mulheres, no futuro, vão optar por um aborto, em vez de trazer um feto defeituoso à vida. A primeira medida a ser tomada é garantir que elas sejam informadas adequadamente e que tenham acesso aos meios de tratamento capazes de evitar dano ao feto. Uma sociedade verdadeiramente preocupada em evitar danos pré-natais nas crianças pode fazer muito no sentido da educação e da implementação dos serviços para prevenir que tais danos ocorram.

Uma postura que deve estar sempre presente no papel do médico é estimular o tratamento voluntário. No entanto, sempre existirão mulheres que não concordam ou que não alcançam o valor de uma conduta adequada e terminarão por contribuir para os danos de um feto que poderia ter nascido saudável.

Deveria o Estado ir além da educação e punir o comportamento irresponsável durante a gravidez, impondo sanções civis ou criminais, quando venha a ocorrer um dano real à criança? Deveria o Estado prevenir o dano antes que ele ocorra, punindo a mulher ou obrigando-a ao tratamento? Essas são indagações para as quais não se tem ainda uma resposta que possa favorecer, ao mesmo tempo, os direitos da mãe, as necessidades da futura criança e os interesses da coletividade.

As obrigações e os deveres analisados até agora devem ser anunciados pela divulgação de programas preventivos com fortes efeitos visuais, tendo-se em conta que a principal política ainda é a da conscientização induzida pela massificação das informações às comunidades, principalmente àquelas menos esclarecidas. Um programa educativo que proporcione às mulheres informações sobre exames e tipos inócuos de intervenção. Discute-se a época ideal de tais intervenções.

Forçar ou pressionar as mulheres é a mais difícil de todas as iniciativas. No entanto, se a situação chega a um impasse, o correto será transferir a solução do problema para a autoridade constitucional do Estado, responsável pelas políticas de bem-estar das crianças. Essas situações serão normalmente raras, porque vão requerer provas evidentes para se vencer a recusa materna, como meio de prevenir danos ao feto.

Também só se deve insistir em uma intervenção que possa ter um tratamento indicado e expectativa de êxito. Apesar de os recursos tecnológicos poderem aumentar as possibilidades de tratamento na prevenção dos defeitos fetais, eles não garantem isso de forma absoluta. Um mau resultado seria certamente mais um conflito na relação profissional do médico.

▼ Exames invasivos

A cada dia que passa, maiores são as possibilidades de serem diagnosticadas, no pré-natal, as condições de saúde ou a presença de anomalias ou desordens genéticas fetais. É claro que estamos ainda muito distantes da época em que essas técnicas invasivas de diagnóstico irão tornar-se acessíveis a toda a população.

A indicação dos exames invasivos deve ser restrita aos casos especiais, como nas anomalias identificadas pela ultrassonografia: na determinação do sexo fetal por interesse em certas doenças ligadas ao sexo; quando pais e irmãos são portadores de anomalias cromossômicas; e, para a maioria, quando a idade materna é acima dos 40 anos, mesmo sabendo-se que grande parte das crianças portadoras de aberrações cromossômicas são filhas de mulheres jovens e sem antecedentes dessa ordem.

Qualquer que seja o avanço das técnicas da invasão da cavidade uterina, entende-se que o processo mais seguro para o feto ainda é a sua permanência sossegada. Leve-se em conta, também, que o problema não está apenas no caráter invasivo do método e do seu potencial de risco.

Assim, por exemplo, a existência de uma relação entre os níveis baixos de alfafetoproteína no soro materno e a presença de anomalias cromossômicas fetais a partir da 15ª semana de gravidez podem-se transformar em um fator de risco, pois essa concentração de alfafetoproteína – além de ser diferente em cada semana da gestação e de apresentar índices diversos em cada caso – não implica a existência de uma concentração-padrão de anomalia.

Ela varia muito de acordo com a raça, a altura, a idade, o peso e a presença ou não de diabetes na gestante, concorrendo para a imprecisão de caso a caso. Se for usada essa técnica de forma indiscriminadamente, constitui-se sério fator de risco. Assim, é preciso ficar bem esclarecido que só se deve aceitar a intervenção que possa melhorar a qualidade e as características da criança que vai nascer, atuando na sua existência mais precoce ou imediatamente após o parto. Por outro lado, não se pode deixar de criticar o sentido dessas novas tecnologias, considerando-as tão só como instrumento de especulação ou se seus resultados em nada ajudam ao feto.

Outra coisa que deve ser avaliada sempre é a possibilidade de o método apresentar um percentual de risco e, por isso, só se deve usá-lo por motivos bem relevantes. Realizar qualquer desses exames simplesmente para responder a uma ou outra curiosidade é um ato que não encontra justificativa nos princípios éticos do exercício profissional do médico. O mesmo não se dá, por exemplo, quando o exame tem em vista uma avaliação no sentido de favorecer o tratamento de uma malformação ou de doença fetal mais grave.

Aqueles que exercem suas atividades no campo da medicina fetal, sejam elas diagnósticas ou terapêuticas, entendem que o mais difícil em tudo isso são os problemas éticos e jurídicos levantados. A começar por avaliar se a perturbação fetal apresentada tem alguma possibilidade concreta de tratamento, levando-se em conta o estágio atual da medicina fetal e as condições instrumentais e humanas disponíveis. Depois, porque muitas dessas propostas, daí em diante, teriam por desdobramento a prática abortiva, prestando-se tais exames, por isso mesmo, como estímulo ou colaboração para o abortamento.

Há até uma corrente que admite serem os exames pré-natais inúteis ou de servirem apenas para a seleção de fetos. Outros aceitam o exame, mas consideram o feto pessoa de direito e o médico como detentor da autonomia e consciência profissional, mesmo em face do pedido de aborto por parte da gestante ou da família. Em suma, todos os meios de diagnóstico pré-natal, mesmo considerados de algum risco, são plenamente aceitáveis e não devem merecer nenhuma censura, quando usados em favor da criança que vai nascer e estimulados pela perspectiva de uma melhor qualidade de vida.

Há um consenso de que os programas de diagnóstico pré-natal sejam destinados apenas às mulheres grávidas incluídas em grupos chamados de risco, em virtude de seus aspectos econômicos em face de outras prioridades de saúde pública, de suas complexidades e de sua incidência de falsos resultados. É consenso também que esses testes sejam feitos em laboratórios de alta qualificação, com padronização rigorosa e acompanhamento de qualidade, estabelecendo-se critérios para evitar os falso-positivos e os falso-negativos, afastando com isso o sofrimento ou a frustrante expectativa dos familiares.

É necessário, ainda, que se mantenha rigoroso sigilo em torno dos resultados e que não se negue às mulheres grávidas o verdadeiro diagnóstico, preparando-a, da melhor forma, para receber a criança com defeito ou submetê-la ao tratamento pré-natal aconselhável. Tudo isso no sentido de considerar o feto como um paciente – e, mais que isso, um paciente cirúrgico – e não apenas um simples produto da concepção. Alguns procedimentos operatórios já são viáveis, como a hérnia diafragmática congênita, a hidrocefalia, o hidrotórax e as uropatias obstrutivas.

A análise do aspecto amniótico, a obtenção de amostra de sangue fetal por visão direta, a retirada de pele do feto, o diagnóstico intrauterino das hemoglobinopatias, entre tantos, são indícios indiscutíveis de que há inestimável progresso no campo da medicina fetal. Isso nos põe na esperança de que, depois dos diagnósticos de muitas patologias fetais, tornou-se viável o tratamento nessa fase da vida, sempre no sentido de reduzir cada vez mais sua morbimortalidade.

Parte das anomalias fetais são identificadas por meio de *amnioscopia, amniocentese, embrioscopia, fetoscopia, biopsia da vilosidade corial, cordocentese* e *biopsia do embrião*. Embora se apregoe tanto a total inocuidade desses métodos, vale dizer que tais procedimentos não deixam de trazer um certo risco ou preocupação, principalmente quando eles pouco ou quase nada trazem de benefícios para a futura criança.

Assim, ninguém discute a validade da *amnioscopia* como auxiliar no diagnóstico das condições fetais, nas gestações de alto risco, na confirmação da ruptura da bolsa, na suspeita de morte fetal. Mas ninguém pode omitir a possibilidade de surgirem algumas complicações, como sangramento, infecções do ovo, amniorrexe e desencadeamento do parto, complicações essas que, sendo geradas por imperícia, imprudência ou negligência, certamente trazem para o autor repercussões constrangedoras.

A punção da cavidade amniótica – a *amniocentese* –, no intuito de retirar pequenas quantidades de líquido âmnico ou de introduzir substâncias na câmara, no esvaziamento do polidrâmnio, na gestação de alto risco, na alimentação intrauterina e no estudo do líquido, como informações de doenças congênitas, do mecônio e da maturidade fetal, é prática de indiscutível valia. Por sua vez, indicar a amniocentese com a finalidade meramente especulativa de determinar o sexo fetal, seja através dos 17-cetoesteroides, dos elementos da descamação epitelial ou da cromatina sexual, além de representar certo risco, leva a crer que essa prática busca um resultado irrelevante, se o seu propósito é apenas a curiosidade de saber o sexo da criança que vai nascer.

Não se pode pensar da mesma forma se o exame tem a aplicação voltada para o tratamento de doenças ligadas ao sexo. Mesmo não existindo praticamente nenhum risco materno, as desvantagens desse método estão no fato de os seus resultados só lograrem êxito, no diagnóstico das desordens genéticas, a partir da 16ª semana de gestação, a partir da última menstruação, para se obter o cariótipo fetal em aproximadamente 15 a 20 dias após o exame.

A vantagem é que todas as aberrações cromossômicas fetais são diagnosticadas com precisão e que o risco de perda fetal é muito pequeno, embora possam surgir complicações como embolia amniótica, descolamento prematuro da placenta, hemor-

ragias fetais, parto prematuro, infecção intrauterina e isoimunização do fator Rh. Por isso, recomenda-se, sob o prisma da responsabilidade profissional, optar sempre pelos exames não invasivos, que se mostram sem risco para a mãe e para o feto.

Na análise da avaliação do risco-benefício da amnioscopia, deve ser levada em conta a indicação, o risco da técnica e a decorrência dos resultados. Por fim, sendo a nossa constituição genética estruturada no DNA, idêntica em todos os tecidos de nosso corpo, pode-se utilizar uma grande variedade de células. Tal fato nos permite fazer a determinação pré-natal da paternidade estudando os tecidos fetais obtidos pela amniocentese e pela biopsia da placenta e/ou das vilosidades coriônicas.

Com o mesmo raciocínio de antes, essas técnicas só devem ser utilizadas quando seus riscos estiverem justificados, quando for evidente o interesse do feto por motivo de doenças ligadas à paternidade, não se servindo, portanto, para determinação de paternidade de interesse judicial, o que será feito, com todas as vantagens, após o nascimento da criança.

A observação do embrião, entre 7 1/2 e 11 semanas, por visão direta (*embrioscopia*) – como elemento significativo no diagnóstico pré-natal de doenças hereditárias, hemoglobinopatias, hemofilias clássicas, doença granulosa crônica, alguns distúrbios metabólicos, ou como avaliação de anomalias anatômicas fetais congênitas e obtenção de amostras de sangue –, também não deixa de ser proveitosa. Porém essa técnica, além de exigir uma específica habilidade, há de ter uma indicação muito precisa, não só por ser manobra difícil, senão, ainda, pelos riscos que se apresentam bem elevados.

Se tal procedimento for considerado simplesmente especulativo, sem nenhum proveito para a mãe ou para o embrião, constitui-se em uma forma de periclitação e, consequentemente, uma exposição desnecessária ao perigo, delito tipificado na legislação penal brasileira, independentemente de se haver causado dano. Pode ser agravado pelo resultado lesivo, como infração culposa.

A *fetoscopia*, como método direto e invasivo, vem sendo deixada de lado entre os meios de diagnóstico, em face da positividade dos resultados do ultrassom, porém se justifica ainda em alguns casos, como, por exemplo, na biopsia de pele fetal. De todos os métodos diagnósticos, parece-nos este o que mais se aproxima de uma proposta em favor da qualidade de vida fetal e das possibilidades de contribuir para uma melhor forma de saúde e bem-estar depois do nascimento da futura criança.

A *biopsia da vilosidade coriônica* é um exame feito na placa corial, que vai dar origem à placenta e que tem a mesma constituição genérica das células do feto. A grande vantagem deste exame na amostra do vilo corial é a de poder ser realizado já a partir da nona semana de gestação, permitindo, desde esta época, o diagnóstico de doenças metabólicas e cromossômicas, com resultados do exame após 72 h. Mas apresenta também sérias desvantagens, como o risco de provocar malformações fetais, abortamento, sangramento e a possibilidade de promover o oligo-hidrâmnio.

Como os demais, este exame deve ser feito sob a perspectiva de melhorar as condições de vida e de saúde da criança que vai nascer. Com esse propósito, não há o que censurar. Assim, por exemplo, se esse diagnóstico tem o propósito de promover uma terapia fetal por manipulação genética, por meio de técnicas do DNA recombinante, isso seria muito importante. Por outro lado, se tem como projeto apenas informar certas desordens genéticas que não são amparadas pelo aborto chamado eugênico, no mínimo o que faz é criar uma situação constrangedora.

Deste modo, o grande inconveniente de tal prática diagnóstica é, quando diante da certeza de um resultado positivo, a impossibilidade de se praticar um abortamento descriminalizado. Podemos até concordar com uma ampla discussão sobre o tema, apontando para uma possível política de prevenção de tais ocorrências. Mas não se pode, em nome disso, encaminhar as mulheres para a interrupção da gravidez, qualquer que seja nossa concepção a respeito do assunto. É inadmissível aceitar-se o progresso tecnológico da medicina que não seja em favor da vida, e, no caso em particular, da recuperação de crianças malformadas – e não que se preocupe simplesmente em eliminá-las.

A coleta de sangue fetal do cordão umbilical – *cordocentese* – deve ser feita sempre como um procedimento opcional e quando haja real necessidade, entre outras a de diagnosticar viroses e protozooses, nunca devendo ser utilizado como método de rotina. Se o exame de sangue do cordão fetal for positivo para rubéola ou toxoplasmose, indicando que o feto adquiriu a infecção e, ainda, sem se saber se ele será bem ou malformado, pergunta-se: este seria um critério suficiente para a indicação do aborto? Quem teria o poder de decidir: a sociedade, a família ou os pais? Como deveria agir o médico diante de tal situação?

Mesmo que o resultado seja negativo, isto não é sinal absoluto da não existência de infecção fetal, em virtude de resultados falso-negativos. O mesmo se diga quanto aos resultados positivos, porque nem sempre é indício absoluto de malformação fetal, pela existência de resultados falso-positivos. O resultado da análise do sangue fetal deve merecer a mesma avaliação, tanto para a rubéola como para a toxoplasmose. Devem ser tratadas nas suas formas agudas, considerando apenas o tipo de medicação a ser indicado na grávida, em face da possibilidade teratogênica de certos medicamentos.

Por sua vez, o direito de decidir sobre o aborto, em nossa cultura jurídico-social, não pode ser de um ou de outro indivíduo isoladamente, mas do que avalia e conclui o legislador. Isto porque, em nosso caso particular, as malformações cabem em um espectro muito variado de situações, e elas podem ser físicas, psíquicas e bioquímicas – e algumas até se manifestam após o nascimento.

Muitas vezes, o limite entre o normal e o anormal é muito vago. Não é exagero afirmar-se que todos nós somos portadores de alguns genes que, em estado homozigótico, são capazes de produzir uma malformação.

Resta-nos, como médicos, em consonância com os princípios éticos e jurídicos da cultura a que pertencemos – e quando diante de resultados positivos que indiquem uma malformação –, envidar todos os esforços para que as disponibilidades científicas e tecnológicas sejam usadas sempre na direção da melhoria da qualidade de vida da criança que vai nascer.

Finalmente, no que diz respeito à cordocentese, como forma de transfundir sangue, no interesse qualitativo e quantitativo da vida fetal, é de tanta valia que não pode merecer qualquer tipo de censura, pois isto é feito com o propósito de contribuir para o bem-estar da criança que vai nascer. Até alguns riscos advindos desta prática, para o binômio mãe-feto, devem ser relevados pela indiscutível e meritória proposta.

O sentido das técnicas de *biopsia do embrião*, antes de sua implantação no útero, tem quase sempre o propósito de interromper a gravidez em sua fase mais precoce, evitando, dessa forma, os constrangimentos criados pelos ciclos mais demorados de uma gestação. Em síntese, os embriões não comprometidos teriam sua transferência para implantação no útero materno, sendo os demais sacrificados. Essas técnicas adquiriram notoriedade a partir da fertilização *in vitro* e da transferência de embriões e, com isso, a possibilidade de não transferência de embriões afetados.

▼ Adoção pré-natal de embriões congelados

Acreditamos que a questão do descarte de embriões congelados ainda não foi resolvida satisfatoriamente. Tudo gira em torno de uma única questão: se o embrião humano, desde o estado celular de zigoto, é ou não considerado um indivíduo da espécie humana, em um estágio progressivo que alcançará a condição de pessoa. Muitos são aqueles que entendem que um embrião no estágio de oito células, sem desenvolvimento da placa neural, não pode ser considerado um ser humano.

Essa questão, como se vê, não é de fácil solução. O ideal seria que se chegasse a uma posição que fosse capaz de atender aos imperativos das novas técnicas de fertilização e, ao mesmo tempo, preservar o respeito pela dignidade humana. Para alguns essa proposta respeitável seria a adoção pré-natal de pré-embriões congelados e não a sua simples e inexpressiva doação.

É claro que seria de um descabido rigor exigir do homem e da mulher que se socorrem de uma fertilização assistida *in vitro* a assinatura de um termo no qual se estipulasse de forma compulsória a permissão para a adoção dos embriões excedentes.

Na verdade, duas são as opções éticas que se apresentam nessa relação: a de fecundar apenas os óvulos a serem implantados, e com isso não se ter embriões excedentários; e a outra a da aceitação da adoção dos embriões criopreservados por casais adotantes.

A primeira alternativa parece ser a solução mais fácil, pois simplesmente não se teriam embriões supranumerários. Mas, em contrapartida, em casos de fracasso na implantação dos embriões não se teria a oportunidade de uso dos demais embriões, a não ser começar todo o processo desde o início, com todos os custos, inconvenientes e frustrações. A segunda alternativa tem a vantagem de se poder contar com outras tentativas de implantação uterina a partir de embriões criopreservados, e com isso se evitar os custos financeiros e emocionais. Todavia, poderia encontrar algumas objeções dos pais no sentido de não permitirem a adoção pré-natal por parte de outros casais de um dos seus embriões supranumerários.

Acreditamos que não seria de exagerado rigor a estipulação de normas na adoção pré-natal de embriões bem próximas das existentes para as adoções de crianças nascidas. Antes de tudo, como primeira cláusula, o consentimento esclarecido dos pais, pessoas capazes civilmente e aptas para entender e considerar razoavelmente o ato que se propõe, isento de coação, influência ou indução.

Há os que acham que os pais doadores devem conhecer a identidade dos adotantes e vice-versa, como se faz nos casos da utilização de material genético em bancos de sêmen. Outros admitem que na adoção de pré-embriões o fato deve se passar da forma distinta da adoção de uma criança nascida.

▼ Descarte de embriões

Um dos maiores dilemas na questão da fertilização *in vitro* é o descarte de embriões congelados. Na Alemanha, por exemplo, não se permite gerar mais embriões do que se necessita implantar. Na Espanha, se permite a guarda desses embriões durante 5 anos e depois desse prazo é obrigatória a sua destruição. E na Dinamarca os que sobram são destruídos logo após a fertilização, sem passar pelo processo de criopreservação.

Ninguém desconhece a delicadeza da questão e as dificuldades de solução e como deve ser tratada dentro de uma concepção ético-jurídica. Em primeiro lugar, não se diga que esse assunto é de pura especulação, pois ele transcende ao seu interesse meramente teórico. Se a vida humana se inicia na fecundação, na nidação, na formação do córtex cerebral ou até após o nascimento, é mais uma questão de interesses apenas de princípios. A definição de início da vida humana não pode ter como explicação tão somente fundamentos técnicos ou estágios embriológicos, pois o ser humano tem um valor integral. Ele é detentor de uma dignidade própria e não se submete a critérios avaliativos dessa ou daquela ordem, senão ao seu próprio valor. Tem ele um patrimônio moral que aponta seu destino e determina sua dignidade.

A defesa e a proteção da pessoa humana, na dimensão que se espera dos direitos humanos, exige, no mesmo sentido e nos mesmos valores, o reconhecimento de todos aqueles que se encontram em qualquer estágio de vida, inclusive no estado embrionário.

É preciso também não esquecer que muitos desses projetos de fertilização por meios assistidos não têm outra intenção senão o fomento de programas de experiências e manipulações genéticas centradas na terapia com embriões humanos. Sempre houve uma desconfiança de que alguns dos programas de fertilização assistida seriam apenas uma "cortina de fumaça" para encobrir os verdadeiros interesses em experimentações, escamoteando assim alguns óbices éticos e legais.

CONCLUSÕES

Após todas essas considerações, concluímos que, se as técnicas e os recursos utilizados em torno do feto não alcançarem o sentido de proteção e de melhoria da qualidade de vida da criança que vai nascer, tudo isso não passa de algo muito pobre e insignificante.

Torna-se difícil justificar uma evolução tão fantástica da tecnologia e das ciências médicas que não esteja seriamente comprometida com a melhoria de vida e com o bem-estar das pessoas, mas que se incline deliberadamente a uma forma prática e mais cômoda de eliminá-las.

Mesmo se sabendo das inúmeras limitações terapêuticas da medicina fetal, quando é impossível a cura ou a alteração do curso de tantas doenças, o papel desta nova especialidade não deve ser apenas o de diagnosticar. É preciso que o diagnóstico genético pré-natal tenha uma proposta que vá além da possibilidade de se praticar um aborto em condições consideradas favoráveis para a gestante. Mas que permita conhecer o estado de saúde ou de enfermidade do feto, chegando-se à prevenção secundária dos distúrbios genéticos mais graves; e criar as condições de melhoria na qualidade de vida da futura criança.

E mesmo que essas técnicas sejam utilizadas no estágio de clivagem ou de blastócito, elas não deixam de merecer as mesmas considerações de outras técnicas usadas em fases mais avançadas da gravidez. O que se discute não é o tamanho ou o tempo de existência de um ser humano, mas o significado que ele tem, qualquer que seja sua idade ou sua configuração, na transcendente responsabilidade que exige a condição humana.

No uso de cada procedimento diagnóstico invasivo, não se deve apenas avaliar a correlação entre o risco e o benefício, mas

saber a utilidade do recurso que se vai aplicar. Muitos desses meios diagnósticos são de resultados altamente confiáveis; e outros – malgrado todo empenho, como as técnicas para assinalar erros inatos do metabolismo – ainda se mostram de baixa sensibilidade e pouca especificidade; por isso, em face de seu estágio experimental, não estão livres de erro.

Qualquer que seja o grau de malformação ou de distúrbio genético congênito diagnosticado no feto, o conhecimento desses resultados deve ser passado aos pais ou familiares de forma clara, objetiva e em linguagem simples, sobre o curso, diagnóstico e prognóstico, de modo que essa informação não se transforme em um relato frio e brutal, mas em um tipo de relação respeitosa e sensível, capaz de compreender e ajudar nos problemas derivados de uma situação de tal natureza.

O Código Penal brasileiro em vigor não atende ainda à interrupção da gravidez frente a um diagnóstico de malformação fetal. Todavia, alguns juízes, em casos isolados, já autorizaram o abortamento em casos de fetos anencefálicos, sem julgar essa prática como indicação eugenésica, mas, tão só, levando em conta a existência de um feto cientificamente sem vida, incapaz de existir por si próprio.

Por fim, o que para muitos constitui a questão fundamental: o embrião humano é *ser humano* ou *coisa*? E, como tal, vem a ser protegido pelo Direito? Em primeiro lugar, não se diga que esse assunto é de pura especulação, pois ele transcende o seu interesse meramente teórico. Se a vida humana se inicia na fecundação, na nidação, na formação do córtex cerebral ou, até, no parto, isso é uma questão de princípios e de interesses – cabendo apenas aos que admitem iniciar-se ela nos últimos estágios (como, por exemplo, na nidação) explicarem que tipo de vida é essa que existe na fase anterior.

A definição de início da vida humana não pode ter como explicação tão somente fundamentos técnicos, pois o ser humano tem um valor integral, tenha ele nascido ou não. Ele é detentor de uma dignidade própria porque não se submete a critérios avaliativos desta ou daquela doutrina, senão ao seu próprio valor. Tem ele um patrimônio moral que aponta seu destino e determina sua dignidade. Por isso não necessita cumprir esta ou aquela etapa de sua evolução biológica. É arbitrário e preconceituoso se impor etapas embriológicas para se estabelecer a condição de ser humano.

A vida humana tem algo muito forte de ideológico e, portanto, não pode ter seus limites em simples fases de estruturas celulares. Se o embrião humano é ou não pessoa de direito, parece-nos mais uma discussão de ordem jurídico-civil, que não adota os fundamentos da biologia, embora seja difícil entender como podem existir, entre indivíduos da mesma espécie, uns como seres humanos pessoas e outros como seres humanos não pessoas.

Ao que se quer chegar, pelo menos, é a sua condição de ser humano, pelo que isso significa, neste momento de tanto tumulto e de tanta inquietação – e nesta exata hora em que o sentimento se distancia mais e mais, e quando a indiferença parece ter tomado conta do mundo.

11

Aborto Legal e Aborto Criminoso

25. Aborto legal e aborto criminoso: Introdução. Conceito. Legislação. Tipos de aborto: terapêutico, em casos de anencefalia, sentimental, eugênico, social. Tentativas de legalização do aborto. Clonagem para fins terapêuticos. Meios abortivos. Complicações. Perícias na mulher viva e na mulher morta. Quesitos. Laudo médico-legal do aborto (protocolo).

INTRODUÇÃO

O Direito ampara a vida humana desde a concepção. Com a formação do ovo, depois embrião e feto, começam a tutela, a proteção e as sanções da norma penal, pois daí em diante se reconhece no novo ser uma expectativa de personalidade a qual não poderia ser ignorada.

Andou certo nosso legislador quando colocou o aborto entre os crimes contra a vida.

A destruição de uma vida intrauterina até os instantes que precedem o parto constitui crime de aborto. Assim, aborto criminoso é a morte intencional do ovo. Entende-se por ovo, em Medicina Legal, o produto normal da concepção até o momento do parto. Esse conceito, como é claro, difere do de Obstetrícia, a qual considera como parto prematuro aquele que ocorre em gestações que tenham mais de 22 semanas e menos de 37 semanas e que, antes desse período, classifica o aborto em ovular, embrionário e fetal.

Parto prematuro é a expulsão do feto viável, antes do seu completo desenvolvimento. Em Medicina Legal, no tocante ao aborto, a idade do produto da concepção não tem interesse. Há legislações que consideram a espécie *feticídio*, quando o feto tem condições de vida autônoma, embora estas sejam precárias.

Nas legislações mais antigas, quando o feto era considerado simplesmente *pars viscerum matris*, a punição ao aborto visava ao dano que pudesse resultar ao organismo materno.

Hoje, em quase todas as legislações do mundo, o aborto não amparado legalmente é punido como um crime praticado contra uma vida humana em formação e que tem o direito de prosseguir e nascer. O objeto do crime de aborto não é a mulher, mas a vida que se encontra no álveo materno, ainda que se resguardem também a vida e a saúde da gestante, punindo-se os atentados à sua integridade. Por isso, é alvo de sanção mesmo a mulher que pratica em si própria o aborto, pois o que se visa com isso é unicamente a garantia da existência dessa nova vida.

Para muitos, o aborto não deixa de ser um homicídio, mesmo justificado em circunstâncias especiais. Daí constituir-se forma própria de delito com aquela denominação consagrada pela técnica jurídica; embora, antologicamente, sendo a morte de um ser humano, não há que negar a configuração de homicídio. Só não o é em sentido mais profundo unicamente devido ao início da personalidade imposta pelo nascimento com vida, conceito esse fundamentado na doutrina natalicista.

Mesmo que se quisesse falar em vida em um sentido mais técnico relativamente ao feto, não se poderia esquecer que ele é dotado de vida biológica ou vida intrauterina, o que não deixa de ser vida. O feto tem capacidade de adquirir personalidade, é pessoa virtual, um ser vivente.

No Direito brasileiro, a codificação penal distinguiu quatro formas de aborto plenamente diferenciadas pela natureza do agente e pela existência ou não do consentimento da gestante: aborto provocado pela própria gestante, aborto provocado sem o consentimento desta, aborto provocado com o seu consentimento e, finalmente, o realizado pelo médico em situações especiais apontadas no artigo 128 do Código Penal.

Quando a gestante provoca o aborto em si mesma ou permite que alguém lhe provoque, sua responsabilidade penal e sua punição são as mesmas.

Quando um terceiro pratica o aborto com o consentimento da gestante, este fato de consentir a que a lei se refere não tem eficácia jurídica, pois essa vontade não se assenta em uma validade legal. O mesmo se entende se essa permissão é obtida mediante fraude, violência ou grave ameaça.

Se o aborto é provocado sem a anuência da mulher grávida ou com a manifestação expressa contrariamente a essa prática ou quando ela não tem conhecimento desse estado ou desse ato praticado, a pena imposta, como não poderia deixar de ser, é acentuadamente maior.

CONCEITO

A clássica definição de aborto é a de Tardieu, como sendo "a expulsão prematura e violentamente provocada do produto da concepção, independentemente de todas as circunstâncias de idade, viabilidade e mesmo de formação regular".

Todavia, essa definição é falha porque situa apenas os casos de "expulsão do produto da concepção", pois, sendo a mola hidatiforme considerada como tal, embora degenerado, não se pode considerar como aborto. Ainda mais quando se verifica que nem sempre há a expulsão do ovo.

Outra definição é a de Carrara, modificada por Nelson Caparelli, que não deixa de atender aos imperativos da lei: "Aborto criminoso é a morte dolosa do ovo no álveo materno, com ou sem expulsão, ou a sua expulsão violenta seguida de morte."

A mais simples é a de Nilton Sales: "A morte dolosa do ovo." Morisani conceitua como "a interrupção da gravidez, seguida ou não da expulsão do feto, antes da época da sua maturidade". E Garimaud coloca o aborto criminoso como "a cessação prematura e dolosa da gravidez, ou sua interrupção intencionalmente provocada, com ou sem aparecimento dos fenômenos expulsivos".

O certo é que nenhuma dessas definições está isenta de crítica.

Discute-se qual o termo mais correto: "aborto" ou "abortamento". O primeiro seria o produto expelido e o segundo traduziria o ato.

Nos documentos médico-legais, deve-se usar sempre o termo "aborto". Para alguns estudiosos da língua, é termo mais correto; é terminologia mais corrente; e é assim que se expressa a lei substantiva penal.

Sabemos, no entanto, que, em Medicina Legal, não há aborto sem abortamento, pois o aborto espontâneo pertence ao estudo e à aplicação da Obstetrícia. Por outro lado, pode haver a tentativa de abortamento sem aborto.

Dessa forma, nossa codificação penal ao incriminar o aborto não distingue entre ovo, embrião ou feto. Sempre que ocorrer intencionalmente a morte do concepto ou sua expulsão violenta seguida de morte está configurado o crime de aborto.

LEGISLAÇÃO

O Código de Hamurabi (2235-2242 a.C.) já trazia referências ao aborto:

"Art. 209 – Se alguém bate em uma mulher livre e a faz abortar, pagará pelo feto 10 sicles de prata.

Art. 210 – Se esta mulher morre, matar-se-á o filho do agressor.

Art. 211 – Se é uma mulher nobre, que, em consequência das pancadas, aborta, ele pagará 5 sicles de prata.

Art. 212 – Se esta mulher morre, pagará meia mina de prata.

Art. 213 – Se ele bate em uma serva e a faz abortar, pagará 2 sicles de prata."

Como se vê, nesta codificação havia apenas a punibilidade de terceiros. Não havia referências à prática do aborto provocado pela própria gestante.

Os assírios puniam a grávida que praticava o aborto com a empalação e ainda a privavam de sepultura.

O Código persa enfatizava uma conceituação quase perfeita de coautoria, considerando igualmente responsáveis autor e cúmplices, como se verifica nas legislações mais modernas.

Eis o texto:

"Art. 40 – Se um homem conhece uma mulher, sob poder ou não, casada ou não, e a faz mãe;

Art. 41 – Se ela declara que a criança é desse homem;

Art. 42 – Se este lhe diz: manda ir e consulta uma velha;

Art. 43 – Se a mulher manda consultar e procura uma velha;

Art. 44 – Se esta velha traz venenos ou remédios próprios para matar o germe ou o expulsar, ou plantas capazes de fazer abortar;

Art. 45 – E se disser à mulher: desembaraça-te dessa criança;

Art. 46 – E se a mulher se desembaraça da criança;

Art. 47 – O homem, a mulher e a velha são igualmente culpados por esse crime."

Entre os hebreus, a interrupção da gravidez foi considerada ilícita somente depois da lei Mosaica. "Em casos de dois indivíduos em luta ferirem uma mulher grávida, serão multados no que exigir o marido ou determinarem os juízes" (versão da Vulgata). E ainda mais: "Caso se verifique a morte, então se dará vida por vida." Pelo que se nota, era o aborto punido apenas por violência mesmo que involuntariamente.

Entre os gregos, Solon e Licurgo eram contrários ao aborto, enquanto Platão e Aristóteles o defendiam, porém em condições especiais, como, por exemplo, se ainda não existisse "sopro de vida".

Os romanos trataram o aborto de forma diversa durante o passar dos anos. Houve tempo em que ele era praticado livremente, pois consideravam o filho intrauterino como parte integrante da mulher, que podia, dessa maneira, dispor absolutamente dele. Depois, Septimus Severo puniu com a pena de morte os casos em que se praticava o aborto com intuito lucrativo.

Com o advento do Cristianismo, surgiu a não aceitação ao aborto.

No início da Idade Média, teólogos como Santo Agostinho, Teodósio e Tertuliano tinham concepções opostas sobre o aborto. Alguns deles consideravam crime quando havia "sopro de vida", tempo esse que, segundo Paul Brouardel, era de 40 a 90 dias a partir da data da concepção. Já São Basílio considerava-o crime em qualquer época, não importando o tempo de gravidez.

O Concílio de Elvira punia com a isenção dos sacramentos da Igreja quem praticasse o aborto. No concílio de Ancyra, estabeleceu-se um prazo de 10 anos, e o Concílio de Constantinopla chegou a incluir esse crime entre aqueles julgados com a pena de morte.

Carlos V, em 1559, ao publicar as Leis Carolinas, instituiu a pena de morte pela espada àqueles que fizessem uma mulher abortar, e a morte por afogamento à mulher que o praticasse, desde que o feto fosse animado.

No século atual, as legislações chegam a divergir intensamente. O Código Penal russo, de 1926, dava a entender que o aborto consentido não se constituía em uma antijuridicidade, desde que praticado por pessoas habilitadas e em condições higiênicas (artigo 140). Em 1936, uma lei revogava aquele dispositivo, tomando uma posição mais drástica. Todavia, a partir de novembro de 1955, restabeleceu-se na Rússia o direito ao aborto, principalmente atendendo ao caráter econômico-financeiro das populações.

Na Alemanha hitlerista, entre outros absurdos, criou-se o aborto eugênico na tentativa de fazer-se uma raça superior, livre das anomalias e malformações graves. Recomendavam o aborto em casos de epilepsia, de idiotia, de demência precoce e de psicopatias diversas. Mesmo assim, a Genética, vez por outra, os enganou.

Na Suécia, Inglaterra, Dinamarca, Noruega, entre outros, criaram-se os abortários oficiais, e o aborto crescia assustadoramente, começando a preocupar os legisladores do mundo inteiro.

No Brasil, o Código Imperial de 1830 tratava do aborto no capítulo dos crimes contra a segurança da pessoa e da vida, e seus dispositivos eram assim redigidos:

"Art. 199 – Ocasionar aborto por qualquer meio empregado, interior ou exteriormente, com consentimento da mulher pejada.

Pena: prisão com trabalho de 1 a 5 anos. Se esse crime for cometido sem o consentimento da mulher pejada.

Penas: dobradas.

Art. 200 – Fornecer, com conhecimento de causa, drogas ou quaisquer meios para produzir o aborto, ainda que este não se verifique.

Pena: prisão com trabalho de 2 a 6 anos. Se esse crime for cometido por médico, boticário ou cirurgião ou ainda praticante de tais artes.

Penas: dobradas."

Como se observa, o Código Penal do Império mostrava-se falho, porquanto não punia os casos de morte da gestante nem cogitava do aborto necessário.

Em 1890, com a vigência do Código Penal Republicano, o aborto era incluído no mesmo capítulo, porém com redação diversa:

"Art. 300 – Provocar aborto, haja ou não a expulsão do produto da concepção.

No primeiro caso: pena de prisão celular por 2 a 6 anos.

No segundo caso: pena de prisão celular por 6 meses a 1 ano.

1º – Se em consequência do aborto, ou dos meios empregados para provocá-lo, seguir a morte da mulher.

Pena: prisão celular de 6 a 24 anos.

2º – Se o aborto foi provocado por médico, parteira legalmente habilitada para o exercício da medicina:

Pena: a mesma precedente estabelecida e a proibição do exercício da profissão por tempo igual ao da reclusão.

Art. 301 – Provocar aborto com anuência e acordo da gestante:

Pena: prisão celular por 1 a 5 anos.

Parágrafo único: Em igual pena incorrerá a gestante que conseguiu abortar voluntariamente, empregando para esse fim os meios; e com redução da terça parte se o crime for cometido para ocultar desonra própria.

Art. 302 – Se o médico ou parteira, praticando o aborto legal, para salvar a gestante da morte inevitável, ocasionam-lhe a morte por imperícia ou negligência:

Penas: de prisão celular de 2 meses a 2 anos, e privado de exercício da profissão por igual tempo ao da condenação."

Analisando-se a codificação de 1890, observa-se que, mesmo sem estar explícito, o artigo 300 trata do aborto dissenciente e coloca de maneira diversa o crime com penas diferentes, segundo houvesse ou não a expulsão do produto da concepção, o que não deixa de merecer reparo.

No artigo 301, ao tratar do aborto consentido, o mais curioso é a não referência da penalidade que deveria ser aplicada ao autor, em caso de morte da gestante, aplicando-se uma penalidade única a todas as consequências do aborto consenciente.

Já o Código de 1940, atualmente em vigor, classifica o aborto entre os crimes contra a vida e assim estabelece:

"Art. 124 – Provocar aborto em si mesma ou consentir que outrem lho provoque.

Pena: detenção de 1 a 3 anos.

Art. 125 – Provocar o aborto sem o consentimento da gestante.

Pena: reclusão de 3 a 10 anos.

Art. 126 – Provocar aborto com o consentimento da gestante.

Pena: reclusão de 1 a 4 anos.

Parágrafo único: Aplica-se a pena do artigo anterior se a gestante é menor de 14 anos, ou é alienada ou débil mental, ou se o consentimento é obtido mediante fraude, violência ou grave ameaça.

Art. 127 – As penas cominadas nos dois artigos anteriores são aumentadas de um terço, se, em consequência do aborto ou dos meios empregados para provocá-lo, a gestante sofre lesão de natureza grave; e são duplicadas, se, por qualquer dessas causas, lhe sobrevém a morte.

Art. 128 – Não se pune o aborto praticado por médico:

I – Se não há outro meio de salvar a vida da gestante;

II – Se a gravidez resulta de estupro e o aborto é precedido de consentimento da gestante ou, quando incapaz, de seu representante legal."

Assim, pela codificação penal vigente, pune-se, no artigo 124, a mulher que praticou em si mesma ou permitiu que lhe praticassem o aborto.

O artigo 125 estabelece o rigor da pena pelo aborto não consentido. No artigo 126 pune a lei qualquer pessoa que pratique, na gestante, o aborto, mesmo com o seu consentimento. No artigo 127 trata-se das consequências do aborto com as lesões de natureza grave e a morte, com as penas aumentadas de um terço ou em dobro, respectivamente.

Finalmente, nosso estatuto penal estabelece, no artigo 128, o aborto médico ou aborto necessário nos casos de perigo de vida da gestante ou quando a gravidez resultou de estupro.

Não se pode negar que a redação desse último dispositivo seja por demais simplista, dando margem cada vez mais ao aborto criminoso. Há necessidade de uma modificação desse artigo em que se estabelecem condições e normas para o aborto terapêutico, a fim de que profissionais menos idôneos não se aproveitem de tal situação, praticando o aborto criminoso e alegando um recurso heroico de salvar uma vida.

Todavia, no tocante à prática do aborto sentimental prevalecia a exigência de um Boletim de Ocorrência expedido pela autoridade policial ou de outro documento comprovando a violência sexual. Hoje há o entendimento de que, mesmo orientando-se a mulher a tomar as providências policiais e judiciais cabíveis, ainda que ela não o faça, não se lhe pode negar o abortamento.

Entende-se também que os médicos não podem ser punidos caso se descubra que a gravidez não foi decorrente de estupro. O Código Penal, no artigo 20, parágrafo 1º, isenta de pena "quem, por erro plenamente justificado pelas circunstâncias, supõe situação de fato que, se existisse, tornaria a ação legítima". Trata-se de uma descriminante putativa.

ABORTO TERAPÊUTICO

O aborto realizado pelo médico para salvar a vida da gestante, chamado *terapêutico*, encontra guarida no estado de necessidade, quando, para se salvar a vida da mãe, cujo valor é mais relevante, sacrifica-se a vida do filho. É uma forma de proteger um bem maior, consagrado pela fundamental importância sobre outras vidas. A solução jurídica encontrada no conflito desses dois bens é o sacrifício do bem menor.

Cada dia que passa, tão grande tem sido o avanço das ciências médicas que as indicações do aborto terapêutico diminuem, tornando raras as indicações indiscutíveis.

O estado de necessidade de terceiro que outorga ao médico o direito de praticar o aborto terapêutico deve ser aludido quando: 1 – a mãe apresenta perigo vital; 2 – este perigo esteja sob a dependência direta da gravidez; 3 – a interrupção da gravidez faça cessar esse perigo para a vida da mãe; 4 – esse procedimento seja o único meio capaz de salvar a vida da gestante; 5 – sempre que possível, com a confirmação ou concordância de outros dois colegas.

A licitude do aborto terapêutico em determinadas condições independe do consentimento da gestante ou de terceiros, pois essa prática pode estar circunstanciada de tal gravidade que a lei já ampara plenamente no parágrafo 3º do artigo 146 do Código Penal e a Medicina conceitua como de indispensável intervenção desde que justificado por iminente perigo de vida.

Com o passar dos dias, chega-se à conclusão de que são cada vez mais raros os casos em que o médico necessite intervir ante a possibilidade real de perigo de vida para a gestante. No futuro, passará essa forma de conduta como tantas outras já passaram em medicina.

ANTECIPAÇÃO TERAPÊUTICA DO PARTO EM CASOS DE ANENCEFALIA

A anencefalia é uma grave alteração fetal caracterizada por um defeito no fechamento do tubo neural, estrutura que dá origem ao cérebro, cerebelo, bulbo e à medula espinal. Pode ocorrer entre o 21º e o 26º dia de gestação e o seu diagnóstico é feito a partir de 12 semanas de gestação, inicialmente por meio de ultrassonografia e ressonância magnética. Nos casos de anencefalia, observa-se ausência da maior parte do cérebro e da calota craniana e, quase sempre, dos demais órgãos do encéfalo e da medula espinal.

Na anencefalia, as crianças nascem sem a fronte, com orelhas malformadas e de implantação baixa e pescoço curto. A boca é sempre pequena e o nariz longo. Têm excesso de pele nos ombros, olhos grandes e protrusos. Mesmo que tenham quase todos os reflexos primitivos do recém-nascido, não sobrevivem horas ou minutos. Quando sua sobrevivência é maior significa que a anencefalia não é completa por restarem rudimentos cerebrais.

O Supremo Tribunal Federal aprovou a interrupção de gravidez de fetos anencéfalos, também chamada antecipação terapêutica do parto por sua maioria de votos acompanhando o voto do Ministro Marco Aurélio de Mello, relator da Arguição de Descumprimento de Preceito Fundamental (ADPF) 54, declarando inconstitucional a interpretação dada aos artigos 124, 126 e 128 (incisos I e II) do Código Penal que criminaliza esse ato.

Entre outros, disse: "A incolumidade física do feto anencéfalo, que, se sobreviver ao parto, o será por poucas horas ou dias, não pode ser preservada a qualquer custo, em detrimento dos direitos básicos da mulher (…). Cabe à mulher, e não ao Estado, sopesar valores e sentimentos de ordem estritamente privada, para deliberar pela interrupção, ou não, da gravidez. (…) Aborto é crime contra a vida. Tutela-se a vida potencial. No caso do anencéfalo, repito, não existe vida possível. O anencéfalo jamais se tornará uma pessoa. Em síntese, não se cuida de vida em potencial, mas de morte segura."

E, disse mais: "Mesmo à falta de previsão expressa no Código Penal de 1940, parece-me lógico que o feto sem potencialidade de vida não pode ser tutelado pelo tipo penal que protege a vida."

Relatou que na época da edição do Código Penal o legislador, para proteger a honra mental e a saúde da mulher, entendeu que o aborto em gestação advinda de estupro não seria crime, situação em que o feto é plenamente viável. Concluiu assim:

"Se a proteção ao feto saudável é passível de ponderação com direitos da mulher, com maior razão o é eventual proteção dada ao feto anencéfalo."

Durante seu voto, o ministro Marco Aurélio também afastou a premissa utilizada em prol da defesa do anencéfalo de que os seus órgãos poderiam ser doados. Segundo ele, além de ser vedada a manutenção de uma gravidez somente para viabilizar a doação de órgãos, essa possibilidade é praticamente impossível no caso de anencefalia, pois o feto teria outras anomalias que inviabilizariam a prática. Obrigar a mulher a manter a gravidez apenas com esse propósito seria o mesmo que considerá-la uma perspectiva utilitarista.

Antes dessa decisão, em sentenças repetidas, alguns alvarás judiciais foram expedidos no sentido de favorecer a prática da interrupção seletiva da gravidez em casos de anencéfalos. Mesmo não suficiente para criarem uma jurisprudência, funcionaram certamente como um precedente quando outros magistrados se pronunciaram em casos semelhantes em que a anomalia fetal fosse totalmente incompatível com a vida extrauterina.

Todavia, o aborto seletivo em fetos anencefálicos não pode ser incluído entre os abortos ditos eugenésicos, pois estes evitam o nascimento de crianças com defeitos físicos ou perturbações psíquicas, enquanto aquele apenas promove a interrupção de uma gravidez cujo feto não tem nenhuma condição de vida autônoma. Em uma daquelas sentenças de permissão para a interrupção de gravidez por anencefalia há o registro no seguinte teor "não se está admitindo por indicação eugênica com o propósito de melhorar a raça, de evitar que o ser em gestação venha nascer cego, aleijado ou mentalmente débil. Busca-se evitar o nascimento de um feto cientificamente sem vida, inteiramente desprovido de cérebro e incapaz de existir por si só" (Alvará emitido pela Comarca de Londrina, Segunda Vara Criminal. Diagnóstico: anencefalia, em 1º de dezembro de 1992).

Assim o grande risco da posição do STF em favor desta Arguição de Descumprimento de Preceito Fundamental (ADPF) 54 é que não se utilize tal sentença como atalho com o objetivo de inserir entre os casos de anencefalia problemas de distúrbios genéticos, por exemplo, ampliando-se aquela permissão para o chamado aborto eugênico, que nada tem a ver com a decisão tomada por aquela Suprema Corte para os casos decididamente comprovados de anencefalia.

Aquela decisão torna-se menos delicada quando se sabe que estas crianças, ainda que assegurada toda assistência, não apresentam condições para sobreviver por tempo razoável. Mesmo que se reconheça que a anencefalia não figura entre as excludentes do artigo 128 do Código Penal brasileiro, pois não configura uma possibilidade de alto risco gestacional, há uma plena certeza de uma vida que não vai continuar. Por isso, em casos de anencefalia não há dilema ético ou legal, existindo assim uma aquiescência absoluta pela interrupção da gravidez, em face de argumentos eminentemente técnicos de sobrevivência e não de qualidade de vida. Por outro lado, não seria justo exigir de uma mãe o sacrifício de uma gravidez que germinará em uma criança sem nenhuma chance de viver.

Antes, o Ministro Marco Aurélio de Mello, como relator de uma liminar concedida em favor de uma interrupção da gravidez em caso de anencefalia, em ação proposta pela Confederação Nacional dos Trabalhadores na Saúde, já havia se declarado da seguinte forma: "Em questão está a dimensão humana que obstaculiza a possibilidade de se coisificar uma pessoa, usando-a como objeto. Conforme ressaltado na inicial, os valores em discussão revestem-se de importância única. A um só tempo, cuida-se do direito à saúde, do direito à liberdade em seu sentido maior, dos direitos à preservação da autonomia da vontade, da legalidade e, acima de tudo, da dignidade da pessoa humana. O determinismo biológico faz com que a mulher seja a portadora de uma nova vida, sobressaindo o sentimento maternal. A alteração física, estética, é suplantada pela alegria de ter em seu interior a sublime gestação. As percepções se aguçam elevando a sensibilidade. Este é o quadro de uma gestação normal, que direcionada a desfecho feliz, ao nascimento da criança. Pois bem, a natureza, entrementes, reserva surpresas, às vezes desagradáveis. Diante de uma deformação irreversível do feto, há de se lançar mão dos avanços médicos tecnológicos, postos à disposição da humanidade não para a simples inserção, no dia a dia, de sentimentos mórbidos, mas, justamente, para fazê-los cessar. No caso da anencefalia, a ciência médica atua com margem de certeza igual a 100%. Dados merecedores da maior confiança evidenciam que fetos anencefálicos morrem no período intrauterino em mais de 50% dos casos."

E mais: "Quando se chega ao final da gestação, a sobrevida é diminuta, não ultrapassando o período que possa ser tido como razoável, sendo nenhuma chance de afastarem-se, na sobrevida, os efeitos da deficiência. Então, manter-se a gestação resulta em impor à mulher, à respectiva família, danos à integridade moral e psicológica, além dos riscos físicos reconhecidos no âmbito da medicina. Como registrado na inicial, a gestante convive diuturnamente com a triste realidade e a lembrança ininterrupta do feto, dentro de si, que nunca poderá se tornar um ser vivo. Se assim é – e ninguém ousa contestar –, trata-se de situação concreta que foge a glosa própria ao aborto – que conflita com a dignidade humana, a legalidade, a liberdade e a autonomia de vontade. A saúde, no sentido admitido pela Organização Mundial da Saúde, fica solapada, envolvidos os aspectos físico, mental e social. Daí cumprir o afastamento do quadro, aguardando-se o desfecho, o julgamento de fundo da própria arguição de descumprimento de preceito fundamental, no que idas e vindas do processo acabam por projetar no tempo esdrúxula situação."

Agora, o Conselho Federal de Medicina, por meio da Resolução CFM nº 1.989, de 10 de maio de 2012, que dispõe sobre o diagnóstico de anencefalia para a antecipação terapêutica do parto decidiu: "Art. 1º – Na ocorrência do diagnóstico inequívoco de anencefalia o médico pode, a pedido da gestante, independentemente de autorização do Estado, interromper a gravidez. Art. 2º – O diagnóstico de anencefalia é feito por exame ultrassonográfico realizado a partir da 12ª (décima segunda) semana de gestação e deve conter: I – duas fotografias, identificadas e datadas: uma com a face do feto em posição sagital; a outra, com a visualização do polo cefálico no corte transversal, demonstrando a ausência da calota craniana e de parênquima cerebral identificável; II – laudo assinado por dois médicos capacitados para tal diagnóstico. Art. 3º – Concluído o diagnóstico de anencefalia, o médico deve prestar à gestante todos os esclarecimentos que lhe forem solicitados, garantindo a ela o direito de decidir livremente sobre a conduta a ser adotada, sem impor sua autoridade para induzi-la a tomar qualquer decisão ou para limitá-la naquilo que decidir: §1º. É direito da gestante solicitar a realização de junta médica ou buscar outra opinião sobre o diagnóstico. §2º. Ante o diagnóstico de anencefalia, a gestante tem o direito de: I – manter a gravidez; II – interromper imediatamente a gravidez, independentemente do tempo de gestação, ou adiar essa decisão para outro momento. §3º. Qualquer que seja a decisão da gestante, o médico deve informá-la das consequências, incluindo os riscos decorrentes ou associados de cada uma. §4º. Se a gestante optar pela manutenção da gravidez, ser-lhe-á assegurada assistência médica pré-natal compatível com o diagnóstico. §5º. Tanto a gestante que optar pela manutenção da gravidez quanto a que optar por sua inter-

rupção receberão, se assim o desejarem, assistência de equipe multiprofissional nos locais onde houver disponibilidade. §6º. A antecipação terapêutica do parto pode ser realizada apenas em hospital que disponha de estrutura adequada ao tratamento de complicações eventuais, inerentes aos respectivos procedimentos. Art. 4º – Será lavrada ata da antecipação terapêutica do parto, na qual deve constar o consentimento da gestante e/ou, se for o caso, de seu representante legal. Parágrafo único. A ata, as fotografias e o laudo do exame referido no artigo 2º desta resolução integrarão o prontuário da paciente. Art. 5º – Realizada a antecipação terapêutica do parto, o médico deve informar à paciente os riscos de recorrência da anencefalia e referenciá-la para programas de planejamento familiar com assistência à contracepção, enquanto essa for necessária, e à preconcepção, quando for livremente desejada, garantindo-se, sempre, o direito de opção da mulher. Parágrafo único. A paciente deve ser informada expressamente que a assistência preconcepcional tem por objetivo reduzir a recorrência da anencefalia". Ver também Exposição de Motivos desta Resolução.

ABORTO SENTIMENTAL

Também chamado *piedoso* ou *moral*. Tem esta forma de aborto sua indicação nos casos de estupro. A questão surgiu quando alguns países da Europa, na Primeira Guerra Mundial, tiveram suas mulheres violentadas pelos invasores. Nasceu, então, um movimento patriótico de repercussão em todo o mundo contra essa maternidade imposta pela violência, pois não era justo que aquelas mulheres trouxessem no ventre um fruto de um ato indesejado, lembrado para sempre como uma ignomínia e uma crueldade. Assim, a partir de então, em quase todas as legislações do mundo, a lei permite que a mulher grávida, vítima dessa forma de conjunção carnal, aborte, pois não seria concebível admitir que uma pessoa humana tivesse um filho que não fosse gerado pelo seu consentimento e pelo seu amor.

Em tais situações, defende-se o princípio do estado de necessidade contra as consequências oriundas de um grave dano à pessoa. O nosso legislador atendeu unicamente a razões de ordem ética e emocional, evitando-se, dessa maneira, a vergonha e a revolta da mulher violentada, que traria no filho a imagem de uma ofensa e de uma humilhação, testemunha da sua desgraça e da sua desonra.

Para alguns, mesmo com tais argumentos, essa forma de aborto é difícil de ser justificada juridicamente. Seria garantir ao médico o direito de atentar contra uma vida. Se não aceitamos, por tradição e por índole, a pena de morte de um criminoso, por mais cruel e hediondo que seja o crime, como iríamos permitir a morte de um ser inocente? Toda sociedade e toda forma de direito assentam-se no respeito inviolável à vida humana, e esse respeito deve estender-se desde a fecundação até o último alento da criatura. Essa inviolabilidade não é apenas uma convenção, mas o fundamento de todo Direito.

Afrânio Peixoto, em sentença feliz, afirmava: "O filho é sempre um coração de mãe que passa para outro corpo." E ainda nos ensina o exemplo de D'Alembert, um bastardo, que foi a alma e o coração de uma revolução, proclamando o direito dos povos.

Em nenhuma hipótese se poderia aceitar, nesse tipo de aborto, o estado de necessidade. Fazer um mal para evitar outro maior jamais seria justificado, pois tirar uma vida, mesmo gerada pela violência, não apagaria a abominação recebida. Seria uma ação contra quem não teve qualquer participação, sem nenhuma culpa. E tenha-se em vista que a vida é o maior bem da natureza.

Deve ainda ter relevância o fato de ser o estupro uma efetivação de difícil prova e de constituir esta prática abortiva, pelo médico, um ato extremamente simplificado pela sua forma sumária de execução.

Nestas situações, para tal corrente, a lei deixa de amparar e preservar uma vida humana, justificando-se em sentimentos eminentemente emocionais, o que vem contrastar com todo fundamento do Direito. Assim, o aborto sentimental deixaria dúvidas, pois não nos pareceria de boa lógica que o sacrifício de uma vida possa reparar uma crueldade já praticada. E simplesmente aplicar a pena de morte a um "réu" indefeso e sem culpa, que pagaria unicamente pelo crime praticado por outrem: seria uma triste forma de se fazer justiça; uma estranha maneira de se reparar um crime. Mesmo assim, sempre que houver processo criminal em andamento, antes de o médico praticar o aborto, é aconselhável obter autorização do juiz ou dos representantes do Ministério Público, cujo consentimento deixará o profissional em situação de não lhe caber, no futuro, nenhuma responsabilidade.

ABORTO EUGÊNICO

É claro que o tema aborto sempre significa uma oportunidade para uma ampla e necessária discussão com a sociedade, dado o caráter complexo e delicado da questão. Isso não quer dizer, todavia, o desrespeito à legislação vigente, a subversão da ordem constituída e a pregação à desobediência civil. Mas uma oportunidade de trazer ao debate, dentro das políticas sociais de demografia e planejamento familiar, as questões que o aborto traz como repercussão no conjunto dos problemas de ordem pública e de saúde coletiva, elevando, desse modo, o nível de informação da sociedade. Certamente, o aborto eugênico é o que mais comove e ganha espaço nessas discussões.

O critério chamado *eugênico*, que visa à intervenção em fetos defeituosos ou com possibilidades de o serem, não está isento de pena pelo nosso diploma legal. Ninguém poderia negar o direito de uma criança nascer saudável e perfeita. Todavia, isso não nos autoriza a retirar de seres deficientes o direito à vida. A vida de um deficiente necessita, antes de tudo, de proteção e amparo, e nunca de repressão. Ninguém é tão desprezível, inútil e insignificante que mereça a morte. As próprias leis que regem a genética humana ainda são vacilantes e ilusórias, não se prestando a uma precisão segura e definida sobre hereditariedade.

A alegação mais comum da interrupção da gravidez por motivo eugênico é, sem dúvida, a rubéola, que, mesmo como possibilidades remotas, pode dar nascimento a crianças defeituosas. Mesmo assim, faltam-nos ainda dados concretos em relação a tal doença.

Atualmente, vem-se insistindo na interrupção da gravidez até a 24ª semana, por indicação médica, nas gestantes cujo produto da concepção seja portador de condições capazes de determinar alteração patológica incompatível com a plenitude de vida e sua integração na sociedade. Consideram alterações patológicas incompatíveis com a plenitude de vida e integridade social aquelas que ocasionam retardo mental de tal intensidade que causem dependência física e socioeconômica do indivíduo; alterações do sistema nervoso e/ou osteomuscular por aberrações cromossômicas desequilibradas, em diversas doenças gênicas e em fetos que sofreram a ação de agentes físicos, químicos de comprovado potencial teratogênico.

A verdade é que, há muito, em outros climas, vêm-se ampliando mais e mais as indicações do aborto para evitar o nascimento de crianças defeituosas, baseadas no papel que a nova medicina deve desempenhar na sociedade, em face dos meios mais avançados da ciência e da tecnologia, e como forma de valorizar o indivíduo e democratizar as disponibilidades médicas. No entanto, é preciso saber se esses fantásticos meios da biotecnologia hodierna devam-se colocar sempre em favor da vida e do bem-estar do ser humano, no seu direito mais inquestionável – o de nascer e existir, como está solenemente consagrado em todos os documentos cuja inspiração maior é o respeito à dignidade humana, como legítima conquista dos homens e das mulheres do mundo inteiro.

O outro argumento: democratizar as disponibilidades médicas, porque somente as mulheres ricas podem pagar médico e internação em casas de saúde particulares, enquanto as mulheres pobres, quando desejam, submetem-se às curiosas, morrendo em acidentes graves do aborto provocado. Não. Não nos parece correta essa forma de democracia. Por que não lutar abertamente contra todas as espécies de pressão que sofre a mulher proletária e trabalhadora contra os flagelos da iniquidade social que deserdam milhões de brasileiros hoje chamados de "quarto extrato" e sem direito a trabalho, a assistência médica primária, a moradia decente, a educação fundamental e a lazer?

E no rastro do aborto dito eugênico viriam todas as outras formas de aborto. Onde levantaríamos o limite do direito de o ser humano existir? Certamente, depois de legalizadas essas formas de aborto surgiriam os defensores do infanticídio legal dos recém-nascidos malformados. Em seguida, a morte dos velhos, dos incuráveis, dos inválidos e, até, quem sabe, dos politicamente indesejados. Pode parecer absurdo, mas foi assim que a Alemanha nazista começou e terminou.

Por outro lado, as técnicas de diagnósticos pré-natais, tão sofisticadas e onerosas hoje em dia, pelo menos deviam estar em favor da vida do novo ser, e não contra ela. Se o diagnóstico pré-natal tiver como única proposta a possibilidade da prática abortiva, como quem faz um exame de qualidade, é um atentado aos princípios da moralidade, um desrespeito aos valores da pessoa humana e um ato pobre e mesquinho.

O argumento que pretende justificar o direito de abortar quando uma mulher apresenta ou supõe apresentar uma malformação de um filho que vai nascer é o mesmo que poderia garantir a outra gestante que não pôde ou não teve oportunidade de realizar exames pré-natais o direito de ser contemplada mais adiante com uma legislação que permitisse praticar impunemente o infanticídio ou a eutanásia neonatal.

O fato de ser o aborto uma prática difundida, mesmo ao arrepio da lei, não justifica, pura e simplesmente, sua legalização, pois as leis têm sempre, além de sua ação punitiva, o caráter educativo e purificador. Seria um risco muito grande excluir da proteção legal o direito à vida de seres humanos frágeis e indefesos, o que contraria os princípios aplaudidos e consagrados nos direitos humanos. A vida é um bem tão intangível que é supérfluo dizer que está protegida pela Constituição Federal, pois como bem mais fundamental ela transcende e excede todos os seus dispositivos. É a partir da vida que emergem todas as necessidades de legislar. E quando excepcionalmente se admite, em caráter mais desesperado, é sempre em defesa irrefutável da própria vida, como na legítima defesa, no estado de necessidade e no estrito cumprimento do dever legal.

Contra aquele raciocínio abortista, o ser humano não pode ser julgado, na avaliação de sua existência, pela "plenitude de vida e independência socioeconômica", nem muito menos pelo fulgor de sua inteligência ou pela sua integridade física, porque ele não foi proposto para torneios e disputas. Mas para realizar o destino da criatura humana, e como tal não pode ser avaliado por quem quer que seja, pois isso não é o resultado de uma convenção, senão um imperativo da própria natureza humana.

Qualquer forma de violência contra um ser humano é uma violência contra todos os outros homens; contra o homem comum – o Cristo da sociedade atual. Qualquer forma de violência contra um ser incapaz e desprotegido não é próprio da consciência médica nem compatível com o destino da medicina, pois seria uma quebra da tradição que a cristalizou como um projeto em favor do homem e da humanidade, sem discriminação ou preconceito de qualquer espécie. Se alguém tem pensamento contrário e admite que vai contribuir com o bem-estar da sociedade, agindo opostamente, está enganado. Vai, no mínimo, incutir o egoísmo, saciar a insensibilidade e promover a discriminação. Não é pelo fato da existência de uma malformação fetal que o aborto deixaria de constituir uma ofensa à vida e à dignidade humana. De qualquer forma que tenha nascido o ser humano, é homem e sujeito de direito, tem lugar garantido como personalidade jurídica.

Ninguém jamais pode negar o desejo de que todas as crianças nasçam saudáveis e perfeitas. Ninguém pode também menosprezar a aflição e as dificuldades dos pais de crianças malformadas. No entanto, isso por mais pungente que seja não autoriza ninguém, muito menos os que não vivem esse sofrimento, a retirar desses seres o direito à vida. O ser humano, como já sublinhado, não pode ser julgado, na avaliação de sua existência, pela "plenitude de vida e independência socioeconômica", nem muito menos pelo fulgor de uma inteligência privilegiada ou pela formosura de seus traços físicos, porque ele não foi proposto para torneios e disputas, mas para realizar o destino da criatura humana. E, como tal, não pode ser avaliado por quem quer que seja, pois isso não é o resultado de uma simples convenção, senão um imperativo da própria natureza humana.

Qualquer que seja o estágio da ciência, qualquer que seja o avanço da biotecnocracia que tudo quer saber e tudo explicar, não existe argumento capaz de justificar a disposição incondicional sobre a vida de um ser humano, propondo sua destruição baseada em justificativas que se sustentem na "relação custo-benefício", pois essa vida é intangível e inalienável. Só assim estaremos ajudando a salvar o mundo. Apesar de todos os horrores, este é o mundo dos homens. Essa é também a forma de ele reencontrar o caminho de volta a si mesmo, em espírito e em liberdade.

Desse modo, não existe nenhum homem, nem ciência alguma capazes de dispor incondicionalmente da vida de um ser, propondo sua destruição, baseando-se em justificativas pessoais ou doutrinárias e em fundamentos conjecturais, pois essa vida é intangível e inalienável. E, por fim, que fique bem claro: essa proposta não deve parecer insensibilidade e indiferença ao sofrimento dos pais e familiares de uma criança que será sempre limitada física ou mentalmente. Nem muito menos manifestar indiferença às dificuldades que somente eles sabem o quanto lhes custa e dói. Mas será assim que a humanidade vai caminhar, amando e sofrendo, tentando a cada dia salvar o mundo que começa a se perder nas mãos dos fortes, capazes e aparentemente perfeitos.

ABORTO SOCIAL

A interrupção de uma gravidez por motivos econômicos ou sociais não estaria, de forma alguma, justificada, pois o Estado não poderia ameaçar a existência de alguém por motivos dessa natureza. Permitir a morte de um ser humano por motivo de falta de recursos suficientes para sua manutenção é um triste sinal de insensibilidade e desvalorização da vida, sendo essa forma um atestado insofismável da falta de coragem em afirmar que tais problemas podem ser resolvidos com medidas de ordem social

que deem à mulher condições de criar seus filhos. Pensar também que, ao legalizar o aborto, estaríamos concorrendo para evitar o aborto criminoso é simplesmente uma ilusão.

O aborto delituoso tem suas raízes em fenômenos psicológicos e morais. Nos abortários do governo estariam sendo atendidas aquelas cuja gravidez não pesasse sobre sua honra, ou seja, as mulheres casadas ou aquelas em condições morais de fazê-lo. As outras, de gravidezes indesejadas, preferiram sempre uma intervenção não controlada e secreta. Não admitiriam expor seus motivos diante de uma comissão ou de uma junta médica. Jamais aceitariam figurar em registros e documentos oficiais. Assim, as gravidezes ilegítimas em nenhuma hipótese recorreriam às soluções legais.

Sejam quais forem os motivos, as mulheres, em sua maioria, antes de aceitarem o processamento oficial do aborto, opinariam pelo caminho da clandestinidade que respeita o anonimato, sem exigir maiores explicações.

Quem quiser discutir as medidas destinadas a combater o aborto legal deverá, de antemão, estar ciente de que nem o temor da punição, nem a complacência do Estado, abrindo sua legislação ao aborto livre, seriam capazes de suprimir ou, ao menos, reduzir o aborto criminoso, pois ele tem sua efetivação em fundamentos de ordem eminentemente moral ou econômica.

Para diminuir o aborto provocado, entre outras coisas faz-se necessária a criação de uma nova consciência no sentido de abolir o falso preconceito contra a maternidade clandestina, aceitando-se sem restrições a mãe solteira e amparando-se indiscriminadamente esse filho, sem as limitações cruéis ditadas pela lei. Tais medidas não visariam, é certo, à recomendação ou ao aplauso da maternidade intangível.

Finalmente, chegou o momento de se entender que o aborto é um fenômeno coletivo porque tem na sua origem e nas suas consequências um fato social. É um fato político e não pode ser resolvido apenas com a inclusão de um ou outro dispositivo no Código Penal. Para alcançar esse objetivo impõe-se que ele se traduza em uma conquista da população que deve lutar pela mudança das condições sociais.

TENTATIVAS DE LEGALIZAÇÃO DO ABORTO

O anteprojeto ao Código Penal brasileiro apresentado ao Senado Federal (PLS 236/2012), no que trata da exclusão do crime de aborto, assim se expressa:

Exclusão do crime
Art. 128. Não há crime de aborto:

I – se houver risco à vida ou à saúde da gestante.
II – se a gravidez resulta de violação da dignidade sexual, ou do emprego não consentido de técnica de reprodução assistida.
III – se comprovada a anencefalia ou quando o feto padecer de graves e incuráveis anomalias que inviabilizem a vida extrauterina, em ambos os casos atestado por dois médicos.
IV – se por vontade da gestante até a 12ª semana da gestação, quando o médico ou psicólogo constatar que a mulher não apresenta condições psicológicas de arcar com a maternidade.
Parágrafo único. Nos casos dos incisos II e III, e da segunda parte do inciso I, o aborto deve ser precedido de consentimento da gestante, ou quando menor, incapaz ou impossibilitada de consentir, de seu representante legal, do cônjuge ou de seu companheiro.

Como se vê, a Comissão que elaborou o anteprojeto, mesmo afirmando, entre outros, que ele "colabora para a solução do confronto entre posições jurídico-fundamentais, a saber, o direito do feto ao nascimento", deixa evidente que isto não é verdade, pois prioriza o direito da mulher de dispor sobre o próprio corpo, desde que o médico ou psicólogo constatem que ela não apresenta condições psicológicas de arcar com a maternidade. Em resumo: as mulheres têm direitos. Os médicos também. Só quem não tem direitos é o ser que vai nascer.

A questão da anencefalia, já contemplada em virtude da decisão do Supremo Tribunal Federal, traz no seu rastro a extensão da licitude para os casos de o feto "padecer de graves e incuráveis anomalias que inviabilizem a vida extrauterina, em ambos os casos atestado por dois médicos", e de sobra ainda concede o aborto "quando o médico ou psicólogo constatar que a mulher não apresenta condições psicológicas de arcar com a maternidade".

Como se viu anteriormente, o anteprojeto apresentado ao Senado Federal para reforma do Código Penal revela situações novas no que diz respeito aos excludentes de ilicitude do aborto, que passam a ser consideradas em relação ao diploma vigente:

I – ATUAIS EXCLUDENTES DE ILICITUDE DO ABORTO

No Código Penal de 1940, ainda em vigor, no artigo 128, incisos I e II, há duas causas que excluem a ilicitude da prática do aborto:

> **Aborto necessário**
> *I – se não há outro meio de salvar a vida da gestante;*
> **Aborto no caso de gravidez resultante de estupro**
> *II – se a gravidez resulta de estupro e o aborto é precedido de consentimento da gestante ou, quando incapaz, de seu representante legal.*

Se levarmos em conta a decisão do julgamento do Supremo Tribunal Federal em abril de 2012, pode-se dizer que há um terceiro excludente de criminalidade que seria a interrupção da gravidez em caso de feto com anencefalia, inequivocamente diagnosticada por dois médicos, desde que a gestação seja interrompida somente após o consentimento expresso da gestante agora sob a alcunha de "antecipação terapêutica da data do parto".

II – PROPOSTAS DO PROJETO DE LEI DO SENADO (PLS) 236/2012

a) Se houver risco à vida ou à saúde da gestante.

Os que lidam com a prática ou com a literatura médico-legal sabem que as expressões *perigo* e *risco de vida*, tratando-se de dano corporal de natureza penal, estão bem definidas e que entre elas há uma clara e definida distinção.

Entende-se por *perigo de vida* um conjunto de sinais e sintomas clinicamente demonstrável de uma condição concreta de morte iminente, ou seja, uma ameaça imediata de êxito letal. Tem como características principais a possibilidade concreta de morte (fundamentos clínicos), de ser um quadro objetivo-subjetivo de uma realidade atual e iminente e de representar uma situação passada ou presente, e nunca futura. Não pode ser condicionada a possíveis resultados. Mesmo que esse juízo de presunção esteja fundado em conceitos objetivo-subjetivos, exige-se uma realidade palpável, demonstrando de maneira atual e iminente que a vítima esteja ou tenha estado em perigo de vida, em face da gravidade da lesão. "O perigo decorre de um diagnóstico, e não de mero prognóstico de peritos. É preciso, para que ocorra essa gravidade de lesão, que pelo menos em determinado momento do processo patológico, mais ou menos

longo, tenha se verificado uma efetiva probabilidade de êxito letal. O perigo, em suma, há de ser sério, atual e efetivo. Não remoto ou presumido" (TACRIM-SP, *RT* 447/414). Em suma: o perigo de vida é um diagnóstico, uma realidade, uma certeza. É real, efetivo e atual, demonstrado por sintomas e sinais indiscutíveis de grandes repercussões sobre a vida.

Já o *risco de vida* é uma probabilidade remota, condicionada a possíveis complicações e meramente presumido. O risco de vida é um prognóstico, uma presunção, uma probabilidade. Sob o prisma exclusivamente médico, qualquer ferimento pode, fortuitamente, configurar-se num êxito letal, como, por exemplo, um ferimento superficial agravado pela infecção tetânica. Mas esse não é o resultado geral, comprovado estatisticamente. Trata-se, nesse caso, de uma *concausa superveniente*. O que a lei exige, notadamente ao tratar dos danos corporais de natureza penal, é o diagnóstico, e não uma hipótese. "Não caracteriza perigo de vida a mera possibilidade de superveniência de infecção consequente a ferimentos produzidos por instrumentos não esterilizados" (TACRIM-SP, *JUTACRIM* 22/192).

No que concerne à autorização do aborto justificada pelo "risco à saúde da gestante", é temerário e abusivo esse conceito, pois ele é muito abstrato e amplo, permitindo interpretações variadas e nem sempre justificadas em sua essência e seus interesses. Não será nenhuma surpresa que alguém venha considerar a própria gravidez, em si própria, como um risco à saúde da mulher.

Desta forma, permanecendo o enunciado atual da excludente *"se não há outro meio de salvar a vida da gestante"*, estaria perfeitamente de bom tamanho.

O aborto realizado pelo médico para salvar a vida da gestante, chamado *aborto terapêutico*, encontra guarida no estado de necessidade. A solução jurídica presente no conflito desses dois bens – a vida da mãe e a vida do filho – foi o sacrifício do feto. Cada dia que passa, tão grande tem sido o avanço das ciências médicas que as indicações do aborto terapêutico diminuem, tornando raras as indicações indiscutíveis.

O estado de necessidade de terceiro que outorga ao médico o direito de praticar o "aborto terapêutico" deve ser aludido quando: 1 – a mãe apresenta perigo vital; 2 – este perigo esteja sob a dependência direta da gravidez; 3 – a interrupção da gravidez faça cessar esse perigo para a vida da mãe; 4 – esse procedimento seja o único meio capaz de salvar a vida da gestante; 5 – sempre que possível, com a confirmação ou concordância de outros dois colegas.

A liceidade do aborto terapêutico em determinadas condições independe do consentimento da gestante ou de terceiros, pois essa prática pode estar circunstanciada de tal gravidade que a lei já ampara plenamente e a medicina conceitua como de indispensável intervenção (CP, art. 146, § 3º, I).

Com o passar dos dias, chega-se à conclusão de que são raros os casos em que o médico necessite intervir ante a possibilidade real de perigo de vida para a gestante.

b) Se a gravidez resulta de violação da dignidade sexual, ou do emprego não consentido de técnica de reprodução assistida.

Com a diversidade conceitual cada vez mais frequente das modalidades e definições das práticas atentatórias à dignidade sexual, seria interessante, pelo menos para uma discussão mais apropriada, ser claro ao especificar que tipo de violação. Se for por estupro, tal fato já está estipulado no código em vigor. Será que a exploração e o assédio sexuais dos quais resulte gravidez também admitem a exclusão da ilicitude na prática abortiva?

A legislação atual admite o chamado *aborto piedoso* ou *moral*. Tem essa forma de aborto sua indicação nos casos de estupro do qual resulte uma maternidade imposta pela violência e dificilmente admitida pela hediondez de tão brutal violência. Em tais situações, defendeu-se o princípio do estado de necessidade contra as consequências oriundas de um dano tão grave à mulher. O nosso legislador atendeu unicamente a razões de ordem ética e emocional, evitando-se, dessa maneira, a vergonha e a revolta da mulher violentada, que traria no filho a imagem de uma ofensa e de uma humilhação, testemunha da sua desgraça e da sua desonra.

c) Se comprovada anencefalia ou quando o feto padecer de graves e incuráveis anomalias que inviabilizem a vida extrauterina, em ambos os casos atestado por dois médicos.

O Supremo Tribunal Federal aprovou a interrupção de gravidez de fetos anencéfalos – também chamada de antecipação terapêutica do parto – por sua maioria de votos, acompanhando o voto do Min. Marco Aurélio de Mello, relator da Arguição de Descumprimento de Preceito Fundamental (ADPF) 54. Entre outros, disse: "A incolumidade física do feto anencéfalo, que, se sobreviver ao parto, o será por poucas horas ou dias, não pode ser preservada a qualquer custo, em detrimento dos direitos básicos da mulher (...). Cabe à mulher, e não ao Estado, sopesar valores e sentimentos de ordem estritamente privada, para deliberar pela interrupção, ou não, da gravidez. (...) Aborto é crime contra a vida. Tutela-se a vida potencial. No caso do anencéfalo, repito, não existe vida possível. O anencéfalo jamais se tornará uma pessoa. Em síntese, não se cuida de vida em potencial, mas de morte segura."

Antes desta decisão, em sentenças repetidas, alguns alvarás judiciais foram expedidos no sentido de favorecer a prática da interrupção seletiva da gravidez em casos de anencéfalos. Mesmo não suficiente para criarem uma jurisprudência, funcionaram certamente como um precedente quando outros magistrados se pronunciaram em casos semelhantes em que a anomalia fetal fosse totalmente incompatível com a vida extrauterina.

O grande risco da posição do STF em favor desta Arguição de Descumprimento de Preceito Fundamental (ADPF 54) é que não se utilize como atalho no sentido de inserir entre os casos de anencefalia problemas de distúrbios genéticos, por exemplo, ampliando-se aquela permissão para o chamado aborto eugênico, que nada tem a ver com a decisão tomada por aquela Suprema Corte para os casos decididamente comprovados de anencefalia.

Aquela decisão torna-se menos criticável quando se sabe que estas crianças, ainda que assegurada toda a assistência, não apresentam condições para sobreviverem por tempo razoável. Mesmo que se reconheça que a anencefalia não figura entre as excludentes do artigo 128 do Código Penal brasileiro, pois não configura uma possibilidade de alto risco gestacional, há plena certeza de uma vida que não vai continuar. Por isso, em casos de anencefalia, não há dilema ético ou legal, existindo assim uma aquiescência quase absoluta pela interrupção da gravidez em face de argumentos eminentemente técnicos de sobrevivência, e não de qualidade de vida. Por outro lado, não seria justo exigir de uma mãe o sacrifício de uma gravidez que terminará com uma criança sem nenhuma chance de sobreviver.

Quando se trata da questão de "o feto padecer de graves e incuráveis anomalias que inviabilizem a vida extrauterina, em ambos os casos atestado por dois médicos", além de permitir a introdução de termos como "vida independente", não fala da necessidade de critérios e comprovação por exames complementares e atestados médicos. Pressente-se a reativação do projeto do aborto eugênico tão defendido pelos tribunais paralelos da eugenia que agem às ocultas no "controle de qualidade dos bebês" e que descartam "fetos de má qualidade" ou "fora de

padrão". Além disso, a questão de a definição das situações de risco ou perigo ser comprovada "por dois médicos especialistas, que permitam legalmente a interrupção da gravidez", não modifica em nada os fundamentos da permissibilidade da prática abortiva, até porque os pacientes já gozam há muito tempo do direito à segunda consulta, com a vantagem de poderem escolher especialistas de áreas correlatas.

A verdade é que há muito, em outros climas, vêm-se ampliando mais e mais as indicações do aborto para evitar o nascimento de crianças defeituosas, baseadas no papel que a nova medicina deve desempenhar na sociedade, em face dos meios mais avançados da ciência e da tecnologia, e como forma de valorizar o indivíduo e democratizar as disponibilidades médicas. No entanto, é preciso dizer que estes fantásticos meios da biotecnologia hodierna devem ser colocados sempre em favor da vida e do bem-estar do ser humano, no seu direito mais inquestionável – o de nascer e existir, como está solenemente consagrado em todos os documentos em que a inspiração maior é o respeito à dignidade humana, como legítima conquista dos homens e das mulheres do mundo inteiro.

Entendo que o mais grave de tudo nessa discussão é quando se insinua, entre outros, o "critério de qualidade dos fetos", possibilitando a interrupção seletiva de uma gravidez pela razão de o feto ou o embrião ter certas limitações físicas ou mentais e, por isso, uma reduzida capacidade de vida autônoma, como se alguém fosse obrigado a vir ao mundo em estado de perfeição.

O argumento que pretende justificar o direito de abortar quando uma mulher apresenta ou supõe apresentar uma má-formação de um filho que vai nascer é o mesmo que poderia garantir a outra gestante, que não pôde ou não teve oportunidade de realizar exames pré-natais, o direito de ser contemplada mais adiante com uma legislação que permitisse praticar impunemente o infanticídio ou a eutanásia neonatal.

O fato de ser o aborto uma prática difundida, mesmo ao arrepio da lei, não justifica, pura e simplesmente, sua legalização, pois as leis têm sempre, além de sua ação punitiva, o caráter educativo e purificador. Seria um risco muito grande excluir da proteção legal o direito à vida de seres humanos frágeis e indefesos, o que contraria os princípios aplaudidos e consagrados nos direitos humanos. A vida é um bem tão intangível que é supérfluo dizer que está protegida pela Constituição Federal, pois como bem mais fundamental ela transcende e excede todos os seus dispositivos. É a partir da vida que emergem todas as necessidades de legislar. E, quando excepcionalmente se admite em caráter mais que desesperado, é sempre em defesa irrefutável da própria vida, como na legítima defesa, no estado de necessidade e no estrito cumprimento do dever legal.

Ninguém jamais pode negar o desejo de que todas as crianças nasçam saudáveis e perfeitas. Ninguém pode também menosprezar a aflição e as dificuldades dos pais de crianças malformadas. No entanto, isso, por mais pungente que seja, não autoriza ninguém, muito menos os que não vivem tal sofrimento, a retirar desses seres o direito à vida. O ser humano não pode ser julgado, na avaliação de sua existência, pela "plenitude de vida e independência socioeconômica", nem muito menos pelo fulgor de uma inteligência privilegiada ou pela formosura de seus traços físicos, porque ele não foi proposto para torneios e disputas, mas para realizar o destino de criatura humana.

Se alguém tem pensamento contrário e admite que vai contribuir com um mundo melhor agindo opostamente, está enganado. Vai, no mínimo, incutir o egoísmo, saciar a insensibilidade e promover a discriminação. Não é pelo fato da existência de uma má-formação fetal que o aborto deixaria de constituir uma ofensa à vida e à dignidade humana. De qualquer forma que tenha nascido o ser humano, é homem, é sujeito de direito, tem lugar garantido como personalidade jurídica.

Qualquer que seja o estágio da ciência, qualquer que seja o avanço da biotecnocracia, que tudo quer saber e tudo explicar, não existe argumento capaz de justificar a disposição incondicional sobre a vida de um ser humano, propondo sua destruição com base em justificativas que se sustentem na "relação custo-benefício", pois essa vida é intangível e inalienável. Só assim estaremos ajudando a nos salvar. Esta é a forma de reencontrarmos o caminho de volta a nós próprios, em espírito e em liberdade.

d) Se por vontade da gestante até a 12ª semana da gestação, quando o médico ou psicólogo constatar que a mulher não apresenta condições de arcar com a maternidade.

Além de muito pretensiosa e vaga tal sugestão, pouco falta para a instituição do chamado "aborto livre", hoje aceito em outros climas com qualquer justificativa e até sem justificativa alguma. Certamente será o próximo passo.

A expressão "não apresenta condições de arcar com a maternidade" vai além da imaginação pelo seu conceito tão amplo e subjetivo, levando o aborto, em tese, a ser praticado indiretamente em qualquer situação.

Certamente, alguém na esteira do entendimento do anteprojeto aqui analisado vai propor a interrupção de uma gravidez por motivos econômicos ou sociais. Isto seria um triste sinal de insensibilidade e desvalorização da vida, um atestado insofismável de dizer que não se têm condições de resolver os problemas das mulheres desarrimadas – já que se fala tanto das mulheres pobres, com medidas de ordem social capazes de dar-lhes condições de criar seus filhos. Enfim, o que se quer é "democratizar o aborto".

Pensar também que, ao legalizar o aborto, estaríamos concorrendo para evitar o aborto criminoso é simplesmente uma ilusão. O aborto delituoso tem suas raízes com mais frequência em fenômenos psicológicos e morais. Nos abortários do governo estariam sendo atendidas aquelas cuja gravidez não pesasse sobre sua honra. As outras, de gravidezes indesejadas, prefeririam sempre uma intervenção não controlada e secreta. Não admitiriam expor seus motivos diante de uma comissão ou de uma junta médica. Jamais aceitariam figurar em registros e documentos oficiais. É ilusão pensar que a legalização do aborto acaba com o abortamento criminoso porque é um ato que se procura esconder. Assim, as gravidezes ilegítimas dificilmente recorreriam às soluções legais.

Para diminuir o aborto provocado, entre outras coisas faz-se necessária a criação de uma nova consciência no sentido de abolir o falso preconceito contra a maternidade intangível, aceitando-se sem restrições a mãe solteira e amparando-se indiscriminadamente esse filho, sem as descriminações cruéis ditadas pela sociedade.

Finalmente, chegou o momento de entender que o aborto é um fenômeno coletivo porque tem na sua origem e nas suas consequências um problema social. É um fato político e não pode ser resolvido apenas com a inclusão de um ou outro dispositivo no Código Penal. Para alcançar esse objetivo, impõe-se que ele se traduza numa conquista da população pela mudança de suas condições sociais e econômicas.

CLONAGEM PARA FINS TERAPÊUTICOS

Nestes últimos anos, com certa insistência, geneticistas e embriologistas vêm propondo técnicas capazes de produzir a clonagem de seres humanos. E sempre se perguntou qual seria na realidade o benefício desta prática.

Agora parece claro que alguns destes objetivos se centram em programas de experiências e manipulações genéticas orientadas na terapia com embriões humanos. Havia desconfiança de que alguns dos programas de fertilização assistida seriam apenas uma "cortina de fumaça" para encobrir os verdadeiros interesses em experimentações, como as de aproveitamento de órgãos para o indivíduo matriz no futuro, escamoteando assim alguns óbices éticos e legais. Se aceito tal projeto, estariam consagrados a *"ciência sem limites"*, o *"canibalismo científico"* e o *"cobaísmo humano"*.

Com certeza, mais uma vez, os defensores desta ideia vão insistir dizendo que o embrião em um estágio de 10 a 14 dias, antes de nidação (aninhamento do ovo no útero), não seria uma vida humana. Pois bem, estas pessoas estão desafiadas, antes de qualquer outra coisa, a dizer se isto não é vida humana, afinal o que é? Cabe, assim, aos que admitem que a vida começa depois da nidação, explicarem, na fase anterior, que tipo de vida é essa.

Chegam a dizer que a nossa vida tem dois estágios: *vida biológica*, antes da nidação; e *vida humana*, a partir desta fase. Por que não se chama a esse ovo vida humana? Existirá outra forma de vida, que porventura não seja biológica? E, se aquela vida não é humana, seria então vegetal ou animal? Está muito claro que todo esse jogo de palavras não tem outro sentido senão disfarçar através de eufemismos o que a razão mais elementar já previa: a prática do aborto.

Mesmo que a personalidade civil do homem surja após seu nascimento com vida, os direitos do nascituro estão protegidos desde a fecundação, existindo como que uma instituição própria e independente, objeto de relação jurídica, fundamentada no respeito à vida humana e em uma expectativa de quem vem a ser uma pessoa. Há até os que defendem, com certa lógica, o início da personalidade jurídica desde a concepção, baseado em princípios biológicos e morais. Tal *teoria concepcionista* fundamenta-se na afirmação de que, se o nascituro é considerado sujeito de direito, se a lei civil lhe confere um curador, se a norma penal o protege de forma abrangente, nada mais justo que se lhe reconhecesse também o caráter de pessoa e o considerasse com personalidade juridicamente autônoma.

Afinal, o embrião humano é "ser humano" ou "coisa"? Em primeiro lugar, não se diga que este assunto é de pura especulação, pois ele transcende ao seu interesse meramente teórico. A vida humana tem algo muito forte de ideológico e moral, e, portanto, não pode ter seus limites em simples fases de estruturas celulares. O que discute não é o tamanho ou o tempo de existência de um ser humano, mas o significado que ele tem, qualquer que seja sua idade ou configuração, na transcendente respeitabilidade que exige a dignidade humana. O que se quer chegar, pelo menos, é à sua condição de ser humano, pelo que isso significa, nesta hora de tanto tumulto e de tanta inquietação, e neste exato momento em que o sentimento se distancia mais e mais, e quando a indiferença parece ter tomado conta do mundo.

Qualquer que seja o estágio da ciência, qualquer que seja o avanço da biotecnocracia que tudo quer saber e tudo explicar, não existe argumento capaz de justificar a disposição incondicional sobre a vida de um ser humano, propondo sua destruição baseada em justificativas que se sustentem apenas em uma presunção de benefícios, pois essa vida é intocável. Se alguém tem pensamento contrário e admite que a morte de embriões humanos para fins terapêuticos vai contribuir com o crescimento das pessoas, está enganado. Vai, no mínimo, incutir o egoísmo, saciar a insensibilidade e promover a discriminação (ver *Declaração de Hong Kong*, sobre "Transplante de tecido fetal", adotada pela 41ª Assembleia Geral da AMM, em setembro de 1989).

MEIOS ABORTIVOS

É comum dividir os meios empregados para o aborto em *medicamentosos* e *mecânicos*. Preferimos classificá-los em *tóxicos* e *mecânicos*, pois não existe nenhuma substância especificamente abortiva. O que de fato se verifica é a intoxicação do organismo materno e, consequentemente, a morte ovular, embrionária ou fetal por meio da circulação placentária.

As substâncias tóxicas podem ser de origens vegetal e mineral. Entre as de origem vegetal, tem sido largamente usada grande parte da flora brasileira: a jalapa, o sene, a sabina, o apiol, a arruda, o quinino, o centeio-espigado, a cabeça-de-negro, a quebra-pedra, entre outros. Até mesmo a *Thuja occidentalis*, flor de rara beleza, por ser tóxica, é usada na prática abortiva.

Entre as substâncias de origem mineral, as de emprego mais largo foram o fósforo, o arsênico, o antimônio, o bário, o chumbo e o mercúrio. Na Inglaterra, usou-se muito o chumbo em forma de pílulas. Na Áustria e na Suécia, o ácido arsenioso. Na Grécia e na Finlândia, cabeças de fósforos maceradas em leite.

Essas substâncias podem atuar no organismo materno em quatro eventualidades: a) intoxicação da gestante determinando a morte sem que se verifique o aborto; b) intoxicação da grávida seguindo-se o aborto e a morte da mulher; c) intoxicação sem determinação da morte do ovo e cura posterior da gestante; d) intoxicação da mulher grávida, com aborto, e cura da matriz.

Os meios mecânicos podem ser divididos em *diretos* e *indiretos*. Os *meios diretos* são aqueles usados na cavidade vaginal, no colo do útero e na cavidade uterina.

1. Na cavidade vaginal: tamponamentos, duchas alternadas de água fria e quente, cópulas repetidas.

2. No colo uterino: a cauterização, esponjas, dilatadores mecânicos, o emprego das laminárias colocadas no canal cervical com a finalidade de dilatá-lo.

3. Na cavidade uterina: a punção das membranas, embora seja um método muito antigo, é ainda hoje usado por curiosas, parteiras e leigos ou pela própria gestante. Os instrumentos utilizados são os mais variáveis, como sondas de borracha, agulhas de croché, penas de ganso, varetas de bambu, palitos de picolé, aspas de sombrinhas etc. Também o desprendimento da membrana e o esvaziamento do útero pela curetagem, pela aspiração a vácuo e pela histerotomia (microcesárea).

Boero utilizou-se de um método que consistia na injeção trans-hipogástrica, após esvaziamento da bexiga, de 2 mℓ de formol a 40 por cento no saco amniótico.

Outro método empregado é o descolamento das membranas feitas pela curage, pela introdução de uma sonda que permaneça na cavidade uterina ou pela injeção de líquidos. O mais empregado é a colocação de uma sonda, na cavidade uterina, que, agindo como corpo estranho, determina contrações ao mesmo tempo que desloca as membranas fetais.

O descolamento por meio de líquidos na cavidade amniótica é o método de Cohen e consiste na introdução de líquido pelo canal cervical à cavidade uterina, líquido esse que vai desde a água potável até as soluções cáusticas.

A curage é empregada por pessoas habilidosas no trato da genitália feminina, consistindo no descolamento das membranas fetais com o dedo.

A curetagem, no entanto, é o meio mais largamente usado, principalmente pelos abortadores, que têm nessa técnica uma manobra rápida e de fácil execução.

O DIU (dispositivo intrauterino) também não poderia deixar de merecer o rótulo de meio abortivo.

Os *meios indiretos*, de pouquíssimo registro, são aqueles de utilização extragenital e estariam representados pelos traumatismos abdominais, seja por massagens ou compressas do ventre. Mais raro ainda é o aborto provocado intencionalmente pelo uso de raios X. E, finalmente, as excitações mamárias e os enemas com líquidos quentes, processos esses hoje abandonados.

COMPLICAÇÕES DO ABORTO CRIMINOSO

As complicações do aborto provocado são as mais variáveis e se mostram de considerável interesse médico-pericial, resultando lesões corporais de natureza leve ou grave, ou até mesmo a morte.

Se o aborto é provocado pela ingestão de substâncias tóxicas, poderá levar o organismo materno a intoxicações, que vão desde simples efeitos até o efeito letal.

Quando o meio empregado para o aborto é o mecânico, as eventualidades são as mais diversas. As mais graves são as embolias gasosas, devido à entrada de ar nas veias uterinas, as perfurações de útero, as lesões de alças intestinais e peritonite, a gangrena uterina, o tétano pós-aborto.

As lesões mais simples podem comprometer a parede vaginal, os fundos de saco vaginais, o colo ou simplesmente o útero.

Há necessidade de distinguir com precisão as *perfurações das rupturas*. Estas últimas, na grande maioria, ocorrem no final da gestação e estão mais situadas no segmento inferior ou no corpo do útero. O diagnóstico diferencial se faz pelas características morfológicas e histopatológicas das lesões. Na perfuração, há sempre um trajeto retilíneo. Na ruptura, ao contrário, além do trajeto tortuoso há bordas irregulares.

A septicemia e a embolia pulmonar não são tão raras entre as complicações. E os vestígios mais benignos dessas manobras são traduzidos pelas endometrites, salpingites e salpingooforites.

PERÍCIA

O diagnóstico do aborto criminoso é delicado e complexo, necessitando, por isso, de um cuidado maior por parte do perito.

Para tanto, é necessário considerar o *exame da vítima* (comprovação da gravidez e das lesões), a *exclusão do aborto espontâneo e do aborto traumático*, a *evidências de provocação do aborto*, a *identificação do meio causador* e o *exame dos restos fetais*.

▶ **Exame da vítima.** Nesta oportunidade, deve-se ter em conta não só as lesões genitais ou extragenitais que se possam descrever, mas até com mais evidência o diagnóstico de gravidez, pois juridicamente o crime de aborto só se configura na mulher gestante, como estatui o diploma penal sobre a espécie.

▪ *Aborto recente em mulher viva.* Assim, na viva, o exame de aborto recente deve ser conduzido na concepção de que o aborto é um parto em miniatura e por esse fato deixa modificações tanto genitais como extragenitais e que podem ser idênticas à mulher que pariu. Todavia, os abortos provocados são realizados no início da gestação, quando essas modificações ainda não estão manifestas. Desse modo, recomenda-se a biopsia da mucosa uterina à procura de formações de vilosidades coriais.

Devem-se examinar os seios (pigmentação areolar, rede venosa de Haller, tubérculos de Montegomery e secreção), cloasma, linha nigra, hipertricose etc.

O exame da genitália tem primordial valor no diagnóstico do aborto: edema dos grandes e pequenos lábios, lóquios serossanguinolentos ou serosos, excepcionalmente lesões do períneo e da fúrcula, presença do objeto usado, lesões do colo do útero deixadas pelas pinças de Museaux.

O exame do material que flui através dos órgãos genitais, levados ao histopatologista, determinará o assunto pela caracterização dos restos ovulares e membranosos e ainda pelo diagnóstico da gravidez tópica.

■ *Aborto antigo em mulher viva.* Quanto mais antigo for o aborto, mais difícil será a perícia, pois os dados mais comprovadores do aborto, depois de certo tempo, estão obscuros ou totalmente desaparecidos. Restos antigos de membranas, cicatrizes de fúrcula ou de vagina e rupturas himenais não são elementos que possam justificar uma prática abortiva.

■ *Aborto recente em mulher morta.* Nestes casos, além dos elementos descritos e analisados através do exame externo, o estudo deverá ser orientado para os órgãos mais internos. A forma, o tamanho, as lesões e a disposição do colo uterino; a existência de lesões e secreções do leito uterino; as dimensões e a forma do corpo uterino, o qual deve ser medido em suas três dimensões; observação do perimétrio, que normalmente é liso, úmido e brilhante, apresentando-se, no aborto, espessado e lacerado. A cavidade uterina apresenta elementos valiosos, tais como: tumefação, coloração vermelho-escura, consistência diminuída, presença de restos de vilosidades coriais e sinais de inserção placentária. O exame histológico é de valor capital, demonstrando incontestavelmente a gravidez. O exame dos ovários deve ser feito na procura do corpo amarelo, fazendo-se a diferença entre este estado e o da menstruação. Em tese apresentada à Faculdade de Medicina da UFRJ, para concurso de Professor Titular de Medicina Legal (1986), o Professor Hygino de Carvalho Hércules demonstrou que é possível, em casos de aborto seguido de morte da gestante, quando da inexistência do útero (histerectomia) ou quando o seu exame não permite afirmar o estado pregresso de gravidez, dar-se esse diagnóstico pela pesquisa de *embolia de células trofoblásticas* em arteríolas e capilares do pulmão da vítima.

Além desses elementos, devem-se levar em consideração as informações fornecidas pelos hospitais, principalmente nos casos de cirurgia ou de tétano *post-abortum* em que a necropsia é praticamente branca.

Vanrell (in *Manual de medicina legal: Tanatologia*, Leme: LED – Editora de Direito, 2004) ainda recomenda o seguinte: a) começar a necropsia antes da putrefação (12 a 16 h após o óbito), a fim de evitar gases provenientes da putrefação tragam resultados falsos de embolia gasosa; b) colher urina para imunotestes visando o diagnóstico de gravidez (gravindex, *pregnosticon planotest, pregnosticon "all in"* etc.); c) recolher corpos estranhos eventualmente encontrados na vagina e/ou no útero, como sondas, tampões etc.; d) radiografar o tórax à procura do sinal de Duncan-Taylor (imagens aéreas correspondentes à embolia na área de projeção do coração); e) verificar na veia cava inferior se há presença de bolhas; f) abrir o coração *in situ*, para ver se há borbulho indicativo de embolia gasosa; g) procurar dentro do coração sangue espumoso próprio da embolia gasosa; h) retirar material para exame toxicológico e sangue para cultura.

■ *Aborto antigo em mulher morta.* Aqui, também, mesmo dispondo-se de mais alguns elementos de análise na necropsia, seus resultados na maioria das vezes são inconciliáveis com um diagnóstico de certeza de aborto criminoso.

▶ **Exclusão do aborto espontâneo e do aborto traumático.** Na perícia do aborto é também muito importante que se possam excluir da modalidade criminosa os abortos patológicos (espontâneos) e os acidentais. Nos primeiros, é preciso considerar todas as patologias da gravidez e as patologias maternas. Nos segundos, levar em conta as lesões traumáticas existentes em regiões diversas do aparelho reprodutor feminino.

▶ **Evidências de provocação do aborto.** Na confirmação do aborto provocado dolosamente devem-se levar em conta dois aspectos muito importantes: a) *a evolução do aborto* (dores mais intensas e hemorragias mais profusas, expulsão parcial dos restos ovulares e evolução clínica mais lenta); b) *lesões maternas* (são comuns a presença de lesões produzidas por ação química, térmica ou mecânica).

▶ **Identificação do meio causador.** Com finalidade de caracterizar com precisão o caráter doloso do aborto, é necessário que se estabeleça com precisão o meio utilizado na prática abortiva. Por isso é aconselhável indicar o instrumento ou meio que foi utilizado na prática abortiva no sentido de buscar identificação com a prática ou com a vítima como, por exemplo, a pesquisa de vilosidades coriais em sondas ou instrumentos utilizados.

▶ **Exame dos restos fetais.** Não se deve esquecer de mandar os restos fetais para exame, principalmente para se diagnosticarem evidências de lesões vitais ou *post mortem*.

Quando o feto é eliminado inteiro, deve ser bem analisado no que diz respeito ao seu grau de desenvolvimento, principalmente na determinação da idade, além da busca de elementos que permitam o diagnóstico de uma causa natural ou violenta.

Se há apenas restos do ovo, deve-se promover o necessário exame histopatológico, no sentido de reconhecer a presença de tecido trofoblástico e células deciduais.

▼ Quesitos na perícia de aborto criminoso

Na viva:

1º. *Se há vestígio de provocação de aborto.* Se ele é recente, a perícia deve fundamentar-se nas modificações deixadas pela gravidez, pelas lesões do colo e dilatação do canal cervical. Descrição do material que flui dos órgãos genitais e envio desse material ao laboratório.

2º. *Qual o meio empregado.* A identificação do meio utilizado no aborto tem um valor inestimável a fim de caracterizar o ato doloso.

3º. *Se, em consequência do aborto ou do meio empregado para provocá-lo, sofreu a gestante incapacidade para as ocupações habituais por mais de 30 dias, ou perigo de vida, ou debilidade permanente, ou perda, ou inutilização de membro, sentido ou função, ou incapacidade permanente para o trabalho, ou enfermidade incurável, ou deformidade permanente.* Esse quesito procura caracterizar a lesão de natureza grave ou gravíssima que poderá ter sofrido a gestante em consequência do aborto ou do meio empregado para provocá-lo.

4º. *Se não havia outro meio de salvar a vida da gestante.* Neste caso, só o médico pode intervir para interromper a gravidez. É o aborto terapêutico.

5º. *Se a gestante é alienada ou débil mental ou menor de 14 anos.* Este tipo de gestante não tem capacidade legal de consentir o aborto e por isso a pena aplicada ao autor é mais grave.

Na morta (após a necropsia):

1º. *Se houve morte.* Parece um contrassenso, após uma necropsia, perguntar se houve morte. No entanto, o perito deverá responder *sim*.

2º. *Se a morte foi precedida de provocação de aborto.* Este quesito deverá ser respondido, levando-se em conta dois fatores: a existência de uma gravidez anterior, sem a qual o crime não existe, e a demonstração da intervenção criminosa. Quando o perito não contar com elementos que provem tais características, deve afirmar que não possui meios de comprovação. No entanto, uma peritonite ou um tétano oriundo de uma perfuração uterina podem conduzir a uma resposta positiva.

3º. *Qual o meio empregado para a provocação do aborto.* Este quesito está intimamente ligado ao anterior. A resposta negativa ao segundo prejudicará o terceiro fatalmente. Só com a caracterização típica da lesão poderá o perito responder com segurança, a não ser que encontre o meio provocador do aborto.

4º. *Qual a causa da morte.* A *causa mortis* é fundamental na caracterização do processo. Em alguns casos, como os de peritonite, perfuração de alças intestinais e de útero, gangrenas e septicemia. Por outro lado, torna-se difícil, após uma curetagem bem-feita em que a paciente morre de anemia aguda, e na necropsia, como é natural, tem-se apenas a palidez visceral.

5º. *Se a morte da gestante sobreveio em consequência do aborto ou do meio empregado para provocá-lo.* A segunda parte do quesito está intimamente ligada à existência do aborto criminoso, embora, em algumas circunstâncias, a morte seja determinada pelo próprio aborto. Assim, na morte por anemia aguda decorrente do descolamento das membranas fetais, o perito terá que responder que o óbito se verificou em consequência do aborto e não do abortamento. No entanto, se o êxito letal teve como causa uma peritonite devida a uma perfuração uterina, a morte foi motivada pelo meio empregado para provocação do aborto.

▼ Laudo médico-legal do aborto (protocolo)

1. Comprovação da gravidez.
2. Comprovação da existência de aborto:

- Aborto em gravidez incipiente: Ausência de sinais de probabilidade; microbiopsia da mucosa uterina – formação de vilosidades coriais

- Aborto em gravidez avançada: Na viva: Sinais de probabilidade, testes biológicos e histopatologia dos restos ovulares e membranosos. Na morta: Exame do corpo lúteo ovariano, das lesões e modificações uterinas e da presença de embolia das células trofoblásticas em vasos do pulmão (tese do Prof. Hygino Carvalho)
- Aborto de gravidez antiga: restos de membrana, cicatrizes e de fúrcula e períneo (*na viva*). Estudo do útero e dos ovários (*na morta*).

3. Excluir a origem patológica ou acidental:
3.1. Aborto patológico (patologia da gravidez, patologia materna);
3.2. Aborto acidental (traumas físicos, traumas psíquicos).
4. Comprovar a prática do aborto:
4.1. Provar que foi provocado:
4.1.1. Evolução (dores, hemorragias, expulsão e evolução clínica);
4.1.2. Lesões maternas (lesões mecânicas, químicas e físicas).
4.2. Provar o mecanismo causador (presença do meio provocador ou das suas lesões específicas).
5. Exame dos restos fetais:
5.1. Lesões vitais ou *post mortem*.
6. Exame do instrumento suspeito.
7. Comprovação da presença de vilosidades coriais.

Contenção da Natalidade

A REALIDADE BRASILEIRA

Tem-se apregoado que um país, para sair do subdesenvolvimento, necessita limitar sua natalidade. A História, porém, mostra que, para sobreviverem como nação e se desenvolverem economicamente, as civilizações sempre tiveram que aumentar sua população.

O homem é o maior fator de desenvolvimento. Os conceitos malthusianos, aplicados em determinadas épocas e em estudos em colônias americanas no Canadá, no princípio do século, já não têm sentido nos tempos atuais. Vivemos uma nova era, e a fome existente é, sem sombra de dúvidas, produto do próprio homem, que deserdou e esqueceu o mundo subdesenvolvido.

A superpopulação não é a causa de subdesenvolvimento, mas unicamente o efeito. Querer apenas tratar dos efeitos sem ir de encontro às causas é tentar em vão. Limitar o número de filhos de um casal e deixá-lo continuar permanentemente pobre é um verdadeiro contrassenso.

Nosso país, com mais de 200 milhões de habitantes e com uma área de aproximadamente 9 milhões de km², apresenta a cifra muito baixa de 20 habitantes por km², exígua sob o ponto de vista econômico e que põe em risco a própria defesa de sua soberania.

O Brasil amazônico, com duas terças partes de território nacional, com reservas minerais incalculáveis, com 1/5 da água doce do mundo, sem áreas vulcânicas, desérticas ou geladas, é talvez uma das mais desabitadas do globo, pois apresenta uma densidade populacional inferior a um habitante por km².

Não se podem aceitar pura e simplesmente medidas antinatalistas em massa, sem qualquer caráter discriminatório e sem determinar *onde, quando* e *como* tais medidas devem ser aplicadas. É certo que estávamos entre aqueles que mais crescem no tocante à natalidade. Entretanto, também é óbvio que somos um país de fraca densidade demográfica em um território ainda não suficientemente explorado nem exaurido, com um potencial fabuloso e virgem impossível de ser avaliado.

Enquanto a Bélgica apresenta uma densidade populacional de 310, a Bulgária de 74,1, a Holanda de 365, a Itália de 171, a Suíça de 144, a Turquia de 105, a nossa é de apenas 14,5. E nossa situação é outra: temos um território rico e imenso, grandemente inexplorado, que, para alcançar seu pleno desenvolvimento, precisa de braços humanos que acelerem o ritmo do progresso até alcançar o lugar que nos é destinado e que conquistaremos sem restringir nossa população.

Muitos não perderam sua soberania e se projetaram como nação justamente pelo número suficiente de seus habitantes, podendo, assim, impor seus direitos ante as grandes potências.

No entanto, certas instituições vivem alardeando a antinatalidade, enquanto assistimos diariamente à imigração de famílias estrangeiras para o nosso país, o que, na verdade, não constitui um fato lesivo, mas que vem reforçar o nosso ponto de vista quanto à ocupação dos espaços vazios em nosso território.

Em suma, a política governamental, no que diz respeito à natalidade, tem como orientação agir na questão da natalidade como forma de reverter os indicadores de saúde e estatísticas vitais sem a preocupação de intervir na intimidade da família, limitando ou impedindo os nascimentos.

Dessa forma, a promoção antinatalista que atinge em massa mulheres em pleno estado de saúde, aptas à procriação, sem qualquer objetivo de melhorias dos níveis de saúde da mulher, mas tão só de impedir o nascimento de seus filhos, é antiética, impatriótica, antijurídica e imoral, pois fere os artigos 14 e 42 do Código de Ética Médica; deixa desguarnecidas nossas fronteiras, pondo em risco nossa soberania pela deficiência de braços humanos, tornando-nos economicamente fracos; vai de encontro às leis vigentes, que são claras e concisas; e atenta contra a moral porque procura induzir e convencer mulheres de baixa condição social à prática antinatalista com fundamentos falsos e interesses inconfessáveis. Atenta também contra as políticas sociais do governo que respeitam as famílias mais numerosas, cuja proteção alcança até 5 filhos no Programa Bolsa Família e já anunciam que as grávidas recebam assistência durante a gestação e amamentação, em um total de até 15 meses.

Finalmente, é necessário que se chame a atenção dos médicos jovens, bem como daqueles que desconhecem nossa legislação, para que não sensibilizem a prática antinatalista, pois tais medidas, antes de se constituírem em uma ação ilícita, ferem nossos dispositivos legais e afrontam os postulados ético-morais que norteiam o respeito à dignidade humana.

MEIOS ANTINATALISTAS ABORTIVOS

Não mais se desconhece, hoje em dia, o mecanismo de ação dos dispositivos intrauterinos, qual seja o de destruir os blastócitos quando de sua entrada no útero. As mulheres que trazem esses artefatos não deixam de ovular, e a gravidez pode-se processar a termo, pois o transporte dos espermatozoides pelo interior da genitália feminina não se altera. Todos são de acordo, portanto, que a ação do DIU é de impedir a nidação de um ovo já fecundado.

O que se procura discutir, no momento, é se o fato de impedir a nidação seja aborto.

Os aspectos científicos e legais são tão claros que dispensam maiores comentários.

Inquestionável é que se constitui um novo ser a partir da união dos gametas com a consequente formação do ovo, pois é esse o fundamento do fenômeno da reprodução.

Depois da concepção, o ovo é transportado pelas tubas para a cavidade uterina já em fase de blastócito, levando em si uma estruturação genética que apresentará, no futuro, a herança cromossômica, o sexo, os sinais raciais, a cor do cabelo, da pele e dos olhos e até mesmo os estigmas mentais. Traz consigo um potencial energético capaz de manter-se por si próprio durante a migração, facultando condições de sobrevivência por vários dias, necessitando, no entanto, de implantar-se devido aos escassos recursos nutritivos.

A vida, pois, inicia-se no momento da fecundação. A nidação é um processo a mais na evolução de uma vida já em andamento. Mesmo que não haja o aninhamento do ovo no útero, seu poder vital é tanto que ele evolui nas tubas, no peritônio ou onde possa se desenvolver.

Tem-se dito que a gravidez começa na nidação, porém não é esse o ponto crucial da questão, mas exatamente o crime que se comete contra a vida, pois mesmo os antinatalistas mais radicais não negam ter ela início desde o momento da fecundação.

Se o mecanismo da ação do DIU é o de impedir a nidação quando já existe uma vida nova, é claro que sua ação é eminentemente abortiva. Se não são anticoncepcionais, pois não impedem a formação do ovo, são inevitavelmente abortivos ou microabortivos, como melhor se possa dizer.

Admitir-se a vida humana em dois estágios de vida biológica, da fecundação à nidação e de vida humana a partir da nidação, é fantasiar através de palavras que procuram escamotear a ação de certos artefatos empregados.

Por que não chamar a esse ovo de vida humana? Existirá outra forma de vida que porventura não seja biológica? E se aquela vida não é humana, seria então vegetal ou animal? Qual a diferença afinal de contas entre as duas vidas? Nas gravidezes extrauterinas, dir-se-ia que não houve vida humana quando muitas delas chegam até a termo?

Por incrível que pareça, chegaram atá a falar em alma, afirmando-se a dificuldade de precisar a época do seu aparecimento. Infelizmente, a lei não cogitou ainda na alma, apenas se propõe a preservar a vida em todos os seus estágios, combatendo os crimes contra ela praticados.

E, sob o ponto de vista jurídico, todo fundamento acerca do crime de aborto está definido nas palavras do relator do Código Penal brasileiro de 1940, Prof. Nelson Hungria, quando assim se pronuncia:

"O Código, ao incriminar o aborto, não distingue entre o óvulo fecundado, o embrião ou feto: interrompida a gravidez antes do seu termo normal, há o crime de aborto."

Sendo assim, como os dispositivos intrauterinos impedem o prosseguimento da vida, quando já havia um novo ser, não há que negar serem eles abortivos.

Um outro fato para o qual não se pode deixar de chamar a atenção é o de que as *pílulas* podem-se constituir, pelo uso progressivo e indiscriminado, em agentes abortivos, pois já se têm registrado, em grande incidência, casos de certas mulheres que, após o seu uso prolongado, não mais engravidaram quando decidiram abandoná-las.

Tyler, já em 1964, afirmava que os hormônios constituintes dos anovulatórios provocam alterações endometriais que tornavam impossível a nidação por modificações do estroma excessivamente estimulado. Isso vem a criar condições desfavoráveis no endométrio à implantação do ovo, pois as glândulas tornam-se pouco desenvolvidas (*Current Status of Oral Contraception – Separata em português de JAMA – 189:562/565, 1964*).

Hugo Maia, da Bahia, sobre a ação de alguns anovulatórios, concluiu que a ampliação da faixa proliferativa e o encurtamento da fase secretora criam condições desfavoráveis à nidação do ovo (*Terapêutica Sequencial – Revista Terapêutica do Brasil 6(2):329/334, 1968*).

Pelo exposto, fácil é entender que, estando o endométrio desfavorável à implantação do ovo, excessivamente proliferado pelo aumento de estrógenos, passam as *pílulas* a se constituir também em mais um agente abortivo.

Muitos justificam o uso de tais métodos, alegando prevenirem eles o aborto criminoso, embora, a nosso ver, ajam de maneira um tanto incoerente. Sobre esse fato, acertadamente pronunciou-se o Prof. Brito Velho, da Universidade Federal do Rio Grande do Sul: "Acho estranho que se procure combater o aborto com o aborto. Estranha maneira de se combater um método, que todos consideram criminoso, cometendo outro crime. Mas um crimezinho para certas consciências que medem o tamanho do crime pelo volume da vítima"... "Parte da atividade da Benfam consiste em substituir um método brutal de aborto por um método sutil de aborto" (Suplemento ao nº 117 do Diário do Congresso Nacional, de 23 de setembro de 1970).

Por fim, considerando-se quer sob o ponto de vista médico, quer jurídico, concluímos que aqueles artefatos antinatalistas, à primeira vista de uso anticoncepcional, agem como autênticos abortivos, pois, não tendo ação de impedir a fecundação, atuam, na verdade, sobre um ser que tem vida.

ASPECTOS ÉTICOS E JURÍDICOS DA CONTRACEPÇÃO

Com a rotulação de estabelecer a contenção da natalidade para se evitarem a explosão demográfica, o aborto criminoso e o infanticídio, têm-se empregado medidas que ferem frontalmente a Ética e a Lei.

Em primeiro lugar, a política populacional não é da competência exclusiva do médico, pois sua repercussão encontra-se no âmbito de outras ciências, entre as quais sobressai a Economia.

O aborto criminoso tem suas raízes na moral, e a prática anticoncepcional, aparentemente protetora das relações ilícitas, não tem sido capaz de afastar tal delito. Em 1964, na Hungria, antes dos contraceptivos, o aborto criminoso era de 4,4 por cento e, depois do advento dos anovulatórios, em 1968, quando já se consumiam as pílulas em larga escala, os abortos subiram para uma cifra de 7,3 por cento (Pulso, 9(347); 3, 1969). A Dra. Maria Lucia Milanesi, em sua tese de doutoramento à Cadeira de Estatística Aplicada à Saúde Pública, da Faculdade de Higiene e Saúde Pública da USP, sob o título "Aborto Provocado", afirma que, dos abortos criminosos realizados em São Paulo, 82,5 por cento foram feitos por médicos e enfermeiras diplomadas. Por essa razão, achamos muito interessante, como medida profilática ao aborto criminoso, colocar nas grades todos estes irresponsáveis.

O infanticídio tem incidência tão rara que não se pode levá-lo em consideração como problema e, ainda mais, na maioria das vezes, trata-se de uma gravidez desejada que posteriormente não foi mais aceita. Tem ele fundamento nos fatores biopsíquico-sociais.

Alguns Conselhos de Medicina se pronunciaram a respeito do assunto, permitindo exclusivamente a pesquisa de "métodos anticoncepcionais em âmbito universitário" e não a esterilização indiscriminada, pois não iriam aconselhar aquilo que fere os dispositivos éticos e legais. Permitiram, portanto, a pesquisa naquele âmbito e não a criação de "escolas de abortos" nas Faculdades.

O nosso Código de Ética Médica, que é lei por força do Decreto nº 44.045/58, concedeu aos Conselhos o direito de julgar e disciplinar a classe médica, orientando-a aos preceitos ético-legais.

Assim, o artigo 14 estabelece: É vedado ao médico: "Praticar ou indicar atos médicos desnecessários ou proibidos pela legislação vigente no País."

E no artigo 15: "Descumprir legislação específica nos casos de transplantes de órgãos ou de tecidos, esterilização, fecundação artificial, abortamento, manipulação ou terapia genética.

1º No caso de procriação medicamente assistida, a fertilização não deve conduzir sistematicamente à ocorrência de embriões supranumerários. 2º O médico não deve realizar a procriação medicamente assistida com nenhum dos seguintes objetivos: I – criar seres humanos geneticamente modificados; II – criar embriões para investigação; III – criar embriões com finalidades de escolha de sexo, eugenia ou para originar híbridos ou quimeras.

§ 3º Praticar procedimentos de procriação medicamente assistida sem que os participantes estejam de inteiro acordo e devidamente esclarecidos sobre o mesmo."

Por outro lado, a legislação brasileira é muito clara sobre o assunto. O artigo 20 da Lei das Contravenções Penais (Decreto-Lei nº 3.688, de 3 de outubro de 1941) comina pena de multa de quinhentos mil-réis a cinco contos de réis em caso de "anunciar processo, substância ou objetos destinados a provocar 'aborto' (redação dada pela Lei nº 6.734/79)".

O Código Penal brasileiro, quando trata das lesões corporais, artigo 129, parágrafo 2º, inciso III, pune com pena de reclusão de 2 a 8 anos se da lesão resulta "perda ou inutilização de membro, sentido ou função". Assim, nos casos de esterilização cirúrgica sem indicação médica ou naquelas cujas consequências levam a uma esterilização definitiva, é claro que existem lesões gravíssimas sob o ponto de vista jurídico. E configuram-se como homicídio se resultam em morte.

Os artigos 124 a 128 do mesmo Código tratam do aborto. Ora, sabendo-se que os dispositivos intrauterinos (DIU) não têm ação anovulatória e sim, comprovadamente, efeito abortivo, não há que negar a implicação dos coautores no crime de aborto que não seja o terapêutico ou o sentimental.

O Prof. Nelson Hungria, em seus comentários ao Código Penal, afirma que "no aborto não há que distinguir óvulo fecundado, feto ou embrião: interrompida a gravidez antes do seu termo normal, há crime de aborto".

O artigo 132, ainda do mesmo diploma legal, tratando da periclitação da vida e da saúde, pune a simples exposição a perigo de dano, tendo a seguinte redação: "expor a vida ou a saúde de outrem a perigo direto ou iminente. Pena – detenção de 3 meses a 1 ano, se o fato não constituir crime mais grave."

Sendo assim, aplicar o DIU, cujas complicações são por demais conhecidas, e administrar continuadamente hormônio em mulheres sem nenhuma dosagem hormonal prévia e posterior é crime de perigo, pois há o risco de dano.

Por outro lado, a Lei nº 2.889, de 1º de outubro de 1956, da qual não consta revogação expressa, define e pune o genocídio, estabelecendo, em seu artigo 1º, letra *d*, que "adotar medidas destinadas a impedir os nascimentos no seio do grupo" terá punição idêntica à do artigo 125 do Código Penal, ou seja, de 3 a 10 anos de detenção. Esta lei foi originária da convenção entre os países signatários do Tratado de Paris, em 1948, quando da 3ª Sessão da Assembleia Geral da ONU.

Pelo visto, as medidas antinatalistas tomadas indistintamente em todas as regiões com a rotulagem de "planificação da família" constituem delito punível. Mas a verdade é que até hoje não se ouviu dizer que alguém ou alguma instituição tenham sido processados.

Assim, firmando-se na Deontologia Médica e na legislação brasileira em vigor, a aplicação maciça dos meios anticoncepcionais constitui infração grave no exercício da profissão. Na realidade brasileira, não há a menor justificativa de contenção da natalidade, nem as clínicas universitárias podem ser transformadas em campo experimental ou induzir os alunos à prática abortiva. Deixemos à família o direito de planificar o número de filhos e não usemos de meios inidôneos que ocultam, quase sempre, interesses inconfessáveis.

POR TRÁS DO "PLANEJAMENTO FAMILIAR"

Ninguém, sob qualquer hipótese, seria capaz de contrariar um programa que tivesse por meta melhorar o padrão de vida e saúde de nossa população. Todavia, deve-se também orientar e alertar a comunidade para o que se vem fazendo em nome de um suposto "planejamento familiar", pois, além de nocivo à saúde da mulher, é, sob todas as formas, contrário aos interesses do país. Por trás desse ostensivo controle da natalidade, existem manobras sub-reptícias de grupos racistas do mundo colonialista, discriminação do patriarcado, do machismo científico e industrial contra as mulheres do Terceiro Mundo, inclusive as brasileiras e, mais especificamente, as nordestinas.

Ninguém pode ser contrário a uma família que, conscientemente e sob orientação médica, planeja seu número de filhos. O que não se pode admitir é a contracepção dirigida, indiscriminada e afastada de qualquer programa social na pretensa ilusão de combater a fome, o aborto criminoso e a poluição ou como modalidade de acelerar o desenvolvimento econômico.

Não é eliminando a pessoa do pobre que se faz desaparecer a miséria. A fertilidade dos miseráveis não é responsável pela miséria absoluta, mas sim a iniquidade social, que pode e deve ser reparada. A fome não é um flagelo: a fome é uma vergonha.

Não será com a "civilização da pílula" ou com os festivais de esterilização ou de meios abortivos tipo DIU que iremos resolver nosso subdesenvolvimento, mas sim com o desaparecimento da miséria total, com a desconcentração da renda nacional das mãos de uma minoria privilegiada, com o desaparecimento das desigualdades sociais, com a independência econômica, com a paz universal, com o aniquilamento do egoísmo e com o alijamento do capitalismo selvagem. Enquanto o mundo estiver gastando 60 vezes mais equipando um soldado do que cuidando de uma criança, não se pode falar seriamente.

O consumismo dos países ricos e utilitaristas, 50 a 60 vezes maior do que o dos países fracos, contribui muito mais para a poluição e para o desgaste do meio ambiente do que o crescimento demográfico do Terceiro Mundo.

O que os demógrafos alarmistas e neomalthusianistas não sabem, ou fingem não saber, é que o crescimento populacional está diretamente ligado à diminuição da mortalidade infantil e ao prolongamento da média de vida, e não ao número de nascimentos. Não nos causará nenhum espanto que a mentalidade antinatalista de hoje não procure dificultar o tratamento das crianças e assistência aos velhos, com a finalidade de reduzir a população.

Por outro lado, indicar a contracepção como profilaxia de gravidez de alto risco é uma temeridade, para não dizer um deboche. Primeiro, porque esse tipo de gravidez é de incidência irrisória, a não ser que se considerem desnutrição, verminose e anemia como doenças de alto risco e não como doenças sociais. Depois, pela própria definição da gravidez de alto risco: "aquela da qual pode resultar o nascimento de criança com deficiência física, intelectual, social ou de personalidade que dificulte o crescimento e o desenvolvimento normal e a capacidade de aprendizagem." Aí, teríamos forçosamente de afirmar que 50% dos brasileiros vivem em alto risco.

Outro fato: a mortalidade infantil nada tem a ver com controle da natalidade. A mortalidade infantil se combate atendendo às necessidades básicas: comida, instrução, condições sanitárias, habitação e atendimento primário. Querer relacionar mortalidade infantil com controle da natalidade ou é ingenuidade ou má-fé.

Dizem existir discriminação contra as mulheres pobres, às quais se negam as "pílulas" que as mulheres ricas podem comprar. Para esses pensadores, basta que se deem às pobres os anovulatórios, e tudo bem. Assim, estaria assegurada a democracia, mesmo que elas continuassem na mesma miséria e na mesma promiscuidade, habitando as favelas, alagados, mocambos ou palafitas, contanto que tomassem "democraticamente" a pílula.

Não se podem mais admitir informações levianas de que as pílulas anticoncepcionais não trazem efeitos colaterais. Aí está a literatura médica mundial chamando a atenção para seus efeitos nocivos, entre eles a redução dos níveis sanguíneos de vitaminas hidrossolúveis, agravamento dos estados anêmicos, aumento dos níveis sanguíneos de colesterol e triglicerídios, aumento do fator de coagulação levando à trombose e à embolia, aumento da incidência de infarto e hipertensão arterial, abortos e partos prematuros, teratogenias, patologias congênitas e estados intersexuais, alteração da curva de tolerância à glicose provocando diabetes, perturbações psíquicas, atrofia irreversível dos ovários, câncer de mama e câncer de útero. Somem-se a isso as complicações dos dispositivos intrauterinos, que vão desde a sua colocação inadequada às hemorragias uterinas e ao aborto.

Chegou a hora de indagar dos que representam essas instituições antinatalistas não apenas quem as subvenciona ou fiscaliza suas atividades, mas também quem prescreve anticoncepcionais nos lugares onde não existe médico, qual o seu departamento que trata das complicações da pílula e do DIU, se em seu programa desenfreado de antinatalidade dá conhecimento às mulheres dos riscos dos anovulatórios, se seu departamento jurídico está capacitado a indenizar as mulheres vítimas dos efeitos colaterais e deletérios da contracepção e do aborto e se, de fato, tratam da esterilidade como anunciam em sua "Cartilha Educativa".

Nosso temor é que não se volte a pensar em um programa que teve por título "Além do Planejamento Familiar", estimulado pelos nossos irmãos do Continente Norte, em 1970, concluindo pelo fracasso dos meios contraceptivos orais, por não poderem fiscalizar o seu uso. Procuraram um processo mais radical, que consistia em adicionar um esterilizante na água de abastecimento dos centros urbanos. O programa sofreu restrição porque poderia causar danos à vida ou à saúde das plantas e dos animais. E também pela dificuldade de encontrar um agente quimicamente neutro para não danificar os tubos e as canalizações da água.

Chegou também o momento de o governo tomar uma decisão mais séria sobre a questão, enquanto ele desenvolve uma política social eminentemente pró-natalista, através da instituição do salário-família, do auxílio maternidade e do plano nacional de habitação; das suas leis contrárias ao simples anúncio de meios anticoncepcionais; e dos seus frequentes pronunciamentos em organismos internacionais refutando qualquer tipo de interferência no problema de sua natalidade. Esse mesmo Governo, no entanto, permite que entidades particulares, de origem pouco clara e de intenções ainda não definidas, pratiquem, de forma indiscriminada, a anticoncepção e o aborto, estabelecendo, inclusive, convênios com Secretarias de Saúde estaduais: favorece a venda de anticoncepcionais sob aleatória fiscalização; e apoia programas ministeriais declaradamente contraceptivos.

ESTRUTURA DEMOGRÁFICA | UM ASSUNTO POLÍTICO

Anunciado e repetido como um programa que tem por objetivo elevar o padrão de saúde e bem-estar da população, o chamado "planejamento familiar", tal como está sendo posto em prática entre nós, principalmente no Nordeste brasileiro, conflita-se com os interesses de ordem social e tem conotações ultrajantes à própria dignidade humana. Além de nocivo à saúde da mulher, esse controle aleatório e ostensivo nada mais representa senão a expressão de manobras e escamoteações arquitetadas pelos resquícios do racismo e do colonialismo dos países industriais.

Maldosamente, é feito o jogo com expressões à conveniência do momento. Sob o rótulo de "planejamento familiar" ou "paternidade responsável", pratica-se impunemente o mais impiedoso e inconsequente controle da natalidade, com o uso abusivo de "pílulas" e esterilização irreversível através de laqueadura das trompas.

Acreditamos que ninguém é contrário à anticoncepção, por motivos pessoais e à consciência do casal, ou por imperiosa necessidade médica. Só podemos aceitar o planejamento familiar como um processo pedagógico, de caráter eminentemente democrático, em que todas as frações da comunidade, qualquer que seja sua situação política, econômica ou social, sejam incluídas no processo, e que o número de nascimentos, para mais ou para menos, não seja o fundamento essencial do programa, mas as necessidades básicas da família, principalmente no contexto microdemográfico, como fator de melhoria das condições da vida familiar. Desse modo, a contracepção – assunto médico – pode vir a ser um elemento incluído no planejamento familiar, pois este envolve fatores muito diversificados de ordem sexual, econômica, social, psicológica, enfim, um problema de natureza especificamente política, por não poder permanecer fora do controle e do interesse coletivo.

▼ Natalidade e desenvolvimento

Os organismos internacionais e grupos apologistas do controle indiscriminado, por motivos plenamente compreensíveis, voltam à carga, desta vez aproveitando-se da situação de penúria e miséria em que estamos mergulhados. Ainda assim, os argumentos levantados em favor do controle da natalidade são discutíveis.

As razões apontadas são sempre as mesmas: o aumento da população excede os recursos naturais, e devora-se parte considerável do Produto Interno Bruto por habitante, bloqueando, desse modo, a saída para a recuperação da nossa economia combalida.

Ninguém, de bom senso, pode descartar a possibilidade da pressão demográfica sobre os recursos naturais. Todavia, o problema brasileiro é diferente, vez que o limite das nossas reservas, pela sua amplidão, não preocupa. Por outro lado, não podemos omitir o fato de que um índice de natalidade alto retarde o crescimento dos produtos *per capita*. Mas uma densa população determina o aumento do mercado interno, acelerando seu desenvolvimento, não só na qualidade de sua produção, senão também na quantidade. Assim, por exemplo, o mercado uruguaio não permite a existência de uma indústria de bens mais sofisticados. Em suma: os países subdesenvolvidos terão, no futuro, como forma de sobrevivência, seu próprio mercado interno, quando a aceleração das taxas demográficas passar a ser um fator significativo da infraestrutura produtiva.

Todos sabem, ainda, que uma população que cresce não é responsável pelos problemas sociais. A origem está na infraestrutura econômica. Basta ver que, há 10 anos, nossa população crescia a 3% ao ano, enquanto hoje não chega a 1,5%. Quem quiser solucionar os problemas econômicos de um país à base do controle da natalidade ou é ingênuo ou está agindo de má-fé.

As conclusões a que chegaram os demógrafos não comprometidos, durante a Conferência de Bucareste, realizada em 1974, foram que a antinatalidade dos países subdesenvolvidos nem favorece nem estimula o desenvolvimento. Ao contrário, limita e retarda suas possibilidades. As conclusões tiradas no Sri Lanka, em 1979, na Malásia, em 1980, e no Quênia, em 1981, foram as seguintes: o aumento das populações não preocupa, mas a iniquidade e as distorções das estruturas econômicas e sociais.

Carmen Miró, diretora-presidente do Centro Latino-Americano de Demografia, sobre o Brasil afirmou: "...mesmo constatando uma taxa bastante elevada, não creio que seja aconselhável uma limitação da natalidade antes de o desenvolvimento brasileiro atingir um estágio mais avançado."

▼ Aspecto moral

Querer entender as crianças que estão nascendo como uma grave ameaça ao desenvolvimento econômico, à segurança nacional, ao combate da criminalidade, à recuperação da ordem democrática, à libertação do Fundo Monetário Internacional, aos planos de habitação, escola e alimentação é uma farsa, para não dizer um deboche. E, em nome disso, distribuir largamente anticoncepcionais "democraticamente" às mulheres pobres, ou apenas castrá-las, seria pura e simples hipocrisia, pois é sabido que não se extingue a miséria com a eliminação do miserável.

Os processos utilizados, até então, não apenas comprometem a saúde da mulher, principalmente daquelas que não têm acesso a uma assistência médica primária, ferem profundamente a dignidade da família brasileira – elemento fundamental do equilíbrio e da harmonia social –, como pratica-se o mais refinado genocídio contra a nossa população.

O que dá a entender, notadamente quando se alardeia o cataclismo da "explosão demográfica", é que se está desviando, na forma de álibi político, a atenção de todos ante as injustiças sociais e o modelo perverso que oprime e flagela as populações mais carentes, e fugindo às raízes da miséria que infelicita parcela imponderável da nossa população.

Assim, o que se vem fazendo, em larga escala, com as mulheres de condições sociais desfavoráveis, em clínicas universitárias ou em serviços subvencionados pelo capital estrangeiro, através de ruidosas e espalhafatosas campanhas publicitárias, que não visam à prevenção ou ao tratamento, é exclusivamente atraí-las à esterilização ou à contracepção aleatória, o que não pode deixar de ser considerado uma proposta imoral.

A orientação da contracepção por motivos justos, a seleção de um melhor método aceito pela família, o emprego de meios menos nocivos à saúde da mulher, a prevenção de uma gravidez a gerar-se em alto risco, um processo que elimine a dramaticidade de fecundação ante um risco genético, até aí, é compreensível e aceitável. No entanto, transformar centros sofisticados, amparados por investimentos altíssimos e, através de métodos simplistas, impedir o nascimento de crianças normais, ou simplesmente sacrificá-las em seus primeiros instantes pelo uso de DIU, é não respeitar um mínimo de dignidade que se impõe a qualquer criatura, e nos comprometer como pessoas pela forma mais insidiosa de discriminação. Ainda mais, quando se utilizam mulheres de baixa condição socioeconômica, aproveitando-se de sua situação de miséria e aflição, impedindo-as de procriar, pela força e pelo arbítrio.

A tradição médica recomenda que o homem, em qualquer instância, deve ser preservado, e que seus direitos naturais sejam respeitados, em nome da garantia da própria sobrevivência humana. E, em favor da preservação da espécie, o médico, pelo seu compromisso histórico, deve permanecer a favor da natalidade e da melhor distribuição de recursos para a perpetuação da espécie.

Assim, está o médico na obrigação moral e profissional de se empenhar pela vida e pela saúde das pessoas cujos destinos lhe foram postos nas mãos, qualquer que seja o tipo ou o estágio desta vida, pois qualquer outro argumento fora dessa mensagem vem se opor aos ditames da moral médica.

▼ Farsa de Malthus

Há quase 200 anos, Malthus, economista e pastor protestante, em seus *Ensaios*, causou, com suas teorias, certo sucesso sobre o problema populacional, ao induzir as massas desempregadas a controlar a natalidade, diminuindo assim o "exército de reserva" e aliviando as pressões contra os proprietários, os quais pagavam cada vez menos aos seus empregados por turno de 16 a 18 h de trabalho diário.

A tese de Malthus era montada em duas premissas: (1ª) o alimento é necessário à existência humana; (2ª) a paixão sobre os sexos é necessária e existirá sempre em seu estado atual. Daí, ele concluiu que a espécie humana aumentaria na proporção de 1, 2, 4, 8, 16 etc., e os meios de subsistência na proporção de 1, 2, 3, 4, 5 etc. E que, em dois séculos e um quarto, a população seria, em relação aos meios de sobrevivência, de 50 para 1 e que, depois de certo tempo, a diferença seria incalculável. Ele confundiu *fertilidade potencial humana* com *natalidade efetiva*, ou, como disse Josué de Castro: "O primeiro erro de Malthus foi considerar o crescimento das populações como uma variável independente."

Todavia, o economista-pastor, travestido de profeta, não previu que as leis demográficas seguem rumos diferentes dos simples rumos matemáticos, rumos aqueles em que vários fatores influenciam a redução da natalidade, como a guerra, as epidemias, a educação, os meios de subsistência, os hábitos, a esterilidade natural, os fatores psicossomáticos e o próprio planejamento do casal. E o mais importante: a fome vem sendo criada pelo próprio homem como forma de deserdar e colonizar seus semelhantes. Existe e existirá fome no mundo por incompetência, egoísmo, comodidade, pressão e chantagem política do mundo forte contra as potências economicamente fracas. A miséria tem como responsável a desorganização social e a política insaciável do lucro incessante.

Hoje, muitos admitem que o excesso de população não gera miséria. Esta, sim, é a responsável pelo excesso de população. A História prova isso: em nenhum país onde se verificou melhoria do poder aquisitivo do povo houve aumento da natalidade. E que o número de filhos entre os pobres é maior do que na classe média, e, nesta, mais elevado em relação aos ricos, os quais crescem tão pouco, a ponto de, por eles, a sobrevivência da espécie ficar ameaçada.

Por outro lado, Malthus foi incapaz de prever o avanço da tecnologia, as mudanças que o homem imporia à natureza, a exploração dos meios naturais de alimentação, a ciência como meio planejador da prole, e a capacidade de luta contra a fome. Não sabemos até hoje por que o economista-profeta foi incapaz de entender que o mundo poderia aumentar substancialmente sua produção industrial, comercial e agrícola e que a vida de uma população depende da quantidade de bens para seu próprio sustento, na mesma proporção da massa de população que é chamada para produzi-la. Como afirmou Vicenzo Palmieri, houve, por parte de Malthus, um "defeito de previsão".

Para muitos estudiosos de Economia Política, a teoria de Malthus representa a mais dramática, pessimista e inconsequente das teorias econômicas, não só por profetizar um Estado estacionário ao nível de pobreza absoluta, fundamentada na lei dos rendimentos decrescentes, mas, ainda, no aumento ilimitado da população. Esses foram seus erros principais: primeiro, a lei dos rendimentos decrescentes é perfeitamente contornada sem dificuldades pela acumulação de capital e pelo progresso tecnológico, e, depois, são inúmeros os fatores que influenciam o crescimento demográfico, através das leis biológicas, em face das quais a população se autocontrola normalmente, sem jamais chegar ao limite de saturação, fenômeno esse aplicável a todas as espécies e guiado por fatores relativos e variáveis.

▼ Astúcia imperialista

O recurso do controle da natalidade tem sido continuadamente denunciado como manobras sub-reptícias dos países colonizadores, no intuito de exercer o poder de pressão política e econômica sobre os países em desenvolvimento, independente ou não de haver imensos vazios humanos.

O Governo inglês, com a sua habitual discrição, embora não se mostrando diretamente favorável a programas antinatalistas, desenvolve tais atividades, com ampla simpatia e anuência de Sua Majestade, transferindo-as para a Suécia, a qual, sob o manto de uma contribuição desinteressada e humanitária, apoia programas de "planificação familiar" em países do Terceiro Mundo, através do Departamento Central Sueco para Ajuda do Desenvolvimento Internacional (SIDA), em mais de 40 países nos cinco continentes. Foi assim que nasceu, em 1952, a Federação Internacional de Planificação Familiar (IPPF), com sede principal em Londres, seguindo critérios provavelmente não adotados para os ingleses, mas para as extensas regiões da Commonwealth.

Os EUA nunca esconderam seu interesse de promover e financiar programas de controle da natalidade nos "povos marginais", exercendo, por trás disso, pressões como condição indispensável às contribuições oferecidas, em um verdadeiro menosprezo à soberania dos povos e aos direitos fundamentais da pessoa humana.

A política antinatalista patrocinada pelos países colonizadores no Terceiro Mundo tem como exclusivo sentido a diminuição da população, que a cada dia se conscientiza politicamente e começa a perceber o grau de exploração e injustiça social, em favor dos privilégios das elites conservadoras. Esse domínio sobre o mundo subdesenvolvido não reside apenas no campo econômico, político e científico, senão também como uma estratégia de prever intervenções facilitadas. Aí está o exemplo de Granada, invadida e dominada por apenas dois mil fuzileiros. No Vietnam, em 10 anos de intensa luta, o mais poderoso de todos os exércitos da Terra se deixou humilhar com uma retirada tão bem justificada quanto seu envolvimento inglório.

Além do mais, os países fortes são beneficiados pelas multinacionais fabricantes de anticoncepcional, que transformam países dominados em laboratórios de experimentações e sangram sua economia com o desvio dos lucros incessantes para as matrizes distantes.

Entre nós, esse tipo de intervenção vem sendo denunciado todos os dias e por todos os meios de informação, sem nenhuma providência, mesmo sabendo-se que é lesivo e inidôneo.

E, se não bastasse tanto, no crepúsculo da XV Jornada Brasileira de Ginecologia e Obstetrícia, no bojo do tema: "Planejamento Familiar", com o advento de uma nova era e em favor de uma "solução" para os nossos problemas, criava-se a BEMFAM (uma das mais beneficiadas pelo capital estrangeiro), para impedir o nascimento de indivíduos que não tivessem "as condições de vida necessárias ao seu desenvolvimento digno". Segundo seu programa, destinava-se a imprimir, motivar e orientar a paternidade responsável, estudar a reprodução humana, realizar pesquisas científicas, combater o aborto, tratar dos casais estéreis, determinar precocemente o câncer ginecológico, embora, até o momento, não tenha feito outra coisa senão distribuir, aleatória e criminosamente, cartelas de pílulas anticoncepcionais a mulheres nordestinas, sem nenhum critério médico, através de convênios com as Secretarias de Saúde dos Estados, cujos postos de saúde estão hoje transformados em depósitos das multinacionais. Ou subsidiar indivíduos ou grupos com capital estrangeiro, dispensados de passar recibo, conforme denunciou Mário Victor de Assis Pacheco, no Simpósio Sobre Problemas Demográficos Brasileiros, na Comissão de Saúde do Senado Federal, no dia 4 de outubro de 1979.

ESTIMATIVAS DEMOGRÁFICAS DO BRASIL

Assim como as malsinadas previsões de Malthus, a "explosão demográfica" no Brasil deixou de ser tema obrigatório nos debates de política populacional, ganhando espaço a educação das pessoas sobre saúde reprodutiva, como orientou a Conferência sobre a População e Desenvolvimento do Cairo em 1994.

Um dos fatores mais significativos no que concerne à transição demográfica entre nós foi a queda da fecundidade que influiu na taxa de natalidade, caindo o número de filhos de 6,5 em 1950 para 1,8 em 2008, o que naturalmente provocou uma mudança muito evidente na estrutura etária da nossa população.

É claro que, mesmo levando-se em conta a redução da mortalidade geral e infantil, a recente queda da fecundidade teve um impacto muito grande na redução da taxa de crescimento da população.

Ipso facto, teremos muito em breve um novo padrão demográfico, certamente com modificações profundas sobre o futuro do país. Para entender melhor, basta ver que existe uma alteração bem acentuada no comportamento etário da população, com algumas nuanças entre os sexos masculino e feminino. Assim, ainda que se considere a queda da taxa da mortalidade infantil, houve uma diminuição bem pronunciada de jovens com menos de 15 anos e um aumento do grupo populacional com menos de 65 anos.

Esta população de 65 anos e mais, com a diminuição progressiva da população infantil de 0 a 4 anos, que chegou em 1991 a uma taxa de crescimento de 0,2% ao ano, será gravemente atingida, pois, além dos maiores encargos pela diminuição do tamanho médio das famílias, sua tendência é ficar só. Acrescente-se a isso a assistência médica do idoso, muito mais complexa e mais onerosa. A verdade é que, enquanto a população infantil de 0 a 4 anos cresce em uma média de 0,2% ao ano, a população de 65 anos e mais crescerá a uma taxa de 3,5% ao ano, tudo isso em relação à população total que crescerá 1,08%, conforme prevê Martine & cols. (*in Mudanças recentes no padrão demográfico brasileiro e implicações para a agenda social*, Brasília, IPEA, 1999).

Com certeza, tudo isto terá um impacto muito profundo nas políticas sociais, com ênfase na saúde e na previdência. Por outro lado, abre-se uma perspectiva de melhoria de condições de educação infantil, levando-se em conta que a cada ano diminui significativamente o contingente do ensino fundamental, o que obriga a uma educação de melhor qualidade. O desafio será em um futuro não muito distante criar as condições para uma política da terceira idade, em retribuição aos que tanto contribuíram e em favor da própria dignidade humana.

CONTRACEPÇÃO DE URGÊNCIA

Chama-se de *contracepção de urgência* o processo utilizado no dia imediatamente ao coito, com finalidade de se evitar a gravidez. Entre nós, o mais utilizado é o método de *Yuzpe* (etinilestradiol + levonorgestrel). Sua indicação estaria, pois, não apenas nos casos de esquecimento do uso do anticoncepcional, mas ainda nas circunstâncias de constrangimento sexual.

Ninguém pode omitir o direito de o médico decidir livremente sobre os meios de diagnóstico e tratamento em favor de sua paciente, e o direito que ela tem de decidir sobre algumas questões que dizem respeito à sua própria autonomia.

Todavia, é necessário que se estabeleça de forma clara e objetiva se, na época do uso de tal medicamento, sua finalidade seria contraceptiva ou abortiva. Certamente, antes disso, teríamos de responder a duas questões fundamentais: Primeiro, saber qual seria o prazo médio em que ocorreria a junção do espermatozoide com o óvulo e, daí, entender se aquela ação seria apenas sobre o espermatozoide. Segundo, a antiga questão do início da vida: se na fecundação ou na nidação.

Acreditamos ter chegado a hora de o Conselho Federal de Medicina, depois de ouvir as sociedades especializadas, considerar o assunto sob a forma de Parecer ou Resolução.

Saber também se tudo isso não teria apenas o sentido de fazer de um alegado projeto de contracepção dito de emergência uma forma disfarçada de aborto. O difícil será provar isso materialmente.

O Conselho Federal de Medicina, por meio de sua Resolução CFM nº 1.811, publicada no D.O.U., de 17 de janeiro de 2006, Seção I, p. 72, estabelece normas éticas para a utilização, pelos médicos, da Anticoncepção de Emergência, por ela não ferir os dispositivos legais vigentes no país. Considerando que o direito reprodutivo funda-se nos princípios da dignidade da pessoa humana e propicia o exercício da paternidade responsável; que no Brasil há um número significativo de mulheres expostas à gravidez indesejada, seja pelo não uso ou uso inadequado de métodos anticoncepcionais; que as faixas mais atingidas são as de adolescentes e de adultas jovens, que, frequentemente, iniciam a atividade sexual antes da anticoncepção; que a prevenção da gravidez indesejada constitui bom exemplo de sexualidade responsável, e que tal gravidez pode conduzir a custos psíquicos e sociais por vezes irreversíveis; que a prática da dupla proteção – recomendada pela Organização Mundial da Saúde, Ministério da Saúde, Federação Brasileira das Sociedades de Ginecologia e Obstetrícia e Sociedade Brasileira de Pediatria – busca incutir a utilização da camisinha masculina ou feminina, concomitante a um outro método anticoncepcional, incluindo-se a Anticoncepção de Emergência; que o objetivo da Anticoncepção de Emergência é evitar a gravidez e que, mesmo nos raros casos de falha do método, não provoca danos à evolução da gestação; e que a Anticoncepção de Emergência poderá contribuir para a diminuição da gravidez indesejada e do aborto provocado, Resolve: Art. 1º Aceitar a Anticoncepção de Emergência como método alternativo para a prevenção da gravidez, por não provocar danos à gravidez, nem interrupção da gravidez. Art. 2º Cabe ao médico a responsabilidade pela prescrição da Anticoncepção de Emergência como medida de prevenção, visando interferir no impacto negativo da gravidez não planejada e de suas consequências na Saúde Pública, particularmente na saúde reprodutiva. Art. 3º Para a prática da Anticoncepção de Emergência, poderão ser utilizados os métodos atualmente em uso ou que porventura sejam desenvolvidos, aceitos pela comunidade científica e que obedeçam à legislação brasileira, ou seja, que não sejam abortivos. Art. 4º A Anticoncepção de Emergência pode ser utilizada em todas as etapas da vida reprodutiva. Art. 5º Revogam-se todas as disposições em contrário. Art. 6º Esta resolução entra em vigor a partir da data de sua publicação. Brasília – DF, 14 de dezembro de 2006.

Mais recentemente a Lei nº 12.845, de 1º de agosto de 2013, que dispõe sobre o atendimento obrigatório e integral de pessoas que sofreram violência sexual estabelece que os hospitais devem oferecer a essas vítimas atendimento emergencial, integral e multidisciplinar, visando ao controle e ao tratamento dos agravos físicos e psíquicos decorrentes de violência sexual, e encaminhamento, se for o caso, aos serviços de assistência social.

Considera-se violência sexual, para os efeitos desta Lei, qualquer forma de atividade sexual não consentida.

O atendimento imediato, obrigatório em todos os hospitais integrantes da rede do SUS, compreende os seguintes serviços: I – diagnóstico e tratamento das lesões físicas no aparelho genital e nas demais áreas afetadas; II – amparo médico, psicológico e social imediatos; III – facilitação do registro da ocorrência e encaminhamento ao órgão de medicina legal e às delegacias especializadas com informações que possam ser úteis à identificação do agressor e à comprovação da violência sexual; IV – profilaxia da gravidez; V – medicação com eficiência precoce para prevenir gravidez resultante de estupro; VI – profilaxia das doenças sexualmente transmissíveis (DST); VII – coleta de material para realização do exame de HIV para posterior acompanhamento e terapia; VIII – fornecimento de informações às vítimas sobre os direitos legais e sobre todos os serviços sanitários disponíveis.

Os serviços de que trata esta Lei são prestados gratuitamente aos que deles necessitarem. No tratamento das lesões, caberá ao médico preservar materiais que possam ser coletados no exame médico-legal. Cabe ao órgão de medicina legal o exame de DNA para identificação do agressor.

ESTERILIZAÇÃO HUMANA

A esterilização anticonceptiva tem por objeto interromper de forma definitiva ou temporária a função reprodutora. No homem, o método mais usado é a ligadura ou ressecção dos canais deferentes (vasectomia) e na mulher, a ressecção ou a ligadura das trompas (salpingectomia). Em ambos os casos pode-se refazer a repermeabilização dos ductos afetados por microcirurgia, embora seu sucesso esteja sujeito a um percentual de 35 a 65%.

Se a esterilização estiver incluída em um conjunto de atos de uma política de saúde em favor das condições de vida e saúde do homem ou da mulher, ou para atender suas precárias condições socioeconômicas, não há o que censurar, pois tal prática hoje passa a ser considerada como lícita e necessária, justificada por uma norma específica.

Todavia tem faltado entre nós uma discussão mais séria no sentido de se retomar uma antiga discussão em torno da identificação e controle dos riscos reprodutivos, obstétricos e estatísticos, inseridos em um programa materno-infantil que tivesse como orientador o próprio Ministério da Saúde.

Deste modo, teríamos listadas como fatores de risco gestacional permanente algumas patologias de alto risco, como hipertensão crônica, doença renal grave, cardiopatias e neuropatias graves e não reversíveis; e riscos estatísticos a serem definidos, como, por exemplo, a idade da gestante, multiparidade e história de repetidas cesáreas.

Ainda deveriam ser analisados os fatores gestacionais transitórios com potencialidade de reversão, como tuberculose, endocrinopatias controláveis, doenças renais agudas, ou riscos estatísticos, como idade inferior a 15 anos, aborto e parto prematuro e mortes pré-natais repetidas, os quais teriam tratamento específico e prevenção de próximas gestações.

Com a edição da Lei nº 9.263/96 passou-se a permitir a esterilização voluntária em homens e mulheres com capacidade civil plena e maiores de 25 anos de idade ou, pelo menos, com dois filhos vivos. Desde que observado o prazo mínimo de 60 dias entre a manifestação da vontade e o ato cirúrgico, período no qual será propiciado à pessoa interessada acesso a serviço de regulação de fecundidade, incluindo aconselhamento por equipe multidisciplinar, visando desencorajar a esterilização precoce.

Diz ainda a referida lei que as indicações da esterilização devem beneficiar as mulheres com risco de vida ou da saúde, ou do futuro concepto, confirmado por relatório escrito e assinado por dois médicos.

Tudo isso deve ser precedido de expresso registro da vontade do beneficiado em documento escrito e firmado, após a informação a respeito do risco da cirurgia, seus efeitos colaterais, as dificuldades de reversão e a opção de outros meios contraceptivos disponíveis.

Fica proibida a esterilização em mulheres durante os períodos de parto ou aborto, exceto nos casos de comprovada necessidade, em cesáreas sucessivas anteriores. Não se considerará legítima a autorização decorrente de indivíduos portadores de transtornos mentais, cuja capacidade mental seja transitória ou definitiva, inclusive aqueles estados motivados pelo uso de álcool ou drogas.

Fica claro que a lei somente adotará a esterilização através da laqueadura tubária e da vasectomia, ficando terminantemente proibidas a histerectomia e a ooforectomia como métodos contraceptivos.

Na vigência da sociedade conjugal, a esterilização dependerá do consentimento expresso de ambos os cônjuges. As pessoas absolutamente incapazes dependerão de autorização judicial a ser regulamentada na forma da lei. Fica também estabelecido que toda esterilização seja objeto de notificação compulsória à direção do Sistema Único de Saúde.

Só estarão autorizadas a praticar a esterilização humana as instituições que ofereçam todas as opções de meios e métodos de contracepção reversíveis.

CONCLUSÃO

Acreditamos que ninguém seria contrário a uma família que, livre e conscientemente, através de meios não nocivos, optasse por um desejado número de filhos, levando em conta a influência que pudesse resultar na organização familiar, elevando o nível de vida e saúde, as condições de moradia, educação e alimentação. Chegamos ao ponto até de admitir que setores respeitáveis do Estado pudessem participar, auxiliando o casal no tocante aos aspectos formais e educativos da contracepção. No entanto, o que não se admite é a intromissão de instituições de origem desconhecida e finalidades nebulosas, invadindo os domicílios, ditando a cada um o direito ou a obrigação de ter ou não um certo número de filhos.

Ninguém é contrário a um planejamento familiar que não fique apenas reduzido à "democratização" da pílula ou aos festivais de esterilização. Mas em favor da redistribuição da renda, contra a iniquidade social, em favor da moradia condigna, de uma melhor expectativa de vida, em prol da fomentação do companheirismo e da fraternidade, na luta contra a recessão e o desemprego, contra a promiscuidade, a prostituição e o crime.

Planejar uma família é, portanto, antes de mais nada, uma tarefa política. Não é um discurso médico. E quem quiser falar sobre o problema demográfico fora desta esfera estará simplesmente querendo blefar ou, ingenuamente, induzir a acreditar nas fantasias ditadas pelos interessados da contranatalidade. Ainda mais, quando, e apesar de tudo, continuamos acreditando em um mundo menos egoísta e mais feliz, no progresso e na paz.

LEI Nº 9.263, DE 12 DE JANEIRO DE 1996

Regula o § 7º do art. 226 da Constituição Federal, que trata do planejamento familiar, estabelece penalidades e dá outras providências.

O PRESIDENTE DA REPÚBLICA. Faço saber que o Congresso Nacional decreta e eu sanciono a seguinte Lei:

CAPÍTULO I
DO PLANEJAMENTO FAMILIAR

Art. 1º O planejamento familiar é direito de todo cidadão, observado o disposto nesta Lei.

Art. 2º Para fins desta Lei, entende-se planejamento familiar como o conjunto de ações de regulação da fecundidade que garanta direitos iguais de constituição, limitação ou aumento da prole pela mulher, pelo homem ou pelo casal.

Parágrafo único. É proibida a utilização das ações a que se refere o *caput* para qualquer tipo de controle demográfico.

Art. 3º O planejamento familiar é parte integrante do conjunto de ações de atenção à mulher, ao homem ou ao casal, dentro de uma visão de atendimento global e integral à saúde.

Parágrafo único. As instâncias gestoras do Sistema Único de Saúde, em todos os seus níveis, na prestação das ações previstas no *caput*, obrigam-se a garantir, em toda a sua rede de serviços, no que respeita a atenção à mulher, ao homem ou ao casal, programa de atenção integral à saúde, em todos os seus ciclos vitais, que inclua, como atividades básicas, entre outras:

I – a assistência à concepção e contracepção;

II – o atendimento pré-natal;

III – a assistência ao parto, ao puerpério e ao neonato;

IV – o controle das doenças sexualmente transmissíveis;

V – o controle e a prevenção dos cânceres cervicouterino, de mama, de próstata e de pênis. (Redação dada pela Lei nº 13.045/2014).

Art. 4º O planejamento familiar orienta-se por ações preventivas e educativas e pela garantia de acesso igualitário a informações, meios, métodos e técnicas disponíveis para a regulação da fecundidade.

Parágrafo único. O Sistema Único de Saúde promoverá o treinamento de recursos humanos, com ênfase na capacitação do pessoal técnico, visando à promoção de ações de atendimento à saúde reprodutiva.

Art. 5º É dever do Estado, através do Sistema Único de Saúde, em associação, no que couber, às instâncias componentes do sistema educacional, promover condições e recursos informativos, educacionais, técnicos e científicos que assegurem o livre exercício do planejamento familiar.

Art. 6º As ações de planejamento familiar serão exercidas pelas instituições públicas e privadas, filantrópicas ou não, nos termos desta Lei e das normas de funcionamento e mecanismos de fiscalização estabelecidos pelas instâncias gestoras do Sistema Único de Saúde.

Parágrafo único. Compete à direção nacional do Sistema Único de Saúde definir as normas gerais de planejamento familiar.

Art. 7º É permitida a participação direta ou indireta de empresas ou capitais estrangeiros nas ações e pesquisas de planejamento familiar, desde que autorizada, fiscalizada e controlada pelo órgão de direção nacional do Sistema Único de Saúde.

Art. 8º A realização de experiências com seres humanos no campo da regulação da fecundidade somente será permitida se previamente autorizada, fiscalizada e controlada pela direção nacional do Sistema Único de Saúde e atendidos os critérios estabelecidos pela Organização Mundial da Saúde.

Art. 9º Para o exercício do direito ao planejamento familiar, serão oferecidos todos os métodos e técnicas de concepção e contracepção cientificamente aceitos e que não coloquem em risco a vida e a saúde das pessoas, garantida a liberdade de opção.

Parágrafo único. A prescrição a que se refere o *caput* só poderá ocorrer mediante avaliação e acompanhamento clínico e com informação sobre os seus riscos, vantagens, desvantagens e eficácia.

Art. 10. Somente é permitida a esterilização voluntária nas seguintes situações: (Artigo vetado e mantido pelo Congresso Nacional; Mensagem nº 928, de 19.8.1997.)

I – em homens e mulheres com capacidade civil plena e maiores de vinte e 5 anos de idade ou, pelo menos, com dois filhos vivos, desde que observado o prazo mínimo de sessenta dias entre a manifestação da vontade e o ato cirúrgico, período no qual será propiciado à pessoa interessada acesso a serviço de regulação da fecundidade, incluindo aconselhamento por equipe multiprofissional, visando desencorajar a esterilização precoce;

II – risco à vida ou à saúde da mulher ou do futuro concepto, testemunhado em relatório escrito e assinado por dois médicos.

§ 1º É condição para que se realize a esterilização o registro de expressa manifestação da vontade em documento escrito e firmado, após a informação a respeito dos riscos da cirurgia, possíveis efeitos colaterais, dificuldades de sua reversão e opções de contracepção reversíveis existentes.

§ 2º É vedada a esterilização cirúrgica em mulher durante os períodos de parto ou aborto, exceto nos casos de comprovada necessidade, por cesarianas sucessivas anteriores.

§ 3º Não será considerada a manifestação de vontade, na forma do § 1º, expressa durante ocorrência de alterações na capacidade de discernimento por influência de álcool, drogas, estados emocionais alterados ou incapacidade mental temporária ou permanente.

§ 4º A esterilização cirúrgica como método contraceptivo somente será executada através da laqueadura tubária, vasectomia ou de outro método cientificamente aceito, sendo vedada através da histerectomia e ooforectomia.

§ 5º Na vigência de sociedade conjugal, a esterilização depende do consentimento expresso de ambos os cônjuges.

§ 6º A esterilização cirúrgica em pessoas absolutamente incapazes somente poderá ocorrer mediante autorização judicial, regulamentada na forma da Lei.

Art. 11. Toda esterilização cirúrgica será objeto de notificação compulsória à direção do Sistema Único de Saúde. (Artigo vetado e mantido pelo Congresso Nacional; Mensagem nº 928, de 19.8.1997).

Art. 12. É vedada a indução ou instigamento individual ou coletivo à prática da esterilização cirúrgica.

Art. 13. É vedada a exigência de atestado de esterilização ou de teste de gravidez para quaisquer fins.

Art. 14. Cabe à instância gestora do Sistema Único de Saúde, guardado o seu nível de competência e atribuições, cadastrar, fiscalizar e controlar as instituições e serviços que realizam ações e pesquisas na área do planejamento familiar.

Parágrafo único. Só podem ser autorizadas a realizar esterilização cirúrgica as instituições que ofereçam todas as opções de meios e métodos de contracepção reversíveis. (Parágrafo vetado e mantido pelo Congresso Nacional; Mensagem nº 928, de 19.8.1997).

CAPÍTULO II
DOS CRIMES E DAS PENALIDADES

Art. 15. Realizar esterilização cirúrgica em desacordo com o estabelecido no art. 10 desta Lei. (Artigo vetado e mantido pelo Congresso Nacional; Mensagem nº 928, de 19.8.1997).

Pena – reclusão, de 2 a 8 anos, e multa, se a prática não constitui crime mais grave.

Parágrafo único. A pena é aumentada de um terço se a esterilização for praticada:

I – durante os períodos de parto ou aborto, salvo o disposto no inciso II do art. 10 desta Lei.

II – com manifestação da vontade do esterilizado expressa durante a ocorrência de alterações na capacidade de discernimento por influência de álcool, drogas, estados emocionais alterados ou incapacidade mental temporária ou permanente;

III – através de histerectomia e ooforectomia;

IV – em pessoa absolutamente incapaz, sem autorização judicial;

V – através de cesárea indicada para fim exclusivo de esterilização.

Art. 16. Deixar o médico de notificar à autoridade sanitária as esterilizações cirúrgicas que realizar.

Pena – detenção, de 6 meses a 2 anos, e multa.

Art. 17. Induzir ou instigar dolosamente a prática de esterilização cirúrgica.

Pena – reclusão, de 1 a 2 anos.

Parágrafo único. Se o crime for cometido contra a coletividade, caracteriza-se como genocídio, aplicando-se o disposto na Lei nº 2.889, de 1º de outubro de 1956.

Art. 18. Exigir atestado de esterilização para qualquer fim.

Pena – reclusão, de 1 a 2 anos, e multa.

Art. 19. Aplica-se aos gestores e responsáveis por instituições que permitam a prática de qualquer dos atos ilícitos previstos nesta Lei o disposto no *caput* e nos §§ 1º e 2º do art. 29 do Decreto-lei nº 2.848, de 7 de dezembro de 1940 – Código Penal.

Art. 20. As instituições a que se refere o artigo anterior sofrerão as seguintes sanções, sem prejuízo das aplicáveis aos agentes do ilícito, aos coautores ou aos partícipes:

I – se particular a instituição:

a) de duzentos a trezentos e sessenta dias-multa e, se reincidente, suspensão das atividades ou descredenciamento, sem direito a qualquer indenização ou cobertura de gastos ou investimentos efetuados;

b) proibição de estabelecer contratos ou convênios com entidades públicas e de se beneficiar de créditos oriundos de instituições governamentais ou daquelas em que o Estado é acionista;

II – se pública a instituição, afastamento temporário ou definitivo dos agentes do ilícito, dos gestores e responsáveis dos cargos ou funções ocupados, sem prejuízo de outras penalidades.

Art. 21. Os agentes do ilícito e, se for o caso, as instituições a que pertençam ficam obrigados a reparar os danos morais e materiais decorrentes de esterilização não autorizada na forma desta Lei, observados, nesse caso, o disposto nos arts. 159, 1.518 e 1.521 e seu parágrafo único do Código Civil, combinados com o art. 63 do Código de Processo Penal.

CAPÍTULO III
DAS DISPOSIÇÕES FINAIS

Art. 22. Aplica-se subsidiariamente a esta Lei o disposto no Decreto-lei nº 2.848, de 7 de dezembro de 1940 – Código Penal, e, em especial, nos seus arts. 29, *caput*, e §§ 1º e 2º; 43, *caput* e incisos I, II e III; 44, *caput* e incisos I e II e III e parágrafo único; 45, *caput* e incisos I e II; 46, *caput* e parágrafo único; 47, *caput* e incisos I, II e III; 48, *caput* e parágrafo único; 49, *caput* e §§ 1º e 2º; 50, *caput*, § 1º e alíneas e § 2º; 51, *caput* e §§ 1º e 2º; 52; 56; 129, *caput* e § 1º, incisos I, II e III, § 2º, incisos I, III e IV e § 3º.

Art. 23. O Poder Executivo regulamentará esta Lei no prazo de noventa dias, a contar da data de sua publicação.

Art. 24. Esta Lei entra em vigor na data de sua publicação.

Art. 25. Revogam-se as disposições em contrário.

Brasília, 12 de janeiro de 1996; 175º da Independência e 108º da República.

13

Infanticídio

▼

27. O crime de infanticídio: Conceito e legislação. Objetivos periciais: determinação do estado de natimorto, feto nascente, infante nascido e recém-nascido. Provas de vida extrauterina. Causa jurídica da morte. Estado psíquico da parturiente. Exame de parto pregresso. O infanticídio indígena no Brasil.

CONCEITO E LEGISLAÇÃO

O Código Penal de 1940 qualificou infanticídio como "matar, sob a influência do estado puerperal, o próprio filho, durante o parto ou logo após".

Esse tipo de delito chegou a ser punido como homicídio agravado sujeito à pena de morte através de execuções graves. Na Idade Média, as mães que matavam seus próprios filhos de forma secreta, voluntária e perversa eram enterradas vivas ou empaladas segundo o costume.

A partir do século XVIII, as legislações começaram a abrandar a pena do infanticídio sob a influência de novas ideias que davam a esse crime uma forma de homicídio privilegiado.

Entre nós, desde o Código Criminal de 1830, essa infração passou a receber a indulgência da pena branda de 1 a 3 anos de reclusão, atendendo ao caráter de delito excepcional justificado pela espécie *honoris causa*. Em 1890, o Código Penal colocou-o como figura delituosa própria sem, no entanto, dar-lhe a configuração privilegiada "por defesa da honra".

A legislação vigente adotou como atenuante no crime de infanticídio a condição biopsicossocial do *estado puerperal*, justificado pelo trauma psicológico, pela pressão social e pelas condições do processo fisiológico do parto desassistido – angústia, aflição, dores, sangramento e extenuação, cujo resultado traria o estado confusional capaz de levar ao gesto criminoso.

A exposição de motivos do Código Penal de 1940 qualifica o infanticídio como *delictum exceptum*, quando praticado pela parturiente sob a influência do estado puerperal, afirmando: "Essa cláusula, como é óbvio, não quer significar que o puerpério acarrete sempre uma perturbação psíquica: é preciso que fique averiguado ter esta realmente sobrevindo em consequência daquele, de modo a diminuir a capacidade de entendimento ou de autoinibição da parturiente. Fora daí, não há por que distinguir entre infanticídio e homicídio. Ainda quando ocorra a *honoris causa*, a pena aplicável é de homicídio."

O estado puerperal, expressão ambígua e entidade contestada pelos médicos, tem merecido, através de todo esse tempo, severas críticas, sendo, inclusive, considerado por alguns como uma simples ficção jurídica no sentido de justificar a benignidade de tratamento penal, quando a causa principal seria a pressão social exercida sobre a mulher cuja gravidez compromete a sua imagem.

Na verdade, não há nenhum elemento psicofísico capaz de fornecer à perícia elementos consistentes e seguros para se afirmar que uma mulher matou seu próprio filho durante ou logo após o parto motivada por uma alteração chamada "estado puerperal", tão somente porque tal distúrbio não existe como patologia própria nos tratados médicos.

Sabe-se que no puerpério podem surgir determinadas alterações psíquicas não apenas durante e logo após, mas também algum tempo depois do parto. Entre essas manifestações, a mais comum é a *psicose pós-parto*, indiferente ao estado social, afetivo ou emocional da mulher. Há no parto um estado de emoção e extenuação, dependendo do estado de ânimo da parturiente e da sua condição de primípara ou multípara. O parto em si mesmo causa poucos transtornos. Aqui, não se discute o aspecto das portadoras de psicopatias cujas manifestações são conhecidas ou manifestas.

Mais recentemente a Associação Americana de Psiquiatria estabeleceu em seu DSM-IV determinadas alterações para o que chamou de *Transtorno de Estresse Agudo* (TEA). Suas principais manifestações seriam ansiedade e alguns sintomas dissociativos que ocorrem em torno de 30 dias depois da ação de um determinado agente estressor. Nessa fase o paciente teria ausência de resposta emocional, diminuição da consciência dos fatos que o cercam, amnésia parcial e desencontro com a realidade, o que dura em média 3 a 4 semanas após o fato estressor. Dessa forma, tal síndrome, com o que se vê, difere do comportamento das infanticidas antes do parto e do que se pretende conceituar como estado puerperal, principalmente no que diz respeito a sua curtíssima duração, à ausência de transtornos mentais e emocionais prévios e à plena consciência para os atos praticados.

Assim, o que acontece no infanticídio é fato completamente diverso. Sempre é uma gravidez ilegítima, mantida em sobressaltos e cuidadosa reserva, a fim de manter uma dignidade ante a família, os parentes e a sociedade. Pensa a mulher dia e noite em como se livrar do fruto de suas relações clandestinas. São parturientes sem precedentes psicopáticos. E, como maneira de solucionarem seu problema, praticam o crime devidamente premeditado em todas as suas linhas, tendo o cuidado, entre outras coisas, de esconder o filho morto, dissimular o parto e assumir uma atitude incapaz de provocar suspeitas. Tudo isso com frieza de cálculo, ausência de emoção e, às vezes, requintes de crueldade.

Nada mais fantasioso que o chamado estado puerperal, pois nem sequer existe um limite de duração definido. Diz a lei que é durante ou logo após o parto, sendo esse "logo após" sem delimitação precisa. Parece ser *imediatamente*, pois, se a mulher tem um filho, dá-lhe algum tratamento, arrepende-se e mata-o, constitui uma forma de homicídio. Como se o estado puerperal fosse um estágio frustro, frugal e ultratransitório. Esse conceito pode favorecer até mesmo aquelas mulheres que, levadas por motivos egoístas ou de vingança, matam seu próprio filho.

O mesmo não se diz do puerpério, que é o espaço de tempo que vai da expulsão da placenta até a involução total das alterações da gravidez, pela volta do organismo materno às suas condições pré-gravídicas. Seu tempo varia, segundo os autores, de 8 dias a 8 semanas. Portanto, puerpério não é sinônimo de estado puerperal. Este último nunca é presenciado em partos assistidos, aceitos e desejados, mas sempre naqueles de forma clandestina e de gravidez intangível.

Os transtornos emocionais do mecanismo do parto estão dentro dos limites fisiológicos, como bem afirmaram Bischof e von Sury. Não vão além do *postpartum blues* ou do *maternity blues* dos autores ingleses, que poderia ser traduzido por "tristezas do parto"; o que, segundo Pitt, não constitui uma doença (*in Maternity blues*, Brit. J. Psychiat., 122, 431-435). Essa forma de *disforia* (mudança repentina e transitória do estado de ânimo) do pós-parto é representada por um conjunto de sintomas que pode surgir no 3º ou 4º dia após o parto e desaparece em torno de 2 semanas de forma espontânea e sem deixar sequelas. Seus sintomas principais são mudança de humor, choro desmotivado, irritação, tristeza, indiferença afetiva ao bebê, inquietação e astenia, podendo também apresentar atitudes de agressividade. Esse estado pode se transferir também ao pai devido a insegurança, responsabilidade e deveres com o filho que acaba de nascer.

Já a *depressão pós-parto*, cujo início se dá após algumas semanas da parição, deixa a mulher sem condições de exercer suas atividades habituais. Durante a gravidez, a mulher está sob o efeito de altas doses de hormônios, entre os quais o estrógeno e a progesterona, que atuam de forma relevante sobre seu sistema nervoso central. Sabe-se que logo após o parto ocorre uma queda brusca dos índices hormonais. A queda dessas altas doses hormonais é uma das causas mais compreensíveis deste transtorno; mas esse não é o único fator. Caso tal manifestação seja demorada ou tenha uma sintomatologia mais apreensiva, recomenda-se tratamento imediato. Essa situação é mais comum no nascimento do primeiro filho.

Mesmo que o legislador pátrio tivesse deixado a questão em aberto, dando ao juiz a competência de apreciar cada caso em particular, assessorado pela perícia médico-legal, o que se tem visto como regra absoluta é a caracterização constante do privilégio de delito excepcional a todos esses crimes cometidos pela parturiente contra seu próprio filho.

Configura-se como *durante o parto* o período que vai desde a ruptura das membranas até a expulsão do feto e da placenta. É o espaço de tempo que leva o feto na travessia do canal vaginal até o seu despontamento no meio exterior.

Mesmo o conceito obstétrico de início de parto, tendo como característica o conjunto dos fenômenos fisiológicos e mecânicos capazes de expulsar o feto e seus anexos, e que a ruptura da bolsa já evidencia ter o parto iniciado, o conceito médico-legal teria que ser, impreterivelmente, o da ruptura da bolsa das águas por um critério objetivo determinado pela perícia. É como se as membranas separassem o feto de vida intrauterina da vida extrauterina.

O infanticídio durante o parto é mais raro. Há casos relatados na literatura médico-forense de mães que mataram o próprio filho, ao despontar na abertura vulvar, por contusão craniana, por perfuração das fontanelas, por esgorjamento ou por decapitação.

Entende-se por *logo após o parto*, imediatamente depois do parto. Tem um sentido mais psicológico que propriamente cronológico. Compreende-se que seja o período que vai desde a expulsão do feto e seus anexos até os primeiros cuidados ao infante nascido. Se uma mãe tem o filho, veste-lhe uma roupa, alimenta-o e depois o mata, esse intervalo lúcido, entende a doutrina que descaracteriza o infanticídio e configura o homicídio. Por outro lado, se a mulher logo após o parto perde os sentidos e os recobra horas depois, e ao ver o filho mata-o, não há como deixar de considerar nesse exemplo a justificativa legal do infanticídio. Assim, o "logo após" é um estado e não um tempo definido.

O anteprojeto ao novo Código Penal atualmente em discussão no Senado Federal passou a definir infanticídio como "matar o próprio filho, durante ou logo após o parto, sob a influência perturbadora deste". Eliminando-se, assim, a discutida influência do estado puerperal. E ainda acrescenta que quem, de qualquer modo, concorrer para este crime, responderá nas penas dos tipos de homicídio. Ficando, assim, determinado que a participação no crime de infanticídio é homicídio.

Se não totalmente satisfatória, pelo menos neste anteprojeto agora em discussão, diferente de outros anteprojetos antes apresentados, teve a firmeza de considerar a inexistência do *estado puerperal* tão decantado anteriormente, porém nunca definido sob a ética médica.

Com esta redação o crime de infanticídio afasta-se do conceito psicossocial da *honoris causa* (ocultar desonra própria) como atenuante penal dessa forma "excepcional" de delito e aproxima-se da influência de um estado biopsíquico.

No princípio, em defesa da honra, a mulher reluta entre matar o filho nascido ou perder os privilégios de uma honra presumida. Uma maneira de salvar a dignidade, a reputação e diante do constrangimento ante as mais ingratas perspectivas de um destino de condenada pelo fruto de suas relações clandestinas. Dizem os defensores desse estado: a ideia de redimir-se pelo infanticídio começa, consciente e inconscientemente, formando-se em uma alma angustiada e sofrida. De início, consegue a mulher esconder a gravidez, mas a cada dia começa a crescer o perigo do escândalo. Perde a coragem de simular um sorriso, o ânimo é enfraquecido e as ideias e os sentimentos descoordenados e desconcertantes. Já não demora o tempo em que se tornará difícil esconder o momento fatal, da desonra e da humilhação ante uma família e uma sociedade impiedosa e inclemente. Um abismo de nuvens negras e tempestuosas, noites intermináveis que abrem naquela alma insondáveis tragédias. Até mesmo o último dos sentimentos que é a piedade, lhe é negada mesmo antes de pedi-la, porque pedi-la seria vergonha e confissão. Chega a hora fatal: sua alma é tomada de agitações que beiram o desatino, a dor fere-lhe o corpo inteiro pelas contrações que se sucedem cada vez mais rápidas, a fronte borbulhante de suor e as mãos em garras procuram segurar qualquer coisa como o pobre náufrago que se apega à tábua de salvação. Nasce o filho e há um momento de alívio e surpresa, mas lhe destrói o último baluarte dos desesperados – a esperança – que, mesmo sendo remédio para todos os males e recurso inesgotável dos aflitos, não lhe pode socorrer. E ela, em um momento instintivo, é levada automaticamente contra a prova de vergonha, e assim se efetiva o infanticídio. Certamente a lei pedirá contas a essa mulher. Quem a defender se apegará no instituto do estado de necessidade da honra e, em vez de condená-la em nome da sociedade, condenará a sociedade em nome da infanticida.

É claro que, diante da posição referida anteriormente, seria uma injustiça classificar a mulher por homicídio agravado. Mas, por outro lado, descaracterizar de todo o crime seria uma forma de aplaudir a eliminação de vidas inocentes. O Estado moderno fundamenta-se no critério de defesa incondicional da vida humana como o maior bem social e seria inconcebível sobrelevar o estado subjetivo da honra ao indiscutível caráter objetivo da existência humana.

O instinto de maternidade e a proteção de uma vida desprotegida, carente e destituída de maldade, falam mais alto que a maior e a mais intocável das honras. Trazer a espécie *honoris causa* como justificativa atenuante não reflete outra coisa senão um retrocesso e a flagrante confissão de que a sociedade não evoluiu nos seus conceitos nem se redimiu de seus preconceitos falsos, posto que nenhuma gravidez pode ser considerada imoral, a não ser que os propósitos que a motivaram sejam ilícitos e imorais. Será que a prática do infanticídio restitui a honra de alguém? Honra é o conceito que toda pessoa tem de sua própria dignidade. O conceito que os outros possam ter de alguém, no máximo, deve chamar-se de reputação. O objetivo de trazer à discussão do novo Código a forma *honoris causa* significa, tão somente, a reverência e o respeito à intolerância social que censura um tipo de maternidade chamada de intangível, que tortura a mãe solteira, destruindo-lhe a reputação. O infanticídio é crime verificado nas populações mais pobres e de menor relevância social cuja gravidez ilegítima não impõe com tanta significação a ocultação da desonra. Por isso, não se pode negar que, na maioria das vezes, o motivo é sempre a insensibilidade, o egoísmo, e a maldade.

Achamos, por outro lado, desnecessário o dispositivo específico do infanticídio, podendo, sem nenhum malefício ou nenhuma injustiça, ser retirado da codificação penal brasileira, pois ele nada mais representa senão uma forma especial de responsabilidade atenuada cuja pena breve contrasta com outras formas de homicídio doloso.

Se a mãe deliberadamente mata seu filho, ao nascer, por maldade, egoísmo, comodidade ou sem nenhuma outra razão que justifique seu ato, não há por que deixar de merecer o rótulo de homicida, pagando a pena que é devida nessa tipificação criminal dolosa.

Se o infanticídio é provocado por graves pressões sociais e morais, precedido de uma gravidez indesejada e comprometedora cujo filho será a vergonha da família, dos parentes e objeto da censura permanente dos olhares mais ferinos da coletividade, dê-se à mulher a circunstância judicial já estatuída em nosso diploma penal cuja atenuação se caracteriza por "motivo de relevante valor social e moral".

Se o parto se verifica dentro de motivações que agravam uma predisposição psicopática, desencadeando acessos que tornam a mulher relativamente perturbada na sua maneira de entender, de modo a enfraquecer a consciência do caráter criminoso, aplique-se o parágrafo único do dispositivo referente à imputabilidade penal parcial, que diz: "A pena pode ser reduzida de um a dois terços, se o agente, em virtude de perturbação de saúde mental, ou por desenvolvimento mental incompleto ou retardado, não era inteiramente capaz de entender o caráter ilícito do fato ou de determinar-se de acordo com esse entendimento."

E, finalmente, sendo a infanticida, ao tempo da ação ou da omissão, totalmente incapaz de entender o caráter criminoso, em virtude de grave perturbação do entendimento por patologia mental, será uma irresponsável nos termos do *caput* do dispositivo que trata da imputabilidade penal, em que se lê: "É isento de pena o agente que, por doença mental ou desenvolvimento mental incompleto ou retardado, era, ao tempo da ação ou omissão, inteiramente incapaz de entender o caráter ilícito do fato ou de determinar-se de acordo com esse entendimento."

OBJETIVOS PERICIAIS

A caracterização do infanticídio constitui o maior de todos os desafios da prática médico-legal pela sua complexidade e pelas inúmeras dificuldades de tipificar o crime. Por isso, foi essa perícia chamada de *crucis peritorum* – a cruz dos peritos.

O exame pericial será orientado na busca dos elementos constituintes do delito a fim de caracterizar: os estados de natimorto, o de feto nascente, o de infante nascido ou o de recém-nascido (*diagnóstico do tempo de vida*); a vida extrauterina (*diagnóstico do nascimento com vida*); a causa jurídica de morte do infante (*diagnóstico do mecanismo de morte*); o estado psíquico da mulher (*diagnóstico do chamado "estado puerperal"*); e a comprovação do parto pregresso (*diagnóstico do puerpério ou do parto recente ou antigo da autora*).

▼ Natimorto

Denomina-se como tal o feto morto durante o período perinatal que, de acordo com a CID-10, inicia-se a partir da 22ª semana de gestação, quando o peso fetal é de 500 g.

A mortalidade perinatal pode ter causa natural ou violenta. As causas naturais mais comuns são: anoxia anteparto, prematuridade, anomalias congênitas e doença hemolítica congênita (Figuras 13.1 a 13.3). As causas violentas foram vistas no estudo do aborto criminoso.

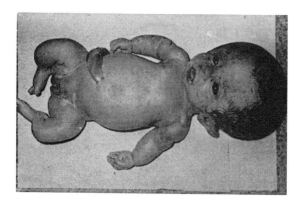

Figura 13.1 Natimorto (anômalo). Esta figura encontra-se reproduzida, em cores, no Encarte.

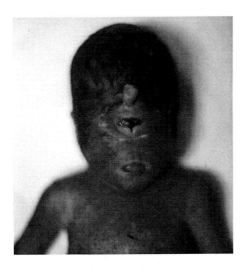

Figura 13.2 Natimorto (cíclope). Esta figura encontra-se reproduzida, em cores, no Encarte.

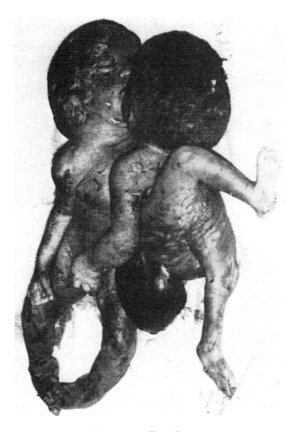

Figura 13.3 Toracópagos.

▼ Feto nascente

Como o infanticídio também se verifica "durante o parto", é necessário estabelecer nessa circunstância o estado de feto nascente. Em outras legislações, a modalidade de crime nesse estágio denomina-se *feticídio*.

O feto nascente apresenta todas as características do infante nascido, menos a faculdade de ter respirado. No infanticídio de feto nascente, as lesões causadoras de morte estão situadas nas regiões onde o feto começa a se expor e têm as características das feridas produzidas *in vitam*.

▼ Infante nascido

Infante nascido é aquele que acabou de nascer, respirou, mas não recebeu nenhum cuidado especial. Apresenta proporcionalidade de suas partes, peso e estatura habitual, desenvolvimento dos órgãos genitais, núcleos de ossificação fêmur-epifisária e, ainda, outras características que merecem melhores detalhes, como:

- *Estado sanguinolento*. O infante nascido que não recebeu nenhum cuidado de limpeza tem o corpo coberto, total ou parcialmente, por sangue de origem fetal ou materno (Figuras 13.4 e 13.5). Para que se configure o elemento "logo após o parto", esse estado apresenta-se como o de maior significação no diagnóstico de infante nascido
- *Induto sebáceo*. Também chamado *vernix caseosum*, tem tonalidade branco-amarelada e recobre grande parte do corpo do infante, principalmente no pescoço, axilas e nas pregas inguinais e poplíteas. Tem consistência untosa e serve de proteção à epiderme do feto na vida intrauterina
- *Tumor do parto*. Nem sempre está presente no infante nascido ou no recém-nascido. Trata-se de uma saliência de cor violácea, no couro cabeludo do recém-nascido, em face da pressão exercida pelo anel do colo uterino. Sua localização varia de acordo com a posição da cabeça. Forma-se durante o trabalho de parto e desaparece em geral em torno de 24 a

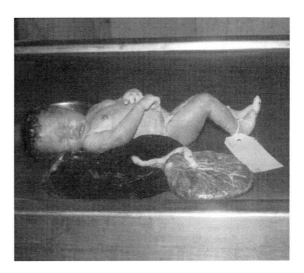

Figura 13.4 Infante nascido. Esta figura encontra-se reproduzida, em cores, no Encarte.

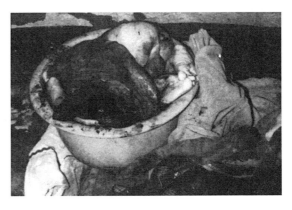

Figura 13.5 Infanticídio.

36 h após o nascimento da criança. É de natureza serossanguinolenta e sua regressão começa a partir do primeiro dia. É também chamado *caput succedaneum*

- *Cordão umbilical*. É outro elemento de grande valia no diagnóstico de infante nascido, principalmente se ele ainda estiver preso à placenta. Esse cordão, que mede cerca de 50 cm, liga o feto à placenta. Tem aspecto úmido, brilhante e de tonalidade branco-azulada. Com o passar dos dias, começa ele a secar, perdendo o brilho e se achatando até formar uma fita cinzenta, caindo em torno do sétimo dia. Tem importância fundamental no diagnóstico diferencial entre infante nascido e recém-nascido e, ainda, orienta a perícia na idade do recém-nascido. O simples corte do cordão e seu tratamento habitual podem descaracterizar o infanticídio pela evidente lucidez da mãe. A ruptura espontânea do cordão sem ligadura e a ausência de lesões violentas falam em favor de infanticídio por omissão de cuidados

- *Presença de mecônio*. No intestino delgado e na parte inicial do intestino grosso do infante nascido, existe uma substância espessa, pegajosa e de tonalidade verde-escura conhecida por *mecônio*. No sofrimento fetal, pode haver evacuação dessa substância durante o parto ou mesmo na cavidade uterina

- *Respiração autônoma*. Só é infante nascido quem respirou. Se não respirou, teve morte durante o parto ou intrauterinamente e, por isso, é feto nascente ou natimorto. As provas da evidência da respiração serão vistas mais adiante.

▼ Recém-nascido

O estado de recém-nascido é caracterizado pelos vestígios comprobatórios da vida intrauterina. Tem o recém-nascido um estágio que vai desde os primeiros cuidados após o parto até aproximadamente o 7º dia de nascimento (Figuras 13.6 e 13.7).

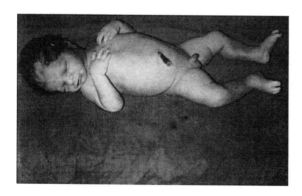

Figura 13.6 Recém-nascido de 2 dias.

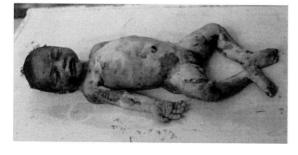

Figura 13.7 Recém-nascido de 5 dias. Esta figura encontra-se reproduzida, em cores, no Encarte.

Esse conceito é puramente médico-legal, a fim de atender à exigência pericial no tocante à permanência de elementos de prova do estado de recém-nascido. Em Pediatria, considera-se até o 30º dia, o que é perfeitamente aceitável sob o ponto de vista clínico-terapêutico.

Embora atenuadas, pode o recém-nascido apresentar as características do infante nascido, menos o estado sanguinolento e o não tratamento do cordão umbilical.

Algumas horas ao fim do primeiro dia, o recém-nascido apresenta: involução do tumor de parto, presença do induto sebáceo, coto do cordão achatado e começo da formação da orla de eliminação, expulsão de mecônio e início de mielinização do nervo óptico.

No segundo dia: tumor do parto mais reduzido, início de descamação epidérmica do tórax e do abdome, presença de mecônio e dissecação do coto do cordão umbilical mais acentuada.

No terceiro dia: descamação epidérmica mais pronunciada, coto do cordão umbilical inteiramente dissecado e de aspecto coreáceo, fino e mumificado, tumor do parto pouco acentuado, eliminação do mecônio.

No quarto e quinto dias: descamação epidérmica, queda do coto do cordão umbilical, desaparecimento do tumor do parto, nervo óptico inteiramente mielinizado.

No sexto e sétimo dias: recenticidade da cicatriz umbilical, descamação epidérmica, início da obliteração dos vasos umbilicais.

Do oitavo dia em diante: obliteração dos vasos umbilicais e descamação da epiderme até o décimo dia.

▼ Provas de vida extrauterina

A vida extrauterina apresenta, principalmente pela respiração autônoma do infante nascido ou do recém-nascido, profundas modificações capazes de oferecer ao perito condições de um diagnóstico de vida independente.

Esse diagnóstico é feito através da comprovação da respiração pelas *docimásias* e pelas *provas ocasionais*.

▪ Docimásias

As docimásias (do grego *dokimos* – eu provo) são provas baseadas na possível respiração ou nos seus efeitos e por isso classificadas em docimásias *pulmonares* e *extrapulmonares*.

▪ *Docimásias pulmonares*

▶ **Docimásia hidrostática pulmonar de Galeno.** Essa é a mais prática, a mais simples e a mais usada na perícia médico-legal corrente. E também a mais antiga. Levando-se em conta os devidos cuidados e os seus limites, esta docimásia é uma das mais seguras. Fundamenta-se na densidade do pulmão que respirou e do que não respirou.

O pulmão fetal é compacto e sua densidade oscila entre 1,040 e 1,092. Com a respiração e a consequente expansão alveolar, seu peso permanece o mesmo, mas seu volume aumenta acentuadamente, chegando sua densidade a 0,70 ou 0,80. Naturalmente, o pulmão que não respirou não flutuará, pois é mais pesado que a água, cuja densidade é em torno de 1,0. O mesmo não se verifica com aquele que respirou, pois sobrenadará.

Sua técnica consiste em tornar-se um reservatório cilíndrico, largo e com bastante profundidade, colocando-se água comum em temperatura ambiente até pouco mais de 2/3 de sua capacidade.

Esta prova compõe-se de quatro fases distintas, assim distribuídas:

- *1ª fase*: põe-se no líquido o bloco constituído de todo o sistema respiratório (pulmões, traqueia e laringe) e mais língua, timo e coração (Figura 13.8). Se estes órgãos flutuam por inteiro ou à meia-água, diz-se que a fase é positiva, dispensando as demais. Caso contrário, é ela negativa, impondo-se a fase seguinte (Figura 13.9)

- *2ª fase*: mantendo-se o bloco no fundo do vaso, separam-se os pulmões pelo hilo das demais vísceras. Se estas permanecem no fundo e os pulmões flutuam por inteiro ou à meia-água, diz-se que a segunda fase é positiva, não sendo necessário ir adiante. Se os pulmões permanecem no fundo, esta fase é negativa. Procede-se à fase seguinte (Figura 13.10)
- *3ª fase*: com os pulmões no fundo do reservatório, cortam-se, no interior do líquido, vários fragmentos de pulmão e observam-se seus comportamentos. Se todos estes fragmentos permanecem no fundo, a terceira fase é negativa, impondo-se a fase seguinte. Se alguns fragmentos flutuam, esta fase é considerada positiva (Figura 13.11)
- *4ª fase*: tomam-se alguns desses fragmentos que permaneceram no fundo do recipiente, comprimindo-os entre os dedos e de encontro à parede do vaso. Se há desprendimento de finas bolhas gasosas misturadas com sangue, é esta fase considerada positiva. Caso contrário, é ela negativa (Figura 13.12).

Donde se conclui: se houve flutuação na primeira fase, a presunção é de que o infante respirou bastante. Se a segunda e a terceira fases são positivas, conclui-se por uma respiração precária. Se apenas a quarta fase é positiva, a prova é duvidosa ou há presunção de raras incursões respiratórias. E, finalmente, se as quatro fases são negativas, opina-se pela inexistência de vida autônoma, ou seja, não houve respiração.

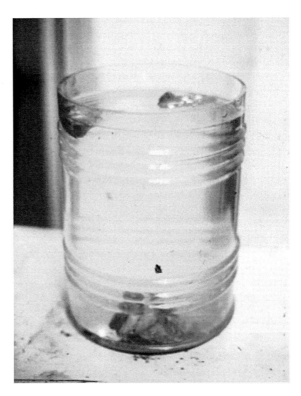

Figura 13.10 Docimásia de Galeno – 2ª fase: positiva. Esta figura encontra-se reproduzida, em cores, no Encarte.

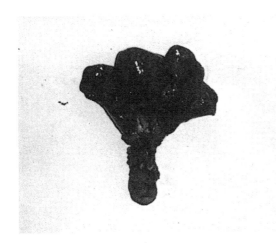

Figura 13.8 Bloco constituído de pulmões, traqueia, laringe, faringe, língua, timo e coração.

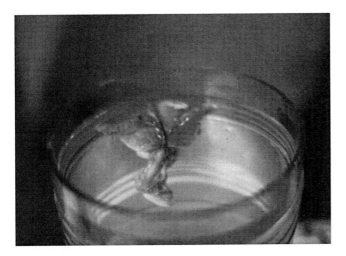

Figura 13.9 Docimásia hidrostática pulmonar de Galeno – 1ª fase: positiva. Esta figura encontra-se reproduzida, em cores, no Encarte.

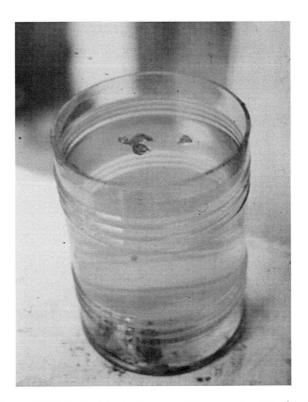

Figura 13.11 Docimásia de Galeno – 3ª fase: positiva. Esta figura encontra-se reproduzida, em cores, no Encarte.

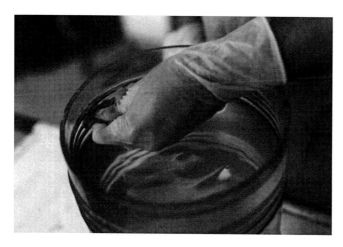

Figura 13.12 Docimásia de Galeno – 4ª fase: positiva. Esta figura encontra-se reproduzida, em cores, no Encarte.

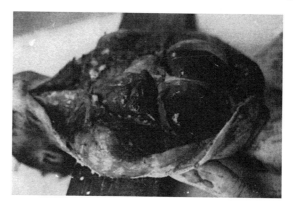

Figura 13.14 Docimásia óptica de Bouchut. Esta figura encontra-se reproduzida, em cores, no Encarte.

Esta prova, no entanto, só tem valor até 24 h após a morte do infante, pois, a partir desse tempo, começam a surgir os gases oriundos do fenômeno transformativo da putrefação, dando, por conseguinte, um resultado *falso-positivo*. Considerar também o fato das tentativas de ressuscitação por respiração artificial.

Para alguns autores existiria uma 5ª fase, esta representada pelas *docimásias hidrostáticas de Icard* (ver em seguida), as quais teriam início quando a 4ª fase acima fosse positiva ou quando se pretendesse evidenciar pequenas quantidades de ar no fragmento de pulmão fetal.

▶ **Docimásia diafragmática de Ploquet.** Aberta a cavidade toracoabdominal do examinado, observam-se horizontalidade diafragmática, nos casos em que houve respiração, e convexidade exagerada das hemicúpulas do diafragma, quando a respiração autônoma não existiu. Isso é explicado pela pressão exercida pelas vísceras abdominais (Figura 13.13).

▶ **Docimásia óptica ou visual de Bouchut.** É a simples inspeção do pulmão examinado. O que respirou apresenta, como característica, o desenho de mosaico alveolar, e o que não respirou tem aspecto compacto, liso e uniforme. Um pulmão hepatizado (Figura 13.14).

Os pulmões que não respiraram localizam-se nas goteiras paravertebrais e os que respiraram mostram-se insuflados, o lobo inferior esquerdo cobrindo parcialmente o pericárdio.

▶ **Docimásia tátil de Nerio Rojas.** No pulmão que respirou, sentem-se, pela palpação, um crepitar característico e a sensação esponjosa, e, no que não respirou, uma consistência carnosa.

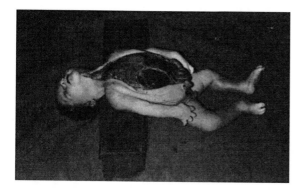

Figura 13.13 Docimásia diafragmática de Ploquet.

▶ **Docimásia óptica de Icard.** Esta prova realiza-se por meio de pequenos cortes de fragmento de pulmão, de dimensão reduzida, esmagado entre duas lâminas de modo a transformá-lo em um esfregaço. Nos casos em que houve respiração, notam-se, no esfregaço, inúmeras bolhas de ar. Esta prova não tem valor para pulmões putrefeitos, pois os gases da putrefação iriam dar um resultado falsamente positivo.

▶ **Docimásia radiológica de Bordas.** É baseada na maior opacidade aos raios X dos pulmões que não respiram, cuja forma de punho dá a ideia de atelectasia pulmonar. Os diafragmas não são vistos, nem a silhueta cardioaórtica.

No pulmão que respirou observa-se uma imagem clara de transparência alveolar. No momento atual, usam-se também a tomografia axial computadorizada (TAC) e a ressonância magnética nuclear, as quais oferecem imagens de diferentes densidades dos órgãos internos e que muito podem ajudar quando os outros métodos não se mostram resolutivos.

▶ **Docimásias hidrostáticas de Icard.** Estas provas devem ser realizadas como complemento da docimásia hidrostática de Galeno nos casos de dúvidas ou quando apenas a 4ª fase é positiva, pois se presume quantidade mínima de ar nos fragmentos de pulmão. Icard preconizou duas provas: *por aspiração* e *por imersão em água quente*.

A docimásia por aspiração consiste em colocarem-se alguns fragmentos de pulmão em um frasco contendo água fria até próximo ao gargalo. Depois, fecha-se esse reservatório com rolha de borracha contendo um orifício central por onde se adapta a cânula de uma seringa de metal. Puxa-se o êmbolo da seringa a fim de diminuir a pressão interna do frasco pela rarefação do seu ar, até obter-se um equilíbrio com o ar existente nos alvéolos dos fragmentos de pulmão no fundo do líquido. Assim, o pulmão aumenta de volume, diminui sua densidade e sobrenada. Este fenômeno dá à prova um resultado positivo, provando ter havido respiração.

A docimásia por imersão em água quente tem a mesma finalidade da anterior, qual seja, dilatar o ar que se encontra nos alvéolos. Toma-se um fragmento de pulmão que não sobrenadou e coloca-se dentro de um reservatório com água quente. Depois de algum tempo, pela dilatação do ar pelo calor, o fragmento flutuará, indicando respiração autônoma.

▶ **Docimásia histológica de Balthazard.** Esta prova é a mais perfeita, pois é usada mesmo nos pulmões putrefeitos. Consiste no estudo microscópico do tecido pulmonar através da técnica histológica comum. Denominada por alguns de docimásia histológica de Bouchut-Tamassia. O pulmão que respirou apresenta-se estruturalmente igual ao pulmão do adulto, com a dilatação uniforme dos alvéolos, achatamento das células epiteliais, desdobramento das ramificações brônquicas e aumento do volume dos capilares pelo afluxo sanguíneo. O pulmão que não respirou tem as cavidades alveolares colabadas. E, quando putrefeito, o tecido pulmonar apresenta bolhas gasosas irregulares no tecido intersticial e cavidades alveolares fechadas. Quando o tecido alveolar não é mais visível devido aos efeitos putrefativos, examinam-se as fibras elásticas pelo método de Weigert, cuja disposição citoarquitetônica denunciará se houve ou não distensão pela entrada de ar. E, finalmente, se a putrefação inutilizou essas fibras elásticas, procura-se impregnar o retículo fibrilar pelo método de Levi-Bilschowsky com a mesma finalidade (Figuras 13.15 e 13.16).

▶ **Docimásia epimicroscópica pneumoarquitetônica de Hilário Veiga de Carvalho.** Fundamenta-se no estudo da superfície externa do pulmão por meio do *ultraopak*. Lava-se o órgão em formalina e, em seguida, é levado a uma placa de Petri. Corta-se o pulmão em fragmentos, que são examinados através da pleura ou através da superfície de corte do parênquima. Deposita-se no material uma gota de glicerina e observa-se com objetiva de imersão. Quando houve respiração, as cavidades cheias de ar mostram-se arredondadas com refringência contrastada em fundo negro. O pulmão que não respirou apresenta um fundo negro uniforme e sem imagens. No pulmão putrefeito, as imagens das bolhas são grandes e disformes e de distribuição irregular.

▶ **Docimásia química de Icard.** Esta prova consiste em colocar-se um fragmento de pulmão da parte central de um lobo, lavado em álcool puro e pôr-se dentro de uma solução alcoólica de potassa cáustica a 30 por cento. Esse fragmento deve ficar preso ao fundo do vaso. Tendo havido respiração, o parênquima é destruído pelo líquido, desprendendo bolhas de ar que sobem à superfície. Na hipótese de estar putrefeito o pulmão, a dissolução da víscera será rápida e as bolhas desprendidas são grandes, consequentes ao enfisema putrefativo.

▪ *Docimásias extrapulmonares*

▶ **Docimásia gastrintestinal de Breslau.** O ar penetra no tubo digestivo com as primeiras incursões respiratórias. Esta prova consiste em tirar-se o aparelho gastrintestinal, desde o esôfago abdominal até o reto, com duplas ligaduras prévias ao nível dessas extremidades na porção terminal do delgado e do piloro. Logo após, colocam-se essas vísceras em um recipiente com água, observando-se se elas sobrenadam ou se afundam. Em seguida, cortam-se entre as duplas ligaduras, seguidamente, as várias porções do tubo digestivo. Se esses segmentos flutuam, a prova é positiva. No entanto, esse resultado deve ser visto com reserva, e a prova só deve ser realizada quando se consegue apenas o abdome do infante (Figura 13.17).

▶ **Docimásia auricular de Vreden, Wendt e Gelé.** Com a respiração e os primeiros movimentos de deglutição, o ar penetra na cavidade timpânica (ouvido médio) através da tuba auditiva. Esta prova só é aconselhada quando chega à perícia apenas a cabeça fetal. A técnica consiste em seccionar-se o pavilhão auricular em sua linha de implantação e bem junto à parede óssea, descobrindo-se o meato acústico externo, cortando longitudinalmente a parede inferior do meato, retirando as duas metades e expondo-se a membrana do tímpano.

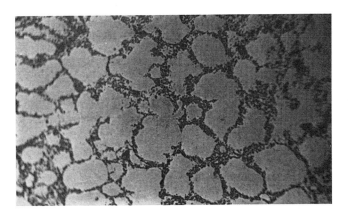

Figura 13.15 Docimásia histológica positiva.

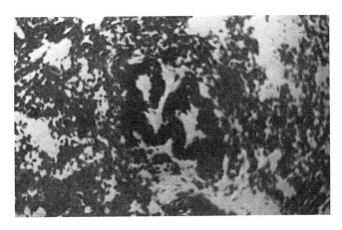

Figura 13.16 Docimásia histológica negativa.

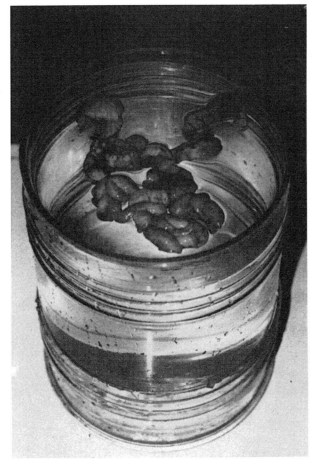

Figura 13.17 Docimásia gastrintestinal de Breslau – positiva.

Leva-se a cabeça para dentro da água e, com um bisturi ou uma agulha grossa, punciona-se o tímpano. Quando houve respiração, sai de dentro da cavidade uma bolha de ar que se rompe na superfície do líquido.

▶ **Docimásia hematopneumo-hepática de Severi.** Consiste em se determinarem as taxas de oxi-hemoglobina do sangue do pulmão e do sangue do fígado. Se essas taxas forem idênticas, não houve hematose, ou seja, não existiu respiração. Se a taxa de oxi-hemoglobina é mais alta no sangue do pulmão, conclui-se pela respiração autônoma.

▶ **Docimásia siálica de Souza-Dinitz.** Baseia-se na comprovação de saliva no estômago pela reação de sulfocianetos e outras técnicas equivalentes. A presença de saliva pela deglutição fala em favor da respiração.

▶ **Docimásia pneumo-hepática de Puccinotti.** Tem como fundamento a possibilidade de determinar, pelo valor da quantidade sanguínea do fígado e do pulmão, se houve ou não respiração. O pulmão que respirou tem peso específico menor que o fígado.

▶ **Docimásia plêurica de Placzek.** Assenta-se no fato fisiológico de que, na respiração, existe, na cavidade pleural, uma pressão negativa não encontrada nos fetos que não respiraram.

▶ **Docimásia traqueal de Martin.** Liga-se a traqueia na parte superior e coloca-se um manômetro bem sensível por um corte transversal. Em seguida, faz-se pressão nos pulmões e, caso haja ar em seu interior pela respiração, o líquido do manômetro oscila amplamente. Nos pulmões putrefeitos, esta prova não tem valor.

▶ **Docimásia hematopulmonar de Zalesk.** Procura estabelecer a existência ou não da respiração pelo estudo do conteúdo hemático dos pulmões.

▶ **Docimásia ponderal de Pulcquet.** Tem por base a diferença do peso relativo dos pulmões para o corpo do feto que respirou ou não.

▶ **Docimásia do volume d'água deslocado de Bernt.** Consiste em colocar pulmões e coração dentro de um vaso especial contendo água. O diagnóstico de respiração é dado pelo grau de deslocamento do líquido.

▶ **Docimásia alimentar de Beoth.** Para alguns estudada por Taylor, esta prova consiste na identificação microscópica de restos alimentares (leite e grânulos gordurosos ou amiláceos) no estômago do recém-nascido, o que falaria em favor de uma vida extrauterina. No entanto, é preciso não confundir estes restos de alimentos com o induto sebáceo porventura deglutido pelo feto antes de nascer.

▶ **Docimásia bacteriana de Malvoz.** Tem como finalidade investigar, no sistema gastrintestinal do feto, a presença de bactérias, principalmente as do tipo *Escherichia coli*, como evidência de respiração. Para alguns, a presença delas no estômago e nos intestinos seria devido mais aos alimentos que propriamente à respiração.

▶ **Docimásia úrica de Budin-Ziegler.** Positiva-se esta docimásia com a presença de uratos nos condutos renais, como marca da respiração do recém-nascido. Virchow chamou a atenção para esse fenômeno, afirmando que a presença dos sedimentos de ácido úrico é muito comum naqueles que sobreviveram por 1 ou 2 dias. Esses sedimentos aparecem sob a forma de estrias com colorido amarelo, dispostos radialmente na zona medular. Estaria explicada sua presença pela oxidação rápida dos tecidos, e, entre os produtos da excreção, estaria o ácido úrico nas papilas renais, onde se combina com as bases alcalinas, permanecendo nos condutos uriníferos pela insuficiência de água para dissolvê-los.

▶ **Docimásia do nervo óptico de Mirto.** Fundamenta-se no estágio de mielinização do nervo óptico, a qual se inicia logo após o nascimento. Tem muito mais valor como determinante do tempo de sobrevivência do recém-nascido. O estudo da mielinização é feito macroscópica ou microscopicamente na bainha mielínica do nervo óptico, fenômeno que se inicia após 12 h do nascimento, de forma lenta, até completar-se em torno do quarto dia de nascido. Tem esta prova importância fundamental nos casos de espostejamento onde seja encontrado apenas o crânio, contanto que não se mostre ainda em fase de putrefação.

Há, ainda, outras docimásias cujo valor é apenas relativo e são citadas, como muitas das anteriores, mais por interesse didático. São elas: docimásias química de Mocquard, química de Balthazard e Lebrun, química de Orgier, pneumocardíaca de Orfila, hepática de Büttner, renal de Vernois e Cless, radiográfica de Vaillaut, global-hidrostática de Debenedetti, glótica de Frein, bulbar de Moriani, entre outras.

▶ **Docimásia hematoarteriovenosa.** Achamos que, se de um espostejamento restar apenas um membro, há possibilidade de determinar se o feto respirou ou não. Disseca-se esse braço ou essa perna, expõem-se as artérias e veias, colhendo seus sangues separadamente. Em seguida, faz-se realizar a dosagem cuidadosa da oxi-hemoglobina de um sangue e de outro. Se a taxa no sangue da artéria é mais alta, conclui-se ter havido hematose e, consequentemente, respiração. Caso as taxas sejam idênticas, conclui-se pela não respiração. Seria a *docimásia hematoarteriovenosa*. O fato de o feto não ter respirado, isto não impede que exista *oxi-hemoglobina* em seu sangue – oriundo do oxigênio recebido da mãe pela via placentária, ainda na vida intrauterina, como reconhecem Croce e Croce Júnior (*in Manual de Medicina-legal,* São Paulo: Saraiva, 1995, p. 475).

◾ Provas ocasionais

As provas ocasionais, em determinadas circunstâncias, são de grande valia para a confirmação da existência de vida extrauterina. As mais comuns são as descritas a seguir.

▶ **Presença de corpos estranhos nas vias respiratórias.** Certas formas de infanticídio por sufocação ou soterramento deixam presentes, na traqueia, nos brônquios ou na profundidade dos pulmões, indícios evidentes de inspiração. Lama, substâncias fecaloides, areia, material pulverulento são exemplos dessa natureza.

▶ **Presença de substâncias alimentares no tubo digestivo.** Substâncias alimentares no interior das vias digestivas falam a favor de uma alimentação e, por isso, de vida extrauterina. Acredita-se que uma simulação dessa ordem seja muito difícil.

▶ **Lesões.** As reações vitais encontradas em lesões no cadáver do infante são sinais importantes de vida extrauterina, se associadas às provas que concluam pela respiração.

▶ **Indícios de recém-nascimento.** Alguns dos sinais já enunciados como característicos de recém-nascido ou de infante nascido provam a evidência de uma vida autônoma. Os sinais de maturidade fetal têm pouca significação na configuração de infanticídio.

▼ Causa jurídica da morte

A morte natural, como é claro, afasta a hipótese de infanticídio. Resta apenas esclarecer se a *causa mortis* foi acidental ou criminosa.

◾ Causas acidentais

Estas causas podem ocorrer antes, durante e após o parto.

Antes do parto, a morte do feto pode sobrevir por traumatismo direto sobre a parede abdominal. Essas lesões terão possibilidades de ser diagnosticadas pela perícia, principalmente pela evolução verificada na sobrevivência. Em geral, esses fetos tendem à maceração.

Durante o parto, é importante o diagnóstico destes acidentes a fim de não caracterizá-los como infanticídio. A asfixia por descolamento prematuro de placenta, por enrolamento do cordão no pescoço, penetração de líquidos nas vias respiratórias e a compressão da cabeça em pelves maternas estreitas são as causas mais comuns dessa modalidade.

Após o parto, não são raras as vezes em que surge a morte acidental como hemorragia do cordão, traumatismos nos partos de surpresa, quedas e qualquer outra forma de acidente.

Causas criminosas

São produzidas pelas mais diversas modalidades de energia. As energias mecânicas por contusão, compressão, ação de objetos perfurantes, perfurocortantes e cortocontundentes. As energias físicas por combustão e queimaduras. As energias físico-químicas por esganadura, estrangulamento, afogamento, sufocação, confinamento e soterramento. Mais raramente por envenenamento e eletroplessão. Uma situação que deve ser considerada é a morte do recém-nascido por abandono em locais inóspitos. Algumas delas são devidas à inanição, à ação do frio ou do calor, e aos animais de rapina.

Infanticídio seguido de carbonização do cadáver

Não tem sido rara a circunstância de recém-nascidos serem carbonizados após a prática do infanticídio como uma maneira de fazer desaparecer as provas do delito.

O estudo da carbonização após a morte enseja três situações distintas: a) nos casos de existirem apenas as cinzas, se há possibilidade de se determinar se elas são de um ser humano ou se há condições de saber se se trata de um feto a termo; b) nos casos de semicarbonizados com partes moles e elementos ósseos, se é possível estabelecer uma *causa mortis* e uma identidade; c) nos casos de carbonização pouco acentuada, se pode a perícia afirmar serem as lesões produzidas em vida ou depois da morte, se nasceu vivo e qual o mecanismo da morte do infante.

Para responder a tais questões, utilizamo-nos do brilhante trabalho de Bonnet sob o título *Homicidio Seguido de Incineración de Cadáveres de Recién Nacidos – Consideraciones médico-legales* (in Zacchia, 1:53-76, 1970; 2:226-257).

▶ **A. Análise química das cinzas.** Quem primeiro preocupou-se em distinguir as cinzas humanas dos vegetais e animais foi Orfila, em 1845, e para isso utilizou várias experiências, as quais lhe permitiram deduzir o seguinte:

1. as cinzas de fetos são de reação ácida e contêm grande quantidade de cianureto de ferro (azul da Prússia), de ácido sulfídrico e de fosfato de cálcio;

2. as cinzas de madeira além de apresentarem uma composição diferente são de quantidade e qualidade inferiores às cinzas fetais.

Simonin e Thivolle voltaram ao assunto depois de quase um século das primeiras experiências, cujas observações lhes deram os seguintes resultados:

1. as cinzas de um forno comum contêm entre 640 e 680 miligramas de fósforo por quilo;

2. quando se incineram ossos humanos, essa quantidade aumenta consideravelmente, chegando, por exemplo, só o rochedo entre 150 e 200 miligramas de fósforo;

3. os ossos calcinados de feto caracterizam-se quimicamente por uma relação cálcio/fósforo aproximada de dois e uma proporção de fosfato de cálcio equivalente a 76/93 por cento do total das cinzas;

▶ **Quadro 13.1** Tabela idealizada por Bonnet conforme peso e idade fetal.

Dias		Peso (g)	Fosfato (g)
Lunares	Calendário		
0-28	0-30	2,5-4	0,146
29-30	31-60	4-10	0,366
57-84	61-90	11-50	1,83
85-112	91-120	51-150	5,49
113-140	121-150	151-250	10,394
41-168	151-180	251-675	24,705
169-196	181-210	680-1.210	44,28
197-224	211-240	1.211-1.942	72,077
225-252	241-270	1.950-2.500	91,65
253-280	271-300	2.500-3.000	109,98
Feto a termo	Feto a termo	3.200	117,312
Feto a termo	Feto a termo	3.500	128,31

4. a quantidade de fosfato que corresponde a um feto a termo de 3.500 gramas é de 129 gramas, ou seja, 36,5 gramas por quilo de peso;

5. a quantidade de fosfato que corresponde a um feto varia segundo sua idade intrauterina (Quadro 13.1).

▶ **B. Peças ósseas entre as cinzas.** Bonnet afirma que Oliver e Evrat foram os primeiros a informar a possibilidade de um diagnóstico fetal através do achado de fragmentos calcinados do esqueleto, particularmente dos fêmures, úmeros, corpos vertebrais, costelas e segmentos cranianos e pélvicos. No entanto, foi com Müller, em 1946, com seu trabalho *Les os des foetus calciné* (in Ann. Méd. Lég.: 219, 1946), que a questão ficou mais ou menos delineada com as seguintes deduções:

1. é sempre possível identificar nas cinzas fragmentos ósseos ou ossos inteiros;

2. no estudo detalhado das cinzas, podem ser encontrados: arcadas orbitárias do frontal, ossinhos do ouvido, rochedo, porção basilar do occipital, corpo e asas maiores do esfenoide, zigomático, arcada dentária do maxilar superior, clavícula, coxal e ilíacos.

A diferença entre o osso humano e o osso animal pode ser feita de duas maneiras:

1. *Pelo estudo macroscópico*. O recém-nascido não apresenta nenhuma de suas epífises soldadas às diáfises, o que não acontece com os animais. Outro dado importante é a determinação do ângulo constituído pelo canal facial e o meato acústico interno da porção rochosa do osso temporal, que no homem é em torno de 100 graus, enquanto no cavalo chega a 114 graus, no coelho 107 graus, na vaca 122 graus, no gato 60 graus, no macaco 90 graus e no cachorro 95 graus.

2. *Pelo estudo histológico*. A diferença é estabelecida através dos canais de Havers encontrados nos ossos com as seguintes características: a) no homem, é em número três vezes maior do que no animal; b) no homem, seu diâmetro é superior a 25 micra e, no animal, inferior a 25 micra; c) o número de canais no homem é de dez por campo e de 40 no animal; d) a direção dos canais no homem é sempre paralela ao grande eixo da diáfise e irregular no animal.

3. *Pelas reações biológicas*. Usando-se as provas de anafilaxia, fixação do complemento e soroprecipitação.

■ **C. *Idade fetal*.** Nos corpos parcialmente carbonizados, a idade fetal pode ser calculada pela estatura do cadáver quase inteiro, pelos núcleos de ossificação, pelo comprimento e pela relação dos ossos do crânio com a mandíbula.

Podendo contar com a estatura fetal, principalmente após os 5 meses, basta dividir esse resultado por cinco para determinar sua idade aproximada. Assim, por exemplo, medindo o feto 30 cm, sua idade é de 6 meses lunares.

Quanto aos pontos radiológicos de ossificação, os mais importantes são:

- clavícula: meados do 2º mês
- rádio: começo do 2º mês
- ulna: começo do 2º mês
- úmero: final do 2º mês
- fêmur: meados do 2º mês
- falanges das mãos: final do 3º mês
- temporal: meados do 4º mês
- púbis: começo do 5º mês
- calcâneo: começo do 6º mês
- tálus: meados do 7º mês
- cuboide: feto a termo
- epífise distal do fêmur (ponto de Béclard): feto a termo.

▶ **D. *Estatura fetal*.** Podem-se usar as fórmulas de Balthazard e Dervieux:

- estatura = diáfise femoral $\times$ 5,6 + 8 cm
- estatura = diáfise umeral $\times$ 6,5 + 8 cm
- estatura = diáfise tibial $\times$ 6,5 + 8 cm.

Ou a fórmula de Sydney Smith:

- estatura = diáfise femoral $\times$ 6,71
- diáfise tibial $\times$ 7,63
- diáfise umeral $\times$ 7,60
- diáfise radial $\times$ 9,20
- diáfise clavicular $\times$ 11,30.

▶ **E. *Sexo fetal*.** Quando a genitália externa escapou da ação carbonizadora, a questão não importa em maiores preocupações. Quando sucede o contrário, se restam fragmentos cutâneos, o diagnóstico é feito pela cromatina sexual de Barr, com corpúsculos ausentes no sexo masculino e presentes no feminino.

Se restam à perícia apenas partes ósseas, o diagnóstico é feito a partir das características encontradas nos côndilos occipitais, nos ossos da pelve, no ângulo sacrolombar. Deve-se levar em consideração que o esqueleto fetal ainda não alcançou parâmetros *standard* do esqueleto do adulto.

▶ **F. *Características raciais do feto*.** Este diagnóstico poderá ser feito através da investigação da melanina na pele, conforme sugere Gerin *et al*., encontrada nos indivíduos de cor negra da camada basal e na camada granulosa da epiderme.

▶ **G. *Respiração autônoma*.** Nos casos de carbonização, as docimásias hidrostática pulmonar de Galeno e histológica de Balthazard não se prestam a nenhum esclarecimento válido.

Conclui-se que sempre é possível encontrar entre as cinzas de um feto os rochedos, os arcos neurais, os ossículos do ouvido e o corpo do esfenoide; através desses ossos de extrema resistência à ação do fogo, permite-se o diagnóstico de espécie humana; as docimásias de Galeno e a histológica de Balthazard não possuem valor de diagnóstico médico-legal; a idade, a estatura, o sexo e a cor do feto podem ser apreciados e se mostrarem de grande significação na esfera legispericial.

Estado psíquico da parturiente

Para configuração do delito de infanticídio à luz da nossa legislação penal, faz-se necessário ser a mulher portadora de grave perturbação psicológica, motivada pelo chamado estado puerperal e capaz de levar ao gesto extremo.

Em princípio, está estabelecido que o parto em si mesmo não leva a mulher a transtornos psíquicos graves, mas a pequenas alterações emotivas, levadas pelas dores e pela emoção que normalmente se apoderam da parturiente, como por exemplo a "*maternity blues*" ou *tristezas do parto*.

As formas mais autênticas de patologia mental são caracterizadas por manifestações anteriores e agravadas pela gravidez e pelo parto, por estados de alienação existentes, mas somente revelados durante o parto, pela psicose pós-parto de origem toxi-infecciosa, de manifestações mais ou menos prolongadas, de forma confusional, delirante, maníaca e melancólica.

É preciso que a perícia veja cuidadosamente o estado psíquico da infanticida, pois a lei dá um relevante valor ao seu grau de entendimento durante ou logo após o parto, a fim de estabelecer a capacidade de a puérpera matar o próprio filho por impulsos violentos.

Seja qual for o conceito adotado na caracterização do infanticídio, levando-se em conta ou não a aceitação do estado puerperal, a condição mental da parturiente terá sempre um valor fundamental, a partir do qual se poderá estabelecer com segurança a tipificação do delito e seus atenuantes.

Em resumo, deve o exame pericial do estado mental da infanticida apurar:

1. Se o parto transcorreu de forma angustiante ou dolorosa;
2. Se a parturiente, após ter realizado o crime, tratou ou não de esconder o cadáver do filho;
3. Se ela se lembra ou não do ocorrido ou se simula;
4. Se a mulher tem antecedentes psicopáticos ou se suas consequências surgiram no decorrer do parto;
5. Se há vestígios de outra perturbação mental cuja eclosão, durante o parto ou logo após, foi capaz de levá-la a praticar o crime.

Exame de parto pregresso

Finalmente, para encerrar o estudo em torno de um caso de infanticídio, é necessário e indispensável que a perícia determine ter a mulher parido recentemente.

Esse diagnóstico é realizado por meio das provas de parto pregresso recente. Levam-se em conta o estado geral, o aspecto dos órgãos genitais externos, a presença de corrimento genital, o exame dos órgãos genitais internos pelo toque, a involução uterina, o aspecto das mamas, a presença de colostro ou leite, as paredes abdominais com vergões e a pigmentação clássica e os exames de laboratório para comprovação dos lóquios, induto sebáceo, colostro, leite e mecônio.

Se a mãe falece, mesmo assim deve a perícia ser procedida, caso em que se juntarão todos esses elementos descritos e mais os achados na necropsia (ver *Perícia do parto*, Capítulo 10).

Como se viu, a perícia médico-legal no infanticídio é de fundamental interesse pelo seu caráter esclarecedor, chegando-se à conclusão de que, sem sua contribuição, a Justiça jamais teria condições de fundamentar uma sentença dentro de um critério justo, pois lhe faltariam elementos técnicos consistentes e convincentes a respeito das condições de natimorto, feto nascente, infante nascido e recém-nascido; das provas de vida extrauterina; da causa jurídica de morte; do estado psíquico da parturiente; e do diagnóstico de parto pregresso.

INFANTICÍDIO INDÍGENA NO BRASIL

Entre algumas nações indígenas brasileiras, ainda se pratica o infanticídio em casos bem específicos. Todavia esta prática entre os índios não tem a inflexibilidade estabelecida em nosso Código Penal. Neste, ele é entendido somente no seu sentido literal.

Mesmo que se diga que não é correto fazer juízo de valor em culturas alheias, é claro que dificilmente alguém ficaria sem uma opinião sobre tal assunto. Tentar influir exclusão desta prática tem sido a proposta mais comum.

Quando se fala sobre o infanticídio indígena, "é preciso que se compreendam as razões que levam alguns povos a reafirmarem tal prática ainda nos dias atuais. Para tanto, é fundamental perceber a visão e o conceito que os indígenas têm a respeito de valores como a vida e a dignidade humana, além da supervalorização do coletivo e a necessidade de socialização para o alcance da humanidade plena" (*in* Santos, NF. *O infanticídio indígena no Brasil – O universalismo dos direitos humanos em face do relativismo cultural* – Dissertação de Especialização em Direitos Humanos pela Universidade de Coimbra, 2011).

É preciso entender, no entanto, o que ocorre no seio de mais de 200 etnias indígenas existentes entre nós; apenas em 20 delas ainda se mantém a prática tribal do infanticídio em crianças recém-nascidas gêmeas ou portadoras de malformações ou com alterações tidas como sinal de maldição. E, entre poucas dessas etnias, há o sacrifício de crianças filhas de mães solteiras. Em tese, pode-se afirmar que as razões apontadas para a prática infanticida são: a incapacidade da mãe em dar atenção e cuidados a mais de um filho; o nascimento da criança fora da família; e o fato de o recém-nascido não estar apto física ou psiquicamente para sobreviver no ambiente onde nasceu.

Além do fato "matar", há aquilo que talvez mais constranja ou abomine: "a forma de matar". As crianças são enterradas vivas, asfixiadas, envenenadas ou abandonadas para serem devoradas por animais ou morrerem de inanição.

A pergunta que se impõe é: deve-se condenar e fazer parar tal prática ou entender que isto faz parte de uma cultura aceita por eles e que os agrega na sua forma de viver e manter suas tradições? Ainda mais considerando que tudo isso flui em um instante em que todos discutem e defendem com justo entusiasmo os direitos humanos.

Se por um lado há aqueles que enxergam o entendimento de que toda cultura é importante e necessária para preservação de suas tradições, crenças e modo harmônico de viver, e que não se deve avaliá-la a partir dos seus próprios conceitos, há outros que condenam a apologia condescendente do infanticídio indígena como um incentivo à violência e ao genocídio em uma época que, de forma decidida, se luta em favor da vida das pessoas.

Assim, o *relativismo cultural* é uma teoria que respeita o direito à diversidade cultural e propala que todo sistema cultural tem uma razão interna própria e justificada. Desse modo, analisam-se sem preconceitos e censuras as distintas culturas, admitindo-se usos e costumes tradicionais diferentes de determinada visão antropológica, ou seja, uma neutralidade em relação aos culturalmente desiguais.

O *relativismo cultural*, muitas vezes pelo seu radicalismo, tende a tornar as culturas estáticas tirando a possibilidade de mudanças necessárias. Tal "purismo antropológico" considera o elemento cultural como valor absoluto e retira do grupo as oportunidades de crescer em outros valores.

Em questões desta natureza, a tendência é aceitar um universalismo dos direitos humanos – o que não quer dizer que haja uma moral realmente universal. Embora existam diferenças, elas nunca chegam a um tipo de postura que comprometa as liberdades e a dignidade do ser humano. Este universalismo nem sempre é aceito por todos, pois alguns acreditam que os direitos humanos são fundamentados em uma visão antropocêntrica do mundo, não sendo compartilhada por todas as culturas. A visão universal de direitos humanos seria nada mais do que uma visão ocidental traduzida por inspirações imperialistas nas quais o homem é descontextualizado de língua, cultura, costumes e valores. Assim, a proteção dos direitos humanos vem se constituindo em um discurso e não em uma prática efetiva.

Já a *identidade cultural* encerra muitos aspectos da história de um povo, no qual se consideram as tradições culturais nas quais se sobressaltam os costumes, a língua, as artes, os ritos e as posturas sociais, todos vinculados à natureza e ao Universo. Tudo isto representa um ganho do grupo étnico-cultural de seus membros na identificação de determinada cultura e o reconhecimento de não ser forçado a pertencer a uma cultura diversa.

Sob determinada ótica de "povo civilizado", pode-se dizer que não temos condições morais de manter um discurso criticando valores culturais e costumes tradicionais quando agimos de forma diferente, o que soa muito como preconceito e hipocrisia. Por outro lado, aceitando-se a interferência na cultura destes povos ao evitar a morte destas crianças, dizem outros, os direitos humanos estariam garantidos, a partir do que preconiza a Constituição Federal brasileira, mesmo que se defenda abertamente o aborto e a eutanásia com razões justificadas ou sem motivo algum.

O certo é contemporizar o *relativismo cultural* em seus critérios absolutos e inflexíveis, entendendo-o como um modelo que, de um lado, respeite a vida humana e a dignidade de cada homem e de cada mulher e, de outro, resguarde a cultura e a tradição de determinado grupo étnico sem as justificativas exaltadas que aviltam e discriminam. A cultura e os costumes são valores indispensáveis na formação de uma sociedade na sua maneira de pensar e agir, porém não permitem tudo.

Por sua vez, a visão jurídico-penal do índio brasileiro é etnocêntrica e até certo ponto preconceituosa, pois diante de um determinado delito constante do Código Penal ele é sempre protegido pelo manto da inimputabilidade, sendo esta baseada no princípio de que o autor tem desenvolvimento mental retardado ou incompleto. Na verdade, ele não deve ser protegido por pertencer a outra cultura, mas em face de um desequilíbrio socioeconômico gritante.

Há ainda quem defenda que o tratamento jurídico-penal seja baseado em elementos excludentes de culpabilidade como o erro de proibição, pois sendo o índio educado em outra cultura ele teria dificuldade de entender a ilicitude do fato e de se determinar de acordo com esse entendimento. Os índios brasileiros em relação ao nível de conhecimentos estão em diferentes estágios e por isso devem ser avaliados particularmente.

A Constituição Federal de 1988 em seu Capítulo VIII, artigo 231, quando trata da questão indígena, dispõe que são reconhecidos aos índios: organização, costume, línguas, crenças e tradições, e os direitos originários sobre terras que tradicionalmente ocupam, reconhecendo assim a pluralidade étnica e cultural do nosso país e dando a eles o direito à alteridade, isto é, de serem diferentes e tratados como tais, direito esse reforçado pela Convenção 169 da OIT, ratificada pelo Brasil em 19 de abril de 2004. Eles têm sua própria fundação, a Fundação Nacional do Índio (FUNAI) que, entre outros, promove políticas de desenvolvimento sustentável das populações indígenas e monitora as terras regularizadas e aquelas ocupadas por estas populações.

Deste modo, pode-se dizer que a interpretação de que os índios são inimputáveis ou semi-imputáveis, em virtude da diferença étnica, é ultrapassada e incorreta. Assim, quando houver injustos penais praticados pelos índios, a ilicitude deve ser avaliada na sua própria proporção, ou seja, não compreendendo a ilicitude incidirá em erro de proibição invencível e por isso receberá a absolvição plena, por falta de culpa. Se ele é capaz de entender dentro de suas aptidões mesmo que diferentes dos valores "oficiais" terá condenação por erro de proibição evitável. Neste caso o juiz pode reduzir de 1/6 a 1/3 da pena de acordo com a compreensão da norma infringida, atendendo assim ao "grau de integração do silvícola". Havendo capacidade de entendimento plena, a condenação será pura e simples, respeitando a forma de cumprimento de pena possibilitada pelo art. 56, parágrafo único da Lei 6001/73.

O Projeto de lei nº 1.057/2007 (Lei Muwaji) que dispõe sobre o combate a práticas tradicionais nocivas e a proteção dos direitos fundamentais de crianças indígenas, bem como pertencentes a outras sociedades ditas não tradicionais, postula seu art. 1º: "Reafirma-se o respeito e o fomento a práticas tradicionais indígenas e de outras sociedades ditas não tradicionais, sempre que as mesmas estejam em conformidade com os direitos humanos fundamentais, estabelecidos na Constituição Federal e internacionalmente reconhecidos." E, no art. 2º: "Para fins desta lei, consideram-se nocivas as práticas tradicionais que atentem contra a vida e a integridade físico-psíquica, tais como I. homicídios de recém-nascidos, em casos de falta de um dos genitores; II. homicídios de recém-nascidos, em casos de gestação múltipla; III. homicídios de recém-nascidos, quando estes são portadores de deficiências físicas e/ou mentais; IV. homicídios de recém-nascidos, quando há preferência de gênero; V. homicídios de recém-nascidos, quando houver breve espaço de tempo entre uma gestação anterior e o nascimento em questão; VI. homicídios de recém-nascidos, em casos de exceder o número de filhos considerado apropriado para o grupo; VII. homicídios de recém-nascidos, quando estes possuírem algum sinal ou marca de nascença que os diferencie dos demais; VIII. homicídios de recém-nascidos, quando estes são considerados portadores de má-sorte para a família ou para o grupo; IX. homicídios de crianças, em caso de crença de que a criança desnutrida é fruto de maldição, ou por qualquer outra crença que leve ao óbito intencional por desnutrição; X. Abuso sexual, em quaisquer condições e justificativas; XI. Maus-tratos, quando se verificam problemas de desenvolvimento físico e/ou psíquico na criança; XII. Todas as outras agressões à integridade físico-psíquica de crianças e seus genitores, em razão de quaisquer manifestações culturais e tradicionais, culposa ou dolosamente,

que configurem violações aos direitos humanos reconhecidos pela legislação nacional e internacional."

Tal anteprojeto é baseado nos deveres estabelecidos pelo Decreto nº 99.710, de 21 de novembro de 1990, que trata da Convenção sobre os direitos da criança, reconhece o direito à vida como inerente a toda criança (art. 6º) e afirma a prevalência do direito à vida e à saúde delas.

Defender tais ideias contidas neste anteprojeto não é apenas respeitar um ou outro dispositivo da lei: é um compromisso irrecusável dos direitos humanos, que começa com o direito à vida e se estende à não aceitação de qualquer forma de agressão ou atitude que promova a crueldade que causa sofrimento e dor. Dizer que os índios brasileiros não enxergam a morte de um filho com sofrimento porque é parte de uma tradição é discutível. Dizer que uma mãe indígena cumpre fielmente o que determina o grupo não é justificativa convincente. Basta lembrar o desespero medonho daquela mãe que não aceitou a tradição do infanticídio e lutou para salvar sua filha deficiente por paralisia cerebral.

É necessário que se trabalhe junto aos povos indígenas que a exclusão da prática do infanticídio de crianças em casos de problemas de saúde ou de malformações não é fazê-los romper com sua cultura e suas tradições. A história registra que muitos são os critérios de respeito aos direitos humanos elementares na salvaguarda do respeito à vida e à dignidade da pessoa que estão sendo incorporados ao seu modo de viver, mesmo que não se esteja fazendo muito pouco ou quase nada em seu favor. Nós também ainda estamos neste aprendizado tão árduo e difícil.

Nesse sentido, diz Santos (in op. cit.), "surge a dúvida a respeito de uma possível incoerência por parte do Estado brasileiro quando se mantém omisso e cauteloso no que diz respeito à interferência nas práticas culturais indígenas, mesmo quando, sob a ótica da legislação interna e internacional, tais práticas não encontram conformidade com os direitos consagrados desde muito tempo". E mais: "A busca de alternativas para a questão do infanticídio nas comunidades indígenas e outras questões relativas ao choque cultural entre diferentes povos só ocorrerá quando as diferenças forem respeitadas, no entanto esse respeito não é motivo de isolamento cultural, uma vez que a falta de diálogo tem-se revelado o primeiro passo para a falta de compreensão e de tolerância no mundo atual. O que é necessário, de fato, é a compreensão de até que ponto o contato entre as culturas gera intromissão e desrespeito, ou, por outro lado, se é justamente no diálogo intercultural que poderemos encontrar a solução para questões que, há tempos, provocam debates infindáveis."

Investigação de Paternidade e Maternidade

A investigação de paternidade ou de maternidade sempre foi matéria de grande interesse entre médicos e juristas, e a Medicina Legal tem procurado soluções no estudo da hereditariedade, colhendo subsídios na moderna genética, destacando principalmente as provas sanguíneas e mais recentemente no material genético básico de cada indivíduo (DNA).

Podemos dividir as provas usadas na investigação da paternidade e da maternidade em: *provas médico-legais não genéticas e provas médico-legais genéticas*.

PROVAS MÉDICO-LEGAIS NÃO GENÉTICAS

1. Elementos relacionados com o ato gerador e suas consequências diretas:

- dados biológicos sobre a duração da gestação
- verificação da ausência ou da possibilidade de coabitação (virgindade, impotência)
- verificação da impossibilidade de fecundação (esterilidade)
- inexistência de parto
- aplicação de métodos anticoncepcionais definitivos.

2. Elementos relativos à idade do filho:

- para confronto com a época da coabitação (escore de Dubowitz – maturidade ao nascer em relação ao tempo de gestação)
- para confronto com a data conhecida do parto.

PROVAS MÉDICO-LEGAIS GENÉTICAS

As provas genéticas são classificadas em pré-mendelianas e mendelianas.

▼ Provas médico-legais genéticas pré-mendelianas

Essas provas são baseadas no confronto entre os caracteres hereditários do filho e do suposto pai.

▶ **Prova da semelhança fisionômica.** O princípio da genética pré-mendeliana é a semelhança.

Sempre chamou a atenção do homem o fato de, no conjunto da fisionomia, das funções fisiológicas e psicológicas, ou pelo menos em alguns traços particulares, os filhos se parecerem com os pais. A este conjunto de fenômenos se deu o nome de hereditariedade.

Para a velha genética, hereditariedade significava semelhança. "O semelhante gera o semelhante" (Lineu). "O análogo produz o análogo" (Haeckes). Quando existia a semelhança, a hereditariedade foi atendida; quando não, foi violada.

A observação tem demonstrado que, embora haja filhos tão semelhantes ao pai como à mãe, outros há em que um dos genitores parece prevalecer. Hipócrates explicava que existe um predomínio na quantidade das partes formadoras do ovo: "o que contribui mais se parece mais". Aristóteles afirmava que, "em geral, meninas se parecem mais com as mães e os meninos, com os pais". E ainda, "os filhos se assemelham aos pais, aos avós ou aos seus antepassados longínquos".

Darwin formulou quatro leis:

1ª) Os pais têm tendência de legar aos filhos seus caracteres gerais e individuais, antigos ou recentemente adquiridos (lei da hereditariedade direta e imediata).

2ª) Um dos pais pode ter uma influência preponderante sobre a constituição do filho (lei da preponderância na transmissão dos caracteres).

3ª) Os descendentes herdam frequentemente as qualidades físicas e mentais dos seus antepassados e se assemelham aos seus próprios pais (lei da hereditariedade medida, retrógrada ou atavismo).

4ª) Certas disposições se manifestam nos descendentes na mesma idade em que se manifestaram nos ascendentes (lei da hereditariedade nos períodos correspondentes da vida).

Paolo Zaquias foi quem primeiro apresentou um estudo sistemático do problema da semelhança fisionômica em questões de filiação. No título V do livro I de sua obra, repartido em cinco Questões, trata do assunto sob a epígrafe *De Similitudine et Dissimilitudine Natorum.*

Nas primeiras quatro Questões do título V, examina os fundamentos do problema: causa, influência da imaginação, conceito de semelhança, valor da semelhança e dessemelhança como prova de filiação. Para Zaquias, a semelhança entre pais e filhos ou entre irmãos depende da causa natural, residindo no germe reprodutor. "Há uma semelhança interna e uma semelhança externa."

Taylor, no século passado, estudou a importância da semelhança funcional. Afirmava que a semelhança não existe apenas nos traços, mas também nos gestos, na maneira de andar, de sentar-se ou correr e em certos hábitos que são realmente hereditários, pois aparecem no filho quando chega a idade adulta, embora esse não pudesse ter tido nenhum conhecimento dos pais.

Casper só aceitava a comparação fisionômica em duas hipóteses: quando se tratava de verificação de particularidades raciais ou em casos de coincidência de particularidades físicas familiares, repetidas em várias gerações, como, por exemplo, os dedos recurvados, os cabelos vermelhos, a voz balbuciante etc. E adverte: "É mister, para que tais elementos tenham algum valor, que sejam raros e de uma certeza absoluta."

Alguns tratadistas americanos mais antigos aceitavam a comparação fisionômica como boa prova de parentesco. Hergor afirma que, nos EUA, o método mais antigo e mais usual consistia em apresentar-se uma criança ao tribunal e exibi-la ao júri. Assim, comenta o autor, a semelhança estaria mais na imaginação dos jurados e das testemunhas.

Os elementos materiais submetidos à prova para confrontos fisionômicos vão desde a simples informação verbal até um número considerável de pessoas efetivamente exibidas ao exame ou o confronto de fotografias. Essas pesquisas, em geral, são feitas entre pessoas vivas, embora hoje seja possível requerer vistoria *ad perpetuam rei memoriam*, a fim de que se compare certo indivíduo vivo com outro já enterrado, por meio das técnicas modernas do DNA.

Os caracteres investigados variam de acordo com a particularidade de cada caso. Nas pessoas mortas, são objetos de apreciação certos elementos aparentemente simples, como a cor dos cabelos, dos olhos, da pele; a forma do nariz, dos cabelos e certas anomalias, como hipospadia, microdontias, braquidactilia e daltonismo.

Nos vivos, além da semelhança externa, podem-se, internamente, observar casos de inversão de vísceras ou doenças hereditárias. Estudam-se detalhadamente não apenas os caracteres morfológicos, como também os funcionais, o psíquico e o fisiológico, o normal e o anormal.

Se a perícia é sobre fotografias de pessoas vivas, recorre-se à comparação e análise dos retratos. Sydney Smith documenta o exame por meio de fotografias de frente e de perfil de todas as pessoas submetidas à investigação.

Os laudos periciais geralmente são baseados em dois critérios: o da quantidade e o da qualidade dos traços. No último, atribui-se grande valor a certos pormenores, como o pavilhão da orelha, as sobrancelhas, que seriam "os elementos mais úteis na apreciação de semelhanças e disparidades" (Sydney Smith).

A quantidade de coincidências representa, sem dúvida, excelente base na determinação da identidade entre duas impressões digitais, mas não para as coincidências de fisionomia.

Galton diz que é praticamente infinito o número de elementos fisionômicos. Ele observou um pintor executando um retrato e viu que são necessárias 24 mil pinceladas, correspondendo, segundo o autor, ao mesmo número de unidade de semelhanças com o original.

Atualmente, a genética tem demonstrado que nem só pela semelhança se manifesta a hereditariedade, e sim também pela diferença. Por exemplo, o caso dos caracteres intermediários: um homem branco geneticamente puro cruza com uma mulher preta igualmente pura, o filho não sairá, em matéria de cor, nem igual ao pai, nem igual à mãe: nascerá mulato.

Para alguns, a influência do meio tanto pode, dentro de certos limites, tornar semelhantes os indivíduos originalmente diversos como, ao contrário, diversificar os que no começo se mostravam iguais. Os climas externos, os estímulos mecânicos, as doenças, os vícios e até os artifícios da moda, atuando igual e demoradamente sobre várias criaturas, acabariam por conferir-lhes certos modos de família capazes de iludir ao observador mais arguto.

Os vínculos genéticos não se traduzem necessariamente por semelhanças, nem as semelhanças têm por causa única os vínculos genéticos. Dessemelhanças se encontram entre pais e filhos. Incríveis graus de semelhanças aparecem, não raro, entre pessoas absolutamente estranhas aos outros (sósias).

▶ **Caracteres adquiridos.** Aristóteles afirmava que os filhos se assemelhavam aos pais não somente em seus caracteres congênitos, mas também nos adquiridos mais tarde.

Muitos são contrários a esta hipótese. Cortam-se caudas de cães e cavalos e este caracter não se transmite. Os judeus praticavam a circuncisão já antes do Êxodo, e, apesar disso, nenhum menino judeu nasceu circuncidado. Em muitos povos, é comum furar as orelhas das meninas; a ruptura do hímen é uma lesão que vem sendo sofrida pelas mulheres desde o início do mundo e nenhuma nasceu até hoje de orelha furada ou com ruptura de hímen.

▶ **Impressões maternas.** Esta doutrina é tão obsoleta que não merece perda de tempo. Consiste na afirmação de que as mães transmitem aos filhos as impressões e influências nervosas captadas durante a gravidez. Contra isso, argumenta-se o seguinte:

- existe independência nervosa entre o feto e o organismo materno
- o feto está devidamente delineado já no fim da 6ª semana, época em que a gravidez ainda não foi diagnosticada
- quase todas as monstruosidades existentes na espécie humana também são encontradas entre os animais
- se todas as mulheres grávidas que sofrem emoções violentas devessem ter filhos disformes, o número destes seria infinitamente maior
- nenhum fato, até hoje, foi observado cientificamente.

▶ **Telegonia ou "barriga suja".** Esta seria uma situação, por exemplo, em que uma mulher branca já não mais casada com um homem negro casasse novamente com um homem branco e dessa última união viesse a ter um filho negro. Para explicar este fenômeno, foram propostas várias teorias, entre elas uma que afirma ser o próprio feto resultante da primeira fecundação o modificador do organismo materno, influenciando, assim, sobre os produtos posteriores. Herzog chegou a afirmar que não seria preciso que o primeiro homem tivesse produzido filho, bastava que houvesse mantido relações sexuais com a mulher para deixá-la eternamente estigmatizada.

A telegonia acha-se, hoje, riscada dos fatos científicos, e alguns casos que aparentam tal fenômeno têm explicações perfeitamente genéticas.

▼ Provas médico-legais genéticas mendelianas

Bateson chamou a Genética de ciência da hereditariedade. Porém, suas bases foram lançadas por Mendel entre 1857 e 1864, com experiências sobre a reprodução das ervilhas. Por isso, Genética e Mendelismo são expressões equivalentes.

As provas genéticas mendelianas são divididas em não sanguíneas e sanguíneas.

▪ Provas genéticas não sanguíneas

Em questões de exclusão da paternidade, as provas genéticas não sanguíneas mais discutidas são as descritas a seguir.

▶ **A. Exame do pavilhão auricular.** Há pessoas que apresentam o lóbulo da orelha livre, outras o têm preso. Quando os genitores têm os lóbulos livres, ocorre que:

- às vezes todos os filhos têm lóbulos livres
- outras vezes, a maioria os tem livres, mas um ou outro os tem presos.

Quando um genitor tem lóbulo livre e o outro o tem preso, constatam-se:

- às vezes, todos os filhos têm lóbulos livres
- outras vezes, uma parte tem lóbulo livre e a outra o tem preso.

E quando ambos os genitores têm lóbulos presos, todos os filhos nascem com o lóbulo preso.

Tais fatos, observados e documentados em várias gerações, dir-nos-ão, como a hipótese explicava, que o caráter lóbulo livre depende de um par de fatores ou genes existentes nas células do indivíduo. Chamemos LL este par de fatores. Por sua vez, o caráter lóbulo preso provém de outro par que será designado de II. No ato da procriação, cada genitor transmitirá um só dos dois fatores que possui: o genitor que tenha o par LL fornecerá um L; o que tem o par II cederá um I. Se é exato que o indivíduo portador do par II tem lóbulo preso, o que tem recebido de um dos genitores o fator L e o outro I, formando assim um par LI, terá o lóbulo livre. Isso significa que L é dominante e I recessivo.

Quando os dois genitores têm lóbulo livre, se todos os filhos apresentam também lóbulo livre, é que ambos os genitores são portadores do par LL ou um é LL e outro LI.

Se os filhos são, em sua maioria, de lóbulos livres e um ou outro o apresenta preso, é que os dois genitores são portadores de par LI.

Quando um dos genitores tem o lóbulo livre e o outro lóbulo preso, todos os filhos terão lóbulo livre, se o genitor de lóbulo livre é portador do par LL e o outro II, ou a metade dos filhos terá lóbulos livres e a outra metade presos, se o genitor de lóbulo livre tem o par LI e o outro II.

Quando os genitores têm o lóbulo preso, todos os filhos nascerão iguais aos pais, pois estes últimos só possuem o par II.

Admitindo-se como válida a teoria acima, o casal de lóbulo livre deverá esperar que seus filhos nasçam mais provavelmente com os lóbulos livres; mas não devem estranhar se algum nascer com o lóbulo preso. Porém, se os esposos apresentam lóbulos presos e algum filho tenha lóbulo livre, obteve-o por empréstimo.

▶ **B. Anomalia dos dedos.** Uma das primeiras aplicações forenses do mendelismo ocorreu na Noruega, em 1920. Nascera fora do casamento uma criança braquidátila (com dedos curtos). A mãe tinha dedos normais e indicou como pai um homem braquidátilo, o único com esse defeito na redondeza. O tribunal, ouvindo os peritos, condenou o réu.

No esquema de mendelinização proposto, um par de fatores, dos quais B é dominante, produz o dedo anormal, e o b, recessivo, produz o dedo normal.

O fator B (anormal), por ser dominante, quando se junta ao fator b (normal) dá, em consequência, um braquidátilo (Bb). Por isso, no caso da Noruega, citado anteriormente, o tribunal agiu acertadamente, pois uma criança braquidátila filha de uma mãe normal terá um pai braquidátilo. Esquematizando: $BB \times bb = Bb$ ou $Bb \times bb = Bb$ (Figuras 14.1 e 14.2).

▶ **C. A cor dos olhos.** É um fator indiscutivelmente hereditário. Pais de olhos castanhos poderão ter filhos de olhos castanhos e azuis. Genitores de olhos azuis terão sempre filhos de olhos azuis. O azul é recessivo e o castanho é dominante. Indivíduos de olhos castanhos terão, como responsáveis por essa coloração, o par de fatores CC se forem homozigotos e o par Cc quando heterozigotos. E os de olhos azuis serão sempre homozigotos com o par cc.

Para que um casal de olhos castanhos tenha filhos de olhos azuis, é necessário que ambos sejam heterozigotos.

Pais: $Cc \times Cc$
Filhos possíveis: CC Cc Cc cc
            (cast.)   (cast.)   (cast.)   (azuis)

Um casal de olhos azuis não poderá ter filhos de olhos castanhos:

Pais: $cc \times cc$
Filhos: cc cc cc cc (azuis)

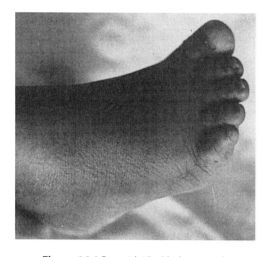

Figura 14.1 Braquidatilia (dedos curtos).

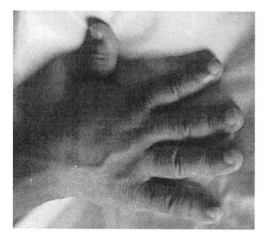

Figura 14.2 Braquidatilia (dedos curtos).

▶ **D. Os cabelos.** Quando olhamos por detrás da cabeça de alguém, notamos que a coroinha de cabelos quase sempre remoinha da esquerda para a direita: é dextrógira. Em casos mais raros, remoinha para a esquerda: é levógira. O fenômeno nos faz crer que se trata de um fator dominante, *D* (dextrógira), e um caráter recessivo, *d* (levógira). Pais com a coroinha dextrógira (*DD* ou *Dd*) podem ter filhos com coroinhas dextrógiras e levógiras; mas, se os dois genitores tiverem coroinhas levógiras, nenhum filho poderá tê-la dextrógira (Figuras 14.3 e 14.4).

Quanto à forma do cabelo, podemos adiantar que o liso é recessivo, enquanto o crespo e o ondulado são dominantes. Exceção feita ao cabelo liso dos chineses, que é dominante. As cores escuras são dominantes sobre as mais claras.

▶ **E. Os dentes.** Os caracteres normais, praticamente, não oferecem nenhuma particularidade. Quanto às anomalias francas, estão sendo observadas com certo destaque. A ausência de dentes abrange maior ou menor número destes elementos. A ausência de todos ou de quase todos foi assinalada por um correspondente de Darwin a propósito da família de Hyderabad. Thabadani publicou observações de oito famílias da mesma região através de cinco gerações:

* não existem dentes nem temporários, nem permanentes, salvo certas vezes alguns molares. Os maxilares são fortes desde a infância, e os portadores da anomalia mastigam bem com as gengivas
* a anomalia parece ser determinada por fator dominante ligado ao sexo, de sorte que só os homens a apresentam, enquanto as mulheres a transmitem aos descendentes masculinos.

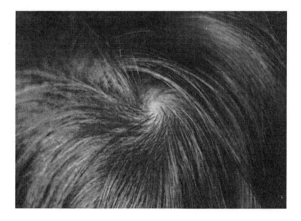

Figura 14.3 Coroinha dextrógira.

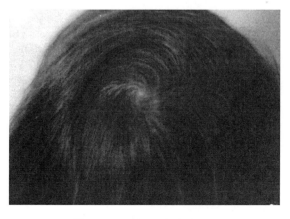

Figura 14.4 Coroinha levógira.

A ausência de incisivos com transmissão hereditária já foi vista em uma família por Grumenberg, tratando-se de mendelização por fator simples, dominante. Outras anomalias, como falta de esmaltina da dentina opalescente, dentes escuros, diastema e dupla dentadura estão em estudos mediante organização de árvores genealógicas.

▶ **F. A cor da pele.** A observação metódica de várias famílias de mestiços levou à hipótese de que a tonalidade da pele humana depende de muitos fatores mendelianos por ação cumulativa. Admitamos que sejam cinco pares de genes para o preto puro: *AABBCCDDEE*; para os brancos puros *aabbccddee*. Os híbridos resultantes da união de um branco puro com um preto puro terão todos como fórmula *AaBbCcDdEe* e serão de coloração intermediária, mulatos iguais entre si. Estes híbridos, cruzados com híbridos em iguais condições, fornecerão a cada filho um elemento de cada par: *A* ou *a*; *B* ou *b*; *C* ou *c*; *D* ou *d*; *E* ou *e*. Alguns filhos receberão de ambos os pais maioria de fatores para o preto – *ABC*, … e, nesse caso, serão mais escuros que aqueles. Outros receberão a maioria de fatores para o branco – *a*, *b*, *c*, … e terão pele mais clara que a dos pais. Outros, ainda, receberão porções iguais aos pais. É possível que um filho deste casal de mulatos saia totalmente com a fórmula *aabbccddee* ou inteiramente preto *AABBCCDDEE*. É possível, mas muito raro. Admite-se quase como impossível, pois, na poli-hibridação em que concorrem cinco pares de fatores, a probabilidade em favor do produto puro de cada fator é de apenas 1 para 1.024. A hipótese dos fatores cumulativos explica o fato bem conhecido de serem os filhos de um casal de mulatos não raro diferentes dos pais (mais claros ou mais escuros). De acordo com esta hipótese, nota-se que, no cruzamento de mulato com preto puro, os filhos não podem ser mais claros que o genitor mulato, e sim iguais a este ou mais escuros; no cruzamento de mulato com branco puro, os filhos não podem ser mais escuros que o genitor mulato, e sim iguais a este ou mais claros.

A prevalecerem tais critérios, se um branco puro casar-se com uma mulher mulata e esta apresentar um filho mais escuro que ela, a genética autorizaria a reavaliação da paternidade.

▶ **G. A mancha mongólica.** Assemelha-se a uma equimose. Não tem localização certa. Geralmente, coloca-se ao nível da extremidade da coluna vertebral, podendo, entretanto, surgir na região glútea, nas espáduas, nas coxas, no punho e no dorso do nariz. Varia de dimensões, podendo alcançar até 100 cm². É azulada, arroxeada ou esverdeada. Desaparece depois do segundo mês de vida extrauterina e, no máximo, até os 2 anos. Pode, mais raramente, durar toda a vida. São responsáveis por estes fenômenos as células pigmentárias existentes nas camadas profundas do cório, células que se formam no quinto mês de vida pré-natal e que, no decurso da infância, vão-se extinguindo.

A mancha mongólica na criança indica genitor pigmentado, mas a pigmentação deste pode ir desde o branco-moreno até o negro, passando pelo amarelo ou pelo vermelho. A mancha mongólica por si só não prova a presença próxima do sangue negro.

Balz, em 1885, notou a presença dessas manchas em filhos de japoneses e, por isso, considerou-as como uma marca própria da raça mongólica.

■ *O futuro da prova genética*

A prova genética não sanguínea, sucessora da semelhança fisionômica, produziu até agora pouca confiabilidade. A prova sanguínea do vínculo genético de paternidade e maternidade avançou mais, porém uma e outra não permitem ainda afirmar com absoluta certeza o vínculo hereditário, mas excluí-lo quando diante de certos e determinados resultados. São provas mais utilizadas na defesa e com menos frequência na acusação. No futuro, estamos confiantes de que ela será tão precisa quanto as identificações em dactiloscopia. Assim prenunciam os novos métodos e técnicas utilizados no estudo do perfil do DNA.

▪ Provas genéticas sanguíneas

As provas genéticas sanguíneas ainda se constituem em um meio muito eficaz de excluir a maternidade e a paternidade, em face das técnicas simples e das condições de se descaracterizar esse vínculo genético. Por isso, recomendamos, antes de qualquer tentativa de uso de técnicas mais sofisticadas e onerosas, como, por exemplo, a dos testes do DNA, utilizar-se de exames mais simples capazes de excluir uma vinculação genética. Caso não se exclua por tais meios, aí então justificam-se recursos mais requintados.

Entre as provas genéticas sanguíneas mais usadas, destacam-se a determinação dos *grupos sanguíneos* (*sistema ABO*), *fatores M e N, Rh e rh e Hr, haptoglobina, grupos P e sistema HLA*.

▪ *Grupos sanguíneos (sistema ABO)*

Quando as hemácias do sangue humano são colocadas em uma solução salina normal, elas se mantêm em suspensão distribuídas na massa líquida. Se a essa suspensão juntarmos um pouco de soro de sangue humano, podem acontecer dois fatos: ou a suspensão não se altera, ou então, ao contrário, os glóbulos se juntam, formando aglomerados mais ou menos compactos. Diz-se que, no primeiro caso, não houve aglutinação e que, no segundo, houve. Essa experiência repetida com glóbulos de milhares de criaturas humanas tratadas com soros de proveniência igualmente vária mostra que certos soros aglutinam os glóbulos de determinados indivíduos, ao passo que os outros não produzem essa aglutinação. Do exame do fenômeno da aglutinação nasceu a concepção dos *grupos sanguíneos*. Assim, pertencem ao mesmo grupo os sangues que não se aglutinam entre si e que possuem, em relação ao sangue dos outros grupos, as mesmas propriedades aglutinantes. As primeiras observações a respeito desta importante propriedade foram efetuadas por Landsteiner, em 1900, constatando a existência de três grupos. O quarto grupo, mais raro, foi descoberto em 1902 por Von Decastelo e Iturli.

É a seguinte a nomenclatura internacional de grupos sanguíneos, oficialmente reconhecida pela Comissão de Saúde da Liga das Nações:

- grupo O – 46 por cento dos indivíduos – O soro do grupo O aglutina os glóbulos vermelhos dos três outros grupos; suas hemácias não são aglutinadas por nenhum outro soro
- grupo A – 39 por cento dos indivíduos – O soro do grupo A aglutina as hemácias dos grupos B e AB; suas hemácias são aglutinadas pelos soros dos grupos O e B
- grupo B – 11 por cento dos indivíduos – O soro do grupo B aglutina as hemácias dos grupos A e AB; suas hemácias são aglutinadas pelos soros dos grupos O e A
- grupo AB – 4 por cento dos indivíduos – O soro do grupo AB não aglutina hemácias de nenhum grupo; suas hemácias são aglutinadas pelos soros dos grupos O, A e B.

A aglutinação dos glóbulos vermelhos pelo soro depende de uma reação específica entre duas substâncias: uma da hemácia, chamada aglutinógeno; outra do soro, chamada aglutinina. Existem nas hemácias humanas três aglutinógenos – O, A, B; existem nos soros duas aglutininas – a e b; alguns sangues não possuem aglutinina. O sangue que tiver o aglutinógeno A tem aglutinina *b*; e a constituição de cada um dos grupos sanguíneos é a seguinte:

- grupo O – aglutinógeno O – aglutininas *a* e *b*
- grupo A – aglutinógeno A – aglutinina *b*
- grupo B – aglutinógeno B – aglutinina *a*
- grupo AB – aglutinógenos A e B – não tem aglutininas.

Para que haja aglutinação, é necessário que, na reação, se encontre a aglutinina *a* com o aglutinógeno A, ou a aglutinina *b* com o aglutinógeno B.

Na prática, não é necessário efetuar todas as reações. Basta colocar sobre a lâmina de vidro duas gotas de soro. À esquerda, soro do grupo A (o que contém a aglutinina *b*); à direita, soro do grupo B (que contém a aglutinina *a*). Picada a polpa de um dedo da mão (ou o lóbulo da orelha) da pessoa a examinar, colhe-se com um bastão de vidro uma gota de sangue, que será misturada à gota do soro A. Com a outra extremidade do bastão, colhe-se nova gota de sangue, que se misturará no soro B. Esperam-se de 3 a 5 min e têm-se os resultados.

Os grupos sanguíneos são estáveis. O indivíduo nasce em certo grupo e nele fica até morrer. Ao deixar o ventre materno, a criança já possui nos glóbulos vermelhos as propriedades decorrentes dos aglutinógenos cuja intensidade reativa cresce até os 20 anos para depois manter-se constante. Faltam-lhe, entretanto, no soro, ao nascer, as propriedades devidas às aglutininas e que, em regra, só depois de 10 dias começam a manifestar-se para atingirem o máximo de ação na puberdade, diminuindo, gradativamente, a seguir, até a morte.

As propriedades sanguíneas também resistem às influências do meio exterior ou interior: mudanças de clima, de alimentação, de regime de vida, doenças de quaisquer tipos, agentes físicos (eletricidade, raios X), agentes químicos (medicamentos, tóxicos). Nada consegue transferir o sangue de um para outro grupo.

Transmitem-se por herança as propriedades aglutinantes do sangue? Sim. Oltenberg e Epstein foram os primeiros a estudar o fenômeno, em 1908. Herdam-se os aglutinógenos correspondentes aos grupos sanguíneos mediante três fatores ou "genes" diferentes (O, A, B) que se combinam aos pares: OO – OA – AA – OB – BB – AB. Cada indivíduo possui um desses pares.

Os fatores A e B são dominantes sobre O. Mas, quando unidos um ao outro, dão um grupo diferente, AB. Temos assim a constituição genética dos quatro pares

- grupo O – Formado pelo par de fatores OO
- grupo A – Constituído pelos pares AA ou AO
- grupo B – Formado pelos pares BB ou BO
- grupo AB – Formado pelo par AB.

Suponha-se que pai e mãe sejam do grupo O: a constituição genética de ambos será OO; cada um deles só poderá fornecer aos filhos o fator O. Os filhos serão, pois, todos do grupo O. Se neste casal nascer um filho dos grupos A, B ou AB, o marido tem base biológica segura para contestar a paternidade: o aglutinógeno A ou B que a criança apresenta, não provindo nem do pai nem da mãe que não possui, proveio forçosamente de um terceiro.

Se, porém, o marido é do grupo A e a mulher do B, a constituição genética do marido poderá ser AA ou AO (a biologia não possui meio para distingui-la) e da mulher, BB ou BO. Dando cada genitor a cada filho um número de fatores de cada par, serão os seguintes os possíveis produtos:

AA ou AO × BB ou BO = OO, AO, BO, BB, AB, e os filhos serão dos grupos O, A, B, AB.

Neste caso, a prova dos grupos sanguíneos nada esclarece.

Vejamos, a seguir, um quadro que resume todas as probabilidades:

Nº	Grupos de pais	Grupos de possíveis filhos	Filhos não possíveis
1	O × O	O	A, B, AB
2	O × A	O, A	B, AB
3	O × B	O, B	A, AB
4	A × A	O, A	B, AB
5	A × B	O, A, B, AB	Nenhum
6	B × B	O, B	A, AB
7	O × AB	A, B	O, AB
8	A × AB	A, B, AB	O
9	B × AB	A, B, AB	O
10	AB × AB	A, B, AB	O

Os fatores anteriores servem de fundamento a duas leis da hereditariedade em relação aos grupos sanguíneos:

1ª) Lei de Von Dengern e Hiszfeld. "Os aglutinógenos *A* e *B* não podem aparecer no sangue do filho a não ser que existam no sangue de pelo menos um dos pais."

2ª) Lei de Bernstein. "Os indivíduos do grupo *AB* não podem ter filhos do grupo *O*; os indivíduos do grupo *O* não podem ter filhos do grupo *AB*."

O estudo do assunto mostra que, em uma série de mais de 10 mil famílias com 20 mil filhos, estudados por vários investigadores de 1910 à época atual, nenhuma exceção à 1ª lei foi encontrada.

Quanto à de Bernstein, uma série de 4.000 mães do grupo *O* com seus 5.000 filhos foi estudada sem que se encontrasse um único filho do grupo *AB*, confirmada pois a segunda parte da lei. Além disso, mais de 600 mães do grupo *AB* com cerca de 1.000 filhos foram examinadas e só se verificou uma exceção de Bernstein (a mãe era *AB* e o filho, *O*). A explicação é que se trata de um fenômeno sorológico: a mãe pertenceria a subgrupo *A2B* – a criança seria do *A* com reação fraquíssima (*A2*).

À vista destes resultados, a Comissão Médico-Legal da Associação Médica Norte-americana apresentou as seguintes recomendações:

1ª) A lei de Von Dengern e Hiszfeld deve ser aplicada sem restrições nas perícias de investigações de paternidade.

2ª) A lei de Bernstein também deve ser aplicada, mas com a seguinte restrição: nos casos em que o suposto pai pertence ao grupo *AB* e a criança ao *O*, ou vice-versa, deve-se afirmar que o vínculo é extremamente improvável, isto é, que a hipótese de paternidade está excluindo com grande probabilidade vizinha a certeza.

■ Fatores M e N

Estudos de Landsteiner e Levine, em 1927, revelaram a presença, nas hemácias humanas, de dois aglutinógenos independentes dos já conhecidos: são os aglutinógenos *M* e *N*.

Com respeito a estes três tipos de sangue humano, podem ser encontrados:

1º) O tipo *M*, que tem aglutinógeno *M*.

2º) O tipo *MN*, que tem os aglutinógenos *M* e *N*.

3º) O tipo *N*, que tem o aglutinógeno *N*.

As aglutininas para as reações com os aglutinógenos *M* e *N* são artificialmente obtidas mediante a imunização de coelhos em que se injetam glóbulos humanos portadores de um ou de outro dos referidos elementos. As propriedades aglutinantes relacionadas com os aglutinógenos *M* e *N* transmitem-se por hereditariedade. Há três constituições genéticas:

- tipo *M*, constituído pelo par *MM*
- tipo *N*, constituído pelo par *NN*
- tipo *MN*, constituído pelo par *MN*.

O grupo seguinte resume as possibilidades e impossibilidades.

Nº	Tipos de pais	Tipos possíveis de filhos	Tipos não possíveis
1	M × M	M	N
2	N × N	N	M
3	M × N	MN	M-N
4	MN × MN	MN-M-N	Nenhum
5	MN × N	MN-N	M
6	MN × M	MN-M	N

Os resultados do quadro exprimem-se por duas leis:

1ª) Os aglutinógenos *M* e *N* não podem aparecer no sangue do filho, a não ser que existam no sangue de pelo menos um dos pais.

2ª) Um genitor do tipo *M* não pode ter filho do tipo *N*; um genitor do tipo *N* não pode ter filho do grupo *M*.

Estas duas leis foram confirmadas pela observação e são recomendadas pela Comissão Médico-Legal da Associação Médica Norte-americana.

A prova sanguínea, por hora, só permite excluir e não afirmar a paternidade.

Verificada a impossibilidade por desobediência a uma das quatro leis mencionadas anteriormente, dir-se-ia, com segurança, que o acusado não é o pai da criança apresentada. Verificada a possibilidade, dir-se-ia apenas que o acusado se acha entre os indivíduos que biologicamente podem ser os pais da criança apresentada.

As possibilidades de exclusão do filho crescem à medida que novas propriedades (subgrupos *A1* e *A2*, fatores *P, Q, X, H, E* etc.) do sangue vão sendo descobertas.

■ Fatores Rh e rh

Landsteiner e Weiner, em 1940, descobriram um novo fator no sangue e chamaram-no *Rh*. O novo fator foi chamado assim por ter sido preparado no sangue dos *macacus rhesus*. No homem de raça branca, foi encontrado em 85% dos casos, sendo estes chamados *Rh* positivos, e ausente em pessoas da mesma raça em 15% dos casos, sendo estes denominados *rh* negativos.

No início, pensou-se que o fator *Rh* estivesse no indivíduo, sendo um de procedência paterna e o outro de procedência materna, daí a existência de três genótipos diferentes. Indivíduos *rh* negativos homozigotos *rh rh*, *Rh Rh* ou heterozigotos *Rh rh*. Pais *rh* negativos só terão filhos *rh* negativos.

Assim:

Pais: *rh* × *rh*
Filhos: *rh* × *rh* – *rh rh*
Pais: *Rh* × *Rh*
Filhos: *Rh Rh* – *Rh Rh*
Pais: *Rh* × *rh*
Filhos: *Rh rh* × *Rh rh*
Pais: *Rh rh* × *rh rh*
Filhos: *Rh rh* × *Rh rh* – *rh rh* – *rh rh*

Posteriormente, entretanto, outros pesquisadores do fator *Rh* provaram que o mesmo complexo não era uniforme e simples, mas um verdadeiro mosaico. Werner formulou a hipótese de que as várias formas de fatores *Rh* eram herdadas não por meio de um único gene existente em um par de cromossomo, mas sim pela presença de oito genes alelos cada um capaz de determinar a presença de certo antígeno.

Fator Hr

Levine encontrou anticorpos com especificidade diferente das aglutininas conhecidas *Rg*. Aglutina todos os sangues *Rh* negativos e, ainda, alguns *Rh* positivos, daí a designação de *Hr*, por ter sido encontrado de modo contrário ao *Rh*.

Race, na Inglaterra, descobriu uma aglutinina idêntica à de Levine e chamou-a *Hr'*. Mourant, em 1945, descobriu nova aglutinina e denominou-a *Hr"*. Finalmente, Diamond, em 1946, determinou um soro que apresentava propriedades contrárias e chamou-as *Hr°*.

Assim, os fatores *Hr'*, *Hr"* e *Hr°* passaram a chamar-se fatores *C, D* e *E*.

Haptoglobinas

Com a descoberta de O. Smithies da utilidade do gel de amilo como suporte de migração das proteínas do soro sanguíneo, abriu-se novo campo da genética. Henningsen, em disputas de paternidade envolvendo dois ou mais indivíduos, conseguiu, com o auxílio das haptoglobinas, 18 por cento de exclusão que não foram possíveis nos sistemas *ABO, Rh* e *MN*.

Trata-se de proteínas que se incorporam à hemoglobina liberada pelas hemácias destruídas. Atualmente, as haptoglobinas são identificadas em gel de poliacrilamida, inclusive com a possibilidade de determinar os homo- e os heterozigotos.

Inicialmente foram descritos três tipos fundamentais por Smithies: tipo *I*, tipo *IA* e tipo *IIB*. Estudos realizados posteriormente indicaram que os elementos obedeciam a um simples controle genético, e Walker sugeriu a mudança das designações para o símbolo *Hp* e que os genes fossem representados por *Hp1* e *Hp2*. O grupo *I* passou a ser designado por *1-1 (Hp1-1)* com genótipo *Hp1/Hp1*; o grupo *IIA* passou a ser *2-1 (Hp2-1)* com o genótipo *Hp2/Hp1*; e, finalmente, o tipo *IIB* passou a chamar-se tipo *2-2 (Hp2-2)* com o genótipo *Hp2/Hp2*, com uma incidência de 17, 48 e 35 por cento, respectivamente.

Ao nascer, 92 por cento das pessoas não são passíveis de sofrer determinação; entre um e 2 meses, 52 por cento o são. No indivíduo adulto, é possível a ausência das haptoglobinas, explicação esta não suficientemente esclarecida.

Grupos P

Os resultados obtidos por este sistema devem ser vistos com muita reserva, pois, além da dificuldade de obter os soros, a paternidade só poderá ser excluída com certa segurança quando o suspeito e a mãe não apresentarem qualquer traço do antígeno *P1* e o filho o tenha desenvolvido, ou quando diante de um cruzamento *P2* × *P2* com filho *P1*.

Sistema HLA

Este sistema fundamenta-se nas propriedades antigênicas existentes na superfície de todas as células nucleadas do organismo humano, excetuando-se, é claro, as hemácias por não conterem núcleo. Este sistema é conhecido por *Human Leucocyte Antigen (HLA)*, porque os anticorpos produzidos por um organismo receptor são capazes de destruir os leucócitos.

Os primeiros antígenos *HLA* foram localizados por um par de genes encontrados no *locus A* do cromossomo 6 humano. Hoje, são conhecidos 19 fatores *HLA* da série *A* (Quadro 14.1).

Depois, foram sendo descritas outras séries: a *B* (20 fatores), a *C* (5 fatores), a *D* (8 fatores) e outros fatores não identificados.

Esses fatores são tipados por meio de reações sorológicas com soros cujos anticorpos *HLA* são conhecidos no sangue a ser estudado. O resultado é positivo pela reação antígeno-anticorpo revelada pela destruição de linfócitos, com exceção da série *D*, cujo método é mais complexo.

Cada indivíduo tem dois fatores de cada série, levando-se em conta que é portador de 2 genes para cada *locus*: um no cromossomo materno e outro no cromossomo paterno.

Hoje, algumas manifestações verificadas em transfusão de sangue, mesmo compatíveis nos sistemas *ABO, Rh-rh* e *MN*, são vistas como reações imunológicas por incompatibilidade do *HLA*. O mesmo se diga a respeito da rejeição em transplantes realizados entre indivíduos *HLA* incompatíveis.

A hereditariedade do sistema *HLA* é autossômica, dominante e monofatorial. Isto quer dizer: ele é transmitido tanto para o homem como para a mulher, não existem genes recessivos e não existe a combinação de genes com genótipos e fenótipos intermediários.

Veja-se um exemplo dessa aplicação no Quadro 14.2.

▶ **Quadro 14.1** Nomenclatura oficial do sistema *HLA* – séries e fatores conhecidos.

Série A	Série B	Série C	Série D
HLA-A1	HLA-B5	HLA-CW1	HLA-DW1
A2	B7	CW2	DW2
A3	B8	CW3	DW3
A9	B12	CW4	DW4
A10	B13	CW5	DW5
A11	B14		DW6
A28	B18		DW107
A28	B27		DW108
AW23	BW35		
AW24	BW40		
AW25	BW15		
AW26	BW16		
AW30	BW17		
AW31	BW21		
AW32	BW22		
AW33	BW37		
AW34	BW38		
AW36	BW39		
AW43	BW41		
	BW42		

Obs.: O símbolo W significa que a posição exata do gene cromossomo ainda não foi identificada.

▶ **Quadro 14.2** Exemplo de hereditariedade autossômica do sistema HLA.

	Genótipos possíveis	Haplótipos possíveis
Suposto pai	1) A1, AW24, B5, B8 2) A1, B8/AW24, B5	1) A1, B5 2) AW24, B8 3) A1, B8 4) AW24, B5
Mãe	1) A2, A29, B7, BW15 2) A2, BW15/A29, B7	1) A2, B7 2) A29, BW15 3) A2, BW15 4) A29, B7
Filho	1) A1, A29, B7, B8 2) A1, B8/A29, B7	1) A1, B7 2) A29, B8 3) A1, B8 4) A29, B7

Suposto pai: A1, AW24, B5, B8; Mãe: A2, A29, B7, BW15; Filho: A1, A29, B7 e B8.

VÍNCULO GENÉTICO DA FILIAÇÃO PELO DNA

A impressão digital genética do DNA (ácido desoxirribonu-cleico), representada pelo material genético básico de cada indivíduo e composta de uma substância existente nos cromossomas, é constituída de uma extensa fita dupla de nucleotídios com as bases de *adenina* (A), *timina* (T), *guanina* (G) e *citosina* (C). Vem sendo defendida como um método de excelência, pelo fato de se admitir estabelecer a paternidade ou a maternidade, contrariamente aos outros métodos tradicionais, que são unicamente de exclusão.

Seus defensores afirmam que a possibilidade de se encontrarem duas pessoas iguais por esse método é de uma em 10 trilhões, fazendo com que esse sistema se constitua em uma verdadeira impressão digital, e por isso foi chamada pelos ingleses de *DNA Fingerprints* (impressão digital do DNA). Cada indivíduo é geneticamente diferente de todos os outros.

Seu emprego é mais abrangente, pois, a partir de algumas gotas de sangue fresco ou dessecado, de fragmentos de tecidos humanos, de traços de sêmen ou de alguns fios de cabelos com bulbos capilares, pode-se estabelecer uma paternidade ou uma maternidade, desde uma gestação até muitos anos depois da morte de um dos envolvidos.

Esse método consiste no estudo do material genético básico das pessoas – o DNA, representado por uma substância orgânica existente nos cromossomas que, por sua vez, são encontrados no interior das células. As moléculas de DNA existentes no interior dos cromossomas no núcleo das células compõem-se de duas "fitas" que se encaixam como um "fecho *éclair*", ou seja, existe um alinhamento perfeito e específico pela complementaridade química entre as duas "fitas". Essa sequência específica dos dentes do "fecho *éclair*" constitui uma mensagem química escrita em código genético nos milhares de genes existentes em nossas células.

Este código genético é responsável pelas características de cada pessoa e é representado pelo arranjo de quatro blocos de aminas já referidas como *bases*: adenina (A) guanina (G) citosina (C) e timina (T). A adenina sempre se junta à timina, e a citosina, à guanina. E assim essas combinações podem repetir-se muitas vezes, em cada célula, cuja ordem dará as características exclusivas de cada indivíduo. Exemplo de um trecho desse código:

TTCCGGATATATACTCG
AAGGCCTATATATGAGC

Desse modo, ao se conhecer a sequência de bases de um determinado trecho, pode-se conhecer com segurança a sequência do trecho correspondente a outra cadeia complementar, obtendo-se um padrão de bandas que constitui suas "impressões digitais genéticas do DNA" (Figura 14.5).

Essas sequências individuais são detectadas com o auxílio de enzimas de restrição ou sondas do DNA. As enzimas têm a propriedade de funcionar como verdadeiras "tesouras biológicas" que cortam o DNA em pedaços, e cada enzima reconhece uma determinada sequência e secciona a molécula do DNA nos locais onde essa sequência se repete. As sondas do DNA, por sua vez, são pequenos fragmentos de cadeias simples de DNA cuja sequência de bases é conhecida. Essas sondas se acoplam às sequências consideradas complementares, unindo-se a elas. Utilizam-se dois tipos de sondas: SLP (*single-locus-probe*) e MLP (*multilocus-probe*). A SLP (Budowle *et al.*, 1991) identifica um único segmento do DNA que se repete em um determinado trecho do cromossomo. Todavia, não são suficientes para a identificação. A MLP (Gill e Jeffreys, 1987), por seu turno, é capaz de detectar vários segmentos do DNA que se repetem em vários cromossomas, obtendo-se padrão de 20 a 30 bandas, diminuindo, assim, a possibilidade de duas pessoas apresentarem todas as bandas em posições semelhantes, pois esse padrão de bandas é exclusivo para cada pessoa, com exceção dos gêmeos univitelinos.

Os traçados exclusivos de cada indivíduo são imutáveis durante toda a vida, a exemplo das impressões datiloscópicas.

Na prática, esse método é obtido através da extração e purificação do DNA, mediante incubação do material, a 37°C e durante 12 a 18 h, em solução tamponada de tensoativo (SDS) e enzima proteolítica, capaz de isolar o ácido nucleico das demais partes proteicas. E assim o DNA vai-se purificando até seu isolamento total, quando é seccionado em vários fragmentos de características polimorfas que obedecem às leis da hereditariedade, os quais serão submetidos às mais diversas técnicas conhecidas no momento.

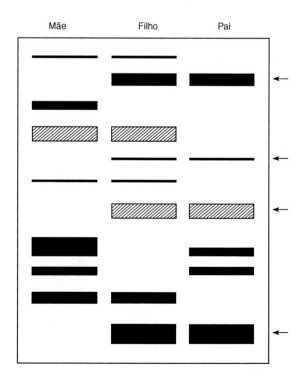

Figura 14.5 Teste de paternidade: inclusão.

As aplicações médico-legais da "impressão digital" genética do DNA podem contribuir para a investigação da paternidade e da maternidade. Mesmo após a morte, pode-se fazer a exumação e estudar o DNA de restos cadavéricos. A amostra de sangue dos avós, de tios ou de irmãos legítimos pode possibilitar uma vinculação com a mesma precisão do que aquela obtida se os pais fossem vivos. Outro fato: pode-se também determinar se existe relação de parentesco entre duas pessoas.

Outrossim, dentro de uma criteriosa análise, levando-se em conta a avaliação do risco-benefício, podem-se utilizar estas técnicas de vinculação genética da paternidade intraútero através do estudo de tecidos fetais obtidos pela *amniocentese* e pela amostra de *vilo corial*. Nesta última – a mais usada, utiliza-se o componente fetal da placenta a partir da 9ª semana de gestação. Este método só deve ser usado em situações muito especiais da determinação de paternidade de interesse médico-terapêutico, pois, do contrário, deve ser feito com todas as vantagens após o nascimento da criança.

Outra maneira de utilização da impressão digital genética do DNA é na identificação de suspeitos, em situações, antes impossíveis, como em determinados casos de criminalística, através de amostras de material biológico encontradas em locais examinados, contribuindo assim para apontar autores ou excluir falsas imputações.

Finalmente, esse método pode ser usado com certa utilidade nos casos de identificação de vítima em que os outros métodos mostraram-se ineficazes, como nas grandes mutilações ou nos carbonizados parcial ou quase totalmente, ou ainda nas exumações, adotando-se o uso de microssatélites pela técnica de PCR (*polymerase chain reaction*), que permite o estudo do DNA degradado, a partir de pequenas quantidades de material obtido, como, por exemplo, dos dentes, dos ossos, do bulbo dos cabelos e de outros tecidos remanescentes.

▶ **Valor do perfil de DNA na vinculação genética de filiação.** A investigação da paternidade e da maternidade, antes do advento da técnica do perfil de DNA, tinha como ajuda os marcadores sanguíneos simples. Não se pode negar que hoje, com esses novos recursos, não se tenha respostas a situações antes impossíveis, como nos casos de pais falecidos, a partir de familiares diretos. Mas isso não quer dizer que a análise do polimorfismo do DNA tenha respostas para todas as indagações no campo da identificação do vínculo genético de filiação, nem que todos os resultados dessa prova sejam imperiosamente verdadeiros.

Os equívocos do caso Castro nos EUA são um exemplo de que há muito ainda para se aprender. Não se pode acreditar demasiadamente rápido em uma técnica que está se consolidando e já se rotula com a falsa expectativa de infalibilidade. Não foi por outra razão que naquele país criou-se a TWGDAM (*Technical work group for DNA analysis and methods*) e na Europa a EDNAP (*European DNA profiling group*), com a finalidade de examinar cuidadosamente os diversos problemas na aplicação forense da tipagem de DNA, inclusive criando-se mecanismos seguros para um controle de qualidade.

Sempre vamos repetir que na prova do DNA há uma esperança muito grande de contribuição à hemogenética médico-legal, a partir do momento que ela esteja firmada cientificamente, tenha respostas para um número razoável de dúvidas que ainda resta e venha a livrar-se das pressões das empresas comerciais e dos meios de comunicação que forçam, de certo modo, o uso precipitado do método, difundindo uma ideia de infalibilidade da prova.

▶ **Prova em DNA vista pelos Tribunais.** Além das implicações de ordem ética e legal que se verificam na prática, há outros problemas que acreditamos de muita importância no contexto da utilização da prova em DNA pelos Tribunais.

O primeiro deles, com o máximo respeito, é a dificuldade que os magistrados e advogados têm de adentrar nesse mundo insondável da perícia especializada, de métodos e técnicas tão complicadas, tanto no que se refere ao aspecto analítico dos resultados, quanto aos procedimentos mais particularizados.

Acreditamos que tal fato se verifique não só pelos intrincados caminhos da prova em DNA, em seus detalhes técnicos e metodológicos, mas pela correria como estes testes foram impostos e quando na formação do jurisconsulto faltam-lhe os ensinamentos que seus cursos básicos de Direito não conheciam. Diga-se ainda que tal restrição não é apenas dirigida aos estudiosos desta área, mas também aos próprios peritos que funcionam junto aos Tribunais e que não tiveram oportunidade de entender, em profundidade, o alcance e os fundamentos da prova do perfil de DNA em questões de investigação do vínculo genético.

Acrescente-se ainda o fato de que a prova em DNA está em acelerada evolução, quando muita coisa que foi publicada, mesmo em periódicos sérios, hoje não tem mais valor. Por outro lado, muitas das empresas que fabricam o material dos testes em DNA não deixam de insinuar serem os resultados de identificação de paternidade e de maternidade infalíveis e inquestionáveis, o que certamente vem perturbando o entendimento dos analistas dessa prova.

Entendemos também que a análise do polimorfismo do DNA é a prova de maior futuro no momento e que em muitas ocasiões ela mostrou-se importante. Coisa diferente, no entanto, é considerar seus resultados sempre infalíveis ou tornar o julgador prisioneiro de seus resultados. É perigoso substituir seu juízo de valor por uma única prova cujo resultado permite uma certa margem de erro, até porque isto é da condição humana.

Será que os Tribunais estão percebendo corretamente o significado da prova em DNA? Tem sido fácil avaliar sua técnica tão complicada e seus fundamentos tão complexos? Existe, na realidade, o entendimento de que não se pode excluir a possibilidade de um resultado não ser condizente com a verdade que se apura? Seja como for, esperamos que o julgador, na sua sofrida solidão, entenda que a interpretação correta desses valores não é algo intuitivo, e que se exige pelo menos o conhecimento da valorização probabilística do teste em DNA e da sofrível adequação das estruturas da maioria dos laboratórios em nosso país.

Desta forma, nada mais justo que, ao avaliar estes testes, os Tribunais mostrem-se cautelosos, não desprezem o conjunto dos outros elementos probantes e usem tais resultados como um referencial probatório a mais.

▶ **A questão de fundo: O resultado da prova da tipagem de DNA, na investigação de vínculo genético de filiação, tem valor probante absoluto e inquestionável?** Mesmo que a euforia de muitos tenha transformado o resultado das técnicas de investigação da paternidade e da maternidade pelo perfil do DNA em um fato incontestável, ou que se propale uma cifra cada vez mais elevada de segurança na comprovação dos resultados desses exames, é imperioso, por motivo de princípios científicos, que eles possam sempre ser analisados, principalmente quando se vai tomar uma decisão tão grave. A recomendação mais prudente tem sido a de que os Tribunais acreditem sim, mas com certa reserva, nos resultados laboratoriais do polimorfismo do DNA em questões de vinculação genética de filiação, pelo fato de não se ter ainda uma convicção segura de seus recursos tecnológicos.

Qualquer que seja a avaliação mais exagerada de um ou outro analista, todo resultado de uma prova em DNA não pode ser sempre aceito como de valor probante irrefutável, restando, por isso, à sua justa aplicação a necessidade de consolidar a credibilidade dos laboratórios e a contribuição de uma técnica padronizada.

Assim, é aconselhável não esquecer que os resultados dos laboratórios e dos serviços encarregados das provas em DNA devem ser sempre avaliados com muito rigor. Esse controle de qualidade tem de ser periodicamente exigido, para que não se venha a acreditar em todo e qualquer resultado em uma prova tão delicada, principalmente levando em conta a pouca experiência nacional nesse setor e a precariedade dos serviços que, infortunadamente, nos leva a conjeturar suas possibilidades. Basta notar o número elevado de exames discordantes em casos dessa ordem mesmo quando feitos por laboratórios os mais qualificados. Temos certeza de que a principal causa de erros em exames da vinculação genética da paternidade tem por motivos as dificuldades de controlar a técnica. Outros mais seriam a falsa identificação dos examinados, troca de amostras, uso de marcadores genéticos inadequados ou insuficientes, falhas na leitura, na interpretação e na transcrição dos resultados, levando a uma exclusão ou a uma inclusão indevida e, mais raramente, às mutações genéticas.

Não se deve esquecer de que a prova em DNA, pelo fato de ser tão aclamada pelos mais entusiastas, não pode confundir os que lidam com o processo judicial no momento da valorização dos resultados, principalmente quando se sabe da rapidez com que se opera sua metodologia. Podemos até admitir que o polimorfismo do DNA será, sem dúvida, de muita valia e, por isso, uma prova muito importante no campo da identificação. Mas isso não quer dizer que a coincidência de um padrão de uma "tira", encontrada no material biológico de um indivíduo, seja um fato inquestionável na vinculação dele com outra pessoa. É preciso também saber se os analistas desse método estão administrando com cuidado o resultado da prova. Enquanto as técnicas atuais não tiverem resultados com caráter de certeza absoluta, ou seja, cem por cento de veracidade, elas continuarão a ser um meio de exclusão e não de identificação. A expressão "paternidade praticamente provada" não nos dá uma convicção segura para uma tomada de posição tão importante, passível de sérias e graves consequências. Por mais alto que seja o índice de probabilidade, isto não é igual a uma certeza científica.

Outro fato que não pode deixar de ser salientado é o da pressão de certas empresas interessadas nas vendas dos "kits", as quais não se cansam de exaltar a excelência dessa técnica como proposta infalível e precisamente exata. Isso vem criando, entre muitos, a falsa expectativa de alcance quase infinito dessas provas.

É necessário que, por enquanto, não se venha a usar o resultado da prova em DNA de forma açodada, mas com o devido cuidado que merece tudo aquilo que é progressivo e inusitado, e que as provas tradicionais não sejam de todo excluídas pelo simples fato de serem de prática antiga, principalmente quando estas provas podem excluir de maneira categórica, como, por exemplo, os sistemas ABO, Rh, HLA etc., afastando assim a necessidade da utilização abusiva de técnicas tão sofisticadas como as em DNA.

Mesmo sem deixar de reconhecer as reais possibilidades de se obterem bons resultados, isto não pode ser recebido como desprezo às técnicas tradicionais nem aos conhecidos meios processuais de prova. Essa concepção de sacralidade da perícia genética, como sendo a rainha das provas, vai perdendo tal conceito à medida que se sabe que seus resultados não são infalíveis como apregoam seus intransigentes defensores. E o pior: esta exaltação de infalibilidade vai não só transformando os outros exames em fatos irrelevantes, mas também criando um efeito deletério sobre os outros meios legítimos e recomendados pela experiência da prova judiciária tradicional.

Vivemos em nosso país ainda um momento experimental no que concerne aos exames em DNA. Poucos são os serviços que contam com recursos e experiência mais acurados. O que se tem visto, malgrado um ou outro esforço, é a amostra do material ser enviada a laboratórios ou aos nossos centros mais desenvolvidos. Assim, o que se observa é o endosso de um resultado recebido a distância e a verdade depender da correta identificação do material e da idoneidade que possa merecer aquele resultado. E mais: o perito que recebe tal resultado não tem como contestar, pois dispõe em suas mãos apenas da transcrição de um exame, sem qualquer tipo de informação que ele possa questionar.

Aqui não se estão colocando em dúvida a idoneidade do profissional que realizou o exame nem a essência e os fundamentos genéticos dos exames em DNA. O que se discute é a oportunidade que o perito relator do laudo conclusivo não tem de discutir ou recusar um resultado que pode ser duvidoso, por um *erro técnico* – acidental ou involuntário –, como troca de material, leitura equivocada, transcrição indevida ou dificuldade de controlar a técnica. Ou por um *erro biológico*, como o dos chamados "genes silentes" – aqueles que existem mas não são facilmente evidenciados.

Mesmo que se afirme ser a metodologia empregada menos sensível ao erro na *inclusão da paternidade*, é preciso ter muita atenção quanto ao número e qualidade dos marcadores genéticos usados. Não é raro que em uma investigação de paternidade os locos utilizados sejam insuficientemente discriminatórios para consignar uma *exclusão*, induzindo desse modo a se firmar uma *falsa inclusão*. Isso pode acontecer, por exemplo, quando o pai biológico é parente muito próximo do alegado pai. É claro que quanto menor for o número de locos analisados, menor será a possibilidade da *inclusão da paternidade*.

Por estas e outras razões, a Sociedade Internacional de Genética Forense recomenda o exame em dois laboratórios diferentes e, quando há conflito de resultados, o lógico é conceder o benefício da dúvida "pro réu".

Ainda assim, é de bom alvitre que esses laudos sejam acompanhados de fotografias das fichas de suporte, sobre o qual, por eletroforese, foi realizada a distribuição dos fragmentos de DNA, a fim de possibilitar outro analista conferir o diagnóstico. E que se disponha de estocagem do material para possível contraprova em outro laboratório.

Desde algum tempo, insistimos na tese de que mesmo sendo o perfil ou tipagem de DNA um método de grandes expectativas futuras no campo da hemogenética médico-legal, em questões de interesse criminal ou cível, os seus resultados nos dias que correm, principalmente nas localidades onde a experiência dessas técnicas é incipiente, ainda merecem uma credibilidade com reservas. Mesmo tendo tal metodologia os aplausos incansáveis de seus defensores e os encantos que a mídia propaga, alguns daqueles resultados contribuíram, mesmo sem má-fé, para transformar a sentença em uma tragédia, fazendo de um inocente, culpado; ou atribuindo-lhe um filho que não é seu.

Hoje, os técnicos mais prudentes não se cansam de afirmar que é muito importante a utilização de microssatélites pela técnica do PCR porque possibilita trazer à lide subsídios mais completos e mais convincentes a cada situação analisada. Para muitos, e nos colocamos entre eles, constitui uma temeridade sua omissão, na confirmação da prova. Já o uso dos sistemas unilocais está atualmente descartado e tem sua indicação mais apropriada às questões criminais. Em casos de investigação da paternidade ou da maternidade, em que se necessita não apenas de identificação, mas de estabelecer a vinculação genética com outras pessoas, sua utilização é temerária em face das muitas diversidades genéticas da população nos *loci* cromossômicos em questão.

Em nosso país, além de não existir nenhum trabalho mais detalhado sobre o assunto, deve-se considerar que a população é miscigenada de forma contínua e dinâmica, e que tem uma composição étnica muito complexa, tornando difícil avaliar e cotejar com os resultados e as observações de outros povos.

Por outro lado, a literatura mundial especializada nesta matéria não se furta a alertar para a possibilidade de identificações incorretas ou duvidosas, concorrendo para resultados desastrosos, ainda que não tão frequentes, mas que não se pode dizer que eles inexistem. Não convence a afirmação de que os resultados ambíguos ou atípicos sejam em uma proporção insignificante. O certo é que eles existem, qualquer que seja a incidência admitida, e por isso deve-se considerar que, mesmo como fato isolado, alguém pode ser vítima de tal equívoco.

Outro ponto a salientar é que alguns laboratórios brasileiros passaram a desenvolver suas próprias técnicas de diagnóstico, não só para fugir das patentes devidas ao inventor do método, mas também como manobra ousada de simplificar e baratear o exame.

Além do mais, sente-se que há uma motivação em se criar um conceito de "prova absoluta". Isso tem levado muitos cientistas dessa área do conhecimento a rever a metodologia utilizada, sem com isso querer negar a contribuição que o seu bom uso possa trazer, desde que se analisem com a devida cautela os resultados encontrados. É claro que essa batalha não será fácil. Basta levar em conta o número assustador de interesses comerciais que existe em torno dessa tecnologia, aduzida como de resultados irrepreensíveis e irrefutáveis, e cercada de fascínio e adoração.

O mais grave de tudo isso é que se está criando uma justiça cada vez mais dependente dessas tecnologias que tudo sabem e tudo explicam.

Não foi por outra razão que o Conselho Nacional de Pesquisas da Academia Americana de Ciências, já em 1992, chamava a atenção, em um criterioso relatório, sobre a importância do DNA na investigação do vínculo genético de filiação, recomendando um padrão para a execução dos testes e o aperfeiçoamento de seus métodos. Entre outros, dizia: as partes envolvidas devem concordar quanto ao exame; a metodologia de coleta e a análise das amostras devem ser avaliadas em cada caso; a defesa tem o direito de acesso a todos os dados e registros laboratoriais decorrentes dos exames; e os laboratórios privados não podem ocultar informações sobre os resultados obtidos e métodos empregados, alegando segredo industrial.

O interessante é que, depois disso, os Tribunais americanos passaram a considerar os testes em DNA como elemento probatório adicional e não como prova definitiva, inclusive permitindo o contraditório. É preciso os analistas desses resultados entenderem que, mesmo sendo o alvo da proposta a identificação de características genéticas em um indivíduo ou no seu grupo familiar, há probabilidade de enganos nos resultados, e que isso pode se traduzir em prejuízos irreparáveis. Qualquer que seja o tipo de ação judicial, o que interessa ao julgador é a serenidade na sua decisão, a partir de provas concretas e sem probabilidades de equívocos, e lembrando que, diante da dúvida, os exames devem ser refeitos.

Desse modo, se os testes em DNA não podem ser considerados conclusivos, mas tão só uma contribuição a mais no conjunto dos elementos probatórios, os obstinados defensores dessas técnicas devem pelo menos serem avisados de que uma boa quantidade de erros devem ter sido cometidos em nome desse incondicional dogmatismo.

Por outro lado, não esquecer que essas provas em DNA dependem de técnicas muito requintadas e complexas, as quais obrigam o especialista a treinamentos constantes e posturas cautelosas. Entre nós, por exemplo, não existe nenhum organismo público ou privado que exerça fiscalização constante como controle de qualidade; por isso, não se tem como padronizar métodos e técnicas, nem muito menos como avaliar as condições operacionais dos laboratórios e a capacidade de seus técnicos. Se não houver tal cuidado, haverá muito em breve uma proliferação irresponsável e nociva de laboratórios de baixo padrão, de cujos resultados muitos malefícios vão surgir. Não tem sido raro encontrarem-se laboratórios com reagentes imprestáveis, produtos com prazos vencidos, equipamentos com defeitos, placas de gelatina desnaturadas, evidências de descuido na coleta de amostras e comprovados erros na organização dos arquivos e na transcrição dos laudos, fatos esses que vêm sendo advertidos há muito tempo. E mais, aquilo que tanto preocupa: cada laboratório "inventando" sua própria metodologia ou criando padrões de coincidências de bandas. Permite pensar que peritos que trabalham em serviços diferentes podem discordar dessas coincidências.

O ideal seria que esses laboratórios que trabalham com DNA humano, principalmente aqueles que fazem exames de determinação da paternidade e da maternidade, seguissem rigorosamente a legislação sanitária e as regras técnicas de um órgão fiscalizador a exemplo da Vigilância Sanitária (Anvisa) ou pelo Instituto Nacional de Metrologia, Normalização e Qualidade Industrial (Inmetro).

Não podemos perder de vista ainda que, em muitas de nossas localidades, há uma predominância muito acentuada de casamentos consanguíneos e, tal fato, inexoravelmente, repercutirá em uma margem de erro maior. A única forma de se vencerem essas dificuldades será com a utilização de um método conhecido por "*ceiling frequency*" (frequência teto), em que se considera o limite máximo de ocorrências de um alelo, qualquer que seja a origem étnica de uma pessoa. Para que isso funcione, é necessário que os alelos sejam independentes entre si, dentro de cada *locus* e entre os vários *loci*.

Corte-Real (*in Estudo Genético-populacional de microssatélites para aplicação forense nos países lusófonos*, Tese de doutoramento, Faculdade de Medicina da Universidade de Coimbra, 1999) afirma: "Independente de todo este desenvolvimento técnico, não é possível afirmar-se uma probabilidade de paternidade ou a probabilidade de que uma mancha pertença a determinado suspeito, sem o estudo da população de referência da qual decorrem estas investigações."

Independente da idoneidade de quem subscreve um resultado sobre o perfil ou tipagem de DNA, e até mesmo da qualidade do laboratório que recebeu as amostras para o exame, aconselhamos, em favor da verdade que se persegue, a realização do exame por outro laboratório credenciado e habilitado, quando houver dúvida procedente e que utilize as sondas MLP, ou os microssatélites, detectadas pelo PCR adequadamente, sem os recursos da improvisação e com a devida remessa dos registros gráficos, possibilitando a análise por outros especialistas. Os motivos técnicos que se inclinam em favor dos microssatélites são: a não ocorrência de digestão do DNA e a não migração anormal de bandas; a facilidade de ampliar e analisar vários *locus*; a possibilidade de determinar o tamanho dos alelos; a possibilidade de fazer a análise com amostras reduzidas de DNA; menor taxa de mutação dos marcadores; tempo de resultado menor; maior precisão no controle de qualidade; e a possibilidade de se ter múltiplas amplificações simultâneas em pequenos fragmentos.

Qualquer resultado em que se reconheça apenas a probabilidade de certeza, mesmo que remota seja a possibilidade de o indivíduo não ser o pai, por exemplo, é no nosso entender um exame de exclusão. Essa prova, diante de tal resultado, será sempre uma prova de negação ou uma prova de afirmação.

É também muito importante, na avaliação qualitativa do resultado, a utilização de sondas multilocais. O próprio inventor do método, Alec Jeffreys, indicava as sondas 33.15 e 33.6 (hoje na Europa estas sondas estão sendo abandonadas por determinados inconvenientes). Qualquer outra inovação que se venha a introduzir na técnica da tipagem de DNA é imprescindível que se avaliem criteriosamente os resultados alcançados. Fora de tais recomendações, tem-se o direito de discutir o valor do resultado confirmado na prova.

É preciso ainda ter muito cuidado com o resultado em uma investigação obtido com *loci* insuficientes para excluir uma paternidade e, com isso, não se venha a atribuir uma falsa inclusão.

Em suma, sobre o estudo do perfil de DNA, mesmo sendo um exame importante na questão mais delicada da hemogenética médico-legal, pode-se afirmar que, diante da metodologia utilizada e da falta de tabelas de frequências alélicas em amostras representativas da nossa população, não alcançou ainda um nível de credibilidade que lhe empreste um valor probante absoluto e inquestionável a todos os seus resultados. Primeiro, porque não se pode admitir como certeza aquilo que se tem como probabilidade. Depois, porque existe entre os laboratórios o uso de técnicas e métodos diversos, dando margem, vez por outra, a resultados diferentes, mesmo que os procedimentos e o cuidado do material colhido tenham sido feitos de forma adequada. Se, sob o ponto de vista científico, pode ser admitido um nível de incerteza insignificante como tolerável, em face da necessidade de se atender uma grande demanda (como, por exemplo, o baixíssimo índice de reação a um tipo de vacina) isto não pode ocorrer nas questões da Justiça. Além do mais, não se pode omitir que as afirmações estatísticas baseadas em determinados dados são temerárias, porque elas são montadas em sofismas matemáticos. Há necessidade, por isso mesmo, que se avalie criteriosamente caso a caso. A hora é de repensar a "absolutização" dos resultados dos exames em DNA, elevados agora como a suprema das provas e como maneira única e definitiva de resolução de todos os casos de avaliação do vínculo genético de paternidade e maternidade. Espera-se que o exame em DNA, como meio de determinar a vinculação genética da filiação, seja tão só um elemento probatório adicional, também. Que o julgador por comodismo não se entregue a um resultado, nem por desprezo deixe de considerar outras provas por desdém ou descrença, colocando como irrelevantes ou suspeitos outros meios idôneos de prova, dando ao teste em DNA o caráter de "sacralidade", nem deixe de solicitar um novo exame, se assim justificar o bom-senso. E que, finalmente, nesta hora da "divinização" e da aceitação cega deste aludido exame, não se percam de vista o devido equilíbrio e a justa distribuição do conjunto de todo material probatório do processo.

Caso alguma dúvida persista, outras tantas perícias devem ser providenciadas e sempre realizadas por peritos ou instituições designadas pelo juiz, e não a partir de resultados particulares apresentados por uma das partes.

Assim, esta sacralização da Prova em DNA na Investigação de Paternidade e Maternidade que preconiza a minimização dos outros meios processuais de prova – o que pode ser facilmente deduzido das decisões jurisprudenciais que elevam a perícia genética, como a suprema das provas –, torna as outras provas inúteis e dispensáveis. Isto pode simplesmente transformar o julgador em um mero homologador de perícia genética, acreditando ter ela valor muitas vezes superior ao de qualquer outra modalidade de prova judicial. Tudo isso sem contar ainda com a possibilidade de se criarem amostras de sangue e de saliva contendo DNA de uma pessoa diferente do doador ou de se plantar o DNA de alguém obtido de forma irregular a partir de filtros de cigarro, por exemplo, e transferi-lo para uma amostra de saliva. Tais procedimentos são muito mais fáceis de se executar do que se imagina, mesmo que para isso se dependa de uma sofisticada tecnologia.

Por fim, a questão: Qual a chance de que apenas o indivíduo investigado seja a fonte do DNA transmitido ao suposto filho? Para responder a isso já se criou um "índice de paternidade", e o "índice de probabilidade". Índice de probabilidade é aquele que aponta quantas vezes é mais provável que um indivíduo seja realmente o pai. E índice de paternidade, feito através do índice anterior, indica a probabilidade de o indivíduo ser o verdadeiro pai. Assim, por exemplo, se esse índice for de um para 2.000, diz-se que somente um indivíduo em 2.001 pessoas poderia ser o pai do filho questionado. Em João Pessoa, cuja população é de 600 mil habitantes, ocorreria uma probabilidade de 300 indivíduos serem o pai. Os defensores da técnica do perfil do DNA admitem que esses números chegam a uma probabilidade de um em 1 milhão, ou seja, de 99,9999% de certeza. No entanto, para que isso ocorresse, seria necessário que o teste tivesse uma sensibilidade de 99,9999%, o que nos parece impossível.

▶ **Recusa do réu em submeter-se à investigação de paternidade.** Como se sabe, o réu não está obrigado nem pode ser compelido a se submeter a exame de sangue para testes de vinculação genética de paternidade. A Constituição Federal consagra este direito e o indivíduo não está obrigado a oferecer provas que o condenem. Assim, não existe no ordenamento jurídico brasileiro qualquer norma que obrigue, seja o pai ou a mãe, réus em uma ação de investigação de paternidade ou maternidade, a submeter-se ao exame pericial solicitado, pois nenhum magistrado pode obrigar ou mesmo coagir algo que a lei não o obriga. E mais: fere o princípio constitucional expresso no artigo 5º – II que se enuncia afirmando que *"ninguém é obrigado a fazer ou deixar de fazer alguma coisa senão em virtude de lei"*. O mesmo se diga de nossa jurisprudência que não se cansa em negar a obrigatoriedade do réu a submeter-se a exame técnico, como assegura o STF ao se relatar ao assunto dizendo que *"ninguém pode ser coagido ao exame ou inspeção corporal, para a prova cível"* (RJTJSP 99/35, 111/350, 112/368 e RT 633/70).

França Filho diz: "a matéria comporta pelo menos três teorias, a saber: a primeira, crendo ser obrigatório o exame de DNA no investigando, principalmente quando este seria o único elemento de prova, cuja recusa poderia implicar o crime de desobediência à ordem judicial, aliada à pena de confissão da matéria de fato; a segunda, entendendo que o réu poderia recusar-se ao exame, mas, no entanto, sua negativa resultaria na presunção da verdade dos fatos, independentemente do cotejo com outras provas; e, a terceira, a qual me filio, fundamentada na não obrigatoriedade do exame, como também admitindo que a negativa por parte do réu não implica presunção da paternidade, mas, apenas, um componente que poderá reverter-se em seu desfavor, caso o contexto probatório restante assim o permita. Portanto, caberá ao Julgador a adoção da teoria que melhor convier ao caso concreto, restando, evidente, que toda e qualquer decisão deverá ser calcada nas provas dos autos, inclusive aplicando-se o raciocínio de que a obrigatoriedade de provar caberá sempre ao autor da demanda" (*in Exame em DNA – Meio de prova*, Revista Brasileira de Medicina Legal, *on line*, nº 2, 2000).

"*Se o exame hematológico é necessário para a negativa de paternidade, cumpre ao réu o ônus de ceder o sangue exigido, sob pena de a recusa ser interpretada em seu desfavor.*" (TJAC. AP.CIV. 505/95 E 96.0000228-6 (24.3.1997). "*Não há lei que obrigue, seja o pai ou a mãe, réu em uma ação de investigação de paternidade, a submeter-se ao exame em DNA solicitado. Porém a recusa em submeter-se ao exame pericial sem qualquer justificativa leva à presunção da veracidade dos fatos alegados, aplicando-se a regra do artigo 359 do CPC.*" (RT. 750/336).

A Súmula 301 do STJ diz de forma dogmática: "Em ação investigatória, a recusa do suposto pai a submeter-se ao exame de DNA induz presunção *juris tantum* de paternidade." Indiretamente, essa súmula contradiz orientação do Supremo Tribunal Federal no HC 71.373/RS, de 1996, na qual afirma que ninguém pode ser obrigado a submeter-se a exame de DNA, pois violaria garantias constitucionais explícitas e implícitas na "preservação da dignidade humana, da intimidade, da intangibilidade do corpo humano, do império da lei e da inexecução específica e direta da obrigação de fazer".

O Ministro Marco Aurélio, em acórdão de julgamento do *habeas corpus* 71.373-4, RS, discutiu a matéria com o seguinte argumento: "O que temos em mesa é a questão de saber qual o direito que deve preponderar nas demandas de verificação de paternidade: o da criança a sua real (e não apenas presumida) identidade ou do indigitado pai a sua intangibilidade física."

Com esse argumento o direito ao próprio corpo deixa de ser absoluto ou ilimitado. O princípio da inviolabilidade do corpo deixa de existir e se submete a outro interesse maior, em nome da ordem pública e do interesse social. Enfim, com este raciocínio, defende-se a tese de que o princípio da intangibilidade do corpo humano, que protege um interesse privado, deve dar lugar ao direito à identidade, que salvaguarda, em última análise, um interesse também público. Em síntese, esse foi o pensamento do Ministro Rezek quando votou naquele mesmo processo.

A verdade é que nos casos de investigação de paternidade, o juiz nem sempre dispõe de elementos de conteúdo probante absoluto e, dado o seu direito discricionário no processo, termina optando por indícios e presunções, o que, lamentavelmente, pode resultar em incontornáveis equívocos.

Sabe-se que os tribunais têm, nas ações de determinação de vínculo genético da paternidade, se socorrido da prova indireta, constante de informações do relacionamento mais íntimo e mais constante da mulher com o suposto pai.

Todavia, a partir do momento que se sabe não ser o resultado de um exame pericial genético um fato de valor absoluto e de resultado inquestionável, não há razões suficientes para que se firme na presunção uma paternidade alegada, principalmente quando nos autos do processo não há margem segura para se concluir com tanta certeza e veemência. Esta presunção deve, no mínimo, estar lastreada de outros meios probatórios capazes de fundamentar uma avaliação desta ordem. Se não, teremos uma decisão meramente intuitiva e baseada em simples especulações.

O Juiz Mauro Nicolau Junior, da Vara de Família de Nova Friburgo, na ação de investigação de paternidade, Processo nº 21.998/95, relatou que "o devido procedimento legal aconselha que o magistrado, no quadro atual de *desdivinização* da famigerada prova técnica, investigue e encontre por primeiro os subsídios de prova capazes de encorajá-lo a dar fundamentado seguimento na busca processual da anunciada paternidade, valendo-se, depois de meditar sobre um conjunto mínimo de provas, da verossimilhança entre a alegativa parental e sua possível conexão fática. Acontece que este precipitado sacramento do teste genético, sempre ordenado sob a sutil ameaça da presunção de paternidade pela negativa em realizá-lo, tem provocado

corrosivas injustiças, já que ignoram o equilíbrio e a adequada distribuição do conjunto probatório processual".

Nesta linha, embora de forma mais radical: "Não basta ao interessado na investigação de seu nexo biológico louvar-se no exame em DNA, que deve ser lido em um conjunto probatório muito mais denso e verdadeiramente seguro." (Marco Aurélio Sincerely Viana. *Alimentos, ação de investigação de paternidade e maternidade*. Belo Horizonte: Editora Del Rey, 1998.)

Agora, com edição da Lei nº 12.004, de 29 de julho de 2009, que altera a Lei nº 8.560, de 29 de dezembro de 1992, fica regulada a investigação de paternidade dos filhos havidos fora do casamento que estabelece no artigo 1º a presunção de paternidade no caso de recusa do suposto pai em submeter-se ao exame de código genético – DNA. O artigo 2º diz que a Lei nº 8.560, de 29 de dezembro de 1992, passa a vigorar acrescida do seguinte artigo 2º-A: "Na ação de investigação de paternidade, todos os meios legais, bem como os moralmente legítimos, serão hábeis para provar a verdade dos fatos. Parágrafo único. A recusa do réu em se submeter ao exame de código genético – DNA – gerará a presunção da paternidade, a ser apreciada em conjunto com o contexto probatório."

O risco de tudo isso, quando se supervaloriza a presunção, é centrar-se na ideia de que há mais crédito jurídico no fato da omissão de quem não se apresenta para realizar o exame solicitado do que na verdade dos fatos trazidos por outras provas que não sejam as dos testes em DNA. E que essa recusa seja não só uma confissão, mas que isso ateste sua condição insofismável de pai. Tal fato é comprometedor porque ao mesmo tempo em que se nega ao réu o direito de reagir contra uma invasão de sua privacidade, admite-se que a recusa de fazer o exame solicitado equivale à procedência de uma paternidade. O perigo é dar-se à presunção o mesmo caráter de "sacralidade" que outros propõem aos testes em DNA.

O Código Civil atualmente em vigor diz: "aquele que se nega a submeter-se a exame médico necessário não poderá aproveitar-se de sua recusa" (artigo 231) e "a recusa à perícia médica ordenada pelo juiz poderá suprir a prova que se pretendia obter com o exame" (artigo 232). Isso não deixa de ser um risco, pois a busca da verdade não pode constituir-se em uma simples presunção. Não cabe aqui o velho e surrado jargão de que "os fins justificam os meios", princípio despótico que não pode ter eco em um estado democrático de direito.

Em suma, pode-se afirmar que o réu tem o direito constitucional de recusar-se à realização do exame de sangue na averiguação da vinculação genética da paternidade, pois ele está com essa negativa exercendo a prerrogativa de não submeter o seu próprio corpo a uma prova que não deseja e do direito de não depor contra si próprio. Todavia, essa recusa pode gerar a presunção da paternidade, a qual será apreciada em conjunto com o contexto probatório. Assim, a presunção só pode ser considerada dentro de um conjunto de indícios e desde que esses elementos sejam criteriosamente avaliados. Só assim, não se correrá o risco da sacralização da simples presunção como elemento fundamental na atribuição de uma paternidade a quem exerceu o direito de recusar o exame em DNA, como a adverte Pedro Di Lella (*in Paternidad y pruebas biológicas*, Buenos Aires: Ediciones Depalma, 1997).

CONCLUSÃO

A descoberta, no sangue, dos vários sistemas ABO, M e N, Rh, Hr, das haptoglobinas e, posteriormente, do *Human Leucocyte Antigen* (HLA) e da *Impressão Digital Genética do DNA* proporcionou à Medicina Legal valiosos elementos esclarecedores na investigação da paternidade e da maternidade. Pouco a pouco, foram desaparecendo os métodos empíricos, dando lugar a práticas modernas de fundamentos técnicos e científicos.

Hoje, não basta que se faça apenas o confronto fisionômico entre duas pessoas cuja paternidade ou maternidade se deseja determinar, e sim estudar com realce os resultados dos vários sistemas genéticos do sangue ou de outros tecidos. Até bem pouco tempo era impossível determinar se certo indivíduo era pai de outro, e com isso estabelecia-se estatisticamente a evidência de uma grande possibilidade de que ele o pudesse ser, em face das condições estritamente excludentes. Por exemplo, usando os sistemas mais antigos chegava-se à conclusão de que 1 em cada 1.000 homens teria condições genéticas de ser pai da criança em questão. Assim, em uma cidade onde existe uma população masculina fértil de 80 mil indivíduos, 80 deles poderiam ser o pai. Desta forma, a prova era sempre de defesa e nunca de acusação.

Os motivos desses exames, pelo visto, são os mais variados: ações de exclusão de paternidade ou maternidade; ações de inclusão de maternidade ou paternidade, cumuladas ou não com ações de alimentos; ação de contestação de paternidade, com anulação de registro; troca de crianças em maternidades; raptos prolongados de crianças; disputa de paternidade; identificação de indivíduos, quando os meios convencionais são imprestáveis; relação de parentesco próximo, ainda que eles não tenham correspondência genética direta; determinação pré-natal da paternidade através das técnicas da amniocentese genética ou da biopsia da placenta ou de vilos coriais a partir da 16ª e da 9ª semana de gestação, respectivamente; e, até, a evidência de contaminação por outras linhagens, no aperfeiçoamento de raças de determinados animais.

A impressão digital genética do DNA, valorizada pelo material genético básico encontrado no interior dos núcleos das células cromossômicas, é, no momento, o mais importante elemento e o mais significativo avanço no estudo da investigação de paternidade e maternidade, bastando para isso que a técnica seja correta e o resultado, idôneo.

É claro que na exclusão de paternidade sua determinação é mais simples, mas a margem de erro é maior e sempre decorrente de problemas operacionais, como troca de material, erro na identificação dos examinados e qualidade do material usado. Já na inclusão de paternidade, embora menos sensível ao erro, há o risco de que os *loci* utilizados em determinado exame não sejam absolutamente capazes de revelar com fidelidade uma exclusão de paternidade, levando a uma *falsa inclusão* apenas por probabilidade.

Estamos convencidos de que, muito em breve, com o progresso e a simplificação dessas novas técnicas, estaremos em condições de dizer de forma objetiva, segura e simples não somente quem não é o pai, mas também quem o deva ser, através de um índice de certeza de cem por cento. A isso chamávamos a atenção desde algum tempo: há de surgir um método tão seguro quanto as impressões datiloscópicas.

Por fim, deve-se ter em mente que o estudo do perfil do DNA, tanto no estudo da identificação humana em questões de interesse criminal, quanto nas ações de determinação do vínculo genético de paternidade ou maternidade, constitui-se em um instrumento valioso de prova. Todavia, não se pode dizer que seus métodos e técnicas sejam infalíveis e que seus resultados possam ser considerados irrefutáveis. Por isso, recomenda-se que outros elementos probantes idôneos não sejam descartados ou tidos como imprestáveis no momento de uma decisão cujo resultado não pode haver engano.

LEI Nº 8.560, DE 29 DE DEZEMBRO DE 1992

Regula a investigação de paternidade dos filhos havidos fora do casamento e dá outras providências.

O Presidente da República,

Faço saber que o Congresso Nacional decreta e eu sanciono a seguinte lei:

Art. 1º – O reconhecimento dos filhos havidos fora do casamento é irrevogável e será feito:

I – no registro de nascimento;

II – por escritura pública ou escrito particular, a ser arquivado em cartório;

III – por testamento, ainda que incidentalmente manifestado;

IV – por manifestação expressa e direta perante o juiz, ainda que o reconhecimento não haja sido o objeto único e principal do ato que contém.

Art. 2º – Em registro de nascimento de menor apenas com a maternidade estabelecida, o oficial remeterá ao juiz certidão integral do registro e o nome e prenome, profissão, identidade e residência do suposto pai, a fim de ser averiguada oficiosamente a procedência da alegação.

§ 1º O juiz, sempre que possível, ouvirá a mãe sobre a paternidade alegada e mandará, em qualquer caso, notificar o suposto pai, independente de seu estado civil, para que se manifeste sobre a paternidade que lhe é atribuída.

§ 2º O juiz, quando entender necessário, determinará que a diligência seja realizada em segredo de justiça.

§ 3º No caso do suposto pai confirmar expressamente a paternidade, será lavrado termo de reconhecimento e remetida certidão ao oficial do registro, para a devida averbação.

§ 4º Se o suposto pai não atender no prazo de trinta dias, a notificação judicial, ou negar a alegada paternidade, o juiz remeterá os autos ao representante do Ministério Público para que intente, havendo elementos suficientes, a ação de investigação de paternidade.

§ 5º Nas hipóteses previstas no § 4º deste artigo, é dispensável o ajuizamento de ação de investigação de paternidade pelo Ministério Público se, após o não comparecimento ou a recusa do suposto pai em assumir a paternidade a ele atribuída, a criança for encaminhada para adoção. (Redação dada pela Lei nº 12.010, de 2009.)

§ 6º A iniciativa conferida ao Ministério Público não impede a quem tenha legítimo interesse de intentar investigação, visando a obter o pretendido reconhecimento da paternidade. (Incluído pela Lei nº 12.010, de 2009.)

Art. 2º-A. Na ação de investigação de paternidade, todos os meios legais, bem como os moralmente legítimos, serão hábeis para provar a verdade dos fatos. (Incluído pela Lei nº 12.004, de 2009.)

Parágrafo único. A recusa do réu em se submeter ao exame de código genético (DNA) gerará a presunção da paternidade, a ser apreciada em conjunto com o contexto probatório. (Incluído pela Lei nº 12.004, de 2009.)

Art. 3º – É vedado legitimar e reconhecer filho na ata do casamento.

Parágrafo único. É ressalvado o direito de averbar alteração do patronímico materno, em decorrência do casamento, no termo de nascimento do filho.

Art. 4º – O filho maior não pode ser reconhecido sem o seu consentimento.

Art. 5º – No registro de nascimento não se fará qualquer referência à natureza da filiação, à sua ordem em relação a outros irmãos do mesmo prenome, exceto gêmeos, ao lugar e cartório do casamento dos pais e ao estado civil destes.

Art. 6º – Das certidões de nascimento não constarão indícios de a concepção haver sido decorrente de relação extra-conjugal.

§ 1º Não deverá constar, em qualquer caso, o estado civil dos pais e a natureza da filiação, bem como o lugar e cartório do casamento, proibido referência à presente lei.

§ 2º São ressalvadas autorizações ou requisições judiciais de certidões de inteiro teor, mediante decisão fundamentada, assegurados os direitos, as garantias e interesses relevantes do registrado.

Art. 7º – Sempre que na sentença de primeiro grau se reconhecer a paternidade, nela se fixarão os alimentos provisionais ou definitivos do reconhecido que deles necessite.

Art. 8º – Os registros de nascimento, anteriores à data da presente lei, poderão ser retificados por decisão judicial, ouvido o Ministério Público.

Art. 9º – Esta lei entra em vigor na data de sua publicação.

Art. 10º – São revogados os arts. 332, 337 e 347 do Código Civil e demais disposições em contrário.

Brasília, 29 de dezembro de 1992; 171º da Independência e 104º da República.

ITAMAR FRANCO
Maurício Corrêa

LEI Nº 12.004, DE 29 DE JULHO DE 2009

Altera a Lei nº 8.560, de 29 de dezembro de 1992, que regula a investigação de paternidade dos filhos havidos fora do casamento e dá outras providências.

O Presidente da República Faço saber que o Congresso Nacional decreta e eu sanciono a seguinte Lei:

Art. 1º Esta Lei estabelece a presunção de paternidade no caso de recusa do suposto pai em submeter-se ao exame de código genético – DNA.

Art. 2º A Lei nº 8.560, de 29 de dezembro de 1992, passa a vigorar acrescida do seguinte art. 2º-A:

"Art. 2º-A. Na ação de investigação de paternidade, todos os meios legais, bem como os moralmente legítimos, serão hábeis para provar a verdade dos fatos.

Parágrafo único. A recusa do réu em se submeter ao exame de código genético, DNA, gerará a presunção da paternidade, a ser apreciada em conjunto com o contexto probatório."

Art. 3º Revoga-se a Lei nº 883, de 21 de outubro de 1949.

Art. 4º Essa Lei entra em vigor na data de sua publicação.

Brasília, 29 de julho de 2009; 188º da Independência e 121º da República.

LUIZ INÁCIO LULA DA SILVA
Tarso Genro

15

Toxicofilias

▼

29. Estudo das toxicofilias: Conceito. Tipos de tóxicos. Visão médico-legal. Prescrição de medicamentos sujeitos a controle especial. Perícia. Testes rápidos para detecção de drogas.

CONCEITO

A Organização Mundial da Saúde definiu toxicomania ou toxicofilia "como um estado de intoxicação periódica ou crônica, nociva ao indivíduo ou à sociedade, produzida pelo repetido consumo de uma droga natural ou sintética".

Por "tóxico" ou "droga" entende-se um grupo muito grande de substâncias naturais, sintéticas ou semissintéticas que podem causar *tolerância*, *dependência* e *crise de abstinência*.

Chama-se *tolerância* a necessidade de doses cada vez mais elevadas. *Dependência*, uma interação que existe entre o metabolismo orgânico do viciado e o consumo de uma determinada droga. E de *crise de abstinência* uma síndrome caracterizada por tremores, inquietação, náuseas, vômitos, irritabilidade, anorexia e distúrbios do sono.

Assim, esses estados toxicofílicos caracterizam-se pela compulsão irresistível e incontrolável que têm suas vítimas de continuar seu uso e obtê-los a todo custo, pela dependência psíquica, pela tendência a aumentar gradativamente a dosagem da droga e pelo efeito nocivo individual e coletivo.

O aumento assustador do número de viciados em tóxicos tem assumido proporções alarmantes no mundo inteiro, tanto sob o ponto de vista social como o de saúde pública.

Diversos fatores têm contribuído para esse aumento vertiginoso: os laboratórios, que passaram a produzir, graças ao avanço tecnológico, um número cada vez maior de alcaloides e seus derivados; a expansão do comércio internacional pela facilidade dos transportes, diminuindo as distâncias; a relação entre o tráfico de narcóticos com a vida miserável e o crime organizado.

Mesmo sendo a toxicofilia um problema médico, sob o ponto de vista de tratamento, nenhum país pode defender-se sozinho, principalmente pelo tráfico organizado cada vez mais intenso e de ramificações internacionais.

Parece que, quanto mais se criam campanhas de prevenção a esta forma de vício, piores são suas consequências. Tanto maior a repressão policial, maior é o número de viciados que vão surgindo cotidianamente.

A droga é um problema fundamentalmente urbano e mais comum na juventude. Sua maior incidência é na faixa etária de 14 a 25 anos. Não existem cifras absolutas sobre a situação atual da toxicofilia no Brasil e no mundo. Além de os viciados viverem, em sua maioria, na clandestinidade, muitos países ainda não dispõem de mecanismos administrativos capazes de precisar com exatidão o percentual de drogados.

Há, inclusive, necessidade de que os laboratórios do mundo inteiro suspendam a fabricação de psicoestimulantes que, desgraçadamente, são usados muito mais como meios de viciar. Não há justificativa para continuar usando as anfetaminas como anorexígenos no tratamento da obesidade, pois, como se sabe, esse tratamento deve-se voltar para a esfera endócrina e psíquica, uma vez que ninguém poderá tomar essas drogas a vida inteira.

Não vemos necessidade, no mundo de hoje, do uso indiscriminado de tranquilizantes. Afirma-se que esta necessidade dos dias atuais de utilizar frequentemente os tranquilizantes é devida ao mundo neurotizado e em ebulição. Mas ninguém pode viver de forma apática e indiferente, longe das emoções e dos estresses. Uma população abúlica, fria e insensível não constitui um ideal de comunidade. O homem é ele mesmo e o seu momento.

Por que o homem encontra satisfação nos tóxicos? Antes de tudo, é necessário que se diga ser a toxicofilia uma compensação, um remendo a um espírito débil e a uma vontade fraca. Uma forma ilusória de enganar um viver frustrado e carente.

Vivemos em uma sociedade sem pais, em que a família não se encontra, absorvida em seus próprios problemas, tentando dar soluções às coisas materiais como maneira ilusória de alcançar a felicidade, enganada por certos valores materiais que à primeira vista parecem conduzi-la em seu intento. Uma família extremamente egoísta e ensimesmada. Filhos órfãos de pais vivos.

A historicidade do indivíduo é fator preponderante em suas possibilidades sociais. A herança familiar é muitas vezes mais forte que a herança biológica. A família é o ventre social que condiciona o homem nos seus primeiros anos de vida. Ninguém nasce homem, mas com a possibilidade de o ser. Sozinho ninguém é nada, por isso será ele o resultado de muitos encontros.

Infelizmente, há milhares de anos que o homem usa drogas psicotrópicas. Antes, produzidas pela natureza, hoje, por meios mais sofisticados da técnica farmacêutica. A mais antiga dessas drogas é o álcool, conhecido pelo menos há seis mil anos a.C. Os assírios, gregos e egípcios nos deixaram textos que testemunham o uso do ópio. Homero relata, na Odisseia, que a formosa Helena de Troia deu a Telêmaco uma bebida denominada *nephenthes* para esquecer a dor e a desgraça. Heródoto, o historiador, e Hipócrates, o médico, referem-se ao uso do ópio, assim como Aristóteles, Virgílio e Plínio, o velho.

Dizem que o filósofo e médico árabe Avicena morreu na Pérsia, em 1037, envenenado pelo ópio.

TIPOS DE TÓXICOS

As principais substâncias utilizadas pelos viciados são descritas a seguir (Quadro 15.1).

▼ Maconha

Também denominada marijuana, diamba, liamba, fumo-de-angola, erva maldita, erva-do-diabo, canábis, birra, haxixe e maria-joana, é conhecida na China e na Índia há 9 mil anos. É extraída de certas partes das folhas da *Cannabis sativa*, planta dioica, erecta, de cheiro acre e inflorescência verde-escura. Seu odor é forte e quando em forma de planta seca se parece com o orégano ou com o chá grosseiramente picado. Nativa das regiões equatoriais e temperadas, é a droga mais consumida no mundo inteiro. Seus maiores exportadores são a Birmânia, a África do Norte, o México e o Líbano. No Brasil, está bastante difundida, principalmente no Norte e Nordeste, nos Estados de Alagoas, Maranhão, Piauí e Pernambuco.

Seu consumo é através de xaropes, pastilhas, infusões, bolos de folhas para mascar e, mais acentuadamente, em forma de cigarros (baseados, dólar, fininho) ou em cachimbos especiais chamados "maricas".

Alguns não a consideram propriamente um tóxico por não trazer dependência, tolerância, nem crises de abstinência. Outros já a aprovam para uso médico em casos de glaucoma e como analgésico e calmante nos casos de câncer terminal. Mas é um excitante de graves perturbações psíquicas e leva o viciado a associar outro tipo de droga.

Muitos viciados permanecem em completa prostração, enquanto outros se tornam agitados e agressivos. Traz, como regra, a lassidão, o olhar perdido a distância, um comportamento excêntrico, uma memória afetada e uma falta de orientação no tempo e no espaço. Perdem a ambição, valorizam apenas o presente. Têm uma ilusão de prolongamento de vida e uma sensação de flutuar entre nuvens.

Sua percepção é deformada e surgem problemas psicológicos como: fuga à realidade, indiferença e desligamento completo na fase mais aguda. As ilusões, alucinações e dissociação de ideias são manifestações mais raras.

Seu mecanismo de ação não está ainda bem explicado e se conhece pouco sobre seus efeitos apesar dos avanços das investigações científicas. A ação do princípio ativo do tetra-hidrocanabinol (THC), tudo faz crer, limita-se aos centros nervosos superiores. Sabe-se que *in vitro* a maconha inibe a atividade da *adenilato ciclase* em determinadas células neuronais através da proteína G. Seu efeito varia de 2 a 8 h.

Sua nocividade é relativa, pois não leva à dependência física, não causa crises de abstinência e os viciados podem ser recuperados com certa facilidade, principalmente os *usuários leves*. No entanto, os *usuários pesados* podem apresentar a "síndrome de abstinência".

O *haxixe* é retirado da resina seca de folhas esmagadas de maconha e comercializado em forma de tabletes sólidos, secos e duros, ou úmidos e amolecidos, sendo geralmente misturado ao fumo e usado em cigarros e cachimbos.

▼ Morfina

Morfinomania ou morfinofilia é o uso vicioso de morfina. Os mais fracos, com predisposição ao vício, com uma primeira dose dessa droga facilmente se escravizam. Há profissões que facilitam a aquisição da substância, como médicos, farmacêuticos e enfermeiras.

O viciado começa aos poucos, com pequenas doses quase homeopáticas. E cada vez mais o organismo vai exigindo dose maior. Chegam, alguns deles, a tomar a cifra inacreditável de 6 g por dia. Na fase final, chegam a tomar doses de 30 em 30 min.

A morfina é um alcaloide derivado do ópio e apresenta-se em forma de líquido incolor. Esse narcótico é utilizado sob a forma de injeção intramuscular, aplicada nas mais diferentes regiões do corpo, principalmente nos braços, no abdome e nas coxas. O viciado mesmo aplica suas injeções. Na fase final, premido pela necessidade da droga, aplica-as sem assepsia e vai criando, ao longo do corpo, uma série de pequenos abscessos.

▶ **Quadro 15.1** Principais tóxicos utilizados.

| Droga | Consumo | | Nocividade | Dependência | Crise de abstinência | Modo de usar |
	Brasil	Mundo				
Maconha	Grande	Grande	Relativa	Não	Não	Aspiração
Morfina e derivados	Pouco	Grande	Elevada	Sim	Sim	Injeção
Cocaína	Grande	Pouco	Elevada	Sim	Não	Aspiração ou fricção gengival
Ópio	Pouco	Nulo	Relativa	Sim	Sim	Aspiração
LSD	Pouco	Nulo	Elevada	Não	Não	Ingestão oral
Psicoestimulantes	Grande	Grande	Relativa	Sim	Pode determinar	Injeção ou ingestão
Soníferos	Grande	Grande	Relativa	Sim	Relativa	Injeção ou ingestão
Crack	Grande	Grande	Elevada	Sim	Sim	Aspiração

Ou então, esteriliza a agulha na chama de uma vela ou de um fósforo, produzindo nas regiões picadas inúmeras tatuagens provenientes da fuligem.

No início do uso da droga, o paciente sente-se eufórico, disposto, extrovertido, loquaz e alegre. Esta fase é chamada de "lua-de-mel da morfina".

Com o passar dos tempos, o viciado emagrece, torna-se pálido, de costas arqueadas e cor de cera. Envelhece precocemente, a pele se enruga e o cabelo cai. Surgem a insônia, os suores, os tremores, a angústia, o desespero, a inapetência, a impotência sexual e os vômitos. Entra no "período de estado", passa à fase de caquexia, vindo a falecer quase sempre de tuberculose ou de problemas cardíacos.

O processo de intoxicação é rápido. Em pouco tempo, perde o controle, e a necessidade o obriga a se *picar* com frequência e em qualquer ambiente, em face da exagerada dependência que a droga provoca. A inteligência, a memória e a vontade do drogado enfraquecem cedo.

Os homens, quando se viciam por esse narcótico, para obter meios que propiciem a compra da droga, roubam, furtam, saqueiam, exploram, extorquem, enganam e matam. As mulheres, na fase de abstinência e de excitação, cometem atos incríveis, descem ao mais baixo nível de prostituição a fim de adquirirem o tóxico.

Heroína

É um produto sintético (éter diacético da morfina – diacetilmorfina). Tem a forma de pó branco e cristalino. Após a diluição, ele é injetado. Pode, ainda, ser misturado ao fumo do cigarro.

O aspecto do intoxicado é semelhante ao da morfina. Sua decadência é maior e mais rápida, pois a heroína é cinco vezes mais potente que a morfina. Em poucas semanas, o drogado torna-se um dependente; com 30 dias de uso, o viciado já necessita de tomar uma injeção em cada duas horas. Provoca náuseas, vômitos, delírios, convulsões, bloqueios do sistema respiratório, e a morte sobrevém muito rápida.

Tão nociva é essa droga, que muitos países já proibiram sua fabricação e, inclusive, o seu emprego pelos médicos.

Cocaína

É um alcaloide de ação estimulante, extraído das folhas da coca. Esse vegetal é um arbusto sul-americano.

Apresenta-se na forma de pó branco para ser aspirado como rapé, por fricção da mucosa gengival ou diluído e aplicado como injeção.

É também conhecido como "poeira divina", de uso mais largo entre os rufiões e elegantes prostitutas, ou, como mais recentemente, entre os membros da fina flor da sociedade burguesa.

Colocado na mucosa nasal por aspiração, é esse alcaloide absorvido rapidamente para o organismo. A continuação do uso da cocaína por via nasal termina perfurando o septo nasal, lesão esta muito significativa para o diagnóstico da cocainomania.

Um dos fatos que mais chama a atenção em um viciado por essa droga é o contraste arrasador entre uma decadência física lamentável e um humor imoderado e injustificável. Os olhos do drogado por cocaína são fundos, brilhantes, de pupilas dilatadas. Há um tremor quase generalizado, mais predominante nos lábios e nas extremidades dos membros. Tiques nervosos e excitações repentinas.

Na intoxicação aguda pela cocaína o paciente apresenta uma série de sintomas, quais sejam: a) *psíquicos*: excitação motora, agitação, ansiedade, confusão mental e loquacidade;

b) *neurológicos*: afasia, paralisias, tremores e, às vezes, convulsão; c) *circulatórios*: taquicardia, aumento da pressão arterial e dor precordial; d) *respiratórios*: polipneia e até síncope respiratória; *secundários*: náuseas, vômitos e oligúria.

É tão grave a nocividade dessa droga que, mesmo depois da cura pela desintoxicação, o viciado não se recupera das lesões mais graves do sistema nervoso. Tem estados depressivos e de angústia, alucinações visuais e tácteis, delírios de perseguição e complexo de culpa. Envelhece muito precocemente, e a morte é quase sempre por perturbações cardíacas.

LSD 25

É uma droga eminentemente alucinógena, um produto semissintético, extraído da ergotina do centeio (dietilamina do ácido lisérgico).

Consome-se em tabletes de açúcar ou em um fragmento de cartolina manchado sutilmente da droga, dissolvido na água e ingerido. É a droga de maior poder alucinógeno conhecido.

O viciado tem o aspecto de uma pessoa com náuseas. Mostra uma intensa depressão, tristeza e fadiga. O comportamento transforma-se transitoriamente, como se observa nas doenças mentais. Perturbação da percepção do mundo exterior, delírios e alucinações. Crises constantes de convulsões, chegando até ao estado comatoso. Surgem pesadelos terríveis, dos quais a vítima pode ficar prisioneira para sempre. É o suicídio do drogado.

O mais trágico é que esses produtos alucinógenos, como LSD, mescalina silobina, entre outros, não apenas seduzem os jovens desajustados e de personalidade desarmônica, mas também arrastam grande parte de uma juventude que poderia ser a esperança de um povo na tentativa de edificar um mundo melhor.

Um Comitê Especial criado pelo Conselho Econômico e Social das Nações Unidas vem-se mostrando profundamente preocupado com a generalização desta forma de vício e passou a exigir das autoridades uma fiscalização mais rigorosa.

Recomendou aquele Comitê que o uso do LSD ficasse limitado aos fins médicos de investigação científica e que fosse administrado apenas quando sob vigilância estritamente médica. Insistiu ainda junto aos governos de todos os países-membros da ONU na luta contínua e sem tréguas para impedir qualquer outra utilização desse produto.

Em estudos mais recentes, chegou-se à conclusão de que o LSD produz quatro grupos de reações. O primeiro grupo de manifestações caracteriza-se pela consciência do drogado de que suas forças e suas possibilidades aumentam sem limites. Sente-se um "todo-poderoso". Chama-se a esse estado de *reação megalomaníaca*. Como exemplo, cita-se o caso de uma jovem de 18 anos que, depois de haver tomado essa droga, convenceu-se de que podia voar como um pássaro atirando-se pela janela do edifício.

O segundo grupo de reações é de conotações completamente opostas às primeiras: estado de depressão profunda, angústia e solidão. Sente-se como um ser indigno, pecador, incapaz, tendendo, na maioria das vezes, ao suicídio.

As reações do terceiro grupo compreendem as perturbações paranoicas. Sentem-se perseguidos por pessoas que tentam contra sua vida, principalmente aquelas que o rodeiam. E, assim, partem logo para o ataque, causando lesões graves ou a morte daquelas.

O quarto grupo de reações é caracterizado por um estado de confusão geral cujos sintomas se assemelham aos das doenças mentais: ilusões, alucinações, ideias irracionais, sentimentos absurdos, incapacidade de se orientar no tempo e no espaço. Esses estados geralmente duram pouco e podem prolongar-se por muito tempo. Uma criança de 8 anos que, acidentalmente, comeu um torrão de açúcar com uma gota de LSD dissolvido teve uma crise de loucura que demorou 9 meses para se recuperar (*El Correo*, Revista da UNESCO, Espanha, maio de 1968).

Barbitúricos

Chama-se barbiturismo ao uso abusivo e vicioso dos barbitúricos. Os barbitúricos são drogas muito usadas pelos viciados, na falta de outro tóxico.

Quando utilizadas em doses adequadas e por indicação médica, estas drogas não chegam a trazer incômodos e são benéficas ao paciente. Porém, quando ingeridas de forma imoderada e sem controle médico, acarretam sérios distúrbios ao organismo.

A embriaguez barbitúrica caracteriza-se por tremores, perturbação da marcha, disartria, sonolência, estado confusional, apatia e bradipsiquia. A retirada repentina dessa substância traz desordens psíquicas e convulsões. Em dosagem excessiva leva a uma grave depressão do sistema nervoso central, podendo o paciente ir ao coma ou à morte.

Ópio

É extraído das cápsulas de papoula *Papaver somniferum*. Como tóxico é consumido sob a forma de cigarros. Seu processo de obtenção e industrialização é muito difícil, por isso é um tóxico pouquíssimo usado no Brasil.

O viciado em ópio tem uma fase de excitação geral, principalmente sobre o aparelho circulatório, daí sua hiperatividade funcional com estímulos, entre outros, das funções psíquicas. Em seguida, passa o drogado para uma fase de depressão, de indiferença e de abatimento que o impede de qualquer movimentação ou esforço.

A inteligência torna-se obscura, a memória, prejudicada, o estado físico é de prostração e a angústia começa a se intensificar. Como o ópio leva o organismo a uma hiperatividade mais ilusória do que real, a vítima gasta intensamente suas reservas e, muito cedo, se depaupera e se aniquila.

Anfetaminas

O consumo abusivo de anfetaminas – "bolinhas" – constitui, no momento, o maior problema médico e social no que se refere aos tóxicos no país.

Têm sido usadas essas drogas por todos os viciados que não dispõem do seu tipo de tóxico. Usam para evitar a sonolência, para desinibir, para euforizar.

A intoxicação aguda pelas anfetaminas caracteriza-se pela inquietação psicomotora, incapacidade de atenção, obnubilação da consciência, estado de confusão com manifestações delirantes.

Seu uso é por ingestão com água, dissolvidas em bebidas alcoólicas ou dissolvidas e injetadas na veia. Essa é a droga mais usada e mais facilmente adquirida no Brasil.

Crack

O *crack* tem um efeito muito semelhante ao da cocaína, entretanto percebido mais rapidamente e com poder maior de viciar e produzir danos. Praticamente ele é constituído da pasta base da cocaína, como um subproduto, e por isso é muito mais usado entre os viciados de poder aquisitivo reduzido. Seu uso é através da aspiração em cachimbos improvisados e é apontado como a droga mais usada nas cidades do Sul e Sudeste do Brasil. Os efeitos tóxicos e os efeitos sobre o cérebro são muito parecidos com os da cocaína: dilatação das pupilas, irritabilidade, agressividade, delírios e alucinações. Com o tempo, o usuário de *crack* começa a apresentar uma sensação de profundo cansaço e de grande ansiedade.

Oxi

Droga produzida a partir de restos do refino das folhas de coca adicionados ao querosene ou gasolina, cal e ácido sulfúrico. Tal denominação é derivada do termo "oxidado". O *crack*, por sua vez, é o resultado da pasta de cocaína com bicarbonato de sódio e solventes. Ambas assumem a forma de pedras, sendo que oxi tem a cor amarelada.

Conhecida como a "droga da morte", o oxi é mais letal e mais barato que o *crack*, por isso, torna-se mais perigosa pela fácil aquisição e gravíssimos efeitos que produz.

É consumido pela queima das pedras em cachimbos ou latinhas furadas, trituradas em cigarros puros ou com a mistura de fumo ou maconha, bem como aspirado em pó.

Essa droga agride severamente o sistema nervoso central, emagrece rapidamente o consumidor, traz muitos problemas para o fígado e o estômago, torna a pele amarelada e leva a diarreias constantes. Além disso, pode causar convulsões, arritmias cardíacas, infarto agudo do miocárdio e morte.

Desirée

Esta droga, conhecida como *desirée* (certamente em referência à Bernardine Eugénie Désirée Clary, amante de Napoleão), também chamada de *craconha* ou *criptonita* é uma mistura de *crack* com maconha, cuja ação é potencializada pelo efeito de ambas as drogas.

Cogumelo

Certos cogumelos de alta toxicidade, pertencentes ao grupo de alucinógenos naturais, são capazes de provocar reações as mais variadas, inclusive levando ao delírio e às alucinações. Seus usuários referem percepção de sons incomuns e cores mais vivas e brilhantes.

Seu uso é através da infusão proposital ou pela ingestão acidental ou ainda de forma comestível.

Sua ação é geralmente de aparição tardia e apresenta as vítimas três tipos de manifestações: as *manifestações coléricas* que têm como sintomas vômitos, cólicas, diarreia, câimbras e desmaios; as *manifestações hepatorrenais* que se caracterizam pelo aparecimento de icterícia, hematúria e oligúria; e as *manifestações neurológicas* que se traduzem por sintomas como agitação, delírios, euforia paradoxal, convulsões, podendo chegar ao coma.

Cola

A cola é constituída de hidrocarbonetos de efeitos muito rápidos sobre o sistema nervoso, embora de pouca duração. Pode levar à euforia e à alucinação. Em uma fase mais avançada, a cola pode causar lesões graves na medula, nos rins, fígado e nervos periféricos. Seu uso é por inalação.

Merla

A *merla* é uma opção mais barata do *crack*, obtida a partir da pasta de coca, fabricada em laboratórios improvisados, com a ajuda de produtos químicos, como benzina, querosene, gasolina, ácido sulfúrico, éter e metanol. Apresenta uma consistência pastosa, tonalidade que varia do amarelo ao marrom e um cheiro muito ativo. Seu uso é através de cigarros ou cachimbos, misturados com fumo ou puro.

Os efeitos dessa droga duram cerca de 15 min e sua sensação a princípio é de bem-estar e leveza, depois segue-se uma sensação desagradável e de inquietação, deixando o indivíduo agitado e nervoso. Pode levar até às alucinações mais graves. Tem um poder destrutivo muito maior que o do *crack*.

A pele do indivíduo que consome a *merla* tem cheiro permanente e desagradável em virtude das substâncias a ela adicionadas no refino da droga. O primeiro órgão a ser atingido é o fígado, com agressão às células hepáticas, podendo até levar à hepatite tóxica. Depois é o cérebro, com a destruição dos neurônios, tendo como consequência a perda progressiva da memória e problemas da coordenação motora. Pode ainda provocar a fibrose pulmonar e a alteração do ritmo cardíaco.

VISÃO MÉDICO-LEGAL

Mesmo acreditando que uma vitória completa na luta contra as drogas seja apenas uma utopia, isto não impede que se promovam políticas sérias e consequentes que tenham como meta o enfrentamento do grave problema das toxicomanias. Essas batalhas devem concentrar-se prioritariamente na prevenção, na humanização do tratamento e da reinserção do drogado no seu meio social e na luta impiedosa contra o tráfico de drogas.

Quando da edição da Lei 10.409, de 11 de janeiro de 2002, em face das inúmeras mutilações de seu anteprojeto, verificou-se uma profunda decepção por parte dos operadores das áreas médica e jurídica, principalmente no que diz respeito a prevenção, tratamento, fiscalização, controle e às constantes dificuldades na sua aplicação nos procedimentos processuais e criminais orientados por essa norma.

Agora, com sua revogação e a vigência da Lei nº 11.343, de 23 de agosto de 2006, abrem-se algumas perspectivas de avanço no trato da política antidroga. Sua principal novidade é a descriminalização da posse de droga para consumo pessoal e o aumento significativo da pena para o tráfico de drogas, que passa de 3 a 15 anos para 5 a 15 anos, além de 500 a 1.500 dias-multa. Continua em vigor a defesa antes do recebimento da denúncia, ficando garantido o contraditório no interrogatório.

O tráfico internacional continua a ser da competência da Justiça Federal. Pelas leis antigas, quando uma comarca não tivesse instalada a vara, a Justiça Estadual julgaria o crime. Pela nova lei, será da vara federal mais próxima a competência para o julgamento dos delitos dessa natureza.

Essa nova lei institui o Sistema Nacional de Políticas Públicas sobre Drogas (SISNAD), que prioriza medidas de prevenção, atenção e reinserção social de usuários e dependentes de drogas e cria normas para repressão à produção e ao tráfico ilícito de drogas. E considera como drogas as substâncias ou os produtos capazes de causar dependência especificados em lei ou relacionados em listas atualizadas periodicamente pelo Poder Executivo da União (artigo 1º).

O artigo 3º assegura que o SISNAD tem a finalidade de articular, integrar, organizar e coordenar as atividades relacionadas com: I – a prevenção do uso indevido, a atenção e a reinserção social de usuários e dependentes de drogas; II – a repressão da produção não autorizada e do tráfico ilícito de drogas. E o artigo 4º assegura como seus princípios: I – o respeito aos direitos fundamentais da pessoa humana, especialmente quanto à sua autonomia e à sua liberdade; II – o respeito à diversidade e às especificidades populacionais existentes; III – a promoção

dos valores éticos, culturais e de cidadania do povo brasileiro, reconhecendo-os como fatores de proteção para o uso indevido de drogas e outros comportamentos correlacionados; IV – a promoção de consensos nacionais, de ampla participação social, para o estabelecimento dos seus fundamentos e estratégias; V – a promoção da responsabilidade compartilhada entre Estado e Sociedade, reconhecendo a importância da participação social nas atividades do SISNAD; VI – o reconhecimento da intersetorialidade dos fatores correlacionados com o uso indevido de drogas, com a sua produção não autorizada e o seu tráfico ilícito; VII – a integração das estratégias nacionais e internacionais de prevenção do uso indevido, atenção e reinserção social de usuários e dependentes de drogas e de repressão à sua produção não autorizada e ao seu tráfico ilícito; VIII – a articulação com os órgãos do Ministério Público e dos Poderes Legislativo e Judiciário, visando à cooperação mútua nas atividades do SISNAD; IX – a adoção de abordagem multidisciplinar que reconheça a interdependência e a natureza complementar das atividades de prevenção do uso indevido, atenção e reinserção social de usuários e dependentes de drogas, repressão da produção não autorizada e do tráfico ilícito de drogas; X – a observância do equilíbrio entre as atividades de prevenção do uso indevido, atenção e reinserção social de usuários e dependentes de drogas e de repressão à sua produção não autorizada e ao seu tráfico ilícito, visando a garantir a estabilidade e o bem-estar social; XI – a observância às orientações e normas emanadas do Conselho Nacional Antidrogas (CONAD).

O SISNAD tem os seguintes objetivos (artigo 5º): I – contribuir para a inclusão social do cidadão, visando a torná-lo menos vulnerável a assumir comportamentos de risco para o uso indevido de drogas, seu tráfico ilícito e outros comportamentos correlacionados; II – promover a construção e a socialização do conhecimento sobre drogas no país; III – promover a integração entre as políticas de prevenção do uso indevido, atenção e reinserção social de usuários e dependentes de drogas e de repressão à sua produção não autorizada e ao tráfico ilícito e as políticas públicas setoriais dos órgãos do Poder Executivo da União, Distrito Federal, Estados e Municípios; IV – assegurar as condições para a coordenação, a integração e a articulação das atividades de que trata o artigo 3º desta Lei.

As instituições que têm atuação nas áreas da atenção à saúde e da assistência social e que atendem usuários ou dependentes de drogas devem comunicar ao órgão competente do respectivo sistema municipal de saúde os casos atendidos e os óbitos ocorridos, preservando a identidade das pessoas, conforme orientações emanadas da União.

O artigo 21 afirma que constituem atividades de reinserção social do usuário ou do dependente de drogas e respectivos familiares, para efeito dessa Lei, aquelas direcionadas para sua integração ou reintegração em redes sociais.

As atividades de atenção e as de reinserção social do usuário e do dependente de drogas e respectivos familiares na citada lei devem observar os seguintes princípios e diretrizes: I – respeito ao usuário e ao dependente de drogas, independentemente de quaisquer condições, observados os direitos fundamentais da pessoa humana, os princípios e diretrizes do Sistema Único de Saúde e da Política Nacional de Assistência Social; II – a adoção de estratégias diferenciadas de atenção e reinserção social do usuário e do dependente de drogas e respectivos familiares que considerem as suas peculiaridades socioculturais; III – definição de projeto terapêutico individualizado, orientado para a inclusão social e para a redução de riscos e de danos sociais e à saúde; IV – atenção ao usuário ou dependente de drogas e aos respectivos familiares, sempre que possível, de forma multidisciplinar e por equipes multiprofissionais; V – observância das orientações e normas emanadas do CONAD – o alinhamento às diretrizes dos órgãos de controle social de políticas setoriais específicas.

As penas poderão ser aplicadas isolada ou cumulativamente, bem como substituídas a qualquer tempo, ouvidos o Ministério Público e o defensor. Assim, quem adquirir, guardar, tiver em depósito, transportar ou trouxer consigo, para consumo pessoal, drogas sem autorização ou em desacordo com determinação legal ou regulamentar será submetido às seguintes penas: I – advertência sobre os efeitos das drogas; II – prestação de serviços à comunidade; III – medida educativa de comparecimento a programa ou curso educativo.

A prestação de serviços à comunidade será cumprida em programas comunitários, entidades educacionais ou assistenciais, hospitais, estabelecimentos congêneres, públicos ou privados sem fins lucrativos, que se ocupem, preferencialmente, da prevenção do consumo ou da recuperação de usuários e dependentes de drogas.

O profissional de saúde que prescrever ou ministrar, culposamente, drogas, sem que delas necessite o paciente, ou fazê-lo em doses excessivas ou em desacordo com determinação legal ou regulamentar: Pena – detenção, de 6 (seis) meses a 2 (dois) anos, e pagamento de 50 (cinquenta) a 200 (duzentos) dias-multa. O juiz ainda comunicará a condenação ao Conselho Federal da categoria profissional a que pertença o agente (artigo 38).

Pelo que se vê, a comentada Lei atende a um princípio da Constituição Federal de 1988 que estabelece a transação penal para determinados crimes rotulados de "infrações de menor potencial ofensivo", cuja pena máxima não ultrapasse 2 (dois) anos ou multa.

Assim, nessa nova Lei, a posse de droga para consumo próprio se reveste em uma infração *sui generis*, onde não se decretará pena de prisão ao portador de droga para consumo próprio, ficando apenas sujeito aos benefícios das medidas alternativas que podem ir da simples advertência até a prestação de serviços à comunidade.

Um dos pontos fracos da Lei nº 11.343/2006 é o fato de os usuários, mesmo tendo sido por decisão judicial orientados ao tratamento não estarem obrigados a fazê-lo, pois não há força determinante para o internamento.

Não há nenhuma dúvida de que essa lei veio para contribuir na luta contra o tráfico de drogas e para humanizar o tratamento jurídico do viciado e do consumidor eventual.

PRESCRIÇÃO DE MEDICAMENTOS SUJEITOS A CONTROLE ESPECIAL

A Portaria SVS/MS nº 344/98, de 12 de maio de 1998, republicada no D.O.U. 01/02/99, aprovou o Regulamento Técnico sobre substâncias e medicamentos sujeitos a controle especial e inseriu ainda a Farmacovigilância como uma das formas de acompanhamento desses produtos.

▼ Receituários

O prescritor, após examinar o paciente e escolher a substância ou medicamento que irá passar ao paciente, deverá verificar em qual modelo da Notificação irá preencher.

A Notificação de Receita deve sempre estar acompanhada da Receita propriamente dita, já que a Notificação ficará retida na farmácia ou drogaria e a Receita será o comprovante do paciente como documento de aquisição e de estar portando medicamento sujeito ao controle especial (Quadros 15.2 e 15.3).

1. Notificação de receitas

Assim, o profissional deve prescrever medicamentos ou uma fórmula, em seu receituário comum, porém ela deverá vir acompanhada da:

- Notificação de Receita "A" (oficial) para substâncias entorpecentes e medicamentos que as contenham
- Notificação de Receita "B" (de cor azul) para substâncias e medicamentos psicotrópicos (Figura 15.1)
- Notificação de Receita Especial de "Retinoides" (de cor branca) utilizada para medicamentos retinoicos, uso sistêmico. Nesse caso também deverá acompanhar o Termo de Conhecimento de Risco e o Termo de Consentimento Pós-informação, e os dois termos têm a seguinte destinação: 1ª via – prontuário médico; 2ª via – farmácia ou drogaria; 3ª via – paciente.

2. Aquisição do talonário e da numeração

O talão de Notificação de Receita "A" é distribuído gratuitamente ao profissional do Hospital, Clínica ou autônomo pela Autoridade Sanitária Estadual ou Municipal.

▶ **Quadro 15.2** Exigências existentes para a comercialização de psicotrópicos.

Da compra	Da venda		Da estruturação		
			Registro no livro de receituário	Lançamento no livro de controle	Apresentação de balancetes
Com requisição	Grupo I	Receituário oficial (o mesmo de entorpecentes). Receita exclusiva que fica retida. Fornecer somente uma bemalagem. Maiores quantidades só com "visto prévio".	Obrigatório	Obrigatório o lançamento na íntegra	Obrigatória a apresentação de balancetes trimestrais.
	Grupo II	Receituário profissional. Receita exclusiva que fica retida. Fornecer até três embalagens. Maiores quantidades só com "visto prévio".	Obrigatório	Obrigatório o lançamento somente do número do registro no livro de receituário: lançar na mesma linha vários números; esse lançamento poderá ser semanal.	Obrigatória a apresentação de balancetes trimestrais.
Sem requisição	Grupo III	Receituário profissional. Receita exclusiva que fica retida. Fornecer até três embalagens. Maiores quantidades só com "visto prévio".	Obrigatório	Obrigatório o lançamento somente do número do registro no livro de receituário: lançar na mesma linha vários números; esse lançamento poderá ser semanal.	Obrigatória a apresentação de balancete anual.

▶ **Quadro 15.3** Quantidade a ser observada em cada prescrição.

	Tipo de notificação		
	Notificação de receita "A"	**Notificação de receita "B"**	**Notificação de receita retinoides "C"**
Medicamentos	Entorpecentes	Psicotrópicos	Retinoides sistêmicos
Listas	A1, A2 e A3	B1 e B2	C2
Abrangência	Em todo o território nacional	Na Unidade Federada onde for concedida a numeração	
Cor da notificação	Amarela (Oficial)	Azul	Branca
Quantidade máxima por receita	5 ampolas	5 ampolas	–
Quantidade por período de tratamento	30 dias, acima acompanha justificativa	60 dias	30 dias
Quem imprime o talão da notificação	Autoridade sanitária	O profissional retira a numeração junto da Autoridade Sanitária, escolhe a gráfica para imprimir o talão às suas expensas.	

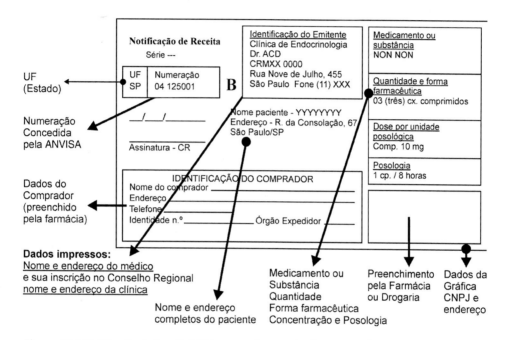

Figura 15.1 Notificação de Receita "B" (de cor azul) para substâncias e medicamentos psicotrópicos.

Para solicitar o talão de Notificação de Receita "A" ou retirar a numeração para imprimir os blocos de Notificação de Receita "B" ou a de Retinoides de Uso Sistêmico, o profissional deverá dirigir-se pessoalmente junto da Autoridade Sanitária local, munido de: Carteira do CRM e conta de luz ou telefone.

No caso de o profissional não ter disponibilidade de ir pessoalmente à Agência Nacional de Vigilância Sanitária (ANVISA) poderá solicitar a retirada da ficha cadastral, talão e/ou numeração, por pessoa de sua confiança, e para tal, deverá autorizá-la por escrito no receituário comum do profissional, anexando cópia da documentação: Carteira do CRM e conta de luz ou telefone.

3. Âmbito de abrangência e responsabilidade

As Notificações de Receitas devem sempre estar acompanhadas de uma receita, que é o documento comprovante do paciente.

As Notificações de Receita "A" poderão ser aviadas dentro do País (Nacional);

As Notificações de Receita "B" ou a de Retinoides de Uso Sistêmico só poderão ser aviadas dentro do Estado onde for emitida a Notificação.

4. Medicamentos que necessitam de prescrição (sem retenção da receita)

Medicamentos que contenham:

- substâncias da Lista C2 – retinoides de uso tópico
- substâncias fenilpropanolamina, loperamida, dextrometorfano e tetracaína de uso tópico odontológico da Lista C1
- substâncias da Lista D1.

Estas Receitas devem ser carimbadas pela farmácia ou drogaria indicando o aviamento ou dispensação, o que será o comprovante do paciente. Esses estabelecimentos devem possuir um controle próprio de estoque e saída.

PERÍCIA

A perícia médico-legal, no campo das toxicofilias, é de indiscutível magnitude. Vai desde a pesquisa e a identificação da substância tóxica, quantidade consumida, até o estudo biopsicológico para caracterizar o estado de dependência e a capacidade de entender o caráter ilícito do ato cometido. Não se pode omitir, nesse exame, o estudo da personalidade do examinado. E, sobre isso, afirmam Hilário Veiga de Carvalho e Marco Segre: "Este exame deveria ser fundamental em todo seu contorno, pois os aspectos comportamentais têm, no exame da personalidade, a sua base e a sua fonte, de melhor compreensão de toda conduta do toxicômano. Acreditamos que um exame desta natureza deveria ser de rotina habitual, sem exceções, desde que é a partir de seu conhecimento que uma compreensão mais válida se pode alcançar de todo o complexo fenômeno da toxicomania" (*in Tóxicos*, Bauru: Editora Jalovi Ltda., 1978).

O artigo 50 da Lei nº 11.343/2006, em seu parágrafo 1º diz: "Para efeito da lavratura do auto de prisão em flagrante e estabelecimento da materialidade do delito, é suficiente o laudo de constatação da natureza e da quantidade da droga, firmado por perito oficial ou, na sua ausência, por pessoa idônea! E, no parágrafo 2º: "O perito que subscrever o laudo a que se refere o § 1º deste artigo não ficará impedido de participar da elaboração do laudo definitivo." Percebe-se, portanto, a importância da perícia na caracterização do flagrante, no sentido de determinar a natureza tóxica da substância e a sua capacidade de provocar dependência.

Todavia, o laudo de constatação "é um exame provisório e superficial, destinado à mera constatação da probabilidade de que a substância apreendida seja mesmo entorpecente. É um exame de prognóstico. Sua natureza jurídica é a de condição objetiva de procedibilidade, sem a qual não pode ser oferecida a ação penal, nem lavrado o auto de prisão em flagrante" (Capez, Fernando. *Curso de direito penal*, volume 4: legislação penal especial, 3ª ed. São Paulo: Saraiva, 2008, p. 770).

Não se pode deixar também de assinalar a importância da caracterização desse flagrante, do exame do indivíduo em estado de intoxicação, quando determinados exames possam comprovar certas manifestações evidentes do consumo de tóxicos. No dispositivo anteriormente citado, há referências à natureza da substância em poder do agente. É claro que estes exames não são de resultados tão fáceis, pois, além da dificuldade de um bom método de pesquisa dos tóxicos e de seus metabólitos, haverá ainda o risco de, no momento do exame, não existirem mais vestígios da droga utilizada.

Portanto, o fundamental não é simplesmente a identificação da natureza da substância em poder do usuário ou portador, mas o estudo detalhado da personalidade do viciado, a fim de dar ao julgador maiores subsídios à aplicação da Lei, a qual tem como princípio basilar a prevenção e a recuperação do toxicômano.

A perícia médico-legal poderá contribuir também na avaliação da imputabilidade do drogado. Se o juiz absolver o agente, reconhecendo por força da perícia oficial que ele, em razão da dependência, era, ao tempo da ação ou omissão, inteiramente incapaz de entender o caráter ilícito do fasto ou de determinar-se de acordo com esse entendimento, deve ordenar que o mesmo se submeta a tratamento médico.

Seria muito importante que a Lei tivesse indicado a perícia médico-legal, para definir a recuperação de dependentes, e ouvido o Ministério Público, no encerramento do processo, como determinava a Lei anterior.

CONCLUSÕES

O tratamento médico do viciado, malgrado um ou outro esforço, é repressivo e discriminador. Limita-se ao confinamento e à desintoxicação do paciente. Livra a família da presença do drogado por algum tempo e trata dos sintomas da intoxicação, como quem adia o encontro com a realidade.

Ninguém chega a ser viciado a não ser por conflitos internos ou por dificuldades de convivência em seu meio. Muitas vezes é a própria sociedade que indiretamente induz ao vício ou se satisfaz com uma juventude drogada, pois, para ela, a sociedade, que vive a reprimir e sufocar algumas manifestações de protesto, é muito mais cômodo uma juventude que se aliene do processo político, por exemplo. Para determinadas consciências é mais fácil aceitar um posicionamento "doentio", que admitir atitudes divergentes. Desse modo, o tóxico só passa a perturbar os objetivos da classe dominante quando existem implicações político-ideológicas. A prova é que, antes de se organizar um sistema de caráter profilático, municiou-se o aparelho policial e judiciário de uma mentalidade repressora, por interesses exclusivamente do poder, esquecendo-se dos órgãos pedagógicos e sanitários, certamente pelo interesse secundário na recuperação do viciado.

Como as toxicomanias vêm sendo inseridas entre os problemas psiquiátricos, os médicos vão ficando com a responsabilidade da questão, pois foi melhor para o sistema livrar-se dos drogados como "doentes". O pior é que alguns facultativos terminam aceitando tal missão. Isso, no entanto, não retira do médico sua específica atuação, contanto que ele se coloque como um cientista do comportamento e entenda que o problema é social e não uma doença. É como afirma Torrey: "O importante é não medicalizar os problemas sociais" (*in A morte da psiquiatria*, Rio de Janeiro: Editora Paz e Terra S/A, 1976).

Hoje o usuário não sofre mais a pena restritiva de liberdade, mas é intimado a tratamento e prestação de medidas socioeducativas, como trabalhos comunitários e participação em cursos educativos. Já para os traficantes, a lei se tornou mais incisiva, com o aumento do tempo mínimo de prisão de três para 5 anos. Mas esse tempo pode chegar até 15 anos, podendo ser aumentado 1/3 caso ele esteja comercializando em lugares como educandário, casas de detenção, hospitais ou vendendo para menores.

Não há melhor maneira de se fugir *do por que alguém é viciado?* que considerá-lo um "enfermo". Com esse enfoque, o modelo médico não fez outra coisa senão ampliar o vício. Sendo ele um "doente", foi considerado irresponsável. Isso satisfaz uma parte dos viciados. Todavia, se eles fossem responsáveis pelo próprio vício, como alternativa de resolver seus problemas existenciais, talvez a questão apresentasse outros rumos. O modelo é falsamente protecionista.

Acreditamos que alguns equívocos cometidos em torno da regulamentação de uma lei antitóxico fluíram do seio das melhores intenções. Todavia, é temerário estender a lei repressora a tanta amplitude, mesmo que ela vise um fim curativo, preventivo ou recuperador. Pune o "uso indevido", o que não é e nem poderia ser enquadrado como ato delituoso. Seria o caso de se punir o uso do álcool e do fumo que evidentemente é também mau.

Por que não se processar um alcoólatra crônico ou um fumante inveterado? Em que se baseia a lei para punir um viciado de nenhum poder aliciador e incapaz de criar embaraços à ordem pública? O fato é que o consumidor da droga ganhou falso carisma, cercado de ideias discriminadoras e de preconceito insosso. Dizer-se, ainda, que o bem jurídico protegido é a saúde pública e que o sujeito passivo é a coletividade, é dar à lei um sentido muito caprichoso e um limite indefinido.

Se já admitimos que a causa do vício não é o tóxico, mas uma série de problemas existenciais que afloram através de um estilo de vida, o primeiro de todos os cuidados seria a prevenção. Há de se instituir com urgência no nosso país uma lei proibindo a fabricação de certos fármacos, como as anfetaminas, usadas na moderação do apetite, que outra coisa não têm produzido senão a mudança do comportamento e a dependência.

Outra coisa: no momento em que o conceito da irresponsabilidade do drogado for revisto, ele certamente recuperará algo de sua dignidade e de sua autoestima. E também será muito difícil desacreditá-lo por suas ideias e convicções. É justo deixar que ele assuma a responsabilidade por seus atos. Isto é o mínimo que a dignidade humana reclama.

Se ele é responsável por sua conduta, é responsável pelos seus atos. Chamar um viciado de "enfermo" é uma forma cômoda de escamotear uma questão tão delicada e um meio de enfrentar grave problema existencial com um rótulo muito simplista.

Mesmo que a inimputabilidade tenha nascido sob a aparente inclinação humanitária, o título de "irresponsável" não passa de um disfarce. Esta "insanidade" como proteção é um absurdo. Não é uma forma de humanizar o sistema criminal. Só se pode aceitar a insanidade como defesa quando, em decorrência de um problema grave ou deficiência mental acentuada, o acusado tenha perdido toda sua capacidade de entender o erro de conduta ou de se determinar conforme os ditames da lei. Tal fato, portanto, não pode ser reclamado em favor de um viciado, pois o crime não é um produto primário dessa entidade nosológica.

À primeira vista isso pode refletir uma descabida exigência ou uma crua insensibilidade. No entanto, o que se propõe é tão só dar-lhe um grau de responsabilidade compatível com seu entendimento e determinação e, ao mesmo tempo, restituir-lhe algo de sua personalidade e de sua autoestima, frustradas e diminuídas pelos seus conflitos existenciais.

Hoje não se pode mais admitir o uso do tóxico como um fato isolado e nem se deve continuar na periferia do problema. Mais: tem de se reduzir o poder sobre o indivíduo e ampliar nossa capacidade de intervenção sobre o meio. Por isso, o fenômeno exige solução política.

A partir do instante que se entendeu ser a estabilidade do indivíduo mais dependente da satisfação de suas necessidades básicas que propriamente de uma forma isolada de assistência, e que o problema em foco tem sempre na sua origem e nas suas consequências um fato social, daí em diante temos de ocupar outros espaços.

LEI Nº 11.343, DE 23 DE AGOSTO DE 2006

Institui o Sistema Nacional de Políticas Públicas sobre Drogas – Sisnad; prescreve medidas para prevenção do uso indevido, atenção e reinserção social de usuários e dependentes de drogas; estabelece normas para repressão à produção não autorizada e ao tráfico ilícito de drogas; define crimes e dá outras providências.

O PRESIDENTE DA REPÚBLICA Faço saber que o Congresso Nacional decreta e eu sanciono a seguinte Lei:

TÍTULO I

DISPOSIÇÕES PRELIMINARES

Art. 1º Esta Lei institui o Sistema Nacional de Políticas Públicas sobre Drogas – Sisnad; prescreve medidas para prevenção do uso indevido, atenção e reinserção social de usuários e dependentes de drogas; estabelece normas para repressão à produção não autorizada e ao tráfico ilícito de drogas e define crimes.

Parágrafo único. Para fins desta Lei, consideram-se como drogas as substâncias ou os produtos capazes de causar dependência, assim especificados em lei ou relacionados em listas atualizadas periodicamente pelo Poder Executivo da União.

Art. 2º Ficam proibidas, em todo o território nacional, as drogas, bem como o plantio, a cultura, a colheita e a exploração de vegetais e substratos dos quais possam ser extraídas ou produzidas drogas, ressalvada a hipótese de autorização legal ou regulamentar, bem como o que estabelece a Convenção de Viena, das Nações Unidas, sobre Substâncias Psicotrópicas, de 1971, a respeito de plantas de uso estritamente ritualístico-religioso.

Parágrafo único. Pode a União autorizar o plantio, a cultura e a colheita dos vegetais referidos no caput deste artigo, exclusivamente para fins medicinais ou científicos, em local e prazo predeterminados, mediante fiscalização, respeitadas as ressalvas supramencionadas.

TÍTULO II

DO SISTEMA NACIONAL DE POLÍTICAS PÚBLICAS SOBRE DROGAS

Art. 3º O Sisnad tem a finalidade de articular, integrar, organizar e coordenar as atividades relacionadas com:

I – a prevenção do uso indevido, a atenção e a reinserção social de usuários e dependentes de drogas;

II – a repressão da produção não autorizada e do tráfico ilícito de drogas.

CAPÍTULO I

DOS PRINCÍPIOS E DOS OBJETIVOS

DO SISTEMA NACIONAL DE POLÍTICAS PÚBLICAS SOBRE DROGAS

Art. 4º São princípios do Sisnad:

I – o respeito aos direitos fundamentais da pessoa humana, especialmente quanto à sua autonomia e à sua liberdade;

II – o respeito à diversidade e às especificidades populacionais existentes;

III – a promoção dos valores éticos, culturais e de cidadania do povo brasileiro, reconhecendo-os como fatores de proteção para o uso indevido de drogas e outros comportamentos correlacionados;

IV – a promoção de consensos nacionais, de ampla participação social, para o estabelecimento dos fundamentos e estratégias do Sisnad;

V – a promoção da responsabilidade compartilhada entre Estado e Sociedade, reconhecendo a importância da participação social nas atividades do Sisnad;

VI – o reconhecimento da intersetorialidade dos fatores correlacionados com o uso indevido de drogas, com a sua produção não autorizada e o seu tráfico ilícito;

VII – a integração das estratégias nacionais e internacionais de prevenção do uso indevido, atenção e reinserção social de usuários e dependentes de drogas e de repressão à sua produção não autorizada e ao seu tráfico ilícito;

VIII – a articulação com os órgãos do Ministério Público e dos Poderes Legislativo e Judiciário visando à cooperação mútua nas atividades do Sisnad;

IX – a adoção de abordagem multidisciplinar que reconheça a interdependência e a natureza complementar das atividades de prevenção do uso indevido, atenção e reinserção social de usuários e dependentes de drogas, repressão da produção não autorizada e do tráfico ilícito de drogas;

X – a observância do equilíbrio entre as atividades de prevenção do uso indevido, atenção e reinserção social de usuários e dependentes de drogas e de repressão à sua produção não autorizada e ao seu tráfico ilícito, visando a garantir a estabilidade e o bem-estar social;

XI – a observância às orientações e normas emanadas do Conselho Nacional Antidrogas – Conad.

Art. 5º O Sisnad tem os seguintes objetivos:

I – contribuir para a inclusão social do cidadão, visando a torná-lo menos vulnerável a assumir comportamentos de risco para o uso indevido de drogas, seu tráfico ilícito e outros comportamentos correlacionados;

II – promover a construção e a socialização do conhecimento sobre drogas no país;

III – promover a integração entre as políticas de prevenção do uso indevido, atenção e reinserção social de usuários e dependentes de drogas e de repressão à sua produção não autorizada e ao tráfico ilícito e as políticas públicas setoriais dos órgãos do Poder Executivo da União, Distrito Federal, Estados e Municípios;

IV - assegurar as condições para a coordenação, a integração e a articulação das atividades de que trata o art. 3º desta Lei.

CAPÍTULO II

DA COMPOSIÇÃO E DA ORGANIZAÇÃO DO SISTEMA NACIONAL DE POLÍTICAS PÚBLICAS SOBRE DROGAS

Art. 6º (VETADO)

Art. 7º A organização do Sisnad assegura a orientação central e a execução descentralizada das atividades realizadas em seu âmbito, nas esferas federal, distrital, estadual e municipal e se constitui matéria definida no regulamento desta Lei.

Art. 8º (VETADO)

CAPÍTULO III

(VETADO)

Art. 9º (VETADO)

Art. 10. (VETADO)

Art. 11. (VETADO)

Art. 12. (VETADO)

Art. 13. (VETADO)

Art. 14. (VETADO)

CAPÍTULO IV

DA COLETA, ANÁLISE E DISSEMINAÇÃO DE INFORMAÇÕES SOBRE DROGAS

Art. 15. (VETADO)

Art. 16. As instituições com atuação nas áreas da atenção à saúde e da assistência social que atendam usuários ou dependentes de drogas devem comunicar ao órgão competente do respectivo sistema municipal de saúde os casos atendidos e os óbitos ocorridos, preservando a identidade das pessoas, conforme orientações emanadas da União.

Art. 17. Os dados estatísticos nacionais de repressão ao tráfico ilícito de drogas integrarão sistema de informações do Poder Executivo.

TÍTULO III

DAS ATIVIDADES DE PREVENÇÃO DO USO INDEVIDO, ATENÇÃO E REINSERÇÃO SOCIAL DE USUÁRIOS E DEPENDENTES DE DROGAS

CAPÍTULO I

DA PREVENÇÃO

Art. 18. Constituem atividades de prevenção do uso indevido de drogas, para efeito desta Lei, aquelas direcionadas para a redução dos fatores de vulnerabilidade e risco e para a promoção e o fortalecimento dos fatores de proteção.

Art. 19. As atividades de prevenção do uso indevido de drogas devem observar os seguintes princípios e diretrizes:

I – o reconhecimento do uso indevido de drogas como fator de interferência na qualidade de vida do indivíduo e na sua relação com a comunidade à qual pertence;

II – a adoção de conceitos objetivos e de fundamentação científica como forma de orientar as ações dos serviços públicos comunitários e privados e de evitar preconceitos e estigmatização das pessoas e dos serviços que as atendam;

III – o fortalecimento da autonomia e da responsabilidade individual em relação ao uso indevido de drogas;

IV – o compartilhamento de responsabilidades e a colaboração mútua com as instituições do setor privado e com os diversos segmentos sociais, incluindo usuários e dependentes de drogas e respectivos familiares, por meio do estabelecimento de parcerias;

V – a adoção de estratégias preventivas diferenciadas e adequadas às especificidades socioculturais das diversas populações, bem como das diferentes drogas utilizadas;

VI – o reconhecimento do "não uso", do "retardamento do uso" e da redução de riscos como resultados desejáveis das atividades de natureza preventiva, quando da definição dos objetivos a serem alcançados;

VII – o tratamento especial dirigido às parcelas mais vulneráveis da população, levando em consideração as suas necessidades específicas;

VIII – a articulação entre os serviços e organizações que atuam em atividades de prevenção do uso indevido de drogas e a rede de atenção a usuários e dependentes de drogas e respectivos familiares;

IX – o investimento em alternativas esportivas, culturais, artísticas, profissionais, entre outras, como forma de inclusão social e de melhoria da qualidade de vida;

X – o estabelecimento de políticas de formação continuada na área da prevenção do uso indevido de drogas para profissionais de educação nos 3 (três) níveis de ensino;

XI – a implantação de projetos pedagógicos de prevenção do uso indevido de drogas, nas instituições de ensino público e privado, alinhados às Diretrizes Curriculares Nacionais e aos conhecimentos relacionados a drogas;

XII – a observância das orientações e normas emanadas do Conad;

XIII – o alinhamento às diretrizes dos órgãos de controle social de políticas setoriais específicas.

Parágrafo único. As atividades de prevenção do uso indevido de drogas dirigidas à criança e ao adolescente deverão estar em consonância com as diretrizes emanadas pelo Conselho Nacional dos Direitos da Criança e do Adolescente – Conanda.

CAPÍTULO II

DAS ATIVIDADES DE ATENÇÃO E DE REINSERÇÃO SOCIAL

DE USUÁRIOS OU DEPENDENTES DE DROGAS

Art. 20. Constituem atividades de atenção ao usuário e dependente de drogas e respectivos familiares, para efeito desta Lei, aquelas que visem à melhoria da qualidade de vida e à redução dos riscos e dos danos associados ao uso de drogas.

Art. 21. Constituem atividades de reinserção social do usuário ou do dependente de drogas e respectivos familiares, para efeito desta Lei, aquelas direcionadas para sua integração ou reintegração em redes sociais.

Art. 22. As atividades de atenção e as de reinserção social do usuário e do dependente de drogas e respectivos familiares devem observar os seguintes princípios e diretrizes:

I – respeito ao usuário e ao dependente de drogas, independentemente de quaisquer condições, observados os direitos fundamentais da pessoa humana, os princípios e diretrizes do Sistema Único de Saúde e da Política Nacional de Assistência Social;

II – a adoção de estratégias diferenciadas de atenção e reinserção social do usuário e do dependente de drogas e respectivos familiares que considerem as suas peculiaridades socioculturais;

III – definição de projeto terapêutico individualizado, orientado para a inclusão social e para a redução de riscos e de danos sociais e à saúde;

IV – atenção ao usuário ou dependente de drogas e aos respectivos familiares, sempre que possível, de forma multidisciplinar e por equipes multiprofissionais;

V – observância das orientações e normas emanadas do Conad;

VI – o alinhamento às diretrizes dos órgãos de controle social de políticas setoriais específicas.

Art. 23. As redes dos serviços de saúde da União, dos Estados, do Distrito Federal, dos Municípios desenvolverão programas de atenção ao usuário e ao dependente de drogas, respeitadas as diretrizes do Ministério da Saúde e os princípios explicitados no art. 22 desta Lei, obrigatória a previsão orçamentária adequada.

Art. 24. A União, os Estados, o Distrito Federal e os Municípios poderão conceder benefícios às instituições privadas que desenvolverem programas de reinserção no mercado de trabalho, do usuário e do dependente de drogas encaminhados por órgão oficial.

Art. 25. As instituições da sociedade civil, sem fins lucrativos, com atuação nas áreas da atenção à saúde e da assistência social, que atendam usuários ou dependentes de drogas poderão receber recursos do Funad, condicionados à sua disponibilidade orçamentária e financeira.

Art. 26. O usuário e o dependente de drogas que, em razão da prática de infração penal, estiverem cumprindo pena privativa de liberdade ou submetidos a medida de segurança, têm garantidos os serviços de atenção à sua saúde, definidos pelo respectivo sistema penitenciário.

CAPÍTULO III

DOS CRIMES E DAS PENAS

Art. 27. As penas previstas neste Capítulo poderão ser aplicadas isolada ou cumulativamente, bem como substituídas a qualquer tempo, ouvidos o Ministério Público e o defensor.

Art. 28. Quem adquirir, guardar, tiver em depósito, transportar ou trouxer consigo, para consumo pessoal, drogas sem autorização ou em desacordo com determinação legal ou regulamentar será submetido às seguintes penas:

I – advertência sobre os efeitos das drogas;

II – prestação de serviços à comunidade;

III – medida educativa de comparecimento a programa ou curso educativo.

§ 1º Às mesmas medidas submete-se quem, para seu consumo pessoal, semeia, cultiva ou colhe plantas destinadas à preparação de pequena quantidade de substância ou produto capaz de causar dependência física ou psíquica.

§ 2º Para determinar se a droga destinava-se a consumo pessoal, o juiz atenderá à natureza e à quantidade da substância apreendida, ao local e às condições em que se desenvolveu a ação, às circunstâncias sociais e pessoais, bem como à conduta e aos antecedentes do agente.

§ 3º As penas previstas nos incisos II e III do caput deste artigo serão aplicadas pelo prazo máximo de 5 (cinco) meses.

§ 4º Em caso de reincidência, as penas previstas nos incisos II e III do caput deste artigo serão aplicadas pelo prazo máximo de 10 (dez) meses.

§ 5º A prestação de serviços à comunidade será cumprida em programas comunitários, entidades educacionais ou assistenciais, hospitais, estabelecimentos congêneres, públicos ou privados sem fins lucrativos, que se ocupem, preferencialmente, da prevenção do consumo ou da recuperação de usuários e dependentes de drogas.

§ 6º Para garantia do cumprimento das medidas educativas a que se refere o caput, nos incisos I, II e III, a que injustificadamente se recuse o agente, poderá o juiz submetê-lo, sucessivamente, a:

I – admoestação verbal;

II – multa.

§ 7º O juiz determinará ao Poder Público que coloque à disposição do infrator, gratuitamente, estabelecimento de saúde, preferencialmente ambulatorial, para tratamento especializado.

Art. 29. Na imposição da medida educativa a que se refere o inciso II do § 6º do art. 28, o juiz, atendendo à reprovabilidade da conduta, fixará o número de dias-multa, em quantidade nunca inferior a 40 (quarenta) nem superior a 100 (cem), atribuindo depois a cada um, segundo a capacidade econômica do agente, o valor de um trinta avos até 3 (três) vezes o valor do maior salário mínimo.

Parágrafo único. Os valores decorrentes da imposição da multa a que se refere o § 6º do art. 28 serão creditados à conta do Fundo Nacional Antidrogas.

Art. 30. Prescrevem em 2 (dois) anos a imposição e a execução das penas, observado, no tocante à interrupção do prazo, o disposto nos arts. 107 e seguintes do Código Penal.

TÍTULO IV

DA REPRESSÃO À PRODUÇÃO NÃO AUTORIZADA E AO TRÁFICO ILÍCITO DE DROGAS

CAPÍTULO I

DISPOSIÇÕES GERAIS

Art. 31. É indispensável a licença prévia da autoridade competente para produzir, extrair, fabricar, transformar, preparar, possuir, manter em depósito, importar, exportar, reexportar, remeter, transportar, expor, oferecer, vender, comprar, trocar, ceder ou adquirir, para qualquer fim, drogas ou matéria-prima destinada à sua preparação, observadas as demais exigências legais.

Art. 32. As plantações ilícitas serão imediatamente destruídas pelo delegado de polícia na forma do art. 50-A, que recolherá quantidade suficiente para exame pericial, de tudo lavrando auto de levantamento das condições encontradas, com a delimitação do local, asseguradas as medidas necessárias para a preservação da prova. (Redação dada pela Lei nº 12.961, de 2014)

§ 1º (Revogado). (Redação dada pela Lei nº 12.961, de 2014)

§ 2º (Revogado). (Redação dada pela Lei nº 12.961, de 2014)

§ 3º Em caso de ser utilizada a queimada para destruir a plantação, observar-se-á, além das cautelas necessárias à proteção ao meio ambiente, o disposto no Decreto nº 2.661, de 8 de julho de 1998, no que couber, dispensada a autorização prévia do órgão próprio do Sistema Nacional do Meio Ambiente – Sisnama.

§ 4º As glebas cultivadas com plantações ilícitas serão expropriadas, conforme o disposto no art. 243 da Constituição Federal, de acordo com a legislação em vigor.

CAPÍTULO II

DOS CRIMES

Art. 33. Importar, exportar, remeter, preparar, produzir, fabricar, adquirir, vender, expor à venda, oferecer, ter em depósito, transportar, trazer consigo, guardar, prescrever, ministrar, entregar a consumo ou fornecer drogas, ainda que gratuitamente, sem autorização ou em desacordo com determinação legal ou regulamentar:

Pena – reclusão de 5 (cinco) a 15 (quinze) anos e pagamento de 500 (quinhentos) a 1.500 (mil e quinhentos) dias-multa.

§ 1º Nas mesmas penas incorre quem:

I – importa, exporta, remete, produz, fabrica, adquire, vende, expõe à venda, oferece, fornece, tem em depósito, transporta, traz consigo ou guarda, ainda que gratuitamente, sem autorização ou em desacordo com determinação legal ou regulamentar, matéria-prima, insumo ou produto químico destinado à preparação de drogas;

II – semeia, cultiva ou faz a colheita, sem autorização ou em desacordo com determinação legal ou regulamentar, de plantas que se constituam em matéria-prima para a preparação de drogas;

III – utiliza local ou bem de qualquer natureza de que tem a propriedade, posse, administração, guarda ou vigilância, ou consente que outrem dele se utilize, ainda que gratuitamente, sem autorização ou em desacordo com determinação legal ou regulamentar, para o tráfico ilícito de drogas.

§ 2º Induzir, instigar ou auxiliar alguém ao uso indevido de droga: (Vide ADI nº 4.274)

Pena – detenção, de 1 (um) a 3 (três) anos, e multa de 100 (cem) a 300 (trezentos) dias-multa.

§ 3º Oferecer droga, eventualmente e sem objetivo de lucro, a pessoa de seu relacionamento, para juntos a consumirem:

Pena – detenção, de 6 (seis) meses a 1 (um) ano, e pagamento de 700 (setecentos) a 1.500 (mil e quinhentos) dias-multa, sem prejuízo das penas previstas no art. 28.

§ 4º Nos delitos definidos no caput e no § 1º deste artigo, as penas poderão ser reduzidas de um sexto a dois terços, desde que o agente seja primário, de bons antecedentes, não se dedique às atividades criminosas nem integre organização criminosa. (Vide Resolução nº 5, de 2012)

Art. 34. Fabricar, adquirir, utilizar, transportar, oferecer, vender, distribuir, entregar a qualquer título, possuir, guardar ou fornecer, ainda que gratuitamente, maquinário, aparelho, instrumento ou qualquer objeto destinado à fabricação, preparação, produção ou transformação de drogas, sem autorização ou em desacordo com determinação legal ou regulamentar:

Pena – reclusão, de 3 (três) a 10 (dez) anos, e pagamento de 1.200 (mil e duzentos) a 2.000 (dois mil) dias-multa.

Art. 35. Associarem-se duas ou mais pessoas para o fim de praticar, reiteradamente ou não, qualquer dos crimes previstos nos arts. 33, caput e § 1º, e 34 desta Lei:

Pena – reclusão, de 3 (três) a 10 (dez) anos, e pagamento de 700 (setecentos) a 1.200 (mil e duzentos) dias-multa.

Parágrafo único. Nas mesmas penas do caput deste artigo incorre quem se associa para a prática reiterada do crime definido no art. 36 desta Lei.

Art. 36. Financiar ou custear a prática de qualquer dos crimes previstos nos arts. 33, caput e § 1º, e 34 desta Lei:

Pena – reclusão, de 8 (oito) a 20 (vinte) anos, e pagamento de 1.500 (mil e quinhentos) a 4.000 (quatro mil) dias-multa.

Art. 37. Colaborar, como informante, com grupo, organização ou associação destinados à prática de qualquer dos crimes previstos nos arts. 33, caput e § 1º, e 34 desta Lei:

Pena – reclusão, de 2 (dois) a 6 (seis) anos, e pagamento de 300 (trezentos) a 700 (setecentos) dias-multa.

Art. 38. Prescrever ou ministrar, culposamente, drogas, sem que delas necessite o paciente, ou fazê-lo em doses excessivas ou em desacordo com determinação legal ou regulamentar:

Pena – detenção, de 6 (seis) meses a 2 (dois) anos, e pagamento de 50 (cinquenta) a 200 (duzentos) dias-multa.

Parágrafo único. O juiz comunicará a condenação ao Conselho Federal da categoria profissional a que pertença o agente.

Art. 39. Conduzir embarcação ou aeronave após o consumo de drogas, expondo a dano potencial a incolumidade de outrem:

Pena – detenção, de 6 (seis) meses a 3 (três) anos, além da apreensão do veículo, cassação da habilitação respectiva ou proibição de obtê-la, pelo mesmo prazo da pena privativa de liberdade aplicada, e pagamento de 200 (duzentos) a 400 (quatrocentos) dias-multa.

Parágrafo único. As penas de prisão e multa, aplicadas cumulativamente com as demais, serão de 4 (quatro) a 6 (seis) anos e de 400 (quatrocentos) a 600 (seiscentos) dias-multa, se o veículo referido no caput deste artigo for de transporte coletivo de passageiros.

Art. 40. As penas previstas nos arts. 33 a 37 desta Lei são aumentadas de um sexto a dois terços, se:

I – a natureza, a procedência da substância ou do produto apreendido e as circunstâncias do fato evidenciarem a transnacionalidade do delito;

II – o agente praticar o crime prevalecendo-se de função pública ou no desempenho de missão de educação, poder familiar, guarda ou vigilância;

III – a infração tiver sido cometida nas dependências ou imediações de estabelecimentos prisionais, de ensino ou hospitalares, de sedes de entidades estudantis, sociais, culturais, recreativas, esportivas, ou beneficentes, de locais de trabalho coletivo, de recintos onde se realizem espetáculos ou diversões de qualquer natureza, de serviços de tratamento de dependentes de drogas ou de reinserção social, de unidades militares ou policiais ou em transportes públicos;

IV – o crime tiver sido praticado com violência, grave ameaça, emprego de arma de fogo, ou qualquer processo de intimidação difusa ou coletiva;

V – caracterizado o tráfico entre Estados da Federação ou entre estes e o Distrito Federal;

VI – sua prática envolver ou visar a atingir criança ou adolescente ou a quem tenha, por qualquer motivo, diminuída ou suprimida a capacidade de entendimento e determinação;

VII – o agente financiar ou custear a prática do crime.

Art. 41. O indiciado ou acusado que colaborar voluntariamente com a investigação policial e o processo criminal na identificação dos demais coautores ou partícipes do crime e na recuperação total ou parcial do produto do crime, no caso de condenação, terá pena reduzida de um terço a dois terços.

Art. 42. O juiz, na fixação das penas, considerará, com preponderância sobre o previsto no art. 59 do Código Penal, a natureza e a quantidade da substância ou do produto, a personalidade e a conduta social do agente.

Art. 43. Na fixação da multa a que se referem os arts. 33 a 39 desta Lei, o juiz, atendendo ao que dispõe o art. 42 desta Lei, determinará o número de dias-multa, atribuindo a cada um, segundo as condições econômicas dos acusados, valor não inferior a um trinta avos nem superior a 5 (cinco) vezes o maior salário-mínimo.

Parágrafo único. As multas, que em caso de concurso de crimes serão impostas sempre cumulativamente, podem ser aumentadas até o décuplo se, em virtude da situação econômica do acusado, considerá-las o juiz ineficazes, ainda que aplicadas no máximo.

Art. 44. Os crimes previstos nos arts. 33, caput e § 1º, e 34 a 37 desta Lei são inafiançáveis e insuscetíveis de sursis, graça, indulto, anistia e liberdade provisória, vedada a conversão de suas penas em restritivas de direitos.

Parágrafo único. Nos crimes previstos no caput deste artigo, dar-se-á o livramento condicional após o cumprimento de dois terços da pena, vedada sua concessão ao reincidente específico.

Art. 45. É isento de pena o agente que, em razão da dependência, ou sob o efeito, proveniente de caso fortuito ou força maior, de droga, era, ao tempo da ação ou da omissão, qualquer que tenha sido a infração penal praticada, inteiramente incapaz de entender o caráter ilícito do fato ou de determinar-se de acordo com esse entendimento.

Parágrafo único. Quando absolver o agente, reconhecendo, por força pericial, que este apresentava, à época do fato previsto neste artigo, as condições referidas no caput deste artigo, poderá determinar o juiz, na sentença, o seu encaminhamento para tratamento médico adequado.

Art. 46. As penas podem ser reduzidas de um terço a dois terços se, por força das circunstâncias previstas no art. 45 desta Lei, o agente não possuía, ao tempo da ação ou da omissão, a plena capacidade de entender o caráter ilícito do fato ou de determinar-se de acordo com esse entendimento.

Art. 47. Na sentença condenatória, o juiz, com base em avaliação que ateste a necessidade de encaminhamento do agente para tratamento, realizada por profissional de saúde com competência específica na forma da lei, determinará que a tal se proceda, observado o disposto no art. 26 desta Lei.

CAPÍTULO III

DO PROCEDIMENTO PENAL

Art. 48. O procedimento relativo aos processos por crimes definidos neste Título rege-se pelo disposto neste Capítulo, aplicando-se, subsidiariamente, as disposições do Código de Processo Penal e da Lei de Execução Penal.

§ 1º O agente de qualquer das condutas previstas no art. 28 desta Lei, salvo se houver concurso com os crimes previstos nos arts. 33 a 37 desta Lei, será processado e julgado na forma dos arts. 60 e seguintes da Lei nº 9.099, de 26 de setembro de 1995, que dispõe sobre os Juizados Especiais Criminais.

§ 2º Tratando-se da conduta prevista no art. 28 desta Lei, não se imporá prisão em flagrante, devendo o autor do fato ser imediatamente encaminhado ao juízo competente ou, na falta deste, assumir o compromisso de a ele comparecer, lavrando-se termo circunstanciado e providenciando-se as requisições dos exames e perícias necessários.

§ 3º Se ausente a autoridade judicial, as providências previstas no § 2º deste artigo serão tomadas de imediato pela autoridade policial, no local em que se encontrar, vedada a detenção do agente.

§ 4º Concluídos os procedimentos de que trata o § 2º deste artigo, o agente será submetido a exame de corpo de delito, se o requerer ou se a autoridade de polícia judiciária entender conveniente, e em seguida liberado.

§ 5º Para os fins do disposto no art. 76 da Lei nº 9.099, de 1995, que dispõe sobre os Juizados Especiais Criminais, o Ministério Público poderá propor a aplicação imediata de pena prevista no art. 28 desta Lei, a ser especificada na proposta.

Art. 49. Tratando-se de condutas tipificadas nos arts. 33, caput e § 1º, e 34 a 37 desta Lei, o juiz, sempre que as circunstâncias o recomendem, empregará os instrumentos protetivos de colaboradores e testemunhas previstos na Lei nº 9.807, de 13 de julho de 1999.

Seção I
Da Investigação

Art. 50. Ocorrendo prisão em flagrante, a autoridade de polícia judiciária fará, imediatamente, comunicação ao juiz competente, remetendo-lhe cópia do auto lavrado, do qual será dada vista ao órgão do Ministério Público, em 24 (vinte e quatro) horas.

§ 1º Para efeito da lavratura do auto de prisão em flagrante e estabelecimento da materialidade do delito, é suficiente o laudo de constatação da natureza e quantidade da droga, firmado por perito oficial ou, na falta deste, por pessoa idônea.

§ 2º O perito que subscrever o laudo a que se refere o § 1º deste artigo não ficará impedido de participar da elaboração do laudo definitivo.

§ 3º Recebida cópia do auto de prisão em flagrante, o juiz, no prazo de 10 (dez) dias, certificará a regularidade formal do laudo de constatação e determinará a destruição das drogas apreendidas, guardando-se amostra necessária à realização do laudo definitivo. (Incluído pela Lei nº 12.961, de 2014)

§ 4º A destruição das drogas será executada pelo delegado de polícia competente no prazo de 15 (quinze) dias na presença do Ministério Público e da autoridade sanitária. (Incluído pela Lei nº 12.961, de 2014)

§ 5º O local será vistoriado antes e depois de efetivada a destruição das drogas referida no § 3º, sendo lavrado auto circunstanciado pelo delegado de polícia, certificando-se neste a destruição total delas. (Incluído pela Lei nº 12.961, de 2014)

Art. 50-A. A destruição de drogas apreendidas sem a ocorrência de prisão em flagrante será feita por incineração, no prazo máximo de 30 (trinta) dias contado da data da apreensão, guardando-se amostra necessária à realização do laudo definitivo, aplicando-se, no que couber, o procedimento dos §§ 3º a 5º do art. 50. (Incluído pela Lei nº 12.961, de 2014)

Art. 51. O inquérito policial será concluído no prazo de 30 (trinta) dias, se o indiciado estiver preso, e de 90 (noventa) dias, quando solto.

Parágrafo único. Os prazos a que se refere este artigo podem ser duplicados pelo juiz, ouvido o Ministério Público, mediante pedido justificado da autoridade de polícia judiciária.

Art. 52. Findos os prazos a que se refere o art. 51 desta Lei, a autoridade de polícia judiciária, remetendo os autos do inquérito ao juízo:

I – relatará sumariamente as circunstâncias do fato, justificando as razões que a levaram à classificação do delito, indicando a quantidade e natureza da substância ou do produto apreendido, o local e as condições em que se desenvolveu a ação criminosa, as circunstâncias da prisão, a conduta, a qualificação e os antecedentes do agente; ou

II – requererá sua devolução para a realização de diligências necessárias.

Parágrafo único. A remessa dos autos far-se-á sem prejuízo de diligências complementares:

I – necessárias ou úteis à plena elucidação do fato, cujo resultado deverá ser encaminhado ao juízo competente até 3 (três) dias antes da audiência de instrução e julgamento;

II – necessárias ou úteis à indicação dos bens, direitos e valores de que seja titular o agente, ou que figurem em seu nome, cujo resultado deverá ser encaminhado ao juízo competente até 3 (três) dias antes da audiência de instrução e julgamento.

Art. 53. Em qualquer fase da persecução criminal relativa aos crimes previstos nesta Lei, são permitidos, além dos previstos em lei, mediante autorização judicial e ouvido o Ministério Público, os seguintes procedimentos investigatórios:

I – a infiltração por agentes de polícia, em tarefas de investigação, constituída pelos órgãos especializados pertinentes;

II – a não atuação policial sobre os portadores de drogas, seus precursores químicos ou outros produtos utilizados em sua produção, que se encontrem no território brasileiro, com a finalidade de identificar e responsabilizar maior número de integrantes de operações de tráfico e distribuição, sem prejuízo da ação penal cabível.

Parágrafo único. Na hipótese do inciso II deste artigo, a autorização será concedida desde que sejam conhecidos o itinerário provável e a identificação dos agentes do delito ou de colaboradores.

Seção II
Da Instrução Criminal

Art. 54. Recebidos em juízo os autos do inquérito policial, de Comissão Parlamentar de Inquérito ou peças de informação, dar-se-á vista ao Ministério Público para, no prazo de 10 (dez) dias, adotar uma das seguintes providências:

I – requerer o arquivamento;

II – requisitar as diligências que entender necessárias;

III – oferecer denúncia, arrolar até 5 (cinco) testemunhas e requerer as demais provas que entender pertinentes.

Art. 55. Oferecida a denúncia, o juiz ordenará a notificação do acusado para oferecer defesa prévia, por escrito, no prazo de 10 (dez) dias.

§ 1º Na resposta, consistente em defesa preliminar e exceções, o acusado poderá arguir preliminares e invocar todas as razões de defesa, oferecer documentos e justificações, especificar as provas que pretende produzir e, até o número de 5 (cinco), arrolar testemunhas.

§ 2º As exceções serão processadas em apartado, nos termos dos arts. 95 a 113 do Decreto-Lei nº 3.689, de 3 de outubro de 1941 – Código de Processo Penal.

§ 3º Se a resposta não for apresentada no prazo, o juiz nomeará defensor para oferecê-la em 10 (dez) dias, concedendo-lhe vista dos autos no ato de nomeação.

§ 4º Apresentada a defesa, o juiz decidirá em 5 (cinco) dias.

§ 5º Se entender imprescindível, o juiz, no prazo máximo de 10 (dez) dias, determinará a apresentação do preso, realização de diligências, exames e perícias.

Art. 56. Recebida a denúncia, o juiz designará dia e hora para a audiência de instrução e julgamento, ordenará a citação pessoal do acusado, a intimação do Ministério Público, do assistente, se for o caso, e requisitará os laudos periciais.

§ 1º Tratando-se de condutas tipificadas como infração do disposto nos arts. 33, caput e § 1º, e 34 a 37 desta Lei, o juiz, ao receber a denúncia, poderá decretar o afastamento cautelar do denunciado de suas atividades, se for funcionário público, comunicando ao órgão respectivo.

§ 2º A audiência a que se refere o caput deste artigo será realizada dentro dos 30 (trinta) dias seguintes ao recebimento da denúncia, salvo se determinada a realização de avaliação para atestar dependência de drogas, quando se realizará em 90 (noventa) dias.

Art. 57. Na audiência de instrução e julgamento, após o interrogatório do acusado e a inquirição das testemunhas, será dada a palavra, sucessivamente, ao representante do Ministério Público e ao defensor do acusado, para sustentação oral, pelo prazo de 20 (vinte) minutos para cada um, prorrogável por mais 10 (dez), a critério do juiz.

Parágrafo único. Após proceder ao interrogatório, o juiz indagará das partes se restou algum fato para ser esclarecido, formulando as perguntas correspondentes se o entender pertinente e relevante.

Art. 58. Encerrados os debates, proferirá o juiz sentença de imediato, ou o fará em 10 (dez) dias, ordenando que os autos para isso lhe sejam conclusos.

§ 1º – (Revogado pela Lei nº 12.961, de 2014)

§ 2º – (Revogado pela Lei nº 12.961, de 2014)

Art. 59. Nos crimes previstos nos arts. 33, caput e § 1º, e 34 a 37 desta Lei, o réu não poderá apelar sem recolher-se à prisão, salvo se for primário e de bons antecedentes, assim reconhecido na sentença condenatória.

CAPÍTULO IV

DA APREENSÃO, ARRECADAÇÃO E DESTINAÇÃO DE BENS DO ACUSADO

Art. 60. O juiz, de ofício, a requerimento do Ministério Público ou mediante representação da autoridade de polícia judiciária, ouvido o Ministério Público, havendo indícios suficientes, poderá decretar, no curso do inquérito ou da ação penal, a apreensão e outras medidas assecuratórias relacionadas aos bens móveis e imóveis ou valores consistentes em produtos dos crimes previstos nesta Lei, ou que constituam proveito auferido com sua prática, procedendo-se na forma dos arts. 125 a 144 do Decreto-Lei nº 3.689, de 3 de outubro de 1941 – Código de Processo Penal.

§ 1º Decretadas quaisquer das medidas previstas neste artigo, o juiz facultará ao acusado que, no prazo de 5 (cinco) dias, apresente ou requeira a produção de provas acerca da origem lícita do produto, bem ou valor objeto da decisão.

§ 2º Provada a origem lícita do produto, bem ou valor, o juiz decidirá pela sua liberação.

§ 3º Nenhum pedido de restituição será conhecido sem o comparecimento pessoal do acusado, podendo o juiz determinar a prática de atos necessários à conservação de bens, direitos ou valores.

§ 4º A ordem de apreensão ou sequestro de bens, direitos ou valores poderá ser suspensa pelo juiz, ouvido o Ministério Público, quando a sua execução imediata possa comprometer as investigações.

Art. 61. Não havendo prejuízo para a produção da prova dos fatos e comprovado o interesse público ou social, ressalvado o disposto no art. 62 desta Lei, mediante autorização do juízo competente, ouvido o Ministério Público e cientificada a Senad, os bens apreendidos poderão ser utilizados pelos órgãos ou pelas entidades que atuam na prevenção do uso indevido, na atenção e reinserção social de usuários e dependentes de drogas e na repressão à produção não autorizada e ao tráfico ilícito de drogas, exclusivamente no interesse dessas atividades.

Parágrafo único. Recaindo a autorização sobre veículos, embarcações ou aeronaves, o juiz ordenará à autoridade de trânsito ou ao equivalente órgão de registro e controle a expedição de certificado provisório de registro e licenciamento, em favor da instituição à qual tenha deferido o uso, ficando esta livre do pagamento de multas, encargos e tributos anteriores, até o trânsito em julgado da decisão que decretar o seu perdimento em favor da União.

Art. 62. Os veículos, embarcações, aeronaves e quaisquer outros meios de transporte, os maquinários, utensílios, instrumentos e objetos de qualquer natureza, utilizados para a prática dos crimes definidos nesta Lei, após a sua regular apreensão, ficarão sob custódia da autoridade de polícia judiciária, excetuadas as armas, que serão recolhidas na forma de legislação específica.

§ 1º Comprovado o interesse público na utilização de qualquer dos bens mencionados neste artigo, a autoridade de polícia judiciária poderá deles fazer uso, sob sua responsabilidade e com o objetivo de sua conservação, mediante autorização judicial, ouvido o Ministério Público.

§ 2º Feita a apreensão a que se refere o caput deste artigo, e tendo recaído sobre dinheiro ou cheques emitidos como ordem de pagamento, a autoridade de polícia judiciária que presidir o inquérito deverá, de imediato, requerer ao juízo competente a intimação do Ministério Público.

§ 3º Intimado, o Ministério Público deverá requerer ao juízo, em caráter cautelar, a conversão do numerário apreendido em moeda nacional, se for o caso, a compensação dos cheques emitidos após a instrução do inquérito, com cópias autênticas dos respectivos títulos, e o depósito das correspondentes quantias em conta judicial, juntando-se aos autos o recibo.

§ 4º Após a instauração da competente ação penal, o Ministério Público, mediante petição autônoma, requererá ao juízo competente que, em caráter cautelar, proceda à alienação dos bens apreendidos, excetuados aqueles que a União, por intermédio da Senad, indicar para serem colocados sob uso e custódia da autoridade de polícia judiciária, de órgãos de inteligência ou militares, envolvidos nas ações de prevenção ao uso indevido de drogas e operações de repressão à produção não autorizada e ao tráfico ilícito de drogas, exclusivamente no interesse dessas atividades.

§ 5º Excluídos os bens que se houver indicado para os fins previstos no § 4º deste artigo, o requerimento de alienação deverá conter a relação de todos os demais bens apreendidos, com a descrição e a especificação de cada um deles, e informações sobre quem os tem sob custódia e o local onde se encontram.

§ 6º Requerida a alienação dos bens, a respectiva petição será autuada em apartado, cujos autos terão tramitação autônoma em relação aos da ação penal principal.

§ 7º Autuado o requerimento de alienação, os autos serão conclusos ao juiz, que, verificada a presença de nexo de instrumentalidade entre o delito e os objetos utilizados para a sua prática e risco de perda de valor econômico pelo decurso do tempo, determinará a avaliação dos bens relacionados, cientificará a Senad e intimará a União, o Ministério Público e o interessado, este, se for o caso, por edital com prazo de 5 (cinco) dias.

§ 8º Feita a avaliação e dirimidas eventuais divergências sobre o respectivo laudo, o juiz, por sentença, homologará o valor atribuído aos bens e determinará sejam alienados em leilão.

§ 9º Realizado o leilão, permanecerá depositada em conta judicial a quantia apurada, até o final da ação penal respectiva, quando será transferida ao Funad, juntamente com os valores de que trata o § 3º deste artigo.

§ 10. Terão apenas efeito devolutivo os recursos interpostos contra as decisões proferidas no curso do procedimento previsto neste artigo.

§ 11. Quanto aos bens indicados na forma do § 4º deste artigo, recaindo a autorização sobre veículos, embarcações ou aeronaves, o juiz ordenará à autoridade de trânsito ou ao equivalente órgão de registro e controle a expedição de certificado provisório de registro e licenciamento, em favor da autoridade de polícia judiciária ou órgão aos quais tenha deferido o uso, ficando estes livres do pagamento de multas, encargos e tributos anteriores, até o trânsito em julgado da decisão que decretar o seu perdimento em favor da União.

Art. 63. Ao proferir a sentença de mérito, o juiz decidirá sobre o perdimento do produto, bem ou valor apreendido, sequestrado ou declarado indisponível.

§ 1º Os valores apreendidos em decorrência dos crimes tipificados nesta Lei e que não forem objeto de tutela cautelar, após decretado o seu perdimento em favor da União, serão revertidos diretamente ao Funad.

§ 2º Compete à Senad a alienação dos bens apreendidos e não leiloados em caráter cautelar, cujo perdimento já tenha sido decretado em favor da União.

§ 3º A Senad poderá firmar convênios de cooperação, a fim de dar imediato cumprimento ao estabelecido no § 2º deste artigo.

§ 4º Transitada em julgado a sentença condenatória, o juiz do processo, de ofício ou a requerimento do Ministério Público, remeterá à Senad relação dos bens, direitos e valores declarados perdidos em favor da União, indicando, quanto aos bens, o local em que se encontram e a entidade ou o órgão em cujo poder estejam, para os fins de sua destinação nos termos da legislação vigente.

Art. 64. A União, por intermédio da Senad, poderá firmar convênio com os Estados, com o Distrito Federal e com organismos orientados para a prevenção do uso indevido de drogas, a atenção e a reinserção social de usuários ou dependentes e a atuação na repressão à produção não autorizada e ao tráfico ilícito de drogas, com vistas na liberação de equipamentos e de recursos por ela arrecadados, para a implantação e execução de programas relacionados à questão das drogas.

TÍTULO V

DA COOPERAÇÃO INTERNACIONAL

Art. 65. De conformidade com os princípios da não intervenção em assuntos internos, da igualdade jurídica e do respeito à integridade territorial dos Estados e às leis e aos regulamentos nacionais em vigor, e observado o espírito das Convenções das Nações Unidas e outros instrumentos jurídicos internacionais relacionados à questão das drogas, de que o Brasil é parte, o governo brasileiro prestará, quando solicitado, cooperação a outros países e organismos internacionais e, quando necessário, deles solicitará a colaboração, nas áreas de:

I – intercâmbio de informações sobre legislações, experiências, projetos e programas voltados para atividades de prevenção do uso indevido, de atenção e de reinserção social de usuários e dependentes de drogas;

II – intercâmbio de inteligência policial sobre produção e tráfico de drogas e delitos conexos, em especial o tráfico de armas, a lavagem de dinheiro e o desvio de precursores químicos;

III – intercâmbio de informações policiais e judiciais sobre produtores e traficantes de drogas e seus precursores químicos.

TÍTULO VI

DISPOSIÇÕES FINAIS E TRANSITÓRIAS

Art. 66. Para fins do disposto no parágrafo único do art. 1º desta Lei, até que seja atualizada a terminologia da lista mencionada no preceito, denominam-se drogas substâncias entorpecentes, psicotrópicas, precursoras e outras sob controle especial, da Portaria SVS/MS nº 344, de 12 de maio de 1998.

Art. 67. A liberação dos recursos previstos na Lei nº 7.560, de 19 de dezembro de 1986, em favor de Estados e do Distrito Federal, dependerá de sua adesão e respeito às diretrizes básicas contidas nos convênios firmados e do fornecimento de dados necessários à atualização do sistema previsto no art. 17 desta Lei, pelas respectivas polícias judiciárias.

Art. 68. A União, os Estados, o Distrito Federal e os Municípios poderão criar estímulos fiscais e outros, destinados às pessoas físicas e jurídicas que colaborem na prevenção do uso indevido de drogas, atenção e reinserção social de usuários e dependentes e na repressão da produção não autorizada e do tráfico ilícito de drogas.

Art. 69. No caso de falência ou liquidação extrajudicial de empresas ou estabelecimentos hospitalares, de pesquisa, de ensino, ou congêneres, assim como nos serviços de saúde que produzirem, venderem, adquirirem, consumirem, prescreverem ou fornecerem drogas ou de qualquer outro em que existam essas substâncias ou produtos, incumbe ao juízo perante o qual tramite o feito:

I – determinar, imediatamente à ciência da falência ou liquidação, sejam lacradas suas instalações;

II – ordenar à autoridade sanitária competente a urgente adoção das medidas necessárias ao recebimento e guarda, em depósito, das drogas arrecadadas;

III – dar ciência ao órgão do Ministério Público, para acompanhar o feito.

§ 1º Da licitação para alienação de substâncias ou produtos não proscritos referidos no inciso II do caput deste artigo, só podem participar pessoas jurídicas regularmente habilitadas na área de saúde ou de pesquisa científica que comprovem a destinação lícita a ser dada ao produto a ser arrematado.

§ 2º Ressalvada a hipótese de que trata o § 3º deste artigo, o produto não arrematado será, ato contínuo à hasta pública, destruído pela autoridade sanitária, na presença dos Conselhos Estaduais sobre Drogas e do Ministério Público.

§ 3º Figurando entre o praceado e não arrematadas especialidades farmacêuticas em condições de emprego terapêutico, ficarão elas depositadas sob a guarda do Ministério da Saúde, que as destinará à rede pública de saúde.

Art. 70. O processo e o julgamento dos crimes previstos nos arts. 33 a 37 desta Lei, se caracterizado ilícito transnacional, são da competência da Justiça Federal.

Parágrafo único. Os crimes praticados nos Municípios que não sejam sede de vara federal serão processados e julgados na vara federal da circunscrição respectiva.

Art. 71. (VETADO)

Art. 72. Encerrado o processo penal ou arquivado o inquérito policial, o juiz, de ofício, mediante representação do delegado de polícia ou a requerimento do Ministério Público, determinará a destruição das amostras guardadas para contraprova, certificando isso nos autos. (Redação dada pela Lei nº 12.961, de 2014)

Art. 73. A União poderá estabelecer convênios com os Estados e com o Distrito Federal, visando à prevenção e repressão do tráfico ilícito e do uso indevido de drogas, e com os Municípios, com o objetivo de prevenir o uso indevido delas e de possibilitar a atenção e reinserção social de usuários e dependentes de drogas. (Redação dada pela Lei nº 12.219, de 2010)

Art. 74. Esta Lei entra em vigor 45 (quarenta e cinco) dias após a sua publicação.

Art. 75. Revogam-se a Lei nº 6.368, de 21 de outubro de 1976, e a Lei nº 10.409, de 11 de janeiro de 2002.

Brasília, 23 de agosto de 2006;
185º da Independência e 118º da República.

TESTES RÁPIDOS PARA DETECÇÃO DE DROGAS DE ABUSO PELA URINA

QuikPac II OneStep

- **Material pesquisado:** opiáceos, cocaína, canabinoides, barbitúricos, anfetaminas e metadona.

- **Procedimento fácil e igual para todos os testes**
1. Utilizando a pipeta fornecida com o teste, colocar 4 ou 5 gotas de urina no local de amostra (S).
2. Ler os resultados num intervalo de 5 a 10 minutos.

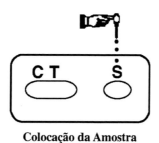

Colocação da Amostra

- **Interpretação dos resultados**

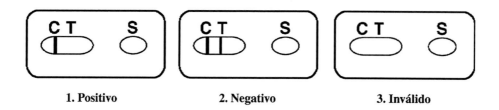

1. Positivo   2. Negativo   3. Inválido

1. POSITIVO. Uma banda cor-de-rosa aparece na zona de controle (C). Não há bandas aparentes na zona de teste (T).

2. NEGATIVO. Juntamente com a banda de controle (C), aparece também uma banda cor-de-rosa na zona de teste (T), que pode não ter a mesma nitidez da banda (C).

3. INVÁLIDO. Se não aparecer a banda na zona C, o teste é inválido. Recomenda-se que a amostra seja testada novamente.

- **Vantagens**
  - elevada sensibilidade
  - leitura fácil
  - embalagens individuais
  - armazenamento em temperatura ambiente

GOVERNO DO ESTADO DA PARAÍBA
SECRETARIA DE SEGURANÇA PÚBLICA
INSTITUTO DE POLÍCIA CIENTÍFICA
DEPARTAMENTO DE MEDICINA LEGAL
LABORATÓRIO DE TOXICOLOGIA

LAUDO N.º _____

EXAME QUÍMICO-TOXICOLÓGICO (*Cannabis sativa*)

Autoridade Solicitante _____

Requisição N.º_____ de _____

Aos _____ dias do mês de _____ do ano de dois mil e _____

_____ pela Diretora _____

_____ foram designados os peritos_____

_____ e _____

para procederem a exame do material _____

apreendido em poder de _____

Foi examinado neste Laboratório de Toxicologia, atendendo a requisição do Sr. Dr._____

_____

datada de _____ o seguinte material:

A identificação da *Cannabis sativa L*, através de seu princípio ativo, o tetra-hidrocanabinol, ambos responsáveis pelos principais efeitos farmacológicos da maconha, foi feita, empregando-se métodos químicos e físico-químicos, a saber:

1.   Método químico

1.1   Reação química colorada

1.1.1   Reação de Duquenois

Princípio do método: Baseia-se na extração dos canabinoides presentes na planta ou de material oriundo da planta, extraído por meio de éter de petróleo ou outro solvente, obtendo um extrato orgânico. Esses canabinoides, assim extraídos, em contato com as substâncias existentes no reativo de Duquenois, fornecem a coloração através de reações químicas, neste caso azul, positivando desta maneira a presença dos canabinoides.

2.   Método físico-químico

2.1   Método cromatográfico

Princípio do método: Baseia-se na separação dos componentes de uma mistura, no caso, os canabinoides, sendo estes distribuídos entre duas fases, uma chamada de estacionária e de grande área, e a outra, fase móvel, que consta de um fluido (líquido ou gás) que percola através da primeira, separando os componentes da mistura, de acordo com o peso molecular, polaridade, coeficiente de absorção ou partição.

2.1.1   Cromatografia em camada delgada

Após extração (item 1), utiliza-se cromato da placa de sílica G e como fase móvel uma mistura de benzeno-clorofórmio 3:7 e revelando-se através de método químico, usando como agente cromogênico solução de Echtblausalz 0,1%.

João Pessoa, _____ de _____ de 20 _____

PERITOS:

_____

_____

Embriaguez Alcoólica

▼

INTRODUÇÃO

É interessante fazer, sob a ótica médico-legal, a distinção entre *embriaguez alcoólica*, *alcoolismo* e *alcoolemia*. Assim, embriaguez alcoólica é um conjunto de manifestações neuropsicossomáticas resultantes da intoxicação etílica aguda de caráter episódico e passageiro. Já o termo alcoolismo, empregou-o Magmes Huss pela primeira vez, em fins do século XIX, para denominar uma síndrome psico-orgânica, caracterizada por um elenco de perturbações resultantes do uso imoderado do álcool e de caráter crônico, independendo, no momento do exame, de um maior ou menor consumo ou concentração de bebida alcoólica. E alcoolemia é o resultado da dosagem do álcool etílico na circulação sanguínea e seus percentuais traduzidos em gramas ou decigramas por litro de sangue examinado. Essa taxa de concentração hoje é feita com maior segurança por meio do exame em cromatina gasosa, e tem como elemento de maior credibilidade metodológica o fato de seus resultados serem de caráter específico. Dessa forma, a embriaguez é um *estágio*, a alcoolemia uma *taxa* e o alcoolismo, um *estado*.

O consumo exagerado de bebidas alcoólicas leva sempre à embriaguez e até mesmo ao alcoolismo, criando assim problemas de ordem médica, psiquiátrica, psicológica, policial, médico-legal, bem como ações que podem desdobrar-se no âmbito dos tribunais, problemas esses que crescem dia a dia pelo aumento assustador do consumo de bebidas alcoólicas e sua contribuição criminógena.

As bebidas alcoólicas podem ser classificadas em três grupos:

- bebidas fermentadas (vinho, sidra, cerveja e a mais antiga de todas, o cauim), as quais se caracterizam por apresentarem o menor teor de álcool, por se originarem da fermentação natural de substâncias terciárias

- bebidas destiladas, de grande concentração alcoólica, obtidas por destilação em alambiques (aguardentes, uísque, conhaque)
- bebidas alcoolizadas conseguidas artificialmente pelo adicionamento de álcool aos produtos fermentados (vinho do Porto, vinho Madeira).

Às bebidas alcoólicas podem ser acrescentadas substâncias diferentes do álcool, tais como essências, éteres, aldeídos, corantes como campeche e a anilina, e ainda produtos para conservação do tipo sulfitos e ácido salicílico.

Consideram-se bebidas alcoólicas, para efeitos da lei, as bebidas potáveis que contenham álcool em sua composição, com grau de concentração igual ou superior a meio grau Gay-Lussac.

EMBRIAGUEZ ALCOÓLICA AGUDA

A embriaguez alcoólica aguda se caracteriza por um conjunto de manifestações somatoneuropsíquicas ou psiconeurossomáticas resultantes da intoxicação etílica imediata, de caráter episódico e de curso passageiro.

▼ Estudo clínico

Salvo exceções, as perturbações produzidas pelo uso excessivo do álcool estão mais em razão direta da tolerância individual do que da quantidade ingerida.

A ação tóxica sobre o organismo revela-se por manifestações físicas, neurológicas e psíquicas.

- *Manifestações físicas.* Nestas, os dados somáticos são de menor interesse e se traduzem por congestão das conjuntivas, taquicardia, taquipneia, taquiesfigmia e hálito alcoólico-acético. Um indício isolado não permite ao perito a firme convicção de um diagnóstico de embriaguez para aquilo que a lei prevê. Ao contrário, tal diagnóstico deve assentar-se no estado associativo e comprometedor das perturbações neurológicas e psíquicas, tudo isso após análise cuidadosa de uma série de elementos encontrados no exame clínico

- *Manifestações neurológicas.* Estão ligadas a alterações clínicas do equilíbrio, da marcha e das perturbações da coordenação motora. As alterações do equilíbrio manifestam-se pelo sinal de Romberg simples e Romberg combinado. A marcha do embriagado tem a denominação de marcha ebriosa, cerebelar ou em ziguezague, e devem ser afastadas outras causas que produzem estas alterações. As perturbações da coordenação motora traduzem-se por ataxia (incoordenação motora na orientação dos movimentos); dismetria (perturbação na medida dos movimentos); dissinergia ou assinergia (incoordenação da harmonia de certos conjuntos de movimentos); disdiadococinesia (desordem na realização de movimentos rápidos e opostos). Deve-se ter o cuidado de afastar outras causas que possam levar a estas desordens, como, por exemplo, um trauma cranioencefálico. A disartria se manifesta pelo distúrbio na articulação da palavra. É a dificuldade na prolação dos vocábulos. Entre as manifestações neurológicas, podem evidenciar-se alterações do tônus muscular caracterizadas pela lentidão dos movimentos. Finalmente, além da inibição relativa da sensibilidade tátil, dolorosa e térmica, fenômenos vagais como o soluço, o vômito e o embotamento das funções sensoriais podem surgir, provocando um baixo rendimento da visão, audição, gustação e olfação
- *Manifestações psíquicas.* Essas perturbações apresentam-se de maneira progressiva. Inicialmente, atingem as funções mais elevadas do córtex cerebral e, a seguir, comprometem sucessivamente as esferas menores. Começam pelas alterações do humor, do senso ético, da atenção, da sensopercepção, do curso do pensamento, da associação de ideias até atingirem os impulsos menores.

Pouco a pouco, o indivíduo apresenta atitudes caracterizadas pelo exagero e pelo ridículo. Falastrão, inconveniente, dando desfrutes, soltando a língua sobre fatos muitas vezes comprometedores (*in vino veritas* = no vinho está a verdade). Loquaz e bem-humorado, sua atenção é diminuída, sua memória intensamente prejudicada e pobre é a capacidade de julgamento. Avalia as coisas intempestivamente, em virtude da deficiência das inibições morais e intelectivas. Audacioso e impulsivo, chega muitas vezes a atentar contra a moral pública.

O ato sexual fica prejudicado, embora na embriaguez possa o paciente apresentar uma tendência ao obsceno e ao exibicionismo, explicados pela regressão às fases primárias da libido. Manifesta impulsos homossexuais pela expansão carinhosa de beijos e abraços repetidos e demorados, atitudes que fogem muitas vezes à conduta habitual.

Fases da embriaguez

Alguns autores dividem a embriaguez em cinco fases (Magnan, Bogen), outros em quatro (Pessina, Nicollini), e a maioria em três. Esta última é a divisão mais aceita: fase de excitação, de confusão e de sono.

Na fase de excitação, o indivíduo se mostra loquaz, vivo, olhar animado, humorado e gracejador, dando às vezes uma falsa impressão de maior capacidade intelectual. Diz levianices, revela segredos íntimos e é extremamente instável. É a

fase de euforia. *Bonum vinum laetificat cor hominis.* (O bom vinho alegra o coração do homem.) Mas beber *usque ad laetitiam* (até a alegria).

Na fase de confusão, surgem as perturbações nervosas e psíquicas. Disartria, andar cambaleante e perturbações sensoriais. Irritabilidade e tendências às agressões. É a fase de maior interesse e, por isso, chamada fase médico-legal.

Na fase de sono, ou fase comatosa, o paciente não se mantém em pé. Caminha apoiando nos outros ou nas paredes e termina caindo sem poder erguer-se, mergulhando em sono profundo. Sua consciência fica embotada, não reagindo aos estímulos normais. As pupilas dilatam-se e não reagem à luz. Os esfíncteres relaxam-se e a sudorese é profusa. É a fase de inconsciência.

Os que admitem cinco períodos colocam em primeiro lugar a fase subclínica, que não é propriamente embriaguez, mas uma leve excitação em consequência de um pequeno teor de álcool, e, no último, a fase de morte.

Tolerância ao álcool

Uma mesma quantidade de álcool ministrada a várias pessoas pode acarretar, em cada uma, efeitos diversos. Igualmente, pode produzir em um mesmo indivíduo efeitos diferentes, dadas circunstâncias meramente ocasionais. Alguns se embriagam com pequenas quantidades e outros ingerem grandes porções, revelando uma estranha resistência ao álcool. Assim, tolerância é a capacidade maior ou menor que uma pessoa tem de se embriagar.

A tolerância depende de vários fatores: a) considerando que aproximadamente dois terços do corpo são constituídos de líquidos, quanto maior o peso, mais diluído ficará o álcool. Daí ser a concentração mais elevada nos indivíduos de menor peso; b) o sistema digestivo absorve o álcool, que passa para o sangue em um fenômeno bastante rápido. A absorção varia de acordo com a concentração alcoólica da bebida, o ritmo da ingestão, a vacuidade ou plenitude do estômago e os fenômenos de boa ou má absorção intestinal; c) o hábito de beber deverá ser levado em conta, pois o abstêmio, o bebedor moderado e o grande bebedor toleram o álcool em graus diferentes; d) os estados emotivos, a estafa, o sono, a temperatura, o fumo, as doenças e os estados de convalescença são causas que alteram a sensibilidade às bebidas alcoólicas.

Metabolismo do álcool etílico

A absorção do álcool etílico é ordinariamente processada pela via digestiva. Começa no estômago e continua pelo intestino delgado.

A velocidade de absorção, fenômeno diverso da tolerância, varia de acordo com alguns fatores e circunstâncias, como: quantidade de álcool ingerido, massa corporal, taxa de metabolização, fracionamento e espaçamento das doses, concentração do álcool contida na bebida, presença ou não de alimentos no estômago e capacidade maior ou menor de absorção do indivíduo.

Após a ingestão, o álcool começa a ser absorvido pela via digestiva, passando diretamente para a veia porta e para o fígado, indo à circulação sanguínea e linfática do organismo, onde vai se distribuindo pelos tecidos em geral. No instante em que a absorção se equilibra com a difusão, a concentração de álcool no sangue mantém-se uniforme. A isto chama-se *equilíbrio de difusão.*

A partir daí, o organismo humano começa o processo de desintoxicação, por fases continuadas de oxidações, transformando-se em aldeído, ácido acético, gás carbônico e água. Nesse processamento são desprendidas 7,2 calorias por grama de álcool.

Quando a dose ingerida ultrapassa a produção calórica, o restante do álcool tende a se impregnar nos tecidos lipossolúveis, com predominância no cérebro, produzindo um efeito narcótico e cujo primeiro sintoma é a excitação e em seguida a depressão.

Dessa forma, a oxidação é o principal meio de defesa do organismo sob a ação do álcool. Pequeníssimas quantidades de etanol são eliminadas sem se oxidar. E, quando isso ocorre, os órgãos encarregados são os pulmões e os rins, e mais raramente a pele e os intestinos.

É muito importante também conhecer a chamada *curva alcoolêmica*, pois a partir dela pode-se fundamentar melhor o diagnóstico médico-legal da embriaguez. A *primeira linha* (curva de difusão ou absorção), é ascendente e corresponde ao período de absorção, durando cerca de 30 a 60 min, isso quando se trata de absorção única. Em casos de absorções sucessivas, teremos uma linha quebrada e escalonada, em face das continuadas ingestões. Um *pico* (nível de manutenção) no qual se tem a concentração máxima da alcoolemia. A duração dessa fase é mínima e em alguns casos este pico não existe. E uma *linha descendente* (curva de eliminação), de forma regular e gradativa, que corresponde ao período de desintoxicação e em que predomina o processo de oxidação, tendo início a partir de 1 h e 30 min da ingestão (Figura 16.1). Simonin afirma que a eliminação da alcoolemia se dá de forma progressiva e de 15 a 20 h após a última ingestão da bebida, dependendo do *coeficiente de etiloxidação* (quantidade de álcool oxidado por minuto e por quilo de peso), qualquer que seja seu grau de concentração.

O organismo humano metaboliza cerca de 90 a 95% do álcool pelo processo de oxidação, transformando-se em aldeído acético, ácido acético, catalisados por uma enzima chamada acetaldeído-desidrogenase, e depois água e gás carbônico. O restante é eliminado pelos rins, pulmões, pele e glândulas salivares, entre outros.

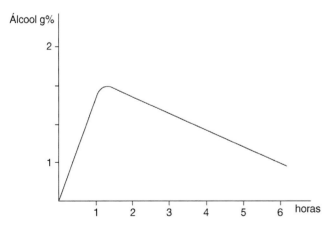

Figura 16.1 Curva alcoolêmica (*in* Calabuig).

▼ Pesquisa bioquímica do álcool

Para se dosar o álcool no organismo humano, entre outros, podem ser utilizados saliva, urina, humor vítreo, bílis, ar expirado e sangue.

A dosagem do álcool na saliva seria de grande valia em virtude de se aproximar da concentração alcoólica no sangue. No entanto, é prática desaconselhada pois na saliva encontram-se substâncias redutoras voláteis capazes de levar a falsos resultados.

Mesmo assim, utilizam-se determinados testes, feitos inclusive por pequenos aparelhos portáteis, munidos de coletores individuais e descartáveis, capazes de registrar índices, segundo seus fabricantes, próximos aos testes no sangue realizados pelo cromatógrafo de gás. A saliva é retirada por meio de um coletor diretamente da boca, depois ele é colocado em uma janela do álcool-teste, no qual existe uma régua graduada de zero a 150 mg/dℓ e outra de 0 a 15%.

Na urina, essa pesquisa não tem valor absoluto, dadas as variações de concentração motivadas pelo número de micções, bem assim pelo fato de estar ou não vazia a bexiga no início da libação, dando, desse modo, concentrações diferentes.

A concentração do álcool na urina varia de intensidade devido à maior quantidade de água em relação ao sangue e difere de acordo com o fluxo resultante dos rins, dependendo do tipo de bebida, como, por exemplo, a cerveja.

A dosagem do líquido cefalorraquidiano, por outro lado, é menos usada e, na maioria das vezes, em cadáveres.

No ar expirado, o álcool poderá ser dosado, consistindo a operação em mandar o paciente soprar em um pequeno balão de borracha ou em um aparelho próprio e fazer esse ar passar através de uma mistura de permanganato de potássio e ácido sulfúrico. Desse modo, é oxidado o álcool ali presente, descorando-se o permanganato. Esse é o método de Harger.

Outro processo é o de Forrester, em que o ar expirado atravessa um tubo com perclorato de magnésio. Todos esses métodos baseiam-se na relação álcool-bióxido de carbono no ar expirado.

A taxa de concentração do álcool no sangue pode ser determinada pelo macrométrico de Nicloux e consiste na oxidação a quente do álcool pelo bicarbonato de potássio em meio sulfúrico, variando a coloração, que vai desde o amarelo ao amarelo-esverdeado, devido à formação de sulfato de sesquióxido de cromo. Consiste em utilizar 10 mℓ de sangue e colocar uma porção de ácido sulfúrico inteiramente cheio e arrolhado. Destila-se o sangue e juntam-se 70 mℓ de ácido pícrico concentrado, recolhendo-se 20 mℓ do destilado. A destilação é feita em um balão para receber o sangue com um dispositivo de refrigeração para liquefazer os vapores de álcool. Em seguida, coloca-se 1 mℓ do destilado e juntam-se algumas gotas de bicromato de potássio puro, adicionando-se ácido sulfúrico quimicamente puro e aquecendo-se levemente o tubo. O líquido torna-se azul-esverdeado. Repete-se aos poucos a adição do bicromato até obter-se uma tonalidade verde-amarelada. Cada 1 mℓ de solução de bicromato utilizado corresponde a 0,001 mℓ de álcool absoluto.

O método que mais prestígio tem na dosagem da alcoolemia é o da cromatografia gasosa. É um método de grande credibilidade pelo seu contributo de inteira especificidade, pois não interferem outras substâncias redutoras.

Segundo Arbenz, para uma estimativa de cálculo da taxa de álcool no sangue no exato momento do fato, basta usar a fórmula $A_1 = A_2 + E(t_2 - t_1)$, onde A_1 é a taxa procurada; A_2, a taxa de álcool no momento da dosagem; E, o coeficiente de etil-oxidação (0,22 no homem e 0,20 na mulher); t_2 o tempo da coleta e t_1 o tempo do evento. Assim, para um fato ocorrido às 8 h, com coleta às 12 h e uma alcoometria de 2,2 g/ℓ, teremos:

$$A_1 = 2,2 + 0,22 \times 4$$
$$= 2,2 + 0,88$$
$$= 3,08 \text{ g/}\ell \text{ na hora do fato.}$$

▼ Dosagem de álcool no cadáver

Desde que ainda não tenham surgido os fenômenos putrefativos do cadáver, a dosagem poderá ser realizada no sangue retirado da veia femoral. A putrefação produz etanol e substâncias redutoras que se assemelham ao álcool etílico.

Nos casos de morte violenta, principalmente em acidentes de trânsito, é sempre aconselhada a prática da dosagem de álcool no sangue, de preferência no sangue venoso periférico, pois é a que responde melhor à concentração de álcool no momento do óbito, pois se sabe que a concentração do álcool no sangue não se dá por igual. Plueckhahn (1967) aconselha que, após 48 h da morte, o sangue para dosagem alcoólica deva ser colhido na veia femoral, pois há difusão pós-mortal do álcool do estômago muito cedo para a câmara esquerda do coração (*in The significance of blood alcohol levels at autopsy*, The Medical Journal of Australia, *15*:118-24). Mesmo assim, não esquecer que esses resultados, mesmo em pequenas quantidades, são sempre duvidosos se a putrefação cadavérica estiver instalada, levando em conta o fato de que o álcool pode diminuir pela evaporação ou aumentar pela ação microbiana, através do intestino ou da pele, principalmente se o indivíduo era diabético ou sofreu traumas graves. Se o corpo ou o sangue coletado for mantido em baixa temperatura, nas primeiras 24 h não haverá modificação.

Já se estuda o uso da sensibilidade e da especificidade do *etil-gliconídio* (EtG), um metabólito do etanol, como marcador capaz de identificar no sangue o álcool ingerido antes da morte, distinguindo-o do produzido *post mortem*.

Outros meios indiretos de determinação da alcoolemia é através da dosagem do álcool no coágulo de sangue intracerebral, líquido cefalorraquidiano, e medula óssea.

▼ Avaliação dos resultados

Muitos continuam defendendo a dosagem bioquímica do álcool, principalmente no sangue, como o parâmetro mais prático, mais eficaz e mais confiável para se determinar uma embriaguez. E até adiantam que, salvo algumas variações, essas cifras estariam entre 0,6 e 2,0 g/1.000 mℓ.

Todavia, entendemos que mais importante do que determinar uma taxa de álcool no sangue, na urina ou no ar expirado é caracterizar as manifestações clínicas de uma embriaguez logo após o delito.

A investigação bioquímica objetiva a presença de álcool no organismo, mas não responde às indagações de como o indivíduo se comportava em seu entendimento em uma ação ou omissão criminosa, porque há uma variação de sensibilidade muito grande de um bebedor para outro.

O perito deverá responder à Justiça, afirmando:

1º – Se há ou não embriaguez;

2º – Se, em caso afirmativo, a embriaguez é ou não completa;

3º – Se a embriaguez comprovada é um fenômeno episódico, ocasional, ou se se trata de um estado de embriaguez aguda manifestada em alcoolismo crônico;

4º – Se se trata de uma embriaguez patológica;

5º – Se, no estado em que se encontra o paciente, pode ele pôr em risco a segurança própria ou alheia;

6º – Se é necessário o tratamento compulsório.

Essas indagações a que o perito está obrigado a responder em um exame de embriaguez vão além de uma simples determinação da taxa de álcool. Uma cifra isolada, um número apenas, não oferece exatamente dados às formulações questionadas.

Uma simples cifra não tem nenhum valor, pois existem indivíduos que se embriagam com pequenas quantidades e outros que toleram excessivamente o álcool. Ou se acredita na insensibilidade e na frieza dos laboratórios, ou na inteligência humana. E só o estudo detalhado do comportamento do embriagado

dará uma concepção exata do grau de embriaguez, através de um exame clínico.

Os tribunais ingleses e americanos dão um valor excessivo à pesquisa bioquímica, e, nos nossos, já começam a aceitar a concepção clínica.

Alguns autores consideram uma alcoolemia inferior a 0,5 g por 1.000/mℓ, uma intoxicação inaparente; entre 0,5 e 2,0 g por 1.000/mℓ, presença de distúrbios tóxicos; e acima de 2,0 g por 1.000/mℓ, o estado de embriaguez.

Acreditamos que, para configurar o delito, seria necessário demonstrar que efetivamente o condutor do veículo apresentava manifestações que lhe privavam da capacidade de dirigir o veículo.

Há indivíduos que, trazendo uma taxa elevada de álcool no sangue, permanecem em condições psíquicas e neurológicas sem características de embriaguez, com comportamento correto, dada sua grande tolerância ao álcool. Há outros, no entanto, que, ao ingerirem pequenas quantidades, não deixam dúvidas quanto ao seu grau de embriaguez, através de manifestações somáticas, psíquicas, neurológicas e antissociais. Por isso, não se compreende o estabelecimento de determinadas taxas de concentração de álcool para caracterizar de modo absoluto os limites de uma embriaguez.

Nessas condições, a caracterização de um estado de embriaguez é sempre um critério clínico em que se procura evidenciar a capacidade de autodeterminar-se normalmente, revelada pelo agente ao tempo do evento criminoso, competindo ao perito averiguar se as suas condições somatoneuropsíquicas configuram as especificações da lei.

Tão relativa é a influência do álcool sobre cada pessoa que se chega a conjeturar: "Sendo relativa, para cada indivíduo, a influência do álcool, prevalece a prova testemunhal sobre o laudo positivo da dosagem alcoólica. Impõe-se a solução, eis que aquela informa com maior segurança sobre as condições físicas do agente" (TACRIM – AC – Juricrim – Relator Correia das Neves Franceschini, nº 2.008).

"O grau de embriaguez e, portanto, a alteração que possa ter determinado no psiquismo do acusado se estabelece não pela comprovação de uma alcoolemia ou de uma alcoolúria de certa porcentagem, mas pela aproximação dos sintomas clínicos. A primeira relação não é fixa; em troca, a sintomatologia no alcance atual do conhecimento humano está determinada para cada grau de ebriedade, detalhada e concretamente" (Cámara de Apelaciones de Azul, Argentina).

A perícia da embriaguez é, na verdade, uma tarefa difícil devido justamente à sua complexidade em seus aspectos pessoais e circunstanciais.

A determinação da embriaguez pelo ar expirado, realizada por patrulheiros, é tão desastrosa que os tribunais, por certo, jamais aceitarão. Pretende-se dessa maneira atribuir a tais profissionais uma capacidade médica e, mais do que isso, uma capacidade médico-legal.

Por outro lado, chama a atenção Vanrell, o número de resultados falso-positivos na determinação indireta da intoxicação alcoólica, quando se utilizam os chamados "bafômetros", vem se tornando comum, o que não deixa de ser preocupante. E diz mais: "A estimativa indireta dos níveis alcoólicos em sangue através da determinação do etanol no ar expirado, longe de ser um exame simples, pelas várias interferências que sofre, bem como pelo reforço de sua positividade, não pode ser usada, principalmente e muito menos como informação inicial, para fins penais."

Segundo suas observações, numerosos aerodispersoides são capazes de provocar *resultados falso-positivos*, ainda que o indivíduo não tenha ingerido bebidas alcoólicas. Assim, conclui: "todos os produtos – fumos e névoas (inalantes) – examinados, mesmo sem ter qualquer conteúdo alcoólico, nem como droga, nem como excipiente, podem produzir leituras falso-positivas no alcoolímetro para ar expirado (bafômetro), durante os primeiros 10 min após o seu uso". Paulete Vanrell, J. – in *Resultados falso-positivos com o uso do bafômetro* – XVI Congresso Brasileiro de Medicina Legal, Recife (PE, BR) 25-28/10/2000.

Qualquer valor numérico referente a uma taxa de concentração de álcool no organismo humano tem um significado relativo, devendo-se valorizar as manifestações apresentadas em uma embriaguez, colhidas através de um exame clínico.

Sintetizando, deve ficar patente que a embriaguez se constitui em um elenco de perturbações que tenha prejudicado o entendimento do examinado, sendo isto firmado pela evidência de sintomas clínicos manifestos e não por determinada porcentagem de álcool no sangue, na urina ou no ar expirado. Isto porque essas taxas não são iguais para determinados graus de embriaguez; mas o exame clínico pode determinar com segurança cada ebriedade, de forma concreta e detalhada.

▼ Perícia da embriaguez | Quesitos

No modelo de laudos de exame de embriaguez em diversas instituições médico-legais brasileiras constam os seguintes quesitos:

Embriaguez – Quesitos
1. Qual o material colhido para exame?
2. Qual a concentração de álcool no material colhido ou seu equivalente em decigramas de álcool por litro de sangue?
3. Acha-se o examinado sob influência do estado de embriaguez alcoólica?
4. Apresenta o examinado sinais ou sintomas de estar sob influência de psicofármaco?
5. Qual o psicofármaco?

Considerando-se as diversas circunstâncias que podem ocorrer na perícia da embriaguez, os legistas do IML/MG, Demercindo Brandão Neto, Tyrone Tadeu Abud Belmok e Wagner Fonseca Moreira da Silva, propõem algumas conclusões e respostas aos quesitos nas seguintes situações:

Situação 1. Exame clínico normal, alcoolemia negativa.
Conclusão: Os achados do exame clínico não indicam condição de embriaguez. O resultado da alcoolemia foi negativo.
Respostas aos quesitos:
1. Qual o material colhido para exame? *Sangue.*
2. Qual a concentração de álcool no material colhido ou seu equivalente em decigramas de álcool por litro de sangue? *Negativa.*
3. Acha-se o examinado sob influência do estado de embriaguez alcoólica? *Não.*
4. Apresenta o examinado sinais ou sintomas de estar sob influência de psicofármaco? *Não.*
5. Qual o psicofármaco? *Prejudicado.*

Situação 2. Exame clínico normal, alcoolemia positiva.
Conclusão: Os achados do exame clínico não indicam condição de embriaguez. O resultado da alcoolemia foi positivo, na dosagem de 7 decigramas de álcool por litro de sangue.
Respostas aos quesitos:
1. Qual o material colhido para exame? *Sangue.*
2. Qual a concentração de álcool no material colhido ou seu equivalente em decigramas de álcool por litro de sangue? *7 dg de álcool por litro de sangue.*
3. Acha-se o examinado sob influência do estado de embriaguez alcoólica? *Não.*

4. Apresenta o examinado sinais ou sintomas de estar sob influência de psicofármaco? *Não.*
5. Qual o psicofármaco? *Prejudicado.*

Situação 3. Exame clínico normal, coleta não permitida.
Conclusão: Os achados do exame clínico não indicam condição de embriaguez. O resultado da alcoolemia fica prejudicado pela recusa do periciado à coleta de sangue.
Respostas aos quesitos:
1. Qual o material colhido para exame? *Nenhum.*
2. Qual a concentração de álcool no material colhido ou seu equivalente em decigramas de álcool por litro de sangue? *Prejudicado.*
3. Acha-se o examinado sob influência do estado de embriaguez alcoólica? *Não.*
4. Apresenta o examinado sinais ou sintomas de estar sob influência de psicofármaco? *Não.*
5. Qual o psicofármaco? *Prejudicado.*

Situação 4. Exame clínico alterado, coleta não permitida.
Conclusão: Os achados do exame clínico indicam condição de embriaguez. O resultado da alcoolemia fica prejudicado pela recusa do periciado à coleta de sangue.
Respostas aos quesitos:
1. Qual o material colhido para exame? *Nenhum.*
2. Qual a concentração de álcool no material colhido ou seu equivalente em decigramas de álcool por litro de sangue? *Prejudicado.*
3. Acha-se o examinado sob influência do estado de embriaguez alcoólica? *Sim,* fundamentado no exame clínico.
4. Apresenta o examinado sinais ou sintomas de estar sob influência de psicofármaco? *Prejudicado.*
5. Qual o psicofármaco? *Prejudicado.*

Situação 5. Exame clínico alterado, alcoolemia positiva.
Conclusão: Os achados do exame clínico indicam condição de embriaguez. O resultado da alcoolemia foi positivo para a dosagem de 5 decigramas de álcool por litro de sangue.
Respostas aos quesitos:
1. Qual o material colhido para exame? *Sangue.*
2. Qual a concentração de álcool no material colhido ou seu equivalente em decigramas de álcool por litro de sangue? *5 dg de álcool por litro de sangue.*
3. Acha-se o examinado sob influência do estado de embriaguez alcoólica? *Sim,* fundamentado no exame clínico.
4. Apresenta o examinado sinais ou sintomas de estar sob influência de psicofármaco? *Prejudicado.*
5. Qual o psicofármaco? *Prejudicado.*

OBSERVAÇÃO: No atendimento a este tipo de situação, que na prática é a condição mais frequente, exige-se a coleta sistemática de urina, saliva e lavado digital para se perquirir a interferência dos tóxicos sociais. A conclusão e as respostas aos quesitos ficam na dependência dos respectivos achados.

A dosagem exclusiva do álcool não exclui a concomitância, a prevalência ou a exclusividade de outras substâncias psicotrópicas.

Situação 6. Recusa ao exame pericial.
A posição correta, respeitando o direito constitucional de que ninguém está obrigado a "*produzir prova contra si próprio*", é não realizar o exame, mas elaborar um termo circunstanciado dos fatos, inclusive com registros de todos os elementos técnicos, próprios do laudo pericial, que eventualmente tenham sido detectados durante a interlocução.

Outra posição é elaborar termo circunstanciado, que tem valor de prova documental, estando apenas o perito sujeito a prestar depoimento testemunhal, uma vez que não atuou como Perito.

▼ Recusa a submeter-se a exame

Aspecto interessante do problema é, sem dúvida, a questão do consentimento da coleta de sangue, nos casos de embriaguez alcoólica. Normalmente, respeita-se a vontade do paciente. Se o examinado não permite a coleta do sangue, está defendendo sua liberdade individual e um direito constitucional que é seu. Ninguém está obrigado a depor contra si próprio, ou a oferecer provas que lhe condenem (*nemo tenetur ederse contra se*), ou a confessar-se culpado. É um direito fundamental da pessoa. Quando alguém insiste em fazê-lo, contrariando a vontade do paciente, caracteriza-se uma agressão física, um ato de violência e um constrangimento ilegal.

Como se vê, ninguém está obrigado nem pode ser compelido a se submeter a qualquer tipo de exame. Não existe no ordenamento jurídico brasileiro qualquer norma que obrigue, seja réu em uma ação de investigação criminal, seja infrator de normas administrativas, pois nenhuma autoridade pode obrigar ou mesmo coagir a se fazer algo que a lei não o obriga. E mais: fere o princípio constitucional expresso no artigo 5º de nossa Carta Magna, II que se enuncia afirmando: "ninguém é obrigado a fazer ou deixar de fazer alguma coisa senão em virtude de lei". O mesmo se diga de nossa jurisprudência que não se cansa em negar a obrigatoriedade do réu a submeter-se a exame técnico, como assegura o STF ao se relatar ao assunto dizendo que "ninguém pode ser coagido ao exame ou inspeção corporal, para a prova cível" (RJTJSP 99/35, 111/350, 112/368 e RT 633/70); enfim, está obrigado a depor contra si próprio.

O artigo 277 do Código de Trânsito Brasileiro alterado pela Lei nº 12.760, de 20 de dezembro de 2012, diz: "O condutor de veículo automotor envolvido em acidente de trânsito ou que for alvo de fiscalização de trânsito poderá ser submetido a teste, exame clínico, perícia ou outro procedimento que, por meios técnicos ou científicos, na forma disciplinada pelo Contran, permita certificar influência de álcool ou outra substância psicoativa que determine dependência. § 1º (Revogado). § 2º A infração prevista no art. 165 também poderá ser caracterizada mediante imagem, vídeo, constatação de sinais que indiquem, na forma disciplinada pelo Contran, alteração da capacidade psicomotora ou produção de quaisquer outras provas em direito admitidas. § 3º Serão aplicadas as penalidades e medidas administrativas estabelecidas no art. 165 deste Código ao condutor que se recusar a se submeter a qualquer dos procedimentos previstos no *caput* deste artigo" (Incluído pela Lei nº 11.705, de 2008).

O perigo está em se supervalorizar a presunção de alcoolemia ou embriaguez diante de uma recusa de coleta de sangue, contrariando-se a ideia de que há mais crédito jurídico no fato da omissão de quem não se apresenta para realizar o exame solicitado do que na verdade dos fatos trazidos por outras provas que não sejam as dos testes alcoolêmicos. E que essa recusa seja não só uma confissão de culpa. Isso é comprometedor porque, ao mesmo tempo em que se nega ao réu o direito de reagir contra uma invasão de sua privacidade, admite-se que a recusa de fazer o exame solicitado equivale à procedência de uma embriaguez.

A incriminação da recusa do condutor de veículos em se submeter a qualquer tipo de exame além de manifestamente inconstitucional afronta o direito da ampla defesa e o direito de não se autoacusar, uma vez que viola o princípio de que ninguém é obrigado a produzir provas contra si mesmo, regras estas que estão incluídas na Convenção Americana sobre Direitos Humanos (Pacto de São José da Costa Ria, 1992), da qual o Brasil é signatário e segundo a qual toda pessoa acusada de um delito tem o direito de não ser obrigada a depor contra si mesma, nem a se confessar culpada.

Não é exagero dizer que o Código de Trânsito Brasileiro é inconstitucional por ferir o princípio da presunção de inocência instituído no artigo 5º inciso LVII, da Carta Magna: "Ninguém será considerado culpado até o trânsito em julgado de sentença penal condenatória". A presunção de inocência é uma constante no Estado de Direito.

Sendo assim, a não obediência a se submeter ao teste de alcoolemia ou de embriaguez, ao contrário do que se possa impor, não nos parece configurar crime de desobediência nem tampouco infração administrativa.

Em suma, pode-se afirmar que o examinado tem o direito constitucional de recusar-se a realização do exame de averiguação da alcoolemia, pois ele está, com essa recusa, exercendo a prerrogativa de não submeter seu próprio corpo a uma prova que não deseja e o direito de não apresentar provas contra si mesmo.

▼ Formas de embriaguez

Devem-se levar em conta, na embriaguez, o estado primitivo, isto é, anterior ao estado do álcool, e, muito mais, o grau de comportamento do indivíduo. Assim, denominamos as formas a seguir.

▶ **Embriaguez culposa.** Decorrente da imprudência ou negligência de beber exageradamente e de não conhecer os efeitos reais do álcool. Também não isenta de responsabilidade.

▶ **Embriaguez preterdolosa.** O agente não quer o resultado, mas sabe que, em estado de embriaguez, poderá vir a cometê-lo, assumindo, mesmo assim, o risco de produzi-lo. Não isenta de responsabilidade.

▶ **Embriaguez fortuita.** É a embriaguez ocasional, rara, em momentos especiais, tendo origem em um erro compreensível e não em uma ação predeterminada ou imprudente, por isso, pode isentar o agente de pena.

▶ **Embriaguez acidental.** Seria o exemplo de um indivíduo que, por engano, tomasse uma bebida como inócua e se tratasse de uma de grande teor alcoólico, ou ingerisse remédio que potencializasse os efeitos de pequenas doses de bebida considerada inócua; quando caracterizada, o agente pode gozar o benefício da isenção de responsabilidade.

▶ **Embriaguez por força maior.** É aquela que a capacidade humana é incapaz de prever ou resistir. Por exemplo, no carnaval, em que todos bebem, alguém se entrega a tal procedimento a fim de não ficar em desacordo com o meio e não contrariar os circunstantes, ou, em razão do trabalho, é obrigado a permanecer em local saturado de vapores etílicos. É possível a redução da pena.

▶ **Embriaguez preordenada.** É a forma de embriaguez em que o agente se embriaga com o propósito de adquirir condições psíquicas que favoreçam a prática criminosa. Nesses casos, a lei considera circunstância agravante da pena. No entanto, se o agente já se achava embriagado antes dos fatos e tão somente se aproveita de suas condições para a prática do crime, afasta-se a agravante (JCAT 79/727).

▶ **Embriaguez habitual.** Há indivíduos que vivem sob a dependência do álcool. Assumem um estado de "normalidade" sob o efeito da bebida, equilibrando suas reações e escondendo suas inibições em condições de frequente embriaguez.

▶ **Embriaguez patológica.** Resulta da ingestão de pequenas doses, com manifestações intempestivas. Surpreendem pela desproporção entre a quantidade ingerida e a intensidade dos efeitos. Vibert dividia essa embriaguez em quatro tipos:

• *embriaguez agressiva e violenta* – tendência ao crime e ao sangue

- *embriaguez excitomotora* – acesso de raiva e de destruição
- *embriaguez convulsiva* – impulsos destruidores e sanguinários
- *embriaguez delirante* – delírios com tendência à autoacusação.

Ressalte-se, a propósito, que todas as formas de embriaguez patológica são objeto de grande interesse médico-legal. Quando bem caracterizada pode chegar a inimputabilidade.

ALCOOLISMO

O alcoolismo tem como causa a ingestão continuada e imoderada de bebida alcoólica, a qual vai produzindo no paciente uma série de perturbações, terminando por configurar um perfil anormal não psicótico que poderia ser chamado de *personalidade alcoolista*. Seu estudo é de fundamental importância pelos seguintes motivos: (1) por apresentarem seus portadores transtornos de conduta e relativo perigo a si próprios e aos outros; (2) por serem tendentes a outras formas de transtornos mentais; (3) por apresentarem modificações do juízo crítico e da capacidade de administrar seus interesses.

Da mesma maneira que na embriaguez alcoólica aguda, o diagnóstico clínico do alcoolismo baseia-se nas manifestações somáticas, neurológicas e psíquicas.

▼ Manifestações somáticas

São mais marcantes que na embriaguez alcoólica aguda, podendo-se evidenciar nos pacientes: hepatomegalia, edemas palpebrais, tremores das mãos, ventre aumentado, pescoço fino, insegurança na marcha, congestão das conjuntivas, dispepsia, vermelhidão da face com rede venosa nasal etc.

▼ Perturbações neurológicas

A intoxicação alcoólica crônica pode acarretar distúrbios metabólicos que determinam fenômenos de natureza degenerativa, afetando os nervos periféricos e dando, em consequência, sinais de polineurite.

Se esses fenômenos incidem nos nervos cranianos, poderão surgir sinais de poliencefalite superior hemorrágica de Wernicke e, finalmente, se comprometerem o córtex cerebral, prejudicando a memória, levam à síndrome de Korsakow.

▶ **Polineurite.** É o comprometimento de vários neurônios periféricos por um processo degenerativo. É uma síndrome sensitivo-motora representada por parestesias das extremidades, hiperestesias cutâneas, hipoestesia superficial, mialgias, impotência motora dos músculos braquiais e crurais, alterações dos reflexos, atrofias musculares, alterações vegetativas e perturbações de coordenação motora.

▶ **Poliencefalite superior hemorrágica de Wernicke.** Caracteriza-se por sintomas resultantes de lesões por minúsculos focos hemorrágicos dos nervos cranianos do tronco cerebral. Seus sintomas são: paralisia dos músculos do globo ocular, sintomas trigeminais (nevralgia facial), paralisia dos músculos faciais e, algumas vezes, disfonia, disfasia, tremor da língua e tremores peribucais.

▶ **Síndrome de Korsakow.** Também chamada de síndrome amnésica ou psicose polineurítica, está caracterizada por um quadro clínico de amnésia, desorientação no tempo e no espaço, confabulação e sintomas de polineurite. As amnésias orgânicas são progressivas e as psicogênicas, na sua maioria, súbitas. A *amnésia anterógrada* revela-se pelo esquecimento de fatos recentes, surgindo após a instalação do quadro tóxico ou psicótico, e atinge todo o período de vida do indivíduo em torno da doença, sob a forma de vazio na vida do paciente, e por isso chama-se de *amnésia lacunar*. A *amnésia retrógrada* é a dificuldade de recordação dos fatos anteriores à doença, ao acidente ou à vivência emocional. Atinge primeiro as lembranças mais recentes e menos vinculadas aos hábitos individuais. A *amnésia total* é a associação das duas anteriores. E finalmente a *amnésia alternante*, caracterizada pela impossibilidade de evocação de "trechos" da vida, como se fossem verdadeiros estados crepusculares ou sonambúlicos, com esquecimentos de períodos diversos.

O doente se mostra desorientado, incapaz de fixar fatos recentes, principalmente os ocorridos depois da doença. As confabulações são marcadas por relatos fantásticos. O paciente é alegre e jovial, embora demonstre estado verdadeiramente demencial.

Surge, muitas vezes, após crises agudas de *delirium tremens* e é motivada por processos degenerativos do córtex cerebral pela ação do álcool.

É mais comum nas mulheres que nos homens.

Cura-se parcialmente, persistindo alguns sinais que se acentuam na memória e na afetividade ou, em alguns casos, na capacidade de julgamento.

A *síndrome de Korsakow* tem quase sempre como responsável uma lesão no diencéfalo, de preferência no núcleo dorsomedial do tálamo e nos corpos mamilares, responsáveis pela constituição da memória anterógrada. Já a memória retrógrada tem como origem lesões mais graves caracterizadas por uma atrofia cortical generalizada.

▼ Perturbações psíquicas

Essas perturbações se revelam nas esferas da atenção, afetividade, volição, memória, senso ético, sensopercepção, ideação, consciência e capacidade de julgamento.

A ação tóxica do alcoolismo crônico poderá determinar as seguintes manifestações psíquicas conhecidas por psicoses alcoólicas:

▶ *Delirium tremens.* No curso do alcoolismo crônico, poderá surgir um estado agudo caracterizado por sintomas psíquicos e perturbações físicas de certa gravidade.

Inicia-se por um estado de confusão, agitação e angústia, com tremores, alucinações de ordem visual e amnésia.

O delírio consiste em alucinações terrificantes, visões de animais asquerosos e rastejantes que enchem o ambiente, como cobras e escorpiões que o doente tenta afugentar ou tirar de suas vestes. Figuras liliputianas de colorido triste. Macaquinhos que descem pelo fio da lâmpada ou minúsculas mulheres despidas com quem o paciente brinca na palma da mão.

A duração da crise é de 3 a 10 dias e a convalescença é precedida de prolongado sono, sendo o índice de mortalidade em torno de 10 a 20 por cento, tendo como causa mais constante a pneumonia.

▶ *Alucinose dos bebedores.* É uma psicose aguda manifestada por alucinações auditivas, desencadeada por excessos alcoólicos, conservando-se a lucidez com alterações da vida afetiva.

As alucinações se manifestam, algumas vezes, pela hipersensibilidade aos ruídos, dando lugar em seguida às sensações de sibilos e sons musicais. Depois, progridem para vozes humanas que dizem obscenidades e ofensas morais, principalmente acusações de homossexualismo.

A cura poderá processar-se de 5 a 30 dias, no máximo, e a recidiva é fácil, bastando que o doente permaneça bebendo.

▶ **Delírio de ciúmes dos bebedores.** Essa psicose se apresenta por manifestações de ideias interpretativas de ciúme e infidelidade conjugal. Na maioria das vezes, representa um sentimento de culpa pela frieza ou impotência sexual.

Os delírios são mais constantes à noite, pela maior concentração de álcool no organismo, e a discórdia conjugal vai aumentando a ponto de levar ao crime.

O prognóstico é sempre mau e a recidiva é certa se o paciente voltar a beber.

▶ **Epilepsia alcoólica.** O uso imoderado do álcool pode apresentar crises convulsivas semelhantes às da epilepsia que, na maioria das vezes, desaparecem quando cessam as causas. Às vezes, iniciam-se por pequenas convulsões localizadas, tipo jacksoniana, para generalizar-se depois.

Alguns autores acreditam que a epilepsia só se manifesta em um bebedor crônico se houver a chamada constituição epileptógena. O tipo de bebida ingerida parece ter uma certa influência decisiva nesse quadro, pois é observada mais comumente nos consumidores de aguardente.

▶ **Dipsomanias.** É a crise impulsiva e irreprimível de ingerir grandes quantidades de bebidas alcoólicas.

Tais impulsos persistem, em alguns casos, durante vários dias, podendo interromper-se bruscamente para retornarem sempre com as características irrefreáveis e paroxísticas.

ASPECTOS JURÍDICOS

▼ Código Penal

Nossa lei substantiva penal considera ser imputável quem se colocou em condições de inconsciência ou descontrole, de forma culposa ou dolosa, e, em tal situação, comete o delito. Adota-se, portanto, o princípio em que se indica a responsabilidade do agente no momento em que ele delibera beber para embriagar-se e não no instante em que, no estado de embriaguez, comete ele o crime.

A norma substantiva penal reconhece como responsável a pessoa que comete o crime em estado de embriaguez aguda, ainda que completa, se essa embriaguez resulta de ato voluntário ou culposo (artigo 28, II). Se um indivíduo se coloca deliberadamente em um estado de embriaguez, a fim de criar maiores condições para a prática do delito, a responsabilidade é agravada (artigo 61, II, l).

No entanto, a respeito, principalmente, da embriaguez culposa, o agente não tem o propósito deliberado de embriagar-se para determinados fins, mas por imprudência ou negligência chega ele ao estado de ebriez. Não tinha conscientemente, antes de beber, nenhuma intenção delituosa. Nesse caso, comete-se um duplo equívoco: nem tinha o agente a capacidade de entendimento do caráter ilícito do fato e a capacidade de autodeterminar-se conforme esse entendimento, e mantêm-se os vícios da culpabilidade objetiva. Transferiu-se o princípio da imputabilidade do momento da ação ou da omissão para o da ingestão de bebida. O crime estaria no fato de alguém se colocar deliberadamente em estado de inimputabilidade e nesse estado praticar um ato ilícito.

No entanto, se a embriaguez é absoluta e por força maior, acidental, patológica ou em caso fortuito, a responsabilidade não existe. E, na embriaguez relativa, a pena é atenuada de um a dois terços (Código Penal, artigo 26 e seu parágrafo único).

Muitos consideram que a embriaguez habitual (alcoolismo) não exclui nem diminui a imputabilidade. Todavia, é necessário saber que o alcoólatra não é somente um bebedor incontrolado,

mas, acima de tudo, um doente, um desequilibrado, e, por isso, merece tratamento penal diferenciado.

O atual Código Penal determina a medida de segurança para tratamento imprescindível do agente, a fim de restaurar a ordem comum, fazer a profilaxia do crime e recuperar o indivíduo. É a conclusão prognóstica da periculosidade.

Assim, a medida de segurança deve efetuar-se com o internamento compulsório do agente em estabelecimentos de custódia e tratamento.

Para fins criminais do que trata o artigo 306 do Código de Trânsito Brasileiro está determinado: "Conduzir veículo automotor com capacidade psicomotora alterada em razão da influência de álcool ou de outra substância psicoativa que determine dependência: (Redação dada pela Lei nº 12.760, de 2012). Penas – detenção, de 6 meses a 3 anos, multa e suspensão ou proibição de se obter a permissão ou a habilitação para dirigir veículo automotor. § 1º As condutas previstas no *caput* serão constatadas por: (Incluído pela Lei nº 12.760, de 2012). I – concentração igual ou superior a 6 decigramas de álcool por litro de sangue ou igual ou superior a 0,3 miligrama de álcool por litro de ar alveolar; ou (Incluído pela Lei nº 12.760, de 2012); II – sinais que indiquem, na forma disciplinada pelo Contran, alteração da capacidade psicomotora. (Incluído pela Lei nº 12.760, de 2012.) § 2º A verificação do disposto neste artigo poderá ser obtida mediante teste de alcoolemia, exame clínico, perícia, vídeo, prova testemunhal ou outros meios de prova em direito admitidos, observado o direito à contraprova. (Incluído pela Lei nº 12.760, de 2012.) § 3º O Contran disporá sobre a equivalência entre os distintos testes de alcoolemia para efeito de caracterização do crime tipificado neste artigo". (Incluído pela Lei nº 12.760, de 2012.)

Certamente, com tal abrangência, não deixarão de surgir críticas, principalmente entre aqueles que defendem o exame clínico como o meio mais seguro e eficaz de se determinar uma embriaguez alcoólica.

▼ Lei das Contravenções Penais

O Decreto-lei nº 3.688, de 3 de outubro de 1941 (Lei das Contravenções Penais), pune com prisão simples de 15 dias a 3 meses ou multa de 200 cruzeiros a 2.000 cruzeiros quem "se apresentar publicamente em estado de embriaguez, de modo que cause escândalo ou ponha em perigo a segurança própria ou alheia" (artigo 62).

Se alguém serve bebidas alcoólicas a menores de 18 anos, a pessoas embriagadas, doentes mentais ou juridicamente proibidas de frequentar lugares em que se consomem bebidas, a pena de prisão é de 2 meses a 1 ano ou multa de 500 cruzeiros a 5.000 cruzeiros (artigo 63).

▼ Estatuto dos Funcionários Públicos Civis da União

A Lei nº 1.711, de 28 de outubro de 1952, em seu artigo 207, quando em vigor, preceituava: "A pena de demissão será aplicada nos casos de: (...); III – incontinência pública e escandalosa, vícios de jogos proibidos e embriaguez habitual."

Dizíamos não concordar com essa disposição do antigo Estatuto dos Funcionários Públicos Civis da União, pois o indivíduo vítima da embriaguez habitual é, antes de mais nada, um doente. Necessita de tratamento especializado e não de punição. Deveria, acima de tudo, o próprio Estado criar condições de tratamento para recuperação desse serventuário em face das condições de sua doença, e não puni-lo tão severamente.

Agora, com o advento da Lei nº 8.112, de 11 de dezembro de 1990, que dispõe sobre o regime jurídico dos Servidores Públicos da União, ao tratar do Regime Disciplinar, no Capítulo Das Penalidades, artigo 132, lê-se: "A demissão será aplicada nos seguintes casos: (...); V – Incontinência pública e conduta escandalosa, na repartição." Não se reporta mais à embriaguez habitual ou crônica, pois certamente admitiu aquela tese, há tanto defendida, de que o alcoolismo contumaz, no conjunto de seus sintomas clínicos, neurológicos e psíquicos, constitui-se em uma doença séria e grave, necessitando, por isso, de tratamento especializado e não de punição. Nesse aspecto, o legislador andou acertado.

Assim, temos de ampliar urgentemente esse entendimento e transformar certa mentalidade punitiva e repressora em atitudes de compreensão e tratamento, cujo alvo seja a recuperação social, física e psíquica, através de meios personalizados e reeducadores. Se quisermos ter uma sociedade normal, temos primeiro de reestruturá-la, e depois perseguir a natureza dos males que a molestam com critérios científicos e o equacionamento dos fatores antropogênicos.

▼ Código de Trânsito Brasileiro

Ninguém pode ir de encontro a qualquer medida que venha coibir ou punir o uso de bebidas alcoólicas por motoristas flagrados na condução de seus veículos ou apontados como causadores de uma parte expressiva de acidentes graves com danos pessoais e morte. Contudo, apenas a existência de uma lei tem mostrado que essa solução, mesmo em tom grave, não tem sortido o efeito necessário.

A Lei Federal nº 12.760/2012, segunda versão da chamada "Lei Seca", que altera o Código de Trânsito Brasileiro, demonstra apenas que ela é mais rigorosa nas suas penas, mas certamente está longe de ser uma solução ideal que possa contribuir para a diminuição dos acidentes causados por condutores alcoolizados.

No início da aplicação dessas leis, verifica-se até uma redução desses sinistros, mas com a volta das cifras assustadoras fica claro que tais resultados devem-se muito mais à intensificação da fiscalização do que propriamente da norma repressora. Infelizmente, agindo assim, apenas com a edição de leis, esses resultados não duram muito.

A grande proposta da lei, além das penas mais severas, é a comprovação da embriaguez não apenas pelo exame clínico e pela existência de álcool no sangue e no ar expirado, excedendo ou não os limites fixados na lei, mas também são considerados provas testemunhais, vídeos e até fotografias.

A pressa em dar satisfações à sociedade pode ter criado outros problemas. Dentre tantos está a importância que se quer dar à prova testemunhal. Pensar que uma ação penal pode ter início com base tão somente no relato de uma testemunha é, no mínimo, temerário. É difícil imaginar que alguém, ao presenciar um desses acidentes, tenha a plena convicção de que o condutor do veículo esteja embriagado e, ainda, qual o nível dessa embriaguez. É natural que a testemunha se engane pela dificuldade de observar e formar um juízo tranquilo em uma situação de grande tumulto e tensão. É muito pouco provável que por meio de uma simples observação alguém tenha condições e serenidade necessárias para determinar se uma pessoa envolvida em um acidente de trânsito ingeriu bebida alcoólica além do limite legal, ou seja, que detenha uma taxa além de 6 decigramas por litro de sangue. O mesmo pode ser dito de uma análise feita por intermédio de vídeos ou de fotografias.

Vejamos as modificações introduzidas.

O art. 165 do Código de Trânsito Brasileiro passou a vigorar com a seguinte redação: "Dirigir sob a influência de álcool ou de qualquer outra substância psicoativa que determine dependência: Infração – gravíssima. Com a edição da Lei nº 12.760, de 20 de dezembro de 2012, foram acrescentados: Penalidade – multa (dez vezes) e suspensão do direito de dirigir por 12 (doze) meses. Medida administrativa – recolhimento do documento de habilitação e retenção do veículo, observado o disposto no § 4º do art. 270 da Lei nº 9.503, de 23 de setembro de 1997 – do Código de Trânsito Brasileiro. Parágrafo único. Aplica-se em dobro a multa prevista no *caput* em caso de reincidência no período de até 12 (doze) meses".

Tudo faz crer que para a caracterização da citada infração não basta o condutor de veículo ingerir bebida alcoólica ou outra substância psicoativa e, em seguida, dirigir seu veículo, mas dirigi-lo "sob a influência" dessas substâncias e, ainda, na ocasião em que foi flagrado, demonstrar perturbações que possam ser prejudiciais à segurança do tráfego.

O artigo 276 deste Código também foi modificado e traz o seguinte enunciado: "Qualquer concentração de álcool por litro de sangue ou por litro de ar alveolar sujeita o condutor às penalidades previstas no art. 165. (Redação dada pela Lei nº 12.760, de 2012.) Parágrafo único. O Contran disciplinará as margens de tolerância quando a infração for apurada por meio de aparelho de medição, observada a legislação metrológica.

O artigo 277 diz: "O condutor de veículo automotor envolvido em acidente de trânsito ou que for alvo de fiscalização de trânsito poderá ser submetido a teste, exame clínico, perícia ou outro procedimento que, por meios técnicos ou científicos, na forma disciplinada pelo Contran, permita certificar influência de álcool ou outra substância psicoativa que determine dependência. (Redação dada pela Lei nº 12.760, de 2012.) § 1º (Revogado). (Redação dada pela Lei nº 12.760, de 2012.) § 2º A infração prevista no art. 165 também poderá ser caracterizada mediante imagem, vídeo, constatação de sinais que indiquem, na forma disciplinada pelo Contran, alteração da capacidade psicomotora ou produção de quaisquer outras provas em direito admitidas. (Redação dada pela Lei nº 12.760, de 2012.) § 3º Serão aplicadas as penalidades e medidas administrativas estabelecidas no art. 165 deste Código ao condutor que se recusar a se submeter a qualquer dos procedimentos previstos no *caput* deste artigo". (Incluído pela Lei nº 11.705, de 2008.)

Aqui, com o intuito de tornar a norma mais exigente, submete a exame aquele que se envolveu em acidente de trânsito ou que se porta manifestamente sob a influência do álcool. O que não se justifica é submeter indistinta e coativamente todo e qualquer cidadão que esteja conduzindo seu veículo ao simples prazer da chamada autoridade competente. E o pior: considerar como grave infração a recusa de submeter-se ao exame.

Há um fato grave, não porque se venham utilizar outras provas admitidas em direito, mas pela circunstância de se autorizar a uma simples testemunha como autoridade capaz de determinar um dos diagnósticos mais complexos em perícia médico-legal que é o de embriaguez, tendo em conta seus implicados aspectos circunstanciais e pessoais. É tão gritante esta delegação que se acredita os tribunais não aceitarão essa precipitada pretensão de dar a tais atores uma capacidade mais do que médica: médico-legal.

E mais: o legislador, ainda neste parágrafo 3º, equiparou a negativa de submissão aos testes e exames à infração contida no artigo 165, além de insinuar que o agente de trânsito pode exigir do condutor de veículos a submissão aos testes de alcoolemia em casos de acidentes. Se ele recusar entende-se que fica caracterizada a infração administrativa.

O artigo 291 determina: "Aos crimes cometidos na direção de veículos automotores, previstos neste Código, aplicam-se as normas gerais do Código Penal e do Código de Processo Penal, se este Capítulo não dispuser de modo diverso, bem como a Lei nº 9.099, de 26 de setembro de 1995, no que couber", passa a vigorar com os seguintes acréscimos: "§ 1º Aplica-se aos crimes de trânsito de lesão corporal culposa o disposto nos arts. 74, 76 e 88 da Lei nº 9.099, de 26 de setembro de 1995, exceto se o agente estiver: I – sob a influência de álcool ou qualquer outra substância psicoativa que determine dependência; II – participando, em via pública, de corrida, disputa ou competição automobilística, de exibição ou demonstração de perícia em manobra de veículo automotor, não autorizada pela autoridade competente; III – transitando em velocidade superior à máxima permitida para a via em 50 km/h (cinquenta quilômetros por hora). § 2º Nas hipóteses previstas no § 1º deste artigo, deverá ser instaurado inquérito policial para a investigação da infração penal".

O *caput* do artigo 302 do novo Código de Trânsito Brasileiro considera o homicídio na direção de veículo como crime culposo, a não ser que a embriaguês seja preordenada, ou seja, se o condutor usou a bebida com o objetivo de se encorajar e praticar o ilícito ou assumido o risco de produzi-lo.

A respeito do artigo citado, diz Guilherme de Souza Nucci: "Assim, quando o indivíduo, resolvendo encorajar-se para cometer um delito qualquer, ingere substância entorpecente para colocar-se, propositadamente, em situação de inimputabilidade, deve responder pelo que fez *dolosamente* – afinal, o elemento subjetivo estava presente no ato de ingerir a bebida ou a droga. Por outro lado, quando o agente, sabendo que irá dirigir um veículo, por exemplo, bebe antes de fazê-lo, precipita a sua imprudência para o momento em que atropelar e matar um passante. Responderá por homicídio culposo, pois o elemento subjetivo do crime projeta-se no momento de ingestão da bebida para o instante do delito. (*in Código Penal Comentado*, 5. Edição, São Paulo: RT, 2005, p. 243.)

O atual art. 306 passa a vigorar com a seguinte redação: "Conduzir veículo automotor com capacidade psicomotora alterada em razão da influência de álcool ou de outra substância psicoativa que determine dependência: (Redação dada pela Lei nº 12.760, de 2012). Penas – detenção, de 6 meses a 3 anos, multa e suspensão ou proibição de se obter a permissão ou a habilitação para dirigir veículo automotor. § 1º As condutas previstas no *caput* serão constatadas por: (Incluído pela Lei nº 12.760, de 2012) I – concentração igual ou superior a 6 decigramas de álcool por litro de sangue ou igual ou superior a 0,3 miligrama de álcool por litro de ar alveolar; ou (Incluído pela Lei nº 12.760, de 2012) II – sinais que indiquem, na forma disciplinada pelo Contran, alteração da capacidade psicomotora. (Incluído pela Lei nº 12.760, de 2012.) § 2º A verificação do disposto neste artigo poderá ser obtida mediante teste de alcoolemia, exame clínico, perícia, vídeo, prova testemunhal ou outros meios de prova em direito admitidos, observado o direito à contraprova. (Incluído pela Lei nº 12.760, de 2012.) § 3º O Contran disporá sobre a equivalência entre os distintos testes de alcoolemia para efeito de caracterização do crime tipificado neste artigo". (Incluído pela Lei nº 12.760, de 2012.)

Anteriormente este artigo tinha a seguinte redação: "Conduzir veículo automotor, na via pública, estando com concentração de álcool por litro de sangue igual ou superior a 6 decigramas, ou sob a influência de qualquer outra substância psicoativa que determine dependência". Agora, com a subje-

tividade do texto a norma transfere para uma testemunha, que pode ser o próprio policial de trânsito, a competência para dizer quem está e quem não está embriagado, tirando das provas técnicas e do exame clínico a exclusividade de sua comprovação. Com isso, o limite de álcool passou a ser apenas uma das formas de se comprovar a embriaguez, e não mais um requisito de punição. A valorização de vídeo, fotografia ou relato de uma testemunha como comprovação de uma embriaguez é uma temeridade, abrindo espaço para muitas contestações. A expressão "capacidade psicomotora" será definida pela autoridade de trânsito e não pela lei, o que fere princípios constitucionais. Todos sabem que cabe à lei definir qual é a conduta proibida, e não o agente policial.

Entendemos o caráter pedagógico e profilático da sanção administrativa ao motorista embriagado que conduz seu veículo na via pública quando isso estiver estabelecido como infração. No entanto, não se pode admitir que se sancione a "influência do álcool" sobre o organismo e se converta isso em crime, em que tal procedimento seja considerado como "perigo concreto". Como se sabe, qualquer quantidade ingerida, por menor que seja, tem influência sobre o organismo humano, logo não se pode considerar crime do condutor a mera ingestão de bebidas alcoólicas e que tal procedimento seja considerado como de "perigo concreto". Para se considerar tal situação como delito seria necessário demonstrar pericialmente que de fato o motorista apresentava manifestações somatopsíquicas que o privavam da capacidade de dirigir seu veículo a motor.

O sistema da prova legal ou do valor tarifado é sempre duvidoso e traz sérias dúvidas quanto a sua validade de aplicação. A norma sempre tem se inclinado pelo sistema biopsicológico que exige um liame ou uma conexão entre a causa e o efeito, ou seja, que o indivíduo esteja conduzindo o veículo automotor em um estado que se caracterize como perigoso pela "influência do álcool ou substância de efeito análogo". Portanto, este pensamento não se concilia com percentuais genericamente atribuídos a todos os indivíduos, como se tivessem uma mesma maneira de reagir e a mesma velocidade para se embriagar. Alguns países continuam com as chamadas "taxas legais" (Quadro 16.1).

Além disso, seria justo exigir-se também que este condutor agisse de modo anômalo e que isso pudesse refletir, na verdade, o uso imoderado de bebidas alcoólicas e ainda que tal fato se constituísse em um dano potencial a outrem; e não apenas que o motorista apresente uma cifra de álcool no sangue determinada por critérios ainda não bem explicados.

Não se vê razão, portanto, de se atribuir infração ao artigo 306 do Código de Trânsito se o condutor do veículo a motor apenas ingeriu bebidas alcoólicas e não apresente qualquer sinal de insegurança na condução do seu transporte automotor.

▶ **Quadro 16.1** Taxas máximas de alcoolemia permitidas no trânsito.

País	Taxa legal
Bulgária, República Tcheca, Rússia, Romênia	0,0 g/ℓ
Polônia, Suécia	0,2 g/ℓ
Argentina, Peru, Chile, França, Alemanha, Áustria, Bélgica, Dinamarca, Espanha, Finlândia, França, Irlanda, Itália, Países Baixos, Portugal	0,5 g/ℓ
Grã-Bretanha, México, Venezuela, Uruguai, Equador, EUA, Luxemburgo	0,8 g/ℓ

Fonte: Sécurité Routière (França), 2010.

As Leis nº 11.705, de 19 de junho de 2008 e 12.760, de 20 de dezembro de 2012, que alteram o Código de Trânsito Brasileiro, mesmo tentando buscar maior controle em relação ao consumo de álcool entre os que conduzem veículos a motor em via pública, mostram-se exageradas e redigidas de afogadilho e sob pressão da sociedade, e por isso, com certeza, não serão cumpridas ao pé da letra pelo desrespeito e pelo desuso. Entre outros, nivela um pai de família que ingere um cálice de vinho a um alcoólatra irresponsável. Não tardará o tempo em que todo acidente de trânsito com vítima terá o caráter doloso.

Punir o condutor, qualquer que seja a concentração de álcool por litro de sangue, e sujeitá-lo às sanções do artigo 306 (detenção, de 6 meses a 3 anos, multa e suspensão ou proibição de se obter a permissão ou a habilitação para dirigir veículo automotor) não deixa de ser um exagero. Antes havia um limite para a exigida punição, ainda que nem todos os acidentes de trânsito relacionados com o álcool tivessem como causa a embriaguez.

A concentração igual ou superior a 6 decigramas de álcool por litro de sangue ou igual ou superior a 0,3 miligrama de álcool por litro de ar alveolar levanta duas inquietantes questões: uma que se reporta à necessidade da prova técnica, pois pela redação do artigo 306 do Código de Trânsito Brasileiro o crime de embriaguez na condução de veículo a motor exige a comprovação de que o condutor estivesse dirigindo com concentração de álcool por litro de sangue igual ou superior a 6 (seis) decigramas. A outra que trata da disponibilidade do agente para submeter-se a esta uma prova técnica.

Inicialmente, essa era a redação do art. 306: *"Conduzir veículo automotor, na via pública, sob a influência de álcool ou substância de efeitos análogos, expondo a dano potencial a incolumidade de outrem"* (Lei nº 9.503, de 23 de outubro de 1997). Não era exigível quantificação alguma, bastando para a configuração do delito que o agente, sob a influência de álcool, expusesse a dano potencial a incolumidade de outrem. Vale dizer que o legislador, além de não haver delimitado a grandeza da concentração de álcool no sangue, exigia que a condução do veículo fosse anormal ou com exposição a dano potencial.

Antes a prova era produzida pela conjugação da intensidade de embriaguez tendo como referencial a forma anômala de conduzir o veículo. Com a inserção da quantidade mínima de álcool no sangue ou ar expirado e com a exclusão da necessidade de exposição de dano potencial, o legislador delimitou o delito por um meio de prova quantitativo, o qual não pode ser presumido. Deste modo, a dosagem etílica passou a integrar o tipo penal e que igual ou superior a seis decigramas, parecendo que o legislador pune a quantidade de álcool no sangue e não o que a embriaguez é capaz de produzir como risco de danos.

Entende-se, assim, que a ausência da quantidade mínima de álcool no sangue do condutor torna o fato verdadeiramente atípico. Sempre afirmamos do perigo em se inserir critérios objetivos para caracterização da embriaguez, que é uma síndrome de sinais e sintomas muito complexos.

Se levarmos em conta que ninguém é obrigado a produzir prova contra si mesmo e, de tal modo, não ser obrigado a se submeter ao teste do ar expirado ou a exame de sangue, não há como negar a ausência de efeito saneador do discutido tipo penal.

Certamente a regulamentação a ser feita pelo Contran será destinada aos agentes de trânsito que se utilizem deste ato normativo para decidir sobre a necessidade ou não de encaminhar o condutor de veículo à Delegacia de Polícia ou ao Instituto Médico-legal. Entendemos que esse encaminhamento às instituições periciais para exame clínico ou laboratorial deveria ser feito também àqueles que manifestassem ingestão de bebida alcoólica por meio do "bafômetro".

Com esse pensamento fica claro que o principal meio de prova da embriaguez ainda continua sendo o exame clínico, feito preferencialmente nas instituições periciais. Deduz-se, dessa maneira, que testemunhas, vídeos, fotografias e outros meios de prova seriam utilizados apenas de modo subsidiário, ou quando não for possível a realização daquela perícia, como determina o art. 167 do Código de Processo Penal.

Por fim, editou-se a Resolução Contran nº 432 de 23/01/2013 que em seu artigo 1º define os procedimentos a serem adotados pelas autoridades de trânsito e seus agentes na fiscalização do consumo de álcool ou de outra substância psicoativa que determine dependência, para aplicação do disposto nos arts. 165, 276, 277 e 306 da Lei nº 9.503, de 23 de setembro de 1997, referentes ao Código de Trânsito Brasileiro (CTB).

Nesta Resolução a confirmação da alteração da capacidade psicomotora em razão da influência de álcool ou de outra substância psicoativa que determine dependência dar-se-á por meio de, pelo menos, um dos seguintes procedimentos a serem realizados no condutor de veículo automotor: I – exame de sangue; II – exames realizados por laboratórios especializados, indicados pelo órgão ou entidade de trânsito competente ou pela Polícia Judiciária, em caso de consumo de outras substâncias psicoativas que determinem dependência; III – teste em aparelho destinado à medição do teor alcoólico no ar alveolar (etilômetro); IV – verificação dos sinais que indiquem a alteração da capacidade psicomotora do condutor. § 1º Além do disposto nos incisos deste artigo, também poderão ser utilizados prova testemunhal, imagem, vídeo ou qualquer outro meio de prova em direito admitido. § 2º Nos procedimentos de fiscalização deve-se priorizar a utilização do teste com etilômetro. § 3º Se o condutor apresentar sinais de alteração da capacidade psicomotora na forma do art. 5º ou haja comprovação dessa situação por meio do teste de etilômetro e houver encaminhamento do condutor para a realização do exame de sangue ou exame clínico, não será necessário aguardar o resultado desses exames para fins de autuação administrativa.

No que diz respeito ao etilômetro, devem ser atendidos os seguintes requisitos: I – ter seu modelo aprovado pelo INMETRO; II – ser aprovado na verificação metrológica inicial, eventual, em serviço e anual realizadas pelo Instituto Nacional de Metrologia, Qualidade e Tecnologia (INMETRO) ou por órgão da Rede Brasileira de Metrologia Legal e Qualidade (RBMLQ); Parágrafo único. Do resultado do etilômetro (medição realizada) deverá ser descontada margem de tolerância, que será o erro máximo admissível, conforme legislação metrológica, de acordo com a "Tabela de Valores Referenciais para Etilômetro" constante do seu Anexo I.

Os sinais de alteração da capacidade psicomotora poderão ser verificados por: I – exame clínico com laudo conclusivo e firmado por médico perito; ou II – constatação, pelo agente da Autoridade de Trânsito, dos sinais de alteração da capacidade psicomotora nos termos do Anexo II. Para confirmação da alteração da capacidade psicomotora pelo agente da Autoridade de Trânsito, deverá ser considerado não somente um sinal, mas um conjunto de sinais que comprovem a situação do condutor. Os sinais de alteração da capacidade psicomotora de que trata o inciso II deverão ser descritos no auto de infração ou em termo específico que contenha as informações mínimas indicadas no Anexo II, o qual deverá acompanhar o auto de infração.

A infração prevista no art. 165 do CTB será caracterizada por: I – exame de sangue que apresente qualquer concentração de álcool por litro de sangue; II – teste de etilômetro com medição realizada igual ou superior a 0,05 miligrama de álcool por litro de ar alveolar expirado (0,05 mg/ℓ), descontado o erro máximo admissível nos termos da "Tabela de Valores Referenciais para Etilômetro" constante no Anexo I; III – sinais de alteração da capacidade psicomotora obtidos na forma do seu art. 5º. Serão aplicadas as penalidades e medidas administrativas previstas no art. 165 do CTB ao condutor que recusar a se submeter a qualquer um dos procedimentos previstos no art. 3º, sem prejuízo da incidência do crime previsto no art. 306 do CTB caso o condutor apresente os sinais de alteração da capacidade psicomotora.

O crime previsto no art. 306 do CTB será caracterizado por qualquer um dos procedimentos a seguir: I – exame de sangue que apresente resultado igual ou superior a 6 (seis) decigramas de álcool por litro de sangue (6 dg/ℓ); II – teste de etilômetro com medição realizada igual ou superior a 0,34 miligrama de álcool por litro de ar alveolar expirado (0,34 mg/ℓ), descontado o erro máximo admissível nos termos da "Tabela de Valores Referenciais para Etilômetro" constante no seu Anexo I; III – exames realizados por laboratórios especializados, indicados pelo órgão ou entidade de trânsito competente ou pela Polícia Judiciária, em caso de consumo de outras substâncias psicoativas que determinem dependência; IV – sinais de alteração da capacidade psicomotora obtidos na forma do art. 5º. A ocorrência do crime de que trata o *caput* não elide a aplicação do disposto no art. 165 do CTB. Configurado o crime de que trata este artigo, o condutor e testemunhas, se houver, serão encaminhados à Polícia Judiciária, devendo ser acompanhados dos elementos probatórios.

Além das exigências estabelecidas em regulamentação específica, o auto de infração lavrado em decorrência da infração prevista no art. 165 do CTB deverá conter: I – no caso de encaminhamento do condutor para exame de sangue, exame clínico ou exame em laboratório especializado, a referência a esse procedimento; II – no caso do art. 5º, os sinais de alteração da capacidade psicomotora de que trata o Anexo II ou a referência ao preenchimento do termo específico de que trata o § 2º do art. 5º; III – no caso de teste de etilômetro, a marca, modelo e nº de série do aparelho, nº do teste, medição realizada, valor considerado e limite regulamentado em mg/ℓ; IV – conforme o caso, a identificação da(s) testemunha(s), se houve fotos, vídeos ou outro meio de prova complementar, se houve recusa do condutor, entre outras informações disponíveis. Os documentos gerados e o resultado dos exames de que trata o inciso I deverão ser anexados ao auto de infração. No caso do teste de etilômetro, para preenchimento do campo "Valor Considerado" do auto de infração, deve-se observar as margens de erro admissíveis, nos termos da "Tabela de Valores Referenciais para Etilômetro" constante no seu Anexo I.

Estabelece ainda, a citada Resolução, que é obrigatória a realização do exame de alcoolemia para as vítimas fatais de acidentes de trânsito.

Código Penal Militar

Esse Código reconhece a responsabilidade criminal na embriaguez, em igual condição ao Código Penal comum no tocante aos casos fortuitos ou de força maior. Diz o art. 49: "Não é igualmente imputável o agente que, por embriaguez completa proveniente de caso fortuito ou força maior, era, ao tempo da ação ou da omissão, inteiramente incapaz de entender o cará-

ter criminoso do fato ou de determinar-se de acordo com esse entendimento".

Nas outras situações, sempre agrava a pena, como observa o parágrafo único deste artigo: "A pena pode ser reduzida de um a dois terços, se o agente por embriaguez proveniente de caso fortuito ou força maior, não possuía, ao tempo da ação ou da omissão, a plena capacidade de entender o caráter criminoso do fato ou de determinar-se de acordo com esse entendimento".

O art. 70 prescreve que "são circunstâncias que sempre agravam a pena, quando não integrantes ou qualificativas do crime: (…), c., depois de embriagar-se, salvo se a embriaguez decorre de caso fortuito, engano ou força maior; (…).

Qualifica como delito autônomo, no artigo 202: "Embriagar-se o militar, quando em serviço, ou apresentar-se embriagado para prestá-lo", com pena de detenção de 6 meses a 2 anos. Como crime de embriaguez ao volante – Art. 279. Dirigir veículo motorizado, sob administração militar na via pública, encontrando-se em estado de embriaguez, por bebida alcoólica, ou qualquer outro inebriante. Pena – detenção, de 3 meses a 1 ano. Como crime de perigo resultante de violação de regra de trânsito – Art. 280. Violar regra de regulamento de trânsito, dirigindo veículo sob administração militar, expondo a efetivo e grave perigo a incolumidade de outrem: Pena: detenção, até 6 meses.

Código Civil

Os aspectos civis da questão se prendem aos casos de embriaguez crônica ou às suas manifestações agudas ou subagudas no decorrer dessa cronicidade.

Assim, são absolutamente incapazes de exercer, por si sós, os atos da vida civil os que, por enfermidade ou deficiência mental, não tiverem o necessário discernimento para a prática dos seus atos (Código Civil, artigo 3º, II). Quanto aos ébrios habituais, há uma incapacidade relativa no que diz respeito a certos atos ou à maneira de exercê-los (artigo 4º, II). Estão sujeitos a curatela: (…), III – os deficientes mentais, os ébrios habituais e os viciados em tóxicos (Art. 1.767).

Alcoolemia e presunção de inocência

É inerente à condição de pessoa o respeito e a consideração de ser credora de um conjunto de direitos, entre eles o da presunção de inocência. No caso em discussão, esse direito manifesta-se principalmente porque não existe prova absoluta de ilícito ou porque ainda que praticado não reúna garantia processual.

Esse direito fundamental da presunção de inocência se manifesta principalmente quando não existem provas absolutas de ilícito ou quando, ainda que praticados, não reúnem garantia processual ou quando não houve trânsito em julgado de sentença penal condenatória.

De início, é necessário entender que a presunção de inocência não é o mesmo que *in dubio pro reo*. Há uma nítida distinção. O princípio do *in dubio pro reo* significa que a falta de prova da culpabilidade equivale à inocência, pois em caso de dúvida, de incerteza quando não exista uma certeza absoluta de culpa, não há outro meio senão decidir em favor do imputado. O direito da presunção de inocência, por sua vez, supõe a inexistência de provas ou as que existam não reúnam os requisitos ou garantias processuais.

Quando o Código Nacional de Trânsito considera infração gravíssima conduzir veículo automotor, na via pública, sob influência de álcool ou de qualquer outra substância psicoativa, fere o princípio da presunção de inocência.

Até se entende o seu caráter pedagógico e profilático, o que não se admite é tomar-se o simples vestígio de alcoolemia como sinônimo de embriaguez, sob o rótulo de discutível "perigo concreto". Para que se configurasse como delito seria necessário demonstrar pericialmente que de fato o motorista apresentava manifestações que o privava da capacidade de dirigir seu veículo.

No que diz respeito ao direito de presunção de inocência e às provas de alcoolemia, nos casos dos delitos de trânsito, merece uma análise mais detida em face de seus aspectos tão peculiares.

Entendemos que para a existência de uma infração, não apenas penal, mas também de ordem administrativa, não basta que o condutor de veículo a motor esteja sob a influência de bebidas alcoólicas, mas que fique provado, de alguma forma, que seu estado de alcoolização se manifeste pela impossibilidade de conduzir o veículo em segurança, sem risco próprio ou alheio ou que tenha cometido um delito tipificado em lei.

Nos casos em que não existam manifestações de produzir tais riscos, quando o indivíduo conduz o veículo de forma correta, não há o que se generalizar em termos de infração, mas tão só avaliar caso a caso, clinicamente, independentemente da concentração de álcool no sangue, pois como se sabe cada pessoa reage de forma diferente diante de uma mesma quantidade de bebida ingerida.

Muitos são os casos em que pessoas com taxas de alcoolemia acima das permitidas conduzem seus veículos de forma correta, apresentam-se com comportamento educado, sem nenhum tipo de infração, apenas sendo abordados por questão dita preventiva. O inverso também é verdadeiro, pois o indivíduo pode estar abaixo das taxas permitidas (6 decigramas) e apresentar manifestamente sinais de embriaguez e ter cometido infrações.

Dessa forma, se levarmos em conta apenas o resultado da dosagem do álcool no sangue, vê-se que é possível cometer-se enganos, levando em conta a inflexibilidade de uma avaliação que se baseia apenas no teor alcoólico do sangue do condutor do veículo.

Em face de tais situações, fácil é admitir-se o direito de presunção de inocência desses condutores de veículo quando dirigem com taxas mais elevadas de alcoolemia, mas que não apresentam clinicamente qualquer manifestação que prove sua periculosidade ao volante.

Entender que a prova da alcoolemia tem apenas o caráter subsidiário e presuntivo no exame clínico de embriaguez. O que pode caracterizar a infração administrativa é a postura traduzida pela influência negativa na forma anômala de conduzir o veículo, quando sob o crédito da ingestão de bebidas alcoólicas.

	AUTO DE EXAME DE EMBRIAGUEZ

Diretor do IML: _____

1.º Médico-legista: _____

2.º Médico-legista: _____

Autoridade requisitante: _____

Requisição n.º _____ , de _____ de _____ de 20 _____

    Aos _____ dias do mês de _____ do ano de dois mil e _____ pelo Diretor foram designados os peritos acima para procederem a exame de embriaguez em _____ a fim de ser atendida a requisição supra, descrevendo com verdade e com todas as circunstâncias o que encontrarem, e observarem, e, bem assim, para responderem aos seguintes quesitos:

PRIMEIRO — O paciente apresentado a exame está embriagado?

SEGUNDO — No caso afirmativo, que espécie de embriaguez?

TERCEIRO — No estado em que se acha, pode pôr o paciente em risco a segurança própria ou alheia?

QUARTO — É possível determinar se o paciente se embriaga habitualmente?

QUINTO — No caso afirmativo, qual o prazo aproximado em que deve ficar internado, para a necessária desintoxicação?

Em consequência, passaram os peritos a fazer o exame ordenado e investigações que julgaram necessárias, findos os quais declaram:

Nome ....

Pai ....

Mãe ....

Prontuário N.º ....

de cor ...., idade de .... anos, estado civil: ....

profissão.., natural de ....

residente...

HISTÓRICO: motivo da prisão: Há .... horas foi detido por ....

....

O exame clínico realizado às..horas do dia .... revela:

fácies ...., conjuntivas óculo-palpebrais ...., hálito

...., pulsos radiais ....

Exame neurológico: Equilíbrio ....

...., marcha ....

coordenação motora ...., articulação da palavra ....

nistagmo ....

Exame psíquico: Apresentação ....

orientação no tempo .... e no espaço ....

atenção ...., memória ....

curso do pensamento ....

Versão do paciente: Refere: ....

OBSERVAÇÕES: ....

RESPOSTAS AOS QUESITOS:

       PRIMEIRO —

       SEGUNDO —

       TERCEIRO —

       QUARTO —

       QUINTO —

Nada mais havendo a lavrar-se, é encerrado o presente auto, que, depois de lido e achado conforme, é assinado pelos médicos-legistas e rubricado pelo Diretor.

1.º Perito:

2.º Perito:

Diretor:

Tanatologia Médico-legal

▼

31. Conceito. Critérios atuais para um diagnóstico de morte.
Resolução CFM nº 2.173/2017.

CONCEITO

Tanatologia médico-legal é a parte da Medicina Legal que estuda a morte e o morto, e as suas repercussões na esfera jurídico-social.

Hoje, por meio dos critérios estabelecidos pelo Conselho Federal de Medicina (Resolução CFM nº 1.480/97), a morte, para fins de remoção de órgãos e tecidos para transplantes, está definida pelo que se chama de *morte encefálica*. Por sua vez, a Resolução CFM nº 1.826/2007 dispõe sobre a legalidade e o caráter ético da suspensão dos procedimentos de suportes terapêuticos quando da determinação de morte encefálica de indivíduo não doador, em conformidade com a Lei nº 9.434, de 4 de fevereiro de 1997.

Neste capítulo, estudam-se os critérios atuais para uma definição de morte, os direitos sobre o cadáver e o destino que se dá a ele, as causas jurídicas da morte (homicídio, suicídio ou acidente), a morte piedosa (eutanásia), o diagnóstico da realidade de morte pelos sinais tradicionais, a estimativa do tempo de morte, a morte súbita, agônica e sobrevivência, as técnicas usadas na necropsia médico-legal, a conduta diante das "necropsias brancas", a exumação e a necropsia pós-exumática e as técnicas de embalsamamento.

Trata também da distinção entre *morte natural*, *morte violenta* e *morte de causa suspeita* e suas implicações médico-legais em questões ligadas ao interesse criminal ou cível.

CRITÉRIOS ATUAIS PARA UM DIAGNÓSTICO DE MORTE

A definição mais simples e tradicional de morte é aquela que a considerava como a cessação total e permanente das funções vitais, e assim a lei admitia, sem procurar se aprofundar em seus detalhes. Esse conceito, antes admitido, constituiu-se por muito tempo ponto pacífico, até que surgiram os modernos processos de transplantação de órgãos e tecidos, passando, daí em diante, a se rever o exato momento de considerar alguém morto.

Não se pode atualmente aplaudir a ideia de que o corpo só pode estar em dois estados – de vida ou de morte –, pois é sabido que a morte se produz por etapas sucessivas, em determinado espaço de tempo, individualizado e dependente de sua causa, e, por isso, não é ela simplesmente um momento ou um instante, como defendem os espiritualistas, mas um verdadeiro processo.

Sabe-se também que os meios anteriormente disponíveis pela Medicina Legal para precisar a morte, quando no interesse dos transplantes, eram precários. Daí surgir, nos dias atuais, um novo conceito: *a morte encefálica.*

É difícil precisar, no entanto, este exato momento da morte porque ela não é um fato instantâneo, e sim uma sequência de fenômenos gradativamente processados nos vários órgãos e sistemas de manutenção da vida. Hoje, com os novos meios semiológicos e instrumentais disponíveis, pode-se determiná-la mais precocemente.

Assim, passados os instantes de dúvidas e expectativa, cobra-se uma maior reflexão sobre um novo conceito de morte, quando as cirurgias de transplantes tornam-se uma realidade técnica e quando as condições atuais permitem prolongar por muito tempo uma vida através de meios artificiais. Por outro lado, não é justo que se tenham dois conceitos de morte: um, de caráter utilitarista e pragmático, para satisfazer os interesses da transplantação; outro, de caráter protocolar, para proveitos de ordem estatística e sanitária. É necessário, pois, que se tenha, para qualquer interesse, um só conceito de morte, de tal forma que tudo seja colocado em seu justo limite: no benefício da sociedade e no respeito incondicional da dignidade humana.

Seria indispensável também que essa nova definição de morte, baseada no coma irreversível e identificada pela ausência de reflexos, pela falta de estímulos e respostas intensas, pela cessação da respiração natural e por um "silêncio" eletroencefalográfico por mais de 6 h (propomos um EEG isoelétrico por mais de 24 h para os casos de transplantes), não fosse confundida com uma forma apressada de retirar órgãos para transplantes. Mas que representasse uma decisão consciente e capaz de garantir que alguém esteja verdadeiramente morto.

Os fundamentos éticos de um conceito rigoroso de morte nos levam a respeitar um determinado espaço de tempo, dentro de uma criteriosa margem de segurança. Reconhecemos que os meios médico-legais mais tradicionais para um pronto diagnóstico de morte contribuem muito pouco, devido à evolução lenta dos fenômenos abióticos consecutivos, que trazem, inevitavelmente, lesões irreversíveis aos órgãos e tecidos. Todavia, não podemos esquecer as palavras de Vega Diaz: "Um segundo pode ser a unidade de tempo que faça de um sujeito vivo um cadáver, mas também pode fazer da morte um homicídio" (*in* José Todoli, *Ética dos Transplantes*. São Paulo: Herder, 1968).

Atualmente, a tendência é dar-se privilégio à avaliação da atividade cerebral e ao estado de descerebração ultrapassada como indicativo de morte real. Será que basta apenas a observação do traçado isoelétrico do cérebro para se concluir pelo estado de morte?

A morte, como elemento definidor do fim da pessoa, não pode ser explicada pela parada ou falência de um único órgão, por mais hierarquizado e indispensável que seja. É na extinção do complexo pessoal, representado por um conjunto, que não era constituído só de estruturas e funções, mas de uma representação inteira. O que morre é o conjunto que se associava para a integração de uma personalidade. Daí a necessidade de não se admitir em um único enfoque o plano definidor da morte.

A Associação Médica Mundial, já em 1968, preocupada com o assunto, estabeleceu na Declaração de Sidney: "A dificuldade é que a morte cerebral é um processo gradual de nível celular, já que a capacidade dos tecidos de suportar a falta de oxigênio é variável. Sem dúvida, o interesse clínico não reside no estado de conservação dos tecidos isolados, e sim, no interesse da pessoa. Esta conclusão tem que se basear no juízo clínico, complementado por instrumentos auxiliares, dentre os quais é o eletroencefalógrafo o mais útil. Em geral, nenhuma prova instrumental isolada é inteiramente satisfatória no estado atual da medicina, nem nenhum método técnico pode substituir o juízo global do médico."

Antes, em 1967, Breecher de Harvard (*Med. Tribune*, N.Y., 25 de dezembro de 1967) disse: "Os desejos de aceitar os critérios de lesão cerebral irreversível para formular uma nova concepção de morte procedem de certos interesses criados." E, entre esses interesses criados, citou os das famílias que desejam acabar com a interminável agonia, suprimindo as medidas de reanimação; os dos cirurgiões, que buscam órgãos frescos para transplante; e os da sociedade em geral, alarmada ante os gastos da assistência dos casos desesperadores e considerados irrecuperáveis.

O critério de morte cerebral, entre outros, é baseado na cessação da atividade elétrica do cérebro, tanto do córtex como das estruturas mais profundas. Porém, a interpretação pelo EEG criou várias controvérsias. Wertheimer e Jouvet (*Press Medical*, 1969, 67, 87) foram os primeiros a propor uma nova definição, a de morte encefálica, baseada em critérios clínicos e eletroencefalográficos. Um EEG silencioso é indício de morte quando persistente. No entanto, as intoxicações barbitúricas têm demonstrado que o EEG aparentemente isoelétrico pode persistir durante horas ou dias, podendo o paciente restabelecer-se (Haider e cols., *British Medical Journal*, trad. do A., p. 314, 3 de agosto de 1968 – Estatística de 5 casos).

Revilard de Lyon propõe, ainda, a interrupção da circulação cerebral comprovada por angiografia e a ausência de reação à atropina.

Gerin e Frache apresentam como prova irrefutável e irreversível da morte o eletroencefalograma associado à injeção intracardíaca de epinefrina. A permanência de um traçado nulo, sem a mais leve oscilação, permite um diagnóstico de morte real (Villanova y Morales, *Injertos y Transplantes del Cadáver*, Madri: Editora Paz Montalvo, 1969).

A Sociedade Alemã de Cirurgia pediu ao seu comitê de reanimação e transplante de órgãos uma definição de morte. O comitê, ao apreciar em *Der Chirurg* (abril de 1968, 38, 196) e em outras revistas alemãs, informou que, na prática, existem três condições para precisar a morte:

I. O cérebro está morto quando: a) observam-se os sinais clássicos de morte ou b) a depressão circulatória tenha provocado uma parada respiratória ou cardíaca que não responde ao tratamento no final da doença incurável e progressiva ou no curso de uma perda gradual das funções vitais;

II. A morte cerebral pode produzir-se antes que cessem os batimentos cardíacos (traumatismos cerebrais); considerar-se-á que o cérebro está morto depois de 12 h de inconsciência com falta de respiração espontânea, midríase bilateral e EEG isoelétrico, ou quando o angiograma revela cessação da circulação intracraniana durante 30 min;

III. Pode ocorrer que o coração pare e o sistema nervoso central esteja intacto ou com possibilidades de se recuperar. Convém, então, iniciar a reanimação: se os batimentos cardíacos não reaparecerem, pode-se dar como morto o paciente, porém, se reaparecerem, inclusive sem se restabelecer a consciência ou respiração espontânea, deve-se seguir aplicando-se as normas usuais de assistência intensiva até que fique demonstrada a *morte encefálica*.

Alexandre, de Bruxelas (*Medico-Legal Journal* 32, parte 1, 1967, 19), propõe os seguintes sinais: 1. midríase bilateral completa; 2. ausência total dos reflexos; 3. falta da respiração espontânea durante 5 min depois de se haver interrompido a respiração artificial; 4. queda da tensão arterial; 5. EEG plano.

Na Holanda, a Associação de EEG e Neurofisiologia Clínica, depois de estudar o problema da *morte encefálica*, chegou às seguintes conclusões: (a) um EEG isoelétrico de 1 min, ou menos, de duração, pode normalizar-se rápida e completamente; (b) um EEG isoelétrico que dure mais de 5 min pode ainda normalizar-se; (c) um EEG isoelétrico que dure mais de 1 h indica, quando menos, uma lesão grave e quase sempre irreversível da função cortical; (d) um EEG isoelétrico que dure 24 h ou mais indica uma perda irreversível da função cortical.

Foi assim, com o mesmo raciocínio, que um Comitê da Escola de Medicina de Harvard, em 1968, emitiu o conceito de morte, baseado no coma irreversível e com os seguintes critérios:

- ausência absoluta de resposta a estímulos externos
- ausência de respiração espontânea ou de movimentos respiratórios por um período nunca inferior a uma hora
- ausência de reflexos, com abolição de toda atividade do sistema nervoso central, pupilas dilatadas, fixas e sem respostas a fortes estímulos luminosos, ausência de movimentos oculares ou estímulo auditivo com água gelada, ausência de reflexos corneais, faríngeo e osteotendinosos
- eletroencefalograma isoelétrico, com uso de todos os canais do aparelho, tendo, no entanto, as devidas precauções com os casos de hipotermia e de depressão do sistema nervoso central por barbitúricos.

Pelo visto, mesmo que o Comitê de Harvard tenha-se declarado por "uma definição de coma irreversível", como se viu suas recomendações são tanto no sentido da verificação da consciência, como das funções vitais.

Do Massachusetts General Hospital chegavam alguns anos depois os seguintes parâmetros:

- nenhuma respiração espontânea por um mínimo de 60 segundos
- nenhuma respiração reflexa (superficial, profunda, orgânica etc.) e nenhuma alteração do ritmo cardíaco por pressão ocular ou dos seios carotidianos

- EEG de linha "flat" sem ritmo em todas as derivações, pelo menos com 60 min de registro contínuo
- dados básicos de laboratório, incluindo estudo eletrolítico
- divisão da responsabilidade do pronunciamento da morte com outros colegas.

Outros critérios, elaborados pelas Universidades de Minnesota e Pittsburgh, e pela Conferência do Royal College e da Faculdade de Medicina do Reino Unido, não diferem muito dos autores mais modernos que defendem o conceito de morte encefálica como o de morte real, sempre baseados nos mesmos princípios: coma profundo indiferente aos estímulos externos, ausência dos reflexos fotomotor, corneanos, oculocefálico e vestíbulo-ocular, hipotonia muscular, rigidez de descerebração, ausência de respiração espontânea e silêncio elétrico persistente da atividade cerebral, podendo ainda usar-se como meios opcionais a angiografia e a cintigrafia cerebral.

O Cornell Center Medical, para um diagnóstico de morte encefálica, estabeleceu os seguintes padrões:

1. Natureza e duração do coma:

- doenças estruturais ou causa metabólica irreversível e conhecidas
- nenhuma chance de intoxicação por drogas ou hipotermia
- seis horas de observação de ausência da função cerebral são suficientes em casos de causa estrutural conhecida em que não há álcool ou droga alguma envolvida na causa ou no tratamento. De outra forma, são necessárias 12 a 24 h, mais uma investigação negativa quanto a drogas.

2. Ausência de função do cérebro e tronco cerebral:

- ausência de respostas reflexa ou comportamental a estímulos nocivos acima do nível do *forame magnum*
- pupilas fixas
- ausência de resposta oculovestibular a calorias de 50 mℓ de água gelada
- apneia durante a oxigenação de 10 min
- circulação do sistema nervoso pode estar intacta.

3. Critérios suplementares (opcionais):

- EEG isoelétrico por 30 min ao ganho máximo
- ausência de circulação cerebral ao exame angiográfico.

Mesmo admitindo certas dificuldades para estabelecer normas de definição simples, inequívocas e explícitas para a prova de morte, propomos, para qualquer finalidade, um único padrão nos seguintes critérios:

1. Ausência total de resposta cerebral, com perda da consciência. Nos casos de coma irreversível, presença de um eletroencefalograma plano (tendo cada registro a duração mínima de 30 min), separados por um intervalo nunca inferior a 24 h. Esse dado não deve prevalecer para menores de 2 anos, ou em situações de hipotermia induzida artificialmente, de administração de drogas depressivas do sistema nervoso central, de encefalites e de distúrbios metabólicos ou endócrinos.

2. Abolição dos reflexos cefálicos, com hipotonia muscular e pupilas fixas e indiferentes ao estímulo luminoso.

3. Ausência de respiração espontânea por 5 min, após hiperventilação com oxigênio 100%, seguida da introdução de um cateter na traqueia, com fluxo de 6 ℓ de O_2 por minuto.

4. Causa do coma conhecida.

5. Estruturas vitais do encéfalo lesadas irreversivelmente.

Trevisol-Bittencourt, PC e cols., em trabalho publicado sobre *Critérios diagnósticos de morte encefálica*, chamam a atenção para os seguintes cuidados que devem ser seguidos:

"I – Descartar causas reversíveis de coma capazes de mimetizar a morte encefálica:

1. Hipotermia: a hipotermia pode dar resultado falso-positivo de morte encefálica, particularmente quando o corpo está abaixo de 32,2°C (temperatura retal), sendo necessário restauração da normotermia antes de qualquer especulação diagnóstica. Há evidências de que seu emprego precoce, imediatamente após o insulto traumático, contribuirá para uma redução expressiva dos indivíduos que desenvolvem morte encefálica pós-traumatismo cranioencefálico grave.

2. Choque: devido ao choque, independendo de sua etiologia, a diminuição de fluxo sanguíneo cerebral pode provocar uma suspensão transitória da atividade elétrica cerebral e um quadro clínico aparentando morte encefálica. Logo, é imprescindível a tentativa de manutenção da pressão arterial antes de diagnosticarmos morte encefálica em vítimas de choque.

3. Intoxicação por drogas: a parada transitória das funções encefálicas pode ser induzida por superdosagem de múltiplas drogas sedantes do sistema nervoso central, como barbitúricos, benzodiazepínicos, entre outras. É expressamente recomendável um período de observação mais prolongado nos casos em que se aventa essa possibilidade; principalmente quando da suspeita de barbitúricos, devido à longa meia-vida dessas drogas, com sua rica recirculação êntero-hepática e drástica redução da motilidade gastrintestinal.

4. Distúrbios metabólicos: algumas condições como encefalopatia hepática, coma hiperosmolar, hipoglicemia e uremia podem levar a um coma profundo, sendo que essas alterações metabólicas devem ser consideradas antes de se determinar a irreversibilidade das funções encefálicas e esforços devem ser feitos para corrigi-las.

II – Exame clínico e teste da apneia:

1. Reflexo pupilar: deve ser realizado com fonte luminosa de boa intensidade, observando se há resposta tanto direta quanto consensual e, se necessário, utilizar lupas em ambientes com baixa luminosidade.

2. Reflexo corneano: explorar utilizando mecha de algodão, tocando alternadamente as córneas e observando-se a presença de fechamento palpebral e/ou desvio conjugado dos olhos para cima (fenômeno de Bell).

3. Reflexo oculocefalogiro: explora-se com movimentos rápidos de rotação da cabeça no sentido horizontal e flexão e extensão do pescoço. Na resposta normal, observa-se um deslocamento ocular no sentido contrário aos movimentos realizados. Devido ao risco de lesão medular, essas manobras são proibitivas em pacientes vítimas de trauma, pelo menos até que se tenha evidência radiológica de integridade da coluna vertebral.

4. Reflexo oculovestibular: explora-se elevando a cabeça do paciente a 30° do plano horizontal; determinar previamente por otoscopia a permeabilidade do conduto auditivo e aplicar lentamente 50 mℓ de água a 4°C sobre a membrana timpânica, observando se há desvio ocular. Resposta normal seria desvio em direção ao estímulo.

5. Reflexos cocleopalpebral, sucção e mentoniano: são de pouco valor discriminativo. Reflexos faríngeos, de deglutição e de tosse: muitas vezes são comprometidos pelo uso de cânulas endotraqueais para ventilação, como também pelo ressecamento das mucosas. Entretanto, sem dúvida, podem ser pesquisados como os reflexos supracitados, pois, quanto mais dados disponíveis, maior será a segurança do diagnóstico de morte encefálica.

6. Teste da apneia: tem como intuito comprovar se há movimento ventilatório espontâneo pela estimulação de centros respiratórios pela hipercapnia de no mínimo 60 mmHg. O teste

consiste inicialmente em observar se o paciente não realiza nenhum esforço contrário à ventilação mecânica. Após 15 min, o paciente é ventilado durante 10 a 20 min com 100% de oxigênio e colhe-se uma gasometria arterial que deve mostrar um P_{O_2} de 100 ou mais mmHg. Na sequência, ele é desconectado do ventilador e com um cateter traqueal se administra oxigênio a 6 ℓ/min. Por um período de 10 min, observa-se se há movimento ventilatório e colhe-se outra gasometria. O teste é dito positivo quando a P_{CO_2} da segunda gasometria atingir um nível mínimo de 60 mmHg sem nenhum movimento ventilatório concomitante. Caso P_{CO_2} seja menor que 60 mmHg, o teste deve ser repetido e, utilizando do aumento médio de P_{CO_2}, de 3 mmHg/min em adultos, para cálculo do período de observação.

III – Exames complementares:

1. Eletroencefalograma: deve demonstrar ausência de atividade elétrica cerebral. Esse procedimento deverá ser realizado conforme as normas técnicas da American EEG Society (detalhes técnicos podem ser obtidos no "Minimal Technical Standards of EEG Recording in Suspected Cerebral Death" – Guidelines in EEG 1980, Atlanta, American Electroencephalographic Society, 1980, section 4, pp. 19-241).

2. Potencial evocado: é um exame que poderia ser utilizado quando há alguma limitação para a realização do exame clínico ou como uma opção confirmatória extra. Pela sua praticidade, deverá ser o exame de eleição para confirmação de morte encefálica quando houver pendências legais ou necessidade de diagnóstico precoce.

3. Angiografia de quatro vasos encefálicos ou outros métodos de medição do fluxo sanguíneo cerebral, que demonstre ausência de fluxo sanguíneo cerebral.

4. Ultrassonografia: poderá fornecer informações valiosas sobre ausência de circulação sanguínea em território das artérias carótidas. Quando disponível, substitui angiografia cerebral com o charme de ser um estudo não agressivo.

IV – Comentários adicionais:

O período de observação clínica e a documentação da cessação da função cerebral por um período mínimo de 6 h, juntamente com a ausência de atividade elétrica cerebral ou perfusão sanguínea cerebral, estabelecem um diagnóstico de morte encefálica e tornam dispensável a necessidade de reavaliações clínicas. Na ausência desses testes complementares, o período de observação clínica deve ser no mínimo de 24 h. Sendo assim, os exames complementares não são pré-requisitos necessários para se firmar o diagnóstico de morte encefálica. Apenas se reconhece que sendo eles disponíveis permitirão antecipar com segurança esse diagnóstico."

O Conselho Federal de Medicina aprovou a Resolução CFM nº 1.480, de 8 de agosto de 1997, dispondo sobre novos critérios de constatação de morte encefálica. Com a edição desta Resolução, ficam atualizadas as normas anteriores editadas, baixando seu limite de idade, criando um termo de declaração de morte encefálica para ser preenchido no hospital e estabelecendo novos critérios para a avaliação da morte, mesmo em centros desprovidos de recursos técnicos mais sofisticados.

Os parâmetros clínicos para a avaliação da morte encefálica estão indicados na valorização do coma aperceptivo com ausência de atividade motora supraespinal e da apneia. Os exames complementares indicados para essa confirmação devem estar representados pela ausência da atividade elétrica cerebral ou pela ausência da atividade metabólica cerebral ou pela ausência de perfusão sanguínea cerebral.

Os intervalos mínimos entre as duas avaliações clínicas e eletroencefalográficas necessárias para a caracterização da morte encefálica são definidos por faixa etária, como: de 7 dias a 2 meses incompletos – 48 h; de 2 meses a 1 ano incompleto – 24 h; de 1 ano a 2 anos incompletos – 12 h; acima de 2 anos – 6 h. Nosso ponto de vista é que o prazo mínimo deveria ser de 24 h para os maiores de 2 anos e 48 h para os de idade entre 7 dias e 2 anos.

O termo de declaração de morte encefálica, a ser arquivado no próprio prontuário do paciente, consta da identificação da causa do coma, do exame neurológico, das assinaturas dos profissionais que procederam o exame clínico, dos exames complementares e das observações que indicam as recomendações para a prática dos diversos exames e testes.

A citada Resolução finaliza determinando que o Diretor-clínico da Instituição Hospitalar, ou quem for delegado, comunique a morte encefálica aos responsáveis legais do paciente, se houver, e à Central de Notificação, Captação e Distribuição de Órgãos a que estiver vinculada a Unidade Hospitalar onde o paciente se encontrava internado.

Pelo exposto até agora, a tendência é aceitar-se cada vez mais a "*morte encefálica*", traduzida como aquela que compromete de forma irreversível a vida de relação e a coordenação da vida vegetativa; diferente, pois, da "morte cortical" que apenas compromete a vida de relação, mas o tronco cerebral continua a regular os outros processos vitais como a respiração e a circulação sem a ajuda de meios artificiais.

Recomendamos a escolha da expressão "*morte encefálica*", e não "*morte cerebral*", porque, entre outros, assim referem-se a Lei nº 9.434/97, que trata dos transplantes de órgãos e tecidos e a Resolução CFM nº 1.480, já citada e que se reporta aos parâmetros clínicos e subsidiários para a comprovação da morte.

Daquela forma, só há morte quando existe lesão irreversível de todo encéfalo. Isto, além de ser tecnicamente mais fácil e seguro de se afirmar, não nos levaria a intervir contra um comatoso que mantém suas funções vitais sem a assistência de um respirador ou de outras medidas de reanimação circulatória.

Mollaret e Goulon cunharam a expressão "coma dépassé" como sendo aquele em indivíduos com respiração assistida, arreflexia, perda irreversível da consciência associada a um "silêncio" eletroencefalográfico. Com tais critérios, pode-se propor tranquilamente um conceito plausível de morte. E mais: Isto nada tem a ver com o conceito tradicional de morte, baseado nos parâmetros cardiorrespiratórios.

É perigoso dizer-se que a vida só deve ser preservada quando constituir um veículo para a consciência e que apenas a consciência tem valor. Pode-se até admitir que alguém se expresse e se aperfeiçoe mediante uma atividade, porém não se identifica com ela. Aquele pensamento pode levar a políticas eugênicas e propostas seletivas, das quais certamente os grupos mais discriminados seriam vítimas. Uma nobre intenção de hoje pode se transformar em um pesadelo amanhã.

A oposição aos critérios exclusivamente cerebrais é fundamentada no princípio de que, sendo a vida a harmonia da unidade biopsíquica em seu aspecto funcional e orgânico, a morte será sempre o comprometimento das funções vitais, por um tempo razoável que não deixe dúvidas quanto à permanência de vida. O traçado isoelétrico do cérebro não deve constituir, por si só, elemento decisivo para o diagnóstico de morte, pois, em diversas ocasiões como foram observadas, pode ser transitório. Por isso, o conceito de morte deve ser inserido dentro de um contexto clínico-instrumental que não deixe nenhuma dúvida.

O respeito ao aspecto cronométrico, no que se refere ao silêncio eletrográfico da atividade do cérebro e da ausência de respiração espontânea, seria, por certo, de benéfica repercussão, pois, além de conquistar a confiança da sociedade com rigorosos critérios de comprovação da morte, teria também a vantagem de disciplinar um ou outro impulso mais ousado nas estratégias de transplantação de certos órgãos ou na suspensão dos meios artificiais da vida.

Do mesmo modo, alguns dos meios propedêuticos de alto risco para determinação da morte encefálica, pelos seus possíveis malefícios, apresentam consideráveis objeções éticas, visto que essas intervenções não constituem benefícios para o paciente, senão um interesse alheio, já que se trata de um meio de antecipar a comprovação da morte, muitas vezes com o propósito de obtenção de órgãos para serem transplantados noutra pessoa. A justificativa desta intervenção perigosa e lesiva só teria sentido se amparada pela necessidade de um benefício em favor do próprio paciente e nunca como forma de utilizar seu corpo na concretização de um fim alheio.

Toda intervenção invasiva no corpo do paciente é, em tese, uma agressão, e, por isso, necessita de uma justificativa. Nestes casos, a suposição de um estado de necessidade justificativo está fora de cogitação, pois não se pode usar um corpo humano como meio para obtenção de vantagens de outrem.

Acreditamos ter-se chegado ao momento de se elaborar um razoável conceito ético de morte, desde que os critérios médicos para sua avaliação sejam simples, objetivos, transparentes, universais e acessíveis. E que se entenda que o momento da morte não pode ser objeto de diagnóstico porque ele não é evidente nem avaliado. Mas pode-se determinar a morte desde que se possa confirmar a ausência de sinais de vida organizada. Esta determinação também não pode estar na morte de um órgão, mesmo sendo ele indispensável, senão na evidência de sinais claros que indiquem a privação da atividade vital como um todo e, se possível, registrados em instrumentos confiáveis.

O fato de um indivíduo, com privação irreversível da consciência, manter espontaneamente a integração das funções vitais (respiração e circulação), demonstra que é uma pessoa viva. Tal afirmativa, no entanto, não é o mesmo que manter tecnologicamente um simulacro de vida, prolongar artificialmente um sofrimento ou insistir no medacalismo obstinado da medicina fútil (ver Declaração de Hong Kong, adotada pela 41ª Assembleia Geral da AMM, em Hong Kong, setembro de 1989, sobre "Estado vegetativo persistente" e Declaração de Veneza, adotada pela 35ª Assembleia Geral da AMM, na Itália, em outubro de 1983, sobre "Paciente terminal").

Por fim, lembrar que em casos muito raros podem surgir alguns reflexos medulares durante o teste de apneia ou a movimentação passiva da cabeça em pacientes corretamente declarados com morte encefálica, observando-se que o paciente subitamente levanta ambos os braços e os coloca sobre o tórax, podendo ocorrer também flexão do tronco. Essas manifestações são conhecidas como "sinal de Lázaro". É importante ressaltar que tais movimentos reflexos não inviabilizam o diagnóstico de morte encefálica. Esse fenômeno é explicado quando há plena integridade da medula cervical e/ou torácica e quando se encerra por completo a inibição central exercida pelo tronco encefálico. No entanto, esse sinal nada tem a ver com o "fenômeno de Lázaro", o qual se caracteriza pelo retorno espontâneo da circulação pouco depois das manobras de ressuscitação. Esse fenômeno se dá, de acordo com alguns autores, devido a: 1. retenção de ar na ocasião das manobras de ressuscitação cardiopulmonar, em que a pressão exercida durante a manobra impede, de imediato, que o coração possa se expandir, porém, quando diminuída, possibilita que o coração volte a bater espontaneamente; 2. ação retardada de medicamentos usados durante as manobras de ressuscitação; 3. falta de batimentos cardíacos (assistolia provisória) consequente a alteração da condução elétrica (fibrilação atrial).

Ressalte-se ainda que outros reflexos medulares podem ser encontrados neste quadro, citando, entre outros: resposta plantar em flexão, sinal de Babinsky, resposta de retirada em flexão,

reflexos osteotendinosos, reflexo cremastérico e abdominal, mioclonia dos membros e postura em extensão dos quatro membros.

RESOLUÇÃO CFM Nº 2.173/2017

Sobre a morte encefálica
(Ver os Anexos I, II e III desta Resolução)
Publicado no D.O.U. de 15 de dezembro de 2017, Seção I, p. 274-6.

O CONSELHO FEDERAL DE MEDICINA

RESOLVE:

Art. 1º Os procedimentos para determinação de morte encefálica (ME) devem ser iniciados em todos os pacientes que apresentem coma não perceptivo, ausência de reatividade supraespinal e apneia persistente, e que atendam a todos os seguintes pré-requisitos:

a) presença de lesão encefálica de causa conhecida, irreversível e capaz de causar morte encefálica;

b) ausência de fatores tratáveis que possam confundir o diagnóstico de morte encefálica;

c) tratamento e observação em hospital pelo período mínimo de seis horas. Quando a causa primária do quadro for encefalopatia hipóxico-isquêmica, esse período de tratamento e observação deverá ser de, no mínimo, 24 horas;

d) temperatura corporal (esofagiana, vesical ou retal) superior a 35°C, saturação arterial de oxigênio acima de 94% e pressão arterial sistólica maior ou igual a 100 mmHg ou pressão arterial média maior ou igual a 65 mmHg para adultos, ou conforme a tabela a seguir para menores de 16 anos:

| Idade | Pressão arterial | |
	Sistólica (mmHg)	PAM (mmHg)
Até 5 meses incompletos	60	43
De 5 meses a 2 anos incompletos	80	60
De 2 anos a 7 anos incompletos	85	62
De 7 a 15 anos	90	65

Art. 2º É obrigatória a realização mínima dos seguintes procedimentos para determinação da morte encefálica: a) dois exames clínicos que confirmem coma não perceptivo e ausência de função do tronco encefálico; b) teste de apneia que confirme ausência de movimentos respiratórios após estimulação máxima dos centros respiratórios; c) exame complementar que comprove ausência de atividade encefálica.

Art. 3º O exame clínico deve demonstrar de forma inequívoca a existência das seguintes condições:

a) coma não perceptivo;

b) ausência de reatividade supraespinal manifestada pela ausência dos reflexos fotomotor, córneo-palpebral, oculocefálico, vestíbulo-calórico e de tosse.

§ 1º Serão realizados dois exames clínicos, cada um deles por um médico diferente, especificamente capacitado a realizar esses procedimentos para a determinação de morte encefálica.

§ 2º Serão considerados especificamente capacitados médicos com no mínimo um ano de experiência no atendimento de pacientes em coma e que tenham acompanhado ou realizado pelo menos dez determinações de ME ou curso de capacitação para determinação em ME, conforme Anexo III desta Resolução.

§ 3º Um dos médicos especificamente capacitado deverá ser especialista em uma das seguintes especialidades: medicina intensiva, medicina intensiva pediátrica, neurologia, neurologia pediátrica, neurocirurgia ou medicina de emergência. Na indisponibilidade de qualquer um dos especialistas anteriormente citados, o procedimento deverá ser concluído por outro médico especificamente capacitado.

§ 4º Em crianças com menos de 2 (dois) anos o intervalo mínimo de tempo entre os dois exames clínicos variará conforme a faixa etária: dos sete dias completos (recém-nato a termo) até dois meses incompletos será de 24 horas; de dois a 24 meses incompletos será de 12 horas. Acima de 2 (dois) anos de idade o intervalo mínimo será de 1 (uma) hora.

Art. 4º O teste de apneia deverá ser realizado uma única vez por um dos médicos responsáveis pelo exame clínico e deverá comprovar ausência de movimentos respiratórios na presença de hipercapnia (PaCO$_2$ superior a 55 mmHg).

Parágrafo único. Nas situações clínicas que cursam com ausência de movimentos respiratórios de causas extracranianas ou farmacológicas é vedada a realização do teste de apneia, até a reversão da situação.

Art. 5º O exame complementar deve comprovar de forma inequívoca uma das condições: a) ausência de perfusão sanguínea encefálica ou b) ausência de atividade metabólica encefálica ou c) ausência de atividade elétrica encefálica.

§ 1º A escolha do exame complementar levará em consideração situação clínica e disponibilidades locais.

§ 2º Na realização do exame complementar escolhido deverá ser utilizada a metodologia específica para determinação de morte encefálica.

§ 3º O laudo do exame complementar deverá ser elaborado e assinado por médico especialista no método em situações de morte encefálica.

Art. 6º Na presença de alterações morfológicas ou orgânicas, congênitas ou adquiridas, que impossibilitam a avaliação bilateral dos reflexos fotomotor, córneo-palpebral, oculocefálico ou vestíbulo-calórico, sendo possível o exame em um dos lados e constatada ausência de reflexos do lado sem alterações morfológicas, orgânicas, congênitas ou adquiridas, dar-se-á prosseguimento às demais etapas para determinação de morte encefálica.

Parágrafo único. A causa dessa impossibilidade deverá ser fundamentada no prontuário.

Art. 7º As conclusões do exame clínico e o resultado do exame complementar deverão ser registrados pelos médicos examinadores no Termo de Declaração de Morte Encefálica (Anexo II) e no prontuário do paciente ao final de cada etapa.

Art. 8º O médico assistente do paciente ou seu substituto deverá esclarecer aos familiares do paciente sobre o processo de diagnóstico de ME e os resultados de cada etapa, registrando no prontuário do paciente essas comunicações.

Art. 9º Os médicos que determinaram o diagnóstico de ME ou médicos assistentes ou seus substitutos deverão preencher a DECLARAÇÃO DE ÓBITO definindo como data e hora da morte aquela que corresponde ao momento da conclusão do último procedimento para determinação da ME.

Parágrafo único. Nos casos de morte por causas externas a DECLARAÇÃO DE ÓBITO será de responsabilidade do médico-legista, que deverá receber o relatório de encaminhamento médico e uma cópia do TERMO DE DECLARAÇÃO DE MORTE ENCEFÁLICA.

Art. 10º A direção técnica do hospital onde ocorrerá a determinação de ME deverá indicar os médicos especificamente capacitados para realização dos exames clínicos e complementares.

§ 1º Nenhum desses médicos poderá participar de equipe de remoção e transplante, conforme estabelecido no art. 3º da Lei nº 9.434/1997 e no Código de Ética Médica.

§ 2º Essas indicações e suas atualizações deverão ser encaminhadas para a Central Estadual de Transplantes (CET).

Art. 11. Na realização dos procedimentos para determinação de ME deverá ser utilizada a metodologia e as orientações especificadas no ANEXO I (MANUAL DE PROCEDIMENTOS PARA DETERMINAÇÃO DA MORTE ENCEFÁLICA), no ANEXO II (TERMO DE DECLARAÇÃO DE MORTE ENCEFÁLICA) e no ANEXO III (CAPACITAÇÃO PARA DETERMINAÇÃO EM MORTE ENCEFÁLICA) elaborados e atualizados quando necessários pelo Conselho Federal de Medicina.

Art. 12. Esta Resolução entrará em vigor na data de sua publicação e revoga a Resolução CFM nº 1.480, publicada no Diário Oficial da União, seção I, p. 18227-18228, em 21 de agosto de 1997.

Brasília, DF, 23 de novembro de 2017.
MAURO LUIZ DE BRITTO RIBEIRO – Presidente em exercício
HENRIQUE BATISTA E SILVA – Secretário-geral

ANEXO I DA RESOLUÇÃO CFM Nº 2.173/2017

MANUAL DE PROCEDIMENTOS PARA DETERMINAÇÃO DE MORTE ENCEFÁLICA

▼ Metodologia

A morte encefálica (ME) é estabelecida pela perda definitiva e irreversível das funções do encéfalo por causa conhecida, comprovada e capaz de provocar o quadro clínico.

O diagnóstico de ME é de certeza absoluta. A determinação da ME deverá ser realizada de forma padronizada, com especificidade de 100% (nenhum falso diagnóstico de ME).

Qualquer dúvida na determinação de ME impossibilita esse diagnóstico.

Os procedimentos para determinação da ME deverão ser realizados em todos os pacientes em coma não perceptivo e apneia, independentemente da condição de doador ou não de órgãos e tecidos.

Para o diagnóstico de ME é essencial que todas as seguintes condições sejam observadas:

1) Pré-requisitos

a) Presença de lesão encefálica de causa conhecida, irreversível e capaz de causar a ME;

b) Ausência de fatores tratáveis que possam confundir o diagnóstico de ME;

c) Tratamento e observação em ambiente hospitalar pelo período mínimo de seis horas.

Quando a causa primária do quadro for encefalopatia hipóxico-isquêmica, esse período de tratamento e observação deverá ser de, no mínimo, 24 horas;

d) Temperatura corporal (esofagiana, vesical ou retal) superior a 35°C, saturação arterial de oxigênio acima de 94% e pressão arterial sistólica maior ou igual a 100 mmHg ou pressão arterial média maior ou igual a 65 mmHg para adultos, ou conforme a tabela a seguir para menores de 16 anos:

Idade	Pressão arterial	
	Sistólica (mmHg)	PAM (mmHg)
Até 5 meses incompletos	60	43
De 5 meses a 2 anos incompletos	80	60
De 2 anos a 7 anos incompletos	85	62
De 7 a 15 anos	90	65

2) **Dois exames clínicos** – para confirmar a presença do coma e a ausência de função do tronco encefálico em todos os seus níveis, com intervalo mínimo de acordo com a Resolução.

3) **Teste de apneia** – para confirmar a ausência de movimentos respiratórios após estimulação máxima dos centros respiratórios em presença de PaCO superior a 55 mmHg.

4) **Exames complementares** – para confirmar a ausência de atividade encefálica, caracterizada pela falta de perfusão sanguínea encefálica, de atividade metabólica encefálica ou de atividade elétrica encefálica.

▼ Pré-requisitos

A. Presença de lesão encefálica de causa conhecida, irreversível e capaz de provocar quadro clínico.

O diagnóstico da lesão causadora do coma deve ser estabelecido pela avaliação clínica e confirmada por exames de neuroimagem ou por outros métodos diagnósticos. A incerteza da presença de uma lesão irreversível, ou da sua causa, impossibilita a determinação de ME. Um período mínimo de observação e tratamento intensivo em ambiente hospitalar de seis horas após o estabelecimento do coma deverá ser respeitado. Quando a encefalopatia hipóxico-isquêmica for a causa primária do quadro, deverá ser aguardado um período mínimo de 24 horas após a parada cardiorrespiratória ou reaquecimento na hipotermia terapêutica, antes de iniciar a determinação de ME.

B. Ausência de fatores que possam confundir o quadro clínico.

Os fatores listados a seguir, quando graves e não corrigidos, podem agravar ou ocasionar coma. A equipe deverá registrar no prontuário do paciente sua análise justificada da situação e tomar medidas adequadas para correção das alterações antes de iniciar determinação de ME.

1) Distúrbio hidroeletrolítico, ácido-básico/endócrino e intoxicação exógena graves

Na presença ou suspeita de alguma dessas condições, caberá à equipe responsável pela determinação da ME definir se essas anormalidades são capazes de causar ou agravar o quadro clínico, a consequência da ME ou somática. A hipernatremia grave refratária ao tratamento não inviabiliza determinação de ME, exceto quando é a única causa do coma.

2) Hipotermia (temperatura retal, vesical ou esofagiana inferior a 35°C).

A hipotermia grave é fator confundidor na determinação de ME, pois reflexos de tronco encefálico podem desaparecer quando a temperatura corporal central é menor ou igual a 32°C. É essencial que seja corrigida a hipotermia até alcançar temperatura corporal (esofagiana, vesical ou retal) superior a 35°C antes de iniciar-se a determinação de ME.

3) Fármacos com ação depressora do Sistema Nervoso Central (FDSNC) e bloqueadores neuromusculares (BNM)

Quando os FDSNC (fenobarbital, clonidina, dexmedetomidina, morfina e outros) e BNM forem utilizados nas condições a seguir especificadas, deverão ser tomados os seguintes cuidados antes de iniciar a determinação de ME:

a) Quando utilizados em doses terapêuticas usuais não provocam coma não perceptivo, não interferindo nos procedimentos para determinação de ME;

b) Quando utilizados em infusão contínua em pacientes com função renal e hepática normais e que não foram submetidos a hipotermia terapêutica, nas doses usuais para sedação e analgesia, será necessário aguardar um intervalo mínimo de quatro a cinco meias-vidas após a suspensão dos fármacos, antes de iniciar procedimentos para determinação de ME;

c) Quando os FDSNC e BNM forem utilizados na presença de insuficiência hepática, de insuficiência renal, e utilização de hipotermia terapêutica, ou quando há suspeita de intoxicação por uso em doses maiores que as terapêuticas usuais, ou por metabolização/eliminação comprometida, deve-se aguardar tempo maior que cinco meias-vidas do fármaco. Esse tempo deverá ser definido de acordo com a gravidade das disfunções hepáticas e renais, das doses utilizadas e do tempo de uso, para que haja certeza que ocorreu a eliminação/metabolização dos fármacos ou pela constatação que seu nível sérico se encontra na faixa terapêutica ou abaixo dela.

d) Nas condições anteriormente citadas deverá ser dada preferência a exames complementares que avaliam o fluxo sanguíneo cerebral, pois o EEG sofre significativa influência desses agentes nessas situações.

▼ Exame clínico

A. Coma não perceptivo.

Estado de inconsciência permanente com ausência de resposta motora supraespinhal a qualquer estimulação, particularmente dolorosa intensa em região supraorbitária, trapézio e leito ungueal dos quatro membros. A presença de atitude de descerebração ou decorticação invalida o diagnóstico de ME. Poderão ser observados reflexos tendinosos profundos, movimentos de membros, atitude em opistótono ou flexão do tronco, adução/elevação de ombros, sudorese, rubor ou taquicardia, ocorrendo espontaneamente ou durante a estimulação. A presença desses sinais clínicos significa apenas a persistência de atividade medular e não invalida a determinação de ME.

B. Ausência de reflexos de tronco cerebral.

1) Ausência do reflexo fotomotor – as pupilas deverão estar fixas e sem resposta à estimulação luminosa intensa (lanterna), podendo ter contorno irregular, diâmetros variáveis ou assimétricos.

2) Ausência de reflexo córneo-palpebral – ausência de resposta de piscamento à estimulação direta do canto lateral inferior da córnea com gotejamento de soro fisiológico gelado ou algodão embebido em soro fisiológico ou água destilada.

3) Ausência do reflexo oculocefálico – ausência de desvio do(s) olho(s) durante a movimentação rápida da cabeça no sentido lateral e vertical. Não realizar em pacientes com lesão de coluna cervical suspeitada ou confirmada.

4) Ausência do reflexo vestíbulo-calórico – ausência de desvio do(s) olho(s) durante um minuto de observação, após irrigação do conduto auditivo externo com 50 a 100 mℓ de água fria (± 5°C), com a cabeça colocada em posição supina e a 30°.

O intervalo mínimo do exame entre ambos os lados deve ser de três minutos. Realizar otoscopia prévia para constatar a ausência de perfuração timpânica ou oclusão do conduto auditivo externo por cerume.

5) Ausência do reflexo de tosse – ausência de tosse ou bradicardia reflexa à estimulação traqueal com uma cânula de aspiração. Na presença de alterações morfológicas ou orgânicas, congênitas ou adquiridas, que impossibilitam a avaliação bilateral dos reflexos fotomotor, córneo-palpebral, oculocefálico ou vestíbulo-calórico, sendo possível exame em um dos lados, e constatada ausência de reflexos do lado sem alterações mor-

fológicas, orgânicas, congênitas ou adquiridas, dar-se-á prosseguimento às demais etapas para determinação de ME. A causa dessa impossibilidade deverá ser fundamentada no prontuário.

▼ Teste de apneia

A realização do teste de apneia é obrigatória na determinação da ME. A apneia é definida pela ausência de movimentos respiratórios espontâneos, após a estimulação máxima do centro respiratório pela hipercapnia ($PaCO_2$ superior a 55 mmHg). A metodologia proposta permite a obtenção dessa estimulação máxima, prevenindo a ocorrência de hipóxia concomitante e minimizando o risco de intercorrências.

Na realização dos procedimentos de determinação de ME os pacientes devem apresentar temperatura corporal (esofagiana, vesical ou retal) superior a 35°C, saturação arterial de oxigênio acima de 94% e pressão arterial sistólica maior ou igual a 100 mmHg ou pressão arterial média maior ou igual a 65 mmHg para adultos, ou conforme a tabela a seguir para menores de 16 anos:

Idade	Pressão arterial	
	Sistólica (mmHg)	PAM (mmHg)
Até 5 meses incompletos	60	43
De 5 meses a 2 anos incompletos	80	60
De 2 anos a 7 anos incompletos	85	62
De 7 a 15 anos	90	65

A. Técnica.

1) Ventilação com FiO_2 de 100% por, no mínimo, 10 minutos para atingir idealmente PaO_2 igual ou maior a 200 mmHg e $PaCO_2$ entre 35 e 45 mmHg.

2) Instalar oxímetro digital e colher gasometria arterial inicial (idealmente por cateterismo arterial).

3) Desconectar ventilação mecânica.

4) Estabelecer fluxo contínuo de O_2 por um cateter intratraqueal ao nível da carina (6 L/min), ou tubo T (12 L/min) ou CPAP (até 12 L/min + até 10 cmH_2O).

5) Observar a presença de qualquer movimento respiratório por oito a dez minutos. Prever elevação da $PaCO_2$ de 3 mmHg/min em adultos e de 5 mmHg/min em crianças para estimar o tempo de desconexão necessário.

6) Colher gasometria arterial final.

7) Reconectar ventilação mecânica.

B. Interrupção do teste.

Caso ocorra hipotensão (PA sistólica < 100 mmHg ou PA média < que 65 mmHg), hipoxemia significativa ou arritmia cardíaca, deverá ser colhida uma gasometria arterial e reconectado o respirador, interrompendo-se o teste. Se a $PaCO_2$ final for inferior a 56 mmHg, após a melhora da instabilidade hemodinâmica, deve-se refazer o teste.

C. Interpretação dos resultados.

1) Teste positivo (presença de apneia) – $PaCO_2$ final superior a 55 mmHg, sem movimentos respiratórios, mesmo que o teste tenha sido interrompido antes dos dez minutos previstos.

2) Teste inconclusivo – $PaCO_2$ final menor que 55 mmHg, sem movimentos respiratórios.

3) Teste negativo (ausência de apneia) – presença de movimentos respiratórios, mesmo débeis, com qualquer valor de $PaCO_2$. Atentar para o fato de que em pacientes magros ou crianças os batimentos cardíacos podem mimetizar movimentos respiratórios débeis.

D. Formas alternativas de realização do teste de apneia.

Em alguns pacientes as condições respiratórias não permitem a obtenção de uma persistente elevação da $PaCO_2$, sem hipóxia concomitante. Nessas situações, pode-se realizar teste de apneia utilizando a seguinte metodologia, que considera as alternativas para pacientes que não toleraram a desconexão do ventilador:

1) Conectar ao tubo orotraqueal uma "peça em T" acoplada a uma válvula de pressão positiva contínua em vias aéreas (CPAP – *continuous positive airway pressure*) com 10 cmH_2O e fluxo de oxigênio a 12 L/minuto.

2) Realizar teste de apneia em equipamento específico para ventilação não invasiva, que permita conexão com fluxo de oxigênio suplementar, colocar em modo CPAP a 10 cmH_2O e fluxo de oxigênio entre 10 e 12 L/minuto. O teste de apneia não deve ser realizado em ventiladores que não garantam fluxo de oxigênio no modo CPAP, o que resulta em hipoxemia.

▼ Exames complementares

O diagnóstico de ME é fundamentado na ausência de função do tronco encefálico confirmado pela falta de seus reflexos ao exame clínico e de movimentos respiratórios ao teste de apneia. É obrigatória a realização de exames complementares para demonstrar, de forma inequívoca, a ausência de perfusão sanguínea ou de atividade elétrica ou metabólica encefálica e obtenção de confirmação documental dessa situação. A escolha do exame complementar levará em consideração a situação clínica e as disponibilidades locais, devendo ser justificada no prontuário.

Os principais exames a ser executados em nosso meio são os seguintes:

1) Angiografia cerebral – após cumpridos os critérios clínicos de ME, a angiografia cerebral deverá demonstrar ausência de fluxo intracraniano. Na angiografia com estudo das artérias carótidas internas e vertebrais, essa ausência de fluxo é definida por ausência de opacificação das artérias carótidas internas, no mínimo, acima da artéria oftálmica e da artéria basilar, conforme as normas técnicas do Colégio Brasileiro de Radiologia.

2) Eletroencefalograma – constatar a presença de inatividade elétrica ou silêncio elétrico cerebral (ausência de atividade elétrica cerebral com potencial superior a 2 µV) conforme as normas técnicas da Sociedade Brasileira de Neurofisiologia Clínica.

3) Doppler Transcraniano – constatar a ausência de fluxo sanguíneo intracraniano pela presença de fluxo diastólico reverberante e pequenos picos sistólicos na fase inicial da sístole, conforme estabelecido pelo Departamento Científico de Neurossonologia da Academia Brasileira de Neurologia.

4) Cintilografia, SPECT Cerebral – ausência de perfusão ou metabolismo encefálico, conforme as normas técnicas da Sociedade Brasileira de Medicina Nuclear.

A metodologia a ser utilizada na realização do exame deverá ser específica para determinação de ME e o laudo deverá ser elaborado por escrito e assinado por profissional com comprovada experiência e capacitado no exame nessa situação clínica.

Em geral, exames que detectam a presença de perfusão cerebral, como angiografia cerebral e doppler transcraniano, não são afetados pelo uso de drogas depressoras do sistema nervoso central ou distúrbios metabólicos, sendo os mais indicados quando essas situações estão presentes. A presença de perfusão sanguínea ou atividade elétrica cerebral significa a existência de atividade cerebral focal residual. Em situações de ME, a repetição desses exames após horas ou dias constatará inexoravelmente o desaparecimento dessa atividade residual. Em crianças lactentes, especialmente com fontanelas abertas e/ou suturas patentes, na encefalopatia hipóxico-isquêmica ou após craniotomias descompressivas, pode ocorrer persistência de fluxo sanguíneo intracraniano, mesmo na presença de ME, sendo eletroencefalograma o exame mais adequado para determinação de ME.

Um exame complementar compatível com ME realizado na presença de coma não perceptivo, previamente ao exame clínico e teste de apneia para determinação da ME, poderá ser utilizado como único exame complementar para essa determinação.

Outras metodologias além das citadas não têm ainda comprovação científica da sua efetividade na determinação de ME.

▼ Repetição do exame clínico (2º exame)

Na repetição do exame clínico (segundo exame) por outro médico será utilizada a mesma técnica do primeiro exame. Não é necessário repetir o teste de apneia quando o resultado do primeiro teste for positivo (ausência de movimentos respiratórios na vigência de hipercapnia documentada).

O intervalo mínimo de tempo a ser observado entre 1º e 2º exame clínico é de uma hora nos pacientes com idade igual ou maior a dois anos de idade.

Nas demais faixas etárias, esse intervalo é variável, devendo ser observada a seguinte tabela:

Faixa etária	Intervalo mínimo (horas)
7 dias (recém-nato a termo) até 2 meses incompletos	24
De 2 a 24 meses incompletos	12
Mais de 24 meses	1

▼ A equipe médica

Nenhum médico responsável por realizar procedimentos de determinação da ME poderá participar de equipe de retirada e transplante, conforme estabelecido no art. 3º da Lei nº 9.434/1997 e no Código de Ética Médica.

A Direção Técnica de cada hospital deverá indicar os médicos capacitados a realizar e interpretar os procedimentos e exames complementares para determinação de ME em seu hospital, conforme estabelecido no art. 3º da Resolução. Essas indicações e suas atualizações deverão ser encaminhadas para a CET.

São considerados capacitados médicos com no mínimo um ano de experiência no atendimento de pacientes em coma, que tenham acompanhado ou realizado pelo menos dez determinações de ME e realizado treinamento específico para esse fim em programa que atenda as normas determinadas pelo Conselho Federal de Medicina.

Na ausência de médico indicado pela Direção Técnica do Hospital, caberá à CET de sua Unidade Federativa indicar esse profissional e à Direção Técnica do Hospital, disponibilizar as condições necessárias para sua atuação.

▼ Comunicação aos familiares ou responsável legal

Os familiares do paciente ou seu responsável legal deverão ser adequadamente esclarecidos, de forma clara e inequívoca, sobre a situação crítica do paciente, o significado da ME, o modo de determiná-la e também sobre os resultados de cada uma das etapas de sua determinação. Esse esclarecimento é de responsabilidade da equipe médica assistente do paciente ou, na sua impossibilidade, da equipe de determinação da ME.

Será admitida a presença de médico de confiança da família do paciente para acompanhar os procedimentos de determi-

nação de ME, desde que a demora no comparecimento desse profissional não inviabilize o diagnóstico. Os contatos com o médico escolhido serão de responsabilidade dos familiares ou do responsável legal. O profissional indicado deverá comparecer nos horários estabelecidos pela equipe de determinação da ME.

A decisão quanto à doação de órgãos somente deverá ser solicitada aos familiares ou responsáveis legais do paciente após o diagnóstico da ME e a comunicação da situação a eles.

▼ Fundamentos legais

A metodologia de determinação de morte encefálica é fundamentada nas normas legais discriminadas a seguir:
1) Lei nº 9.434, de 4 de fevereiro de 1997.
2) Lei nº 11.521, de 18 de setembro de 2007.
3) Decreto nº 9.175, de 18 de outubro de 2017.
4) Resolução do CFM nº 1.826, de 6 de dezembro de 2007.

ANEXO II DA RESOLUÇÃO CFM Nº 2.173/2017

TERMO DE DECLARAÇÃO DE MORTE ENCEFÁLICA

A equipe médica que determinou a morte encefálica (ME) deverá registrar as conclusões dos exames clínicos e os resultados dos exames complementares no Termo de Declaração de Morte Encefálica (DME) ao término de cada etapa e comunicá-la ao médico assistente do paciente ou a seu substituto.

Esse termo deverá ser preenchido em duas vias. A 1ª via deverá ser arquivada no prontuário do paciente, junto com o(s) laudo(s) de exame(s) complementar(es) utilizado(s) na sua determinação. A 2ª via ou cópia deverá ser encaminhada à Central Estadual de Transplantes (CET), complementarmente à notificação da ME, nos termos da Lei nº 9434/1997, art. 13.

Nos casos de morte por causa externa, uma cópia da declaração será necessariamente encaminhada ao Instituto Médico-Legal (IML).

A Comissão Intra-Hospitalar de Doação de Órgãos e Tecidos para Transplantes (CIHDOTT), a Organização de Procura de Órgãos (OPO) ou a CET deverão ser obrigatoriamente comunicadas nas seguintes situações:

a) possível morte encefálica (início do procedimento de determinação de ME);

b) após constatação da provável ME (1º exame clínico e teste de apneia compatíveis) e;

c) após confirmação da ME (término da determinação com o 2º exame clínico e exame complementar confirmatórios).

A Declaração de Óbito (DO) deverá ser preenchida pelo médico-legista nos casos de morte por causas externas (acidente, suicídio ou homicídio), confirmada ou suspeita.

Nas demais situações caberá aos médicos que determinaram o diagnóstico de ME ou aos médicos assistentes ou seus substitutos preenchê-la. A data e a hora da morte a serem registradas na DO deverão ser as do último procedimento de determinação da ME, registradas no Termo de Declaração de Morte Encefálica (DME).

Constatada a ME, o médico tem autoridade ética e legal para suspender procedimentos de suporte terapêutico em uso e assim deverá proceder, exceto se doador de órgãos, tecidos ou partes do corpo humano para transplante, quando deverá aguardar a retirada dos mesmos ou a recusa à doação (Resolução CFM nº 1.826/2007). Essa decisão deverá ser precedida de comunicação e esclarecimento sobre a ME aos familiares do paciente ou seu representante legal, fundamentada e registrada no prontuário.

ANEXO III DA RESOLUÇÃO CFM Nº 2.173/2017

CAPACITAÇÃO PARA DETERMINAÇÃO DE MORTE ENCEFÁLICA

A. Pré-requisitos médicos para ser capacitado, atendendo ao art. 3º § 2º desta Resolução: 1. Mínimo de um ano de experiência no atendimento de pacientes em coma.

B. Programação mínima do curso de capacitação:

1. Conceito de morte encefálica.

2. Fundamentos éticos e legais da determinação da morte encefálica:

a. Lei nº 9.434/1997;

b. Decreto nº 9.175/2017;

c. Resolução CFM nº 2.173/2017

d. Resolução CFM nº 1.826/2007.

3. Metodologia da determinação:

a. Pré-requisitos: i. lesão encefálica; ii. causas reversíveis de coma; iii. diagnóstico diferencial.

b. Exame clínico: i. metodologia para realização e interpretação; ii. conduta nas exceções.

c. Teste de apneia: preparo para o teste; ii. metodologia para realização e interpretação; iii. métodos alternativos.

d. Exame complementar: i. escolha do método mais adequado; ii. Doppler transcraniano; iii. eletroencefalografia; iv. arteriografia cerebral.

e. Conclusão da determinação: i. Declaração de morte encefálica; ii. Declaração de óbito.

4. Conduta pós-determinação:

a. Comunicação da morte encefálica aos familiares: i. como informar aos familiares da situação de ME, dos resultados de cada etapa e da confirmação.

b. Retirada do suporte vital: i. como informar aos familiares sobre a possibilidade de doação de órgãos e de retirada do suporte vital; ii. como proceder na retirada do suporte vital aos não doadores de órgãos.

C. Metodologia de ensino:

1. Teórico-prático.

2. Duração mínima de oito horas, sendo quatro de discussão de casos clínicos.

3. Mínimo de um instrutor para cada oito alunos nas aulas práticas.

4. Suporte remoto para esclarecimentos de dúvidas por, no mínimo, três meses.

D. Instrutores:

1. Capacitação comprovada em determinação de morte encefálica há pelo menos dois anos.

2. Residência médica ou título de especialista em neurologia, neurologia pediátrica, medicina intensiva, medicina intensiva pediátrica, neurocirurgia ou medicina de emergência.

E. Coordenador:

1. Capacitação comprovada em determinação de morte encefálica há pelo menos cinco anos.

2. Residência médica ou título de especialista em neurologia, neurologia pediátrica, medicina intensiva, medicina intensiva pediátrica, neurocirurgia ou medicina de emergência.

F. Responsáveis pelo curso:

1. Gestores públicos.

2. Hospitais.

▼

32. Direitos sobre o cadáver: Posse do cadáver. Utilização de órgãos e tecidos. Lei dos transplantes. Necropsias clínicas. Utilização de cadáveres no ensino e na pesquisa médica. Doação de órgãos de anencéfalos. Gravidez, morte encefálica e uso de órgãos para transplantes.

POSSE DO CADÁVER

A valorização do corpo humano, como reserva de tecidos e de órgãos, não deixa de suscitar certas dificuldades de ordem ética e jurídica pelo fato de que o corpo é, em princípio, inviolável e inalienável. Mesmo assim, tais práticas não podem ser, em nome desta inviolabilidade, de todo proibidas.

Cabe, entretanto, uma regulamentação a fim de que se lhes definam as condições operacionais, propiciando-se, destarte, um caráter de aceitabilidade.

Em primeiro lugar, o consentimento do doador é fundamental. Mas ele não será por si só suficiente para garantir a licitude dessa operação porque quem legitima um ato não é apenas a permissão, mas a sua indiscutível e imperiosa necessidade.

O cadáver é hoje em dia valorizado pelo progresso das ciências biológicas. Ele começa a ter uma importância pouco a pouco crescente no mundo dos vivos. Dá-se que, se o cadáver pode ser um arsenal de órgãos e tecidos de grande valor para o vivo, isto não obriga em um sacrifício aos princípios da inviolabilidade do morto e ao respeito que se deve ter à família.

O notável progresso das ciências biológicas e o aprimoramento vertiginoso da técnica trouxeram uma nova conceituação, no campo social, moral, jurídico e médico, no que se refere ao direito sobre o cadáver. Esse progresso impõe uma profunda repercussão sobre a ordem jurídica constituída.

O cadáver tem um estatuto que lhe é próprio, determinado pela tradição e pela piedade, baseado no culto dos mortos, muito antigo, mas ainda atual. Assenta-se essencialmente sobre os valores afetivos que ele representa e não sobre a matéria de que se compõe. É essencialmente um objeto de piedade e de homenagem. Essa existência material tem uma significação secundária. Os valores morais que ela representa são de importância transcendente. Daí, uma das razões por que é difícil determinar quando o corpo humano deixa de existir.

E é esse material anatômico que começa a despertar um evidente interesse, constituindo-se, paulatinamente, em fator de grande importância no mundo atual. Seu uso não se restringe apenas aos fins didáticos, clínicos ou científicos, mas, agora, à finalidade terapêutica.

A delicadeza do assunto, a par de sua seriedade, não nos impede de afirmar que o cadáver já não é mais pessoa. Passa a se constituir em uma coisa. Sua natureza jurídica é um fato indiscutível: não pode ser pessoa; portanto, é coisa. Em face do Direito, tem de ser uma das duas. Porém, isso não impede o nosso respeito, nossa reverência e os nossos sentimentos, como também não o desclassificamos em considerá-lo como coisa.

Pertence, em sentido estrito, à família, cabendo de início a posse ao Estado para o cumprimento de normas específicas e, definitivamente, aos parentes, embora em qualquer tempo tenha o Poder Público direitos sobre essa posse.

É lícito alguém vender o seu próprio corpo ou a licitude é apenas para quem o cede? Vejamos.

O corpo humano é de natureza extrapatrimonial. É *res extra commercium* inacessível aos negócios habituais. O homem não pode dispor de seu corpo como dinheiro. Ele não é bem econômico. O direito sobre o corpo não é um direito de propriedade. O cadáver não pode ser utilizado para fins lucrativos.

O direito civil reconhece o direito patrimonial de uma pessoa jurídica, e não o interesse extrapatrimonial da pessoa humana, embora o interesse à vida, à saúde e à integridade física seja reconhecido e protegido tanto pelo direito civil como pelo direito penal.

O homem não pode fazer uso de seu corpo de maneira contrária à dignidade humana, infringindo a lei, a ordem pública e os bons costumes. "É inútil a estipulação que é contra os bons costumes" (Juliano).

O cadáver não faz parte da sucessão. A família do morto tem deveres e direitos. Tem como dever primordial respeitar e executar a sua vontade, se essa vontade é lícita, a não ser que ela entre em contradição com a lei. Tem também direitos, mas não pode ultrapassar a norma estatuída.

▼ Direitos do indivíduo

O direito do homem sobre seu cadáver é da mesma natureza que tem sobre seu próprio corpo. Se o homem tem o direito de viver conforme suas concepções filosóficas e religiosas, ele tem também o direito de exigir que suas vontades sejam respeitadas e executadas após sua morte.

O homem que cede seu cadáver a uma instituição científica é amparado pela lei e consagrado pelos costumes. Se a questão se passa em termos de cessão, é plenamente aceitável. A lei não faz obstáculo. Não impõe que o cadáver seja inumado nem quando essa inumação seja feita, levando-se em conta a doação. No entanto, é impossível concluir até onde vai a licitude dessa cessão, muito embora todo ato deva ser de acordo com o que exige a ordem pública e os bons costumes.

Se a vontade do *de cujus* é vinculante no que se refere ao seu testamento, nada mais justo que o seja também no que se refere à disposição de seu cadáver.

Se um homem faz doação de seu cadáver a uma instituição científica para fins didáticos ou terapêuticos, está previsto, sem menor dúvida, que seu gesto implica generosidade e altruísmo em favor dos outros homens e permite uma utilidade não menos indiscutível para a sociedade. Esse corpo, como é claro, só poderá ser utilizado para fins nobres. O *jus abutendi* da instituição não é absoluto.

Pode um homem exigir após sua morte a necropsia do seu cadáver? Simplesmente, sim. E pode pedir que não se faça? Aí, será convenientemente examinado se a expressão dessa vontade é compatível com as exigências legais. A lei é a expressão da vontade social e, nas mortes violentas ou suspeitas, impõe-se a necropsia. Está legalmente prevista quando há infração penal a apurar.

▼ Direitos da família

Teoricamente, nenhum conflito poderá surgir entre a vontade do morto e a vontade da família, a não ser que esta vontade venha a contrariar a ordem pública ou a moral, ou, ainda, que a família não tenha condições materiais de executar a última vontade do morto.

No entanto, poderá haver conflitos entre os membros da família, que, por sua vez, é composta de várias pessoas em graus de parentesco mais ou menos aproximados. Em geral, a prioridade será dada àqueles a quem a lei civil assegura a hierarquia da sucessão.

Assim, por exemplo, é muito justo respeitar-se a vontade da família que nega a doação de órgãos de seu parente morto, mesmo que essa tenha sido sua manifestação quando vivo. Por isso, a chamada "doação presumida" é inconsequente e arbitrária.

A família jamais poderá ceder o cadáver a uma instituição científica se esta não era a vontade do morto. Essa regra é absoluta.

Qualquer que seja a sua importância, a necropsia clínica ou científica nos casos de morte natural só poderá ser realizada com o consentimento da família. Uma necropsia feita fora dos casos previstos pela lei, ou sem autorização de quem por direito possa dar, constitui abuso.

Nas mortes violentas ou suspeitas, já previstas por lei, os peritos nomeados ou oficiais por solicitação da autoridade competente só poderão realizar a necropsia após 6 h de verificado o óbito, conforme estabelece nossa lei processual penal. Isso está justificado pelo fato de somente após esse prazo começarem a surgir os fenômenos consecutivos, a não ser que a morte esteja devidamente evidenciada.

▼ Direitos da sociedade

Para a sociedade, o corpo representa igualmente um valor. O reconhecimento do direito da família sobre o cadáver, respeitando o princípio da piedade, é, em última análise, a proteção dos direitos da sociedade em seus interesses superiores.

A necropsia é em si própria de capital importância social no interesse coletivo do progresso científico ou na determinação da causa jurídica de morte.

Atualmente, em certos países, a tendência do Poder Público é de autorizar as instituições hospitalares a praticarem, mesmo sem o consentimento da família, a necropsia pelo interesse indiscutível da ciência em contribuir para o bem-estar coletivo.

É necessário, no entanto, que se entenda que o cadáver não é simplesmente matéria inanimada. É, antes de tudo, o que foi um homem na plena acepção do termo. Deve ser considerado como integrante da personalidade. Porém, ao lado desse respeito, segue paralelamente um direito novo, nascido do grande progresso das ciências biológicas, que, consequentemente, trouxe uma nova estruturação na ordem jurídica constituída.

O ideal será que se encontre uma maneira de ajustar o respeito à dignidade do morto, com os interesses da família e da sociedade dentro das normas estabelecidas e dos costumes consagrados.

DECRETO REGULAMENTADOR

O Poder Executivo, até com certo atraso, volta a regulamentar a Lei nº 9.434, de 4 de fevereiro de 1997, que dispõe sobre a remoção de órgãos, tecidos e partes do corpo humano para fins de transplante através do Decreto nº 9.175, de 18 de outubro de 2017. Recria o Sistema Nacional de Transplante (SNT), a partir do conhecimento de morte encefálica em qualquer ponto do território nacional, assim como o destino daquelas estruturas.

Integram o SNT: I – o Ministério da Saúde; II – as Secretarias de Saúde dos Estados e do Distrito Federal; III – as Secretarias de Saúde dos Municípios; IV – as Centrais Estaduais de Transplantes – CET; V – a Central Nacional de Transplantes – CNT; VI – as estruturas especializadas integrantes da rede de procura e doação de órgãos, tecidos, células e partes do corpo humano para transplantes; VII – as estruturas especializadas no processamento para preservação *ex situ* de órgãos, tecidos, células e partes do corpo humano para transplantes; VIII – os estabelecimentos de saúde transplantadores e as equipes especializadas; e IX – a rede de serviços auxiliares específicos para a realização de transplantes.

O SNT tem como âmbito de intervenção: I – as atividades de doação e transplante de órgãos, tecidos, células e partes do corpo humano, a partir de doadores vivos ou falecidos; II – o conhecimento dos casos de morte encefálica; e III – a determinação do destino de órgãos, tecidos, células e partes do corpo humano retirados para transplante em qualquer ponto do território nacional.

Este Decreto legaliza a retirada de órgãos, tecidos, células e partes do corpo humano que poderá ser efetuada após a morte encefálica, com o consentimento expresso da família. Nestes casos o diagnóstico de morte encefálica será confirmado com base nos critérios neurológicos definidos em resolução específica do Conselho Federal de Medicina – CFM. Serão dispensáveis os procedimentos previstos para o diagnóstico de morte encefálica quando ela decorrer de parada cardíaca irreversível, diagnosticada por critérios circulatórios. A autorização deverá ser do cônjuge, do companheiro ou de parente consanguíneo, de maior idade e juridicamente capaz, na linha reta ou colateral, até o segundo grau, e firmada em documento subscrito por duas testemunhas presentes à verificação da morte. Caso seja utilizada autorização de parente de segundo grau, deverão estar circunstanciadas, no termo de autorização, as razões de impedimento dos familiares de primeiro grau.

A retirada de órgãos, tecidos, células e partes do corpo humano de falecidos incapazes, nos termos da lei civil, dependerá de autorização expressa de ambos os pais, se vivos, ou de quem lhes detinha, ao tempo da morte, o poder familiar exclusivo, a tutela ou a curatela. Assim, o novo texto retira a possibilidade de consentimento presumido para doação e reforça a decisão expressa da família do doador no processo.

A retirada de que trata este estatuto será realizada com o conhecimento prévio do serviço médico-legal ou do serviço de verificação de óbito responsável pela investigação, e os dados pertinentes serão circunstanciados no relatório de encaminhamento do corpo para necropsia. O corpo será acompanhado do relatório com a descrição da cirurgia de retirada e dos eventuais procedimentos realizados e a documentação anexada ao prontuário legal do doador, com cópia destinada à instituição responsável pela realização da necropsia.

Na hipótese de o receptor ser juridicamente incapaz ou estar privado de meio de comunicação oral ou escrita, o consentimento para a realização do transplante será dado pelo cônjuge, pelo companheiro ou por parente consanguíneo ou afim, de maior idade e juridicamente capaz, na linha reta ou colateral, até o quarto grau, inclusive, firmada em documento subscrito por duas testemunhas presentes na assinatura do termo.

A necropsia será realizada obrigatoriamente no caso de morte por causas externas ou em outras situações nas quais houver indicação de verificação médica da causa da morte. A retirada de órgãos, tecidos, células e partes do corpo humano poderá ser efetuada desde que não prejudique a análise e a identificação das circunstâncias da morte.

A retirada será realizada com o conhecimento prévio do serviço médico-legal ou do serviço de verificação de óbito responsável pela investigação, e os dados pertinentes serão circunstanciados no relatório de encaminhamento do corpo para necropsia. O corpo será acompanhado do relatório com a descrição da cirurgia de retirada e dos eventuais procedimentos realizados e a documentação será anexada ao prontuário legal do doador, com cópia destinada à instituição responsável pela realização da necropsia.

A retirada de órgãos, tecidos, células e partes do corpo humano, após a morte, somente poderá ser realizada com o consentimento livre e esclarecido da família do falecido, consignado de forma expressa em termo específico de autorização. A autorização deverá ser do cônjuge, do companheiro ou de parente consanguíneo, de maior idade e juridicamente capaz, na linha reta ou colateral, até o segundo grau, e firmada em documento subscrito por duas testemunhas presentes à verificação da morte. Caso seja utilizada autorização de parente de segundo grau, deverão estar circunstanciadas, no termo de autorização, as razões de impedimento dos familiares de primeiro grau. A retirada de órgãos, tecidos, células e partes do corpo humano de falecidos incapazes, nos termos da lei civil, dependerá de autorização expressa de ambos os pais, se vivos, ou de quem lhes detinha, ao tempo da morte, o poder familiar exclusivo, a tutela ou a curatela. Fica proibida a doação de órgãos, tecidos, células e partes do corpo humano em casos de não identificação do potencial doador falecido.

Não supre as exigências do estatuto o simples reconhecimento de familiares se nenhum dos documentos de identificação do falecido for encontrado, exceto nas hipóteses em que autoridade oficial que detenha fé pública certifique a identidade.

Os estrangeiros que vierem a falecer em solo brasileiro poderão ser doadores de órgãos, tecidos, células e partes do corpo humano. Aos potenciais doadores estrangeiros falecidos aplicam-se as mesmas exigências referentes aos potenciais doadores brasileiros. O estrangeiro poderá dispor de órgãos, tecidos, células e partes de seu corpo para serem retirados em vida, para fins de transplantes ou enxerto em receptores cônjuges, companheiros ou parentes até o quarto grau, na linha reta ou colateral, sejam estes brasileiros ou estrangeiros.

É vedada a realização de procedimento de transplante ou enxerto em potencial receptor estrangeiro não residente no País, exceto nos casos de doação entre indivíduos vivos em que o doador seja comprovadamente cônjuge, companheiro ou parente consanguíneo do receptor até o quarto grau, em linha reta ou colateral.

É vedada a inclusão de potenciais receptores estrangeiros não residentes no País na lista de espera para transplante ou enxerto de órgãos, tecidos, células e partes do corpo humano a seu favor, provenientes de doadores falecidos, exceto se houver tratado internacional com promessa de reciprocidade. Na hipótese de indicação aguda de transplante com risco de morte iminente em um potencial receptor estrangeiro em que se verifique que a remoção para o seu país seja comprovadamente impossível, o SNT poderá autorizar, em caráter excepcional, a sua inscrição em lista de espera para transplante ou enxerto. Fica vedado o financiamento do procedimento de transplante em estrangeiros não residentes com recursos do SUS, exceto se houver tratado internacional com promessa de reciprocidade ou na de autorização do órgão central do SNT.

O sangue, o esperma e o óvulo não estão compreendidos entre os tecidos e as células a que se refere este Decreto.

LEI Nº 9.434, DE 4 DE FEVEREIRO DE 1997

Dispõe sobre a remoção de órgãos, tecidos e partes do corpo humano para fins de transplante e tratamento e dá outras providências.

O PRESIDENTE DA REPÚBLICA

Faço saber que o Congresso Nacional decreta e eu sanciono a seguinte Lei:

CAPÍTULO I

DAS DISPOSIÇÕES GERAIS

Art. 1º A disposição gratuita de tecidos, órgãos e partes do corpo humano, em vida ou *post mortem*, para fins de transplante e tratamento, é permitida na forma desta Lei.

Parágrafo único. Para os efeitos desta Lei, não estão compreendidos entre os tecidos a que se refere este artigo o sangue, o esperma e o óvulo.

Art. 2º A realização de transplantes ou enxertos de tecidos, órgãos ou partes do corpo humano só poderá ser realizada por estabelecimento de saúde, público ou privado, e por equipes médico-cirúrgicas de remoção e transplante previamente autorizados pelo órgão de gestão nacional do Sistema Único de Saúde.

Parágrafo único. A realização de transplantes ou enxertos de tecidos, órgãos ou partes do corpo humano só poderá ser autorizada após a realização, no doador, de todos os testes de triagem para diagnóstico de infecção e infestação exigidos em normas regulamentares expedidas pelo Ministério da Saúde (alterado pela Lei nº 10.211/2001).

CAPÍTULO II

DA DISPOSIÇÃO POST MORTEM DE TECIDOS, ÓRGÃOS E PARTES DO CORPO HUMANO PARA FINS DE TRANSPLANTES

Art. 3º A retirada *post mortem* de tecidos, órgãos ou partes do corpo humano destinados a transplante ou tratamento deverá ser precedida de diagnóstico de morte encefálica, constatada e registrada por dois médicos não participantes das equipes de remoção e transplante, mediante a utilização de critérios clínicos e tecnológicos definidos por resolução do Conselho Federal de Medicina.

§ 1º Os prontuários médicos, contendo os resultados ou os laudos dos exames referentes aos diagnósticos de morte encefálica e cópias dos documentos de que tratam os arts. 2º, parágrafo único; 4º e seus parágrafos 5º, 7º, 9º §§ 2º, 4º, 6º e 8º; e 10, quando couber, e detalhando os atos cirúrgicos relativos aos transplantes e enxertos, serão mantidos nos arquivos das instituições referidas no art. 2º, por um período mínimo de 5 anos.

§ 2º As instituições referidas no art. 2º enviarão anualmente um relatório contendo os nomes dos pacientes receptores ao órgão gestor estadual do Sistema Único de Saúde.

§ 3º Será admitida a presença de médico de confiança da família do falecido no ato da comprovação e atestação da morte encefálica.

Art. 4º A retirada de órgãos, tecidos e partes do corpo de pessoas falecidas para transplantes ou outra finalidade terapêutica dependerá da autorização do cônjuge ou parente, maior de idade, obedecida a linha sucessória, reta ou colateral, até o segundo grau inclusive, firmada em documento subscrito por duas testemunhas presentes à verificação da morte. (Alterado pela Lei nº 10.211/2001.)

Art. 5º A remoção *post mortem* de tecidos, órgãos ou partes do corpo de pessoa juridicamente incapaz poderá ser feita desde que permitida expressamente por ambos os pais ou por seus responsáveis legais.

Art. 6º É vedada a remoção *post mortem* de tecidos, órgãos ou partes do corpo de pessoas não identificadas.

Art. 7º (VETADO)

Parágrafo único. No caso de morte sem assistência médica, de óbito em decorrência de causa mal definida ou de outras situações nas quais houver indicação de verificação da causa

médica da morte, a remoção de tecidos, órgãos ou partes de cadáver para fins de transplante ou terapêutica somente poderá ser realizada após a autorização do patologista do serviço de verificação de óbito responsável pela investigação e citada em relatório de necropsia.

Art. 8º Após a retirada de tecidos, órgãos e partes, o cadáver será imediatamente necropsiado, se verificada a hipótese do parágrafo único do art. 7º, e, em qualquer caso, condignamente recomposto para ser entregue, em seguida, aos parentes do morto ou seus responsáveis legais para sepultamento. (Alterado pela Lei nº 10.211/2001.)

CAPÍTULO III

DA DISPOSIÇÃO DE TECIDOS, ÓRGÃOS E PARTES DO CORPO HUMANO VIVO PARA FINS DE TRANSPLANTE OU TRATAMENTO

Art. 9º É permitida à pessoa juridicamente capaz dispor gratuitamente de tecidos, órgãos e partes do corpo vivo, para fins terapêuticos ou para transplantes em cônjuge ou parentes consanguíneos até o quarto grau, inclusive, na forma do § 4º deste artigo, ou em qualquer outra pessoa, mediante autorização judicial, dispensada esta em relação à medula óssea. (Alterado pela Lei nº 10.211/2001.)

§ 1º (VETADO)

§ 2º (VETADO)

§ 3º Só é permitida a doação referida neste artigo quando se tratar de órgãos duplos, de partes de órgãos, tecidos ou partes do corpo cuja retirada não impeça o organismo do doador de continuar vivendo sem risco para a sua integridade e não represente grave comprometimento de suas aptidões vitais e saúde mental e não cause mutilação ou deformação inaceitável, e corresponda a uma necessidade terapêutica comprovadamente indispensável à pessoa receptora.

§ 4º O doador deverá autorizar, preferencialmente por escrito e diante de testemunhas, especificamente o tecido, órgão ou parte do corpo objeto da retirada.

§ 5º A doação poderá ser revogada pelo doador ou pelos responsáveis legais a qualquer momento antes de sua concretização.

§ 6º O indivíduo juridicamente incapaz, com compatibilidade imunológica comprovada, poderá fazer doação nos casos de transplante de medula óssea, desde que haja consentimento de ambos os pais ou seus responsáveis legais e autorização judicial e o ato não oferecer risco para a sua saúde.

§ 7º É vedado à gestante dispor de tecidos, órgãos ou partes de seu corpo vivo, exceto quando se tratar de doação de tecido para ser utilizado em transplante de medula óssea e o ato não oferecer risco à sua saúde ou ao feto.

§ 8º O autotransplante depende apenas do consentimento do próprio indivíduo, registrado em seu prontuário médico ou, se ele for juridicamente incapaz, de um de seus pais ou responsáveis legais.

Art. 9º A. É garantido a toda mulher o acesso a informações sobre as possibilidades e os benefícios da doação voluntária de sangue do cordão umbilical e placentário durante o período de consultas pré-natais e no momento da realização do parto. (Incluído pela Lei nº 11.633, de 2007.)

CAPÍTULO IV

DAS DISPOSIÇÕES COMPLEMENTARES

Art. 10 O transplante ou enxerto só se fará com o consentimento expresso do receptor, assim inscrito em lista única de espera, após aconselhamento sobre a excepcionalidade e os riscos do procedimento. (Redação dada pela Lei nº 10.211/2001.)

§ 1º Nos casos em que o receptor seja juridicamente incapaz ou cujas condições de saúde impeçam ou comprometam a manifestação válida da sua vontade, o consentimento de que trata este artigo será dado por um de seus pais ou responsáveis legais. (Redação dada pela Lei nº 10.211/2001.)

§ 2º A inscrição em lista única de espera não confere ao pretenso receptor ou à sua família direito subjetivo a indenização, se o transplante não se realizar em decorrência de alteração do estado de órgãos, tecidos e partes, que lhe seriam destinados, provocado por acidente ou incidente em seu transporte. (Alterado pela Lei nº 10.211/2001.)

Art. 11 É proibida a veiculação, através de qualquer meio de comunicação social, de anúncio que configure:

a) publicidade de estabelecimentos autorizados a realizar transplantes e enxertos, relativa a estas atividades;

b) apelo público no sentido de doação de tecido, órgão ou parte do corpo humano para pessoa determinada, identificada ou não, ressalvado o disposto no parágrafo único;

c) apelo público para a arrecadação de fundos para o financiamento de transplante ou enxerto em benefício de particulares.

Parágrafo único. Os órgãos de gestão nacional, regional e local do Sistema Único de Saúde realizarão periodicamente, através dos meios adequados de comunicação social, campanhas de esclarecimento público dos benefícios esperados a partir da vigência desta Lei e de estímulo à doação de órgãos.

Art. 12 (VETADO).

Art. 13 É obrigatório, para todos os estabelecimentos de saúde, notificar, às centrais de notificação, captação e distribuição de órgãos da unidade federada onde ocorrer, o diagnóstico de morte encefálica feito em pacientes por eles atendidos.

Parágrafo único. Após a notificação prevista no caput deste artigo, os estabelecimentos de saúde não autorizados a retirar tecidos, órgãos ou parte do corpo humano destinados a transplante ou tratamento deverão permitir a imediata remoção do paciente ou franquear suas instalações e fornecer o apoio operacional necessário às equipes médico-cirúrgicas de remoção e transplante, hipóteses em que serão ressarcidos na forma da lei. (Incluído pela Lei nº 11.521, de 2007.)

CAPÍTULO V

DAS SANÇÕES PENAIS E ADMINISTRATIVAS

Seção I
Dos crimes

Art. 14 Remover tecidos, órgãos ou partes do corpo de pessoa ou cadáver, em desacordo com as disposições desta Lei:

Pena – reclusão, de 2 a 6 anos, e multa, de 100 a 360 dias-multa.

§ 1º Se o crime é cometido mediante paga ou promessa de recompensa ou por outro motivo torpe:

Pena – reclusão, de 3 a 8 anos, e multa, de 100 a 150 dias-multa.

§ 2º Se o crime é praticado em pessoa viva, e resulta para o ofendido:

I – incapacidade para as ocupações habituais, por mais de trinta dias;

II – perigo de vida;

III – debilidade permanente de membro, sentido ou função;

IV – aceleração de parto:

Pena – reclusão, de três a dez anos, e multa, de 100 a 200 dias-multa.

§ 3º Se o crime é praticado em pessoa viva, e resulta para o ofendido:

I – incapacidade permanente para o trabalho;

II – enfermidade incurável;

III – perda ou inutilização de membro, sentido ou função;

IV – deformidade permanente;

V – aborto:

Pena – reclusão, de quatro a doze anos, e multa, de 150 a 300 dias-multa.

§ 4º Se o crime é praticado em pessoa viva e resulta morte:

Pena – reclusão, de oito a vinte anos, e multa, de 200 a 360 dias-multa.

Art. 15 Comprar ou vender tecidos, órgãos ou partes do corpo humano:

Pena – reclusão, de 3 a 8 anos, e multa, de 200 a 360 dias-multa.

Parágrafo único. Incorre na mesma pena quem promove, intermedeia, facilita ou aufere qualquer vantagem com a transação.

Art. 16 Realizar transplante ou enxerto utilizando tecidos, órgãos ou partes do corpo humano de que se tem ciência terem sido obtidos em desacordo com os dispositivos desta Lei:

Pena – reclusão, de 1 a 6 anos, e multa, de 150 a 300 dias-multa.

Art. 17 Recolher, transportar, guardar ou distribuir partes do corpo humano de que se tem ciência terem sido obtidos em desacordo com os dispositivos desta Lei:

Pena – reclusão, de 6 meses a 2 anos, e multa, de 100 a 250 dias-multa.

Art. 18 Realizar transplante ou enxerto em desacordo com o disposto no art. 10 desta Lei e seu parágrafo único:

Pena – detenção, de 6 meses a 2 anos.

Art. 19 Deixar de recompor cadáver, devolvendo-lhe aspecto condigno, para sepultamento ou deixar de entregar ou retardar sua entrega aos familiares ou interessados:

Pena – detenção, de 6 meses a 2 anos.

Art. 20 Publicar anúncio ou apelo público em desacordo com o disposto no art. 11:

Pena – multa, de 100 a 200 dias-multa.

Seção II
Das sanções administrativas

Art. 21 No caso dos crimes previstos nos arts. 14, 15, 16 e 17, o estabelecimento de saúde e as equipes médico-cirúrgicas envolvidos poderão ser desautorizados temporária ou permanentemente pelas autoridades competentes.

§ 1º Se a instituição é particular, a autoridade competente poderá multá-la em 200 a 360 dias-multa e, em caso de reincidência, poderá ter suas atividades suspensas temporária ou definitivamente, sem direito a qualquer indenização ou compensação por investimentos realizados.

§ 2º Se a instituição é particular, é proibida de estabelecer contratos ou convênios com entidades públicas, bem como se beneficiar de créditos oriundos de instituições governamentais ou daquelas em que o Estado é o acionista, pelo prazo de 5 anos.

Art. 22 As instituições que deixarem de manter em arquivo relatórios dos transplantes realizados, conforme o disposto no art. 3º, § 1º, ou que não enviarem os relatórios mencionados no art. 3º, § 2º ao órgão de gestão estadual do Sistema Único de Saúde, estão sujeitas a multa, de 100 a 200 dias-multa.

§ 1º Incorre na mesma pena o estabelecimento de saúde que deixar de fazer as notificações previstas no art. 13 desta Lei ou proibir, dificultar ou atrasar as hipóteses definidas em seu parágrafo único. (Redação dada pela Lei nº 11.521, de 2007.)

§ 2º Em caso de reincidência, além de multa, o órgão de gestão estadual do Sistema Único de Saúde poderá determinar a desautorização temporária ou permanente da instituição.

Art. 23 Sujeita-se às penas do art. 59 da Lei nº 4.117, de 27 de agosto de 1962, a empresa de comunicação social que veicular anúncio em desacordo com o disposto no art. 11.

CAPÍTULO VI

DAS DISPOSIÇÕES FINAIS

Art. 24 (VETADO).

Art. 25 Revogam-se as disposições em contrário, particularmente a Lei nº 8.489, de 18 de novembro de 1992, e o Decreto nº 879, de 22 de julho de 1993.

Brasília, 4 de fevereiro de 1997; 176º da Independência e 109º da República.

FERNANDO HENRIQUE CARDOSO
Nelson A. Jobim

DECRETO Nº 9.175, DE 18 DE OUTUBRO DE 2017

Regulamenta a Lei nº 9.434, de 4 de fevereiro de 1997, para tratar da disposição de órgãos, tecidos, células e partes do corpo humano para fins de transplante e tratamento.

O PRESIDENTE DA REPÚBLICA, no uso da atribuição que lhe confere o art. 84, caput, inciso IV, da Constituição, e tendo em vista o disposto na Lei nº 9.434, de 4 de fevereiro de 1997, DECRETA:

Art. 1º A disposição gratuita e anônima de órgãos, tecidos, células e partes do corpo humano para utilização em transplantes, enxertos ou outra finalidade terapêutica, nos termos da Lei nº 9.434, de 4 de fevereiro de 1997, observará o disposto neste Decreto.

Parágrafo único. O sangue, o esperma e o óvulo não estão compreendidos entre os tecidos e as células a que se refere este Decreto.

CAPÍTULO I
DO SISTEMA NACIONAL DE TRANSPLANTES

Seção I
Da Estrutura

Art. 2º Fica instituído o Sistema Nacional de Transplantes – SNT, no qual se desenvolverá o processo de doação, retirada, distribuição e transplante de órgãos, tecidos, células e partes do corpo humano, para finalidades terapêuticas.

Art. 3º Integram o SNT:

I – o Ministério da Saúde;

II – as Secretarias de Saúde dos Estados e do Distrito Federal;

III – as Secretarias de Saúde dos Municípios;

IV – as Centrais Estaduais de Transplantes – CET;

V – a Central Nacional de Transplantes – CNT;

VI – as estruturas especializadas integrantes da rede de procura e doação de órgãos, tecidos, células e partes do corpo humano para transplantes;

VII – as estruturas especializadas no processamento para preservação *ex situ* de órgãos, tecidos, células e partes do corpo humano para transplantes;

VIII – os estabelecimentos de saúde transplantadores e as equipes especializadas; e

IX – a rede de serviços auxiliares específicos para a realização de transplantes.

Seção II
Das Atribuições

Art. 4º O SNT tem como âmbito de intervenção:

I – as atividades de doação e transplante de órgãos, tecidos, células e partes do corpo humano, a partir de doadores vivos ou falecidos;

II – o conhecimento dos casos de morte encefálica; e

III – a determinação do destino de órgãos, tecidos, células e partes do corpo humano retirados para transplante em qualquer ponto do território nacional.

Art. 5º O Ministério da Saúde, por intermédio de unidade própria prevista em sua estrutura regimental, exercerá as funções de órgão central do SNT, e lhe caberá:

I – coordenar as atividades de que trata este Decreto;

II – expedir normas e regulamentos técnicos para disciplinar os procedimentos estabelecidos neste Decreto, o funcionamento ordenado e harmônico do SNT e o controle, inclusive social, das atividades desenvolvidas pelo Sistema;

III – autorizar o funcionamento de CET;

IV – autorizar estabelecimentos de saúde, bancos de tecidos ou células, laboratórios de histocompatibilidade e equipes especializadas a promover retiradas, transplantes, enxertos, processamento ou armazenamento de órgãos, tecidos, células e partes do corpo humano, nos termos estabelecidos no Capítulo II;

V – cancelar ou suspender a autorização de estabelecimentos de saúde ou de equipes e profissionais que não respeitem as regras estabelecidas neste Decreto, sem prejuízo das sanções penais e administrativas previstas no Capítulo V da Lei nº 9.434, de 1997, mediante decisão fundamentada e observados os princípios do contraditório e da ampla defesa;

VI – articular-se com os integrantes do SNT para viabilizar seu funcionamento;

VII – prover e manter o funcionamento da CNT;

VIII – gerenciar a lista única de espera de receptores, de forma a garantir a disponibilidade das informações necessárias à busca de órgãos, tecidos, células e partes do corpo humano para transplantes; e

IX – avaliar o desempenho do SNT, mediante planejamento e análise de metas e relatórios do Ministério da Saúde e dos órgãos estaduais, distrital e municipais que o integram.

§ 1º Somente poderão exercer atividades de transplantes os entes federativos que dispuserem da CET de que trata a Seção IV deste Capítulo, implantada e em funcionamento.

§ 2º Para fins do disposto no inciso VIII do caput, a lista única de espera de receptores será constituída pelo conjunto das seguintes listas:

I – lista regional, nos casos que se aplique;

II – lista estadual;

III – lista macrorregional; e

IV – lista nacional.

§ 3º A composição das listas de que trata o § 2º ocorrerá a partir do cadastro técnico dos candidatos a receptores, de acordo com os critérios a serem definidos em ato do Ministro de Estado da Saúde.

Seção III
Dos Órgãos Estaduais

Art. 6º Para integrar o SNT, as Secretarias de Saúde dos Estados e do Distrito Federal deverão instituir, em suas estruturas organizacionais, unidade com o perfil e as funções indicadas na Seção IV deste Capítulo.

§ 1º Instituída a unidade referida no caput, a Secretaria de Saúde estadual solicitará ao órgão central a autorização para integrar o SNT que, uma vez concedida, implicará a assunção dos encargos que lhe são próprios.

§ 2º A autorização a que se refere o § 1º estará sujeita a cancelamento na hipótese de descumprimento das regras definidas pelo órgão central do SNT.

§ 3º Os Estados, o Distrito Federal e os Municípios poderão estabelecer mecanismos de cooperação para o desenvolvimento das atividades de que trata este Decreto.

§ 4º Os Estados, o Distrito Federal e os Municípios realizarão a difusão de informações e iniciativas relacionadas com o processo de doações e transplantes.

Seção IV
Das Centrais Estaduais de Transplantes

Art. 7º As Centrais Estaduais de Transplantes (CET) serão as unidades executivas das atividades do SNT nos Estados e no Distrito Federal, de natureza pública, conforme estabelecido neste Decreto.

Art. 8º Compete às CET:

I – organizar, coordenar e regular as atividades de doação e transplante em seu âmbito de atuação;

II – gerenciar os cadastros técnicos dos candidatos a receptores de tecidos, células, órgãos e partes do corpo humano, inscritos pelas equipes médicas locais, para compor a lista única de espera nos casos em que se aplique;

III – receber as notificações de morte que enseje a retirada de órgãos, tecidos, células e partes do corpo humano para transplantes, ocorridas em seu âmbito de atuação;

IV – gerenciar as informações referentes aos doadores e mantê-las atualizadas;

V – determinar o encaminhamento e providenciar o transporte de órgãos, tecidos, células e partes do corpo humano ao estabelecimento de saúde autorizado para o transplante ou o enxerto onde se encontra o receptor, observadas as instruções ou as normas complementares expedidas na forma do art. 46;

VI – notificar a CNT quanto a não utilização de órgãos, tecidos, células e partes do corpo humano pelos receptores inscritos em seus registros, para fins de disponibilização para o receptor subsequente, entre aqueles relacionados na lista única de espera;

VII – encaminhar relatórios anuais ao órgão central do SNT sobre o desenvolvimento das atividades de transplante em seu âmbito de atuação;

VIII – controlar, avaliar e fiscalizar as atividades de que trata este Decreto em seu âmbito de atuação;

IX – definir, em conjunto com o órgão central do SNT, parâmetros e indicadores de qualidade para avaliação dos serviços transplantadores, laboratórios de histocompatibilidade, bancos de tecidos e organismos integrantes da rede de procura e doação de órgãos, tecidos, células e partes do corpo humano;

X – elaborar o Plano Estadual de Doação e Transplantes, de que trata o Capítulo VII;

XI – aplicar as penalidades administrativas nas hipóteses de infração às disposições da Lei nº 9.434, de 1997, observado o devido processo legal e assegurado ao infrator o direito de ampla defesa;

XII – suspender cautelarmente, pelo prazo máximo de sessenta dias, o estabelecimento e/ou a equipe especializada para apurar infração administrativa ou ato ilícito praticado no processo de doação, alocação ou transplante de órgãos, tecidos, células e partes do corpo humano;

XIII – comunicar a aplicação de penalidade ao órgão central do SNT, que a registrará para consulta quanto às restrições estabelecidas no § 2º do art. 21 da Lei nº 9.434, de 1997, e, caso necessário, procederá ao cancelamento da autorização concedida;

XIV – requerer ao órgão central do SNT a suspensão ou o cancelamento da autorização da equipe ou do profissional que desrespeitar a ordem da lista única de espera de receptores; e

XV – acionar o Ministério Público e outras instituições públicas competentes para informar a prática de ilícitos cuja apuração não esteja compreendida no âmbito de sua competência.

§ 1º O gerenciamento dos cadastros técnicos dos candidatos a receptores de que trata o inciso II do caput será realizado mediante o fornecimento e a manutenção dos dados necessários à localização do candidato a receptor, a indicação do procedimento, os consentimentos necessários e as características do receptor determinantes para a verificação da compatibilidade do seu organismo com o enxerto ofertado, de modo a permitir a sua rápida alocação.

§ 2º O Município considerado polo de região administrativa poderá solicitar à CET a instituição de Central de Transplante Regional, que ficará vinculada e subordinada à referida CET, nos termos definidos em ato do Ministério da Saúde.

Seção V
Da Central Nacional de Transplantes

Art. 9º Para a execução das atividades de coordenação logística e distribuição de tecidos, células e partes do corpo humano no processo de doação e transplante em âmbito nacional, o órgão central do SNT manterá a Central Nacional de Transplantes – CNT, a qual terá as seguintes atribuições:

I – receber as notificações de não utilização de órgãos, tecidos, células e partes do corpo humano pelos receptores inscritos no âmbito dos Estados ou do Distrito Federal, de forma a disponibilizá-los aos receptores subsequentes entre aqueles relacionados na lista única de espera de receptores;

II – apoiar o gerenciamento da retirada de órgãos e tecidos, prestando suporte técnico e logístico à sua busca, no território nacional, nas hipóteses em que as condições clínicas do doador, o tempo decorrido desde a cirurgia de retirada do órgão e as condições de acessibilidade o permitam;

III – alocar os órgãos e os tecidos retirados em conformidade com a lista única de espera de receptores, de forma a otimizar as condições técnicas de preservação, transporte e distribuição, considerados os critérios estabelecidos nas normas em vigor e com vistas a garantir o seu melhor aproveitamento e a equidade na sua destinação;

IV – articular a relação entre as CET durante o processo de alocação dos órgãos entre as unidades da federação;

V – manter registros de suas atividades;

VI – receber e difundir as notificações de eventos inesperados pertinentes à segurança dos receptores, nos transplantes de órgãos e outros enxertos por ela alocados;

VII – apoiar a atividade de regulação do acesso dos pacientes com indicação de transplante;

VIII – articular, regular e operacionalizar as inscrições interestaduais para modalidades de transplantes não existentes nos Estados ou no Distrito Federal; e

IX – providenciar, em caráter complementar, a logística de transportes dos órgãos, tecidos, células e partes do corpo humano disponibilizados para a lista única de espera de receptores.

Seção VI
Da Procura e da Doação de Órgãos, Tecidos, Células e Partes do Corpo Humano para Transplantes

Art. 10. A CET organizará o funcionamento de estruturas especializadas para a procura e a doação de órgãos, tecidos, células e partes do corpo humano para transplante que, juntamente com as equipes assistenciais dos hospitais, constituirão a rede de procura e doação de órgãos, tecidos, células e partes do corpo humano, responsável por assegurar a notificação de morte, a avaliação e o acompanhamento de doadores e de suas famílias.

Parágrafo único. A CET deverá organizar a sua rede de procura e doação de acordo com as características de sua rede assistencial e em conformidade com as normas complementares expedidas pelo órgão central do SNT.

CAPÍTULO II
DA AUTORIZAÇÃO

Seção I
Da Autorização de Estabelecimentos de Saúde e Equipes Especializadas

Art. 11. O transplante, o enxerto ou a retirada de órgãos, tecidos, células e partes do corpo humano somente poderão ser realizados em estabelecimentos de saúde, públicos ou privados, por equipes especializadas, prévia e expressamente autorizados pelo órgão central do SNT.

§ 1º O pedido de autorização formalmente apresentado pela CET poderá ser formulado para cada atividade de que trata este Decreto.

§ 2º A autorização para fins de transplantes, enxerto ou retirada de órgãos, tecidos, células e partes do corpo humano deverá ser concedida conjunta ou separadamente para estabelecimentos de saúde e para equipes especializadas de transplante, enxerto ou retirada.

§ 3º A retirada de órgãos, tecidos, células e partes do corpo humano poderá ocorrer em quaisquer estabelecimentos de saúde, desde que realizada por equipes especializadas autorizadas e com a anuência formal da CET.

§ 4º Em qualquer caso, no pedido de autorização, os estabelecimentos de saúde e as equipes especializadas firmarão compromisso no qual se sujeitarão à fiscalização e ao controle do Poder Público, facilitando o acesso às instalações, aos equipamentos e aos prontuários, observada sempre a habilitação dos agentes credenciados para tal, tendo em vista o caráter sigiloso desses documentos.

§ 5º As autorizações serão válidas pelo prazo de até quatro anos, renováveis por períodos iguais e sucessivos, verificada a observância dos requisitos estabelecidos neste Decreto e em normas complementares do Ministério da Saúde.

§ 6º A renovação a que se refere o § 5º deverá ser requerida pelas equipes especializadas e pelos estabelecimentos de saúde ao órgão central do SNT no prazo de até noventa dias antes do término da vigência da autorização anterior.

§ 7º Os pedidos de renovação apresentados após o prazo estabelecido no § 6º serão considerados como pedidos de nova autorização, situação que implica a cessação dos efeitos da autorização anterior após o término de sua vigência.

Art. 12. Os estabelecimentos de saúde deverão contar com os serviços e as instalações adequados à execução de retirada, transplante ou enxerto de órgãos, tecidos, células e partes do corpo humano, atendidas as exigências contidas em normas complementares do Ministério da Saúde e comprovadas no requerimento de autorização.

§ 1º A transferência da propriedade, a modificação da razão social e a alteração das equipes especializadas pela incorporação de outros profissionais, igualmente autorizados, quando comunicadas no prazo de até noventa dias da sua ocorrência, não prejudicarão a validade da autorização concedida.

§ 2º O estabelecimento de saúde autorizado na forma deste artigo somente poderá realizar transplante se observar, em caráter permanente, ao disposto no § 2º do art. 13.

Art. 13. A composição das equipes especializadas será determinada em função da modalidade de transplante, enxerto ou retirada de órgãos, tecidos, células e partes do corpo humano para a qual solicitou autorização, mediante integração de profissionais também autorizados na forma desta Seção.

§ 1º Os critérios técnicos para concessão de autorização e de renovação da autorização de equipes especializadas e de estabelecimentos de saúde serão definidos em normas complementares do órgão central do SNT.

§ 2º Será exigível, no caso de transplante, a definição, em número e habilitação, de profissionais necessários à realização do procedimento.

§ 3º A autorização será concedida para cada modalidade de transplante, enxerto ou retirada de órgãos, tecidos, células e partes do corpo humano e o pedido deverá ser formalizado para o conjunto dos seus membros, indicando o estabelecimento ou os estabelecimentos de saúde de atuação.

Art. 14. Além da habilitação profissional, as equipes especializadas deverão instruir o pedido de autorização ou de renovação de autorização de acordo com as normas expedidas pelo órgão central do SNT.

Seção II
Das Disposições Complementares

Art. 15. O pedido de autorização de estabelecimentos de saúde, de equipes especializadas, de laboratórios de histocompatibilidade e de bancos de tecidos será apresentado às Secretarias de Saúde do Estado ou do Distrito Federal pelo gestor local do Sistema Único de Saúde – SUS, que o instruirá com relatório circunstanciado e conclusivo quanto à necessidade do novo serviço e à satisfação das exigências estabelecidas neste Decreto e em normas complementares, no âmbito de sua área de competência, definida pela Lei nº 8.080, de 19 de setembro de 1990.

§ 1º Os estabelecimentos de saúde e as demais instâncias cujo funcionamento esteja condicionado à autorização pelo órgão central do SNT deverão respeitar o Plano Estadual de Doação e Transplantes estabelecido no Capítulo VII, no âmbito da gestão local de saúde, inclusive quanto à necessidade de sua criação e implementação.

§ 2º A Secretaria de Saúde do Estado ou do Distrito Federal diligenciará junto ao requerente para verificar o cumprimento das exigências a seu cargo.

§ 3º A Secretaria de Saúde do Estado ou do Distrito Federal remeterá o pedido de autorização ao órgão central do SNT para expedição da autorização caso haja manifestação favorável quanto à presença de todos os requisitos estabelecidos neste Decreto e em normas complementares.

Art. 16. O Ministério da Saúde poderá estabelecer outras exigências que se tornem indispensáveis à prevenção de irregularidades nas atividades de que trata este Decreto.

CAPÍTULO III
DA DISPOSIÇÃO POST MORTEM

Seção I
Da Disposição Post mortem de Órgãos, Tecidos, Células e Partes do Corpo Humano para Fins de Transplante ou Enxerto

Art. 17. A retirada de órgãos, tecidos, células e partes do corpo humano poderá ser efetuada após a morte encefálica, com o consentimento expresso da família, conforme estabelecido na Seção II deste Capítulo.

§ 1º O diagnóstico de morte encefálica será confirmado com base nos critérios neurológicos definidos em resolução específica do Conselho Federal de Medicina – CFM.

§ 2º São dispensáveis os procedimentos previstos para o diagnóstico de morte encefálica quando ela decorrer de parada cardíaca irreversível, diagnosticada por critérios circulatórios.

§ 3º Os médicos participantes do processo de diagnóstico da morte encefálica deverão estar especificamente capacitados e não poderão ser integrantes das equipes de retirada e transplante.

§ 4º Os familiares que estiverem em companhia do paciente ou que tenham oferecido meios de contato serão obrigatoriamente informados do início do procedimento para diagnóstico da morte encefálica.

§ 5º Caso a família do paciente solicite, será admitida a presença de médico de sua confiança no ato de diagnóstico da morte encefálica.

Art. 18. Os hospitais deverão notificar a morte encefálica diagnosticada em suas dependências à CET da unidade federativa a que estiver vinculada, em caráter urgente e obrigatório.

Parágrafo único. Por ocasião da investigação da morte encefálica, na hipótese de o hospital necessitar de apoio para o diagnóstico, a CET deverá prover os profissionais ou os serviços necessários para efetuar os procedimentos, observado o disposto no art. 13.

Art. 19. Após a declaração da morte encefálica, a família do falecido deverá ser consultada sobre a possibilidade de doação de órgãos, tecidos, células e partes do corpo humano para transplante, atendido o disposto na Seção II do Capítulo III.

Parágrafo único. Nos casos em que a doação não for viável, por quaisquer motivos, o suporte terapêutico artificial ao funcionamento dos órgãos será descontinuado, hipótese em que o corpo será entregue aos familiares ou à instituição responsável pela necropsia, nos casos em que se aplique.

Seção II
Do Consentimento Familiar

Art. 20. A retirada de órgãos, tecidos, células e partes do corpo humano, após a morte, somente poderá ser realizada com o consentimento livre e esclarecido da família do falecido, consignado de forma expressa em termo específico de autorização.

§ 1º A autorização deverá ser do cônjuge, do companheiro ou de parente consanguíneo, de maior idade e juridicamente capaz, na linha reta ou colateral, até o segundo grau, e firmada em documento subscrito por duas testemunhas presentes à verificação da morte.

§ 2º Caso seja utilizada autorização de parente de segundo grau, deverão estar circunstanciadas, no termo de autorização, as razões de impedimento dos familiares de primeiro grau.

§ 3º A retirada de órgãos, tecidos, células e partes do corpo humano de falecidos incapazes, nos termos da lei civil, dependerá de autorização expressa de ambos os pais, se vivos, ou de quem lhes detinha, ao tempo da morte, o poder familiar exclusivo, a tutela ou a curatela.

§ 4º Os casos que não se enquadrem nas hipóteses previstas no § 1º ao §3º dependerão de prévia autorização judicial.

Art. 21. Fica proibida a doação de órgãos, tecidos, células e partes do corpo humano em casos de não identificação do potencial doador falecido.

Parágrafo único. Não supre as exigências do caput o simples reconhecimento de familiares se nenhum dos documentos de identificação do falecido for encontrado, exceto nas hipóteses em que autoridade oficial que detenha fé pública certifique a identidade.

Seção III
Da Preservação de Órgãos, Tecidos, Células e Partes do Corpo Humano

Art. 22. Constatada a morte e a ausência de contraindicações clínicas conhecidas, caberá às equipes assistenciais do hospital onde se encontra o falecido prover o suporte terapêutico artificial, de forma a oferecer a melhor preservação *in situ* possível dos órgãos, tecidos, células e partes do corpo humano até que a família decida sobre sua doação.

Parágrafo único. As CET e a sua rede de procura e doação de órgãos, tecidos, células e partes do corpo humano para transplante, no âmbito de suas competências, deverão acompanhar o trabalho das equipes assistenciais dos hospitais, subsidiando-as técnica e logisticamente na avaliação e na manutenção homeostática do potencial doador.

Art. 23. Cabe à rede de procura e doação de órgãos, tecidos, células e partes do corpo humano para transplante, sob a coordenação da CET, e em consonância com as equipes assistenciais e transplantadoras, proceder ao planejamento, ao contingenciamento e à provisão dos recursos físicos e humanos, do transporte e dos demais insumos necessários à realização da cirurgia de retirada dos órgãos e dos demais enxertos.

Parágrafo único. A CNT participará da coordenação das atividades a que se refere o caput sempre que houver intercâmbio de órgãos, enxertos ou equipes cirúrgicas entre as unidades federativas.

Art. 24. Quando indicada a preservação *ex situ* de órgãos, tecidos, células e partes do corpo humano, esses serão processados obrigatoriamente em estabelecimentos previamente autorizados pelo órgão central do SNT, em conformidade com o disposto neste Decreto e nas normas complementares.

§ 1º A preservação de tecidos ou células deverá ser realizada em bancos de tecidos humanos.

§ 2º A preservação de órgãos deverá ser realizada em centros específicos para essa finalidade.

Seção IV
Da Necropsia

Art. 25. A necropsia será realizada obrigatoriamente no caso de morte por causas externas ou em outras situações nas quais houver indicação de verificação médica da causa da morte.

§ 1º A retirada de órgãos, tecidos, células e partes do corpo humano poderá ser efetuada desde que não prejudique a análise e a identificação das circunstâncias da morte.

§ 2º A retirada de que trata o § 1º será realizada com o conhecimento prévio do serviço médico-legal ou do serviço de verificação de óbito responsável pela investigação, e os dados pertinentes serão circunstanciados no relatório de encaminhamento do corpo para necropsia.

§ 3º O corpo será acompanhado do relatório com a descrição da cirurgia de retirada e dos eventuais procedimentos realizados e a documentação será anexada ao prontuário legal do doador, com cópia destinada à instituição responsável pela realização da necropsia.

§ 4º Ao doador de órgãos, tecidos, células e partes do corpo humano será dada a precedência para a realização da necropsia, imediatamente após a cirurgia de retirada, sem prejuízo aos procedimentos descritos nos § 2º e § 3º.

Seção V
Da Recomposição do Cadáver

Art. 26. Efetuada a retirada de órgãos, tecidos, células e partes do corpo humano e a necropsia, na hipótese em que seja necessária, o cadáver será condignamente recomposto, de modo a recuperar tanto quanto possível a sua aparência anterior.

CAPÍTULO IV
DA DOAÇÃO EM VIDA

Seção I
Da Disposição do Corpo Vivo

Art. 27. Qualquer pessoa capaz, nos termos da lei civil, poderá dispor de órgãos, tecidos, células e partes de seu corpo para serem retirados, em vida, para fins de transplantes ou enxerto em receptores cônjuges, companheiros ou parentes até o quarto grau, na linha reta ou colateral.

Art. 28. As doações entre indivíduos vivos não relacionados dependerão de autorização judicial, que será dispensada no caso de medula óssea.

Parágrafo único. É considerada como doação de medula óssea a doação de outros progenitores hematopoiéticos.

Art. 29. Somente será permitida a doação referida nesta Seção quando se tratar de órgãos duplos, de partes de órgãos, tecidos, células e partes do corpo cuja retirada não impeça o organismo do doador de continuar vivendo sem risco para a sua integridade e não represente grave comprometimento de suas aptidões vitais e de sua saúde mental e não cause mutilação ou deformação inaceitável.

§ 1º A retirada nas condições estabelecidas neste artigo somente será permitida se corresponder a uma necessidade terapêutica, comprovadamente indispensável para a pessoa receptora.

§ 2º O doador vivo será prévia e obrigatoriamente esclarecido sobre as consequências e os riscos decorrentes da retirada do órgão, tecido, células ou parte do seu corpo para a doação.

§ 3º Os esclarecimentos de que trata o § 2º serão consignados em documento lavrado e lido na presença do doador e de duas testemunhas.

§ 4º O doador especificará, em documento escrito, firmado por duas testemunhas:

I – o tecido, o órgão, a célula ou a parte do seu corpo que doará para transplante ou enxerto;

II – o nome da pessoa beneficiada; e

III – a qualificação e o endereço dos envolvidos.

§ 5º O Comitê de Bioética ou a Comissão de Ética do hospital onde se realizará a retirada e o transplante ou o enxerto emitirá parecer sobre os casos de doação entre não consanguíneos, exceto cônjuges e companheiros, reconhecidos nos termos da lei civil.

§ 6º A doação de medula óssea de pessoa juridicamente incapaz somente poderá ocorrer entre consanguíneos, desde que observadas as seguintes condições:

I – se houver autorização expressa de ambos os pais ou de seus representantes legais, após serem esclarecidos sobre os riscos do ato;

II – se houver autorização judicial; e

III – se o transplante não oferecer risco para a saúde do doador.

§ 7º Antes de iniciado o procedimento, a doação poderá ser revogada pelo doador a qualquer momento.

§ 8º A gestante não poderá doar órgãos, tecidos e partes de seu corpo, exceto medula óssea, desde que não haja risco para a sua saúde e a do embrião ou do feto.

§ 9º A gestante será a responsável pela autorização, previamente ao parto, de doação de células progenitoras do sangue do cordão umbilical e placentário do nascituro.

Art. 30. O autotransplante dependerá somente da autorização do próprio receptor ou de seus representantes legais.

Art. 31. Os doadores voluntários de medula óssea serão cadastrados pelo órgão central do SNT, que manterá as informações sobre a identidade civil e imunológica desses doadores em registro próprio, cuja consulta estará disponível sempre que não houver doador compatível disponível na família.

Parágrafo único. O órgão central do SNT poderá delegar a competência prevista no caput para outro órgão do Ministério da Saúde ou para entidade pública vinculada a esse Ministério.

CAPÍTULO V
DO TRANSPLANTE OU DO ENXERTO

Seção I
Do Consentimento do Receptor

Art. 32. O transplante ou o enxerto somente será feito com o consentimento expresso do receptor, após devidamente aconselhado sobre a excepcionalidade e os riscos do procedimento, por meio da autorização a que se refere o § 2º.

§ 1º Na hipótese de o receptor ser juridicamente incapaz ou estar privado de meio de comunicação oral ou escrita, o consentimento para a realização do transplante será dado pelo cônjuge, pelo companheiro ou por parente consanguíneo ou afim, de maior idade e juridicamente capaz, na linha reta ou colateral, até o quarto grau, inclusive, firmada em documento subscrito por duas testemunhas presentes na assinatura do termo.

§ 2º A autorização será aposta em documento que conterá as informações sobre o procedimento e as perspectivas de êxito, insucesso e as possíveis sequelas e que serão transmitidas ao receptor ou, se for o caso, às pessoas indicadas no § 1º.

§ 3º Os riscos considerados aceitáveis pela equipe de transplante ou enxerto, em razão dos testes aplicados ao doador, serão esclarecidos ao receptor ou às pessoas indicadas no § 1º, que poderão assumi-los, mediante expressa concordância, aposta no documento referido no § 2º.

Seção II
Do Procedimento de Transplante ou Enxerto

Art. 33. Os transplantes somente poderão ser realizados em pacientes com doença progressiva ou incapacitante e irreversível por outras técnicas terapêuticas.

Art. 34. A realização de transplantes ou enxertos de órgãos, tecidos, células e partes do corpo humano somente será autorizada após a realização, no doador, dos testes estabelecidos pelas normas do SNT, com vistas à segurança do receptor, especialmente quanto às infecções, às afecções transmissíveis e às condições funcionais, segundo as normas complementares do Ministério da Saúde.

§ 1º As equipes de transplantes ou enxertos somente poderão realizá-los na hipótese de os exames previstos neste artigo apresentarem resultados que indiquem relação de risco e benefício favorável ao receptor, de acordo com o previsto na Seção I deste Capítulo.

§ 2º Não serão transplantados nem enxertados órgãos, tecidos, células e partes do corpo humano de portadores de doenças indicadas como critérios de exclusão absolutos em normas complementares do SNT.

§ 3º Nos casos em que se aplique, o transplante dependerá, ainda, dos exames necessários à verificação de compatibilidades sanguínea, imunogenética ou antropométrica com o organismo de receptor inscrito na lista única de espera ou de outras situações definidas pelo SNT.

§ 4º A CET, ou a CNT nos casos em que se aplique, diante das informações relativas ao doador, indicará a destinação dos órgãos, dos tecidos, das células e das partes do corpo humano removidos, em estrita observância aos critérios de alocação estabelecidos em normas complementares do Ministério da Saúde.

Art. 35. A alocação de órgãos, tecidos, células e partes do corpo humano prevista no § 4º do art. 34 observará os critérios de gravidade, compatibilidade, ordem de inscrição, distância, condições de transporte, tempo estimado de deslocamento das equipes de retirada e do receptor selecionado e as situações de urgência máxima.

Parágrafo único. Antes de iniciado o procedimento de transplante ou de enxerto, será exigido termo de declaração, subscrito pelo médico responsável e pelo receptor ou por seu representante legal, em que conste, de forma expressa, a inexistência de ônus financeiro para o receptor referente à doação do órgão, do tecido, das células ou da parte do corpo humano, exceto aqueles referentes ao processamento, nos casos em que se aplique.

Art. 36. Os pacientes que necessitarem de alotransplante de medula óssea e que não tenham doador identificado na família serão mantidos em cadastro próprio, no qual os dados imunológicos serão periodicamente comparados com o cadastro de doadores, em busca de doador compatível.

Art. 37. A seleção de um receptor em lista de espera não confere a ele ou a sua família direito subjetivo à indenização caso o transplante não se realize devido a prejuízo nas condições dos órgãos, dos tecidos, das células ou das partes que lhe seriam destinados provocado por acidente ou incidente em seu transporte.

Seção III
Dos Prontuários

Art. 38. Além das informações usuais e sem prejuízo do disposto no § 1º do art. 3º da Lei nº 9.434, de 1997, os prontuários conterão:

I – quando relacionados com o doador falecido, os laudos dos exames utilizados para a comprovação da morte encefálica e para a verificação da viabilidade da utilização dos órgãos, dos tecidos, das células ou das partes do corpo humano e o original ou a cópia autenticada dos documentos utilizados para a sua identificação;

II – quando relacionados com o doador vivo, o resultado dos exames realizados para avaliar as possibilidades de retirada e transplante de órgãos, tecidos, células ou partes do corpo humano e a autorização do Poder Judiciário para a doação, quando for o caso, de acordo com o disposto no art. 28; e

III – quando relacionados com o receptor, a prova de seu consentimento, na forma do art. 32, e a cópia dos laudos dos exames previstos nos incisos I e II do caput.

Art. 39. Os prontuários com os dados especificados no art. 38 serão mantidos conforme previsão legal.

CAPÍTULO VI
DOS DOADORES E DOS RECEPTORES ESTRANGEIROS

Art. 40. Os estrangeiros que vierem a falecer em solo brasileiro poderão ser doadores de órgãos, tecidos, células e partes do corpo humano.

Parágrafo único. Aos potenciais doadores estrangeiros falecidos aplicam-se as mesmas exigências referentes aos potenciais doadores brasileiros, especificadas no Capítulo III.

Art. 41. O estrangeiro poderá dispor de órgãos, tecidos, células e partes de seu corpo para serem retirados em vida, para fins de transplantes ou enxerto em receptores cônjuges, companheiros ou parentes até o quarto grau, na linha reta ou colateral, sejam estes brasileiros ou estrangeiros.

Parágrafo único. Aos potenciais doadores vivos estrangeiros aplicam-se as mesmas exigências referentes aos potenciais doadores brasileiros, especificadas no Capítulo IV.

Art. 42. É vedada a realização de procedimento de transplante ou enxerto em potencial receptor estrangeiro não residente no País, exceto nos casos de doação entre indivíduos vivos em que o doador seja comprovadamente cônjuge, companheiro ou parente consanguíneo do receptor até o quarto grau, em linha reta ou colateral.

§ 1º É vedada a inclusão de potenciais receptores estrangeiros não residentes no País na lista de espera para transplante ou enxerto de órgãos, tecidos, células e partes do corpo humano a seu favor, provenientes de doadores falecidos, exceto se houver tratado internacional com promessa de reciprocidade.

§ 2º Na hipótese de indicação aguda de transplante com risco de morte iminente em um potencial receptor estrangeiro em que se verifique que a remoção para o seu país seja comprovadamente impossível, o SNT poderá autorizar, em caráter excepcional, a sua inscrição em lista de espera para transplante ou enxerto.

§ 3º Fica vedado o financiamento do procedimento de transplante em estrangeiros não residentes com recursos do SUS, exceto se houver tratado internacional com promessa de reciprocidade ou na hipótese a que se refere o § 2º, sob autorização do órgão central do SNT.

CAPÍTULO VII
DO PLANO ESTADUAL DE DOAÇÃO E TRANSPLANTES

Art. 43. A CET deverá elaborar e aprovar o Plano Estadual de Doação e Transplantes, que será submetido à homologação da Comissão Intergestores Bipartite - CIB.

Parágrafo único. O órgão central do SNT indicará, em normas complementares, os critérios para elaboração do Plano referido no caput.

Art. 44. O Plano Estadual de Doação e Transplantes, após a homologação da CIB, será submetido à aprovação do Ministério da Saúde, que emitirá parecer técnico conclusivo.

Art. 45. As alterações no Plano Estadual de Doação e Transplantes deverão ser submetidas à mesma sistemática de homologação e aprovação previstas no art. 43 e art. 44.

CAPÍTULO VIII
DISPOSIÇÕES FINAIS

Art. 46. O Ministério da Saúde fica autorizado a expedir instruções e regulamentos necessários à aplicação do disposto neste Decreto.

Art. 47. É vedado o transplante de órgãos, tecidos, células e partes do corpo humano em receptor não inscrito nos cadastros técnicos das CET.

Art. 48. É vedada a inscrição de receptor de órgãos, tecidos, células e partes do corpo humano em mais de uma CET para o mesmo órgão, tecido, célula ou parte do corpo humano.

Art. 49. Caberá aos estabelecimentos de saúde e às equipes especializadas autorizados a execução dos procedimentos médicos previstos neste Decreto que, no âmbito do SUS, serão remunerados segundo os valores fixados em tabela aprovada pelo Ministério da Saúde.

Art. 50. É vedada a cobrança à família do potencial doador e ao receptor e sua família de quaisquer dos procedimentos referentes à doação, observado o disposto no parágrafo único do art. 35.

Art. 51. É vedada a remuneração de serviços prestados, no âmbito do SUS, de procedimentos relacionados com transplantes de órgãos, tecidos, células e partes do corpo humano doados, manipulados ou não, cuja comprovação de eficácia clínica não seja reconhecida pelo Ministério da Saúde.

Art. 52. Na hipótese de doação *post mortem*, será resguardada a identidade dos doadores em relação aos seus receptores e dos receptores em relação à família dos doadores.

Art. 53. É vedada a realização e a veiculação de publicidade nas seguintes situações:

I – para obter doador ou doadores de órgãos, tecidos, células e partes do corpo humano, vivos ou falecidos, com vistas ao benefício de um receptor específico;

II – para divulgar estabelecimentos autorizados a realizar transplantes e enxertos; e III – para a arrecadação de fundos para o financiamento de transplante ou enxerto em benefício de particulares.

Art. 54. Os órgãos de gestão nacional, regional e local do SUS deverão adotar estratégias de comunicação social, esclarecimento público e educação permanentes da população destinadas ao estímulo à doação de órgãos.

Art. 55. O Ministério da Saúde poderá requisitar, em forma complementar ao estabelecido no inciso V do caput do art. 8º, apoio à Força Aérea Brasileira para o transporte de órgãos, tecidos e partes do corpo humano até o local em que será feito o transplante.

§ 1º Para atender às requisições do Ministério da Saúde previstas no caput, a Força Aérea Brasileira manterá permanentemente disponível, no mínimo, uma aeronave que servirá exclusivamente a esse propósito.

§ 2º Em caso de necessidade, o Ministério da Saúde poderá requisitar aeronaves adicionais para fins do disposto no caput e o atendimento a essas requisições fica condicionado à possibilidade operacional da Força Aérea Brasileira.

§ 3º O disposto no caput não se aplica às situações passíveis de serem atendidas nos termos do inciso V do caput do art. 8º ou da cooperação que as empresas de aviação civil, de forma voluntária e gratuita, mantenham com o SNT para o transporte de órgãos, tecidos, células e partes do corpo humano.

Art. 56. Fica revogado o Decreto nº 2.268, de 30 de junho de 1997.

Art. 57. Este Decreto entra em vigor na data de sua publicação.

Brasília, 18 de outubro de 2017; 196º da Independência e 129º da República.

MICHEL TEMER

NECROPSIAS CLÍNICAS

A obrigatoriedade e a necessidade da necropsia nos casos de morte violenta estão disciplinadas no artigo 162 do Código de Processo Penal. Todavia, para as mortes naturais não há nenhuma regulamentação que possa dar ao médico um amparo ou uma orientação no que diz respeito a esta prática. Comumente, os hospitais solicitam dos familiares ou responsáveis um termo de permissão para que, nos casos de morte dos pacientes, possam realizar a necropsia clínica.

A morte natural, mais bem chamada de "morte por antecedentes patológicos", só está obrigada à necropsia quando no âmbito dos Serviços de Verificação de Óbito (SVO), nos casos de falecimento sem assistência médica ou quando ela se verifica de forma estranha e despropositada.

Desta forma, os hospitais necessitam de um termo de permissão dos familiares para a realização da necropsia de interesse clínico e anatomopatológico, quando da complementação diagnóstica em seus prontuários e com mais fundamento quando não dispõem de um diagnóstico certo da doença que levou o paciente à morte. Esta necessidade é maior nos hospitais universitários.

Cada dia que passa, maiores são as razões para a prática da necropsia clínica pelo seu indiscutível interesse médico-sanitário e pela forma como esta prática pode favorecer a saúde pública.

A necropsia clínica, segundo o Colégio Americano de Patologistas, estaria indicada nas mortes seguidas de complicações médicas; nos casos em que não se tem um diagnóstico clínico confiável; diante das enfermidades raras em que se buscam vantagens para a própria sociedade; nas mortes sem uma devida explicação durante o internamento; quando diante de pacientes que se submeteram a protocolos de pesquisa clínica; nas mortes perinatais e infantis precoces, nos óbitos de origem obstétrica; nas mortes por doença ambiental ou do trabalho; e nas mortes com menos de 24 h de entrada nos hospitais.

Sua importância, portanto, reside no fato de se poder formular um diagnóstico seguro e definitivo do óbito, obter informações epidemiológicas, estudar os processos secundários e associados da enfermidade, explicar algumas observações clínicas

duvidosas, avaliar o tratamento clínico ou cirúrgico efetuado e contribuir eficazmente no processo pedagógico.

A cada dia que passa, maiores são os imperativos da ciência e grandes são suas exigências no tocante a um aprimoramento técnico e experimental, para que possa ela ser colocada a serviço do homem em grave favor de sua vida e de sua saúde. Evidencia-se, pois, a necessidade, entre outras, do *direito de necropsiar*.

É claro que esta prática deve ser realizada dentro de um equilíbrio que não sacrifique os princípios fundamentais da dignidade humana nem as necessidades da ciência médica. Compreende-se perfeitamente que a tendência é aceitar a necropsia como uma rotina, principalmente nos casos de morte sem diagnóstico confirmado ou nos óbitos verificados nos hospitais universitários, onde o internado não é apenas um doente, mas também a motivação do ensino prático aos futuros profissionais da medicina, que só assim, através da observação e da experiência, terão, no futuro, novas chances de curar outros pacientes.

Mesmo sendo o corpo humano, em princípio, inviolável e inalienável, não pode ser este conceito absoluto, visto que uma necessidade maior exige certas aberturas, pois nenhuma vantagem adviria de uma total restrição. E, por outro lado, o altruísmo que permite a necropsia em um ente querido representa realmente um valor inestimável para toda a coletividade. E, em suma, não é na terra que se repousa, mas no coração do outro homem.

UTILIZAÇÃO DE CADÁVERES NO ENSINO E NA PESQUISA MÉDICA

Não havia, até pouco tempo, entre nós, qualquer legislação que especificamente disciplinasse a utilização do cadáver – ou parte dele – para fins didáticos e de pesquisa médica ou científica. Existiam, apenas, vagas referências em regulamentos correlatos.

O que se tinha na realidade era uma tradição oral, que substituía a própria lei. Ocorria, na prática, entregar às escolas médicas e de outras áreas da saúde os corpos não reclamados.

Com a edição da Lei nº 8.489, de 18 de novembro de 1992, que tratava da retirada de órgãos, tecidos e partes do cadáver, com finalidade terapêutica ou científica, pensou-se ficar contemplado aquele uso. No entanto, apenas referia-se aos casos de transplantes, não regulando em torno da disponibilidade do cadáver para o ensino e para a pesquisa.

A justificativa da cessão desses corpos às escolas da área da saúde é a de não se entender a instrução de profissionais daquele campo sem o estudo da anatomia humana. Por outro lado, não se pode esquecer da questão do respeito à dignidade individual como forma de conciliar aquele interesse com uma maneira lícita de usar o corpo inanimado.

Assim, entre outros, foi apresentado à Câmara de Deputados anteprojeto de lei dispondo sobre o uso do morto para tais objetivos. Primeiro, estatuía que tal disponibilidade seria privativa dos estabelecimentos oficiais ou reconhecidos, responsáveis pela formação de profissionais de nível superior que tratam da saúde, bem como da investigação científica. O uso seria autorizado por meio de instrumento público ou particular, manifestado em vida pela livre vontade do disponente ou daqueles não identificados, cujos corpos não fossem reclamados. Depois, não seriam usados os cadáveres de crimes ou de suspeita de crimes, assim como em situações em que houvesse a proibição judicial.

Este anteprojeto de lei, de autoria do deputado Américo Brasil, teve a contribuição do Dr. Sávio Pereira Lima, ex-diretor do Instituto Médico-legal de Brasília, e do Prof. Hermes Rodrigues de Alcântara, da Universidade Nacional de Brasília e da Universidade do Distrito Federal.

Há algum tempo, através da Portaria nº 86, de 17 de janeiro de 1980, o Ministério de Educação e Cultura criou uma comissão especial com o propósito de estabelecer normas de disciplina sobre o "Uso de Cadáveres para Estudo de Anatomia Humana nas Escolas da Área de Saúde".

Tal comissão, depois de exaustivo e enfadonho relatório, apresentou um anteprojeto de lei dispondo sobre a cessão do cadáver para fins didáticos e científicos.

O Poder Executivo sancionou a Lei nº 8.501, de 30 de novembro de 1992, que dispõe sobre a utilização de cadáver não reclamado para fins de estudos ou pesquisas científicas. Disciplina, entre outros, que o cadáver não procurado no prazo de 30 dias poderá ser destinado às escolas de medicina, para aqueles fins. Considera ainda essa disposição que nos casos de cadáveres sem qualquer documentação ou, mesmo quando identificados, não existam informações relativas a endereços de parentes ou responsáveis legais, a autoridade competente fará publicar nos principais jornais da cidade, a título de utilidade pública, a notícia do falecimento, pelo menos durante 10 dias.

Determina também que, nos casos de morte violenta, compulsoriamente submetido à necropsia médico-legal, está vedado o uso do cadáver quando houver indícios de ação criminosa. Obriga ainda o responsável pela instituição de ensino a manter, para fins de reconhecimento, dados relativos às características gerais do falecido por morte natural: sua identificação, fotografias, ficha datiloscópica, resultado de necropsia (quando necessária) e outros dados e documentos julgados pertinentes. Só assim o cadáver será liberado para o estudo e para a pesquisa, ficando, a qualquer tempo, os familiares ou representantes legais com acesso aos elementos referentes ao reconhecimento do morto.

Sempre fomos contrários a uma legislação sobre tal matéria. Acreditamos ser perigoso desafiar o sentimento humano e os institutos imemoriais, principalmente em uma hora tão delicada como essa. Mais importante que esse desafio com a lei é sensibilizar a opinião pública, mostrando a necessidade imperiosa da utilização do cadáver no ensino e na pesquisa. Mas que se faça isso sem a mácula da coerção e da discriminação ostensiva. Assistimos, durante todos esses anos, que, na prática, as situações vão se acomodando pelos costumes e pelo nível progressivo de consciência da população, a qual vai entender não ser possível um médico, por exemplo, ser privado na sua formação acadêmica dos indispensáveis estudos da anatomia humana.

Eis a legislação pertinente à citada matéria:

LEI Nº 8.501, DE 30 DE NOVEMBRO DE 1992

Dispõe sobre a utilização de cadáver não reclamado, para fins de estudos ou pesquisas científicas e dá outras providências.

O **VICE-PRESIDENTE DA REPÚBLICA** no exercício do cargo de **PRESIDENTE DA REPÚBLICA**

Faço saber que o Congresso Nacional decreta e eu sanciono a seguinte Lei:

Art. 1º Esta Lei visa disciplinar a destinação de cadáver não reclamado junto às autoridades públicas, para fins de ensino e pesquisa.

Art. 2º O cadáver não reclamado junto às autoridades públicas, no prazo de trinta dias, poderá ser destinado às escolas de medicina, para fins de ensino e de pesquisa de caráter científico.

Art. 3º Será destinado para estudo, na forma do artigo anterior, o cadáver:

I – sem qualquer documentação;

II – identificado, sobre o qual inexistem informações relativas a endereços de parentes ou responsáveis legais.

§ 1º Na hipótese do inciso II deste artigo, a autoridade competente fará publicar, nos principais jornais da cidade, a título de utilidade pública, pelo menos dez dias, a notícia do falecimento.

§ 2º Se a morte resultar de causa não natural, o corpo será, obrigatoriamente, submetido à necropsia no órgão competente.

§ 3º É defeso encaminhar o cadáver para fins de estudo, quando houver indício de que a morte tenha resultado de ação criminosa.

§ 4º Para fins de reconhecimento, a autoridade ou instituição responsável manterá, sobre o falecido:

a) os dados relativos às características gerais;
b) a identificação;
c) as fotos do corpo;
d) a ficha datiloscópica;
e) o resultado da necropsia, se efetuada; e
f) outros dados e documentos julgados pertinentes.

Art. 4º Cumpridas as exigências estabelecidas nos artigos anteriores, o cadáver poderá ser liberado para fins de estudo.

Art. 5º A qualquer tempo, os familiares ou representantes legais terão acesso aos elementos de que trata o § 4º do art. 3º desta Lei.

Art. 6º Esta Lei entra em vigor na data de sua publicação.

Art. 7º Revogam-se as disposições em contrário.

Brasília, 30 de novembro de 1992; 171º da Independência e 104º da República.

ITAMAR FRANCO
Maurício Corrêa

DOAÇÃO DE ÓRGÃOS DE ANENCÉFALOS

É lícita a retirada de órgãos e tecidos de crianças anencéfalas para transplantes após seu nascimento a termo?

Mesmo que haja o comovente gesto do consentimento materno da criança que vai nascer com esta alteração, é discutível a legalidade e a eticidade daquela conduta, principalmente se levarmos em conta os critérios adotados para o conceito de morte.

Os defensores da utilização de órgãos dos bebês anencéfalos, após o nascimento, admitem não ser necessário esperar a morte do tronco cerebral e a cessação da vida vegetativa autônoma, pois as crianças sem cérebro já foram consideradas cientificamente sem vida e incapazes de existir por si sós, quando das sentenças repetidas dos magistrados ao se pronunciarem autorizando o aborto. Muitos chegam até a considerar o anencéfalo como uma criança morta.

Por outro lado, existem, mesmo entre os neurologistas, aqueles que asseguram haver atividade do tronco cerebral nos anencéfalos, os quais sobrevivem por algum tempo mantendo a respiração, os movimentos e a sugação.

A situação torna-se menos censurável quando se sabe que essas crianças, ainda que assegurada uma certa assistência, não apresentam condições para sobreviver por tempo razoável.

Diz-se que a retirada de órgãos de um recém-nascido anencéfalo é uma questão que já está contemplada na nossa legislação. No entanto, não podemos esquecer que a norma alusiva à utilização de órgãos e tecidos humanos para transplantes faz referência à morte encefálica, traduzida pelos critérios adotados pelo Conselho Federal de Medicina.

Todo problema está aí. Saber se as condições neurofisiológicas de uma criança que nasce sem parte do cérebro são as mesmas dos critérios apontados pela Resolução do CFM, a qual é clara no que diz respeito à morte ou à falência absoluta e irreversível do tronco cerebral.

Um conceito de morte, sob o ponto de vista biológico, deve estar fundamentado em um fato que tenha uma linha divisória irreversível e precisa, marcada por parâmetros semiológicos e técnicos, em que fique bem claro se um indivíduo está vivo ou morto, tudo isso sem qualquer abstração de ordem metafísica.

Diagnosticar a morte não é apenas comprovar a morte de um órgão, mesmo sendo ele importante para a vida. É muito mais comprovar a ausência de funções vitais que evidenciar danos estruturais ou orgânicos.

Alguns princípios tornam-se muito delicados a partir do momento em que tratamos das exceções, transformando-as em "casos especiais" e criando para cada uma delas regras casuísticas, tão só para resolver interesses imediatos.

Os anencéfalos nascidos vivos, ainda que tendo uma atividade cerebral muito reduzida, apresentam manifestações de vida organizada e, por isso, dentro dos critérios atuais, seria difícil considerá-los em morte encefálica. Esta, por sua vez, não é um tipo ou uma condição especial de morte, mas um estado definitivo de morte. A questão da autorização para a antecipação do parto do anencéfalo é coisa diferente.

Tudo isto é dito no sentido de uma reflexão mais profunda do que possa resultar uma liberação que permita a utilização de órgãos de anencéfalos sem o devido cuidado aos conceitos da morte mesmo já admitidos para transplantes em morte encefálica, pois não se sabe depois disso até onde vai tal concessão. Não seria absurdo dizer-se que as pessoas com a falência total de suas funções cerebrais não fossem também incluídas no critério utilizado aos anencéfalos.

O Conselho Federal de Medicina, por meio da Resolução CFM nº 1.989, de 10 de maio de 2012, que dispõe sobre o diagnóstico de anencefalia para a antecipação terapêutica do parto, decidiu: "Art. 1º Na ocorrência do diagnóstico inequívoco de anencefalia o médico pode, a pedido da gestante, independente de autorização do Estado, interromper a gravidez. Art. 2º O diagnóstico de anencefalia é feito por exame ultrassonográfico realizado a partir da 12ª (décima segunda) semana de gestação e deve conter: I – duas fotografias, identificadas e datadas: uma com a face do feto em posição sagital; a outra, com a visualização do polo cefálico no corte transversal, demonstrando a ausência da calota craniana e de parênquima cerebral identificável; II – laudo assinado por dois médicos, capacitados para tal diagnóstico. Art. 3º Concluído o diagnóstico de anencefalia, o médico deve prestar à gestante todos os esclarecimentos que lhe forem solicitados, garantindo a ela o direito de decidir livremente sobre a conduta a ser adotada, sem impor sua autoridade para induzi-la a tomar qualquer decisão ou para limitá-la naquilo que decidir: §1º É direito da gestante solicitar a realização de junta médica ou buscar outra opinião sobre o diagnóstico. §2º Ante o diagnóstico de anencefalia, a gestante tem o direito de: I – manter a gravidez; II – interromper imediatamente a gravidez, independente do tempo de gestação, ou adiar essa decisão para outro momento. §3º Qualquer que seja a decisão da gestante, o médico deve informá-la das consequências, incluindo os riscos decorrentes ou associados de cada uma. §4º Se a gestante optar pela manutenção da gravidez, ser-lhe-á assegurada assistência médica pré-natal compatível com o diagnóstico. §5º Tanto a gestante que optar pela manutenção da gravidez quanto a que optar por sua interrupção receberão, se assim o desejarem, assistência de equipe multiprofissional nos locais onde houver disponibilidade. §6º A antecipação terapêutica do parto pode ser realizada apenas em hospital que disponha de estrutura adequada ao tratamento de complicações eventuais, inerentes aos respectivos procedimentos. Art. 4º Será lavrada ata da antecipação terapêutica do parto, na qual deve constar o consentimento da gestante e/ou, se for o caso, de seu representante legal. Parágrafo único. A ata, as fotografias e o laudo do exame referido no artigo 2º desta resolução integrarão o prontuário da paciente. Art. 5º Realizada a antecipação terapêutica do parto, o médico deve informar à paciente os riscos de recorrência da anencefalia e referenciá-la para programas de planejamento familiar com assistência à contracepção, enquanto essa for necessária, e à preconcepção, quando for livremente desejada, garantindo-se, sempre, o direito de opção da mulher. Parágrafo único. A paciente deve ser informada expressamente que a assistência preconcepcional tem por objetivo reduzir a recorrência da anencefalia". Ver também Exposição de Motivos desta Resolução.

Resta saber se daqui em diante outras formas de inviabilidade vital decorrente da ausência da atividade cerebral também estariam incluídas dentro das mesmas razões apresentadas aos anencéfalos.

Deve ficar bem claro que este raciocínio não impede que tecidos fetais ou de crianças anencéfalas venham a ser utilizados em favor de outras crianças ou adultos, mas que seja de forma coerente, e não apenas de modo casuístico para atender a cada situação nova.

Enfim, resta saber se é possível reformular os critérios atuais da definição de morte, considerando-a como a perda irreversível das funções cerebrais superiores, entendendo que a retirada de órgãos de anencéfalos já acata as recomendações hoje adotadas no protocolo de morte encefálica de recém-nascidos. Ou, finalmente, se tais procedimentos estão ultrapassando os limites tolerados pela ética e pela lei. Dizer, no entanto, que o anencéfalo está mais ou menos morto, é um argumento no mínimo duvidoso (ver Declaração de Hong Kong II, adotada pela 41ª Assembleia Geral da AMM, em Hong Kong, setembro de 1989, sobre "Transplante de tecido fetal").

GRAVIDEZ, MORTE ENCEFÁLICA E USO DE ÓRGÃOS PARA TRANSPLANTES

O cenário que envolve uma expectativa de morte em paciente grávida sempre merece algumas reflexões em virtude dos conflitos existentes, tendo em conta os princípios da preservação de uma vida incipiente e os cuidados que exigem o fim da existência humana.

Nesse complexo quadro há cinco situações que podem ensejar alguns dilemas éticos: a *paciente terminal* (quando sua doença não responde mais a nenhuma medida terapêutica e com sobrevivência limitada); a *paciente em estado vegetativo continuado ou persistente* (quando apresenta lesões recentes do sistema nervoso central, com ou sem diagnóstico definido e considerada paciente salvável); a *paciente em estado vegetativo permanente* (quando não tem nenhuma evidência de consciência, não se expressa e não entende os fatos em torno de si, não responde a estímulos visuais, auditivos, táteis e dolorosos, mas tem preservadas as funções do hipotálamo e do tronco cerebral e por isso sobrevive com respiração autônoma, por muitos meses ou anos); e a *paciente em morte encefálica* (quando diante de um processo irreversível, clinicamente justificado por coma aperceptivo, ausência da atividade motora supraespinal, apneia e complementarmente por exames que comprovem a ausência da atividade elétrica cerebral ou das atividades metabólica cerebral, ou ausência de perfusão sanguínea cerebral) e a *paciente sem possibilidade terapêutica* (quando diante da inexistência de cura, entre elas as portadoras de doenças degenerativas avançadas, sequelas graves de acidente vascular cerebral), em estágio avançado de degenerações neuromotoras, com graves problemas familiares e dificuldades socioeconômicas, que podem viver por muito tempo.

A manutenção da gestação de uma *paciente terminal*, em *estado vegetativo continuado ou persistente,* em *estado vegetativo permanente* ou sem possibilidade terapêutica não é a mesma coisa de uma gestação que coexiste com uma mulher junto ao diagnóstico de *morte encefálica,* pois neste último caso ela estaria morta pelos critérios da Resolução CFM nº 1.480/97 e autorizado o uso de seus órgãos para transplante de acordo com o artigo 3º da Lei nº 9.434/97.

Assim, se essa gravidez incide sobre uma *paciente termina,* em *estado vegetativo permanente* ou sem possibilidade terapêutica, mesmo que a doença não possa ser debelada ou curada, é imperioso que se mantenha a assistência e os cuidados para uma sobrevivência confortável e sem sofrimento físico ou psíquico, ainda que paliativos. Com mais razão, se essa gravidez incide sobre uma paciente em *estado vegetativo continuado ou persistente* (com lesões recentes do sistema nervoso central), pois como tal ela está no rol dos pacientes salváveis, devendo merecer todo o suporte vital necessário e disponível, além dos cuidados que se deve ter com uma gestante e com o filho que vai nascer, protegendo-o dos eventuais danos que possam ocorrer com os meios e medicamentos usados. Até porque não se pode descartar a recuperação da gestante.

Por outro lado, mais complexa é a situação em que a grávida se encontra em *morte encefálica.* Se não fora a gravidez, a suspensão dos meios artificiais de um paciente com diagnóstico baseado nos critérios rigorosos do protocolo de *morte encefálica* não traria nenhum problema nem se poderia falar em *eutanásia,* pois esse indivíduo já estaria morto pelo conceito atual que se tem de óbito. A morte teria ocorrido "no seu tempo", sem antecipação ou prolongamento desmedidos.

Todavia, é diferente se nesse contexto existe uma gravidez cujo feto se desenvolve normalmente. Daí a pergunta: O que fazer?

Para aqueles que são contrários à manutenção desse estado de *morte encefálica,* embora seja possível sob o ponto de vista médico, há aspectos econômicos, éticos e emocionais que invalidam o uso desproporcionado de tal conduta e a inadequação de sua aplicação. Os defensores do princípio bioético da *justiça* ou da *equidade* indicam o alto custo operacional desta conduta de preservar a paciente e o feto pelo alto custo do tratamento em um centro de terapia intensiva. E mais: pelo fato de se privar este leito na recuperação de pacientes salváveis.

Outros se baseiam na própria lei penal brasileira que não se refere a casos de interrupção de gravidez em mulheres em *morte encefálica,* não punindo apenas nas situações em que aborto é feito em casos de estupro ou de perigo real da mãe.

Mesmo diante da possibilidade da utilização de órgãos para transplantes em diversas pessoas, enxergaríamos a situação por outro ângulo.

A vida humana, independentemente da sua qualidade, tem finalidades e objetivos que ultrapassam seu aspecto meramente imediatista. Esta qualidade de vida não significa tão somente a capacidade de alguém realizar certos atos e habilidades. Há compromissos sociais e humanitários que transcendem a essas aptidões. Se não seu conceito seria pobre e mesquinho.

A qualidade e a sacralidade da vida são valores que podem estar aliados. É inaceitável essa desvinculação absoluta que se faz entre sacralidade e qualidade da vida. Tais princípios não se excluem. A qualidade da vida deve ter uma compreensão mais delicada, como se fora uma extensão do próprio respeito a sua sacralidade.

A vida é um bem tão intangível que é supérfluo dizer que está protegida pela Constituição Federal, pois como bem mais fundamental ela supera e excede todos os seus dispositivos. É a partir da vida que emergem todas as necessidades de legislar.

A vida humana tem algo muito forte de emblemático e, portanto, não pode ter seus limites em simples fases de estruturas celulares. Se o embrião humano é ou não pessoa de direito, parece-nos mais uma discussão de ordem jurídico-civil, que não adota os fundamentos da biologia, embora seja difícil entender como podem existir, entre indivíduos da mesma espécie, uns como seres humanos pessoas e outros como seres humanos não pessoas.

Os pacientes que aguardam órgãos para transplante com certeza terão outras oportunidades. Mas o feto tem apenas essa oportunidade para realizar seu destino: o destino de criatura.

Dessa forma, entendemos que sob o ponto de vista ético o correto será, quando possível, levar esta gestação até que o feto adquira uma maturidade capaz de ser resgatado com plenas condições de sobrevivência.

▼

33. Destinos do cadáver. Atestados de óbito. Quem deve fornecer o atestado de óbito.
Serviços de verificação de óbito.

DESTINOS DO CADÁVER

Após a morte, o corpo inanimado do homem pode ter os mais variados destinos, tais como os descritos a seguir.

▼ Inumação simples

Este é o destino mais comum. Verificado o óbito, processam-se as formalidades legais e, com a apresentação do atestado de óbito nos cartórios e a aquisição da certidão de óbito pela família ou interessados, o cadáver é levado aos cemitérios públicos. Aí, em caixões próprios, é inumado o cadáver em sepulturas comuns, ou em túmulos ou jazigos que obedeçam às condições do Código Sanitário ou da legislação de Uso do Solo do Município.

Recomenda-se que o sepultamento não deva ocorrer antes de 24 h nem depois de 36 h, a não ser por motivos especiais. Nos casos de epidemias, conflitos, convulsões sociais, a inumação pode ser realizada antes daquele prazo, ou pode exceder aquele tempo, quando se processam meios de conserva autorizados pela Saúde Pública.

Nenhuma inumação será feita sem certidão de oficial de registro do lugar do falecimento, extraída após lavratura do assento de óbito, em vista do atestado de médico, se houver no lugar, ou, em caso contrário, de duas pessoas qualificadas que tiverem presenciado ou verificado a morte (artigo 77, da Lei nº 6.015/73, com as corrigendas da Lei nº 6.216/75).

▼ Inumação com necropsia

A obrigatoriedade das necropsias nas mortes violentas está disciplinada pela lei processual penal. Todavia, para as mortes naturais, não há nenhuma regulamentação que possa dar ao médico um amparo legal no que diz respeito a esta prática.

Comumente, os hospitais exigem dos familiares ou responsáveis um termo de permissão para que, nos casos de morte dos pacientes, possam realizar a necropsia clínica.

Assim, somente com a permissão dos representantes legais pode o médico realizar uma necropsia em um paciente que faleceu de morte natural.

Esse termo de responsabilidade deve ser ratificado, após a morte do paciente, pelos familiares. Caso estes não mais permitam, jamais se deve proceder à necropsia. Tal documento, exigido pelos hospitais aos parentes do enfermo, até que se prove o contrário, não deixa de ser uma forma disfarçável de coação.

Mesmo assim, temos de reconhecer que, a cada dia que passa, maiores são os imperativos da ciência e grandes são suas exigências no tocante a um aprimoramento técnico e experimental para que possa a Medicina ser colocada a serviço do homem em seu maior momento de necessidade. Há situações em que o médico tem dúvidas quanto ao diagnóstico de morte e, para que ele fique completamente consciente dessa situação, necessita da necropsia clínica. É claro que essa prática deve ser realizada dentro de um equilíbrio que não sacrifique os princípios fundamentais da dignidade humana nem as necessidades da ciência médica. O altruísmo de permitir a necropsia em um ente querido representa, realmente, um valor inestimável para toda a coletividade.

Após a prática da necropsia dentro desses princípios, a inumação do cadáver segue o rito comum.

Imersão

Antigamente, quando não existia um melhor aperfeiçoamento dos transportes marítimos, os corpos dos que faleciam em alto-mar, após as formalidades legais, eram submersos na água. Sua finalidade era evitar a putrefação e o mal-estar reinante entre passageiros e tripulantes. E a História conta dos velhos lobos do mar que preferiram como túmulo a imensidão oceânica.

Destruição

Vicente Blasco Ibañez, referido por Flamínio Fávero (op. cit.), conta que, em Bombaim, os parses, seguidores da seita de Zaratustra, tinham como costume colocar os cadáveres à destruição dos abutres por considerarem a terra, a água e o fogo como coisas sagradas. Assim, construíram eles um edifício de cinco torres para onde eram levados os corpos sem vida e lá eram deixados para serem destruídos por aqueles animais. Depois de reduzidos a esqueletos, eram os ossos colocados em um profundo poço. Essa edificação era terminantemente proibida à visitação pública, tendo acesso apenas os parses inferiores.

Cremação

Muitos são os países que adotam o sistema da cremação de cadáveres. Entre eles, Índia, Suíça, Alemanha, Canadá, EUA e, principalmente, Inglaterra, que contava, já em 1963, com 177 fornos crematórios.

Alguns Estados brasileiros já contam em sua Constituição com dispositivos que permitem tal prática, embora elas ocorram de forma rara.

O Conselho Federal de Medicina, através do Parecer CFM nº 35/96, em resposta à solicitação da Comissão de Desenvolvimento Urbano e Interior, sobre a instalação de fornos crematórios em cidades com mais de um milhão de habitantes, geridos pelo Poder Público ou por empresas privadas concessionadas e sob supervisão de autoridades sanitárias competentes, manifestando-se favoravelmente "apenas ao cadáver daqueles que em vida manifestarem expressamente tal desejo através de instrumento público ou particular, após necropsia ou competente autorização, especialmente nos casos de morte violenta".

Considera ainda pertinente que as autoridades sanitárias possam permitir a cremação "em casos de epidemia e calamidade pública" e também que a família possa autorizar "sempre que o de cujus não haja feito declaração em contrário".

Nesse processo, o cadáver é transformado em cinzas, em fornos elétricos especiais que suportam uma temperatura de 800 a 1.000°C, constituídos de uma grelha rotatória e de um coletor de cinzas, operação essa que varia de 1 a 2 h no máximo.

O crematório, em geral, tem um salão de cerimônias munido de um visor que permite a visibilidade a uma antecâmara, aonde o corpo é levado através de um carretel que roda sobre trilhos, conduzindo o caixão para o interior daquela dependência. Depois, as cinzas são depositadas em uma caixa de metal, cuja tampa é lacrada, colocada em urnas de bronze, muitas delas artisticamente decoradas.

Este é, na verdade, o processo mais higiênico, mais econômico, mais prático e mais humano. Entretanto, surgem algumas objeções de ordens técnico-legal, afetiva e religiosa.

O sentimentalismo tem feito com que as pessoas, em sua maioria, resistam à ideia da cremação devido, principalmente, ao impacto violento que encerra tal processo. Esbarra, ainda, diante do sentimento religioso, em face da crença na ressurreição dos corpos no dia de juízo.

Do ponto de vista médico-legal, a cremação apresenta o inconveniente de não poder ser realizada em uma morte violenta, o que acarretaria especulações e dúvidas sobre a morte e suas circunstâncias, não restando os subsídios de uma possível exumação.

Todavia, essas objeções podem ser totalmente conciliadas. O problema médico-legal seria resolvido autorizando-se apenas a cremação nas mortes naturais após diagnóstico da causa mortis, fornecido pelos serviços oficiais de verificação de óbito por meio de necropsias e exames anatomopatológicos. Essa nos parece a medida mais acertada. No entanto, o § 2º, do artigo 77, da Lei nº 6.015, de 31 de dezembro de 1973, com as corrigendas da Lei nº 6.216, de 30 de junho de 1975, permite a cremação de cadáveres quando houver a prévia manifestação da vontade do morto ou no interesse da saúde pública, sendo necessário, ainda, que o atestado de óbito seja firmado por dois médicos ou por um médico-legista, no caso de morte violenta, após autorização da administração da Justiça.

Quanto aos sentimentos religiosos, hoje em dia, encontram-se em parte sanados após a Instrução do Santo Ofício e o placet papal de 5 de julho de 1964, restituindo os sacramentos aos cremados.

Nas grandes cidades, o problema das necrópoles já começa a inquietar os administradores públicos, devido à grande falta de espaço.

Assim, não há dúvida de que a cremação, ressalvados os casos especiais, constitui o processo ideal, haja vista ser um método prático, higiênico e econômico. Admite-se, também, que esse processo deva ter sempre o caráter facultativo ou imposto pela necessidade do setor de saúde pública, com a instalação de crematórios nas cidades mais desenvolvidas e de maior população.

A questão sentimental seria aos poucos amenizada, pois o processo de cremação se mostra muito mais humano por não modificar o estado final do homem (voltar ao pó) e evita a marcha putrefata dos corpos e sua consequente destruição pela fauna cadavérica.

Liquefação do cadáver

Como opção ecológica à cremação, foi comercializado nos EUA um aparelho que liquefaz cadáveres denominado Resomator e teve sua origem de fabricação em Glasgow.

Tal método, em linhas gerais, dissolve o cadáver em água quente alcalinizada e segundo seus idealizadores produz menos gases associados ao efeito estufa que a cremação, usa um sétimo da energia e permite a retirada de metais poluentes como aqueles das placas, próteses e obturações, evitando assim a contaminação do meio ambiente. Segundo estudos oriundos da Grã-Bretanha, cerca de 16% das emissões de mercúrio ali emanadas vêm das obturações queimadas em crematórios.

O método de liquefação consiste na imersão do cadáver em uma solução de água e hidróxido de potássio, que será pressurizada e aquecida a 180°C durante cerca de três horas. Os tecidos do cadáver são dissolvidos e o líquido é levado ao sistema de esgotos. Segundo seus autores este líquido é estéril, não contém elementos biológicos que integrem DNA e não oferece riscos de contaminar o meio ambiente.

Após retirado todo líquido, os ossos são colocados em uma outra máquina onde são transformados em cinzas e depois entregues às famílias. Nesta fase do processo o mercúrio e outros metais são retirados.

▼ Peças anatômicas e partes do cadáver

As peças anatômicas ou membros amputados em cirurgias não necessitam de preenchimento de um atestado ou de uma declaração de óbito, mesmo que o destino da peça seja o sepultamento. Nesses casos, o hospital deve fazer um breve relatório para a administração do cemitério. No entanto, a melhor solução ainda é a incineração, dentro das recomendações do Parecer-Consulta CFM nº 04/96, tendo como referência a Lei Municipal nº 3.120, de 21 de dezembro de 1967, do município de Porto Alegre.

Por outro lado, quando existem partes ou parte de cadáver, como, por exemplo, no esquartejamento, despotejamento ou nas explosões, e desde que permitam uma identificação criteriosa de uma pessoa, não há por que deixar de expedir o respectivo atestado. É claro que, em casos dessa natureza, a competência é sempre das instituições médico-legais ou de quem tenha a devida delegação.

▼ Tempo de manutenção dos cadáveres em IML

No Brasil, só existe legislação específica sobre a manutenção de cadáveres para fins didáticos e científicos pelas instituições autorizadas de ensino e pesquisa (Lei nº 8.501, de 30 de novembro de 1992). No que diz respeito à manutenção de cadáveres em IML para fins de identificação e diagnóstico, não existe nenhuma norma; apenas a tradição e o bom senso de mantê-los enquanto houver justificada necessidade, principalmente quanto ao interesse diagnóstico e antropológico.

Manda a razão e o respeito à família do morto que este tempo de permanência seja o mais breve possível. Hoje, com o advento das novas técnicas de exames, a identificação do morto é cada vez mais rápida, garantindo que sejam mantidas partes significativas de tecidos para os exames de DNA. O mesmo se diz quanto à questão do diagnóstico, pois depois de um exame visual cuidadoso, metódico e procedente, juntamente com os recursos dos exames de imagem, histopatológicos, toxicológicos e antropológicos, e com a possibilidade de manutenção de amostras de determinados tecidos, o corpo pode ser liberado. E, finalmente, ainda restaria a exumação para casos mais especiais, principalmente quando há conflitos em questões ligadas à causa jurídica de morte.

ATESTADOS DE ÓBITO

Esses documentos têm como finalidades principais confirmar a morte, definir a *causa mortis* e satisfazer o interesse médico-sanitário, político e social. O registro de óbito satisfaz a um interesse de ordem pública tanto quanto o de nascimento. O atestado de óbito é um documento público e preenchido por alguém devidamente habilitado, que o faz por obrigação, não por opção.

É por meio do atestado de óbito que se estabelece o fim da existência humana e da personalidade civil. É uma forma de garantir à família e à sociedade que não há possibilidade de alguém estar vivo, podendo-se processar legalmente a inumação.

A legislação pertinente fala sempre em "declaração de óbito" (Lei nº 11.976/2009), entendendo-se como tal o documento com todos os seus itens constitutivos. Entre estes itens está o "atestado médico de morte" preenchido por profissional médico habilitado em que constam as *causas de morte*.

O Código Civil brasileiro de 2002 estabelece que o nascimento e a morte são eventos vitais de grande significação quando afirma: "Artigo 2º – A personalidade civil da pessoa começa do nascimento com vida; mas a lei põe a salvo, desde a concepção, os direitos do nascituro; artigo 6º – A existência da pessoa natural termina com a morte; presume-se esta, quanto aos ausentes, nos casos em que a lei autoriza a abertura da sucessão definitiva; e artigo 9º – Serão registrados em registro público."

Infelizmente, nem sempre a morte é confirmada por médicos. Nas localidades onde não existem tais facultativos, o óbito é declarado por duas testemunhas idôneas que tiverem presenciado ou verificado o falecimento. Nesse particular, assim se reporta a Lei nº 6.015/73, em seu artigo 75: "Nenhum sepultamento será feito sem certidão de oficial de registro do lugar do falecimento, extraída após lavratura do assento de óbito, em vista de atestado de médico, se houver no lugar, ou, em caso contrário, de duas pessoas qualificadas que tiverem presenciado ou verificado a morte." (Renumerado do art. 78 com nova redação, pela Lei nº 6.216/75). Qualificadas seriam aquelas pessoas que, não sendo médicas tenham algum conhecimento ou experiência com questões ligadas à saúde ou à doença e que sejam capazes de estarem convencidas de que alguém está morto.

O Decreto Federal nº 20.931/32 veda ao médico o direito de atestar o óbito de pessoa a quem não tenha dado assistência, ficando os Serviços de Verificação de Óbito encarregados de atestar a morte dos falecidos sem assistência médica ou mesmo com estes atestados, quando acharem conveniente ao interesse da saúde pública. O fornecimento de atestado de óbito nos municípios que não dispõem de SVO deve ser feito pelos médicos da Secretaria de Saúde e, na sua falta, por outro médico da localidade. Em qualquer dos casos, deverá constar que a morte ocorreu sem assistência médica. Nas mortes violentas, a responsabilidade é dos Institutos Médico-Legais e, excepcionalmente, podem os médicos substitutos atestarem a morte.

Com o advento da Lei nº 11.976/2009 a declaração de óbito, assim chamada mesmo em oposição à Lei de Registros Públicos, passou a ter uma conotação legal como se vê no seu artigo 1º – "O documento oficial do Sistema Único de Saúde para atestar a morte de indivíduos, pacientes e não pacientes, é a Declaração de Óbito". Esta lei também cria as comissões ou serviços de investigação e verificação de óbitos no âmbito das secretarias estaduais e municipais de saúde, para a resolução de casos de falecimentos por causas mal definidas e busca da plena notificação dos falecimentos ao Sistema Único de Saúde (artigo 5º).

O Código de Ética Médica, em seu artigo 83, proíbe o médico de atestar óbito quando não tenha assistido o paciente ou verificado pessoalmente o óbito, com exceção ao plantonista ou substituto que tenha assistido pessoalmente o paciente ou nos casos de necropsia ou verificação médico-legal. No artigo 84 diz que o médico assistente não pode deixar de atestar o óbito de seu paciente, exceto quando houver indícios de morte violenta.

São obrigados a fazer a declaração de óbito: os chefes de família, a respeito de sua mulher, filhos, hóspedes e agregados; a viúva, a respeito de seu marido e das pessoas indicadas anteriormente; o filho, a respeito do pai ou da mãe; o irmão, a respeito do irmão, quando não houver pais vivos ou estiverem ausentes; o administrador, gerente, diretor de qualquer estabelecimento público ou privado, a respeito dos que nele falecerem, a não ser que esteja presente algum parente desses já citados; a autoridade policial, sobre pessoas encontradas mortas e, na falta de pessoas competentes por parentesco, aquele que tiver assistido aos últimos instantes do falecido.

Mesmo que o item IX do atual modelo da Declaração de Óbito ainda mencione a necessidade de se estabelecer se a morte foi de causa *natural* ou *violenta*, recomendamos não preencher estes espaços, pois, na maioria das mortes violentas (homicídio, suicídio ou morte suspeita), só se tem tal conclusão com as informações posteriores oriundas da toxicologia, da anatomia patológica e da perícia criminalística.

Finalmente, tem o atestado de óbito interesse médico-sanitário, possibilitando aos organismos de saúde pública elaborar com precisão uma estatística perfeita de *causa mortis*. Por isso, exige-se um diagnóstico sério, a fim de facultarem às repartições de Saúde Pública informações reais para um diagnóstico demógrafo-sanitário. Devem-se evitar certas causas de morte como: "colapso cardíaco", "colapso cardiorrespiratório", "asfixia", entre outras.

Nos casos de morte de pessoas desconhecidas, devem as repartições competentes proceder a todos os meios para identificação e, quando esgotados esses recursos, fazer acompanhar do atestado de óbito fotografias e tomadas de impressões digitais, sendo o morto enterrado como "ignorado". Caso posteriormente venha ele a ter sua identidade, preenche-se novo atestado cujos dados serão assentados no Cartório de Registro Civil, substituindo o primeiro.

Atualmente, foi instituído pelo Ministério da Saúde novo modelo de atestado com a denominação de "Declaração de Óbito". Achamos essa denominação mais adequada, haja vista ser a declaração de óbito um recurso utilizado nas cidades onde não se dispõe de médico, usando-se pessoas leigas que testemunham a morte. E Atestado de Óbito, um documento firmado por aqueles que têm competência profissional e legal para tanto. O atestado oferece dados que só o médico pode fornecer e a declaração é a simples afirmação do estado de morte e não de suas causas e consequências.

O novo sistema procura padronizar o atestado a fim de permitir sua tradução em uma linguagem de computação, dando condições para se informar mais rápida e mais precisamente. Esse modelo é único para todo o país (Figura 17.1).

Nesse novo formulário, em três vias, o item I contém espaço para ser preenchido exclusivamente pelo Cartório; o item II, para a identificação do morto; o item III, destinado a informações sobre o óbito fetal ou sobre a morte de menor de 1 ano; o item IV é o atestado médico propriamente dito, devendo ser preenchido apenas pelo médico-assistente, pelo médico-substituto (p. ex., chefes de plantão ou de enfermarias dos hospitais de urgência ou pelos plantonistas), pelos médicos dos Institutos Médico-Legais ou nomeados por autoridade competente e pelos médicos dos Serviços de Verificação de Óbito; o item V está reservado para o nome, endereço, CRM, telefone e assinatura do médico; o item VI está destinado ao preenchimento de dados referentes às mortes não naturais; e o item VII à morte sem assistência médica de responsabilidade do declarante e de duas testemunhas; o item VIII contém espaço para a informação sobre o cemitério e o município onde o falecido será enterrado.

O atestado médico de óbito deve ter em vista facilitar a seleção da causa básica de morte.

O atestado de óbito propriamente dito é constituído de duas Partes (I e II) distribuídas da seguinte maneira:

I – (a) Causa direta (devida a); (b) Causa antecedente intercorrente (devida a); (c) Causa antecedente básica.

II – Outros estados patológicos significativos que contribuíram para a morte, porém não relacionados com a doença ou estado patológico que a produziu.

Na Parte I, exclusiva dos médicos, a alínea *c* deve ser ocupada pela *causa básica* ou *causa fundamental* que é representada pela enfermidade ou lesão que dá início ao processo morte. Ela tem autonomia própria e não depende de nenhuma outra entidade patológica, o que não quer dizer que algumas entidades mórbidas e transtornos hereditários ou adquiridos não possam ter alguma influência no decorrer desse processo. A *causa intermediária* está representada pela letra *b* da Parte I e se refere a complicações da *causa direta* de morte. Ela está sempre justificada pela causa básica, assim como uma hemorragia digestiva provocada por uma úlcera gástrica. A *causa direta* corresponde à letra *a* da Parte I do atestado de óbito. Pode-se dizer que é aquele estado patológico que dá fim à vida como, por exemplo, a septicemia oriunda de uma encefalite.

Exemplo: I – (a) *Choque*; (b) *Hemorragia aguda*; (c) *Úlcera perfurada de estômago*.

Exemplo: I – (a) *Miocardite aguda*; (b) *Broncopneumonia*; (c) *Sarampo*.

Nas mortes violentas, o diagnóstico de *causa mortis* pode ter uma sequência diferente, começando-se pela sua causa básica, sem a preocupação de seguir a ordem das alíneas *a*, *b* e *c*. É uma descrição da marcha evolutiva da violência.

Exemplo: "Fratura cominutiva do crânio com lesões do cérebro e hemorragia das meninges."

Exemplo: "Ferimento penetrante do abdome com lesões do fígado e do estômago e hemorragia interna consecutiva."

Devem-se evitar, no diagnóstico, as causas antecedentes que motivaram as lesões, tais como "atropelamento", "queda de uma escada no trabalho", "agressão por arma branca" etc. Tais eventualidades não devem constar do diagnóstico de *causa mortis*, pois são fatos que dependem da conclusão da peça processual. Pode, no entanto, a autoridade competente, através de uma consulta médico-legal, arguir os peritos da possibilidade de aquelas lesões terem sido ocasionadas por determinadas circunstâncias.

Na morte violenta ainda podemos ter, excepcionalmente, a necessidade de ordem médico-jurídica de se consignar duas causas que tenham concorrido de forma efetiva para a morte e quando não se tem os elementos de convicção para assegurar com certeza se uma delas prevalece sobre a outra. Exemplo: uma vítima recebe um tiro que transfixa vasos do hilo pulmonar ou o próprio coração e outro tiro que penetra no crânio e atinge o cérebro nos seus núcleos de comando vital mais importantes. Podem até, nesse exemplo, serem os disparos produzidos por armas e indivíduos diferentes. Assim, *causa mortis* no atestado de óbito e no relatório médico-legal pode ser: "*Ferimento penetrante do crânio com lesões do encéfalo e ferimento penetrante do tórax com lesões dos vasos pulmonares (ou do coração) e hemorragia consecutiva*"; "morte violenta por estrangulamento e fratura do crânio com lesões do cérebro e do cerebelo. Em suma, pode existir mais de uma causa básica de morte em determinadas circunstâncias como: I – quando as lesões têm a mesma intensidade letal, a exemplo de uma ruptura cardíaca traumática e um trauma craniofacial gravíssimo por acidente de trânsito, mesmo que uma dessas causas possa teoricamente leve ao óbito de forma mais imediata que a outra; II – quando não se pode determinar qual das lesões de fato provocou a morte a exemplo de um caso de estrangulamento e de um trauma craniano grave em que seus sinais objetivos estejam incompletos e não claramente elucidativos. Nesta situação, há quem faça opção por uma única causa, principalmente por aquela em que há maior responsabilidade criminal.

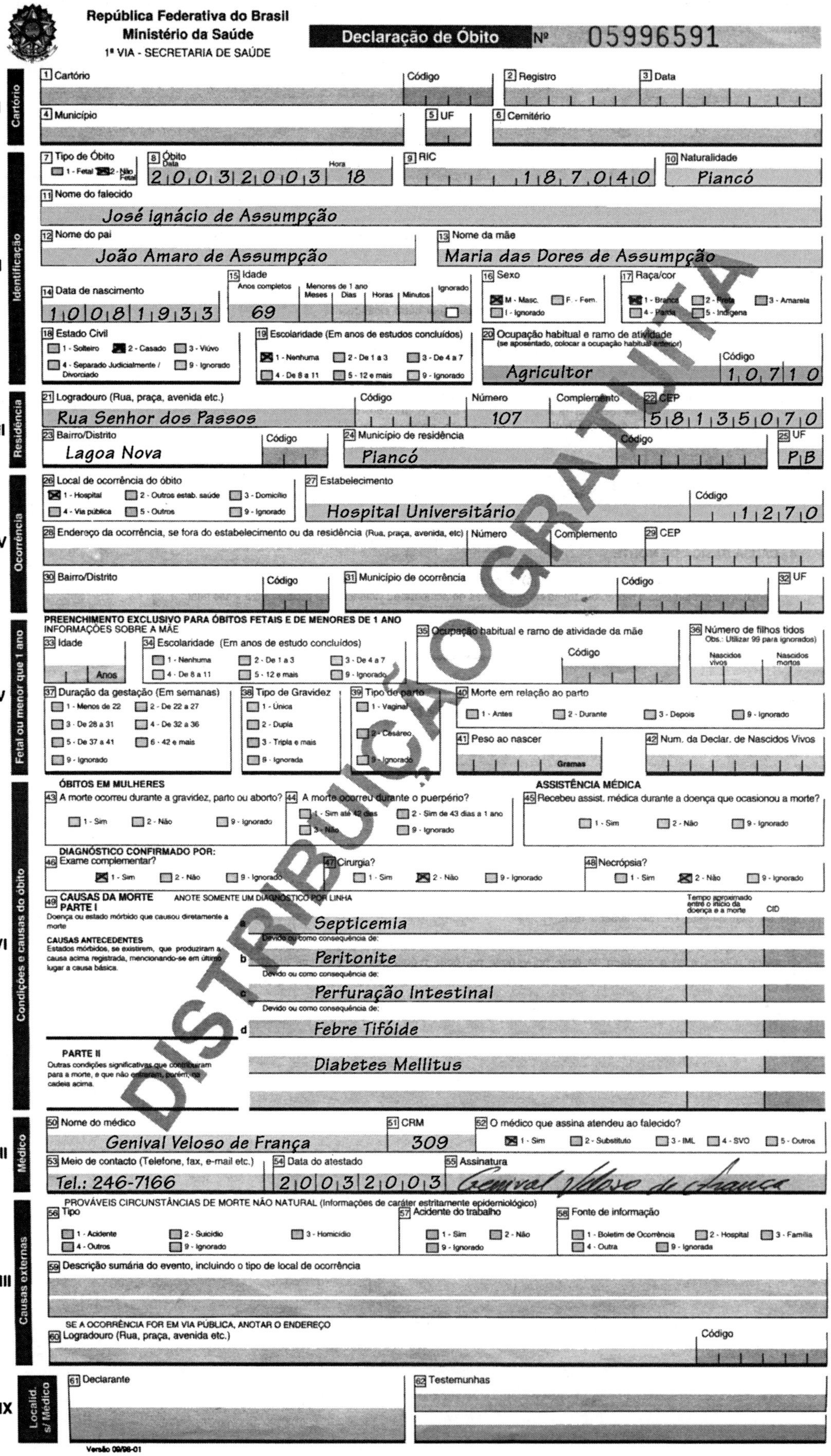

República Federativa do Brasil
Ministério da Saúde
1ª VIA - SECRETARIA DE SAÚDE

Declaração de Óbito   Nº 05996591

I Cartório

1 Cartório | Código | 2 Registro | 3 Data

4 Município | 5 UF | 6 Cemitério

II Identificação

7 Tipo de Óbito ☐ 1 - Fetal ☒ 2 - Não Fetal | 8 Óbito Data 2 0 0 3 2 0 0 3 Hora 18 | 9 RIC 1 8 7 0 4 0 | 10 Naturalidade Piancó

11 Nome do falecido — José Ignácio de Assumpção

12 Nome do pai — João Amaro de Assumpção | 13 Nome da mãe — Maria das Dores de Assumpção

14 Data de nascimento 1 0 0 8 1 9 3 3 | 15 Idade Anos completos 69 | 16 Sexo ☒ M - Masc. ☐ F - Fem. ☐ I - Ignorado | 17 Raça/cor ☒ 1 - Branca ☐ 2 - Preta ☐ 3 - Amarela ☐ 4 - Parda ☐ 5 - Indígena

18 Estado Civil ☐ 1 - Solteiro ☒ 2 - Casado ☐ 3 - Viúvo ☐ 4 - Separado Judicialmente / Divorciado ☐ 9 - Ignorado | 19 Escolaridade (Em anos de estudos concluídos) ☒ 1 - Nenhuma ☐ 2 - De 1 a 3 ☐ 3 - De 4 a 7 ☐ 4 - De 8 a 11 ☐ 5 - 12 e mais ☐ 9 - Ignorado | 20 Ocupação habitual e ramo de atividade (se aposentado, colocar a ocupação habitual anterior) Agricultor | Código 1 0 7 1 0

III Residência

21 Logradouro (Rua, praça, avenida etc.) Rua Senhor dos Passos | Código | Número 107 | Complemento | 22 CEP 5 8 1 3 5 0 7 0

23 Bairro/Distrito Lagoa Nova | Código | 24 Município de residência Piancó | Código | 25 UF PB

IV Ocorrência

26 Local de ocorrência do óbito ☒ 1 - Hospital ☐ 2 - Outros estab. saúde ☐ 3 - Domicílio ☐ 4 - Via pública ☐ 5 - Outros ☐ 9 - Ignorado | 27 Estabelecimento Hospital Universitário | Código 1 2 7 0

28 Endereço da ocorrência, se fora do estabelecimento ou da residência (Rua, praça, avenida, etc) | Número | Complemento | 29 CEP

30 Bairro/Distrito | Código | 31 Município de ocorrência | Código | 32 UF

V Fetal ou menor que 1 ano

PREENCHIMENTO EXCLUSIVO PARA ÓBITOS FETAIS E DE MENORES DE 1 ANO
INFORMAÇÕES SOBRE A MÃE

33 Idade Anos | 34 Escolaridade (Em anos de estudo concluídos) ☐ 1 - Nenhuma ☐ 2 - De 1 a 3 ☐ 3 - De 4 a 7 ☐ 4 - De 8 a 11 ☐ 5 - 12 e mais ☐ 9 - Ignorado | 35 Ocupação habitual e ramo de atividade da mãe Código | 36 Número de filhos tidos Obs.: Utilizar 99 para ignorados. Nascidos vivos / Nascidos mortos

37 Duração da gestação (Em semanas) ☐ 1 - Menos de 22 ☐ 2 - De 22 a 27 ☐ 3 - De 28 a 31 ☐ 4 - De 32 a 36 ☐ 5 - De 37 a 41 ☐ 6 - 42 e mais ☐ 9 - Ignorado | 38 Tipo de Gravidez ☐ 1 - Única ☐ 2 - Dupla ☐ 3 - Tripla e mais ☐ 9 - Ignorada | 39 Tipo de parto ☐ 1 - Vaginal ☐ 2 - Cesáreo ☐ 9 - Ignorado | 40 Morte em relação ao parto ☐ 1 - Antes ☐ 2 - Durante ☐ 3 - Depois ☐ 9 - Ignorado

41 Peso ao nascer Gramas | 42 Num. da Declar. de Nascidos Vivos

VI Condições e causas do óbito

ÓBITOS EM MULHERES
43 A morte ocorreu durante a gravidez, parto ou aborto? ☐ 1 - Sim ☐ 2 - Não ☐ 9 - Ignorado | 44 A morte ocorreu durante o puerpério? ☐ 1 - Sim até 42 dias ☐ 2 - Sim de 43 dias a 1 ano ☐ 3 - Não ☐ 9 - Ignorado | ASSISTÊNCIA MÉDICA 45 Recebeu assist. médica durante a doença que ocasionou a morte? ☐ 1 - Sim ☐ 2 - Não ☐ 9 - Ignorado

DIAGNÓSTICO CONFIRMADO POR:
46 Exame complementar? ☒ 1 - Sim ☐ 2 - Não ☐ 9 - Ignorado | 47 Cirurgia? ☐ 1 - Sim ☒ 2 - Não ☐ 9 - Ignorado | 48 Necrópsia? ☐ 1 - Sim ☒ 2 - Não ☐ 9 - Ignorado

49 CAUSAS DA MORTE   ANOTE SOMENTE UM DIAGNÓSTICO POR LINHA | Tempo aproximado entre o início da doença e a morte | CID

PARTE I
Doença ou estado mórbido que causou diretamente a morte
a Septicemia
Devido ou como consequência de:

CAUSAS ANTECEDENTES
Estados mórbidos, se existirem, que produziram a causa acima registrada, mencionando-se em último lugar a causa básica.
b Peritonite
Devido ou como consequência de:
c Perfuração Intestinal
Devido ou como consequência de:
d Febre Tifóide

PARTE II
Outras condições significativas que contribuíram para a morte, e que não entraram, porém, na cadeia acima.
Diabetes Mellitus

VII Médico

50 Nome do médico Genival Veloso de França | 51 CRM 309 | 52 O médico que assina atendeu ao falecido? ☒ 1 - Sim ☐ 2 - Substituto ☐ 3 - IML ☐ 4 - SVO ☐ 5 - Outros

53 Meio de contato (Telefone, fax, e-mail etc.) Tel.: 246-7166 | 54 Data do atestado 2 0 0 3 2 0 0 3 | 55 Assinatura Genival Veloso de França

VIII Causas externas

PROVÁVEIS CIRCUNSTÂNCIAS DE MORTE NÃO NATURAL (Informações de caráter estritamente epidemiológico)
56 Tipo ☐ 1 - Acidente ☐ 2 - Suicídio ☐ 3 - Homicídio ☐ 4 - Outros ☐ 9 - Ignorado | 57 Acidente do trabalho ☐ 1 - Sim ☐ 2 - Não ☐ 9 - Ignorado | 58 Fonte de informação ☐ 1 - Boletim de Ocorrência ☐ 2 - Hospital ☐ 3 - Família ☐ 4 - Outra ☐ 9 - Ignoradas

59 Descrição sumária do evento, incluindo o tipo de local de ocorrência

SE A OCORRÊNCIA FOR EM VIA PÚBLICA, ANOTAR O ENDEREÇO
60 Logradouro (Rua, praça, avenida etc.) | Código

IX Localid. s/ Médico

61 Declarante | 62 Testemunhas

Versão 09/98-01

Figura 17.1 Declaração de óbito (modelo atual).

A Parte II do atestado médico de óbito está reservada a outras associações mórbidas que, embora pudessem favorecer os estados patológicos descritos na Parte I, não foram consequências nem causas destes.

Exemplo: I – (a) *Coma;* (b) *Hiperglicemia;* (c) *Diabetes melito.*
II – *Úlcera duodenal.*

Exemplo: I – (a) *Anemia aguda;* (b) *Hemoptise;* (c) *Tuberculose Pulmonar III (VT).*
II – *Osteomielite.*

Esta segunda Parte (II), que se refere a outras enfermidades, está destinada a qualquer outro estado patológico ou acontecimento mórbido que apresentava o paciente, mas que mesmo capaz de contribuir ou alterar determinados estados patológicos não foram causa direta da morte.

Como exemplo, pode-se dar o de um paciente portador de diabetes melito que morre de tuberculose, ou de um paciente que sofre de osteomielite e vem a óbito por úlcera duodenal perfurada. Isso ajuda muito as autoridades médicas e sanitárias entenderem quando os processos mórbidos se relacionam e assim constarem na Parte I ou quando eles não guardam nenhuma intimidade. Assim, só deve ir para a Parte II aquela enfermidade que não influiu diretamente na causa da morte. Sabe-se que nem sempre é fácil estabelecer tais relações.

Nesse novo sistema, como a apreciação será feita pelo computador, não poderá haver espaço em branco. Colocar a expressão "ignorado" ou simplesmente um traço (–).

A parte reservada ao atestado médico foi acrescida de três itens: a) se recebeu assistência médica durante a doença que ocasionou morte; b) se o médico que assina atendeu ao falecido; c) se o diagnóstico foi confirmado por exames complementares, se houve cirurgia e se houve necropsia.

Em casos de o médico não querer usar nominalmente o diagnóstico da causa básica de morte, como maneira de resguardar o segredo profissional, pode ele utilizar-se da expressão numérica equivalente à Classificação Internacional de Doenças (CID), baseada nas recomendações da 10ª Conferência de Revisão e adotada pela 43ª Assembleia Mundial de Saúde, revisada em 1991 e adotada a partir de 1º de janeiro de 1996. Ali, estão convenientemente enumeradas as mais diversas entidades nosológicas que podem vir a ser causa de óbito, evitando, assim, o conhecimento de certas doenças quando o atestado é manuseado por pessoas estranhas.

Só podem atestar o óbito o médico que assistiu o paciente durante a doença que ocasionou a morte, o médico-substituto e os médicos dos Serviços de Medicina Legal e de Verificação de Óbito (Código de Ética Médica – artigo 83).

Não é expediente louvável o médico assinar atestado de óbito por "caridade", "questão humanitária", "amizade" ou "cortesia".

A causa de morte é um dos elementos de maior valia do atestado, pelas informações prestadas nas estatísticas de mortalidade, infelizmente tão negligenciadas.

Sendo assim, deve ser o atestado de óbito um documento idôneo, a fim de que as causas básicas ou primárias de morte não se mostrem falhas, levando a um quadro epidemiológico ou a estados patológicos falsos nas estatísticas de mortalidade.

No tocante ao período perinatal, a CID-10 mudou sua definição. Antes, tinha seu início na 28ª semana de gestação, quando o feto apresentava em média 1.000 g de peso. Agora, pela nova definição, o período perinatal começa a partir do início da 22ª semana de gravidez, quando o feto alcança aproximadamente 500 g.

Como a Lei dos Registros Públicos obriga a notificação de natimortos sem, no entanto, defini-los, entendemos que se deve lavrar o competente atestado de óbito a partir daquela data. O certo, porém, seria o registro de todas as perdas fetais, tanto sob o ponto de vista epidemiológico, como pelos interesses estatístico-demográficos em questão.

É muito natural que os médicos peritos oficiais ou inoficiais que firmam o diagnóstico de *causa mortis* por ação violenta resistam em assinalar no atestado o tipo de causa jurídica: suicídio, homicídio ou acidente, pois ele não tem nenhum conhecimento sobre a circunstância em que se deu o óbito e lhes faltam os resultados de exames solicitados.

As informações que eles têm são muito vagas e provêm das que constam dos boletins de ocorrência e isso nem sempre representa a verdade que se apura no final do inquérito policial. E mais: acredita-se que mesmo após a conclusão destes Inquéritos não se tenha a ideia precisa da causa jurídica da morte, visto a precariedade e as conclusões de seus resultados quando de sua avaliação na fase processual.

O laudo de exame cadavérico tem a finalidade inicial de informar a autoridade à frente do inquérito a causa médica de morte, as lesões violentas com suas devidas características e responder aos quesitos oficiais que pedem a causa da morte, a natureza do meio ou da ação que produziu esta morte e a existência ou não de sinais que possam evidenciar se esta morte foi motivada por meio de veneno, fogo, explosivo asfixia, tortura ou outro meio insidioso ou cruel. Pode, no entanto, no curso deste inquérito ou do processo responder a quesitos complementares ou expedir pareceres sobre situações mais específicas. Mesmo assim todos estes relatos têm sempre o caráter informativo e não conclusivo. A conclusão cabe ao comando maior do processo: o Poder Judiciário.

Outro fato: em situações especiais, depois de esgotados todos os meios disponíveis e utilizados no diagnóstico da causa médica da morte, pode-se concluir, pelo menos de forma preliminar, como "causa indeterminada". Assim, por exemplo, está decidido na Resolução do Comitê de Ministros do Conselho da Europa, relativo às normas de uniformização das necropsias médico-legais.

▼ Quem deve fornecer o atestado de óbito

Como o atestado de óbito é um documento que sempre enseja certas implicações de natureza ético-jurídica, há algumas regras que não podem ser esquecidas: 1. Não assinar atestados em branco nem deixar espaços vazios, inclusive verificando se todos os itens da identificação da declaração estão devidamente preenchidos; 2. Escrever com letra legível ou em letras de forma, sem borrões nem retificações, usando de preferência tinta de cor negra ou azul; 3. Evitar o uso de abreviaturas; 4. Certificar-se da identidade do morto; 5. Não assinar atestado de óbito em casos de morte violenta, a não ser quando legalmente autorizado; 6. A declaração de óbito fetal é da competência exclusiva do médico; 7. As partes de cadáver, como cabeça, ossos ou membros encontrados aleatoriamente, são da competência dos Institutos Médico-legais; 8. Quanto às partes amputadas por ocasião de atos cirúrgicos, recomenda-se a inumação em cemitérios públicos acompanhada de um relatório médico contendo especificações das partes e identificação do paciente, ou a incineração dentro das recomendações e do Parecer-Consulta CFM nº 04/96; 9. Usar como causa básica sempre as especificadas na Classificação Internacional de Doenças, adotada pela Associação Médica Mundial; 10. Evitar como causa básica certas expressões como parada cardíaca, insuficiência cardiorrespiratória ou hematêmese; 11. É também de responsabilidade do médico o preenchimento completo dos dados de identidade do falecido, no que diz respeito a nome completo, cor, idade, sexo e filiação, além de local, hora, data e causa da morte (Parecer Consulta CFM nº 16/95).

A Resolução CFM nº 1.779/2005, que regulamenta a responsabilidade médica no fornecimento da Declaração de Óbito, estabelece: 1. O preenchimento dos dados constantes na Declaração de Óbito é da responsabilidade do médico que atestou a morte. 2. Os médicos, quando do preenchimento da Declaração de Óbito, obedecerão às seguintes normas: (I) Morte natural sem assistência médica nas localidades com Serviço de Verificação de Óbitos (SVO) – a Declaração de Óbito deverá ser fornecida pelos médicos do SVO e nas localidades sem SVO; a Declaração de Óbito deverá ser fornecida pelos médicos do serviço público de saúde mais próximo do local onde ocorreu o evento; na sua ausência, por qualquer médico da localidade. (II) Morte com assistência médica: a. A Declaração de Óbito deverá ser fornecida, sempre que possível, pelo médico que vinha prestando assistência ao paciente; b. A Declaração de Óbito do paciente internado sob regime hospitalar deverá ser fornecida pelo médico assistente e, na sua falta, por médico substituto pertencente à instituição; c. A Declaração de Óbito do paciente em tratamento sob regime ambulatorial deverá ser fornecida por médico designado pela instituição que prestava assistência, ou pelo SVO; d. A Declaração de Óbito do paciente em tratamento sob regime domiciliar (Programa Saúde da Família, internação domiciliar e outros) deverá ser fornecida pelo médico pertencente ao programa ao qual o paciente estava cadastrado, ou pelo SVO, caso o médico não consiga correlacionar o óbito com o quadro clínico concernente ao acompanhamento do paciente. (III) Morte fetal: em caso de morte fetal, os médicos que prestaram assistência à mãe ficam obrigados a fornecer a Declaração de Óbito quando a gestação tiver duração igual ou superior a 20 semanas ou o feto tiver peso corporal igual ou superior a 500 (quinhentos) gramas e/ou estatura igual ou superior a 25 cm. (IV) Mortes violentas ou não naturais: a Declaração de Óbito deverá, obrigatoriamente, ser fornecida pelos serviços médico-legais.

A Portaria nº 116/2009, do Ministério da Saúde, acrescenta que essa Declaração de Óbito em casos de morte violenta pode ser fornecida qualquer que tenha sido o tempo decorrido entre o evento violento e a morte propriamente; e em localidades sem IML de referência ou equivalente, a DO deverá ser emitida por qualquer médico da localidade, ou outro profissional investido pela autoridade judicial ou policial na função de perito legista eventual (ad hoc), qualquer que tenha sido o tempo decorrido entre o evento violento e a morte propriamente.

E qual seria o prazo, após a última consulta, para fornecimento do atestado de óbito? O Conselho Regional de Medicina do Estado do Paraná, sobre o assunto, define em seu Parecer CRMPR nº 210/91: "não se pode relacionar em termo de prazo e, sim, que apenas pode atestar o óbito quem vinha assistindo o doente, e, como já foi explanado, exista relação fisiopatológica da doença diagnosticada por ocasião da consulta eventual e a causa do óbito".

LEI Nº 11.976, DE 7 DE JULHO DE 2009

Dispõe sobre a Declaração de Óbito e a realização de estatísticas de óbitos em hospitais públicos e privados.

O **VICE-PRESIDENTE DA REPÚBLICA**, no exercício do cargo de PRESIDENTE DA REPÚBLICA

Faço saber que o Congresso Nacional decreta e eu sanciono a seguinte Lei:

Art. 1º O documento oficial do Sistema Único de Saúde para atestar a morte de indivíduos, pacientes e não pacientes, é a Declaração de Óbito.

Art. 2º (VETADO)

§ 1º A Declaração de Óbito deve ser preenchida em tantas vias quantas forem determinadas e da forma como for estabelecida pela regulamentação específica.

§ 2º Obrigatoriamente, uma das vias será remetida a cartório de registro civil e outra à secretaria estadual ou municipal de saúde da jurisdição onde ocorreu o óbito.

§ 3º Nas regiões e nos locais onde forem instalados sistemas informatizados de comunicação de informações, os órgãos envolvidos obedecerão ao disposto na respectiva regulamentação.

§ 4º Para a identificação das doenças deve ser usada a Classificação Internacional de Doenças (CID) da Organização Mundial da Saúde, salvo definição alternativa emanada do Sistema Único de Saúde.

Art. 3º (VETADO)

Art. 4º Todos os hospitais, e outros estabelecimentos de saúde onde ocorrerem óbitos, devem realizar, mensalmente, estudo da respectiva estatística de óbitos com a finalidade de aperfeiçoar os seus serviços e os registros correspondentes.

Art. 5º As secretarias estaduais e municipais de saúde instalarão comissões ou serviços de investigação e/ou verificação de óbitos visando a resolução de casos de falecimentos por causas mal definidas e a busca da plena notificação dos falecimentos ao Sistema Único de Saúde.

Art. 6º (VETADO)

Art. 7º Esta Lei entra em vigor na data de sua publicação.

Brasília, 7 de julho de 2009; 188º da Independência e 121º da República.

JOSÉ ALENCAR GOMES DA SILVA
Luiz Paulo Teles Ferreira Barreto
José Gomes Temporão

PORTARIA Nº 116, DE 11 DE FEVEREIRO DE 2009

MINISTÉRIO DA SAÚDE
SECRETARIA DE VIGILÂNCIA EM SAÚDE

Regulamenta a coleta de dados, fluxo e periodicidade de envio das informações sobre óbitos e nascidos vivos para os Sistemas de Informações em Saúde sob gestão da Secretaria de Vigilância em Saúde.

(…).

Seção IV
Das atribuições e responsabilidades dos médicos sobre a emissão da Declaração de Óbito

Art. 17. A emissão da Declaração de Óbito (DO) é de competência do médico responsável pela assistência ao paciente, ou substitutos, excetuando-se apenas os casos confirmados ou suspeitos de morte por causas externas, quando a responsabilidade por esse ato é atribuída ao médico do IML ou equivalente.

Art. 18. Os dados informados em todos os campos da DO são de responsabilidade do médico que atestou a morte, cabendo ao atestante preencher pessoalmente e revisar o documento antes de assiná-lo.

Art. 19. A competência para a emissão da DO será atribuída com base nos seguintes parâmetros:

I – Nos óbitos por causas naturais com assistência médica, a DO deverá ser fornecida, sempre que possível, pelo médico que vinha prestando assistência ao paciente, ou de acordo com as seguintes orientações:

a) A DO do paciente internado sob regime hospitalar deverá ser fornecida pelo médico assistente e, na sua ausência ou impedimento, pelo médico substituto, independentemente do tempo decorrido entre a admissão ou internação e o óbito;

b) A DO do paciente em tratamento sob regime ambulatorial deverá ser fornecida por médico designado pela instituição que prestava assistência, ou pelo SVO;

c) A DO do paciente em tratamento sob regime domiciliar na Estratégia Saúde da Família (ESF), internação domiciliar e outros deverá ser fornecida pelo médico pertencente ao programa ao qual o paciente estava cadastrado, podendo ainda ser emitida pelo SVO, caso o médico não disponha de elementos para correlacionar o óbito com o quadro clínico concernente ao acompanhamento registrado nos prontuários ou fichas médicas dessas instituições; e

d) Nas localidades sem SVO ou referência de SVO definida pela CIB, cabe ao médico da ESF ou da Unidade de Saúde mais próxima verificar a realidade da morte, identificar o falecido e emitir a DO, nos casos de óbitos de paciente em tratamento sob regime domiciliar, podendo registrar "morte com causa indeterminada" quando os registros em prontuários ou fichas médicas não oferecerem elementos para correlacionar o óbito com o quadro clínico concernente ao acompanhamento que fazia. Se a causa da morte for desconhecida, poderá registrar "causa indeterminada" na Parte I do Atestado Médico da DO, devendo, entretanto, se tiver conhecimento, informar doenças preexistentes na Parte II deste documento.

II – Nos óbitos por causas naturais, sem assistência médica durante a doença que ocasionou a morte:

a) Nas localidades com SVO, a DO deverá ser emitida pelos médicos do SVO;

b) Nas localidades sem SVO, a Declaração de Óbito deverá ser fornecida pelos médicos do serviço público de saúde mais próximo do local onde ocorreu o evento e, na sua ausência, por qualquer médico da localidade. Se a causa da morte for desconhecida, poderá registrar "causa indeterminada" na Parte I do Atestado Médico da DO, devendo, entretanto, se tiver conhecimento, informar doenças preexistentes na Parte II deste documento.

III – Nos óbitos fetais, os médicos que prestaram assistência à mãe ficam obrigados a fornecer a DO quando a gestação tiver duração igual ou superior a 20 (vinte) semanas, ou o feto tiver peso corporal igual ou superior a 500 (quinhentos) gramas e/ou estatura igual ou superior a 25 (vinte e cinco) centímetros.

IV – Nos óbitos não fetais, de crianças que morreram pouco tempo após o nascimento, os médicos que prestaram assistência à mãe ou à criança, ou seus substitutos, ficam obrigados a fornecer a DO independentemente da duração da gestação, peso corporal ou estatura do recém-nascido, devendo ser assegurada nesse caso também a emissão da Declaração de Nascidos Vivos pelo médico presente ou pelos demais profissionais de saúde.

V – Nas mortes por causas externas:

a) Em localidade com IML de referência ou equivalente, a DO deverá, obrigatoriamente, ser emitida pelos médicos dos serviços médico-legais, qualquer que tenha sido o tempo decorrido entre o evento violento e a morte propriamente; e

b) Em localidade sem IML de referência ou equivalente, a DO deverá ser emitida por qualquer médico da localidade, ou outro profissional investido pela autoridade judicial ou policial na função de perito legista eventual (*ad hoc*), qualquer que tenha sido o tempo decorrido entre o evento violento e a morte propriamente.

§ 6º Nos óbitos ocorridos em localidades onde exista apenas um médico, este é o responsável pela emissão da DO.

§ 7º Nos óbitos naturais ocorridos em localidades sem médico, a emissão das 3 (três) vias da DO deverá ser solicitada ao Cartório do Registro Civil de referência, pelo responsável pelo falecido, acompanhado de 2 (duas) testemunhas, em conformidade com os fluxos acordados com as corregedorias de Justiça local.

§ 8º As Secretarias Municipais de Saúde deverão indicar o médico que emitirá a DO, de acordo com o preconizado anteriormente, caso restem dúvidas sobre a atribuição.

§ 9º As Secretarias Municipais de Saúde deverão utilizar-se dos meios disponíveis na busca ativa de casos não notificados ao SIM.

Seção V
Do Fluxo da Declaração de Óbito

Art. 20. No caso de óbito natural ocorrido em estabelecimento de saúde, a DO emitida na Unidade Notificadora terá a seguinte destinação:

I – 1ª via: Secretaria Municipal de Saúde;

II – 2ª via: representante/responsável da família do falecido, para ser utilizada na obtenção da Certidão de Óbito junto ao Cartório do Registro Civil, o qual reterá o documento; e

III – 3ª via: Unidade Notificadora, para arquivar no prontuário do falecido.

Art. 21. No caso de óbito natural ocorrido fora de estabelecimento de saúde e com assistência médica, a DO preenchida pelo médico responsável, conforme normatizado na Seção IV, terá a seguinte destinação:

I – 1ª e 3ª vias: Secretarias Municipais de Saúde; e

II – 2ª via: representante/responsável da família do falecido para ser utilizada na obtenção da Certidão de Óbito junto ao Cartório do Registro Civil, o qual reterá o documento.

Parágrafo único. No caso de óbito natural, sem assistência médica em localidades sem SVO, as vias da DO emitidas pelo médico do Serviço de Saúde mais próximo, ou pelo médico designado pela Secretaria Municipal de Saúde, em conformidade com o § 8º do art. 19 desta Portaria, deverão ter a mesma destinação disposta no *caput* deste artigo.

Art. 22. No caso de óbito natural, sem assistência médica em localidades com SVO, a DO emitida pelo médico daquele Serviço deverá ter a seguinte destinação:

I – 1ª via: Secretaria Municipal de Saúde;

II – 2ª via: representante/responsável da família do falecido, para ser utilizada na obtenção da Certidão de Óbito junto ao Cartório do Registro Civil, o qual reterá o documento; e

III – 3ª via: Serviço de Verificação de Óbitos.

Art. 23. No caso de óbito natural ocorrido em localidade sem médico, a DO preenchida pelo Cartório do Registro Civil terá a seguinte destinação:

I – 1ª e 3ª vias: Cartório de Registro Civil, para posterior coleta pela Secretaria Municipal de Saúde responsável pelo processamento dos dados; e

II – 2ª via: Cartório de Registro Civil, que emitirá a Certidão de Óbito a ser entregue ao representante/responsável pelo falecido.

§ 1º As Secretarias Municipais de Saúde deverão utilizar-se dos meios disponíveis na busca ativa de casos não notificados, valendo-se de todos os meios disponíveis para essa finalidade.

§ 2º No caso de óbito de indígena ocorrido em aldeia, nas condições do *caput* deste Artigo, a 1ª via será coletada pelo DSEI para processamento dos dados.

Art. 24. No caso de óbito natural ocorrido em aldeia indígena, com assistência médica, a DO emitida terá a seguinte destinação:

I – 1ª via: Distrito Sanitário Especial Indígena;

II – 2ª via: representante/responsável da família do falecido para ser utilizada na obtenção da Certidão de Óbito junto ao Cartório do Registro Civil, o qual reterá o documento; e

III – 3ª via: Unidade Notificadora, para arquivar no prontuário do falecido.

Art. 25. Nos casos de óbitos por causas acidentais e/ou violentas, as três vias da DO, emitidas pelo médico do IML de referência, ou equivalente, deverão ter a seguinte destinação:

I – 1ª via: Secretaria Municipal de Saúde;

II – 2ª via: representante/responsável da família do falecido para ser utilizada na obtenção da Certidão de Óbito junto ao Cartório do Registro Civil, o qual reterá o documento; e

III – 3ª via: Instituto Médico-legal.

Art. 26. Nos casos de óbitos por causas acidentais e/ou violentas, nas localidades onde não exista IML de referência, ou equivalente, as três vias do DO, emitidas pelo perito designado pela autoridade judicial ou policial para tal finalidade, deverão ter a seguinte destinação:

I – 1ª e 3ª vias: Secretarias Municipais de Saúde; e

II – 2ª via: representante/responsável da família do falecido para ser utilizada na obtenção da Certidão de Óbito junto ao Cartório do Registro Civil, o qual reterá o documento.

(…).

Art. 46. Fica revogada a Portaria nº 20/SVS, de 3 de outubro de 2003, publicada no Diário Oficial da União nº 194, Seção 1, p. 50, de 7 de outubro de 2003 e republicada no Diário Oficial da União nº 196, Seção 1, p. 71, de 9 de outubro de 2003.

GERSON OLIVEIRA PENNA

SERVIÇOS DE VERIFICAÇÃO DE ÓBITO

Nenhum sistema sério de saúde, individual ou coletivo, pode prescindir de um bom serviço de verificação de óbito, com a finalidade de registrar e estimar estatisticamente os tipos de morte chamada natural, hoje melhor chamada de "morte com antecedente patológico". Só assim, o planejador de saúde terá condições efetivas de executar uma estratégia de tratamento, recuperação e prevenção capaz de alcançar os objetivos almejados.

Logo, ninguém de bom senso poderia ficar indiferente a uma proposta desta natureza que viesse em favor da coletividade, contribuindo para as melhorias das condições de vida e saúde da população e ajudando a incrementar as políticas públicas em nosso país.

Isso tudo, no entanto, não justifica que, por um erro histórico e por comodidade de alguns, transforme-se os Institutos Médico-Legais em serviços de verificação de óbito de pessoas que faleceram sem assistência médica e cuja obrigação e responsabilidade são da competência das autoridades sanitárias que congregam as Secretarias Estaduais ou Municipais de Saúde, para quem estes resultados são da maior significação e que, sem eles, torna-se difícil a implementação de uma política correta de saúde.

Por outro lado, diga-se a bem da verdade que a maioria absoluta dos IML, além de viverem seus piores dias em termos de qualidade de serviço, ora pelo desfalque progressivo dos seus quadros de especialistas, ora pela carência assustadora dos meios técnicos e materiais para o exercício mais elementar de suas atividades fins, acham-se ainda mal localizados e sobrecarregados com um número de perícias cada vez maior. Some-se a tudo isso ainda o que se pode considerar como mais grave: os legistas não especializados em anatomia patológica não têm condições de realizar um trabalho à altura do que se espera nesses setores e, por isso, pode-se admitir que tipo de estatísticas nós contamos em nosso país.

Já que a iniciativa de se criar serviços de verificação de óbito não parte das secretarias estaduais e municipais de saúde, chegou a hora dos próprios legistas, a partir de suas entidades nacional e estaduais, começarem uma campanha dizendo aos Secretários de Segurança que aquela não é uma tarefa deles e, até, quando possível, dizer que não vão mais fazer aqueles exames. Por outro lado, estimular as Secretarias de Saúde para realizar convênios com as Universidades, através das disciplinas de anatomia patológica, dos quais certamente todos lucrarão: a sociedade, os órgãos de saúde e o aparelho formador. Aí está o exemplo dignificante da cidade de Ribeirão Preto (SP) que tem um serviço modelo de verificação de óbito.

▼ Rede Nacional de Serviços de Verificação de Óbito

Agora, por meio da Portaria nº 1.405, de 29 de junho de 2006, o Ministério da Saúde criou a Rede Nacional de Serviços de Verificação de Óbito e Esclarecimento da Causa Mortis (SVO), nas seguintes condições:

"Art. 1º Instituir a Rede Nacional de Serviços de Verificação de Óbito e Esclarecimento da Causa Mortis (SVO), integrante do Sistema Nacional de Vigilância em Saúde e formada por serviços existentes e a serem criados, desde que cumpram as condições previstas nesta Portaria, mediante termo de adesão.

§ 1º Os SVO integrarão uma rede pública, preferencialmente subordinada à área responsável pelas ações de vigilância epidemiológica, sob gestão da Secretaria Estadual de Saúde (SES).

§ 2º A SES poderá celebrar acordo ou convênio com instituição pública de ensino superior, instituições filantrópicas, Secretaria de Segurança Pública ou equivalente para a operacionalização dos SVO.

§ 3º As Secretarias Municipais de Saúde poderão ser gestoras e/ou gerentes dos SVO integrantes da rede e localizados em seu território, mediante pactuação na Comissão Intergestores Bipartite (CIB).

Art. 2º Estabelecer que a Rede Nacional de SVO seja constituída de forma progressiva por 74 (setenta e quatro) serviços distribuídos por unidade federada e classificados em Portes, conforme o disposto no Anexo I, atendendo aos seguintes critérios:

I – Para as UF com população inferior ou igual a 3 milhões de habitantes, está assegurada a possibilidade de adesão de apenas um serviço, preferencialmente de Porte III.

II – Para as UF com população superior a 3 milhões de habitantes está assegurada a possibilidade de adesão de um serviço, preferencialmente de Porte III, e mais serviço(s) de Porte I ou II, em número e porte estabelecidos conforme critérios informados nas alíneas abaixo:

a) para cada excedente populacional de 3 milhões de habitantes poderá ser solicitada a adesão de mais um serviço de Porte II;

b) para cada excedente populacional inferior a 3 milhões de habitantes, maior que 1 milhão e quinhentos mil habitantes, poderá ser solicitada a adesão de um serviço de Porte II; e

c) para cada excedente populacional inferior a 3 milhões de habitantes, menor ou igual a 1 milhão e quinhentos mil habitantes, poderá ser solicitada a adesão de um serviço de Porte I.

III – Os serviços serão definidos em Portes conforme o atendimento às condições apresentadas nos Anexos II, III e IV a esta Portaria, que deverão ser observadas, para fins de adesão à Rede, tanto pelos serviços existentes quanto por aqueles a serem criados.

IV – As UF que não possuam serviços que atendam às condições definidas nos Anexos II, III e IV, para solicitar adesão de serviços de Porte III, no primeiro ano, poderão credenciar-se nos Portes I ou II, e posteriormente solicitar alteração nas condições de adesão.

V – Os serviços de Porte III, nos estados que disponham de mais de um SVO, além de suas atribuições regulares, deverão exercer a função de referência para apoio, diagnóstico e treinamento de pessoal aos serviços de Portes I e II da UF.

Art. 3º O Ministério da Saúde apoiará financeiramente os estados, o Distrito Federal e os municípios para a implantação e o custeio dos SVO, de acordo com sua disponibilidade orçamentária.

Parágrafo único. O cronograma de repasses de recursos financeiros destinados ao custeio de serviços integrados à Rede de SVO para os anos subsequentes serão pactuados na última reunião da CIT do ano anterior a cada um desses anos, tendo como base uma avaliação do impacto da rede implantada e a eventual proposição de ajustes neste cronograma e respectivo orçamento.

Art. 4º A implantação da rede de SVO ocorrerá nos próximos 4 anos e o Ministério da Saúde repassará recursos financeiros de incentivo para custeio dos SVO, de acordo com o seguinte cronograma:

I – durante o exercício de 2006, o início do repasse do incentivo financeiro será instituído prioritariamente para o custeio de 15 serviços de Porte III, preferencialmente para os SVO já existentes nas capitais;

II – a partir do exercício de 2007, o incentivo financeiro mensal regular será ampliado prioritariamente para os 12 estados não contemplados no primeiro ano, que venham a implantar serviços, preferencialmente de Porte III, em suas capitais, ressalvadas as condições definidas no parágrafo único do artigo 3º; e

III – para os exercícios de 2008 e 2009, o Ministério da Saúde deverá prever recursos orçamentários para o repasse do incentivo financeiro necessário ao custeio dos 47 SVOs restantes para compor a rede proposta no Anexo I, ressalvadas as condições definidas no parágrafo único do artigo 3º.

Art. 5º Instituir o Fator de Incentivo para os Serviços de Verificação de Óbito e Esclarecimento da Causa Mortis.

§ 1º O Fator de Incentivo será transferido mensalmente pelo Fundo Nacional de Saúde, de forma regular e automática, diretamente para o Fundo Estadual de Saúde ou o Fundo Municipal de Saúde, de acordo com o pactuado na CIB, como componente do Teto Financeiro de Vigilância em Saúde (TFVS).

§ 2º O valor do Fator de Incentivo variará de acordo com o Porte do Serviço de Verificação de Óbito e Esclarecimento da Causa Mortis, conforme se apresenta no Anexo V a esta Portaria.

§ 3º Os estados com população superior a 10 milhões de habitantes, que expandirem o horário do plantão técnico do serviço de Porte III para 24 h, contarão com um incentivo adicional no valor de R$ 15.000,00 (quinze mil reais) mensais para suplementar o custeio previsto no Anexo V.

§ 4º O Fator de Incentivo será pago em dobro no primeiro mês de adesão, com o objetivo de apoiar o custeio das despesas de implantação da atividade.

Art. 6º A Secretaria de Vigilância em Saúde (SVS) acompanhará a implantação e a execução dos serviços dos SVO de forma a garantir a qualidade das ações e serviços prestados para fins de recebimento do Fator de Incentivo.

§ 1º A regularidade do cumprimento das obrigações por parte dos SVO é condição para a continuidade do repasse do Fator de Incentivo.

§ 2º O serviço que não atender aos requisitos desta Portaria, no prazo estabelecido, poderá perder a qualificação e deixar de receber o Fator de Incentivo, desde que não apresente justificativa válida para o não cumprimento ou promova as adequações necessárias.

Art. 7º Estabelecer que para fins de repasse do incentivo financeiro, a Secretaria de Vigilância em Saúde (SVS) cadastre, como integrantes da rede, os serviços indicados pela Secretaria de Estado de Saúde (SES), após pactuação na CIB, até o número máximo definido por UF, no Anexo I.

Parágrafo único. Para cumprimento do disposto neste artigo, a SES deverá encaminhar à SVS uma proposta de constituição da rede estadual de SVO, contendo:

I – cadastro de todos os serviços existentes no estado e no Distrito Federal;

II – pactuação na CIB dos serviços que integrarão a Rede; e

III – fluxos e atribuições dos serviços dentro desta Rede,

Art. 8º Os SVO serão implantados, organizados e capacitados para executarem as seguintes funções:

I – realizar necropsias de pessoas falecidas de morte natural sem ou com assistência médica (sem elucidação diagnóstica), inclusive os casos encaminhadas pelo Instituto Médico-legal (IML);

II – transferir ao IML os casos:

a) confirmados ou suspeitos de morte por causas externas, verificados antes ou no decorrer da necropsia;

b) em estado avançado de decomposição; e

c) de morte natural de identidade desconhecida;

III – comunicar ao órgão municipal competente os casos de corpos de indigentes e/ou não reclamados, após a realização da necropsia, para que seja efetuado o registro do óbito (no prazo determinado em lei) e o sepultamento;

IV – proceder às devidas notificações aos órgãos municipais e estaduais de epidemiologia;

V – garantir a emissão das declarações de óbito dos cadáveres examinados no serviço, por profissionais da instituição ou contratados para este fim, em suas instalações;

VI – encaminhar, mensalmente, ao gestor da informação de mortalidade local (gestor do Sistema de Informação sobre Mortalidade):

a) lista de necropsias realizadas;

b) cópias das Declarações de Óbito emitidas na instituição; e

c) atualização da informação da(s) causa(s) do óbito por ocasião do seu esclarecimento, quando este só ocorrer após a emissão deste documento.

Parágrafo único. O SVO deve conceder absoluta prioridade ao esclarecimento da causa mortis de casos de interesse da vigilância epidemiológica e óbitos suspeitos de causa de notificação compulsória ou de agravo inusitado à saúde.

Art. 9º Os SVO, independentemente de seu Porte, deverão obrigatoriamente:

I – funcionar de modo ininterrupto e diariamente, para a recepção de corpos;

II – atender à legislação sanitária vigente;

III – adotar as medidas de biossegurança pertinentes para garantir a saúde dos trabalhadores e usuários do serviço; e

IV – contar com serviço próprio de remoção de cadáver ou com um serviço de remoção contratado ou conveniado com outro ente público, devidamente organizado, para viabilizar o fluxo e o cumprimento das competências do serviço.

Art. 10. A área de abrangência de um determinado SVO deve ser pactuada na CIB, podendo ser definida como um grupo de municípios de uma região ou apenas um único município, considerando como parâmetro para definir a área de abrangência o Plano Diretor de Regionalização do Estado.

Art. 11. Determinar que a responsabilidade técnica do SVO seja da competência de um médico regularmente inscrito no Conselho Regional de Medicina do Estado onde o SVO for instalado.

§ 1º Caberá ao médico do SVO o fornecimento da Declaração de Óbito nas necropsias a que proceder.

§ 2º Os exames necroscópicos só poderão ser realizados nas dependências dos SVO, por médico patologista, preferencialmente com especialidade registrada no Conselho Regional de Medicina do Estado onde o serviço estiver instalado.

§ 3º No caso de estados com comprovada carência de patologistas, o SVO poderá ser habilitado provisoriamente sem o cumprimento do disposto no parágrafo anterior, desde que a SES apresente proposta para o desenvolvimento de políticas para ampliar esta disponibilidade.

§ 4º Os exames histopatológicos, hematológicos, bioquímicos, de microbiologia, toxicológicos, sorológicos e imuno-histoquímicos poderão ser realizados fora das dependências dos SVO, em laboratórios públicos ou privados, legalmente registrados no órgão de vigilância sanitária competente e nos conselhos regionais de profissionais do respectivo estado.

§ 5º Nos casos previstos no parágrafo anterior, o laboratório estará submetido às normas técnicas e éticas vigentes na administração pública da saúde, com destaque para o necessário sigilo, bem como daquelas que forem especificamente definidas pela SES para cada caso.

Art. 12. Instituir Comissão de Implantação e Acompanhamento da Rede Nacional de Serviços de Verificação de Óbito e Esclarecimento da Causa Mortis, a ser composta por técnicos e gestores do SUS, incluindo representação do Conselho Nacional de Secretários de Saúde (CONASS) e do Conselho Nacional de Secretários Municipais de Saúde (CONASEMS).

Parágrafo único. A Comissão de que trata o caput deste artigo será designada por portaria do Secretário de Vigilância em Saúde.

Art. 13. Compete à Secretaria de Vigilância em Saúde a adoção das medidas e procedimentos necessários para o pleno funcionamento e efetividade do disposto nesta Portaria.

Art. 14. As despesas previstas nesta Portaria onerarão recursos orçamentários do Ministério da Saúde.

Art. 15. Esta Portaria entra em vigor na data de sua publicação, com efeitos financeiros a partir de 1º de junho de 2006.

ARIONALDO BOMFIM ROSENDO

ANEXO I

Distribuição dos SVO por UF, Segundo o Porte

Estado	Porte I	Porte II	Porte III	Total	População residente na UF*
Roraima	–	–	1	1	381.896
Amapá	–	–	1	1	547.400
Acre	–	–	1	1	620.634
Tocantins	–	–	1	1	1.262.644
Rondônia	–	–	1	1	1.562.085
Sergipe	–	–	1	1	1.934.596
Mato Grosso do Sul	–	–	1	1	2.230.702
Distrito Federal	–	–	1	1	2.282.049
Rio Grande do Norte	–	–	1	1	2.962.107
Piauí	–	–	1	1	2.977.259
Alagoas	–	–	1	1	2.980.910
Mato Grosso	–	–	1	1	2.749.145
Amazonas	1	–	1	2	3.148.420
Espírito Santo	1	–	1	2	3.352.024
Paraíba	1	–	1	2	3.568.350
Goiás	–	1	1	2	5.508.245
Santa Catarina	–	1	1	2	5.774.178
Maranhão	1	1	1	3	6.021.504
Pará	1	1	1	3	6.850.181
Ceará	1	1	1	3	7.976.563
Pernambuco	–	2	1	3	8.323.911
Paraná	1	2	1	4	10.135.388
Rio Grande do Sul	–	3	1	4	10.726.063
Bahia	–	4	1	5	13.682.074
Rio de Janeiro	1	4	1	6	15.203.750
Minas Gerais	1	5	1	7	18.993.720
São Paulo	1	12	1	14	39.825.226
Total	10	37	27	74	181.581.024

*População por estado estimada pelo IBGE para 2004.

ANEXO II

Critérios para a Classificação – Porte I
Serviços de Verificação de Óbito e Esclarecimento da Causa Mortis

1. Para que o Serviço de Verificação de Óbito e Esclarecimento da Causa Mortis seja habilitado, deverá atender às seguintes condições:

I – apresentar Carta de Adesão (Anexo VI) assinada pelo Secretário de Saúde do Estado, do Município ou do Distrito Federal;

II – apresentar ato formal de criação do Serviço de Verificação de Óbito e Esclarecimento da Causa Mortis;

III – comprovar disponibilidade de área física com instalações e tecnologias necessárias, inclusive computador conectado à internet;

IV – dispor de uma equipe para o SVO, composta por, no mínimo:
a) Auxiliar Administrativo (*);
b) Auxiliar de Serviços Gerais (*);
c) Médico Patologista (**);
d) Técnico de Necropsia (**);
e) Histotécnico (***); e
(*) Ao menos um durante todo o horário de funcionamento.
(**) Ao menos um durante todo o horário de funcionamento do plantão técnico.
(***) Dispensável caso o serviço não realize os exames histopatológicos em suas dependências.

V – manter grade de horário para funcionamento de seus plantões técnico e administrativo, conforme descrito:

Atividade	Porte I
Recepção de corpos (plantão administrativo)	0-24 h
Plantão técnico (*)	7-19 h

(*) Médico Patologista, Técnico e Auxiliar de Necropsia.

2. Competências:

O Serviço de Verificação de Óbito e Esclarecimento da Causa Mortis desenvolverá o conjunto de ações descritas abaixo, que visam ao esclarecimento da causa de óbito, além da detecção e investigação de qualquer agravo suspeito ou confirmado de doença de notificação compulsória atendido no hospital, utilizando para isso as normas de vigilância epidemiológica nacionais, estaduais e municipais:

Procedimentos/Atividades	Porte I
Exame anatomopatológico macroscópico	X
Exame histopatológico básico	X(*)
Exame hematológico	X(*)
Exame bioquímico	X(*)
Laboratório de microbiologia	X(*)
Sorológicos	X(*)

(*) Procedimento realizado no local ou contratado.

ANEXO III

Critérios para a Classificação – Porte II
Serviços de Verificação de Óbito e Esclarecimento da Causa Mortis

1. Para que o Serviço de Verificação de Óbito e Esclarecimento da Causa Mortis seja habilitado, deverá atender às seguintes condições:

I – apresentar Carta de Adesão (Anexo VI) assinada pelo Secretário de Saúde do Estado ou do Município ou do Distrito Federal;

II – apresentar ato formal de criação do Serviço de Verificação de Óbito e Esclarecimento da Causa Mortis;

III – comprovar disponibilidade de área física com instalações e tecnologias necessárias, inclusive computador conectado à internet; e

IV – dispor de uma equipe para o SVO, composta por, no mínimo:

a) Auxiliar Administrativo (*);
b) Auxiliar de Serviços Gerais (*);
c) Médico Patologista (**);
d) Técnico de Necropsia (**);
e) Histotécnico (***);
f) Assistente Social (**);

(*) Ao menos um durante todo o horário de funcionamento.

(**) Ao menos um durante todo o horário de funcionamento do plantão técnico.

(***) Dispensável caso o serviço não realize os exames histopatológicos em suas dependências.

V – manter grade de horário para funcionamento de seus plantões técnico e administrativo, conforme descrito:

Atividade	Porte I
Recepção de corpos (plantão administrativo)	0-24 h
Plantão técnico (*)	7-23 h

(*) Médico Patologista, Técnico e Auxiliar de Necropsia.

2. Competências:

O Serviço de Verificação de Óbito e Esclarecimento da Causa Mortis desenvolverá o conjunto de ações descritas a seguir e que visam ao esclarecimento da causa de óbito, além da detecção e investigação de qualquer agravo suspeito ou confirmado de doença de notificação compulsória atendido no hospital, utilizando para isso as normas de vigilância epidemiológica nacionais, estaduais e municipais:

Procedimentos/Atividades	Porte II
Exame anatomopatológico macroscópico	X
Exame histopatológico básico	X(*)
Exame hematológico	X(*)
Exame bioquímico	X(*)
Laboratório de microbiologia	X(*)
Imuno-histoquímico	X(*)
Sorológicos	X(*)

(*) Procedimento realizado no local ou contratado.

ANEXO IV

Critérios para a Classificação – Porte III

Serviços de Verificação de Óbito e Esclarecimento da Causa Mortis

1. Para que o Serviço de Verificação de Óbito e Esclarecimento da Causa Mortis seja habilitado, deverá atender às seguintes condições:

I – apresentar Carta de Adesão (Anexo VI) assinada pelo Secretário de Saúde do Estado ou do Município ou do Distrito Federal;

II – apresentar ato formal de criação do Serviço de Verificação de Óbito e Esclarecimento da Causa Mortis;

III – comprovar disponibilidade de área física com instalações e tecnologias necessárias, inclusive computador conectado à internet; e

IV – dispor de uma equipe para o SVO, composta por, no mínimo:

Categoria profissional	Porte III
Auxiliar Administrativo (*)	1
Auxiliar de Serviços Gerais (*)	1
Médico Patologista (**)	2
Técnico de Necropsia (**)	1
Auxiliar de Necropsia (**)	1
Histotécnico 40h semanais (***)	1
Assistente Social (**)	1

(*) Ao menos um durante todo o horário de funcionamento.

(**) Ao menos um durante todo o horário de funcionamento do plantão técnico.

(***) Dispensável caso o serviço não realize os exames hisopatológicos em suas dependências.

V – manter grade de horário para funcionamento de seus plantões técnico e administrativo, conforme descrito:

Atividade	Porte III
Recepção de corpos (plantão administrativo)	0-24h
Plantão técnico (*)	7-23h(**)

(*) Médico Patologista, Técnico e Auxiliar de Necropsia.

(**) O SVO Porte III de UF com mais de 10.000.000 de habitantes, cuja gestão receba o incentivo-adicional de que trata o §3º do artigo 5º desta Portaria, deverá manter plantão técnico de 24 horas.

2. Competências:

O Serviço de Verificação de Óbito e Esclarecimento da Causa Mortis desenvolverá o conjunto de ações descritas abaixo e que visam ao esclarecimento da causa de óbito, além da detecção e investigação de qualquer agravo suspeito ou confirmado de doença de notificação compulsória atendido no hospital, utilizando para isso as normas de vigilância epidemiológica nacionais, estaduais e municipais:

Procedimentos/Atividades	Porte III
Exame anatomopatológico macroscópico	X
Exame histopatológico básico	X(*)
Exame hematológico	X(*)
Exame bioquímico	X(*)
Laboratório de toxicologia, com os seguintes procedimentos mínimos: – análise de álcool em amostras biológicas, e – análise qualitativa de drogas (triagem)	X(**)
Imuno-histoquímico	X(**)
Sorológicos	X(*)
Capacidade para oferecer treinamento	X(**)

(*) Procedimento realizado no local ou contratado.

(**) Procedimento realizado no local ou contratado, e disponível para os demais SVO do estado.

ANEXO V

Valor Mensal do Incentivo Segundo o Porte do SVO

Porte	Valor Mensal R$
I	20.000,00
II	30.000,00
III (*)	35.000,00

(*) O SVO de Porte III com mais de 10 milhões de habitantes poderá receber o incentivo adicional de R$ 15.000,00 (quinze mil reais), de que trata o §3.º do artigo 5.º desta Portaria, e deverá manter plantão técnico de 24 horas.

ANEXO VI

Carta de Adesão

Cada Serviço de Verificação de Óbito e Esclarecimento da Causa Mortis deve ser encaminhado por ofício assinado pelo gestor correspondente (Secretário de Saúde do Estado, do Município ou do Distrito Federal) e em papel timbrado, conforme modelo ao lado:

(TIMBRE)

Identificação do Gestor (Secretaria Estadual ou Municipal de XXXXX)

Local e data _____, _____ de _____ de 2006.

Endereçado a:

À Secretaria de Vigilância em Saúde – SVS/MS

Departamento de Análise de Situação de Saúde – DASIS

Esplanada dos Ministérios, Bloco G, Edifício Sede do Ministério da Saúde, sobreloja, sala 148

CEP: 70058-900 Brasília – DF

Senhor Diretor,

Vimos oficializar o compromisso do Serviço de Verificação de Óbito e Esclarecimento da Causa Mortis de (identificar o Serviço), em participar da Rede Nacional de Serviços de Verificação de Óbito e Esclarecimento da Causa Mortis (SVO), integrando o Sistema Nacional de Vigilância em Saúde. Ao mesmo tempo, declaramos que o referido Serviço cumpre os critérios estabelecidos pelo Ministério da Saúde.

Para tanto, enviamos a documentação necessária, que habilitará o referido Serviço ao credenciamento como Serviço de Verificação de Óbito e Esclarecimento da Causa Mortis (SVO) no Porte _____, com as obrigações e vantagens que advêm desta condição.

Atenciosamente,

Assinatura do gestor correspondente
(Secretário de Saúde do Estado, do Município ou do Distrito Federal)

▼

34. Causas jurídicas da morte: Homicídio, suicídio e acidente. Aspectos psicossociais do suicídio. Exame de local de morte.

CAUSAS JURÍDICAS DA MORTE

Um dos objetivos primordiais do estudo da Tanatologia Médico-Legal é estabelecer o diagnóstico da causa jurídica da morte na busca de determinar as hipóteses de *homicídio, suicídio* ou *acidente*. Pode-se acrescentar a estas três causas a "morte por decisão judicial", a qual não há como enquadrar como homicídio, muito menos como suicídio ou acidente.

Na confirmação deste diagnóstico diferencial, além dos conhecimentos médicos e médico-legais, o perito deverá pôr em andamento toda a sua argúcia e todo o seu espírito de observação, a fim de surpreender pequenas minúcias que de outro especialista pudessem fatalmente passar despercebidas.

Deve deter-se não apenas ao exame do corpo, mas ainda ao resultado da inspeção do local de morte, realizada pela perícia criminal, subsidiando-se de todos os seus detalhes internos e externos e, afinal, ao estudo acurado do indiciado autor, quando houver.

A necropsia constitui-se em uma etapa de grande importância, em que as lesões externas e internas deverão ser descritas e analisadas cuidadosamente.

O *mecanismo de morte* já pode orientar para uma determinada *causa jurídica*, como por exemplo a esganadura para o homicídio e o enforcamento para o suicídio.

As lesões externas se mostram de interesse incontestável, através das chamadas *lesões de defesa*, geralmente encontradas nas mãos, bordas mediais dos antebraços, pés, ombros, sendo as de maior consideração as lesões da palma da mão e da face palmar dos dedos (Figuras 17.2 a 17.4). As *lesões por luta* são mais dispersas, sendo mais comuns na face, pescoço, tórax e abdome.

Isso não significa que, em casos de suicídio, não possa a vítima apresentar algumas dessas lesões quando, por exemplo, ela tenha empunhado determinadas armas de gume e venha a ferir-se.

Assumem também magnitude as *lesões encontradas na vítima provocadas pelo agressor*, no propósito de subjugá-la ou privá-la do grito de socorro. São os ferimentos com que se deparam em torno do nariz e da boca ou escoriações e equimoses localizadas no pescoço e nos braços. Há, no entanto, situações, como na surpresa, em que esses elementos não são descobertos.

As *lesões do agressor* podem ajudar também no diagnóstico de causa jurídica de morte, como as escoriações e as dentadas.

A *sede dos ferimentos* no cadáver é alvo de vastas interpretações. O agente agressor, ao ferir a vítima, procura golpeá-la nas partes mortais, na intenção de obter um resultado mais imediato. Por isso, a escolha da sede em determinados segmentos ou regiões, como o precórdio, a cabeça e o pescoço, são os lugares de eleição, embora nem sempre isso aconteça, pois o criminoso pode tentar ferir a vítima sem preferência de local. Os suicidas, por seu turno, na expectativa de minorar seus sofrimentos, optam, na maioria das vezes, por zonas fatais. Esse fato não é regra geral, uma vez que a observação tem demonstrado situações verdadeiramente absurdas. Já no acidente, como é óbvio, as lesões são as mais diversificadas.

Há partes do corpo dificilmente atingidas pelo próprio indivíduo, digamos as regiões escapulares e interescapulares.

Nos membros superiores, o punho e as pregas do cotovelo exercem preferências sobre os suicidas, como igualmente a cabeça, nos tiros encostados ao ouvido (Figura 17.5).

A *direção da ferida* não pode deixar de merecer uma atenção devida, partindo-se do raciocínio relativo à posição da vítima e dos movimentos da mão do agressor. O destro que empunhe uma arma de corte contra o próprio pescoço produz um ferimento que começa pouco abaixo e para trás do ângulo esquerdo da mandíbula na localidade superior do trígono carótico, descendo obliquamente para a linha mediana, terminando na fossa supraclavicular maior ou menor direitas, onde a ferida se mostra mais superficial em virtude da diminuída resistência do próprio

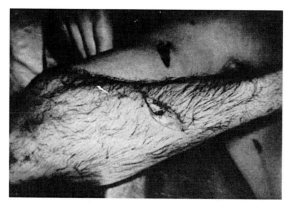

Figura 17.2 Lesões de defesa (IML/RJ).

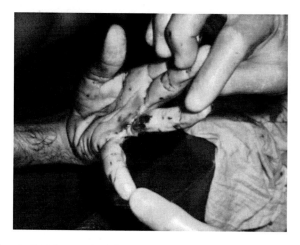

Figura 17.3 Lesões de defesa. Esta figura encontra-se reproduzida, em cores, no Encarte.

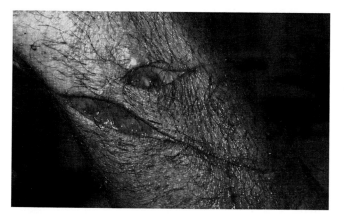

Figura 17.4 Lesões de defesa no antebraço. (Arquivo do Prof. Nilo Jorge Rodrigues Gonçalves.) Esta figura encontra-se reproduzida, em cores, no Encarte.

agente. No homicídio, em se tratando de esgorjamento, principalmente quando a vítima é atacada pelas costas, o ferimento do pescoço é horizontal e termina profundo e para cima, mesmo começando pelo lado esquerdo (Figura 17.6).

A *direção do projétil de arma de fogo* em suicídios, em geral, penetra no meato acústico externo direito (quando destro), dirigindo-se ligeiramente para trás e para cima. Já nos homicídios, esse trajeto processa-se em qualquer rumo.

A *distância do tiro* pode ser avaliada a partir dos vestígios encontrados em torno das lesões produzidas pelo disparo. Em tese, esses tiros podem ser encostados, a curta distância e a distância. A melhor maneira de determinar a distância do tiro é através dos seus efeitos primários e dos efeitos secundários sobre o alvo. Nos tiros encostados, o orifício de entrada é amplo, irregular e em forma de boca de mina, em face da ação dos gases deflagrados pelo tiro. Nos tiros a curta distância, além da lesão produzida pelo projétil (efeito primário), encontram-se os efeitos dos gases e dos resíduos de não combustão e de combustão (efeitos secundários). Esses limites não podem ser precisos, pois os efeitos podem variar de acordo com o tipo de arma, com o tipo de pólvora do cartucho e com o comprimento do cano. Para uma melhor determinação da distância do tiro, é necessário o estudo do *residuograma* dos efeitos secundários da região anatômica ou das vestes atingidas pelo disparo, apresentando a forma arredondada se o tiro foi perpendicular ao alvo, ou ovalar ou elíptica nos casos dos tiros em direção oblíqua. Para se ter um cálculo bem aproximado, o estudo deve ser feito por comparação, produzindo tiros de prova com a arma indiciada

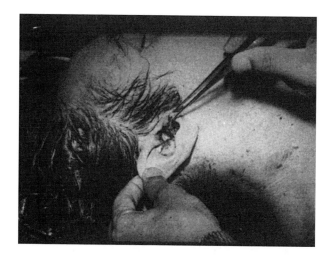

Figura 17.5 Tiro encostado (suicídio).

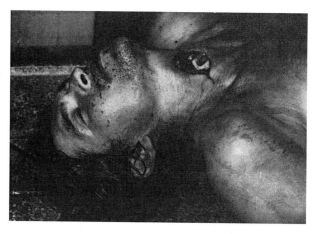

Figura 17.6 Esgorjamento suicida.

e a munição igual à usada na ocorrência. Nas vestes, o estudo deve ser feito em tecido idêntico. Quanto ao exame do *residuograma* dos efeitos primários (projétil), por serem constituídos de uma liga de chumbo ou revestido por uma camisa de latão, é aconselhável que se pesquisem chumbo e cobre. E, assim, por meio de tiros de prova, com a mesma arma e munição usadas, determinam-se a forma e o diâmetro da orla composta pelo *residuograma*. Nos tiros a distância, vamos encontrar apenas os efeitos primários do tiro e, por isso, a determinação é difícil por só existirem lesões produzidas pelo projétil.

Não esquecer que a velocidade do projétil é o maior responsável pela inexistência de vestígios nas mãos do atirador; que as partículas são observadas na microscopia eletrônica, devendo ser retiradas por fitas adesivas especiais; que são difíceis de localização em face da vastidão do campo estudado; que pelos métodos em que se usam substâncias químicas elas podem não ser visualizadas devido a sua dissolução; e que não se deve deixar de valorizar a pesquisa residuográfica para não se perder um elemento tão valioso.

Seria interessante uma uniformização na classificação de distância de tiro em: *encostado*, a *curta distância* e *distante*.

O *número de ferimentos* é significativo (Figuras 17.7 e 17.8). A multiplicidade de lesões fala sempre em favor de homicídio. É claro que essa regra não é geral, haja vista duas ou mais lesões em suicídio e homicídios em que tão só um ferimento é encontrado. Leon Thoinot (*in Précis de Médecine Légale*, Tomo I, Paris, 1913, p. 471) refere um caso em que um suicida-alienado provocou 285 ferimentos por faca.

A prática demonstra que o acúmulo de lesões mortais em uma necropsia dá a indução de homicídio ou acidente, podendo, inclusive, afastar-se a hipótese de suicídio. Assim, se alguém apresentar um ferimento letal de cabeça e outro de coração, com uma mesma arma ou armas diversas, é mais difícil se pensar em suicídio.

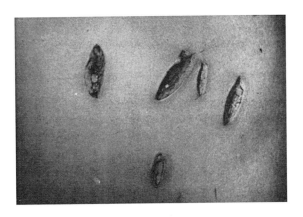

Figura 17.7 Multiplicidade de lesões por uma mesma arma.

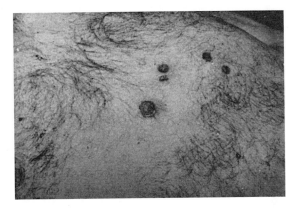

Figura 17.8 Multiplicidade de lesões por armas diversas. Esta figura encontra-se reproduzida, em cores, no Encarte.

O *exame do indiciado* suspeito de autoria de crime pode apresentar elementos válidos, notadamente escoriações nos braços, rosto e pescoço, na tentativa de a vítima desvencilhar-se do agressor. As dentadas e as escoriações ungueais são as lesões mais constantes nessa forma de defesa, e o molde das marcas deixadas pelas peças dentárias podem relacionar vítima-agressor. Brouardel, em necropsia realizada em uma mulher de 77 anos, vítima de latrocínio e portadora de uma dentada no braço, teve o cuidado de levantar o molde das arcadas dentárias, e, posteriormente, identificou o assassino.

O *exame de manchas de sangue* nas vestes do suspeito, identificadas com o sangue compatível com a vítima, é outro elemento relevante na conformação da autoria do crime.

A *arma usada* pode também ser um móvel de apreciação no diagnóstico diferencial de causa jurídica de morte. Os instrumentos contundentes são mais comuns no homicídio e no acidente e muito mais raros nos suicídios. Os instrumentos de corte são mais utilizados no homicídio, e as armas de fogo prestam-se a qualquer forma de evento.

Na prática do homicídio, todas as armas são equacionalmente utilizadas, até as naturais – mãos, pés, cabeça e o próprio peso do corpo.

A *mudança de local da vítima* pode chamar a atenção para o crime doloso. O diagnóstico é dado pelos vestígios de arrastamento do corpo e pela presença das manchas hipostáticas vistas em regiões inversas ao decúbito.

O *perfil psicológico da vítima* deverá também ser analisado com vistas a esclarecimentos de personalidades pré-suicidas, como seu estado emotivo atual e remoto, tratamentos psiquiátricos, tentativas anteriores de autoeliminação, acontecimentos afetivo-emocionais recentes, alcoolismo, toxicomanias, mudanças repentinas de hábitos, portadores de doenças graves e incuráveis, depressão e ansiedade, busca de solidão e isolamento. Essas ocorrências falam em favor da hipótese de suicídio.

A possibilidade de autoextermínio, portanto, não deve ficar apenas na conjectura dos psiquiatras e psicólogos. Deve, também, ser analisada pelos depoimentos dos seus parentes, amigos e vizinhos, pelo que notaram e ouviram nos seus últimos dias de vida. Essa análise comportamental, afetiva e emocional da vítima, nos tumultuados dias que antecederam sua morte, deve ser registrada para uma avaliação de conjunto.

O *teste de parafina* e a *prova do rodizonato de sódio*, como meios de caracterizar a incidência e a quantidade de resíduos de combustão de pólvora ou a presença de sais de chumbo e bário, respectivamente, mesmo supervalorizados entre nós, perderam a aceitação como valor de certeza que pareciam ter.

Em primeiro lugar, esses resultados dependem das condições da arma, do tipo de munição, das dimensões das mãos do atirador e, até, da forma como a arma é empunhada. Depois, pelo fato de serem positivos ou negativos esses testes, isso não significa um resultado definitivo de que a vítima ou o autor tenham efetuado o tiro.

O teste de Iturrioz ou prova dermonitratada, como chamou Castellanos, que utiliza uma moldagem de parafina pastosa nas mãos do suspeito de apresentar impregnações de microvestígios de pólvora combusta ou semicombusta, através de sua caracterização química com a *defenilamina sulfúrica*, é considerada obsoleta, principalmente devido à falta de especificidade do reativo. Esta prova está em completo desuso, pois a falta de especificidade do reagente erradamente chamado de Lunge (quem primeiro usou foi o cubano Benítez) enseja resultados falsos, inclusive para certas substâncias manipuladas habitualmente, como a urina, os adubos e até a nicotina das mãos dos fumantes. Não sendo essa reação específica nem para os resíduos sólidos de pólvora nem para os nitratos, ela simplesmente confirma a presença de agentes oxidantes diversos, não identificados, o que na verdade não esclarece nada. Assim foi decidido no II Seminário Nacional de Balística Forense, realizado em João Pessoa, de 26 a 29 de setembro de 2000: "A pesquisa de pólvora combusta nas armas (exame de recenticidade de tiro), nas mãos do atirador e em suportes, através dos reagentes químicos até agora utilizados, deve ser definitivamente suspensa por não ser confiável e seus resultados não podem ser usados como prova."

A utilização do rodizonato de sódio como reativo do cátion chumbo, como espécie sinalizadora na identificação desse metal na mão da vítima ou do autor que recentemente tenha disparado um revólver, vem sendo frequente como forma de substituir a velha prova da parafina. Ou seja, em vez de se pesquisarem nitritos e nitratos, procura-se o chumbo nos resíduos do disparo que tenham impactado as regiões da mão do atirador mais próximas das partes de expulsão dos gases e resíduos – entre a boca da câmara e a antecâmara do cano, e entre a base do tambor e a chapa de obturação.

Entretanto, deve ficar bem claro que mesmo um resultado positivo dessa pesquisa não oferece a certeza de que o examinado foi o autor do tiro questionado, como afirma Eraldo Rabello (in Balística Forense. 3ª edição, Porto Alegre: Sagra-DC Luzzatto Editores, 1995). Isso significa que a reação química, isoladamente, mesmo executada com o rigor da melhor técnica, é de reduzido ou nenhum valor probante, pois a presença de microvestígios, positivados pela reação, mesmo em regiões especiais (bordas dos dedos indicador e polegar, e respectiva prega interdigital), como também a ausência desses microvestígios nestas e noutras regiões, não conferem o valor probante que se quer dar, pois é impossível distinguir quimicamente o resultante de um disparo de arma de fogo dos resultados de outros vestígios que possam estar presentes nas mãos suspeitas, pois indícios de chumbo podem ser encontrados em muitas outras situações. Por exemplo: se a vítima tivesse tentado segurar a arma no momento do disparo, ou trabalhasse como tipógrafo, eletricista, fabricante de vitrais, bombeiro ou encanador, ou simplesmente tivesse aberto uma garrafa de vinho cujo bocal fosse protegido por invólucro contendo material de chumbo. Mesmo assim, se alguém insiste em tal pesquisa, não pode omitir a investigação do bário e do antimônio, que são elementos constitutivos da mistura iniciadora da espoleta.

Mais recentemente a Universidade Federal de Pernambuco vem trabalhando em uma pesquisa no sentido de detectar visualmente resíduos em disparos produzidos por arma de fogo nas mãos, braços e vestes do atirador e da vítima. Em última análise seria um método baseado em novos marcadores de resíduos de tiro, uma versão oriunda da combinação do teste de Iturrioz ou da parafina (pesquisa de nitritos e nitratos) com a técnica microquímica do rodizonato de sódio (pesquisa de chumbo na sua forma iônica ou metálica), porém através de um diagnóstico ótico. Para tanto seria necessário a utilização de marcadores capazes de emprestar aos diversos elementos residuais do tiro tonalidades distintas e identificadoras das diversas partículas encontradas na munição comum, como bário, antimônio e o chumbo, mesmo levando-se em conta que as munições mais modernas não têm chumbo nem certos metais pesados.

Assim, esse teste agora proposto teria a contribuição de, a partir de um marcador luminescente, permitir ver a olho nu os resíduos do tiro no escuro, com a iluminação de uma lâmpada ultravioleta na forma de pontinhos brilhantes, com a vantagem da identificação visual, marcador este que seria misturado à munição dentro do cartucho ou à espoleta. Tal marcador teria a vantagem de ser detectado em qualquer lugar, pela análise visual. É imprescindível que estes marcadores obedeçam a certos critérios específicos como estabilidade térmica, estabilidade química e luminescência.

Finalmente, o exame de local, onde o morto é encontrado ou onde se supõe dele ter sido retirado o corpo, reveste-se de significativo valor para a perícia criminal.

Aspectos psicossociais do suicídio

O aumento do número de suicídios e suas tentativas no mundo contemporâneo passam a exigir um estudo mais sério de suas causas e consequências, além de uma política de prevenção mais efetiva tendo em conta os problemas epidemiológicos e sociais agora criados. A Organização Mundial da Saúde (OMS) estima que 1 milhão de pessoas morrem por ano, com prevalência entre adolescentes e jovens menores de 25 anos, sendo que nestas últimas décadas vem se registrando um número assustador tendo como causa maior a influência dos meios modernos de informação, como a internet, pelo poder amplo, rápido e fácil de acesso.

O suicídio é um ato de coragem ou de covardia? Não existe uma resposta pronta ou convincente porque as razões do suicídio são ambíguas e complexas. No entanto, uma coisa é certa: o suicida não está alheio ao seu ato nem as suas consequências.

De acordo com Freud, o suicídio tem suas causas nas depressões oriundas dos estados emocionais de agressividade, frustração, medo e vingança. Há também aquele que é consumado como forma de protesto ou em defesa de uma causa considerada legítima. Pode parecer que este autor não tenha dado muita importância à questão do suicídio, mas a verdade é que, em seus estudos psicanalíticos, como em "Sobre uma psicogênese de um caso de homossexualidade feminina", ele discute o assunto em um caso de uma jovem que tenta o suicídio, em face da intransigência dos pais contrários a suas tendências homossexuais. Neste caso, ele justifica a tentativa como uma manifestação não só para punir-se, mas também para realizar um desejo inconsciente. Diz também: "(…) não se pode esquecer que o suicídio não é nada mais que uma saída, uma ação, um término de conflitos psíquicos".

Emile Durkheim se posicionou contra os defensores da teoria da hereditariedade-degeneração, mostrando que o suicídio é um fenômeno social que não depende de raça, estado interior, hereditariedade, insanidade ou degeneração moral. Para esse autor, o autoextermínio não é explicado em termos absolutos por fatores internos como os transtornos mentais e do comportamento, mas principalmente por fatores externos oriundos da sociedade na qual ele se insere. Segundo sua teoria, o suicídio é, antes de tudo, um indicador do estado moral da sociedade que tem um viés exigente e opressor. Dessa maneira, o meio social impõe valores e normas, que "embora sejam comuns em uma sociedade, ganham maior ou menor adesão em cada grupo social".

Tanto é assim que as pessoas de conduta e reputação reprováveis são mais refratárias ao suicídio. Quanto mais zelosa for a pessoa quanto a sua dignidade e seus valores mais engrossa as estatísticas de atentado a sua própria vida. Por isso, quando um detento, de maus antecedentes for apontado como suicida, principalmente estando ele detido em presídios ou delegacias, deve-se apurar tal gesto com muito cuidado.

Durkheim afirma que não é a depressão ou o desconforto que levam o indivíduo a exterminar sua vida. Estes estados são apenas o cume do mal-estar social em que ele vive.

A religião tem um papel significativo na construção de símbolos para a tomada de consciência pelo seu papel agregador, mesmo entre indivíduos de concepções e naturezas diferentes, mas voltados para determinada forma de crença pressionada pelo medo ao sobrenatural. Mesmo que as religiões tenham simbologias diferentes e explicações das mais diversas, há uma uniformidade de princípios através de um número razoável de exigências, principalmente no campo moral e no aspecto retributivo como garantia a quem respeita seus postulados. Por isso pode-se dizer que, em tese, o medo ao sobrenatural funciona, entre outros, como um fator repelente do suicídio. Esta consciência coletiva pode ser comparada a Deus, como dizia Durkheim.

Esta crença no sobrenatural funciona, em termos, como um meio contensor ao suicídio, ora pela ameaça do castigo iminente ora pelo fato das esperanças criadas. Esta inclinação mística da humanidade sempre foi impregnada de ameaças de sentenças trágicas e isto, queira-se ou não, funciona como um muro de proteção para certos atos considerados maus. Os aspectos psicológicos em torno do sobrenatural não atingem apenas os menos ilustrados. A luta entre a ordem e o caos, entre a treva e a luz, sempre gerou um clima de proveito próprio, O crente sempre vive à sombra do medo ao que é sobrenatural, embora quando se volta à análise das razões criminogênicas vê-se que a influência deste medo é irrisória nos seus aspectos quantitativos e qualitativos. O medo por si só já é um meio importante do instinto de conservação, e o medo do sobrenatural funciona como um escudo de autodefesa dentro da complexa hierarquia do misticismo tendo em conta as condições culturais e o grau de instrução de cada um, principalmente influenciando no terror das sentenças fatais e dos castigos eternos.

Mesmo que a mais tradicional das religiões entre nós tenha nascido sob a inspiração do amor e do perdão, da misericórdia e da compreensão não deixou de promover ou patrocinar os massacres coletivos do martírio das fogueiras embasados por uma doutrina que impunha a ideia do medo e de um culto ao sobrenatural. Assim, muito do que se construiu ao longo dos séculos no "aprimoramento espiritual do homem" foi à sombra do medo. Até certo ponto sem uma explicação concreta, isso, como se viu, não funcionou no que diz respeito à pratica da criminalidade, tanto aqui como em outros climas. E o pior é que as convicções criadas em torno do medo ao sobrenatural vai pouco a pouco perdendo sua força no coração e na mente dos homens.

Uma das causas que influenciam o suicídio é o instinto de imitação, tendo nisto uma combinação de atos e de pensamentos que se generalizam. Não é tão raro acontecerem suicídios de modo semelhante logo após tal ocorrência, principalmente se o suicida é pessoa conhecida ou se houve muita divulgação pela mídia. Não é incomum a ocorrência de suicídios em determinados locais como certos prédios, pontes ou logradouros. Todavia, é importante salientar que o fenômeno da imitação não chega a alterar as taxas sociais do suicídio, e se houver certo aumento isto será apenas por pouco tempo. A imitação apenas faz eclodir um estado que já é latente. Por isso é discutível se a proibição da divulgação de casos de suicídio tem alguma importância na diminuição do gesto autocida. O perigo está apenas na maneira como se aborda o fato. Há países que proíbem a divulgação de motivação dos suicídios, o que parece não trazer nenhum benefício.

Na maioria das vezes, as causas dos suicídios são contabilizadas por meio dos relatórios das conclusões apressadas dos inquéritos policiais que muitas vezes estão rotulados como de motivação financeira, familiar, amorosa ou por doenças. Quando uma estatística é apresentada de forma burocrática, é claro que isto reflete um resultado sem nenhum critério na avaliação de suas razões, sem qualquer interpretação em face das informações superficiais e apressadas, sem trazer as verdadeiras motivações que subsidiem um estudo sério para uma melhor compreensão de tão complexo fenômeno e sem condições para se investir na sua prevenção.

A importância da família bem estruturada não pode ser desconsiderada como fator moderador nos casos de suicídio pelo seu papel agregador e pelo seu modelo de persuasão.

Para Durkheim as explicações do gesto autocida são motivadas pelas pressões sociais e culturais sobre o indivíduo centradas em três tipos: o *egoísta*, em que o indivíduo se afasta dos demais; o *anômico,* em que seus atores acreditam no desmoronamento do mundo social em torno deles; e o *altruísta,* por um impulso de lealdade a uma ideia ou uma causa.

O *suicídio egoísta* seria a forma mais comum e é caracterizado pela apatia e por um individualismo exigente. Nele o indivíduo perde a ligação com a sociedade por entender que seus desejos ou estilo de vida já não correspondem com a realidade em que vive e o que ela lhe dá não o satisfaz, no lugar disso traz-lhe tédio e desprazer.

O *suicídio altruísta* é caracterizado por uma integração social intensa e forte, em que o indivíduo está intensamente vinculado e comprometido com seus ideais ou por motivações hierárquicas a que ele se submete de forma determinada. Neste caso, o individuo não está desintegrado de seu meio. Muitas vezes ele se sente apenas obrigado moralmente a praticar o suicídio. Esta forma é muito parecida com o chamado "suicídio heroico".

O *suicídio anômico* é o mais frequente e é preocupante nos dias atuais porque está vinculado à falta de uma maior exigência social dita moderna, cada vez mais egoísta e mais indiferente. De acordo com Raymond Aron, "nestas sociedades, a existência social não é regulada pelo costume; os indivíduos estão em competição permanente uns com os outros; esperam muito da existência e exigem muito dela, e encontram-se perpetuamente rondados pelo sofrimento que nasce da desproporção entre as suas aspirações e as suas satisfações" (in *As etapas do pensamento sociológico*. 6ª edição. São Paulo: Martins Fontes, 2003).

Garma justifica o suicídio por meio da influência de dois fatores: o ambiente desfavorável e a constituição do indivíduo, dando ênfase à depressão resultante do luto e da melancolia, ao papel do objeto perdido, à deformação masoquista da personalidade e à internalização das agressões do ambiente. Desta composição evoluía a personalidade autodestrutiva (*in Los suicídios*: *in La fascinación de la muerte,* Buenos Aires: Paidós, 1973).

Emile Durkheim estudou suicídios ocorridos em alguns países da Europa no século XIX, de 1841 a 1872, levando em conta principalmente a significação social do suicídio e a denúncia individual de uma crise coletiva. Sua obra *O Suicídio* foi publicada em 1897. Mesmo tendo passado tanto tempo, sua obra é um referencial de qualidade nos dias de hoje.

Todavia, não se pode debitar à sociedade um ato isolado tomado por determinado indivíduo, sabendo que ele tem o livre arbítrio e age e se move no seio social com certa desenvoltura. Isto fica muito claro quando se estudam vídeos, cartas e bilhetes deixados pelos suicidas ("*mensagens de adeus*" ou "*voz dos suicidados*") e os relatos dos sobreviventes com suas motivações e justificativas mais variadas. Eles têm muito a dizer. Em geral, os autores dividem os motivos em bons e maus sentimentos.

O estudo deste material tem muita importância sob o ponto de vista psiquiátrico, psicológico e médico forense, pois ele pode revelar o pensamento do suicida antes de tomar a decisão de livrar-se da vida. Só excepcionalmente pode ocorrer o contrário: quando o suicida não mostra certa coerência refletida pelo seu gesto. Tais escritos não podem significar apenas uma justificativa apressada para se concluir a causa, os motivos e as razões do autocídio, mas antes de tudo um material de certa significação para uma análise mais profunda do gesto exterminador.

A leitura mais explicável destas mensagens é que o suicídio é um fenômeno que se traduz pelas contradições, como se fora uma porta de saída para justificar uma situação em que o diálogo do indivíduo falhou na sua comunicação onde ele vive e se relaciona. Como se fora a última e desesperada forma de manifestação de quem perdeu o rumo e a vontade de lutar. Viver é sustentar uma alma que teima e não se entrega.

Mesmo que não existam naquelas mensagens deixadas uma explicação lógica do seu gesto pelo menos pode haver uma mensagem simbólica de sua atitude aos demais, tentando justificar aquilo que não soube explicar em vida.

Tudo faz crer que o suicídio se efetiva dentro de um complexo processo elaborado dentro de uma relação entre uma atividade mental perturbada ou determinada e o universo das condicionantes sociais que leva o indivíduo a conviver com graves conflitos.

O Estado também não deixa de ser um órgão que oprime as pessoas com regras que, embora fundamentadas em motivos justos, algumas vezes se mostram exigentes pelo seu legalismo intransigente ou pela insignificância de suas regras. É do conhecimento de todos que nas grandes crises econômicas que atingem uma sociedade há uma tendência para o aumento de suicídios. Assim foi no "*crack*" da Bolsa de Paris em 1982, como chamou a atenção de Durkheim.

O fato de alguém suicidar-se é algo muito perturbador e desafiante porque este modelo não toca apenas a vítima e seus familiares. Abala o mundo das outras pessoas, perturba os interesses da sociedade, compromete a paz pública e pode desencadear um processo perigoso de novos casos.

Não há um tipo de psicopatia que tenha uma relação coincidente com o suicídio nem uma incidência maior nestes doentes do que entre os não atingidos por ela. Mesmo que em determinada população exista uma incidência maior, isto não quer dizer que ela seja a sua causa primeira. Deve-se voltar para outros fatores mais determinantes. Não se pode dizer que o alto índice de embriaguez habitual em uma comunidade ou em uma família possa ter influência nas cifras de suicídio.

Também não se pode dizer que determinadas raças sejam mais predispostas ao suicídio. Não existe fundamento científico que justifique tal assertiva. Aqui se deve entender como raça um conjunto de indivíduos com certas semelhanças adquiridas por hereditariedade. O máximo que se pode dizer é que os *genes* podem transmitir um tipo de temperamento e que isto possa predispor alguém a atos suicidas. O fato de o suicídio ocorrer várias vezes em uma mesma família deve-se muito mais ao fator contagioso do exemplo, e por isso eles se dão quase sempre da mesma forma e na mesma fase de vida.

À primeira vista parece que é nas estações mais frias e mais escuras que ocorre a maioria dos suicídios. Mas não é. O período mais incidente desta ocorrência é na primavera, talvez pelo contraste entre o viver penoso e o esplendor da natureza, e ocorre com mais frequência durante o dia, entre as 6 e 11 h. Uma razão apontada seria porque é durante o dia que as relações sociais são mais intensas. Os dias da semana de menor frequência do suicídio são sexta-feira e sábado, dias em que há menor intensidade da vida. Estatisticamente, o dia de maior frequência é a terça-feira, inclusive porque, entre outros, é o dia dos amantes (suicídio passional).

A chamada "necropsia psicológica" em casos de suicídio, criticada por alguns – principalmente como determinação da causa jurídica de morte –, é baseada em certas informações retrospectivas sobre fatos referentes à vítima. Este método nem sempre é aceito como de valor absoluto. Seu risco está na valorização de fatos aos quais todas as pessoas estejam sujeitas.

EXAME DE LOCAL DE MORTE

Ninguém discute, sob qualquer hipótese, a importância do exame de local de morte como elemento dos mais expressivos na Criminalística moderna, contribuindo com a prova material incipiente e decidindo no esclarecimento da causa jurídica de uma morte.

A expressão "local de crime" é incorreta, pois nem sempre se tem um lugar de homicídio. Podem ocorrer situações diversas, como suicídio, acidente ou morte suspeita confirmada posteriormente como morte natural. Podemos até aceitar a denominação "exame de local de morte", "exame de local dos fatos" ou a manutenção da expressão mais antiga – "perinecroscopia", adotada e difundida por Oscar Freire, mesmo que nem sempre o local onde é encontrado o cadáver seja o mesmo em que se deu verdadei-

ramente a morte. Há outras expressões como: *perinecroscopia* (Oscar Freire), *exame dos lugares* (Thoinot), *inspeção jurídica do local do crime e do cadáver* (Afrânio Peixoto), *descrição do ambiente* (Romanese), *cena dos fatos* (Acosta Gúzman), *diligência do levantamento do cadáver* (Casper), *exame jurídico do cadáver* (Briand), *investigação da cena de morte* (Vargas Alvarado), *levantamento de cadáver* (Calabuig), *exame do local do fato* (Bonnet), *levantamento de corpo* (Uribe Cualla), entre outras.

Por outro lado, o exame dos objetos e das vestes do morto, o próprio exame do cadáver *in loco mortalis* e a pesquisa em laboratório são tarefas hoje da Perícia Criminal, pois se entende não incluir nesse tipo de atividade pericial apenas o exame do hábito externo do cadáver, mas tudo que é encontrado em torno dele ou que possa ter relação com o fato. Não é, portanto, uma simples necropsia preliminar. A presença do médico legista nesses locais tornou-se irrelevante e desnecessária. Tais atividades podem, sem nenhum prejuízo, ser exercidas pelos técnicos em Criminalística. Nestes casos o lugar do legista é o necrotério, no estudo das lesões violentas oriundas das mais diferentes formas de energias, tentando buscar nessas alterações o que há de mais insondável e misterioso. Sua presença no local de morte é apenas uma distorção histórica, vestígio de uma época em que a Perícia Criminal era uma terra sem dono.

Hoje, a causa jurídica de morte é mais um raciocínio criminalístico do que médico-legal. O exemplo mais flagrante disso é que, na parte referente ao quesito dos agravantes (se a morte foi produzida por meio insidioso ou cruel), na quase absoluta maioria das vezes a resposta é sempre "prejudicado". A função hodierna da Medicina Legal, no campo da Tanatologia, cada vez mais tende a resumir-se ao diagnóstico da realidade da morte, na identidade do morto, na *causa mortis*, na descrição das peças do vestuário, na descrição ordenada das lesões ou alterações encontradas, na determinação da energia causadora do dano, na determinação aproximada do tempo de morte, na solicitação dos exames subsidiários e em um ou outro procedimento médico-legal que possa ser influente na composição do laudo. A contribuição da perícia médico-legal tem, portanto, seu instante mais eloquente na descrição das lesões traumáticas, com tal fidelidade que levasse ao analista do laudo uma imagem bem aproximada da verdade natural, com toda sua brutalidade ou com seu caráter mais insidioso, pois esses são os elementos de convicção para uma sentença dentro das melhores regras do Direito.

No momento, a Criminalística é uma ciência autônoma e definida, exercida por profissionais do melhor nível, contando inclusive, em seu *curriculum*, com conhecimentos apreciáveis de Medicina Legal, podendo, assim, realizar seu trabalho sem a interferência ou a tutela de outros profissionais. Isso não quer dizer que em casos excepcionais não possa existir o concurso de um outro técnico, entre eles um médico legista. E também que o médico legista não possa ajudar na determinação da *causa jurídica de morte*.

O exemplo mais palpável desse argumento é que raríssimos são os Estados brasileiros onde o legista frequenta os locais de morte. E a experiência vem demonstrando que ele, em vez de ajudar, na maioria das vezes complica, pois além de não ter na sua formação médico-científica nenhuma noção de criminalística, pode ter seus laudos conflitados com os dos peritos criminais, o que vem contribuir em desfavor da verdade que se procura.

Por tais razões, sugerimos aos Diretores de Institutos Médico-legais ou de Polícia Científica que não incluam médicos legistas nas equipes de exame de local de morte. Não só pela irrelevância de suas contribuições, senão, ainda, como uma forma de reconhecer o destacado empenho e o grande avanço da Criminalística na hora atual.

INTRODUÇÃO

O ato de promover a morte em alguém antes do que seria de esperar, por motivo de compaixão e diante de um sofrimento penoso e insuportável, sempre suscitou reflexão por parte da sociedade. Agora, essa discussão tornou-se ainda mais presente quando se questionam os direitos individuais como resultado de uma ampla mobilização do pensamento dos setores organizados da sociedade e quando a cidadania exige mais direitos. Além disso, surgem cada vez mais tratamentos e recursos capazes de prolongar por muito tempo a vida dos pacientes descerebrados, o que pode causar um demorado e penoso processo de morrer.

A medicina de hoje, quando avança na possibilidade de salvar mais vidas, cria inevitavelmente complexos dilemas éticos que permitem maiores dificuldades para um conceito mais ajustado do fim da existência humana. Além disso, "o aumento da eficácia e a segurança das novas modalidades terapêuticas motivam também questionamentos quanto aos aspectos econômicos, éticos e legais resultantes do emprego exagerado de tais medidas e das possíveis indicações inadequadas de sua aplicação" (Piva, JP e Carvalho, PRA, *in Considerações éticas nos cuidados médicos do paciente terminal*, Bioética, 1993; I:129-38). O cenário da morte e a situação de paciente terminal são as condições que ensejam maiores conflitos neste contexto, levando-se em conta os princípios, às vezes antagônicos, da *preservação da vida* e do *alívio do sofrimento*.

Cada vez mais, disfarçada, enfraquecida e desumanizada pelos rigores da moderna tecnologia médica, a morte vai mudando sua face ao longo do tempo. A cada dia que passa maior é a cobrança de que é possível uma morte digna e as famílias já admitem o direito de decidir sobre o destino de seus enfermos insalváveis e torturados pelo sofrimento físico, para os quais os meios terapêuticos disponíveis não conseguem atenuar. O médico vai sendo influenciado a seguir os passos dos moribundos e a agir com mais *esprit de finesse*, orientado por uma nova ética fundada em princípios sentimentais e preocupada em entender as dificuldades do final da vida humana; uma ética necessária para suprir uma tecnologia dispensável. Neste instante, é possível que a medicina venha a rever seu ideário e suas possibilidades de cura.

Apesar do avanço da ciência, se auscultamos mais atentamente a realidade sociológica atual nas comunidades de nossa convivência cultural, certamente vamos entender a complexidade e a profundeza do tema. Casabona, sobre isso, afirma que "tem de deixar-se assentado que a realidade se apresenta com uma complexidade muito superior, que dificulta a valorização da oportunidade da decisão a tomar. Afirmações como 'incurável', 'proximidade de morte', 'perspectiva de cura', 'prolongamento da vida' etc. são posições muito relativas e de uma referência em muitas ocasiões, pouco confiáveis. Daí a delicadeza e a escrupulosidade necessárias na hora de enfrentar-se com o caso concreto" (*in El médico ante el derecho*, Madrid: Ministério de Sanidad y Consumo, 1985).

O "direito de matar" ou o "direito de morrer" sempre teve em todas as épocas seus mais extremados defensores. Na Índia de antigamente, os incuráveis eram jogados no Ganges, depois de se lhes vedar a boca e as narinas com a lama sagrada. Os espartanos, conta Plutarco em *Vidas Paralelas*, do alto do monte Taijeto, lançavam os recém-nascidos deformados e até anciãos, pois "só viam em seus filhos futuros guerreiros que, para cumprirem tais condições deveriam apresentar as máximas condições de robustez e força". Os Brâmanes eliminavam os velhos enfermos e os recém-nascidos defeituosos por considerá-los imprestáveis aos interesses do grupo.

Em Atenas, o Senado tinha o poder absoluto de decidir sobre a eliminação dos velhos e incuráveis, dando-lhes o *conium maculatum* – bebida venenosa, em cerimônias especiais. Na Idade Média, ofereciam-se aos guerreiros feridos um punhal muito afiado, conhecido por *misericórdia*, que lhes servia para evitar o sofrimento e a desonra. O polegar para baixo dos césares era uma indulgente autorização à morte, permitindo aos gladiadores feridos evitarem a agonia e o ultraje.

Há até quem afirme que o gesto dos guardas judeus de darem a Jesus uma esponja embebida em vinagre, antes de constituir ato de zombaria e crueldade, teria sido uma maneira piedosa de amenizar seu sofrimento, pois o que lhe ofereceram, segundo consta, fora simplesmente o *vinho da morte*, em uma atitude de extrema compaixão. Segundo Dioscorides, esta substância "produzia um sono profundo e prolongado, durante o qual o crucificado não sentia nem os mais cruentos castigos e, por fim, caía em letargo, passando à morte insensivelmente".

Assim admitida na antiguidade, a eutanásia só foi condenada a partir do judaísmo e do cristianismo, em cujos princípios a vida tinham o caráter sagrado. No entanto, foi a partir do sentimento que cerca o direito moderno que a eutanásia tomou caráter criminoso, como proteção irrecusável do mais valioso dos bens: a vida. Até mesmo nos instantes mais densos, como nos conflitos internacionais, quando tudo parece perdido, em face das condições mais precárias e excepcionais, ainda assim o bem da vida é de tal magnitude que a consciência humana procura protegê-la contra a insânia, criando regras para impedir a prática de crueldades irreparáveis. Outras vezes, a ciência, de forma desesperada, intima os cientistas do mundo inteiro a se debruçar sobre as mesas de seus laboratórios, na procura dos meios salvadores da vida.

FUNDAMENTOS

Temos o direito de antecipar ou de permitir a antecipação da morte de um paciente, desde que autorizados, no sentido de proporcionar-lhe uma "boa morte", sem sofrimento e como direito de morrer com dignidade, quando o desenlace é fatal e inevitável? Quais as vantagens disso para a sociedade, para os familiares e para o paciente? Antes, é necessário que se estabeleça a distinção que se vem fazendo ultimamente entre *eutanásia, ortotanásia* e *distanásia*.

A primeira seria uma conduta para promover a morte mais cedo do que se espera, por motivo de compaixão, ante um paciente incurável e em sofrimento insuportável. A ortotanásia, como a suspensão de meios medicamentosos ou artificiais de vida de um paciente em coma irreversível e considerado em "morte encefálica", quando há grave comprometimento da coordenação da vida vegetativa e da vida de relação. E finalmente distanásia como o tratamento insistente, desnecessário e prolongado de um paciente terminal, que não apenas é *insalvável*, mas também submetido a tratamento fútil.

Os que são contra a eutanásia não admitem que se transforme *in articulo mortis* uma agonia, mesmo dolorosa, e se outorgue o direito de antecipar uma morte, como forma generosa de suprimir a dor e o sofrimento. Essas pessoas não admitem que se ofereça à profissão médica tão triste sina – a de praticar ou facilitar a morte, em face de uma série de situações que venham a ser consideradas como constrangedoras ou nocivas aos interesses da própria sociedade.

Muitos já imaginam ver o médico na difícil situação de deixar o paciente sem entender se aqueles cuidados são em benefício de sua saúde ou de outros interesses não confessados. Assim, dizem eles, muitos pacientes, principalmente aqueles em estado grave, passariam a temer a presença do médico, sonegando informações indispensáveis.

Contrário à licitude da eutanásia, Mantovani sugere três ordens de considerações: 1. *Considerações de princípios*, levando em conta a irrenunciabilidade da intangibilidade da vida humana; 2. *Considerações de ordem prática*, representadas pela incontenibilidade da eutanásia piedosa, capaz de transformar casos isolados em fenômenos coletivos; pela relatividade dos diagnósticos de incurabilidade e dos prognósticos de morte iminente; pela possível superveniência dos novos tratamentos médico-cirúrgicos; pelo extremo subjetivismo do limite da insuportabilidade da dor; pela extrema dificuldade de acertar com a definitividade ou temporaneidade da vontade de morrer do paciente em face da dúvida sobre a validade da liberdade e do consentimento prestado; pela dificuldade de distinguir entre o autêntico motivo altruístico da piedade e um suposto motivo egoístico-oportunista. 3. *Considerações de oportunidade*, quanto à idoneidade moral e profissional do médico, à desconfiança do aparelho médico-hospitalar, à fuga dos internamentos hospitalares e às alterações de consequências complexas em torno de relações jurídicas e não jurídicas que supõem a eutanásia como uma espécie de antecipação da morte natural (*in Aspectos jurídicos da eutanásia, in Eutanásia*, Porto Alegre: Fasc. Ciênc. Penais, vol. 4, nº 4, out./dez., 1991, pp. 32-53).

Os defensores da eutanásia fundamentam sua validade nos seguintes argumentos: *incurabilidade, sofrimento insuportável* e *inutilidade*.

A incurabilidade é um prognóstico, uma presunção, uma conjectura. Por isso é ela duvidosa. Mesmo o diagnóstico, para o qual tantos são os recursos da técnica e da ciência, não apresenta mesmo assim, um estágio de rigorosa exatidão. Somem-se a isto as disponibilidades terapêuticas e diagnósticas de cada lugar e a capacidade técnica e intelectual de cada médico. Dessa forma, a incurabilidade ainda se coloca de forma duvidosa, pois há enfermidades que em uma época eram incuráveis e logo imediatamente não foram mais.

O sofrimento, por mais que ele comova, não pode constituir um meio seguro ou um termômetro para medir-se a gravidade de um mal, tampouco autoriza a decidir sobre questões de vida ou de morte: não pode servir como recurso definitivo para aferir tão delicada questão. A verdade é que a civilização de consumo começa a modificar a experiência da dor, esvaziando do indivíduo suas reações pessoais e transformando essa dor em um problema de ordem técnica. Ivan Illich observa que "esse indivíduo não vê mais na dor uma necessidade natural, mas que ela se apresenta, desde logo, como resultado de uma tecnologia faltosa, de uma legislação injusta ou de uma carência de ordem social ou econômica" (*in A expropriação da saúde – nêmesis da medicina*, Rio de Janeiro: Nova Fronteira, 1975). A dor começa a perder seu sentido na linguagem comum e a se fortalecer como termo técnico. Desde o momento em que ela se tornou coisa manipulável, passando a ser matéria de superproteção, a sociedade aceitou tal procedimento e rendeu-se a ele, em uma forma de solução aparentemente fácil para resolver seus fracassos (ver Recomendação de Rancho Mirage, adotada

pela 42ª Assembleia Geral da AMM, nos EUA, em outubro de 1990, sobre "Cuidados a pacientes com dor crônica grave em enfermidade terminal").

O argumento de alguém ser inútil pelo fato de apresentar-se com uma doença incurável é inoportuno e desumano, pois é inadmissível rotular assim quem viveu, amou e contribuiu, e que agora não reunindo mais condições físicas ou psíquicas, venha a merecer tal consideração.

Os que defendem a eutanásia o fazem como um verdadeiro "direito de morrer com dignidade", ante uma situação irremediável e penosa, e que tende a uma agonia prolongada e cruel. Desse modo, seria concedida aos médicos a faculdade de propiciar uma morte sem sofrimento ao paciente portador de um mal sem esperança e cuja agonia é longa e sofrida. O problema da morte piedosa ou por compaixão ao enfermo incurável e dolorido, consciente de seu estado de sua doença, que deseja abreviar seus sofrimentos, seria visto como um ato de humanidade e justiça. Admitem até que o médico poderia chegar à eutanásia como um meio de cura, pois curar para tal entendimento não é só sanar, é aliviar também. E que o médico que administra uma dose letal de medicamento não pretende propriamente a morte do paciente, mas o alívio dos seus sofrimentos. Admitem ainda que o homem goza, dentre seus direitos, do privilégio de dispor de sua própria vida, quando, por livre e espontânea vontade, desistir de viver. Com esse pensamento, chegam a aceitar que o indivíduo pode dispor, em qualquer situação, de sua existência, muito mais quando gravemente enfermo e em doloroso sofrimento. Não haveria um delito a punir-se, mas um alívio na angústia e no sofrimento torturante.

A suspensão dos meios artificiais de um paciente *insalvável* e em estado de vida vegetativa é a situação que tem merecido maior compreensão da sociedade. Assim, diante de uma morte inevitável, cercada de muito sofrimento e diagnosticada pelos critérios rigorosos da "morte encefálica", nem se pode dizer que exista eutanásia, pois este indivíduo já está morto pelo conceito atual que se tem de óbito. Não se pode considerar tal ocorrência como uma forma de matar porque, neste tipo de suspensão dos meios mecânicos de suporte da vida, diz Mackie, o médico não deu início ao curso dos eventos que levará o paciente à morte. Segre vai mais longe quando afirma: "vê-se que já não se trata de autorizar, ou de proibir a prática da eutanásia, mas apenas de definir se o paciente está vivo ou morto" (*in Eutanásia: aspectos médico-legais*, Rev Ass Med Brasil – vol. 32, nº 77/8 – jul./ago., 1966).

No que diz respeito à distanásia, quando se critica o "tratamento fútil", não se está dizendo que o paciente deva ser abandonado. Propõe-se neste estágio de morte declarada, quando apenas existe a sustentação de uma vida vegetativa por meios artificiais, a não obstinação terapêutica, em que o médico deve acompanhar o "paciente doente" e não a "doença do paciente".

É preciso entender que as limitações das possibilidades de cura não devem interromper a relação médico-paciente. Apenas obriga a repensar um novo modelo, em que o médico "segue os passos do paciente", e que a ética mais obstinada e o legalismo menos consequente apontem caminhos mais delicados. Aqui impõe-se o chamado *"esprit de finesse"*. Daí, a criação da expressão *ortotanásia* (morte correta), que seria a morte em seu tempo certo – sem a antecipação precipitada e sem o adiamento abusivo.

O que se condena é a "obstinação terapêutica", que doutra coisa não se reveste senão de um comportamento médico insistente que utiliza meios ou recursos cujos resultados são muito mais nocivos que os produzidos pela doença e de efeitos inúteis em face da impossibilidade de cura e de sobrevivência. Não confundir "futilidade terapêutica" com cuidados paliativos, pois estes representam o apoio permanente e necessário para preservar uma qualidade de vida do paciente terminal, dentro de um enfoque multidisciplinar. Em suma: o ideal será sempre harmonizar o discurso moral com o discurso técnico, pois eles não são inconciliáveis. E entender que o "inimigo número um" não é a morte, desde que ela seja justa e no tempo certo.

Assim, a *distanásia* (morte defeituosa) não seria outra coisa senão a "morte lenta, ansiosa e com muito sofrimento, em cujo processo se promove o prolongamento da agonia, a continuação do sofrimento e o retardamento da morte, quando o tratamento tornou-se inútil em face da obstinação terapêutica do "paternalismo médico". A morte deve ocorrer "no seu tempo", sem antecipação ou prolongamento desmedidos.

Nestas questões, existe uma interminável polêmica: deve prevalecer a sacralidade ou a qualidade da vida? A primeira representa aquilo que a vida humana tem na dimensão que exige a dignidade de cada homem e de cada mulher. E a qualidade da vida representa um conjunto de habilidades físicas e psíquicas que facultam o ser humano viver razoavelmente bem.

Rachels faz uma distinção entre "estar vivo" e "ter vida", ou seja, entre a vida no sentido *biológico* e a vida no seu aspecto *biográfico*. Com isso ele quer individualizar um tipo de seres humanos que, mesmo estando vivos, não têm vida. O exemplo por ele apontado seria o de um portador da doença de Alzheimer. Para este autor, estar vivo no sentido biológico tem pouca importância e, na ausência de uma vida consciente, é indiferente para o indivíduo estar vivo ou não. Além do mais, defende ele a chamada "tese da equivalência", segundo a qual não existiria nenhuma diferença entre "matar uma pessoa" e "deixá-la morrer" (*in La fine della vita. La moralità di eutanásia*. Turim: Sonda, 1986).

Em sua visão utilitarista ele só considera imoral matar se isso vai privar o indivíduo dos seus desejos, de suas crenças e dos anseios que constituem um projeto de vida, atributos esses que justificariam continuar sua existência. A morte seria um mal não porque pôs fim ao estar "vivo", mas ao fim da vida na sua perspectiva biográfica. Para ele, em certos casos, "matar não implica a destruição de uma vida".

Tal posicionamento não apenas alcançaria as situações terminais da vida humana, mas avançaria a todos aqueles que por uma outra razão estivessem privados da consciência. O mais surpreendente desta posição é que a vida não é um valor no sentido moral, mas um bem apenas. Diante de tal postura, independe a condição do paciente de estar consciente e solicitar a ação eutanásica, pois não restaria um valor humano para se proteger, mas apenas um estado biológico de uma vida subnormal.

Esta posição, além de ser moralmente inconsciente por considerar a vida como coisa possuída – na qualidade do "ter" e não na do "ser", admite ainda um pensamento consequencialista de que matar só é diferente do roubar pelo valor estimativo dos bens perdidos.

Quando se defende a ética da qualidade da vida, diante de situações bem concretas, em confronto com a posição tradicional da sacralidade da vida, não se quer com isso desprezar os valores da natureza humana nem "coisificar" a pessoa que existe em cada um de nós. A vida humana, independente da sua qualidade e ainda que se venha a tomar certas medidas, tem o mesmo valor e o mesmo direito de ser preservada em sua dignidade. Todavia, se qualidade de vida significa tão somente a habilidade de alguém realizar certos objetivos na vida e quando estas habilidades não mais existem, venha a desaparecer a obrigação de tratar, aí então esse conceito é pobre e mesquinho. Outra coisa: na conceituação de qualidade e quantidade da vida vem-se procurando determinar o que deve ser considerado ordinário ou extraordinário.

Para alguns, sobre isto, o Vaticano colocou-se de forma muito subjetiva e simplista, em Declaração sobre a Eutanásia, ao afirmar: "Não se pode impor a ninguém a obrigação de recorrer a uma técnica que, embora já em uso, representa um risco ou é demasiado onerosa. Recusá-la não equivale a um suicídio; significa, antes, a aceitação da condição humana, ou preocupação de evitar adotar um procedimento médico desproporcional aos resultados que se podem esperar, ou vontade de não impor despesas demasiado pesadas à família ou à coletividade." E quando afirma que "tomar decisões corresponderá em última análise à consciência do enfermo ou das pessoas qualificadas para falar em seu nome ou inclusive dos médicos, à luz das obrigações morais e dos distintos aspectos do caso", parece-nos demasiado permissivo para que em certos momentos, até mesmo por questões econômicas, alguém venha a decidir sobre a licitude ética do que constitui morrer com dignidade. Esse é o maior risco: o de as empresas de planos e seguros de saúde decidirem o que é "proporcional" ou "desproporcional".

Se o critério para o uso de um medicamento é fundamental na possibilidade de oferecer resultado a um paciente salvável, então isto é que vai determinar o que é ordinário ou não. A avaliação é sobre a qualidade da vida e não sobre a qualidade do meio. O difícil, parece-nos, é conceituar o que é "qualidade de vida" e estabelecer os limites mais objetivos ante a diversidade das situações apresentadas, e não conceituar o que seja "qualidade de meios". O conceito de qualidade de vida torna-se complexo a partir do instante em que se admite ser todo juízo baseado em considerações qualitativas até certo ponto preconceituosas. E mais difícil ainda é classificar as pessoas baseadas em critérios de tipos de vida, ou justificar uma ética da qualidade da vida que se fundamenta no princípio simplista de que a um determinado paciente se ofereça todos os cuidados disponíveis ou não se ofereça nenhum (*secundum proportionem status*).

A verdade é que nem sempre foi fácil estabelecer com precisão um limite entre o que é ordinário e extraordinário quando nos referimos aos meios de preservação da vida em situações como as dos pacientes insalváveis. Parece-nos muito mais importante nessa análise as impossibilidades morais do que as físicas ou econômicas.

Entender também que a qualidade da vida de uma pessoa não pode ser avaliada como uma capacidade plena para o exercício de todas as habilidades. Não. O ser humano merece respeito a sua dignidade, independente do que ele consegue realizar. Ninguém existe para disputar torneios ou competições de habilidades, mas para realizar o próprio destino de criatura humana. A qualidade e a sacralidade da vida são valores que podem estar aliados. É inaceitável essa desvinculação absoluta que se faz entre sacralidade e qualidade da vida. Poderíamos até dizer que o princípio da sacralidade é o primeiro princípio, pelo menos do ponto de vista teórico, para se iniciar uma discussão sobre eutanásia. Por sua vez, a qualidade da vida não é um valor estranho ou um valor alternativo de um determinado conceito de vida. É um critério de referência capaz de contribuir também com o respeito que se deve à vida humana. McCormick deixa isso bem claro quando afirma: "ambos os enfoques não deveriam contrapor-se desta maneira. A valorização sobre a qualidade da vida deve fazer-se com absoluta reverência, como uma extensão do próprio respeito pela sacralidade da vida" (*in The quality of life, the sanctity of life*, Hastings Center Report 1978, 8:30-36 a 35).

Deve ficar claro que o juízo de valor sobre a proporcionalidade dos cuidados não é tão simples, pois ele não termina na avaliação da qualidade da vida. Devem influenciar o raciocínio médico as razões da família e o que admite o paciente sobre a insistência das medidas terapêuticas. O fundamento ético impositivo de uma necessária assistência a um paciente terminal é a predisposição de melhores condições para que este doente conviva com sua doença e eventualmente com sua morte. Um dos erros dos defensores mais intransigentes da ética da qualidade da vida, como já dissemos, é admitir que ao paciente se deem todos os cuidados ou não se dê nenhum, agindo assim de maneira tão caprichosa e simplista sobre questões quase sempre complexas e difíceis.

O pensamento utilitarista que se inclina obstinadamente para o lado do valor biográfico do indivíduo – desprezando o "estar vivo" sob o aspecto biológico, erra ainda quando procura resolver as questões com a aplicação de um só critério, transformando os problemas morais em meros problemas técnicos ou estatísticos, não deixando espaço para uma reflexão sobre os valores que definem a dignidade humana, nem reconhecendo a oportunidade de avaliar outras considerações. O significado da racionalidade iluminista não é compatível com uma ética biomédica que se ajusta no princípio da ponderação e do respeito à dignidade de ser humano.

Outra teoria não bem definida é a de Kuhsh, baseada no princípio do *duplo efeito*, na qual se indaga se é lícito utilizar uma conduta cujos resultados são traduzidos em parte por benefícios e, de outra, por malefícios impossíveis de evitar. Caracteriza-se esta teoria por quatro fundamentos: 1 – que o ato em si seja moralmente bom ou indiferente; 2 – que o agente não busque diretamente o efeito mau senão que apenas permita; 3 – que o efeito bom não seja produto diretamente da ação do efeito mau; 4 – que o bem obtido do efeito bom seja devidamente relacionado com mau permitido, de forma que o compense (*in The sanctity line doutrine in medicine. A critique*. Oxford: Claredon Press, 1987).

O que a autora pretende na defesa de tal princípio é demonstrar a possibilidade de justificar um ato que "fique restrito a intencionalidade e não assuma todas as consequências previsíveis de uma ação voluntária" ou que "a qualificação moral de um ato depende sempre do que o agente pretendeu como fim". Tenta justificar que supressão intencional e supressão não intencional da vida são diferentes do que se entende entre "matar" e "deixar morrer". O fundamento da doutrina do *duplo efeito* está pois na condição da proporcionalidade entre os bons e os maus resultados. No entanto, essa condição não explica como estabelecer os limites entre os resultados pretendidos e os meramente previstos. Nem muito menos esclarece se um ato está ou não proibido e quais as condições da intencionalidade. Em suma, o critério da proporcionalidade não tem como determinar se um agente pretendeu efetivamente o bem ou previu um certo efeito mau, como afirma Reichlin (*in La eutanasia en la bioética de orientación utilitarista*. Madrid: Medicina y Ética, vol. VIII, nº I, jan./mar., 1997).

Entende-se por dignidade a qualidade ou a condição de alguém ser respeitado, honrado e valorizado. Hobbes dizia que "o valor social de um homem, que é o valor estabelecido sobre ele e sobre o bem comum, é o que os homens comumente chamam de dignidade" (*in Leviathan*, New York: Cambridge University Press, 1991). Pelo visto, este não é o conceito que normalmente se tem quando se justifica a eutanásia. Muitos admitem que a dignidade está muito vinculada à liberdade. Isso também nem sempre se ajusta ao interesse comum, embora todos reconheçam que ser livre é parte significativa da identidade pessoal e do exercício da cidadania.

Como tal se entende, permitir que alguém continue vivendo uma vida apenas biológica, mantida por aparelhos, sem levar em consideração o sofrimento do paciente e a inutilidade do tratamento, é agir contra a dignidade humana. Se alguém defende tal permanência, apenas por considerar a "santidade da vida", certamente tem nessa obstinação uma forma indisfarçável de atentado à dignidade dessa pessoa. Por sua vez, antecipar a morte de alguém consciente ou não, com as constantes vitais mantidas normalmente, ainda que tenha uma morte prevista e um relativo sofrimento, é atentar contra a dignidade humana.

O PACIENTE QUE VAI MORRER | O DIREITO À VERDADE

A medicina atual, na medida em que avança na possibilidade de salvar mais vidas, cria inevitavelmente intricados dilemas éticos que permitem maiores dificuldades para um conceito mais ajustado do fim da existência humana. O cenário da morte e a situação do paciente que vai morrer são as condições que ensejam maiores conflitos neste contexto, levando em conta os princípios, às vezes antagônicos, da *preservação da vida* e do *respeito à dignidade humana*.

Assim, humilhada e enfraquecida pelos rigores da moderna tecnologia médica, a morte vai mudando sua face ao longo do tempo. A cada dia que passa, maior é a cobrança de que é possível uma morte digna, e as famílias já admitem o direito de decidir sobre o destino de seus enfermos insalváveis e torturados pelo sofrimento físico ou emocional, para os quais os meios terapêuticos disponíveis não conseguem atenuar. O médico vai sendo influenciado a "seguir os passos dos moribundos" e a agir com mais "*esprit de finesse*", orientado por uma nova ética fundada em princípios sentimentais e preocupada em entender as dificuldades do final da vida humana; uma ética necessária para suprir uma tecnologia dispensável. Neste instante, é possível que a medicina venha rever seu ideário e suas possibilidades, tendo a "humildade" de não tentar "vencer o invencível".

Mesmo com o avanço da ciência, se auscultarmos mais atentamente a realidade sociológica atual nas comunidades de nossa convivência cultural, certamente vamos entender a dificuldade e a profundeza do tema. Casabona (*in op. cit.*), sobre isso, afirma que "tem de se deixar assentado que a realidade se apresenta com uma complexidade muito superior, que dificulta a valorização da oportunidade da decisão a tomar. Conceitos como 'incurável', 'proximidade de morte', 'perspectiva de cura', 'prolongamento da vida' etc. são posições muito relativas e de uma referência, em muitas ocasiões, pouco confiáveis. Daí a delicadeza e a hesitação necessárias na hora de enfrentar-se com o caso concreto".

Deve-se dizer a verdade ao paciente que vai morrer? Eis a questão crucial. Não dizer era a regra geral. A decisão mais simplista era nunca proclamar a verdade, pois raramente esse impacto deixaria de causar sério mal-estar ao paciente. Atualmente, mesmo estando ainda as opiniões divididas, tanto entre os familiares como entre os médicos, no que se refere à informação da gravidade do diagnóstico ou da morte próxima, há uma tendência cada vez maior de se dizer sempre a verdade, principalmente naqueles casos de pacientes lúcidos e equilibrados que pedem informações verdadeiras. Para os defensores dessa ideia, a mentira é sempre perniciosa, qualquer que seja a circunstância, porque priva o indivíduo do seu direito mais elementar: o de saber sua própria verdade, algo tão importante na vida de cada um.

Pessini (*in Morrer com dignidade*, Aparecida: Editora Santuário, 1990) afirma que "em um passado não muito distante, acreditava-se que quanto menos o doente soubesse de sua condição, maiores chances teria de recuperação. Hoje estamos frente a uma forte tendência de abertura e honestidade com os pacientes a respeito de sua condição".

A verdade é que o paciente dito terminal quase sempre sabe ou desconfia de sua real situação, ainda que não possa ter a ideia precisa e completa do seu mal. Seus próprios sinais e sintomas denunciam por eles mesmos. Muitas vezes, por isso, o silêncio não traz alívio ou expectativa. Ao contrário: causa-lhe ansiedade e desconforto. Mais: o direito de saber a verdade, para com isso determinar-se quanto aos seus interesses materiais ou afetivos, não é o direito mais significativo: mas o direito que ele tem de saber a sua verdade, a consciência de si mesmo e a possibilidade de dar rumo ao seu destino.

Entre os mais diversos direitos do paciente, está o de saber a verdade sobre o seu diagnóstico, prognóstico, riscos e objetivos do tratamento. Hoje, em grupo ou isoladamente, os pacientes já começam a levantar questões que se conflitam muitas vezes com a postura paternalista do exercício médico (paternalismo é a atitude coativa do ato médico como justificativa de o profissional considerar sempre o que é bom para o paciente). Muitos até já admitem que a não revelação do que necessariamente devem saber constitui-se em golpe aos seus direitos fundamentais (ver Declaração de Lisboa, aprovada pela 34ª Assembleia Geral da Associação Médica Mundial, Portugal, setembro de 1981, sobre "os direitos do paciente"). Podemos admitir que em certas ocasiões faltar com a verdade para quem está morrendo significa subtrair-lhe a manifestação mais resolutiva da liberdade e uma forma de tratar-lhe como simples objeto.

Assim, alguns documentos nesse sentido, como a Carta dos Direitos do Paciente, o Projeto de Libertação dos Doentes Mentais e a Declaração dos Direitos das Pessoas Mentalmente Deficientes, defendidos pelo Comitê Médico dos Direitos Humanos, pelo Serviço Legal de Assistência dos Pacientes e pela Assembleia Geral das Nações Unidas, respectivamente, defendem a informação minuciosa sobre os problemas do paciente, detalhes completos para facilitar certas tomadas de posição e informações circunstanciadas à família dos casos mais dramáticos, quando os pacientes não souberem ou não puderem falar por si.

Isto se refere a todos os pacientes; logo se refere também ao paciente terminal.

É claro que muitas daquelas decisões já vêm sendo respeitadas, como também ninguém discute que algumas das circunstâncias mais cruciais ainda sejam da iniciativa do médico. O certo é que o direito de saber a verdade começa a ser mais exigido, de forma insistente, por enfermos e familiares, porque eles sabem que os médicos, não muito raro, mentem ou contam meias verdades, e que tais fatos têm criado uma barreira de desconfiança que os isola e maltrata ainda mais. Para estes, a "mentira piedosa", além de uma fraude, não encerra nenhum critério moral ou científico. Por outro lado, existem acordos entre familiares e médicos, no sentido de não passar informações verídicas, dentro de uma conivência tida como verdadeira "conspiração do silêncio".

No entanto, se o médico sabe que a informação pode trazer algum dano ao paciente, a comunicação deve ser feita aos seus familiares ou responsáveis legais, para que eles tomem as medidas e as atitudes que melhor lhes convier. Assim recomenda o artigo 59 do Código de Ética Médica vigente. Como se vê, a comunicação tem de ser feita e, como tal, neste particular, a autonomia do médico inexiste ou está muito limitada.

E como dizer essa verdade? É muito custoso estabelecer regras e limites neste contexto e o fato é que ninguém tem uma receita de conduta neste particular. Não há quem não tema morrer e quem não se assuste com a convicção de sua morte, principalmente quando ela é prematura. O certo é que dizer a verdade, por mais necessária que ela seja, não é sinônimo de relato frio e brutal. A verdade pode ser dita com sinceridade e compaixão, entremeada de esperanças e temperada de otimismo, como quem tenta reacender uma chama. Quem ouve uma palavra de esperança é como quem escuta a voz de Deus. Em suma: uma verdade sempre amparada pela caridade e narrada de forma gradual. Nunca como um golpe abrupto e violento. O fato parece não estar no ato de contar, mas na maneira como se conta a verdade. Para Häring (in Medicina e manipulação: O problema moral na manipulação clínica, comportamental e genética, São Paulo: Edições Paulinas, 1977), o fato de informar com cautela, confiança e respeito, tanto para o médico como o paciente, é um evento libertador.

O médico pode mentir? Muitos acham que sim. A mentira piedosa para estes, em certas ocasiões, constitui um instrumento aceitável quando um paciente apresenta sinais de instabilidade emocional.

Sendo assim, qualquer que seja o entendimento da equipe em relação a um paciente terminal, é muito justo que toda conduta seja discutida com a família e, quando possível, com o próprio doente, levando em conta o que é melhor para assisti-lo e para confortá-lo, mesmo sabendo-se que é difícil falar em autonomia do doente terminal, pois sua capacidade de autonomia depende muito do estágio de sua doença e de suas condições psicoemocionais. O que se discute a partir daí é o uso da verdade que se faz necessária a um paciente insalvável, cuja morte é iminente e em favor do qual já se tentaram todas as medidas curativas disponíveis. Ou seja, se um indivíduo que enfrenta uma determinada etapa de doença fatal, dizer-lhe a verdade sobre seu estado de saúde e do prognóstico de morte constitui-se ou não uma melhor opção.

Dentro deste quadro, há uma pungente situação: a da criança enferma terminal, devido ao envolvimento dos pais no processo, à necessidade de uma avaliação sobre a compreensão do pequeno enfermo a respeito da morte e às repercussões negativas que podem surgir no seu psiquismo com a comunicação dos profissionais. Entender também que a família da criança terminal é um núcleo de alto risco psicológico, pois a enfermidade dela pode constituir um fator de culpabilidade assimilado pelos pais, assim como a dificuldade de passar algumas informações aos irmãos do pequeno paciente.

É necessário também que a equipe de saúde que cuida da criança enferma terminal possa adequar seu componente cognitivo-emocional à compreensão da morte que ela tem. Essa consciência emocional varia, é claro, com a idade e com o desenvolvimento psicológico de cada uma delas. Como essas crianças são geralmente internadas em hospitais, isso traz muita ansiedade pela separação dos pais, e a tendência é elas se sentirem abandonadas e indefesas. Essa é, sem dúvida, a evidência mais dura e comovente que se tem na relação com estes pacientes.

E, quanto à criança enferma terminal, deve-se dizer a verdade? Aqui as opiniões são ainda mais divididas. Os que defendem a informação da verdade são unânimes em evitar a sentença fria e brutal da morte, mas são favoráveis a que se informe sobre a gravidade da doença e a possibilidade de morte, pois, a partir de certa idade, a criança sabe a verdade. Mesmo que ela não tenha condições reais de entender as razões de sua morte iminente, em face de sua incapacidade estrutural de entender tal informação, com certeza isso fará da verdade referida algo menos doloroso do que seria para um adulto.

Mesmo assim, vale perguntar: que vantagens há no fato de se dizer a verdade à criança enferma terminal sobre sua doença, sobre sua gravidade e sobre sua morte? Ela será capaz de entender o alcance de tais informações? Qual o destino que ela dará a essas verdades?

Qualquer que seja nosso entendimento sobre isso, é necessário entender que a criança enferma terminal não está impedida de saber sua verdade, levando em conta os fatos que se referem ao seu estado de saúde e a suas esperanças de cura e o esforço no sentido de se obter dela um mínimo consentimento, não pelo fato de se conseguir esse consentimento, mas porque é indispensável respeitá-la como pessoa humana. Todavia, simplesmente dizer que ela vai morrer e dar as costas, sem a habilidade necessária para tais ocasiões, seria simplesmente uma crueldade.

A Declaração de Otawa, que trata dos "Direitos de cuidados da saúde da criança", afirma que ela tem direito de ser informada das decisões que envolvam sua saúde.

NO FIM DA VIDA | UM ITINERÁRIO DE CUIDADOS

Hoje, na medida em que a Medicina avança mais e mais na possibilidade de salvar e prolongar a vida, surgem incontornavelmente numerosos e complexos dilemas, aos quais nem sempre é fácil ajustar-se no fim da existência humana. Não é por outra razão que a extraordinária evolução e a segura eficácia das novas propostas terapêuticas têm trazido profundas indagações no que diz respeito aos aspectos econômicos, éticos e legais que fluem do emprego desproporcionado de tais medidas e de suas inadequadas indicações.

Há neste quadro multifário cinco situações críticas que levam a alguns dilemas éticos: *pacientes em estado vegetativo continuado, pacientes em morte encefálica, pacientes terminais, pacientes em estado vegetativo permanente* e *pacientes sem possibilidades terapêuticas.*

O paciente em estado vegetativo continuado ou persistente é aquele que apresenta lesões recentes do sistema nervoso central, com ou sem diagnóstico definido, mas que deve ter seus cuidados conduzidos nos moldes dos pacientes salváveis, merecendo assim todo suporte vital necessário e disponível.

O paciente em morte encefálica, caracterizada naquela Resolução, deverá ter causa conhecida e ser um processo irreversível, clinicamente justificado por coma aperceptivo, ausência da atividade motora supraespinal e apneia, e complementarmente por exames que comprovem a ausência da atividade elétrica cerebral, ou ausência da atividade metabólica cerebral, ou ausência de perfusão sanguínea cerebral. Quando da suspensão dos meios artificiais de um paciente com diagnóstico baseado nos critérios rigorosos de *morte encefálica*, nem se pode dizer que exista eutanásia, pois este indivíduo já está morto pelo conceito atual que se tem de óbito. Não se pode considerar tal ocorrência como uma forma de matar porque, neste tipo de suspensão dos meios mecânicos de suporte da vida, diz Mackie (*in The cement of the universe*, London: Oxford University Press, 1974), o médico não deu início ao curso dos eventos que levará o paciente à morte. Segre (*in Eutanásia: aspectos médicos-legais*, Rev Ass Med Brasil – vol. 32, nº 77/8 – jul./ago., 1966) vai mais longe quando afirma: "vê-se que já não se trata de autorizar, ou de proibir a prática da eutanásia, mas apenas de definir se o paciente está vivo ou morto."

Como *paciente terminal*, entende-se aquele que, na evolução de sua doença, não responde mais a nenhuma medida terapêutica conhecida e aplicada, sem condições portanto de cura ou de prolongamento da sobrevivência. Segundo Holland (*Psycological issues in the care of the terminal III*, em *Directions in psychiatry*, Nova York, Hatherleigh, 1982), é terminal aquele paciente que apresenta duas características fundamentais: a da incurabilidade e a do fracasso terapêutico dos recursos médicos. Mesmo nestas condições, qualquer iniciativa de supressão da vida, ainda que a pedido dele ou da família, constitui ato ilegal e antiético e, por isto, incompatível com o exercício médico.

Como *paciente em estado vegetativo permanente*, entende-se aquele que não tem nenhuma evidência de consciência, não se expressa e não entende os fatos em torno de si, que não responde a estímulos visuais, auditivos, táteis e dolorosos, mas que tem preservadas as funções do hipotálamo e do tronco cerebral e por isso sobrevive com respiração autônoma, por muitos meses ou anos, necessitando, no entanto, de outros cuidados médicos e de enfermagem. Ainda aqui, entendemos que não há como se opor a esta vida, mesmo em tais circunstâncias, pois isto é sempre um homicídio e não é justo que se ofereça à profissão médica tão triste espetáculo e que se criem situações que podem estimular constrangedores e nocivos conceitos de valores ao conjunto da sociedade.

E como *paciente sem possibilidade terapêutica* um tipo especial de assistido, não apenas de doenças terminais, mas sem nenhum recurso de cura, estando entre eles os portadores de doenças degenerativas avançadas do tipo Alzheimer, sequelados graves de acidente vascular cerebral (AVC), pacientes em estágio avançado de degenerações neuromotoras, na sua maior parte idosos com problemas familiares e dificuldades socioeconômicas. Contudo, isto não quer dizer que estes pacientes estejam dispensados de recursos e tratamento sintomáticos. E ainda: estes pacientes podem viver dias, meses e até anos.

ASPECTOS ÉTICOS

A eutanásia, mesmo com o eufemismo de *sanidicídio* ou *benemortásia*, não pode deixar de merecer a devida censura, tenha o médico o consentimento dos familiares do paciente (eutanásia involuntária), ou se agiu a pedido do próprio paciente, induzindo-o ou fornecendo meios para o chamado *suicídio assistido* (eutanásia voluntária). Ver Recomendação de Marbella II, adotada pela 44ª Assembleia Geral da AMM, na Espanha, em setembro de 1992, sobre "Suicídio com ajuda médica".

Assim, fica claro que o médico não pode nem deve, de forma alguma e em nenhuma circunstância, contribuir ativamente para a morte do paciente, pois isso se contrapõe ao seu compromisso profissional e à sua formação moral. O médico, amparado na sua tradição e no seu Código de Ética, fundamenta tal posição nos ditames que lhe vedam "utilizar em qualquer caso meios destinados a abreviar a vida do paciente, ainda que a pedido deste ou de seu representante legal". Orienta-se no princípio que deve empregar o melhor do seu esforço e da sua ciência, no sentido de "promover a vida humana e jamais utilizar seus recursos para promover a morte". É inaceitável qualquer forma de eutanásia, tal qual nós a entendemos, sempre que se possa ter o mesmo resultado – não sofrimento, mantendo o respeito pela vida do paciente. Não é justo também que, por motivos utilitaristas, alguém venha privar um moribundo dos chamados procedimentos primários, ainda que de certa forma paliativos.

Também deve ser registrado que entre a ação e a omissão existe apenas um vácuo filosófico, mas a intenção do resultado é a mesma. Fletcher afirma que "é ser ingênuo e superficial supor que, não fazendo 'nada positivamente' para apressar a morte, não somos cúmplices na sua morte. Não fazer algo é fazer algo, é uma decisão para agir tanto quanto decidir em fazer qualquer outra coisa" (*To live and to die in Ethics and euthanasia*, New York: Springer-Verlag, 1973).

O mesmo se diga quanto ao consentimento. Se ele existe, não se justifica, pois o interesse comum não pode ser subjugado pelo interesse individual. A autorização de um ato, por si, não legitima sua realização. A licitude do ato está na sua legitimidade e na sua indiscutível necessidade. Mesmo que o consentimento do paciente estivesse vinculado à liceidade do ato eutanásico, ainda assim não estariam afastadas as dúvidas. Dificilmente alguém em estado gravíssimo e de iminência de morte poderia autodeterminar-se racionalmente para autorizar sua morte. Se apenas fosse exigido o consentimento dos familiares, neste caso as dúvidas ainda seriam maiores quando tantos interesses inconfessáveis poderiam fluir contra o pobre moribundo. E, se não existe o consentimento, com relação às chamadas eutanásias involuntárias, então, nesses casos, o fato é ainda mais grave porque os princípios morais que tentam justificam a eutanásia tornariam ainda mais precária a sua validade.

Até que ponto tem o médico o direito de manter os meios de sustentação artificial da vida de um paciente com morte encefálica, cujas funções cerebrais são irrecuperáveis? Até onde a ética do médico permite a suspensão desses meios que mantêm vegetativamente uma vida?

Fala-se que a obrigação de prolongar essa vida dependeria das relações médico-paciente-familiares, ficando o profissional livre para decidir por sua consciência e por delegação dos responsáveis legais.

Acreditamos que já contamos com uma definição bem clara de morte e, assim, já temos como proceder mesmo nas situações mais delicadas. Quando a própria lei remete ao Conselho Federal de Medicina a oportunidade de definir os critérios para uma conceituação de morte encefálica, achamos que a partir daí o problema ficou mais simples de ser resolvido; se o indivíduo não se apresenta nas circunstâncias ali determinadas, ele está vivo e como tal não se pode cogitar a eutanásia. Desta forma, fica bem claro, desde logo, existir uma fundamental diferença entre a eutanásia – proibida e condenável – e a suspensão de meios artificiais utilizados na manutenção de uma vida vegetativa para a qual aqueles critérios já a definem como morte.

Também deve ser dito que a suspensão de tratamento de um paciente grave que vive autonomamente não é diferente de matá-lo, usando outro recurso, pois as situações são equivalentes sob o ponto de vista moral. O gesto eutanásico está demonstrado de forma inequívoca.

Ipso facto, a ortotanásia, constante da supressão de meios artificiais para o prolongamento da vida de um indivíduo em "coma dépassé", já merece a compreensão da sociedade, tendo em conta que ele se mantém com respiração assistida, arreflexia e perda irreversível da consciência, associadas a um "silêncio" eletroencefalográfico. Para essas pessoas o prolongamento penoso de uma "vida vegetativa", por seus aspectos físicos, emocionais e, mesmo, econômicos, seria de nenhuma utilidade. Gafo, ao defender a ortotanásia, afirma que ela tem o sentido de contribuir para que as pessoas possam morrer humanamente, sem uso de qualquer processo capaz de apressá-la, mas tão só de torná-la uma medida que não prolongue a existência de uma vida vegetativa, cujos critérios diagnósticos atualmente recomendados já consideram o indivíduo morto (*in La eutanasia: el derecho de una muerte humana*, Madrid: Ediciones Temas de Hoy, 1989).

Ainda que a ética não seja uma ciência exata, ela tem implicações lógicas que nos permitem em cada caso um procedimento que se ajuste ao bem procurado. Se não tivermos bem definida a questão da morte, através de critérios cada vez mais claros e precisos, a vida se transformará em um objeto disponível sujeito às imposições subjetivas, e isso não pode constituir-se em uma experiência do atuar moralmente.

No fim da vida devem-se levar em conta os seguintes princípios éticos:

- *princípio da veracidade* (o que, como, quando, quanto e a quem informar)
- *princípio da proporcionalidade terapêutica* (utilidade e inutilidades das medidas)
- *princípio do duplo efeito* (alívio *versus* prejuízo)
- *princípio de prevenção* (medidas profiláticas)
- *princípio do não abandono* (compromisso de cuidados ainda que paliativos).

CONCLUSÕES

Diante do exposto, fica claro que a *eutanásia* – aquela na qual se utilizam meios ou na que se facilita a supressão de uma vida, é prática condenável e, quando praticada pelo médico, constitui subversão de toda doutrina hipocrática e distorção do exercício da medicina, cujo compromisso é voltar-se sempre em favor da vida do homem, prevenindo doenças, tratando dos enfermos e minorando o sofrimento, sem discriminação ou preconceito de qualquer natureza. Kohl afirma que "é interessante ler a bibliografia que exalta a eutanásia como 'fato de piedade'. Não é fácil descobrir nela o espírito utilitarista e a ultrapassagem ilícita dos limites hierárquicos, elementos esses que, na prática, caracterizam todas as formas de manipulação nocivas para o homem" (in *The morality of killing: Euthanasia, abortion and transplant*, London: Science, Medicine and Man, 1973).

No que se refere à *ortotanásia* – suspensão dos meios artificiais de manutenção da vida –, cada vez mais aceita e compreendida, não pode ser considerada ilícita, pois em tais casos, se os critérios utilizados na conceituação diagnóstica forem

corretos, o indivíduo já está morto. Por isso nunca é demais dizer que tais critérios para um diagnóstico de morte encefálica devem ser mais e mais difundidos e explicados para o conjunto da sociedade, pois só assim as pessoas passarão a ser sócias de tais decisões. Além do mais, não há hoje necessidade do uso da expressão "eutanásia passiva" pelo seu sentido dúbio, chamando de eutanásia a qualquer forma de supressão da vida, de forma direta ou indireta, passiva ou ativa, voluntária ou involuntária, que tenha por medida antecipar a morte de um paciente incurável, evitando-lhe o sofrimento e a agonia. Até porque moralmente não existe nenhuma diferença entre alcançar um resultado por ação ou por omissão.

O mesmo se diga quanto à *distanásia* – obstinação terapêutica diante de casos irreversíveis e mantidos artificialmente –, pois só assim teremos uma alternativa consciente de determinar respeitosamente o fim da criatura humana. Isso nada tem a ver com o que se chama de "assassinato piedoso". Uma coisa é se negar a cuidar da vida e prolongá-la; outra é prolongar apenas o processo inelutável da morte como assinala Haering (*in Medicina e manipulação, op. cit.*).

Acreditamos que esta distinção de estágios de um paciente terminal é importante, não só por questões de segurança ético-legal, mas como forma de equilibrar a inclinação pessoal, o interesse público e a ordem social. Achamos até que tais distinções deviam existir na norma penal, para que a matéria não fique no neutralismo das concepções apáticas, nem no açodamento do impulso ousado, permitindo que se venha decidir pelo comodismo ou pelos interesses inconfessáveis. Não esquecer ainda os três grandes riscos que a generalização da eutanásia pode acarretar: a eventualidade de erro, a possibilidade de abuso e o desgaste da relação médico-paciente. Abertas as portas, passarão também as piores intenções e as consequências mais desastrosas. Além do mais, o perigo que uma possível institucionalização de eutanásia poderia representar às pessoas mais fracas de um determinado segmento social.

Se quisermos simplificar a questão, diremos apenas que não se trata de sermos a favor ou contra essa ou aquela forma de eutanásia, mas tão só o cuidado de seguir criteriosamente o novo conceito de morte, sabendo-se se o paciente está vivo ou não. Com isso, muitas das chamadas "diretivas de futuro" (*advance directives – DA*), como os "testamentos vitais" (*living wills*), ou os "poderes legais" (*durable powers of attorney*), ambos instrumentos jurídicos para decisões sub-rogadas, criados com base na "lei da autodeterminação do paciente" (*patient self-determination act – PSDA*), até de forma compulsória em certos climas mais consumistas, principalmente quando do internamento de pessoas carentes, já não terão maior significado. Clotet, com acentuada razão, afirma: "A atitude de desconfiança para com a PSDA é compreensível quando se leva em conta as seguintes questões: Qual o momento em que o curador deve iniciar o seu papel? É necessário um atestado médico ou do tribunal, para poder assumir as funções de curador ou de responsável pelo paciente? O que fazer quando as DA não têm nada a ver com o quadro ou situação extrema apresentados pelo paciente?" (*in Reconhecimento e institucionalização da autonomia do paciente: um estudo da "the patient self-determination act"*, Bioética, 1993; 1:157-63).

Finalmente, uma coisa é certa: se o indivíduo está vivo, trata-lo. Se ele morreu, não há por que mantê-lo artificialmente ligado a aparelhos. Não há meia-vida nem meia-morte (ver Declaração de Madri, adotada pela 39ª Assembleia Geral da AMM, na Espanha, em outubro de 1987, sobre "Eutanásia").

SOBREVIVÊNCIA PRIVILEGIADA

Os princípios fundamentais que regem as normas éticas e jurídicas da profissão do médico apontam no sentido de que não podem existir privilégios nem preconceito no exercício dessa atividade. Sabemos, no entanto, das possíveis situações em que se pode encontrar um médico, pela carência ou indisponibilidade, quando tiver de optar entre um ou outro paciente, ou entre uma conduta e outra, em uma verdadeira "escolha de Sofia".

Surge-nos, como exemplo, o caso de dois irmãos siameses, cujo tratamento cirúrgico acarretasse o óbito de um deles.

Mesmo sendo situação rara, os gêmeos siameses, *toracopagus* (unidos pelo tórax), *onfalopagus* (unidos pela região umbilical), *ischiopagus* (fundidos pela pélvis) ou *craniopagus* (pegados pelo crânio), têm sido motivo não apenas de curiosidade, mas também de especulação médica e jurídica.

Ninguém discute a licitude e a legalidade da intervenção cirúrgica no sentido de separá-los, sem que isso traga qualquer prejuízo a cada um deles. O que se discute aqui é a separação que, antecipadamente, já se sabe que vai trazer o sacrifício de um dos gêmeos.

Qualquer que seja a motivação de tal prática, mesmo com o consentimento esclarecido dos seus responsáveis legais, não se justifica o sacrifício de um deles pela cirurgia separadora, pois incide em graves violações éticas e penais previstas nas normas específicas. Vale a pena repetir as palavras de Bernhard Haering: "Na criança honramos a humanidade para além da utilidade e da recompensa. Toda criança, sobretudo a deficiente, a retardada ou anormal é *caso test* de respeito para todo gênero humano. A criança que não satisfaz a expectativa do adulto para sua felicidade utilitária tem o direito de viver e à existência humana. Essa pergunta fundamental refere-se tanto à criança ainda para nascer como à que já nasceu, tanto à normal como à anormal" (*in Medicina e manipulação*, São Paulo: Edições Paulinas, 1976).

Acreditamos que a separação de gêmeos unidos com ampla possibilidade de sobrevivência de ambos é perfeitamente justa e recomendável, porque atende ao *princípio da beneficência*. Todavia, se essa separação implica inexoravelmente o sacrifício de um deles, é absoluta a contraindicação por motivos legais e éticos que disciplinam a atividade médica. E mais: não há o que decidir, em que pese o ônus, os irmãos deverão permanecer unidos, ainda mais quando eles têm plena condição de sobreviverem assim.

Deve a equipe multiprofissional protegê-los de toda investida sensacionalista da imprensa, prestar a necessária assistência médica, social e moral, apelando para a compreensão dos pais, ante circunstância tão aflitiva. Devem ser registrados no Cartório de Registro Civil cada um com seu próprio nome, pois apesar de suas situações de dependência, são indivíduos distintos, de personalidades preservadas e de direitos assegurados.

No entanto, em caso de morte de um deles, poderá a cirurgia de separação ser realizada, com o propósito de preservar a vida do outro, mesmo sabendo-se das dificuldades de procedimentos em tais ocorrências.

TESTAMENTO VITAL

Hoje já se discute a possibilidade da existência de um documento chamado *Testamento vital* ou *Declaração de vontade antecipada*. Este documento deve ser previamente assinado por alguém maior de idade e capaz, e respeitado quando, por causa de uma doença grave e incurável ou estado terminal, o indivíduo já não tenha condições de expressar sua vontade. O que isto procura assegurar é a não utilização de condutas ou tratamento fúteis e o impedimento de uma "morte digna". No entanto, esse é um assunto em que as opiniões não são unânimes.

Para uns, mesmo que se inclinem cada vez mais em favor do modelo autonomista em respeito aos pacientes, nem sempre as situações de paciente terminal ou de portador de estado vege-tativo irreversível são claras a ponto de se tomar uma decisão tão imediata e radical. Há também o problema de a definição da suspensão dos meios e tratamentos paliativos ficar nas mãos de parentes ou até de amigos, quando deveria ser do médico a tarefa da decisão de conduzir o paciente no fim da vida. Dizer que o médico necessita de um documento que lhe dê amparo e orientação para agir profissionalmente, para alguns soa mal.

Os que defendem a ideia do testamento vital dizem que a questão não é institucionalizar a eutanásia nem abreviar a morte de uma pessoa que assinou um documento, de forma livre e consciente, mesmo que o tenha feito em um momento crucial de sua vida. Afirmam tratar-se de um documento assinado por alguém que usou de um direito fundamental de sua autonomia em matéria de cuidados médicos e que deve ser respeitado integralmente conforme sua vontade. Assim, isto iria influir de forma respeitosa no não tratamento em face de uma determinação do paciente que estivesse em momento crítico de não poder manifestar sua vontade.

Um dos itens constantes destes testamentos esta representado pela sigla *DNR-Order* (ordem de não ressuscitar) e entre nós por *NR* (não ressuscitar). Agora ampliado para *Do Not Attempt Resuscitation Order* (ordem para não tentar ressuscitar). Outro item constante de alguns testamentos vitais é o de não alimentar os portadores de *estado vegetativo permanente*.

Ser a favor ou contra a declaração de vontade antecipada do paciente pode até ser um assunto permanente nas discussões e nas teses acadêmicas dos bioeticistas. Todavia, diz a experiência que a questão do fim da vida, como é uma situação muito complexa e cheia de dúvidas, deve ser tratada pelos meios mais conservadores e deve ser sempre avaliada de forma correta e respeitosa quando chegar o momento exato da retirada dos meios artificiais de vida ou da suspensão dos recursos terapêuticos.

É claro que nesta discussão certamente estarão interessados os gestores de empresas de seguros e planos de saúde que enxergarão o problema sob a ótica de outros interesses, sem esquecer ainda as razões inconfessáveis de um certo grupo de familiares.

Mesmo que a maioria dos países aceite o testamento vital, no Brasil não há regulamentação sobre o assunto. Ninguém está impedido de fazer um registro cartorial de sua vontade em relação a sua assistência médica nos momentos críticos. No entanto, na hora de fazer valer este documento faz-se necessário saber qual o amparo que a lei dá ao médico para cumprir esta vontade e em que dispositivo do Código de Ética Médica está estatuída tal prerrogativa.

Muitas vezes, o momento em que o indivíduo subscreve este documento é de muita tensão e sofrimento. Alguns deles talvez nem leiam tal declaração. Os idosos são as maiores vítimas neste momento em que estão cada vez mais desvalorizados. Não será nenhuma surpresa que amanhã alguém seja obrigado ou pressionado a assinar um termo desta natureza como condição necessária para o internamento de uma doença grave, ou até mesmo no momento em que venha aderir a um seguro ou plano de saúde como condição obrigatória de ter seus benefícios.

Uma das questões mal definidas neste assunto é a dos limites dos requisitos formais, do documento, pois qualquer ato normativo impõe pressupostos desta ordem. Na prática pode ocorrer a não sujeição do médico às cláusulas constantes destes testamentos. Esta é uma situação muito difícil para o médico, pois no exercício de sua profissão ele não está obrigado a atuar por meio de condutas listadas em um protocolo muitas vezes vinculado a determinados interesses de ordem moral, ideológica ou religiosa. Fatos que acontecem neste momento tão difícil na vida humana devem vir com a discussão, caso a caso, e na conformidade de como a tradição hipocrática tem se colocado até agora. Não é tão fácil como muitos pensam, legislar ou regular sobre fatos imemoriais.

470   Medicina Legal

▼

36. Diagnóstico da realidade da morte. Conceito. Fenômenos abióticos avitais ou vitais negativos.
Fenômenos transformativos.

CONCEITO

A morte é uma realidade complexa, ligada a um dos mistérios do homem e que determina o fim da sua unidade biológica. Conceitua-se, dentro dos padrões tradicionais, como a cessação dos fenômenos vitais, pela parada das funções cerebral, respiratória e circulatória. No entanto, estas funções não cessam todas de uma vez, resultando daí uma certa dificuldade para se determinar com precisão o exato momento da morte.

Não há um sinal de certeza até surgirem os fenômenos transformativos no cadáver, porque, na realidade, a morte não é um momento ou um instante, mas um processo gradativo que não se sabe quando se inicia ou quando termina. Quanto mais distante for admitida a morte, é claro, mais fácil é o seu diagnóstico.

Alguns autores consideram que nesta evolução para a morte definitiva há algumas fases assim consideradas: (a) *morte aparente* – caracterizada pela suspensão aparente de algumas funções vitais; (b) *morte relativa* – assinalada pela abolição efetiva e duradoura de algumas funções vitais, sendo possível a recuperação de algumas delas; (c) *morte intermediária* – apontada pela suspensão de algumas atividades vitais, não sendo possível recuperá-las; (d) *morte absoluta* – caracterizada pela suspensão total e definitiva de todas as atividades vitais.

Para se constatar a certeza da morte, é necessária a observação cuidadosa dos fenômenos que surgem no corpo humano a partir do momento da morte, representados por mudanças física, química ou estrutural, de origem natural ou artificial. Borri divide esses fenômenos em: *abióticos, avitais* ou *vitais negativos e transformativos*.

FENÔMENOS ABIÓTICOS, AVITAIS OU VITAIS NEGATIVOS

Os fenômenos abióticos, também chamados de avitais ou vitais negativos, se dividem em: *imediatos* (devidos à cessação das funções vitais) e *consecutivos* (devidos à instalação dos fenômenos cadavéricos, de ordem química, física e estrutural).

▼ Fenômenos abióticos imediatos

Alguns desses sinais isoladamente não têm valor absoluto, tais como os descritos a seguir.

▶ **Perda da consciência.** Embora tal situação seja encontrada em certas entidades mórbidas, a condição de não se atender às solicitações do meio ambiente somada a outros fenômenos deve ser tomada em consideração no estudo da morte, principalmente quando se dispõe de um eletroencefalograma no ponto isoelétrico.

▶ **Perda da sensibilidade.** Com a morte, surge a cessação da sensibilidade geral e especial. Estão abolidas as sensações táteis, térmicas e dolorosas. Uma das manobras apontadas para pesquisar a sensação dolorosa é o pinçamento do mamelão, constituindo-se no sinal de Josat. A sensibilidade especial poderá ser observada nas mucosas com o uso de amoníaco ou excitação da mucosa nasal.

▶ **Abolição da motilidade e do tônus muscular.** Este fenômeno poderá ser comprovado pelo sinal de Rebouillat, que consiste em injetar 1 mℓ de éter na face externa da coxa, e, para melhor apreciação, junta-se a esta substância um pouco de ácido pícrico. Quando estamos diante de um caso de morte real, o éter é expelido pelo orifício produzido pela agulha, e, caso contrário, será absorvido pelo tecido. Outra finalidade dessa prova é o estímulo doloroso gerado pelo éter, produzindo reação no indivíduo aparentemente morto. Pode-se também testar este fenômeno através da aplicação de choques elétricos de corrente contínua, sendo que a ausência da contração muscular indica morte real (sinal de Roger e Beis).

A face hipocrática é observada também pela abolição da motilidade e do tônus muscular. Preferimos chamar *máscara da morte*.

Na realidade, a face hipocrática é característica dos moribundos: uma expressão de sofrimento, agonia e dor, ao passo que, no morto, há um semblante de profunda serenidade. No vivo, há um conjunto de movimentos produzidos pelos músculos faciais, dando-lhe uma fisionomia de grande angústia e tensão. No morto, estes músculos estão relaxados, modificando seus traços fisionômicos originais, faltando-lhe uma expressão.

A face hipocrática foi descrita pela presença de "fronte enrugada e árida, olhos fundos, nariz afilado com orla escura, têmporas deprimidas, vazias e enrugadas, orelhas repuxadas para cima, lábios caídos, maças deprimidas, queixo enrugado e seco, pele seca e lívida, cílios e pelos do nariz e das orelhas semeados por poeira brancacenta, semblante carregado e desconhecido".

A ausência da motilidade e do tônus muscular leva o cadáver à imobilidade, embora alguns feixes musculares possam oferecer certos movimentos pela influência da gravidade ou pela progressão da rigidez cadavérica. A mão toma uma posição quase sempre característica: os quatro últimos dedos juntos, flexionados, recobrindo um pouco o polegar que está dirigido para o oco da mão nas proximidades da raiz do dedo mínimo.

Com a morte, surge o relaxamento muscular, dando, em consequência, a dilatação pupilar, a abertura das pálpebras, a dilatação do ânus, abertura da boca e presença de esperma no canal uretral. No momento da morte, as pupilas se dilatam para se contraírem depois. Esta dilatação é progressiva, demorando-se apenas alguns minutos.

A abertura das pálpebras é um fenômeno comum, porém não é constante. Mais raro, no entanto, é estarem completamente cerradas.

O esfíncter anal, na morte, se relaxa, dando saída, em alguns casos, a substâncias fecais.

A abertura da boca é resultante do relaxamento dos músculos mastigadores até o aparecimento do *rigor mortis*.

Pela contratura das vesículas seminais, surge, em certos casos, a presença de esperma na uretra.

Finalmente, a abolição da motilidade e do tônus muscular poderá ser pesquisada pelo processo do dinamoscópio de Collongues. Na morte real, não se encontra a vibração muscular continuada observada pelo dinamoscópio.

▶ **Cessação da respiração.** A abolição da respiração pode ser evidenciada pela ausculta pulmonar com ausência dos murmúrios vesiculares. Uma prática antiga consistia em colocar um espelho de cristal diante da boca e do nariz e, em caso de embaciamento, admitia-se o sinal de vida. Era uso também a aproximação de uma vela acesa, cuja chama permanecia imóvel nos casos de morte ou se agitava, pela presença da respiração, na morte aparente (prova de Winslow). São processos de pouco valor no diagnóstico de certeza da morte. Atualmente essa constatação é feita através da *radioscopia* e com mais precisão por meio da *eletromiografia* com registro gráfico das incursões respiratórias.

▶ **Cessação da circulação.** Na prática, é sinal fácil e de grande valor. A ausculta do coração (sinal de Bouchut), a radioscopia do coração (sinal de Piga Pascual) e a eletrocardiografia com ou sem ativação adrenalínica (prova de Guérin e Frache), a fonocardiografia e a ecocardiografia são elementos da mais alta consideração no diagnóstico da realidade da morte.

Surgem no globo ocular várias modificações determinadas pela parada da circulação, como o esvaziamento da artéria central da retina, a interrupção da coluna sanguínea das veias retinianas, o descoramento da coroide e, finalmente, a oftalmoscopia, denunciando a parada da circulação da rede superficial da retina.

Um processo que não deve ser usado é o de Middeldorf, que consiste em introduzir uma agulha longa no precórdio, a fim de se observar a existência dos movimentos cardíacos pela agitação da extremidade livre da agulha.

A prova de Magnus consiste em dar um laço na extremidade de um dos dedos. Quando há vida, há, consequentemente, circulação, dando a tal extremidade uma tonalidade arroxeada.

A prova da escara cáustica de Chavigny e Simonin se caracteriza pela aplicação de uma gota de ácido sulfúrico sobre a pele do indivíduo, provocando uma escara negra no vivo e uma placa apergaminhada no cadáver.

A prova da ventosa escarificada resume-se na aplicação de uma ventosa sobre a região epigástrica, surgindo reação no vivo, em face do esvaziamento capilar (sinal de Boudinier e Levasseur).

Donné aconselha o diagnóstico de morte pela observação da não coagulação do sangue.

Se, na conjuntiva ocular, instilar-se uma gota de éter e houver uma irritação, está comprovada a existência da vida. É o sinal de Halluin. Substituindo-se o éter pela dionina, temos o sinal de Terson.

A prova de Ott consiste em aproximar a chama de uma vela à pele de um indivíduo supostamente morto. Se houver vida, formar-se-á uma flictena serosa ou serossanguinolenta e, na morte, uma ampola contendo gás se rompe com um estalido. Essa é a prova da ampola gasosa de Ott.

Séverin Icard preconizou a prova da fluoresceína. Consiste em injetar tal solução por via intramuscular ou intravenosa. Caso o indivíduo esteja vivo, depois de 20 a 30 min a pele e mucosas mostrar-se-ão coradas de amarelo e, as conjuntivas, de verde-esmeralda.

Hilário Veiga de Carvalho, para o diagnóstico de morte, aconselha a cardiopuntura com injeção de solução milesimal de epinefrina ao mesmo tempo em que se faz o tratamento de morte aparente.

▶ **Cessação de atividade cerebral.** Hoje, devido à aceitação do conceito de morte encefálica, o registro da atividade diencefálica tem uma certa importância na conclusão do diagnóstico de morte. No entanto, levando-se em conta o que registramos anteriormente no item "critérios atuais para um diagnóstico de morte", o eletroencefalograma não deve ser o único meio capaz de definir esse diagnóstico. Pode-se utilizar também o "teste do xênon", que consiste na ausência da radioatividade do córtex cerebral após injeção intravascular de Xe que se traduz pela falta da irrigação cerebral como sinal de morte real.

▼ Fenômenos abióticos consecutivos

Os fenômenos abióticos consecutivos ou mediatos são:

▶ **Desidratação cadavérica.** O cadáver sujeito às leis físicas sofre evaporação tegumentar, variando de acordo com a temperatura ambiente, com a circulação do ar, com a umidade local e com a causa da morte. A desidratação se traduz por:

■ *Decréscimo de peso.* A evaporação da água dos tecidos orgânicos após a morte leva, consequentemente, à diminuição de peso. É mais acentuada nos fetos e recém-nascidos, chegando a até 8 g por quilograma de peso em um dia, alcançando, segundo Dupont, nas primeiras horas até 18 g/kg de peso. Deve-se levar em conta que este fenômeno varia de indivíduo para indivíduo, de acordo com o tipo de morte e condições ambientais. Para utilização dessa prática, faz-se mister o conhecimento do peso da pessoa *ante mortem*.

■ *Pergaminhamento da pele.* Por efeito da evaporação tegumentar, a pele se desseca, endurece e torna-se sonora à percussão, tomando um aspecto de pergaminho. Apresenta-se de tonalidade pardacenta ou pardo-amarelada e com estrias decorrentes de arborizações vasculares que se desenham na derme. Esse processo começa onde a pele é mais delgada, como no saco escrotal.

■ *Dessecamento das mucosas dos lábios.* Principalmente nos cadáveres de recém-nascidos e de crianças, a mucosa dos lábios sofre desidratação, tomando uma consistência dura e tonalidade pardacenta. É mais comum na porção mais externa da mucosa labial. Seu conhecimento é fundamental para não se atribuir a lesões traumáticas ou ação de substâncias cáusticas.

■ *Modificação dos globos oculares.* A desidratação manifesta nos olhos certos fenômenos que devem ser conhecidos, como, por exemplo, a formação da tela viscosa, a perda da tensão do globo ocular, o enrugamento da córnea, a mancha negra da esclerótica e a turvação da córnea transparente.

A tela viscosa é constituída pela mistura do líquido transudato do globo ocular, o qual se evapora na superfície dos detritos do epitélio que se destacam da córnea e dos corpúsculos de poeira depositados, formando um fino véu que recobre a superfície da córnea. Este fenômeno também pode ser observado no vivo, nos doentes em estado agônico demorado (sinal de Stenon-Louis).

Notam-se ainda, no cadáver, a diminuição e a perda da tensão do globo ocular, que se mostra mole e depressível devido à transudação e à evaporação (sinal de Louis). Armando Canges Rodrigues demonstrou uma relação constante entre a perda da pressão intraocular e o tempo decorrido após a morte, propondo técnica simples para a cronotanatognose nas primeiras 24 h (Tese de Docência).

O enrugamento da córnea, conhecido também como sinal de Bouchut, é outro fenômeno ainda decorrente da desidratação cadavérica.

A mancha da esclerótica ou *livor sclerotinae nigrencens*, igualmente conhecida por sinal de Sommer e Larcher, é explicada pela dessecação da esclerótica, mostrando, no quadrante externo ou interno do olho, uma mancha de cor enegrecida pela transparência do pigmento coroidiano. Assume forma circular ou oval e, mais raramente, triangular com a base voltada para a córnea (Figura 17.9). Sua tendência é ampliar-se, formando uma elipse de concavidade inferior.

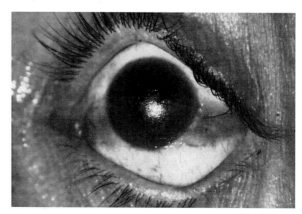

Figura 17.9 Sinal de Sommer e Larcher. (Arquivo do Dr. Carlos Henrique Durão.) Esta figura encontra-se reproduzida, em cores, no Encarte.

A córnea, algumas horas depois da morte, perde sua transparência e se torna turva. Este fenômeno, no entanto, poderá ser observado no vivo, quando em estados agônicos prolongados. Após 8 h da morte, exercendo-se a pressão digital literalmente no globo ocular, pode ocorrer a deformação da íris e da pupila (sinal de Ripault).

▶ **Esfriamento cadavérico (*algor mortis*).** Com a morte e a consequente falência do sistema termorregulador, a tendência do corpo é equilibrar sua temperatura com o meio ambiente. Embora esse esfriamento seja progressivo, não se observa sempre uma uniformidade rigorosamente precisa. Ele começa pelos pés, mãos e face. Os órgãos internos mantêm-se aquecidos por 24 h em média.

A renovação do ar, a umidade do ar e a ventilação forte local roubam calor, influenciando na marcha do esfriamento do cadáver. Quanto maior for o panículo adiposo apresentado pelo indivíduo, mais resistência oferece à baixa de temperatura. Hoffmann descreve um caso de uma mulher de 150 kg que, após 12 h de morte, ainda dava a impressão de calor como se estivesse viva. As crianças e os velhos esfriam mais facilmente que os adultos. O corpo, quando envolvido em roupas ou mantido em ambiente fechado, sofre um processo de esfriamento bem mais lento do que em outras circunstâncias. Por outro lado, os que morrem de doenças crônicas, de traumas cranianos com lesões hipotalâmicas, hipotermia, desidratação e grandes hemorragias têm um esfriamento do corpo mais rápido. E os que padeceram de insolação, intermação, intoxicação por venenos e doenças infecciosas agudas apresentam um esfriamento mais lento.

Todavia, está provado que, quanto maior for a diferença entre a temperatura do ambiente e a do corpo na hora da morte, mais rápido será o seu esfriamento. E mais lenta quanto mais próximas forem estas temperaturas.

A verificação da temperatura, no cadáver, é feita de preferência no reto, a uma profundidade de 10 cm, com termômetros especiais de hastes longas, entre os quais os mais comuns são o necrômetro de Bouchut e o tanatômetro de Nasse.

No indivíduo vivo, as temperaturas axilar e retal diferem em torno de 1°C e esta última varia em torno de 34 e 37,5°C. A média de temperatura corporal é de 36,5°C. No morto, segundo observações de Moacy Silveira da Cunha, de São Paulo, esta diferença é de 2 a 5°C no reto e na axila, entre 2 e 12 h após a morte.

O diagnóstico da realidade da morte pela temperatura retal era admitido quando o corpo atingia os 25°C, conhecido como limite de Le Bon. Porém, Bourneville e Laborde observaram temperaturas de 24 a 25°C em pessoas vivas, e Parrot, 21,8°C. Por isso, os autores mais modernos consideram 20°C um índice incompatível com a vida.

Rentoul e Smith, levando em conta um esfriamento médio de 1,5°C por hora, propõem o cálculo de tempo decorrido entre a morte e o momento do exame através da seguinte fórmula: $H = N - C/1,5$. H seria o tempo calculado; N a temperatura retal normal (37,2°C); e C a temperatura retal do cadáver no momento do exame. Tudo isso dividido por 1,5, que representa a constante referida.

O estudo do esfriamento cadavérico é de grande importância na determinação do tempo aproximado de morte, mesmo não se tendo nele um parâmetro de absoluta precisão.

▶ **Manchas de hipóstase cutâneas (*livor mortis*).** Também chamadas de *manchas de posição* ou *livores cadavéricos*, são fenômenos constantes, inexistindo apenas, e bem assim de modo irregular, em casos excepcionais de mortes por grandes hemorragias. Caracterizam-se pela tonalidade azul-púrpura, de certa intensidade e percebidas na superfície corporal. São encontradas, de preferência, na parte de declive dos cadáveres e por isso chamadas de *manchas de hipóstase*, variando, logicamente, com a posição do corpo (Figura 17.10 A). Apresentam-se em forma de placas, embora possam surgir as chamadas

púrpuras hipostáticas, que assim designou Lacassagne, por se apresentarem como ponteado da escarlatina. Por outro lado, são denominadas de *livores paradoxos* aqueles encontrados fora das regiões de declive. A pele das regiões não atingidas pelas manchas toma uma tonalidade cérea.

As manchas hipostáticas cutâneas permanecem até o surgimento dos fenômenos putrefativos, quando elas são invadidas pela tonalidade verde-enegrecida que aparece no cadáver devido à formação do hidrogênio sulfurado combinado com a hemoglobina.

Essas manchas, portanto, são importantes para o diagnóstico da realidade da morte, para o diagnóstico da causa da morte, para a estimativa do tempo de morte e para o estudo da posição em que permaneceu o cadáver depois da morte.

Com a parada da circulação, o sangue, pela lei da gravidade, vai-se acumulando paulatinamente nas partes mais baixas, deixando de aparecer apenas nas superfícies de contato que o cadáver sofre por compressão sob o plano resistente. Inicia-se sob a forma de pequenas manchas isoladas que vão juntando-se para formar as grandes áreas de livores.

Em geral, têm tonalidade violácea, variando apenas se existirem substâncias estranhas na composição da hemoglobina, como nas asfixias por monóxido de carbono, quando se mostram vermelho-róseas ou carminadas. Ou de tonalidade marrom-escura quando a morte se deu por envenenamento metaemoglobinizante e daí sua contribuição para a determinação da *causa mortis*. Começam, primeiramente, em forma de estrias ou manchas arredondadas, que se vão reunindo em placas até alcançarem grandes superfícies do corpo.

Em geral, começam a aparecer em torno de 2 a 3 h após a morte. Sua distribuição varia de acordo com a posição do cadáver. Assim, se o cadáver é colocado em decúbito dorsal, que é a mais comum das posições, a distribuição dos livores é na parte posterior do corpo, com exceção das escápulas, nádegas e face posterior das coxas e das pernas, pelo fato de essas regiões estarem sob a pressão do plano onde repousa o corpo. Não são vistos também nos locais pressionados pelas vestes, cintos, alças elásticas e pelas dobras e rugas da pele como no pescoço. Sua intensidade varia de acordo com a fluidez do sangue, por isso são mais realçadas nos casos de asfixia.

Possuem grande valor médico-legal porque, além de ser um sinal de morte, são importantes na cronotanatognose, na posição do cadáver no momento da morte, na causa de certos óbitos e como elementos indiscutíveis em possíveis mudanças de posição do cadáver. Tourdes, em suas observações, acentuou que, durante as primeiras 12 h após a morte, estas manchas podem mudar de posição conforme a situação do cadáver, para, depois, se fixarem definitivamente. Assim, se um cadáver permanece em uma determinada posição durante mais de 12 h, mesmo que se desloque o corpo, permanecem as manchas no local da situação inicial.

A maneira de se diagnosticar uma mancha de hipóstase é pressionar com o dedo a zona do livor, o que faz desaparecer a tonalidade própria por alguns instantes, isto até sua fixação definitiva. Ou incisando a pele e o tecido celular, observando-se o sangue gotejar dos vasos venosos, sua lavagem torna o tecido branco. Os vasos e capilares estão intactos, não tem rede de fibrina e quase sempre nas regiões de decúbito. Nas equimoses, o sangue encontra-se coagulado e infiltrado nas malhas do tecido, com presença de rede de fibrina, capilares rotas e nas diversas regiões do corpo. Mesmo na putrefação, ainda se encontram nos tecidos firmemente aderentes os pigmentos hemáticos.

Nas pessoas de cor negra, não se notam os livores a não ser por processos especiais, como, por exemplo, pelo colorímetro de Nutting. Este aparelho é um espectroscópio de colimador espectral e de luneta ocular. Há dois braços: um recebe a luz branca do sol e o outro a luz refletida ou transmitida pelo objeto cuja cor se quer determinar.

Esta mancha também pode ser vista em alguns órgãos internos sob a denominação de *hipóstase visceral* e tem a mesma importância, as mesmas origens e as mesmas características do livor cadavérico cutâneo. Nota-se mais esse fenômeno no fígado, nos pulmões, rins e baço, não devendo ser confundido com processos patológicos. É preciso ter muito cuidado para não confundir este fenômeno com estados patológicos ou reações vitais.

Por fim, pode-se observar o fenômeno chamado *dentes rosados* (*pink teeth*), visto em alguns cadáveres e de mesma origem dos livores. É explicado pela dissociação da hemoglobina devida a autólise da polpa dentária que invade os canalículos da dentina, dando assim aspecto róseo à parte aparente do dente. É mais comum nos casos de afogamento, em virtude da posição do cadáver com a cabeça baixa.

▶ **Rigidez cadavérica.** Nysten considerava a rigidez cadavérica (*rigor mortis*) como o último esforço da vida contra a ação dos fenômenos químicos. Sommer afirmava ser um fenômeno de origem física. Brown Séquard, um ato vital aproximado de uma contratura ou do exagero do tônus muscular. Schiff dizia ser a rigidez não o primeiro sinal de morte, mas o último sinal de vida. E Lacassagne como "um estado de dureza, de retração e de tensão que sobrevém nos músculos após a morte".

A teoria química de Brucke e Kuhne atribui este fenômeno à coagulação da miosina das fibrilas do músculo. Lacassagne e Martin chamam a atenção para a importância de desidratação. Os líquidos por ação da gravidade deixam as partes mais altas e embebem os tecidos nas zonas baixas, sendo por isso os músculos desta região os últimos a apresentarem rigidez. Nos membros edemaciados, a rigidez é menos precoce, o que vem a substanciar esse conceito. O cadáver toma uma posição "atlética", com discreta flexão do antebraço sobre o braço, da perna sobre a coxa, com os polegares fletidos por baixo dos outros dedos e com os pés ligeiramente para fora.

Atualmente, acredita-se que a rigidez cadavérica é resultante de muitos fatores, todos eles decorrentes da supressão de oxigênio celular, indo impedir a formação de ATP (*ácido adenosínicotrifosfórico*) das modificações da permeabilidade das membranas das células, da formação de *actomiosina* e da ação da glicólise anaeróbica, com o inevitável acúmulo de ácido láctico.

A rigidez é, portanto, um fenômeno físico-químico em um estado de contratura muscular, devido à ação dos produtos catabólicos do metabolismo, correspondente a uma situação de vida residual do tecido muscular. Para alguns, é apenas um fenômeno puramente enzimático. A rigidez cadavérica varia de acordo com a idade, a constituição individual e a causa da morte.

Pela lei de Nysten, a rigidez se manifesta em primeiro lugar na face, na mandíbula e no pescoço, seguindo-se dos membros superiores, do tronco e, finalmente, dos membros inferiores, indo desaparecer pela mesma ordem, principalmente nos cadáveres colocados em decúbito dorsal. A rigidez cadavérica desaparece quando se inicia a putrefação.

Nossa observação mostra que a rigidez começa entre 1 e 2 h depois da morte, chegando ao máximo após 8 h e desaparecendo com o início da putrefação depois de 24 h, seguindo a mesma ordem como se propagou, pela coagulação das albuminas, pela acidificação que se forma depois da morte e, finalmente, pela quebra do sistema coloidal. Dessa forma, a rigidez passa por três fases: *período de instalação*, *período de estabilização* e *período de dissolução*.

Shapiro afirma que é difícil entender como um fenômeno físico-químico que se inicia no tecido morto deva seguir uma sequência cronologicamente certa como de hábito e afirma: É mais lógico, enfatiza ele, sendo um processo físico-químico, começar simultaneamente por toda musculatura e, dessa forma, serem primeiro afetadas as pequenas massas musculares e depois as massas maiores.

Sua importância médico-legal não se restringe apenas ao diagnóstico de morte, mas também à determinação do tempo aproximado de morte, embora esteja sujeita a certas exceções apresentadas por elementos extrínsecos e intrínsecos. Assim, é possível a persistência da rigidez cadavérica quando o corpo é submetido de forma constante a baixíssima temperatura.

Por outro lado, é conhecida como *rigidez cadavérica assimétrica*, um fenômeno pouco explicado, que se caracteriza pela desproporção da contratura muscular entre os dois membros superiores ou entre os dois membros inferiores, ou ainda a alteração da ordem entre os membros superiores e os inferiores, sem que haja qualquer manipulação deles. Mesmo sem nenhuma explicação, este fenômeno é mais comum quando precedido de grandes e rápidas hemorragias.

Durante o período de rigidez ainda se podem observar algumas alterações da posição do cadáver, como leves flexões dos antebraços, fechamento das mãos ("movimentos de Sommer") e cerração dos maxilares (*masticatio mortuorum).*

▶ **Espasmo cadavérico.** Caracteriza-se pela rigidez abrupta, generalizada e violenta, sem o relaxamento muscular que precede a rigidez comum. É também chamada de rigidez cadavérica cataléptica, estatuária ou plástica. Difere da rigidez cadavérica comum, pois esta se instala progressivamente.

Os cadáveres guardam a posição com que foram surpreendidos pela morte em uma atitude especial fixada da vida para a morte (*sinal de Kossu*).

Há também o espasmo localizado, que atua em apenas certos feixes musculares isolados.

Além de raro, não é um fenômeno bem explicado, tampouco aceito por muitos autores. Entre os que aceitam, a explicação estaria mais na lesão do diencéfalo, ao nível do *núcleo vermelho*. E sua importância médico-legal residiria na fixação da última atitude da vítima.

O que se vem chamando de *catalepsia* trata-se de um tipo de distúrbio letárgico que impede o paciente de se movimentar temporariamente e suas funções vitais se mantêm de forma muito lenta, dando a impressão de que ele está morto. Sua causa é desconhecida, e seus sinais mais importantes são a rigidez corporal, a falta de resposta aos estímulos, a respiração e o pulso muito lentos; pele pálida e aparência cérea. Porém, a alegação de que pacientes podem se manter vivos com a parada total e demorada das funções circulatória e respiratória é inaceita sob o ponto de vista científico.

FENÔMENOS TRANSFORMATIVOS

Tafonomia é um termo que passa a ser inserido no estudo dos fenômenos transformativos para designar o estudo da transição dos restos biológicos a partir da morte até a fossilização. É usado entre paleontologistas e antropologistas forenses para tratar da evolução dos restos humanos depois da morte. Assim, a *tafonomia forense* seria o estudo de todas as fases por que passa o ser humano após sua morte – de destruição ou conservação –, no interesse médico-legal ou forense.

Entre os mais influentes fatores que interferem na decomposição cadavérica destacam-se a temperatura, a aeração, a higroscopia do ar, o peso do corpo, as condições físicas, a idade do morto e a causa da morte. Além disso, devem ser consideradas a ação bacteriana e a atividade de insetos necrófagos. Também pode interferir na aceleração da decomposição de partes do cadáver a presença de uma ferida ou lesão na pele, servindo assim de porta de entrada às larvas.

Os fenômenos transformativos podem ser de duas ordens: *destrutivos* (autólise, putrefação e maceração) e *conservadores* (mumificação, saponificação, calcificação, corificação, congelação e fossilização).

▼ Fenômenos transformativos destrutivos

▣ Autólise

Chama-se de *autólise* o processo de destruição celular, caracterizado por uma série de fenômenos fermentativos anaeróbicos que se verifica na intimidade da célula, motivados pelas próprias enzimas celulares e que levam à destruição do corpo humano logo após a morte. Sem nenhuma interferência bacteriana, como se a célula estivesse programada para agir desta forma em determinado momento e de forma rápida e intensa. É o mais precoce dos fenômenos cadavéricos.

Este processo passa por duas fases: na primeira (fase latente) as alterações são apenas no citoplasma da célula; na segunda (fase necrótica) há comprometimento do núcleo com o seu desaparecimento.

Cessada a circulação, as células deixam de receber, pela corrente plasmática, novos elementos, prejudicando as trocas nutritivas e sofrendo, pela ação dos fermentos, a acidificação. Estes fenômenos exercem suas ações intra e extracelulares, dando início à composição. A córnea, por não dispor de vasos, não sofre a ação inicial da autólise e por isso pode ser usada para transplante até algumas horas após a morte.

O meio vivo é neutro (pH do sangue é de 6,95 a 7,8). No momento em que surge a mais leve acidez, a vida vai tornando-se impossível. Tal fenômeno é resultante da predominância de íons de H sobre os íons OH nos tecidos e líquidos dos cadáveres. A variação do pH dos tecidos é um sinal evidente de morte. Mede-se por vários processos, entre os quais a colorimetria, e, no sangue, pode-se fazer de modo indireto. Na prática, usam-se métodos mais simples para determinação da acidez dos tecidos, visando a diagnosticar a morte:

- *Sinal de Labord.* Introduz-se uma agulha de aço bem polida no tecido e, após 30 min, retira-se essa agulha, aceitando-se o diagnóstico de morte caso permaneça o brilho metálico
- *Sinal de Brissemoret e Ambard.* Com um trocarte, retiram-se fragmentos do baço e do fígado, constatando-se sua acidez pelo papel de tornassol. No vivo, a reação é alcalina e, no morto, ácida. Não é necessário que se diga dos inconvenientes dessa prova
- *Sinal de Lecha-Marzo.* Baseia-se em colocar nos globos oculares o papel azul de tornassol, fechando-se em seguida as pálpebras e, após 2 a 3 min, observa-se o resultado. Nos casos de morte real, há mudança para a tonalidade vermelha pela acidez
- *Sinal de De-Dominices.* Fundamenta-se no mesmo princípio do sinal anterior, apenas usa-se a pele escarificada, sendo aconselhável no abdome, onde a acidez é mais precoce
- *Sinal de Sílvio Rebelo.* Introduz-se um fio corado pelo azul de tornassol, através de uma agulha, em uma dobra da pele, e, nos casos de acidez, o fio toma a tonalidade amarelada
- *Sinal da forcipressão química de Icard.* Pinçando-se a pele, fluirá uma serosidade, que no vivo é alcalina e, no morto, ácida. A identificação é feita também com o papel azul de tornassol. Em uma fase mais avançada de putrefação, surge a alcalinidade devida à produção de bases amínicas.

Como nem todas as células do organismo morrem ao mesmo tempo, há algumas estruturas biológicas que continuam com suas reações bioquímicas e funcionais de acordo com a influência enzimática recebida, podendo variar de acordo com o tipo de morte e com as condições ambientais. A pesquisa bioquímica *post mortem* deve centrar suas investigações principalmente no sangue, líquido cefalorraquidiano, humor vítreo e humor aquoso. Tais modificações podem ser verificadas na alteração de *sódio, potássio, glicose, cloro, ureia* e *creatinina* e em algu-

mas enzimas como a *colinesterase*, que pode ser dosada durante alguns dias depois da morte. Este estudo pode ser utilizado na apreciação do tempo aproximado de morte e na determinação da causa da morte.

▣ Putrefação

A putrefação cadavérica consiste na decomposição fermentativa da matéria orgânica por ação de diversos germes e alguns fenômenos daí decorrentes. Depois da autólise, começa a se verificar a desorganização do corpo provocada por germes aeróbios, anaeróbios e facultativos, os quais produzem certos fenômenos físicos e bioquímicos que vão decompondo o corpo em substâncias mais simples. É o intestino o ponto de partida da putrefação, com exceção dos recém-nascidos e dos fetos. O aparecimento dos primeiros sinais de putrefação se dá no abdome, correspondendo a *mancha verde abdominal.*

Nos recém-nascidos, a putrefação invade o cadáver por todas as cavidades do corpo por via externa, principalmente pelas vias respiratórias.

Entre os mais influentes fatores que interferem na decomposição cadavérica destacam-se a temperatura, a aeração, a higroscopia do ar, o peso do corpo, as condições físicas, a idade do morto e a causa da morte. Além disso, devem ser consideradas a ação bacteriana e a atividade dos insetos necrófagos. Também pode interferir na aceleração da decomposição de partes do cadáver a presença de uma ferida ou lesão na pele, servindo assim de porta de entrada às larvas. A putrefação é mais rápida nos recém-nascidos e nas crianças do que nos adultos. Quanto mais obeso é o indivíduo, mais rapidamente progride a putrefação.

A *causa mortis* tem notável influência na marcha deste processo transformativo. As vítimas de graves infecções e grandes mutilações putrefam-se mais rapidamente. O arsênico, os antibióticos e certos medicamentos retardam a putrefação.

A temperatura muito alta ou muito baixa retarda ou para a marcha da putrefação. Assim, abaixo de 0°C, não se inicia esse fenômeno. Em certas regiões geladas, como a Sibéria e a Groenlândia, os cadáveres se conservam naturalmente.

Em locais onde o ar é seco, o cadáver pode ser conservado pela mumificação e, nos lugares úmidos, marcham para a saponificação ou maceração. Os ambientes de fortes ventilações podem também mumificar, por processo natural, o cadáver. As condições do solo têm importância na progressão deste fenômeno. Uns são destruídos celeremente, outros se conservam por fenômenos transformativos como a mumificação e a saponificação.

A decomposição, quando se verifica em locais de grande acidez, pode fazer desaparecer o corpo por completo. Nesses casos, pode-se estudar microscopicamente o local em busca de fragmentos das vestes ou de outras evidências, além da presença de uma mancha que se encontra no terreno contornando o corpo chamada de "sombra cadavérica" (*in* Reverte Coma, JM, *Antropologia forense*, 2ª edição, Madrid: Edições do Ministério da Justiça, 2001).

▶ **Marcha da putrefação.** Embora não haja uma rigorosa precisão, a putrefação segue uma determinada evolução, passando por quatro períodos:

▣ *Período cromático ou de coloração.* Inicia-se, em geral, pela *mancha verde abdominal*, localizada, de preferência, na fossa ilíaca direita. Daí, vai-se difundindo por todo o abdome, pelo tórax, cabeça e pelos membros. A tonalidade azul-esverdeada vai escurecendo até atingir o verde-enegrecido, dando ao cadáver um tom bastante escuro. Nos afogados, o período de coloração começa pela cabeça e pela parte superior do tórax, devido à posição assumida pelo cadáver quando submerso e o início da putrefação pelas vias respiratórias. Nos fetos, devido o conteúdo estéril intestinal, começa pela parte superior do tórax, pescoço e face, pois a putrefação se dá por meio de bactérias que penetram as vias respiratórias inferiores.

A localização da *mancha verde* na fossa ilíaca direita é explicada devido ao fato de o ceco ser a parte mais dilatada e mais livre do intestino grosso e ainda por ser o segmento no qual se acumula maior quantidade de gases e, finalmente, porque é a parte que fica mais próxima à parede abdominal. O aparecimento dessa mancha, em nosso meio, surge entre 20 e 24 h depois da morte (Figura 17.10 B).

A tonalidade (verde-enegrecida) dos tegumentos é responsabilizada pela formação do hidrogênio sulfurado que se vai combinar com a hemoglobina, dando a sulfometemoglobina.

■ *Período gasoso ou enfisematoso.* Do interior do corpo, vão surgindo os gases de putrefação (*enfisema putrefativo*), com

bolhas na epiderme, de conteúdo líquido hemoglobínico. O cadáver toma um aspecto gigantesco, principalmente na face, no abdome e nos órgãos genitais masculinos, dando-lhe a posição de lutador (Figuras 17.11 e 17.12). Nota-se a projeção dos olhos e da língua e a distensão do abdome, o qual permite um som timpânico pela percussão. Esses gases fazem pressão sobre o sangue que foge para a periferia e, pelo destacamento da epiderme, esboça na derme o desenho vascular conhecido como *circulação póstuma de Brouardel* (Figura 17.13). Esses gases também podem fazer pressão sobre os órgãos abdominais, produzindo prolapsos intestinais e genital, e às vezes, quando em presença de uma gravidez, a expulsão do feto no chamado "parto *post mortem*" (Figura 17.14).

Para se evidenciar a presença desses gases, usam-se os sais de chumbo neutro, como o acetato, cuja reação dá um composto de tonalidade enegrecida. Pode ser verificado este fenômeno colocando-se papéis enrolados frouxamente nas narinas ou na boca do cadáver, desenhando-se letras ou sinais com o acetato neutro de chumbo, que é incolor. Na presença dos gases putrefativos, assumem um colorido escuro pela reação com o hidrogênio sulfurado e o sulfidrato de amônio.

Em suas experiências, Brouardel observou que estes gases da putrefação podem ser inflamáveis. Quando perfurou o abdome dos cadáveres com trocater e aproximou os gases à chama de uma vela verificou: no 1º dia: gases não inflamáveis; do 2º ao 4º dia: gases inflamáveis; e do 5º dia em diante: gases não inflamáveis. Justificou que no 1º dia estão em atividade as bactérias aeróbias produtoras de gás carbônico. Do 2º ao 4º dia, surgem, além das bactérias aeróbias, as facultativas, de cuja ação se formam o hidrogênio e os hidrocarbonetos, de capacidade inflamável. Finalmente, do 5º dia em diante, se produzem o azoto, o hidrogênio e as amônias que são compostos não inflamáveis.

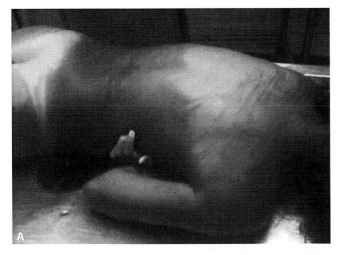

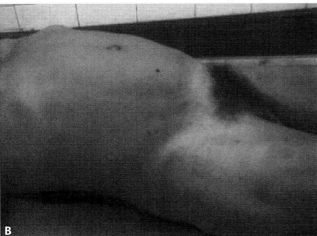

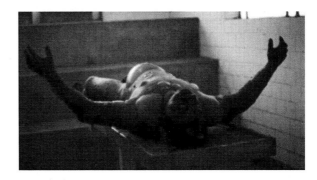

Figura 17.11 Putrefação cadavérica (posição de lutador).

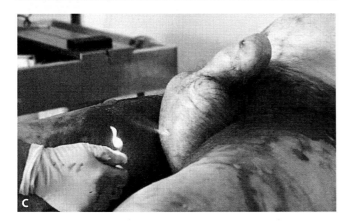

Figura 17.10 A. Manchas de hipóstase. **B.** Mancha verde abdominal. **C.** Putrefação – gases inflamáveis. (Arquivos do Dr. Carlos Henrique Durão.) Esta figura encontra-se reproduzida, em cores, no Encarte.

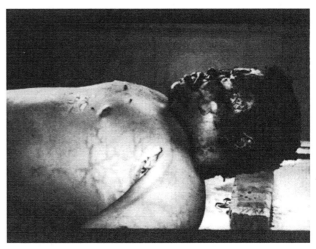

Figura 17.12 Enfisema gasoso subcutâneo (putrefação).

Há um discutível fenômeno chamado de *combustão espontânea do cadáver* ou *autocombustão cadavérica* que seria, segundo seus defensores, um processo pelo qual um corpo humano inanimado ardesse através de um calor gerado por uma forma de ação química interna.

A verdade é que este aludido processo não tem credibilidade nenhuma entre os estudiosos da tanatologia, levando em conta, entre outros, a própria composição orgânica com elevado potencial hídrico. Até porque todos sabem da quantidade de calor necessária para se obter uma cremação.

O fato é que nunca foi provado que a combustão espontânea realmente aconteça.

Os que admitem a combustão espontânea humana justificam este fenômeno pela presença de gases inflamáveis que surgem do segundo ao quarto dia de putrefação quando há formação de hidrogênio e hidrocarbonetos capazes de inflamarem-se.

Diferente é o fenômeno conhecido como *fogo fátuo*, traduzido pela presença de chamas azuladas de curta duração e com um ruído característico, que saem das frestas dos túmulos e jazigos, quando o corpo entra em putrefação e emite hidrogênio e hidrocarbonetos inflamáveis. Para alguns, esses gases se inflamariam espontaneamente; para outros, necessitariam de faísca ou da presença próxima de velas acesas. Esse fenômeno ocorre também quando da emissão de gás metano decorrente da putrefação de qualquer corpo orgânico, desde que alcance uma concentração em torno de 28% no ar atmosférico. Este fenômeno é mais comum em locais pouco ventilados.

■ *Período coliquativo ou de liquefação.* Progressivamente o cadáver alcança a fase de dissolução pútrida, cujas partes moles vão pouco a pouco reduzindo-se de volume pela desintegração progressiva dos tecidos. O corpo perde sua forma, a epiderme se desprega da derme, o esqueleto fica recoberto por uma massa de putrilagem, os gases se evolam e surge um grande número de larvas de insetos. Esse período varia de acordo com as condições do corpo e do terreno, podendo ir de um a vários meses (Figura 17.15). Nesta fase podem-se ainda evidenciar alguns sinais provenientes de uma ação violenta (Figuras 17.16 e 17.17).

■ *Período de esqueletização.* A atuação do meio ambiente e dos elementos que surgem no trabalho da desintegração do corpo faz com que o cadáver se apresente com os ossos quase livres, presos apenas por alguns ligamentos articulares. A cabeça se destaca do tronco, a mandíbula se desprende dos ossos da face, as costelas se desarticulam do esterno e das vértebras, e os ossos longos dos membros superiores e inferiores se soltam. Junto à goteira vertebral encontra-se, ainda nesta fase, uma massa disforme, de tonalidade pardacenta, constituída dos restos das vísceras e que são denominadas *putrilagem*. Este período vai de 3 a 5 anos. Os ossos resistem por muito tempo, porém vão perdendo, pouco a pouco, sua estrutura habitual, tornando-se cada vez mais frágeis e mais leves.

▶ **Química da putrefação.** Sob o ponto de vista bioquímico, a putrefação consiste na decomposição fermentativa da matéria orgânica do cadáver por ação de diversos germes. Ocorrem,

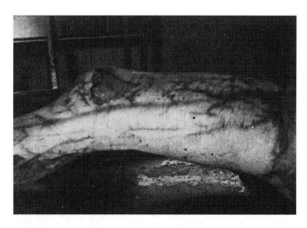

Figura 17.13 Circulação póstuma de Brouardel. Esta figura encontra-se reproduzida, em cores, no Encarte.

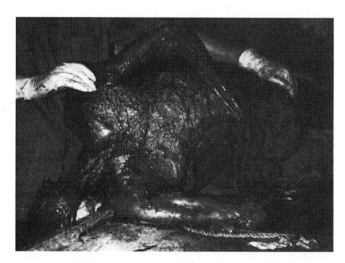

Figura 17.15 Fase coliquativa da putrefação.

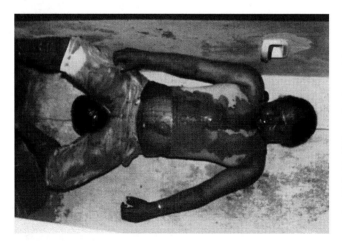

Figura 17.14 Parto *post mortem*. (Arquivo do Prof. Penna Lima.) Esta figura encontra-se reproduzida, em cores, no Encarte.

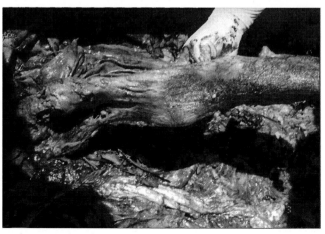

Figura 17.16 Putrefação e infiltrado hemorrágico. Esta figura encontra-se reproduzida, em cores, no Encarte.

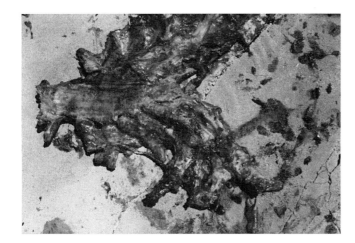

Figura 17.17 Infiltração hemorrágica em foco de fratura (necropsia exumática tardia).

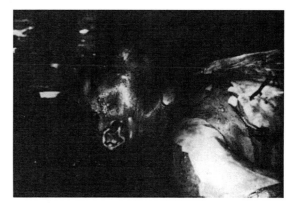

Figura 17.18 Flictenas putrefativas (putrefação).

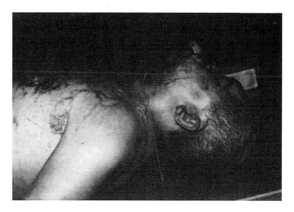

Figura 17.19 Projeção da língua na putrefação cadavérica.

nesse processo, a desintegração e a destruição das diversas estruturas orgânicas, que vão gradativamente se decompondo em substâncias mais simples, inclusive minerais, através dos processos de redução e de oxidação. Sua importância reside principalmente no estudo da estimativa do tempo de morte.

O processo de redução é responsável pela produção de grande quantidade de gases fétidos. E o processo de oxidação desprende gases que são mais ou menos fugazes de acordo com a reação dos germes anaeróbios.

A decomposição das proteínas verifica-se pela ruptura molecular da substância orgânica, dando surgimento às albuminas, peptonas, polipeptídios e aminoácidos. As albuminas se transformam em ácidos graxos inferiores, e estes dão origem à *adipocera*. A fase final da decomposição da proteína é a formação de corpos aromáticos, como o *indol* e o *escatol*, produtos inorgânicos gasosos como o *ácido sulfidrílico, ácido carbônico* e *mercaptano*, e elementos mais simples como *nitrogênio* e *hidrogênio*.

Os glicídios são decompostos por agentes fermentativos específicos que atuam sobre o amido orgânico animal, dando origem ao glicogênio; sobre a celulose, dando surgimento à pectina e ao ácido pectínio; e finalmente sobre outros produtos que dão origem aos produtos finais como os alcoóis e o ácido láctico, chegando aos produtos finais como ácido carbônico e fórmico e glicerina. Os alcoóis vão reagir com os ácidos graxos, originando os *ésteres*.

Os lipídios vão sofrer a ação da *β-oxidação* pela influência dos fermentos lipolíticos e lecinolíticos, dando margem ao surgimento de glicerina, ácidos graxos e colina, finalizando com a formação do ácido acético e de substâncias voláteis.

Nesse processo de decomposição, são encontradas as *ptomaínas*, conhecidas como uma mistura de substâncias de caráter básico que podem ser isoladas dos resíduos putrefeitos dos cadáveres por meio de técnicas especiais, entre elas a de Stas. Aquelas substâncias se apresentam com reações próximas de certos alcaloides, dando, por isso, falsos resultados em alguns exames toxicológicos. Daí serem conhecidas tais substâncias por *alcaloides cadavéricos*.

As *ptomaínas* são encontradas nas primeiras fases da putrefação das substâncias albuminoides. Sua natureza depende do tempo de putrefação, não havendo no início surgimento de elementos tóxicos, pois neste instante predomina a *trimetilamina*, oriunda da colina. Aos 7 dias após a morte, começa a surgir um produto tóxico conhecido por *midaleína*. Aos 14 dias, a presença da *cadaverina* e da *putrescina*.

As *ptomaínas* surgem 2 ou 4 dias após a morte, aumentam em torno do 20º dia e desaparecem na fase final da putrefação. Dependem muito da presença ou da ausência do oxigênio, evoluem bem na temperatura de 20 a 23°C e só se desenvolvem na presença da água.

E outros produtos mais simples decorrentes do processo putrefativo como: gases (hidrogênio, metano, ácido sulfídrico, nitrogênio etc.); ácidos (fórmico, láctico, oxálico, butírico, propiônico etc.); corpos aromáticos sem nitrogênio (fenol, ácido fenilacético, fenilpropiônico etc.); ácidos aminados (leucina, tirosina etc.).

Enfim, o que se verifica nesse processo da bioquímica da putrefação é o último esforço da natureza, no sentido de simplificar a decomposição orgânica através de substâncias menos complexas, para a marcha inexorável do homem para o pó.

▶ **Bacteriologia da putrefação.** A putrefação cadavérica pode ter também por responsável a ação dos germes que vêm do meio exterior, através da boca ou das vias respiratórias superiores. No entanto, os mais importantes são aqueles provenientes de uma flora fixa e permanente que existe no intestino.

A putrefação começa com a ação das bactérias aeróbias, representadas pelos *Bacillus coli, Proteus vulgaris* e *Bacillus subtilis*. Segue a ação dos germes aeróbios facultativos, como o *Bacillus putrificus coli*, o *Bacillus liquefaciens* e o *vibrião séptico*, os quais consomem todo o oxigênio existente, dando margem ao surgimento dos germes anaeróbios, como o *Bacillus putridus gracilis*, o *Bacillus magnus anaerobius* e o *Clostridium sporogenes*.

Na maioria das vezes, esses germes começam sua ação invadindo o aparelho digestivo, penetrando nas veias, artérias e linfáticos do abdome, produzindo grande quantidade de gases e, depois, através desses vasos os germes alcançam o restante do corpo.

Além desses germes, pode haver a participação de outros microrganismos do meio exterior, principalmente aqueles que concorreram para a morte, como, por exemplo, o bacilo de Koch, o bacilo tífico, o estafilococo e o estreptococo.

Na verdade, todos eles têm a finalidade de propiciar a degradação da matéria orgânica para a formação dos elementos químicos necessários no fenômeno da decomposição cadavérica, cujo resultado é a formação da *putrilagem*, a qual lentamente vai desaparecendo até a fase derradeira da putrefação.

Pelo visto, existe durante a putrefação uma série de fenômenos que interfere, facilitando uma bacteriologia e uma bioquímica, se não específica, porém muito próxima dessa fase transformativa. Ninguém pode negar também existirem alguns inconvenientes oriundos da putrefação, capazes de alterar as lesões, modificar os elementos da identificação e de produzir substâncias que confundem os resultados toxicológicos.

No entanto, isso não é motivo bastante para se excluírem da perícia médico-legal as possibilidades de identificar a presença de lesões, de microrganismos patógenos e de substâncias que nada têm a ver com o processo putrefativo.

Assim, por exemplo, se são encontrados em exames toxicológicos ou bacteriológicos *bacilo tífico*, *estreptococo*, *cianuretos* ou *arsênico*, pode-se afirmar que tais elementos não são próprios da decomposição cadavérica.

Qualquer que seja a condição que o corpo venha à necropsia, seja ela imediata ou tardia, pré-inumática ou pós-exumática, sempre é possível colher subsídios importantes em uma perícia, desde que, é claro, tomem-se medidas acauteladoras e disponham-se de condições técnicas apropriadas. Não há como alegar improcedência do exame em face da existência da putrefação cadavérica, mesmo em suas fases mais avançadas.

Dessa maneira, mesmo em uma exumação tardia e diante de uma putrefação avançada é possível se identificarem substâncias e agentes biológicos que não são produzidos pelos processos transformativos *post mortem*, através da ação proteolítica enzimática produzida pela flora bacteriana interna sobre os componentes da matéria orgânica. Não há justificativa plausível para se deixarem de realizar exames toxicológicos, bioquímicos, bacteriológicos e anatomopatológicos quando de uma necropsia pós-exumática, alegando-se exclusivamente o fato da existência de putrefação cadavérica e de uma possível contaminação.

▶ **Micologia ou fungologia da putrefação.** O estudo de microrganismos fúngicos é também de grande importância no estudo e na aplicação da parte da tanatologia que trata dos fenômenos transformativos e destrutivos do cadáver. São, em sua grande parte, exógenos e têm a água, o solo e os resíduos orgânicos como seu *habitat* natural.

A *micologia forense* como contribuição no curso da putrefação ou de outro tipo de degradação cadavérica ainda é pouco utilizada. No entanto, se houver a possibilidade de isolar e identificar espécies fúngicas nas diversas fases da putrefação, com certeza esses marcadores biológicos serão mais um elemento, que, junto aos outros, poderá trazer uma real importância no estudo do intervalo *post mortem*.

Os elementos principais nessa pesquisa são o pelo do couro cabeludo, unhas, pele, mucosa oral e vaginal, sangue, medula óssea e pulmão. Não se deve esquecer a análise do solo e das vestes. A identificação desses fungos pode ser feita por exame direto com microscopia óptica e pela cultura em placas de Petri.

Do estudo feito por Moreira Filho (*in* "A dinâmica da microbiótica fúngica na investigação do período *post mortem*", Tese de Mestrado, Universidade Federal do Ceará, 2008) consta que em cada uma das fases ou períodos *post mortem* podem ser isoladas distintas espécies micológicas mas o período gasoso da decomposição cadavérica é o mais profícuo nessa avaliação devido a quantidade de locais onde podem ser identificados espécimes

fúngicos. Adianta ainda que "alguns fungos da ordem Mucorales estão entre os mais comuns e são encontrados no solo, na água, nos excrementos orgânicos e em vegetais em decomposição".

Os fungos dos gêneros *Aspergillus*, *Penicillium* e *Mucor* são os mais encontrados no cabelo e na pele assim como nas mucosas e pulmões no período gasoso.

No período gasoso de putrefação são mais comuns os fungos filamentosos e de leveduras dos gêneros *Aspergillus* e *Candida*. No período coliquativo encontra-se com mais abundância o gênero *Candida*. No período de esqueletização há predominância dos fungos filamentosos anemófilos, tais como *Aspergillus* spp., *Penicillium* spp. e *Mucor* spp. No teste de perfuração do pelo *in vitro* evidencia-se mais a presença do *Trichophyton mentagrophytes*.

Não existe uma relação entre a causa da morte e a incidência do gênero micótico encontrado.

Por fim, é interessante ressaltar que o estudo da sucessão da flora fúngica, junto com outros parâmetros cronotanatológicos, pode contribuir no diagnóstico da aproximação do tempo de morte. No que diz respeito a sua contribuição issolada, fica restrita apenas como indicador dos períodos gasoso, coliquativo ou esquelético da putrefação.

▶ **Putrefação ao ar livre e na água.** O cadáver que entra em putrefação ao ar livre ou na água apresenta algumas características diversas da putrefação que se verifica no cadáver inumado na terra.

Quando exposto ao ar livre e depois de instalados os primeiros fenômenos da putrefação, os livores cadavéricos vão desaparecendo e dando à pele uma tonalidade verde enegrecida que toma conta de todo corpo. Os gases começam a se formar nas vísceras ocas e a se infiltrar no panículo adiposo.

Os órgãos do encéfalo se transformam em putrilagem de tonalidade negro-acinzentada. A epiderme começa a se destacar da derme formando imensas bolhas com conteúdo líquido enegrecido que depois se rompem em amplos retalhos. Abrem-se fendas no tórax e no abdome por onde flui líquido e matéria pútridos e enegrecidos. As moscas começam a depositar seus ovos sobre o corpo em grande quantidade. Os olhos brilhantes e salientes começam a murchar e deixar ver através da esclerótica manchas enegrecidas. As partes moles do cadáver vão se liquefazendo e reduzindo seu volume, começando pelo tórax e terminando pelos membros, deixando pouco a pouco os ossos desnudos.

O solo em redor do cadáver vai ficando encharcado de uma substância espessa, graxosa, enegrecida e de odor característico, diferente do odor da putrefação.

Com alguns dias, as partes moles do cadáver vão desaparecendo até restar apenas os ossos e alguns ligamentos.

Os cadáveres colocados em ambientes de ar confinado, como nos jazigos, evoluem com alguma diferença, pois não contam os agentes externos da putrefação, contando apenas com os agentes internos para a decomposição.

Por sua vez, os cadáveres cuja putrefação se processa na água apresentam algumas alterações das putrefações vistas antes. O período de coloração começa pela cabeça e parte superior do tórax em face da posição do cadáver quando submerso.

A pele sofre com rapidez o processo de maceração que é mais acentuada nas mãos e nos pés. A putrilagem é pouco percebida porque ela se dilui na água. Em tais locais é comum o processo de decomposição se verificar através da saponificação. E se o período de permanência no meio líquido for demorado, podem surgir ao longo do corpo ou do que restar dele áreas com incrustações calcárias.

◼ Maceração

A maceração é um processo especial de transformação que sofre o cadáver do feto no útero materno, do sexto ao nono mês de gravidez. Esse fenômeno pode ser séptico, de acordo com as condições do meio onde o corpo permanece.

Os fetos retirados do útero *post mortem* sofrem a maceração asséptica. Os cadáveres mantidos em meio líquido sob a ação de germes, como os afogados, marcham para a maceração séptica.

Como característica, observa-se, no cadáver, o destacamento de amplos retalhos de tegumentos cutâneos que se assemelham a luvas. Nas mãos, estes retalhos apresentam as cristas papilares, conservando as impressões digitais por algum tempo e ainda a permanência das unhas.

Esse fenômeno é mais bem observado na maceração fetal, na qual a epiderme se destaca facilmente e os tegumentos apresentam uma tonalidade avermelhada, devido ao fenômeno da embebição da hemoglobina. O corpo perde a consistência inicial, o ventre se achata e os ossos se livram dos tecidos, ficando como se estivessem soltos (Figura 17.20).

Radiologicamente, apresenta alguns sinais muito interessantes: *sinal de Spalding* (cavalgamento dos ossos da abóbada craniana), *sinal de Hartley* (perda da configuração da coluna vertebral), *sinal de Damel* (halo pericraniano translúcido), *sinal de Spangler* (achatamento da abóbada craniana), *sinal de Horner* (assimetria craniana), *sinal de Tager* (curvatura acentuada da coluna vertebral), *sinal de Robert* (presença de gases nos grandes vasos e vísceras), *sinal de Brakeman* (queda do maxilar inferior – sinal da boca aberta).

A maceração pode se apresentar com a seguinte classificação: *Primeiro grau*: presença de flictenas na epiderme contendo líquido serossanguinolento (primeira semana de morte fetal). *Segundo grau*: ruptura das flictenas, líquido amniótico sanguinolento e epiderme arroxeada (segunda semana de morte). *Terceiro grau*: deformação craniana, infiltração hemoglobínica das vísceras e córion friável e de tonalidade marrom-escura (terceira semana).

Fenômenos transformativos conservadores

Mumificação

A mumificação é um processo transformativo conservador do cadáver, podendo ser produzido por meio natural, artificial, natural e misto.

Nas mumificações artificiais, os corpos são submetidos a processos especiais de conservação, e tais artifícios datam da mais remota época, através dos embalsamamentos há muito praticados pelos egípcios, pelos nativos das Ilhas Canárias e pelos incas no Peru.

Os processos artificiais conservadores do cadáver, pelos métodos de embalsamamento provisórios, serão descritos mais adiante neste mesmo capítulo. São realizados sempre a pedido dos familiares, por motivações piedosas, mas seguem as orientações normativas ditadas pela legislação sanitária. Ou são em

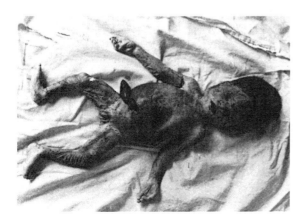

Figura 17.20 Maceração fetal.

processos artificiais utilizados no sentido de conservação do cadáver para fins didáticos, os quais também estão disciplinados por uma legislação específica.

Na mumificação por processo natural, são necessárias condições ambientais que garantam a desidratação rápida, de modo a impedir a ação microbiana responsável pela putrefação. O cadáver, ficando exposto ao ar, em regiões de clima quente e seco, perde água rapidamente, sofrendo acentuado dessecamento.

Existem certas criptas que se tornaram conhecidas por este fenômeno, como as catacumbas dos franciscanos e dos jacobinos, em Tolosa; a cripta da igreja de Saint Bounet-le Château, a 987 m de altitude, ar seco, temperatura constante, onde foram encontrados mais de 30 cadáveres completamente conservados; a cripta do antigo convento camaldulense de Konbenburg, perto de Viena, entre outros.

Há também alguns fatores individuais que podem condicionar o aparecimento da mumificação dita natural, como *idade* (mais comum entre os recém-nascidos), *sexo* (mais frequente entre as mulheres), *causa da morte* (grandes hemorragias, desidratação, tratamentos prolongados com antibióticos, algumas formas de envenenamento como por arsênico e cianureto de potássio – embora alguns apontem o meio ambiente como responsável por este fenômeno). A mumificação acidental seria aquela que se verifica por meio de substâncias com outras finalidades, como as de efeito desodorante ou de maquiagem e que produzem efeitos conservadores. A mumificação seria mista se ela resultasse da combinação de um processo artificial favorecido por fatores ambientais na conservação do corpo.

Alguns desses corpos, principalmente os de Tolosa, recebiam certo tratamento prévio. Antes de serem recolhidos à cova dos franciscanos, eram colocados em determinadas catacumbas das igrejas ou do claustro, sendo, em seguida, levados para o campanário, onde a evaporação e o dessecamento se completavam pela forte corrente de ar e temperatura constante, para, depois, serem sepultados.

O cadáver mumificado apresenta-se reduzido em peso, pele dura, seca, enrugada e de tonalidade enegrecida, cabeça diminuída de volume, a face conserva vagamente os traços fisionômicos; os músculos, tendões e vísceras destroem-se pela pressão leve, transformando-se em pó, e os dentes e as unhas permanecem bem conservados.

A mumificação mista seria aquela resultante de meios e condições onde pudessem influir tanto o meio ambiente como o tratamento conservador do cadáver. Seria o caso, por exemplo, da utilização de meios conservadores do tipo formol favorecida por condições mesológicas capazes de produzir a mumificação cadavérica.

Muitos são os autores que admitem a existência da mumificação por radioatividade facilitada pelo seu poder de esterilização sobre fungos, bactérias e dípteros. Esse tipo de mumificação pode ser de forma natural ou artificial. A de forma natural tem sido atribuída a taxas elevadas de radioatividade existentes em determinados terrenos, embora sua incidência seja rara em face da fraca intensidade e penetração nos corpos. Já a mumificação por radioatividade do tipo artificial pode ser utilizada com melhores resultados na conservação de cadáveres, como se admite ter sido a conservação de Lênin.

A importância médico-legal de tal processo conservador está no fato de se poder, mais facilmente que nos outros processos, contar com a possibilidade do diagnóstico da causa da morte e com a identificação do cadáver, embora não se possa dizer o mesmo quanto à data da morte.

Saponificação ou adipocera

A *saponificação* ou *adipocera* é um processo conservador que se caracteriza pela transformação do cadáver em substância de consistência untuosa, mole e quebradiça, de tonalidade amarelo-escura, dando uma aparência de cera ou sabão (Figura 17.21 A e B).

Não é um processo inicial. Surge depois de um estágio mais ou menos avançado de putrefação quando certas enzimas bacterianas hidrolisam as gorduras neutras, dando origem aos ácidos graxos, os quais em contato com elementos minerais da argila se transformam em ésteres. É raro encontrar um cadáver totalmente transformado por esse fenômeno especial. Mais comum é encontrar um cadáver com pequenas partes ou segmentos limitados, constituídos em adipocera. Inicia-se esse processo pelas partes do corpo que contêm mais gordura.

Esse fenômeno pode surgir espontaneamente, em geral após a sexta semana depois da morte, sendo, porém, a água e o solo os responsáveis. A água estagnada e pouco corrente concorre para tal efeito. O solo argiloso, úmido e de difícil acesso ao ar atmosférico facilita tal processo especial de transformação cadavérica. Esses fenômenos de terreno permitem mais facilmente a

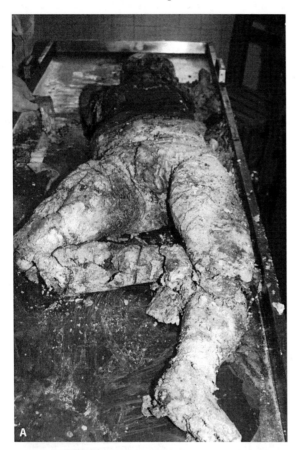

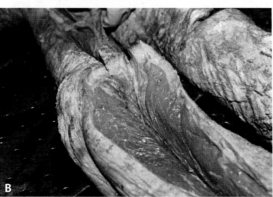

Figura 17.21 A e **B.** Saponificação. (**B**, IML/Bragança Paulista.) Esta figura encontra-se reproduzida, em cores, no Encarte.

embebição, levando a uma maior concentração d'água e a uma dificuldade acentuada da aeração.

Este processo está sujeito também a certas condições individuais, como a *idade* (mais frequente entre as crianças), o *sexo* (um pouco mais comum nas mulheres), a *obesidade* (rarissimamente entre magros e caquéticos) e as *doenças* que originam degeneração gordurosa.

Tal processo é muito comum em casos especiais de enterramento de vários corpos em uma mesma vala e de grandes dimensões. Entre os cadáveres colocados em camadas sucessivas, aparece, em alguns, a transformação pela adipocera. Foi assim que Thouret e Fourcroy observaram os primeiros casos, em exumações realizadas no Cemitério dos Inocentes de Paris. Estes corpos foram encontrados, segundo a descrição referida pelos autores, como "achatados de encontro com a tábua do fundo do caixão, mas com a forma geral conservada. Retirada a mortalha, o que se apresentava à vista era uma massa de superfície irregular e constituída por substância mole, dúctil, de cor branco-acinzentada, disposta em torno dos ossos e quebrando-se por efeito de pressão um pouco brusca". Thouret comparava esta disposição a um "queijo branco ordinário".

Na adipocera, a análise química revela presença de ácidos graxos – ácido palmítico, ácido esteárico e, em menor quantidade, ácido oleico e sabões, resultantes da combinação desses ácidos com as bases (cal, amoníaco, soda e magnésio).

Existe uma grande controvérsia em assinalar quais os tecidos que se saponificam. Alguns admitem que somente a gordura normal transforma-se em adipocera, e outros opinam que todos os demais tecidos, mesmo os de natureza albuminoide, principalmente os músculos, podem sofrer tal transformação. Os que defendem a exclusividade das gorduras afirmam que o desaparecimento dos músculos se deve aos fenômenos de putrefação e, se a saponificação for um fenômeno posterior à putrefação, a musculatura já havia desaparecido pela decomposição, antes mesmo que surgisse a transformação adipocerosa.

Todavia há casos em que a adipocera compromete apenas a superfície do cadáver, preservando integralmente os conjuntos musculares, permitindo assim um estudo médico-legal mais consistente.

O interesse médico-legal na saponificação reside no fato de, diferentemente de outras formas de fenômenos transformativos, se permitir realizar uma série de exames algum tempo depois da morte. Assim, será possível estudar melhor certas lesões pela conservação maior do tecido celular subcutâneo, como nas feridas produzidas por ação de projéteis de arma de fogo ou de arma branca. O mesmo se diga da possibilidade de se estudarem as lesões do pescoço quando produzidas por laços nos estrangulamentos e enforcamentos. E, por fim, levando em conta a razoável conservação das vísceras, podem-se ter contribuições valiosas através de exames toxicológicos e histopatológicos.

▪ Calcificação

A calcificação é um fenômeno transformativo conservador que se caracteriza pela *petrificação* ou *calcificação* do corpo. Ocorre mais frequentemente nos fetos mortos e retidos na cavidade uterina, constituindo-se nos chamados *litopédios* (criança de pedra – Figura 17.22). Nos cadáveres de menores ou adultos, esse fenômeno é mais raro, surgindo quando as partes moles do cadáver desintegram-se pela putrefação rápida, e o esqueleto começa a assimilar uma grande quantidade de sais calcários, tomando essa parte do corpo uma aparência pétrea.

▪ Corificação

A corificação é um fenômeno transformativo conservador muito raro, descrito por Della Volta em 1985, sendo encontrado em cadáveres que foram acolhidos em urnas metálicas fechadas hermeticamente, principalmente de zinco. Por isso, o corpo é preservado da decomposição, em face da inibição dos fatores transformativos.

O cadáver submetido a tal fenômeno apresenta a pele de cor e aspecto do couro curtido recentemente. Mostra-se com o abdome achatado e deprimido, a musculatura e a tela subcutânea preservadas e os órgãos em geral amolecidos e conservados. No interior da urna, pode-se encontrar relativa quantidade de um líquido viscoso, turvo e de tonalidade castanho-amarelada (Figura 17.23).

Beçak e Vanrell afirmam que, em corpos sujeitos a tal fenômeno, é possível obterem-se cortes histológicos de boa qualidade, desde que sejam utilizadas técnicas de coloração específica para o tecido conjuntivo. O mesmo, afirmam os autores, pode-se obter com o exame toxicológico, desde que se leve em conta a presença dos *íons* de Zn e As relativos ao material da urina.

Acredita-se que nesse fenômeno o cadáver passa por um processo inicial de putrefação, mas que por motivos ainda não bem explicados seria interrompido, dando origem em seguida a um processo de mumificação natural, sendo responsável por isso certos ácidos graxos oriundos da decomposição da gordura e o ambiente fechado onde o cadáver se encontra.

O cadáver submetido a este tipo de fenômeno pode apresentar certo interesse médico-legal, a exemplo da mumificação, pois em face do grau de conservação em que se encontre o corpo facilitará muitos dos propósitos ligados à *causa mortis* e à identificação, dificultando, por outro lado, o estudo do tempo aproximado de morte.

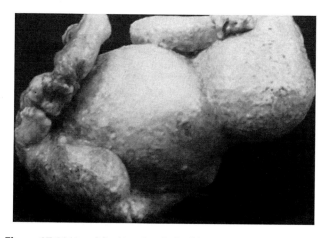

Figura 17.22 Litopédio. (Arquivo do Prof. Penna Lima.) Esta figura encontra-se reproduzida, em cores, no Encarte.

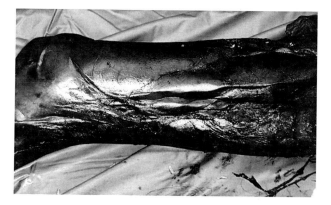

Figura 17.23 Corificação. (Arquivo do Instituto Médico-legal do Valência.) Esta figura encontra-se reproduzida, em cores, no Encarte.

Congelação

Um cadáver submetido à baixíssima temperatura e por tempo prolongado vai se conservar integralmente por muito tempo. Há relatos de que foram encontrados corpos de animais pré-históricos com milhões de anos e que se mostravam de aparência e de conservação preservadas. Mesmo sendo, nestas condições, um meio natural de se impedir ou refrear a marcha da putrefação, é neste capítulo que os autores tratam deste assunto.

Certos autores consideram que em temperaturas de –40° pode-se obter "uma preservação quase indefinida", inclusive permitindo a conservação em condições vitais de alguns materiais orgânicos como ossos, tecidos e espermatozoides (Gisbert Calabuig, *in op. cit.*).

Sob o ponto de vista médico-legal, tal fato é de grande significação por se ter a oportunidade de se fazerem diagnósticos mais precisos em virtude do estado de perfeita conservação do cadáver. Além disso, a identificação do indivíduo pode ser feita com mais facilidade.

Fossilização

Tafonomia é um termo usado entre arqueólogos e paleontólogos para designar o estudo da transição dos restos biológicos a partir da morte até a fossilização. Agora é usado entre paleontologistas e antropologistas forenses para tratar da evolução dos restos humanos depois da morte. Assim a *tafonomia forense* seria o estudo de todas as fases por que passa o ser humano após sua morte até a fossilização, no interesse forense ou médico-legal.

A fossilização é um fenômeno transformativo conservador extremamente raro e se caracteriza pelo fato de o corpo apenas manter sua forma, mas não conservar qualquer componente de sua estrutura orgânica. Este processo exige períodos muito longos para sua ocorrência.

Cabeça reduzida

O fenômeno das *cabeças reduzidas* (*tzantzas*) constituía-se em uma forma especial de conservação cadavérica utilizada por aborígenes do Equador, Colômbia e Peru, com a finalidade de manter as cabeças de seus inimigos como troféu de guerra ou talismã. Essas cabeças, além de conservadas, apresentavam-se com acentuada diminuição do seu volume. Muitos pensavam que esse processo era devido a uma prática capaz de reduzir o tamanho da cabeça. Na verdade tal redução se devia à retirada de todos os ossos do crânio e da face, com o cuidado de manter a pele íntegra.

Através de um corte na parte posterior do pescoço retiravam esses ossos e a bolsa de pele da cabeça era colocada em água fervente com ervas por 15 a 20 min, o que diminuía em cerca da metade o seu volume. Em seguida, por meio da ação do calor conseguiam encolher e endurecer (corificar) a pele da face e da cabeça, colocando nessa espécie de saco de pele humana uma pedra quente e recheio de areia que lhe servia de molde, o que diminuía pouco a pouco seu tamanho. A isso, juntavam-se ainda certas ervas aromáticas e ricas em tanino, o que evitava o mau cheiro e a putrefação.

Depois, quando a areia e a pedra começavam a esfriar, reiniciava-se o mesmo processo e com isso a cabeça ia encolhendo ainda mais. Durante esse procedimento, a cabeça ia sofrendo a ação da fumaça de carvão vegetal ou negro de fumo e por isso tinha sempre a tonalidade enegrecida. Assim, a cabeça sem os ossos do crânio e da face ia encolhendo até adquirir o tamanho de um punho.

Enquanto durava essa operação, o corte da nuca continuava aberto, e quando a bolsa de pele chegava a uma forma e tamanho desejados faziam a sutura da incisão da nuca, costuravam os olhos ("para que eles não vejam") e os lábios ("para que não maldigam"), passavam azeite nos cabelos, penteavam-nos e faziam um orifício na parte superior da cabeça por onde colocavam um cordão para suspendê-la ou pendurá-la.

ESTIMATIVA DO TEMPO DE MORTE

Se o diagnóstico de morte é um capítulo rodeado de dúvidas e dificuldades, muito mais é o que trata da estimativa do tempo de morte – também chamada de intervalo *post mortem*, cuja importância, tantas vezes, se faz necessária, exigindo-se uma aproximação tão exata quanto possível. Com certeza, esse é um dos assuntos mais complexos da Medicina Legal.

Inúmeros são os fenômenos cadavéricos estudados, porém seus resultados ainda se nos apresentam insuficientes para determinar-se precisamente o tempo da morte, pois, como se sabe, ela se constitui em um processo gradativo e não em um momento exato. Tanto é verdade que a pupila é capaz de reagir à luz e à ação da atropina e da pilocarpina até 4 h após a morte. Os espermatozoides têm motilidade até 36 h, e os músculos da face respondem aos estímulos de uma corrente de 4 volts até 3 h depois do falecimento. A isto chama-se "*vida residual*".

Vários são os fatores internos e externos que influenciam na marcha da morte, e por isso sua cronologia varia de caso para caso. As exumações têm-nos mostrado como são diversificados esses resultados. Assim, o intervalo *post mortem* seria um tempo de menor incerteza do momento do óbito.

No entanto, isso não nos impede que façamos um estudo sobre o assunto e que procuremos, dentro de uma análise comparativa dos diversos fenômenos, a aproximação de um tempo de morte.

Chama-se *tanatocronodiagnose*, *cronotanatognose* ou *diagnóstico cronológico da morte* o espaço de tempo verificado em diversas fases do cadáver e o momento em que se verificou o óbito. Quanto maior é esse espaço, mais dificultosa será a perícia.

Será necessário juntar todos os fenômenos de modo a estudá-los quase como uma síndrome – "a síndrome da morte", cuja análise nos levaria a um valor aproximado.

A importância desse estudo está não apenas nas soluções de questões civis ligadas à premoriência no interesse na sucessão, mas também em determinar-se a responsabilidade criminal.

A estimativa do tempo de morte é estudada no conjunto dos fenômenos descritos a seguir.

▼ Esfriamento do cadáver

Na análise desse fenômeno, não devem ser esquecidas as variadas condições do cadáver e do meio ambiente. Mesmo assim, ele é o mais importante na determinação do tempo aproximado de morte nas primeiras horas após o falecimento.

Depois da morte, a tendência da temperatura do corpo é aproximar-se da temperatura do ambiente, porém esta marcha dependerá de diversos fatores, entre os quais a idade, a *causa mortis*, a compleição física de cada indivíduo etc.

Em nosso meio (clima temperado – 20 a 30°C), as observações registram que, em cada uma das três primeiras horas, a queda da temperatura do corpo é em torno de 0,5°C e, da quarta hora em diante, o decréscimo é em redor de 1,0°C até equilibrar-se com a temperatura do meio ambiente. Isto até cerca de 12 h após a morte. Estes índices coincidem com os estudos

de Marshall-Hoare (Figura 17.24). Todavia, na prática, tem-se verificado um erro até de 2 h, variando inclusive se o cadáver está vestido ou não, se está submerso em águas paradas ou correntes, ou se está exposto em ambiente refrigerado.

Para uns, Rentoul e Smith e, para outros, Rentoul e Glaister, propuseram o seguinte cálculo para determinar o tempo decorrido entre a morte e o exame realizado: $H = N - C/1,5$. H seria o tempo calculado; N a temperatura retal normal (37,2°C); C a temperatura retal do cadáver durante o exame; e 1,5 uma constante baseada em critérios dos autores de que o corpo inanimado resfria 1,5°C por hora. A aplicação desta fórmula só teria sentido para as primeiras 12 a 15 h após a morte.

Pode-se dizer que, nas primeiras 24 h *post mortem*, a combinação do estudo da concentração do potássio no humor vítreo e a oscilação da temperatura retal são os elementos mais importantes na estimativa do tempo de morte.

▼ Livores de hipóstase

Na morte, o sangue, pela gravidade, vai-se depositar nas partes de declive, e daí surgem as manchas de hipóstase ou livores cadavéricos. O surgimento deste fenômeno varia, no entanto, com certas condições, como na desnutrição, nas anemias agudas, entre outras, não havendo, assim, uma cronologia exata.

Em geral, essas manchas surgem em média 2 a 3 h depois da morte, fixando-se definitivamente em torno das 12 h *post mortem*. Nesse espaço de tempo, com a mudança de decúbito, esses livores podem mudar de posição.

Em nossa experiência, observamos que o aparecimento dos livores de hipóstase é mais precoce, surgindo não raro na primeira hora depois da morte, em forma de pequenas manchas na face posterior do pescoço, e sua fixação total em torno das 8 h.

Nesta mesma linha, recentemente, Usumoto e cols. tentam incorporar neste estudo a espectrofotometria dos livores cadavéricos no sentido de aplicá-la ao estudo da estimativa do

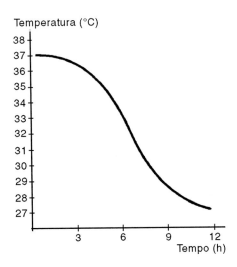

Figura 17.24 Curva cadavérica do resfriamento (Marshall-Hoare).

tempo de morte (*in Estimation of postmortem interval based on the spectophotometric analysis of postmortem lividity*, Leg Med (Tokyo), 2010; *12*:19-22).

Rigidez cadavérica

A rigidez cadavérica é um fenômeno cujo aparecimento pode ser tardio ou extremamente precoce. Em geral surge na mandíbula e nuca da 1ª a 2ª h depois do óbito; da 2ª a 4ª h nos membros superiores; da 4ª a 6ª h nos músculos torácicos e abdominais e, finalmente, entre a 6ª e a 8ª h *post mortem* nos membros inferiores.

A flacidez muscular, pelo desaparecimento do *rigor mortis*, aparece progressivamente na mesma sequência, iniciando-se, portanto, pela mandíbula e pela nuca (lei de Nysten), surgindo em torno de 36 a 48 h depois da morte. Nos recém-nascidos, a flacidez se verifica mais precocemente. Esse fenômeno sempre existe. Antes daquele tempo, a rigidez pode ser desfeita pela manipulação dos segmentos do cadáver, e daí em diante ela não se refaz.

Gases da putrefação

Brouardel, perfurando o abdome dos cadáveres com trocarte e aproximando a chama de uma vela, observou:

- no 1º dia: gases não inflamáveis
- do 2º ao 4º dia: gases inflamáveis
- do 5º dia em diante: gases não inflamáveis.

Justificou que no 1º dia estão em atividade as bactérias aeróbias produtoras de gás carbônico. Do 2º ao 4º dia, surgem, além das bactérias aeróbias, as facultativas, de cuja ação se formam o hidrogênio e os hidrocarbonetos, de capacidade inflamável. Finalmente, do 5º dia em diante, se produzem o azoto, o hidrogênio e amônias compostas não inflamáveis.

Perda de peso

A perda de peso no cadáver sofre múltiplas variações, quer por influência do próprio corpo, quer pelas modificações do meio ambiente. Por isso, este fenômeno apresenta-se com valor muito relativo. E ainda mais, seria necessário saber previamente, e com precisão, o peso real do indivíduo no momento exato da morte.

No entanto, as observações comprovam que, nos cadáveres de recém-nascidos e de crianças, a perda de peso é em média de 8 g/kg de peso por dia nas primeiras 24 h *post mortem*.

Mancha verde abdominal

A mancha verde abdominal quase sempre se localiza na fossa ilíaca direita, sendo atribuída à sulfoxi-hemoglobina. Justifica-se esta região devido ao ceco ser o segmento intestinal de maior proporção, mais distendido e mais próximo à parede abdominal e, ainda, pela maior concentração gasosa nesta parte do intestino. Em média surge entre 24 e 36 h depois da morte, sendo muito mais precoce nas regiões de clima quente. Entre nós, já observamos seu aparecimento até 18 h depois do óbito.

Essa mancha verde se estende a todo o corpo depois do 3º ao 5º dia e sua tonalidade se acentua cada vez mais, dando uma coloração verde-enegrecida ao corpo, com presença de vesículas contendo líquido hemoglobínico, e, pelo destacamento de amplos retalhos de epiderme, surgem os desenhos vasculares em forma arborescente, conhecidos como "circulação póstuma de Brouardel" (ver novamente a Figura 17.13).

Cristais no sangue putrefeito

São conhecidas por cristais de Westenhöffer-Rocha-Valverde as formações que surgem depois do 3º dia de morte no sangue putrefeito, em forma de lâminas cristaloides, fragmentadas, agrupadas, cruzadas e incolores, adotando, no entanto, a tonalidade castanha pelo iodo e azulada pelo ferrocianeto de potássio.

A aplicação médico-legal deste fenômeno deve-se aos brasileiros Martinho da Rocha e Belmiro Valverde. Segundo este último autor, esses cristais podem permanecer no sangue até 35 dias depois da morte.

Crioscopia do sangue

O ponto de congelação do sangue ou ponto crioscópico afasta-se à medida que evolui o tempo de morte, devido à difusão no sangue, nos vasos, bem como ao desagregamento das moléculas albuminoides.

A crioscopia normal do sangue é de $-0,57°C$.

Vamos supor que, em um cadáver encontrado, o ponto crioscópico seja de $-0,73°C$. Com 24 h depois, uma nova perícia determine que o grau de congelação passou para $-0,77°C$.

Então, teremos o seguinte cálculo:

Se, em 24 h, se obteve uma baixa na crioscopia de 0,04°C, em X horas baixou $(-0,73) - (0,57)$, ou seja, 0,16.

Assim teremos:

ou $4X = 24 \times 16$ ∴ 24 ou $4X = 384$
ou $X = 348/4$, em que $X = 96$ h.

Este resultado corresponde ao tempo decorrente desde a morte até a primeira determinação da crioscopia no sangue do cadáver.

Crescimento dos pelos da barba

Baltazard preconizou a possibilidade de determinar a data da morte pelo crescimento dos pelos da barba, desde que fosse conhecida a hora em que o indivíduo barbeou-se pela última vez. Para tanto, seria necessária, ainda, a utilização dos pelos das bochechas, onde geralmente a navalha corta melhor. Sabendo-se que os pelos da barba crescem 0,021 mm/h, bastaria dividir o comprimento encontrado depois da morte por esta cifra.

Assim, por exemplo, se encontrássemos *post mortem* um comprimento da barba de 0,126 mm, poderíamos dizer, segundo aquele autor, que o indivíduo havia morrido 6 h após ter-se barbeado pela última vez.

É claro que este método representa apenas mais um esforço no sentido de uma contribuição ao estudo da cronotanatognose, sabendo-se perfeitamente das dificuldades e das incertezas que tal método pode representar.

Conteúdo estomacal

O fenômeno da digestão varia de acordo com cada indivíduo e, ainda, conforme o tipo e a quantidade dos alimentos.

Sabe-se também que a digestão de uma alimentação pesada em geral se faz no estômago em torno de 5 a 7 h; uma refeição média de 3 a 4 h; e uma leve de uma e meia a 2 h.

No caso de se encontrarem alimentos plenamente reconhecíveis em seus diversos tipos específicos, ou seja, em uma fase inicial de digestão, pode-se afirmar que a pessoa faleceu 1 a 2 h depois da sua última refeição (Figura 17.25). Se os alimentos se encontram em fase final de digestão, optamos por um tempo de 4 a 7 h. E se, finalmente, encontra-se o estômago vazio, vamos declarar que o indivíduo morreu depois de 7 h da última refeição realizada.

Drogas e álcool podem comprometer o esvaziamento gástrico. Doenças como úlceras pépticas e diabetes também retar-

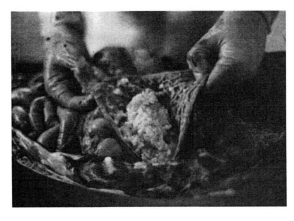

Figura 17.25 Conteúdo estomacal reconhecível.

dam a digestibilidade. Por outro lado, medicamentos à base de diazepam ou metocloropramida ou laxativos aceleram-na.

São dados grosseiros, mas que, associados aos outros fenômenos, podem nos conduzir a uma margem aproximada do tempo de morte.

Conteúdo vesical

O estudo do conteúdo vesical é um critério que pode tornar-se útil em certas circunstâncias, principalmente nos casos de mortes noturnas e quando se tem uma ideia mais ou menos precisa da hora a que o indivíduo recolheu-se. Assim, uma bexiga vazia induz à hipótese de morte nas primeiras duas horas. Bexiga cheia, de quatro a oito horas. E bexiga repleta pode indicar permanência prolongada em estado de inconsciência, o que pode sugerir coma, envenenamento ou efeito de soníferos.

Fundo de olho

Com a paralisação da circulação dos vasos da retina, observam-se a fragmentação da coluna sanguínea, o aparecimento do anel isquêmico perivascular e o desaparecimento dos vasos sanguíneos começando pelas arteríolas, vênulas, artérias até as veias.

De acordo com a *tabela de Reimann e Prokop*, pode-se observar o seguinte:
* duas horas *post mortem*:
  ◦ esvaziamento das papilas
  ◦ anel isquêmico de 1/7 do diâmetro papilar
  ◦ diferença de calibre nas artérias
  ◦ segmentação inicial da coluna sanguínea
* cinco horas:
  ◦ mácula escurecida
  ◦ desaparecimento das arteríolas
  ◦ anel isquêmico de 1/2 do diâmetro papilar
* sete a oito horas:
  ◦ fragmentação visível da coluna sanguínea das arteríolas e das veias medianas
* doze a 13 h:
  ◦ aumento da fragmentação venosa
  ◦ visão parcial da sombra das artérias
  ◦ anel isquêmico ampliado de 2,5 diâmetros papilares
* quinze horas:
  ◦ desaparecimento das artérias
  ◦ reforço de fragmentação venosa
* vinte horas:
  ◦ anel isquêmico de 4 a 5 diâmetros papilares
  ◦ visão parcial da sombra das veias
* vinte e cinco horas:

  ◦ reconhecimento de alguns segmentos venosos de forma borrada
  ◦ anel isquêmico com amplitude de 5 a 6 diâmetros papilares
* trinta horas:
  ◦ desaparecimento das veias
  ◦ auréola peripapilar com amplitude de 6 a 7 diâmetros
* quarenta horas:
  ◦ papilas e mácula não localizáveis
  ◦ retina de cor branco-acinzentada
  ◦ só na periferia se reconhece a estrutura do fundo de olho
* sessenta horas:
  ◦ todo o fundo de olho está cinza-amarelado
* setenta a noventa horas:
  ◦ tonalidade cinzenta generalizada do fundo de olho
* noventa a cem horas:
  ◦ irreconhecível.

Líquido cefalorraquidiano

Schourup idealizou um método para determinação do tempo decorrido de morte, baseado em uma fórmula, na qual integram a temperatura corporal e três elementos constitutivos do líquido cefalorraquidiano: os ácidos aminados, o nitrogênio não proteico e o ácido láctico. O autor aconselhou esta fórmula apenas para os adultos e só utiliza o LCR não contaminado pelo sangue:

$$\dfrac{\text{Temp. axilar} + \text{Antilog}\dfrac{\text{Ác. láctico}}{180} + \dfrac{\text{N n/proteico}}{16,7} + \dfrac{\text{Ác. aminado}-1}{7,35}}{4} = \dfrac{\text{Horas}}{\text{da morte}}$$

Alguns autores, entre eles Bonnet, mostram-se desanimados com esse método pelas seguintes razões: os cadáveres de morte violenta quase sempre apresentam sangue no LCR; a dificuldade de obter-se o líquido encontrando-se o cadáver em decúbito lateral, e quando o cadáver é colocado em posição vertical é difícil a punção lombar ser positiva; os resultados obtidos em práticas experimentais não correspondem com a realidade.

Estimativa do tempo de morte pela restauração da pressão intraocular (tonometria ocular)

O Prof. Armando Canger Rodrigues admitia a possibilidade de estimar, em cadáveres, o tempo decorrido após a morte através do volume de líquidos eliminados pelo esvaziamento pós-mortal dos globos oculares, quando do interesse médico-legal. Esse método, por ele utilizado, é indicado para as primeiras 24 h.

Os volumes de líquidos perdidos são medidos indiretamente, levando-se em conta as quantidades de água que possam ser introduzidas até o reenchimento e o pleno restabelecimento da pressão ocular, aproximadamente à do vivo.

É usada uma pipeta graduada de 1,0 mℓ, adaptada a uma agulha de injeção, cujo sentido é conseguir uma coluna líquida de 30,5 cm, distância esta que vai da ponta da agulha até a marca 0,0 da pipeta.

Técnica: Diz o autor deste método: "Encher a pipeta até a marca 0,0 com água corrente. Estando o cadáver em decúbito dorsal, com a cabeça rodada (45°) para a esquerda, introduzir a agulha na borda lateral da córnea direita e soltar lentamente a coluna líquida, anotando o ponto de parada e evitando deformações do olho reexpandido no momento da leitura. Repetir a manobra no olho esquerdo puncionando pelo lado medial. A média dos volumes introduzidos, ou o volume de um lado apenas, dá o tempo decorrido mais provável, sendo de 80% os intervalos de confiança.

A tentativa de explicação é difícil enquanto se desconhecer o mecanismo tanatológico do esvaziamento do globo ocular, merecendo ser estudada a ação de outras variáveis do cadáver e do meio ambiente. Quando associado a outros procedimentos cronotanatognósticos, o presente método poderá aumentar a precisão da avaliação."

Em média, para cada 4 h após a morte, o globo ocular absorve 0,1 mℓ do líquido introduzido, ou seja, 0,02 mℓ/h, perfazendo um total de 0,4 mℓ nas primeiras 24 h.

Concentração pós-mortal do potássio no humor vítreo

Em tese apresentada ao setor de Ciências da Saúde da Universidade Federal do Paraná, o Prof. Francisco Moraes Silva traz a primeira colaboração entre autores nacionais sobre o diagnóstico cronológico da morte, no limite das primeiras 20 h, baseado na concentração iônica do potássio, como elemento participativo do processo autolítico. Na sua investigação levou-se em conta a análise quantitativa do potássio, mediante o método de fotometria de chama, existente no humor vítreo do cadáver humano, coadjuvado à medida da temperatura retal como método associativo, a partir dos trabalhos de Frederick Jaffe (*in Chemical post mortem changes in the intraocular fluid*, J. Forensic Sci., 7:231-7, 1962). O autor escolheu o humor vítreo em face da sua qualidade e vantagem em relação ao sangue e ao liquor, e por encontrar-se bem protegido de contaminação na intimidade do globo ocular e em quantidade suficiente para uma análise.

Levando-se em conta que a concentração de potássio do humor vítreo do cadáver aumenta à medida que se distancia a hora da morte, o objetivo da pesquisa foi o de estabelecer o comportamento iônico no período imediato à morte, complementado pela determinação da temperatura retal, que diminui progressivamente até que o corpo alcance a temperatura ambiental.

O autor ainda levou em conta as mortes violentas e as por antecedentes patológicos, súbitas e agônicas, no sentido de verificar os diversos valores em cada circunstância. Como registraram-se diferenças de concentração do potássio entre os dois olhos, o ideal foi a mistura de quantidades iguais de cada olho ou a utilização da média aritmética dos resultados de cada um deles.

O método de extração do humor vítreo foi o da utilização de punção com um trocarte com 0,51 mm de calibre externo, com bisel trifacetado e mandril metálico com calibre externo de 0,42 mm. O acesso ideal é a bissetriz dos ângulos dos quadrantes superiores do olho, com auxílio de afastadores de pálpebras, fugindo assim dos tecidos mais vascularizados, como o canto externo do olho. Todo material retirado deve ser submetido a testes colorimétricos para a identificação de pigmentos de hemoglobina, eritrócitos hemolisados e mioglobina na amostra.

A *concentração de potássio ao morrer* no humor vítreo humano para as mortes violentas foi de 4,64 mEq/ℓ e para as mortes com antecedentes patológicos, 4,42 mEq/ℓ, independentemente de ter sido ela de forma súbita ou agônica. O aumento médio cumulativo na concentração de potássio, em intervalos de 5, 25, 30 e 35 min, foi de 0,49 mEq/ℓ/h, variando entre 0,46 e 0,54 mEq/ℓ/h, sendo no entanto o aumento cumulativo observado variável quando se consideram determinados intervalos. Modifica-se também de acordo com o tipo de óbito (1%), sendo maiores as concentrações nas mortes violentas súbitas. Por isso o autor não recomenda que "gradientes horários" sejam utilizados em cálculos que correlacionem a concentração de potássio e o tempo de morte. Apenas salienta sua contribuição no conjunto de outros elementos e com uma estimativa do tempo de morte a partir de algumas horas logo após o óbito (ver Quadro 17.1).

A sua aplicação estaria mais reservada aos casos de determinação da *primoriência*, em sinistros de aviação ou de outro qualquer meio de transporte, por interesse no direito sucessório, ou na investigação criminal quando a avaliação do tempo de morte possa esclarecer algumas circunstâncias e uma possível autoria.

Fenômenos da sobrevivência

Levando em conta que alguns elementos orgânicos vão perdendo pouco a pouco suas propriedades vitais, podem-se utilizar tais fenômenos nos primeiros momentos após a morte para se estimar seu tempo decorrido.

Assim, por exemplo, o epitélio respiratório apresenta movimentos fibrilares até 13 h após a morte; os espermatozoides existentes nas vesículas seminais têm mobilidade até 36 h *post mortem*; a musculatura reage à excitação elétrica ou mecânica até 6 h depois de verificada a morte; a atropina dilata a pupila até 4 h e a eserina até 2 h após o falecimento; as glândulas sudoríparas reagem à excitação elétrica até 30 h após a morte; os leucócitos apresentam-se mortos em 8% nas cinco primeiras horas, 58% em 30 h e 95% em 70 h depois da morte; e a córnea tem vitalidade integral até 6 h depois do falecimento.

Fauna cadavérica (biotanatologia)

A entomologia médico-legal, parte da biotanatologia, trata do estudo e da aplicação dos conhecimentos dos ciclos vitais e a da estrutura das populações dos insetos e dos outros artrópodes relacionados com o interesse pericial, principalmente no que diz respeito ao diagnóstico da estimativa do tempo de morte. Essas evidências entomológicas são um dos elementos mais importantes na estimativa do intervalo *post mortem*.

Este estudo poderá ser feito em relação aos cadáveres expostos ao ar livre e aos cadáveres inumados; no entanto, apenas na primeira condição reside a importância da determinação da cronologia da morte.

Há certos fatores que influenciam a chegada e colonização dos insetos, como *clima* (temperatura e umidade têm importância na composição da fauna); *comportamento noturno* (oviposição noturna das moscas); *efeitos de drogas e tóxicos* (redução na sobrevivência larval). Além disso, é de interesse forense que se conheçam as fases do desenvolvimento destes insetos atentando para o fato de que a maioria de suas famílias são de ovíparos, e por isso passam da condição de larva I, depois para larva II, já com um certo desenvolvimento, e finalmente a fase de larva III, quando já apresentam movimentos migratórios. Por fim, a fase adulta em que cada um deles apresenta suas características próprias. É muito importante que se conheça cada fase, entendendo que os elementos adultos têm um significado maior. Considerar ainda que o cálculo é feito por intermédio de um modelo de crescimento pré-selecionado e assim não se pode ter um resultado de caráter absoluto.

Foi Mégnin quem estabeleceu com segurança como surgem os trabalhadores ou legionários da morte, dando acentuada importância ao fato.

Surgem com certa regularidade, preparando terreno aos outros grupos, sendo as etapas das diversas turmas distintas e em número de oito.

A primeira legião é composta dos dípteros da espécie *Musca domestica*, *Muscina stabulans* e *Calliphora vomitoria*, cujo tempo de aparecimento é de 8 a 15 dias iniciando a marcha dos trabalhos até o aparecimento dos ácidos graxos.

A segunda turma está integrada pela *Lucilia coesar*, *Sarcophaga carnaria*, *Sarcophaga arvensis*, *Sarcophaga latricus* e *Cynomya mortuorum*, que permanecem por um período de 15 a 20 dias, de acordo com a temperatura ambiental, surgindo tão logo o odor cadavérico seja despertado.

▶ **Quadro 17.1** Concentrações de potássio (C.K.) e tempos depois da morte (T.D.M.) (*apud* Francisco Moraes Silva) (34 intervalos).

T.D.M.		C.K.* (valores no intervalo)	N.A.	M.A.
01:30	01:59	4,48 4,92 5,94 5,85 5,9 5	6	5,51
02:00	02:29	5,74 5,76 4,24 7,44 7,5 4,5 4,6 6 7,67 7,71 4,66 5,06 5,1 6,94 5,89 4,98	16	5,51
02:30	02:59	6 6,16 4,3 4,5 6,36 6,4 5,7 5,76 5,88 5,93 8,55 8,6 5,66 5,92 5,93 8 7,39 7,41 5,12 5,16 5,16 6,13 6,19	23	5,32
03:00	03:29	6 6,07 4,6 6,64 6,66 7,92 8 5,96 5,7 6,1 6,11 6,2 6,15 5,93 8,08 7,41 5,16 5,06 5,07	19	6,5
03:30	03:59	6,19 6,23 8,2 8,22 9 9,06 6,01 5,91 4,82 6,37 6,4 7,01 7,33	13	6,54
04:00	04:29	6,78 6,82 6,44 6,45 5,99 6,01 4,82 5,31 5,37 4,9 5,16	11	6,49
04:30	04:59	6,95 7,16 6,54 6,6 6,47 6,5 5,31 5,37 5,16 5,2 4,9 7,98 8 5,72 5,78 7,13 7,2 5,7 4,85	19	6,23
05:00	05:29	6,94 7 5,62 5,66 6,9 7,1 5,78 6,83 6,05 5,57 5,6	11	6,35
05:30	05:59	5,98 6 6,75 6,8 7,2 7,22 5,88 5,6	8	6,45
06:00	06:29	6,35 6,38 7,38 7,4 6,26 6,3 5,58 5,6	8	6,4
06:30	06:59	6,4 6,42 6,8 5,8 5,83	5	6,25
07:00	07:29	6,83 6,96	2	6,82
07:30	07:59	6,98 5,52	2	6,25
08:00	08:29	7,71 6,67	2	7,49
08:30	08:59	7,73 7,38 7,41 7,47 5,51 7	6	7,41
09:00	09:29	7,79 7,82 6,72 6,79 7,6 7,62 8,71 8,74	8	7,72
09:30	09:59	7,07 7,15 7,02	3	7,08
10:00	10:29	6,53 6,58	2	6,55
10:30	10:59	6,7 6,76 7	3	6,82
11:00	11:29	7,79 7,82 7,2 7,21	4	7,5
11:30	11:59	7,78 7,8 7,5 7,56 7,92 7,96 8,16 8,27	8	7,37
12:00	12:29	6,57 6,59 8,1 8,16 7,62 7,84 5,65 5,7 6,54 6,57	10	6,93
12:30	12:59	6,61 6,7 7,91 8 5,82 5,84 7,33 7,37	8	6,94
13:00	13:29	7,18 7,2 8,12 8,2 7,55 7,59	6	7,64
13:30	13:59	7,36 7,4	2	7,38
14:00	14:29	8 8,09	2	8,04
14:30	14:59	7,6 7,68 8,22 8,27	4	7,84
15:00	15:29	7,75 7,79 11,95 11,98 6,28 7,11	6	8,81
15:30	15:59	12,05 12,09 7,54 7,6 7,13	5	9,28
16:00	16:29	7,7 7,77 7,2 7,3	4	7,49
17:00	17:29	5,81 5,9	2	5,85
17:30	17:59	6,34 6,36	2	6,35
18:30	18:59	9,08 9,13	2	9,12
19:00	19:29	9,2 9,25	2	9,22
TOTAL N.A.			224	

* < C.K. 5,51 = 01:30 a 01:59 e 02:00 a 02:29; > C.K.: 9,28 = 15:30 a 15:59.

N.A. = número de amostra; M.A. = média aritmética nos intervalos.

A terceira legião encerra as espécies *Dermester lardarius, Dermester frischii* e *Dermester undulatus* e a *Aglossa pinguinalis*, desenvolvendo-se em um período de 20 a 30 dias, 3 a 6 meses após a morte, caracterizando-se por uma excessiva avidez de destruição.

A quarta turma compreende a *Pyophila patasionis, Pyophila casei, Anthomya vicina* e os coleópteros da espécie *Nocrobia coeruleus* e *Nocrobia ruficoliis*. Surgem depois da fermentação butírica das matérias graxas.

Na quinta turma figuram as *Tyreophora cynophila, furcata* e *anthropophaga, Lonchea nigrimana, Ophyra cadaverina, Phora aterrima, Necrophorus humator, Silpha littoralis* e *obscura, Hister cadaverinus* e *Saprinus rotondatus*. Aparecem na fase de liquefação enegrecida das substâncias que não foram consumidas pelas legiões anteriores.

A sexta legião encontra-se representada pela *Uropoda nummularia, Tyroglyfus cadaverinus, Clyciphagus cursor* e *spinipes, Trachynotus siro, Serrator necrophagus, coepophagus* e *achinopus*. Absorvem todos os humores que ainda restam no cadáver, deixando-o completamente dissecado ou mumificado.

A sétima legião conta com *Aglossa cuprealis, Tineola biselliela, Tinea pellionela, Attagenus pellio* e *Anthrenus museorum*, que destroem os ligamentos e os tendões. Seu aparecimento ocorre entre 12 e 24 meses.

A oitava legião contém as espécies *Tenebrio obscurus, Tenebrio molitor* e *Ptinus bruneus*, que consomem todos os detritos que os outros insetos deixaram e cuja fase se realiza em torno de 3 anos após a morte.

Embora Mégnin desse um valor quase matemático à fauna cadavérica na cronologia da morte, podemos afirmar que estes resultados têm apenas valor aproximado, fornecendo dados mais reais, quanto mais próxima estiver a hora da morte.

▼ Flora cadavérica

Outro aspecto interessante da biotanatologia médico-legal que pode ter aplicação no diagnóstico da estimativa do tempo de morte, mas pouco divulgado entre nós, é o que se refere à *flora cadavérica*, encontrada na superfície dos cadáveres exumados. Seus primeiros estudos foram feitos por Thomas em 1927 (*in Les moississures des cadavres – Étude médico-légal*, tese de doutorado).

Esse estudo aparentemente não tem nenhuma importância, no entanto se feitos alguns ajustes, principalmente na questão das etapas de surgimento dos diversos grupos micóticos, pode ajudar muito nos casos de cadáveres encontrados à intempérie ou enterrados com fins de ocultamento. A questão climática e geográfica tem muita importância no surgimento e na evolução desses fungos, assim como o tipo de medicamento que o indivíduo tomou em vida.

Nos estudos daquele autor foram detectados alguns gêneros de fungos capazes de ser encontrados no cadáver exumado, em três fases distintas: 1ª fase – *Mucor* e *Penicillium*; 2ª fase – *Aspergillus* e *Stemphilium*; 3ª fase – *Trichoderma, Monosporium* e *Sterigmatocystis*.

O gênero *Mucor* é da classe das Omicetas, é um fungo saprófita que se desenvolve em materiais orgânicos em decomposição. O gênero *Penicillium*, classe das Ascomycetes surge também juntamente com o anterior na primeira fase da putrefação.

Já os gêneros *Aspergillus* e *Stemphilium* surgem quando o processo putrefativo se encontra na fase de degradação graxa.

E, finalmente, os dos gêneros *Trichoderma, Monosporium* e *Sterigmatocystis* que surgem no período de esqueletização e têm como função encerrar o trabalho da destruição cadavérica.

O problema mais complexo a esclarecer no estudo da flora cadavérica, em relação ao tempo aproximado de morte, está na falta de elementos cronológicos, como os da fauna cadavérica, capazes de propiciar características sequenciais nos cadáveres abandonados, expostos ao ar livre ou inumados em ataúdes, na terra ou em mausoléus, que possam apontar com clareza e segurança o tempo *post mortem*.

CALENDÁRIO DA MORTE

Com os fenômenos cadavéricos estudados, poderemos sugerir um calendário da morte:

- corpo flácido, quente e sem livores: menos de 2 h
- rigidez da nuca e mandíbula, esboço de livores e esvaziamento das papilas oculares no fundo de olho: de 2 a 4 h
- rigidez dos membros superiores, da nuca e da mandíbula, livores relativamente acentuados e anel isquêmico de 1/2 do diâmetro papilar no fundo de olho: de 4 a 6 h
- rigidez generalizada, manchas de hipóstase, não surgimento da mancha verde abdominal e desaparecimento das artérias do fundo de olho: mais de 8 e menos de 16 h
- rigidez generalizada, esboço de mancha verde abdominal, e reforço da fragmentação venosa e desaparecimento das artérias do fundo de olho: mais de 16 e menos de 24 h
- presença de mancha verde abdominal, início de flacidez e papilas e máculas não localizáveis no fundo de olho: de 24 a 48 h
- extensão da mancha verde abdominal e fundo de olho reconhecível só na periferia: de 48 a 72 h
- fundo de olho irreconhecível: de 72 a 96 h
- desaparecimento das partes moles do corpo e presença de insetos: de 2 a 3 anos
- esqueletização completa: mais de 3 anos

▼

38. Morte súbita, morte agônica e sobrevivência. Lesões *in vitam* e *post mortem*. Comoriência e premoriência. Morte por inibição vagal. Morte súbita do lactente. Morte súbita em desportos. Morte de causa suspeita. Lesões produzidas em reanimação cardiopulmonar.

MORTE SÚBITA, MORTE AGÔNICA E SOBREVIVÊNCIA

Entre os muitos problemas da Tanatologia Médico-Legal, o diagnóstico de morte súbita ou de morte agônica e o do tempo de sobrevivência sempre preocuparam o estudioso das questões legispericiais e que continuam desafiando, vez por outra,

a capacidade dos peritos e os recursos tecnológicos mais sofisticados de que se possa dispor.

Antes de tudo, faz-se mister distinguir o que seja *morte natural, morte violenta* e *morte de causa suspeita*.

Morte natural, mais bem denominada *morte por antecedentes patológicos*, é aquela oriunda de um estado mórbido adquirido ou de uma perturbação congênita.

A morte violenta tem origem por ação externa e mais raramente interna, nas quais se incluem o homicídio, o suicídio e o acidente.

A morte de causa suspeita é aquela que ocorre de forma duvidosa e sobre a qual não se tem evidência de ter sido de causa natural ou de causa violenta.

Tanto a morte por antecedentes patológicos como a morte violenta podem ser de ocorrência imediata, mediata ou agônica. Sua previsibilidade, ou não, nos casos de morte dita natural não a afasta destes estágios. Entretanto, na prática, morte súbita é quase sinônimo da morte natural imediata.

Assim, a maioria dos autores considera *morte súbita* como aquela que ocorre de forma inesperada e brusca, em um indivíduo de aparente bom estado de saúde, sempre de causa interna ou patológica, sem portanto qualquer influência externa ou violenta.

Quanto à sobrevivência, a morte pode ser: súbita ou instantânea, mediata e agônica.

Morte súbita é aquela de efeito imediato e instantâneo, havendo entre seu início e fim apenas alguns minutos, não dando tempo para um atendimento mais efetivo. Tem um grande interesse médico-legal pelo seu caráter imprevisível, além do seu interesse patológico e sanitário.

Morte mediata é a que possibilita à vítima sobrevivência de algumas horas, mas que lhe proporcionou alguma forma de providência. No CID-10, seria aquela que "ocorre em menos de vinte e quatro horas do início dos sintomas, não explicada de outra forma".

Morte agônica ou tardia é aquela que se arrasta por dias ou semanas após a eclosão de sua causa básica.

A morte súbita dita natural pode ter por etiologia as mais diversas causas: afecções cardiovasculares, lesões do sistema nervoso central, hemorragias meníngeas e encefálicas propriamente ditas, perturbações neuroendócrino-humorais, acidentes operatórios, hemorragias agudas, asfixias mecânicas, edema de laringe, rupturas de vísceras, choques em suas mais diversas modalidades, eletroplessão, fulminação, entre outras.

Contribuem, ainda, para este tipo de morte súbita certos fatores ocasionais, tais como: a fadiga, o esforço, a convalescença, a emoção, a hipersensibilidade a determinadas drogas (idiossincrasias), o coito, a embriaguez, a epilepsia condicionando sufocação ou afogamento, e, nas crianças, o estado timolinfático.

Finalmente, há necessidade de ressaltar determinadas condições pessoais ligadas à constitucionalidade individual. Como exemplo, a idade, o sexo (segundo alguns, simplesmente por morrerem mais homens do que mulheres subitamente), a profissão, a imunorresistência individual etc.

Entre estas condições pessoais, deve-se destacar a morte súbita infantil, que tem como causa um conjunto variado de doenças congênitas e adquiridas, mas que em certos momentos esconde uma morte violenta.

Pode-se afirmar que em média 90% das mortes súbitas em adultos são de origem cardíaca e ocorrem na maioria das vezes na primeira hora dos sintomas. Entre estas mortes de origem cardíaca deve-se atentar para a que ocorre em corações estruturalmente normais e que têm como causas um grupo de arritmias familiares de base genética e sem nenhuma alteração anatomopatológica. Muitos dos óbitos de causa não identificada em jovens podem ter este tipo de *causa mortis*.

A Associação Europeia de Patologia Cardiovascular elaborou um elenco de procedimentos, inclusive um protocolo de necropsia, no sentido de valorizar a morte súbita cardíaca. Embora esse tipo de morte tenha correlação mais próxima às atividades dos patologistas nos serviços de verificação de óbito, tendo em vista sua complexidade e seus desdobramentos, podem surgir implicações de interesse médico-legal.

Esse protocolo, em síntese, traz as seguintes recomendações:

1. *Exame externo do cadáver*:

- registrar a estatura e o peso para relacioná-los com o peso e a espessura das paredes do coração
- pesquisar a presença de lesões torácicas, queimaduras elétricas por desfibriladores e medidas de revascularização do coração
- pesquisar a presença de marca-passos e desfibriladores automáticos implantados.

2. *Exame interno do cadáver*:

- exclusão de causas não cardíacas de morte súbita
- exame macroscópico *standard* do coração: inspeção da cavidade pericárdica, da anatomia dos grandes vasos e das válvulas aórtica e pulmonar; abertura das cavidades cardíacas; inspeção da aorta e da artéria pulmonar; exame detalhado das artérias coronárias valorizando o tamanho, a forma, a posição, o número e a permeabilidade, além da retirada e do envio para o laboratório dos *stents* metálicos e da exploração de segmentos de veias safenas e artérias mamárias implantadas; registro das medidas do peso total do coração e valoração com as tabelas de normalidade de acordo com idade, sexo e peso corporal, assim como as das espessuras das paredes do miocárdio; exame do endocárdio e dos tabiques; registro das dimensões do coração em seus eixos longitudinal e transversal
- exame histológico *standard* do coração: miocárdio: cortes transversais dos ventrículos, do tabique intraventricular; artérias coronárias: exame dos segmentos mais lesados; exame de outras amostras, como tecido pericárdico, tecido valvular e aorta
- exames toxicológicos: principalmente das mortes extra-hospitalares ou de mortes sobre as quais haja suspeita do uso de drogas ou medicamentos, como na morte súbita de atletas em esportes de esforço, através da coleta de 20 a 30 mℓ de sangue cardíaco, 10 mℓ de sangue periférico, 30 a 50 mℓ de urina, 20 a 30 mℓ de bílis, 100 a 200 mg de mechas de cabelo da região posterior da cabeça
- patologia molecular: identificação do genoma viral nas miocardiopatias inflamatórias e análise de mutações genéticas em enfermidades cardíacas estruturais e não estruturais determinadas geneticamente
- formulação do diagnóstico: relatório clinicopatológico claro e circunstanciado.

▼ Perícia do tempo de sobrevivência

O período de sobrevivência, por sua vez, tem, em Medicina Legal, uma primordial importância, principalmente nos casos de morte violenta por homicídio, suicídio e acidentes fortuitos ou de trabalho e, ainda, nas mortes suspeitas. Tem, também, significativo valor a sobrevivência nos casos de *comoriência* quando a lei civil define: "Se dois ou mais indivíduos falecerem na mesma ocasião, não se podendo averiguar se algum dos comorientes precedeu aos outros, presumir-se-ão simultaneamente mortos" (Artigo 8º). Logo, *comoriência* é o instituto jurídico que admite a morte simultânea de dois ou mais indivíduos em um mesmo momento, quando não se pode provar quem faleceu primeiro.

No entanto, com os recursos da perícia médico-legal, pode-se estabelecer a *primoriência*, ou seja, quem morreu primeiro. Desta forma, *primoriência* é a condição probante de se determinar, entre dois ou mais indivíduos, em um mesmo evento, qual deles morreu primeiro.

Portanto, chama-se de *sobrevivência* o período de tempo que vai desde o evento danoso até a morte. Ou seja, os últimos momentos da vida; o estado que precede a morte.

A perícia deve girar em torno dos meios esclarecedores das condições da morte e de sua causa determinante, prestando-se para isso principalmente a necropsia e os exames subsidiários. Podem ter importância relativa o exame de local dos fatos e a informação testemunhal procedente e esclarecedora.

O depoimento testemunhal, embora não seja fundamental à ação pericial, constitui peça valiosa na marcha do processo ou das averiguações oficiais.

O exame do local de morte, através de um estudo cuidadoso do ambiente, da posição do cadáver, da ausência ou não de meios nocivos e vestígios de luta, é um elemento fundamental de esclarecimento.

A necropsia dará à perícia ou ao analista do feito, pelos exames externo e interno das lesões, subsídios indispensáveis para um bom diagnóstico. Na morte violenta, nem sempre estão acessíveis os meios laboratoriais de complementação diagnóstica. E por isso o estudo é feito, até certo ponto com mais precisão, através da análise minuciosa das lesões, da sua intensidade, da importância dos órgãos atingidos na fisiologia humana e da sua repercussão sobre a economia orgânica.

Sendo assim, a circunstância de tempo de vida logo depois dos ferimentos sofridos é explicada pela gravidade das lesões, pela importância do órgão lesado no conjunto vital do indivíduo, pelo registro de suas reações depois do trauma, pela idade e estados mórbidos anteriores como diabetes, alcoolismo e cardiopatias, e pela manifestação de resposta dos seus órgãos antichoque.

Dentro deste quadro de *sobrevida* assinalam-se: (1) lesões compatíveis com o perigo de vida e cuja evolução pode ser a morte quando não houver assistência; (2) lesões de morte mediata de sobrevivência limitada; (3) lesões de morte imediata com resultado letal instantâneo.

As lesões com perigo de vida são aquelas que comprometem determinados órgãos ou estruturas importantes sob o ponto de vista vital, cuja evolução pode levar ao óbito, mas que pode ser evitado caso haja uma pronta intervenção e que estes meios salvadores sejam eficazes.

As lesões de morte mediata são aquelas que atingem órgãos importantes, mas que não se dispõe de meios ou recursos para salvar esta vida, existindo apenas um breve período agônico de sobrevivência.

As lesões de morte imediata são aquelas cujo desfecho e óbito é abrupto e instantâneo, não havendo portanto um tempo de sobrevida. São chamadas de "lesões mortais de necessidade". Entre estas lesões ditas fulminantes, apontam-se as rupturas de coração e de aneurisma aórtico, a laceração bulbar e as lesões graves de vísceras maciças, como o fígado e o baço, com grandes perdas de sangue extravasado para o exterior ou nas cavidades.

O quadro lesional se agrava muito a partir do grau da anoxia e da resposta do organismo para se defender da anemia aguda, até que ele chega a uma situação irreversível e a morte se instala de forma inexorável.

Por fim, é importante que se tenha na análise da *sobrevivência* uma avaliação conjunta da necropsia e, quando possível, da complementação da anatomia patológica e da pesquisa bioquímica (docimásias hepáticas e suprarrenais, conhecidas como *docimásias da agonia*) para se ter uma ideia mais precisa de se a morte foi *fulminante, rápida* ou *lenta*, e se é possível determinar como se deu a sequência da morte.

Docimásias hepáticas

As mais comuns são: química e histológica.

▶ **Docimásia hepática química.** Tem suas bases nos trabalhos de Claude Bernard, tendo sido idealizada por Lacassagne e Martin. Baseia-se na pesquisa do glicogênio e da glicose.

Retira-se do centro do fígado um fragmento, que é dividido em fragmentos menores. Colocam-se dentro d'água, em quantidade dupla do peso dos fragmentos, submetendo essa mistura à ebulição durante alguns minutos. Se a solução se mostra lactescente, presume-se a presença do glicogênio. A prova de certeza consiste em adicionar 5 a 6 mℓ dessa solução em um tubo de ensaio, juntamente com uma mesma quantidade de álcool. Se há precipitação em flocos brancos que vão ao fundo do tubo, a reação é positiva para o glicogênio. Para pesquisar glicose, trata-se o mesmo macerado pelo licor de Fehling, cuja reação se torna positiva pela coloração rósea.

A conclusão leva ao seguinte: um homem que morreu com o fígado funcionalmente espoliado teve o organismo sob o efeito da morte agônica. Se o fígado apresenta toda a reserva de glicogênio, atribui-se-lhe uma morte instantânea.

▶ **Docimásia hepática histológica de Meissner.** Tem sua efetivação na identificação microscópica do glicogênio no tecido hepático.

Usam-se as técnicas de Brault ou de Best, as quais consistem em fixar fragmentos de fígado em álcool absoluto, com inclusão ou congelação, seguidas de cortes, aposição em lâminas e coloração com o reagente de Brault (iodo, 1 g; iodeto de potássio, 10 g; água destilada, 30 g; goma de consistência xaroposa, 200 g) ou de Best (carmim, 1 g; cloreto de amônia, 2 g; carbonato de lítio, 0,50 g; água destilada, 50 g).

A presença do glicogênio toma a tonalidade vermelho-pardacenta pela técnica de Brault e, pela de Best, assume um colorido vermelho.

Docimásias suprarrenais

Dividem-se em química, fisiológica e histológica.

▶ **Docimásia suprarrenal química de Leoucini e Cevidalli.** A técnica de Folin, Denis e Cannon consiste em tomar as glândulas suprarrenais e triturá-las em um gral com areia fina, adicionando-se uma solução decinormal de ácido clorídrico. Põe-se a mistura em um frasco de Erlenmeyer, adicionam-se 15 mℓ do ácido para 2 g da glândula e cerca de 3 vezes mais de água. Leva-se à ebulição. Depois, junta-se a essa mistura solução de acetato de sódio a 10 por cento na proporção de 5 mℓ para cada 15 mℓ de ácido clorídrico e ferve-se novamente.

A dosagem é feita pelo reativo dos autores da presente técnica (água – 750 mℓ; tungstato de sódio – 100 g; ácido fosfórico – 80 g).

A solução é fervida por meia a duas horas, aproveitando-se os vapores mediante refrigeração na parte superior do frasco em aquecimento, e dissolve-se em 1 ℓ de água.

A reação é feita com partes iguais do reagente e do líquido pesquisado e quatro vezes a quantidade de uma solução saturada de carbonato. A positividade dessa reação é dada pela tonalidade azul-intensa.

Pode-se, ainda, dosar a quantidade de epinefrina, a partir da criação prévia de parâmetros, usando-se a epinefrina de Parke e Davis.

▶ **Docimásia suprarrenal fisiológica.** Fundamenta-se na aplicação *in vitro* do material retirado das suprarrenais em animais de laboratório, observando-se sua ação sobre as musculaturas das paredes arteriais, cardíaca e lisa em geral. É claro que esta ação só se verifica em presença de epinefrina na solução usada.

▶ **Docimásia suprarrenal histológica.** Esta técnica foi idealizada por Hilário Veiga de Carvalho e tem como fundamento a pesquisa do pigmento feocrômico nas cápsulas suprarrenais.

Manda a técnica cortar fragmentos delgados da glândula, fixar no líquido de Kolmer durante 24 h (formol, 5 mℓ; ácido acético, 10 mℓ; solução aquosa do bicromato de potássio a 3,5 por cento, 35 mℓ), passar por uma solução aquosa de alume de potássio a 5 por cento por período de 24 h, lavar em água durante 24 h, fixar e incluir em parafina.

Em seguida, os cortes são montados em lâminas, dando-lhe uma coloração de fundo pelo carmim ou pela hematoxilina-eosina. A positividade da reação caracteriza-se pelo colorido castanho-claro da reação.

A presença, ou não, de epinefrina nos casos de sobrevivência, principalmente das mortes violentas, mostra a maior ou menor solicitação às suprarrenais em uma morte súbita ou agônica, constatada pela reserva hormonal possivelmente encontrada nessas glândulas.

LESÕES *IN VITAM* E *POST MORTEM*

O diagnóstico diferencial entre as lesões produzidas em vida ou depois da morte possibilita a elucidação de muitas questões que possam surgir como decorrência das mais diversas modalidades de traumas, mortais ou não, proposital ou acidentalmente, em problemas que envolvem assuntos da traumatologia, sexologia, infortunística e tanatologia.

A cronologia dos ferimentos pode-se verificar nas seguintes etapas: (a) lesões produzidas bem antes da morte; (b) lesões produzidas imediatamente antes da morte; (c) lesões produzidas logo após a morte; (d) lesões produzidas certo tempo depois da morte.

Janssen classificou tais eventualidades em *reações definitivamente vitais*, *reações intermediárias* e *reações seguramente depois da morte* (*in Forensic histopathology*, New York: Springer-Verlag, 1984). Os períodos que encerram as reações ditas intermediárias são aqueles que apresentam as maiores dificuldades de diagnóstico.

▼ Perícia

A perícia tem como elemento de diagnóstico destas lesões os meios tradicionais e os meios subsidiários da técnica laboratorial.

■ Meios tradicionais (macroscópicos)

Fundamentam-se nas alterações físico-patológicas *in vivo*, através dos mecanismos de reação de defesa do organismo humano. As lesões que se verificam após a morte não apresentam reações vitais, como: infiltração hemorrágica, coagulação do sangue, retratibilidade dos tecidos e presença e tonalidade das equimoses; aspecto das escoriações, reações inflamatórias, embolias, evolução dos calos de fratura, entre outras.

Embora alguns desses sinais possam ser produzidos nas primeiras fases depois da morte, acreditamos que muitos deles continuam sendo de capital importância para firmar um diagnóstico de certeza de reação vital.

Assim, as lesões no vivo, principalmente as contusões, apresentam infiltração hemorrágica dos tecidos moles, e, quanto maior é a sobrevivência, maior essa infiltração. As lesões produzidas após a morte são lesões brancas (Figura 17.26). A hemorragia é, em regra, um sinal característico de lesão produzida em vida, principalmente quando o sangue foi projetado à distância. Os derrames sanguíneos nas cavidades serosas só devem ser considerados vitais quando forem em grande volume.

A coagulação do sangue é um fenômeno vital. A incoagulabilidade do sangue é um sinal de morte (sinal de Donné). No entanto, isso nem sempre é absoluto. Primeiro, porque há situações em que o sangue não coagula em vida, ou apenas o faz em parte, como nas hemorragias pleurais e abdominais. Depois, porque, segundo autores como Laiho, até seis horas depois da morte, podem-se observar derrames sanguíneos coagulados no cadáver (*in Immunohistochemical studies on fibrina in vital reactions*, Acta

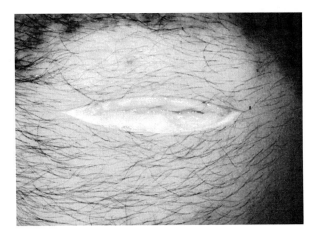

Figura 17.26 Lesão produzida *post mortem*. Esta figura encontra-se reproduzida, em cores, no Encarte.

Med. Leg. Soc., 20:185, 1967). Todavia, é preciso salientar que há diferenças entre a coagulação vital e a *post mortem*, principalmente no exame microscópico. Macroscopicamente, a coagulação vital é muito aderente aos tecidos quando eles são submetidos à lavagem por um fino fio de água corrente (*prova da lavagem*).

Um ferimento provocado em vida mostra-se de bordas afastadas, em virtude da retração dos tecidos. Os planos superficiais se apresentam com maior retratibilidade (Figura 17.27). Os mais retráteis são os tecidos do pescoço e o menos retrátil, o couro cabeludo. Por outro lado, sabe-se hoje que a capacidade retrátil dos tecidos não desaparece logo após a morte, e sim regressivamente até algumas horas depois.

A presença de uma equimose fala em favor de lesão em vida. Caracteriza-se pela infiltração sanguínea na intimidade dos tecidos, principalmente nos tegumentos. Apresenta-se, no cadáver, com a mesma tonalidade fixada em vida. A tonalidade da equimose permite o diagnóstico do tempo do traumatismo. Não se deve confundir equimose com mancha hipostática ou livor cadavérico. Este último surge nas partes de declive, não tem infiltração hemorrágica na estrutura dos tecidos ao corte, mostra sangue de depósito e, quando a ferida é tratada pela água corrente, torna-se branca.

Também as escoriações se prestam para a diferença da lesão em vida ou após a morte. A escoriação *in vitam* caracteriza-se pelo arrancamento da epiderme, desnudamento de derme, coagulação da linfa e formação da crosta. Presença de crosta é sinal indiscutível de reação vital.

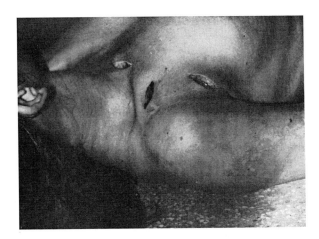

Figura 17.27 Lesões produzidas *in vitam* (retração e infiltração hemorrágica dos tecidos das bordas e fundo das lesões).

Antes, a reação inflamatória era um dos sinais mais evidentes de consignar uma lesão como produzida muito antes da morte. Hoje, admite-se que a resposta inflamatória surge mais rápido, caracterizando-se principalmente pela exsudação de líquidos e proteínas plasmáticas e pela migração de leucócitos, com predominância dos neutrófilos. Assim, pode-se dizer que a reação inflamatória aguda tem as seguintes etapas: *alterações leucocitárias*, caracterizadas por uma vasoconstrição das arteríolas com diminuição do fluxo sanguíneo, estase e migração leucocitária; *alterações da permeabilidade vascular* com aumento das proteínas plasmáticas nos espaços das junções intercelulares e, daí, a formação do edema; *alterações celulares* com acúmulo de leucócitos no local inflamado e seguido por um processo na seguinte ordem: marginação, migração, fagocitose e degradação intercelular e libertação extracelular de produtos leucocitários.

As embolias e a evolução dos calos de fratura falam também em favor de sobrevivência.

Outro aspecto de real interesse pericial é o diagnóstico de queimaduras *in vitam* ou *post mortem*. As queimaduras produzidas em vida mostram reações vitais, quais sejam: eritema cutâneo, flictenas com líquido seroso rico em albumina e leucócitos, presença de uma orla vermelha em torno da flictena, pequenas hemorragias cutâneas oriundas de ruptura capilar. As queimaduras provocadas depois da morte não apresentam nenhuma reação vital; as bolhas ou flictenas contêm ar ou líquido destituído de leucócitos e albumina.

São também importantes, sob o ponto de vista pericial, as lesões produzidas no período agônico, quando o indivíduo cai em face da perda da consciência, produzindo, além de possíveis fraturas ósseas, derrames sanguíneos subcutâneos e placas apergaminhadas nas partes mais salientes do corpo, como fronte, zigomas, cotovelos e joelhos, como chama a atenção Vieira (*in Contribuição para o diagnóstico diferencial entre feridas cutâneas vitais e post mortem.* Coimbra: Ediliber, 1991).

Além das mais diversas lesões produzidas no vivo, já estudadas, pode o corpo da vítima, após a morte, ser objeto de violência. Algumas delas acidentais, como queda do cadáver, manipulação do corpo com arrastão, ação das forças naturais (correnteza das águas atirando o corpo sobre as pedras) e as lesões provocadas por animais (Figura 17.28). Outras provocadas para simular tipos de morte, como suicídio ou acidente. Outras, ainda, por medidas de precaução, espostejando o cadáver para se ver livre dele mais facilmente. E, finalmente, lesões produzidas após a morte simplesmente por maldade ou por atos de crendice e superstição.

Conta Nina Rodrigues que, em Pernambuco, um jogador inveterado matou a amante, grávida de 8 meses, abrindo-lhe em seguida o ventre, e, retirando o feto, amputou-lhe a mão esquerda unicamente para possuir uma "mão de anjo" como objeto de sorte para o jogo.

No Rio de Janeiro, há alguns anos, foi encontrada uma mão humana, desarticulada de um cadáver, em uma das encruzilhadas da Zona Norte, entre outros objetos de "despacho". A perícia médico-legal não apenas diagnosticou a lesão *post mortem*, como encontrou, com a ajuda dos órgãos de identificação, a verdadeira identidade do morto.

■ Meios subsidiários

Os meios clássicos complementares de diagnóstico entre as lesões *in vitam* e *post mortem* são a prova de Verderau, a prova histológica, a microscopia eletrônica, a histoquímica e os métodos bioquímicos e a espectrofotometria de absorção atômica.

A *prova de Verderau* consiste em comparar a relação existente entre as hemácias e leucócitos da lesão suspeita, tomando como parâmetro esses elementos figurados do sangue de outra região qualquer do corpo.

O Instituto Oscar Freire desenvolveu bem esta técnica e chegou às seguintes conclusões: "(a) que o sangue de um ferimento nem sempre se apresenta coagulado, máxime quando ainda em íntimo contato com esse ferimento; (b) que, nestes casos, haveria probabilidade de uma contagem poder ser feita com menores índices de erro; (c) que, em se tratando de um sangue líquido, em contato com o cadáver, o fator "putrefação" concorrerá logo para a hemólise dos glóbulos, deformando-os e diminuindo-lhes o número, o que não será muito, mas rompendo a relação entre os glóbulos brancos e os vermelhos; (d) que a facilidade de contagem decresce quando o sangue é conservado no cadáver e com o avanço dos fenômenos cadavéricos; (e) que os glóbulos brancos se putrefazem mais rapidamente; (f) que a relação globular de um coágulo não se altera com o grau de diluição, guardados os limites comportados pela boa técnica."

A técnica consiste na contagem globular, utilizando-se, por exemplo, o hematímetro de Thomas-Zeis. Colhe-se o sangue, coagulado ou não, da região ferida, colocando-se em um vidro de relógio onde se tritura com solução fisiológica. Tira-se desse material apenas o necessário para a contagem da lâmina. Em seguida, retira-se sangue de outra região qualquer do cadáver e procede-se igualmente.

Se a relação dos glóbulos brancos e vermelhos se equivale nas duas contagens, diz-se que a lesão foi produzida após a morte. Se a primeira contagem é superior à segunda, conclui-se pelo diagnóstico de uma lesão *in vitam*.

A *prova histológica* tem valor mesmo que as lesões tenham se verificado muito perto da morte ou logo após ela. Quanto maior o espaço de tempo que separa a lesão do instante da morte, maiores são os subsídios para o diagnóstico. A agressão dos tecidos em vida passa por três fases bem distintas: *fase inflamatória* (1 a 3 dias), *fase proliferativa* (10 a 14 dias) e *fase de reorganização* (vários meses).

A técnica nada tem de diferente das usadas em histologia. Retira-se material da região suspeita, usando-se a fixação, montagem e coloração pela hematoxilina-eosina.

Nas lesões produzidas em vida, podem ser encontrados: congestão vascular, elementos histiocitários da reação, elementos fagocitários em ação, marginação leucocitária intravascular, neoformação vascular, diapedese de elementos de reação.

Essa prova, como é natural, tem a finalidade de evidenciar os fenômenos de reação vital, tendo-se o cuidado de evitar falsas interpretações nos fenômenos hipostáticos e nos putrefativos.

Algumas vezes, faz-se necessário, como complemento do exame histológico, o estudo dos linfonodos correspondentes à região afetada. Esse exame tem mais valor quando há sobrevida e principalmente na ausência de vestígios da lesão. Toma-se um linfonodo do local traumatizado, usando-se a técnica his-

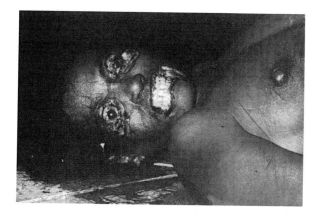

Figura 17.28 Lesões *post mortem* produzidas por animais aquáticos.

tológica convencional de laboratório. A primeira das modificações encontradas é a congestão vascular de maior ou menor intensidade. Outra modificação importante é a histiocitose, bem evidente pelo número de células fagocitárias que se encontram entre os linfáticos. Estas células mostram-se carregadas de um pigmento de características idênticas à hemossiderina, corado de castanho, e, quando essas células são submetidas à reação de Pels, dão àquele elemento uma tonalidade azul. O diagnóstico é feito através da identificação da hemossiderina.

É de grande valia na perícia médico-legal o estudo da *microscopia eletrônica* no diagnóstico diferencial entre as feridas vitais e as produzidas depois da morte, principalmente através da hemostase e dos seus componentes celulares e plasmáticos. Assim, as diferenças específicas entre os coágulos *in vitam* e *post mortem* serão evidenciadas nas fibras da fibrina e na estrutura das plaquetas (Quadros 17.2 e 17.3).

A *prova histoquímica*, baseada em técnicas enzimo-histoquímicas (fosfatase ácida, fosfatase alcalina, arilaminopeptidase, esterase e adenosina trifosfatase), pode contribuir muito neste particular, levando em conta que se observam nos tecidos cutâneos da periferia das lesões em vida e que não são produzidas depois da morte. Mais recentemente Eiseumenger e cols. passaram a observar o "comportamento imuno-histoquímico do colágeno" para o diagnóstico da vitalidade das lesões e Oehmichen e Cröpellin descobriram um novo marcador – a *bromo-desoxiuridina*, incorporada à célula em fase de síntese do DNA, capaz de identificar feridas vitais até 32 h após a morte (*apud* Gisbert Calabuig, *op. cit.*).

Podem-se utilizar os *métodos bioquímicos* (agonoquimia) dos mediadores da resposta inflamatória como meio extraordinário para se diagnosticar de forma precoce e segura a vitalidade de uma ferida, até mesmo naquelas produzidas poucos minutos antes da morte. Entre esses mediadores (*marcadores bioquímicos*), destacam-se as *aminas vasoativas*, as *catepsinas A e D*, as *prostaglandinas* e os *íons de Ca, Cp, Zn e Mg*.

As aminas vasoativas, histamina e serotonina, são encontradas em diversos tecidos humanos e podem ser liberadas a partir de qualquer forma de energia causadora de pequenos danos, determinando vasodilatação e aumento da permeabilidade vascular. Atualmente, já se admite a sua dosagem para o diagnóstico do tempo da ferida. A presença da histamina e da serotonina no tecido é a mesma que a vitalidade de uma ferida. Já a recíproca não é verdadeira: a ausência da elevação dos seus níveis não quer dizer que o ferimento tenha sido produzido depois da morte.

As catepsinas A e D são marcadores precoces da vitalidade e podem ser de grande utilidade no estudo do tecido cutâneo humano; a sua presença é capaz de autorizar um diagnóstico diferencial em feridas produzidas menos de 5 min antes da morte.

As prostaglandinas, mediadores tardios da reação inflamatória, vêm sendo observadas como marcadores importantes da reação vital das lesões cutâneas e queimaduras. Sendo constatadas em todas as lesões vitais após 60 min de evolução.

E, finalmente, o estudo por *espectrofotometria de absorção atômica* pode detectar concentração de cálcio, cobre, zinco e magnésio em feridas produzidas por ação mecânica e térmica, demonstrando a elevação logo após os 5 min dos três primeiros e depois de seis horas do último.

Com o passar do tempo, a tendência é serem descobertos outros *marcadores de vitalidade* capazes de encontrar cada vez mais o período que Tourdes chamou de "período de incerteza diagnóstica", apontado por ele como 6 h antes e após a morte. Lamentavelmente, eles estão ainda muito localizados no estudo das lesões cutâneas e, por outro lado, esses marcadores, em sua maioria, são identificados por técnicas muito sofisticadas.

▶ **Quadro 17.2** Estrutura das fibras de fibrina em coágulos vital e *post mortem*.

Fibra	Coágulo	
	Vital	**Post mortem**
Calibre	Uniforme, dependente do tempo de reação	Muito indiferenciado, de finíssimos filamentos a blocos grosseiros
Disposição	Ordenada	Desordenada
Orientação	Geralmente paralela	Irregular: cruzada e oblíqua
Tipo de ligação	Diversos planos reticulares (dependendo do tempo de reação)	Um só plano reticular – pseudorrede
	Continuidade da rede	Interrupção das uniões entre as fibras
	Estrutura duplas	Estruturas isoladas em forma de ninho
	Grande distanciamento entre as malhas	Pequeno distanciamento entre as malhas
Ligação com as plaquetas	Íntima e ordenada	Frouxa e desordenada

In Vieira, apud Böhm.

▶ **Quadro 17.3** Estrutura das plaquetas nos coágulos vital e *post mortem*.

Plaquetas	Coágulo	
	Vital	**Post mortem**
Modo de aglutinação	Predomínio de formas pseudoestratificadas	Predomínio de aglutinação composta
Metamorfose viscosa (*Release reaction*)	Evidente, com alterações insignificantes em todo o coágulo	Alterações acentuadas e heterogêneas em todo o coágulo
Tampão hemostático	Evidente e rigoroso	Não evidenciável; somente alguns agregados frouxos
Densidade das formações	Elevada. Suporte em forma de mosaico	Frouxa. Suporte fraco
Estrutura em estratos com a fibrina	Evidente	Escassa
Aderência da estrutura fibrinosa ao colágeno	Demonstrável	Não demonstrável
Ligação com a fibrina	Intensa	Frouxa

In Vieira, apud Böhm.

COMORIÊNCIA E PREMORIÊNCIA

Se duas ou mais pessoas morrem na mesma ocasião, não se podendo provar quem faleceu primeiro, presume-se, pela legislação civil brasileira, que elas tiveram mortes simultâneas. A isso chama-se *comoriência*. Desta forma, comoriência é o instituto jurídico que admite mortes simultâneas de duas ou mais pessoas falecidas em um mesmo momento e quando não se pode estabelecer quem morreu primeiro (Código Civil, artigo 8º – "Se dois ou mais indivíduos falecerem na mesma ocasião, não se podendo averiguar se algum dos comorientes precedeu aos outros, presumir-se-ão simultaneamente mortos").

Todavia, havendo condições de provar que uma delas faleceu momentos antes – dá-se o nome de *premoriência* –, pode haver, por exemplo, sensíveis modificações na ordem da sucessão, variando de acordo com a cronologia dessas mortes. O direito inglês que aceita a prova de presunção admite que o mais jovem, na grande maioria das vezes, sobrevive ao mais velho. E também o faz o direito francês, igualmente inspirado no velho direito romano. Como se tem demonstrado frequentemente, esta presunção é muito discutida.

O nosso legislador, acertadamente inspirado na doutrina alemã, não aceitou a presunção. Nossa jurisprudência, no entanto, admite a primoriência provada. Aí entra a notável contribuição da ciência médico-legal, podendo, inclusive, com seus próprios recursos, provar a sucessão da morte, através das gravidades das lesões, do exame de local de morte, da perícia das reações vitais dos ferimentos que antecederam a morte e dos próprios comemorativos. Logo, premoriência é uma condição probante de se estabelecer, por critérios técnico-científicos, entre dois ou mais indivíduos em um mesmo instante, qual deles morreu primeiro.

Sendo assim, por exemplo, em um casal sem filhos cujo marido e a mulher morrem ao mesmo tempo, a herança volta aos seus ascendentes. Porém, se há provas irrefutáveis de que o marido falecera antes, este transmite à mulher e esta apenas aos seus ascendentes.

Às vezes, a prova da ordem dos falecimentos é precária e impossível. Assim, por exemplo, na explosão de um avião.

Brouardel, certa feita, foi consultado sobre um caso de três mortes consideradas simultâneas: uma com secção das carótidas, outra com secção da medula cervical e a terceira mediante decapitação. Ouvindo os grandes fisiologistas da época, entre eles Vulpian, Marey, Franck e Brown-Séquard, todos se mostraram sem condições de uma afirmativa precisa.

Em caso relatado por Almeida Júnior, em São Paulo, uma senhora de 44 anos de idade desfechara contra seu filho de 5 anos dois tiros de revólver: um na região occipital e outro na região parietal, tendo ambas as balas transfixado o crânio. Em seguida, toma contra si a arma e dispara um tiro na região temporal direita cujo projétil transfixou o crânio, saindo na região temporal esquerda. A indagação era: qual dos dois teria morrido primeiro? Considerou o mestre ter a criança falecido em primeiro lugar, não apenas pelos dois ferimentos, mas, sobretudo, pelas condições psicológicas da mãe. Esta só praticaria o suicídio após a certeza da morte do filho. E, assim, pronunciou-se também a Justiça de São Paulo.

MORTE POR INIBIÇÃO VAGAL

A *morte por inibição vagal* ou *morte reflexa* é aquela que se traduz praticamente pela suspensão súbita e inesperada das funções vitais, sem que, antes ou depois de tal fato, exista uma explicação convincente de sua ocorrência. Essa forma de morte começa a ser atualmente explicada como o resultado de pequenas perturbações ou leves traumatismos, que não produzem nenhuma lesão, mas, atuando em determinados órgãos ou regiões, podem causar o falecimento inesperado, mesmo que a vítima não apresente qualquer antecedente ou alteração patológicos. Em suma, é a morte rápida e brusca de um indivíduo aparentemente sadio, vitimado por pequeno traumatismo ou simples manipulação de certos órgãos ou regiões do corpo, tão insignificantes que deixam mínimos vestígios ou nenhum, ou qualquer lesão capaz de explicar tal resultado.

Alguns autores consideram também que é necessária a existência de certas circunstâncias ou fatores predisponentes capazes de favorecer a morte por inibição vagal, como: uma sensibilidade exaltada do sistema nervoso vegetativo (aptidão neurovegetativa); um estado emotivo estimulador, como o medo ou a surpresa (estado psíquico inibidor); e um estado fisiológico, como, por exemplo, o período pós-prandial ou as primeiras horas do dia, pela sua predominância vagal. É mais comum na infância.

Há ainda que considerar algumas regiões ou *zonas reflexógenas* mais conhecidas: no pescoço, pela existência da laringe e do seio carotídeo; na região esternal por "comoção cardíaca" (*commotio cordis*); no abdome, mais especificamente, no epigástrio, em face da localização do plexo solar; nos testículos, por sua hipersensibilidade dolorosa; no nariz, pela estimulação dos ramos terminais do trigêmeo; na cavidade abdominal, quando da tração intempestiva das alças intestinais sob anestesia superficial; nos órgãos genitais internos da mulher, como no saco vaginal posterior, em virtude de sua sensibilidade mais exaltada.

Por fim, o diagnóstico médico-legal da morte por inibição vagal deve basear-se nos seguintes elementos externos e internos: (a) história de leves traumatismos sobre as zonas reflexógenas; (b) rapidez dos fenômenos inibitórios, principalmente sobre a circulação e a respiração; (c) ausência no cadáver de outras lesões que justificassem outro tipo de *causa mortis*; (d) congestão poliviscial; (e) hemoconcentração na cavidade ventricular direita pela transudação plasmática; (f) petéquias hemorrágicas subepicárdicas e subendocárdicas; (g) edema dos pulmões; (h) possibilidade de serem evidenciados alguns achados histológicos da síndrome geral de adaptação, como involução timo-linfática, sinais de hiperatividade corticossuprarrenal e esteatose hepática.

MORTE SÚBITA DO LACTENTE

A morte súbita do lactente demanda um estudo mais cuidadoso por tratar-se, em algumas circunstâncias, de uma morte de causa suspeita e por esse motivo exigir a competente necropsia. Este tipo de morte ocorre na faixa etária de 7 dias a 1 ano, embora este tempo de vida seja discutido entre os autores. Sua incidência maior se apresenta em torno dos 4 meses. Não é uma situação definida, mas uma ocorrência de morte caracterizada por uma série de comprometimentos fisiológicos ainda não devidamente elucidados. Sabe-se apenas que ela surge com maior incidência em crianças vulneráveis e naquelas expostas a fatores de *estresse*.

Por tratar-se de uma morte de interesse médico-legal no sentido de afastar, por exemplo, a hipótese de maus-tratos e abandono que descaracterizam a morte súbita, é importante o estudo do local dos fatos pelo setor competente a este exame. Considerar também o fato da mesma ocorrência em outros irmãos.

Os fatores de risco da síndrome da morte súbita do lactente (SMSL) são de *ordem social* (baixo nível socioeconômico), *materna* (condições físicas e psíquicas da mãe, uso de álcool e drogas), *própria da criança* (baixo peso ao nascer, alterações e perturbações físicas) e *pós-natal* (alimentação e cuidados inadequados durante o sono). Destes, o que mais tem influído no resultado morte são os cuidados da posição da criança durante o sono.

Não se tem uma causa de morte precisa e determinada desta síndrome, mas acredita-se que a mais coerente seria a obstrução das vias respiratórias inferiores por deslocamento para trás do maxilar inferior e da base da língua. As causas naturais de morte são por lesões do aparelho digestivo e cardiovasculares, e do sistema nervoso central. Devem-se juntar a isto as malformações e perturbações gastresofágicas, laringofaríngeas e craniofaciais. Entre as causas não naturais, as mais comuns são a sufocação acidental das vias respiratórias superiores e inferiores e os acidentes por queda. O diagnóstico diferencial mais delicado é entre a sufocação acidental e a sufocação e a esganadura homicidas. O diagnóstico deve ser feito pela evidência dos sinais positivos de determinada forma de asfixia.

Em virtude das dúvidas que cercam este tipo de morte súbita, a necropsia deve ser cuidadosa e sempre acompanhada de um estudo radiológico completo e exames toxicológicos, anatomopatológicos e microbiológicos. A metodologia é a mesma das demais necropsias, mas deve-se ter muita atenção no detalhamento das vísceras no que se refere ao peso e as medidas.

O *exame externo* deve ser cuidadoso para se afastar a causa violenta e por isso valorizar as lesões traumáticas que possam ser encontradas principalmente no pescoço, na face e no tórax.

O exame interno deve ser bem orientado no sentido de avaliar possíveis malformações e estados patológicos, pois como se sabe a morte súbita do lactente é diagnosticada por exclusão em face da ausência ou e da inexpressividade dos sinais encontrados.

Entre os sinais encontrados os mais comuns são as petéquias subpleurais, subpericárdicas e ao nível do timo, vísceras aumentadas, líquido róseo-espumososo na laringe, traqueia e brônquios, congestão polivisceral e sangue líquido e escuro nas cavidades cardíacas.

O pescoço deve ser o segmento mais examinado diante da alusão de uma morte súbita nesta faixa etária.

MORTE SÚBITA EM DESPORTOS

A morte súbita em desportos, principalmente nos chamados esportes de competição ou esportes de força, tem uma incidência estatística cada vez mais preocupante, na maioria das vezes motivada por patologias cardiovasculares; nos maiores de 30 anos a causa mais comum é a enfermidade coronariana e nos menores de 30 anos, a displasia arritmogênica do ventrículo direito, a miocardiopatia hipertrófica, a hipertrofia ventricular esquerda, as anomalias coronarianas congênitas e o *commotio cordis* (trauma violento na parede anterior do tórax produzindo arritmia e parada cardíaca).

Deve-se levar em conta ainda que nos chamados desportos de alta competitividade há alterações hemodinâmicas e eletrofisiológicas produzidas por um grande esforço durante a prática desportiva. Há também um aumento das catecolaminas circulantes que se junta ao estresse elevando a pressão arterial, a frequência cardíaca e a contratibilidade do coração, exigindo assim um consumo bem elevado de O_2. A própria estimulação simpática pode favorecer uma arritmia ou agudizar um processo isquêmico do miocárdio por patologia preexistente. Ocorrem também mortes por causa indeterminada e muito raramente elas são provenientes de infarto do miocárdio em pessoas com menos de 30 anos.

Esse tipo de morte tem um impacto muito grande em face do seu aspecto dramático e inesperado e também pelo fato de essa modalidade de esportes ter grande representatividade nos interesses sociais, políticos, econômicos e emocionais e do quanto isto repercute na opinião pública quando traduzidos pela mídia geral ou especializada.

É importante que se tenha um protocolo de identificação de enfermidades cardíacas de risco que sirva para os serviços médicos de atletas de esforço e para se comprovar pericialmente a responsabilidade da morte, por meio de uma cuidadosa avaliação do histórico pessoal e familiar do atleta e dos exames necessários para se identificarem lesões cardiovasculares, sabendo que estes jovens atletas, quando submetidos aos exames superficiais de rotina, sempre se apresentam com condições de exercerem o esporte preferido. Por isso, a necessidade de se realizar rigorosa pesquisa tanatoscópica com ênfase na estrutura anatômica do coração, pesquisa essa auxiliada pelo estudo histológico, além da análise toxicológica e genética, assim como pela evidência de outras patologias que possam ter contribuído para a morte.

A morte súbita em atletas deste nível, no que concerne ao seu mecanismo etiológico, pode ser classificada da seguinte maneira:

- com diagnóstico certo: aquelas que são identificadas pela certeza dos elementos convincentes de seu diagnóstico como, por exemplo, uma ruptura de aneurisma ou um infarto agudo do miocárdio
- com diagnóstico provável: aquelas em que se encontram lesões possíveis de contribuir ou agravar a morte, como nos casos das arteriopatias coronarianas
- com diagnóstico presumível: aquelas em que se identificam apenas algumas lesões de menor potencial letal como no caso dos portadores de prolapso da válvula mitral.

Em geral neste tipo de morte não há sintomas prodrômicos, sendo a morte súbita o elemento inicial e terminal. Mas há situações em que o desportista pode apresentar alguns sintomas anteriores como dor precordial, palpitações, tonturas, dispneia e perda da consciência.

Os fatores relevantes para a morte súbita em atletas de competição são a intensidade das atividades físicas, a frequência destas atividades, o condicionamento atlético do praticante, os hábitos e as condições de saúde, as anomalias cardiovasculares e a história de doenças, perturbações ou anomalias desta natureza.

Seria muito importante que as entidades que lidam com os desportos de competição em nosso país tivessem um "cadastro nacional de mortes súbitas em práticas desportivas" com informações detalhadas e que isto pudesse subsidiar estudos mais aprofundados sobre esta causa de morte entre nossos atletas. Neste particular a Medicina Legal terá uma grande contribuição a dar.

Por fim, seria de muito valor a incrementação do estudo e da prática de exames em biologia molecular que são, em algumas situações, os únicos elementos capazes de explicar com segurança a mutação de genes associada a certas cardiopatias familiares.

MORTE DE CAUSA SUSPEITA

Chama-se de morte suspeita, ou melhor de "causa suspeita", a que ocorre sem qualquer justificativa ou de forma duvidosa, e para a qual não se tem uma evidência de ter sido ela de causa violenta ou por antecedentes patológicos e que será definido após competente perícia tanatológica. Como exemplo, aquela em que o indivíduo foi encontrado sem vida em um apartamento de hotel sem nenhum trauma aparente. Pode-se afirmar que sua incidência não é tão rara e que, dentre elas, 20% são de causas violentas.

Em face de tal frequência, recomenda-se que, de forma compulsória, seja de competência médico-legal e, por isso, sujeita à necropsia nas instituições legisericiais.

O fato de se terem informações dos familiares de que o morto era portador de patologias diagnosticadas ou se encontrava em tratamento médico regular não justifica a liberação da necropsia nem a sua avaliação médico-legal. Isso não quer dizer que determinadas informações ou comprovações de exames subsidiários anteriores não venham a servir de elementos significativos em uma comprovação de morte não violenta.

Gisbert Calabuig afirma que nos casos de morte súbita, sem assistência facultativa e quando se desconhece a verdadeira causa de morte, não se pode nem se deve emitir o atestado médico de óbito. Nesses casos, se fará a necropsia judicial, aguardando-se o resultado para as devidas medidas civis ou criminais (*in Medicina legal y toxicologia*, 5ª edição, Barcelona: Masson, 1998, p. 271).

Hoje, embora com a oposição de alguns, defendemos a ideia de que a morte em cirurgias, principalmente as eletivas, deve constituir-se de competência e avaliação médico-legais.

Com certeza, a morte suspeita vem-se constituindo na mais imprescindível tarefa médico-legal, não só pela orientação do Conselho Federal de Medicina (Parecer CFM nº 57/99), senão também pelos surpreendentes achados em salas de necropsias, quando diante de mortes sob suspeição. Não é exagero dizer que a morte suspeita é, sem dúvida, a mais médico-legal de todas elas. Um indivíduo atropelado no trânsito ou o que foi morto a tiros na via pública, em regra, têm poucas surpresas ao exame pericial. Todavia, uma jovem que é encontrada morta em um quarto de hotel, mesmo sem nenhum vestígio de trauma, o exame pode ter muito a revelar.

Por fim, muitas são as situações em que a *causa mortis* apresenta as características de morte natural e que podem ter uma possível relação médico-legal (Quadro 17.4).

LESÕES PRODUZIDAS EM REANIMAÇÃO CARDIOPULMONAR

No estudo das lesões produzidas em reanimação cardiopulmonar devem ser considerados não apenas os danos desnecessários em pacientes submetidos às manobras de ressuscitação, mas também as características destas lesões no sentido de avaliar o tempo em que elas foram provocadas: se em vida ou logo depois da morte.

As fraturas costais e esternal são as lesões mais comuns. De acordo com o mecanismo utilizado nessas circunstâncias (manuais ou instrumentais) ou com a profundidade das compressões torácicas pode-se encontrar desde escoriações e equimoses até lesões viscerais torácicas e abdominais como rupturas cardíacas, pulmonares, hepáticas e gástricas. As fraturas costais são as mais comuns nas manobras de reanimação feitas manualmente e geralmente localizam-se na face anterolateral do tórax.

As lesões produzidas por dispositivos mecânicos apresentam-se mais frequentemente na parte anterior do tórax, são circulares e cutâneas e são encontradas mais comumente na região esternal por ação da descompressão.

Seria recomendável que os serviços de urgência preenchessem um protocolo com registro e identificação das manobras e reanimação considerando o tempo, a intensidade e os meios utilizados, e que esse documento fosse encaminhado aos serviços de necropsias clínicas ou forenses. O mais importante neste estudo é identificar a época daquelas lesões (antes ou logo depois da morte) e se elas foram ou não produzidas pelas manobras de reanimação cardiopulmonar.

Em primeiro lugar é muito importante que sejam registrados com exatidão o local, as características e a intensidade das lesões e sua relação com o dano externo da região anterior do pescoço, do tórax e do abdome e suas relações secundárias que possam ser ou não atribuídas às manobras de reanimação cardiopulmonar.

▶ **Quadro 17.4** Algumas causas comuns de mortes não violentas e suas possíveis correlações médico-legais.*

Condição	Possível correlação médico-legal
1. Sistema nervoso central	
a) Meningite, abscesso cerebral	a) Fratura craniana, mandíbula, ossos faciais, seios aéreos; infecção devido à cirurgia, anestesia, raios X, quimioterapia, procedimentos diagnósticos
b) Hemorragia cerebral; subaracnoidiana; hematoma subdural	b) Trauma
2. Sistema cardiovascular	
a) Insuficiência coronariana	a) Emoção, esforços físicos ocupacionais
b) Ruptura de válvula cardíaca; aneurisma aórtico	b) Trauma, esforço físico extenuante
c) Anomalias congênitas	c) Teratogênicos
3. Sistema respiratório	
a) Obstrução aérea superior	a) Corpos estranhos; trauma; asfixia acidental, suicida ou homicida
b) Pneumotórax; enfisema subcutâneo e mediastinal, hemopneumotórax	b) Trauma; esforço físico extenuante; cirurgia, anestesia, raios X, quimioterapia, procedimentos diagnósticos
c) Pneumonia, embolia pulmonar	c) Trauma, imobilização
d) Fibrose pulmonar; mesotelioma; pneumoconiose	d) Exposição à radiação; asbestose; exposição industrial
4. Sistema digestório	
a) Ruptura; úlcera perfurada; peritonite; obstrução intestinal	a) Trauma; queimaduras; esforços físicos extenuantes; corpos estranhos; endoscopia diagnóstica ou terapêutica, paracentese, diálise peritoneal
b) Pancreatite aguda; varizes hemorrágicas; cirrose hepática; hepatite alcoólica	b) Intoxicação alcoólica: aguda ou crônica
c) Hepatite tóxica fulminante; necrose hepática maciça	c) Exposição a drogas; envenenamento; agentes anestésicos, pesticidas, choques
5. Sistema geniturinário	
a) Necrose tubular renal; necrose papilar	a) Envenenamento; drogas; metais pesados; queimaduras; choque; desidratação
b) Cistite, pielonefrite, ruptura de bexiga, ruptura uterina, gravidez ectópica rota	b) Trauma; aborto; instrumentação criminosa
6. Sistema hematopoético e SRE	
a) Anemia hemolítica	a) Transfusão de sangue incompatível
b) Anemia aplásica; agranulocitose; trombocitopenia; leucemia	b) Drogas; envenenamentos; agentes químicos industriais e laboratoriais; antibióticos

apud Ludwig, J, in *Current methods of autopsy practice*, Philadelphia: W. B. Saunders Co., 1972, modificado por Freitas Drumond.

Em suma, na maioria dos casos aqui relacionados, o objetivo principal é o diagnóstico diferencial entre as lesões produzidas em vida ou depois da morte em indivíduos submetidos às manobras de reanimação cardiopulmonar, vítimas das mais diversas modalidades de traumas.

Nos casos desta natureza, além da necessidade de se estabelecer a relação causal entre algumas lesões e as manobras de reanimação, seria muito interessante a possibilidade de se verificar se estas lesões foram produzidas imediatamente antes da morte, logo após a morte ou certo tempo depois da morte, através de reações classificadas por Janssen em *reações definitivamente vitais, intermediárias e seguramente depois da morte* (*in op. cit.*).

Como antes foi descrito em *Lesões in vitam e post mortem*, a perícia pode utilizar-se neste particular dos meios tradicionais e dos meios subsidiários da técnica laboratorial.

Os meios tradicionais (macroscópicos) baseiam-se nas alterações físico-patológicas *in vivo*, através dos mecanismos de reação de defesa do organismo humano, quando se verificam que após a morte não surgem reações vitais, como: infiltração hemorrágica, coagulação do sangue, retratibilidade dos tecidos. É fundamental registrar também presença e tonalidade das equimoses, aspecto das escoriações, reações inflamatórias, presença de embolias e possível evolução dos calos de fratura, entre outros.

Mesmo que alguns desses sinais possam surgir nas primeiras fases depois da morte, acreditamos que muitos deles continuam sendo de capital importância para firmar um diagnóstico de certeza de reação vital.

A incoagulabilidade do sangue é um sinal de morte (sinal de Donné); no entanto, isso nem sempre é absoluto. Uma vez que existem situações em que o sangue não coagula em vida, ou apenas o faz em parte, como nas hemorragias pleurais e abdominais. Mesmo assim, é preciso salientar que há diferenças entre a coagulação vital e a *post mortem*, principalmente ao exame microscópico. Macroscopicamente, a coagulação vital é muito aderente aos tecidos quando eles são submetidos à lavagem por um fino fio de água corrente (*prova da lavagem*).

Os meios clássicos complementares de diagnóstico entre as lesões *in vitam* e *post mortem* são a prova de Verderau, a prova histológica, a microscopia eletrônica, a histoquímica, os métodos bioquímicos e a espectrofotometria de absorção atômica já assinalados neste capítulo em *Lesões in vitam e post mortem*.

▼

39. Necropsia médico-legal: Finalidade e obrigatoriedade nas mortes violentas. Necropsia e controle de qualidade. Erros mais comuns nas necropsias médico-legais. Instrumental mínimo. Técnica. Exame das vestes. Modelo de um auto de exame cadavérico. Morte coletiva e catastrófica. Radiologia do cadáver. "Necropsia branca." Necropsia molecular. Exames em partes do cadáver. Necropsia em casos de execução sumária. Necropsia em casos de morte sob custódia. Virtopsia.

NECROPSIA MÉDICO-LEGAL

Exame necroscópico, necropsia, necroscopia, tanatoscopia ou autopsia são termos semelhantes na prática médico-legal, embora a denominação necropsia nos dê um sentido mais aproximado de sua natureza e finalidade. No entanto, a expressão *necrotomopsia* seria a mais correta (estudar o morto por cortes). É um conjunto de operações que tem como meta fundamental evidenciar a *causa mortis*, quer sob o ponto de vista médico, quer jurídico. Na verdade, uma das mais significativas tarefas da medicina legal, notadamente nos casos de morte violenta, é estabelecer com a devida precisão a *causa médica da morte*, ou melhor, o mecanismo que originou o óbito. As necropsias podem ter a finalidade puramente médico-sanitária, clínica ou anatomopatológica, ou a de esclarecer problemas de interesse da Justiça.

A necropsia médico-legal, além de determinar a morte violenta ou a morte de causa suspeita, pode fornecer, através da descrição, discussão e conclusão, subsídios para que certos fatos de interesse da administração da Justiça sejam revelados, tais como a causa jurídica de morte (homicídio, suicídio ou acidente), o tempo estimado de morte (cronotanatodiagnose), a identificação do morto e outros procedimentos que exijam a prática médico-legal corrente. Em suma, pode-se dizer que uma necropsia médico legal procedente é aquela que cumpre adequadamente suas principais finalidades que são a determinação da causa e da origem da morte e seu nexo de causalidade.

A finalidade e a obrigatoriedade das necropsias médico-legais estão justificadas no Código de Processo Penal no artigo 162: "A necropsia será feita pelo menos 6 (seis) horas depois do óbito, salvo se os peritos, pela evidência dos sinais de morte, julgarem que possa ser feita antes daquele prazo, o que declararão no auto."

Entende-se por *morte violenta* aquela que é resultante de uma ação exógena e lesiva, ou que tal ação tenha concorrido para agravar uma patologia existente, pouco valendo se a morte seja imediata ou tardia, mas desde que haja relação de causa e efeito entre a agressão e a morte. Assim, nesse conceito inserem-se todas as mortes oriundas da violência ou de meios estranhos que agravem o fisiologismo normal ou as patologias internas. São mortes de causas "vindas de fora". Em todos esses óbitos procura-se determinar a participação de alguém de forma ativa ou passiva para justificar sua responsabilidade. Isso não quer dizer que toda morte violenta tenha necessariamente um agente responsável, pois ela pode ser acidental, sem que se tenha qualquer participação humana, como nos casos motivados por força maior (fulminação, inundação, terremotos etc.) ou por ação de animais (ofidismo, escorpianismo, aracnismo etc.). Entende-se também por morte violenta aquela em que não existe violência no sentido físico da palavra, mas cujo descaso foi motivo da causa da morte, como por exemplo na omissão de socorro.

Por *morte natural* rotula-se aquela decorrente de processos mórbidos preexistentes, qualquer que seja sua natureza e sua evolução ou se congênitos ou adquiridos, e desde que não tenham sido agravados por um fator exógeno. Daí, melhor seria chamá-la de "morte por antecedentes patológicos".

Finalmente, a *morte de causa suspeita* é aquela que surge de forma inesperada e sem causa evidente. Este tipo de morte atualmente é transferido para a responsabilidade médico-legal pela Resolução do Conselho Federal de Medicina antes aludida e pela própria experiência legispericial. Entre as mortes suspeitas está a que ocorre em salas de cirurgia (*mors in tabula*), principalmente quando o óbito não está justificado pelos comemorativos e pela evolução da doença.

A necropsia é a maior de todas as perícias médico-legais. Oscar de Castro chamava-a de "a perícia das perícias".

Uma putrefação avançada, um acidente de trânsito assistido por várias pessoas, um suicida que se precipita à vista da multidão, um homicídio presenciado por muitos não são motivos que assegurem ao perito convicções ou razões suficientes para não proceder a uma necropsia em toda a sua dimensão. Ela é obrigatória e justificada, portanto, em todos os casos de morte violenta ou suspeita.

O parágrafo único do artigo 162 do Código de Processo Penal (Decreto-Lei nº 3.689, de 3 de outubro de 1941) assim se reporta sobre as necropsias médico-legais: "Nos casos de morte violenta, bastará o simples exame externo do cadáver, quando não houver infração penal a apurar, ou quando as lesões externas permitirem precisar a causa de morte e não houver necessidade de exame interno para a verificação de alguma circunstância relevante."

Tal dispositivo processual autoriza apenas à pessoa do perito médico-legal a dispensa desse exame, deixando, assim, ao seu inteiro critério e à sua consciência técnica especializada o direito de proceder, sob sua única e inteira responsabilidade, ao óbito, à causa jurídica de morte e mais à descrição minuciosa de todas as lesões externas e internas do cadáver, a fim de não apenas certificar, mas, e principalmente, justificar seu raciocínio.

Para a ciência médico-legal, são consideradas mortes evidenciadas aquelas cujas multiplicidades de lesões ou vultosa gravidade dão mostra de que alguém, em tal estado, impossivelmente estaria vivo. Assim, por exemplo, o despostejamento de um corpo por acidente ferroviário, uma decapitação, a secção de um corpo ao meio, uma carbonização total, um esmagamento craniofacial com esvaziamento do conteúdo encefálico dão ao perito a certeza de morte, mas, ainda não podem oferecer ao legista a certeza da *causa mortis* e sua natureza jurídica, pois, entre outros, todas essas lesões poderiam ter sido produzidas por simulação após a morte.

Está registrado, na crônica médico-legal brasileira, o caso de um homem que faleceu de infarto do miocárdio e, por insinuação de terceiros, foi colocado, pela madrugada, em uma via férrea, cuja locomotiva estraçalhou seu corpo. A finalidade dos que assim procederam era unicamente cobrar da Rede Ferroviária o seguro normalmente pago por acidentes. Todavia, ao chegar o corpo ao Instituto Médico-Legal, totalmente fragmentado, de odor e aparência repulsivos, os peritos começaram seu estudo cuidadoso e detalhado. Primeiro, notaram que as lesões não apresentavam reações vitais: eram lesões brancas. Atestaram edemas dos pulmões, e o coração mostrava uma evidente placa enfartada, o que ensejou àqueles especialistas o diagnóstico insofismático de infarto do miocárdio.

Uma necropsia é sempre um trabalho de equipe e uma tarefa de paciência. Não se deve considerar exagerado afirmar que um cadáver, em uma sala de necropsia de um Serviço Médico-Legal, sempre tem alguma coisa a dizer. Há uma eloquência silenciosa na mudez do cadáver.

Uma perícia que se louva em informações de testemunhas é uma perícia temerária ou, mais que isso, desonesta. Uma perícia superficial, forjada na pressa ou na relapsia, não apenas compromete o prestígio e a honorabilidade do profissional que a realiza, mas ainda pode confundir o raciocínio do julgador e ferir o interesse da comunidade.

Sabemos que, não muito raramente, vêm os Institutos de Medicina Legal sofrendo pressões – e, por incrível que pareça, por pessoas que deviam salientar a necessidade pericial e manter a respeitabilidade dessas instituições – no sentido de liberarem corpos sem os necessários exames, única e exclusivamente para satisfazerem interesses político-demagógicos, nem sempre recomendáveis a quem dirige a causa pública. Outro fato que vem causando transtornos à administração dos Institutos Médico-Legais é o da interferência da autoridade para que as necropsias de crimes, muitos deles de autoria incerta ou desconhecida, cercados de mistério e dúvidas, sejam realizadas à noite, na precariedade dos meios de que se dispõe, trabalhando-se no recôndito das cavidades, onde lesões significativas podem ser empanadas pelas sombras que a luz artificial não pode evitar, apenas para satisfazer o imediatismo de pessoas que deviam alcançar a repercussão que alguns casos podem tomar. E, vez por outra, surgem os pedidos de exumação – a mais terrível, a mais ingrata e a mais repugnante de todas as perícias – somente porque a ignorância de uns e a pressa de outros precipitaram tais acontecimentos.

Mesmo que sob o prisma legal assegure o Código de Processo Penal, em seu artigo 161, que *"o exame de corpo de delito poderá ser feito em qualquer dia e a qualquer hora"* e o artigo 162 que *"a necropsia será feita pelo menos 6 (seis) horas depois do óbito, salvo se os peritos, pela evidência dos sinais de morte, julgarem que possa ser feita antes daquele prazo, o que declararão no auto"*, sob o ponto de vista técnico recomenda-se que as necropsias médico-legais sejam feitas, sempre que possível, à luz do dia, pois a luz artificial além de criar sombras em diversos ângulos de incidência, principalmente no interior do corpo, jamais substitui a luz natural, podendo, com isso, desvirtuar a boa observação do perito.

A justificativa mais plausível para tais cuidados está no fato de que muitos dos erros que se verificam nesta atividade legispericial são decorrentes da má interpretação em exames realizados em locais com inadequação das instalações físicas, onde a iluminação é quase sempre precária e onde não se podem evitar as sombras.

Além disso, não esquecer que é passível de deformação a visualização de certos fenômenos *in vitam* ou *post mortem* pela presença da luz artificial sobre as lesões ou alterações, mesmo quando da realização do exame externo, levando a interpretações equivocadas com sensíveis prejuízos para a verdade que se quer apurar.

Muitas destas necropsias são de crimes de autoria incerta ou desconhecida, cercadas de mistério e dúvidas, em que certas lesões significativas podem ser empanadas pelas sombras que a luz artificial não pode evitar no recôndito das cavidades. Este imediatismo inconsequente promove pedidos sucessivos de exumações, somente porque a ignorância de uns e a pressa de outros precipitam tais acontecimentos.

Não podemos omitir o fato de as autoridades sofrerem pressões dos familiares, que procuram retirar do IML o cadáver de um ente querido o mais rápido possível. No entanto, deve a autoridade estar alerta para as consequências posteriores, as quais são sempre da responsabilidade única e exclusiva do perito, pois este irá responder a todas as indagações que se possam imaginar, principalmente quando certos acontecimentos tomam rumos incertos e nebulosos.

Fica claro que, somente em casos muito excepcionais e devidamente justificados, deve uma necropsia ser feita à noite, depois de cumprido o prazo regulamentar, pois a responsabilidade pela repercussão e desdobramento de uma perícia malfeita é apenas de quem a subscreve – o *perito*.

Tendo-se em conta o rápido processo transformativo do cadáver, para que se tenha uma visualização razoável de seus elementos microscópicos e macroscópicos, a necropsia deve ser feita, respeitado o prazo legal, o mais rápido possível. Sobre isso Edmond Locard dizia que "o tempo que passa é a verdade que foge".

▼ Necropsia e controle de qualidade

Muitos são os benefícios e as vantagens advindos da prática de uma necropsia médico-legal quando diante de uma morte de causas violenta ou suspeita. Por motivos inexplicáveis, passa-se a fazer cada vez menos e de forma mais precária em nosso país. Com certeza é um dos procedimentos médicos que menos incorporou os avanços da moderna tecnologia. Os métodos de dissecação e os protocolos ainda utilizados nessas práticas são de tempos imemoriais.

Pelo que temos ouvido de especialistas de outros países, em ambos os hemisférios, o fato é o mesmo, o que tem trazido uma série de preocupações nas áreas forenses. As razões apontadas são sempre de várias ordens: econômicas, estruturais, profissionais ou por desinteresse dos próprios gestores públicos das áreas médico-legal e judiciária. Muitos duvidam até de sua importância e por isso há quem acredite que não há como reverter tal situação.

Muitas dessas necropsias são de crimes de autorias incertas ou desconhecidas, cercadas de mistério e dúvidas, em que certas lesões significativas podem ser empanadas pelas precárias condições de trabalho. Esse condicionamento inconsequente vem promovendo pedidos sucessivos de exumações.

O que se observa entre nós desde algum tempo é a realização rotineira da necropsia, apenas para cumprir um ritual burocrático e enviar seus relatórios aos Inquéritos Policiais, pois com a ausência desses laudos criam-se confrontos com a norma processual.

Pode-se dizer, sem nenhum exagero, que as necropsias no passado, mesmo em condições mais precárias, eram realizadas com mais esmero e cuidado. Muito já se fez neste campo no setor de pesquisa e ensino.

O ideal é que essas necropsias médico-legais sejam realizadas por especialistas dessa área, capacitados e habilitados legalmente para sua prática, e não por qualquer profissional que apenas apresente seu diploma de médico. Por isso se diz com justiça que, para se alcançarem bons resultados, é necessário melhorar cada vez mais a qualidade do pessoal técnico, desde os legistas até o corpo técnico auxiliar.

Além do mais, para melhor desempenho das necropsias, faz-se imperiosa a existência de ambientes de trabalho bem estruturados, principalmente que atendam aos requisitos de medidas de biossegurança em favor dos que participam e dos meios que favoreçam a elaboração de um protocolo em que se respeite um sistema de registro e controle das informações obtidas. Esta sequência baseada em protocolos tem a finalidade de adequar todo estudo médico-legal, fazendo com que as informações registradas possam garantir a interpretação voltada para um diagnóstico correto e adequada a cada situação. Adicione-se a isso todas as utilidades tecnológicas que a informática pode trazer à prática da necropsia, desde o uso da digitação e do arquivamento até os subsídios que possam advir da teleimagem.

Acreditamos que já chegou a hora de se pensar entre nós na criação de um Banco de Dados onde se possa disponibilizar de forma rápida e eficiente processamento no sentido de se analisar e utilizar de forma adequada muitas informações adquiridas nas necropsias médico-legais como fonte de informações no sentido da pesquisa e do interesse terapêutico dos pacientes. Todavia a criação de bancos de dados de DNA para inibir e reprimir a criminalidade. é uma prática que deve ser bem avaliada, pois pode colidir com as liberdades individuais.

O futuro da sociedade organizada depende muito dessa importante parte da prática forense, pois só assim a Justiça terá meios de aplicar de forma correta suas sentenças, a partir de laudos de valor probante indiscutível.

▼ Erros mais comuns nas necropsias médico-legais

Nunca é demais acrescentar que uma necropsia sempre tem a finalidade de esclarecer alguma coisa. Desse modo, ela não pode contribuir para aumentar as dúvidas.

A seguir, os erros mais frequentes nas necropsias médico-legais.

▶ **Exame externo sumário ou omisso.** Em uma morte em que existe um interesse legal, o exame externo tem tanta importância quanto o exame interno, e, muitas vezes, seu significado é mais influente que este, como, por exemplo, nos casos de tortura. Não esquecer a descrição das vestes, seu alinhamento, seu aspecto, sua constituição, assim como suas soluções de continuidade, em forma de rasgões ou de corte e perfurações, e se estas têm ou não relação com as lesões encontradas no hábito externo do corpo. Descrever as lesões do tegumento detalhadamente, e não nominalmente, como, por exemplo: ferida contusa, queimadura ou ferimento de bala. É preciso, pois, expor suas particularidades.

▶ **Interpretações por intuição.** Toda conclusão deve ser rigorosamente feita através de fundamentação científica e não por mera intuição. Não é muito raro alguns peritos afirmarem certos fatos escudados em uma suposta autoridade, e alguns até extrapolam a atribuição necroscópica para algumas incursões no campo da investigação criminal.

▶ **Falta de ilustração.** Além da descrição, deve o perito ilustrar as lesões através do registro em esquemas ou de fotografias. Os trajetos dos projéteis de arma de fogo devem ter sua representação tridimensional, conforme recomendação de Armando Rodrigues.

▶ **Entendimento errado dos fenômenos *post mortem*.** Não tem sido muito raro confundir alterações *post mortem* com fenômenos surgidos em vida. Entre os erros mais comuns, podem-se citar as disjunções das suturas cranianas dos carbonizados como sendo fraturas; as lacerações do ventre e evisceração dos queimados de 4º grau como lesões cortantes ou perfurocortantes; a saída de líquido serossanguinolento dos putrefeitos como a do edema pulmonar; a presença da mancha verde abdominal como equimose; a autólise pancreática como a pancreatite hemorrágica; a perfuração da parede do estômago pela acidez *post mortem* como úlcera perfurada.

▶ **Necropsias incompletas.** Não se pode aceitar como boa norma o fato de o perito, tendo apenas encontrado uma simples alteração, aceitar tal achado como fundamento de suas conclusões. O certo é a abertura das três grandes cavidades, pois só assim se poderá chegar a interpretações mais sérias e mais seguras.

▶ **Exames à noite.** Embora não exista em nossa legislação qualquer proibição de realização das necropsias à noite, recomenda-se, por motivos eminentemente técnicas, que elas sejam feitas durante o dia. A justificativa mais plausível para tais cuidados está no fato de que muitos dos erros que se verificam nesta atividade pericial são decorrentes da má interpretação em um exame realizado no recôndito das cavidades, onde a iluminação é quase sempre precária e onde não se podem evitar as sombras.

Além disso, não esquecer o quanto é passível de deformação a visualização de certos fenômenos pela presença da luz artificial sobre as lesões, mesmo quando da realização do exame externo.

▶ **Falta de exames subsidiários.** Por motivos mais variados, que vão desde a falta de recursos até a pura omissão, a verdade é que os exames necroscópicos feitos entre nós são muito desprovidos de exames complementares como raios X, pesquisas bioquímicas e toxicológicas, exames anatomopatológicos, pesquisas bacterianas, entre outros, o que por certo deixa o laudo amparado apenas na intuição ou nos aspectos macroscópicos das lesões.

▶ **Imprecisão e dubiedade da *causa mortis* e das respostas aos quesitos.** A determinação da *causa mortis* nos casos de morte violenta vem sendo apontada como a mais frequente situação de crítica no laudo cadavérico de interesse médico-legal. Infelizmente não existe entre nós pelo menos o esforço de se tentar, dentro do que se pode permitir, uma padronização desses diagnósticos, como forma de melhor contribuir com os interesses da justiça. Como se sabe, nas mortes violentas, o diagnóstico da causa da morte deve ter uma sequência diferente das chamadas mortes por antecedentes patológicos (ver, neste capítulo, em *Atestados de óbito*). Não esquecer de que a causa da morte deve trazer os componentes da ação violenta e suas consequências diretas e indiretas (p. ex., *ferimento penetrante do tórax com lesões do coração e hemorragia interna consecutiva*). O mesmo se diga dos equívocos e omissões verificados nas respostas dos outros quesitos do laudo cadavérico. Essas respostas, afirmativas ou negativas, devem ser firmadas de maneira convincente e sintética, sem jamais se deixar de relatar aos quesitos. Quando não se tem plena certeza, responder então com a expressão "sem elementos de convicção". O meio ou a ação que produziu a morte deve ter resposta específica, fugindo-se da nominação dos instrumentos ou objetos (p. ex., *ação perfurocontundente*). E quando houver condições para afirmar a tortura, o meio insidioso ou cruel, deve-se fazê-lo com resposta especificada (p. ex., *Sim, por tortura*).

▶ **Incisões desnecessárias.** Por motivos de ordem atual ou remota, não se recomenda a prática de incisões múltiplas e exageradas, a fim de não trazer interpretações falsas em possíveis exames pós-exumáticos.

▶ **Obscuridade descritiva.** Aconselha-se no relatório das necropsias uma linguagem simples e clara, de caráter objetivo e de precisão que se aproxime ao máximo da verdade que se quer afirmar.

Por fim, não se poderia deixar de lamentar que, embora em casos mais raros, existe a má prática pericial por dolo, seja por interesse próprio ou de terceiros. Ou mesmo como forma de ideologização pericial (fazer justiça). Todavia, na maioria das vezes, esses erros são por culpa, em que se evidenciam o subjetivismo e a falta de rigor científico.

▼ Instrumental mínimo

Para que uma necropsia forense seja realizada, o perito deverá dispor, no mínimo, do seguinte material:

- aventais plásticos, luvas de borracha e luvas de malha de algodão
- facas-bisturis
- tesouras longas de extremidades em ponta
- tesouras longas de extremidades rombas
- costótomos
- pinças de dissecção
- pinças "dentes de rato"
- facas de vísceras
- bisturi abotoado

- ruginas
- serra de lâmina, serras elétricas ou serrotes
- martelo e escopro
- balanças
- provetas, cálices e vidros de boca esmerilhada
- estiletes e tentacânulas
- raquiótomo de Amussat
- réguas métricas metálicas
- paquímetro
- agulhas de sutura
- linha crua.

▼ Técnica

A necropsia médico-legal compreende a inspeção externa e a inspeção interna.

▶ **Inspeção externa.** Se, nas necropsias anatomopatológicas, é importante o exame externo do cadáver, muito mais o será nas necropsias forenses, em que este exame assume um valor da mais alta significação.

Tudo tem relevância no exame externo, desde a criação de uma simples tatuagem até as picadas de injeção encontradas nas pregas do cotovelo ou nas regiões deltoides, porque podem, em algumas situações, ser de grande importância na elucidação de problemas de interesse médico-legal. O conjunto destas informações pode ser significativo na comprovação da identificação do cadáver, da causa da morte, do tempo aproximado de morte e do meio onde permaneceu o cadáver.

O exame externo deverá compreender um exame de conjunto e um exame dos grandes segmentos do corpo.

▪ *Exame de conjunto.* Procura-se, no exame de conjunto, descrever os elementos para uma identificação, principalmente nos casos dos cadáveres desconhecidos, e a descrição dos sinais de morte, que começam a se evidenciar após 6 h de óbito. Nos casos em que a morte estiver devidamente evidenciada, os peritos deverão justificar no próprio Auto o procedimento mais precoce.

Descrevem-se o sexo, a compleição física e o estado de nutrição, a estatura e a idade presumível (Figura 17.29). Tomam-se as impressões digitais nos casos dos cadáveres desconhecidos.

Para caracterizar a morte, deve-se descrever o estado de rigidez ou flacidez muscular, precisando a extensão de tais fenômenos, se se encontram limitados a um determinado segmento ou se generalizados, bem como a localização, a extensão e a tonalidade dos livores de hipóstase.

▪ *Exame dos grandes segmentos.* Em seguida, passa-se à descrição dos diversos segmentos na seguinte ordem: cabeça, pescoço, tórax, abdome, membros superiores, membros inferiores, dorso do cadáver e genitália externa.

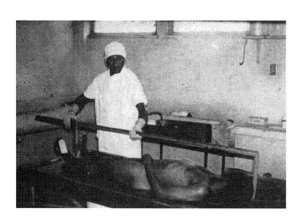

Figura 17.29 Medição do cadáver (IML/RJ).

Na cabeça, deverão merecer atenção a cor, a distribuição, a forma e algumas particularidades dos cabelos. Também a presença de deformidades, ferimentos e aspecto do couro cabeludo, dando-se maior destaque e exatidão às lesões violentas encontradas, não apenas relatando-se minuciosamente todas as suas características, como também situando-as precisamente nas regiões anatômicas convencionais. As lesões mais importantes deverão ser fotografadas ou representadas em esquemas que são anexados aos Autos.

Também a face deverá ser minuciosamente examinada, descrevendo-se todas as lesões encontradas. A disposição das pálpebras deverá merecer especial atenção, se estão abertas, semiabertas ou fechadas, assim como a cor da íris, o aspecto das córneas e das conjuntivas, a cor da esclerótica e a abertura das pupilas.

Observar se dos orifícios naturais da face fluem líquidos e, em caso afirmativo, qual a consistência e a tonalidade. A boca deverá ser examinada não apenas quanto aos lábios e à língua, mas também com a descrição precisa das peças dentárias, suas anomalias, restaurações, prótese e ausência de dentes. Examinar também a disposição dos pelos da barba e dos bigodes.

No pescoço, deve-se observar sua movimentação, tomando-se a cabeça do cadáver entre as mãos e fazendo-se movimentos de lateralidade e circundação, a fim de evidenciar quaisquer fraturas da coluna cervical. Examina-se toda a superfície do pescoço em busca de ferimentos, sulcos, cicatrizes ou qualquer outro sinal de violência.

Quanto ao tórax, descrever devidamente sua conformação, tendo-se o cuidado de descer aos detalhes das lesões encontradas, localizando-se nas diversas regiões e tomando-se alguns pontos anatômicos como referência.

O abdome deverá ser estudado, observando-se seu grau de distensão ou de depressão, como também manchas, cicatrizes e lesões traumáticas, localizando-as nas diversas regiões anatômicas.

Os membros superiores serão relatados com detalhes quanto às lesões, atitudes das mãos, deformidades, tatuagens, descrição das unhas e estigmas profissionais.

Os membros inferiores deverão receber os mesmos destaques, predominando os de natureza violenta.

A observação do dorso do cadáver não poderá ser dispensada, pois muitas vezes, mesmo no exame minucioso, deixa-se de lado tal inspeção, criando assim situações desagradáveis que dão margem a posteriores exumações.

A genitália externa deverá ser observada em todas as perícias, principalmente nos homicídios e suicídios nas menores de 18 anos, pois, em situações não raras, poder-se-iam caracterizar questões sexuais em relação estreita com a morte, dando-se ênfase ao estudo do períneo, da vulva e do hímen, e, caso seja necessário, fazer a coleta de material.

▶ **Inspeção interna.** Na inspeção interna, estudaremos:

- exame da cavidade craniana
- exames das cavidades torácica e abdominal
- exame da cavidade vertebral
- exame dos órgãos do pescoço
- exame das cavidades acessórias da cabeça.

▶ **Cavidade craniana.** Com o cadáver em decúbito dorsal, um cepo de madeira sob a nuca e a cabeça colocada em uma das extremidades da mesa, começa-se com a incisão bimastóidea vertical, tendo-se o cuidado de desviá-la se, porventura, houver lesão traumática ou um achado anatomopatológico digno de registro.

Rebatem-se para diante e para trás os retalhos do couro cabeludo, anotando-se principalmente as infiltrações hemorrágicas da tela subcutânea e da musculatura temporal.

Em seguida, inicia-se a retirada do periósteo da calvária, desinserindo-se e rebatendo os músculos temporais, assinalando-se, logo após, a situação da face externa do crânio, descrevendo-se as suturas e possíveis fraturas ou disjunções. Depois, serra-se a calvária em sentido horizontal, com o cuidado de não aprofundar-se em demasia, a fim de não lesar os planos mais profundos.

Retirada a calvária, descrevem-se a tonalidade e a consistência da dura-máter e, quando presentes, as coleções hemorrágicas. Corta-se a dura-máter rente ao corte de serra na calvária, afastam-se para trás os polos frontais, seccionam-se a foice do cérebro, os nervos e os vasos da base do cérebro e a tenda do cerebelo, e, finalmente, dentro do canal vertebral, corta-se a medula, retirando-se todo o bloco, que será colocado na mesa de exame.

Descrevem-se o espaço subdural, a transparência da pia-máter e da aracnoide, examinando-se os vasos do círculo arterial do cérebro.

Separa-se o cérebro dos outros elementos do encéfalo, abrem-se os ventrículos laterais, descreve-se a tonalidade do liquor, examinam-se os elementos nos núcleos da base. Em seguida, dão-se vários cortes longitudinais nos hemisférios cerebrais pela técnica de Virchow, com o cuidado de anotar todas as lesões, a consistência, o aspecto e a tonalidade da massa cerebral.

Corta-se o cerebelo em duas metades na direção dos pedúnculos cerebelares, deixando-se à mostra o centro medular, devendo-se anotar todas as alterações encontradas.

Em continuidade, efetuam-se vários cortes na ponte e no bulbo, procurando-se localizar, principalmente nas mortes violentas, a presença de infiltrados hemorrágicos, que devem ser tratados pela água, a fim de se observar seu desaparecimento ou sua permanência.

Finalmente, descola-se toda a dura-máter da base do crânio, a fim de examinar detidamente as estruturas ósseas.

▶ **Cavidades torácica e abdominal.** Com o cadáver colocado em decúbito dorsal e as espáduas calçadas por um cepo de maneira que a cabeça fique pendente e o pescoço distendido, inicia-se a incisão biacrômio esternopubiana ou mentopubiana.

A incisão deverá atingir o plano aponeurótico do tórax e do pescoço, alcançando-se a cavidade peritoneal, tendo-se o cuidado de desviar as lesões que, porventura, existam no trajeto do bisturi. Em seguida, após a abertura da cavidade peritoneal, rebate-se todo o plano de estruturas moles do tórax para os lados, descobrindo-se as cartilagens costais, seguindo-se a desarticulação das clavículas com bisturi abotoado e retirando-se o plastrão condroesternal, deixando à mostra os órgãos torácicos.

Assim, estando abertas as cavidades torácica e abdominal, inicia-se a apreciação das vísceras do abdome, do conteúdo peritoneal, o aspecto e a consistência do peritônio. Depois, descrevem-se as condições do plastrão condroesternal e das costelas, procurando-se, em seguida, observar as cavidades pleuropulmonares e seu conteúdo. Descrevem-se os pulmões nas cavidades e, retirando-os, examinam-se sua forma, consistência, volume, aspecto e lesões porventura existentes.

A forma dos pulmões pode sofrer alteração com a presença de sulcos anormais ou por retrações cicatriciais. A consistência normalmente é mole e esponjosa, podendo apresentar-se endurecida em algumas zonas por processo fibrótico ou rompendo-se pela pressão digital, nos casos de hepatização pulmonar como nas pneumonias.

Sua tonalidade é violácea, encontrando-se, muito comumente, manchas negras e esparsas que correm por conta dos depósitos de carvão. Na pneumonia, apresenta-se com uma tonalidade especial: azul-róseo-marmórea.

Deve-se proceder a incisões sobre o pulmão, observando-se a tonalidade de sua superfície de corte, e, finalmente, pela expressão do órgão, inteirar-se da existência de edema, sua natureza, seu aspecto e sua consistência.

Em seguida, abrem-se os brônquios, merecendo atenção seu calibre e conteúdo, como também o exame dos vasos pulmonares, atentando-se para a presença de coágulos secos de cor vermelho-tijolo obliterando o lume arterial de consistência organizada, os quais são encontrados nas embolias.

Logo após, passa-se ao exame do coração, abrindo-se de início o pericárdio, analisando sua consistência e conteúdo. Normalmente, existe a presença de pouco líquido citrino-amarelado, seroso, que pode encontrar-se em quantidade maior no hidropericárdio ou na agonia demorada. Cortam-se os vasos da base do coração e examina-se o sangue de seu interior, observando-se a presença de líquido escuro, como nas mortes por asfixia, ou a presença de coágulos negros (cruóricos) ou brancos (fibrinosos). Estes coágulos fibrinosos são decorrentes da fibrina do *serum* e denunciam a morte por agonia prolongada, e os coágulos negros ou vermelho-escuro são resultantes do componente sólido do sangue, principalmente as hemácias.

Examinam-se, depois, *grosso modo*, o volume, a forma e a consistência do coração, abrindo-se, em seguida, com um corte que passe do átrio ao ventrículo direito e volte do ventrículo ao átrio esquerdo, dividindo-se, assim, em duas metades. Analisam-se a túnica íntima da aorta, os óstios das artérias coronárias, os septos atrioventriculares e suas valvas, o septo interventricular, as trabéculas cárneas e os músculos papilares, e, finalmente, a espessura do miocárdio.

Na cavidade abdominal, antes de retirar-se órgão por órgão, deve-se fazer um exame de conjunto. O primeiro deles a ser estudado isoladamente é o fígado.

Apresenta-se este com a superfície exterior lisa, úmida e brilhante, de tonalidade vermelho-pardacenta, quando em condições normais. Sua consistência é friável ou dura na cirrose ou fibrose. Através de vários cortes profundos, examina-se sua congestão ou palidez, bem como sua estrutura, que habitualmente é fina e granulada.

Logo a seguir, passa-se ao estudo do estômago em seu lugar, a fim de se observar alguma modificação em seu conjunto, dando-se maior importância ao aspecto de sua serosa. Depois, abre-se o órgão, examinando sua mucosa e seu conteúdo, ampliando esse corte até a cárdia e o duodeno.

A mucosa normal do estômago tem tonalidade pardo-avermelhada; deve-se, portanto, cuidar para não confundir as manchas de hipóstase que surgem com o tempo, próximo à cárdia e na região fúndica, as quais podem ser identificadas como lesões. Outro fenômeno que também deve merecer a atenção do perito é o amolecimento ácido ou *gastromalacia ácida*, resultante da autodigestão do estômago, quando há grande quantidade de pepsina e ácido clorídrico.

Um outro fenômeno também surgido na putrefação é o enfisema de parede de estômago – *emphysema cadaverosum*, produzido por bactérias que invadem a mucosa deste órgão, determinando a formação de gases.

Finalmente, uma tonalidade verde-enegrecida da mucosa do estômago na formação de gás sulfídrico pela putrefação.

O *pâncreas* apresenta-se ao corte, quando normal, de tonalidade branco-amarelada, sem brilho, de consistência dura e dando, pela palpação, uma sensação de corpo granuloso. Tem um comprimento de aproximadamente 25 cm, pesando em geral 90 a 120 g.

O *baço* tem em média 12 a 15 cm, em seu maior diâmetro, e pesa 120 a 150 g. Sua consistência é carnosa, a tonalidade é vermelho-escura, superfície regular, notando-se, no entanto, o engelhamento de sua cápsula, que é delgada e transparente. Sua superfície de corte é úmida e apresenta o pontilhado linfoide de tonalidade clara, contrastando com os demais tecidos em fundo escuro.

O *jejuno-íleo* e o *intestino grosso* apresentam as características anatômicas conhecidas, passando a interessar em seu estudo – o das mortes violentas – apenas seu conteúdo e as lesões traumáticas.

Os *rins* devem ser estudados *in situ* e, depois, retirados, tendo-se, antes, o cuidado de observar os ureteres. Antes do corpo, analisam-se as condições da fáscia e gordura peri e pararrenais, e se a cápsula renal é facilmente destacável. A consistência renal é dura e elástica, e, no corte, notam-se a camada cortical, que não ultrapassa 6 a 7 mm, e a camada medular, que se situa profundamente.

As *glândulas suprarrenais* têm 3 a 7 g e sua consistência é dura.

A *bexiga* deve ser estudada primeiro em seu conjunto, quanto ao aspecto, volume e consistência. Com um corte de tesoura, vê-se sua face interna, geralmente cinzento-pálida, sendo que a superfície não é toda regular em virtude da disposição de sua musculatura.

Nos cadáveres femininos, não se pode deixar de estudar detalhadamente o *útero* e os *ovários*.

O útero, principalmente nas mortes provocadas por aborto, deve ser pesado, medido e descrito minuciosamente quanto à sua forma e consistência, bem como quanto à forma do colo. Este órgão, em caso de aborto, deve ser levado ao laboratório de anatomia patológica, a fim de se estabelecer o diagnóstico de gravidez tópica. Quando, em seu interior, são encontrados embriões ou fetos, devem estes ser rigorosamente descritos, no tocante ao sexo, alterações morfológicas e estrutura, a fim de se determinar a sua idade. O útero puerperal, com lóquios hemorrágicos ou purulentos, com fragmentos de placenta ou membranas, não pode escapar à atenção do perito pelo significado e valor que representa.

Os ovários têm superfície lisa, cor branco-acinzentada, aspecto úmido e brilhante. Sua consistência é dura e, no corte, dão à mostra pontos hemorrágicos e folículos. Um elemento de grande valor médico-legal é o corpo amarelo, principalmente nos casos de aborto, o qual deverá ser descrito quanto à sua dimensão.

▶ **Cavidade vertebral.** Com o cadáver em decúbito ventral, sobre dois cepos, um no tórax e outro no abdome, faz-se uma longa incisão sobre os processos espinhosos, desde a protuberância occipital externa até o cóccix. Ao mostrar-se o plano ósseo, rebatem-se para um lado e para outro a pele e a tela subcutânea, retirando-se a massa muscular até descobrir as goteiras vertebrais e encontrar as lâminas das vértebras. Usando-se a serra dupla de Lüer ou os raquiótomos de Brunetti ou de Amussat, seccionam-se as lâminas vertebrais de um lado e de outro até achar a superfície externa da dura-máter, que normalmente é lisa e vermelho-acinzentada.

A essa altura, faz-se um estudo detalhado de todo o esqueleto ósseo vertebral.

Ao abrir-se a dura-máter, observa-se o liquor quanto ao seu aspecto, se turvo, sanguinolento, purulento ou seu estado natural – cristalino.

Através de toda a sua extensão, palpa-se a medula, para sentir sua consistência, e procura-se, em seguida, retirá-la por inteiro e sem dobrá-la.

Com o bisturi, fazem-se vários cortes transversais em toda a sua extensão, sem separar seus fragmentos.

Sob o ponto de vista médico-legal, o mais importante é o estudo do traumatismo medular. Por isso, deve-se atentar bem para a hematomielia traumática acompanhada de ruptura medular, que sempre são produzidas por fratura vertebral.

▶ **Órgãos do pescoço.** O pescoço é um dos segmentos anatômicos mais vulneráveis do nosso corpo e uma região muito sensível pelo significado dos órgãos ali existentes; por essa razão a exploração necroscópica deve ser minuciosa e atenta. Não se pode dar por encerrada uma necropsia médico-legal sem uma abordagem completa e criteriosa. Com a incisão ampliada até o mento, rebatem-se a pele e a tela subcutânea para um lado e para outro, tendo-se o cuidado de observar as infiltrações hemorrágicas da tela subcutânea e da musculatura, assim como possíveis rupturas das fibras musculares, principalmente nos casos de traumatismo do pescoço. Pode-se utilizar também uma incisão em forma de V, partindo da fúrcula esternal até as apófises mastóideas.

Com a secção dos músculos supra-hióideos e a dissecção da língua com o bloco visceral, constituído pela laringe, traqueia, glândula tireoide e esôfago, deixam-se descobertas as artérias comuns, as veias jugulares internas e os nervos vagos.

Examinam-se as carótidas, dando-se um certo valor à presença de sufusão hemorrágica na túnica externa (*sinal de Friedberg*) e à secção transversal na túnica interna, próximo à bifurcação arterial (*sinal de Amussat*), ou às rupturas longitudinais em meia-lua (*marcas de França*), sinais estes explicados pela ação violenta que sofre aquele vaso nos casos de estrangulamento, enforcamento e esganadura.

As veias jugulares internas e o nervo vago não apresentam a mesma importância da artéria referida.

Nos casos de enforcamento, é aconselhável procurar as equimoses retroesofágicas, descritas por Brouardel como sinal de grande valia.

Tomando-se o bloco de órgão do pescoço, começa-se pelo exame externo da língua e, depois, abrem-se, em toda a extensão, a faringe e o esôfago.

A mucosa do esôfago, que é sempre lisa, brancacenta, mole e transparente, pode apresentar alterações patológicas ou traumáticas. Em seu interior, poderão aparecer corpos estranhos.

O osso hioide tem uma grande importância, principalmente nas mortes suspeitas por traumatismo sobre o pescoço. Para se surpreender uma fratura desse osso, é necessário dissecar todo o tecido mole até deixá-lo inteiramente descoberto.

A *laringe*, ao ser aberta em sua linha mediana, mostra as pregas vocais. Amplia-se a incisão até a traqueia, onde poderão encontrar corpos estranhos, fraturas e presença de líquidos.

▶ **Cavidades acessórias da cabeça.** As cavidades acessórias da cabeça são as órbitas, as fossas nasais, os ouvidos e os seios frontais, maxilares e esfenoidais.

Para que as órbitas sejam atingidas, disseca-se a pele da região frontal desde a incisão feita para a cavidade craniana até mais abaixo da arcada orbitária. Em seguida, com uma serra pequena, traçam-se duas linhas: uma que passe 2 mm para dentro da apófise orbitária externa até o buraco óptico, e outra que, passando 2 mm para fora da apófise orbitária interna, vá até o canal óptico.

Após retirar-se a abóbada orbitária, notam-se o nervo óptico, a musculatura da pálpebra superior e o globo ocular.

Para que as *fossas nasais* sejam abordadas, basta ampliar o rebatimento da pele do ponto descrito anteriormente até o lábio superior. O retalho posterior é dissecado até o buraco occipital. Serra-se uma linha mediana, em sentido anteroposterior, até se obterem as duas metades do crânio e da face.

Para o exame dos *ouvidos*, basta prolongar para baixo a incisão bimastóidea vertical, dissecando-se o retalho anterior, compreendendo o pavilhão auricular até descobrir a parótida e o conduto auditivo externo.

Com o mesmo rebatimento para as fossas nasais, deixam-se descobertos os *seios frontais*, que são abertos com simples golpes de escopro, o mesmo se dando com os *seios maxilares* e *esfenoidais*.

▼ Exame das vestes

Nas mortes violentas ou suspeitas, o exame das vestes é de grande importância. Em primeiro lugar, faz-se uma inspeção do conjunto para avaliar o aspecto, o desalinho, a disposição e o arranjo, se estão íntegras ou rotas, secas ou úmidas. Depois, procede-se ao exame de peça por peça, começando-se pelas exteriores, descrevendo-se todos os caracteres, como cor, feitio, disposição dos botões, etiquetas, tipo de tecido e estado de conservação.

Deverão merecer maior destaque as manchas, sendo descritas suas dimensões, número, tonalidades, localizações e formas. Interessam, sobretudo, as soluções de continuidade, estabelecendo-se as possíveis relações com as vestes sobrepostas ou com feridas existentes no cadáver. Essas soluções de continuidade deverão ser descritas quanto à forma, localização e dimensões. Nos orifícios de saída produzidos por projétil de arma de fogo, deve-se observar, na face interna das vestes em contato com o corpo, a presença de fragmentos de pele que podem ter sido levados pela bala desde o orifício de entrada. É o sinal de Lates e Toyo.

Outro fato que deve merecer atenção é o exame dos bolsos, onde poderão ser encontrados objetos, documentos, cartas, ou outra coisa qualquer de importância a esclarecer.

Finalmente, é necessário não esquecer que as vestes do cadáver deverão ser retiradas com o maior cuidado, evitando-se cortá-las ou rasgá-las.

MODELO DE UM AUTO DE EXAME CADAVÉRICO

"SECRETARIA DE SEGURANÇA PÚBLICA. Instituto de Polícia Técnica da Paraíba. Aos treze dias do mês de outubro de mil novecentos e setenta e um, neste Estado da Paraíba, na Seção de Necropsias deste Instituto, compareceram os médicos GVF e IAA, peritos designados pelo Sr. Diretor do Instituto de Polícia Técnica, para procederem a exame no cadáver de JML, a fim de ser atendida a requisição número cento e oito da Delegacia Especial de Vigilância e Capturas, devendo descrever com verdade e com todas as circunstâncias o que encontrarem, descobrirem e observarem, bem assim para responderem aos seguintes quesitos: *1) Se houve morte; 2) Qual a causa da morte; 3) Qual o instrumento ou meio que produziu a morte; 4) Se foi produzida por meio de veneno, fogo, explosivo, asfixia ou tortura, ou por outro meio insidioso ou cruel.* Em consequência, passaram os peritos a fazer o exame ordenado e as investigações que julgaram necessárias, findos os quais declaram: Deu entrada na Seção de Necropsias do Instituto de Polícia Técnica da Paraíba, às treze horas do dia treze do mês de outubro de mil novecentos e setenta e um, um cadáver acompanhando uma guia de número cento e oito da Delegacia Especial de Vigilância e Capturas, assinada pelo escrivão cuja assinatura é ilegível, e da qual consta: "JML, casado, pardo, brasileiro, paraibano, 28 anos, operário braçal, residente na Avenida Oito, número duzentos e vinte e dois, em Tambauzinho; removido da via pública; motivo: homicídio a tiros de revólver." O cadáver é o de um homem de cor parda, que mede cento e setenta centímetros de estatura, de boa compleição física e regular estado de conservação, em rigidez muscular generalizada e com livores violáceos nas partes posteriores do corpo; o couro cabeludo dá implantação a cabelos crespos, castanho-escuros e não revela sinais de violência; as pálpebras estão cerradas, as conjuntivas são lisas e úmidas, escleróticas brancas, córneas transparentes, íris castanhas e pupilas contraídas; das narinas, ouvido e boca não surde líquido; os lábios estão entreabertos e os dentes têm regular estado de conservação; o pescoço não permite movimentos anormais nem revela sinais de violência; o tórax é simétrico e mostra na região peitoral esquerda, quinze milímetros para fora e para cima do mamilo, uma ferida de forma ovalar, medindo 9 × 5 mm, com orla de escoriação mais larga em sua metade esquerda, bordas reviradas para dentro com as características de orifício de entrada de projétil de arma de fogo em tiros a distância a qual está representada pela letra "A" do esquema anexo; o abdome é plano e sem lesões; os membros inferiores e superiores não revelam sinais de violência; a genitália externa e o dorso do cadáver estão íntegros.

Exame interno. Cavidade torácica e abdominal: o peritônio é úmido, liso e brilhante; a cavidade peritoneal não contém líquido; as alças intestinais estão distendidas por gases; o fígado excede em três dedos transversos a reborda costal; o plastrão condroesternal está íntegro; a quinta costela esquerda está fraturada ao nível da linha mamilar; a musculatura peitoral esquerda está intensamente infiltrada por sangue; a cavidade pleural esquerda contém 2.100 mℓ de sangue parcialmente coagulado; a cavidade pleural direita não contém sangue; os pulmões têm pleura lisa, sem aderências, tonalidade violácea, consistência habitual, superfície de corte vermelho-escura, mostrando o pulmão esquerdo uma perfuração que se comunica por um trajeto infiltrado por sangue; o pericárdio parietal está perfurado e encerra escassa quantidade de sangue parcialmente coagulado; a secção dos vasos da base dá saída a sangue líquido e em pequena quantidade; o coração tem forma, aspecto, volume e consistência habituais e mostra um ferimento transfixante do ventrículo esquerdo cujo trajeto está infiltrado por sangue; na coluna torácica existe uma solução de continuidade centralizada em cujo derredor existe uma grande infiltração hemorrágica onde é encontrado um projétil de chumbo nu, parcialmente deformado, o qual os peritos determinam acompanhe o presente AUTO; o fígado tem superfície lisa, tonalidade violácea, superfície de corte pardo-avermelhada, estrutura finamente granulada e surde pouco sangue; o estômago tem serosa líquida, mucosa de pregueamento habitual e encontra-se vazio; o baço tem cápsula pregueada e polpa firme; os rins descapsulam fácil e mostram palidez do parênquima; a bexiga tem aspecto e volume normais e apresenta escassa quantidade de urina; os demais órgãos da cavidade abdominal estão íntegros, mostrando-se apenas pálidos. A vítima recebeu um tiro na região peitoral esquerda, próximo ao mamilo, que penetrou na cavidade torácica, transfixando o pulmão esquerdo e o coração, indo o projétil se alojar na coluna torácica, tomando a direção da esquerda para a direita, de diante para trás e ligeiramente de cima para baixo. O corpo veio a exame trajando calça de brim cáqui manchada de sangue, mostrando pouco uso e trazendo ao cós um cinto de couro preto e fivela de metal branco; camisa de linho marrom manchada de sangue, e mostrando, no terço médio da metade esquerda do pano anterior, precisamente no quadrante superior e interno do bolso, uma solução de continuidade arredondada, com fios esgarçados e que corresponde exatamente ao ferimento descrito para o exame externo do tórax; sapatos de couro preto, mal conservados, e meias cinzas; cueca de brim branco, de pouco uso, também manchada de sangue. Terminada a perícia, montaram-se as respostas aos quesitos; ao primeiro, sim; ao segundo, ferimento penetrante do tórax, com lesões do pulmão esquerdo e do coração e hemorragia interna consecutiva; ao terceiro, projétil de arma de fogo; ao quarto, prejudicado. Nada mais havendo a tratar, foi encerrado o presente AUTO, que, depois de lido e achado conforme, vai assinado pelos peritos e rubricado pelo Diretor."

Finalmente, não se deve esquecer de que a necropsia é sempre um trabalho de equipe, no qual há necessidade de auxiliares, datilógrafos, fotógrafos, radiologistas, anatomopatologistas e toxicólogos.

É um trabalho a ser executado com todas as garantias, longe das pressões ou coações da autoridade ou de quem quer que seja.

A descrição deve ser clara e objetiva, expondo todas as particularidades encontradas, a fim de que o laudo cumpra seu verdadeiro mister, qual seja, dar à autoridade julgadora uma imagem real ou pelo menos aproximada da verdade.

Alves de Menezes, sobre a descrição ao laudo, assim se reporta: "A descrição deve ser executada como quem faz uma fotografia colorida, onde as tintas superpostas ao branco e ao preto servem mais para aproximarem as imagens da verdade natural do que para enfeitar as figurações fotografadas.

Além da descrição da lesão em si, é igualmente necessário o registro, em mensurações rigorosas, das distâncias dela com os pontos anatômicos que a circundam.

Lesões mal localizadas poderão facilitar a elaboração de depoimentos forjados e alimentar dúvidas e confusões de interpretação, criando, consequentemente, óbices à compreensão exata de como se realizou um determinado ato agressivo, além de sujeitar a crítica desairosa ao prestígio profissional do perito."

MORTE COLETIVA E CATASTRÓFICA

Cada dia que passa, tantas são as possibilidades dos acidentes e das catástrofes com mortes coletivas – de causas naturais ou da inventiva humana, que já se reclama dos setores especializados a iniciativa de uma estratégia definida e eficaz, disposta a defrontar-se com esses desastres de massa.

Tais acidentes são, na maioria das vezes, decorrentes da forma de convivência humana, levada a habitar áreas geográficas reduzidas de alto índice de concentração demográfica. Some-se a isto o avanço incontrolável das disponibilidades tecnológicas, com a criação natural do que se rotulou de *risco proveito* ou *risco criado*, conhecido e avaliado, mas de que ninguém abre mão.

Cria-se, queira ou não, uma *tecnologia de catástrofe*. Assim, a convivência humana em grandes edificações e os deslocamentos em transportes coletivos cada vez mais rápidos, o uso indiscriminado de algumas modalidades de energia e o emprego assustador das substâncias nocivas podem trazer para o homem, na sua necessidade gregária ou na sua ânsia de vencer distâncias, a possibilidade amarga das grandes tragédias. Pode-se dizer que o homem atual vive a *era do risco*.

Os autores, em geral, excluem a ação bélica ou terrorista dos desastres de massa, considerando apenas aqueles oriundos dos acidentes civis. Silvany Filho (*in Desastres de massa.* Revista do Centro de Estudos Heraldo Maciel, do 2º Distrito Naval de Salvador, dez./1983, pp. 69-84) classifica as causas desses acidentes em:

A. *Causas decorrentes da ação de forças ditas naturais:*

- terremotos e maremotos
- erupções vulcânicas
- inundações e enchentes
- ciclones (tufões, tornados e vendavais)
- avalanches e desabamentos
- trombas d'água e temporais
- seca
- fulguração e fulminação.

B. *Causas decorrentes do emprego humano de forças naturais ou da inventiva humana:*

- incêndios e explosões
- intoxicações coletivas
- desabamentos (prédios, viadutos, elevados, galerias de minas etc.)
- acidentes aeroviários
- acidentes rodoviários
- acidentes ferroviários
- acidentes marítimos
- eletrocussão (correntes de alta voltagem)
- acidentes de irradiação ionizante (usinas de energia atômica e outras radioativas).

C. *Outras causas:*

- causas combinadas
- pânico com pisoteio (estádios esportivos, circos, boates etc.).

Todos sabem que nestas oportunidades, na maioria das vezes, o diagnóstico da *causa mortis* deixa de ser o motivo basilar da perícia médico-legal, pois esta causa está quase sempre traduzida pela mesma origem e pelas mesmas consequências. O que passa a ser primordial e imperativo é a *identificação das vítimas* e a *regularização do óbito*.

Vejamos a seguir algumas questões.

▼ Atenção e prevenção das catástrofes

A responsabilidade pela mobilização e pelas atividades de prevenção aos maiores danos produzidos em acidentes coletivos e catastróficos naturais é também da sociedade, através das organizações de proteção civil, como atividade dos serviços públicos especializados e com a participação da sociedade em planificar, organizar, coordenar e dirigir estrategicamente um conjunto de ações que permita estimar – quando possível – e agir emergencialmente com recursos materiais e humanos capazes de influir em favor da coletividade.

Entre tantas medidas que podem ser elencadas, destacam-se a identificação de riscos potenciais, a adoção de medidas preventivas, de segurança e de proteção frente às catástrofes, a criação de um sistema de alarme ante a proximidade de sinistros, a elaboração de um plano de assistência imediata e transporte dos feridos, e a administração de medidas sanitárias capazes de serem deflagradas em cada situação. Este último aspecto – o da organização dos serviços sanitários para prevenir ou combater os problemas surgidos do meio ambiente e da vida em comum das pessoas – não pode absolutamente ser esquecido, para se evitarem, entre outros males, as epidemias.

As ações de assistência individual também devem ser planejadas no sentido de facilitar o funcionamento dos serviços especializados e os cuidados às ocorrências individuais de urgência, assegurando os meios indispensáveis às vítimas do infortúnio. Por isso, neste particular, assume significativa importância a organização da urgência médica, com a preparação e a formação de equipes especializadas e com as condições materiais que cada caso requer, seja no ambiente hospitalar, seja nas unidades de recepção e avaliação das demandas de assistência urgente, principalmente no que se refere ao transporte das vítimas.

Ao lado desses cuidados, é evidente a necessidade de um *Plano Nacional para Catástrofes*, com responsabilidades definidas e estratégias adrede ensaiadas, para o atendimento coletivo, começando pela informação concreta das causas e das possíveis consequências de uma tragédia, a extensão da área geográfica atingida ou do número provável de vítimas e as possibilidades de acesso e de atenção aos sinistrados.

Em tese, as ações de atenção ante as catástrofes devem ser iniciadas com a redução das causas que as originaram, e, depois, pelo controle e limitação de seus efeitos sobre os indivíduos e sobre o meio ambiente; resgate e tratamento das vítimas; organização dos serviços de socorro; afastamento das pessoas dos locais de perigo; e o restabelecimento dos serviços públicos essenciais.

Para que tudo funcione bem, é preciso orientar a comunidade no sentido de facilitar todas as ações e a administração do maior número de problemas que surgirem nos primeiros momentos da catástrofe.

A preocupação com tais questões é tanta que a própria ONU – Organização das Nações Unidas – proclamou os anos 90 como o *Decênio Internacional para a Redução dos Desastres Naturais*. Isso porque é fundamental, para o êxito das ações, ante um desastre de massa, a cooperação, em nível mundial, na prevenção, preparação e atenção a tais eventos, através de uma assistência recíproca nos casos de acidentes coletivos naturais ou tecnológicos.

Hoje, já se tem uma consciência de que um desastre dessa ordem não é resultado tão imprevisível e tão inevitável. Por meio da previsão e das possíveis prevenções, podem-se evitar consequências mais graves sobre as vidas e os bens coletivos, principalmente quando essas catástrofes decorrem dos fenômenos atmosféricos.

Desse modo, pode-se dizer que um sinistro desse jaez terá seus desdobramentos na proporção da maior ou menor capacidade de prevenção e da organização coletiva para enfrentar os possíveis prejuízos que se produzem em tais hecatombes.

Na atenção e prevenção das catástrofes, recomendam-se:

▶ **Formação de equipes.** Hoje, a necropsia mais simples, realizada no interesse da rotina legispericial ou da saúde pública, deixou de ser tarefa de uma única pessoa para constituir-se em um trabalho de equipe, principalmente quando se trata de situações cuja complexidade exige o concurso do conhecimento mais diversificado. Assim, diante de uma circunstância de morte coletiva e catastrófica, a primeira coisa a ser feita pela perícia médico-legal é a criação – o mais rápido possível – de duas equipes, cada qual com o seu coordenador: uma, para tratar da necropsia dos corpos e dos despojos; outra, encarregada exclusivamente de cuidar da identificação das vítimas no local do evento, nas suas proximidades e nas repartições especializadas, através de uma metodologia rigorosamente seguida.

Mesmo que as técnicas de identificação estejam cada vez mais avançadas e conhecidas, sua sistematização e sua operacionalidade, diante dos chamados acidentes de massa, têm-se mostrado desordenadas e lentas.

Por isso, seria de fundamental importância que a Sociedade Brasileira de Medicina Legal, através de sua Comissão Técnico-Científica, estimulasse a criação de um "Comitê de Identificação em Desastres de Massa", multidisciplinar e interestadual, constituído de profissionais experimentados em questões dessa ordem, no sentido de oferecer sua colaboração nas eventuais localidades onde se verificasse uma catástrofe. Seria também importante que esse Comitê promovesse, em caráter permanente, estudos, publicações e trocas de informações com setores nacionais e estrangeiros preocupados com esse tipo de ocorrência.

▶ **Local de exame.** Se a quantidade de corpos é grande e se neles observam-se extensas mutilações, como, por exemplo, nas explosões, e se o sinistro ocorreu distante dos IML, é aconselhável a criação de uma frente de trabalho no local do acidente e de outra nas suas proximidades, escolhida circunstancialmente, bem protegida da curiosidade pública, onde os peritos e auxiliares, notadamente os da equipe de identificação, iniciem suas tarefas, deixando às repartições médico-legais os exames mais detalhados.

Cada cadáver ou parte do cadáver encontrado deve ser numerado e com o mesmo número deve-se assinalar um envelope ou uma bolsa onde serão colocados seus pertences, como anéis, joias de outro tipo, conteúdos dos bolsos, documentos e vestuários que efetivamente sejam de cada vítima.

Fragmentos de tecidos inaproveitáveis para identificação ou exames, depois de criteriosa avaliação, podem ser encaminhados diretamente para uma fossa comum ou para os fornos crematórios. Recomenda-se, também, em episódios dessa natureza, a sepultura coletiva para os despojos dos sinistrados não identificados, adotando-se para os segmentos maiores ou portadores de possível conteúdo identificativo sua numeração em sacos plásticos, mantendo a mesma numeração fixada no local do desastre.

É imprescindível a criação de um centro de informações, onde serão concentrados todos os dados colhidos e coletados os relatos dos familiares sobre os desaparecidos, capazes de contribuírem na identificação. Todos esses dados serão anotados em um Prontuário Identificador, constante dos informes gerais do acidente, das características individuais, dos detalhes das peças do vestuário e conteúdos dos bolsos, da descrição de joias e objetos de adorno, dos registros datiloscópico, odontológico e fotográfico *ante* e *post mortem*. Essas informações serão repassadas para a memória de um computador.

▼ Triagem e valorização das vítimas

Em um acidente de grandes proporções, com um número considerável de vítimas, é imprescindível uma avaliação inicial dos feridos, levando-se em conta a gravidade das lesões, suas necessidades de atenção e as possibilidades de tratamento no local ou a distância, e considerando-se os meios disponíveis de transferência dos pacientes para centros especializados de tratamento.

Essa triagem deve ser feita sempre que surgir um número razoável de vítimas necessitando de tratamento especializado, podendo-se utilizar inclusive a avaliação dos politraumatizados, levando-se em consideração os mais diversos sistemas de classificação, entre eles os *Índices de Gravidade de Trauma* ou o *Sistema de Classificação das Vítimas por Catástrofes em Tempos de Paz*, este último adotado pela OMS – Organização Mundial da Saúde.

Nos casos de muitos feridos, Lorenzo e Rodelgo (*in Triage y valorización inicial de las victimas*. Revista de Aeronáutica e Astronáutica, out./1991, pp. 908/13) os classifica em:

- grupo I: graves recuperáveis [prioridade 1]
- grupo II: graves relativamente estáveis [prioridade 2]
- grupo III: feridos que podem andar
- grupo IV: feridos sem poder de locomoção
- grupo V: Mortos no local.

Todas essas classificações têm um único interesse: o de orientar a sequência das atividades que se devem priorizar diante de um determinado tipo de acidente, o efeito que ele causou sobre as pessoas e sobre o meio ambiente, o tempo de ocorrência do sinistro e o lugar onde ele se verificou.

Outro aspecto muito importante na assistência aos feridos é a rapidez do atendimento. Dados sobre terremotos como os da cidade do México (10 mil feridos), de El Salvador (20 mil) e da Armênia (40 mil) registram que 85% a 95% das vítimas resgatadas com vida foram atendidas nas primeiras 24 h após o sinistro.

▶ **Procedimentos de exame de identificação.** Além dos exames necessários e disponíveis para a identificação das vítimas, desde a necropsia completa até as técnicas mais sofisticadas para estabelecer a idade, o sexo, o grupo racial, a estatura e outros elementos da identidade individual, não podem ser esquecidos certos detalhes dos tegumentos como manchas, cicatrizes e tatuagens; a história médica, no que concerne às anomalias congênitas, malformações adquiridas, vestígios de cirurgias antigas ou recentes; a descrição completa do vestuário, inclusive com o registro das etiquetas de fábrica e de lavanderia; as marcas, cor, estilo e número de sapatos, entre outros. São elementos que, embora não considerados cientificamente como decisivos em uma identificação médico-legal, podem ajudar na justificação da morte presumida, de competência judicial.

Não esquecer que a necropsia dos corpos/restos da tripulação deve merecer cuidados especiais, não só na sua verdadeira *causa mortis*, senão, ainda, na investigação laboratorial quanto à presença de drogas ou de álcool no organismo, como possíveis fatores relacionados com o desastre.

▶ **Fichas datiloscópicas e odontológicas.** Uma das medidas a serem tomadas, imediatamente, quando do conhecimento do acidente, é a solicitação das fichas datiloscópicas e odontológicas das pessoas presumivelmente envolvidas. Em algumas oportunidades, a seleção desse material é fácil, pois as prováveis vítimas já estariam relacionadas, como nos acidentes de aviação, ou em locais cuja presença era suposta ou sabida pelos parentes e conhecidos. Também muito contribui o estudo comparativo através de radiografias antigas, principalmente as dos dentes, do crânio, da face e dos ossos longos.

▶ **Prova material da identidade.** A identificação médico-legal é um processo técnico-científico de comprovação individual, objetivo e concreto, não podendo, por isso, ser fundamentado em informações de familiares ou amigos das vítimas, comprometidas pela emoção natural desses momentos, quando muitos fatores influenciam negativamente na percepção e na convicção do observador. A certeza da identidade, dentro das normas periciais aceitas e reconhecidas, exige a materialidade como argumento de comprovação. Desse modo, todos os elementos da convicção pericial em uma identidade médico-legal devem ser de caráter técnico e científico, e a conclusão rigorosamente justificada por uma avaliação que se alicerce em dados antropológicos e genéticos de reconhecido valor probante. Em suma, a identificação médico-legal não pode ser confundida nem baseada em um simples *reconhecimento*, pois este é um procedimento empírico, subjetivo e duvidoso, de quem tenta certificar-se de algo que acredita conhecer antes.

Uma questão muito delicada é o que fazer com os corpos ou partes dos corpos não identificados, depois de esgotados todos os recursos disponíveis. Quanto aos corpos que estiverem relativamente preservados, recomenda-se uma completa revisão para ficar patente que nada foi esquecido, tendo-se o cuidado de documentar todos os elementos considerados importantes, inclusive por meio de fotografias, radiografias e de fichas datiloscópicas e odontológicas. Há casos em que está indicada a retirada das mandíbulas e dos maxilares superiores para uma possível comprovação posterior. A inumação do corpo e partes do corpo não identificadas deve ser feita em local conhecido e em sacos plásticos numerados para possibilitar uma exumação, diante do surgimento de informações adicionais.

As partes menores que ainda permanecerem não identificadas devem ser também documentadas, e, se a quantidade de tecidos é pequena, se não existe conteúdo identificativo e se estão todas as vítimas identificadas, deve-se enterrá-las ou incinerá-las.

Até pouco tempo, levando-se em conta os níveis de dificuldade na identificação, os corpos ou partes deles eram classificados em quatro grupos: 1. os facilmente identificáveis, não desfigurados e sem documentação; 2. os relativamente identificáveis, não desfigurados e sem documentação; 3. os dificilmente identificáveis, reduzidos a despojos e dependentes de técnicas especiais de identificação; 4. os de identificação impossível, em face das precárias condições físicas e do fracasso dos métodos usados. Hoje, no entanto, com o advento das novas técnicas de manipulação do DNA, aquelas dificuldades quase não existem.

Recomenda-se separar os corpos por sexo e idade, iniciando a identificação por aqueles que se apresentem de mais fácil comprovação. Seu percentual de êxito depende essencialmente do tipo de desastre, da competência dos peritos, das técnicas utilizadas e do nível de organização das equipes.

▶ **Relatório médico-legal.** Nos casos em que os corpos estejam relativamente preservados, o relatório médico-legal deve ser elaborado dentro dos moldes clássicos da perícia forense. Nos casos de partes de cadáveres portadores de elementos de identidade, como as mãos e a cabeça, deve o perito descrever as características de ação traumática e todos os elementos que contribuíram na identificação. É claro que, na maioria das vezes, muitas das partes do corpo são inaproveitáveis para uma identificação, principalmente diante de recursos insuficientes. Mesmo assim, não deve ser desprezada qualquer contribuição suscetível de uma identificação, pois todo subsídio que possa fluir de um exame dessa natureza tem uma significação importante no contexto pericial (Figura 17.30). Por isso, o perito deve ser minucioso, fazendo com que sua descrição assinale as particularidades da lesão, porém, muito mais, os detalhes que favorecerem uma identidade.

▶ **Morte presumida.** Chamamos de *morte real* aquela que é comprovada pela presença do corpo inanimado e pela expedição de um atestado de óbito. Já a *morte presumida* pode ser considerada quando da ausência ou do desaparecimento de uma pessoa, depois de transcorrido um prazo determinado pela lei. Ausente, na linguagem dos códigos, não é aquele que não está presente, mas o que foi declarado desaparecido, sem deixar notícias nem representação.

O ausente tem sua morte regulada apenas para as relações patrimoniais com seus sucessores. Os interessados na sucessão do desaparecido solicitam do juiz a declaração de ausência, depois de publicados durante 1 ano, de 2 em 2 meses, editais de chamamento.

Depois de 1 ano da publicação do primeiro edital, pode ser aberta a sucessão provisória, com o início da partilha dos bens. Por se tratar de uma presunção de morte, realiza-se uma sucessão temporária, exigindo-se dos herdeiros uma caução real e a garantia de restituição, se o ausente aparecer. Somente depois de 10 anos – ou de cinco, se o ausente é maior de 80 anos – de

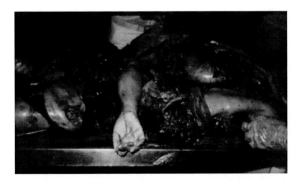

Figura 17.30 Despojos humanos. (IML/CE.) Esta figura encontra-se reproduzida, em cores, no Encarte.

passada em julgado a sentença de abertura da sucessão provisória, declarar-se-á a morte presumida do desaparecido, quando se converterá a sucessão provisória em definitiva.

▶ **Atestado de óbito.** O atestado de óbito é um documento simples, por escrito, exclusivamente da competência do médico e disciplinado pela terminologia constante da Classificação Internacional de Doenças. Tem por objetivo determinar o fim da pessoa no mundo jurídico e promover os dados estatísticos e sanitários de interesse da Saúde Pública.

Estando o cadáver – ou parte dele – identificado em um desastre de massa, não há por que negar o atestado de óbito com a devida causa de morte e sua efetiva identidade, facultando assim um sepultamento nominal. Contudo, o que as repartições médico-legais não devem nem podem fazer é fornecer atestados de pessoas não identificadas, por meras informações ou conjecturas de que um ou outro indivíduo, possivelmente, também se encontrasse naquela tragédia. Sob o ponto de vista técnico-pericial, não se pode dizer que alguém tenha morrido enquanto não se tiver seu cadáver – ou, pelo menos, parte dele – devidamente identificado. Por isso, não se pode exigir dos peritos médico-legais a expedição de um documento de tal magnitude forjado em hipóteses e presunções. Mesmo que esse critério pareça extremamente rigoroso e inflexível, nem por isso deve ser exigido da perícia mais do que é de sua competência e determinação. Ela está limitada à morte real, cuja evidência é fundada na certeza física e não na certeza moral.

Entre outros, pode-se admitir no interesse criminal uma relação entre *corpo de delito indireto* e *corpo da vítima*. Para a confirmação do primeiro, é bastante a insuspeitável certeza moral sobre a evidência da morte e o desaparecimento do corpo, como, por exemplo, no caso em que alguém assiste a um homem empurrar outro dentro d'água e este submerge profundamente, não sendo mais encontrado. Tal fato pode ser confirmado pelo corpo de delito indireto, através da afirmação testemunhal e, depois, ratificado perante o juiz. Isso, no entanto, não determina à perícia elaborar e expedir um documento médico-legal baseado tão só em informações de terceiros.

Por outro lado, qualquer pessoa que, por laço de parentesco, de casamento ou de negócios, comprova interesse e legitimidade pode pedir a justificação de morte presumida. A competência para justificação dessa forma de morte é dos juízes togados, matéria essa regida pelas normas estaduais da organização judiciária.

Desse modo, os interessados podem fazer uma solicitação ao juiz da Comarca onde se verificou o sinistro – diante da dificuldade de obter o atestado de óbito, de uma justificação judicial de uma ou várias pessoas desaparecidas ou de impossível reconhecimento, fundamentada nos seguintes documentos: 1. prova de ocorrência do acidente; 2. relação das pessoas desaparecidas e tidas como presentes no desastre; 3. declaração do IML de que foram encontrados corpos ou partes de corpos não identificados.

Depois de homologada a justificação, caberá à autoridade policial ou aos familiares solicitar do Cartório de Registro Civil a anotação desse documento e o assentamento da morte, ficando depois o Cartório na disposição de fornecer a Certidão de Óbito para cada família, com a ressalva das circunstâncias que motivaram tal certidão. Isso está disciplinado no artigo 88 da Lei nº 6.015, de 31 de dezembro de 1973, que assim se expressa: "Poderão os juízes togados admitir justificação para o assento de óbito de pessoas desaparecidas em naufrágio, inundação, incêndio, terremoto ou outra qualquer catástrofe, quando estiver provada a sua presença no local do desastre e não for possível encontrar o cadáver para exame."

Protocolo Espanhol

O Conselho de Ministros do Governo Espanhol, em 16 de janeiro de 2009, através da Portaria nº 32/2009 editou um Protocolo para os casos de Acidentes com Vítimas Múltiplas constante de três fases:

* *1ª fase – de preliminares na atuação e tratamento do cadáver e restos humanos:* (a) comprovado o acidente, o médico-legista de plantão participará ao diretor do IML correspondente que coordenará as atuações médico-legais. De acordo com a magnitude do acidente, se poderá contar com os Diretores dos IML mais próximos; (b) estabelecida a área de atividade será escolhido um coordenador responsável pelos médicos-legistas e peritos da polícia científica e promover-se-ão os resgates e os deslocamentos dos sobreviventes; (c) a autoridade judicial e o médico-legista organizarão a inspeção e iniciarão os trabalhos de identificação, como coleta de amostras e evidências. Os trabalhos de identificação serão levados a cabo pelas equipes de antropologia de vítimas em grandes catástrofes
* *2ª fase – de tratamento aos cadáveres e restos humanos:* (a) área de levantamento e recuperação de cadáveres, restos humanos e resultados com equipes formadas por um médico-legista, membros da equipe de identificação e pessoal auxiliar, cujo número variará de acordo com a quantidade de corpos; (b) área de depósito de cadáveres ligada ao IML, onde existirão quatro zonas: I – recepção de cadáveres e restos humanos; II – zona de necropsia e identificação; III – zona de conservação e custódia; IV – zona de custódia de objetos
* *3ª fase – de obtenção de dados antes da morte nas áreas assistencial e familiar:* (a) local de informações ao público; (b) local de recepção de dados *ante mortem*; (c) local de assistência social, médica e psicológica aos familiares; (d) local de coleta de material.

A ética nos desastres de massa

Com a intervenção cada vez maior do homem sobre a natureza, muitos são os riscos criados para a saúde e para a vida dos indivíduos e da coletividade. E assim vão ocorrendo situações que exigem atitudes e responsabilidades por parte de cada um e do conjunto da sociedade, a partir do momento em que o poder sobre a natureza torna-se mais evidente.

Mesmo que o risco natural não seja da inventiva humana e não dependa daquela intervenção ou daquele confronto, ele pode ser previsto e minimizado, desde que os conhecimentos científicos e a organização da sociedade voltem-se mais para a perspectiva de administrar melhor os danos causados e evitar as implicações mais graves sobre a vida e a saúde do homem e sobre o seu meio ambiente.

O Humanismo é a lógica mais simples. E o fim da ética social é servir ao humanismo pleno. A pessoa tem um *valor ontológico* e não pode ser considerada apenas como uma parte da sociedade, tendo-se em conta que esta se concebe a partir de cada um de nós.

Desse modo, todas as manifestações que orientam a intervenção humana na previsão, prevenção e tratamento do desastre de massa passam necessariamente pelo conceito do *bem comum*. Todo indivíduo tem direito à proteção de sua saúde, como valor consequente à sua própria existência. E, por isso, não é justo que se ponha essa vida em perigo, tampouco que sejam tratadas com descaso as pessoas indefesas ou vítimas de determinadas ocorrências.

Só se admite colocar em perigo a integridade física de uma pessoa quando for necessário salvar seu bem mais superior, que é a sua própria vida (*princípio da totalidade*).

Mesmo sabendo-se que as disponibilidades do atendimento podem ser precárias e desordenadas nas primeiras horas após o desastre – seja pela amplitude do sinistro, seja pela falta de organização ou estruturação dos planos emergenciais –, é fundamento ético inalienável que todos sejam atendidos sem discriminação, no mais breve espaço de tempo e na proporção dos meios disponíveis.

Se, nas primeiras horas, apenas estão disponíveis alguns meios para os cuidados mais imediatos, deve-se dar prioridade àqueles que estão em perigo de vida. Não é lícito outro tipo de critério, como o da idade ou do sexo, mas, tão só, o das circunstâncias que levam à iminência da morte.

Mesmo que alguns defendam a ideia de que devem ser atendidos primeiro aqueles que apresentam possibilidades de salvar-se (*princípio da prioridade terapêutica*) ou aqueles que primeiro se encontram (*princípio da prioridade temporal*), muitos defendem que sejam atendidos na frente os que apresentarem maior risco de vida ou maior grau de sofrimento (*princípio da prioridade do risco*).

Além disso, não se deve esquecer o respeito que se impõe ante o morto e os cuidados nos procedimentos que se exigem depois da morte, na dimensão que merece a dignidade humana. Mesmo se entendendo que a existência da pessoa natural termina com a morte, tem-se de admitir que não estão dispensados o nosso respeito, a nossa piedade e a nossa reverência, pois tudo isso tem um significado muito transcendente. Nem mesmo o tumulto de uma catástrofe, ou o anonimato do cadáver, recomenda a ninguém um tratamento diferente.

Conclusão

Fica evidente que, com a existência cada vez mais efetiva de uma *medicina de risco*, em alguns momentos até considerada como *medicina de catástrofe*, já chegou a hora de se trabalhar no sentido de estruturar essas ações como em uma verdadeira especialidade médica, com características e modos de atuação bem distintos de outras formas de atividades médico-profissionais.

Por isso, necessita-se, também aqui, de certas posturas éticas, que se exigem na prevenção, condução e atenção das vítimas, nos desastres naturais. Parte deste raciocínio é explicada pelo fato de serem os acidentes catastróficos e coletivos seguidos de grande comoção pública e cercados de muitas dificuldades na maneira de atender de imediato todos os reclamos das pessoas em geral e, em particular, dos familiares das vítimas.

Finalmente, é necessário que a própria sociedade esteja consciente e antecipadamente preparada para as eventualidades desses sinistros. Quanto melhor for esse atendimento, maiores serão as oportunidades de evitar os danos e prejuízos causados à vida e à saúde do homem e ao próprio meio ambiente. Tudo isso valorizado pelos princípios da solidariedade e da ética social – e com respeito aos direitos humanos (ver Declaração de Estocolmo, adotada pela 46ª Assembleia Geral da Associação Médica Mundial, na Suécia, em setembro de 1994, sobre "Ética médica nos desastres de massa").

RADIOLOGIA DO CADÁVER

Não é de agora que a Medicina Legal vem utilizando com sucesso os recursos da radiologia do cadáver como subsídio valioso em suas atividades periciais. Bordas, já em 1896, usava os raios X dos pulmões na sua decisiva *docimásia radiológica* em casos de infanticídio, chamando a atenção para o seu aspecto transparente, pálido e lacunar – contrastante com a tonalidade cardíaca ou costal – nos casos de evidência de vida extrauterina. E uma imagem radiológica escura e uniforme, de tonalidade cardíaca e em forma de punho nos pulmões dos infantes nascidos mortos. Hoje, com as devidas restrições, essa prova continua sendo de grande valia.

Martin e Arroyo (*in* La radiologia cadavérica. *Revista Espanhola de Medicina Legal*, Ano XIII, nºs 46 a 47, 1986) fazem uma retrospectiva bem interessante do emprego dos raios X *post mortem*, afirmando, entre outros, que Piga em 1926 usou a *radioscopia* para caracterizar a morte real pela imobilidade cardíaca por 3 min. Richter a utilizava nas questões de identificação através da imageologia dos seios da face, e Chavigny empregou aqueles meios na localização de projéteis de arma de fogo.

Wertheimer e cols. usaram a arteriografia cerebral para diagnosticar a morte, em 1956, e Gras a empregou no *coma dépassée*, tomando a interrupção da circulação cerebral para confirmar um estado de morte real. Rodriguez e cols. usaram a coronariografia *post mortem* e Brahy a considerava importante até mesmo nas exumações de cadáveres putrefeitos, pela possibilidade de evidenciar fenômenos obstrutivos.

Souza Pereira e Hadengue e cols. empregaram o estudo radiológico na portografia depois da morte para diagnosticar lesões hepáticas traumáticas, e Gervais e Dehouve, em 1965, usaram da contribuição radiológica no diagnóstico das intoxicações por substâncias de alto peso atômico, como ferro, estanho e antimônio.

Desvile e Michon estudaram, em 1958, as alterações radiológicas surgidas nos ossos desde o nascimento. Fully e Dehouve usaram os raios X no estudo dos arcos costais para a determinação da idade, e McCormick chamou a atenção para as alterações das cartilagens epifisárias, também em casos de determinar idades.

Calabuig e Frontela utilizaram a radiografia simples dos ferimentos de entrada por bala, para identificar prováveis *tatuagens radiopacas* nos tiros a curta distância.

Alker e cols., em 1973, indicavam sistematicamente a radiologia do crânio e do pescoço nos indivíduos mortos em acidentes de trânsito, antes do procedimento da necropsia. Schellmann e cols., em 1978, apontaram a tomografia axial computadorizada nos traumatismos cranioencefálicos, e Nusholtz e cols., a cinerradiografia, para comprovar a deformidade torácica por contusões.

Os próprios Martin e Arroyo (*op. cit.*) afirmam que têm usado a radiologia simples do crânio e a arteriografia carotidiana antes de necropsiar, tendo comprovado fraturas do crânio e das vértebras cervicais imperceptíveis na necropsia. E, através da arteriografia carotidiana, a ampla visualização dos vasos intracranianos, dando assim a oportunidade de diagnosticar certas patologias ou alterações que dificilmente seriam reconhecidas em um simples exame necroscópico.

Finalmente, hoje é do entendimento geral que toda necropsia realizada em cadáveres putrefeitos deve ser precedida da prática de radiografias simples de todos os seus segmentos.

"NECROPSIA BRANCA" (MORTE DE CAUSA INDETERMINADA)

Como se viu, a finalidade de necropsia médico-legal é a determinação da *causa mortis*; e, quando possível, da causa jurídica de morte e do tempo decorrido do óbito, do registro da existência de lesões e dos meios causadores da morte, e da identificação do morto.

As causas da morte – do ponto de vista médico – são todas as doenças ou estados mórbidos que produzem ou contribuem com o óbito e todas as consequências provenientes da violência capazes de produzir certos danos letais. No entanto, mesmo após uma necropsia, podem os peritos ou patologistas não chegar à conclusão da *causa mortis*. Camilo Leopoldo Simonin afirma que a "necropsia branca" é admitida em 1 por 200 casos (*Medicina Legal Judiciária*, 2ª edição, Editorial Jims, Barcelona, 1973, p. 756). Seja por motivos da limitação da ciência, seja pelos fenômenos transformativos do cadáver, seja por condições pessoais ou estruturais na prática do exame.

No primeiro caso, por mais criteriosos que sejam a necropsia e os recursos dos exames complementares, ainda assim não se evidencia nenhum motivo capaz de explicar a morte. Nessas oportunidades, os peritos devem esgotar todas as possibilidades técnicas do estudo cadavérico e as disponibilidades dos laboratórios. Se os resultados seguem sempre negativos, deverá concluir que no cadáver não se encontraram sinais de violência e a causa da morte não se explica suficientemente no estado atual da nossa ciência. Tal circunstância traduz-se pela suspensão das atividades vitais, sem que antes ou depois da morte encontre-se uma justificativa satisfatória de seu diagnóstico. Essa forma de morte começa hoje a ser definida como o resultado de pequenas perturbações, que não produzem nenhuma lesão, mas, atuando em determinadas regiões ou órgãos, podem causar a morte inesperada, mesmo que o indivíduo não apresente qualquer antecedente ou alterações patológicas.

Outro fato determinante de uma "necropsia branca", também chamada de "necropsia negativa", é o avançado estado de putrefação do cadáver, alterando suas estruturas, deformando o seu contexto e, às vezes, contendo certas alterações capazes de empanar a verdade pericial ou conduzir a falsos resultados. A própria marcha putrefativa do corpo, através de seus fenômenos biológicos e físico-químicos produzidos pelos germes aeróbios, anaeróbios e facultativos, produz uma anarquia dos tecidos cujo fim é a dissolução pútrida do cadáver, quando suas partes moles vão pouco a pouco reduzindo-se de volume pela desintegração inexorável e progressiva dos tecidos. O corpo perde a sua forma, o esqueleto fica recoberto por uma massa disforme e as larvas e os insetos – esses trabalhadores da morte – começam a impor a mais fatal e implacável das sentenças: "*Pulvis es, et in pulverem reverteris.*" Também não se podem omitir como causa de necropsia negativa as limitações pessoais e materiais na prática da peritagem.

Diante de tais resultados, aconselha-se aos peritos a solicitação de exames histopatológicos, anatomopatológicos, toxicológicos ou qualquer outro que se julgue conveniente para o caso.

Assim, se todos os exames forem negativos, não resta outra alternativa senão o diagnóstico de "causa indeterminada", desde que tenham sido exauridos todos os meios disponíveis de comprovação de *causa mortis*. Desta forma, tal diagnóstico é idôneo, correto e cientificamente aceito. Este tipo de morte é importante não apenas sob o ponto de vista estatístico mas ainda por alterações ou atipias que possam subsidiar seu estudo.

Enquanto isso, para o procedimento da inumação, é necessário um atestado de óbito imediato, cujo diagnóstico deve sair com a expressão "*Causa mortis* a determinar", sendo depois modificado através de ofício enviado ao Cartório de Registro de Óbito. Se todos os exames forem negativos, não resta outra alternativa ao diagnóstico senão "causa indeterminada". Se positivo(s) aquele(s) exame(s), será o diagnóstico compatível com cada resultado.

O mesmo pode ocorrer com o Laudo de Exame Cadavérico. Há instituições que só expedem o laudo após o resultado dos exames solicitados. Outros expedem o laudo sem a conclusão e após a posse dos resultados complementares informam a autoridade policial. O primeiro procedimento é o mais correto sob o ponto de vista da melhor confecção do laudo mas esbarra diante das questões de ordem sentimental.

NECROPSIA MOLECULAR

A *necropsia molecular* tem por finalidade precípua examinar em detalhes a função cardíaca sob o ponto de vista molecular. Muitas são as necropsias sem determinação da causa médica de morte que tiveram como resposta a origem em mutações mortais.

Crianças ou adolescentes, que tiveram morte repentina e inesperada, sem diagnóstico pelos meios tradicionais, encontraram em formas sofisticadas de exames genéticos *post mortem* sua causa determinante como desordens genéticas herdadas que tinham como ação alterar o ritmo normal do coração.

Segundo pesquisadores da *Clínica Mayo*, as causas dessas desordens podem ser provenientes de mutações existentes no código genético capazes de produzir alterações do ritmo normal do coração, conhecidas como "*síndrome do intervalo QT prolongado*" (SQTP), clinicamente caracterizada pela presença de arritmias ventriculares, episódios de síncope e morte súbita, representado por um grupo de doenças cardiovasculares arritmogênicas, geneticamente determinadas, resultante da mutação dos genes que codificam e regulam o sódio e o potássio; e como "*taquicardia ventricular polimórfica catecolaminérgica*" (TPVC), que se mantém de forma silenciosa até a morte súbita, representada por uma arritmia, do tipo taquicardia ventricular bidirecional e agravada por estresse físico ou emocional.

A importância médico-legal desse diagnóstico está no fato de se poder ter uma causa de morte definida, em casos de morte repentina e inesperada, dando às famílias a certeza de não se tratar de um tipo de morte violenta, principalmente porque essas formas de morte não têm respostas pelos meios tradicionais nem apresentam qualquer distúrbio físico ou anatômico.

Em casos de mortes repentinas e inesperadas tidas pelos meios convencionais de necropsia o diagnóstico de "causa indeterminada", em uma análise mais cuidadosa podem-se registrar antecedentes de desmaios e convulsões súbitos, história de familiares próximos ou distantes com registros repetidos de morte inexplicável e história médica de um eletrocardiograma e uma prova de esforço com sinais da "*síndrome do intervalo QT prolongado*" ou da "*taquicardia ventricular polimórfica catecolaminérgica*". As mortes súbitas e inesperadas são na maioria de origem cardíaca.

Com certeza, no futuro próximo, as técnicas de biologia molecular serão integradas à necropsia, como uma resposta de qualidade no estudo das mortes fulminantes, dando oportunidade a que se tenha um diagnóstico molecular de morte.

EXAMES EM PARTES DO CADÁVER

Partes do cadáver como membros, órgãos ou fragmentos de tecidos podem ser objeto da análise pericial, algumas vezes como única evidência da morte de um indivíduo. Hoje, com os exames em DNA, o problema da identificação já está em parte resolvido.

Contudo, há outros fatos que necessitam de esclarecimentos e que o estudo médico legal mais detalhado pode oferecer uma insuprível contribuição.

Assim, por exemplo, tratando de um membro, pode-se estabelecer a natureza desta amputação, se acidental, cirúrgica ou criminosa, através do estudo das características da superfície de corte (pele, músculos e ossos) e do meio ou instrumento utilizado.

As amputações acidentais apresentam estas superfícies de forma grosseira, anfractuosa e irregular e com inúmeras esquírolas ósseas.

As amputações de caráter cirúrgico têm a superfície de corte regular, serramento do osso ou dos ossos, e uma técnica convencional.

As amputações de natureza criminosa, embora possam ter superfícies de corte regular, não apresentam uma técnica cirúrgica, mas tão só uma forma de mutilar ou reduzir o cadáver em partes para facilitar seu transporte e ocultação, sendo os cortes feitos quase sempre nas articulações. Quando estas práticas são feitas por indivíduos com conhecimento de anatomia humana, o que chama a atenção é a ausência de reação vital nos tecidos moles, pois tais práticas são sempre realizadas após a morte da vítima.

Por outro lado, podem ser encontrados fragmentos ou partes de tecidos em locais de sinistros, como nas explosões ou acidentes aéreos, os quais podem ajudar muito tanto na identificação da vítima pelos meios tradicionais ou pelo DNA, como no estudo mais detalhado em que se possam estabelecer, entre outros, as modalidades da reação vital e as formas da energia causadora do dano.

NECROPSIA EM CASOS DE EXECUÇÃO SUMÁRIA

Hoje no Brasil, certamente, a mais ostensiva e crescente forma de desrespeito aos direitos humanos é a execução sumária, arbitrária ou extralegal, praticada na sua maioria pelo aparelho policial ou pelas facções paramilitares "de extermínio" a serviço das organizações criminosas ou de assassinos a mando de interesses individuais ou de grupos contrariados. E o mais grave: tudo isso é gerado sem punição e sem reparo, e muitas vezes tolerado e justificado por uma fração da população e parte do próprio poder público.

Os que trabalham com perícia em casos de tortura, sevícia ou maus-tratos, principalmente quando as vítimas estão sob a tutela policial ou judicial, sabem que evidências concretas de provas desse tipo de crime são difíceis pela sofisticação dos meios utilizados e pela esperteza dos agentes do poder em omitir tais ocorrências, negando ou não enviando as vítimas ou as informações aos órgãos especializados da perícia oficial.

A existência e a desenvoltura desses "grupos de extermínio" dependem muito da tolerância da polícia, sem a qual eles não sobrevivem. Essas mortes são na sua quase unanimidade provocadas por arma de fogo, e as pessoas assassinadas são atingidas pelas costas e em média com cinco a seis disparos, e na maioria contra as suas cabeças.

As pessoas encarregadas de participar dessas perícias de execuções sumárias devem ser selecionadas tendo em conta sua reconhecida competência, imparcialidade e independência, e, quando diante de casos que provoca, comoção ou desconfiança de seus laudos, os *experts* chamados para uma análise dos procedimentos e suas conclusões não devem pertencer às instituições ligadas aos órgãos de polícia, principalmente quando estiverem como suspeitos indivíduos de tais organizações.

É muito importante que se tenha um padrão pericial para esses exames, pois vem se observando sérias divergências na forma de conduzir essa perícia e que a existência de um protocolo em muito iria contribuir para a área legispericial. A prática pericial hodierna não admite mais as práticas periciais feitas de forma desorganizada e contingente, mas sempre através de um disciplinado itinerário que dê aos analistas do caso a certeza de que todas as fases da perícia foram feitas de maneira completa e sequenciada. Esse é o modelo de trabalhar que se vem exigindo em todos os centros operacionais da prova médico-legal. Nesse tipo de avaliação pericial sente-se também a necessidade de contar com normas internacionais como resultado prático para suas conclusões e trocas de experiências.

O ideal seria que nos casos de suspeita de execução sumária extralegal e arbitrária a perícia fosse realizada de forma isenta de conivência, em locais dotados de meios e recursos para tais fins, feita por peritos especificamente preparados para exames nestas circunstâncias e capazes de seguir um protocolo mínimo para assegurar um exame sistemático no sentido de facultar uma ideia positiva ou negativa em torno do fato que se quer apurar. Nunca se permitir a inumação de um corpo suspeito de execução sumária sem o devido exame médico-pericial.

O objetivo nessas perícias é reunir o maior número de informações para assegurar a identificação do morto, a determinação precisa da *causa mortis* e da causa jurídica da morte, o tempo aproximado de morte e a descrição dos elementos a serem valorizados em tais eventos. Para tanto se propõe que o cadáver fique à disposição da instituição médico-legal por pelo menos 12 h. O local de morte deve ser compulsoriamente preservado e bem investigado pela perícia criminal.

E, por fim, o uso de todos os meios de proteção e de respeito à "cadeia de custódia" das evidências. O envio aos laboratórios e a chamada cadeia de proteção dos elementos da prova (documento escrito onde se registram os movimentos e ações sobre amostras) é de suma importância na investigação da morte por execução sumária, pois com sua quebra pode pôr abaixo a credibilidade que se espera da prova.

▼ Identificação da vítima

É sempre necessário que se registrem com a maior precisão os elementos de identificação das vítimas vivas ou mortas independentemente de seus reconhecimentos por familiares ou terceiros. Isso deve ser feito levando-se em conta os elementos antropológicos, antropométricos e o material para exame em DNA forense, como:

1. *Sistema dactiloscópico*. Através da comparação das impressões digitais dos dedos das mãos e dos pés e das regiões palmares das mãos, com seus registros anteriores, principalmente nos casos das vítimas vivas ou mortas recentemente.

2. *Métodos odontológicos*. Os meios mais utilizados são os de comparação pelas características de cada dente, suas ausências, materiais de restauração, próteses, desgastes, malformações, devendo-se valorizar bem as radiografias dentárias e dos ossos da face.

3. *Meios médico-forenses*. Os médicos legistas devem consignar todos os elementos referentes à identificação por sexo, raça, idade, estatura, tatuagens, sinais individuais, malformações, sinais profissionais, cicatrizes, superposição de imagens, dados radiológicos e por morfologia e dimensões do pavilhão auricular.

4. *Meios antropológicos e antropométricos*. No caso de corpos esqueletizados é importante o exame para a identidade da vítima no que diz respeito a estatura, sexo, raça e idade.

5. *Estudo do DNA*. É exame de grande utilidade na identificação de corpos não identificados, em estado de decomposição ou já esqueletizados.

▼ Exame externo do cadáver

Nos casos de morte por execução sumária, o exame externo tem muita importância não só para sua conclusão como também para se considerar seu mecanismo, sua etiologia jurídica e as circunstâncias que antecederam o óbito. Nas mortes em que se buscam evidências de execução sumária, tortura, sevícias ou outros meios degradantes, desumanos ou cruéis, os achados analisados no hábito externo do cadáver são de muita relevância. Os elementos mais significativos nessa inspeção são:

1. *Sinais relativos à identificação do morto*. Todos os elementos antropológicos e antropométricos, como estigmas pessoais e profissionais, estatura, malformações congênitas e adquiridas, além da descrição de cicatrizes, tatuagens e das vestes, assim como a coleta de impressões digitais e de sangue, registro da presença, alteração e ausência dos dentes e do estudo fotográfico.

2. *Sinais relativos às condições do estado de nutrição, conservação e da compleição física*. Tal cuidado tem o sentido não só de determinar as condições de maus-tratos por falta de higiene corporal e omissão de tratamento, pois essas manifestações encontradas no detento podem confirmar a privação de remédios e alimentos.

3. *Sinais relativos ao tempo aproximado de morte*. Todos os sinais anteriormente referidos devem ser registrados em um contexto que possam orientar a perícia para uma avaliação do tempo aproximado de morte, pois tal interesse pode resultar de muita utilidade quando diante de determinadas circunstâncias de acordo com as quais se verificou a morte, dando-se ênfase à temperatura, livores, rigidez cadavérica e estudo do conteúdo gástrico.

4. *Sinais relativos ao meio ou às condições em que o cadáver se encontrava*. São elementos muito importantes quando presentes, pois assim é possível saber se o indivíduo foi levado em vida para outro local e depois transportado para a cela onde foi achado, como, por exemplo, presidiários que morreram em "sessões de afogamento" fora da cela carcerária.

5. *Sinais relativos à causa da morte*. Mesmo que se considere ser o diagnóstico da causa da morte o resultado do estudo externo e interno da necropsia, podemos afirmar que no caso das mortes por execução sumária o exame externo do cadáver apresenta um significado especial pela evidência das lesões sofridas, suas localizações e proximidades de tiro.

▼ Exame interno do cadáver

Esse exame também deve ser metódico, sistemático, sem pressa, com o registro de todos os achados e, como se opera em cavidade, deve-se trabalhar, sempre que possível, à luz do dia, sem as inconveniências da luz artificial. Todos os segmentos e cavidades devem ser explorados: cabeça, pescoço, tórax e abdome, coluna vertebral e extremidades.

As lesões internas mais comuns em casos de morte por execução sumária são:

1. *Lesões cranianas*. Ferimentos produzidos por bala ou por ação contundente como fraturas, hematomas sub ou extradurais, hemorragias das meninges, lesões encefálicas etc.

2. *Lesões cervicais*. Infiltração hemorrágica da tela subcutânea e da musculatura; fraturas de vértebras, lesões internas e externas dos vasos do pescoço; fraturas do osso hioide, da traqueia e das cartilagens tireoide e cricoide, lesões antigas da laringe e da traqueia por tentativas de esganadura e estrangulamento.

3. *Lesões toracoabdominais*. Hemo e pneumotórax traumático; manifestações de afogamento como presença de líquido na árvore respiratória, nos pulmões, no estômago e primeira porção do duodeno, além dos sinais clássicos como enfisema

aquoso subpleural e as manchas de Paltauf, em face de imersão do indivíduo algemado em tanques de água em processo chamado "banho chinês" ou introdução de tubos de borracha na boca com jato de água de pressão; lesões do coração, pulmões.

Elementos valorizados no diagnóstico de execução sumária

As medidas para tal diagnóstico devem ser sempre tomadas quando diante de morte controvertida cujos aspectos e circunstâncias apontam para o exagero e a brutalidade; quando a vítima esteja envolvida em casos que comovam a opinião pública; quando esteja sob custódia policial ou judiciária; ou quando o *modus operandi* seja reconhecido como uma prática que tem como finalidade obstruir as investigações em curso.

Os elementos mais importantes são:

1. *A perícia no local dos fatos.* A Perícia Criminal deve coordenar as atividades investigatórias a serem realizadas no local dos fatos, pela importância que se reveste uma perícia cuja causa jurídica de morte e suas circunstâncias devem ser avaliadas com muito critério. Devem ser valorizadas as lesões encontradas, a posição do corpo, as condições de suas vestes, assim como o lugar onde a vítima foi encontrada ou onde se presuma que ela esteve antes da morte.

Nesses locais, recomenda-se a coleta de sangue, pelos, fibras e ainda a preservação e coleta de moldes das marcas de calçados, de veículos ou de qualquer outra impressão que tenha caráter probatório. Deve-se também procurar nesses locais a presença de projéteis e cartuchos de arma de fogo, além das possíveis impressões digitais.

Tudo isso tem como projeto a identidade das pessoas que se encontravam no local dos fatos, seus atos e até a circulação da vítima e de seus agressores. São procedimentos mínimos possíveis de serem realizados sem meios sofisticados e em qualquer localidade. Devem tomar-se fotografias em cor, pois podem se mostrar com mais detalhes. Essas fotos devem ser dos locais internos e externos, do cadáver e de todas provas físicas.

É importante que a perícia criminalística apresente um relatório do conjunto dos eventos, tenha uma visão entre os atiradores e vítimas e as lesões observadas como contribuição à confirmação ou não de uma morte por execução sumária.

2. *O número de tiros.* As mortes por execução sumária, em sua quase totalidade, são produzidas por arma de fogo e suas vítimas executadas com elevado número de disparos por vítima, em uma média de cinco a seis, em geral com armas diversas e de calibres diferentes.

3. *As regiões atingidas.* Sempre em tais tipos de morte as regiões eleitas para os disparos são a cabeça e outras regiões mortais como a precordial ("tiro de misericórdia" [*coup de grâce*] ou "tiro de conferência"). Outra forma de lesão que deve ser bem pesquisada é a encontrada nos braços e mãos conhecidas como "lesões de defesa". Estas devem ser descritas com todas as suas características e, quando se tratar de lesões produzidas por projéteis de arma de fogo, a descrição deve ser a mais detalhada possível no sentido de facultar a identificação dos ferimentos de entrada e saída, a distância dos disparos e a sua angulação.

4. *O trajeto dos projéteis.* É um dado muito importante, pois pode permitir avaliar como se encontravam a vítima e o seu autor ou seus autores no momento dos tiros. A determinação do trajeto de um projétil de arma de fogo, com aproximado grau de certeza, é feita a partir de pontos fixos e corretamente estabelecidos. Quando o tiro é transfixante, teoricamente o tra-

jeto seria uma linha reta ligando o ferimento de entrada ao ferimento de saída. Estabelecendo-se com rigor os ferimentos de entrada e saída e utilizando o exame interno para rastrear o projétil, pode-se concluir se seu trajeto foi em linha reta, de cima para baixo, de baixo para cima, da esquerda para a direita, da direita para a esquerda, de diante para trás ou de trás para diante, inclusive determinando-se o ângulo de abertura desse trajeto com o plano horizontal do corpo.

A direção tomada pela bala em seu trajeto e as circunstâncias em que se deu o fato podem permitir avaliar se a vítima estava em pé, sentada, de joelhos ou deitada em posição dorsal ou ventral na hora em que foi atingida, o que é explicado pela angulação mais ou menos acentuada do trajeto da bala quando penetra no corpo da vítima.

5. *A distância dos tiros.* É também um dos elementos de muita importância no estudo pericial da execução sumária, tendo em conta que na maioria desses casos o tiro é dado a curta distância. Suas características dos ferimentos de entrada por bala são: forma arredondada ou ovalar, orla de escoriação, bordas invertidas, halo de enxugo, halo de tatuagem, orla de esfumaçamento, aréola equimótica, zona de compressão de gases e zona de queimadura (quando apresenta esta última característica chama-se *à queima-roupa*).

6. *O calibre das armas.* Outro fato muito comum nas mortes por execução sumária é a participação de muitos agentes e a multiplicidade de armas de modelos e calibres diferentes. Esse estudo será feito pelos setores de criminalística ligados à balística forense.

7. *A autenticidade do projétil.* O estudo comparativo do projétil com a arma suspeita é de indispensável valia para se determinar a arma que disparou. No entanto, é necessário saber se aquele projétil mandado a exame de fato penetrou no corpo da vítima. Para tanto não se pode dispensar a pesquisa de microvestígios orgânicos encontrados no projétil examinado.

Ao penetrar na intimidade dos tecidos, o projétil leva consigo inúmeras micropartículas orgânicas capazes de permitir o diagnóstico dessas estruturas permeadas, como fragmentos de pele, ossos, músculos e de vísceras e sangue. Tais estruturas podem ser identificadas pelos diversos processos histológicos e pelos reagentes conhecidos. Atualmente com as técnicas em DNA avançou-se muito na questão da intimidade da vítima com o projétil.

Recomendamos para esse fim retirar com muita delicadeza a matéria orgânica do projétil que se alojou ou transpassou o corpo e colocar esse material dentro de um recipiente contendo pequena quantidade de *soro fisiológico*, ou, retirando-se pequenos fragmentos do material existente no projétil, esmagá-lo suavemente entre duas lâminas, e depois enviá-las ao laboratório para a devida preparação e leitura.

8. *As lesões tegumentares.* Deve merecer atenção a presença ou ausência de outras lesões tegumentares na vítima no sentido de afirmar ou negar a possibilidade de confronto corporal.

9. *As lesões imobilizadoras.* A presença de uma lesão imobilizadora na vítima, como uma fratura exposta da perna, pode permitir a hipótese de que ela estava imobilizada a partir daí, vindo depois o chamado tiro ou tiros fatais. Pode-se admitir, a partir do trajeto dos outros projéteis, que o "tiro de misericórdia" ou "tiro de conferência" foi dado com a vítima imobilizada ao chão. Assim, o conjunto de lesões externas e internas estudado no cadáver da vítima pode facultar o entendimento de que houve ou não uma sequência de atitudes que possibilitariam a imobilização da vítima até a deflagração do tiro letal.

10. *A ausência de indicadores de condutas defensivas da vítima.* Como as vítimas são tomadas de surpresa ou intimida-

das a não reagir, as lesões chamadas "de defesa" (mãos e antebraços) geralmente não são encontradas, pois elas não esboçam resistência.

11. *O sequenciamento dos tiros*. Mesmo sendo uma tarefa muito difícil e às vezes até temerária, se a sequência dos tiros for possível de avaliar, esse elemento tem um significado muito especial no entendimento da dinâmica utilizada na execução arbitrária.

12. *A posição da vítima*. A determinação da posição da vítima, principalmente quando alvejada no chamado "tiro de misericórdia" ou "de conferência", é muito importante para um diagnóstico mais apurado de execução sumária. Em geral ela já está caída e as regiões mais atingidas são a parte posterior da cabeça e as laterais da face.

13. *A contenção da vítima*. Não é raro se encontrar vítimas amarradas ou até algemadas, com o corpo imobilizado por cordas ou fitas adesivas e a boca coberta por fita adesiva ou pedaços de tecido.

14. *Os sinais de tortura*. É muito comum se encontrar no corpo das vítimas as mais variadas lesões sugestivas de tortura, como escoriações, equimoses, hematomas, ferimentos contusos, marcas elétricas, queimaduras, fraturas dos ossos das mãos, dos braços e das pernas, entre outras.

15. *As medidas para dificultar a identificação da vítima*. Também é comum se encontrar vítimas total ou parcialmente carbonizadas como forma de ocultar os vestígios do crime e, mais comumente, para impossibilitar sua identificação.

▼ Respostas aos quesitos do laudo

Acatando as sugestões do Grupo de Trabalho "Tortura e Perícia Forense", criado pela Secretaria Especial dos Direitos Humanos da Presidência da República, adaptando o *Protocolo de Istambul* à nossa realidade para o "Protocolo Brasileiro de Perícia Forense no Crime de Tortura", apresentamos os quesitos que devem ser acrescentados no laudo de exame cadavérico quando há suspeitas de execução sumária, nos seguintes termos:

1. Há achados médico-legais que caracterizem a prática de tortura física ou de outro meio cruel, desumano ou degradante?

2. Há achados médico-legais que caracterizem execução sumária?

3. Há evidências médico-legais que sejam indicadoras ou sugestivas de ocorrência de tortura, meio cruel, desumano ou degradante e de execução sumária contra o examinado que, no entanto, poderiam excepcionalmente ser produzidos por outra causa?

Esse último quesito, quando afirmativo, deixa claro que o perito apenas está afirmando que existem evidências sugestivas e indicadoras de tortura, meio cruel, desumano ou degradante e de execução sumária, o que pode possibilitar ao juiz, com a existência de outras provas, tirar suas conclusões.

▼ Meio insidioso ou cruel

Quando se trata de circunstâncias que agravam a pena, aponta-se como qualificador o fato de o agente ter cometido o crime "com emprego de veneno, fogo, explosivo, asfixia, tortura ou outro meio insidioso ou cruel, ou de que pode resultar perigo comum".

No que diz respeito à resposta ao quesito relacionado com tais circunstâncias, deve o perito, nos casos positivos, respondê-lo de forma afirmativa e especificada, registrando na descrição do laudo de forma bem clara as razões de tal confirmação.

Como *meio insidioso* entende-se aquele caracterizado pela forma de dissimulação capaz de encobrir a prática criminosa ou impedir a defesa da vítima. A execução sumária é um exemplo típico desse procedimento. *Meio cruel* é aquele em que o autor se utiliza para provocar intenso sofrimento físico ou psíquico da vítima e depois, em certos casos, sua morte.

▼ Protocolo de necropsia em caso de morte suspeita de execução sumária

Hoje quase todas as perícias, por mais simples que possam parecer, são realizadas seguindo-se um modelo de critérios chamado de *protocolo*, com o qual se direciona o cumprimento de normas, regras e determinações técnicas a serem seguidas pelos peritos médicos legistas. E muito mais se exige quando a perícia envolve casos de crime de tortura ou de execução arbitrária. Sempre que possível, diante desses casos, a perícia deve ser realizada por peritos experientes em tais circunstâncias e em condições de seguirem um protocolo mínimo capaz de assegurar uma perícia sistemática no sentido de possibilitar uma ideia precisa do fato que se quer apurar.

▶ **Recomendações das Nações Unidas** (*Manual de Prevenção e Investigação das Execuções Extralegais, Arbitrárias e Sumárias*). Além do que é de praxe em todas as necropsias médico-legais, recomenda-se ainda:

1. Proteger, analisar e encaminhar as vestes para os devidos exames em laboratório sob custódia de pessoa responsável.

2. Colocar o cadáver em sacos apropriados.

3. Documentar os meios utilizados na identificação da vítima.

4. Proteger as mãos da vítima com sacos de papel ou plástico, anotar a hora do início e do término da perícia e fotografar o cadáver ainda vestido; as lesões antigas e recentes e a sequência da necropsia, com uma câmera profissional e de boa qualidade, em cores, assim como fotografar a sequência do exame interno e externo, tendo o cuidado de usar escalas, número e nomes para identificação do caso.

5. Guardar o cadáver em lugar refrigerado para evitar alterações e possíveis comprometimentos das provas.

6. Valorizar o exame externo do cadáver, o que, em muitos casos, é a parte mais importante como nos casos de tortura ou maus-tratos. A descrição das lesões violentas deve ser minuciosa e registrada em fotos e esquemas. O mesmo se diga quanto a valorização da temperatura, do estado de preservação, da rigidez e dos livores cadavéricos para avaliação do tempo aproximado de morte.

7. Se o morto esteve internado antes da morte, solicitar os dados de registros relativos à admissão, evolução, medicação, ao seu tratamento, exames radiológicos e laboratoriais complementares e *causa mortis*.

8. Descrever em detalhes os projéteis de arma de fogo quanto a forma, direção, trajeto, inclinação e distância de tiro e, se possível, estabelecer a determinação da ordem dos ferimentos.

9. Examinar com cuidado a cabeça e a parte externa do couro cabeludo, levando em conta a possibilidade de ocultação de lesões pelos cabelos.

10. Examinar bem a face com destaque para os olhos, nariz e ouvidos, assim como o pescoço interna e externamente em todos seus aspectos.

11. Examinar os genitais e, em casos suspeitos de violência sexual, examinar todos os orifícios, recolher pelos pubianos, secreção vaginal e anal para exames em laboratório.

12. Trocar o maior número de informações com a criminalística.

13. Recolher insetos presentes em cadáveres encontrados após algum tempo de morte para estudo entomológico forense.

14. Acondicionar os projéteis encontrados no local de morte e retirados do cadáver assegurando-lhes da melhor forma a sua inviolabilidade.

15. Documentar e radiografar toda lesão do sistema ósseo, especialmente as fraturas dos dedos das mãos e pés, antes de colocar o cadáver no saco apropriado.

16. Extrair amostras de tecido no trajeto da ferida e microvestígios biológicos de projéteis para exame microscópico.

17. Recolher amostras de vísceras para exame toxicológico e guardar parte das amostras para possível reexame. Recolher amostras de sangue de pelo menos 50 mℓ de um vaso subclávio ou femoral.

18. Utilizar todos os meios possíveis e necessários para a identificação da vítima.

19. Examinar as extremidades dos braços e das pernas em procura das chamadas "lesões de defesa" e das lesões produzidas por tortura nos pés, nas mãos, nos joelhos e na parte posterior das pernas.

20. Realizar incisões ao longo das regiões dorsais, lombares e nádegas na procura de lesões profundas.

21. Examinar cuidadosamente, no exame interno, a face profunda do pescoço, o encéfalo e os órgãos toracoabdominais, além das fraturas que possam existir, não se esquecendo de retirar as vísceras mais importantes para os exames histopatológicos e toxicológico e alguns fluidos, como sangue, urina e bile para o exame toxicológico. Guardar o conteúdo do estômago.

22. Examinar com cuidado a coluna na procura da existência de fraturas, deslocamento e compressão de vértebra.

NECROPSIA EM CASOS DE MORTE SOB CUSTÓDIA

Todos os casos de morte de pessoas que se encontram detidas em delegacias, prisões, hospícios ou manicômios judiciários, ou seja, as que morrem em ambientes de privação da liberdade, merecem uma atitude enérgica do poder público e um tratamento especial por parte da perícia médico-legal em face da garantia que a sociedade tem de que a autoridade agiu de forma correta. Também devem ser incluídas nesse estudo as mortes que se verificam durante a detenção ou durante as transferências dos detidos para hospitais ou para outras instituições de custódia.

Muitos são os países que se manifestam legalmente de forma expressa pela prática obrigatória da necropsia médico-legal em todos os indivíduos cuja morte esteja relacionada com a custódia judicial, inclusive aqueles que sofreram de aparente causa natural e mesmo naqueles que a morte não se verifique em locais de detenção.

Tal posição é a que se espera de todo governo democrático que tem políticas claras de direitos humanos e prima pela manutenção de um estado de direito. Esse e outros cuidados contribuirão com certeza para uma série de informações que servirão para evitar que outras mortes venham acontecer em mesmas circunstâncias.

Isso também deve influenciar a comunidade científica médico-legal no sentido de elaborar programas de formação de equipes capacitadas a diagnosticar com precisão e responder às indagações a respeito das mortes de indivíduos enclausurados.

Dessa forma, todas as mortes ocorridas em tais instituições, notadamente de indivíduos que faleceram sem assistência médica, no curso de um processo clínico de evolução atípica ou de morte súbita ou inesperada, devem ser consideradas, *a priori*, como "mortes de causa suspeita" e, portanto, sujeitas à apreciação médico-legal. Com certeza essas mortes, especialmente quando súbitas, além de motivarem muita especulação são as de maior complexidade na determinação da causa médica e do mecanismo da morte.

Além da possibilidade de morte por tortura ou por outro meio insidioso ou cruel, pode-se verificar a morte por execução sumária, arbitrária ou extralegal. Com certeza essa é a forma mais violenta e progressiva de agressão aos direitos humanos praticada hoje em nosso país.

Hoje não se admite mais práticas periciais feitas de forma aleatória e displicente, mas sempre através de um modelo que dê a certeza de que todas as fases da perícia foram feitas de maneira completa e ordenada. Vem-se observando sérias divergências na forma de conduzir essa perícia e que a existência de um protocolo em muito iria contribuir nessa área legispericial. Nesse tipo de avaliação pericial sente-se também a necessidade de contar com normas internacionais como resultado prático para suas conclusões e trocas de experiências.

Essas perícias terão como finalidade reunir o maior número de informações que sejam capazes de fornecer a identificação do morto, a determinação precisa da *causa mortis* e da causa jurídica da morte, o tempo aproximado de morte e a descrição e os aspectos característicos de cada lesão encontrada.

Considerar também o respeito à "cadeia de custódia" das evidências levando em conta que a conduta de proteção dos elementos da prova (documento escrito no qual se registram os movimentos e ações sobre amostras), é da maior importância na investigação da morte sob custódia.

▼ Conceito de morte sob custódia

Morte que ocorre em pessoas privadas de liberdade e sobre a qual se pode aventar uma situação de morte violenta.

A morte inesperada de indivíduos que se encontram sob a proteção ou os cuidados da administração judiciária frequentemente provoca suspeita na família e na própria sociedade por se tratar de uma morte violenta e por levarmos em consideração o conceito que gozam certas instituições de custódia em nosso país em face da prática abusiva da força e dos meios desproporcionais.

Espera-se que, pelo menos como questão de fato, todas estas mortes tenham obrigatoriamente uma investigação criminal e se inicie com a competente necropsia.

Dentro desse conceito devem ser incluídos:

- os que morrem durante a detenção ou em transferência para instituições prisionais ou por necessidade médica ou processual
- os que morrem em delegacias e centros de custódia ou em tentativas de fuga
- os que morrem em estabelecimentos de recuperação de menores
- os que morrem internos involuntariamente em estabelecimentos psiquiátricos
- os que morrem em manicômios judiciários.

▼ Necropsia em casos de morte sob custódia por tortura ou por outro meio cruel

Ver em *Tortura* no *Capítulo 4*.

Mortes relacionadas com álcool e drogas

Não são raras as mortes verificadas durante ou logo após (4 a 6 h) a detenção de indivíduos sob efeito de drogas (cocaína e anfetaminas) e bebidas alcoólicas. Um dos motivos apontados é a produção de catecolaminas liberadas após o estresse ou o enfrentamento físico que se juntam à ação daquelas substâncias estimulantes, além da diminuição do nível sanguíneo de potássio produzindo as arritmias e a morte.

A *psicose tóxica* ou *síndrome confusional aguda* ou *delírio agitado* é uma das causas mais comuns de morte nas primeiras horas de detenção de indivíduos drogados. É uma situação de urgência neurológica que impõe internamento e tratamento hospitalar. Esses pacientes podem também desenvolver a *coagulação intravascular disseminada*.

Antes de morrer eles apresentam comportamento estranho, violento e paranoico, além de desorientação de tempo e espaço, alteração da memória, alucinações e crise de pânico.

Na necropsia verifica-se a temperatura do corpo muito elevada e persistente por muitas horas, o coração quase sempre aumentado de peso e volume. Podem-se comprovar alterações neuroquímicas do cérebro através dos receptores de *dopamina* e de *opiáceos*, pesquisa que deve ser feita antes de 12 h após morte.

Respostas aos quesitos do laudo

Ver em *Tortura* no *Capítulo 4*.

Protocolo

Entende-se que toda morte ocorrida em delegacias, presídios e órgãos congêneres é de "causa suspeita" e por isso está sujeita a necropsia.

O ideal seria que nos casos de morte sob custódia policial ou judicial suspeita de tortura ou execução sumária a perícia fosse realizada por peritos especificamente preparados para exames nessas circunstâncias e capazes de seguir um protocolo mínimo para assegurar uma perícia sistemática, no sentido de facultar uma ideia positiva ou negativa em torno do fato que se quer apurar.

Como toda morte de causa controvertida necessita de esclarecimentos, exige que os exames sejam realizados de forma minuciosa. A finalidade de uma perícia feita para tais fins é reunir o maior número de informações para assegurar a identificação do morto, a determinação precisa da *causa mortis* e da causa jurídica da morte e a descrição e caracterização das lesões violentas.

Ver em *Tortura* no *Capítulo 4*.

Conclusão

Diante do exposto, seria interessante que fossem consideradas as seguintes medidas:

- considerar como morte de causa suspeita toda aquela que ocorre em pessoas sob custódia policial ou judiciária e sobre a qual se pode aventar uma situação de morte violenta
- recomendar que tais mortes tenham obrigatoriamente uma investigação criminal e que se inicie com a competente necropsia
- criação de um registro nacional de morte sob custódia para se ter a extensão e acompanhar sua incidência, causas e circunstâncias
- incentivar os órgãos de direitos humanos, governamentais ou não governamentais, no sentido de incluírem em seus programas e projetos o tema "morte sob custódia"
- estimular a capacitação de médicos-legistas e peritos criminais no sentido de aperfeiçoarem seus conhecimentos diante de tais óbitos.

VIRTOPSIA

Essa é a denominação que se vem dando para um conjunto de técnicas avançadas de imagens utilizadas como substituição à necropsia tradicional, através do uso principalmente da ultrassonografia, da tomografia computadorizada e da ressonância magnética, ou seja, uma necropsia virtual sem a necessidade de abrir o cadáver.

Sendo assim, o que se propõe com essa nova técnica é substituir a necropsia com abertura do cadáver por um sistema eminentemente virtual, daí também ser chamada de necropsia ou autopsia virtual. Na verdade, esse método consiste senão na elaboração de um mapa interno do cadáver através de imagens.

É claro que tal metodologia, além das dificuldades de sua utilização em decorrência do alto custo, encontra ainda procedentes críticas sobre os aspectos das discutíveis vantagens que ela poderia trazer em relação à necropsia convencional.

Por outro lado, todos sabem que o uso da ressonância magnética e da tomografia computadorizada não é nenhuma novidade como meio complementar de diagnóstico nas necropsias e demais perícias médico-legais. O que se discute agora é se ela seria capaz de substituir a necropsia tradicional.

O fato é que ninguém pode desconhecer o que tem sido nesses últimos tempos a contribuição da visão de imagens em três dimensões com a ajuda das ondas de radiofrequência quando submetidas ao afeito de um campo magnético (*ressonância magnética*) ou a realização de várias radiografias tomadas através de diversos ângulos de uma região (*tomografia axial computadorizada*), principalmente para os diagnósticos de certas lesões. Sendo assim, acreditamos que a virtopsia ou o uso de metodologia de caráter virtual continuarão sendo importantes meios complementares indispensáveis tanto no exame do vivo como do morto, mas sem as condições necessárias para substituir a necropsia tradicional.

Até admitimos que essa contribuição será cada vez maior, como no estudo do rastreamento do projétil em seu trajeto, a sobreposição de imagens em técnicas de identificação ou, quem sabe, no futuro se venha com sua ajuda e da histoquímica obter resultados mais confiáveis nas questões do tempo aproximado de morte. Todavia, os argumentos de que o uso dessas técnicas de imagens teria as vantagens de não alterar ou destruir as estruturas anatômicas, facilitando novos exames, ou facilitar a questão da não aceitação da necropsia convencional por motivos religiosos ou sentimentais são de pouca sustentação científica, ou seja, um procedimento que seria realizado de forma não invasiva e não destrutiva.

A verdade é que os meios utilizados na virtopsia não substituem a visão humana direta sobre as estruturas e em muitas situações não dão a ideia precisa nem de conjunto de certas lesões quando muitas de suas características escapariam de uma análise mais procedente, como tonalidade, consistência e suas relações com outras estruturas, além da falta do diagnóstico definitivo que somente se pode ter, na maioria das vezes, através de uma análise microscópica. Ainda mais o fato de tal tecnologia não obter imagens reais do interior do corpo, mas tão só arquivos informativos que contêm parte de dados capazes de reconstituir uma determinada região anatômica, destacando sua morfologia, densidade e dimensões.

40. Exumação: Finalidade e técnica. Modelo de um auto de exumação e reconhecimento.
Necropsia pós-exumação.

EXUMAÇÃO

O Código de Processo Penal, em seu artigo 163, diz: "Em caso de exumação para exame cadavérico, a autoridade providenciará para que, em dia e hora previamente marcados, se realize a diligência, da qual se lavrará autocircunstanciado. Parágrafo único. O administrador de cemitério público ou particular indicará o lugar da sepultura, sob pena de desobediência. No caso de recusa ou de falta de quem indique a sepultura, ou de encontrar-se o cadáver em lugar não destinado a inumações, a autoridade procederá às pesquisas necessárias, o que tudo constará do auto."

A exumação é a mais árdua e repulsiva das perícias médico-legais. Por isso, sua solicitação é sempre feita em caráter especial, sendo executada somente por sérias e imperiosas razões.

Consiste no desenterramento do cadáver e tem como finalidade atender aos reclamos da Justiça na averiguação de uma exata causa de morte passada despercebida, no esclarecimento de um detalhe, em uma identificação, em uma grave contradição ou na confirmação de um diagnóstico. Pode ainda atender às necessidades sanitárias ou servir para transladação do corpo.

Qualquer que seja o tempo de morte, há sempre condições de surpreender alguns fatos de interesse policial-judiciário em uma perícia pós-exumática. Por mais avançado que esteja o estado de decomposição, sempre é possível em um exame cuidadoso chegar-se a algumas evidências bem significativas.

Às vezes, mesmo tendo sido o corpo inumado há bastante tempo, seu estado de conservação é bom. Outras vezes, o processo transformativo já se encontra na fase de esqueletização.

É preciso ter muito cuidado na interpretação de certas alterações encontradas no cadáver, pois estas podem levar a erro, em razão das mais diversas modificações produzidas pelos fenômenos transformativos. Muitos dos sinais traumáticos desaparecem rapidamente, e surgem outros que simulam efeitos de violência, quando, na realidade, nada mais representam senão alterações do processo de decomposição.

Lacassagne recomendava ao perito certo cuidado, a fim de evitar possíveis erros de interpretação: não se deixar influenciar por ideias preconcebidas, teorias precipitadas e excesso de imaginação, lembrando ao mesmo tempo que os casos mais simples em aparência podem ser ou tornar-se os mais complicados. Portanto, toda atenção e prudência nunca serão demais.

O primeiro cuidado, após a solicitação do exame, é cientificar a administração do cemitério quanto à hora e data da realização do exame. Em seguida, fazer convidar a autoridade policial, familiares do morto e testemunhas que estiveram presentes no enterramento, a fim de se efetuar o auto de identificação da cova.

Certificado o local do sepultamento, deve o perito começar a ditar ao escrivão de Polícia todos os detalhes, inclusive com documentação fotográfica sequenciada, no sentido de ficar perfeitamente identificado o morto.

Depois de aberto o ataúde e certificar-se tratar verdadeiramente do cadáver a que se propõe a perícia exigida, procede-se ao exame com a mesma técnica do exame cadavérico, não se esquecendo de descrever, com detalhes, a sepultura, as características do caixão e das vestes, o aspecto do cadáver e o grau de putrefação. É aconselhável recolher um pouco da terra que se encontra sob o caixão e fragmentos dos forros interno e externo deste, bem como retalhos de roupa do morto.

MODELO DE UM AUTO DE EXUMAÇÃO E RECONHECIMENTO

A seguir, transcreveremos um modelo de auto que pode tornar-se útil aos médicos que, eventualmente, venham a proceder a tal exame.

▼ Auto de exumação e reconhecimento

Aos 6 dias do mês de outubro de mil novecentos e setenta e três, na cidade de Campina Grande, na 1ª Delegacia de Polícia, onde se encontrava o Ten. Cel. Joaquim Sinfrônio da Silva, titular da Especializada, e o escrivão José To-Kaipp, às 9 h, presentes os peritos Genival Veloso de França e José de Anchieta Antas, médicos-legistas do Departamento de Polícia Técnica da Paraíba, bem como o auxiliar de necropsia Francisco de Assis da Silva e o fotógrafo Pedro Anísio de Jesus, viajaram dali para a cidade de Alagoa Nova, também deste Estado, onde, no cemitério da municipalidade, o Ten. Francisco Braz de Oliveira, Delegado de Polícia daquela cidade, determinou que o administrador do cemitério, Sr. Severino Gonçalves de Almeida, indicasse a sepultura de SEVERINO RICARDO DA SILVA. Cumprindo a determinação, o administrador indicou a sepultura da ala direita, segunda fila, o que foi confirmado pelo Sr. Luiz Ricardo da Silva, pai do morto, e pelos filhos do indigitado, Ozanam e Ozanete Ricardo da Silva e, finalmente, pela viúva, Sra. Dalva Ana da Silva. Em consequência, mandou a autoridade que se procedesse à exumação do cadáver que encontrasse, a fim de ser examinado, o que efetivamente se fez; sendo removida a terra até que ficasse descoberto um caixão de cor roxa, de madeira, sendo este colocado na superfície da terra, bem próximo à sepultura, o qual foi reconhecido pelas testemunhas. Aberto o caixão, encontrou-se o cadáver de um homem de estatura mediana, em avançado estado de putrefação e envolto em uma mortalha preta, modelo franciscano. Como nada mais havia a ser tratado, encerrou-se o presente auto de exumação e reconhecimento, que, depois de lido e achado conforme, vai assinado pelos Peritos, pelo Escrivão e pelas testemunhas.

Perito ....
Perito ....
Escrivão ....
Testemunhas ....

NECROPSIA PÓS-EXUMAÇÃO

Depois de exumado o cadáver – ou o que resta dele –, procede-se ao exame com a mesma técnica do exame cadavérico, tendo-se o cuidado de descrever, com detalhes, as vestes, o grau de decomposição e aquilo a que especificamente se propõe a perícia solicitada. Deve-se utilizar a fotografia e, quando necessário, os raios X. É também aconselhável recolher um pouco de terra que se encontra sobre o caixão e fragmentos do pano externo e interno deste, bem como retalhos de roupa do morto, principalmente quando há suspeita de morte por envenenamento.

O exame interno deve ser completo – mesmo no que resta do cadáver –, tendo-se o cuidado de distinguir com clareza os achados patológicos e traumáticos das modificações *post mortem*. Em determinados casos, o exame histopatológico de alguns órgãos e tecidos pode ser realizado, assim como todos os recursos da pesquisa toxicológica e bacteriológica (Figura 17.31).

Uma prática que deve ser totalmente desaconselhada é a aplicação de substâncias desinfetantes ou desodorantes sobre o cadáver ou sobre a mesa de necropsia. O odor é perfeitamente suportável, notadamente quando a perícia é realizada a céu aberto ou em locais bem arejados.

Terminada a perícia, o corpo – ou o que dele resta – deve voltar à sepultura, cabendo aos peritos fazer o relatório idêntico aos moldes do exame de necropsia, ressaltando, evidentemente, as maiores ou menores alterações que tenha sofrido o cadáver pelo processo transformativo da morte. Ter em conta que muitos são os vestígios que podem ser encontrados em

uma perícia dessa natureza, mesmo que a inumação tenha-se realizado há algum tempo: as hemorragias deixam uma mancha parda por muito tempo; a gravidez pode ser reconhecida pelo volume do útero ou pelos fragmentos do esqueleto fetal; os tecidos cicatriciais resistem mais e os ferimentos resistem pouco; os processos infecciosos permanecem por algum tempo; e as fraturas ou lesões ósseas são praticamente inalteráveis.

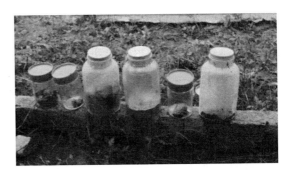

Figura 17.31 Retirada de material para exames.

41. Embalsamamento: Técnicas. Processos. Ata.

EMBALSAMAMENTO

A prática mais simples de conservação artificial e permanente do cadáver foi usada pelos incas, egípcios, gregos e romanos, constituindo-se em lavagens e fricções com substâncias aromáticas ou balsâmicas. Daí seu nome – *embalsamamento*.

Com a necessidade de se preservar o cadáver da putrefação e de conservá-lo por algum tempo, estão sendo utilizadas cada vez mais novas técnicas, a fim de atender a algumas exigências, inclusive de ordem sentimental ou cerimonial.

O Parecer CFM nº 13/10 diz: "A legislação sanitária brasileira vigente prevê a conservação de restos mortais humanos somente através de duas formas: embalsamamento (total e permanente) e formolização (temporária), atos que só poderão ser realizados por profissional médico ou sob sua supervisão direta e responsabilidade, cuja ata será por ele subscrita, em laboratório apropriado com responsável técnico médico."

Na verdade, a utilização de métodos e técnicas no sentido de conservar o corpo humano inanimado, por meio de procedimentos como a formolização ou o embalsamamento, não pode deixar de constituir um ato da exclusiva competência médica, pois inúmeros são os interesses e os requisitos de ordem sanitária em tal processo.

Por outro lado, além do diagnóstico e do conhecimento da causa da morte, exige-se o domínio sobre a anatomia humana e o uso dos líquidos que são administrados nessa prática. Tanto é assim que se necessita da autorização da autoridade sanitária estadual para que se execute a conserva do corpo e, com isso, seja ultrapassado o prazo das 36 h para a inumação, fundado nos múltiplos interesses de ordem pública e sanitária. Some-se a isso a necessidade do preenchimento de uma ata de embalsamamento de cadáveres, na qual devem constar as assinaturas da autoridade sanitária, da autoridade

policial (nos casos de morte violenta), do médico que atestou o óbito, do médico embalsamador e de um representante da família do morto.

Da mesma maneira pensa Alcântara (*in Perícia Médica Judicial*, 2ª edição, Rio de Janeiro: Editora Forense, 2011, pp. 340-344). Na legislação comparada, a Ordem do Ministério do Governo da Espanha, de 2 de dezembro de 1945, em seu artigo 3º, em que se lê: "a prática do embalsamamento exclusivamente por médico no exercício legal da profissão."

Tudo isso porque as técnicas de conservação do corpo humano não têm como proposta apenas a introdução de líquidos conservadores nos vasos do cadáver, mas impedir o avanço dos fenômenos cadavéricos transformadores, preparar o corpo para seu transporte além das fronteiras do local do óbito, seja por via respiratória, terrestre, marítima ou fluvial, de acordo com os regulamentos sanitários nacionais e internacionais. Há nisso tudo muitos cuidados que só médicos podem ter, como ensina Fávero, os quais vão desde o diagnóstico de morte até a escolha do melhor método, levando em conta as circunstâncias da morte e o estado do cadáver (*in Medicina Legal*, 2º vol., 4ª edição, São Paulo: Livraria Martins Editora, 1951).

▼ Técnicas

Nos dias de hoje, o embalsamamento consiste, de uma maneira geral, em introduzir nos vasos do cadáver líquidos desinfetantes, conservadores e de alto poder germicida. São importantes antes de proceder-se a essa prática: primeiro, o consentimento das autoridades policial e sanitária; segundo, o diagnóstico insofismável da causa da morte.

Depois de resolvidas estas questões, o médico e seus auxiliares usarão o processo de sua conveniência, tanto na utilização dos líquidos como na técnica de sua escolha.

Deve-se dispor do seguinte instrumental: irrigador de 5 ℓ de capacidade, munido de um tubo de borracha de 2,5 m de comprimento e de cânula fina e reta de ebonite ou plástico; bisturis, afastadores, agulhas e porta-agulhas, pinças "dentes de rato", tentacânula, tesoura; fio de algodão ou de seda nº 2.

O cadáver é colocado em decúbito dorsal e usa-se uma das seguintes técnicas: (1) através do bordo anterior do músculo esternocleidomastóideo direito, abre-se, com bisturi, uma incisão longa, seguindo esse bordo no limite inferior do músculo. Atravessam-se a pele, a tela subcutânea e a aponeurose cervical superficial, a qual se desdobra, envolvendo o músculo esternocleidomastóideo. Cai-se no plano de clivagem entre esse músculo e os infra-hióideos, afastando para a esquerda a laringe e deixando descoberto o feixe vasculonervoso do pescoço.

A veia jugular interna é lateral, a artéria carótida comum é medial e o nervo vago situa-se entre os dois vasos. Isola-se a artéria carótida comum e passa-se um fio duplo no limite superior da porção isolada da artéria, outro fio duplo no limite inferior e, ainda, um fio simples na parte média. Liga-se a artéria no limite superior com o fio duplo e abre-se, com o bisturi, uma incisão longitudinal. Nessa abertura, coloca-se uma cânula dirigida para o tórax. Com o fio simples da parte mediana, fixa-se a artéria na cânula. O depósito do irrigador é colocado à altura de 2 m e o líquido começa a descer por gravidade. Terminada essa manobra, liga-se a artéria, no seu limite inferior, com o fio duplo, deixado desde o início na parte mais baixa. Recompõem-se os planos, usando mais algum acessório da preferência do embalsamador; (2) usa-se da mesma técnica, na face medial da coxa, à procura da artéria femoral.

▼ Processos de embalsamamento

Um dos processos ainda usados, embora com alguns inconvenientes, é o que foi idealizado pelo Instituto Anatômico de Waldeyer, em Berlim, que consistia em introduzir, nos vasos do morto, quantidade suficiente de aldeído fórmico a 10 por cento. Daí em diante, vários são os processos utilizados:

▪ Processo espanhol

Foi muito usado em São Paulo e tem como fundamento a ação conservadora a partir do desprendimento de gases. Duas são as fórmulas usadas:

1. Serragem ....5.000 g
Carvão vegetal
Permanganato de potássio
Naftalina   ãã 500 g
Cânfora
(pulverizar bem a cânfora e a naftalina)
2. Timol
Formol a 40 por cento
Álcool   ãã 625 g
Ácido benzoico
(pulverizar bem o ácido benzoico e o timol)

▪ Processo de Pais Leme

Água .... 600 mℓ
Glicerina .... 400 mℓ
Formol .... 1.000 mℓ
Acetato de sódio .... 100 mℓ

▪ Processo de Lastrowsky

Glicerina .... 1.000 mℓ
Ácido fênico .... 250 g
Cloreto de zinco .... 500 g

Bicloreto de mercúrio .... 250 g
Álcool absoluto .... 3.000 mℓ

▪ Processo de Tanner de Abreu

Água .... 1.000 mℓ
Glicerina bruta fervida .... 1.000 mℓ
Formol .... 1.000 mℓ

▪ Processo do IML do Rio de Janeiro

Este processo é o mais recomendado pelos resultados obtidos e pela simplicidade da técnica:

Formol a 40 por cento ....3.000 mℓ
Álcool absoluto ....2.000 mℓ
Glicerina ....1.000 mℓ
Ácido fênico .... 100 mℓ
Tintura de cravo .... 2 mℓ
Mercurocromo ....gotas suficientes para corar

---

ATA DO EMBALSAMAMENTO DO CADÁVER

Aos 3 dias do mês de fevereiro de 1977, pelas 9 h, na Seção de Necropsia do Departamento de Polícia Técnica da Paraíba, situado na Praça 2 de Novembro s/nº, os Drs. ABS e ML, auxiliados pelos técnicos JMS e FRL, a pedido do Sr. HTR, esposo da falecida, e com autorização policial e sanitária, que subscrevem esta ata, juntamente com o representante da família e testemunhas, foi realizado o embalsamamento do cadáver da Sra. LSR, brasileira, casada, branca, paraibana, 55 anos de idade, residente na rua A, nº X, e que havia falecido no Hospital Santa Isabel, desta cidade, às 04 h do dia dois do mês de fevereiro do corrente ano, tendo sido seu atestado de óbito assinado pelo Dr. AAS, dando como causa mortis "coma", devido a "hiperglicemia", devido a "diabetes melitus", não havendo suspeita de morte violenta. Verificada a realidade da morte pelos sinais médico-legais clássicos e aguardado o prazo de seis horas, foram introduzidos, pela artéria carótida comum direita, 5 ℓ de solução aquosa de formol a 20 por cento, e injetados nas grandes cavidades, inclusive na craniana, mais 3 ℓ da mesma solução. Ligados os vasos e refeitos os planos por sutura cuidadosa, foi o corpo, depois de vestido, introduzido em uma urna de zinco, sobre uma camada de serragem de madeira com mistura de enxofre e ácido bórico. Dentro dessa urna foi colocado lacrado um frasco contendo amostra do líquido conservador e um saquinho de pano com óxido de cálcio. Com permissão da família, das autoridades competentes e na presença de testemunhas, a caixa metálica foi soldada e colocada na respectiva urna de madeira. Desta ata extraídas quatro vias, todas assinadas pelas pessoas acima, ficando uma com a família da falecida, outra com a autoridade sanitária, outra com a autoridade policial e a última nos arquivos do Departamento de Polícia Técnica da Paraíba.

João Pessoa, 3 de fevereiro de 1977.
Médico que atestou o óbito..
Médico embalsamador ....

RDC/ANVISA Nº 68, DE 10 DE OUTUBRO DE 2007

Dispõe sobre Controle e Fiscalização Sanitária do Translado de Restos Mortais Humanos

A Diretoria Colegiada da Agência Nacional de Vigilância Sanitária, no uso da atribuição que lhe confere o inciso IV do art. 11 do Regulamento aprovado pelo Decreto nº 3.029, de 16 de abril de 1999, e tendo em vista o disposto no inciso II e nos §§ 1º e 3º do art. 54 do Regimento Interno aprovado nos termos do Anexo I da Portaria nº 354 da ANVISA, de 11 de agosto de 2006, republicada no DOU de 21 de agosto de 2006, em reunião realizada em 18 de setembro de 2007, e considerando o disposto na Lei nº 8.080, de 19 de setembro de 1990, em seu inciso II, § 1º do art. 6º; considerando o disposto na Lei nº 9.782, de 26 de janeiro de 1999, que determina a regulamentação, o controle e a fiscalização dos produtos que envolvam risco à saúde pública; considerando a Lei nº 6.437, de 20 de agosto de 1977, que dispõe sobre as penalidades e sua aplicação em vigilância sanitária; considerando as diretrizes internacionais a respeito da Resolução XXIX da XVII Reunião do Comitê Regional da XVII Conferência Pan-Americana, da Organização Pan-Americana de Saúde – OPAS; considerando a especialidade da situação regulamentada, em função dos aspectos emocionais, religiosos e sociais envolvidos, considerando a necessidade de normatizar e delimitar as obrigações de pessoas físicas e jurídicas envolvidas na prestação de serviços de translado de restos mortais humanos, bem como uniformizar os procedimentos técnico-administrativos para a utilização desses serviços no âmbito da Vigilância Sanitária.

Adota a seguinte Resolução de Diretoria Colegiada, e eu, Diretor-Presidente Substituto, determino a sua publicação.

Art. 1º. Aprovar o Regulamento Técnico, com vistas à promoção da Vigilância Sanitária em Portos, Aeroportos, Fronteiras e Recintos Alfandegários, instalados em todo o território nacional, para Controle e Fiscalização Sanitária do Translado de Restos Mortais Humanos, na forma do Anexo I a esta Resolução.

Art. 2º. Aprovar, para fins de autorização de embarque ou desembarque de urna funerária, prevista nesta norma, contendo restos mortais humanos, os documentos necessários para análise pela autoridade sanitária competente, na forma dos Anexos III e IV desta Resolução.

Art. 3º. Aprovar, na forma do Anexo V desta Resolução, o modelo da Declaração de Responsabilidade pelo Translado de Restos Mortais Humanos.

Parágrafo único. A Declaração de que trata este artigo deverá ser apresentada na sua forma original e ser subscrita por Pessoa Física ou Jurídica.

Art. 4º. Aprovar, na forma dos Anexos VI e VII desta Resolução, o modelo do Termo de Embarque de Translado de Restos Mortais Humanos e o modelo do Termo de Desembarque de Translado de Restos Mortais Humanos, a serem preenchidos pela autoridade sanitária competente.

Art. 5º. Aprovar, na forma do Anexo VIII desta Resolução, o modelo da Ata de Procedimento de Conservação de Restos Mortais Humanos.

Art. 6º. Caberá ao transportador a responsabilidade pelo disposto nesta Resolução, no que se refere ao transporte de urna funerária que contenha Restos Mortais Humanos devendo, para isso, cumprir a legislação sanitária vigente, no que tange às boas práticas de transporte.

Art. 7º. Caberá ao interessado pelo translado, seja ele pessoa física e/ou jurídica a comunicação, à autoridade sanitária de Portos, Aeroportos, Fronteiras e Recintos Alfandegados, sobre a ocorrência de translado, bem como a apresentação da docu-mentação prevista nesta norma para o envio e/ou recebimento de urna funerária contendo Restos Mortais Humanos.

Art. 8º. A inobservância ou descumprimento ao disposto nesta Resolução constitui infração de natureza sanitária, sujeitando-se, o infrator, às penalidades da Lei nº 6.437, de 20 de agosto de 1977, sem prejuízo das demais sanções de natureza civil ou penal cabíveis.

Art. 9º. Fica revogada a Resolução RDC nº 147, de 4 de agosto de 2006.

Art. 10. Esta Resolução entra em vigor na data da sua publicação.

Cláudio Maierovitch Pessanha Henriques

ANEXO I

Regulamento técnico para controle e fiscalização do translado de restos mortais humanos

CAPÍTULO I
DAS DEFINIÇÕES

Art. 1º. Para efeito deste regulamento adotar-se-ão as seguintes definições: (…)

V. Conservação de restos mortais humanos: ato médico que consiste no emprego de técnica através da qual os restos mortais humanos são submetidos a tratamento químico, com vistas a manterem-se conservados por tempo total e permanente ou previsto, quais sejam, o embalsamamento e a formolização, respectivamente. (…)

IX. Desinfetantes: são formulações que têm na sua composição substâncias microbicidas e apresentam efeito letal para microrganismos não esporulados. Os de uso geral são para indústria alimentícia, para piscina, para lactários e hospitais.

X. Embalsamamento: método de conservação de restos mortais humanos com o objetivo de promover sua conservação total e permanente. (…)

XII. Formolização: método de conservação de restos mortais humanos com o objetivo de promover sua conservação de forma temporária. (…).

(…).

CAPÍTULO III
DA CONSERVAÇÃO E TRATAMENTO

Art. 6º. Para efeitos desta norma serão considerados procedimentos de conservação a formolização e o embalsamamento. (…)

Seção II
Da Ata de Procedimento de Conservação

Art. 10. É obrigatória a lavratura de Ata de Conservação de Restos Mortais Humanos (…)

Parágrafo único. Os procedimentos de conservação de restos mortais humanos serão realizados por profissional médico ou sob a supervisão direta e responsabilidade, cuja ata será por ele subscrita" (…).

Imputabilidade Penal e Capacidade Civil

▼

CONCEITO

Qualquer que seja o modelo político-social, a tendência das sociedades modernas é orientar o indivíduo nos interesses coletivos e organizar a vida em termos de civilidade e nivelação dos tipos e dos modos de viver. Essa integração, no entanto, vem registrando um aumento assustador nos conflitos de relação interpessoal e de grupos, com seus desajustes e suas contradições, provocando um somatório alarmante de violência e criminalidade.

Argui Hilário Veiga de Carvalho: "As reações antissociais que hoje espocam em todo o mundo caracterizam-se pela ausência de motivação compreensível, inopinadamente violentas, de um vandalismo feroz; organizando-se para a maior eficácia quanto ao exercício do mal, às vezes se completam pelo saque, pelo abuso sexual, pelas drogas, pelos *slogans* de surrado conteúdo político-demagógico, em nome da liberdade que negam, e em nome da humanidade que lesam e insultam" (*in Criminalidade*, São Paulo: Editora Resenha Universitária, 1975).

Não existe algo mais insondável e misterioso que o fenômeno criminal. Embora se trate de fatos da própria essência humana, vem de ensejar configurações tão estranhas e complexas que a inteligência mais arguta não é capaz de compreender.

A história do crime começa com a própria história do homem. Alguém até já considerou o delito, em determinadas proporções, como um fato eminentemente social e próprio da convivência coletiva.

Deve-se entender também que a pessoa humana é dotada de um poder de arbítrio, capacitada para determinar-se sobre a vontade de sua própria natureza e, sobre isso, uma multidão de fatores biológicos e sociológicos influenciando essa personalidade que pode agir de forma antissocial. Daí, dizer-se que o arbítrio nem sempre é livre.

Esses fatores criminogenéticos surgem da própria constituição do indivíduo infrator ou são oriundos do meio em que ele vive, podendo-se afirmar que em toda ação delituosa existiram fatores que a motivaram, que foram capazes de minar a resistência individual, permitindo que o arbítrio se tornasse cúmplice da conduta antissocial, rompendo o dique repressor das manifestações delitivas do indivíduo. Esse sistema intimidativo está representado pelos fatores crímino-repelentes, entre eles a educação, o sobrenatural e o senso ético – forças capazes de manter o equilíbrio e evitar a explosão delituosa.

Para se entender o ser humano, é necessário penetrar nos esconderijos de sua mente, invadindo-lhe a intimidade. Quanto mais nos aprofundamos, mais descobrimos segredos e os conflitos do seu "eu", os motivos de suas diferentes reações. Vê-se, por exemplo, que a má ação na maioria das vezes é uma maneira de protestar quer contra uma forma de vida, quer contra os dramas do próprio relacionamento humano. Sente-se que, em cada um de nós, processa-se uma luta silenciosa e íntima, mas que ela pode vir à tona. Há sempre em um indivíduo, por mais justo que seja ele, um lastro, mesmo ínfimo, de criminalidade.

O julgador tem de ser, antes de tudo, um cientista do comportamento humano. O julgador não pode ser apenas um frio executor de decisões contra atividades antissociais, prendendo infratores da lei. Julgar um homem sem conhecê-lo é uma forma indisfarçável de "charlatanismo jurídico", simplesmente porque cada delinquente é tão diferente dos outros como desiguais e complicadas são as suas próprias infrações. Mais importante do que os homens conhecerem a Justiça é a Justiça conhecer o homem.

O acusador deve estar cônscio de que ninguém é infalível e de que, por trás de cada gesto e de cada ato, existe um acervo de fatores suscetíveis de desagregar a consciência do homem autor-vítima dessa gigantesca e misteriosa epopeia universal.

A lei reputa, para os efeitos da responsabilidade penal e da capacidade civil, que possua o indivíduo saúde mental e maturidade psíquica. A imputabilidade caracteriza uma capacidade de compreensão e uma vontade de agir. A capacidade civil como uma aptidão para gerir sua pessoa e seus bens.

Imputabilidade é a condição de quem é capaz de realizar um ato com pleno discernimento. É um fato subjetivo, psíquico e abstrato. Ao cometer uma infração, o indivíduo transforma essa capacidade em um fato concreto. Denomina-se isso *imputação*.

Já a *responsabilidade* é uma consequência de quem tinha pleno entendimento e deverá pagar por isso. Segundo Florian, "a responsabilidade penal se traduz na declaração de que um indivíduo é, em concreto, imputável e efetivamente idôneo para sofrer as consequências jurídico-penais de um delito, como autor ou participante dele, declaração pronunciada pelos órgãos de jurisdição competente".

Ortolan diz que a imputabilidade é o crédito que goza o indivíduo e a responsabilidade já é conta aberta, é débito legitimamente anotado.

É claro que essa responsabilidade deve ser vista de situação para situação e de pessoa para pessoa, levando-se em conta o grau de imputabilidade de cada um.

Portanto, não se deve confundir imputabilidade com responsabilidade. A primeira é atribuição pericial, através de diagnóstico ou prognóstico de uma conclusão médico-legal, e a responsabilidade penal um fato da competência judicial, o qual será analisado juntamente com outros dados processuais. Nelson Hungria diz que essa distinção é bizantina e inútil, com o que não concordamos, porque em toda responsabilidade há uma imputabilidade, mas nem todos os imputáveis são legalmente responsáveis por determinadas infrações. Uma é capacidade de direito penal e a outra, obrigação de responder penalmente.

Nossa legislação penal atinente ao aspecto da imputabilidade assegura que "é isento de pena o agente que, por doença mental ou desenvolvimento mental incompleto ou retardado, era, ao tempo da ação ou da omissão, inteiramente incapaz de entender o caráter ilícito do fato ou de determinar-se de acordo com esse entendimento"; ou, ainda, que "a pena pode ser reduzida de um a dois terços, se o agente, em virtude de perturbação de saúde mental ou por desenvolvimento mental incompleto ou retardado não era inteiramente capaz de entender o caráter ilícito do fato ou de determinar-se de acordo com esse entendimento".

Pelo visto, o legislador pátrio não quis optar pela conceituação da responsabilidade. Preferiu outra abordagem, através da negativa, quando as suas condições não existem. Optou pelos critérios biológicos e psíquicos de que resultam uma incapacidade completa ou incompleta de entendimento. Por isso, não basta provar a condição de doente mental ou de portador de desenvolvimento mental incompleto ou retardado, mas que o agente seja de fato incapaz de compreender o caráter criminoso do seu gesto ou de determinar-se de acordo com essa forma de entendimento, na época da ação ou da omissão.

A inimputabilidade não pode ser presumida. Terá de ser necessariamente provada, em condições de absoluta certeza.

Já a capacidade civil, segundo Nerio Rojas, é "a situação que permite à pessoa adquirir direitos e contrair obrigações por [con]ta própria, por si mesma, sem necessidade de um repre-sentante legal". Afrânio Peixoto, a respeito, diz: "A capacidade ou faculdade de exercício dos direitos civis deriva da aptidão que tem para dirigir-se na vida todo homem maduro e são de espírito, por possuir as noções jurídicas que regulam as convivências sociais, poder aplicar essas regras ao caso concreto que lhe interessa a ser independente de suas deliberações."

LIMITES E MODIFICADORES

Os mais destacados limites e modificadores biopsicossociais da imputabilidade penal e da capacidade civil são descritos a seguir.

▼ Raça

Dificilmente, poderíamos considerar raças superiores e raças inferiores. O que existe, na verdade, são grupos raciais privilegiados e outros econômica e culturalmente empobrecidos. Também não se pode sentenciar que existe atualmente, em nossa comunidade, compreensão diversa no que diz respeito aos aspectos religiosos, morais, jurídicos e sociais.

Dizer que determinadas comunidades brasileiras apresentam maior incidência criminal entre pessoas de raça negra e querer com isso justificar a própria raça como fator fundamental da eclosão de certos delitos é um contrassenso, tendo em vista que a prevalência delitual entre ela não passa de um estado de marginalização, de pobreza, de discriminação e de miséria.

Certo autor brasileiro, estudando a criminalidade em determinado Estado da Federação com alta predominância de pessoas de cor, e por encontrar uma cifra mais alta entre negros e mulatos, julgou-os como pré-delinquentes ou atrasados, talvez para não denunciar a marginalização e a penúria em que eles viviam. A errônea compreensão da Lei Penal por ignorância ou incultura não é privativo de uma condição racial, mas uma resultante de ordem cultural e econômica.

Nenhuma outra raça que não a raça negra poderia sobreviver até os nossos dias, após séculos de cativeiro, segregação e discriminação, sobrepondo-se a tudo isso e até apresentar os melhores atletas do mundo e detentores de musicalidade mais terna e sentimental que se conhece.

▼ Idade

A idade tem um valor significativo tanto no que se refere à imputabilidade, como no que tange à capacidade civil, pelas suas múltiplas implicações psicológicas e, diga-se, pedagógicas e biológicas.

A Lei Penal brasileira rotula os menores de 18 anos como totalmente imunes à sanção penal, ficando apenas sujeitos às considerações do Estatuto da Criança e do Adolescente. Este Estatuto diz que nenhum adolescente (maior de 12 e menor de 18 anos) será privado de liberdade, senão quando pego em flagrante ou por ordem escrita e fundamentada da autoridade pública (artigo 106). E em casos de internação em nenhuma hipótese o período máximo de internação será maior do que 3 anos, sendo o adolescente colocado, então, em regime de semiliberdade ou liberdade assistida, e cuja liberdade compulsória se dará aos 21 anos (artigo 121). Na faixa etária de 18 a 21 anos, nosso Diploma Legal concede aos infratores atenuação da pena e a regalia de não permanecerem em prisões comuns juntamente com delinquentes adultos.

Nenhum menor poderá sofrer ação repressiva, nem muito menos ser chamado de criminoso ou delinquente.

Pelo visto, a idade guarda uma relação muito estreita com a *imputabilidade*, pois o Código Penal brasileiro diz que é isento de pena o agente que tem "desenvolvimento mental incompleto", quando *inteiramente* incapaz de entender o caráter ilícito do fato ou de determinar-se de acordo com esse entendimento. E redução de pena quando o agente por desenvolvimento mental incompleto não era inteiramente capaz daquele entendimento ou daquela determinação. Depreende-se que nessas idades os indivíduos não têm previsão e consciência absoluta do ato praticado.

Todavia, a Lei nº 8.069, de 13 de julho de 1990 (Estatuto da Criança e do Adolescente), no seu artigo 104, mesmo admitindo a *inimputabilidade* dos menores de 18 anos, aponta algumas providências, como: advertência, obrigação de reparar o dano, prestação de serviços à comunidade, liberdade assistida, inserção em regime de semiliberdade e internação em estabelecimento educacional em até 3 anos.

Ultimamente, quase de maneira obstinada, vem-se tentando reduzir a inimputabilidade para 16 anos, justificando-se pela mudança de mentalidade que o jovem brasileiro sofreu nestes últimos anos. Mesmo assim, é evidente que não compartilhamos com essa ideia, pois o que se pretende não é comprometê-los com a nova realidade ou antecipar-lhes a responsabilidade, mas tão só "mandá-los mais cedo para a cadeia". O fato de encarar a criminalidade pelo prisma da idade é um equívoco. Outro argumento propalado pelos defensores do endurecimento das medidas aos jovens infratores é o aumento do tempo de internamento, hoje fixado em 3 anos, com limite em 21 anos de idade para sua liberação. Se analisarmos melhor, veremos que, para um adulto cumprir uma pena em penitenciárias por 3 anos, teria ele sua pena situada em torno de 18 anos de reclusão, pois depois de cumprido 1/6 da pena terá o direito de deixar o cárcere. Isto está previsto na legislação penal que as penas privativas de liberdade devem ser executadas progressivamente, ou seja, o condenado passará de um regime mais severo para um mais brando gradativamente, conforme o preenchimento dos requisitos legais, que são: cumprir 1/6 da pena no regime anterior e ostentar bom comportamento carcerário, comprovado pelo diretor do estabelecimento (art. 112, *caput* – Lei de Execuções Penais). Três anos de internamento para um adolescente é tempo bastante para se fazer algo de bom em favor de sua ressocialização e reintegração nos meios familiar e social.

Outros ainda argumentam, sobre o discernimento, insistindo que o jovem pode votar aos 16 anos, que pode dirigir veículos a motor e que tem nos dias atuais acesso a um número quase ilimitado de informações que favorecem seu precoce amadurecimento. Isso não nos parece bastante para justificar a antecipação da punibilidade.

Certo é que o jovem e mesmo a criança têm o necessário discernimento de saber desde cedo que muitas coisas são reprováveis, como furtar ou matar. E por que não submetê-los também ao rigor da legislação penal? Por um fato muito simples: é inconveniente e perverso colocar essas crianças e esses adolescentes no mesmo sistema penitenciário. Resulta inconveniente aos programas de prevenção e repressão da criminalidade submetê-los a um sistema que já é inviável e ineficaz para os próprios adultos.

Certo também é que toda vez que houver um crime grave e de grande repercussão na mídia alguém vai sugerir uma nova lei. Este é o caminho mais fácil para aliviar a consciência de alguns e deixar a impressão de que alguma medida foi tomada. Todavia não se pode esquecer que uma lei, por melhor que seja, é apenas uma lei. Ela sozinha não é remédio para tudo.

O que está faltando é o cumprimento das regras constitucionais em favor da criança e do adolescente, por meio de políticas sociais apropriadas em que eles possam se desenvolver normalmente. Fato é que não existem políticas públicas para dar oportunidades de vida a esses adolescentes.

Um dos maiores problemas vigentes é, sem dúvida, o do "menor abandonado". Em certas comunidades, ele é tido como uma unidade irrecuperável. Em que pesem os meios empregados e a boa vontade de acertar, contudo, não se encontrou ainda um método eficaz de sanar tão grave situação.

A sociedade tem uma grande parcela de cumplicidade nesse intrincado problema que é o "menor abandonado". Ela deve tratá-lo com mais humanismo. A sociedade deve afastar, de uma vez por todas, a degradante aversão que vem demonstrando a essas crianças desarrimadas que perambulam pelas ruas ou se postam defronte às vitrines dos magazines mais luxuosos.

Queremos crer que o simples internamento desses menores encontrados nas ruas principais de uma cidade não será uma solução. Uma medida solúvel seria voltarmos para seu *habitat*, procurando mudar-lhes as maneiras de viver, através da criação de programas recreativos e cursos profissionalizantes que os persuadissem a ocupar o tempo ocioso.

Ninguém pode negar que um menor entre 14 e 17 anos não tenha conhecimento do que é certo ou errado dentro de um determinado contexto. Todavia sua compreensão não é bastante para fazer dele um adulto que possa ser considerado um imputável. Ele ainda está em desenvolvimento, vivendo suas primeiras experiências de vida. Ademais, sua capacidade cognitiva e sua estrutura biopsíquica ainda não estão definidas, não permitindo que compreendam todos os seus atos. Ele não pode ser tratado como um adulto porque ele não é um adulto. E por isso necessita de tratamento especial em estabelecimentos próprios quando responsável por certa infração, pois só assim terá oportunidade de ressocializar-se.

Enquanto entre os adultos a reincidência chega a 70%, entre os menores que recebem tratamento socioeducativo esse índice fica bem abaixo; no estado da Paraíba, por exemplo, atualmente esse índice é de 17%.

No momento em que se reduz a maioridade, priva-se de maneira drástica a oportunidade de recuperação daqueles adolescentes infratores e com isso vai-se observar o aumento da criminalidade e da violência. Está provado que, contando com os meios efetivos da recuperação em estabelecimentos próprios e devidamente equipados, há uma possibilidade bem expressiva de suas recuperações. A grande esperança desse modelo é que ao deixar esses locais eles estejam recuperados e sem os traumas terríveis e desumanos dos cárceres dos adultos que temos hoje em nosso país.

É falso dizer que os menores infratores não são punidos. Em certos locais essas unidades socioeducativas são semelhantes ou até piores que as cadeias atuais, e suas penas em certos momentos podem ser consideradas graves.

É certo que essas unidades socioeducativas não apresentam as condições necessárias para recuperar o adolescente; o pessoal técnico e administrativo destas unidades, na sua maioria, não está devidamente capacitado para esta delicada função e não utiliza de forma competente as regras estabelecidas no Estatuto da Criança e do Adolescente (ECA). Na verdade, faltam políticas públicas sérias como meio de recuperação dos menores infratores assim como políticas sociais efetivas que evitem a desagregação das famílias flageladas pela pobreza e privadas das oportunidades sociais, o que vem tornando frágeis os adolescentes cujo destino tem sido o acolhimento pela marginalidade organizada.

O importante é saber o que se poderia dar a essas crianças carentes, como forma mais digna de ganhar a vida, quando, de uma maneira ou de outra, já estão elas, por aí, "cavando" a subsistência a todo custo.

De antemão, de uma coisa devemos estar convictos: as instituições, por si sós, não reúnem condições para dirimir o problema. Essa questão não pode ser resolvida apenas pela polícia, pela justiça de menores nem pelos poderes públicos. Necessita também de uma participação mais efetiva da sociedade. O trabalho deve ser feito por meio da recuperação e ressocialização dos adolescentes infratores e isso dentro de um projeto político e pedagógico como investimento social irrecusável.

Além disso, se debater situações como estas em momentos de grande comoção é grave, e mais difícil e temerário é legislar sobre tais questões. Sem dúvida, este é o caso da situação dos jovens infratores envolvidos em episódios de violência e da relação que se quer fazer entre a violência e a diminuição da imputabilidade penal, ou o aumento do tempo de internação.

No que diz respeito aos transgressores maiores de 70 anos, estes têm penas reduzidas. Tal fato arrazoa-se não *tout court* pela debilidade de suas atividades físicas; todavia, e principalmente, por um conjunto de modificações que se verificam na psicologia do ancião, cujas alterações, em geral, implicam mudanças no curso da inteligência, na esfera da memória e no mundo da afetividade. Sua imaginação é menos brilhante, seu espírito menos fecundo. O macróbio é desconfiado, um tímido. Isso não vale dizer que ele seja um alienado pelo simples fato de ser velho, mas é sempre recomendável o exame de sanidade mental logo nas primeiras transgressões.

A própria limitação física e o desgaste biológico tornam o senil mais distante de determinadas infrações, como, por exemplo, os delitos de sangue e os delitos sexuais mais graves. Por outro lado, surgem, em alguns, a avareza ou a prodigalidade, a teimosia ou a indiferença, a apatia ou o impulso às manifestações libidinosas de menor monta.

Em síntese:

1. A redução da maioridade penal fere uma das cláusulas pétreas da Constituição de 1988. O artigo 228 é claro: "São penalmente inimputáveis os menores de dezoito anos".
2. A inclusão de jovens a partir de 16 anos no sistema prisional brasileiro não iria contribuir para a sua reinserção na sociedade. Relatórios de entidades nacionais e internacionais criticam com veemência a qualidade do sistema prisional brasileiro e ele não tem os requisitos mínimos para ressocializar e recuperar estes menores.
3. A pressão para a redução da maioridade penal está baseada em casos isolados e de grande comoção e não em dados estatísticos. Segundo a Secretaria Nacional de Segurança Pública, jovens entre 16 e 18 anos são responsáveis por menos de 0,9% dos crimes praticados no país. Se forem considerados os homicídios e tentativas de homicídio, esse número cai para 0,5%.
4. Em vez de reduzir a maioridade penal, o governo deveria investir em educação e em políticas públicas para proteger os jovens e diminuir a vulnerabilidade deles ao crime. No Brasil, segundo dados do IBGE, 486 mil crianças entre cinco e 13 anos eram vítimas do trabalho infantil em todo o Brasil em 2013. No quesito educação, o Brasil ainda tem 13 milhões de analfabetos com 15 anos de idade ou mais.
5. A redução da maioridade penal iria afetar, preferencialmente, jovens negros, pobres e moradores de áreas periféricas do nosso país, uma vez que este é o perfil de boa parte da população carcerária brasileira. Estudo da UFScar (Universidade Federal de São Carlos) aponta que 72% da população carcerária brasileira é composta por negros.

Na Legislação Civil, os menores de 16 anos são totalmente incapazes e, assim, não podem exercer, independentemente, atos da vida civil, como testar ou testemunhar em testamento.

Os maiores de 16 anos são relativamente capazes a certos atos ou à maneira de os exercer. O homem e a mulher com 16 anos podem casar, exigindo-se autorização de ambos os pais, ou de seus representantes legais, enquanto não atingida a maioridade civil. Divergindo os progenitores quanto ao exercício do poder familiar, é assegurado a qualquer deles recorrer ao juiz para solução do desacordo.

A partir dos 18 anos, toda pessoa de boa saúde mental ou desenvolvimento psíquico satisfatório adquire a capacidade plena. Há situações em que, mesmo aquém dessa idade, cessa a incapacidade, tais como: por concessão do pai, ou, se for morto, da mãe, e por sentença do juiz, ouvido o tutor, se o menor não tiver 18 anos completos; pelo casamento; pelo exercício de emprego público efetivo; pela colação de curso de ensino superior; pelo estabelecimento civil ou comercial com economia própria.

Na esfera administrativa, tanto a Constituição Federal como o Regime Jurídico dos Servidores Públicos Civis da União (Lei nº 8.112/90) disciplinam a aposentadoria compulsória aos 70 anos de idade.

Para os demais atos da vida civil, qualquer que seja a idade do indivíduo, sua capacidade é sempre presumida, a não ser que se prove o contrário.

Uma perícia que se incline pela incapacidade civil e interdição de bens, alegando demência senil, além de analisar profundamente toda sintomatologia da perturbação mental, deve corresponder, por outro lado, a um feito concreto cuja decisão seja em consequência de fatos absurdos e incompreensíveis. Pequenas doações ou gentilezas insignificantes não devem ser vistas como abusos ou graves prejuízos, posto que muitas vezes esses pedidos de interdição trazem escondidos interesses inconfessáveis dos descendentes.

Dificílima é a perícia póstuma, por exemplo, na apreciação da lucidez de um testamento, em que toda a argúcia pericial deve recair sobre o estudo psicológico do documento, no que se refere aos prejuízos ou benefícios causados, sob o aspecto da caligrafia, se há repetição caligráfica, tipo demencial dos caracteres com embaralhamento das letras, omissão de palavras ou paragrafia. Finalmente, devem-se levar em conta a idoneidade do atestado do médico assistente e o testemunho de pessoas idôneas.

▼ Sexo

O sexo é modificador tanto da responsabilidade penal quanto da capacidade civil.

O código Penal de 1890 falava de "superioridade de sexo, força ou armas, de maneira que o ofendido não pudesse defender-se com eficiência nem repelir a ofensa". Superioridade de sexo, é claro, entendia o legislador como o conflito entre um homem e uma mulher.

O Estatuto Penal em vigor, no tocante ao sexo, alude unicamente ao infanticídio, em que a atenuação da pena mostra a evidente complacência do Estado, em virtude do aspecto psicossomático e da pressão social sofrida pela mulher que mata seu próprio filho, durante ou logo após o parto. Faz alusão, também, o nosso Código ao aborto praticado pela gestante ou ao consentimento para que alguém o pratique.

Alguns autores admitem que certos estados fisiológicos, como a gravidez, a menstruação e a menopausa, possam influir decidamente na capacidade de entendimento e, por isso, interferem como modificadores da responsabilidade penal. Entre esses autores, salienta-se Bugallo Sanches, que escreveu um livro sob o título *La responsabilidad atenuada de la delinquente menstruante*.

Não podemos negar que uma gravidez indesejada, dissimulada e clandestina de uma mãe solteira exalte a emotividade, deprima o humor e dificulte o entendimento. O mesmo se diga das portadoras de transtornos mentais exacerbados pela gestação.

Também não se deve omitir o fato de que a menopausa traz para a mulher algumas alterações do seu psiquismo, através do desequilíbrio de suas emoções, dos distúrbios de conduta e do complexo de castração.

Até aí admitimos; porém, tornar admissível que uma gravidez normal e desejada ou que o próprio período menstrual acarretem sempre grandes perturbações do entendimento, a ponto de a acusada merecer atenuação penal por seus delitos ou a exclusão da punibilidade, achamos isso um exagero. Ninguém, mesmo os mais radicais, poderá acatar tais situações como patológicas ao extremo de levar a mulher ao entorpecimento mental.

A maior prova disso é a menor criminalidade da mulher. Para cada 100 crimes cometidos por delinquentes masculinos, menos de 10 são perpetrados por mulheres.

Com o advento da Constituição de 1988 e da Lei nº 10.406, que entrou em vigor em 1º de janeiro de 2003 instituindo o novo Código Civil, a mulher adquiriu a plenitude de pessoa capaz de direitos e deveres na ordem civil. Questões como a igualdade entre os cônjuges para todos os fins de direito, como direitos à personalidade, proteção ao próprio corpo, direito ao nome, à privacidade, entre tantos, agora estão assegurados na igualdade que merecem todos os homens e mulheres. Portanto, qualquer questão que venha envolver alguém no que diz respeito ao limite ou à perda da capacidade civil não tem nenhuma conotação com a qualidade gênero.

▼ Agonia

Este estado interessa quase exclusivamente ao prisma civil. A capacidade de um moribundo não pode ser refutada simplesmente pelo fato de estar ele em uma situação mais grave, haja vista sua vontade e sua consciência poderem corresponder à normalidade. Essa circunstância não é só um período de iminência de morte e de penoso sofrimento, como se fosse o começo da morte. É também um estado que pode prolongar-se por muito tempo, com interrupção da agonia e períodos de plena lucidez. Tudo depende de vários fatores, pessoais e circunstanciais, os quais deverão ser estudados cuidadosamente. Há agonizantes que se conservam permanentemente lúcidos até a morte, dialogando, pedindo, mandando, tratando de interesses, despedindo-se dos parentes, como se fora fazer uma breve viagem.

A Lei Civil permite o casamento *in extremis*, a doação e o testamento dos que estão agonizando. A capacidade civil é sempre presumida. Por isso, qualquer contestação no sentido de anular um desses atos deve ser bem fundamentada, não apenas por provas testemunhais, mas, de preferência, pelo depoimento do médico assistente, a quem cabe informar sobre a natureza e a duração da doença, sobre a conduta e o entendimento do paciente, principalmente quanto ao seu estado de lucidez. Dessa forma, é sempre aconselhável a presença de um profissional da medicina na realização de um testamento dado por um moribundo, a fim de avaliar seu estado mental e evitar futuras contestações, mormente quando a doença encerra implicações na esfera psíquica. A perícia póstuma é sempre dificultosa e temerária.

A literatura médico-legal registra inúmeros casos de moribundos com períodos agônicos e períodos lúcidos. E há até os que admitem o *vacinatio morientium*, como uma espécie de clarividência de que se apodera o indivíduo na proximidade da morte, como bem assinala Hélio Gomes sobre um dos personagens de Victor Hugo: "...neste momento crucial, ocorre o fenômeno de hiperconsciência: sua alma se ilumina, tudo é claro dentro do seu espírito, de tudo se lembra, dos menores detalhes de sua existência agitada se recorda. Um instante sobre sua vida anterior se lhe proteja no espírito" (*in Medicina Legal,* 9ª edição, Rio de Janeiro: Livraria Freitas Bastos, 1966).

▼ Surdimutismo

O surdo e o mudo congênitos, especialmente, destituídos dessas duas importantes funções, ficam parcialmente limitados de perceber o mundo de relação.

Não se podem desconhecer as reações dos surdos-mudos diante de circunstâncias embaraçosas, complexas, extemporâneas e imprevistas, partindo da premissa de que eles não dispõem dos meios de reação de defesa que se encontram no indivíduo normal. Em eles não poderem ouvir e tendo dificuldades em se fazerem entender, logicamente suas noções, suas ideias e seus conhecimentos são fatalmente prejudicados.

O surdo-mudo é um isolado, vive em um mundo estranho. É um desconfiado e retraído, sempre em animosidade com os que ouvem e falam. Quando se defende ou quando se apaixona, é de maneiras precipitadas e violentas. A privação dessas duas faculdades básicas leva-o invariavelmente a uma inferioridade intelectual.

Ainda que as instituições especializadas, cada dia mais eficientes, realizem verdadeiros prodígios na recuperação desse estado mórbido, a despeito de tudo isso tal educação é impotente para restituir-lhes a normalidade sensorial; a educação pode minorar tais anomalias, porém jamais pode superá-las.

Neste particular, não podem ser eles considerados penalmente irresponsáveis, a não ser que exista uma grave perturbação do entendimento. São eles, de ordinário, semirresponsáveis, precipuamente aqueles que receberam tratamento das instituições especializadas. Não se deve equipará-los aos portadores de retardo mental profundo ou moderado, nem os acometidos de transtorno mental, mas considerá-los como portadores de um déficit de relacionamento que os coloca aquém da sua imputabilidade penal.

Nossa codificação processual penal admite a presença de intérpretes na tradução da linguagem mímica do surdo-mudo.

Pela Lei Civil, os que sofrem dessa deficiência são considerados incapazes, desde que não possam expressar sua vontade. Ainda submete à curatela os privados da capacidade de expressão por si mesmos e, depois de pronunciada a interdição do surdo-mudo, o juiz assinalará, segundo o desenvolvimento do interdito, os limites da curatela.

▼ Hipnotismo

Conceitua-se hipnotismo como um estado de sugestão provocado por manobras especiais, fazendo com que os detentores desse transtorno obedeçam passivamente às ordens recebidas. Os defensores do transe hipnótico afirmam verificar-se uma verdadeira transformação da personalidade do hipnotizado. Uma exaltação da suscetibilidade sugestiva.

Muito se tem discutido sobre a validade científica da ação hipnótica. Alguns propugnadores do hipnotismo explicam-no pela sugestão, mas que o hipnotizado só fará aquilo que normalmente faria em plena lucidez, preservando sua própria individualidade, não se convertendo em instrumento nas mãos do agente hipnotizador. Persistem os motivos de sua própria personalidade.

Não cremos que alguém venha a praticar um crime por sugestão hipnótica. E a literatura médico-legal ratifica isto. Kraft Ebing diz que "o único crime de que se serviu o hipnotismo foi o de sedução". Sílvio Romero, certa feita, pretendendo defender no Júri um uxoricida, alcoólatra crônico, com o auxílio do hipnotismo, não conseguiu hipnotizar os jurados (*apud* Hélio Gomes, *in op. cit.*). "O hipnotismo pode bem ser, em muita ocasião, uma fraude histérica, juntada às outras, com que se escusa uma cumplicidade arrependida" (Afrânio Peixoto, *Medicina Legal*, vol. II, 3ª edição, Rio de Janeiro: Livraria Francisco Alves, 1928).

O que se observa são personalidades neuróticas, com transtorno dissociativo e simuladoras prestarem-se, em espetáculos públicos ou em reuniões íntimas, a esse tipo de farsa ou comédia.

Houve uma época de euforia, quando se passou a ver, no hipnotismo, a solução de tudo: desde as curas milagrosas até as mais difíceis conquistas sentimentais. Agora, a coisa começa, por si mesma, a cair no descrédito, prevalecendo, ainda, como representações cênicas ou teatrais.

Não duvidamos de que haja pessoas mais ou menos sugestionáveis. Entretanto, recomendar atenuação ou exclusão penal do autor de crime insinuado ou induzido hipnoticamente e aludir a esse fato como modificador da responsabilidade é circunstância que não nos convence nem tampouco nos comove. O que se deveria, isto sim, era proibir essas encenações públicas de hipnotismo, que são uma forma grosseira de fraude e embuste, em respeito à boa-fé e à integridade moral das pessoas.

▼ Temperamento

Entende-se por temperamento o aspecto dinâmico-humoral da personalidade. É, portanto, diferente do caráter, expressão essa usada para representar o perfil psicológico da individualidade. O primeiro é de conotação afetivo-ativa e o segundo, afetivo-volitiva. É também diferente de personalidade, a qual representa o conjunto psicológico da individualidade humana.

Pode-se dizer que o temperamento seja a forma mais habitual como alguém aceita, de uma ou outra maneira, as situações ambientais e suas consequências, e como elas se verificam no seu entendimento. É, segundo Ingenieros, "um conjunto de tendências congênitas, de uma predisposição inicial para sentir e reagir diante da atenuação do meio físico e social".

Levando-se em consideração que a fórmula humoral produz efeitos sobre o corpo e sobre o temperamento, alguns autores buscam estabelecer morfologicamente, no indivíduo, certas particularidades através da *Biotipologia*. Assim Kretschmer (*in La Structure du Corps et le Caractère*, Paris: Editions Stock, 1933) formulou três tipos psicomorfológicos:

- os *pícnicos*: baixos, em geral gordos, rosto redondo, tendentes à calvície, oscilantes entre a alegria e a tristeza ou, mais precisamente, entre a exaltação e a depressão. Extrovertidos, falastrões, humoristas, comilões e boêmios, amantes da boa vida, práticos e realistas. Vão da cólera ao sentimentalismo mais ingênuo sem nenhuma dificuldade. Perdoam facilmente. São também chamados de *ciclotímicos*
- os *leptossômicos*: esguios, magros, narigudos, braços e pernas compridos, queixos curtos, pescoço fino e longo, cabeça pequena e arredondada, barba escassa. Contemplativos, emocionalmente frios, introvertidos, ensimesmados, tímidos, irônicos, às vezes brutos e mal-humorados. Propensos à severidade, à rigidez, radicais aos conceitos emitidos e ao cumprimento do dever. Enérgicos, sistemáticos, coerentes, calmos e aristocratas. Discretos, comedidos e reservados. Tendentes ao ressentimento, capazes de guardar uma mágoa pela vida inteira, mas ninguém é capaz de notar sua agressividade, pois ela é discreta e contida, e, por isso, não se sabe, através da mímica, o ânimo que lhe envenena a alma. Chamados ainda de *esquizotímicos*
- os *atléticos*: tórax largo, peito saliente, musculação desenvolvida, queixo saliente, pescoço grosso, cabeça curta, estreita e alta. Psiquismo viscoso, lentidão do espírito, explosivos,

amabilidade superficial e afetada. Subserviência, reações súbitas de cólera, para voltarem em seguida à sua mediocridade afetiva. Suas atitudes são intermediárias entre a displicência e a rigidez. Em geral, pobres de imaginação e de interesse, rotineiros e conservadores. Quando delinquentes, caem na criminalidade impulsiva, na qual se evidenciam o destemor e a brutalidade. Sob o ponto de vista criminológico, são os mais temíveis, os menos intimidáveis e os menos recuperáveis. Erradamente denominados *epileptoides*.

A esses três grandes grupos, podem-se acrescentar dois subgrupos ainda mal definidos: os *astênicos* (altos, magros e fracos) e os *displásicos* (com características de todos os outros tipos).

A maioria dos autores considera o temperamento fator irrelevante como modificador da capacidade de imputação, uma vez que o entendimento, as conveniências sociais, religiosas e morais chegam na proporção que suas inteligências lhes facultam.

Não comungamos com tal concepção.

Um delito cometido por um ciclotímico, de reações exaltadas e intempestivas, mobilizadas abrupta e inconsequentemente, fruto de um entendimento volúvel e dispersivo, com tendência a um rápido arrependimento e a um remorso arrasador, não pode ser comparado ao do esquizotímico, perpetrado, quase sempre, de maneira fria e calculada, escondida sob uma máscara de aparência tão modesta e de hipocrisia tão santa, delitos esses, não raro, decorrentes de um fato aparentemente sem importância, guardado discretamente por anos de ódio e pensamento vingativo. Esporadicamente, arrependem-se, pois sempre racionalizam seus crimes, justificando-os. Sua criminalidade ocasional é estatisticamente pauppérrima.

Deve existir diferença de tratamento penal, visto que as duas situações são tão distintas e desiguais, como desiguais e diversas são as suas reações e seus sentimentos.

Outro fato a considerar é a conduta impulsiva ou impulsividade de resposta, seja ela física ou moral, que está no rol dos sintomas de vários transtornos mentais, como entidade própria ou manifestação mais agressiva dos temperamentais, sempre caracterizada pela dificuldade de seu autor controlar os impulsos e agir de forma desmedida. Sendo assim, quando o temperamento deixa de ser uma maneira como alguém se manifesta ou reage no seu meio social e passa a ser um comportamento inadequado de caráter impulsivo, isto pode incluir algumas qualificações na avaliação da imputabilidade penal, desde que ele se apresente como sintoma ou como entidade própria.

A impulsividade é uma conduta caracterizada por reações rápidas e não planificadas, sem levar em conta as consequências negativas para seu portador ou outras pessoas. Para que este comportamento impulsivo tenha o aspecto mais grave, é necessária uma análise em seus aspectos quantitativos, qualitativos e no que diz respeito ao modo como ele surge e a causa motivadora da reação. Em geral, seus portadores são do sexo masculino e têm trauma de infância. Para uns este descontrole tem caráter hereditário e para outros é adquirido na convivência familiar. Todavia, nem sempre um episódio de comportamento agressivo caracteriza um diagnóstico de transtorno explosivo intermitente, que será estudado no tópico "*explosivos intermitentes*" no tema Transtornos do controle dos impulsos.

Sabe-se que a conduta reativa é, em muitos casos, própria da conduta humana e às vezes até necessária diante de certas circunstâncias como maneira de defesa ou adaptação. Nesses casos, há um limite representado pela capacidade da razão para controlar a intensidade das reações e as razões de sua motivação, ou até mesmo a dificuldade imediata que tem seu portador de avaliar a intensidade da reação impulsiva.

A base biopsicológica da avaliação da imputabilidade da reação impulsiva está nos elementos cognitivos e temperamentais, ou seja, está no grau de consciência do ato impulsivo e na dificuldade do controle ou da perda da habilidade para deixar de agir impulsivamente.

Se tudo isso se passa de maneira que seu autor não entende totalmente o gesto e seus resultados ou é totalmente incapaz de evitar a conduta impulsiva; estamos diante de alguém portador de um transtorno mental grave e, portanto, este indivíduo é inimputável. Se ele é capaz de pensar e agir de forma relativa, esta inimputabilidade é parcial.

▼ Cegueira

Entendemos ser inconcebível a cegueira, por si só, um modicador da responsabilidade penal e da capacidade civil, a menos que ela esteja associada a outra perturbação, privando assim o indivíduo de sua capacidade de entendimento. No entanto, há quem afirme que o cego, pelo fato de estar privado de um órgão sensorial da maior importância, fica privado do conhecimento completo do mundo real. Principalmente quando essa cegueira é congênita, admitem a falta de um elemento significativo da imputabilidade. Acreditamos que não, basta ver o quanto os privados da visão, mesmo de nascença, são capazes de realizar em termos de profundeza e sensibilidade. A história registra essa verdade.

No entanto, a Lei Civil não permite que os cegos sejam testemunhas, quando o conhecimento dos fatos que necessitam de provas dependa do sentido visual. O mesmo se diga em relação aos testamentos, em que eles não podem testemunhar.

As sociedades são cada vez mais solidárias em relação aos reclamos dos direitos dos deficientes visuais no que respeita às suas atividades laborativas em instituições públicas ou privadas. Notável é o sentido social que se dá ao trabalho no momento. Nada mais justo que as empresas assimilarem essa mão de obra, não por caridade, mas por justiça. É por demais louvável uma abertura das profissões liberais, em que o cego possa desempenhar funções relevantes. Não obstante, desgraçadamente, certas atividades exigem um cuidado e uma vigilância que eles não podem oferecer. É lamentável, mas é a verdade.

▼ Prodigalidade

Pródigo, na doutrina civil, é aquele que dilapida seu patrimônio com gastos injustificáveis ou fúteis. O Código Civil em vigor, em seu artigo 4º, estatui: "São incapazes, relativamente a certos atos, ou à maneira de os exercer: (…); IV – os pródigos. E, por isso, no artigo 1.767, diz que eles "estão sujeitos a curatela."

Embora alguns transtornos mentais ou comportamentais possam apresentar prodigalidade como sintoma, seu conceito na maioria das vezes é meramente jurídico e não psiquiátrico, pois os indivíduos que assim agem não apresentam nenhuma sintomatologia de transtorno mental ou comportamental.

Assim, como em muitos casos, tais pessoas não apresentam qualquer manifestação, muitos são os autores que consideram a curatela do pródigo algo desnecessário ou no máximo que se restrinja à prática de negócios, permanecendo plenamente os outros atos da vida civil.

Todavia, se esta prodigalidade é sintoma de um quadro psiquiátrico, como por exemplo de síndromes maníacas, justifica-se a interdição. Atualmente, a prodigalidade é um sintoma e poderia estar inserida em certos comportamentos compulsivos de consumo.

▼ Civilização

A civilização é fator fundamental no desenvolvimento cultural, contribuindo decididamente na conduta, no caráter, nas ideias e nos instintos dos indivíduos. É diferente, em regra, o entendimento do homem das metrópoles com relação aos das pequenas comunas interioranas.

Maior é a diversidade entre o civilizado e o silvícola. Neste, suas concepções e seus hábitos, seus instintos e seus pensares são diversos aos do homem da civilização.

O Código Civil brasileiro estatui, no parágrafo único do artigo 4º, que a capacidade dos índios será regulada por legislação especial na sua forma de exercê-la, dando-lhes um regime especial de tutela, enquanto necessitam dela.

Nosso Estatuto Penal não faz menção expressamente a eles. Entrementes, o conceito biopsicossocial da imputabilidade leva a crer, no caso dos silvícolas, existir uma moderação da responsabilidade, devido à ignorância ou à falsa compreensão da ilicitude ou ao caráter criminoso de certas infrações.

Contudo, à medida que o silvícola já tem acesso à civilização, notadamente após adquirir algumas benesses que a legislação civil lhe confere, isto dá margem também a ter sua inimputabilidade penal diminuída, devido à transformação social e ideológica que se nota em seu favor. É claro que os instintos marcados pela ancestralidade não desaparecem de todo, remanescendo suas sequelas, as quais a civilização não consegue apagar.

Desse modo, é sempre aconselhável, na perícia de sua imputabilidade, uma análise mais séria no que concerne à sua identidade social no novo ambiente, um exame mais detido no que atine à sua integração à vida noutra forma de coletividade. Há até quem julgue, e com alguma razão, que um silvícola, mesmo adaptado à civilização, jamais deverá ser colocado no mesmo pé de igualdade do indivíduo chamado normal, apesar de atualmente, a normalidade do homem civilizado ser ainda um enigma. Portanto, a perícia deve esclarecer cuidadosamente cada caso em particular.

ESTADOS EMOTIVOS

▶ **Violenta emoção.** Entende-se por violenta emoção um estado exaltado de ânimo, da qual trata o artigo 65 do Código Penal brasileiro em vigor, e que se verifica de forma breve e intensa, mas sob o domínio parcial do indivíduo e seguido de uma provocação injusta. Portanto, não é qualquer emoção que se caracteriza como tal.

À emoção, alterando a consciência e a vontade, pode, perfeitamente, influir como modificador da capacidade de imputação. Pode ser traduzida como uma explosão afetiva, mais ou menos intensa, breve e circunstancial, cujo controle escapa ao entendimento. É uma crise do sentimento. Há pessoas hipoemotivas e outras de emotividade exaltada. Todo homem é mais ou menos emotivo e tem dificuldade de dominar a emoção. Isso faz parte da imperfeição da natureza humana.

A paixão, por seu turno, caracteriza-se por um processo organopsíquico de elástica complexidade, acompanhado de estados afetivos e emocionais intensos e prolongados, quase sempre permanente e crônico, capaz de alastrar-se de modo arrebatador, irracional e incontrolável.

O amor é sentimento e o ódio é paixão. O amor é a exaltação do sentimento e a paixão é a loucura do coração.

Tanto a emoção como a paixão podem ser constitucionais ou adquiridas.

O Código Penal em vigor não exclui a responsabilidade por estes estados, mas dá caráter atenuante ao delito cometido sob o domínio da paixão ou da violenta emoção, seguidas de injusta provocação da vítima, porque não anula a inteligência nem anarquiza a vontade. Juntando o ato injusto e a emoção violenta, atenua-se a pena. Essa injustiça tem de coincidir com a moral corrente, ofendendo imensamente a dignidade humana. O tempo desvanece a eficácia da atenuação. Garcia Torres, em *La Emoción Violenta* (sentenças do autor), Buenos Aires, 1926 (*in* A. Almeida Júnior, *Lições de Medicina Legal*, São Paulo: Companhia Editora Nacional, 1968), descaracterizou a emoção violenta de um crime praticado por uma mulher contra seu noivo, por saber que este havia casado com outra, prometendo por meio de uma carta o que fez. O prazo decorrido entre o crime e a ciência do fato isentou a violenta emoção.

Comumente, chama-se crime passional o crime por causa de amor, em que, muitas vezes, não existe afeição alguma. O que existe são o ódio, o ciúme e o egoísmo de um amor-próprio ferido. Maxwell expressava que não há diferença entre o bandido que exige a bolsa ou a vida e o ciumento que exige o amor ou a vida. E Bounetière dizia: "O amor ou o ódio que matam não são menos culpados que a cobiça que rouba." Achamos tais conceitos demasiadamente radicais. Em um, existem a frieza, a insensibilidade e a avidez às coisas materiais; no outro, uma exaltação sentimental (própria da afetividade humana), a angústia e o desespero ante um amor desgraçado. Poucos delinquiram, mas ninguém deixou de pecar por amor. Mesmo assim, o espírito científico não pode ter a mesma conceituação poético-literária ou a doutrina leiga sobre o assunto. Confessamos, também, existir para esses crimes, injustificadamente, uma indulgência exagerada. Será que alguém mata, por amor puro e verdadeiro, o ente querido? Seja como for, achamos que se devem estudar melhor esses assassinos passionais, que não são reincidentes, que não apresentam alto risco de periculosidade e que sofrem o remorso de uma vida inteira. Um dia, alguém retratará esse drama, essa angústia, esse desesperado amor.

Acreditamos que no início o assassinato dos amantes aparece como uma separação. Mas depois, quando não puder apelar mais para a esperança, o assassino vai despencar no abismo do seu desespero. Aí, tudo é tarde demais.

La Rochefoucauld enfatizava que, "no ciúme, há mais amor-próprio que amor". Muitas vezes, é uma falsa noção de brio e de honra que leva o criminoso a reabilitar-se pela violência. O ciúme doentio não é amor: é quase ódio. É uma forma disfarçável de inveja, diferente das outras invejas porque nasce do coração. Curioso é o destino dos ciumentos: andam procurando o que não querem achar.

Os tribunais leigos têm sido extremamente coniventes com essa modalidade de delito, dando ao amor traído o direito de vingança. Por incrível que pareça, muitos são absolvidos por "legítima defesa da honra", contrariando frontalmente a Legislação Penal e criando uma jurisprudência popular absurda e inconsequente, inspirada em um tipo de defesa que humilha a vítima, fere os interesses da sociedade e trai a boa-fé do julgador.

Esses conceitos, é claro, além de estimularem as sobreditas infrações, retiram da pena o papel inibidor do crime e comprometem o respeito à vida humana.

Na Paraíba, há algum tempo, uma mulher matou o esposo passionalmente, sendo absolvida duas vezes consecutivas pelo Tribunal do Júri. Terminado o julgamento, foi ela aplaudida pela multidão presente, da qual recebeu sobre a cabeça uma chuva de pétalas de rosas.

▶ **Coação moral irresistível.** Nessa forma de ação o agente sofre o constrangimento de fazer o que está errado mas não se escusa de fazê-lo em face da coação sofrida. Sabe que não pode proceder de modo diverso e que a coação é irresistível e insuperável. Essa coação é sempre moral.

Procede o coagido como única forma de fugir de um perigo real e iminente e que de outra forma não teria como superar essa ameaça que pode ser a ele próprio ou a outrem ligado a si afetivamente. Há a hipótese putativa quando o coagido admite, por erro, estar sofrendo coação.

Em tese é considerado culpado não aquele que deu origem ao dano, mas aquele que o conduziu à ação ilícita. Assim, quando a ação é praticada sob coação irresistível, não se pode punir o autor, pois como tal não seria justo lhe exigir conduta diversa. A *coação irresistível* está prevista no artigo 22 do Código Penal, com a seguinte redação: "Se o fato é cometido sob coação irresistível ou em estrita obediência a ordem não manifestamente ilegal, de superior hierárquico, só é punível o autor da coação ou da ordem."

Preceitua o artigo 23 do mesmo diploma legal. "Não há crime quando o agente pratica o fato:

I – em estado de necessidade; (...). Uma das formas de estado de necessidade é ceder a coação moral irresistível. E o artigo 24: "Considera-se em estado de necessidade quem pratica o fato para salvar de perigo atual, que não provocou por sua vontade, nem podia de outro modo evitar, direito próprio ou alheio, cujo sacrifício, nas circunstâncias, não era razoável exigir-se. Parágrafo 1º. Não pode alegar estado de necessidade quem tinha o dever legal de enfrentar o perigo. Parágrafo 2º. Embora seja razoável exigir-se o sacrifício do direito ameaçado, a pena poderá ser reduzida de um a dois terços."

▶ **Privação momentânea dos sentidos.** Outra forma de emoção incontrolável é a *privação momentânea dos sentidos*. Trata-se de uma condição anômala em que o indivíduo perde sua capacidade de autodeterminação decorrente de uma emoção intensa e de caráter agudo, momentâneo e transitório. É de uma intensidade maior que a violenta emoção – um estado exaltado de ânimo, do qual trata o artigo 65 do Código Penal brasileiro em vigor, e que se verifica de forma breve e intensa, mas sob o domínio parcial do indivíduo. Na privação momentânea dos sentidos que pode ter seu período mais prolongado e de grande intensidade reacional, fica o agente totalmente incapaz de entender o caráter criminoso do fato e de se determinar de acordo com esse entendimento.

Mesmo que o indivíduo tenha a consciência da responsabilidade com a sociedade em que vive e esteja de acordo com suas regras, na privação momentânea dos sentidos não existe o domínio sobre as emoções nem a percepção das consequências do dano causado. Ela é substituída por uma ideia de injusta e indesculpável subtração de um direito legitimamente seu, o que lhe acarreta uma intensa e abrupta deformação de seu entendimento capaz de privar seus sentidos e sua inteligência de agir racionalmente. O julgamento do agente é substituído por um motivo que naquele instante faz sua revolta parecer justa.

Não se pode afirmar com precisão que tal atitude ocorra apenas com os indivíduos "perversos" e jamais com as pessoas de bem. Na maioria das vezes o que move o ato delituoso é a paixão, qualquer que seja sua origem e qualidade. Não se espere, por exemplo, que o motivo dessa paixão seja sempre relevante para a sociedade. Para o autor desses delitos, pelo menos, o é. Como exemplo pode-se apontar a honra ultrajada ou a traição dos amantes – o exaltado valor moral ou o naufrágio na luta desesperada pelo amor e paixão.

É necessário, no entanto, que se avalie se o autor é de boa índole, se o seu passado é honesto, qual a qualidade moral do seu gesto, como se deu a dinâmica do crime, e se houve arrependimento e remorso.

Ferri (in *Princípio do direito criminal*, São Paulo: Editora Bookseller, 1999) afirmava que esses tipos de criminosos eram diferentes dos demais tanto pela baixa criminalidade como por sua nula reincidência. Evaristo de Moraes (in *Criminalidade passional: o homicídio e o homicídio-suicídio por amor em face da Psicologia Criminal da Penalística*. São Paulo: Saraiva, 1940) afirmava que esse tipo ocasional de crime não deveria merecer tratamento penal igual aos infratores comuns portadores de "instintos perversos", tendo em conta as circunstâncias e os motivos de seus delitos.

Segundo Roberto Lyra (in *O suicídio frustro e a responsabilidade dos criminosos passionais*. Rio de Janeiro: SCP, 1935): "Não se pretende que só o motivo baste para classificar o criminoso e, consequentemente, orientar a individualização. O que se sustenta é a suprema importância do motivo na caracterização do crime e na revelação da índole do criminoso."

O importante nessa análise é avaliar com segurança o caráter e o comportamento do infrator, pois somente aqueles que têm um passado e uma educação sem máculas podem ser avaliados dentro dos conceitos de criminosos passionais. Não se atribuir a qualquer crime de amor uma comovida aura de tragédia. Qualquer mácula pode descaracterizar a condição de passional e afastá-lo da possibilidade de absolvição.

Bonano, discípulo de Ferri, explicava assim as razões punitivas sobre tal fenômeno: "Se o critério da lei punitiva deve ser a justa e reta moderação da liberdade individual, e da temibilidade do réu, para o fim primordial da defesa da sociedade, não há razão alguma para punir homens que sempre foram honestos e bons, e que somente foram levados ao delito pela ofensa dos seus afetos mais caros, que perigo poderiam ainda constituir para sociedade?" (*in op. cit.*). E acrescentava Ferri ainda sobre o mesmo motivo: "Era, portanto, injusto que fosse julgado pelos mesmos parâmetros dos prisioneiros comuns" (in *O delito passional na civilização contemporânea*. São Paulo: Saraiva, 1934).

O caráter passional deles, segundo Esmeraldino Bandeira, era um "deslize transitório da consciência honesta". Sua absolvição pelos tribunais populares não poderia ser considerada como exagerada. No fundo mesmo, julgando caso a caso, pode-se dizer que eles são no momento da emoção violenta privados da consciência e do domínio sobre o mal cometido por incapacidade absoluta de entendimento. Eles são no momento da explosiva paixão e da emoção incontrolada inimputáveis em face da falta de controle da razão e da vontade. E mais: na sua totalidade, esses criminosos passionais apresentam profundo remorso após seus delitos, remorso esse que os acompanha até o fim de suas vidas e passa a ser a sua verdadeira pena.

Ao agir movido por completa perturbação dos sentidos e da inteligência, sem a frieza do cálculo e a torpeza dos motivos fúteis, perde o agente o domínio sobre seu livre arbítrio e, portanto, o torna irresponsável penalmente.

Todavia é necessário que se prove, por fatos e circunstâncias, que o criminoso passional agiu em completa perturbação dos sentidos e da razão, que se analise com cuidado sua vida pregressa e que se ponderem as razões e circunstâncias antes e depois do crime. Esse tipo repentino de sentimento perturbado não admite a premeditação.

Qualquer repressão em casos a esses infratores é inútil, e, como tal, iníqua. Qualquer medida profilática ou educativa para prever ou evitar tais delitos não tem valor, porque não se sabe a que público devem ser dirigidas.

Alguns acham que se tem abusado dessa tese para absolver criminosos não passionais incluídos em crimes que nada têm de semelhantes com os precedidos por paixão violenta, como, por exemplo, pela frieza e dissimulação dos "matadores de mulheres".

O Código Penal de 1890, em seu artigo 27, parágrafo 4º, considerava inimputáveis "*os que se acharem em estado de completa privação de sentidos e de inteligência no ato de cometer o crime*".

A Comissão que elaborou o anteprojeto ao Código Penal de 1940 combateu a tese da passionalidade movida pela privação momentânea dos sentidos e da razão, tendo como bandeira a defesa da mulher vítima e frágil. E, de fato, essa tese foi excluída do atual Código, continuando a violenta emoção como atenuante para a diminuição da pena. Mas na doutrina continua a discussão.

A verdade é que nesses tipos de delito, nos quais se invoca a privação momentânea dos sentidos, o destaque não é a paixão como sentimento, pois ela é um fato comum na vida das pessoas, mas a intensa emoção no seu instante grave, brusco e conflituoso ante um bem afetivo ultrajado.

É preciso pensar bem quando se for punir um homem que sempre foi honesto e bom e que agora cometeu um delito diante da ofensa dos seus sentimentos mais caros. Esse é sem dúvida um episódio doloroso na vida desse padrão de infrator.

O projeto de Alcântara Machado, que serviu de base para o Código Penal de 1940, enfatizava que a paixão não poderia ser apresentada nem como atenuante da pena nem como excludente da culpa, mas a comissão revisora formada de Nelson Hungria, Vieira Braga, Marcelo de Queiroz e Roberto Lyra, mesmo combatendo a utilização da tese da passionalidade, aproximou-se muito mais do disposto no projeto Virgílio de Sá Pereira, que era plenamente favorável à passionalidade. No texto definitivo do Código Penal de 1940, a paixão foi considerada uma atenuante da pena, ou seja, dependendo da análise do juiz, o criminoso poderia obter a redução da pena.

O fato não é o agente ter ou não sua honra e seus valores preservados, mas o de se encontrar em uma situação densa e grave de privação momentânea dos sentidos e da razão e considerado como inimputável, mesmo que a consciência pública assim não pense. Isso não lhe dá o direito para a prática do crime, mas nos obriga a avaliar se sua capacidade de entendimento foi gravemente distorcida em face da privação da razão e da emoção. Nisso não há privilégio de gênero; homens e mulheres devem gozar do mesmo tratamento.

▼ Reincidência

Nossa lei penal admite a existência da reincidência quando o réu comete novo crime após sua condenação ter transitado em julgado, não levando em conta se a pena foi ou não cumprida.

Tem-se na deficiência do tratamento penitenciário o fator primordial na reincidência do criminoso, chegando-se a dizer que, em vez de cumprir sua finalidade, está ajudando a corromper a personalidade do delinquente. Houve até quem afirmasse que "prisão não cura, corrompe".

Não se pode negar que esse pensamento, em parte, está certo, haja vista, no momento, ter a pena unicamente um sentido: vingança.

Já se começa a pensar na redução da pena e em novas formas de punições, deixando internos apenas os criminosos de alta periculosidade. A semiliberdade e a liberdade condicional antecipada emergem também, visando inclusive ao problema da superpopulação carcerária.

O certo é que a terapêutica penitenciária contemporânea não trouxe resultados satisfatórios, mormente quando a reincidência, em alguns lugares, chega à cifra de 85%, o que é desanimador e grave.

O Prof. Hilário Veiga de Carvalho (*in Criminalidade*, São Paulo: Editora Resenha Universitária, 1975) assim se refere: "Uma das razões fundamentais da quase falência do sistema penitenciário tem-se radicado na pequena ou quase nula possibilidade de opções para os diversos tipos de tratamento penal, em atenção aos vários grupos de delinquentes, ou a possibilidade de exames mais minuciosos de suas personalidades e de uma adequada triagem. A falta de personalização da pena é um dos fatores de reincidência, pelo desencontro que daí ocorre entre o tratamento aplicado e a pessoa do criminoso que o recebe." E Afrânio Peixoto sintetiza tudo isso, dizendo: "Reconhece-se o reincidente, mas nada se faz contra a reincidência."

A pena não deve ter o sinete da vindita, um instrumento de expiação do crime; antes deve ser um processo de terapia da personalidade do infrator, dos seus defeitos e de sua índole. Ela não deixa, é claro, de ter seu caráter retributivo, de medida de segurança e de reparação social. A pena que não trata nem humaniza é um instrumento que humilha, constrange e revolta.

Outra falta que nos salta aos olhos, no sistema atual, é o vácuo existente entre o tratamento penitenciário e o reinício das atividades do egresso, uma vez que os impasses de adaptação à nova vida social e o desamparo em que ele se encontra vêm influenciar vivamente nas reincidentes infrações. Há de existir uma instituição intermediária entre o regime prisional e a liberdade, com o escopo de preparar o indivíduo, moral e psicossocialmente, para a realidade que se apresenta.

Nosso Código Penal vê, na reincidência, uma agravante, aumentando a culpabilidade do agente pela responsabilidade de duas infrações puníveis. Responde o autor pelo primeiro crime e, reincidindo, paga pelo segundo e pelo primeiro, o que é, até certo ponto, um contrassenso, tendo em vista que o primeiro delito já estava julgado e apenado, não cabendo, por conseguinte, responder ainda por ele. É uma forma de punir duas vezes o primeiro crime.

Outro fato inexplicável é o de existir prescrição para um crime e não existir para uma reincidência. Mesmo que haja um longo intervalo de tempo entre um delito e outro, não está o agente isento da agravante penal.

É reincidente o autor que, condenado por sentença irrecorrível e punido, pratica novos crimes.

A reincidência pode ser específica ou genérica, conforme seja o criminoso de natureza igual ou de natureza diferente. A primeira é mais grave, revelando o impulso específico de certa criminalidade, o que outorga um tratamento mais severo. A reincidência genérica não está estabelecida na Legislação Penal, ficando essa atribuição à convicção do julgador.

Finalmente, é bom frisar que o problema da criminalidade não é apenas da competência do mecanismo policial-judiciário, mas, em larga escala, atribuição da própria comunidade.

▼ Associação

O homem isoladamente tem um comportamento distinto daquele que integra a multidão. A psicologia individual não se confunde com a psicologia coletiva, e disso resulta um critério disforme de responsabilidade. A associação é um dos modificadores da capacidade de imputação.

O indivíduo sozinho raciocina e reage de forma independente, coordenando seu entendimento em uma limitação do seu sentimento de unidade, caracterizado pelo "eu" ou personalidade. Quando ele participa de um estado gregário, essa associação limita o domínio do "eu", dispersando sua vontade e suas reações em um comportamento coletivo. Razão tem Afrânio Peixoto quando diz que "um homem acompanhado é um homem diminuído" e que "apenas é livre o homem só, porque é todo seu" (*in Medicina Legal*, vol. II, 3ª edição, Rio de Janeiro: Livraria Francisco Alves, 1938).

Por outro lado, assim como ele perde um pouco de sua personalidade, angaria, em compensação, certas ousadias oriundas da associação, tornando-se, às vezes, mais impulsivo e mais espontâneo, pelo medo que se dissipa, pela segurança que parece existir. Por isso, as multidões são sempre irresponsáveis, agressivas e acéfalas.

Magalhães Noronha enfatiza que "a multidão possui uma alma que não é a soma das que a compõem, mas, na realidade, a adição das qualidades negativas, dos defeitos, dos sentimentos primitivos que residem em todo homem".

Há pessoas ordeiras e boas que, sob a influência da multidão, em tumulto, agem irrefletidamente, praticando atos inconvenientes ou assumindo atitudes nem sempre recomendáveis, conhecidas como delitos *multitudinários*.

Nosso Código Penal considera atenuante da criminalidade quando seu autor a tenha cometido "sob a influência de multidão em tumulto, se não o provocou".

Mesmo que em um crime coletivo seja atenuada a responsabilidade dos participantes, isso não implica não apurar-se a responsabilidade dos instigadores, que dirigem ou induzem as determinações coletivas.

▼ Síndrome XYY

Hoje, sabemos que a espécie humana possui 46 cromossomos, apresentando os indivíduos do sexo masculino 22 pares de cromossomos homólogos (autossomos) *XX* e um par de cromossomos heterólogos (heterossomos) *XY*: as mulheres também têm 22 pares de autossomos, no entanto os heterossomos estão representados por um par de cromossomos iguais *XX*.

Com o surgimento das técnicas de cultura de tecidos, quando é possível a obtenção de células em divisão, o estudo dos cromossomos tornou-se mais eficaz, tanto no que diz respeito ao seu número exato, como na apreciação correta e mais detalhada de suas disgenesias. Foi assim possível, entre outras, a descoberta do cromossomo *Y* supranumerário. A geneticista escocesa Patricia Jacobs anunciava já em 1965 que um número bem significativo de criminosos era portador dessa anomalia genética.

O material utilizado no estudo dos cromossomos humanos atualmente é feito a partir do cultivo de células obtidas pela coleta de sangue venoso *in vitro*, em conduções de absoluta esterilidade e em meio sintético contendo aminoácidos, vitaminas, sais minerais e antibióticos, adicionado de ativadores mitóticos (fito-hemaglutinina). Esse material é colocado em estufa a 37°C por 72 h até o processo da divisão celular alcançar seu momento ideal. Centrifuga-se, transfere-se para lâminas de microscópios, fixa-se e cora-se. As figuras observadas microscopicamente são fotografadas e ampliadas, recortadas e agrupadas em pares, segundo sua semelhança morfológica. Finalmente, numeradas em ordem decrescente segundo o seu tamanho.

Assim, foi possível a identificação de indivíduos portadores de aberrações cromossômicas, entre elas a *síndrome XYY*, cujos portadores geralmente apresentam estatura acima de 180 cm, inteligência mediana ou supramediana, calvície precoce, miopia acentuada e, segundo os pesquisadores, uma certa agressividade, sem no entanto demonstrarem perturbações ou anomalias psíquicas.

Diante de tal fato, não faltou quem quisesse ressuscitar o fatalismo biológico do positivismo lombrosiano, querendo identificar o *Y supranumerário* como o "gene da delinquência" e até mesmo cobrar em favor de seus portadores uma inimputabilidade, quando diante de fatos delituosos.

Nosso pensamento é contrário a isso. Primeiro, porque não acreditamos que exista ninguém predestinado ao crime, mesmo sendo ele de temperamento mais agressivo ou irascível, nem que ninguém seja capaz de apontar o criminoso nato na multidão anônima, como quiseram os defensores do positivismo antropológico, escolhendo miseráveis de rostos feios e maxilares proeminentes como bodes expiatórios entregues à vindita pública. Depois, porque, à luz do conhecimento científico atual, nada nos autoriza considerar os portadores da síndrome *XYY* como irresponsáveis, nem muito menos propor medidas profiláticas de segurança, por atribuir-lhes um perfil criminógeno determinante. Pensamos que estes indivíduos têm em comum apenas a miopia, a altura e a calvície precoce.

Deve prevalecer hoje a ideia de que a personalidade humana usa o arbítrio como determinante da vontade de sua própria natureza e, sobre isso, a maior ou menor influência dos fatores criminógenos, mesológicos ou biológicos. E do desequilíbrio dessas ações, a possibilidade de defluir o ato antissocial. Até porque o arbítrio não é totalmente livre.

Desse modo, o portador do grupo cromossômico *XYY*, pelo fato de ter uma tendência de conduta mais agressiva, não quer dizer que, por essa situação isolada, seja impelido a praticar uma infração, sem que o arbítrio permita e se torne cúmplice para com a conduta agressiva.

Não há determinismo que imponha, por si só, a ação delituosa, nem é o cromossomo supranumerário que faz delinquir, mas um conjunto de fatores crímino-impelentes capazes de gerar o crime, em face das contradições socioeconômicas do meio em que vive o criminoso e não de sua constituição biológica.

▼ Hereditariedade

Desde os primórdios do positivismo criminal de Lombroso que se vem buscando uma causa genética que justifique uma tendência à criminalidade, através de uma suposta transmissão dos impulsos delinquenciais.

Os defensores de tais exageros, na esteira de certas ideias e por motivos de uma alegada "higiene social", vão mais longe quando ameaçam a intimidade e a integridade das pessoas, apregoando a obscura proposta da esterilização de homens e mulheres, por alusões à existência de fatores hereditários da criminalidade, admitindo ter a herança um papel determinante como fator criminógeno.

Como tudo isso teve origem?

Abstraindo-se os absurdos e os horrores dos campos de concentração nazistas, influenciados pela "lei de proteção contra o aumento de doenças hereditárias" promulgada pelo governo alemão em 1933, tais recomendações, por incrível que possam parecer, tiveram defesa mais recentemente do Instituto de Biologia Racial da Universidade de Uppsala, na Suécia.

Todas essas inovações, desde a "craniologia" de Lombroso ao "cromossomo assassino" de Patricia Jacobs, outra coisa não representam senão a exumação da velha e ultrapassada teoria do "criminoso nato" que o positivismo mais exaltado defendeu como sendo o crime um produto exclusivo da hereditariedade doentia.

O que se quer, mais recentemente, com tais propostas é criar um neopositivismo criminal, desterrado das ultrapassadas ideias da antropologia criminal, agora sob o disfarce mais sofisticado das aparências científicas, no desejo de traçar na criminografia

mais recente uma "personalidade delinquencial" e sair por aí procurando pobres coitados de queixos largos e sobrancelhas grossas ou os portadores do cromossomo *Y* supranumerário, classificando-os e recomendando-lhes a esterilização.

Nada mais insondável e misterioso que o fenômeno criminal. Mesmo diante de delitos aparentemente simples, isso pode ensejar configurações tão estranhas e complexas que a inteligência mais arguta é incapaz de decifrar.

Para se entender o ser humano, é necessário penetrar nos esconderijos de sua mente, invadindo-lhe a intimidade. E, quanto mais se aprofunda, mais se descobre que os segredos e os conflitos do seu "eu" são motivados por diferentes reações. Sente-se apenas que dentro de cada um de nós processa-se uma luta silenciosa e íntima, mas que pode vir a exteriorizar-se. Por mais santo que seja um indivíduo, há sempre nele, por menor que seja, um pouco de demônio.

Hoje, sabe-se apenas que o ato criminoso é resultante da desordem de duas forças psíquicas importantes – as forças egoístas de um lado e as forças altruístas de outro; aquelas se sobrepõem e aniquilam o senso ético do indivíduo. Até o momento, não existe nenhum fundamento científico sério que possa provar a influência da hereditariedade como fator criminógeno, mesmo quando da união de dois criminosos. A história nos dá impressionantes ensinamentos sobre tal assertiva.

Por outro lado, ninguém pode negar que parte dessa violência tenha suas raízes fincadas em uma estrutura social injusta, na má distribuição da renda, na instrução carente e nos profundos desníveis regionais. Também não se pode negar a influência criminógena da sociedade burguesa, geradora de conflitos e desigualdades. Essa sociedade falsamente democrática sempre foi elitista e consumista, pois a luta que ela trava em favor dos seus interesses sempre foi violenta e intolerante. Mas temos que reconhecer que não é só isso. Aí estão, sem maiores explicações, os sequestros organizados por grupos falsamente ideológicos, os assaltos por membros da classe média alta e o tráfico internacional de drogas. Tudo isso pode modificar o conceito acadêmico da delinquência.

Há momentos em que essa violência ultrapassa o limite da razão. Mas é de se perguntar: só o criminoso, só ele, é totalmente culpado? A criminografia da delinquência e seu conteúdo dramático projetam-se, muitas vezes, além de um julgamento superficial e apaixonado. Há uma criminalidade nova, imprevisível e brutal, que desborda além dos Códigos. Uma delinquência anômala que é o próprio desaguar das insatisfações reprimidas e incontroladas de quem não acredita mais em nada.

Não há sociedade sem crime. É normal existir uma margem de atos antissociais, que tanto podem ser oriundos da estrutura individual, como da própria organização gregária em que se vive.

Finalmente, no fundo mesmo, o que existe é uma sociedade que, no dizer de Jean Pinatel, gera, ela própria, seres antissociais que se voltam contra si mesmos, em uma forma de protesto e desespero, criando, desse jeito, um círculo vicioso desafiador à Criminologia atual (*in La Société Criminogène*, Paris: Editions Stock, 1971).

▼ Vitimologia

Dantes, somente do crime se cogitava, talvez pela sua repercussão, escandalosa e sensacionalista, e do impacto que causava à sociedade.

Preocupava-se excessivamente com o tipo de delito e postergava o criminoso no seu contexto biopsicossocial; por isso, as penas eram as mais cruéis. Eram elas quase um crime para punir outro crime.

Com os estudos de Lombroso, Ferri e Garófolo sobre Antropologia Criminal, reformulou-se profundamente o conceito de delinquência, principalmente no tangente ao criminoso. Passou-se a capitular o delito não como um fato jurídico, porém como um fenômeno natural e social em que se examinam, primeiramente, o autor e o ambiente no qual o crime ocorreu, para, depois, estudar juridicamente o delito como manifestação da estrutura orgânica e psíquica do delinquente.

Modernamente, entende-se indiscutivelmente que a pena, antes de ser uma vingança social ou um castigo oficial, passa a ser enquadrada como função de defesa e reforma do indivíduo, não deixando de constituir também uma forma de defesa social e de reparação aos ofendidos.

Deste modo, o homem é responsável, não moral mas legalmente, posto que vive ele em sociedade. Ao conviver no grupo, tem deveres. Os seus atos contrários ao bem comum justificam uma reação defensiva da comunidade. Há, pois, uma responsabilidade social em lugar de uma responsabilidade moral.

Não mais se discute hoje, em Criminologia, que os delitos vão se transformando de acordo com a marcha da civilização.

E assim estão descobrindo, pouco a pouco, os segredos e os conflitos do mundo interior do homem, os motivos de suas diversas reações, conforme suas condições morais, psíquicas, sociais ou religiosas. Observa-se que a má ação, algumas vezes, é uma maneira de protesto e uma forma de vida contra algo que ele considera injusto ou errado, e que esse homem não pode ser medido por um momento, mas por uma vida inteira. Sente-se que, dentro de cada um, processa-se um conflito silencioso, mas que tende a exteriorizar-se. E que, afinal, por mais justo que seja alguém, há sempre nele um lastro, por menor que seja, de criminalidade.

E, depois de dissecar todos esses fenômenos, chega-se à conclusão de que, além do crime e do criminoso, existe um terceiro elemento, que vem exercendo papel significativo na eclosão dos delitos: *a vítima*.

Na Criminologia moderna, não se pode deixar de analisar a personalidade da vítima com o mesmo interesse com que se tem analisado a personalidade do delinquente.

Quem primeiro estabeleceu este vínculo, dentro do conjunto da ação delictual, foi Hans von Hentig, ao afirmar que "a relação entre o autor e a vítima, em determinado delito, não é tão mecânica como aparece nos códigos, mas muito complicada, em razão de que em certos casos a vítima dá forma e modela o delinquente". Chega-se hoje a admitir que a vítima e o criminoso, às vezes, comportam-se como faces da mesma moeda, uma repousando sobre a outra, de modo que da personalidade da vítima poder-se-ia deduzir a do criminoso.

A velha concepção de vítima, como sendo a parte ofendida e passiva de um crime, para quem o sentido de piedade sempre se inclinou, está perdendo terreno, e, em algumas situações, já perdeu de todo.

Sabe-se hoje que a vítima, em determinadas conjunturas, é a única insufladora de um crime.

Somos pela ideia de que cada indivíduo tem uma capacidade maior ou menor de ser vítima. Essa possibilidade depende da própria predisposição vitimógena e de fatores externos, variando em determinados instantes, lugar e situação com que se depare cada um.

Essas predisposições tanto podem ser das que incitam o criminoso a agir, concitando-o ao crime, como das que facilitam a tarefa do agente e, enfim, das que neutralizam o sentido de vigilância.

As vítimas podem ser: *determinada, selecionada* e *acidental*. A determinada é aquela que representa um valor negativo para o criminoso e que, somente com sua eliminação, soluciona o conflito do agente ativo, a exemplo do infanticídio. A seleci-

nada mostra-se ao delinquente com certo interesse particular, como, digamos, no latrocínio. E, por fim, a acidental, aquela que se converte em vítima sem ter contribuído para tanto, como, por exemplo, no assalto.

No panorama atual da criminalidade, uma das facetas mais interessantes é a participação da vítima nos delitos sexuais. Neste tipo de infração, a vítima participa mais enfaticamente. Na sedução, toda vítima tem um pouco de sedutora e todo sedutor tem um pouco de vítima.

Há outras formas de crime em que o temperamento da vítima tem papel fundamental no aparecimento do delito.

Destarte, ao se estudar atualmente a criminalidade, não se pode separar o criminoso da vítima, porque os comportamentos de ambos influem-se reciprocamente e constituem um todo inseparável.

A importância dessa relação deve-se ao fato de existirem, quase sempre, entre os dois, diferentes processos psíquicos de atração e repulsão, de passividade e provocação, que, agindo em pessoas cujos estados afetivos estão perturbados, pelo medo, pela cólera ou pela excitação, afetam a personalidade de um ou de outro, podendo contribuir para o surgimento de manifestações anormais ou violentas.

A Lei Penal vigente, embora timidamente, já reconhece, em parte, e em caráter excepcional, o papel da vítima no instituto da legítima defesa, ou na atenuante da provocação injusta por paixão ou violenta emoção. Isso já demonstra a sensível inclinação do legislador para voltar mais devidamente sua atenção à *vitimologia*.

▼ Epilepsias

Caracterizam-se, fundamentalmente, como uma condição na qual o indivíduo é suscetível de ataques convulsivos, de alterações mais ou menos específicas do registro eletroencefalográfico e de moderada ou nenhuma alteração do comportamento. Muitos chegam a admitir que a epilepsia não é doença, e sim um distúrbio ou um sintoma, descaracterizado de qualquer relação com as chamadas *doenças mentais*. Pode não existir a crise convulsiva, sendo substituída pelas ausências, estados crepusculares ou outras manifestações.

A *ausência* é a interrupção súbita de uma atividade já iniciada, como andar, comer ou falar. A duração desse hiato é de apenas alguns segundos e desaparece tão rapidamente como começou. Há várias formas de ausências: com perda da consciência, com componente tônico ou clônico moderado, ou com a presença de automatismo (mastigatório, mímico, gestual, ambulatório ou verbal).

O *estado crepuscular* manifesta-se por uma turvação da consciência, de duração irregular e intensidade variável, podendo prolongar-se por alguns dias. Caracteriza-se por um psiquismo lento, falta de orientação no tempo e no espaço e amnésia subsequente. O indivíduo, neste estado, pode apresentar conduta deambulatória e automática, com tendência a atitudes ditas antissociais, tais como agressão, exibicionismo, vagabundagem, entre outras.

As outras *manifestações* mais comuns são: sonambulismo, poriomania (tendência de fugir, correr, viajar) e dipsomania (impulsão ansiosa de beber).

Quando a epilepsia se apresenta com os sintomas graves e dramáticos da convulsividade, chama-se de *grande mal*. Não tem correlação muito certa com a hereditariedade e surge, na maioria das vezes, entre oito e 15 anos. Entendemos que a epilepsia não é outra coisa senão um sintoma de etiologia variada e multifatorial, que a chamamos de *sintomática* quando conhecemos a causa e de *idiopática* quando desconhecemos a sua origem.

Pupo, há algumas décadas, afirmou que "epilepsia não é uma moléstia, é uma síndrome, isto é, um conjunto de manifestações clínicas várias, que se apresentam em consequência de processos mórbidos cerebrais, também vários, inteiramente diversos, segundo consideremos os grupos etários dos pacientes" (*in Questões sobre Epilepsia*, 2ª edição, São Paulo: Instituto de Eletroencefalografia, 1971).

A epilepsia (*epi* = de cima; *lepsem* = abater) significa, portanto, algo que vem de cima e abate o indivíduo. Em face desse significado tão dramático, tornou-se seu enfoque motivo de muita mistificação e preconceito. Em virtude de tais entendimentos, os portadores de epilepsia sempre viveram à margem da vida e da sociedade, e sob o estigma de velhos rótulos, como o do "furor epiléptico", criado pela ultrapassada Psiquiatria Forense.

Era também chamada de *morbus herculeos*, por se pensar que o herói grego sofreu dessas crises; *morbus comicialis*, por ocorrerem nas assembleias e comícios romanos; mal hediondo, mal demoníaco, mal divino, mal lunático, mal astral ou mal sagrado, de acordo com a forma e o grau de cada discriminação.

A teoria fisiopatogênica mais aceita nos nossos dias é a dos "aminoácidos excitatórios", através do neurotransmissor conhecido por *glutamato*, sendo mais comum o receptor pós-sináptico *NMDA* (N-metil-D-aspartato), que produz sobre os focos epilépticos alterações paroxísticas despolarizantes, capazes de produzir as descargas epilépticas. Isso já foi provado em laboratório.

Esse ataque convulsivo é, às vezes, precedido de manifestações somáticas e psíquicas chamadas de *auras*, ou é de aparecimento brusco e inesperado, com perda da consciência, síndrome convulsiva clônico-tônica, incontinência esfincteriana e amnésia pós-crise. Começa o ataque geralmente com um grito típico (grito leonino) e queda imediata do corpo ao chão. Os braços entram em flexão ou adução, as mãos crispadas, espasmos tônicos da musculatura, mordedura da língua e o rosto mostra-se lívido e cianótico. O olhar é desviado e as pálpebras permanecem abertas. Com a cessação da crise e o desaparecimento da apneia, a respiração torna-se estertorosa e irregular. As convulsões começam a ficar mais esparsas e o corpo entra em uma fase de relaxamento e prostração.

Classificam-se as epilepsias em duas formas: *epilepsias de crises parciais* e *epilepsias de crises generalizadas*.

As crises parciais ou focais, de comprometimento regional no cérebro, podem ser simples (sem perda da consciência) e complexas (com alteração ao nível da consciência). Nas crises parciais simples, há aquelas que se manifestam apenas com sinais motores, sensoriais e somatossensitivos, algumas vezes refletindo-se apenas em uma determinada parte do corpo, como na face, na mão ou no braço. Essa forma é conhecida como *crise jacksoniana*. Nas crises parciais complexas, surgem sintomas psíquicos com disfasias, distúrbios cognitivos, sintomas dismnésicos e comprometimento afetivo.

As de crises generalizadas são aquelas de comprometimento de ambos os hemisférios cerebrais, acompanhadas de convulsões tônico-clônicas, também chamadas de "grande mal". Têm como característica maior a convulsão ou ataque convulsivo, já descrito anteriormente.

Devem ser consideradas também como síndromes convulsivas benignas e convulsões neonatal familiar ou não familiar, a convulsão febril da infância e as crises parciais benignas da adolescência.

Por outro lado, deve-se considerar certas manifestações convulsivas como as produzidas por hipoxia, isto quando a quantidade de oxigênio nos tecidos orgânicos fica abaixo dos níveis fisiológicos. Da mesma forma, como as da hipoglicemia em níveis abaixo de 50% em adultos, quase sempre decorrente de um hiperinsulinismo (exógeno ou endógeno, absoluto ou relativo), podendo as convulsões ocorrerem antes ou durante o estado de coma. Por fim, a uremia em níveis de ureia sanguínea acima de 50 mg% é uma das alterações que pode causar também crises convulsivas.

O diagnóstico dos epilépticos deve ser orientado através do estudo dos antecedentes, do exame clínico, da eletroencefalografia, do registro eletroencefalográfico com vídeo e com mapeamento cerebral, e de tomografia computadorizada. O exame clínico da epilepsia deve ser conduzido sempre no sentido de encontrar a verdadeira causa desse sintoma, que muitas vezes tem como origem um tumor cerebral, uma intoxicação exógena ou endógena, uma sequela de traumatismo craniano, uma cisticercose, ou mesmo o alcoolismo crônico.

Aplicações forenses

A tendência do modelo médico-psiquiátrico oficial sempre foi a de desenvolver um raciocínio científico, no sentido de estabelecer um poder capaz de distinguir o normal do anormal e de considerar qualquer comportamento atípico como "doença mental", com a finalidade de reprimir e controlar socialmente esse "caráter perturbador". Há pouca dúvida, também, de que o próprio tratamento não seja punitivo e discriminador.

A partir do instante em que se definiu epilepsia como uma manifestação caracterizada quase sempre por crises convulsivas, por alterações mais ou menos específicas do registro encefalográfico e por uma relativa modificação do comportamento, tudo faz crer que o mais grave e mais dramático passou a ser suas manifestações neurológicas. A verdade, no entanto, é que o epiléptico ainda continua sendo uma presa da Psiquiatria, que pouco ou quase nada fez em seu favor.

Quando se tenta rotular a epilepsia como "doença mental", por pretensas modificações da conduta, pelo que nos acode, cometem-se dois erros básicos: primeiro, pela insignificante incidência de modificações comportamentais, muitas delas oriundas de outras entidades mentais associadas à epilepsia; depois, a própria expressão "doença mental", por si mesma, já é um absurdo, pois a mente, sendo algo abstrato, tecnicamente não admite doenças.

Assim, a privação dos direitos civis, o internamento compulsório e a alegação da insanidade mental dos epilépticos como defesa legal justificadora do delito não podem ser aceitos pela consciência hodierna.

Sua *capacidade civil* deve ser preservada. Devem casar, testar, testemunhar, contratar, votar, gerir seus negócios e exercer suas profissões, desde que essa atividade laborativa não ponha em risco a vida própria ou alheia. Se nossa Lei Civil assegura que "todo homem é capaz de direitos e obrigações" e considera como "absolutamente incapazes de exercer pessoalmente os atos da vida civil os menores de 16 anos, os que, por enfermidade ou deficiência mental, não tiverem o necessário discernimento para a prática desses atos; os que, mesmo por causa transitória, não puderem exprimir sua vontade", isso não pode ser aplicado aos epilépticos. Nem mesmo como relativamente incapazes, pois a mesma lei só considera assim a certos atos ou à maneira de os exercer os maiores de 16 e menores de 18 anos, os ébrios habituais, os viciados em drogas, e os que, por deficiência mental, tenham o discernimento reduzido, os excepcionais, sem desenvolvimento mental completo e os pródigos.

Limitar a capacidade civil do epiléptico é colocá-lo em uma classe inferior de homens, proibidos de desfrutar dos mesmos direitos e privilégios dos outros. Nesse caso, além de grosseira violação constitucional, é, por todos os títulos, um vilipêndio aos direitos humanos.

Quanto ao seu *internamento compulsório*, o absurdo é mais lamentável. O critério de manter o epiléptico involuntariamente confinado, como alternativa racionalizante do poder, que invocaria como justificativa o estado de necessidade, é uma afronta à dignidade humana e um desrespeito aos mais elementares princípios de civilidade. E o mais grave: esses confinamentos são sempre por tempo indeterminado, à base de processos superficiais e apressados, e de procedimentos egoísticos.

Sob o prisma penal, peca-se ao rotular o epiléptico como grave problema, por considerarem o caráter e a conduta alterados, exacerbados em seus instintos, e autores de crimes violentos, sanguinários, intempestivos e selvagens. Isso é falso. O argumento dessa alta periculosidade começa a ser desmascarado, pois os valores estatísticos atuais assinalam cifras bem elevadas para os casos em que esse estado nada tem a ver com o delito cometido.

A incidência de criminosos entre os que padecem de epilepsia é muito menor do que entre os não portadores desse mal. Um motorista embriagado é muito mais perigoso que um epiléptico.

Com tal pensamento, a tendência era considerá-los como irresponsáveis, a fim de propiciar-lhes oportunidade de uma reabilitação penal e terapêutica, pois a repressão carcerária de nada serviria, nem modificaria a reincidência delitual.

Embora esse argumento tenha sido aplicado com aparente finalidade humanitária, o rótulo de "inimputável" passou a ser uma lâmina de dois gumes, pois somente o fato de alguém ser tido como "insano" é pejorativo e discriminante, além de tornar-se uma arma político-filosófica extremamente perigosa.

O epiléptico não se acha pior nem melhor que ninguém, por isso quer também ser julgado, como inocente ou como culpado. Nada mais injusto que cercear de alguém o direito de enfrentar um julgamento. Mais grave do que julgar um homem doente seria encarcerá-lo sem julgamento em um manicômio judiciário. Pior do que tratar um doente como criminoso é encarar um criminoso como insano.

Ainda mais. Partindo-se do princípio de que o epiléptico é um "doente incurável", seu confinamento em um manicômio é mais grave que em um presídio, pois no primeiro ele teria simplesmente decretada sua prisão perpétua, com uso de celas fechadas, camisas de força e eletrochoques. O processo de confinamento terapêutico sempre foi uma farsa.

Só se pode aceitar a insanidade como defesa quando, em decorrência de uma perturbação grave ou deficiência mental, o acusado tenha perdido toda a sua capacidade de entender o erro de conduta ou de se determinar conforme os ditames da lei. E, se a perturbação ou deficiência mental não suprime, mas diminui consideravelmente a capacidade de entendimento da licitude do fato ou a autodeterminação, não fica excluída a imputabilidade, mas a pena será atenuada. Tais fatos, portanto, não podem ser relacionados com a epilepsia, pois o crime não é um produto primário dessa entidade.

Por essas razões, somos favoráveis à imputabilidade dos epilépticos. Isso, à primeira vista, poderia parecer uma exigência descabida; no entanto, o que se propõe é, tão somente, cobrar deles um grau de responsabilidade compatível com seu entendimento e determinação e, ao mesmo tempo, restituir-lhes algo de sua personalidade e de sua autoestima.

▼ Retardo mental

Os retardos mentais, antes denominados por Kraepelin de oligofrenias (*oligo* = pouco; *phreno* = espírito), caracterizam-se pelo funcionamento intelectual abaixo da média, com diminuição ou parada do desenvolvimento normal do psiquismo, com acentuado déficit da inteligência. Sua incidência na população em geral é de 2 a 3%, variando de acordo com o critério usado na pesquisa.

As primeiras manifestações desses estados surgem desde cedo: dificuldade de pegar o seio, choro e gritos descabidos e contínuos, expressão fisionômica apática, impossibilidade de fixar o olhar, movimentos lerdos, retardamento do falar e do andar. Tem um grande valor diagnóstico o rendimento escolar.

O diagnóstico do retardo mental no adulto baseia-se nos seguintes dados: dificuldade do indivíduo em conduzir-se por si, rendimento social insuficiente e falta de capacidade intelectiva, sem as condições novas. Todas as classificações, diga-se de passagem, são passíveis de crítica, pois os retardos mentais não apresentam um quadro clínico de etiologia e sintomatologia uniformes. O critério mais recente é menos clínico e mais sociológico. Não há uma definição exata do que seja inteligência, apenas ideias abrangentes da realidade psíquica do indivíduo em exercer determinadas habilidades cognitivas, sociais e laborais. Daí a dificuldade de se estabelecer com precisão uma classificação rigorosa. Como exemplo, há uma faixa chamada *borderline*, que fica no limite entre o retardo leve e a normalidade, que é de extrema imprecisão, o que leva, na dúvida, a colocar o indivíduo entre os normais.

Mesmo levando-se em conta tais aspectos podemos classificá-los em: *leves, moderados* e *profundos*.

▣ Retardo mental leve

Os deficientes mentais leves alcançam uma idade mental de uma criança de 7 a 12 anos e um QI (quociente de inteligência = idade mental × 100/idade cronológica) de 50 a 90. Estes representam o grau mais superior do retardo mental. São diagnosticados quase sempre na fase escolar, pois até os 5 anos apresentam um desenvolvimento aparentemente normal.

Eles têm pouca inteligência e são, em sua maioria, ingênuos, crédulos e sugestionáveis; outras vezes, astutos, maliciosos e intrigantes. Sua falta de sentido moral e déficit de juízo crítico levam-nos a certa dificuldade de se valerem de si mesmos.

Há determinados tipos de deficientes mentais leves com grande astúcia e habilidade, podendo, na vida prática, assumir cargos importantes, principalmente na administração pública. Estudando com muito sacrifício e obstinação, existem deficientes mentais leves que têm acesso à Universidade e se formam. Conhecemos um que, com certa argúcia e atilamento, fazendo parte de diversas confrarias religiosas e sociedades beneficentes, tomando pessoas influentes como compadres, jamais abandonou sua fidelidade ao Governo, seja o Governo de que partido for, e, por isso, sempre esteve "de cima".

Outros chegam a ter rasgos geniais, mas logo se perdem na vulgaridade, nas contradições e no absurdo. Um deles, em João Pessoa, afirmou certa vez: "É melhor ser doido na capital do que prefeito no Piancó." E um outro sentenciou, com certa razão: "Para ser doido na Paraíba é preciso ter muito juízo."

Afinal, existe o deficiente mental leve do tipo "intelectual", passando-se por poeta, escritor, artista ou orador, podendo até granjear fama entre os incautos.

▣ Retardo mental moderado

Nesse grupo os indivíduos têm uma evolução mental mais retardada que os deficientes mentais leves. Apresentam a idade de uma criança de 3 a 7 anos e um QI que oscila entre 25 e 50. São eles altamente sugestionáveis, propensos a impulsos agressivos e coléricos. De convivência difícil com os familiares; amigos dos animais. Há deficientes mentais moderados que apresentam exaltação do instinto sexual, levando-os a manifestações eróticas em público ou atentados violentos ao pudor, principalmente contra menores.

Os deficientes mentais moderados podem adquirir algum conhecimento e desempenhar pequenos ofícios. Eles podem aprender a ler e a escrever com muita dificuldade. Reconhecem as pessoas, manifestam desejos e paixões, que podem levá-los até a violência, por isso necessitam de supervisão, mesmo que aparentem desenvolver algumas tarefas. Nossa cidade conheceu um tipo desses que se apaixonou por uma jovem da sociedade, a quem ele chamava de "a menina do arranha-céu", paixão esta que lhe custou 6 anos de Manicômio Judiciário.

Os deficientes mentais moderados não têm sentimento ético nem personalidade definida. Eis por que têm eles uma tendência mórbida à imitação e à sugestão, servindo-se de instrumento a pessoas sem escrúpulos.

Suas alterações capitais são a falta de reflexão e a ausência de crítica formal, preocupando-se com fatos de menor importância, coisas que, para a maioria, não teriam nenhum significado.

Retardo mental profundo

Os portadores de deficiência mental profunda têm uma idade mental de uma criança de até 3 anos e um QI de, no máximo, 25 pelos testes de Binet-Simon.

Para se estabelecer o QI de uma criança de 10 anos, se ela tem exatamente dez anos de idade mental, seu QI deve ser igual a 100; se tiver 5 anos, será de 50; se tiver 2 anos, seu quociente de inteligência será de 20.

Nos indivíduos com mais de 14 anos, o processo é outro.

Sabendo-se que a inteligência média de uma população é de quartoze anos, bastará para os adultos que eles alcancem esse nível a fim de serem considerados normais. Assim, para as pessoas de mais de 14 anos de idade cronológica, admitir-se-á sempre como divisor constante a idade de 14. Logo, um adulto com idade mental inferior a 14 anos é considerado subnormal.

Os deficientes mentais profundos não têm capacidade expressiva, mímica ou verbal. Sua personalidade é quase nula, sendo, em geral, sujeitos passivos de criminalidade ou presas fáceis da mendicância organizada, sobretudo quando crianças. Em geral, apresentam-se com malformações congênitas e um rebaixamento na evolução psicomotriz que se manifesta muito cedo, logo nos primeiros meses de vida.

Geralmente eles vivem pouco. São estéreis e incapazes para o ato sexual. A situação psíquica de alguns é inferior à dos animais superiores. São incapazes de se defenderem e cuidarem de si mesmos frente às necessidades mais elementares de sua sobrevivência, como se alimentar.

Aspectos clínicos

Do ponto de vista estritamente clínico, descrevem-se nos retardos mentais:

- *microcefalia*: circunferência craniana reduzida, achatada, epicrânio muito raso, couro cabeludo invadindo a testa. Estatura geralmente baixa
- *macrocefalia*: caracterizada pelo exagero de volume craniano, geralmente oriundo de hidrocefalia
- *síndrome de Down*: apresenta a face arredondada, olhos oblíquos, com traços da raça asiática; língua grande e fissurada, olhos pequenos, nariz chato. O tronco é curto e o ventre distendido. Mãos grosseiras, polegares e mínimos curtos, pele seca e escamosa, voz rouquenha, humor risonho e juvenil. É frágil e sujeito às mais variadas formas de infecções. Sua vida é curta

- *cretinismo*: há uma parada do desenvolvimento somático e psíquico devido à deficiência da tireoide. O cretino é sumamente distinguível pelo aspecto físico: estatura baixa, cabeça grande, pescoço curto e grosso, pele escamosa, olhar inexpressivo, pálpebras edemaciadas, pernas curtas e gordas.

Aplicações forenses

Não se deve entender, na linguagem dos códigos, desenvolvimento mental incompleto ou retardado como redundância, mas como duas expressões de significados díspares. Desenvolvimento mental incompleto é uma referência àqueles que não alcançaram ainda sua maturidade psíquica, como, por exemplo, a criança ou o adolescente. Desenvolvimento mental retardado é uma alusão aos que não conseguirão essa maturidade. Aí estão os deficientes mentais nas suas formas clínicas de leves, moderados e profundos.

Para se determinar a imputabilidade ou a capacidade civil, o quociente intelectual, como dado isolado, não deve prevalecer categoricamente. Outros são os fatores de maior relevância, tais como: grau de entendimento, temperamento, instintos, capacidade de adaptação ao meio, juízo crítico e disposição clínica.

A grande dificuldade de estabelecer a capacidade de imputação desponta à medida que o retardo mental, em suas formas mais discretas, aproxima-se da normalidade.

Genericamente, os deficientes mentais moderados e profundos são incapazes civilmente, pois não têm condições de gerir seus bens por se mostrarem vulneráveis em razão de sua falta de competitividade e de adaptação nas relações sociais e dos negócios. Por isto eles devem estar sujeitos à curatela, à anulação dos negócios jurídicos realizados, à capacidade de testar e de testemunhar e à anulação de casamento. Os deficientes mentais leves já se mostram menos restringidos em seus direitos, quiçá pela dificuldade de estabelecer um padrão rigoroso, um limite mais preciso nessa intricada e nebulosa fronteira da normalidade (faixa fronteiriça ou *borderline*). Dessa maneira, não se pode afirmar de forma categórica que um portador de retardo leve esteja sempre privado de sua capacidade civil (parcial ou totalmente), sendo necessária a análise caso a caso.

Delicada é a situação do testemunho dos portadores de retardo mental leve, e até mesmo moderado. Aconselha-se que como testemunhas eles sejam bem avaliados e que seus relatos sejam acompanhados por um especialista.

Sob o ponto de vista penal, os deficientes mentais moderados e profundos são totalmente irresponsáveis, sendo comparados aos menores, por não compreenderem a razão de seus atos. Os deficientes mentais leves, pela dificuldade de traçar um limite mais nítido do complexo *retardo-conduta delictual-normalidade psíquica*, a perícia médico-legal vê-se forçada a aceitar a atenuante e colocá-los sob o rótulo de semi-imputáveis.

Transtornos mentais e de comportamento

Os fatos mais hodiernos mostram a necessidade de um novo projeto capaz de conduzir a psiquiatria forense por novos caminhos. Isso porque, embora as reações antissociais sejam parte da própria existência humana, há um açodamento terrível, de proporções inimagináveis e de manifestações estranhas exigindo explicação e remissão. O registro criminográfico desse transtorno e seu conteúdo cruel projetam-se além da expectativa mais alarmista. Verifica-se, nos dias de hoje, uma prevalência delinquencial que extrapola os índices tolerados e as feições convencionais. Um transtorno diferente, anômalo e muito perverso na sua maneira de agir e na sua insensata motivação. Some-se a isso o fato de que, hoje, existe um número assustador de novos transtornos mentais que não sabemos se já existiam ou se são oriundos destes novos tempos.

O pior de tudo é que, por mais que se esforce, não existe uma conceituação adequada de "doença mental", e a própria definição de "normalidade mental" tem sido um tormento, pois não tem padrão absoluto. Ela nunca é igual a si mesma, e ainda que existisse seria difícil de apontá-la. A fronteira entre o "normal" e o "anormal" é tão sutil e fugidia que seria um risco demarcá-la. Por esse motivo, esta normalidade procurada se aproxima de um mito que se cria para um interesse próprio.

O conceito de normalidade psíquica é relativo, e não absoluto. Esse estado tem uma conotação que implica fatores sociais, culturais e estatísticos. Pode-se dizer que a normalidade psíquica é um estado de clarividência centralizado por um ideal excepcional, mas cujos limites periféricos, indistinguíveis e obscuros, vão-se ofuscando até a anormalidade.

Essa normalidade não pode ser apenas a ausência de enfermidade mental porque não sabemos ainda o que seja doença mental. Daí porque, hoje, preferiu-se a expressão "transtorno mental e de comportamento" para rotular tais situações.

No dizer de Marañon, "a normalidade, ainda que não o pareça, não tem padrão, porque jamais é igual a si mesma e, se bem existe, é impossível de concretá-lo". Isso não traduz a sua inexistência, mas a dificuldade de padronizá-la, ou mesmo conceituá-la.

Sob o ângulo médico-legal, Nerio Rojas definia a então chamada doença mental como "um transtorno geral e persistente das funções psíquicas, cujo caráter patológico é ignorado ou mal compreendido pelo paciente e que impede a adaptação lógica e ativa às normas do meio ambiente, sem proveito para si nem para a sociedade" (in Medicina legal, 7ª edição, Buenos Aires: El Ateneo, 1968).

Alves Garcia opina que "anormal é o que se afasta da norma, o que está desregrado, e que dificulta ou obsta a adaptação do indivíduo ao meio, tudo o que é contrário à conservação ou ao desenvolvimento ontogênico e filogenético".

Já M. Jahoda, em seu parecer para a Comissão Conjunta de Enfermidade Mental e Saúde Mental dos EUA, concebe que "não existe ainda qualquer conceito satisfatório para doença mental e... pouco seria ganho ao definir-se um conceito vago em termos de ausência de outro não muito mais preciso".

O modelo médico da normalidade é inaceitável e impróprio, pois, a se seguir por tal determinação, quase toda a população seria mentalmente enferma: os angustiados, os deprimidos, os agressivos, os apáticos e os solitários. Muitas dessas pessoas têm apenas problemas existenciais, cuja reparação seria através do afastamento e da adaptação, fazendo com que elas aprendam a modificar seus pensamentos, sentimentos e ações.

A expressão "doença mental" não se ajusta bem ao que se quer atingir, porque se entende como sinônimo de enfermidade da mente. Não sendo a mente algo material, tecnicamente não admite uma doença. A mente não é local do corpo, mas uma atividade, uma função. Ademais, doença mental não pode ser igual a doença do cérebro. Enfermidade do cérebro é, a saber, um tumor, uma esclerose múltipla, uma neurossífilis. E, na hora em que as enfermidades denominadas mentais demonstram doença, os pacientes começam a ser transferidos da psiquiatria para outros setores. O retardo mental para a Pedagogia; a neurossífilis, para a Neurologia; o delírio das doenças infecciosas, para a Medicina Interna. Esse é o pensamento de Faller Torrey, conceituado psiquiatra norte-americano. E ainda acrescenta: "Na verdade, a mente não pode adoecer, assim como o intelecto não pode ter um abscesso. Doença é algo que a gente tem: comportamento é algo que a gente faz" (in A morte da Psiquiatria, Rio de Janeiro: Paz e Terra, 1976).

Mesmo que tais impressões nos sensibilizem, seguiremos aqui a conceituação clássica, a classificação e a nosologia em uso na Psiquiatria Médico-Legal – ciência que visualiza o indivíduo em suas estruturas psicocaracterológicas, nas suas manifestações antissociais, não se limitando só ao aspecto do diagnóstico e do assessoramento do Direito, mas ampliando-se como uma ciência do comportamento, e que procura desvendar os fatos obscuros da mente e as razões implicativas da criminogênese, além de avaliar os limites da capacidade civil de cada um; uma Psiquiatria que procura fugir do aspecto legista, formal e penal, transcendendo ao preventivo e ao reconstrutor da reabilitação social, cuja tendência não seja a preocupação de aplicar um diagnóstico psiquiátrico a toda conduta anormal, de forma indiscriminada.

Determinados tecnicismos e fórmulas de terminologia psicopatológica não podem desaparecer facilmente, ainda mais quando não se dispõe de conceitos e significações mais precisos.

As síndromes mais comuns entre os transtornos mentais e do comportamento são as seguintes:

■ Esquizofrenias

É um transtorno psicótico, de origem endógena, de forma episódica ou progressiva, de manifestações polimorfas e variadas, comprometendo o psiquismo na esfera afetivo-instintiva e intelectiva, sobrevindo, quase sempre, na adolescência e sendo de etiologia desconhecida. Não se sabe se esse mal é uma entidade clínica, uma síndrome ou um modo existencial. Os transtornos esquizofrênicos caracterizam-se por uma distorção do pensamento e da percepção e por um afeto inadequado. É a mais frequente das psicoses, abrangendo cerca de 50 por cento das populações manicomiais.

Surgem, na maioria das vezes, entre os 15 e 25 anos, incidindo igualmente no homem e na mulher. Um terço desses pacientes se cura; outro terço se cura com defeito; um terço não se recupera, agravando dia a dia seu psiquismo.

O início da esquizofrenia pode ser precedido de um período prodrômico, caracterizado por alterações do humor, do caráter e do afeto; apatia, hostilidade aos familiares, tristeza, diminuição da atividade genérica e dos interesses vitais. Outros apresentam manifestações alucinatório-delirantes, ideias de influência, sentimento de despersonalização, delírios autoacusatórios e de perseguição.

Henrique Roxo caracterizava essa síndrome com a seguinte trilogia sintomatológica: perda da afetividade, perda da iniciativa e associação extravagante de ideias.

A afetividade é a primeira que começa a desgastar-se. Os pacientes perdem a amizade aos pais e familiares, mantendo com estranhos ou serviçais maior atenção e maior desvelo.

A iniciativa tende a desaparecer. Cada vez mais se tornam descuidados, indiferentes, indecisos, deixando sempre para depois o que necessitam fazer.

A associação extravagante de ideias surge pelos conceitos mais absurdos emitidos pelo doente. Modifica-se a personalidade e ele sente isso.

Apresentam ainda ambivalência, que se nota por tendências opostas e simultâneas. Há paramimia ou contraste entre o que sentem e como se manifestam. Uma história triste pode fazê-los rir e uma alegre, levá-los aos prantos.

Ouvem vozes que lhes ameaçam e condenam. Fecham os ouvidos com algodão ou folhas de vegetais. Às vezes, de um lado, fala-lhes Deus; do outro, o demônio. A inteligência deteriora-se aos poucos.

Os elementos fundamentais, pela ordem, são: desordem do pensamento, delírios paranoides, incongruência da afetividade, alucinações, ideias de referência, neologismos, despersonalização, maneirismos, bloqueio do pensamento.

Existe um transtorno psicopatológico chamado de *folie à deux* (delírio a dois), no qual duas pessoas compartilham os mesmos sintomas psicóticos. São geralmente da mesma família ou muito próximas. Quando esse transtorno é identificado em várias pessoas de uma mesma família que vivem juntas chama-se *folie en famille*. E, quando atinge diversas pessoas não familiares e que têm convivência duradoura e mesmos sentimentos, chama-se *folie à plusieurs* (loucura de muitos), mais comum entre adeptos de cultos radicais podendo levar, inclusive, ao suicídio coletivo. Estes transtornos estão classificados na CID como "transtorno psicótico induzido" e no DSM como "transtorno psicótico compartilhado". Tais denominações devem ser usadas para descrever a relação psicopatológica independente dos diagnósticos individuais das pessoas envolvidas. Mesmo que as mais diversas formas de esquizofrenias raramente se mostrem típicas ou puras, formas clínicas mais clássicas são descritas a seguir.

▶ **Forma simples.** Caracteriza-se pelo enfraquecimento insidioso, lento e progressivo do psiquismo, podendo ir até a demência simples. É a mais humilde das manifestações esquizofrênicas. Os pacientes apresentam embotamento afetivo, desagregação do pensamento, conduta extravagante, tendência ao isolamento, diminuição paulatina das atividades sociais e laborativas, indiferentismo. Raciocínio, atenção e memória perturbados. Não têm alucinações. A personalidade transforma-se sem maior dramaticidade, sem ideias delirantes e sem alterações sensoriais. Muitos desses *hippies* que andam por aí estão mergulhados em uma esquizofrenia simples, assim como alguns rufiões, prostitutas, vagabundos e ébrios habituais, confundidos, às vezes, com os portadores de retardo mental.

▶ **Forma hebefrênica.** Manifesta-se pelo comprometimento afetivo, indiferentismo, debilitamento intelectivo, delírios e alucinações fugazes, pensamento desorganizado, risos imotivados, maneirismos, perda dos sentimentos éticos e estéticos e um discurso incoerente e cheio de divagações. A expressão é desdenhosa, pueril, ridícula e teatral. O afeto é superficial e inadequado. Apresentam-se ora deprimidos, marcadamente hipocondríacos, ora românticos; ou, ao contrário, impulsivos, irritáveis e impertinentes. Surge em torno dos 15 aos 25 anos.

A personalidade modifica-se, o pensamento é pobre, a inteligência prejudicada, as ideias absurdas, como a de um paciente do Hospital-Colônia de João Pessoa, que afirmava que sua cabeça era de outra pessoa, a qual ele tinha encontrado em um sanitário.

▶ **Forma catatônica.** São possuidores de grande perturbação psicomotora, impulsividade e agitação. Pouca manifestação delirante. São tendentes ao homicídio e à automutilação.

Há alguns sinais nessa forma de esquizofrenia: *sinal da língua:* pedimos que a mostrem e eles a conservam fora da boca por muito tempo; *sinal da mão:* ao cumprimentar-nos, não apertam a nossa mão. Assumem atitudes fixas, permanecendo algum tempo e, às vezes, o dia todo na mesma posição, imóveis, ou com um braço levantado, ou acocorados ou de joelhos. A isso dá-se o nome de *flexibilidade cérea.*

▶ **Forma paranoide.** Predominam, nessa forma, o quadro delirante alucinatório, os ciúmes, a despersonalização, o delírio de perseguição e as alucinações polimorfas. Kraepelin dá como manifestações principais a ideia de posse fixa e o eco do pensamento. Os pacientes sentem-se possuídos e influenciados por outra pessoa, recebendo beliscões, puxavantes, ou sendo hipnotizados telegraficamente, e obrigando-se a fazer o que não querem. No eco do pensamento, eles temem pensar, para não lhes roubarem o pensamento ou para não ouvirem alto e escrito o que se passa nos seus pensares. Sentem-se perseguidos por maçons, espíritas, comunistas etc. As mulheres portadoras dessa forma clínica de esquizofrenia podem acusar os médicos e funcionários dos hospitais psiquiátricos de prática sexual e de serem responsáveis por suas supostas gravidezes. Criam termos absurdos, utilizando um neologismo extravagante e sem lógica.

Alguns apresentam delírio de grandeza, outros surgem como enviados dos céus, na forma de profetas ou salvadores, para reformar e salvar o mundo.

▶ **Forma indiferenciada.** Preenche os critérios gerais para a esquizofrenia, mas não se consegue determinar seu subtipo (simples, paranoide, hebefrênica ou catatônica).

▦ *Transtorno esquizotípico*

Muito importante na prática clínica, representado por pessoas bastante excêntricas ou retraídas, com pouca sintomatologia produtiva. Caracterizado por comportamento estranho e alterações do pensamento e do afeto; muitos têm dificuldade de se adequar às regras convencionais da sociedade. Os indivíduos assemelham-se aos portadores de esquizofrenias, mas fora de um quadro que possa caracterizá-los como doentes. Eles podem estar entre os místicos, ufólogos e viajantes de naves espaciais.

▦ *Transtorno delirante induzido*

O transtorno delirante induzido (*folie à deux*) é uma perturbação rara dentro deste quadro dos transtornos psicóticos e que se caracteriza pelo compartilhamento entre duas ou mais pessoas que têm laços afetivos e íntimos e que apresentam um conjunto delirante comum. Isso se faz mediante indução de um indivíduo para outro. Há sempre o indutor que passa para os induzidos as suas crenças, quase sempre de caráter religioso, político ou de grandeza.

▦ *Aplicações forenses*

A esquizofrenia pode levar a uma variedade de delitos, exóticos e racionalmente incompreensíveis. Os mais graves são decorrentes da forma paranoide. Em regra, o crime desses pacientes é repentino, inesperado e sem motivos. São eles acometidos de fugas constantes e inexplicáveis.

Podem surgir, na evolução desse mal, tendências ao suicídio, automutilações, agressões, roubos, atentados violentos ao pudor e exibicionismo. Uma das características dos portadores desse transtorno mental é a tendência repetitiva e estereotipada dos delitos, e sua marcha interrompida instantânea e inexplicavelmente. Muitos deles manifestam seus sintomas mais peculiares nas prisões.

A esquizofrenia, principalmente na sua forma paranoide, manifesta-se pelas ideias delirantes, tanto de grandeza como de perseguição, com distúrbios da afetividade, deixando o agente inteiramente incapaz de entender o caráter ilícito do fato que se lhe atribui. Sua mente, desagregada e partida, desequilibra o seu pensar e os seus sentimentos com o mundo exterior, o faz trazer em suas ideias delirantes interpretações absurdas e mórbidas, tirando-lhe a capacidade de entendimento e determinação.

Quando autores de crime, na fase sintomática dessa forma de transtorno mental, são inimputáveis, sujeitos a medidas de segurança pela sua alta periculosidade. A valorização penal deve equivaler ao estado mental no momento do crime, fato este que nem sempre é aceito, por entender-se que eles são inimputáveis em qualquer estado. Outros acham que, quando parcialmente curados, sua capacidade de imputação é relativa e, quando comprovadamente curados, respondem pela sua total imputabilidade.

A capacidade civil deve ser vista de forma mais cuidadosa, embora os juízes, vez por outra, se limitem em declarar a incapacidade.

Quanto à nulidade de casamento por esquizofrenia, não existe outro transtorno de mais fácil caracterização e que mais se ajuste a tal direito, devido aos constantes conflitos e à impossibilidade de harmonia entre os cônjuges.

Transtornos bipolares do humor ou transtornos afetivos

É um transtorno mental cíclico, com crises de excitação psicomotora e estado depressivo, isoladas, combinadas ou alternadas, de intensidade, duração e disposição variáveis, sem maior repercussão sobre a inteligência. Antes era chamado de "psicose maníaca-depressiva", expressão inadequada pois muitos são os pacientes maníacos ou deprimidos que não são psicóticos.

De acordo com a CID-10, o diagnóstico tem quatro quadros básicos:

* *episódio maníaco:* para o primeiro episódio da vida do paciente, seja maníaco, seja hipomaníaco, com ou sem sintomas psicóticos
* *transtorno afetivo bipolar:* para o segundo episódio em diante. Nesse caso, pelo menos um dos episódios deve ter sido maníaco ou hipomaníaco
* *episódio depressivo:* para o primeiro episódio de alteração do humor na vida do paciente, o qual deve ser de natureza depressiva. Os especificadores variarão de acordo com a gravidade (leve, moderado, grave) ou com a presença ou não de sintomas psicóticos ou somáticos
* *transtorno depressivo recorrente:* quando houver mais de um episódio depressivo e nunca tenha havido episódios maníacos ou hipomaníacos. Os especificadores variarão de acordo com a gravidade do quadro e a presença ou não de sintomas somáticos ou psicóticos.

A fase *maníaca* é caracterizada por uma hiperatividade motora e psíquica, de forma desorganizada, com agitação e exaltação da afetividade e do humor. A conduta modifica-se, surgindo o erotismo, agressividade, escândalos e disputas. O paciente interessa-se por tudo sem pensar em nada. Na fase maníaca, o doente não tem conhecimento do seu mal. Delírios (e até alucinações) podem ocorrer, configurando, quando assim, mania com sintomas psicóticos. Por não ter o devido entendimento, é levado a irrefletidas atitudes, a exemplo de negócios fantásticos, compras exageradas, criações de empresas, iniciativas esdrúxulas e inconsequentes, por causa do seu otimismo psicopatológico. Loquaz, animado e resoluto. Vestuário extravagante e ridículo. A alegria imotivada é um sintoma característico, podendo passar rapidamente para uma excitação colérica, como reação a um desejo contrariado. A faculdade de autocrítica está comprometida, dando lugar a essas atitudes incoerentes e projetos mirabolantes.

A fase de *hipomania* é menos perigosa, estado em que os sentimentos de poder, euforia, autoconfiança e otimismo estão menos exaltados; é um grau mais leve de mania, ou seja, de exaltação, que, por isso mesmo, pode até passar despercebida e não receber atenção médica. Negócios mal feitos podem ocorrer por conta disso.

Todos os sintomas da fase maníaca estão rodeados por intensa energia, verborreia incontrolável e euforia simpática, irrefreável e contagiosa, a ponto de convencer pessoas menos avisadas. E, neste festival de estroinice, arrastam os ingênuos e incautos, terminando sempre pela perda de todos os seus haveres.

A outra fase é chamada *depressiva* ou *melancólica*, a qual pode mostrar-se de intensidades diferentes, caracterizando-se pela inibição ou diminuição das funções psíquicas e motoras.

É absolutamente distinta do estado maníaco: tristeza, associação demorada das ideias, pessimismo, abatimento moral, sentimento de culpa e de autoacusação, com propensão ao suicídio, resultante da modalidade e do conteúdo psíquico da depressão. São sempre suicídios bem planejados, friamente concebidos, cuja execução é rigorosamente revestida de precaução, inclusive com a preocupação de deixar a família em uma situação melhor, mormente através de altas somas de seguro feito pouco tempo antes da morte. Doutras feitas, matam a esposa, filhos e familiares como forma piedosa e maneira de evitar o sofrimento ou a desonra dos seus (*homicídio altruísta*). Depois se matam. Em João Pessoa, há muito tempo, um desses pacientes matou a esposa e cinco dos seis filhos, escapando apenas o mais velho, que estava na casa dos familiares. Em seguida, matou-se, precipitando-se de uma árvore, na qual havia ficado escondido por algum tempo.

Há também as formas mistas de excitação e depressão. Destas, a mais grave é a depressão ansiosa ou angustiada, caracterizada pela expressão de ansiedade, de apreensão e de tensão intensa, associada a sensações de medo e perigo.

Aplicações forenses

A capacidade civil deve estar naturalmente suprimida durante as fases de depressão ou de excitação maníaca. Também deve ser considerada incapaz determinada forma de transtorno bipolar que evolui sem intervalos de lucidez, quando essas fases opostas passam de uma para outra forma sem períodos de normalidade.

No que se refere à imputabilidade, leva-se em consideração estar ou não o paciente com a sintomatologia do mal. A dificuldade reside em estabelecer a responsabilidade criminal nas fases atenuadas, sobretudo de hipomania.

O certo é que, em todos os delitos dos portadores dessa enfermidade, devem ser esses pacientes considerados semi-imputáveis ou inimputáveis, o que equivale, em nosso Código Penal, à privação parcial ou total da razão.

A determinação da imputabilidade pode resultar em dificuldades, a ponto de algumas indagações ficarem sem respostas, particularmente quando não se conhecem os comemorativos e a história pregressa do paciente. Quando cometem o crime em estado de normalidade, podem ter suas crises maníacas ou depressivas agravadas quando enclausurados.

O maior problema pericial está relacionado com o intervalo lúcido, quando se deve apurar a capacidade de entendimento do delinquente portador dessa síndrome. Melhor seria, em vez de procurar-se estabelecer esse intervalo de lucidez, a perícia médico-legal concluir se o paciente está ou não curado, a fim de não se perder no terreno da subjetividade e das presunções.

Transtornos delirantes

Antes era chamado de *paranoia* o transtorno mental marcado por permanentes concepções delirantes ou ilusórias, que permitem manifestações de autofilia e egocentrismo, conservando-se claros o pensamento, a vontade e as ações. O portador de transtorno delirante tem alto conceito de si próprio.

Posterli afirma que "os delírios são os sintomas predominantes do transtorno delirante, que, antes, chamava-se transtorno paranoide ou paranoia. Esses termos, a rigor, não mais são corretos, pois querem significar que os delírios sejam tão somente de conteúdo persecutório, quando, na verdade, no transtorno delirante, os delírios, que são juízos patologicamente falseados, podem ser eróticos, de ciúme (delírio celotípico), grandiosos ou de grandiosidade, somáticos, de reforma, mistos e outros".

É uma perturbação esporádica e mais comum no homem. Surge geralmente entre os 25 e 40 anos e, com maior frequência, entre os filhos únicos ou naqueles criados por tias e avós, dos quais recebem sempre um tratamento exageradamente pródigo e educação viciosa, criando uma falsa concepção do mundo. Enchem-lhes de terror esses pobres pais e parentes que tudo fazem por eles. Tiram-lhes dinheiro por extorsão, desgraçam a vida dessas criaturas. Cheios de amor-próprio, de vaidade e de melindres, suscetíveis às coisas fúteis e tolas. Acham-se com o direito a tudo, e quando não obtêm o que querem, julgam-se perseguidos, explorados e humilhados. Esses filhos únicos pensam ser tudo deles, que o mundo gira em seu redor e que são o polo atrativo de toda a família. Julgam-se verdadeiras majestades. Essa nímia preocupação determina um desenvolvimento mental mais precoce, dando a esses pequenos gênios, tão admirados pelos pais e familiares, um certo destaque, para, depois, mergulharem eles profundamente no pedantismo, na futilidade e na terrível dificuldade de deter-se na marcha irreversível de sua excentricidade e inadaptabilidade ao meio ambiente.

Afrânio Peixoto e Juliano Moreira caracterizaram, em um excepcional trabalho sobre o tema, os seguintes elementos etiopatogênicos: (a) autofilia primitiva e original, agravada pela educação defeituosa estimulante e um egocentrismo; (b) falta de adaptação entre o indivíduo e o meio, marcadamente pela hostilidade arguida pelo paciente; (c) reação contra o ambiente e início das perturbações aparentes.

A seguir são descritas as formas clínicas mais comuns de transtornos delirantes.

▶ **Delirante de ciúme.** Este delírio tem desenvolvimento insidioso, lento e progressivo, sem nenhuma motivação caracterizadora. Pode eclodir por cenas violentas de ciúme ou de escândalo público, com separação ou abandono do cônjuge. Algumas vezes, acusam a esposa de infidelidade, vigiando-lhe os passos ou analisando a fisionomia dos filhos, a fim de compará-los com as do suposto amante da mulher.

▶ **Delirante erótico.** Surge em pacientes que alimentam sentimentos amorosos por pessoas de certo *status* ou por mulheres famosas ou de rara beleza, chegando a escrever-lhes cartas e a dar-lhes provas de seu amor. Geralmente feios, solteirões e solitários. Perseguem suas vítimas através de todos os meios possíveis, culminando em inconveniências e atrevimentos. Existiu, em nossa cidade, há certo tempo, um desses pacientes que criou uma paixão inaudita por uma senhora respeitável e honesta da sociedade, amor esse que ele externava a todos, inclusive à sua esposa e ao próprio marido de sua pretendida amada, terminando por criar um terrível desajuste naquela família. Só não o internaram talvez por ser pessoa de alguma influência política e social.

▶ **Delirante genealógico.** São pacientes com delírios de procedência ilustre. Sempre se trata de pessoas humildes, órfãos ou filhos ilegítimos. Esse delírio corresponde a uma compensação ao sentimento de inferioridade social ou econômica. Dizem-se parentes de príncipes, descendentes de grandes vultos da História, associando seus sobrenomes aos desses personagens, o que acontece apenas por mera coincidência.

▶ **Delirante de intervenção e de reformas.** Estão, nesse tipo, os portadores de delírio inventivo ou reformador, atraindo para si simpatizantes sobre temas místicos e políticos. Esses pacientes surgem em pequena escala, criando para as autoridades certos problemas pela conturbação da ordem pública e da paz social. Em outras ocasiões, suas ideias têm um cunho profético-religioso, pregando suas doutrinas, cobertos de amuletos e prometendo a salvação para os arrependidos e seguidores de sua crença. Entre nós, esse sempre foi um fato comum, de modo especial entre as populações culturalmente atrasadas.

▶ **Delirante de perseguição.** Os portadores desse transtorno mental são conhecidos como litigantes costumeiros, por questões menores de direito insignificante, e que eles as colocam como fato de capital importância, abrangendo razões morais ou filosóficas, acumulando inúmeras provas, terminando com prisões por desacato às autoridades. Contratam advogados, promovem demandas em todas as instâncias, e, mesmo depois de julgadas, eles não se conformam com o resultado, continuam apelando para todos os meios de contestação e se dizendo vítimas de clamorosas injustiças. Na cidade de Campina Grande (Paraíba), existiu um desses tipos cujo costume era comprar questões e querelar em juízo, por mais irrisórias que fossem essas causas, tendo inclusive, ao seu dispor, vários advogados que trabalhavam para ele. Essas contendas iam desde as simples ações de calúnia, sem nenhuma motivação, até as ações populares impetradas contra o Poder Público, quanto a praças, jardins ou derrubadas de árvores. Terminam quase sempre presos ou internados por desacato às autoridades ou por difamação e calúnia aos seus "desafetos".

Aplicações forenses

Os portadores desse transtorno são passíveis de todas as formas imagináveis de delito, que vão desde a calúnia ou a difamação até o homicídio, passando pelo falso testemunho, pelo atentado ao pudor e pelas agressões físicas. De ordinário, são mais ameaçadores, bastando uma reprimenda mais enérgica para que eles se tornem mansos e dóceis, mostrando toda a sua covardia.

A bem da verdade, eles seriam colocados na posição de semi-imputáveis, o que lhes traria uma redução bem considerável da pena; mas, também, o inconveniente de prisões em penitenciárias, sem nenhuma possibilidade de recuperação, o que seria uma temeridade e uma inconsequência não apenas pela sua periculosidade, mas, principalmente, pelos inúmeros problemas criados contra si e contra os outros. Mesmo que esses pacientes tenham conhecimento da lei e da moral, e uma dose de pensamento e de ação normais, devem ser incluídos como inimputáveis, pelo tratamento de que podem dispor e pelo prejuízo que lhes pode trazer o cárcere.

A dificuldade está em estabelecer a capacidade civil desses enfermos mentais quando, até certo ponto, poderiam eles gerir seus negócios ou exercer com lucidez os atos da vida civil. Às vezes, quando os consideramos relativa ou absolutamente incapazes, criam tantos problemas para seus curadores que a autoridade judicial termina por suspender essa incapacidade. Advogamos que o transtorno delirante evolutivo, progressivo e insensível a uma terapêutica mais eficiente seja motivo indiscutível de anulabilidade matrimonial, se anterior a este e desconhecido pelo outro cônjuge.

Transtornos de personalidade

Antes chamados de "personalidades psicopáticas", hoje são rotulados como portadores de *transtornos de personalidade, ou transtorno antissocial da personalidade, ou personalidade dissocial, transtorno dissocial, transtorno psicopático ou sociopatia*, pois a expressão psicopata não tem mais a mesma conotação de antigamente, embora continuem ainda as dúvidas por parte dos especialistas em seu conceito, classificação, prognóstico e aplicações forenses. Por isso, vamos continuar com a abordagem clássica no que diz respeito aos seus aspectos nominativos, conceituais, classificatórios e médico-legais.

Os portadores de transtornos de personalidade são grupos nosológicos que se distinguem por um estado psíquico capaz de determinar profundas modificações do caráter e do afeto, e para muitos de etiologia congênita. Não são, essencialmente, personalidades doentes ou patológicas, por isso seria melhor denominá-las *personalidades anormais*, pois seu traço mais marcante é a perturbação da afetividade e do caráter, enquanto a inteligência se mantém normal ou acima do normal. Tanto é verdade que, antes, foram chamados de "loucos sem delírios" e de "loucos racionais".

Storring definiu-as como "aquelas personalidades em que os desvios da vida instintiva, dos sentimentos, dos afetos e da vontade são tão intensos, que chegam a dissolver a estrutura do caráter e da personalidade, sua ordem interior, firmeza, unidade e totalidade". Wyrsen, simplesmente, opinou como "uma distonia do caráter".

Renato Posterli afirma que "as personalidades anormais (não são doentes mentais), disposicionalmente (nada de ambiental influindo; permanente, sempre assim), caracterizam-se por grave alteração de conduta, fazendo, desde bem cedo na vida, sofrer os outros. É grande esse contingente psicopático no mundo criminológico. Como a grave alteração de conduta lhes é disposicional (constitucional), significa serem incorrigíveis os psicopatas. Logo, as personalidades psicopáticas nascem, vivem e morrem psicopatas. Não conseguem gratificarem-se dentro da mediania e, sim, fora dela, matando sem remorso, ganhando para matar, traficando desabrida e pesadamente, estuprando, assaltando friamente, sequestrando, fraudando. Psicopatas há frios e inteligentes que arquitetam planos que se tornam funestos à sociedade em geral. É comum a conquista a curto ou a curtíssimo prazo, lesando os outros. Nenhum sentimento de culpa ao fazer o mal. Não têm delírios nem alucinações e não perdem o senso da realidade".

Este é o capítulo mais complexo e mais desafiador da Psiquiatria Médico-Legal. Nele estão inseridos os maníacos sem delírios de Pinel, os semiloucos de Grasset, os oligofrênicos morais de Bleuler, os degenerados de Magnan, os fronteiriços, os desequilibrados afetivos, a estupidez moral de Joseph Breuer, a acronotopsia moral de Lepman, o complexo sintomático anético de Albrecht, a "*moral insanity*" de Jámes Pichard e a personalidade psicopática de Kurt Schneider. Este último autor afirmava: "As personalidades psicopáticas são personalidades anormais que sofrem por causa da sua anormalidade ou que, impulsionadas por ela, fazem sofrer a sociedade." A diversificação de conceitos e de sinonímia mostra a indefinição e de propostas sobre esse mal, só mais tarde estruturado e colocado como síndrome própria por Emil Kraepelin.

Karpmam dizia: "dentro dos psicopatas há dois grandes grupos; os depredadores e os parasitas". Os depredadores são aqueles que tomam as coisas pela força e os parasitas tomam-nas através da astúcia e do engodo.

As características mais acentuadas no transtorno da personalidade são: pobreza de reações afetivas, loquacidade e encanto superficial, ausência de delírios, boa inteligência, inconstância, egocentrismo, insinceridade, falta de vergonha e de remorso, conduta social inadequada, carência de ponderação, egocentrismo, falta de previsão, inclinação à conduta chocante, ausência de gratidão, raramente tendem ao suicídio, vida sexual pobre, estilo de vida parasitário e não persistem em um plano de vida. São capazes de imitar alguns dos sentimentos humanos, mas lhes faltam as emoções. Tentam tornar as coisas mais fáceis para si em detrimento dos prejuízos e sofrimentos alheios. E o pior: parecem pessoas normais e não enxergam nada de anormal em seu modo de ser porque agem sem emoção. Essa aparência de normalidade é que o tornam perigosos. São verdadeiros atores representando um papel de falsas emoções. Os psicopatas não vivem, representam. Pode-se dizer que eles, a

seu modo, são felizes porque não sofrem, não sentem culpa, não têm remorso. Sabem o que fazem mas não se importam com as consequências. São mentirosos e manipuladores.

"A personalidade psicopática é uma perturbação mental que só se revela com o dinamismo da vida", dizia Oscar de Castro. São capazes de entender, sob o ponto de vista intelectual, o que fazem, mas não conseguem se livrar dos impulsos reprováveis. O poder de autodominio está perdido ou muito alterado. A antes denominada personalidade *psicopática* é uma maneira de ser estável e definitiva. Mas pode ter episódios de aparente normalidade.

O termo "sociopata" como substituto de "psicopata" não teve aceitação na comunidade científica. A psicopatia tem uma construção clinicoforense e a sociopatia está estruturada por certas características que a sociedade apresenta a cada instante. No momento, um dos riscos é a chamada "paranoia de guerra", que afeta um ou mais indivíduos com sentimentos étnicos, religiosos ou políticos exaltados que agem por meio de uma conduta agressiva ou destrutiva.

Estas anomalias da personalidade continuam desafiando os mais astutos estudiosos da Psiquiatria atual porque elas têm um conceito nosológico amplo, muito vago e difuso, aceito por uns e não aceito por outros. Acreditamos que as tabelas com sintomas pontuados ainda não resolverão o problema, pois cada personalidade psicopática é uma realidade distinta, em que cada uma é um tipo diferente e é caracterizada por um traço específico. Existem até aquelas que não são necessariamente antissociais. Estas tabelas estão mais voltadas para as chamadas condutas antissociais e muito pouco dos traços clássicos da psicopatia, como se vê, por exemplo, nas diversas versões do *Diagnostic and Statistical Manual of Mental Desorders* (DSM, DSM-III, DSM-III-R e DSM-IV). Estas tabelas constam de 20 itens que se pontuam de maneria independente em uma escala ordinal de três categorias. Essas informações são obtidas por meio de entrevistas e informações de outras fontes.

A escala Hare PCL-R (*Psychopathy Checklist Revised*) é uma ferramenta teórica que tem apenas a finalidade de avaliar o grau de risco da reincidência criminal em indivíduos portadores de psicopatia de uma população carcerária e de readaptabilidade à vida comunitária. Ela consta de 20 itens, que são pontuados de 0 a 2, conforme a adaptação do indivíduo a determinado traço apresentado. São eles: encantamento simplista e superficial; autoestima grandiosa (exageradamente elevada); necessidade de estimulação; mentira patológica; astúcia e manipulação; sentimentos afetivos superficiais; insensibilidade e falta de empatia; controle comportamental fraco; promiscuidade sexual; problemas de comportamento precoce; falta de metas realistas a longo prazo; impulsividade; ações próprias; incapacidade de aceitar responsabilidade diante de compromissos; relações afetivas curtas (conjugais); delinquência juvenil; revogação de liberdade condicional; versatilidade criminal; ausência de remorso ou culpa; estilo de vida parasitária.

A pontuação da PCL-R deve ser feita sempre por profissional qualificado e cada um dos itens é avaliado utilizando-se a pontuação 0, 1 ou 2. Uma pontuação de 30 ou acima é classificada com diagnóstico de psicopatia. Pessoas que não são psicopatas podem ter algum daqueles sintomas, porém isso não representa indício patológico, e por isso esse teste não pode ser usado de maneira irresponsável para se analisar uma pessoa.

Há três tendências para explicar a origem desses transtornos da personalidade: 1. a primeira é de caráter constitucionalista e afirma que ela se origina de forma intrínseca e orgânica, por determinação genética e como tal pouco ou nada se pode fazer; 2. a segunda teoria acredita ser de causa social e que a sociedade cria seus próprios psicopatas a partir de seu estilo econômico, social e educativo de vida; 3. a terceira hipótese tem seus fundamentos na psicanálise e as vê por meio das perversões cujas raízes estão na sexualidade. Freud diz que seus atos surgem da persistência ou reaparição de um componente parcial da sexualidade.

Kraepelin dividiu essas entidades em: personalidades psicopáticas irritáveis, instáveis, instintivas, tocadas, mentirosas e fraudadoras, antissociais, disputadoras. Myra y Lopes em: psicopatas astênicos, explosivos, irritáveis, histéricos, cicloides, sensitivo-paranoides, perversos, esquizoides, hipocondríacos e homossexuais, definido como "aquela personalidade mal estruturada, predisposta à desarmonia intrapsíquica, como menos capacidade que a maioria dos membros de sua idade, sexo e cultura para adaptar-se às exigências da vida social."

A Associação de Psiquiatria Americana classifica os transtornos da personalidade nos seguintes tipos: paranoides, esquizoides, antissociais, fronteiriços, histriônicos, narcisistas, evitativos, obsessivo-compulsivos e não especificados.

A CID-10 da Organização Mundial da Saúde, nos seguintes: paranoides, esquizoides, dissociais, impulsivos, histriônicos, obsessivo-compulsivos, ansiosos, dependentes e não especificados.

Kurt Schneider classificou essa síndrome nos tipos descritos a seguir.

▶ **Hipertímicos.** Seus traços característicos são alegria, despreocupação, euforia, impaciência, tendência à execução imediata, instabilidade de vida e de trabalho, prodigalidade. Inclinados às disputas, aos escândalos e às desarmonias familiares, conjugais e no trabalho. Às vezes, apresentam-se plácidos e tranquilos e, repentinamente, explodem em fúria incontida desproporcional ao estímulo.

▶ **Depressivos.** Apresentam depressão permanente do estado de ânimo vital, misantropismo, pessimismo, mau humor, desconfiança. Pouca criminalidade. Podem chegar ao suicídio.

▶ **Lábeis do estado de ânimo.** Seu estado de ânimo sofre oscilações imotivadas e desproporcionais, com crises de irritação e depressão. São perigosos na fase impulsiva.

▶ **Irritáveis ou explosivos.** Predomina neles uma irritabilidade excessiva do humor e da afetividade, seguida de tensões motoras, violentas. Diferenciam-se dos hipertímicos e dos dissociativos. Nestes, a irritabilidade mostra-se apenas como tipo de conduta, sem descargas. Os dissociativos são de alta periculosidade, substancialmente quando no clímax da irritação ou da descarga motora, chegando aos crimes passionais. Muitas dessas manifestações explosivas surgem apenas na embriaguez. São instáveis no matrimônio e inadequados na educação dos filhos.

▶ **De instintividade débil.** Estão marcados pela falta de iniciativa, prevalecendo uma abulia de conduta. Submissos à vontade alheia, sentem-se desamparados quando estão sozinhos e com medo de serem abandonados. Iniciam uma atividade e logo abandonam. Por vezes, são pessoas de inteligência apreciável, mas não se fixam em uma coisa só, abandonando-a e começando novamente. Esse tipo de psicopata é frívolo, ligeiro e inquieto, não sabe o que quer. É superficial e intransigente. Pendente à vagabundagem, ao alcoolismo, aos tóxicos, à mendicidade e ao homossexualismo.

São chamados hoje de portadores de "transtorno de personalidade dependente".

▶ **Sem sentimentos ou amorais.** Myra y Lopez denomina-os psicopatas perversos. Sua característica maior é a impossibilidade de experimentar sentimentos de afeto, simpatia ou valorização de demais pessoas. São capazes de todas as ações antissociais: roubo, furto, fraude, estelionato, sequestro, prostituição, escândalos públicos e homicídio. Não conhecem a bondade, a piedade, a vergonha, a misericórdia e a honra. Desde a

infância, demonstram anormalidades pelas manifestações de crueldade, mitomania, precocidade sexual e delinquência. Seus crimes são desumanos, frios, impulsivos, bestiais. Não admitem ser fiscalizados. Realizam atos movidos pelas suas paixões, pelo domínio dos componentes instintivos de sua personalidade. Praticam o mal por necessidade mórbida. Sentem sua falta, como o faminto o alimento, e, só assim, se acham equilibrados e serenos, recebendo tranquilos e eufóricos a consequência dos seus efeitos. Todas as medidas de reeducação e de recuperação têm-se mostrado inúteis e os confinamentos carcerários vêm acelerando e requintando suas técnicas amorais e delituosas.

Atualmente classificados como portadores de "transtorno de personalidade antissocial".

▶ **Carentes de afeto.** O registro fundamental desses anormais é revelar "mais do que são". Fazem o grupo dos petulantes, fanfarrões, exagerados, histriônicos, hiperemotivos, exibicionistas e presunçosos, com extrema labilidade afetiva, teatralidade e exaltação. Tendem à mitomania e chegam a acreditar em suas próprias mentiras. São egocêntricos, de afetividade superficial e indiferentes às outras pessoas.

Fazem parte do hoje chamado "transtorno de personalidade histriônica".

▶ **Fanáticos.** São obcecados, expansivos, apaixonados e se expressam através de um misticismo ou de um conceito filosófico ou político. Sua alta periculosidade está em poder assumir liderança de grupos ou massas humanas em épocas de instabilidade político-social, mesmo sendo eles intelectualmente limitados e de ideias confusas. Jamais se colocam de maneira imparcial perante os fatos, tomam partido, exaltando-se em torno de temas estranhos e insignificantes.

▶ **Inseguros de si mesmos.** Falta de confiança em si próprios, sentimentos de inferioridade, sensitivos e autorreferentes. São pessimistas, consideram-se descuidados para uma ou outra coisa ou se responsabilizam por alguma omissão. Levados pela opinião alheia, sofrem do "delírio sensitivo de autorreferência" ou "delírio sensitivo de relação", chamado assim por Krestchmer. São quase sempre honestos, escrupulosos e tendem a ideias obsessivas e a certas fobias. Sua repercussão médico-legal é muito discreta.

▶ **Astênicos.** Sua característica mais visível é a fadigabilidade fácil, timidez, introversão, insegurança, sentimento de inferioridade, tendência à depressão, ao suicídio, ao alcoolismo e aos tóxicos. Há rápido esgotamento dos seus ciclos de atividade psíquica. São confundidos com os hipocondríacos e sofrem influência de outros, podendo agir por indução a determinados delitos.

Esses são os tipos clássicos. Não obstante, podem surgir formas mistas ou associadas a outras doenças mentais, como realçava Kurt Schneider (*in Psicopatologia Clínica,* São Paulo: Editora Mestre Jou, 1976).

Ficou conhecido, em nossa província, o caso do famoso Djar, perverso, exibicionista e mitômano, autor de vários homicídios, roubos e furtos espetaculares em todas as capitais do Nordeste. Em uma dessas cidades, praticou um furto em uma joalheria, fugindo e sendo preso depois em um bordel do Recife, onde presenteava as mulheres com colares de rubis e diamantes. Preso, confessou friamente: "Sou um doido da Paraíba." Afirmava que roubava por prazer, pela emoção e pelo suspense, pela euforia gostosa do roubo, para provar sua habilidade, e não pelas vantagens materiais, que as achava de somenos importância. Queria viver o momento do crime. Tornou-se célebre, temível e respeitado. Fugiu de vários manicômios judiciários. Prometeu, certa vez, fugir e visitar, em casa, o médico que o tratava, o delegado que o prendeu e o juiz que o julgou. Prometeu e cumpriu. Terminou sendo morto pela polícia e virando herói da Literatura de Cordel.

■ *Aplicações forenses*

A grande indagação é se essas pessoas são portadoras de transtornos mentais propriamente ditos ou detentoras de personalidades anormais, desajustadas, desafiadoras, histriônicas, dissociais, pervertidas ou degeneradas. A própria habitualidade criminal não é um critério indiscutível de caracterizar uma enfermidade mental, mas, antes de tudo, nesse indivíduo, uma anormalidade social. Por isso, não é estranho que entre os psiquiatras forenses não exista um consenso sobre as avaliações do comportamento dos portadores desta entidade, principalmente entre aquelas que se mostram portadoras de condutas antissociais.

A expressão "personalidade psicopática" ficou consagrada pelo uso, e aí estão enquadrados todos os portadores desses transtornos do caráter e do afeto, que nascem, vivem assim e morrem assim. São privados do senso ético, deformados de sentimentos e inconscientes da culpabilidade e do remorso.

Precisamente, estariam eles colocados como semi-imputáveis, pela capacidade de entendimento, pela posição fronteiriça dos psicopatas anormais. Há até quem os considere sempre penalmente imputáveis, o que reputamos como um absurdo, pois o caráter repressivo e punitivo penal a esses indivíduos revelar-se-ia nocivo, em virtude de convivência maléfica para a ressocialização dos não portadores desta perturbação.

A conotação de responsáveis relativos dar-lhes-ia apenas uma atenuação da pena. Entretanto, no sistema antigo, seriam mantidos em regime carcerário, o que agravaria o seu estado pela tendência marginalizante, contribuindo também para o desajuste dos que se acham em fase de recuperação. A cadeia pode dar vazão às suas potencialidades criminais.

No tocante a sua imputabilidade, nos casos de transtorno da personalidade, a avaliação está em sua capacidade de entendimento, a qual tem como base a natureza das manifestações clínicas e na intensidade de seus sintomas.

Antes, no advento do sistema do "duplo binário", considerávamos as personalidades psicopáticas como inimputáveis, pelo equívoco de se imporem primeiro a pena e depois o tratamento em Casa de Custódia. Hoje, sob a vigência do sistema "vicariante" ou "unitário", defendemos que elas sejam consideradas semi-imputáveis, ficando sujeitas à medida de segurança por tempo determinado e a tratamento médico-psiquiátrico, resguardando-se, assim, os interesses da defesa social e dando oportunidade de uma readaptação de convivência com a sociedade. A pena está totalmente descartada pelo seu caráter inadequado à recuperação e ressocialização do semi-imputável portador de personalidade anormal. ("A personalidade psicopática não se inclui na categoria das moléstias mentais acarretadoras da irresponsabilidade do agente. Inscreve-se no elenco das perturbações da saúde mental, em sentido estrito, determinante da redução da pena." – RT 462/409, 405/33, 442/412 e 570/319.)

A substituição do sistema do duplo binário – aplicação sucessiva da pena e da medida de segurança por tempo indeterminado – pelo regime de internação para tratamento especializado é o que melhor se dispõe até agora no sistema penal dito moderno.

Este é um dos aspectos mais cruciais da Psiquiatria Médico-Legal, não somente no que toca ao diagnóstico e à atribuição da imputabilidade, como também quanto às perspectivas de reabilitação médica e social, já que a incidência criminal entre esses tipos é por demais elevada.

As medidas punitivas, corretivas e educadoras, malgrado todo esforço, mostram-se ineficientes e contraproducentes, fundamentalmente levando em consideração a evidente falência das instituições especializadas. É preciso rever toda essa metodologia opressiva, injusta e deformadora tentando pelo menos reduzir os danos que eles podem trazer para si e para os outros. Até agora, não conhecemos qualquer eficácia nos tratamentos para os portadores de transtornos de personalidade. A reincidência criminal entre eles é assustadora. É mais alta entre os que foram internos do que os que não foram "tratados". A explicação mais aceitável é a de que estes indivíduos quando internados exercem melhor sua capacidade de engodo e manipulação.

Por outro lado, o conceito atual de incapacidade civil absoluta não se prende apenas ao critério biológico caracterizado por um transtorno mental de certa gravidade. Hoje, o critério utilizado para determinar esta incapacidade é de ordem biopsicológica que seja capaz de impedir o indivíduo de exercer a prática de suas atividades civis. Quanto à incapacidade relativa o Código Civil vigente (artigo 4º) não faz nehuma menção aos portadores de enfermidades mentais que poderiam ser incluídos na interdição relativa, por exemplo. Refere-se apenas aos maiores de dezesseis e menores de dezoito anos; aos ébrios habituais, aos dependentes químicos, e aos que, por deficiência mental, tenham o discernimento reduzido; aos excepcionais, sem desenvolvimento mental completo; e aos pródigos.

A capacidade civil pode ser conservada em vários grupos dessas personalidades, a não ser nos casos mais graves e mais ostensivos. A anulabilidade de casamento arguída nessas situações é perfeitamente viável quando são evidentes os sérios desajustes e ao perigo da desagregação da prole. A solução mais justa desses casos tem sido a anulação do casamento. A interdição por incapacidade de gerir seus bens é uma ação frequente, assim como a questão do exercício da guarda dos filhos. Ambas podem ser avaliadas sempre considerando-se que nesta entidade não se nota um comprometimento da esfera intelectiva nem a capacidade de entendimento da prática de certos atos.

■ **Transtorno de personalidade *borderline***

Este tipo de transtorno caracteriza-se por um padrão de relacionamento emocional intenso, confuso e desorganizado. Seu traço mais forte é a instabilidade das emoções que se apresenta de maneira variada e injustificada de humor. Os indivíduos portadores dele procuram explicar seus impulsos com argumentos e justificativas não convincentes. Trata-se de uma patologia muito complexa.

São chamados de "fronteiriços", pois eles estão entre um estado normal e um quadro psicótico ou de instabilidade do humor, ou seja, entre a demência e a normalidade. Hugues, criador dessa expressão, dizia: "o estado fronteiriço da loucura compreende um grande número de pessoas que passam a vida toda próximos desta linha, tanto de um lado como de outro."

Os portadores desse transtorno têm dificuldade de compreender e aceitar as necessidades das outras pessoas. Ficam agressivos e reagem de modo explosivo quando não têm o apoio dos demais, assumindo comportamento grosseiro e violento.

Sentem-se rejeitados, sem apoio e esquecidos. Têm uma labilidade muito rápida do humor, podendo passar da depressão para um estado de exaltação e aparente bem-estar. Alguns apresentam comportamento autodestrutivo, tentativas de suicídio, paixões repentinas e desencanto imediato, depressão, bulimia e transtornos de ansiedade.

Muitos acreditam que a causa estaria nas reais ou imaginárias vivências traumáticas na infância, as quais podem englobar desde a separação dos pais até os abusos sexuais. Outros acham que a causa está na combinação de muitos fatores e que seria precipitado atribuir tal fato a uma causa única.

Em 1994, o DSM-IV deu ao transtorno de personalidade *borderline* as seguintes características:

- *área da afetividade*: sentimentos crônicos de vazio; instabilidade afetiva devido a marcante reatividade do humor (p. ex., intensos episódios de disforia, irritabilidade ou ansiedade, que geralmente duram horas); raiva intensa ou inapropriada ou dificuldade em controlá-la (p. ex., frequentes episódios de raiva descontrolada, brigas físicas recorrentes)
- *área do comportamento e interação social*: padrão de relações interpessoais intensas e instáveis, que se caracterizam por extremos de idealização e desvalorização; esforços intensos para evitar o abandono real ou imaginário; comportamento suicida recorrente, gestos, ameaças, ou comportamentos de automutilação; impulsividade em pelo menos duas áreas que sejam autolesivas (p. ex., gasto de dinheiro, sexo, uso abusivo de drogas, dirigir irresponsavelmente, bulimia etc.)
- *sintomas e vivências internas*: transtornos da identidade (autoimagem e/ou senso de si mesmo instável de maneira intensa e persistente); ideação paranoide transitória e relacionada com estresse ou sintomas dissociativos graves.

Considerou também que o transtorno *borderline* não satisfaz os critérios para o diagnóstico de esquizofrenia, de transtorno do humor nem de outro transtorno de personalidade.

Aplicações forenses

No caso dos portadores de personalidade *borderline* (fronteiriços), pode-se dizer que, em tese, eles podem ser limitados da prática dos atos da vida civil, acarretando assim a incapacidade relativa.

No que diz respeito a sua imputabilidade, mesmo existindo controvérsias, ora são considerados inimputáveis (Código Penal, art. 26, *caput*), ora sem qualquer identidade com os insanos mentais. Entendemos que eles devem ser considerados imputáveis relativos, posição esta que se ajusta ao parágrafo único do artigo 26 do Código Penal que admite a hipótese da semi-imputabilidade, quando o indivíduo não é inteiramente capaz de entender o caráter ilícito do fato e de determinar-se de acordo com esse entendimento.

Transtornos do controle dos impulsos

Este tipo de transtorno caracteriza-se por um conjunto de atos psicomotores e automáticos ou semiautomáticos, instantâneos e explosivos, irrefreáveis e instintivos, revelados de forma súbita e inesperada. Essa atividade leva ao indivíduo que a pratica um certo grau de prazer ou cessação de tensão. Pode-se dizer que esta modalidade de transtorno está representada por um leque de entidades residuais e heterogêneas não classificadas em outros grupos nosológicos.

Os transtornos do controle dos impulsos mais conhecidos são os descritos a seguir.

▶ **Tricotilomania.** Caracteriza-se pelo ato de arrancar os próprios cabelos e outros pelos corporais como sobrancelhas, cílios, pelos axilares e pubianos de maneira compulsiva e recorrente. Pode ser realizada por prazer ou por alívio de tensão. Também pode ocorrer o arrancamento disfarçado de cabelos de outras pessoas.

▶ **Dermatotilexomania.** Forma também recorrente e compulsiva da extração de pequenos fragmentos da própria pele a fim de aliviar a tensão ou ter prazer. Esse transtorno do controle dos impulsos é mais raro.

▶ **Jogo patológico.** Ato em que o indivíduo participa de jogos de azar e de apostas de maneira descontrolada e compulsiva. É também conhecido por *cibomania*. Sua evolução pode ser contínua ou episódica. Muitos afirmam que, neste transtorno, o indivíduo não busca o lucro no jogo mas a emoção de jogar. O dinheiro é apenas o caminho para suas emoções. As características mais comuns neste tipo de transtorno são: intensa preocupação com o jogo, impulso para apostar quantias cada vez maiores para sentir maiores emoções, fracassos nas tentativas de deixar de jogar, irritação com aqueles que querem demovê-lo do ato impulsivo da permanência no jogo e a prática de atos ilícitos para pagamentos das dívidas.

▶ **Compra compulsiva.** Também conhecida como *oniomania* e caracteriza-se por uma forma recorrente e persistente de fazer compras desnecessárias e, muitas das vezes, sem consumir ou usar o que foi adquirido. Em geral esse transtorno tem passado sem os comentários dos especialistas que não chegam a considerar como transtorno e não estão classificados na CID-10. Mas as observações têm demonstrado que estatisticamente eles já se mostram bem evidentes e preocupantes. É mais comum entre as mulheres depressivas e ansiosas, e os bens mais adquiridos são aqueles que têm relação com a aparência pessoal.

▶ **Explosivos intermitentes.** Essa forma de transtorno do controle e dos impulsos se caracteriza por manifestações agressivas, desmotivadas, desproporcionais e impulsivas contra pessoas ou contra propriedade própria ou alheia. Em geral, seus portadores são do sexo masculino e têm trauma de infância. Para uns este descontrole tem caráter hereditário e para outros é adquirido na convivência familiar. Um episódio de comportamento agressivo não caracteriza um diagnóstico de transtorno explosivo intermitente, pois há outros transtornos mentais que podem apresentar tal manifestação como, por exemplo, o transtorno da personalidade antissocial, o transtorno da personalidade *borderline* e o transtorno psicótico. Narcisistas, obsessivos e paranoides podem apresentar surtos explosivos de raiva, quando estão submetidos à ação de estresse.

▶ **Cleptomania.** Falta de controle ou resistência de furtar. Em geral. os objetos furtados são insignificantes e de pouco valor, desnecessários para seu uso e necessidades. Pelo local mais comum dos furtos são chamados de "ladrões de lojas" (*shoplifters*). É muito comum o embaraço causado à família principalmente quando se trata de famílias de certa projeção social e econômica. Geralmente, surge na adolescência e ocorre em todas as classes sociais. A razão da prática do ato da cleptomania não está no valor dos objetos subtraídos nem na sua utilidade, mas na gratificação e alívio encontrados no próprio ato de furtar. Às vezes o objeto nunca chega a ser usado ou consumido. As justificativas mais comuns para este impulso seriam a reação de estresse, a busca inconsciente de satisfação, representação simbólica de comportamento regressivo e manipulação consciente ou inconsciente. A cleptomania não deve ser confundida com os atos de roubos e furtos planejados e praticados por motivação e interesse do uso ou do lucro quando são levados em conta o valor e a utilidade do objeto furtado.

▶ **Piromania.** Ato caracterizado pelo prazer que o indivíduo tem de produzir pequenos incêndios, podendo o autor provocar incêndios de grandes proporções. Os piromaníacos se sentem aliviados ou gratificados com as ações realizadas. Têm interesse, fascinação e atração pelo fogo. O comportamento incendiário se repete algumas vezes e não visa qualquer interesse financeiro, político, criminoso ou vingativo. É de ocorrência rara na população, e é mais comum entre os homens, podendo surgir em qualquer idade.

Aplicações forenses

Jogadores e compradores compulsivos têm quase as mesmas incursões nos ilícitos civis porque contraem dívidas impagáveis, tornando-se comprometidos com seus credores, e daí em diante o furto, o estelionato, o envolvimento com o tráfego de drogas e até com a prostituição tornam-se caminhos para uma aparente solução. A sequência disto muitas vezes é o pedido de interdição pelos familiares.

Os portadores de cleptomania, transtorno explosivo e piromania têm nos seus atos lesivos praticados repercussões civis em face do prejuízo material ou moral causado a alguém e de ordem criminal pelo furto ou pelas lesões corporais graves ou mortes causadas. Somam-se a isso as ações em varas de famílias sobre guarda de filhos e divórcio, principalmente nos casos dos portadores de transtorno explosivo.

Em todos os portadores destes tipos de transtorno do controle dos impulsos está caracterizada uma falha na capacidade de controlar sua impulsividade e como tal, na maioria das vezes, não há o que lhes negar os benefícios da inimputabilidade relativa. É claro que cada caso será bem analisado para se avaliar a gravidade maior ou menor destes transtornos.

■ Transtornos mentais orgânicos

Neste grupo estão os indivíduos que apresentam uma série de transtornos mentais motivados por disfunções encefálicas identificáveis, com repercussão nas esferas cognitiva e funcional, geralmente crônicos, progressivos e de caráter adquirido. Portanto, esse tipo de transtorno psiquiátrico tem como responsável uma doença alheia ao transtorno diagnosticado. Estão representados principalmente pelas demências e pelo *delirium*.

■ *Demências*

Esse transtorno caracteriza-se por perturbação adquirida e progressiva da função cognitiva sem alteração do nível de consciência. A perda cognitiva afeta a memória, a orientação, o juízo crítico, as funções habituais, a linguagem, o pensamento, a compreensão, a capacidade de aprender e o julgamento. Embora a perda da memória seja importante para o diagnóstico desse transtorno há outras intercorrências na relação familiar e social que devem ser ponderadas quando da avaliação da gravidade deste quadro, entre elas a alteração da personalidade.

Como se sabe a memória é constituída de quatro fases: (1) fase de apreensão e fixação do material sensorial nos centros nervosos; (2) fase de conservação representada por um mecanismo inconsciente de estratificação dos fatos e um estágio em que se processa a chamada *curva do esquecimento,* levando em contra que cada indivíduo tem suas diversas formas de significação emocional; (3) fase da evocação representada pelo ressurgimento da impressão original, tanto de maneira espontânea como elaborada mentalmente; (4) fase da identificação das recordações em que dá o juízo da identificação e da realidade.

O diagnóstico é sempre orientado pelos sintomas cognitivos ou comportamentais apresentados pelos seus portadores. Destes, os mais importantes são a diminuição progressiva da memória com perguntas repetitivas, esquecimento de locais dos objetos, desconhecimento de pessoas mais íntimas, terminando com o esquecimento de seus dados biográficos. Falta de aptidão para manipular pequenos objetos e de executar tarefas simples e habituais. Perda da orientação temporal e espacial até a desorientação total inclusive em sua própria residência. Linguagem prejudicada e incompreensão das linguagens escrita e oral, dificuldade de planejar e dar sequência às atividades habituais, alterações do humor, desinteresse nas atividades cotidianas, temperamento agressivo, práticas obsessivas e condutas socialmente repreensíveis.

Não confundir o esquecimento leve ou eventual com o esquecimento grave da demência. Há pessoas jovens, cultas e profissionais competentes que são "esquecidas" ou "desatentas", mas que não têm a normalidade afetada.

O envelhecimento do indivíduo é, sem duvida, o maior fator de risco desse transtorno. Entre os idosos na faixa de 65 anos, a incidência é de 5% e em torno dos 80 anos chega a uma média de 20 a 35%.

As causas mais comuns são a doença de Alzheimer, a demência vascular, a demência associada à doença de Parkinson e algumas formas mistas.

▶ **Doença de Alzheimer.** Essa forma de demência é a mais comum entre os transtornos mentais orgânicos. Sua progressão é lenta e tem início pouco aparente sem sinais neurológicos que chamem atenção. É um transtorno progressivo e irreversível.

Geralmente passa por três fases: (1) *fase pré-clínica*: que chega a durar alguns anos; a importância deste estágio é que existe a oportunidade de se avaliar sua progressão; (2) *fase intermediária*: em que se encontram alterações cognitivas sensíveis e quando a doença é de fácil diagnóstico por meio da linguagem com equívocos verbais, erros de nomeação, neologismos, alterações leves na compreensão verbal; (3) *fase de demência*: em que sua capacidade de decidir está muito prejudicada e toda sintomatologia do transtorno está presente como colapso da função pragmática, ausência da fluência verbal aproximando-se da mudez. A compreensão auditiva tem graves prejuízos e nota-se o chamado "andar sem sentido".

Essa demência é conhecida como a doença dos 4 "As":

- *amnésia*: perda da função da memória
- *afasia*: dificuldade ou perda de capacidade para falar
- *apraxia*: incapacidade para efetuar movimentos voluntários e
- *agnosia*: perda da capacidade para reconhecer os objetos, e para que servem.

Na doença de Alzheimer, o paciente pode apresentar um conjunto de manifestações e perturbações conhecido como "síndrome do sol poente" ou "síndrome do pôr do sol", caracterizado por episódios de fadiga, agitação, confusão mental e perambulação ao entardecer.

Sob o ponto de vista anatomopatológico, há três formas de lesões evidenciadas microscopicamente: a degeneração neurofibrilar, as placas senis extracelulares e a angiopatia congófila ou amiloide associada a perda neuronal. Estas lesões também são encontradas nos idosos normais, o que tem levado a crer que a doença de Alzheimer não é outra coisa senão um processo acelerado de envelhecimento. No entanto, não se pode negar que na doença de Alzheimer existem achados neuropsicológicos desproporcionais às alterações encontradas nos exames de imagem.

No estágio atual das ciências médicas não se tem um tratamento para este tipo de demência, mas pode-se oferecer ao paciente condições de uma vida saudável com todas as formas de atenção e os meios indicados para a prevenção do mal, se é que existe.

▶ **Demência vascular.** Antes chamada de demência arteriosclerótica ou demência multi-infarto, é a perda da capacidade cognitiva que se dá por alterações causadas por doenças cerebrovasculares, na maioria das vezes de caráter tromboembólico e produção de múltiplas zonas de infartos. Tem como origem principalmente a hipertensão arterial com seus acidentes vascular cerebral (AVC) e hemorrágico. Pode surgir também em decorrência da ruptura de aneurisma cerebral, de grandes traumas cranianos isolados ou repetidos a exemplo dos causados entre lutadores de boxe.

Os indivíduos portadores da demência vascular apresentam lapsos mentais devido a distúrbios de memória, preservação da personalidade, consciência da sua doença até o estágio final, emoções lábeis e pequenos AVCs repetidos.

Sua diferença com a doença de Alzheimer está em que a progressão crônica desenvolve-se com lentidão e surge quase sempre no final da vida.

Por fim, deve-se considerar que, mesmo sendo as doenças cerebrovasculares com manifestações clínicas os mais sérios fatores de riscos para enfraquecimento cognitivo e demência, não se tem informações precisas sobre as razões que levam determinados indivíduos a não apresentarem as manifestações clínicas de tais alterações. O que se sabe é que a idade ainda é o fator mais importante para o surgimento dessas pertubações, seguindo-se de história familiar, fatores de risco vascular com ênfase para a hipertensão arterial, fumo, alcoolismo, depressão, hipercolesterolemia, sedentarismo e obesidade na meia-idade.

A ressonância magnética, o eletroencefalograma e a tomografia são exames que podem trazer alguns subsídios para o diagnóstico da demência vascular.

▶ *Delirium.* Caracteriza-se por estado de consciência alterado, com total distorção da ideação do seu portador em relação à realidade, o que o faz ter uma convicção errada em relação à média das pessoas, levando a uma alteração total da sua personalidade e a uma perturbação do seu comportamento levadas por esta distorcida convicção. Há também quem admita ser "um estado de confusão mental acompanhado de perturbações da consciência, e distúrbios psicomotores e dos padrões de sono-vigília". Este estado também pode surgir sem etiologia específica. Pode ser motivado pelo uso imoderado de álcool e outras substâncias psicoativas. O diagnóstico do *delirium* se fundamenta na desorganização da consciência. Seu diagnóstico diferencial deve ser feito com uma demência preexistente em progressão.

Apresenta ainda perda acentuada da clareza da consciência e pouco domínio sobre a atenção. Alteração da linguagem, memória fraca e perturbação na cognição. Na fase delirante podem ocorrer erros ilusórios e fantásticos quando o paciente vê sair dos papéis de parede figuras alucinantes ou objetos que se transformem em outros. Além das mais variadas alucinações óticas e auditivas.

Nas apreciações forenses desse quadro, é muito importante observar os chamados "estados crepusculares", que são estados letárgicos mais ou menos intensos com compreensão obscura, retardada da ideação, dificultando o indivíduo em sua orientação através de sensações alucinatórias e delirantes. Esse estado pode durar horas e até dias.

Ele pode ser *hiperativo,* com agitação, euforia, alucinações, agressividade e verborragia; e *hipoativo,* com lentidão psicomotora, apatia e falta de interesse.

■ *Aplicações forenses*

No que diz respeito à capacidade civil, a avaliação dos pacientes portadores de transtornos mentais orgânicos deve se basear principalmente na apreciação objetiva do possível prejuízo cognitivo e funcional, em que serão avaliadas as atividades básicas da vida diária como administrar os cuidados de higiene, alimentação, medicação, entre outras. Nos casos de demência, principalmente a partir da segunda e da terceira fases, não há o que se discutir a respeito do sério comprometimento de sua capacidade para exercer pessoalmente os atos da vida civil. Pode-se dizer que é da maior importância avaliar a capacidade civil devido aos riscos e danos que estes indivíduos estão sujeitos, muito mais como vítimas fáceis do que como autores de ilícitos.

Quanto ao aspecto da imputabilidade penal nos transtornos mentais orgânicos, o que se observa, na maioria das vezes, são pessoas de comportamento normal e cumpridoras das normas e que depois de acometidas pela doença se tornam agressivas,

antissociais e com desvios para infrações e ilegalidades. Não é raro o surgimento do exibicionismo, dos atentados ao pudor e das encenações eróticas. Tal fato nos leva a admitir que esta conduta violenta ou criminosa tenha como responsável sua doença. Se durante a ação ou a omissão houver claramente uma privação absoluta do entendimento e da autodeterminação e o indivíduo estiver em um estágio do transtorno mental orgânico estabelecido não há como fugir da conclusão de que ele é inimputável.

Todavia, pode-se admitir imputabilidade relativa em situações pré-demências de bom prognóstico, por exemplo. Assim, pode-se afirmar que, sob o ponto de vista da responsabilidade penal destes indivíduos, a imputabilidade é praticamente inexpressiva tanto pelo que tenham feito como pelo seu futuro imediato. Qualquer sanção será inútil e sem efeito prático.

SIMULAÇÃO

O psiquiatra forense, como todo médico em geral, não pode perder de vista que a simulação não é um fato tão excepcional nas suas atividades profissionais, principalmente na função de perito.

Por tal razão, deve sempre considerar a motivação que leva o indivíduo ao exame, a história clínica atual e pregressa, seus comemorativos, a observação de prontuários, de tratamentos anteriores e atuais, relato de familiares mais próximos, e dispor de um tempo razoável para observar e analisar o comportamento do examinado. Pode-se dizer que é na perícia psiquiátrica que a simulação é mais comum.

Neste quadro de fraudes de sintomas e sinais podemos encontrar a *simulação* (apresentação de sinais e sintomas falsos), a *metassimulação* (exagero de sinais e sintomas realmente existentes) e *dissimulação* ou *simulação negativa* (ato de apresentar-se como normal, ou seja, simular que não tem sintomas). Em todos estes casos o indivíduo tenta obter um resultado que favoreça interesses almejados: licenças médicas, aposentadorias, seguros, inimputabilidade penal, acesso à função pública, entre outros.

Por outro lado, é muito importante que o perito conheça a existência de transtornos mentais que podem ser confundidos com a simulação como, por exemplo, no caso do *transtorno fáctico* e dos *transtornos dissociativo e conversivo.* Na simulação, o examinado tem consciência dos sintomas e da motivação que o leva a agir de maneira enganosa.

No transtorno fáctico e na simulação existe a apresentação intencional de sintomas falsos; no primeiro há um desejo inconsciente de o indivíduo assumir uma doença. Um exemplo desse transtorno é a síndrome de Münchausen em que o paciente pode praticar a autoflagelação a fim de obter ganhos psíquicos. Muitos desses pacientes conseguem ser internados e, até mesmo, operados; ou transformam seus filhos menores em vítimas de seu transtorno.

Nos transtornos dissociativo e conversivo, o paciente não tem consciência dos sintomas e não tem interesse nem percepção de suas motivações. Nesse tipo de transtorno, o paciente pode apresentar sintomas de perda da audição, da visão, da voz, dos movimentos e da sensibilidade e, em casos mais raros, crises convulsivas.

Desconfiar do número exagerado de sintomas apresentados, da confirmação indiscriminada de sintomas sugeridos e dos sintomas raros e improváveis. Ter cuidado com as alegações de alucinações auditivas e visuais, com os comportamentos exagerados associados a atitudes teatrais e bizarras, ameaças de suicídio, afirmação de alucinações durante o exame. O perito não deve subestimar a capacidade dos simuladores, alguns deles com internações em clínicas ou hospitais para tratamento de alcoolismo e uso de drogas.

Há, no entanto, sinais e sintomas que devem ser valorizados como verdadeiros, pois eles são mais difíceis de serem simulados como: discurso fragmentado ou desconexo, dificuldade de concentração, neologismo, verborreia, embotamento afetivo e higiene pessoal precária.

A simulação da perda total ou parcial da memória, principalmente da memória anterógrada, é feita por meio da avaliação clínica do examinado a partir de sua história pessoal básica e dos testes neuropsicológicos. Para a confirmação da simulação da perda da memória usam-se vários instrumentos, entre eles o *Rey Memory Test* que é de fácil aplicação e de bons resultados. Consiste basicamente na apresentação de um quadro com 15 figuras simples (letras, números, desenhos) ao examinado pelo tempo de 10 segundos, e depois solicitando-se que ele se recorde de pelo menos três daquelas figuras.

MEDIDA DE SEGURANÇA

▼ Introdução

A medida de segurança, caracterizada pela internação em hospital de custódia para tratamento psiquiátrico ou através de tratamento ambulatorial, foi criada como resposta jurídico-penal aos indivíduos que, apesar de terem praticado efetivamente um crime, não eram passíveis de culpabilidade por serem total ou parcialmente incapazes de entender o caráter criminoso da ação ou da omissão e que podem oferecer perigo à sociedade pelo cometimento de outros fatos típicos.

Sendo assim, para aqueles que praticam uma infração considerada como uma conduta descrita no tipo penal, mas que são portadores de uma perturbação ou retardo mental e por isso incapazes de entender completa ou incompletamente o caráter ilícito do fato ou de se determinar de acordo com esse entendimento, pode-se aplicar outra medida penal diferente da pena: a medida de segurança.

Para alguns a medida de segurança não é propriamente de natureza penal, mas um tratamento médico ou uma custódia psiquiátrica. Todavia, da maneira como ela é executada, praticamente transforma-se em pena, pois além de ser aplicada e controlada pelo Poder Judiciário, pelo que decorreu de um processo penal, ainda tem o caráter ilimitado da determinação temporal regulada pelo Código Penal.

A medida de segurança tem regulamentação diferente da pena privativa de liberdade, pois não existe de forma expressa um prazo máximo de duração, sendo que o texto que regula esta matéria diz, no artigo 97, § 1º do Código Penal, que as medidas de segurança terão prazo indeterminado, até que se determine através de perícia médica a cessação da periculosidade do agente portador de perturbação mental causadora da infração.

Assim, aquele que for submetido à medida de segurança ficará por tempo indeterminado sob a custódia do Estado, podendo durar alguns ou vários anos, até mesmo pelo resto da sua vida, assumindo desta forma a perpetuidade, o que confronta nossa Constituição Federal que proíbe, de maneira expressa, a existência de penas de caráter perpétuo, além de violar outros princípios como o da proporcionalidade, da igualdade, da legalidade e da dignidade da pessoa humana.

Tudo isto em contradição com a Lei 10.216/01, conhecida como Lei da Reforma Psiquiátrica, que dispõe no seu artigo 4º: "A internação em qualquer de suas modalidades só será indicada quando os recursos extra-hospitalares se mostrarem insuficientes." Apesar disso, esta Lei não obteve êxito no seu propósito, haja vista que nos tribunais brasileiros vem prevalecendo a aplicação do descrito no Código Penal (*in* Campos, LF, *A inconstitucionalidade da indeterminação temporal da medida de segurança à luz do Código Penal e da Constituição Federal do Brasil*, TCC, Curso de Direito da UFPB, 2015).

Muitas são as controvérsias doutrinárias e jurisprudenciais no mundo jurídico a respeito desse assunto, prevalecendo em sua maioria a defesa da aplicação de um prazo máximo às medidas de segurança. Esses posicionamentos não são uniformes, o que leva tal irregularidade a diferentes soluções. O fato é que ainda hoje não há um consenso sobre qual delas deve ser adotada, o que não deixa de manifestar uma certa insegurança jurídica.

Dessa forma, "a medida de segurança nada mais é do que uma providência estatal, baseada no *jus puniend*, que busca o restabelecimento da ordem jurídica ofendida por aquele que no momento da ação ou da omissão não entende o caráter ilícito dos seus atos ou não consegue se determinar segundo esse entendimento" (*in* Campos *op. cit.*).

Mesmo que a pena e a medida de segurança sejam espécies do gênero sanção penal, há diferença entre elas principalmente tendo em vista suas finalidades, pois a pena tem um caráter retributivo-preventivo, enquanto que a medida de segurança possui natureza eminentemente preventiva de forma especial. Além disso, é originária de uma sentença absolutória imprópria, fundamentada na periculosidade do sujeito que praticou um injusto penal. A pena, por sua vez, é aplicada por meio de uma sentença penal condenatória, levando em consideração a culpa do agente.

Nosso Código Penal estabelece, em seu artigo 96, duas espécies de medida de segurança pessoal: I – internação em hospital de custódia e tratamento psiquiátrico ou, à falta, em outro estabelecimento adequado; II – sujeição a tratamento ambulatorial. No artigo 97 está previsto: Se o agente for inimputável, o juiz determinará sua internação (art. 26). Se, todavia, o fato previsto como crime for punível com detenção, poderá o juiz submetê-lo a tratamento ambulatorial. Parágrafo 1º – A internação, ou tratamento ambulatorial, será por tempo indeterminado, perdurando enquanto não for averiguada, mediante perícia médica, a cessação de periculosidade. O prazo mínimo deverá ser de 1 (um) a 3 (três) anos. Parágrafo 2º – A perícia médica realizar-se-á ao termo do prazo mínimo fixado e deverá ser repetida de ano em ano, ou a qualquer tempo, se o determinar o juiz da execução. Parágrafo 3º – A desinternação, ou a liberação, será sempre condicional devendo ser restabelecida a situação anterior se o agente, antes do decurso de 1 (um) ano, pratica fato indicativo de persistência de sua periculosidade. Parágrafo 4º – Em qualquer fase do tratamento ambulatorial, poderá o juiz determinar a internação do agente, se essa providência for necessária para fins curativos.

Fica claro que a escolha da medida de segurança aplicável, ainda que pareça paradoxal, não se aplica a partir da necessidade de tratamento do indivíduo, mas pelo tipo de pena privativa de liberdade cominada à infração cometida, que se for de reclusão responderá por uma internação, e se for de detenção o juiz autorizará o tratamento ambulatorial, se as condições pessoais do agente permitirem.

Sobre isto diz Nuci: "Esse preceito é nitidamente injusto, pois padroniza a aplicação da sanção penal e não resolve o drama de muitos doentes mentais que poderiam ter suas internações evitadas" (*in Manual de Direito Penal*. 10. ed. rev., atual. e ampl., Rio de Janeiro: Editora Forense, 2014).

Internação em hospital de custódia e tratamento psiquiátrico são consideradas como medidas detentivas porque privam a liberdade de locomoção do indivíduo a partir do momento em que ele é excluído do convívio em sociedade, para tratamento sob internamento.

O tratamento ambulatorial é também uma modalidade de medida de segurança restritiva, pois é cumprido por meio do comparecimento do paciente com transtorno mental ao hospital ou ambulatório, nos dias determinados para a terapia específica. Tem indicação para os inimputáveis e semi-imputáveis que cometerem infração punida com detenção. Exige-se que as condições do agente sejam compatíveis com essa forma de terapia.

Os tribunais superiores têm uma certa resistência à medida de segurança provisória com a alegação de que, se o agente não é portador de transtorno mental e apresenta periculosidade de conduta, não há que negar a prisão preventiva e não medida de segurança.

Em tese são pressupostos obrigatórios para aplicação da medida de segurança a prática de fato típico punível em nosso diploma penal, a periculosidade do agente e a ausência de imputabilidade plena. O fato típico penal é caracterizado por uma ocorrência de caráter criminoso previsto em nossa legislação. A periculosidade criminal do agente é tida como um potencial de periculosidade que o indivíduo portador de transtorno mental pode trazer para a sociedade, tornando-o propenso a cometer outros delitos, diferente pois da periculosidade social que é caracterizada por um desajuste na maneira como ele se relaciona com a comunidade. O Código Penal, no seu artigo 26, diz: "É isento de pena o agente que, por doença mental ou desenvolvimento mental incompleto ou retardado, era, ao tempo da ação ou da omissão, inteiramente incapaz de entender o caráter ilícito do fato ou de determinar-se de acordo com esse entendimento." E seu Parágrafo único estabelece: "A pena pode ser reduzida de um terço a dois terços, se o agente, em virtude de perturbação de saúde mental ou por desenvolvimento mental incompleto ou retardado não era inteiramente capaz de entender o caráter ilícito do fato ou determinar-se de acordo com esse entendimento."

Cessação da periculosidade

A perícia médico-psiquiátrica servirá tanto como determinação como para avaliação da cessação da periculosidade. Quando esta perícia é favorável à cessação da periculosidade do paciente o juiz determinará a desinternação ou o encerramento do tratamento ambulatorial, embora em algumas vezes sob certas condições como: obtenção de atividade lícita, comunicação periódica dessa ocupação, aviso quando da mudança do território da Comarca, recolhimento à habitação em horário determinado e proibição de frequência em determinados lugares.

A avaliação da cessação da periculosidade é feita em pacientes internados por uma equipe interdisciplinar composta por psiquiatras, psicólogos e assistentes sociais. Sua finalidade é analisar, sob o aspecto biopsicossocial, se o paciente é capaz de voltar a delinquir.

A perícia será realizada na época do prazo mínimo fixado e será repetida de ano em ano, ou em qualquer tempo, se o juiz assim determinar. Para alguns autores, o médico particular do examinado deveria também participar do exame de verificação da cessação da periculosidade (in Bitencourt, CR – *Tratado de Direito Penal*, Parte Geral 1, 16ª, edição, São Paulo: Saraiva, 2011).

Em geral, a pergunta feita à equipe interdisciplinar é no sentido de saber se houve ou não a cessação da periculosidade do paciente, o que sempre traz certa dificuldade e, por isso, a expressão periculosidade é quase sempre substituída por "risco de violência", levando em consideração os elementos sociais, ambientais e situacionais de cada examinado. Abdala Filho recomenda que esta avaliação deve levar em conta alguns fatores

como história pré-delito, história do delito, história pós-delito e exame do estado mental do agente (in *Psiquiatria Forense*, Porto Alegre: ArtMed, 2004).

A verdade é que, na maioria das vezes, essas equipes avaliadoras da cessação da periculosidade ficam em dúvida para responder e assim negam a concessão da desinternação, mantendo assim o agente sob custódia, invertendo deste modo o princípio do "*in dubio pro reo*". Como tal, na prática, tais exames mostram-se coercitivos, contribuindo cada vez mais com a arbitrariedade da continuidade da segregação que marca o indivíduo como um ser capaz de delinquir continuadamente.

E mais: a inimputabilidade, por si só, não é bastante para se firmar a periculosidade. Esta tem um caráter eminentemente subjetivo e às vezes amparado por dados estatísticos carentes de fundamentação. O conceito de periculosidade representa tão só "um juízo futuro e incerto sobre condutas de impossível determinação probabilística aplicada à pessoa rotulada como perigosa, com base em uma questionável avaliação sobre suas condições morais e sua vida pregressa" (*In* Carvalho, S. *Pena e garantias*. Rio de Janeiro: Lumen Juris, 2003).

O crime não é uma fatalidade nos portadores de transtornos mentais e nem sempre tem como causa sua específica patologia. Também não se pode falar em predisposição para a ilicitude.

Crítica

Diz-se que pena é a sanção prevista em nosso diploma penal aos imputáveis que cometeram delito ali previsto, enquanto a medida de segurança é aplicada aos inimputáveis ou semi-imputáveis infratores em virtude de transtorno mental ou desenvolvimento mental incompleto ou retardado. Na prática não passam de coisas iguais.

Quando se apregoa que a medida de segurança tem a finalidade terapêutica em favor do agente incapaz de entender no todo ou em parte o caráter delituoso de uma conduta anômala, vê-se no dia a dia que essa ideia é falsa, pois cuida exclusivamente da restrição à liberdade do agente, o que em nada se diferencia da pena propriamente dita.

Todavia, o mais criticável no que diz respeito à medida de segurança é a sua inconstitucionalidade, tendo em conta sua indeterminação temporal, ferindo com isso vários princípios constantes da nossa Carta Magna, notadamente os princípios da proporcionalidade, da igualdade, da legalidade, da dignidade da pessoa humana, da *ultima ratio* e, com mais ênfase, o princípio da proibição de penas com caráter perpétuo.

Fere o princípio da proporcionalidade porque não estabelece uma correspondência entre a gravidade do crime e a sanção proposta, extrapolando o objetivo desejado quando qualquer repriminda penal deve ser aplicada somente até o limite necessário à reparação e à prevenção do crime, além do uso de sanções que excedam os fins pretendidos. Ultraja o principio da igualdade quando se nega a prerrogativa de que "todos são iguais perante a lei", sem distinção de qualquer natureza, permitindo assim que não haja privilégio de um em detrimento de outro, por exemplo, a tratar de forma diferente imputáveis e inimputáveis, em que os primeiros, no final do cumprimento de suas penas, são postos em liberdade. Compromete o princípio da dignidade das pessoas porque a indeterminação temporal da medida de segurança cria uma série de constrangimentos e situações que degradam o ser humano quando é pressuposto em nosso país que toda sanção tenha limitação temporal de sua duração. Interfere no princípio da legalidade atingindo o inciso XXXIX, do artigo 5º da Constituição e o artigo 1º do Código Penal, quando apregoa que "não há crime, sem lei anterior que o defina" nem "pena sem prévia cominação legal". Viola o princípio da *ultima ratio* pois a sanção a ser imposta só é legítima quando outro instrumento não for suficiente, evitando a aplicação de propostas desmedidas. Empana a regra da vedação de penas com caráter perpétuo quando se admite que a medida de segurança, no que tange à internação ou ao tratamento ambulatorial, pode acontecer por tempo indeterminado, possibilitando assim a existência de sanção com caráter perpétuo, ficando o indivíduo durante a vida inteira aguardando que uma perícia determine a cessação da sua periculosidade, o que soa como uma pena perpétua, mesmo sob o eufemismo de "tratamento".

Sobre o assunto da indeterminação temporal, nossos tribunais superiores defendem duas posições diferentes para determinar o limite máximo de cumprimento das medidas de segurança. A primeira corrente, defendida pelo Supremo Tribunal Federal e por parte dos doutrinadores, entende que o limite máximo das medidas de segurança deve ser de 30 anos, baseada no artigo 75 do Código Penal, em que qualquer que seja o crime praticado, pode o indivíduo ficar internado ou em cumprimento de tratamento ambulatorial, sendo que, ao completar aquele prazo máximo, o paciente deve ser liberado.

A segunda corrente, adotada em julgados do Superior Tribunal de Justiça e por outra parte da doutrina, limita o cumprimento das medidas de segurança ao prazo máximo da pena fixado abstratamente ao delito cometido. Depois deste prazo deve o internado "ser tratado como qualquer outro doente mental que não tenha praticado qualquer delito" (*in* Greco, R – *Curso de Direito Penal*. 16ª ed. Rio de Janeiro: Editora Impetus, 2014)

Com isso, a garantia constitucional da inexistência das penas perpétuas foi observada. Entretanto, a violação ao princípio da igualdade ainda permanece, já que aos imputáveis, além da garantia prevista no artigo 75 do Código Penal, também lhes é assegurado o prazo máximo abstratamente cominado, especificamente, em cada delito. Mesmo que a decisão emanada pelo Supremo Tribunal Federal tenha trazido um grande avanço, ela não pode ser considerada a decisão ideal nem a mais benéfica.

Acreditamos que a posição mais adequada seria a que interpreta o artigo 97, § 1º, do Código Penal que respeita os princípios de isonomia, proporcionalidade e razoabilidade, quando fica a favor da aplicação das medidas de segurança no limite máximo da pena prevista ao delito praticado. Se persistir a periculosidade, deve o agente ser tratado com os cuidados e metodologia específicos destinados aos pacientes portadores de transtornos mentais.

MODELOS DE LAUDO PSIQUIÁTRICO

1. "Exame psiquiátrico realizado na pessoa de LLN, conforme determinação do Dr. Juiz de Direito da 3ª Vara Criminal desta Capital.

Identificação: LLN, brasileiro, casado, branco, Coletor Federal, com 54 anos de idade e residente na cidade de Natal, Rio Grande do Norte.

Antecedentes: Pais – Falecidos. Pai, aos 62 anos, de causa que o paciente ignora. Mãe, aos 64 anos, de câncer. Teve nove irmãos, dos quais dois já faleceram, sendo uma irmã vítima de uma doença mental, no Hospital Psiquiátrico de Natal, e um irmão, também psicopata, tendo sido vitimado em um acidente em Recife. Dos irmãos vivos: cinco gozam de saúde; dois são portadores de psicopatias, um morando no Ceará e outro internado nesta cidade, no Hospital-Colônia Juliano Moreira, por ser portador de Paralisia Geral Progressiva. Tem ele conhecimento de que existem outros casos de doenças mentais na família.

Antecedentes pessoais: Doenças próprias da primeira e da segunda infâncias: sarampo, parotidite, coqueluche, varicela e "uma febre de mau caráter", aos 10 anos. Casou-se aos 23 anos de idade e, deste casamento, registrou o nascimento de nove filhos e dois abortos. Dos filhos vivos – sete gozam saúde e dois (uma menina e um menino) "não são muito certos do juízo, e há dias em que estão impossíveis". É tabagista imoderado e etilista contumaz.

Observação: O Coletor LLN é natural do município de Goianinha, Rio Grande do Norte, onde viveu até a idade de 35 anos. Goianinha era um lugarejo antigo, pequeno, insignificante e de vida social precária, sem intensidade, retrógrada. Em sua meninice e adolescência, LLN frequentou escolas primárias com regular aproveitamento. Não continuou, porém, os seus estudos e, por essa razão, não tem ele cursos ou títulos de qualquer natureza. Cedo, dedicou-se ao trabalho em companhia e sob a orientação do pai – um modesto comerciante. Trabalhava nos ramos de "tecidos e secos e molhados". A serviço desse pequeno comércio, LLN mascateava dentro e fora do seu município de origem. Desse movimento, retirava pouco dinheiro, que mal chegava para suas despesas de rapaz solteiro. Posteriormente, deixou de mascatear e passou a trabalhar em um engenho, também de propriedade do seu pai. Assim ia vivendo e se tornando homem. Era uma vida insípida e de progresso lento, demorado, sem horizontes. Aos 19 anos, foi nomeado escrivão da Coletoria Federal de sua terra natal. Ainda como funcionário público, continuou pacato, acanhado e vivendo em um ambiente estreito e de visão limitada. Sua família era modesta, sem projeção social e tornou-se mais conhecida pelo número de psicopatas que apresentava. Procurava raramente mulheres, não era de farras nem lhe interessava a companhia de rapazes de sua idade. Casou-se aos 23 anos, e o casamento em nada lhe modificou os hábitos. Bebia eventualmente. Fumava com moderação. Não jogava nem tinha amantes. Em 1935, foi promovido e transferido para a cidade de São José de Mipibu, onde assumiu as funções de Coletor Federal. Do casamento registrou o nascimento de 9 filhos, além de dois abortos. Os filhos são moderados, de boa índole. Somente dois apresentam sinais de desvios psíquicos que o preocupam. Do resto, não tem ele de se queixar. Foi sempre pontual e meticuloso em seu serviço. A sua conduta privada era visivelmente controlada e efetivada em bases rígidas. Em janeiro de 1945, foi transferido para Natal, capital do Rio Grande do Norte. Lá permaneceu com o mesmo sistema de vida, até o desencadeamento dos fatos pelos quais se encontra detido. Era conhecido como um exemplo de funcionário: cumpridor fiel de seus deveres. Não era político e julgava-se relativamente feliz com sua esposa, no seio de sua família. Era acatado e respeitado pelos seus e, ainda hoje, todos demonstram a estima e a amizade que sempre lhe dedicaram, apesar dos acontecimentos em que se encontra envolvido, os quais, de qualquer forma, deixaram-no em situação de inferioridade. Na trajetória da existência do paciente, não verificamos nenhum pronunciamento digno de registro – sempre teve uma conduta insípida, quase sem objetivos, sem finalidades, sem ideais. Ele era um doméstico, um vegetativo – apenas uma vez saiu de sua pasmaceira, de sua rotina. Isso aconteceu em 1935, durante a Revolução Comunista daquela época, quando queriam implicá-lo como participante do movimento extremista. Finalmente, tudo ficou esclarecido: não havia fundamento nas acusações que lhe foram atribuídas. Essa suspeita, entretanto, foi uma decorrência de seu desaparecimento da cidade sufocada pelo movimento revolucionário. Isso, posteriormente, foi explicado. Sua fuga foi efetivada com o intuito de evitar que os comunistas se apoderassem do dinheiro da Coletoria sob sua guarda. Foi considerado isento de culpa, e todas as desconfianças que lhe pairavam foram esclarecidas. Havia fugido de São José de Mipibu para Goianinha, onde se sentia com maior segurança. LLN é católico e contrário a qualquer ideia extremista capaz de subverter o sistema democrático vigente em nosso País. Buscava ele, na medida de suas possibilidades, cuidar de sua família, educar os filhos dentro de princípios de uma moral mais elevada. Viviam todos, pai, esposa e filhos, dentro de casa em perfeita harmonia – eram cordiais e respeitavam-se mutuamente. Nunca teve ideias de enriquecer nem de obter honrarias. O seu objetivo era "ir se mantendo". Isso lhe bastava. Jamais procurou meios de sair de limites tão estreitos e tinha a convicção de que tudo se passava de acordo com o seu destino. Possuía companheiros e poucos amigos. Ele não tinha, porém, intimidade com quem quer que seja e não depositava confiança absoluta em muitas pessoas. O seu meio e suas pretensões eram moderadas e, modestamente, ia envelhecendo. Outro interesse não revelava senão o de viver em companhia da própria mulher, companheira dedicada de tantos anos e dos filhos, pelos quais era muito extremoso. Desde o início, porém, do ano de 1954, sua vida vinha sofrendo profundas modificações: suas ideias tornaram-se mal-definidas, confusas mesmo, e sentia que grande angústia lhe tomava conta do organismo. Ele próprio já não mais se conhecia. Percebia que estava diferente e que pensamentos substanciais e estranhos deixavam-no impressionado, apreensivo. Parecia-lhe até que o destino o impelia violentamente para um mundo novo e desconhecido, em cujo limiar via-se forçado a deixar para trás todos os seus hábitos de homem morigerado, rotineiro, amigo da ordem, da disciplina e da comodidade. Evidentemente, o ano de 1954 havia de ser crítico, trágico, para LLN. Pressentiu ele o perigo: quis e tentou reagir. Não sabia, entrementes, como reagir nem contra que ou contra quem poderia orientar suas reações. Tudo surgiu sorrateiro, insidioso. E o pior: o movimento que o abalava não vinha do exterior, vinha de dentro para fora e era, portanto, incontrolável. Era a desagregação de sua personalidade comandada pelos seus impulsos internos, pelos impulsos insondáveis do seu próprio "eu". Quando menos esperou, estava definitivamente subjugado a um processo mórbido, cuja origem lhe era obscura e para o qual não encontrava fundamento lógico à luz de seu raciocínio, à luz de sua razão. Não atinava com uma explicação razoável, mas notava que uma espécie de desespero o tornava presa inerme de uma intranquilidade que o angustiava e o afligia. Sentia, assim, um constrangimento indescritível e uma espécie de asfixia que o exasperava e o impelia a buscar ambientes mais tranquilizadores. Isto projetava, no seu íntimo, um desejo incoercível que o dominou inteiramente àquela época: sair. Sair de casa, andar para "espairecer". Não tinha roteiro nem chegava a perceber com clareza o que, de fato, queria ou de que necessitava. Só de uma coisa estava certo: era um homem cujo passado estava extinto. O seu modo pacato e acanhado de viver estava morto. Entre o presente e o passado já não havia ligações afetivas, e o seu futuro surgia nebuloso e sem perspectivas. Tinha plena convicção de que sua conduta estava errada e, se persistisse nesse erro, findaria arruinado, findaria na desgraça. Tentava, por isso, rebelar-se contra si mesmo, contra os novos aspectos do seu comportamento, de sua nova vida moral, no sentido de pôr termo ou de conter, com eficácia, os seus desejos de mudanças radicais, de suas atividades esquisitas. Suas tentativas fracassaram. Não tinha força nem encontrou apoio para guiar-se de acordo com as tradições da sua conduta de homem de bem. O império do mal dominou-o, quebrantando-lhe a resistência moral. Deixou-se, assim, arrastar como um autômato pelas sinuosidades de uma vida desregrada que, fatalmente, o levaria ao abismo em que se projetou. Eram, decerto, as taras de uma família de psicopatas que agora, nele vinham de concentrar-se.

Percebeu isso e disso se arreceou. Em não tendo amparo ou ajuda, baqueou de quase sem resistir. Baldados os seus esforços no sentido de recobrar o seu equilíbrio interno, vencida a sua natureza íntima, entregou-se ansioso e aflito diante do inevitável. Deu, então, para sair, para andar estupidamente pelas ruas. Era o delírio deambulatório que nele já se instalava. Já não tinha hora de voltar ao lar ou para comparecer à Repartição que chefiava. Desinteressado por tudo aquilo que dissesse respeito a seu passado, ia deixando que as coisas corressem à sua revelia. Era um alérgico às coisas ou aos fatos que lhe recordassem a vida pregressa; e, quando solicitado por uma necessidade imperiosa, fugia, omitindo-se inconscientemente. Em casa, a esposa que se norteasse como bem quisesse e entendesse; na Repartição, abdicou de suas prerrogativas, permitindo que um funcionário de sua antiga confiança passasse, de fato, a responder pela direção que lhe competia. Nessa emergência, não sabia como as coisas andavam: dava tudo como certo e conferido. A arrecadação e o estoque de selos já não estavam sob seu controle efetivo. Percebia que isso não era correto e sentia também uma força superior que o impedia de reassumir realmente as funções de seu cargo, como a própria lei lhe impunha. Ele tinha pleno conhecimento de sua imensa responsabilidade. No entanto, não encontrava, dentro de si mesmo, meios para evitar que as coisas corressem e se processassem desse modo. E, dessa maneira, ia esperando. Esperando até que um dia pudesse recuperar o controle eficiente de sua personalidade. Assinava em cruz os boletins mensais, e sua assinatura não representava senão uma simples formalidade, uma exigência legal. Era acabrunhador para ele saber que não estava certo; mas o que fazer? Eis a questão: saber o que fazer, sabia, e o não fazia porque um desejo imperioso o afastava do lugar onde trabalhava e de sua própria casa, para levá-lo a permanecer em outras paragens mais de seu agrado, mais reconfortantes ao seu espírito atribulado. Confessa ele que desconhece a quanto se eleva o desvio verificado na Repartição pela qual era o único responsável. Julga possível, pelas explorações incessantes de que era vítima, que a Coletoria também concorresse como fonte de renda capaz de atender às exigências dos exploradores das suas perturbações psíquicas e dos parasitas que procuravam viver à custa de sua miséria moral. Nesse período conturbado de sua existência, nesse ano fatal, tudo passou sem que pudesse atinar com "o porquê" que originou o desencadeamento da trama em que se envolveu. Sabe que, em sua aflição, em sua angústia, em seu desespero, começou a beber com frequência e com imoderação. Era uma solicitação irresistível a que ele não podia fugir. Eram solicitações periódicas e inexplicáveis que o conduziam, submisso e pacificamente, a abusar de bebidas alcoólicas, a empolgar-se pelo vício (dipsomania). Parecia-lhe que precisava beber para se tornar menos tímido e para esquecer as impressões desagradáveis que ele tinha de sua conduta desviada ou para afogar no álcool os seus ímpetos de revolta contidos pela debilidade de sua vontade e pela sua incapacidade de reação. Descuidou-se de casa, da esposa, dos filhos e de si mesmo. Já não permanecia no lar nas horas de folga como lhe era habitual. Em casa ou na Coletoria, exasperava-se e, em sua impaciência, ganhava a rua em demanda de novos horizontes e de sossego para o seu espírito alucinado. No princípio, ou estava bebendo ou andando. Bebia para tranquilizar-se ou andava intranquilo, sem rumo, sem objetivos. Caminhava pelas ruas, pelos cafés, pelas praias, silencioso e acabrunhado. Não serenava, não superava seus problemas íntimos nem recuperava a paz de espírito que buscava. Voltava a beber e continuava o mesmo. Era-lhe doloroso notar que estava transformado e, ao mesmo tempo, desconhecer os motivos reais dessa singular mudança de seu comportamento. Procurou refúgio nas pensões onde perambulavam mulheres de vida suspeita. Só nos ambientes dessa natureza conseguiu, enfim, encontrar, pelo menos transitoriamente, um descanso para o seu viver aflitivo. Tinha a impressão mesmo de que, nos bordéis, onde imperava a sujeira material e moral, havia conseguido aquilo que andava buscando em vão: momentos de felicidade, momentos de alívio. Desejoso de impor-se nesses meios sujos, viciados, tornou-se deles um "habitué". Forçou sua entrada nesses ambientes como quem queria dominar: de peito aberto e disposto a conquistar. Pouco lhe importavam as consequências de mais uma leviandade que pudesse vir a cometer. Inverteram-se os papéis de seus propósitos. Não conquistou ninguém – conquistaram-no e fizeram dele o que bem entenderam. A partir de então, as mulheres exerceram sobre LLN um domínio absoluto, e a elas se entregou inconscientemente, sem exigências, com docilidade. Não era, em geral, uma mulher que o empolgava. Parecia até que nenhuma, isoladamente, seria capaz de torná-lo satisfeito, saciado, tranquilo. Tornou-se, desta forma, um apaixonado pelo sexo... não era uma mulher... Eram necessárias muitas. Nenhuma sozinha capacitaria a atenuar sua fome de amor, sua neurose de angústia, sua sensualidade exacerbada. E isso se converteu em uma ideia fixa que transformava inteiramente o seu psiquismo, já de si tão abalado. Mesmo no próprio dia do falecimento de sua genitora, essa ideia fixa não se afastava do campo de sua consciência, de suas cogitações: deixou o corpo da mãe para ir, sob pretexto de que necessitava alimentar-se em bar próximo, a uma pensão e beber ao lado de mulheres dos mais baixos costumes. Gastava com elas e apreciava servir-lhes de protetor, como se estivesse possuído de um "complexo de salvador"; sentia-se bem quando lhes acudia às necessidades, e estas eram sempre crescentes, em razão do que essas mulheres inescrupulosas nunca se sentem satisfeitas, jamais deixam de exigir e nunca perdem uma boa oportunidade. Nega, porém, que fosse um esbanjador na semântica do termo, mas suas palavras não merecem fé e não correspondem à orientação, ao rumo que ultimamente vinha dando à sua vida. Verifica-se que ele seria capaz de tudo para atender às solicitações continuadas dessas marafonas infelizes. Ele estava contaminado pelo vírus da sexualidade, e esta contaminação o deixava delirante como um indivíduo apaixonado. Estava cego para compreender o ridículo a que se expunha e para avaliar que lhe era impossível arcar com despesas acima de suas posses de funcionário público. A tentação, no entanto, era grande, e não havia outro remédio senão pedir socorro à Repartição... Resistiu o quanto lhe foi possível, mas ruiu, desmoronou, desmoralizou-se. Tinha plena consciência de sua própria situação: chefe de família cuidadoso e atento, chefe de serviço disciplinado, seu tempo de serviço prestado no Governo, sua aposentadoria próxima, seu descanso, seus filhos, seus irmãos, seus amigos. Era risco demasiado para ele, para a pessoa de um homem de bem e que tinha um nome a zelar, um conceito de família a preservar e, sobretudo, sua segurança pessoal, sua liberdade de movimentos. Mas, como superar as exigências de suas tendências transformadas e dominadas pelo espírito do mal? O seu raciocínio, a sua lógica, a sua honra apontavam-lhe um caminho; o instinto, porém, falava mais alto e quebrantava dominadoramente sua capacidade de reação. Era duro reconhecer tudo isso; era duro ver uma vida sacrificada; era duro sentir que mais de 50 anos de honestidade estavam sendo imolados à sanha de uma excitação sexual sem limites, e agravada por uma dipsomania que o avassalava e por uma neurose de angústia que o desesperava. Não era, e isto ainda o tornava mais lamentável, um sacrifício por um amor, uma paixão que elevasse o seu espírito e lhe constituísse um ideal digno de viver e morrer por ele. Não. Não era isto. Era um amor difuso pelas mulheres em geral, um amor que se diluía e não se fixava. Nenhuma mulher, em particular, o atraía ou polarizava o seu instinto sexual em alvoroço. Isso lhe era esquisito e disto jamais ouvira falar. Nenhuma o saciava, queria-as todas, como se todas pudessem fazer uma síntese que simbolizasse a mulher. Ideal que buscava debalde. Tornou-se um don-juan. Um don-juan sem classe, sem estirpe, amargurado, triste. Um don-juan barato, de ponta de rua... Daí a difusão, a diluição de seus sentimentos, suas mudanças contínuas, sua transcendência no sentido do primarismo, sua angústia, seu desespero. Os seus pensamentos reflexivos eram raros à essa época, e ainda hoje o são, em virtude de sobrecargas afetivas que obnubilavam sua consciência, que lhe debilitavam o autodomínio, a autocrítica. Eram o sexo e a bebida que se tornaram o supremo objetivo de sua existência, de suas cogitações, de suas preocupações de todos os instantes. De uma vida pacata, rotineira, sem ideais, aguada, monótona, quase sem amigos ou inimigos, sem acontecimentos relevantes a registrar, em que tudo vinha decorrendo naturalmente, sem pressa, devagar... passar rapidamente, já no descambar da existência, para a excitação sexual intensa, perturbadora, que o levou às ações mais inconsideradas e às atitudes burlescas; de uma vida morigerada, cujos vícios eram insignificantes, passar, de um momento para outro, a beber amiúde e desregradamente, tangido por uma solicitação, com exacerbações periódicas, a que não podia resistir e à qual se entregava submissamente. Deixar-se empolgar como um rapazola solto no meio do mundo, desamparado, sem responsabilidade, sem censura, sem respeito; abandonando tudo como um idiota, para buscar um prazer efêmero e no qual jamais encontrou a saciedade. Não em busca de uma mulher, não em busca de um ideal, mas atrás de fêmeas, como um animal no cio, ou de um copo de bebida, como um martirizado por uma sede insaciável, dando a impressão de que era um sôfrego, um ávido para restituir o tempo perdido e que, como compensação, queria fazer tudo de uma só vez. Ele, o tímido, o acanhado, o correto companheiro dedicado da esposa, o pai afetuoso, o chefe de serviço atento e vigilante, vinha agora nesta fase de sua vida, em que não podia mais inspirar amor ou simpatia ao sexo oposto, de revelar-se um rebelde, um egoísta de mais baixa categoria, procurando saciar seus desejos viciosos, mal-contidos, e dilatar suas desgraças, a fim de atender, sem pejo, sem respeito, suas necessidades primárias e pervertidas e sobre as quais era incapaz de exercer qualquer controle efetivo e eficiente. Não lhe havia outro jeito senão usar o dinheiro para comprar consciências e para subornar corações, com o intuito de mascarar suas contingências de homem já envelhecido e para compensar as deficiências próprias de sua idade. Era necessário corromper e só pela corrupção podia satisfazer mais tranquilamente, mais confiadamente os seus instintos adormecidos por tanto tempo e que, nessa hora, despertavam exigentes e faminto; só corrompendo a natureza alheia podia ser tolerado mais suavemente pelo mulherio inescrupuloso. Sentia intimamente que, pela sua idade, pela sua educação, pela sua mediocridade, pela sua modéstia, pela sua timidez, pela sua inexperiência em assuntos ligados ao sexo, pelo seu físico, pelas suas condições de fortuna e, enfim, pela sua projeção no seio da sociedade, jamais conseguiria reter ou prender qualquer mulher ao seu lado. Tinha que pagar caro. Sua vingança inconsciente, porém, não era corromper uma só, permanecer sob a tutela de uma só – queria corromper muitas ou quantas surgissem em seu caminho. Era liberal e tolerante no atendimento das solicitações que lhe faziam. E, com isso, desejava encontrar a saciedade e mergulhar em sua plenitude, e jamais o conseguira. Vivia, assim, perseguido pelo complexo sexual que o fascinava e, para mantê-lo em boas condições, buscava auxílio e esteio na bebida para soerguer suas forças, que se tornavam débeis ante os reclamos ininterruptos de seu psiquismo transviado. Ele queria ser o escravo de todas as mulheres e que todas fossem tocadas pela diluição de seus sentimentos amorosos, que ele tentava difundir pelo mundo afora. Não dormia bem nem se alimentava com regularidade; era incapaz de dedicar-se a um trabalho sistematizado e não dava conta de suas obrigações funcionais nem de chefe de família. Tumultuava tudo e tornou-se um indisciplinado, um aventureiro, que se deixava guiar contrariamente às suas antigas e arraigadas convicções. Era como um escravo que se libertasse de repente: não tinha controle, não respeitava a censura pública nem as conveniências naturais de uma família bem construída. Via tão só, em sua frente, uma amplitude vasta, ilimitada; vislumbrava somente horizontes desconhecidos que deveriam ser desvendados. Era o seu instinto que se projetava no tempo, no espaço e que o levava com uma força incoercível para o abismo em que se afundou e do qual dificilmente poderá sair. Sua personalização excedeu-se em um sentido inverso: redundou-se em uma massa disforme e plasmada de tal forma que o transfigurou não mais em uma pessoa, em um homem, mas em um tipo degenerado, corrompido e corruptor como um delinquente vulgar, imerso na confusão de seu espírito embotado e desprovido de sentimentos éticos e estéticos, e cuja conduta o tornava desesperado diante dos acontecimentos que surgiram em sua frente. Era o simbolismo da miragem da vida que revolucionou seus costumes e deitou por terra as suas tradições, que o enlouquecia diante doutros porvires e diante de processos diferentes de realização e personalização. É possível que se trate de uma loucura em sua concepção mais profunda, mais essencial. Poderá mesmo passar, desaparecer, mas suas consequências desastrosas hão de ficar indeléveis, hão de permanecer definitivamente e vinculadas à vida de sua vítima, apontando-a à sociedade como um indivíduo destruído de honra e de dignidade.

Diagnóstico: dipsomania, neurose de angústia e *hiperestesia sexual.*

Conclusão: Pela observação anterior, realizada na pessoa de LLN, durante a permanência no Manicômio Judiciário da Paraíba, concluímos que o paciente é portador de uma *dipsomania*, de uma *neurose de angústia* e de uma *hiperestesia sexual* que o tornam irresponsável pelos seus atos e tornam também imprescindível o internamento compulsório (medida de segurança) do examinado em uma casa de saúde ou sanatório, a fim de que ele seja submetido a um tratamento especializado de que, no momento, o seu estado de saúde está carecendo.

Isto posto, passamos a responder aos quesitos formulados pelo Dr. JMF, advogado do acusado, conforme consta da Carta Precatória expedida pelo Dr. Juiz de Direito da 3ª Vara da Comarca, Estado do Rio Grande do Norte, ao Dr. Juiz de Direito da 3ª Vara da Comarca desta capital:

1º QUESITO – O examinado é portador de alguma doença mental? RESPOSTA – Sim; 2º QUESITO – A doença mental do examinado torna-o inadaptável, suscetível de entrar em conflito com a sociedade e transgredir as normas orgânicas da função pública? RESPOSTA – Sim; 3º QUESITO – O examinado já esteve internado no Hospital Psiquiátrico de João Pessoa? RESPOSTA – Sim; 4º QUESITO – Se o examinado já esteve internado neste Hospital, em que data ocorreu isso e, a esse tempo, já apresentava ele alienação resultante de estado patológico ou teratológico do cérebro? RESPOSTA – O examinado esteve internado neste Estabelecimento Psiquiátrico do dia 15 de dezembro de 1954 até o dia 21 do mesmo mês e ano, e já apresentava sintomas mórbidos descritos no texto deste laudo médico; 5º QUESITO – A afecção mental que apre-

senta o examinado é efeito de um processo patológico antigo? RESPOSTA – A origem do processo patológico é antiga; o seu desencadeamento, porém, data de 3 anos, aproximadamente; 6º QUESITO – O examinado é imputável, nos termos do art. 22 do Código Penal? RESPOSTA – Em face das conclusões do presente exame psiquiátrico, julgam os peritos que o examinado é inimputável, nos termos do art. 22 do Código Penal. Salvo melhor juízo, esse é o nosso parecer. João Pessoa, 19 de setembro de 1955" (Prof. Luciano Ribeiro de Morais e Dr. Severino Patrício da Silva).

2. "Atendendo à solicitação da Dra. Juíza de Direito da 4ª Vara de Família da Comarca de João Pessoa, no processo de interdição de JOM, alagoano, solteiro, 50 anos, branco, proprietário rural, residente no município de Jacaraú, neste Estado.

História da doença atual: JOM foi uma criança diferente, só conseguiu manter-se na escola até o primário (1ª fase), sempre muito isolado, caladão, não era vaidoso e na juventude nunca se interessou por mulher, jamais namorou, não gostava de trocar de roupa e de tomar banho.

Aos 20 anos de idade, depois da chamada revolução de 1964, passou a apresentar um comportamento ainda mais diferente do que o anterior: não conversava em grupo, em casa falava muito pouco – desconfiado, falava sozinho como se estivesse conversando com alguém, às vezes passava horas sem dar uma palavra, ria sozinho, gesticulava demais, andava muito dentro de casa, passava grande parte do dia deitado e procurava os lugares ermos, isolando-se dos familiares, dando a impressão, às vezes, de que estava vendo alguma coisa. Sentia-se perseguido sem saber por quem, nunca trabalhou, era agressivo, principalmente com a genitora. Informações prestadas por uma irmã.

Com o tratamento médico feito pela Patronal na época, regrediram alguns sintomas.

Antecedentes hereditários: Forte tara na família paterna, vários tios e irmãos esquizofrênicos (*sic*) e oligofrênicos, muitos parentes "nervosos", uma irmã oligofrênica, epiléptica e paralítica (*sic*), o pai alcoólatra, uma irmã epiléptica.

Antecedentes pessoais: Nascido a termo de parto eutócico, retardamento psicomotor, viroses da infância.

Antecedentes sociais: Alfabetizado, sem profissão, solteiro, virgem, bronco.

Súmula psicopatológica: Déficit do QI, descuido da aparência pessoal e higiene corporal, delírios autopersecutórios e autorreferentes, embotamento afetivo, autismo (quebra de contato vital com a realidade), desestruturação do sistema do "eu", hipobulia, mutismo, solilóquios, risos imotivados, heteroagressividade, deambulação excessiva e insônia.

Diagnóstico: esquizofrenia paranoide e oligofrênico débil mental, desarmônico (esquizofrenia enxertada).

▼ Histórico

1) O estar no mundo oligofrênico tem como sinais patognomônicos o déficit da inteligência (déficit do QI), a dificuldade de adaptar-se às novas situações, de emitir conceitos e abstrair-se.

Os retardamentos mentais são insuficiências congênitas do desenvolvimento da inteligência.

O caso em epígrafe é de um débil mental desarmônico – por "apresentar transtornos"; ele é emotivo porque tem um nível intelectual sensivelmente superior aos inestáveis.

2) O estar no mundo esquizofrênico abrange uma modificação profunda e durável da personalidade por um processo de desagregação mental que implica a perda do contato vital com a realidade (Minkowiski ou autismo).

Os rasgos mais evidentes deste tipo de enfermidade são as ideias delirantes, ilógicas e sem considerar a realidade, as alucinações e os transtornos das associações do afeto com o negativismo.

A esquizofrenia paranoide tende a aparecer em idades mais avançadas do que os outros tipos de doença. Frequentemente, após a adolescência e até depois dos 30 anos de idade.

As tendências agressivas reprimidas podem ser liberadas em forma de grande explosão e inusitadamente.

Muitos esquizofrênicos paranoides são irritáveis, avessos a entrevistas, descontentes e rancorosos, desconfiados com as outras pessoas, e têm um sentimento associado de ira, o que os torna afastados e dificulta sua aproximação até com os familiares mais próximos.

Com efeito, parece que a porcentagem de psicoses é mais elevada nos débeis mentais do que na população em geral. Sob o ponto de vista clínico, os delírios dos débeis mentais são constituídos de temas pobres devido a sua própria pobreza da inteligência. São as chamadas Esquizofrenias Enxertadas.

Conclusão: Por tudo que foi dito, deduz-se que o paciente em questão não apresenta condições de saúde mental para gerir seus bens e sua pessoa.

Salvo melhor juízo, este é o nosso parecer.

João Pessoa, 17 de agosto de 1996.

Oswaldo R. Neves

Perito do juiz

3) "Exame psiquiátrico realizado na pessoa de ATA, por solicitação do Dr. Juiz de Direito da 3ª Vara Criminal desta Capital. [O texto mantém a ortografia da época.]

Identificação: ATA, descendente de uma família honrada e modesta, foi criado com todos os defeitos e as desvantagens de filho único: mimado, satisfeito em seus menores desejos e amparado em seus excessos de criança educada demasiadamente livre, sem disciplina, sem freios e cheio de vontades.

Antecedentes: Na sua meninice e adolescência, pode-se dizer, quase não conheceu deveres. Os seus direitos, ao contrário, eram amplos e indefiníveis. O pai, um homem bom, foi, pouco a pouco, quebrando suas energias, pressionado pelas exigências da esposa, senhora digna e respeitável, mas cuja debilidade era franca e manifesta para controlar a conduta desse filho, que era a sua alegria de viver, a sua esperança. Seus pedidos continuados levaram o marido a transigir diante das atitudes insensatas e incoerentes do filho caprichoso e exigente. Sentindo-se amparado pela mãe, que não via outra coisa no mundo senão a felicidade e o bem-estar dele, a quem adorava, colocava acima de tudo e de todos, não reconhecia defeitos e, se os conhecia, negava ou fingia não os ver; que estava sempre disposta a perdoar as faltas e ingratidões dele, que rogava e implorava pelo filho, quando era necessário superar as dificuldades ou os defeitos perniciosos dos atos que cometia, de suas ações intempestivas; que estava sempre preocupada com sua segurança pessoal, com sua saúde e conforto, com sua vida, e que, finalmente, fazia dessa devoção sem limites o supremo objetivo de uma vida de mãe amorosa e aflita.

ATA começou a explorar, sem piedade e remorso, as fraquezas dessa pobre mulher, que lhe sustentava uma situação privilegiada. E, disso, resultou, para ele, uma educação falha, desastrosa, sem método, sem orientação, sem controle. Sua vontade imperava e seus desejos eram plenamente atendidos. O instinto superava a razão, a debilidade relaxava a disciplina e a transigência servia de estímulo para novos desvios da conduta – isso tudo levava essa personalidade, em formação, a desenvolver-se sem um objetivo, sem um roteiro e sem um guia capaz de assegurar-lhe princípios morais, razoavelmente compatíveis com as tradições da sociedade, no seio da qual nasceu e ia viver.

Poder-se-ia mesmo dizer que sua fase de crescimento se processou em um meio francamente favorável para arrastar êsse adolescente a um final dramático, sombrio ou trágico. Contaminou-se cedo e esta contaminação, ampliando-se no tempo e no espaço, tornou-se de tal modo exuberante, que o envolveu e o empolgou inteiramente.

Além disso, suas tendências e suas inclinações polarizavam-se para o mal. Esta malformação constitucional do seu temperamento hipertrofiou-se ainda mais, porque encontrou aquele meio de cultura, descrito acima, grandemente propício ao seu desenvolvimento.

Em plena fase do seu crescimento, ATA foi-se personalizando sem temores ou receios, sem obrigações ou deveres e sem nenhum poder frenativo, capaz de retificar as sinuosidades do seu psiquismo ou de estreitar os limites de sua vontade expansionista: Com o decorrer do tempo e com essa educação frustrada, ATA foi-se tornando desabusado e insolente. Não tinha profissão certa e definida e, quando contrariado em seus propósitos, irritava-se facilmente. O pai, através da mãe e por causa dela, fornecia recursos para as frivolidades e extravagâncias do filho, e deixava que sua ação disciplinadora não fosse além dos conselhos de resultado precário e de pragmatismo duvidoso.

Ainda na fase da transição da infância para a adolescência, frequentou escolas primárias, com regular aproveitamento, e chegou mesmo a cursar o primeiro ano ginasial.

Com a puberdade, em plena adolescência, acentuaram-se, porém, as tortuosidades do seu proceder. Abandonou os estudos, começou a beber, jogar, fumar e frequentar casas de mulheres suspeitas. Não tinha rendas porque não trabalhava, e, por isso mesmo, os seus recursos estavam não só na dependência da situação econômica e financeira do pai, mas também na vontade da mãe, que atormentava o marido com suas constantes e impertinentes solicitações. E, apesar dos suprimentos frequentemente conseguidos, todo dinheiro que recebia era pouco, em virtude do enorme aumento das suas despesas. Esgotava tudo e queria mais. Nem sempre era fácil adquirir disponibilidades, e, como essas sempre minguavam, começou a defender-se como podia e a agir de acordo com as circunstâncias de cada momento: explorava a ternura materna e a tolerância do pai, empenhava objetos caseiros e de uso pessoal (chegou em uma véspera de Ano novo a empenhar o paletó de uma roupa nova que o pai lhe mandara fazer, logo após sair com ela da casa do alfaiate), trapaceava no jôgo e usava expedientes reprováveis, lançava mão de objetos que não lhe pertenciam, para vendê-los barato ao primeiro que os quisesse comprar. Faltava com a verdade sem titubear e sem considerar a tradição da família e o estado de desmoralização em que ia ficando; tomava dinheiro emprestado em seu próprio nome, enquanto teve crédito, e, quando esse lhe faltava, abusava do nome do pai e de parentes conceituados, a fim de conseguir numerário para suas farras e leviandades, e, finalmente, ATA estava inteiramente contaminado; o vício já fazia parte de sua própria natureza.

Não tinha nenhum ideal, e a falta de um objetivo, em sua existência, acentuava ainda mais essa situação: o viciado é sempre presa de uma necessidade imperiosa de ampliar seus próprios vícios, de acrescentar novos aos já existentes e de procurar contagiar outras pessoas, tornando-as companheiras de desdita e possuidoras da mesma identidade de propósitos.

O organismo dos viciados dessa natureza exige cada vez mais, e, sua morbidez, nada o satisfaz; é o tédio que se instala e que inspira a busca de novas sensações, cujo intuito é a recuperação do seu perdido equilíbrio interno. Daí a instabilidade frequente, sua angústia, sua intranquilidade.

E ATA tornou-se um deles na sua alta expressão, vivia sem paz de espírito, angustiado, entediado, e à cata de novas e mais fortes emoções.

Era vítima de uma nostalgia que nunca o largava. Não se apaziguava, senão com o renovamento e o acréscimo de suas próprias misérias; o tédio, porém, voltava e a angústia tornava a expandir-se.

Para recuperar, então, sua serenidade, mergulhava no vício, como quem procura afogar-se no turbilhão da vida a fim de libertar-se de um desespero que o consumia e o matava. Bebia sem regra e sem limite. Bebia tudo o que encontrava e, com o tempo, o álcool, mesmo o das bebidas mais fortes, já não o saciava e, para conseguir a saciedade que buscava, lançava mão do éter e outros tóxicos. Tudo em vão.

Jogava por jogar. Não lhe importava ganhar ou perder, era o jogo que o atraía e o tentava e, ao lhe faltarem recursos para continuar jogando, trapaceava e servia-se de meios sujos e duvidosos. Um jogo não bastava ao seu espírito conturbado; aprendeu as mais diversas modalidades de jogos e variou o mais possível o número e a qualidade dos seus parceiros.

Nesta época, já frequentava mulheres de vida fácil: eram farras continuadas, turbulentas, escandalosas e em companhia de mulheres do mais baixo nível e dos mais baixos costumes.

Chegou aos 18 anos a enamorar-se de uma moça sua vizinha; raptou-a, "e ofendeu-a", e casou-se em seguida.

Foi morar com os sogros e à custa deles.

Pouco tempo depois, ele mesmo confessa, a mulher o abandonou, devido aos seus excessos, à sua vida sem moral.

Antes de casar-se (e também depois), buscou novas emoções, nos mais variados tipos de perversões sexuais.

Enveredou por esse caminho com o mesmo entusiasmo e com a mesma exuberância com que bebia, jogava e trapaceava. Topava tudo.

Heterossexual e homossexual, ativo e passivo, deixava-se dominar pelas perversões oriundas da mais baixa sexualidade.

Os seus sentimentos religiosos embotaram-se e sua consciência estava como que isenta de remorsos. Só se lembrava de Deus nas horas cruciais e na ausência da mãe. E, assim, o fazia para adquirir amparo e socorro, que lhe assegurasse a integridade de sua pessoa física ou lhe faltasse, milagrosamente, os seus minguados recursos. Vivia nesta cidade de João Pessoa, com sua família.

Com os anos, a degenerescência psíquica de ATA cresceu e tomou vulto. Com a família, transferiu-se para Mari, município de Sapé, quando seus pais ali foram morar. Se o campo nesta capital já se tornaria insignificante para sua movimentação, Mari, diminuto vilarejo, era evidentemente demasiado estreito para a sua capacidade de expansão.

Necessitava, para completar sua estrutura mental, de horizontes extensos e amplos, onde pudesse agir com maior liberdade e expandir-se como desejava.

Era-lhe impossível contentar-se com o ambiente que aquele distrito lhe proporcionava, para sua socialização, para a morbidez em que medrava a sua personalidade.

Tornou-se, logo, conhecido pela evidência dos seus maus costumes, e os antros de perdição, que lá existiam, eram insuficientes para acalmar os seus nervos de viciado contumaz.

Seu organismo e seu psiquismo exigiam charcos mais profundos, mais variados e mais corrompidos, onde mergulhasse sua personalidade doentia, tornando patentes as misérias de sua alma, enegrecida pelos seus costumes dissolutos. Era, assim, um egoísta.

Um egoísta, a seu modo, *sui generis*.

Comumente, o egoísta age no sentido de valorizar e destacar a sua própria pessoa. Ele, não! Ele era portador de um egoísmo que o levava a só se interessar por tudo aquilo que fosse capaz de desvalorizar a sua personalidade, e de levá-la a uma integral desmoralização. E essa desmoralização, decorrente de malformação psíquica, foi, sem dúvida, agravada pelos flagrantes erros educacionais, pela ausência de sentimentos éticos e estéticos, e pela negação de qualquer princípio moral cujo significado jamais chegou a compreender.

Era, por isso, de um utilitarismo imediato, intenso, insensato e altamente pernicioso à sua pessoa, à família e ao meio social, que era obrigado a suportá-lo como pessoa humana.

Não sendo um contemplativo nem tendo capacidade, nem tempo, de ter pensamentos reflexivos, deixava-se envolver pelo instinto. O seu primarismo impedia-o de evoluir, de transcender e de superar sua polarização para maldade: procurava, ansioso, a sujeira, e, só nela, podia amenizar o desespero que o dominava.

E como a exiguidade do campo que lhe oferecia o município de Sapé já o deixava inconformado, começou a planejar e a executar incursões pelos lugares vizinhos: Espírito Santo, Pilar, Rio Tinto, Mamanguape, Campina Grande, João Pessoa. Era levado a essas incursões pelo desejo de conhecer horizontes diferentes, sob outros climas onde pudesse colher emoções intensas e mais profundas. Essas incursões iniciais eram ainda poucas. Elasteceu seus movimentos, como que levado por uma necessidade vital que o impelia sempre para a renovação e para as ampliações mais vastas e, no seio das quais, tentava conseguir a realização de seu espírito conturbado, para sua ansiedade, para sua angústia.

A dificuldade, porém, estava neste ponto: ele não se conhecia e, por isso, tinha de agir no escuro, sem consciência e sem método. Na sua ansiedade, expandia-se, variava, mudava e representava quadros diferentes e em lugares diversos, e acabava voltando ao seu primitivo desespero. Parecia paradoxal: quanto mais se transformava, quanto mais crescia e quanto mais variadas fossem suas atitudes – mais se afirmava e mais clareava sua identidade diante de si mesmo e diante dos outros.

Estendeu-se até Recife, foi à Bahia, ao Rio, a São Paulo. Era uma espécie de delírio ambulatório que o guiava pelo mundo afora.

Passada, porém, a mocidade – tudo se resumia na dura realidade, e sua alma não encontrava a tão buscada serenidade: as decepções acumularam-se e sua aflição era cada vez maior. Depois dessas tentativas frustradas, regressava melancólico e meio desesperado à casa paterna. Não voltava, no entanto, como o filho pródigo, disposto a regenerar-se pelo trabalho e a cuidar da vida em outros moldes.

Vinha porque sabia que era bem acolhido e porque estava necessitando de repouso e de recursos para empreender novas jornadas. E, não demorava muito, não se dava bem no meio social moderado e honesto.

Parecia, mesmo, que não podia entender um ambiente sadio, onde coexistissem os bons costumes e a simplicidade.

Suas inclinações orientavam-se para a desordem, e, só na maldade, na mentira, na trapaça, no jogo, nos tóxicos, em ambientes suspeitos e na companhia de indesejáveis, encontrava um clima satisfatório.

Sua própria identidade, o seu *habitat* natural. Era esperto e arguto para agir em um meio social baixo e onde se tornava necessário desferir golpes traiçoeiros e defender-se deles, tão peculiares entre pessoas dessa classe, e desse meio de vida, ao passo que era rude e desconfiado, para movimentar-se entre homens de bem. Aqui se torna evidente mais um paradoxo: agudeza de inteligência e experimentação positiva, que lhe davam um aspecto de ser possuidor de um nível mental mais avançado, quando sua ação se realizava no meio que lhe era próprio; em sentido contrário, em um ambiente sadio e virtuoso, a sua idade mental, o seu coeficiente intelectual se apresentavam baixos e embotados.

A sua falta de experiência e a ausência de sentimentos éticos e estéticos para compreender os princípios de uma moral mais elevada o deixavam nessa situação de inferioridade intelectual manifesta e clara. Era a própria função de sua personalidade que lhe dava esse contraste em sua existência.

Em verdade, sua personalidade formava-se em uma base irremovível e definitivamente defeituosa, que era o seu próprio organismo, deformado em suas origens mais profundas, em suas origens constitucionais e, por isso mesmo, era possuidor de uma potencialidade que o marcaria na vida como um indivíduo anormal e, em cujas tendências inconscientes, estavam gravadas, por certo, as raízes da motivação psicológica de sua criminalidade.

O psicodinamismo de ATA, sem coação rígida, sem uma disciplina zelosa e sempre presente, e sem uma educação à altura das deficiências e das falhas do seu caráter em formação, o deixaria solto e livre para crescer como cresceu, para agir como agiu, tumultuoso e inconsequente, tornando-se, em plena mocidade, um criminoso vulgar.

O crime que ATA cometeu, e pelo qual se encontra detido, tinha que vir mais cedo ou mais tarde; no caso, veio muito cedo, demais. A falta de correção e de punição para os crimes anteriormente praticados pelo paciente iria servir de estímulo às suas ações delituosas posteriores e para a realização do crime mais grave que o vem mantendo no cárcere.

E, isto diga-se a bem da verdade, não decorreu de uma ação criminosa, premeditada, para satisfação imediata ou remota do seu amor. Não! Não havia desejo de vingança a cumprir, nem dolo, na motivação psíquica para sua execução. Foi um crime estúpido, como estúpida vem sendo toda a existência do exa-minado. Foi um crime eventual, um incidente a mais, de certo modo lógico, na vida desregrada e dissoluta de ATA.

Diagnóstico: *personalidade psicopática, mitômano com tendência à perversidade.*

Conclusão: I – As personalidades psicopáticas são entidades extremamente perigosas.

II – São constitucionais.

III – São incuráveis.

IV – Podem ser disciplinadas ou recuperadas, parcialmente, pela restrição do meio.

V – As personalidades psicopáticas melhoram com um trabalho, uma profissão – orientadas sob as vistas do psiquiatra.

VI – O artigo 22 do Código Penal e seu parágrafo único adaptam-se perfeitamente ao sentido de livrar a sociedade da ação perniciosa desses doentes, porque, reconhecendo que são capazes de entender o ato delituoso de sua ação, reconhece que são incapazes de se guiar por esse entendimento. Andam acertados os juízes que os absolvem dos crimes praticados e lhes aplicam a medida de segurança, que há de variar de acordo com a evolução do caso e ficará adstrito a novo exame psiquiátrico.

Quesito único: Em face das conclusões do exame psiquiátrico solicitado, julgam os peritos que o examinado é imputável, semi-imputável ou inimputável, nos termos do artigo 22 e do seu parágrafo único do Código Penal?

Resposta: De acordo com o nosso entendimento e em vista do exposto, o paciente examinado é *inimputável*, nos termos do *caput* do artigo 22 do Código Penal em vigor. É o nosso parecer, salvo melhor juízo. João Pessoa, 1º de julho de 1954" (Prof. Luciano Ribeiro de Morais e Dr. Severino Patrício da Silva).

19

Deontologia Médica

FUNDAMENTOS

A Deontologia Médica é um conjunto de deveres e obrigações que tem por princípio conduzir o médico dentro de uma orientação moral e jurídica, nas suas relações com os doentes e seus familiares, com os colegas e com a sociedade, e ao mesmo tempo tentar explicar uma forma de comportamento, tomando, como objeto de sua reflexão, a ética e a lei.

O Código de Ética Médica dos Conselhos de Medicina do Brasil em vigor tem força legal e foi elaborado pelo Conselho Federal, nos termos do artigo 30, da Lei nº 3.268, de 30 de setembro de 1957, regulamentado pelo Decreto nº 44.045, de 19 de julho de 1959, ouvidos os Conselhos Regionais, aprovado pela Resolução CFM nº 1.931/2009, republicado no D.O.U. de 13 de outubro de 2009.

Assim, compete aos Conselhos de Medicina o direito de disciplinar, fiscalizar e julgar os médicos, devolvendo-lhes a confiança e o prestígio com que sempre foram distinguidos, desde os tempos mais remotos.

É compreensível a importância dessa codificação para os Conselhos, a fim de combater, reprimir e prevenir certas infrações dos médicos, por necessidade da defesa social e da proteção aos que exercem a profissão de maneira ética e legal.

Portanto, o conjunto de regras que baliza o comportamento do profissional da Medicina constitui o Código de Ética Médica. A denominação "Código de Deontologia", para alguns, seria mais própria, pois, como tal se entende, enfeixaria essa designação as obrigações e os deveres dos médicos, no que lhes refere aos aspectos ético-jurídicos.

É fato conhecido que tudo necessita de uma ordem. O Universo, para ser considerado como tal, precisa de uma determinada ordenação. O próprio homem só se qualifica como homem se ordenado para seu fim. O todo não é apenas a soma de suas partes, mas suas partes e uma ordem. Ordem é a determinação para um fim.

A sociedade, para que se configure como sociedade, requer uma estruturação que dite e imponha uma ordem a todos. Os simples objetos só terão seu fim determinado se estiverem em uma ordem.

A Medicina como instituição, consagrada por princípios, necessita não apenas de uma sedimentação técnica, mas também estar determinada para um fim. Esta determinação é imposta pela Ética.

Em toda a história da Humanidade, o homem viu-se obrigado, por conveniências e necessidade, a viver socialmente. A vida em comum exige formas de conduta que orientem o caminho do Bem. Essas normas tornam-se, de imediato, imprescindíveis em qualquer tipo de atividade. Não havendo tal disciplina, o homem tornar-se-ia um simples objeto perdido, sem finalidades, em busca do Nada, distanciando-se, cada vez mais, do bem, submergindo no naufrágio dos seus próprios erros.

À medida que a Medicina avança em suas conquistas e investigações, maior se torna o risco desse desenvolvimento. Longe de se atenuar ou diluir a significação da Ética, faz-se ela, doravante, mais mister do que nunca.

Alguns médicos acham que não precisam, para sua adequada atuação, de normas acessórias. Dizem saber o que é correto e o que não o é. Não esporadicamente, todavia, as situações assumem tanta delicadeza que os preceitos da moral, por mais conhecidos que sejam, tornam-se insuficientes. As questões, dia a dia, crescem e desencadeiam-se em escala surpreendente, e, infelizmente, as respostas não se lhes fazem satisfatórias nem as soluções mostram clareza ao primeiro intento.

É sabido que a Medicina de agora não é a mesma de antigamente. Indiscutível é que não houve, nestes últimos decênios, ciência que experimentasse maior desenvolvimento. *Ipso facto*, a relação médico–paciente começa a sofrer profundas modificações na busca de um ajustamento à realidade contemporânea.

O médico de família agoniza e vai cedendo lugar ao técnico altamente especializado, que trabalha de forma fria e impessoal, voltado quase exclusivamente para esses extraordinários meios tecnológicos de que se dispõe atualmente. A imagem do pai vai substituindo-se pela do profissional adestrado, que erra menos que seus predecessores. O médico "de cabeceira" cedeu seu lugar ao médico "de plantão". A medicina arte está morrendo.

É certo que o médico atual vem enfrentando determinadas situações novas, que as fórmulas tradicionais nem sempre lhe proporcionam a segurança de uma tomada de posição consentânea. Os aspectos da moral médica no cotidiano e a responsabilidade do médico ante os indivíduos e a sociedade estruturam-se de acordo com uma necessidade que está em constante evolução.

Uma parcela do povo já entende que a maior desgraça de um paciente é cair nas mãos de um médico inepto, e que de nada lhe serviriam a compaixão, o afeto e a ética sem o lastro científico. O primeiro dever do médico, para essas pessoas, seria a habilidade e a atualização dos seus conhecimentos junto aos avanços de sua ciência. A Medicina, no entanto, não pode ser reduzida à simples condição de técnica, apesar dos formidáveis e vertiginosos triunfos, pois é, em verdade, uma atividade inspirada em uma tradição que, embora distante, conserva-se na alma de todo médico.

Não se pode negar que passamos instantes difíceis de transição, em que as ideias e os hábitos se chocam com os que nos chegaram de tempos atrás, e que não podem ser incorporados à realidade hodierna. Não se pode dizer, por exemplo, que a moral atual seja a mesma dos anos de pós-guerra. As novas concepções de vida vêm impondo uma verdadeira revolução nos conceitos de honra e de moral, conceitos esses trazidos pela evolução brusca e impressionante das ciências e das ideias.

A sociedade moderna parece mais preocupada em criar condições de sobrevivência, melhorando os padrões de saúde, de educação e de bem-estar, que propriamente em resguardar certos valores morais que a tradição elegeu e consagrou. E, assim, os moralistas e puritanos vão-se desiludindo, uma vez que a luta para alcançar a virtude se lhes apresenta cada vez mais penosa e difícil.

Compreendemos nós ser árduo separar o homem do médico. Também não podemos ignorar que a Medicina, em qualquer época e em qualquer lugar, será conduzida pelos caminhos da honradez e da retidão, ungidos e acatados pelos princípios do amor e do respeito à dignidade humana.

Desse modo, por maior que seja o estágio de desenvolvimento da Ciência Médica, não poderá ela prescindir dos requisitos da ética e da moral, próprios e inseparáveis do seu exercício.

Compreendemos os prejuízos que a crescente renúncia aos dogmas deontológicos vem causando à profissão médica, e, por isso, sentimos a necessidade de reacender, na consciência de todos, a flama do espírito hipocrático e a mística da respeitabilidade profissional, ameaçadas de submergir na trágica hecatombe moral dos tempos de hoje.

Não vivemos a época em que a Medicina era meramente uma arte pessoal, íntima e solitária, em uma relação estreita entre médico e paciente. E que, mesmo exercendo a profissão de forma liberal, permanece ela envolta em uma teia de atos que não lhe permite tornar-se exclusivamente privada, apesar de a saúde e a vida dos indivíduos serem de interesse público, constituindo-se em bens inalienáveis e irrecusáveis.

Cabe, por outro lado, aos órgãos disciplinadores e fiscalizadores da profissão médica usarem uma política mais rigorosa, no sentido de coibir os exageros por parte de uma minoria que, desgraçadamente, começa a comprometer uma classe inteira.

Sabemos, no entanto, que jamais se poderá oferecer uma receita completa sobre "o que fazer" ou "não fazer", pois as normas de nada valem se as pessoas carecem de uma consciência e de atitudes internas capazes de tornar sua ação verdadeiramente ética. Um ato ético implica consciência e liberdade.

Preconizar virtudes é tarefa terrivelmente dificultosa. Doutrinar a Ética no sentido de "moralizar", sem estabelecer princípios que façam a pessoa decidir por si própria, capacitando-a ao relacionamento e a uma inflexão diante da ação, é trabalho pouco profícuo. A Ética deve ser abordada a partir de uma opção pessoal e consciente, capaz de colocar o homem dentro de sua autêntica realidade. A boa vontade é a vontade de agir pelo dever, e não por obrigação.

O dever de cada caso particular é determinado por normas que são válidas independentemente das consequências de cada aplicação.

O homem deve, no momento atual – de utilitarismo e de tumulto – conscientizar-se de construir um mundo melhor, não apenas como forma de alcançar um ideal ético, mas também como último recurso de sobrevivência.

Em toda a história da Humanidade, o homem viu-se obrigado, por muitas razões, a viver socialmente. A vida em sociedade exige regras de conduta que orientam o caminho do Bem. Esses princípios tornam-se, de imediato, imprescindíveis em qualquer tipo de atividade. Não havendo tal cuidado, a tendência do homem é afundar-se em seus próprios enganos.

É impossível alguém se conduzir acertadamente, dentro da moralidade, apenas pela coação ou pela força. O mais significativo é conformar-se dentro de uma determinada maneira de agir. Kant afirmava que o único bem em si mesmo, sem restrição, é uma *boa vontade*, e que a bondade de uma ação não está em si própria, mas na vontade com que se fez. E adiantava: é boa a vontade que age por puro respeito ao dever, sem razões outras a não ser o cumprimento do dever ou a sujeição à lei moral.

Mesmo que os mais diversos fatores sociais contribuam para uma conceituação moral, constitui a ética uma decisão livre e consciente, assumida por uma convicção pessoal e interior, que nos leva a decidir quando da realização de um ato social.

Finalmente, não podemos omitir que alguns de nós nem sempre agem corretamente. Mas que os indivíduos se confortem: a Medicina jamais se constituirá em um perigo à Humanidade. Que se confortem os médicos: a reputação e a glória de quem exerce tão nobre mister com tanta vantagem à comunidade não serão comprometidas por um homem que falhasse sob um título de médico. Todas as profissões encerram, em seu meio, homens dos quais se orgulham e outros dos quais se envergonham.

A poeira do tempo jamais denegrirá o manto branco em que está envolto o médico, com sua alma caldeada em noites indormidas, dando tudo de si em troca de muito pouco ou quase nada. Pouco lhe importam a incompreensão, a injustiça, o olvido e o aviltamento que em torno dele gravitam. Ele está compenetrado no que afirmara Miguel Couto: "Todos sofrem por ver o sofrimento. Sofre mais o médico, por vê-lo e não poder remediar."

O PENSAMENTO HIPOCRÁTICO

Embora a doutrina hipocrática tenha resistido ao tempo, a vida do seu autor ainda continua pouco conhecida e envolvida em mil lendas. Sabe-se que nasceu na pequena Ilha de Cós, 400 anos antes de Cristo, tendo estudado em Atenas, praticado a Medicina em Trácia, Crotona, Perinto, Salamina e Macedônia, morrendo, com idade de 104 ou 107 anos, em Tesália.

O *Corpus Hipocraticum*, reunido por estudiosos da Escola Alexandrina nos idos do século II, ainda que mostrando pontos contraditórios, traz, no entanto, um conjunto de ideias que representa o chamado *Pensamento Hipocrático*.

A base fundamental do seu sistema foi exatamente afastar da Medicina as interpretações teológicas e as fantasiosas encenações da magia. "Propondo tratar a enfermidade chamada sagrada – a epilepsia. Em minha opinião, não é mais sagrada que outras doenças senão que obedece a uma causa natural, e sua suposta origem divina está radicada na ignorância dos homens e no assombro que produz peculiar caráter."

Para o Gênio de Cós, a doença nada mais era que simplesmente um processo natural, recebendo, inclusive, influência dos fatores externos, como clima, ambiente, dieta e gênero de vida. "O organismo tem seu próprio meio de recuperar-se; a saúde é o resultado da harmonia e simpatia mútua entre todos os humores; um homem saudável é aquele que possui um estado mental e físico em perfeito equilíbrio."

Ele conduzia a Medicina dentro de um alto conteúdo ético. O diagnóstico deixava de ser uma inspiração divina para constituir um juízo sereno e um processo lógico, dependendo da observação cuidadosa dos sinais e sintomas. Era a morte da Medicina mágica e o nascimento da Medicina clínica.

Hipócrates fez com que a atenção do médico se voltasse exclusivamente para o doente e não para os deuses, abandonando as teorias religiosas e alguns conceitos filosóficos. Fez ver a necessidade e a utilidade da experimentação curativa, e passou a intervir nas fases mais precoces da enfermidade, evitando sua evolução. Em *Epidemias*, descreveu, com rigoroso caráter científico, o desenrolar das doenças; em *Ares, Águas e Lugares*, criou o primeiro tratado de saúde pública e geografia médica; em *Histórias Clínicas*, trouxe à tona o valor do exame minucioso e a razão desse ato ser judicioso, solene e meditado; em *Prognóstico*, além de descrever a alteração do pulso e da temperatura como elementos importantes em determinados processos patológicos, relata, na mais alta precisão, os ruídos auscultados nos derrames pleurais hidrogasosos, conhecidos até hoje como *succção hipocrática*. Escreveu ainda *Aforismos, Regime das Doenças Agudas, Articulações e Fraturas, Feridas da Cabeça, Medicina Antiga*, entre outros.

Mas foi em *Juramento* que a doutrina hipocrática logrou maior relevo e maior transcendência. Mesmo não se assentando em fundamentos jurídicos, seu postulado ético-moral permanece sendo a viga mestra de todo o conteúdo dogmático que conduz a Medicina, nos dias de hoje, como sacerdócio-ciência, merecedor do aplauso e da consagração que a tecnologia moderna não conseguiu destruir.

E é neste instante de maior evolução e de grandes conquistas, em que a ética distancia-se cada vez mais desses extraordinários resultados, que se faz sentir a imperiosa interferência do Pensamento Hipocrático, pela irradiação de seu sentimento moralizador, ascético e purificador, sintetizado na sua lapidar sentença: "Conservarei puras minha vida e minha Arte."

O pensamento do mestre de Cós está condensado nos seguintes pontos: no agradecimento aos mestres pelos ensinamentos recebidos e constituir com eles e os seus uma família intelectual; na moralidade e em uma vida profissional irretocável; no respeito ao segredo médico; no benefício incondicional ao paciente, como polo principal do exercício médico; na concepção da Medicina como uma arte de observação cuidadosa e como ciência da natureza; na libertação da Medicina das mãos dos bruxos e sacerdotes.

O *Corpus Hipocraticum*, em sua essência, é de um admirável e comovente humanitarismo, de compaixão e de afetividade.

Mesmo mais modernamente, nos famosos acordos internacionais, tais como no Código de Nuremberg, na Declaração de Helsinque, na Declaração de Genebra e no Código Internacional de Ética Médica, ou nos Códigos nacionais e aceitos pelos diversos países, paira sobre eles a mística do pensamento hipocrático.

O pensar do venerável Mestre de Cós, sem qualquer dúvida, emprestou tanta contribuição à Medicina que fez dela a mais notável, a mais respeitada e a mais meritória de todas as profissões, a ponto de lhe fazer valer a reconhecida e justa gratidão de toda a Humanidade.

DIREITO *VERSUS* MEDICINA

Deve o Direito inclinar-se ante a Medicina, ou deve-se admitir o contrário? A independência tradicional da ciência médica, amparada pelo seu Código de Ética, choca-se, algumas vezes, com os imperativos legais.

As incompatibilidades das concepções práticas e concretas da Medicina e do Direito resultam cada vez mais evidentes com o avanço contemporâneo das necessidades. Muitos são os imperativos que levam o legislador a elaborar leis que não podem levar em conta o fenômeno técnico-psicológico que representa a Medicina.

Há momentos em que pensamos ser mais necessária a prevalência da Medicina sobre o Direito, devido aos espetaculares progressos científicos das ciências biológicas. Depois, porém, passamos a refletir e sentimos que muitos dos processos utilizados pelas ciências naturais precisam ser conduzidos por um sistema de normas que discipline a conduta do homem nas relações com os seus semelhantes.

O médico, muitas vezes, é o único árbitro capaz de resolver uma situação desesperadora. Em contrapartida, o legislador não pode abrir mão das prerrogativas que consagram a ordem social como o maior de todos os valores.

A complexidade desses problemas reside na falta de condições da Justiça para entrar no mistério do próprio médico. Pensou-se até na criação de um tribunal composto por médicos, pois, segundo seus defensores, é necessário ter exercido a Medicina para saber o que significa essa profissão, em termos emocionais, técnicos e circunstanciais. Refutando esses argumentos, os discordantes afirmam que, além de os tribunais civis serem competentes para qualquer julgamento, há uma vontade sistemática de um grande número de médicos para absolver sempre as faltas de seus colegas. E alguns chegam até a declarar que é seu dever decidir invariavelmente em favor de seus companheiros de profissão.

É bem difícil dizer até onde uma ciência está subordinada a outra. O legislador, em colaboração com a Medicina, deverá buscar os meios para fixar estruturas e estabelecer regras de Direito conforme a moral, os bons costumes e a ordem pública. O resultado nem sempre será o esperado, mas não devemos esquecer que estamos vivendo uma época de expectativas e confrontações.

O CONSENTIMENTO DO PACIENTE

Com o avanço cada dia mais eloquente dos direitos humanos, o ato médico só alcança sua verdadeira dimensão e o seu incontrastável destino com a obtenção do consentimento do paciente ou de seus responsáveis legais. Assim, em tese, todo procedimento profissional nesse particular necessita de uma autorização prévia. Isso atende ao *princípio da autonomia* ou *da liberdade*, em que todo indivíduo tem por consagrado o direito de ser autor do seu próprio destino e de optar pelo rumo que quer dar a sua vida.

Desse modo, a ausência desse requisito pode caracterizar infrações aos ditames da Ética Médica, a não ser em delicadas situações confirmadas por iminente perigo de vida. Atenta ainda contra o artigo 15 do Código Civil que estabelece: "Ninguém pode ser constrangido a submeter-se, com risco de vida, a tratamento médico ou a intervenção cirúrgica."

Além disso, exige-se não só o consentimento puro e simples, mas o *consentimento livre e esclarecido*. Entende-se como tal o consentimento obtido de um indivíduo capaz civilmente e apto para entender e considerar razoavelmente uma proposta ou uma conduta, isenta de coação, influência ou indução. Não pode ser colhido através de uma simples assinatura ou de leitura apressada em textos minúsculos de formulários a caminho das salas de operação. Mas por meio de linguagem acessível ao seu nível de conhecimento e compreensão (*princípio da informação adequada*).

O esclarecimento não pode ter um caráter estritamente técnico em torno de detalhes de uma enfermidade ou de uma conduta. A linguagem própria dos técnicos deve ser descodificada para o leigo, senão ele tende a interpretações duvidosas e temerárias. É correto dizer ao doente não só os resultados normais, senão ainda os riscos que determinada intervenção pode trazer, sem, contudo, a minuciosidade dos detalhes mais excepcionais. É certo que o prognóstico mais grave pode ser perfeitamente analisado e omitido em cada caso, embora não seja correto privar a família desse conhecimento.

Deve-se levar em conta, por isso, o "paciente padrão razoável" – aquele que a informação é capaz de ser entendida e que possa satisfazer às expectativas de outros pacientes de mesmas condições socioeconômico-culturais. Não há necessidade de que essas informações sejam tecnicamente detalhadas e minuciosas. Apenas que sejam corretas, honestas, compreensíveis e legitimamente aproximadas da verdade que se quer informar. O *consentimento presumido* é discutível.

Se o paciente não pode falar por si ou é incapaz de entender o ato que se vai executar, estará o médico obrigado a conseguir o consentimento de seus responsáveis legais (*consentimento substituto*). Saber também o que é representante legal, pois nem toda espécie de parentesco qualifica um indivíduo como tal.

Deve-se considerar ainda que a capacidade do indivíduo consentir não tem a mesma proporção entre a norma ética e a norma jurídica. A reflexão sobre o prisma ético não tem a mesma inflexibilidade da lei, pois certas decisões, mesmo as de indivíduos considerados civilmente incapazes, devem ser respeitadas principalmente quando se avalia cada situação de *per se*. Assim, por exemplo, os portadores de transtornos mentais, mesmo legalmente incapazes, não devem ser declarados isentos de sua condição de decidir.

Registre-se ainda que o primeiro consentimento (*consentimento primário*) não exclui a necessidade de *consentimentos secundários* ou *continuados*. Desse modo, por exemplo, um paciente que permite seu internamento em um hospital não está com isso autorizando o uso de qualquer meio de tratamento ou de qualquer conduta.

Sempre que houver mudanças significativas nos procedimentos terapêuticos, deve-se obter o consentimento continuado (*princípio da temporalidade*), porque ele foi dado em relação a determinadas circunstâncias de tempo e de situações. Por tais razões, certos termos de responsabilidade exigidos no momento da internação por alguns hospitais, onde o paciente ou seus familiares atestam anuência aos riscos dos procedimentos que venham a ser realizados durante sua permanência nosocomial, não têm nenhum valor ético ou legal. E, se tal documento foi exigido como condição imposta para o internamento, em uma hora tão grave e desesperada, até que se prove o contrário, isso é uma forma indisfarçável de coação.

Admite-se também que, em qualquer momento da relação profissional, o paciente tem o direito de não mais consentir uma determinada prática ou conduta, mesmo já consentida por escrito, revogando assim a permissão outorgada (*princípio da revogabilidade*). O consentimento não é um ato irretratável e permanente. E ao paciente não se pode imputar qualquer infração ética ou legal por tal desistência.

Há situações em que, mesmo existindo a permissão tácita ou expressa e consciente, não se justifica o ato permitido, pois a norma ética ou jurídica pode impor-se a essa vontade, e a autorização, mesmo escrita, não outorgaria esse consentimento. Nesses casos, quem legitima o ato médico é a sua indiscutível necessidade e não a simples permissão (*princípio da beneficência*).

O mesmo se diga quando o paciente nega autorização diante de uma imperiosa e inadiável necessidade do ato médico salvador, frente a um iminente perigo de vida. Nesse caso estaria justificado o tratamento arbitrário, em que não se argui a antijuridicidade do constrangimento ilegal nem se pode exigir um consentimento. Diz o bom senso que, em situações dessa ordem, nas quais o tratamento é indispensável e inadiável, estando o próprio interesse do doente em jogo, deve o médico realizar, com meios moderados, aquilo que aconselha sua consciência e o que é melhor para o paciente (*princípio da beneficência*).

Por outro lado, quando o paciente autoriza determinados atos médicos polêmicos ou ilícitos e o profissional não atende, como no caso da esterilização sem indicação médica, essa recusa tem por finalidade não causar danos ou prejuízos desnecessários (*princípio da não maleficência*).

Outro fato fundamental é entender que não existe, na esfera civil, quaisquer limitações que digam respeito à idade da pessoa, sendo ela capaz de autodeterminar-se e de gerir seus negócios. A Lei nº 10.741, de 1º de outubro de 2003, que dispõe sobre o Estatuto do Idoso, diz em seu artigo 2º: "O idoso goza de todos os direitos fundamentais inerentes à pessoa humana, sem prejuízo da proteção integral de que trata esta Lei, assegurando-lhe, por lei ou por outros meios, todas as oportunidades e facilidades para preservação de sua saúde física e mental e seu aperfeiçoamento moral, intelectual, espiritual e social, em condições de liberdade e dignidade". À família cabe tão somente o apoio. Todos têm o direito de exercer sua capacidade civil. E sua incapacidade só pode ser determinada por meio de um processo legal subsidiado por laudo médico especializado.

Finalmente, entender que mesmo o médico, tendo um termo escrito de consentimento do paciente, isto, por si só, não o exime de responsabilidade se provada a culpa e o dano em determinado ato profissional. E mais: não é apenas com a garantia de um termo exigido rotulado como "consentimento livre e esclarecido", pois este documento não é o bastante para assegurar uma relação mais respeitosa nem para isentar possíveis culpas. Com isso, pode-se criar uma "medicina contratual" de bases falsas. Entender ainda que consentimento livre e esclarecido, operacionalizado no princípio da autonomia, não deve constituir-se em um fato de interesse do médico, mas antes de tudo em uma questão de respeito e garantia aos direitos de liberdade de cada homem e de cada mulher. Todos têm o direito de saber sua verdade e participar ativamente das decisões que dizem respeito à sua vida social e, portanto, as decisões médicas e sanitárias que afetam sua vida e sua saúde. Não se pode mais aceitar o modelo de relação no qual somente dava-se informação ao paciente e pedia-se seu consentimento quando isto representasse uma forma imprescindível de se ter um bom resultado por meio da sua colaboração na realização de um procedimento médico. Está claro que tal conduta não responde mais aos interesses da realidade atual.

A VELHA E A NOVA ÉTICA MÉDICA

▼ A ética hipocrática

A Medicina permaneceu por longo tempo no chamado período hipocrático, prisioneira dos rigores da tradição e das influências religiosas. Tal postura respondia a um modelo calcado no *corpus hipocraticum*, constituído de um elenco de normas morais imposto pelos mestres de Cós. A virtude e a prudência eram as vigas mestras dessa escola.

Esses postulados, é claro, colocavam o médico muito mais perto da cortesia e da caridade que de um profissional que enfrenta no seu dia a dia uma avalanche medonha de situações muito complexas e desafiadoras. Nessa época prevalecia o princípio de que antes de tudo se deveria provar que o médico era um bom homem.

A ética do médico sempre foi inspirada na teoria das virtudes, base de todo corpo hipocrático, realçado de forma bem especial no *Juramento*. A prudência era a virtude mais exaltada. Antes, como a doença era colocada em nível de castigo, era comum se perguntar se cabia aos médicos se opor a tais desígnios.

Hipócrates fez essa separação: "Proponho tratar a enfermidade chamada sagrada – a epilepsia. Em minha opinião não é mais sagrada que outras doenças, senão que obedece a uma causa natural, e sua suposta origem divina está radicada na ignorância dos homens e no assombro que produz peculiar caráter", dizia ele em tom grave e solene.

O Gênio de Cós conduzia a medicina dentro de um alto conceito ético. O diagnóstico deixava de ser uma inspiração divina para constituir um juízo sereno e um processo lógico, dependendo da observação cuidadosa dos sinais e sintomas. Era a morte da medicina mágica e o nascimento da medicina clínica.

Foi em *Juramento* que a doutrina hipocrática logrou maior relevo e maior transcendência. Mesmo não se assentando em fundamentos jurídicos seu postulado ético-moral continua sendo lembrado pelo seu conteúdo dogmático que faz da medicina merecedora do aplauso e da consagração que o tempo não conseguiu destruir.

É neste instante de tantas conquistas e de tantas mudanças que sempre se invoca o sentimento moralizador e purificador do Mestre, sintetizado na sua lapidar sentença: "Conservarei puras minha vida e minha arte."

Na verdade, somente a partir do século XV é que surgiu uma ideia mais precisa de uma deontologia (deveres e obrigações) médica orientada no sentido coletivo e social, sem no entanto se desvincular da fonte hipocrática. Somente no século passado esse sistema começou a entrar em crise, principalmente quando se intensificaram as demandas judiciais contra os médicos e instituições de saúde.

▼ A ética médica de hoje

A medicina vem enfrentando situações novas em que as fórmulas tradicionais nem sempre lhe proporcionam a segurança de uma tomada de posição consentânea. Os aspectos da moral médica no cotidiano e a responsabilidade do médico ante o indivíduo e a sociedade estruturam-se de acordo com uma necessidade que está em constante evolução.

À medida que a medicina avança em suas conquistas e investigações, maior se torna o risco desse desenvolvimento. Longe de se diluir ou atenuar a significação da Ética, faz-se ela doravante mais mister do que nunca.

A ética do médico, principalmente nestes últimos trinta anos, vem assumindo dimensões políticas, morais, sociais e econômicas bem distintas das de antigamente. Muitos acreditam que os movimentos sociais tiveram certa influência nessa mudança, quando encamparam algumas posições em favor do aborto, da eutanásia e da reprodução assistida.

Presume-se que a partir da metade do século passado a profissão médica começou a perder os vínculos com a ética clássica e seu "paternalismo" foi perdendo força, pois sua autonomia cedia espaço para outras profissões da área da saúde. Nesse instante houve uma corrida no sentido de estabelecer espaços demarcados, para alguns, como uma forma de proteção corporativa.

Uma parcela da sociedade já entende que a maior desgraça de um paciente é cair nas mãos de um médico inepto, e que de nada lhe servirão a compaixão, o afeto e a tolerância sem o lastro científico. O primeiro dever do médico para essas pessoas seria a habilidade e a atualização dos seus conhecimentos junto aos avanços de sua ciência. Todavia, é elementar que a medicina não pode resumir-se à simples condição técnica, apesar dos excelentes e vertiginosos triunfos, pois é em verdade uma atividade inspirada em valores ditados por uma tradição que, embora distante, conserva-se na mente de todo médico.

Nos anos 70 do século passado foi-se vendo que a relação médico–paciente–sociedade deveria fazer-se através de princípios, e onde cada caso deveria ser tratado de forma própria. A partir daí o discurso médico tradicional sofreu uma mudança bem significativa e foi-se transformando pouco a pouco, premido pelas exigências do conjunto da sociedade, com acentuada conotação econômica e social.

Assim, a ética médica contemporânea vai-se ajustando pouco a pouco às ânsias da sociedade, e não responde tanto às imposições da moralidade histórica da medicina. Tem mais significação nos dilemas e nos reclamos de uma moralidade fora de sua tradição. A ética fundada na moralidade interna passa a ter um sentido secundário.

Por isso, o grande desafio atual é estabelecer um padrão de relação que concilie a teoria e a prática, tendo em vista que os princípios ético-morais do médico são muito abstratos e as necessidades mais prementes dos seres humanos são práticas. O ideal seria conciliar sua reflexão filosófica com as exigências emergentes do dia a dia.

O conceito que se passa a ter de ética na hora atual, portanto, tem um sentido de se adaptar a um modelo de profissionalização que vai sendo ditado por outras pessoas não médicas. Esse novo conceito de ética no contexto de cuidado médico vai-se aproximando de um outro modelo de ética, onde a preocupação com problemas morais complementa-se fora da medicina. O rumo da ética do médico será ajustar e supervisionar o ato profissional dentro de um espaço delimitado pelos valores sociais e culturais que a sociedade admite e necessita.

Daí a pergunta: como conviver com a realidade diária da medicina e a reflexão filosófica que se tem de uma perspectiva teórica de ética médica? O primeiro passo é analisar os diversos contextos onde se exerce a prática médica a partir de uma compreensão da moralidade interna da profissão. Essas normas internas não devem ser desvalorizadas, mas avaliadas caso a caso.

O segundo passo é interpretar as reações que surgem da moralidade externa, tendo como referência os valores, atitudes e comportamento da própria comunidade frente a cada projeto colocado em favor da vida e da saúde das pessoas. Entre esses valores estão a doença, a invalidez, o morrer com dignidade e a garantia dos níveis de saúde.

De 1970 a 1980 houve uma grande modificação no sentido de entender a ética do médico dentro do conjunto das necessidades da profissão e das exigências contemporâneas. Surgiu a *ética dos princípios* trazida pelos bioeticistas, oriundos de outras tantas atividades não médicas. É claro que houve um sobressalto medonho entre os estudiosos da deontologia médica clássica.

Tudo começou quando o conhecimento médico foi invadido por uma enorme avalanche de dilemas éticos e morais advindos da biotecnologia. Era difícil não aceitar os formidáveis acenos das técnicas modernas capazes de favorecer o transplante de órgãos, a reprodução assistida e a terapia gênica. Por outro lado, a sociedade tornava-se mais e mais permissiva a certos modelos que se incorporavam aos seus costumes e necessidades.

O fato é que os filósofos antigos que tinham tomado a medicina como exemplo prático da moral e que tiveram reduzidas suas influências pelo juízo hipocrático voltaram triunfantes com o advento da Bioética, batizada em 1972 e tantas vezes sacramentada na hora atual.

Daí em diante as salas de aula dos filósofos e moralistas passaram a ser ocupadas por temas como anencefalia, pacientes terminais e transplantes de órgãos. Disso resultou se perguntar: o que exatamente têm os bioeticistas a oferecer em tais contextos? Muitos acham que eles podem trazer para o centro dessas discussões uma reflexão mais neutra sobre os problemas enfrentados em um hospital ou clínica médica. Mas seria certo dizer que de uma discussão em matéria filosófica sempre surgem resultados valiosos em situações práticas da medicina?

Passados os primeiros instantes de euforia e de perplexão – quando os filósofos e moralistas incursionaram livremente pelas questões da ética profissional dos médicos, sob o manto dessa nova ordem chamada *Bioética* –, acredita-se ter chegado a hora de se analisar e refletir sobre alguns dos aspectos oriundos dessa experiência.

Antes de tudo, é bom que se diga que não temos nada contra alguém que fale sobre temas ligados à vida e à saúde, principalmente quando se sabe que as teorias dos filósofos da moral podem exaltar os valores que vivem no mundo interior de cada médico, porque o filósofo "pensa e age de acordo com o ser dos homens". Porém, é preciso entender como eles poderiam influenciar na forma de decidir quando diante de dramáticas situações, notadamente em uma profissão de regras tão técnicas e racionais, onde se "age e se pensa de acordo com o ser das coisas". E mais: é da essência do filósofo criar mais problemas que soluções.

De início, essa proposta foi discretamente aceita, em virtude de não existir, à primeira vista, algo que se conflitasse com as teses deontológicas da velha *teoria das virtudes*. No entanto, essa teoria foi demonstrando na prática que não era suficiente para responder a muitas indagações de ordem mais pragmática, as quais exigiam respostas iminentes, como, por exemplo, o aborto, a eutanásia e o descarte de embriões congelados, assuntos esses em que os "principialistas" divergem abertamente. A maior falha desse sistema é a não fixação de uma hierarquia em seus princípios. Isto, justiça se faça, não quer dizer que a *Bioética* deixe de ser um espaço a mais para uma ampla e participativa discussão sobre temas em torno das condições de vida e do meio ambiente.

Essa doutrina hoje tem muitos adeptos face o prestígio e a mobilização dos iniciados na *Bioética*, os quais vêm passando aos mais jovens seus conceitos como proposta de solução para os problemas éticos do dia a dia. Todavia, seus defensores, conhecendo as limitações dessas ideias, principalmente pela inexistência de uma base moral mais convincente, começam a

defender a justificativa de que "não há princípios morais inflexíveis e que cada um deve condicionar sua postura de acordo com as nuances de cada caso em particular".

Hoje, pode-se dizer que iniciamos um novo período, chamado de *antiprincipialista*, e a justificativa moral é a de que aqueles princípios se conflitam entre si, criando-se uma disputa acirrada pela hierarquia deles. Diz-se, entre outros, que aqueles princípios são insuficientes para satisfazer as necessidades dos dias de hoje e para trazer respostas aos desafios do exercício da medicina atual. Outros afirmam ainda que esses princípios são por demais abstratos e distantes das situações que se apresentam na prática do dia a dia do médico. Quando os principialistas discutem entre si, tem-se a impressão de que os caminhos da ética são muitos e são diferentes.

Este novo período, então, passa a ser o da qualidade moral, do cuidado solícito e da casuística. A ética da qualidade moral não se preocupa tanto do tema do "bom", e sim na resposta à pergunta: "que tipo de pessoa gostaria de ser?" (A resposta seria: "competente", "fiel", "alegre",…, que corresponde a uma virtude.) A ética do cuidado solícito estaria sujeita a uma pauta confiável de tomada de decisões morais específicas. A ética casuística seria uma posição tomada a partir de casos concretos e singulares, capazes de serem usados como exemplo de consenso. Este conjunto de ideias, representante deste terceiro período, não se conflita com os princípios, mas apenas não aceita a sua absolutização.

Na verdade, o grande risco no futuro é que as profissões da saúde se afastem de seu modelo de ciência e arte a serviço da vida individual e coletiva e passem a manipular substancialmente o homem. O progresso assombroso das ciências genéticas, por exemplo, cria essa possibilidade quando se procura selecionar o tipo de homem que desejamos. O eugenismo moderno já existe, se não como uma ideologia coletiva, mas como legitimação de um eugenismo familiar quando se aprega, por exemplo, o aborto dito eugenésico.

▼ O próximo passo

O próximo passo será refletir sobre situações teóricas de uma medicina que apenas se projeta de forma conjectural, que não existe mas é certa. A medicina preditiva é uma dessas formas de medicina. Ela se caracteriza por práticas cuja proposta é antever o surgimento de doenças como sequência de uma predisposição individual, tendo como meta a recomendação da melhor forma de preveni-las ou remediá-las.

Por tal projeto, como se vê, muitas são as questões levantadas, tanto pela forma anômala de sua relação médico–paciente, como pela oportunidade de revelar situações que podem comprometer a vida privada do indivíduo ou submetê-lo a uma série de constrangimentos e discriminações, muitos deles incontornáveis e inaceitáveis.

Desta forma, um dos grandes desafios do futuro será a capacidade de se conhecer, através do modelo preditivo, certas informações advindas da sequência do genoma onde a capacidade de prevenir, tratar e curar doenças poderá se transformar em uma proposta de discriminar pessoas portadoras de certas doenças ou debilidades. Se essas oportunidades diagnósticas forem no sentido de beneficiar o indivíduo, não há o que censurar. No entanto, essas medidas preditivas podem ser no sentido de excluir ou selecionar qualidades por meio de dados históricos e familiares, como nos interesses das companhias de seguro, e isto pode ter um impacto negativo na vida e nos interesses das pessoas.

Não será nenhum exagero se amanhã não se vier a criar uma legislação na qual se proíba a invasão do código genético com o fim de discriminar o indivíduo, deixando-o assim sem nenhuma garantia no que diz respeito a sua constituição genética. Hoje já se sabe que a presença de um determinado alelo ligado à doença de Alzheimer tem uma probabilidade quase absoluta de desenvolver esse mal e que logo mais se terá informações sobre determinados fatores genéticos responsáveis pelas doenças psiquiátricas. Isto, com certeza, terá um impacto médico da maior significação a partir das possibilidades de tratamento e cura. Por outro lado, também poderá trazer consequências muito sérias capazes de promover implicações de ordens psíquicas, sociais e éticas.

O mais grave nisto tudo é que as enfermidades ditas poligenéticas ou multifatoriais podem ou não se desenvolver, ficando o indivíduo discriminado apenas pela ameaça de risco que ele corre de contraí-las.

O primeiro risco que corremos é o de natureza científica, pois não temos ainda o conhecimento bastante para determinadas posições de natureza genética, o que pode redundar em medidas precipitadas que no mínimo trarão ainda mais discriminação, mesmo que isso não passe de um fator de risco.

Outro fato é que existe um conjunto de doenças que poderão ser diagnosticadas em um futuro bem próximo, todavia não se contará tão cedo com soluções exatas e eficazes, principalmente no que concerne a um sistema público de saúde. Muitas serão as oportunidades em que o único tratamento será à base de medidas eugênicas através do aborto.

Some-se a isso a possibilidade do conhecimento preditivo de doenças graves e sem tratamento criar no indivíduo condições para as perturbações de ordem psíquica ou fazer com que ele tome medidas radicais como, por exemplo, a de não ter filhos, desagregar a família e sofrer prejuízos econômicos. Isto não quer dizer, é claro, que se deva abrir mão dos meios que impulsionem a medicina preditiva, mas que se busquem mecanismos que diminuam seus efeitos negativos e discriminatórios.

Fica evidente que, mesmo existindo um futuro promissor advindo dessas conquistas, seria injusto não se apontar relevantes conflitos de interesses os mais variados que poderiam comprometer os direitos humanos fundamentais. É preciso que se encontre um modelo racional no qual as coisas se equilibrem: de um lado, o interesse da ciência e, de outro, o respeito à dignidade humana.

Por fim, é sabido que em um estado democrático de direito não existe nenhuma prerrogativa individual que possa ter proteção absoluta, principalmente quando se admite também a proteção dos direitos fundamentais de terceiros. Isto, quando reconhecido, impõe limites ao princípio da autonomia. Assim, por exemplo, quando a vida e a saúde de terceiros estão seriamente ameaçadas pela negativa de informações individuais, a quebra do direito da intimidade justifica-se baseada no princípio do estado de necessidade de terceiros. Este dever de solidariedade pública estaria justificado quando diante de uma situação excepcional e justificada.

Sempre que houver um conflito entre um interesse público e um interesse privado, deve-se agir com prudência e ponderação, tendo em conta sempre a possibilidade do uso de medidas menos graves. Deve-se entender, portanto, que existem limites na intromissão da intimidade individual.

▼ Conclusões

A verdade é que o médico vem-se estruturando dentro de certas situações difíceis onde os princípios mais tradicionais nem sempre lhe asseguram a certeza de uma correta tomada de posição. Vão-se estruturando de acordo com uma necessidade que sempre está em franca evolução.

Mesmo que ele disponha de sua própria consciência, sob a inspiração de uma tradição milenar, não pode ele ficar indiferente a tudo isto que se verifica em seu redor. Tem-se a impressão de que a ciência e a arte começam a fugir do seu domínio, em um verdadeiro conflito de obrigações e deveres.

Enfim, não se sabe o que será possível realizar a medicina com seus poderosos computadores quase infalíveis. Não se pode imaginar o destino da arte médica nesses anos vindouros em matéria de sofisticação e recursos. Sabe-se apenas que já se iniciou a era dos grandes conflitos, desafiadores e terrivelmente confusos, a abrir veredas sombrias e duvidosas e que há um frenesi e uma ansiedade neste exato momento de tumultuosas mudanças.

O CÓDIGO DE ÉTICA MÉDICA VIGENTE

O Código de Ética Médica dos Conselhos de Medicina do Brasil, atualmente em vigor, foi homologado pela Resolução CFM nº 1.931/2009 e republicado no D.O.U. de 13 de outubro de 2009, Seção I, p. 173.

Da maneira como foi este estatuto produzido, não deve representar apenas um repositório de "ética codificada", analisando o significado e a natureza da conduta médica, mas, antes e acima de tudo, um compromisso do médico em favor da sociedade e, em particular, do paciente, como quem conscientemente assume uma dívida no interesse superior do conjunto da comunidade.

A inserção dos Códigos de Ética na prática médica brasileira sempre foi inspirada na tradição da medicina ocidental que tem no "Juramento" sua sustentação e o seu ideário. Qualquer que seja sua versão ou a sua estrutura, paternalista (1945), humanitarista (1953), paternalista-humanitária (1965), autoritarista (1984) ou humanitarista solidária (1988 e 2009), os Códigos não fogem dos padrões hipocráticos, centralizados em um compromisso que não deixe sufocar o frêmito da sensibilidade da velha Escola de Cós.

Mesmo que as Declarações de Princípios e os Códigos Internacionais, vazados em termos seculares, venham contribuindo no ajustamento das questões mais recentes, o "pensamento hipocrático" – muito mais um compromisso dos alunos com os mestres de Cós – tem dominado com seu alto conteúdo ético, permanecendo como a viga mestra de todo substrato dogmático que conduz a medicina e o médico, a ponto de merecer o respeito e a consagração que a tecnologia hodierna não consegue destruir.

Isto não quer dizer que, vivendo em uma sociedade pluralista, apenas os médicos, honrando seu compromisso profissional ou histórico, venham a contribuir para a formulação de regras éticas em suas atividades. Os próprios médicos reconhecem hoje a importância e a necessidade da contribuição que a sociedade como um todo venha a dar às questões cujas diretrizes e valores estão em jogo na relação cada vez mais trágica entre o médico e o paciente, principalmente com ênfase ao que se chama de "direitos dos doentes".

A bem da verdade, como já se esperava, não houve mudança significativa na estrutura doutrinária ou filosófica no novo Código de Ética Médica agora em vigor. Até porque o Código revogado guarda inteira consonância com a realidade do exercício profissional médico que se vive.

Deve-se reformular um Código, seja ele de que área profissional for, quando existam notáveis e profundas mudanças no modo de pensar e agir de uma categoria e que as normas antigas tragam empecilhos e conflitos com o exercício daquela profissão ou para a devida interpretação dos Tribunais Regionais e Superior de Ética, quando da avaliação das infrações cometidas pelos profissionais no seu exercício profissional. Assim se dá com os demais Códigos que normatizam a vida em sociedade.

Outro fato: nunca ceder a determinados impulsos políticos, ideológicos ou corporativistas na elaboração e sistematização de normas éticas, mas sempre naquilo que é fundamentado no complexo de deveres e direitos pelo ideário que sempre conduziu a medicina em favor do ser humano.

A preocupação de conceituar e estabelecer limites no chamado *ato médico*, por exemplo, é sem dúvida uma tendência corporativista que elitiza a profissão e afasta os demais profissionais da área sanitária, no momento em que os conceitos mais modernos do agir em saúde, individual ou coletiva, passam a ser uma proposta baseada na multidisciplinaridade e na noção de saúde integral.

Outra coisa: não legislar *urbi et orbi*. Ter em conta que as regras éticas, mesmo se situando em uma zona normativa fronteiriça com as normas jurídicas, e as decisões dos Conselhos não podem exagerar em suas decisões extrapolando ou inovando o ordenamento jurídico, ferindo o princípio da legalidade.

Do Código de Ética Médica de 1984 para o Código de 1988, mesmo em tão pouco tempo, houve a necessidade de uma profunda mudança: de um código autoritarista para um código humanitarista e solidário. Havia imperativos de mudanças em razão dos tempos que se viveu e se passava a aspirar em um estado democrático e de direito.

Não se culpe o Código de 1988 pelas incertezas e divergências das decisões e das interpretações nos julgamentos dos Conselhos, pois tal reparo se faz muito mais a partir do aprimoramento da prática judicante e da discussão e do aprendizado doutrinário de temas e circunstâncias, através do debate e da publicação de matérias, capazes de contribuir para uma aplicação racional e equilibrada da chamada ética codificada.

Como a reforma ficou apenas na inserção ou modificação esporádica de um ou outro dispositivo, ou tão somente na mudança de expressões, pode-se dizer que o Código agora em vigor guarda semelhança com o anterior. Ainda bem.

FUNDAMENTOS DE UM CÓDIGO DE ÉTICA

Se o refúgio do médico, na sua desesperada solidão, é tantas vezes o seu Código de Ética, este não pode ser apenas um elenco de normas a partir da prática médica, dos costumes e das ideias, senão ele seria neutro e estéril, acomodado e formalista. Tal Código só será o refúgio de sua angústia e o norte da sua decisão se nele existirem novas concepções para os grandes desafios daquilo que deve ser feito em favor da sociedade e do homem, neste exato momento de tumultuosos confrontos.

Isto não afasta o caráter científico da medicina, contribuir para mudanças de uma estrutura social injusta e perversa. Ao contrário, quanto mais científica torna-se a medicina, mais ela se socializa pela maior abrangência de suas práticas e de seus métodos. Para se conquistar a saúde não é preciso apenas modificar a relação entre o homem e a natureza, senão também contribuir na mudança das relações sociais. E é neste momento que um Código de Ética pode reestruturar e redefinir valores, fazendo com que os médicos e as pessoas em geral exijam e lutem por isso.

Se não for com esse pensamento, que tipo de Código é esse que não se manifesta contra os atos que contribuem para agravar as condições humanas ou para aumentar a disparidade entre as possibilidades da profissão e o bem-estar real? É imprescindível

que esse Código de Ética tenha uma inclinação política, sem nenhum ranço partidário ou ideológico, mas capaz de desfazer um terreno minado por princípios sociais deturpados pela flagelação das camadas marcadas pelo sofrimento humano. Um Código de Ética centrado em um padrão de comportamento que tenha no homem natural e social seu principal objetivo. Um Código, finalmente, capaz de alcançar cada vez mais o homem de agora, coibindo os horrores de seus dramas, na maioria das vezes, tendo na sua origem ou nas suas consequências o vinco indelével de uma conduta irresponsável.

Algum tempo atrás, pontificava na elaboração de um Código desta natureza, a simples ordenação de regras corporativas, quando os grupos mais elitizados de cada categoria imprimiam a filosofia e a tendência de sua aplicação. Atualmente, espera-se que esses estatutos ganhem mais espaço e liberdade, no sentido de não enfocar a relação do profissional com o seu assistido, como uma simples conquista do corporativismo. Não há nenhum exagero em dizer-se que há motivos políticos e sociais que começam a reclamar dos profissionais uma posição mais coerente com a realidade que se vive. Assim, um Código de Ética que não for sensível às necessidades de conciliar seus fundamentos com a prática profissional digna, em favor dos pacientes e da coletividade, é um mau Código.

A ÉTICA, A GREVE E OS INSTITUTOS MÉDICO-LEGAIS

Nenhuma profissão experimentou, nestes últimos trinta anos, tantas mudanças nas condições sociais de seus operadores que a Medicina. De uma atividade elitista e quase exclusivamente liberal, ela passou a ser exercida em instituições públicas ou empresariais, e o médico tornou-se um mero assalariado. Do ponto de vista social, cultural e emocional houve muitas perdas para os médicos pois passaram da independência para a dependência de ação, do trabalho isolado para o trabalho em equipes. No entanto, não mudaram as responsabilidades morais e legais de orientar, diagnosticar e tratar corretamente.

Assim, ao se colocar na condição de empregado, inevitavelmente o médico teria de usar os mesmos meios utilizados pelos demais trabalhadores, no sentido de conquistar melhores condições de trabalho, formas mais adequadas para a prestação de serviços e, também, não há como negar, de conseguir remuneração justa e capaz de assegurar-lhe, juntamente com a família, uma existência compatível com a dignidade humana e com as necessidades vigentes de sua categoria.

Por isso, ninguém discute mais o fato de os médicos exercerem o direito de greve como recurso extremo de pressão social, de modo consensual e temporário, quando defendem interesses públicos ou de sua categoria, e desde que respeitadas as necessidades inadiáveis e essenciais da população.

Por outro lado, não há como deixar de reconhecer que toda greve médica fere interesses vitais e causa prejuízos indiscutíveis, e que não deixa de apresentar, para alguns, aspectos antipáticos e contraditórios. Mas todos passaram a entender que, em certos momentos, a greve, utilizada como *ultima ratio,* é o único caminho para alcançar melhores condições de atendimento em face da intransigência do patronato avaro ou do poder público insensível, ante a população assalariada. Não há como aceitar mais a velha e desgastada ideia de que servir à comunidade está acima do direito de fazer greve, como se os grevistas não fossem pessoas iguais às outras, omitidas e aviltadas, nas suas humanas e desesperadas tragédias. Excluir o médico do direito de greve é uma discriminação imperdoável e um desprezo às suas prerrogativas de cidadania, porque a garantia constitucional desse direito está fundada nos princípios mais elementares da liberdade do trabalho. Seria injusto exigir do médico apenas a condição de sacerdote e negar-lhe o que todo ser humano necessita para sobreviver e para trabalhar em ambiente compatível com a importância do seu trabalho.

Desse modo, para constituir-se em um ato eticamente protegido e politicamente justificado, a greve médica tem de acatar certos fundamentos que demonstrem a justeza dos seus fins: ser um embate simétrico e paralelo entre duas forças sociais, expressar uma resposta de autodefesa socialmente legítima, representar a última razão depois de esgotadas todas as tentativas de negociação e manifestar o respeito às atividades exercidas nos serviços considerados essenciais.

Outro fato é que os movimentos reivindicatórios dos médicos são diferentes dos de algumas categorias profissionais. Primeiramente porque não têm o radicalismo persistente do paredismo; depois, porque os pacientes não são abandonados nem a comunidade fica desprotegida, pois há critérios muito honestos na seleção de casos, pelas comissões de triagem. Até hoje não se registrou nenhum ato de omissão de socorro nem de dano em que o não atendimento fosse responsável. Também é justo que se diga não serem as reivindicações dirigidas apenas no sentido de corrigir o aviltamento salarial, mas focam ainda na melhoria das condições do atendimento médico em graus compatíveis com a dignidade humana, da luta permanente pela conquista de meios materiais para uma assistência mais efetiva e da absorção de uma política de capacitação de recursos humanos. Desta maneira, dizer que a greve fere a ética médica no âmago de sua filosofia é, senão ressuscitar um lirismo nostálgico que não se admite mais em nenhuma atividade laborativa, simplesmente, querer escamotear a verdade.

Mas será que na atividade médica apenas as urgências e emergências devem merecer medidas de proteção, como meios indispensáveis e imperativos de funcionamento? E como ficam, por exemplo, as atividades inadiáveis e intransferíveis dos IML?

Acreditamos que no exercício da Medicina devem ser consideradas atividades essenciais não só a prestação de assistência médica nos setores de urgência e emergência, mas, também, outros instantes de atendimento indispensável, capazes de evitar danos irreparáveis e males irreversíveis ao indivíduo, à família e à sociedade.

Em princípio, não somos contra a greve nos serviços médico-legais, principalmente quando tal fato constitua-se no derradeiro instrumento de reivindicação, depois de exauridos todos os meios de diálogo e de negociação. Todavia, não se pode deixar de levar em conta certos cuidados, a fim de evitar danos ou situações incontornáveis, notadamente em casos de avaliação imediata ou naqueles que possam criar certos constrangimentos e prejuízos à ação da Justiça.

Não há como justificar, *verbi gratia*, a omissão de um legista, mesmo em greve, diante de uma lesão ou de uma perturbação de caráter transeunte, cuja falta de registro redundasse em insanável prejuízo para a vítima. Não há justificativa para deixar de proceder a uma necropsia de morte violenta, concorrendo para que o cadáver seja inumado sem a causa da morte, usando-se os indefectíveis diagnósticos de "causa indeterminada", vindo a ser exumado posteriormente, sujeito às restrições e aos enganos que permitem os fenômenos *post mortem* e às inconveniências da mais repulsiva de todas as perícias.

Recomenda-se, por isso, a prática da competente necropsia dos cadáveres e a expedição dos atestados de óbito, com seus respectivos diagnósticos de *causa mortis*. Ninguém pode tolerar uma greve alimentada na insensibilidade e na indiferença, intransigentemente refratária aos princípios da adequação social. Nesse momento tão pungente na vida de uma família – quando tudo é desespero e desalento –, o respeito à dor alheia é de tal magnitude que a intuição humana criou regras de conduta que impedem crueldades inúteis, permitindo que se ocultem seus mortos nas cavas silenciosas da inércia ou o façam de maneira inadequada.

Os laboratórios dos serviços médicos-legais, por sua vez, devem acatar o material de exame que recolherem ou lhes for encaminhado, e nos casos que possa ser conservado, o façam. Quando não for possível preservá-lo, o exame deve ser realizado, mesmo que não se venha a expedir o competente relatório, pois esse material, na maioria das vezes de valor probante incalculável, não pode ser substituído, pela sua restrita e imperiosa exclusividade. Embora com atividades de características não tanto semelhantes aos laboratórios, o pessoal do setor de radiologia desses serviços pode haver-se pelo mesmo raciocínio.

Tais procedimentos estão fundados no fato de considerarmos parte das tarefas dos IML como atividades essenciais no atendimento das necessidades inadiáveis da população e a sua paralisação total e absoluta, um abuso do direito de greve.

OS NOVOS DIREITOS DO PACIENTE

Em grupos ou isoladamente, os pacientes levantam questões que conflitam com alguns dos postulados impostos pela Medicina, contestando certos aspectos da assistência médico-hospitalar, na tentativa de participar mais ativamente das decisões tomadas em seu favor. Muitos deles chegam a afirmar que a não revelação do que deveriam saber se constitui um golpe aos seus direitos fundamentais.

Agora começa a surgir uma melhor consciência médico-paciente, a qual assume uma forma mais franca e aberta de diálogo. Há alguns anos, criou-se nos EUA o Comitê Médico dos Direitos Humanos, cujo objetivo principal é o de permitir a participação mais ativa dos pacientes em sua assistência médica. Surgiram ainda, entre outros, o Serviço Legal de Assistência aos Pacientes e um Projeto de Libertação dos Pacientes Mentais, numa tentativa de evitar, entre outras questões, a exploração de doentes que não sabem falar por si, mormente aqueles que são submetidos a longos períodos de internamento, alguns deles até usados como empregados.

A Associação de Hospitais Americanos (AHA) divulgou um pequeno manual intitulado *A Carta de Direitos dos Pacientes*. O documento estabelece, entre outros fatos:

- informação detalhada sobre o problema do doente
- direito de recusar tratamento dentro do limite da lei
- detalhes completos para facilitar certas tomadas de posição
- discrição absoluta sobre seu tratamento
- sigilo ou omissão dos registros médicos de sua doença, quando isso puder comprometer seus interesses mais diretos
- não aceitação da continuidade terapêutica nos casos considerados incuráveis e de penoso sofrimento
- informações completas à família, nos casos mais dramáticos, em termos que possibilitem a compreenssão etc.

Há ainda muitas pessoas que admitem existir entre o médico e o paciente uma penumbra mágica e misteriosa, dificultando um melhor entendimento, princípio elementar do relacionamento que se possa desejar.

Uma questão interessante no que diz respeito aos direitos do paciente é o de saber a verdade. Uns acham que uma total transparência nas suas relações, antes de representar um respeito à dignidade do paciente, ou um resguardo aos seus direitos, pode trazer-lhe, a longo prazo, mais danos que benefícios. Para estes, só em determinadas ocasiões poderia o doente participar das grandes decisões, de vez que sua sentimentalidade e sua inconsciência aos problemas técnicos poderiam acarretar-lhe, irremediavelmente, danos muito mais graves.

No entanto, o certo é que o *direito de saber a verdade* começa a ser cada vez mais requestado, de forma insistente, por enfermos e familiares. Sabe-se que, não muito raro, os médicos mentem, ou contam meia-verdade, como forma de não perturbar emocionalmente o paciente, ou por admitirem lesar os ditames ético-morais que exigem a conveniência profissional.

Antes, nos casos de maior gravidade, a regra era mentir. Assim, diante de um agonizante ou incurável, a verdade poderia agravar seu estado, ou ferir sua sensibilidade em um momento tão denso e grave. Hoje, para muitos, tais pacientes são quase sempre sabedores da verdade, e a mudez dos médicos e parentes cria uma barreira de silêncio que os isola e maltrata ainda mais.

O fato é que dificilmente alguém tem uma receita de conduta nesse particular. Porém, uma coisa é certa: dizer a verdade não é sinônimo de fazer um relato frio e brutal. Ela pode ser dita com sinceridade e compaixão, entremeada de bondade e temperada de otimismo, como quem tenta fazer renascer uma esperança, porque quem ouve uma palavra de esperança é como quem escuta a voz de Deus.

Outro aspecto dos direitos dos pacientes é o chamado "ato médico a pedido", como, por exemplo, a *via de parto*. Numa leitura mais atenta, a escolha do tipo de parto é uma manifestação justa desde que a gravidez tenha sido acompanhada com informações adequadas e que não haja um sério prejuízo capaz de ser evitado por outra via.

Aqui não vamos analisar as taxas crescentes de cesarianas feitas sem indicação médica, muitas até por motivos inconfessáveis, mas uma margem permissível desta cirurgia feita a pedido da paciente. Vale ressaltar que, quando bem orientada, a gestante quase de forma absoluta aceita as ponderações feitas pelo seu obstetra.

A Federação Internacional das Sociedades de Ginecologia e Obstetrícia (FIGO), em consonância com a Associação Brasileira das Sociedades de Ginecologia e Obstetrícia (FEBRASGO), tem revelado que não é ética a prática de cesariana sem uma indicação médica formal. Admitimos que este conceito tenha o sentido saneador de coibir as epidemias de cesáreas que não são vistas apenas em nosso clima.

Nesta questão, é muito importante definir claramente as situações: de um lado, as indicações médicas a serem tomadas de forma inflexível quando diante da gravidade de cada caso, e, de outro, a dignidade da mulher enaltecida e protegida cada vez mais pelos direitos humanos, principalmente quando o pré-natal foi de baixo risco, a idade gestacional compatível e as permanentes e necessárias informações sobre riscos e benefícios foram esclarecidas.

Tem-se pesquisado muito as estatísticas confiáveis sobre complicações decorrentes de partos cesarianos, mas poucos são os números dessas ocorrências resultantes de partos cirúrgicos eletivos ou de urgência. Acreditamos que não é preciso muito esforço para provar que na cesariana de urgência as complicações são mais presentes tanto na mãe como no feto.

Dizer, por exemplo, que aceita a cesárea a pedido apenas fora do serviço público não parece um bom critério. Mesmo no serviço público ou nos hospitais universitários pode-se perfeitamente defender o parto vaginal como o parto natural, mas não enxergamos nenhuma ofensa à moralidade aceitar-se uma via de parto a pedido quando isto for possível. Admitimos que, mesmo diante de um risco mínimo, pode-se atender ao pedido da gestante que não aceitou o "padrão burocrático", mesmo sendo orientada na gravidez. Não se pode atingir a autonomia da gestante baseando-se em limites de não ultrapassagem de cifras de cesarianas. O padrão não pode ser medido entre a mulher e os números, mas entre ela e seus direitos fundamentais.

Podemos até admitir que as complicações maternas são um pouco maiores nos partos abdominais, mas esta menor prevalência vem diminuindo a cada dia a partir dos cuidados com a infecção hospitalar, com a sistematização das técnicas cirúrgicas e com a melhoria das condições de vida e de saúde da população-alvo. No que diz respeito aos fetos, quando tomadas as medidas necessárias quanto à prematuridade, o parto cirúrgico continua sendo o de menor risco. Não tardará o tempo em que riscos, benefícios e custos entre o parto dito normal e a cesariana terão a mesma equivalência e que a decisão do tipo de parto será tomada sempre que possível em favor do bem-estar da mulher grávida e do seu direito de autonomia e não ao aclamado *princípio da justiça*, que atende aos interesses da tecnoburocracia, sempre preocupada na relação de despesa e receita. O percentual de cesarianas praticadas não deve ser o parâmetro para se medir a qualidade científica de um hospital obstétrico; muito menos se deve estabelecer índices equivalentes entre populações distintas, como por exemplo mulheres nordestinas e aquelas que habitam o continente gelado.

É claro que os médicos podem ter postura pessoal diante desse assunto. Eles podem mostrar a suas pacientes as vantagens sobre um ou outro procedimento, e até indicar um deles; isto faz parte da relação entre o médico e a paciente. O que o médico não pode e nem deve é usar de meios coercitivos que venham contrariar um desejo da paciente, quando isto, é claro, não trouxer nenhum prejuízo a ela.

Finalmente, outro direito dos pacientes é o que se passou a chamar de "judicialização da saúde": a prerrogativa que eles têm, algumas vezes, de ter como única forma de acesso à assistência médica – através de seus meios propedêuticos ou terapêuticos – o caminho da Justiça.

Esse direito à saúde, mesmo consagrado no artigo 196 da Constituição Federal e garantido nas políticas públicas que se voltam em favor de melhoria de vida e de saúde, com acesso universal e igualitário às ações e aos serviços para sua promoção e recuperação, na prática nem sempre é cumprido, mesmo que essas regras tenham caráter normativo. E assim o Poder Judiciário vem assumindo um papel significativo no cumprimento daqueles princípios constitucionais.

Esse direito de requerer junto ao Judiciário, sempre que alguém venha a se sentir prejudicado, também está assegurado no artigo 5º, inciso XXXIV, da Constituição Federal, que estabelece: "são a todos assegurados, independentemente do pagamento de taxas: a) o direito de petição aos Poderes Públicos em defesa de direitos ou contra ilegalidade ou abuso de poder" (...). E o caminho mais fácil e direto é o Mandado de Segurança, que se presta a agir contra atos ilegais ou com abuso de poder praticados por autoridades, por exemplo, que deixam de fornecer medicamentos ou condutas médicas indispensáveis para o tratamento da saúde.

Faz oportuno ressaltar que a luta pelo controle dos gastos com a assistência à saúde não é uma particularidade do Brasil. Atualmente, vários países enfrentam o mesmo desafio.

Por outro lado, os administradores públicos sempre tentam reverter o direito dos solicitantes com a justificativa do princípio da "reserva do possível" em favor do Estado e que a "judicialização da saúde" representa uma interferência do judiciário nas políticas de saúde. A posição dos Tribunais, por sua vez, tem sido de que este princípio não é o suficiente para ser sempre aplicado, e sim um limite fático. Para muitos juízes, as eventuais dificuldades financeiras do Estado não devem ser motivo para a não atuação do Judiciário (Queiroz M. A. S. *Judicialização dos direitos sociais prestacionais*. Curitiba: Juruá Editora, 2011).

A posição dos gestores de saúde tem sido contrária a tais pedidos, justificando sempre a situação econômica dos municípios ou dos estados ou alegando que pessoas que têm condições de financiar seus tratamentos venham também sendo privilegiadas nestas ações. Insistem, ainda, dizendo que a concessão quase absoluta desses pedidos vem inviabilizando o financiamento das ações de saúde e que é injusto sob o prisma do princípio de justiça distributiva, pois um único tratamento pode inviabilizar a assistência de muitas pessoas.

Mesmo considerando os limites mais extremos dos pleitos reivindicatórios, o mais importante, nestas questões ligadas à saúde, é que o Poder Judiciário tem reconhecido, na maioria das vezes, a omissão do Estado diante de suas obrigações de ordem constitucional, dando ao paciente o devido direito diante de uma situação que se apresenta grave e séria a sua vida e sua saúde. É necessário que se assegure como direito fundamental o que toda pessoa tem consagrado como direito, e não apenas um discurso de promessas de direito.

▼

44. Exercício legal e exercício ilegal da Medicina: Introdução. Exercício legal. Conselhos de Medicina. Exame de qualificação de médico recém-formado. Médico estrangeiro domiciliado na fronteira. Inscrição de médico estrangeiro asilado. Inscrição de médicos deficientes. Revalidação do diploma médico. Inscrição de médico intercambista. Suspensão do registro por doença incapacitante. Interdição cautelar. Os limites do ato médico. Exercício ilegal. Exercício ilícito. Charlatanismo. Curandeirismo. Anotações de penalidades na carteira profissional do médico infrator.

INTRODUÇÃO

O princípio constitucional de pleno exercício de uma profissão não é a garantia para que qualquer um possa entregar-se livremente a uma atividade profissional, mas o direito de exercê-la desde que se atenda ao estabelecido na lei. A liberdade constitucional referente ao exercício pleno de um ofício exige, de quem o exerce, autorização, competência e legitimidade do ato praticado. Essas condições são ditadas pelo interesse público.

A liberdade a que se refere a Carta Magna é a de poder qualquer pessoa, nacional ou estrangeira, dedicar-se a um determinado ato profissional, desde que tenha adquirido capacidade e habilitação legal.

Encontra-se essa liberdade relativa sujeita ao poder de polícia do Estado, pois, mesmo exercendo-se uma profissão em caráter privado, há interesses individuais e coletivos que exigem amparo e proteção. Daí a disciplinação e a regulamentação da Medicina.

Sendo a Medicina uma das profissões intrinsecamente ligadas à saúde pública, a violação das suas exigências não poderia deixar de caracterizar-se como crime. O que a lei prevê não é simplesmente a defesa de uma classe, nem a concorrência desonesta e desleal que possa existir, mas o bem-estar de todos e de cada um no seio da comunidade, a fim de que pessoas inescrupulosas e incompetentes não coloquem em perigo a vida e a saúde pública.

EXERCÍCIO LEGAL DA MEDICINA

Todos os países do mundo regulamentaram a Medicina, por meio de normas e princípios, até certo ponto muito rígidos. Os interesses da profissão médica, embora implique esta um relacionamento mais ou menos privado entre médico e paciente, não estão exclusivamente na esfera particular, pois a saúde e a vida dos indivíduos encontram-se no âmbito da ordem pública, admitindo-se haver maiores vantagens sociais se lhes for dada uma melhor assistência.

A licença para o exercício da Medicina é um ato exclusivo do Estado. A profissão está regida por obrigações e deveres, disciplinados nas normas administrativas e universitárias. E o exercício ilegal, por sua vez, está submetido às infrações do Código Penal.

Desde os tempos mais remotos, a profissão médica vem-se revestindo do maior interesse. Em 1335, na França, João I restringiu seu exercício aos licenciados nas universidades. Daí em diante, em vários países da Europa, só se permite a prática da Medicina àqueles que possuem um curso médico. Entre nós, a partir de 1891 é que se legislou acerca da profissão médica.

A Constituição Federal vigente, em seu artigo 5º, diz: "A Constituição assegura aos brasileiros e estrangeiros residentes no país a inviolabilidade dos direitos concernentes à vida, à liberdade, à segurança e à propriedade, nos termos seguintes; (...). XIII – É livre o exercício de qualquer trabalho, ofício ou profissão, observadas as condições de capacidade que a lei estabelecer."

A lei reguladora da profissão médica no Brasil é o Decreto nº 20.931, de 11 de janeiro de 1932, ainda em vigência, que exige aos que se dedicam a essa atividade uma habilitação profissional e uma habilitação legal. A primeira é adquirida pelo adestramento através dos currículos das escolas médicas autorizadas ou reconhecidas; a habilitação legal, pela posse de um título idôneo e pelo registro desse título nas repartições competentes.

São títulos idôneos os fornecidos por escolas autorizadas ou reconhecidas. Os médicos formados no estrangeiro terão seus títulos revalidados ao se habilitarem perante as faculdades brasileiras, independentemente de nacionalização e prestação de serviço militar.

O Tratado de Montevidéu, aprovado no I Congresso Sul-Americano de Direito Internacional Privado, criou situações especiais de validez recíproca de um diploma universitário. Na obrigação desse Tratado estão a Argentina, o Uruguai, a Bolívia, o Peru e a Colômbia. Embora o Brasil estivesse presente, não o ratificou em forma, ficando fora do acordo.

Paralelamente, firmou o Brasil com o Chile e, posteriormente, com a Bolívia um convênio em que os professores universitários desses países gozariam de direitos recíprocos no exercício da profissão.

O Conselho Federal de Educação ultimamente fixou normas para revalidação de diplomas e certificados dos cursos de graduação e pós-graduação fornecidos por estabelecimentos de ensino estrangeiros, baseadas na avaliação dos currículos.

Os casos especiais de dispensa de revalidação, por convênios entre o Brasil e o país onde forem expedidos os títulos, não incidem na dispensa do seu registro nos Conselhos Regionais de Medicina, conforme estabelece a legislação em vigor.

O pedido de revalidação deverá ser encaminhado a uma universidade oficial que ministre curso idêntico, anexado de documentos que a instituição considere indispensáveis. Quando o interessado não tiver condições de apresentar tais títulos, poderá demonstrar sua qualificação através de outro qualquer meio idôneo de prova.

Todos esses títulos e documentos deverão ter tradução oficial em português e ser autenticados nos consulados brasileiros com sede no país onde eles forem expedidos.

Inicia-se o processo de revalidação com a apreciação da idoneidade dos títulos e documentos pela universidade, sendo, em seguida, endereçados aos Departamentos, os quais darão seu parecer, inclusive analisando as condições do pedido e o interesse que possa trazer ao nosso país.

Após a autorização pelos Departamentos, o processo será devolvido à Coordenação de Curso para instrução e julgamento do pedido. Em geral, pela não equivalência curricular, o candidato é submetido a provas sobre disciplinas obrigatórias do currículo mínimo. Em casos de não aprovação do candidato, a Universidade poderá submetê-lo a estágios complementares na mesma instituição ou em outra que mantenha curso correspondente.

Os títulos de pós-graduação em níveis equivalentes aos títulos nacionais de mestre e doutor sofrerão o mesmo processo de revalidação dos cursos de graduação.

Tanto os títulos revalidados como os expedidos aos profissionais formados por escolas brasileiras deverão ser registrados no Departamento Nacional de Saúde Pública e nos Conselhos Regionais de Medicina, conforme o que estatui o artigo 17 da Lei nº 3.268, de 30 de setembro de 1957.

Em resumo, podem exercer a Medicina no Brasil: 1. os que possuem habilitação legal e profissional em escolas brasileiras; 2. os médicos brasileiros e estrangeiros, formados fora do país, após revalidação de seus diplomas.

Por fim, discute-se hoje muito sobre a validade ou não da inscrição de médico deficiente. Reporta-se a Lei nº 3.268, de 30 de setembro de 1957, em seu artigo 17, que, após o prévio registro do diploma no Ministério da Educação, poderá o médico requerer sua inscrição no Conselho Regional de Medicina da jurisdição do seu provável exercício profissional. Deste modo, caso venha o médico a registrar esse diploma sem nenhuma restrição, não cabe aos Conselhos de Medicina outra atitude senão cumprir o que determina o estatuto maior disciplinador do exercício da nossa profissão.

Se porventura, em uma situação muito discutível, em face da condição de um médico deficiente físico ou visual, venha o Ministério a registrar seu diploma com restrições, entendemos que sua inscrição no CRM deve ser efetivada seguindo a mesma linha, ou seja, registrando-se tais limitações em sua carteira, até porque não poderia ser diferente, pois é ao MEC que compete capacitar, avaliar e outorgar a habilitação profissional e a expedição do título de médico.

Por outro lado, acreditamos que cabe também aos Conselhos Regionais e ao Conselho Federal de Medicina, juntamente com as outras entidades médicas, agirem politicamente em defesa dos direitos e das garantias individuais, tentando romper com todas as formas abusivas de discriminação, capazes de criarem cidadãos de segunda e terceira categorias ou de colocá-los em uma classe inferior de homens, simplesmente pelo fato de terem determinada limitação. A privação dos direitos civis de um homem ou de uma mulher pelo fato de serem deficientes físicos ou visuais deve merecer, da fração consciente da sociedade, a mais veemente repulsa, pois isso representa um vilipêndio aos direitos do ser humano e um desrespeito aos postulados constitucionais.

Não se pode invocar para esses casos o item I das Disposições Gerais (Capítulo XIV) do Código de Ética Médica em vigor, quando assim se expressa: "O médico portador de doença incapacitante para o exercício da Medicina, apurada pelo Conselho Regional de Medicina em procedimento administrativo com perícia médica, terá seu registro suspenso enquanto perdurar sua incapacidade." Tal dispositivo, é claro, tem como alvo certos profissionais que, no decorrer do exercício da sua profissão, apresentam doença incapacitante e, em decorrência da qual, por perturbações físicas ou mentais, possam causar riscos aos seus pacientes.

▼ Conselhos de Medicina

Os Conselhos Federal e Regionais de Medicina foram criados pelo Decreto-Lei nº 7.995, de 13 de setembro de 1945. Pela ordem, os primeiros Conselhos a serem organizados foram os do Ceará, do antigo Distrito Federal, hoje Rio de Janeiro, Pará e Rio Grande do Sul, os quais possibilitaram a criação do Conselho Federal de Medicina. O Conselho Regional de Medicina do Ceará foi instalado em 13 de novembro de 1951, composto dos médicos Licínio Nunes Miranda, José Joaquim de Almeida, Walder Bezerra de Sá, Adalberto de Albuquerque e Ariston Cajati Filho. Em seguida, a 25 de novembro do mesmo ano, o do atual Rio de Janeiro, constituído dos membros Clovis Corrêa da Costa, David Sanson, R. Duque Estrada, Garcia Júnior e Elias Grego. O do Pará, em 15 de abril de 1952, formado pelos Drs. Luiz Araújo, José Souza Macedo, Orlando Costa, Guaraciaba Quaresma Gama e Cláudio Lobato. Em 16 de maio de 1952, o do Rio Grande do Sul, composto pelos médicos Guerra Blessmann, Gabino Fonseca, Othon Freitas, Nino Marsiaj e Ivo Corrêa Meyer.

Com esse efetivo de quatro Conselhos, foi criado o Conselho Federal de Medicina, que contava com os conselheiros efetivos Alvaro Tavares de Souza, Augusto Marques Torres, Arlindo Raymundo de Assis, Deolindo Augusto Nunes Couto, Lafayete Silveira Martins Rodrigues Pereira, Nilton Salles e Raul Jobin Bitencourt, empossados em 24 de junho de 1952.

A Resolução CFM nº 01/52 instruía a instalação de novos Conselhos, suas diretorias provisórias e a forma de inscrição dos médicos em seus respectivos Estados; a de nº 03/52 sobre a carteira profissional e a de nº 23/53 as instruções sobre eleições para os CRMs e o Federal, e que por isso foi chamada por muito tempo de Código Eleitoral dos Conselhos de Medicina.

Na verdade, o que deu estrutura definitiva aos Conselhos de Medicina do Brasil foi a Lei nº 3.268, de 30 de setembro de 1957, de autoria do Deputado Armando Lages. Um ano após, essa lei foi regulamentada pelo Decreto nº 44.045, de 19 de julho de 1958.

Segundo Alvaro Tavares de Souza, o primeiro processo ético-profissional julgado em grau de recurso foi de São Paulo, em 8 de maio de 1958, tendo como relator o próprio Tavares de Souza e como revisor João Albuquerque.

As funções dos Conselhos estão reguladas no artigo 15 da Lei nº 3.268/57: deliberam sobre inscrições de médicos legalmente habilitados; mantêm um registro dos profissionais em uma determinada região; fiscalizam o exercício médico; apreciam e decidem sobre ética profissional e impõem as penalidades cabíveis; velam pela conservação da honra e da independência do Conselho; protegem e amparam o perfeito desempenho técnico e moral da Medicina; publicam relatórios anuais de seus trabalhos e a relação dos profissionais registrados, e exercem atos que a jurisdição lhes concede por lei; organizam seus regimentos internos. A Resolução CFM nº 1.948/2010 regulamenta a concessão de visto provisório para exercício temporário por até 90 (noventa) dias para médico que, sem caráter habitual e vínculo de emprego local, venha a atuar em outro estado.

Além disso, ainda cuidam da melhoria de condições do trabalho médico, defendem o aprimoramento do ensino da Medicina e lutam por uma melhor instrução técnica do profissional médico.

Exame de qualificação de médico recém-formado

A exigência de um controle e avaliação da competência profissional do médico recém-formado, ora denominada de "exame de ordem" ou "exame de qualificação", a ser aplicada pelos Conselhos de Medicina como pré-requisito de sua inscrição, nem encontra respaldo como instrumento legal, nem se justifica como medida capaz de corrigir as possíveis distorções do aparelho formador.

A Lei nº 3.268/57, que dispõe sobre os Conselhos de Medicina e que dá outras providências, em seu art. 1º diz: "Os médicos legalmente habilitados ao exercício da profissão, em virtude dos diplomas que lhes foram conferidos pelas Faculdades de Medicina oficiais ou reconhecidas do país, só poderão desempenhá-la efetivamente depois de inscreverem-se nos Conselhos de Medicina que jurisdicionarem a área de sua atividade profissional." Fica claro que não cabe aos Conselhos Regionais ou ao Conselho Federal de Medicina julgar a competência profissional do médico. Isso é tarefa do Ministério da Educação.

Ninguém é contra a preocupação legítima para com a qualidade profissional do médico que se inscreve diariamente nos Conselhos. Mas certamente não seria com algumas dezenas de testes de múltipla escolha que iríamos afirmar quem estaria *apto* ou *inapto* para exercer a profissão.

A proposta mais correta é estimular-se uma política no sentido de uma ampla revisão dos critérios adotados na formação médica e sabermos que tipo de profissional nós queremos e qual o perfil que ele deve assumir na relação com a sociedade.

Pensar que os chamados "exames de ordem" representam uma resposta às nossas preocupações é, no mínimo, ingenuidade. É desconhecer o processo de aniquilamento do ensino superior entre nós, como forma sub-reptícia de desmantelar o ensino público e gratuito, desmoralizando-o e entregando-o à iniciativa privada. É adotar uma postura imobilista, reacionária e simplista, sem qualquer conteúdo pedagógico, negando-se a refletir sobre as causas determinantes da inadequada formação profissional do médico. É procurar combater o efeito e negligenciar a causa. É, finalmente, recusar-se a assumir politicamente a implementação de mudanças que se fazem necessárias e urgentes no aparelho formador com vistas a atender as necessidades de uma nova ordem social.

Desse modo, o "exame de qualificação", além de não encontrar justificativa na lei, não apresenta nenhum significado mais importante na tentativa de estimular um melhor padrão profissional. Por isso, desaconselha-se seu procedimento. E censura-se, de forma veemente, a distribuição de carteiras com a alusão de o médico ter feito ou não ter feito, de ter sido aprovado ou de não ter sido aprovado nestes "exames de ordem".

Médico estrangeiro domiciliado na fronteira

No Brasil, o estrangeiro tem sua situação regulada pela Lei nº 6.815, de 19 de agosto de 1980. No art. 21, parágrafo 1º, desta lei diz que o estrangeiro que pretenda exercer atividade remunerada ou frequentar estabelecimento de ensino nos municípios de fronteira receberá documento especial que o identifique e caracterize sua condição.

Assim, em princípio, poder-se-ia admitir a possibilidade de o estrangeiro exercer, em nossas cidades de fronteira, qualquer atividade remunerada. Todavia, a mesma lei, em seu título X, prevê as restrições ao exercício da atividade remunerada, impossibilitando a inscrição em entidade fiscalizadora do exercício profissional, conforme se verifica textualmente em seu art. 99: "Ao estrangeiro titular de visto temporário e ao que se encontre no Brasil na condição do art. 21, § 1º, é vedado estabelecer-se com firma individual, ou exercer cargo ou função de administrador, gerente ou diretor de sociedade comercial ou civil, bem como inscrever-se em entidade fiscalizadora do exercício de profissão regulamentada."

Desse modo, como a Lei nº 3.268/57, que instituiu os Conselhos de Medicina, exige o prévio registro do Diploma para o exercício da profissão de médico no Conselho Regional de Medicina da jurisdição de suas atividades, o médico natural de país limítrofe, domiciliado em cidade contígua no território nacional, está impedido de exercer a profissão em nosso país.

Inscrição de médico estrangeiro asilado

A inscrição de médico estrangeiro asilado, político ou territorial, nos Conselhos Regionais de Medicina, atendendo ao dispositivo constitucional que lhe garante o direito de trabalhar como meio de subsistência, é tratada pela Resolução CFM nº 1.244/87.

No momento da inscrição é exigida a seguinte documentação: comprovação de sua condição de estrangeiro asilado expedida pelo Ministério da Justiça; comprovação da capacidade para o exercício da Medicina mediante a apresentação de diploma registrado no Ministério da Educação ou, na sua falta, de certidão emitida por instituição de ensino superior, de conformidade com a Resolução CFE nº 03/85, também registrada no Ministério da Educação; comprovação do recolhimento da contribuição sindical.

Deve constar na carteira profissional do médico: o Conselho de Medicina que deferiu a inscrição mediante anotação ou carimbo, a condição de médico asilado, ficando essa inscrição sujeita à comprovação anual da situação de asilado político ou territorial em nosso país.

Inscrição de médicos deficientes

A Lei nº 3.268, de 30 de setembro de 1957, em seu art. 17, estatui que somente após o prévio registro do diploma no Ministério da Educação é que o médico poderá requerer sua inscrição no Conselho Regional de Medicina da jurisdição do seu possível exercício profissional. Desse modo, caso venha o MEC a registrar esse diploma sem nenhuma restrição, não cabe aos Conselhos de Medicina outro procedimento senão cumprir o que determina o diploma legal em espécie.

Por outro lado, em face da situação de médico deficiente visual ou físico, caso venha o Ministério a registrar seu diploma com restrições, entendemos que sua inscrição deve ser efetivada, seguindo a mesma linha, ou seja, inscrevendo-o para exercer sua profissão nas mesmas limitações consignadas, registrando-se tais limitações em sua carteira, até porque não poderia ser diferente, pois é ao MEC que compete avaliar e outorgar a capacidade e os conhecimentos necessários para se receber o título de médico.

O Conselho Federal de Medicina, através do Parecer-consulta CFM nº 02/95, ratificou o direito de registro do diploma e inscrição no CRM de médicos formados como portador de deficiência, sem imposição de limitação para o exercício da medicina.

No entanto, acreditamos que cabe também aos Conselhos Regionais e ao Conselho Federal de Medicina, juntamente com as outras entidades médicas, agirem politicamente em defesa dos direitos e das garantias individuais, tentando romper com todas as formas abusivas de discriminação, capazes de criarem cidadãos de segunda e terceira categoria ou de colocá-los em uma classe inferior de profissionais. A privação dos direitos civis de um cidadão pelo fato de ser deficiente físico ou visual deve merecer da fração consciente da sociedade a mais veemente repulsa, pois isso representa um vilipêndio aos direitos do ser humano e um desrespeito aos postulados constitucionais.

Não se pode invocar para esses casos o item I das Disposições Gerais do Código de Ética Médica, aprovado pela Resolução CFM nº 1.931/2009, quando assim se expressa: "O médico portador de doença incapacitante para o exercício profissional, apurada pelo Conselho Regional de Medicina em procedimento administrativo com perícia médica, terá seu registro suspenso enquanto perdurar sua incapacidade". Tal dispositivo tem como alvo certos profissionais que, no decorrer do exercício de sua profissão, são acometidos de doença incapacitante e em decorrência da qual, por perturbações físicas ou mentais, passam a causar danos aos seus pacientes.

▼ Revalidação de diploma médico

O Exame Nacional de Revalidação de Diplomas Médicos (Revalida) expedido por Instituição de Educação Superior Estrangeira (Revalida) foi instituído por meio da Portaria Interministerial nº 278, de 17/03/2011, nos termos do art. 48, § 2º, da Lei nº 9.394, de 1996.

O processo de revalidação de diplomas médicos obtidos no exterior é uma forma de avaliação proposta pelos Ministérios da Educação e da Saúde que estabelece um processo apoiado em um instrumento unificado de avaliação e um exame para revalidação dos diplomas estrangeiros compatíveis com as exigências de formação correspondentes aos diplomas médicos expedidos por universidades brasileiras, em consonância com as Diretrizes Curriculares Nacionais do Curso de Graduação em Medicina, com parâmetros e critérios isonômicos adequados para aferição de equivalência curricular e definição da correspondente aptidão para o exercício profissional da medicina no Brasil.

O exame será orientado pela Matriz de Correspondência Curricular para Fins de Revalidação de Diplomas de Médico Expedidos por Universidades Estrangeiras. Na matriz foram definidos os conteúdos e as competências e habilidades das cinco grandes áreas de exercício profissional: (1) Cirurgia,

(2) Medicina de Família e Comunidade (MFC), (3) Pediatria, (4) Ginecologia-Obstetrícia e (5) Clínica Médica. Além disso, estabelece níveis de desempenho esperados para as habilidades específicas de cada área.

O Revalida é implementado pelo Inep e conta com a colaboração da Subcomissão de Revalidação de Diplomas Médicos, também instituída pela Portaria nº 278. Universidades públicas participam da elaboração da metodologia de avaliação, da supervisão e do acompanhamento da aplicação. O exame é feito em duas etapas: avaliação escrita – composta por uma prova objetiva, com questões de múltipla escolha, e uma prova discursiva. Em uma segunda etapa, é realizada a avaliação de habilidades clínicas.

Será exigido o número do Cadastro de Pessoas Físicas (CPF), emitido pela Receita Federal do Brasil, para inscrição no Exame. O candidato só poderá participar do Revalida caso seja brasileiro ou estrangeiro em situação legal de residência no Brasil. Deverá ainda ser portador de diploma médico expedido por instituição de ensino superior estrangeira reconhecida no país de origem pelo respectivo Ministério de Educação ou órgão equivalente, autenticado pela autoridade consular brasileira. Se for natural de país cuja língua oficial não é o português, precisará também apresentar o Certificado de Proficiência em Língua Portuguesa para Estrangeiros (Celpe-Bras), no nível intermediário-superior.

▼ Inscrição de médico intercambista

O Decreto nº 8.081, de 23 de agosto de 2012, que altera o Decreto nº 8.040, de 8 de julho de 2013, estabelece que: "O pedido de inscrição do registro provisório do médico intercambista deverá ser dirigido ao Presidente do respectivo Conselho Regional de Medicina, mediante requerimento elaborado e encaminhado pela coordenação do Projeto Mais Médicos para o Brasil de que trata o § 3º do art. 7º da Medida Provisória nº 621, de 2013 (Redação dada pelo Decreto nº 8.081, de 2013).

O pedido de inscrição referido no *caput* será instruído com: I – declaração de participação do médico intercambista no Projeto Mais Médicos para o Brasil, fornecida pela coordenação do Projeto; II – formulário, que conterá informações sobre a participação do médico intercambista no Programa, com impressão digital e assinatura do mesmo para fins de digitalização, bem como três fotos 3 × 4, recentes, com fundo branco; III – cópia de documento que comprove as seguintes informações: (a) nome; (b) nacionalidade; (c) data e lugar do nascimento; e (d) filiação; IV – cópia de documento legalizado nos termos do § 2º do art. 9º da Medida Provisória nº 621, de 2013, que comprove a habilitação profissional para exercício de medicina no exterior; V – cópia do diploma legalizado nos termos do § 2º do art. 9º da Medida Provisória nº 621, de 2013, expedido por instituição de educação superior estrangeira. A declaração de participação do médico intercambista no Projeto Mais Médicos para o Brasil, acompanhada dos documentos previstos no § 1º, é condição necessária e suficiente para a expedição de registro profissional provisório e da carteira profissional.

O registro profissional provisório será expedido pelo Conselho Regional de Medicina no prazo de quinze dias, contados da apresentação do requerimento pela coordenação do Projeto Mais Médicos para o Brasil. A carteira profissional do médico intercambista deverá conter mensagem expressa quanto à vedação ao exercício da Medicina fora das atividades do Projeto Mais Médicos para o Brasil. Para inscrição do registro provisório de que trata este artigo não se aplica o disposto nos arts. 2º, 4º e 5º do Anexo ao Decreto nº 44.045, de 19 de julho de 1958.

▼ Suspensão do registro por doença incapacitante

Em primeiro instante, cabe estabelecer a diferença entre procedimento administrativo e processo ético-disciplinar. Os dois não se confundem. São completamente diversos. O primeiro é um conjunto de formalidades que devem ser observadas para a prática de determinados atos administrativos do interesse público e referidos em norma específica. Já o processo ético-disciplinar é, em algumas vezes (como o dos funcionários públicos), constitucionalmente obrigatório e, no nosso caso, de fundamento legal regulado pela Lei nº 3.268, de 30 de setembro de 1957 e pelo Decreto nº 44.045, de 19 de julho de 1958, desde que existam razões para aplicação de penas previstas por infração a dispositivos do Código de Ética Médica. Desdobra-se nas seguintes fases: instauração (denúncia), instrução, defesa, relatórios e decisão. Baseia-se no direito que tem o Estado de manter sobre todos aqueles que se subordinam aos seus interesses, definitiva ou transitoriamente, de forma direta ou delegada. Em suma, o processo ético-disciplinar é o meio de apuração de faltas de pessoas ligadas, de uma ou de outra forma, à administração pública; e o procedimento administrativo é a maneira específica de cumprimento de um ato exigido pelo poder público.

Logo, não há como misturar os dois conceitos: um segue as regras do Processo Ético-Profissional, lastreadas pelo seu diploma específico; e, o outro, um procedimento administrativo regulado por uma Resolução, com interesses e diretrizes particulares e bem diversos.

Dizíamos, noutra ocasião, que o procedimento de suspensão do registro de médico portador de doença incapacitante, física ou mental, é um ato administrativo e, por isso, não depende dos Tribunais de Ética dos Conselhos de Medicina em processos ético-profissionais. A competência dessa decisão é do plenário dos Conselhos Regionais com instância e tutela administrativas, através de um procedimento comum, cabendo recurso ao Conselho Federal de Medicina, sem efeito suspensivo (*in Comentários ao Código de Ética Médica*, 6ª edição, Rio de Janeiro: Guanabara Koogan, 2010).

Preceitua o item I das Disposições Gerais do de Ética vigente desde 13 de abril de 2010 que "o médico portador de doença incapacitante para o exercício da profissão, apurada pelo Conselho Regional de Medicina em procedimento administrativo com perícia médica, terá seu registro suspenso enquanto perdurar sua incapacidade".

O médico portador de doença considerada como incapacitante, de cujo registro no Conselho tenha sido solicitada suspensão, será ali avaliado em procedimento especial, com perícia médica para comprovação da existência ou não de condições que o impeçam de exercer sua profissão. Terá ele o direito de indicar especialista para funcionar como perito, acesso a todas as peças dos autos em qualquer de suas fases, amplo direito de contestação que vise comprovar sua capacidade para o exercício de suas funções e acesso aos laudos emitidos para que ele ou seu procurador possa contestá-los no prazo de 30 dias, a partir da data do conhecimento deles. Caso o médico se recuse a submeter-se à perícia médica, o Conselho Regional de Medicina decidirá mediante os documentos e as provas materiais e testemunhais disponíveis, inclusive com cópias de prontuário médico, se existir. Caso venha o Conselho Regional a decidir pela existência de uma doença incapacitante, terá obrigatoriamente de fixar a duração da suspensão do registro. Após o cumprimento do prazo de suspensão do exercício profissional, deverá ser instaurado novo procedimento administrativo para julgar a necessidade ou não de prorrogar essa suspensão, apresentando ele ou não atestado de sua capacidade para exercer suas atividades médicas.

Nos casos de incapacidade do exercício profissional por distúrbios mentais, parte do processo já se acha fixada no Código de Processo Civil em seus artigos 1.177 e seguintes, relacionados com o procedimento de interdição de direitos civis, por interesse de ordem pública. Quando existir interdição decretada pela via judiciária, na conformidade dos artigos citados, pensamos não necessitar de procedimento administrativo pelos Conselhos. Simplesmente, suspender o registro pelo tempo constante da sentença.

Ainda mais: não cabe a presença de "denunciado". Simplesmente porque não há acusação de infração aos ditames éticos da profissão, contidos no Código de Ética Médica, e, portanto, não se exigindo do médico a prova de sua "inocência". Não há que se acusar ou solicitar defesa de um médico portador de patologia incapacitante. O que existe de fato é uma ação promovida por parentes, terceiros ou pelo Ministério Público, sobre alegadas restrições para as atividades profissionais de um médico, cujos indícios induzem a falta de capacidade física ou mental para exercer sua profissão. O requerente deve demonstrar de maneira clara e segura que o estado do incapacitando necessita da decretação da medida, por ela constituir-se indispensável aos interesses de ordem pública e social. O próprio interditando pode apresentar advogado e, se não tiver condições de fazê-lo, o advogado será constituído por qualquer parente seu.

Ao plenário do Conselho Regional cabe analisar os laudos periciais, proceder de acordo com as normas específicas e decidir sobre a suspensão ou não da atividade profissional por tempo limitado. Não é, portanto, um procedimento acusatório e, por isso, sua decisão não é em forma de sentença condenatória, mas em uma decisão administrativa.

INTERDIÇÃO CAUTELAR

O Conselho Federal de Medicina, na nova edição de seu Código de Ética, item II, de suas Disposições Gerais, estabelece: "Os médicos que cometerem faltas graves previstas neste Código e cuja continuidade do exercício profissional constitua risco de danos irreparáveis ao paciente ou à sociedade poderão ter o exercício profissional suspenso mediante procedimento administrativo específico." Antes, através de sua Resolução nº 1.789/2006, já estabelecia, mesmo sem qualquer fundamentação apontada em seus "*considerandos*", a chamada *interdição cautelar* "para o exercício profissional de médico cuja ação ou omissão, decorrentes de sua profissão, esteja prejudicando gravemente a população, ou na iminência de fazê-lo".

Eis os termos da citada Resolução: "Artigo 1º – Os Conselhos de Medicina poderão, por decisão mínima de 11 (onze) votos favoráveis nos Conselhos Regionais, de 15 (quinze) no Conselho Federal e com parecer fundamentado do conselheiro sindicante, interditar cautelarmente o exercício profissional de médico cuja ação ou omissão, decorrentes de sua profissão, esteja notoriamente prejudicando gravemente a população, ou na iminência de fazê-lo. Artigo 2º – A interdição cautelar ocorrerá desde que exista prova inequívoca do procedimento danoso do médico e verossimilhança da acusação com os fatos constatados, ou haja fundado receio de dano irreparável ou de difícil reparação, caso o profissional continue a exercer a Medicina. Artigo 3º – Na decisão que determinar o impedimento, o Conselho Regional indicará, de modo claro e preciso, as razões do seu convencimento. Artigo 4º – O interditado ficará impedido de exercer as atividades de médico até a conclusão final do processo ético, obrigatoriamente instaurado quando da ordem de interdição, sendo-lhe retida a carteira de registro profissional junto ao

Conselho Regional. Artigo 5º – O processo ético instaurado deverá ser julgado no prazo de 6 (seis) meses, desde que o interditado não dê causa a atraso processual, de caráter protelatório. Artigo 6º – A interdição cautelar poderá ser revogada ou modificada a qualquer tempo, pela plenária, em decisão fundamentada. Artigo 7º – A interdição cautelar poderá ser aplicada em qualquer fase do processo ético-profissional, atendidos os requisitos previstos nesta resolução, inclusive no que se refere aos recursos e prazos. Artigo 8º – A interdição cautelar terá eficácia quando da intimação pessoal do interditado, cabendo recurso ao Pleno do Conselho Federal de Medicina, no prazo de 30 (trinta) dias contados a partir do recebimento da ordem de interdição, sem efeito suspensivo, devendo ser julgado na reunião plenária subsequente ao recebimento do pedido do recurso. Artigo 9º – Os casos de interdição cautelar ocorridos nos Conselhos Regionais de Medicina serão imediatamente informados ao Conselho Federal de Medicina."

No Capítulo XIV, que trata das Disposições Gerais, no seu item II, omite-se a expressão interdição cautelar e diz-se de forma velada: "Os médicos que cometerem faltas graves previstas neste Código e cuja continuidade do exercício profissional constitua risco de danos irreparáveis ao paciente ou à sociedade poderão ter o exercício profissional suspenso mediante procedimento administrativo específico."

Como se vê, pelo disposto na Resolução e ao Código de Ética Médica, o médico ficaria impedido de exercer suas atividades profissionais até o final do Processo Ético Disciplinar, sendo, portanto, punido antes de ser julgado, o que fere fundamento os princípios constitucionais do contraditório e da ampla defesa, maculando de forma grave os requisitos do devido processo legal. A ninguém pode ser imposta uma pena sem que a ele tenha sido dado o direito de se defender de forma ampla.

Deve-se entender por interdição o ato jurídico que tem por finalidade privar alguém do exercício de certos direitos por interesse público e social. E por cautelar a medida estritamente necessária em favor da viabilização processual. E mais: essa ação só pode ser impetrada pelo Poder Judiciário e mesmo assim em situações excepcionais.

Não vemos nos Conselhos Profissionais esse direito. Além do mais, o risco de tais medidas é muito grande pelos prejuízos insanáveis que podem produzir, desde os desgastes à dignidade de quem ainda responde a um processo até os prejuízos de ordem econômica e funcional.

▼ Princípios constitucionais

Nossa Constituição Federal em vigor tem como fundamento basilar o respeito incondicional da dignidade da pessoa humana, entre eles a consagração da livre iniciativa e dos valores sociais do trabalho.

Em seu artigo 5º, referente aos Direitos Fundamentais, XIII – é livre o exercício de qualquer trabalho, ofício ou profissão, atendidas as qualificações profissionais que a lei estabelecer; XXXIX – não há crime sem lei anterior que o defina, nem pena sem prévia cominação legal; LIV – ninguém será privado da liberdade ou de seus bens sem o devido processo legal; LV – aos litigantes, em processos judiciais ou administrativos, e aos acusados em geral são assegurados o contraditório e a ampla defesa, com os meios e recursos a eles inerentes; LVII – ninguém será considerado culpado até o trânsito em julgado de sentença penal condenatória. Esses princípios não admitem exceção.

E no que se refere à ação dos Conselhos, no tocante ao princípio da legalidade, observar ainda no seu artigo 5º da Carta, inciso II, que "ninguém será obrigado a fazer ou deixar de fazer alguma coisa senão em virtude de lei", dando a entender que todos que estejam ligados direta ou indiretamente ao Poder Público, não têm permissão para agir fora do que determina a norma jurídica.

Sendo assim, fica patente que não cabe a estes Conselhos a atribuição de aplicar a interdição cautelar a médico que esteja respondendo a processo ético disciplinar, pois isso está distante do que lhe permitem os dispositivos constitucionais e legais em vigência. A própria Lei nº 3.268/57, que dispõe sobre os Conselhos de Medicina, agora modificada pela Lei nº 11.000/04, regulamentada pelos seus dispositivos aponta como medida punitiva a interdição cautelar como forma de punição a um médico infrator.

▼ Princípio do contraditório

O princípio do contraditório assegura, tanto na área dos Conselhos Profissionais como na judicial que todos os atos e termos processuais devem primar pela ciência bilateral das partes, e pela possibilidade de tais atos serem contrariados com alegações e provas. Em síntese, esse princípio assegura: o conhecimento da demanda por meio de ato formal de citação; a oportunidade, em prazo razoável, de se contrariar o pedido inicial; a oportunidade de produzir prova e se manifestar sobre a prova produzida pelo adversário; a oportunidade de estar presente a todos os atos processuais orais, fazendo consignar as observações que desejar; e a oportunidade de recorrer da decisão desfavorável.

Sendo assim, pode-se afirmar que o contraditório se traduz pela oportunidade de manifestação da parte, e que ele ocorre após a intimação à lide. O princípio do contraditório impõe que a parte seja efetivamente ouvida e que seus argumentos sejam devidamente considerados no julgamento. Esse princípio sempre foi considerado como exigência de igualdade das partes, contra a postura arbitrária e inquisitorial.

Fundamental também é o princípio da ampla defesa que se manifesta através da liberdade que tem o indivíduo, em um Estado Democrático de Direito, em defesa de seus interesses, alegar fatos e propor provas, tendo assim o litigante a oportunidade de exercer, sem qualquer restrição, seu direito de defesa.

O princípio da ampla defesa se aplica a qualquer tipo ou em qualquer fase do processo em que se exerça o poder sancionatório do Estado ou de seus órgãos delegados sobre as pessoas físicas e jurídicas. No direito administrativo – e os Conselhos seguem esse rito em seus processos ético-disciplinares –, os atos dos Tribunais Superior e Regionais de Ética devem ser praticados de forma que estejam sempre pautados não só pela legalidade, mas também estruturados em leis justapostas ao sistema constitucional em vigor.

Deve permanecer sempre viva na consciência do julgador a imperiosa sentença de que o correto emprego dos princípios incidentes em cada ação deve ter um significado e uma importância de ordem prática. E no processo administrativo não é diferente.

Hoje, mais do que nunca, a procura da "verdade" não pode ficar sob a responsabilidade apenas do julgador, mas deve ser exercida em parceria com as partes, as quais não podem mais ser admitidas como simples "objetos" de pronunciamento judicial. Só assim se poderá chegar a uma melhor decisão.

As razões do princípio do contraditório e da ampla defesa não podem se desvincular do devido processo legal. O artigo XI, número 1, da Declaração Universal dos Direitos do Homem dispõe de forma solene e dogmática: "Todo homem acusado de um ato delituoso tem o direito de ser presumido inocente até que a sua culpabilidade tenha sido provada de acordo com a lei, em julgamento público no qual lhe tenham sido asseguradas todas as garantias necessárias à sua defesa."

▼ Princípio do *in dubio pro reo*

Quando se julga de forma intempestiva e arbitrária, principalmente em temas controvertidos e dúbios, é sempre aconselhável muita prudência. Ou quando da aplicação de uma norma incriminadora, a apreciação permite duas interpretações possíveis – uma favorável e outra desfavorável ao acusado; deve preferir-se a interpretação menos desfavorável. Esse é um dos princípios gerais do direito, consagrado por todas as legislações dos Estados Democráticos de Direito.

Esse princípio tem por finalidade solucionar o problema da dúvida na apreciação dos casos punitivos. Esta não é interpretativa nem se refere à aferição do sentido de uma norma. É antes de tudo uma dúvida em relação à matéria de fato. Parte da premissa, portanto, de que o julgador não pode se abster de optar pela condenação ou pela absolvição, porque é da sua incontornável obrigação tomar uma ou outra dessas decisões. Ficaria muito mal para a concepção que se tem do ideal de justiça que alguém fosse condenado na dúvida.

A doutrina consagrou a posição de que o princípio do *in dubio pro reo* deverá ser aplicado quando persistir uma dúvida insanável sobre um fato sujeito à produção de prova. Se o fato não for provado tem de ser valorado em favor do arguido.

Dessa forma, a aplicação do princípio do *in dubio pro reo* surge em situações nas quais a prova não evidencie claramente os elementos da culpa ou da inocência, principalmente certas penas cautelares tomadas apenas no sentido de justificar um provável dano, com muito mais razão se essa medida cautelar traz a possibilidade de limitação das liberdades fundamentais. Ao julgador não se pede uma certeza, senão que ele não opere à base de conjecturas ou probabilidades. Mesmo que a versão dada pela acusação aos fatos seja aparentemente plausível, é imperioso que o julgador faça prevalecer a presunção de inocência que existe em favor do réu quando não se pode provar o fato ilícito imputado.

▼ Conclusões

Por fim, por mais aparente que seja a razão apresentada, os Conselhos de Medicina não estão autorizados a impor a um dos seus inscritos a sanção da interdição cautelar, tanto pelo prejuízo à ordem constitucional como pelos equívocos de ordem jurídica.

Até se admite que os Conselhos de Medicina poderiam ser mais eficientes na questão da fiscalização do exercício profissional e do cumprimento das regras éticas, mas nunca se utilizar de um remédio de tal magnitude, como a interdição cautelar, usado em casos de crimes hediondos, estritamente outorgado ao Poder Judiciário.

OS LIMITES DO ATO MÉDICO

Até algum tempo não era difícil entender ou conceituar *ato médico*. Havia um número reduzido de profissões de saúde regulamentadas, e a limitação bem clara de suas atividades facilitava esse entendimento. Todavia, a partir do momento em que se criaram novos cursos universitários nesse setor e quando se tornaram imperiosas a sistematização e a convivência das ações e dos recursos humanos e materiais disponíveis, mais difícil ficou sua definição em face da complexidade e da imprecisão dos limites de cada área. Por outro lado, reconhece-se que a convivência entre profissionais e o resultado dessa interação, que tem como objetivo comum a saúde individual ou coletiva, são cada dia mais promissores.

Desta forma, deve-se entender como *ato médico genérico* todo projeto orientado e tecnicamente reconhecido em favor da qualidade da vida e da saúde do ser humano e da coletividade. Assim, não é apenas aquilo que o médico pode realizar, mas é também o que é da competência de outros profissionais de mesma área que podem e devem fazer em favor deste projeto, ou o que pressupõe, pelo menos, a supervisão e a responsabilidade do médico. Este seria o ato *médico genérico*.

Tal conceito visa atender à necessidade da estruturação das disponibilidades físicas e da implantação de uma política de recursos humanos, como forma de proteger e potencializar a assistência à saúde e à vida de cada um e de todos, como aquele realizado por um agente de saúde que tenha como proposta de ação a saúde individual ou coletiva. Assim, as atividades profissionais do enfermeiro, do dentista ou do fonoaudiólogo não deixam de ser, no nosso entendimento, um ato médico "*lato sensu*" (*in* França, GV – *Comentários ao Código de Ética Médica*, 6ª edição, Rio de Janeiro: Guanabara Koogan, 2010).

Por outro lado, existe o que se pode chamar de *ato médico específico* como sendo a utilização de estratégias e recursos para prevenir a doença, recuperar e manter a saúde do ser humano ou da coletividade, inseridos nas normas técnicas (*lex artis*) dos conhecimentos adquiridos nos cursos regulares de medicina e aceitos pelos órgãos competentes, estando quem o executa, supervisiona ou solicita profissional e legalmente habilitado. Este é o ato médico *stricto sensu* e somente o médico pode realizá-lo.

Este ato médico específico está delimitado por um núcleo conceitual que inclui a propedêutica e a terapêutica médicas como atividades estritamente privativas do médico. Exemplo: atestar óbito, praticar uma anestesia ou proceder a uma laparotomia.

Deste modo, o ato médico específico seria o conjunto de práticas e de ensinamentos exercido ou supervisionado de forma exclusiva pelos que estão legalmente habilitados para o exercício da profissão médica e aceito e recomendado pelas instituições responsáveis pela fiscalização da medicina, pelas instituições médicas científicas e pelos aparelhos formadores desta profissão.

Deve-se ainda considerar como ato médico específico todo procedimento que, mesmo não sendo necessariamente realizado pelo médico, pressupõe de forma absoluta sua responsabilidade e sua supervisão. Citam-se como exemplos a adaptação de lentes de contato ("a indicação e prescrição de lentes de grau e de contato são de exclusiva competência dos médicos" – Parecer CFM nº 09/86), a colocação de aparelho gessado ("a indicação de colocação de aparelhos gessados, talas gessadas etc. é de exclusiva competência médica" – Parecer CFM nº 12/85) e a leitura e interpretação de exames ("a leitura e interpretação dos testes espirométricos constitui parte do diagnóstico clínico, sendo considerado ato privativo da medicina" – Parecer CFM nº 11/96).

O mesmo se diga até, sem nenhuma estranheza, da participação de técnicos de saúde e agentes comunitários recrutados e identificados na própria comunidade, desde que em um conjunto de ações de saúde organizado e aprovado pelos órgãos públicos de saúde e sob permanente orientação e responsabilidade médica.

Até mesmo a solicitação de exames complementares e a prescrição de medicamentos por enfermeiros, por exemplo, podem ser consideradas desde que a medicação esteja restrita a medicamentos estabelecidos em programas de saúde pública ou em rotina aprovada pela instituição de saúde. Assim orientam o Parecer-Consulta CFM nº 04/95 (É lícita aos enfermeiros a prescrição apenas de medicamentos estabelecidos em programas de saúde pública ou em rotina aprovada pela instituição de saúde) e a Lei nº 7.498, de 25 de junho de 1986 que dispõe sobre a regulamentação da Enfermagem no Brasil (Art. 11 – O enfermeiro exerce todas as atribuições de Enfermagem, cabendo-lhe: (...);

II – Como integrante da equipe de saúde: (…); c) prescrição de medicamentos estabelecidos em programas de saúde pública e em rotina aprovada pela instituição de saúde); (…). Ou como adverte o Parecer-Consulta CFM nº 30/96 (Atos que visem a diagnóstico, prognóstico ou terapêutica só podem ser praticados por médicos ou executados por outros profissionais quando prescritos e/ou supervisionados por médico).

Assim, não se deve deixar de considerar a existência de um conjunto de meios e procedimentos que podem ser conduzidos ou orientados pelos diversos profissionais de saúde, desde que estejam sob a orientação e controle do médico. Todavia, admitir que em face de uma específica formação, de características essenciais e exclusivas na formação do médico, determinados atos não se reproduzem aos demais segmentos da profissão saúde. A estes, acreditamos, não lhes cabe diagnosticar, indicar tratamento e dar alta. Sua função é a de executar os métodos e técnicas prescritos pelos que estão habilitados para tanto.

Fora de tais considerações, pode-se entender como desvio de competência, constituindo-se em um fato a ser avaliado pelo Conselho Regional de determinada categoria de saúde em cuja jurisdição ocorreu o indevido procedimento.

O Conselho Federal de Medicina, por meio da Resolução CFM nº 1.958/2010, define e regulamenta "o ato da consulta médica" nos seguintes termos: "Art. 1º – Definir que a consulta médica compreende a anamnese, o exame físico e a elaboração de hipóteses ou conclusões diagnósticas, solicitação de exames complementares, quando necessários, e prescrição terapêutica como ato médico completo e que pode ser concluído ou não em um único momento. § 1º Quando houver necessidade de exames complementares que não possam ser apreciados nesta mesma consulta, o ato terá continuidade para sua finalização, com tempo determinado a critério do médico, não gerando cobrança de honorário. § 2º Mesmo dentro da hipótese prevista no parágrafo 1º, existe a possibilidade do atendimento de distinta doença no mesmo paciente, o que caracteriza novo ato profissional passível de cobrança de novos honorários médicos. Art. 2º – No caso de alterações de sinais e/ou sintomas que venham a requerer nova anamnese, exame físico, hipóteses ou conclusão diagnóstica e prescrição terapêutica o procedimento deverá ser considerado como nova consulta e por isso deve ser remunerado. Art. 3º – Nas doenças que requeiram tratamentos prolongados com reavaliações e até modificações terapêuticas, as respectivas consultas poderão, a critério do médico assistente, ser cobradas. Art. 4º – A identificação das hipóteses tipificadas nesta resolução cabe somente ao médico assistente, quando do atendimento. Art. 5º – Instituições de assistência hospitalar ou ambulatorial, empresas que atuam na saúde suplementar e operadoras de planos de saúde não podem estabelecer prazos específicos que interfiram na autonomia do médico e na relação médico-paciente, nem estabelecer prazo de intervalo entre consultas. Parágrafo único. Os diretores técnicos das entidades referidas no *caput* deste artigo serão eticamente responsabilizados pela desobediência a esta resolução".

▼ A lei do ato médico

LEI Nº 12.842, DE 10 DE JULHO DE 2013

Dispõe sobre o exercício da Medicina.

A PRESIDENTA DA REPÚBLICA Faço saber que o Congresso Nacional decreta e eu sanciono a seguinte Lei:

Art. 1º O exercício da Medicina é regido pelas disposições desta Lei.

Art. 2º O objeto da atuação do médico é a saúde do ser humano e das coletividades humanas, em benefício da qual deverá agir com o máximo de zelo, com o melhor de sua capacidade profissional e sem discriminação de qualquer natureza.

Parágrafo único. O médico desenvolverá suas ações profissionais no campo da atenção à saúde para:

I – a promoção, a proteção e a recuperação da saúde;

II – a prevenção, o diagnóstico e o tratamento das doenças;

III – a reabilitação dos enfermos e portadores de deficiências.

Art. 3º O médico integrante da equipe de saúde que assiste o indivíduo ou a coletividade atuará em mútua colaboração com os demais profissionais de saúde que a compõem.

Art. 4º São atividades privativas do médico:

I – (VETADO);

II – indicação e execução da intervenção cirúrgica e prescrição dos cuidados médicos pré e pós-operatórios;

III – indicação da execução de procedimentos invasivos, sejam diagnósticos, terapêuticos ou estéticos, incluindo os acessos vasculares profundos, as biopsias e as endoscopias;

IV – intubação traqueal;

V – coordenação da estratégia ventilatória inicial para a ventilação mecânica invasiva, bem como das mudanças necessárias diante das intercorrências clínicas, e do programa de interrupção da ventilação mecânica invasiva, incluindo a desintubação traqueal;

VI – execução de sedação profunda, bloqueios anestésicos e anestesia geral;

VII – emissão de laudo dos exames endoscópicos e de imagem, dos procedimentos diagnósticos invasivos e dos exames anatomopatológicos;

VIII – (VETADO);

IX – (VETADO);

X – determinação do prognóstico relativo ao diagnóstico nosológico;

XI – indicação de internação e alta médica nos serviços de atenção à saúde;

XII – realização de perícia médica e exames médico-legais, excetuados os exames laboratoriais de análises clínicas, toxicológicas, genéticas e de biologia molecular;

XIII – atestação médica de condições de saúde, doenças e possíveis sequelas;

XIV – atestação do óbito, exceto em casos de morte natural em localidade que não haja médico.

§ 1º Diagnóstico nosológico é a determinação da doença que acomete o ser humano, aqui definida como interrupção, cessação ou distúrbio da função do corpo, sistema ou órgão, caracterizada por, no mínimo, 2 (dois) dos seguintes critérios:

I – agente etiológico reconhecido;

II – grupo identificável de sinais ou sintomas;

III – alterações anatômicas ou psicopatológicas.

§ 2º (VETADO).

§ 3º As doenças, para os efeitos desta Lei, encontram-se referenciadas na versão atualizada da Classificação Estatística Internacional de Doenças e Problemas Relacionados à Saúde.

§ 4º Procedimentos invasivos, para os efeitos desta Lei, são os caracterizados por quaisquer das seguintes situações:

I – (VETADO);

II – (VETADO);

III – invasão dos orifícios naturais do corpo, atingindo órgãos internos.

§ 5º Excetuam-se do rol de atividades privativas do médico:

I – (VETADO);

II – (VETADO);

III – aspiração nasofaringeana ou orotraqueal;

IV – (VETADO);

V – realização de curativo com desbridamento até o limite do tecido subcutâneo, sem a necessidade de tratamento cirúrgico;

VI – atendimento à pessoa sob risco de morte iminente;

VII – realização de exames citopatológicos e seus respectivos laudos;

VIII – coleta de material biológico para realização de análises clínico-laboratoriais;

IX – procedimentos realizados através de orifícios naturais em estruturas anatômicas visando à recuperação físico-funcional e não comprometendo a estrutura celular e tecidual.

§ 6º O disposto neste artigo não se aplica ao exercício da Odontologia, no âmbito de sua área de atuação.

§ 7º O disposto neste artigo será aplicado de forma que sejam resguardadas as competências próprias das profissões de assistente social, biólogo, biomédico, enfermeiro, farmacêutico, fisioterapeuta, fonoaudiólogo, nutricionista, profissional de educação física, psicólogo, terapeuta ocupacional e técnico e tecnólogo de radiologia.

Art. 5º São privativos de médico:

I – (VETADO);

II – perícia e auditoria médicas; coordenação e supervisão vinculadas, de forma imediata e direta, às atividades privativas de médico;

III – ensino de disciplinas especificamente médicas;

IV – coordenação dos cursos de graduação em Medicina, dos programas de residência médica e dos cursos de pós-graduação específicos para médicos.

Parágrafo único. A direção administrativa de serviços de saúde não constitui função privativa de médico.

Art. 6º A denominação "médico" é privativa do graduado em curso superior de Medicina reconhecido e deverá constar obrigatoriamente dos diplomas emitidos por instituições de educação superior credenciadas na forma do art. 46 da Lei nº 9.394, de 20 de dezembro de 1996 (Lei de Diretrizes e Bases da Educação Nacional), vedada a denominação "bacharel em Medicina". (Redação dada pela Lei nº 134.270, de 2016.)

Art. 7º Compreende-se entre as competências do Conselho Federal de Medicina editar normas para definir o caráter experimental de procedimentos em Medicina, autorizando ou vedando a sua prática pelos médicos.

Parágrafo único. A competência fiscalizadora dos Conselhos Regionais de Medicina abrange a fiscalização e o controle dos procedimentos especificados no *caput*, bem como a aplicação das sanções pertinentes em caso de inobservância das normas determinadas pelo Conselho Federal.

Art. 8º Esta Lei entra em vigor 60 (sessenta) dias após a data de sua publicação.

Brasília, 10 de julho de 2013; 192º da Independência e 125º da República.

MENSAGEM Nº 287, DE 10 DE JULHO DE 2013

Razões dos vetos

Ouvidos, os Ministérios da Saúde, do Planejamento, Orçamento e Gestão, da Fazenda e a Secretaria-Geral da Presidência da República manifestaram-se pelo veto aos dispositivos citados a seguir:

Inciso I do *caput* e § 2º do art. 4º

"I – formulação do diagnóstico nosológico e respectiva prescrição terapêutica;"

"§ 2º Não são privativos do médico os diagnósticos funcional, cinesiofuncional, psicológico, nutricional e ambiental, e as avaliações comportamentais e das capacidades mental, sensorial e perceptocognitiva."

Razões dos vetos

"O texto inviabiliza a manutenção de ações preconizadas em protocolos e diretrizes clínicas estabelecidas no Sistema Único de Saúde e em rotinas e protocolos consagrados nos estabelecimentos privados de saúde. Da forma como foi redigido, o inciso I impediria a continuidade de inúmeros programas do Sistema Único de Saúde que funcionam a partir da atuação integrada dos profissionais de saúde, contando, inclusive, com a realização do diagnóstico nosológico por profissionais de outras áreas que não a médica. É o caso dos programas de prevenção e controle à malária, tuberculose, hanseníase e doenças sexualmente transmissíveis, dentre outros. Assim, a sanção do texto poderia comprometer as políticas públicas da área de saúde, além de introduzir elevado risco de judicialização da matéria.

O veto do inciso I implica também o veto do § 2º, sob pena de inverter completamente o seu sentido. Por tais motivos, o Poder Executivo apresentará nova proposta que mantenha a conceituação técnica adotada, porém compatibilizando-a com as práticas do Sistema Único de Saúde e dos estabelecimentos privados."

Os Ministérios da Saúde, do Planejamento, Orçamento e Gestão e a Secretaria Geral da Presidência da República opinaram, ainda, pelo veto aos dispositivos transcritos a seguir:

Incisos VIII e IX do art. 4º

"VIII – indicação do uso de órteses e próteses, exceto as órteses de uso temporário;

IX – prescrição de órteses e próteses oftalmológicas;"

Razões dos vetos

"Os dispositivos impossibilitam a atuação de outros profissionais que usualmente já prescrevem, confeccionam e acompanham o uso de órteses e próteses que, por suas especificidades, não requerem indicação médica. Tais competências já estão inclusive reconhecidas pelo Sistema Único de Saúde e pelas diretrizes curriculares de diversos cursos de graduação na área de saúde. Trata-se, no caso do inciso VIII, dos calçados ortopédicos, das muletas axilares, das próteses mamárias, das cadeiras de rodas, dos andadores, das próteses auditivas, dentre outras. No caso do inciso IX, a Organização Mundial da Saúde e a Organização Pan-Americana de Saúde já reconhecem o papel de profissionais não médicos no atendimento de saúde visual, entendimento este que vem sendo respaldado no País pelo Superior Tribunal de Justiça. A manutenção do texto teria um impacto negativo sobre o atendimento à saúde nessas hipóteses."

Incisos I e II do § 4º do art. 4º

"I – invasão da epiderme e derme com o uso de produtos químicos ou abrasivos;

II – invasão da pele atingindo o tecido subcutâneo para injeção, sucção, punção, insuflação, drenagem, instilação ou enxertia, com ou sem o uso de agentes químicos ou físicos;"

Razões dos vetos

"Ao caracterizar de maneira ampla e imprecisa o que seriam procedimentos invasivos, os dois dispositivos atribuem privativamente aos profissionais médicos um rol extenso de procedimentos, incluindo alguns que já estão consagrados no Sistema Único de Saúde a partir de uma perspectiva multiprofissional. Em particular, o projeto de lei restringe a execução de punções e drenagens e transforma a prática da acupuntura em privativa dos médicos, restringindo as possibilidades de atenção à saúde e contrariando a Política Nacional de Práticas Integrativas e Complementares do Sistema Único de Saúde. O Poder Executivo apresentará nova proposta para caracterizar com precisão tais procedimentos."

Incisos I, II e IV do § 5º do art. 4º

"I – aplicação de injeções subcutâneas, intradérmicas, intramusculares e intravenosas, de acordo com a prescrição médica;

II – cateterização nasofaringeana, orotraqueal, esofágica, gástrica, enteral, anal, vesical, e venosa periférica, de acordo com a prescrição médica;"

"IV – punções venosa e arterial periféricas, de acordo com a prescrição médica;"

Razões dos vetos

"Ao condicionar os procedimentos à prescrição médica, os dispositivos podem impactar significativamente o atendimento nos estabelecimentos privados de saúde e as políticas públicas do Sistema Único de Saúde, como o desenvolvimento das campanhas de vacinação. Embora esses procedimentos comumente necessitem de uma avaliação médica, há situações em que podem ser executados por outros profissionais de saúde sem a obrigatoriedade da referida prescrição médica, baseados em protocolos do Sistema Único de Saúde e dos estabelecimentos privados."

Inciso I do art. 5º

"I – direção e chefia de serviços médicos;"

Razões dos vetos

"Ao não incluir uma definição precisa de 'serviços médicos', o projeto de lei causa insegurança sobre a amplitude de sua aplicação. O Poder Executivo apresentará uma nova proposta que preservará a lógica do texto, mas conceituará o termo de forma clara."

EXERCÍCIO ILEGAL DA MEDICINA

Os não formados em Medicina não podem nem devem exercer a profissão médica. Todavia, devem e podem exercer a medicina em algumas situações, consideradas inadiáveis e imprescindíveis, que o estado de necessidade aplaudiu e consagrou como lícitas.

Assim, o acadêmico de Medicina que, diante de um caso urgente e grave, assistir o paciente, impondo uma conduta ou uma terapêutica exigida, não estaria exercendo ilegalmente a Medicina. É célebre o caso do estudante Lecène, mais tarde famoso cirurgião, que, em certa ocasião, recebera uma jovem mulher com um quadro grave de abdome agudo. Praticou a laparotomia, retirando-lhe o apêndice infectado e drenando a cavidade. Notou, no entanto, os ovários intensamente comprometidos e optou pela sua retirada. A paciente entrou com uma ação civil contra o estudante e o professor responsável, pois, segundo ela, não teria autorizado aquela ampliação, ao ponto de uma castração imprevista, não consentida nem cogitada.

O Tribunal absolveu o mestre e o discípulo, evocando as seguintes razões:

"1. É impossível a formação médica sem facultar ao estudante o direito de praticar, sob orientação dos professores;

2. Seria injusto e, até certo ponto, temerário permitir a prática médica apenas depois da formatura;

3. Não se pode considerar ato ilícito o fato de uma cirurgia não seguir um plano preestabelecido; não seria aconselhável fechar a cavidade e, em seguida, pedir a autorização da paciente, principalmente quando essa situação é intransferível e necessária."

O que se procura punir, pela sanção penal, no exercício ilegal da Medicina, é que a saúde pública venha a ser ameaçada por pessoas não qualificadas e incompetentes. Para configurar-se o crime, basta apenas o perigo, não exigindo a lei que venha a consumar-se qualquer lesão ou malefícios, sendo necessária unicamente a possibilidade remota de dano.

A Medicina é uma profissão que de forma alguma pode ser exercida sem as exigências legais de habilitação, o que deixa bem claro a Lei das Contravenções Penais, em seu artigo 47, quando sanciona o exercício profissional "sem preencher as condições a que por lei está subordinado seu exercício". Esse fato não se constitui apenas em contravenção, mas também em crime.

▼ Exercício ilícito

O Código Penal em vigor, no capítulo dos "Crimes contra a Saúde Pública", em seu artigo 282, *pune aquele que "exercer, ainda que a título gratuito, a profissão de médico, de dentista ou de farmacêutico, sem autorização legal ou excedendo-lhe os limites"*, com a pena de detenção de até 2 anos, e o pagamento de 5 a 15 dias-multa se o crime é praticado com fim lucrativo.

Por *exercer*, entende-se praticar, exercitar, levar a efeito, dedicar-se, desempenhar. Esse ato, é claro, há de ser contínuo, tendo como princípio a mesma sistemática da profissão, que, no caso em particular, é a Medicina. Essa habitualidade não está condicionada apenas à pluralidade de pacientes, mas, da mesma forma, aos sucessivos atos de tratamento em uma só pessoa. Não se pode considerar infração delituosa quando a prática está justificada pelo estado de necessidade.

Entende-se por exercício ilegal não apenas o tratamento por meios medicamentosos, mas todo ato que vise à prevenção ou à cura através de aparelhos médicos, elétricos ou por meios de manobras e condutas cuja atribuição seja da profissão médica.

Alguns entendem que cometem a infração tanto quem não é possuidor de um título que o permita exercer legalmente a profissão, como quem, possuindo esse título, não o registrou nas repartições competentes. Achamos que não pode classificar-se como crime a segunda situação, pois compreende-se haver nesse fato apenas uma transgressão administrativa, mesmo faltando-lhe preencher as exigências legais, pois a saúde pública não estaria aí em jogo.

Não é apenas o leigo que pode cometer tal delito, mas também o médico habilitado legalmente quando excede os limites de sua profissão. Bento de Farias (*apud* Magalhães Noronha, *Direito Penal*, vol. 4, São Paulo: Editora Saraiva, 1971, p. 77) considera como práticas excessivas: "O médico assumir a responsabilidade de tratamento dirigido por quem não é profissional; firmar atestados de óbito de pessoas que foram tratadas por leigos; atestar graciosamente ou sem haver examinado o paciente; manipular medicamentos, não se tratando de produtos de laboratórios, mediante prévia licença, por serem exigidos os conhecimentos extrafarmacêuticos etc. (...)."

Constitui agravamento especial o fato de ter o agente cometido o exercício ilegal da Medicina com intuito de lucro, acrescentando-se à pena, nesse caso, o pagamento de 5 a 15 dias-multa.

Por outro lado, não se pode considerar exercício ilegal da Medicina a participação de atendentes, auxiliares de serviços gerais e agentes comunitários, recrutados e identificados na própria comunidade para atender às populações dispersas e carentes, através de atividades primárias e sob orientação e supervisão, tais como: notificações de casos suspeitos, imunização, coleta de dados, programas de educação para a saúde, ações de melhorias do ambiente e saneamento básico, tudo isso com recursos e tecnologia simplificados, como foi dito anteriormente.

▼ Charlatanismo

É um crime de perigo abstrato, cujo bem jurídico protegido é a saúde e a vida das pessoas sujeitas à fraude e ao engodo de agentes mais ou menos hábeis, que se aproveitam de outros menos avisados. Entendemos que o crime é mais de fraude que de perigo.

A expressão é derivada de *ciarlare*, que significa, em italiano, conversar muito, tagarelar, iludir.

A lei penal brasileira, em seu artigo 283, ao tratar do charlatanismo, vê a espécie delituosa em torno da cura inculcada ou anunciada, através de meios infalíveis e secretos, de terapêutica simulada, diagnóstico e prognóstico falsos, bem como de curas sensacionais e extraordinárias. O charlatão quase atribui a si próprio e aos seus meios poderes realmente miraculosos.

O agente desse crime é, na maioria das vezes, o médico que, ao desviar-se dos caminhos traçados pela ciência hipocrática, envereda-se por processos de mistificação fraudulentos e desonestos. Flamínio Fávero (*Medicina Legal*, 14ª ed., São Paulo: Livraria Editora Martins, 1956) relata de Eugênio Cordeiro (*Tese de Doutoramento*, 1917) que certa jovem procurou um determinado médico, o qual lhe fez diagnóstico de tuberculose pulmonar no 3º grau, assegurando-lhe que somente através de um tratamento especial e rigoroso poderia salvar-lhe a vida. E prescreveu: "Vinho de minha fórmula, ampolas de minha fórmula, aniodolina de minha fórmula, regularina de minha fórmula e cinamato segundo minha prescrição." Este médico era também proprietário de uma farmácia, onde os medicamentos seriam adquiridos.

Outro fato que bem caracteriza o charlatanismo foi o tão decantado "toque de Assuero", de repercussão mundial e que arrastou inúmeros adeptos. Consistia em tocar com o termocautério a mucosa nasal e aí estava o milagre: todas as doenças eram curadas, inclusive aquelas para as quais não existia tratamento.

Essas situações retratam muito bem o que seja o charlatanismo. Alguns entendem que outras pessoas, mesmo as leigas, podem ser consideradas charlatonas em situações específicas. Achamos, no entanto, que estas se enquadram mais no exercício ilegal propriamente dito ou no curandeirismo. Charlatanismo, para nós, é privativo dos médicos.

Segue o nosso raciocínio a legislação argentina, pois no artigo 208, nº 2, do seu estatuto penal exige habilitação do exercício médico, para a caracterização do charlatanismo. Tem a seguinte redação: "Quem, com título ou autorização para o exercício de uma arte de curar, anuncia ou promete a cura de enfermidades a prazo fixo ou por meios secretos e infalíveis."

Os médicos despreparados e ultrapassados, que não procuram acompanhar o progresso de sua ciência, não podem ser considerados infratores, pois a ignorância, o atraso e a falta de motivação para o estudo não caracterizam o dolo. Estes, no máximo, poderiam ser rotulados como charlatões inconscientes, que Eugênio Cordeiro classifica em *estacionários, superficiais* e *sistemáticos*. Os estacionários são aqueles que se descuidam do aprimoramento e da leitura, permanecendo no que aprenderam, ou em situação mais precária do que iniciaram; os superficiais são os que mal olham para o cliente, preenchem seus receituários sem os cuidados necessários e se restringem apenas ao tratamento sintomático; e os sistemáticos são os que conhecem duas ou mais drogas, previamente formuladas, receitando-as para todos os males.

Charlatanismo é a vontade consciente e livre de anunciar e inculcar meios de tratamento, curas infalíveis, de maneira secreta. É o conhecimento da fraude e da inverdade que se proclama, mesmo sabendo, de antemão, que essa prática é falsa e nociva.

Nossa legislação penal, em seu artigo 283, ao tratar do charlatanismo, diz: "*Inculcar ou anunciar cura por meio secreto e infalível.*"

Inculcar quer dizer recomendar, aconselhar, propor, indicar com elogios, apregoar. A característica é a falsa indicação.

Anunciar é a forma de divulgar e difundir por qualquer meio de comunicação: rádio, jornal, televisão, impressões, pregões, Internet etc.

Os elementos fundamentais do crime são o segredo e a infalibilidade. Os autores, em geral, dispensam o caráter habitualidade, bastando um único ato para configurar a infração criminosa, como também se houve a possibilidade de enganar alguém ou não. A forma do dispositivo legal do nosso estatuto pune, por antecipação, quaisquer que sejam os resultados ou os efeitos da ação do sujeito ativo do delito.

O Decreto-Lei nº 4.113, de 14 de janeiro de 1942, disciplina, em seu artigo 1º, a propaganda dos médicos, dentistas e farmacêuticos, proibindo o anúncio de cura de determinadas doenças, para as quais não haja tratamento próprio, segundo os atuais conhecimentos da ciência. E não admite, por outro lado, atestados de cura de certas enfermidades, para as quais não exista tratamento estabelecido por meio de preparados farmacêuticos.

Outra forma de charlatanismo mascarado é, sem dúvida, o que Froom, citado por Augusto L. Cechine (*in Ética en Medicina*, Barcelona: Editorial Científico-Médico, 1973), chamou de *mercado da personalidade*, ou seja, a orientação mercantilista, levada pelo exibicionismo inescrupuloso de alguém, que faz apresentar uma competência que não tem ou uma forma de publicidade, nos diversos meios de comunicação, que, em última análise, constitui-se uma maneira de "aparecer".

Assim, entre outras coisas, não pode o médico oferecer publicamente seus serviços profissionais gratuitos aos pobres, pois esse fato já é demasiadamente conhecido como uma forma grosseira e vulgar de se mostrar "caridoso" e adquirir clientela. A caridade é necessária, mas deve ser exercida de maneira tão discreta e tão sentida que não humilhe quem a receba, nem se torne um pretexto para obtenções de fins escusos, através de uma "nobre ação".

A publicidade exagerada não deixa de constituir uma forma indisfarçável de charlatanismo.

▼ Curandeirismo

O *curandeirismo* é também um crime de perigo abstrato. Essa forma de delito caracteriza-se por uma situação de risco, independentemente de uma efetiva ameaça de dano a uma pessoa ou algo determinado. Assim, mesmo que nenhuma ameaça real de dano tenha existido, há de se considerar como consumada a infração de perigo abstrato, ou seja, de perigo presumido.

O curandeirismo não se confunde com o exercício ilegal da Medicina, pois nele não se usam meios médicos nem se fazem passar por médicos. Seus autores tentam a cura ou a fraude, invocando o sobrenatural ou seus conhecimentos empíricos, através de recursos intimidativos, coreográficos, místicos, ou através de prescrição ou administração de ervas ou de outras substâncias, as mais bizarras possíveis.

A verdade é que o problema não foi ainda devidamente analisado na sua profundeza. O moralismo jurídico, o orgulho da ciência e o preconceito da cultura não permitiram ainda uma abordagem mais séria.

O curandeirismo é fruto de uma desagregação social e cultural do negro, não só pelo processo de urbanização, mas, ainda, pela marginalização e pelo abandono, dando, em consequência, margem a que ele deságue suas frustrações no mundo das representações místicas e fantásticas. Dessa forma, o curandeirismo tornou-se, em seu meio, o centro das consultas e das decisões, viabilizadas pela marginalização e pela pobreza, pelo abandono e pela doença. Essa foi a forma de ajuda mais prática e mais direta que eles conseguiram.

Ninguém pode negar os malefícios que o curandeirismo pode trazer quando se propõe a tratar de doenças. Todavia, é indiscutível que ele vem servindo de elemento conciliador e agregador das massas desassistidas e desgraçadas, através de um equilíbrio social e psicológico.

Ainda assim, tanto o art. 27 da Lei das Contravenções Penais como o art. 284 do Código Penal o consideram contravenção e crime, respectivamente, por considerá-lo não só mistificação e exploração da boa-fé, mas também um atentado à saúde pública. José Duarte (*Comentários à Lei das Contravenções Penais*, 2ª edição, Rio de Janeiro: Forense, 1958), sobre o assunto, afirma: "É, pois, uma prevenção moral e higiênica porque, muitas vezes, as bruxarias, os sortilégios, a magia negra e práticas semelhantes produzem nos espíritos fracos impressões nocivas que perturbam a própria mente e comprometem a saúde. São, às vezes, pequenas fraudes, mistificações ridículas, revestindo um caráter aparentemente inofensivo, sem visos de chantagem. Mas contêm a ameaça de um grande perigo, dada a influência que exercem na gente inculta, simplória e crédula."

O espiritismo, quando tratado como ciência ou filosofia, pode ainda ser tolerado, se é que se deve considerá-lo como tal. A verdade, porém, é que ninguém pode retirar da mente de outrem a crença na existência do sobrenatural ou sua credulidade nos espíritos. Mas, quando essa prática começa a adentrar no domínio da saúde física ou mental de seus adeptos, não há que negar tratar-se de curandeirismo, pelo menos naquilo que a lei prevê.

"Mais que todos os sortilégios mágicos e bruxedos, a prática do espiritismo-medicina constitui um grave e generalizado perigo, pois, inculcando curas milagreiras, induz os crédulos a repudiar, com sério e, às vezes, irreparável dano à própria saúde, os recursos preconizados pela ciência médica. E tem-se de reconhecer que, entre nós, a jurisprudência tem contribuído, com uma tolerância que aberra inteiramente do texto penal, para a expansão dessa maléfica atividade dos profusos "centros" do espiritismo. Sob a capa de exercício de culto, os espiritistas levaram o seu arrojo ao extremo de montarem verdadeiras "policlínicas", onde fazem aplicação de seus *fluidos* e passes, por meio de seus improvisados *medicine-men* ou com a intervenção dos chamados "aparelhos mediúnicos", as mais das vezes agentes de grosseira simulação" (Nelson Hungria, *Comentários ao Código Penal*, Rio: Edição Revista Forense, vol. IX, 1959, p. 155).

Nossa lei substantiva penal, ao tratar do curandeirismo, enumera a forma delituosa em três incisos. O primeiro é prescrever, ministrar ou aplicar habitualmente qualquer substância dando a entender que mesmo as não nocivas constituem infração, o que leva a várias contradições doutrinárias. O segundo diz respeito ao emprego de gestos, palavras ou qualquer outro meio, o que nos faz crer tratar-se de postura, passes e atitudes, rezas ou benzeduras, tendo como apoio a superstição do crente. E o terceiro refere-se à feitura de diagnósticos, pois, como sabemos, tal atribuição é privativa dos médicos.

Na configuração do crime, exige-se a habitualidade, não podendo caracterizá-lo apenas um ato esporádico, pois é difícil excluir alguém que, pelo menos uma vez, não tenha feito um diagnóstico ou prescrito um medicamento. Impõe-se aqui o velho ditado popular: "De médico e louco, todos nós temos um pouco."

Constitui circunstância agravante a prática do curandeirismo mediante remuneração. E. Magalhães Noronha (*op cit*., p. 93) diz acertadamente: "Praticado o delito mediante remuneração, a lei procura puni-lo em sua ganância, ferindo-o no bolso. Módica, porém, é a multa."

▼ Anotações de penalidades na carteira profissional do médico infrator

Estatui a norma máxima disciplinadora das ações dos Conselhos de Medicina – a Lei nº 3.268, de 30 de setembro de 1957, precisamente no parágrafo 4º do art. 18, que "no prontuário do médico serão feitas anotações referentes ao mesmo, inclusive os elogios e as penalidades".

Estabelece, dessa maneira, o legislador que, no prontuário de cada médico inscrito em um Conselho de Medicina, devem constar os aspectos positivos e negativos de sua vida profissional. Admite-se, é claro, que esses prontuários estejam sempre em arquivos e sejam manipulados por funcionários do setor competente, como elemento de registro burocrático reservado e como fonte de informações, inclusive sobre reincidência de infração aos dispositivos do Código de Ética Médica em sentenças transitadas em julgado.

No entanto, de forma inoportuna, o Decreto nº 44.045, de 19 de julho de 1958, editado no sentido de regulamentar a Lei nº 3.268/57, dando-lhe condições de aplicabilidade e reforço, outra coisa não faz senão alterar e subverter o espírito e a forma desta Lei, extrapolando o que ela determina, por meio de interpretação extraordinária, quando, no *caput* do art. 23, afirma que "as execuções das penalidades impostas pelos Conselhos Regionais e pelo Conselho Federal de Medicina processar-se-ão como foi estabelecida pelas respectivas decisões, sendo anotadas tais penalidades na carteira profissional do médico infrator, como estatuído no parágrafo 4º do art. 18 da Lei nº 3.268, de 30.09.57".

Ora, uma coisa é o prontuário médico e outra, muito diferente, é a carteira profissional do médico, a qual tem o valor legal de carteira de identidade. Por isso, um fato é anotar informação no prontuário existente em um arquivo de repartição pública. Outro, muito diverso, é anotar essas informações em uma carteira profissional.

Poder-se-ia, ainda, imaginar que um decreto tivesse por finalidade, entre outras, acrescentar medidas sobre lacunas da Lei. Puro engano. A função da norma regulamentadora é sedimentar os princípios e oferecer meios de praticabilidade da Lei. A forma de preencher lacunas na Lei é através de sua alteração ou de sua revogação, com a consequente edição de um texto adequado, na instância legislativa. Em suma: por meio de outra lei.

Lei é um princípio da legalidade, emanado de órgãos de representação popular e elaborado em conformidade com o processo legislativo previsto na Constituição Federal. Cabe, por outro lado, ao Poder Executivo, sancionar, homologar e fazer publicar as leis, bem como expedir decretos e regulamentos para sua fiel execução. Assim, o decreto tem o destino de permitir e facilitar que a lei seja executada fielmente, desenvolvendo-lhe os princípios, estabelecendo os pormenores de sua aplicabilidade, sempre que o Executivo os julgue indispensáveis ou convenientes. Em síntese, o decreto tem a finalidade de permitir a justa e exata execução da lei, dispondo sobre procedimento da norma, mas sempre "na forma da lei".

O sistema constitucional brasileiro não admite o chamado regimento independente ou autônomo, ficando sempre sujeito a uma reserva relativa da lei. O poder regulamentador é um poder limitado, não pode criar normatividade que se insurja contra a ordem jurídica. O poder regulamentador deve respeitar os dispositivos constitucionais, a lei regulamentada, a legislação em geral e, de acordo com alguns, até mesmo as fontes subsidiárias a que elas se reportam. Inovar em questão jurídica é tarefa da lei.

Bastaria o que foi dito para justificar o absurdo que constitui tais anotações nas carteiras profissionais dos médicos. No entanto, veja o que diz a Constituição Federal ao tratar dos Direitos e

Garantias Individuais e Coletivas: "Não haverá penas de caráter perpétuo." Existe alguma dúvida de que uma pena assinalada na carteira profissional de um indivíduo, seja ele médico ou não, deixe de representar a perenidade da punição e a execração do seu portador? Afinal, qual seria o sentido da pena? Humilhar? Estigmatizar? Não, acreditamos que não. Mesmo que ela represente uma reação da sociedade organizada a um fato que viola uma das suas normas, no interesse da ordem e da segurança social, a pena deve ser uma proposta civilizada no sentido de reeducar, ressocializar e recuperar o autor da infração, e nunca ter o sentido de achincalhar ou menosprezar quem quer que seja, por mais inconsequente que tenha sido sua atitude.

Uma punição que continua pelo seu efeito, mesmo depois de cumprida a medida punitiva, é infamante. Esta forma de pena, além de cruel pelo seu sentido de vingança, prolonga o sofrimento por toda vida e, por isso, também é instrumento de injustiça.

A história jurídica da liberdade pessoal no mundo de agora se concilia cada vez mais com a ideia de proteção da esfera íntima de cada homem e de cada mulher. Outra coisa: a própria publicação festiva e barulhenta das sentenças pelos Conselhos não deixa de ter sua acentuada função infamante e seu objetivo de degradar ou, outras vezes, apenas de "mostrar serviço".

Assim não temos dúvida de que, no caso em tela, está patente a extrapolação da norma legal que acrescenta medida permitindo anotações de punibilidade nas carteiras profissionais dos médicos infratores ao seu Código de Ética Médica. Além disso, um desrespeito aos princípios constitucionais de amparo à dignidade humana, um vilipêndio aos direitos consagrados à cidadania e um desestímulo à recuperação do infrator. Uma forma anacrônica e infeliz de fazer justiça.

Este também é o pensamento do Conselho Federal de Medicina, ao aprovar em reunião de Diretoria o Parecer nº 017/97, do seu Setor Jurídico, que considera tais anotações na carteira profissional do médico infrator como inconstitucionais e vexatórias, e recomenda que as anotações das penas sejam feitas exclusivamente nos respectivos prontuários dos facultativos, os quais devem permanecer arquivados no próprio Conselho onde o profissional está inscrito.

---

45. Segredo médico: Introdução. Escolas doutrinárias. Quando se diz que houve infração. Quando se diz que não houve quebra do sigilo. Situações especiais. Conclusões.

INTRODUÇÃO

Há certas profissões que, por sua própria natureza e circunstâncias, estão sujeitas a uma forma mais rigorosa de conduta. A medicina é uma delas.

O notável progresso das ciências biológicas e o número cada vez mais crescente de especialistas nos serviços de saúde trouxeram, inevitavelmente, uma nova estruturação no relacionamento médico-paciente. O sigilo médico nos dias atuais não pode ser comparado ao da época hipocrática.

Da maneira como está ele colocado no *Juramento*, o segredo médico compreende apenas certos fatos, tendo-se em vista sua natureza e as suas normas, que se equiparam a uma espécie de compromisso entre os mestres de Cós e os neófitos da família de Asclepíades, quando de forma dogmática assegura: "o que, no exercício ou fora do exercício ou no comércio da vida, eu vir ou ouvir, que não seja necessário revelar, conservarei como segredo." Por isso, traduz uma obrigação moral e quase religiosa, não repousando em bases jurídicas nem sobre uma noção de ordem pública.

Hoje, o silêncio exigido aos médicos tem a finalidade de impedir a publicidade sobre certos fatos conhecidos cuja desnecessária revelação traria prejuízos aos interesses morais e econômicos dos pacientes. A privacidade de um indivíduo é, pois, um ganho que consagra a defesa da liberdade e a segurança das relações íntimas, por princípio constitucional e por privilégio garantido na conquista da cidadania. A Declaração Universal dos Direitos Humanos assegura "o direito de cada pessoa ao respeito de sua vida privada".

São partes integrantes do segredo médico a *natureza da enfermidade*, as *circunstâncias* que a rodeiam e o seu *prognóstico*.

Deve-se entender que o segredo pertence ao paciente. O médico é apenas o depositário de uma confidência. A necessidade do sigilo nasceu por exigência das necessidades individuais e coletivas: em favor dos pacientes, dos familiares e da sociedade em geral. Todavia, ainda que o segredo pertença ao paciente, o dever de guarda da informação existe não pela exigência de quem conta uma confidência, mas pela condição de quem a ele é confiada e pela natureza dos deveres que são impostos a certos profissionais. Em suma, a proteção do segredo é um patrimônio público.

Está claro que existe um interesse comum na tutela do sigilo. A discrição e a reserva de determinados fatos assimilados no exercício de uma profissão visam à proteção e à defesa da reputação e do crédito das pessoas, e o Estado está diretamente interessado que o indivíduo encontre soluções e guarida na inviolabilidade desse sigilo. Há, também, por isso, um interesse coletivo.

Tem sido matéria controvertida se o sigilo imposto refere-se somente aos fatos revelados pelos doentes confidencialmente, ou também aos outros fatos que, de uma ou outra maneira, cheguem ao conhecimento do médico quando do exercício profissional. A se louvar no *Juramento de Hipócrates*, que manda calar apenas "os segredos que lhe forem confiados", tem-se a ideia de que estaria o profissional obrigado a manter sigilo apenas daquilo que foi objeto da confidência do paciente.

Esse conceito restrito não pode ser aplaudido. O segredo não se constitui apenas do que resultou de uma confidência. Se o médico chega a conhecer certos fatos pela circunstância que a intimidade profissional permite, deve respeitá-lo. Mesmo naquilo que o doente nega ao médico ou lhe quer deixar ignorar, há segredo e, portanto, obrigação ao sigilo.

ESCOLAS DOUTRINÁRIAS

Classicamente diz-se que há três escolas doutrinárias que cercam o sigilo médico. São elas: a *absolutista*, a *abolicionista* e a *intermediária* ou *relativista*.

A corrente absolutista é aquela que impõe um sigilo total, em todos os casos, em qualquer situação, "mesmo que, à sombra desse segredo, a inocência seja perseguida ou o crime protegido". Paul Brouardel foi, com certeza, o mais intransigente defensor dessa teoria, quando há muito já afirmava: "É um dever imperioso. Se um médico se encontra diante de um criminoso que venha a pedir seus cuidados, qualquer que seja a sua emoção, sua indignação, deve lembrar que a legislação quer que o homem, por indigno que seja, possa receber cuidados com toda a confiança, ainda que o segredo comprometa os interesses da Justiça. O médico não deve ver neste homem senão um enfermo e, por conseguinte, não pode converter-se em seu denunciante. A obrigação do segredo não é facultativa, é absoluta" (*in La responsabilité médicale*, Paris: Librairie J. B. Baillière, 1898).

A escola abolicionista teve como defensores mais intransigentes Charles Louis Valentino e George Jacomet; o primeiro afirmava que o sigilo nada mais era do que "uma farsa entre o doente e o médico, estranhando-se que a lei proteja o interesse de uma pessoa em prejuízo dos interesses da coletividade".

E, finalmente, a escola eclética, intermediária ou relativista que adota critério relativo do sigilo médico, fundamentando-se em razões de ordem social. Esta é a doutrina que prevalece entre todos os lugares do mundo.

A verdade é que, nos dias que correm a par dos notáveis progressos verificados no campo médico, há uma nova disposição no relacionamento médico–paciente. A clássica concepção de sigilo profissional vem sendo contestada diante das vertiginosas mudanças havidas na sociedade, desde os tempos antigos até agora.

Em uma profissão que encerra aspectos tão pessoais e circunstanciais como a medicina, nem sempre é fácil aceitar uma intervenção racional e inflexível. Assim, o médico de hoje não pode deixar de aceitar o fato de que, nas sociedades modernas e organizadas, a ciência médica se converte, queira ou não, em um autêntico serviço público, com suas conveniências e inconveniências, pois a vida e a saúde das pessoas são tuteladas como um bem comum.

A própria evolução da Medicina, nos impressionantes avanços do momento, impõe um repensar que, pouco a pouco, vai substituindo uma deontologia clássica e universal por um sistema de normas adaptáveis à realidade em que se vive, mas que nem sempre todos os médicos aceitam. Chega-se a admitir que, hoje em dia, o segredo médico deva tolerar certas limitações, pois prevalece no espírito de quase todos o interesse coletivo sobre o interesse particular.

Quando alguns atos médicos são televisionados ao vivo e quando a imprensa noticia, diariamente, de forma sensacional e chocante os célebres *boletins* sobre as condições de pessoas de certa projeção, o sigilo médico vai-se transformando em letra morta. A Medicina atual não pode ser comparada àquela praticada antigamente. O sigilo médico entre uma época e outra não é mais o mesmo. Por isso é ele atualmente o mais discutido e controverso problema deontológico, em virtude dos multifários e complexos aspectos que se oferecem.

Os princípios éticos não se apresentam sempre fáceis quanto a sua aplicação prática. Às vezes a situação aventada está em um limite tão impreciso que parece, ao mesmo tempo, ser delito romper ou conservar o segredo. Por isso é necessário estar atento e saber distinguir os diferentes matizes deste delicado problema, para evitar meter-se em complicações desnecessárias, ou involuntariamente prejudicar outrem.

O sigilo médico não pode hoje ser defendido em termos absolutos como sugeria Francisco de Castro: "Esse segredo ou há de ser formal e absoluto, ou, se não o for, não passará de um embuste grosseiro, de uma arlequinada indecorosa, de uma farsa infamante de um homem de bem." Nem muito menos no conceito de confissão, que o direito canônico consagrou e prescreveu com o máximo rigor nas palavras de Santo Agostinho: "O que sei por confissão, sei-o menos do que aquilo que nunca soube" (*in Discursos*, Edição particular, 1902).

Esse conceito absoluto de sigilo, com o caráter de inviolabilidade e sacralidade, surge nos tempos atuais contraditório em vários momentos do exercício profissional. Essa sacralização do segredo, essa assimilação da relação médico–paciente ao sacramento da confissão, essa elevação do silêncio do médico a uma virtude transcendente, esse fato de a violação do segredo ser tido ao nível de pecado, não podem ser admitidos nem mesmo pelos teólogos mais radicais. O sigilo médico é de ordem natural e racional; a confissão é de natureza sacramental e transcendente.

Também não se pode defender as ideias abolicionistas do sigilo quando se o compara a uma farsa entre o doente e o médico, ou quando se censura a proteção de um interesse individual em prejuízo dos interesses coletivos. Essa estranha e inconcebível corrente não deve ter muitos adeptos.

O que deve prevalecer atualmente é o fato de ser o sigilo médico relativo, sendo sua revelação sempre fundamentada por motivos éticos, legais e sociais, e que isso venha a ocorrer com certa cautela e em situações muito especiais do exercício da medicina, quando se diz que um interesse superior exigiu tal violação.

QUANDO SE DIZ QUE HOUVE INFRAÇÃO

No mundo inteiro as legislações consagram a inviolabilidade do segredo médico. O objetivo dessa proteção não é só estabelecer a confiança do paciente, cujas informações são fundamentais para assegurar um diagnóstico correto e uma terapêutica eficiente: é também por um imperativo de ordem pública e de equilíbrio social.

Admite-se a infração por quebra do sigilo médico se configure quando sua revelação se faz de forma intencional, permitindo que um fato deixe de constituir confidência em uma relação profissional e passe para o conhecimento de terceiros que não estão nessa relação nem no direito de sabê-lo.

A forma utilizada para a revelação dessas confidências pode ser a mais diversa. Escrita ou oral, por meio de carta ou pela imprensa, ou dirigida a pessoas certas ou incertas. Basta que o conteúdo do segredo e a identidade do paciente sejam levados ao conhecimento público ou particular. Para a caracterização do delito de quebra do sigilo profissional, faz-se necessário:

1. *Existência de um segredo*. O segredo é o fato conhecido por alguém ou por um número limitado de pessoas interessadas na sua inviolabilidade, às quais a revelação poderia trazer certos danos. O sigilo é a forma de proteger a vontade e o interesse, de maneira expressa ou tácita, de que determinados assuntos sejam mantidos em caráter privado, pois do contrário trariam inevitáveis prejuízos de ordem moral ou material.

2. *Conhecê-lo em razão de função, ofício, ministério ou profissão*. Porthes afirmava que "não há medicina sem confidências, não há confidências sem confiança e não há confiança sem segredo". Assim, é fácil entender que não há como se exercer uma atividade tal qual a medicina sem ouvir as confidências e

sem ter a consciência de que certos fatos devem ser mantidos sob sigilo, a não ser em casos muito especiais.

3. *Ausência de motivos relevantes.* É evidente que, no exercício diário da medicina, o médico se depara com situações em que alguns conceitos mais ortodoxos do segredo são revelados, em face das imposições de interesse público ou mesmo individual. Desse conflito com as incompatibilidades das concepções médicas ou jurídicas, deve prevalecer o respeito às necessidades imediatas. O que se pune, quando da revelação escusada, é a leviana atitude de trazer ao conhecimento alheio determinados acontecimentos que fazem parte da privacidade do paciente ou de seus familiares.

4. *Possibilidade de dano a outrem.* Para alguns não é necessário que a quebra do segredo médico chegue a causar danos. Temos repetido que "basta a simples quebra do segredo para que se configure a infração, independente da concretização do dano" (*in Comentários ao Código de Ética Médica*, 6ª edição. Rio de Janeiro: Guanabara Koogan, 2010).

5. *Existência de dolo.* A infração de quebra do sigilo profissional é sempre por dolo, ou seja, quando o agente divulga conscientemente uma confidência e quando ele sabe que está agindo de forma contrária à norma. Nunca por culpa, pois nesta faltariam os elementos necessários para sua caracterização. Assim, por exemplo, a perda de um envelope contendo resultados de exame de um paciente, possibilitando alguém conhecer sobre sua doença, não caracteriza o crime de divulgação do segredo. O mesmo se diga quando o rompimento do sigilo ocorre por coação física ou moral.

QUANDO SE DIZ QUE NÃO HOUVE QUEBRA DO SIGILO

O Código de Ética Médica vigente, em seu artigo 102, adverte que "é vedado ao médico revelar fato que tenha conhecimento em virtude do exercício de sua profissão, salvo por justa causa, dever legal ou autorização expressa do paciente".

Pode-se dizer que *justa causa* é o interesse de ordem moral ou social que autoriza o não cumprimento de uma norma, contanto que os motivos apresentados sejam relevantes para justificar tal violação. Fundamenta-se na existência de estado de necessidade.

Confunde-se seu conceito com a noção do bem e do útil social, quando capazes de legitimar um ato coativo. Está voltada aos interesses individuais ou coletivos e defendida por reais preocupações, nobres em si mesmas, e condizentes com as prerrogativas oriundas das conquistas de uma sociedade organizada. Enfim, é o ato cuja ocorrência torna lícita uma transgressão.

O universo da *justa causa* é muito amplo e por isso nem sempre é fácil estabelecer seus limites. Está muitas vezes nos fatos mais triviais da convivência humana, na decisão de quem exerce uma atividade especial ou no conflito das proletárias tragédias do dia a dia. É claro que não pode existir uma abertura excessiva em seu conceito senão ocorrerá a debilidade da ação coativa.

Há, enfim, uma multidão incalculável de situações e acontecimentos na vida profissional do médico que não está normatizada, desafiando até os mais experientes. Mesmo que o segredo médico pertença ao paciente como uma conquista sua e do conjunto da sociedade, há de se entender que essa reserva de informações é relativa, pois o que se protege não é uma vontade caprichosa e exclusivista de cada um isoladamente, mas a tutela do bem comum, os interesses de ordem pública e a harmonia social. E o que se proíbe é a revelação ilegal que tenha como motivação a má-fé, a leviandade ou o baixo interesse.

Por outro lado, entende-se por *dever legal* a quebra do sigilo por obediência ao que está regulado em lei, e o seu não cumprimento constitui crime. No que concerne ao segredo médico, pode-se dizer que poucas são as situações apontadas na norma, como por exemplo a notificação compulsória de doenças transmissíveis, tal qual está disciplinada na Lei nº 6.259, de 30 de outubro de 1975.

Não há como confundir *justa causa* com *dever legal*. São duas coisas distintas. Não podem ser rotuladas como sinônimos. Só é *dever legal* aquilo que está claramente definido na lei. O Código de Ética Médica não poderia ser redundante. É perfeitamente concebível que em um corpo de normas não poderiam caber todas as situações possíveis e imagináveis do segredo médico, até porque a lei tende a ser genérica e refratária ao casuísmo.

Finalmente, diz-se que não há infração por quebra do sigilo médico quando isso se verifica a pedido do paciente maior e capaz, ou, caso contrário, de seus representantes legais. Ainda assim, recomendamos que essa ruptura do segredo seja precedida de explicações detalhadas, em linguagem acessível, sobre sua doença e sobre as consequências dessa revelação. Isso porque, em certas ocasiões, tal declaração pode trazer ao paciente prejuízo aos seus próprios interesses. Muitos aconselham até que esse pedido do paciente, quando da revelação do segredo, seja por escrito, por livre manifestação e mediante um consentimento esclarecido. De qualquer forma, nos atestados ou relatórios, deve constar sempre que a revelação das condições do paciente ou do seu diagnóstico foi a pedido dele ou de seus responsáveis legais.

SITUAÇÕES ESPECIAIS

Há na vida profissional do médico várias situações que permitem dúvidas e controvérsias no que se refere a validade ou não da quebra do segredo, tais como:

1. *Em causa própria.* São divergentes as opiniões se o médico deve ou não romper o sigilo profissional em defesa de um interesse próprio, quando, por exemplo, sentir-se injuriado por alguém. Alguns admitem que atribuir violação do sigilo médico em tais casos seria facultar às pessoas inidôneas motivações para atingir levianamente o profissional. No entanto, a maioria admite que o médico não pode utilizar-se de informações confidenciais de seus pacientes no interesse próprio, mas procurar na Justiça o foro apropriado para cada decisão.

2. *Estudantes de medicina.* Tudo aquilo que o professor, o preceptor ou mesmo o médico passa para um estudante de medicina, no interesse de seu aprendizado, não se pode considerar como infração por quebra do sigilo. É inconcebível admitir-se que se possa formar médicos para o futuro sem o seu tirocínio prático. O que deve constituir modelo desaconselhado ou mesmo afronta aos ditames éticos é a informação de fatos alheios a esse aprendizado e que dizem respeito apenas a baixos propósitos. Por sua vez, venha o estudante divulgar um fato que teve conhecimento durante suas aulas e no interesse da sua formação, responde criminalmente por esta indevida divulgação.

3. *Revelação ao paciente.* Cada dia que passa, mais e mais se defende a ideia de que os pacientes devem saber a verdade sobre suas doenças. Isso não se pode considerar quebra do segredo médico. O que se recomenda é que essas verdades sejam levadas com certa prudência, principalmente diante dos casos mais graves. Aos familiares dos pacientes a regra é dizer sempre a verdade, a não ser determinados fatos que possam ser administrados pelo paciente e que lhe tragam algum desconforto

sua revelação. Martin afirma que "a sonegação ao paciente é tolerada quando a informação possa prejudicar o paciente" (*in A ética médica diante do paciente terminal*, Aparecida: Editora Santuário, 1993).

4. *Segredo post-mortem*. Após falecimento do paciente o médico ainda se vê na obrigação ética e legal de manter o sigilo como forma de respeito a sua privacidade. Mesmo depois da morte as pessoas têm assegurada a proteção e a reserva de suas confidências, movidas pelo sentimento de piedade que se deve ter diante do morto e de sua memória. Royo-Villanova afirmava: "Não se deve permitir especulações exibicionistas com os que acabaram de morrer, tanto em favor de sua piedosa recordação como dos seus parentes que seguem entre nós" (*in El secreto médico post-mortem*, Arch. Fac. Med. 5(17):72-91, 1970).

5. *AIDS e sigilo profissional*. Caso um paciente aidético manifeste o desejo de que nem seus familiares tenham conhecimento dessa condição, ao médico cabe respeitar tal pedido. Isto está assegurado na Resolução CFM nº 1.665/2003. No entanto, é recomendável que o profissional peça ao paciente que indique uma pessoa de sua confiança para que possa servir de intermediá-rio entre ele e quem o assiste.

A parte mais difícil desta questão é a que se refere aos comunicantes sexuais, principalmente quando os infectados pelo HIV se recusam a dar tal informação. Neste caso, invocando-se o *princípio da justa causa*, é legítimo que o médico procure aquelas pessoas e lhes informe sobre as condições do seu parceiro. É o que preceitua a Resolução supracitada.

Está também justificada a revelação dos pacientes portadores de AIDS quando, atendendo ao *princípio do dever legal*, o médico notifica, por interesse epidemiológico, a instituição de saúde pública competente.

Os trabalhadores infectados pelo HIV não fogem à regra da proteção do segredo. Não se pode pedir exames sem seu conhecimento e aprovação, nem muito menos repassar essas informações aos seus patrões, principalmente quando eles têm condições físicas e psíquicas de trabalhar e quando o efetivo exercício de suas atividades não traz risco ou prejuízo para outros. Isto está bem claro naquela Resolução dirigida aos médicos quando na avaliação admissional de pessoal. Condenável também é a realização compulsória da sorologia para HIV, em especial como condição necessária para internação hospitalar.

No que diz respeito à solicitação judicial ou administrativa sobre informações de menores infratores e detentos do sistema correcional, portadores de sorologia positiva para o HIV, o Conselho Federal de Medicina, em seu Parecer-Consulta nº 04/91, enfatiza que não há nenhuma contribuição na adoção de medidas generalizadas nesse particular, notadamente quando não se tem uma estratégia de atendimento subsequente nem uma maneira de respeitar a dignidade das pessoas. Aumentarão, sem dúvida, a estigmatização, os preconceitos e a hostilização. No entanto, revelar o segredo médico aos pais ou responsáveis legais (no caso, o juiz de menor competente), pode-se entender como necessário, após aprovada a incapacidade do menor interno de dar solução ao problema, por seus próprios meios. O mesmo se diga quanto à equipe multidisciplinar de tratamento do menor recluso, entendendo que a solução do problema não está limitada exclusivamente à ação do médico e pelo fato de estarem também, aqueles profissionais, sujeitos ao sigilo, por imperativo do artigo 157 do Código Penal Brasileiro.

6. *Segredo e Perícia Médica*. A perícia médica, quando da realização dos exames em juntas oficiais, no tocante ao segredo médico, está regulada pelo artigo 205, da Lei nº 8.112, de 11 de dezembro de 1990, que assim estatui: "o atestado e o laudo de junta médica não se referirão ao nome ou natureza da doença, salvo quando se tratar de lesões produzidas por acidentes em serviço, doença profissional ou qualquer das doenças especificadas no artigo 186, parágrafo 1º".

O artigo 186, inciso I, desta mesma Lei, diz que o servidor será aposentado por invalidez permanente, com proventos integrais, quando decorrente, dentre outras, do que estabelece o seu parágrafo 1º: "Tuberculose ativa, alienação mental, esclerose múltipla, neoplasia maligna, cegueira posterior ao ingresso no serviço público, hanseníase, cardiopatia grave, doença de Parkinson, paralisia irreversível e incapacitante, espondiloartrose anquilosante, nefropatia grave, estados avançados do mal de Paget (osteíte deformante), síndrome da imunodeficiência adquirida – SIDA, e outras que a lei indicar com base na medicina especializada."

Entendeu-se que o serviço público não poderia satisfazer seus interesses burocráticos apenas com a alegação de um diagnóstico vago diante de situações tão sérias, nem seria justo que o incapacitado ficasse permanentemente sob a suspeita de ser ou não portador de uma das patologias amparadas em lei.

Desse modo fica patente que o médico participante de juntas oficiais não comete infração ao quebrar o sigilo profissional daquelas enfermidades, pois está amparado por uma das situações previstas no artigo 73 do Código de Ética Médica – o *dever legal*, tendo em vista não só viabilizar o interesse do servidor inválido, mas, também, o interesse da *res publica*.

7. *Requisição de prontuários*. A obrigação da guarda do segredo médico também se estende aos prontuários e fichas hospitalares ou ambulatoriais, e aqueles que não cumprirem tais fundamentos estão sujeitos às sanções éticas e legais.

Desse modo, não existe qualquer argumento para que médicos ou funcionários de entidades nosocomiais públicas ou privadas enviem prontuários dos pacientes, seja quem for o solicitante, até porque não há em nossa legislação qualquer dispositivo que nos obrigue a isso. Embora as fichas e prontuários pertençam ao paciente naquilo que é mais fundamental – as informações ali contidas –, o poder de guarda é da instituição de saúde. Em tese, os fichários dos hospitais têm caráter secreto.

Com esse pensamento sentenciou o Superior Tribunal Federal no *Habeas Corpus* nº 39.308 de São Paulo, em cuja emenda se lê: "Segredo Profissional: Constitui constrangimento ilegal a exigência de revelação do sigilo e participação de anotações constantes das clínicas e hospitais." Igualmente pronunciou-se em acórdão do Recurso Extraordinário Criminal nº 91.218-5-SP, 2ª Turma, negando o direito de requisição da ficha clínica e admitindo apenas ao perito o direito de consultá-la, mesmo assim, obrigando-o ao sigilo pericial, como forma de manter o segredo profissional (RT, 562, ag./1982, 407/425).

No entanto, por solicitação do paciente e em sua própria defesa, admite-se que o médico não comete infração de divulgação do segredo profissional se ele testemunhar ou apresentar cópias de prontuários, de papeletas ou de boletins. Também não se pode negar ao perito do juiz acesso a esses documentos.

Entendemos ainda que as instituições prestadoras de serviços médicos não estão obrigadas a enviar seus prontuários, mesmo por empréstimo, aos seus contratantes públicos ou privados, nem aos Conselhos de Saúde. Assim está estabelecido nos Pareceres-Consulta CFM nº 02/94, 05/96 e 22/2000.

O Superior Tribunal de Justiça entendeu, pelo voto do Ministro Ruy Rosado de Aguiar, no Recurso Especial nº 159527-RJ (Reg. 97 916901), tratar-se de ato ilícito a entrega do prontuário médico, pelo hospital onde estava internado o paciente, à companhia seguradora, como forma de esta decidir sobre o reembolso de despesas médico-hospitalares.

8. *Revelação de crime.* A lei nos obriga comunicar à autoridade competente os crimes de ação pública que independa de representação e desde que essa comunicação não exponha o paciente a procedimento criminal. Isto está previsto no inciso II, do artigo 66 da Lei das Contravenções Penais. Um dos casos mais comuns em nossa atividade é a constatação de prática criminosa de aborto e, pelo visto, não se pode denunciar a paciente, desde que ela esteja sujeita a procedimento criminal. O mesmo não se dá, por exemplo, se é constatada a indução ou a fraude na prática abortiva. Mendes, *apud* Hungria, afirma: "O dever do sigilo é devido à paciente e não ao seu algoz" (*in Aborto médico*, Arq. Cons. Reg. Med. PR, 12(46):105-112, 1995).

9. *Informação à autoridade sanitária.* O médico está, por *dever legal*, obrigado a comunicar às autoridades sanitárias competentes a constatação de doenças infectocontagiosas, sob pena de responder criminalmente por delito de omissão de notificação de doença cuja comunicação é compulsória. Fundamenta essa imposição a necessidade de proteção da saúde pública, cuja importância é de indiscutível interesse.

10. *Privacidade e sigilo em informática médica.* Hoje já contamos com recursos bem concretos nos sistemas de processamento eletrônico de dados, não só para as tarefas administrativas dos hospitais, mas, também, para o conjunto das necessidades das ações de saúde.

A verdade é que o diagnóstico médico computadorizado tem sensibilizado clínicos e programadores de sistemas a se debruçarem mais detidamente sobre a questão. Mesmo que exista um grande número de projetos de pesquisa nesse setor, o assunto permanece no terreno das especulações, em que se confrontam ainda os métodos tradicionais com as propostas da cibernética atual. Apesar de todo avanço e da necessidade de atender as grandes demandas, o certo é que dificilmente se alcançará um nível de segurança capaz de manter preservada a privacidade do paciente. O risco que corre é poder ter sua vida controlada pela máquina, ficando à mercê de uma nova ordem de burocratas e programadores, capazes de concentrar em suas mãos um terrível poder: o da informação. E assim pode-se transformar em prisioneiro de Estado ou em vítima das injúrias eletrônicas, com a possibilidade de ser manipulado por interesses dominantes, em que grupos privilegiados terão o poder de pressão sobre o segmento social mais fraco, através da mentira, da fraude e da ilusão. Aí, começaríamos a penetrar em um terreno ético e político muito nebuloso.

A privacidade de um indivíduo é, pois, uma conquista consagrada em todas as sociedades organizadas, um princípio constitucional e um ganho amplamente protegido pelo direito público, regulamentado em nosso país pelo Código Penal. A natureza confidencial do relacionamento médico–paciente é aceita pelos médicos como da maior importância e exigida também pelos pacientes.

A primeira medida a ser tomada pelas instituições de saúde é estabelecer um critério definido do uso e da revelação dessas informações, no sentido de que apenas se limitem ao essencial e ao justo fim invocado, e que se omitam, ao máximo, os detalhes pessoais nos programas usados pelos sistemas de saúde.

Todavia, recomenda-se que os sistemas de informatização hoje utilizados nas ações de saúde mantenham separadas as informações clínicas da documentação administrativa; que os bancos de dados referentes aos pacientes não sejam conectados a uma rede de informações não médica; e que os levantamentos de dados com fins estatísticos ou de pesquisa não revelem a identidade do paciente.

Os pacientes esperam que as informações prestadas sejam mantidas como confidenciais. Além disso, aguardam também que as informações solicitadas sejam restritas ao que é neces-sário e relevante, e que se tenha o cuidado de pedir sempre o seu consentimento quando da revelação de dados. Mesmo na pesquisa, quando seus critérios e objetivos estiverem bem definidos nos *protocolos de investigação*, ainda assim o hospital ou o serviço de saúde deve criar regras claras para o uso das informações programadas, fazendo com que o pesquisador assuma compromissos com a inviolabilidade das confidências e que haja autorização esclarecida de cada paciente incluído no projeto. Esse consentimento é fundamental e a forma mais correta de obtê-lo é através de autorização por escrito, antecedida de esclarecimentos detalhados e de linguagem acessível, em que fiquem claros seus direitos de recusa e de desistência em qualquer fase da pesquisa, além da garantia de continuidade do tratamento pelos métodos convencionais. Nos casos permitidos de pesquisa em pacientes menores de idade ou incapazes, deve haver o consentimento esclarecido do seu responsável legal.

11. *Tempo de guarda da informação.* Embora não exista em nossa legislação nenhum dispositivo que regule o tempo de manutenção dos registros médicos de um paciente, acreditamos que cada setor de especialidade deva fixar seus próprios critérios para a guarda desses dados. É interessante que se estabeleça o que é de interesse permanente e o que é de interesse passageiro para o paciente, no que se refere à guarda dessas informações. Certos dados relativos aos registros secundários, capazes de identificar o paciente e que não apresentam importância significativa, deverão ser mantidos em média por um prazo de 5 anos.

12. *O sigilo médico e a imprensa.* Ninguém pode negar a inestimável contribuição da imprensa na luta pelas conquistas coletivas. Não só nos episódios políticos antigos ou mais recentes, mas em tantos outros instantes que se elegeu o interesse público. É impossível questionar sua importância como veículo de transformação social e de formação de opinião pública, em face da disponibilidade e da eficácia de seus meios e recursos.

Aqui, cabe-nos discutir dois aspectos singulares desta relação: a contribuição do médico na divulgação do conhecimento científico, ou seja, o médico como gerador de notícias, e o papel da imprensa diante do fato médico.

A divulgação médica para o público, em primeiro lugar, não deve visar à propaganda pessoal, mediante relato de êxitos profissionais ou da demonstração de indiscutível saber. Essas informações devem limitar-se a revelar os conhecimentos necessários ao público, ajudando-o na luta contra as doenças, naquilo que é de interesse da saúde pública.

A Resolução CFM nº 1.701/2003, que disciplina a matéria, enfatiza que tais divulgações devem prestar-se a entrevistas e publicações de artigos versando sobre assuntos estritamente de caráter educativo e pedagógico e que, durante essas informações, o profissional deve evitar o sensacionalismo e a autopromoção, preservando sempre o decoro da profissão. Entende-se por autopromoção a forma de beneficiar-se, no sentido de angariar clientela ou prestígio, fazendo, desse modo, concorrência desleal aos seus colegas. E, por sensacionalismo, utilizar os meios de divulgação, modificando dados estatísticos, médicos e técnicos, ou usando dados limitados aos meios científicos, trazendo ao público informações capazes de causar intranquilidade.

Por outro lado, entendemos que, em uma época em que a ciência médica busca desenvolver suas investigações no terreno da prevenção, seria um contrassenso deixar a população afastada das campanhas educativas, ignorante quanto aos conhecimentos das doenças, fato esse que constitui, muitas vezes, a causa de suas próprias enfermidades. Todavia, deve-se ter o cuidado de evitar que essa população seja distorcidamente informada, levando-a ao risco de tomar decisões apressadas, em virtude de um juízo errôneo, principalmente no que diz respeito à autoterapêutica e ao autodiagnóstico.

Portanto, o fato não está em se discutir se devemos ou não dar tais informações. Mas em examinar cuidadosamente a forma mais adequada e útil desses informes, para que eles não se tornem prejudiciais à população. Temos de admitir o cuidado na "erudição médica" da população em assuntos especializados, que em outra coisa não resulta senão em uma perturbação constante do equilíbrio emocional dos pacientes.

Devem-se, também, evitar as declarações ruidosas prestadas em entrevistas espalhafatosas, nas quais se usa o veículo de informação como maneira de autopromoção, deixando-se o fato médico, muitas vezes, em plano secundário, simplesmente para destacar uma técnica nova ou uma habilidade surpreendente como manobras heroicas e salvadoras de determinadas situações. Alves de Menezes (*in Sugestões para um Itinerário Ético*, Revista do IML. Ano I, Vol. I, 1969), em memorável aula aos novos legistas recém-concursados, dizia: "Um procedimento, por exemplo, que deve ser proscrito da vida profissional do médico é o dos pronunciamentos açodados sobre novos adventos da Ciência, sobretudo quando a verdade que estes pretendem provar ainda não se exibe plenamente nítida, livre de contestações. Diga-se o mesmo dos assomos sôfregos de vaidade, das atitudes 'teatrais', dos impulsos para o 'vedetismo', do tolo afã de se fazer 'cartaz'. O acesso à notoriedade faz-se naturalmente por um processo lento de sedimentação, movido pela força da boa conduta ética e do bom conteúdo da produção pericial, e nunca pela presença do nome e do retrato nas colunas dos jornais e das revistas, ou através das trêmulas aparições nos vídeos das tevês."

No que se refere ao papel da imprensa na divulgação de fatos médicos, torna-se necessário saber qual o seu limite ético e se é justo levantar limites dessa ordem.

Entendemos que toda atividade humana está sujeita a ter uma conduta balizada por princípios éticos, exigidos e consagrados pela sociedade em que se vive. Entendemos também que, ao se reclamarem da imprensa determinados princípios éticos, o que se quer não é aparelhar a divulgação do fato, mas que ela seja tão sincera e imparcial que as coisas sejam colocadas em seus devidos lugares: no interesse do conjunto da sociedade e no respeito à dignidade de cada um. Não se pode aceitar a chamada "ética de resultados", na qual o que se procura é o ganho imediato, oportunisticamente conquistado sobre um pragmatismo mais inconsequente, apenas para marcar "furos". Infelizmente, esta tem sido a prática de grande parte da imprensa, notadamente quando divulga feitos ou fatos médicos. Veja-se, por exemplo, a ênfase que se tem dado aos propalados "erros médicos", deixando-se de lado significativos lances das conquistas científicas e tecnológicas, a ponto de se perguntar: o que se espera atingir com essas notícias? Quem determina o que deve ser veiculado e com que finalidade? Quantas "verdades" existem sobre um determinado fato e a quem a imprensa serve?

Estas e outras indagações são colocadas por Hilário Lourenço de Freitas Júnior (*in Algumas Questões sobre o Relacionamento da Imprensa com a Medicina*, Anais do III Congresso Brasileiro de Ética Médica, Manaus, 1992), quando acrescenta que a Medicina também tem-se mostrado muito relutante à ideia de compartilhar com a sociedade, a hegemonia do saber médico, deixando a imprensa sem poder informar. E mais: ambas, a Medicina e a Imprensa, têm contas a acertar com o cidadão. Ambas têm um débito para com a verdade e um compromisso maior com a ética universal e com a moral das populações humanas de todo o mundo.

Assim, se à Medicina comportam críticas ao seu hermetismo nem sempre bem justificado pelo segredo profissional e ao seu corporativismo aparentemente exagerado, cabe à Imprensa reparos, como a imensa concentração de poderes dos empresários da notícia, a sua subserviência ao poder político e econômico, a sua atenção deliberada ao sensacionalismo, a invasão da privacidade do cidadão e a manifesta intolerância às mudanças sociais.

Finalmente, nessa relação deve ficar claro que ao médico é oportuno repensar seu ato profissional como perspectiva de ato político, capaz de enfrentar as condições mais adversas no seu mister. E à Imprensa, o compromisso de informar com imparcialidade e correção, transformada em um instrumento não só de formação de opinião pública, mas como um meio efetivo de ajudar as coletividades, principalmente as mais desarrimadas, na conquista dos seus direitos mais inalienáveis.

13. *O segredo no atestado médico.* Sempre foi uma questão polêmica o fato de se poder ou não declarar o diagnóstico nos atestados médicos. Alguns acham que o médico deve omitir sempre esse diagnóstico. Outros admitem que a quebra é necessária, principalmente no interesse funcional do paciente ou de seus privilégios securitários. No entanto, se levarmos em conta a determinação do Código de Ética Médica, vamos observar que esse diagnóstico só pode ser consignado, nominalmente ou em código, nas três situações ali admitidas: *justa causa, dever legal* e *autorização expressa do paciente*. Tal decisão está assinalada nos Pareceres-Consulta CFM nº 11/88, 25/88 e 32/90.

14. *O segredo no boletim médico.* Outro fato significativo é o das declarações médicas, não muito raramente publicadas nos órgãos de divulgação, envolvendo a doença ou o estado de saúde de certos pacientes, sobretudo quando ocupam cargos e situações privilegiados.

Há quem defenda a ideia de que os médicos estariam obrigados a divulgar detalhadamente a enfermidade e a evolução clínica das pessoas influentes, para que a sociedade soubesse de suas verdadeiras condições.

Outros admitem que, por mais importante que seja o paciente, em vida ou após a morte, devem-se respeitar-lhe as circunstâncias de natureza privada e que o médico deve orientar-se pelos princípios que regem o Código de Ética Médica, relativos ao segredo profissional. E, finalmente, outros que advogam a ideia da administração política do fato, como forma de proteger e resguardar os interesses de ordem pública, de assegurar a ordem social e manter o equilíbrio emocional das coletividades. No entanto, tem prevalecido o conceito de que é censurável trazer ao conhecimento público fatos que não interessam de imediato e de que a informação seja sempre discreta e simples, fazendo transpirar somente se a situação continua grave, se preocupa seriamente os médicos, se há possibilidades de recuperação, ou se o paciente está convalescendo e com condições de alta próxima.

A Resolução CFM nº 1.701/2003 diz que os Boletins Médicos devem ser sóbrios, impessoais e verídicos, rigorosamente fiéis ao que disciplinam as regras do segredo médico. Jamais devem ser enganosos no diagnóstico ou no prognóstico, ainda que sejam feitos para satisfazer exigências sociais, políticas ou financeiras. Nada mais justo que essas informações sejam mantidas fiéis ao critério do sigilo médico, mesmo que elas sejam do conhecimento geral, posto que sua confirmação dará sinais de certeza ao fato, tendo-se em vista a condição do médico ser a de conhecedor de toda verdade.

Diz ainda a citada Resolução que os Boletins Médicos, nos casos de pacientes internados em estabelecimentos de saúde, deverão sempre ser assinados pelo médico responsável e subscritos pelo Diretor Técnico da Instituição, ou, em sua falta, pelo seu substituto. Nesse particular, entendemos que subscrever o Boletim Médico, na qualidade de Diretor do Hospital, não se lhe dá a condição de corresponsável técnico nem tutor das veracidades dos informes elaborados pelos médicos assistentes, pois não lhe cabe intervir na discussão diagnóstica, prognóstica e terapêutica de cada caso. A responsabilidade está em quem atesta, pois atestar é provar, comprovar ou reprovar. É sabido que a atividade de Diretor de um Hospital é uma atividade político-administrativa que o isenta da intromissão nos procedimentos propedêuticos e terapêuticos. É inadmissível exigir-se do Diretor reexaminar todo paciente do qual ele subscreve um Boletim. Ainda mais quando especialistas renomados avalizam o diagnóstico e o tratamento.

Dessa forma, o Boletim Médico é uma exigência à qual não podemos nos opor. Ele faz parte do direito que tem a sociedade de ser informada sobre condições de saúde de pessoas que transcendem a sua mera condição de cidadão. Resta-nos, apenas, a obrigação de divulgar o estritamente necessário, sem saciar certos impulsos de curiosidade, nem aproveitar determinadas situações para promover, em hora tão grave, a nossa própria imagem. Não se pode esquecer que, mesmo diante de certas situações, tais como no interesse do Estado ou da Sociedade, deve o médico informar apenas particularidades que se tornem úteis. Mesmo assim, sem incorrer em intimidades desnecessárias, sem denegrir o conceito dos pacientes, restringindo-se tão somente às elevadas finalidades que conduzem o médico a fazer tais declarações.

Quando Winston Churchill esteve internado pela última vez, na véspera de sua morte, divulgou-se um boletim médico com a simples afirmativa: "Agravou-se o estado de saúde do Ministro Churchill. Mas o doente dormiu, tranquilamente, toda a noite." Não havia maneira mais elegante e mais prudente de anunciar que o doente entrara em coma e que o prognóstico era sombrio. Ou como aquele outro que se limitava puramente a informar: "O paciente entrou em convalescença e brevemente estará de alta."

Não se pode condenar o conhecimento da população acerca das possibilidades de cura, da evolução e do prognóstico do mal de que sofre determinado paciente. Todavia, não se podem aceitar como lícitos a informação minuciosa da moléstia nem os pormenores de uma terapêutica realizada.

15. *O segredo e a cobrança judicial de honorários.* Em princípio não há reparo qualquer a fazer ao médico que se socorre do poder judiciário para receber seus honorários, principalmente quando foram esgotados os meios extralegais. Recomenda-se, no entanto, que mesmo em tais situações, o médico não deva quebrar o sigilo, relatando o diagnóstico ou certas particularidades do paciente.

16. *Segredo compartilhado.* Há situações em que várias pessoas são interessadas na manutenção de um mesmo segredo. Como exemplo, o caso de uma fecundação assistida heteróloga, em que tanto o doador do sêmen, como os pais e a criança concebida são titulares de direito deste segredo. Por outro lado, nenhum deles isoladamente poderá abrir mão do sigilo, a não ser que haja o consenso de todos os envolvidos tidos como capazes de consentir. Ainda assim, neste caso em particular, há quem afirme não estar o médico obrigado a tal revelação, a não ser diante de justa causa e dever legal.

17. *O segredo apenas no exercício da profissão.* Tem sido matéria controvertida se o sigilo imposto refere-se somente aos fatos revelados pelos doentes confidencialmente ou também aos outros fatos que, de uma ou outra maneira, cheguem ao conhecimento do médico quando do exercício profissional. A se louvar

no *Juramento* que manda calar apenas "os segredos que lhe forem confiados", tem-se a ideia de que estaria o profissional obrigado a manter sigilo apenas daquilo que foi objeto da confidência do paciente. Assim, sigilo médico é o silêncio a que o profissional da medicina está obrigado a manter sobre fatos de que tomou conhecimento quando esteve na relação médico–paciente, portanto, no pleno exercício de sua profissão. E por segredo médico o fato para o qual se exige o sigilo quando durante suas atividades profissionais pelo exercício de um ato médico.

Pelo visto, se o médico não está no efetivo exercício de um ato médico pode até vir a responder por aquilo que qualquer cidadão responderia quando diante de um relato descabido e inverídico, mas nunca como infrator por quebra do sigilo médico. Basta ver a redação do artigo 73 do Código de Ética Médica: "É vedado ao médico: *Revelar fato de que tenha conhecimento em virtude do exercício de sua profissão, salvo por motivo justo, dever legal ou consentimento, por escrito, do paciente.* Parágrafo único. Permanece essa proibição: a) mesmo que o fato seja de conhecimento público ou o paciente tenha falecido; b) quando de seu depoimento como testemunha. Nessa hipótese, o médico comparecerá perante a autoridade e declarará seu impedimento; c) na investigação de suspeita de crime, o médico estará impedido de revelar segredo que possa expor o paciente a processo penal."

Fica bem evidente que deve prevalecer não só a qualidade da informação prestada, mas acima de tudo que o médico esteja não apenas qualificado para o exercício de sua profissão, senão também que esteja no específico exercício da medicina. Em tal avaliação o que se leva em conta é a quebra de uma confiança na relação contratual do médico com o paciente e a forma como isso se traduz e repercute como infringência aos dispositivos daquele diploma ético.

Se analisarmos ainda a redação do artigo 154 do Código Penal, vamos ver que o entendimento não pode ser diferente: "*Revelar alguém, sem justa causa, segredo de que tenha ciência, em razão de função, ministério, ofício ou profissão, e cuja revelação possa produzir dano a outrem: Pena de detenção de 3 meses a 1 ano ou multa.*" Mais uma vez se vê o cuidado do legislador de especificar de maneira clara que a infração se verifica sempre que a revelação do fato se dê "*em razão de função, ministério, ofício ou profissão*". Ou seja, se alguém revela um fato verdadeiro que sabe na exclusiva condição de cidadão, igual aos demais, sem que essa revelação seja em razão de sua profissão ou ofício, pelo que nos acode não se pode falar de quebra de segredo profissional.

CONCLUSÕES

Pelas aventadas considerações, restou evidente que a quebra do sigilo profissional não é somente uma grave ofensa à liberdade do indivíduo, uma agressão a sua privacidade ou um atentado ao exercício da sua vontade. É também uma conspiração à ordem pública e aos interesses coletivos.

Estima-se ser o sigilo médico o silêncio que o profissional da medicina está obrigado a manter sobre fatos que tomou conhecimento no exercício de suas atividades, e que não seja imperativo divulgar. Nosso Código de Ética Médica, portanto, afastou-se do *conceito absolutista* – que impõe o sigilo incondicional em qualquer situação, e do *conceito abolicionista* – que desaprova qualquer reserva de confidências, adotando o *conceito relativista* do segredo, quando admite a revelação por "justa causa, dever legal ou por autorização expressa do paciente". E, por segredo, o fato que exige sigilo.

Fica também muito claro que o sigilo médico nos tempos hodiernos não pode mais revestir-se do mesmo caráter de sacralidade e inviolabilidade da confissão. Constitui-se hoje o sigilo médico um instrumento social em favor do bem comum e da ordem pública. Sendo assim a sua revelação, em situações mais que justificadas, não pode configurar-se como infração ética ou legal, principalmente quando se visa proteger um interesse contrário superior e mais importante.

Sempre que tiver a necessidade de quebrar o sigilo, o médico deve fazer constar que a revelação das condições, do diagnóstico ou do prognóstico do paciente foi a pedido dele ou de seus responsáveis legais. E, mesmo assim, em situações de claro comprometimento dos interesses do paciente, fazer ver a ele os possíveis prejuízos ou, até mesmo, em ocasiões mais extremadas, negar-lhe o pedido. A revelação do segredo deve ser analisada no conjunto dos interesses de todos quantos possam estar envolvidos.

▼

46. Honorários médicos: Introdução. Mercantilismo. Critérios de avaliação. Aspectos legais. Cobrança judicial. Honorários periciais. Prescrição. De quem cobrar. De quem não cobrar. Situações especiais.

INTRODUÇÃO

"Conservarei puras minha vida e minha arte", preceitua, em tom solene e dogmático, o Juramento de Hipócrates.

A atividade médica deve ser justamente recompensada, pois, sem um mínimo de condições, ninguém é capaz de exercer com dignidade qualquer profissão. Mas nunca é demais repetir que a Medicina não é simplesmente um negócio destinado a render lucros, porém uma profissão que não está adstrita rigidamente às puras leis comerciais. A recompensa pelo trabalho médico não é um soldo, ou um salário, e sim um honorário, ou seja, algo que se recebe por honra e gratidão por relevantes serviços prestados.

Por isso, por mais difícil que lhe pareça agir desse modo, não deve o médico ficar indiferente à finalidade social de sua profissão, nem transformá-la, única e exclusivamente, em uma maneira mais fácil de ganhar dinheiro. Deve, isso sim, exercê-la tendo em vista os seus elevados fins e, sobretudo, os interesses vitais do seu próprio semelhante.

É bem verdade que diversos fatores sociais têm contribuído, de uma forma ou de outra, para uma mudança de mentalidade. Entre esses há um fato indiscutível: assistimos à expansão econômica das sociedades e dos indivíduos, mas a situação econômica do médico, em particular, é cada vez mais assustadora e comovente. A solução, porém, deverá consistir em uma adequada conciliação de interesses e nunca se transformar a profissão em uma simples e vulgar forma de comércio.

Outro fator: a responsabilidade civil do médico, hoje em dia, cresce assustadoramente, e a presença do erro cria para o paciente mais possibilidades de ressarcimento. E os tribunais mostram-se, cada dia que passa, mais favoráveis aos postulantes.

A socialização da Medicina instituiu uma assistência legal gratuita em grande escala, esvaziando, por conseguinte, os consultórios, dando a muitos margem de usar processos menos recomendáveis.

Com todos esses problemas a enfrentar, é claro que o profissional da Medicina vê-se diante de um grande dilema toda vez que deve determinar honorários pelos atos médicos executados. A cobrança desses honorários constitui-se, por isso mesmo, na parte mais delicada do relacionamento médico–paciente–familiares.

Por mais hesitante que esteja o médico a esse respeito, não deve esquecer nunca que os honorários encerram, acima de tudo, um problema moral, não se colocando em uma situação de lucro, uma vez que, por mais que as aparências atuais queiram negar, o médico está exercendo quase um ministério e não um comércio.

É claro que a cobrança de honorários não exclui a beleza do exercício da profissão em seu sentido sacerdotal. Se o padre vive do altar, o médico deve viver da Medicina. Considerando-se desse modo os honorários como a justa remuneração pelos serviços prestados aos pacientes, estando o médico devidamente habilitado ao exercício da profissão e na relação contratual com o paciente.

O povo romano, dentro de seu pragmatismo persistente, sintetizou a fórmula de retribuição de um trabalho prestado, dogmatizando "ser o operário digno de seu salário". A partir de então, não há como negar a licitude e a justiça da cobrança ante serviços profissionais dispensados.

A par dessas considerações, ressalte-se que tal direito encontra-se juridificado, apesar de nossa legislação não se referir expressamente ao honorário médico. Nossa codificação civil estatui que "toda espécie de serviço ou trabalho, material ou imaterial, pode ser contratada mediante retribuição".

MERCANTILISMO

Uma certa mentalidade utilitarista parece, infelizmente, querer dominar em nossos dias, transformando, com seu espírito mercenário, a Medicina Sacerdócio em um comércio desonesto e fraudulento, de tal modo que os mais otimistas não escondem seu temor pelos dias futuros.

A oposição aos postulados básicos da Medicina, por mais útil que possa ser ao bolso de quem a pratica, pode tornar-se uma ameaça real ao exercício de uma atividade que a tradição consagrou no respeito público e em uma mística de veneração.

Desviar-se dos caminhos da ética é arriscar-se em perspectivas sombrias. A ciência não é um valor absoluto a que todos os outros estejam subordinados. Ela tropeça quando vai de encontro às normas que consagram e protegem a dignidade humana.

Talvez pareça, para muitos, que a moral se apresenta como um freio às conquistas científicas. Puro engano: sua contribuição é no sentido de harmonizar o progresso da ciência aos interesses do indivíduo e da comunidade. Criar-se uma nova moral é assunto por demais perigoso. Melhor será ajustar os princípios consagrados pela tradição e pelos costumes às situações novas, eliminando aqui e ali os exageros que normalmente surgem.

Infelizmente, nem sempre a conduta a ser seguida é a esperada, e, então, ficamos a perguntar: Como resolver o grave problema da mercantilização da Medicina?

Chega-se a pensar não existir solução possível, pois a própria repressão, mesmo a mais rígida, não se tem revelado capaz de suprimir as graves infrações éticas que se verificam, cada vez com maior frequência, no exercício da Medicina atual.

Medidas repressivas, por si sós, não resolvem. Necessário se faz, isso sim, sensibilizar a classe médica para uma tomada de posição, cada vez mais consciente, e preparar aqueles que estão se formando para ingressar na profissão contra os acenos sedutores de valores falsos que a fortuna fácil e desonesta parece favorecer.

Uma forma de mercantilismo é conhecida com o nome de *dicotomia*. Esta expressão, etimologicamente, quer dizer *dividido em dois*. É uma forma de dupla ganância, uma das quais a título de honorários, mediante um acordo privado do médico com outros colegas ou profissionais ligados à Medicina, ou mesmo entre certas pessoas completamente alheias ao caso.

Há certas ocasiões em que a dicotomia não envolve apenas a divisão de honorários, mas o profissional encaminha seu paciente a outro médico por motivos de reciprocidade de conduta ou por amizade pessoal.

Chega-se a tal ponto que há profissionais que insinuam partilha, através de porcentagem por exame realizado em determinadas clínicas, laboratórios ou casas de comércio.

Existe, embora pareça impossível, uma forma de dicotomia que consiste no favorecimento de vantagens pela indicação de determinados produtos farmacêuticos. Aqueles que as recebem defendem-se alegando: "Não se justifica que alguém, com menos capacidade, menos trabalho e menos responsabilidade, venha a se beneficiar mais do que o profissional com seu trabalho."

Em contrapartida, a divisão de honorários entre o cirurgião e seus assistentes não pode ser considerada ilícita e antiética. Também não é desonesta a divisão de honorários entre vários membros de uma clínica ou cooperativa, ou entre aqueles que prestam serviços indistintamente a todos os clientes, cujas prestações de serviços e remunerações estão previamente preestabelecidas. O Código de Ética atual considera infração deixar de apresentar separadamente os honorários quando, no atendimento ao paciente, participarem outros profissionais. O que é desonesto é a exploração do serviço profissional pela instituição, com finalidade lucrativa, ou que colegas de maior ascendência venham a se beneficiar com o trabalho de outros de menor projeção.

CRITÉRIOS DE AVALIAÇÃO DOS HONORÁRIOS

Há duas maneiras de cobrar honorários. O meio mais comum e, segundo a maioria, mais correto é a estipulação de honorários após o tratamento. A outra é a do acordo prévio.

Em uma avaliação de honorários, devem-se levar em conta os seguintes critérios:

1. *Condição econômica do paciente*. Normalmente, cobram-se os honorários de acordo com a posse de cada um. A condição de possuir grande riqueza, entretanto, não justifica o exagero de uma cobrança, embora aquela vida, pela soma de interesses, pareça ter maior valor econômico.

Há outros que defendem uma taxa rígida de honorários para ricos e pobres, pois, para esse conceito, o tratamento é o mesmo e as pessoas são iguais por direito e por natureza. Essa regra é pouco seguida.

Surgem situações em que o trabalho médico vale muito, mas o doente não tem condições de pagar tal benefício. Outras vezes, o serviço prestado vale menos, todavia, o paciente, em face de sua condição econômico-financeira, pode retribuir mais. Pagar bem não é sinônimo de extorsão. O pobre deve pagar pouco, e o rico, o justo.

Também se defende o conceito de que o paciente muito rico deve pagar um preço muito acima do normal, pois, dessa maneira, ficaria o médico recompensado do seu trabalho aos inúmeros clientes que não lhe podem pagar. Essa medida não é justa, pois os mais aquinhoados devem pagar o preço justo de um serviço prestado e não uma taxa sobre sua fortuna, como bem assinala Alcântara Machado.

2. *Fama do médico*. Os profissionais que adquirem fama no exercício de sua profissão selecionam, por contingência natural, seus clientes, devendo tal critério ser levado em conta quando de um honorário médico.

Tal critério fundamenta-se na garantia que tem o cliente de escolher um médico de elevada conceituação profissional. É claro que esses profissionais de renome têm uma responsabilidade maior perante a sociedade e a necessidade de resguardá-la. Isso os autoriza à majoração de um honorário.

Esse critério não lesa os interesses dos iniciantes, mas, ao contrário, constitui-se em uma modalidade de estímulo para alcançarem aquele privilégio.

3. *Valor do trabalho*. A quantidade e a qualidade do serviço prestado deverão, necessariamente, ser levadas em conta na cobrança dos honorários. A capacidade excepcional demonstrada em um determinado caso, as dificuldades encontradas na assistência ao doente, o número de visitas e o horário do atendimento são, na verdade, elementos avaliativos.

O primeiro elemento a ser levado em conta neste tipo de critério é o número de serviços necessariamente realizados. A natureza da doença pode determinar uma assistência mais cuidadosa e mais trabalhosa, dando à prestação de serviços um valor maior. A possibilidade ou não de contágio não deve prevalecer como critério de arbitragem, mesmo que o Serviço Público tenha dado certos adicionais de vencimentos aos especialistas de determinadas doenças infectocontagiosas.

A quantidade do trabalho deve ser levada em conta, como, por exemplo, a maior perícia de um cirurgião altamente especializado ou daquele outro que utiliza, no tratamento de seus pacientes, um instrumental mais caro e mais sofisticado.

4. *O local e a hora do trabalho*. A distância a percorrer, as dificuldades de acesso e o afastamento das atividades normais e lucrativas devem ser igualmente ponderados.

O preço de uma consulta em consultório não é o mesmo de um atendimento na residência ou em um local afastado. O mesmo se diga quanto ao horário de atendimento, como um trabalho realizado pela madrugada, a não ser que o médico tenha escolhido essa hora da noite para prestar sua assistência, por conveniência pessoal.

Por fim, deve-se levar em conta a facilidade ou a dificuldade de acesso ao local do atendimento, como também as condições climáticas enfrentadas pelo profissional, e se esse acesso foi feito em transporte próprio ou alheio.

5. *O uso e o costume do lugar*. Cada lugar tem sempre seu uso próprio, devendo a remuneração variar de acordo com a situação econômica da região e com a convenção estabelecida entre os médicos locais.

O uso do lugar não é o da residência do médico, mas o da residência do paciente.

A legislação civil dá muita ênfase ao aspecto dos costumes e dos usos, pois foram eles, através dos tempos, geradores de direitos e obrigações. É uma regra de bom senso que a coletividade aceita como válida e acessível. É uma forma de consagração da vontade coletiva, muitas vezes chegando a sobrepor-se à própria lei.

6. *O êxito dos serviços prestados.* Alguns entendem que o valor dos honorários deve corresponder ao resultado obtido no tratamento.

Achamos que tal pensamento não é válido, pois, se o médico emprega todos os seus esforços na tentativa de curar ou salvar um paciente e não o consegue, por motivos alheios à sua vontade e à sua capacidade, isso não lhe tira o direito da cobrança. Muitas vezes, a não obtenção do êxito independe do trabalho executado, mas tão somente da própria natureza do mal de que é portador o cliente.

Mesmo nos casos de morte do paciente, deve o médico cobrar, pois sua intervenção foi, antes de mais nada, no sentido de tratar e assistir, e, se possível, curar, o que nem sempre – sabe Deus o que nos custa – se concretiza.

ASPECTOS LEGAIS

O honorário médico decorre de um contrato de prestação de serviços *stricto sensu*, caracterizado pela obrigação mediante a qual alguém se compromete a prestar serviços a outrem, eventualmente, em troca de remuneração, trabalho esse realizado com independência técnica e sem subordinação hierárquica.

Aquele que presta o serviço não o faz sob a orientação de quem se obriga a remunerá-lo, e utiliza-se dos meios e processos que julga válidos e convenientes. Quem presta o serviço é responsável pelo modo como ele é processado.

Da mesma maneira que existe uma independência técnica, há, também, uma independência econômica. A independência das partes contratantes afasta a subordinação jurídica que marca todos os contratos de trabalho, prevalecendo a subordinação técnica.

A retribuição de uma forma de trabalho desta natureza não pode ser estabelecida a partir de parâmetros fixos, pois o fato gerador não se verifica em uma estrutura hierarquizada.

Assim, não se pode comparar a prestação de serviços médicos em caráter liberal com o trabalho propriamente dito, tanto pela não existência de subordinação, como pela natureza eventual, e também pela inexistência das qualidades de empregador e empregado.

A falta dos elementos *continuidade, vínculo e subordinação* e *vínculo jurídico distinto* faz da prestação de serviços médicos, na clínica particular, uma forma diversa de contrato de trabalho propriamente dito. Também não se pode equiparar ao contrato de empreitada, mesmo que existam o desejo de um resultado e a prestação de um trabalho autônomo, pois aqui se faz sentir a realização de um trabalho material.

Mesmo existindo determinados critérios de avaliação dos honorários, tais como a fama do médico, a posse do cliente, o valor do trabalho, o local de atendimento, a hora e as condições de prestação de serviço e, finalmente, o uso e os costumes do lugar, cabe essa avaliação, em princípio, ao médico. Se esta estimativa não corresponde aos interesses do cliente, em última instância será decidido judicialmente: avaliação esta que será feita pelo juiz, através do seu perito e dos assistentes técnicos indicados pelas partes. Pelo visto, o direito comum interfere apenas nos pressupostos e requisitos, como, por exemplo, capacidade das partes, objeto lícito, vontade espontânea e forma prescrita e não defesa em lei.

O Decreto-Lei nº 4.113, de 14 de fevereiro de 1942, em seu artigo 1º, VI, determina que é proibido aos médicos anunciar "prestação de serviços gratuitos, em consultórios particulares".

COBRANÇA JUDICIAL

Por lei, o médico poderá efetuar cobrança por meio judicial: por ação executiva, quando houver contrato escrito pelo devedor ou seu representante legal e assinatura de duas testemunhas, conforme estabelece o Código de Processo Civil, artigo 585, inciso II, ou mediante ação ordinária, na falta de documento firmado: Assim, só desta maneira, como está prescrito no Código de Processo Civil, o "contrato de honorários médicos, quando subscrito pelo devedor e por duas testemunhas, será capaz de gerar o processo de execução".

Já a natureza jurídica do contrato de honorários do advogado, mesmo sendo de prestação de serviços, tem força executiva de um título de crédito, porque assim está firmado em lei (Estatuto da Ordem dos Advogados do Brasil, Lei nº 8.906/94: "Artigo 23 – A decisão judicial que fixar ou arbitrar honorários e o contrato escrito que os estipular são títulos executivos e constituem crédito privilegiado na falência, concordata, concurso de credores, insolvência civil e liquidação extrajudicial. §1º A execução dos honorários pode ser promovida nos mesmos autos da ação em que tenha atuado o advogado, se assim lhe convier."

O médico poderá acionar diretamente o cliente ou pleitear seus honorários em processos de inventário, de falência ou de arrematação de bens do morto.

A jurisprudência firmou a exigência de um relatório, no qual o médico poderá descrever minuciosamente os serviços prestados, inclusive o diagnóstico, além do número de consultas, horário de chamados, distância e uso do lugar.

A prova testemunhal é muito deficiente, sobretudo quanto ao número de visitas, e somente a afirmação do médico não é o bastante para a apreciação dos tribunais. Leva-se em conta, é claro, o caráter do profissional e a presunção do número de tais visitas, durante o tempo de tratamento.

Mesmo assim, deve-se sempre ter em conta que, entre o médico e o paciente, não existe apenas uma relação contratual jurídica. Há, acima de tudo, um compromisso moral, alicerçado em bases tradicionais e filosóficas, imposto desde os tempos hipocráticos.

Por isso, mesmo com o direito legal de reclamar aos tribunais, jamais deverá o médico chegar a tal ponto, sendo, inclusive, preferível abdicar desse direito, para dar maior magnitude à sua profissão.

HONORÁRIOS PERICIAIS

Os peritos oficiais que trabalham em instituições públicas não podem cobrar honorários, pois já está incluso em seus vencimentos e em seu contrato de trabalho. Por outro lado, quanto aos médicos não peritos oficiais nomeados *ad hoc* para realizarem perícia em casos de Inquérito Policial, o Conselho Federal de Medicina, em seu Parecer CFM nº 08/1990 (baseado no Parecer Jurídico CFM nº 085, de 18 de janeiro de 1990), estabelece que quando nomeados pela autoridade competente, estão obrigados a aceitar o ônus de perito, exceto nos casos previstos em Lei (artigos 105, 112 e 280 do Código de Processo Penal), devendo, entretanto, se assim for o seu entendimento, cobrar do Estado e não da vítima a justa remuneração pelo ato médico realizado.

Diz ainda o Parecer: Não há dúvidas quanto à obrigatoriedade do médico em aceitar o múnus de perito quando nomeado pela autoridade competente, em observância ao disposto no art. 277 do Código de Processo Penal ("O perito nomeado pela autoridade será obrigado a aceitar o encargo, sob pena de multa de duzentos cruzeiros a mil cruzeiros, salvo escusa atendível. Parágrafo Único – Incorrerá na mesma multa o perito que, sem justa causa, provada imediatamente: a) deixar de acudir à intimação ou ao chamamento de autoridade; b) não der o laudo, ou concorrer para que a perícia não seja feita, nos prazos estabelecidos"), sob pena de responder judicialmente pela recusa ou omissão. E mais: "Assim procedendo estar-se-ia cumprindo os princípios do Direito Público e o interesse maior em não estancar a justiça no cumprimento do imperativo legal, vez que tais exames, além de se constituírem em peças processuais de relevante valor no julgamento do mérito das causas que a determinaram, revestem-se de importância social indiscutível para o conhecimento da verdade e para a garantia dos direitos de cidadania".

Não é sem motivo dizer que o Estado tem a responsabilidade em aparelhar adequadamente a administração da justiça no sentido de que esta tenha condições mínimas de arcar com a realização de tais exames e não a vítima, a quem não cabe qualquer despesa por procedimentos médicos realizados por médicos peritos nomeados, vez que os indivíduos submetidos a tais exames não preenchem, nessa relação, a condição de paciente que celebra com o médico um contrato de trabalho.

Com relação aos que funcionam em ações de direito privado e quando nomeados pelo juiz em casos de beneficiários da justiça gratuita, mesmo assim, sua função não pode ser honorífica. O Conselho da Justiça Federal do Superior Tribunal de Justiça (STJ) editou a Resolução nº 227/2000, que reconhece isso quando trata do pagamento de honorários periciais prestados nessas condições. Essa norma estabelece os parâmetros mínimos e máximos de remuneração em diversas áreas de atuação, o que também caberia às entidades de classe: estabelecer parâmetros de remuneração dentro de cada área profissional e da complexidade de cada perícia.

No que diz respeito aos honorários do assistente técnico, está previsto no artigo 33 do Código de Processo Civil: "cada parte pagará a remuneração do assistente técnico que houver indicado (…)". Nos casos em que as partes têm condições de efetuar o pagamento do perito, diz ainda o artigo supracitado: "(…) a do perito será paga pela parte que houver requerido o exame, ou pelo autor, quando requerido por ambas as partes ou determinado de ofício pelo juiz".

Ainda tratando-se da justiça gratuita, o juiz poderá determinar que o pagamento seja feito após o término do prazo para que as partes se manifestem sobre o laudo respectivo, ou, havendo solicitação de esclarecimentos a serem prestados às partes, logo depois desses. É a regra do artigo 2º da Resolução nº 227, de 15 de dezembro de 2000, do Superior Tribunal de Justiça (STJ).

Nossa jurisprudência já se pronunciou a respeito: *"Ao Estado foi imposto o dever de prestar assistência jurídica, integral e gratuita aos que comprovarem insuficiência de recursos, inclusive pagamento de advogados (…) e honorários do perito"* (STJ – 3ª T. – Respe. 25.841-1/RJ – Rel. Min. Cláudio Santos – ementário STJ, nº 9/551).

Para alguns, a situação mais delicada é a quantificação dos honorários. Vieira (*in O perito judicial – aspectos legais e técnicos*, São Paulo: LTr, 2006) aponta alguns critérios a serem relevados: 1) carga dos Autos, que compreende o deslocamento e a distância da residência do perito aos Cartórios; 2) visita técnica ao local ou locais dos fatos; 3) exigências técnicas especializadas, quando o perito judicial deverá fixar a complexidade do trabalho que estiver enfrentando para a elaboração do laudo; 4) número de partes; 5) utilização de equipamentos especiais e análises laboratoriais extraordinárias exigida para a perícia; 6) translado em veículo próprio para a resposta às impugnações e participação em audiências.

O Conselho da Justiça Federal, pela Resolução nº 558, de 22 de maio de 2007, dispõe sobre o pagamento de honorários de advogados dativos, curadores, peritos, tradutores e intérpretes, em casos de assistência judiciária gratuita, e disciplina os procedimentos relativos ao cadastramento de advogados voluntários e dativos no âmbito da Justiça Federal de primeiro e segundo graus e dos Juizados Especiais Federais.

PRESCRIÇÃO DE HONORÁRIOS

O devedor fica liberado de suas obrigações aos honorários médicos após 5 (cinco) anos, a contar da data da última consulta feita, conforme estabelece o item II, do parágrafo 5º, do artigo 206, do novo Código Civil.

Entende-se que, após esse prazo, o titular de direito perde a faculdade de agir, como uma forma de negligência, pois a iniciativa compete ao credor, e não ao devedor, para saldar a dívida.

O início do prazo de prescrição nos casos de visitas avulsas, sem caráter de assistência permanente, começa a partir da data em que cada visita foi feita.

Nos casos de várias enfermidades distintas, a data de prescrição começa a partir do último ato profissional da derradeira doença tratada.

Nas enfermidades crônicas, sujeitas a crises, cada período de agravamento é considerado como se fora uma nova doença. Nas moléstias contínuas, o prazo de prescrição tem início na data da última consulta, mesmo que os chamados tenham sido muito próximos uns dos outros. Cada visita dessa que se repete significa novo tratamento. Exemplo: tratamento de um diabético.

DE QUEM COBRAR

Assiste ao médico o direito de cobrar honorários de todos os que estejam em condições de pagá-los, desde que se encontrem sob sua orientação. Constitui falta de ética a cobrança de honorários abaixo da praxe normal, por ferir os fundamentos da profissão e se converter em uma forma de concorrência desonesta.

Podem cobrar honorários os médicos habilitados legalmente na forma da lei, desde que o paciente esteja na relação contratual jurídica.

São responsáveis pelo pagamento de honorários: o doente, seus responsáveis legais, as instituições e, muito raramente, os terceiros. O paciente, em regra, é o responsável pelos honorários médicos, pois a prestação de serviços, na clínica privada, constitui-se em uma modalidade de contrato, tendo como partes o médico e o paciente, sendo este último responsável pelo pagamento de um trabalho que lhe trouxe benefício pessoal. Essa é a regra.

Para alguns, o paciente que, em estado de inconsciência e perigo de vida, necessita de atendimento médico imediato não está obrigado aos honorários, pois sua não assistência consistiria em *omissão de socorro*, delito esse previsto em lei. Não se pode remunerar o cumprimento de uma obrigação legal, imposta coativamente pelo Estado pela necessidade imediata de uma assistência. Ninguém pode ser recompensado por aquilo que está obrigado a fazer. Vieira afirmava que "quem faz o que devia, devia o que fez". A aceitação da continuidade do tratamento é que permite a cobrança de honorários, ou seja, quando a assistência ultrapassa o dever legal. Outros admitem que a obrigação de atender não impede o direito de cobrar.

O paciente lúcido e sem perigo de vida que não solicita a presença do médico, mas cumpre a prescrição e a orientação profissional, está na obrigação do pagamento, pois aceitou-o tacitamente, formando, assim, a relação contratual jurídica.

Os pais ou responsáveis legais estão, pela lei civil, na obrigação de amparar o menor, sendo, portanto, elementos da relação contratual. Compete em primeiro lugar ao pai e, na falta deste, à mãe.

Por outro lado, a incapacidade relativa da mulher casada, enquanto subsistir a sociedade conjugal, dá ao marido o encargo de prestar assistência, respondendo, portanto, pelos honorários médicos atribuídos. A responsabilidade não é verdadeiramente da pessoa do marido, mas da sociedade conjugal. No regime de separação de bens, a mulher é obrigada a contribuir para as despesas do casal com os rendimentos dos seus próprios bens, proporcionalmente ao valor dos bens do marido, a não ser que haja cláusulas estipuladas no contrato antenupcial (Código Civil, artigo 277).

O terceiro que procura um médico a pedido do paciente desempenha o papel de mandatário, e nenhuma obrigação adquire para si, a não ser que ele assuma a responsabilidade pelo pagamento.

DE QUEM NÃO COBRAR

Não pode o médico cobrar honorários nas seguintes eventualidades:

- quando lhe falta habilitação legal para o exercício da Medicina
- quando os serviços são declarados gratuitos
- quando receber bens ou valores iguais ou superiores ao valor dos seus serviços
- quando seus serviços não forem solicitados, nem aceitos
- quando aceitar espontaneamente a assistência do doente, sem que haja solicitação deste ou de seus familiares
- quando o cliente, ao pedir uma redução, receber a resposta de "tudo ou nada", optar pela última alternativa
- quando existir responsabilidade por danos, através de negligência, imprudência ou erro profissional
- quando abandonar espontaneamente o paciente
- quando encerrar o prazo da prescrição de honorários.

Do ponto de vista ético, é apenas aconselhável o médico não cobrar de seus colegas. Mesmo assim, não está obrigado a tal obséquio, ficando à sua consideração cobrar ou não cobrar. Por isso, o novo Código não faz nenhuma referência a essa circunstância.

SITUAÇÕES ESPECIAIS

1. *Preços vis ou extorsivos.* O Código de Ética Médica de 1988, em seu art. 86, estabelecia que era vedado ao médico "receber remuneração pela prestação de serviços profissionais a preços vis ou extorsivos, inclusive por meio de convênios" e, no art. 89, "deixar de se conduzir com moderação na fixação de seus honorários, devendo considerar as limitações econômicas do paciente, as circunstâncias do atendimento e a prática local". O fato é que, até hoje, não se tem do órgão competente – o Conselho Federal de Medicina – uma definição exata do que seja *vil* ou *extorsivo*, e quais os seus limites. Nem mesmo o Código atualmente em vigor preocupou-se com tais assuntos.

A Associação Médica Brasileira editou uma Tabela de Honorários Médicos (THM) como referencial de remuneração mínima não aviltante à profissão médica na prestação de serviços conveniados. Alguns Conselhos Regionais adotaram esta Tabela por Resolução, o que não fez o CFM. Apenas recomendou aos médicos, através de Ofício Circular, seu uso como parâmetro de remuneração na prestação de serviços médicos de convênios. Portanto, o médico só poderá ser punido por preço vil, levando-se em conta a THM, quando o Conselho Federal de Medicina torná-la obrigatória por Resolução.

Assim, nos casos de convênios, tem-se hoje um limite moral, não normativo, do que seja preço vil. Falta, no entanto, um parâmetro mínimo para os honorários médicos na atividade liberal não conveniada.

Não existe, também, uma definição do que seja *extorsivo*. Admite-se que seja uma cobrança muito além da média e do uso do lugar, levando em conta ainda as limitações econômicas do paciente. Nesse particular, será julgado caso a caso.

2. *Tabela de honorários médicos.* Ninguém desconhece a insatisfação, cada vez maior, de algumas sociedades de especialidade no arbitramento do valor do Coeficiente de Honorários (CH) e do quantitativo arbitrado em cada procedimento.

Levem-se em conta ainda as dificuldades de estender-se uma tabela a todo o território nacional, considerando-se os profundos desníveis socioeconômicos.

Por essas e outras razões, a imposição de uma Tabela de Honorários por Resolução normativa do Conselho Federal de Medicina não apenas tornava inviável o exercício profissional em determinadas realidades regionais, como iria punir mais ainda o médico, já aviltado em sua profissão, e o paciente das comunidades mais carentes.

O importante é a mobilização e a conscientização da categoria médica, no sentido de trazer para a discussão política a tarefa de lutar por uma medicina decente, por uma assistência efetiva e por uma remuneração justa. Isso não impede que o CFM continue recomendando o cumprimento e a adoção da THM nos convênios celebrados com o setor público ou privado.

3. *Complementação de honorários.* O art. 66 do Código de Ética Médica proíbe a dupla cobrança de honorários em instituições que se destinam à prestação exclusiva de serviços públicos, mas permite a complementação de honorários em serviço privado quando previsto em contrato. Há duas situações distintas:

a) A cobrança de honorários, por exemplo, a segurados pelo SUS é indevida e ilegal. A assistência médica patrocinada pelo SUS é regida por normas, as quais dão direito ao segurado a determinados privilégios, entre eles o de ser tratado em condições estipuladas pelo setor público e sem ônus, como garantia mínima assegurada pelo Estado. Desse modo, o médico não pode exigir honorários nem complementação para o que já dispõe a disciplina da instituição. Qualquer atitude diferente dessa orientação implica a capitulação de crimes consignados na legislação penal (art. 2º, item VI, da Lei nº 1.521/51 – Crimes contra a Economia Popular – e art. 117 do Código Penal – Estelionato), podendo o médico responder a inquérito administrativo, ter seu contrato suspenso por justa causa ou a perda do seu credenciamento, além de responder a inquérito criminal.

b) No entanto, se o paciente ao se internar prefere acomodações diferenciadas, diversas das instalações do convênio, deverá pagar complementação de despesas hospitalares e de honorários médicos. Nesse caso, nada impede que o médico e o hospital, além da complementação, recebam o estipulado nas tabelas do convênio, ficando na responsabilidade do paciente a complementação das diárias, a complementação dos honorários, as despesas consideradas "extras" e algum procedimento não estipulado no convênio. Outros entendem que, no momento em que o paciente faz opção por instalações diferenciadas, ele deixa de ser conveniado e passa a ser paciente particular.

4. *Pagamento com cartão de crédito.* Não há referência em nosso Código de Ética Médica sobre o valor, a forma ou qualquer outro detalhe na cobrança e no pagamento do ato médico.

Por isso, não constitui nenhuma prática antiética ou desabonadora do exercício profissional o fato de uma consulta médica ser paga através de cartão de crédito ou assemelhados. Acreditamos que estamos vivendo noutra época, de desafios e sobressaltos, e que o tempo em que o paciente pagava ao médico em espécie e dentro de um envelope não existe mais.

5. *Cobrança de embalsamamentos.* Em geral, os embalsamamentos são feitos nos Institutos Médico-Legais. Há, no entanto, instituições legispericiais que não permitem essa prática em suas dependências, ficando a critério dos médicos a realização noutros estabelecimentos. Outros cobram taxas estipuladas pelo Poder Público e recolhidas a um chamado Fundo Especial de Política, embora os médicos tivessem no embalsamamento uma das obrigações contratuais. Outros permitem o uso das instalações, ficando os médicos responsáveis pela prática do método conservador com o ônus do material e com o direito de cobrança de honorários.

É claro que a formolização e o embalsamamento não são exclusivos das repartições médico-legais e dos legistas. Qualquer médico habilitado legalmente e que se julgue capaz pode fazer e cobrar, levando em conta os critérios e a moderação que cada caso requer.

Mesmo não existindo legislação específica, a não ser o Decreto Estadual nº 334, de 18 de dezembro de 1974, do Estado de Goiás, que a considera como prática médica, admitimos que a supervisão e a responsabilidade do embalsamamento, com a consequente lavratura da ata, são um ato médico específico, pois o que se pretende é impedir ou retardar os fenômenos cadavéricos transformativos, avaliar e providenciar o translado pelas diversas vias de transporte, obedecer aos regulamentos e normas sanitários e, nos casos de formolização, preparar o corpo para estudo e manipulação nos anfiteatros de anatomia.

6. *Cobrança de atestados.* O atestado médico, seja ele em caráter oficioso, administrativo ou judiciário, é ato complementar do exame médico, e por isso não pode ser cobrado, sendo, pois, seu fornecimento um direito inalienável do paciente.

Desse modo, pelo ato de atestar não pode o médico exigir pagamento. Registrar de forma simples e por escrito o que se conclui da consulta é complementação do ato médico.

O mesmo se diga quanto ao atestado de óbito. O médico que assistiu o paciente – salvo quando houver indícios de morte violenta – ou o que é responsável pelos serviços médico-legais e de verificação de óbito estão obrigados a fornecer o atestado.

Todavia, se o médico é chamado para consignar um diagnóstico de realidade de morte, que exige exame do corpo e conhecimentos dos sinais abióticos imediatos e mediatos, exerceu atividade que deve ser remunerada. Quanto à lavratura do atestado de óbito, não.

7. *Cobrança de exames periciais.* Nas ações de Direito Privado – civis ou trabalhistas – o perito é indicado pelo Juiz, que arbitra ou faculta o arbitramento de honorários, e os assistentes técnicos, a critério das partes, as quais ajustam entre si o valor da remuneração.

Nas ações de Direito Público – quase sempre na esfera criminal – atuam os peritos oficiais, pertencentes às repartições médico-legais, ou os peritos nomeados, indicados pela autoridade competente mediante um termo de compromisso.

O Código de Processo Penal, em seu art. 277, diz claramente que o perito está obrigado a aceitar o encargo, sob pena de multa, salvo escusa atendível e prevista em lei, como os serventuários da Justiça, por incompatibilidade ou impedimento legal declarados nos autos, ou, ainda, por considerar-se incapaz técnica ou materialmente. Incorre nas mesmas penas se ele deixa de atender à intimação ou ao chamamento da autoridade ou não der o laudo, concorrendo para que a perícia não seja feita.

Assim, não resta dúvida de que o médico nomeado perito pela autoridade competente em uma ação penal está obrigado a aceitar, cabendo-lhe, no entanto, o direito de cobrar do Estado a justa remuneração pela perícia realizada. Não é justo que o Poder Público explore com habitualidade o trabalho médico, quando cabe àquele Poder a obrigação de aparelhar adequadamente a Justiça na sua relevante missão.

Por outro lado, não se admite que o perito cobre da vítima os exames realizados, pois entre eles não existe uma relação contratual de médico e paciente.

8. *Cobrança de ato ilícito.* Considera-se ato ilícito o decorrente de um fato capaz de violar um direito, subverter uma norma ou causar prejuízo a outrem, seja ele por *dolo* – ação ou omissão voluntária – ou por *culpa* – quando o autor não quer o resultado, mas age com previsibilidade de dano.

O indivíduo vítima de ato doloso ou culposo tem direito, por ofensa física ou à saúde, a uma indenização pelas despesas médicas e hospitalares, a não ser que o autor tenha agido em legítima defesa, estado de necessidade, estrito cumprimento do dever legal ou no exercício regular de direito.

Mesmo que a lei seja omissa, admitimos que o médico não pode cobrar diretamente do agressor, porque o nosso Direito não adota as ações sub-rogatórias ou oblíquas nem confere ao credor o direito de acionar o devedor do seu devedor. A cobrança deve ser à vítima ou a seu representante legal, não se podendo propor ação contra o responsável pelos danos. A não ser que o agressor assuma a responsabilidade do pagamento, quando passa a existir uma relação contratual.

9. *Cobrança e validade contratual.* Os elementos necessários à validade do contrato de serviços médicos são os seguintes: capacidade das partes, vontade espontânea, objeto lícito e forma prescrita ou não defesa em lei.

Assim, qualquer ato médico que fuja dessas considerações, além de ilícito e antiético, não autoriza o médico a cobrar do paciente.

Não se pode considerar legítimo o contrato de atos autorizados por menores ou incapazes que não sejam imprescindíveis, de práticas não solicitadas e não aceitas pelo paciente, por exemplo, de prática de aborto não previsto em lei, de auxílio ao suicídio, de indicação ou emprego de tóxicos e entorpecentes além do limite terapêutico, e de exercício da profissão sem a devida habilitação legal. Nenhum desses atos autoriza cobrança de honorários médicos, pois eles são considerados ilegais.

10. *Cobrança e êxito do serviço prestado.* Há quem admita que o resultado de um tratamento deva influir no montante dos honorários cobrados.

Como já dissemos nos *critérios de avaliação*, o médico não tem com o paciente um contrato de resultado, mas um contrato de meios. Por isso, deve cobrar, mesmo sem um resultado desejado, pois empregou seus esforços na tentativa de curar ou salvar seu paciente e, se não conseguiu, por motivos estranhos à sua capacidade e ao seu zelo, isso não lhe tira o direito da cobrança.

Mesmo nos casos de morte do paciente, deve o médico cobrar. Sua intenção e sua intervenção foram, antes de tudo, no sentido de tratar e assistir, empregando o melhor dos seus esforços, o cuidado de sua dedicação e os recursos de sua competência. Muitos até entendem que o médico perceba honorários – e a eles tem direito, não pelo resultado do tratamento, mas pela assistência que presta ao paciente.

Em casos de morte do paciente, a responsabilidade do pagamento é do respectivo espólio até a realização da partilha dos bens comuns de herança. Pode também o inventariante responder antecipadamente pelo espólio-devedor e, depois de realizada a partilha, descontar tal valor. Ou podem responder pelos honorários o cônjuge meeiro, se houver, e os herdeiros, na proporção dos seus respectivos montantes.

11. *Ajuste prévio de honorários*. O Código de Ética Médica em seu artigo 61 diz, de maneira clara, que o profissional deve ajustar previamente com o paciente, com seus familiares ou terceiros responsáveis o valor do custo dos procedimentos. Tal cuidado tem a finalidade de facilitar o relacionamento e evitar situações constrangedoras no futuro. Atualmente, com a vigência do Código do Consumidor entre nós, fica proibido "executar serviços sem a prévia elaboração de orçamento e autorização expressa do consumidor, ressalvados os decorrentes de práticas anteriores entre as partes". É claro que os casos de urgência e emergência não poderiam estar recomendados por tais expedientes.

12. *Cobranças individuais*. Toda vez que de um tratamento participarem vários médicos, a norma ética diz que cada um deles deve apresentar separadamente a cobrança de seus honorários, pois dessa forma é mais fácil o paciente identificar quanto cobra cada um, evitando também que alguém venha reter os honorários ou explorar o trabalho alheio, pelo simples fato de ser chefe de equipe ou superior hierárquico.

▼

47. Responsabilidade médica: Aspectos atuais. Antecedentes. Conceito geral. Aspectos jurídicos. Responsabilidade profissional. Mau resultado. Deveres de conduta do médico. Responsabilidade criminal do médico. Erro médico: Imprudência, negligência e imperícia. Responsabilidade civil do médico. Consentimento *versus* responsabilidade. Natureza do contrato médico. Socialização dos riscos e danos médicos. Responsabilidade civil das instituições de saúde. Deveres de conduta das entidades prestadoras de serviços médicos. Responsabilidade solidária. Responsabilidade funcional do estudante. Responsabilidade trabalhista e residência médica. Responsabilidade médica derivada. Responsabilidade médica no erro por falta da coisa. Ato médico | Obrigação de meio ou de resultado? Responsabilidade do paciente ou de terceiros. Prevenção de risco de erro médico. Mediação, conciliação e arbitragem médica e de saúde. A perícia do erro médico. Prescrição penal e prescrição civil. Erro médico: O que fazer? Alta hospitalar. Presença de acompanhantes na sala cirúrgica.

ASPECTOS ATUAIS

Tem-se definido *Responsabilidade Médica* como a obrigação, de ordem civil, penal ou administrativa, a que estão sujeitos os médicos, no exercício profissional, quando de um resultado lesivo ao paciente, por imprudência, imperícia ou negligência.

Tal forma de responsabilidade fundamenta-se no princípio da culpa, em que o agente dá causa a um dano, sem o devido cuidado a que normalmente está obrigado a ter, e não o evita por julgar que esse resultado não se configure. Procede culposamente quem age sem a necessária precaução, julgando que o dano não se dará. Quanto maior é a previsibilidade de resultado danoso, maior o grau da culpa.

Não há, no momento atual, outra profissão mais visada que a Medicina, chegando a ser uma das mais difíceis de exercer sob o ponto de vista legal. Já se afirmou até que o exercício médico estaria seriamente ameaçado pelo risco dos pleitos demandados, cada vez mais acentuadamente, pelos pacientes.

O erro presumido é uma das acusações mais frequentes. Ora os doentes culpam o não consentimento de uma intervenção, ora o médico é citado ante um tribunal por práticas ilegais, mesmo quando seu ato se apresenta dentro das exigências de sua ciência e da própria lei.

Parte da população já chega a admitir, por outro lado, que a maior desgraça de um paciente é cair nas mãos de um profissional inapto, compenetrando-se de que de nada lhe serviriam a compaixão, o afeto e a ética sem um lastro científico.

O primeiro dever do profissional para com essas pessoas seria o conhecimento completo e profundo, que pudesse mantê-lo constantemente atualizado em face dos extraordinários e prodigiosos avanços no campo da ciência médica.

O médico vem enfrentando constantemente situações novas, diante das quais as fórmulas tradicionais nem sempre lhe asseguram a certeza de uma correta tomada de posição. Os aspectos morais da conduta médica do cotidiano e a sua responsabilidade ante os indivíduos e a sociedade estruturam-se de acordo com uma necessidade permanentemente em evolução.

Hoje, competência profissional é sinônimo de conhecimento especializado. O paciente está mais voltado para o aspecto científico e das possibilidades terapêuticas que, propriamente, para o relacionamento afetivo.

E, assim, começa a surgir, entre o médico e o paciente, uma série de divergências, analisadas dentro do prisma *responsabilidade médica*.

O pensamento do legislador atual não está isento de dúvidas a respeito das operações cosméticas, da esterilização cirúrgica, das experiências científicas no homem, da fecundação artificial heteróloga, do aborto eugênico, do tratamento arbitrário, da omissão de socorro e das cirurgias de indicação social.

Na prática, vem-se imputando uma variedade impressionante de erros profissionais, tais como: operações prematuras, exame superficial do paciente e erro no diagnóstico subsequente; omissão de tratamento ou retardamento na transferência para outro especialista; descuido nas transfusões de sangue ou nas anestesias; empregos de métodos e condutas antiquados e incorretos; prescrições erradas; abandono ao paciente; negligência pós-operatória; omissão de instruções necessárias aos pacientes; responsabilidade médica por suicídio em hospitais psiquiátricos. E ainda outros casos que dependem menos do médico do que do seu instrumental: queimaduras por raios X; infecções propagadas por instrumentos; ou o não funcionamento de um artefato qualquer no momento preciso.

Os EUA representam o país de maior número de demandas contra médicos em tribunais, os quais, cada dia que passa, começam a adotar medidas mais rigorosas do que em outros países. Há, naquela nação, uma certa ênfase quanto à inviolabilidade pessoal do paciente.

Whitney Kelly (*apud* Hermes R. de Alcântara, Responsabilidade Civil e Penal dos Anestesiologistas, *in Revista Brasileira de Anestesiologia*, ano 21, nº 2, abril/junho – 1971) diz: "Muitos de nós estamos alarmados pelo crescente número de ações de responsabilidade médica que estão sendo atribuídas pela Justiça através da nação. Parece uma onda de ações de responsabilidade médica a varrer todos os EUA a partir da Califórnia."

Existem fatores específicos responsáveis pela grande frequência de litígios contra médicos naquele país. E, por isso, já foi chamado de paraíso dos advogados. Estes profissionais encontram-se hoje em dia perfeitamente adestrados em conhecimentos médicos, uma vez que se publicam constantemente livros e revistas especializados para eles. Já começa, assim, a surgir uma nova classe de advogados – os médicos juristas.

Desse modo, não se pode estranhar o aumento excessivo de processos nos EUA nesses últimos anos. Em 1998, chegaram a 60 mil demandas. O custo da classe médica e de seus seguros alcançou uma cifra de 350 milhões de dólares por ano. No país inteiro, um em cada sete médicos já foi citado por responsabilidade médica, e, na Califórnia, um em cada quatro.

Nos outros países, observam-se também tendências crescentes de pleitos. No Japão, segundo o Prof. Koichi Bai, os tribunais, a partir de alguns anos, também começaram a favorecer de modo excessivo os pacientes.

Segundo a União de Defesa Médica da Inglaterra, o aumento dos processos por negligência médica naquele país é devido a dois fatores: a socialização da Medicina, despersonalizando a relação entre médico e doente, e o aumento do número de pacien-tes. Neil Chaquet, de Boston, afirma: "As duas mais constantes ações legais contra médicos são aquelas nas quais os motivos são a negligência e a falta de consentimento" (*apud* Hermes R. de Alcântara, *op. cit.*). Literneau ensina que "a melhor maneira de evitar ação por responsabilidade médica é estabelecer e manter uma boa relação médico–paciente".

Na Inglaterra, onde quase todos os hospitais eram mantidos por instituições voluntárias, logo que o Serviço Nacional de Saúde ficou com a responsabilidade de seus encargos, a partir de 1948, começaram as demandas a aumentar, pois seu pessoal técnico e administrativo era de caráter estatal.

O Prof. Hans Stoll, da Alemanha, diz que o médico era antigamente uma autoridade indiscutível, porém hoje é considerado um profissional como outro qualquer, que ganha a vida como os demais e deve pagar pelos erros cometidos. Daí o crescente número de demandas. Na Bélgica e na África do Sul, comprovou-se também o evidente aumento das lides. No Canadá, segundo o Dr. A. A. Klass, "o monstro dos pleitos por negligência médica começa a crescer".

Um aspecto que não pode ser esquecido é a mudança do relacionamento entre médico e paciente. O laço paternal que existia entre as famílias e os "médicos de cabeceira" transforma-se pouco a pouco em uma relação quase impessoal, principal-

mente nas grandes cidades. Por outro lado, a especialização vai transformando o médico em um técnico altamente adestrado e impessoal, que recebe seus pacientes transferidos de outros colegas. Mais uma vez é o Prof. Stoll quem afirma: "Em lugar do velho estilo 'de cabeceira', o médico de hoje em dia parece depender mais do formidável aparato instrumental, que salva vidas perdidas por seus predecessores. A imagem do pai foi substituída pelo técnico especializado" (*apud* S. A. Strauss – Negligência Médica, *in Documenta* Geigy, trad. do A., Basiléia, 1971, p. 4).

O resultado das intervenções atuais é mais espetacular que o das gerações passadas. A publicidade é muito mais ampla devido aos modernos meios de divulgação. Os transplantes cardíacos tanto fascinaram a imaginação do mundo inteiro que hoje se passou a esperar muito mais da Medicina.

Atualmente, as intervenções são mais ousadas, em virtude de uma maior segurança. Por outro lado, porém, correspondentemente os riscos também aumentaram, e, quando se produzem resultados inesperados, os problemas se apresentam mais graves que antigamente. Um paciente não satisfeito estará mais disposto a pleitear com um técnico frio e impessoal do que com um velho e fraternal amigo da família.

Nos EUA, realizou-se uma enquete e apurou-se que um bom número de demandantes questionava não contra o médico, mas contra a companhia de seguros responsável. No dizer do Dr. A. A. Klass, "uma instituição astuta e desumana, com muitos milhões".

A maioria dos advogados admitiu, no entanto, que o aumento dos honorários médicos era devido principalmente às altas cotas de seguro. O mais constrangedor será a inibição do médico no desempenho de sua função. E os demandantes que parecem, a princípio, sair ganhando, sairão certamente perdendo.

Nos EUA, os pleitos são tão constantes que já existem Estados que se viram obrigados a modificar suas leis destinadas a proteger e estimular o médico, principalmente nas intervenções de urgência. Foram chamadas de "Leis do Bom Samaritano".

Segundo o Prof. S. A. Strauss, da África do Sul, existem, em algumas jurisdições americanas, comitês de voluntários onde ingressam tanto médicos como advogados, a fim de efetuarem uma seleção crítica das demandas. Essas instituições contribuem para desanimar os litigantes sem fundamento e orientam simultaneamente, com provas periciais, os demandantes com causas justificadas.

Há ainda uma corrente que defende um tribunal especializado constituído por representantes de diversas profissões, o que, todavia, não tem encontrado eco entre os advogados, os quais defendem ser o tribunal comum competente para tais litígios.

O certo é que, em um hospital ou noutro qualquer serviço médico em que entram dezenas de doentes por dia, haverá sempre um risco, apesar de todos os cuidados empregados em qualquer intervenção médica, por mais simples e trivial que ela seja. Seria injusto, pois, culpar a instituição ou o médico em um acidente inevitável.

A verdade é que somente o futuro dirá o rumo da responsabilidade médica, sabendo-se de antemão que a lei adequada é sempre aquela que vem em benefício da própria comunidade.

ANTECEDENTES

Antigamente, a Medicina era uma profissão contra a qual não se arguía nenhuma forma de responsabilidade culposa.

Em 1825, em Dromfront, o Dr. Hèlie, chamado para fazer um parto, verificou que o ombro e a mão direita da criança se encontravam no trajeto vaginal. Resolveu, então, amputar o braço do feto, considerando-o morto, a fim de facilitar sua expulsão. Em seguida, notou o outro braço em situação análoga, efetuando também sua amputação. Mais tarde nascia a criança, a qual veio a sobreviver graças aos cuidados de outro profissional. Os pais entraram em juízo com uma ação contra o médico. Solicitou o Tribunal parecer da Academia de Medicina, a qual respondeu que "o médico não é responsável senão quando produz um dano intencionalmente, com premeditação, por pérfidos desígnios e criminosas intenções", concluindo pela não responsabilidade do Dr. Hèlie. O Tribunal não aceitou o parecer e atribuiu-lhe a responsabilidade, condenando-o a uma indenização de forma de renda vitalícia.

Em 1835, o Dr. Thouret Noroy, de Evreux, chamado a atender um paciente, praticou-lhe uma sangria na prega do cotovelo lesando uma artéria. Colocou bandagens compressivas e retirou-se. Solicitado por vezes sucessivas, negou-se ao atendimento. O paciente, não suportando os sofrimentos e sentindo os primeiros sinais de gangrena, procurou outro médico, que lhe amputou o braço para lhe salvar a vida. O Tribunal Civil de Evreux condenou o Dr. Thouret a pagar uma indenização "por imperícia, negligência e falta grosseira".

O parecer conclusivo foi dado pelo Procurador-geral Dupin, que rebateu os argumentos da Academia, tendo seus argumentos um extraordinário valor histórico e jurídico. Entre outras coisas, afirmava:

"O médico e o cirurgião não são indefinidamente responsáveis, porém o são às vezes; não o são sempre, mas não se pode dizer que não o sejam jamais. Fica a cargo do juiz determinar cada caso, sem afastar-se dessa noção fundamental: para que um homem seja considerado responsável de um ato cometido no exercício profissional, é necessário que haja cometido uma falta nesse ato; seja possível agir com mais vigilância sobre si mesmo ou sobre seus atos e que a ignorância sobre esse ponto não seja admissível em sua profissão."

"Para que haja responsabilidade civil, não é necessário precisar existir intenção; basta que tenha havido negligência, imprudência, imperícia grosseira e, portanto, inescusáveis."

"Em circunstâncias raras, que podem, porém, apresentar-se, às vezes, se o médico é levado ante os tribunais, não se deve dizer que sua reputação está sem garantias. Somente seus atos são submetidos a sua equânime apreciação, como são as ações de todos os outros cidadãos, qualquer que seja o seu estado ou sua condição."

"Na responsabilidade, tal como se pode entender da lei civil, não se trata de capacidade mais ou menos ampla, nem de talento maior ou menos sólido, senão apenas da garantia contra a imprudência, a negligência, a pressa e uma ignorância crassa que se devia necessariamente saber e praticar em uma profissão."

"Os tribunais estão ali para apreciar os efeitos e, nesta apreciação, não devem perder de vista estes princípios: para que um homem possa ser considerado responsável por um ato em sua profissão, é necessário que haja uma falta em seu ato, que haja sido possível, com uma vigilância sobre si mesmo ou sobre o que faz, garantir-se contra ela, o que no feito se espera é que seja de tal natureza que se torne completamente inescusável o havê-la cometido."

"Desde o momento em que os feitos médicos reprovados ficam exclusivamente reservados às dúvidas e discussões da ciência, eles fogem da apreciação médica; desde que eles se caracterizem de negligência e ignorância de coisas que devem necessariamente saber, a responsabilidade de direito comum existe, e a competência da Justiça está assegurada."

E, depois de emitir mais alguns conceitos sobre a responsabilidade, continua:

"Aos tribunais corresponde esta aplicação com discernimento, com moderação, deixando para a ciência toda a latitude de que se necessita, porém dando à Justiça e ao direito comum tudo que lhe pertence" (apud Nerio Rojas, Medicina Legal, Buenos Aires: El Ateneo, 1956, trad. do A.).

Hoje a responsabilidade médica é aceita pelo Direito e pela Medicina, embora haja discordância em um ou outro ponto. Com o parecer de Dupin, fixou-se uma boa doutrina:

- o médico, como profissional, está sujeito às sanções legais
- na aplicação dessas sanções, os tribunais devem ser prudentes
- isto não afeta o prestígio da Medicina nem a reputação dos médicos.

CONCEITO GERAL

Há um princípio jurídico segundo o qual todas as pessoas são obrigadas a responder por danos causados a terceiros, a fim de que sejam resguardados os interesses dos indivíduos no seio da coletividade.

Alexander Lacassagne definiu a responsabilidade médica como a obrigação que podem sofrer os médicos em virtude de certas faltas por eles cometidas no exercício de sua profissão, faltas essas que geralmente comportam uma dupla ação: civil e penal. Sob este último aspecto, o médico se vê, diante de um delito, sujeito a uma determinada pena. Quanto ao aspecto civil, acarretando o dano físico ou moral, ou um prejuízo econômico, impõe-se um pagamento em dinheiro como forma de indenização.

Existe uma corrente contrária a qualquer responsabilidade, por ser a Medicina "um mandato ilimitado junto à cabeceira do doente, o qual só pode aproveitar essa condição". Sustentam que só se pode responder pelas faltas graves, indesculpáveis e de má-fé, quando há intenção manifesta de prejudicar o paciente. Entre outras razões apresentadas, alegam:

- o diploma médico é uma prova incontestе de capacidade, e o profissional não poderá ser julgado em cada novo caso
- o temor às punições levaria a uma inibição e a um entrave ao progresso científico, tornando-se a Medicina uma ciência tímida e rotineira
- os tribunais leigos não teriam capacidade científica para julgar os feitos médicos com precisão e equidade
- a Medicina não é uma ciência que tem a exatidão da matemática e, por isso, varia em seus aspectos pessoais e circunstanciais.

Isso admitido, seria não aceitar-se a ignorância, a imprudência e a negligência médicas. Por outro lado, aqueles argumentos carecem de fundamentos, pois, pela simples razão de o médico ter um diploma, não está eximido de seu estado de falibilidade. A lei não entrava o progresso de nenhuma ciência; ao contrário, ela a ampara e protege. O que realmente pode comprometer o progresso da Medicina é a irresponsabilidade do médico. Os tribunais não são leigos nem incompetentes, pois, quando os juízes avaliam as faltas dos médicos, manifestam-se, depois de ouvirem os próprios médicos – os peritos, que são, na verdade, os olhos da lei. Finalmente, embora não haja na Medicina a exatidão fria da matemática, sempre existe um critério de previsibilidade, a fim de se afastarem os erros considerados evitáveis.

O diploma universitário dá ao seu titular uma presunção de idoneidade. No entanto, isso não o isenta da responsabilidade no exercício de sua profissão. O Estado ampara todo aquele que, munido daquele certificado, possua os conhecimentos indispensáveis para praticar sua arte. Tal fato não pode se constituir em uma tutela perpétua de exercício de uma atividade, quando ela se processa fora de seus limites ou com prejuízos evitáveis aos pacientes. A idoneidade não é absoluta, mas simplesmente presumida.

ASPECTOS JURÍDICOS

Encontra-se na culpa o fundamento jurídico da responsabilidade médica. É necessário que o agente tenha dado causa sem ter querido o resultado e nem assumido o risco de produzi-lo, ou seja, que o tenha feito apenas por negligência, imprudência ou imperícia. Procede culposamente quem age sem as necessárias precauções que todo ato deve merecer. O limite da culpa é a previsibilidade do dano, isto é, que não seja possível escapar o fato à perspicácia comum. Quanto maior a previsibilidade de um resultado danoso, maior é o grau da culpa. Previsibilidade é a consciência de se prever um resultado. Portanto, a reparação do dano deve ser através de uma indenização proporcional ao prejuízo sofrido, como expressa o artigo 944 do Código Civil: "A indenização mede-se pela extensão do dano." E complementa o seu parágrafo único: "Se houver excessiva desproporção entre a gravidade da culpa e o dano, poderá o juiz reduzir, equitativamente, a indenização".

Apresenta-se o crime culposo com duas características: (1) uma conduta voluntária em oposição ao dever e (2) um resultado não desejado, mas que a lei define como crime, mesmo que o agente não esteja interessado no resultado, pois que era consciente de sua previsibilidade.

Assim, o conceito de culpabilidade está todo fundamentado, única e exclusivamente, na previsibilidade do resultado. Fora disso não há crime. O que mais importa no delito culposo é justamente o momento consciente inicial.

Nosso código não definiu a culpa, preferindo apenas enumerar suas modalidades, que são: imprudência, negligência e imperícia.

Quanto à responsabilidade civil do médico, um Comitê para os Problemas Médico-Legais da Associação Médica Americana assim se pronunciou: "Quando um médico pretende diagnosticar ou tratar um paciente, a lei requer que ele possua a habilidade e o tirocínio comumente possuídos e demonstrados por outros médicos reputáveis na mesma ou semelhante localidade. Se ele se intitula especialista, deve possuir os padrões técnicos de sua especialidade. Uma vez que tome um paciente sob seus cuidados profissionais, deve continuar prestando-lhe assistência tanto tempo quanto necessário, a menos que seja pelo mesmo dispensado, ou se afaste do caso após aviso prévio. E somente com a devida autorização, expressa ou tácita, é que deve tentar qualquer diagnóstico ou processo terapêutico no paciente. A responsabilidade caracteriza-se por ato ou omissão, isto é, pela violação das obrigações legais que o médico deve ao paciente."

"A existência ou alcance de tais obrigações legais não dependem de terem sido pagos, ou não, os serviços profissionais do médico."

"Complicações ou resultados refratários e inesperados não são raros. O mero fato de o paciente não ter curado, ou não evoluir favoravelmente, não significa, entretanto, por si só, negligência por parte do médico. Há frequentemente uma grande margem para diferenças honestas de opinião, e o médico assistente deve exercer seu melhor julgamento, qual possa adotar. A lei presume, entrementes, que um médico atue com a perícia e o cuidado ordinários requeridos no tratamento de um paciente. Então estará ele justificado se sua conduta, no caso, for endossada e seguida pelo menos por uma respeitável minoria de colegas na mesma localidade. Pode ele cometer um erro de diagnóstico ou de julgamento; pode usar remédios ou métodos de tratamento diferentes daqueles que alguns de seus colegas médicos teriam usado; pode obter um mau resultado em vez de um satisfatório, sem que nenhum desses fatos seja suficiente para estabelecer a responsabilidade."

Portanto, em uma sociedade em que os indivíduos são possuidores de direitos iguais, qualquer violação aos bens pessoais ou patrimoniais, em consequência de um dano, obrigará o agente causador a reparar esse prejuízo.

▼ Elementos da responsabilidade

Na caracterização da responsabilidade médica, são requisitos indispensáveis:

1. *O agente.* É necessário que o profissional esteja habilitado legalmente para exercer a Medicina, se não, além da responsabilidade culposa, será punido por exercício ilegal da Medicina, curandeirismo ou charlatanismo. A tendência atual é atrair para o âmbito da culpa médica todos os profissionais de nível superior que atuem na *área da saúde.*

2. *O ato.* Deverá ser o resultado danoso de um ato lícito, pois, do contrário, tratar-se-á de uma infração delituosa mais grave, como, por exemplo, o aborto criminoso ou a eutanásia, para os quais o profissional não está autorizado a realizá-los. Como a Medicina começa a fugir das mãos dos médicos, e sua ação começa a percorrer um maior raio de atividade, outros profissionais, diferentes do médico, começam a contribuir decisivamente para o Sistema Médico, como uma maneira de alcançar o paciente no seu sentido mais amplo.

3. *A culpa.* Trata-se verdadeiramente de culpa profissional, praticada sem a intenção de prejudicar, nas situações que a doutrina vigente consagra: imprudência, negligência e imperícia. A culpa médica resulta da violação de conduta. Os deveres de conduta são: de *informação* (sobre o ato, sobre o risco, sobre o que falta aos superiores ou terceiros e sobre o que ocorreu, em anotações na papeleta), de *vigilância*, de *atualização* e de *abstenção de abuso.*

4. *O dano.* Sem a existência de dano real, efetivo e concreto, não existe responsabilidade médica, pois tal delito configura-se como um crime de resultado, e não de perigo. Este elemento objetivo, relativamente fácil de estabelecer, é condição indispensável, tanto para estabelecer o grau da pena, como da indenização.

5. *O nexo causal.* É a relação entre a causa e o efeito. Um elo entre o ato e o dano.

Destes cinco elementos, os dois últimos são essencialmente da incumbência pericial.

RESPONSABILIDADE PROFISSIONAL

No mundo jurídico, pode-se considerar responsabilidade como a obrigação de reparar prejuízo decorrente de uma ação de que se é culpado, direta ou indiretamente. E, por responsabilidade profissional, no âmbito do exercício da medicina, como um elenco de obrigações a que o médico está sujeito, e cujo não cumprimento o leva a sofrer as consequências impostas normativamente pelos diversos diplomas legais.

Portanto, responsabilidade é o conhecimento do que é justo e necessário, não só no sentido moral, mas também dentro de um sistema de obrigações e deveres, diante do que é lícito e devido. Ripert dizia não entender por lei moral qualquer vago ideal de justiça, mas essa lei bem precisa que rege a sociedade moderna e que é respeitada porque é imposta pela fé, a razão, a consciência e pelo respeito à dignidade das outras pessoas (*in A Regra Moral nas Obrigações Civis*, São Paulo: Editora Saraiva, 1937).

Assim, a expressão "responsabilidade" pode ser empregada tanto no sentido ético, como no sentido jurídico, visto que, em se tratando do exercício de uma profissão liberal, intrincam-se necessariamente os valores morais e legais, pois as razões jurídicas não podem estar dissociadas das razões de ordem moral.

Antes prevalecia o conceito de ampla liberdade de agir, chegando-se ao exagero de admitir ser a medicina "um mandato ilimitado junto à cabeceira do doente, ao qual só pode aproveitar essa condição". Exagerava-se ainda quando se afirmava que o diploma do médico era uma prova incontestável de competência e de idoneidade e que a medicina não era uma ciência exata como a matemática.

É claro que, com o passar dos anos, os imperativos de ordem pública foram-se impondo pouco a pouco como conquista da organização da sociedade. Foi-se vendo que a simples razão de o médico ter um diploma não o exime de seu estado de falibilidade. Por outro lado, o fato de se considerar o médico, algumas vezes, como infrator, diante de uma ou outra conduta técnica desabonada pela *lex artis*, não quer dizer que sua reputação está sem garantias. Somente os seus atos podem ser submetidos a uma equânime apreciação, como são as ações de todos os outros cidadãos, qualquer que seja o seu estado ou a sua condição.

Atualmente, o princípio da responsabilidade profissional é aceito por todos – médicos, juristas e a própria sociedade –, desde que na apreciação desses feitos fique caracterizada uma conduta atípica, irregular ou inadequada contra o paciente, durante ou em face do exercício médico. Espera-se apenas que na avaliação dessa responsabilidade haja transparência no curso da apreciação e dê-se ao acusado o direito de ampla defesa, e que não se venha a macular o prestígio da medicina e dos médicos pelo fato de uma conduta isolada. Aguarda-se, finalmente, que na apreciação da responsabilidade profissional do médico fique exaustivamente provada a inobservância das regras técnicas ou a atipia de conduta em sua atividade funcional.

Pergunta-se muito se o médico pode responder por erro de diagnóstico ou por erro de conduta. A maioria tem-se pronunciado, achando que o erro de diagnóstico não é culposo, desde que não tenha sido provocado por manifesta negligência, e que o médico não tenha examinado seu paciente segundo as regras e técnicas atualizadas e disponíveis da medicina e da sua especialidade em particular. Já os erros de conduta podem ocorrer – e são os mais comuns –, mas convém que eles sejam analisados criteriosamente, pois, nesse sentido, há muitas discordâncias sobre a validade e a eficiência de cada método e de cada conduta. A verdade é que se exige muito dos médicos, ainda sabendo que sua ciência é limitada e que sua obrigação é de meios e não de resultados. Mesmo que a vida seja um bem imensurável, a supervalorização desta ciência jamais encontrará uma fórmula mágica e infalível.

Por fim, quanto à avaliação da culpa médica, deve ficar evidente que sem a existência de um dano efetivo e real não se pode caracterizar a responsabilidade profissional, tal qual ela está inserida nos dispositivos específicos, seja por imperícia, imprudência ou negligência. A determinação concreta do dano, além de indispensável em relação à configuração da responsabilidade médica, pode estabelecer o grau da culpa e a extensão da liquidação. Mesmo assim, ainda há de se concretizarem o nexo de causalidade e as condições em que se verificou o dano.

MAU RESULTADO

Há de se ressaltar que nem todo *mau resultado* na assistência à saúde individual ou coletiva equivale a *erro médico*. A partir de tal premissa, deve-se começar a se desfazer o preconceito que existe em torno de alguns resultados atípicos ou indesejados na relação entre o médico e seus assistidos. Nisso, os órgãos formadores de opinião poderiam contribuir muito fazendo com que fossem denunciadas as péssimas condições assistenciais e a desorganização dos serviços de saúde em nosso país.

Exige-se muito dos médicos, mesmo sabendo que sua ciência é inexata, que sua capacidade é limitada, sendo por isso sua obrigação de meios e não de resultados. Ainda que a vida do homem tenha um valor imensurável, a supervalorização desta ciência e deste profissional não encontrou uma fórmula mágica e infalível.

Sendo assim, não é justo se concordar com a alegação de que todo resultado infeliz e inesperado seja um erro médico. Com isso não se quer afirmar que o erro médico não exista. Ele existe, e até mais do que desejariam os médicos. Quando ele está presente é decorrente de uma forma anômala e inadequada de conduta profissional, contrária à *lex artis* e capaz de produzir danos à vida ou à saúde do paciente por imprudência ou negligência. O que se quer afirmar com isso é que além do erro profissional há outras causas que favorecem o *mau resultado*, como as péssimas condições de trabalho e a penúria dos meios indispensáveis no tratamento das pessoas.

Não deixa também de ser mau resultado o fato de os pacientes não terem leitos nos hospitais, não serem atendidos nos ambulatórios por falta de profissionais ou não poderem comprar os remédios recomendados para sua assistência. Afinal de contas, os pacientes não estão morrendo nas mãos dos médicos. Mas nas filas dos hospitais, a caminho dos ambulatórios, nos ambientes insalubres de trabalho e na iniquidade da vida que levam.

DEVERES DE CONDUTA DO MÉDICO

Em qualquer forma de avaliação sobre a responsabilidade profissional do médico, seja ela no âmbito ético ou legal, não se pode deixar de levar em conta os seus deveres de conduta.

Desta forma, para se caracterizar a responsabilidade do profissional médico, não basta apenas a evidência de um dano ou de um nexo causal, mas que exista uma forma de conduta contrária às regras técnicas vigentes adotadas pela prudência e pelos cuidados habituais, e que o prejuízo fosse evitado por outro profissional em mesmas condições e circunstâncias.

As regras de conduta, arguidas quando de uma avaliação de responsabilidade profissional em saúde, são relativas aos seguintes deveres:

1. *Deveres de informação*. Neste tipo de dever estão todos os esclarecimentos que se consideram necessários e imprescindíveis para o correto desempenho quando da elaboração de um ato médico, principalmente se ele é mais complexo e de risco-benefício discutível.

O conteúdo dos deveres de informação encontra-se hoje ampliado pela incidência dos princípios da transparência e da vulnerabilidade do consumidor, que têm no consentimento informado do paciente a necessária correspondência. Há, primariamente, o dever do médico de se informar sobre as condições particulares do paciente, realizando, o mais perfeitamente possível, a completa anamnese e a tudo documentado adequadamente. E há o dever de informar o paciente acerca dos procedimentos que serão adotados, das cautelas recomendáveis e dos riscos a que está sujeito, sempre em linguagem clara, compatível com a capacidade de apreensão do destinatário da informação.

O dever de informar sobre os riscos tem direta correlação com a existência efetiva e real de danos. Quanto mais perigosa a intervenção, tanto mais necessária é a advertência do profissional sobre os riscos, respondendo este "na medida em que calar ou atenuar os riscos do procedimento operatório ou tratamento".

Todavia, o descumprimento desse dever deve ser avaliado "caso a caso", como, por exemplo, na emergência, onde o paciente não tem condições de opinar e quando sua situação exige uma tomada de decisão imediata. Nos demais casos deve-se contar com o consentimento livre e esclarecido do paciente. Deve-se entender como tal o obtido de um indivíduo capaz de considerar razoavelmente uma conduta médica, em que fiquem evidentes suas vantagens e desvantagens, riscos e benefícios, sem a necessidade de se chegar aos detalhes das complicações mais raras e mais graves (*princípio da informação adequada*).

Sempre que houver mudanças significativas no procedimento em saúde e isso possa ser levado ao paciente, como, por exemplo, passar de um procedimento para outro, deve-se obter o novo consentimento, pois a permissão inicial tinha tempo e forma definidos (*princípio da temporalidade*). Admite-se também que, mesmo após o consentimento, o paciente ou seus responsáveis legais podem revogar a permissão outorgada (*princípio da revogabilidade*).

O paciente tem também o direito de recusar um tipo de conduta assistencial, desde que isso não lhe traga graves prejuízos nem esteja ele em perigo de vida. Praticar qualquer ato profissional em uma ação de saúde contra a vontade do paciente é uma violência e um grave desrespeito aos mais elementares princípios de civilidade. A recusa do paciente é uma contraindicação absoluta de qualquer procedimento nessa área, a não ser que este seja o remédio heroico e salvador ante um perigo iminente de morte.

Desse modo, se o caso é de urgência e não se pode atender a recusa, as normas éticas e legais legitimam esse ato cuja necessidade era imperiosa e irrecusável (*princípio da beneficência*). Aqui quem vai legitimar o ato profissional não é a sua permissão, mas a sua irrecusável e extremada necessidade.

Mesmo que a indicação de um ato profissional no campo médico seja uma decisão eminente ligada a uma lógica clínica e em favor do paciente, este, em algumas situações, pode optar por outra forma de atendimento, desde, é claro, que isso não lhe traga prejuízos. Se a indicação é específica e se trata de uma cirurgia eletiva, por exemplo, o profissional pode recusar a assistência. Na cirurgia de urgência, como já foi dito, a conduta correta é fazer a técnica mais bem indicada para salvar a vida do paciente.

2. *Deveres de atualização profissional.* Para o pleno e ideal exercício da medicina não se exige apenas uma habilitação legal. Há também de se requerer desse facultativo um aprimoramento sempre continuado, adquirido através de conhecimentos recentes da profissão, no que se refere às técnicas dos exames e dos meios modernos de tratamento, sejam nas publicações especializadas, nos congressos, cursos de especialização ou estágios em centros e serviços hospitalares de referência. Em suma, o que se quer saber é se naquele discutido ato profissional poder-se-ia admitir a imperícia. Se o profissional estaria credenciado minimamente para exercer suas atividades, ou se poderia ter evitado o dano, caso não lhe faltasse o que ordinariamente é conhecido em sua profissão e consagrado pela experiência médica. Este conjunto de regras, chamado de *lex artis*, deve ser aplicado a cada ato profissional em saúde isoladamente, sem deixar de serem considerados a complexidade do caso, o recurso material disponível, a qualificação do médico e o local e as condições de trabalho.

A não atualização (ou a atualização deficiente) caracterizará negligência, que é uma das formas de culpa. Aqui o que se deve avaliar é a possibilidade da aquisição do conhecimento médico atualizado, e não o efetivo conhecimento profissional.

3. *Deveres de abstenção de abuso.* É necessário também saber se o profissional agiu com a cautela devida e, portanto, descaracterizada de precipitação, de inoportunismo ou de insensatez. Isso se explica porque a norma moral exige das pessoas o cumprimento de certos cuidados cuja finalidade é evitar danos aos bens protegidos. Exceder-se em medidas arriscadas e desnecessárias é uma forma de desvio de poder ou de abuso. No entanto, ninguém pode negar que a medicina de hoje seja uma sucessão de riscos e que esses riscos, muitas vezes, são necessários e inadiáveis, principalmente quando um passo mais ousado é o último e desesperado remédio. Isto atende às razões do *princípio do risco proveito*.

Pode-se também incluir entre as condutas abusivas aquelas que atentam contra a dignidade humana, inclusive quando se expõe desnecessariamente o paciente em certos procedimentos, quando se invade sua privacidade e aviltam-se a imagem e a honra alheias. O mesmo se diga quando do uso de meios e práticas especulativas e experimentais sem o devido consentimento do paciente e com os riscos considerados desnecessários.

A quebra injustificada do sigilo pericial é também uma forma de desvio de poder, pois o médico tem o dever moral e jurídico de proteger as confidências e tudo aquilo que teve ciência no exercício ou em face do exercício de sua atividade. Excetuam-se as situações em que há permissão do paciente, justa causa ou dever legal.

4. *Deveres de vigilância, de cuidados e de assistência.* Na avaliação de um ato médico, quanto a sua integridade e licitude, deve ele estar isento de qualquer tipo de omissão que venha ser caracterizada por inércia, passividade ou descaso. Portanto, esse modelo de dever obriga o agente a ser diligente, agir com cuidado e atenção, procurando de toda forma evitar danos que venham ser apontados como negligência ou incúria.

Está claro que esses deveres são proporcionalmente mais exigidos quanto maior for o risco de prejuízo ao que se quer apurar. Em uma análise mais fria, vamos observar que os casos apontados como culposos sob responsabilidade de certos profissionais resultam quase que sempre da falta do cumprimento desse dever.

Desta forma, é mais que justo, diante de um caso de mau resultado ou equívoco na prática profissional de um médico de conduta irrepreensível, existir a devida compreensão e a elevada prudência quando se considerar alguns resultados, pois eles podem ser próprios das condições e das circunstâncias que rodearam o *indesejado resultado*, sem imputar levianamente a isso uma quebra dos compromissos morais ou uma transgressão aos deveres de conduta. Não se pode consignar como culpa aquilo que transcende a prudência, a capacidade e a vigilância humana.

RESPONSABILIDADE CRIMINAL DO MÉDICO

O médico, qualquer que seja sua especialidade, está sujeito a normas de direito público tendo em conta que a vida e a saúde são bens jurídicos de ordem coletiva, cabendo ao Estado a guarda dessa tutela. Mesmo que os médicos, como melhor exemplo os cirurgiões, atuem de forma coletiva em equipes, a responsabilidade criminal é estritamente individual.

Pelo fato de exercer uma função de relevante valor social na busca de soluções para aliviar a dor, o sofrimento, prevenir e eliminar as doenças, isso não o isenta dos deveres de cuidados e diligências que deve ter nem das consequências cobradas pela lei. Na verdade, aqui não se pune o mal resultado em si, mas a atuação descuidada, imprudente, negligente, quando do exercício legal de sua profissão. Fora dessa condição ele responde como qualquer cidadão no que diz respeito às sanções do Código Penal, pois "o fim do Direito Penal é a proteção da sociedade, mais precisamente a defesa dos bens jurídicos fundamentais". Considera-se como delito por infração médica a ação ou omissão no exercício da medicina, proibida por lei, sujeita a uma pena determinada e cuja prática é lesiva a um bem jurídico relevante.

▼ Infrações penais que podem estar relacionadas com a atividade médica

Existem certos delitos penais que exigem do autor uma determinada qualidade ou condição específica. Assim, nessa categoria de delitos a autoria material é restrita aos médicos. São infrações próprias e especiais, tais como exercício ilegal de profissão, charlatanismo, curandeirismo, falsidade de atestado médico, omissão de notificação de doença, violação do segredo profissional, prescrição desnecessária de entorpecentes, remoção de órgãos ou tecidos, utilização de tecidos obtidos ilegalmente, transplante de órgão sem o consentimento expresso do representante legal e esterilização cirúrgica fora das especificações legais.

▶ **Exercício ilegal de profissão.** O Código Penal, no artigo 205, estabelece: "*Exercer atividade, de que está impedido por decisão administrativa. A pena é de detenção de 3 (três) meses a 2 (dois) anos ou multa.*" No artigo 282: "*Exercer, ainda que a título gratuito, a profissão de médico, dentista ou farmacêutico, sem autorização legal ou excedendo-lhe os limites. Pena – detenção de 6 (seis) meses a 2 (dois) anos.*" E a Lei de Contravenções Penais, no seu artigo 47: "*Exercer profissão ou atividade econômica ou anunciar que a exerce, sem preencher as condições a que por lei está subordinado a seu exercício. Pena – prisão simples, de 15 (quinze) dias a 3 (três) meses, ou multa.*"

No artigo 205, o pressuposto da infração penal é o impedimento do exercício por imperativo administrativo e não judicial, como não atendimento às suspensões temporárias, cancelamento e cassações proferidas pelos Conselhos Regionais de Medicina. Nos artigos 282 do CP é crime e no 47 da LCP é contravenção contra a ordem pública quando se exerce profissão sem preencher as condições que a lei subordina ou exceder os limites da profissão. No primeiro caso é o delito praticado por leigos e no outro ao médico que exorbita de suas atividades ainda que habilitado e autorizado a exercer sua profissão.

Segundo afirma Jurandir Sebastião (*in Responsabilidade médica civil, criminal e ética*. 3ª ed. Belo Horizonte: Del Rey, 2003), não será punido por esse delito o farmacêutico que se encontra em região afastada e isolada dos grandes centros, carentes de assistência médica, que prescreve, vende e ministra substâncias sem prévia receita médica, uma vez que nessas circunstâncias a situação se constituirá em estado de necessidade. Nesses casos, portanto, será afastada a ilicitude da conduta sob o amparo do inciso I do art. 23 do Código Penal.

▶ **Charlatanismo.** O crime de charlatanismo é previsto no artigo 283 do Código Penal: "*Inculcar ou anunciar cura por meio secreto ou infalível. Pena – detenção de 3 meses a 1 ano e multa.*" Pratica esse crime, portanto, quem aconselha, recomenda e, ainda, divulga algum tipo de tratamento ou mesmo a cura por meio secreto ou infalível. O charlatão pode ser médico ou não, desde que fraude a boa-fé dos doentes, prometendo a cura por métodos secretos e infalíveis.

▶ **Curandeirismo.** O crime de curandeirismo está previsto no artigo 284 do Código Penal: "*Exercer o curandeirismo: I – prescrevendo, ministrando ou aplicando, habitualmente, qualquer substância; II – usando gestos, palavras ou qualquer outro meio; III – fazendo diagnóstico. Pena – detenção de 6 meses a 2 anos. Parágrafo único: Se o crime é praticado mediante remuneração, o agente fica também sujeito a multa.*"

Na sua maioria são pessoas desprovidas de conhecimentos médicos que pratica a conduta ilícita, mas também pode ser o próprio médico o autor deste delito. Normalmente, os curandeiros são indivíduos rudes, ignorantes, desonestos ou místicos (feiticeiros, magos, cartomantes, adivinhos, pais de santo, entre outros, incluindo os atos de exorcismo praticados por ministros das variadas Igrejas).

▶ **Crime de falsidade de atestado médico.** Comete crime contra a fé pública o médico que fornece atestado falso no exercício de sua profissão. Diz o artigo 302 do Código Penal: "*Dar o médico, no exercício de sua profissão, atestado falso. Pena – detenção de 1 mês a 1 ano. Parágrafo único: Se o crime é cometido com o fim de lucro, aplica-se também multa.*"

O crime está na falsidade da declaração. Figueiredo (*in Profissões de Saúde*, Rio de Janeiro: Livraria e Editora Revinter, 2005) afirma que se trata de um crime próprio, pois somente pode ser cometido por médico, constituindo ainda uma espécie de falsidade ideológica. E mais: "Os processos criminais por falso atestado de médico são praticamente desconhecidos na prática forense brasileira. Porém, isso não se deve ao fato de que a prática inexiste. Não é preciso ser um *expert* na área da saúde para saber que muitas pessoas se beneficiam da conduta imoral de alguns médicos para justificar suas faltas no trabalho (especialmente no âmbito do funcionalismo público), para não comparecer às audiências judiciais, evitar de ser preso ou até mesmo livrar-se da cadeia. Com muita frequência os atestados médicos são exibidos em audiência judicial e em processos de recursos criminais."

▶ **Omissão de notificação de doença.** A omissão de notificação de doença é tratada no capítulo dos crimes contra a saúde pública. O objetivo da proteção legal é a incolumidade pública, no aspecto especial da saúde pública. Trata-se de uma norma de direito público que tem como objetivo assegurar e proteger a coletividade em face de determinadas doenças que, pelo seu contágio, colocam em risco a saúde da população. Sendo assim, cabe ao Estado instituir medidas repressivas para sancionar aqueles que, pela natureza de sua atividade profissional, têm obrigação de comunicar às autoridades sanitárias a ocorrência de casos isolados.

A infração penal é prevista no artigo 269 do Código Penal e pune com pena de 6 meses a 2 anos o médico que deixar de denunciar à autoridade pública doença cuja notificação é compulsória. Embora outros profissionais da área da saúde tenham o dever de comunicar a ocorrência de moléstias contagiosas, a lei somente responsabiliza diretamente o médico, ficando os demais sujeitos apenas às sanções específicas. Todavia, há possibilidade da participação criminosa de agentes públicos, chefes de família, diretores de instituições e estabelecimentos industriais.

▶ **Violação do segredo profissional.** No mundo inteiro, as legislações consagram a inviolabilidade do segredo médico. O objetivo dessa proteção não é só estabelecer a confiança do paciente, cujas informações são fundamentais para assegurar um diagnóstico correto e uma terapêutica eficiente: é também por um imperativo de ordem pública e de equilíbrio social.

Admite-se a infração por quebra do segredo médico quando sua revelação se faz de forma intencional, permitindo que um fato deixe de constituir confidência em uma relação profissional e passe para o conhecimento de terceiros que não estão nessa relação nem no direito de sabê-lo.

A forma utilizada para a revelação dessas confidências pode ser a mais diversa. Pode ser escrita ou oral, por meio de carta ou pela imprensa, ou dirigida a pessoas certas ou incertas. Basta que o conteúdo do segredo e a identidade do paciente sejam levados ao conhecimento público ou particular. Para a caracterização do delito de quebra do sigilo profissional, faz-se necessário.

Admite-se a revelação por justa causa, dever legal ou quando autorizado expressamente pelo paciente ou pelo representante legal.

▶ **Prescrição desnecessária de entorpecentes.** Constitui crime, de acordo com o artigo 15 da Lei nº 6.368, de 21 de outubro de 1976, que trata da prevenção e repressão de tóxico, a prescrição desnecessária de entorpecentes: *"Prescrever ou ministrar culposamente, o médico, dentista, farmacêutico ou profissional de enfermagem, substância entorpecente ou que determine dependência física ou psíquica, em dose evidentemente maior que a necessária ou em desacordo com determinação legal regulamentar. Pena – detenção, de 6 (seis) meses a 2 (dois) anos, e pagamento de 30 (trinta) a 100 (cem) dias-multa."*

▶ **Ilícitos penais relacionados com a remoção de órgãos ou tecidos.** O artigo 14 da Lei nº 9.434, de 4 de fevereiro de 1997, afirma: *"Remover tecidos, órgãos ou partes do corpo de pessoa ou cadáver, em desacordo com as disposições desta Lei. Pena – reclusão, de 2 a 6 anos, e multa, de 100 a 360 dias-multa. Se o crime é cometido mediante paga ou promessa de recompensa ou por outro motivo torpe. Pena – reclusão, de 3 a 8 anos, e multa, de 100 a 150 dias-multa."*

O artigo 16 – *"Realizar transplante ou enxerto de tecidos, órgãos ou partes do corpo humano de que se tem ciência terem sido obtidos em desacordo com os dispositivos desta Lei. Pena – reclusão, de 1 a 6 anos, e multa de 150 a 300 dias-multa."* O artigo 18 – *"Realizar transplante ou enxerto em desacordo com o disposto no art. 10 desta Lei e seu parágrafo único. Pena – detenção, de 6 meses a 2 anos."* Segundo o artigo 10, o transplante ou enxerto só se fará com o consentimento expresso do receptor ou do seu representante legal, após o aconselhamento sobre a excepcionalidade e os riscos do procedimento.

▶ **Esterilização humana.** Como já dissemos antes, se a esterilização estiver incluída em um conjunto de atos de uma política de saúde em favor das condições de vida e saúde do homem ou da mulher, ou para atender suas precárias condições socioeconômicas, não há o que censurar, pois tal prática hoje passa a ser considerada como lícita e necessária, justificada por uma norma específica.

Com a edição da Lei nº 9.263, de 12 de janeiro de 1996, passou-se a permitir a esterilização voluntária em homens e mulheres com capacidade civil plena e maiores de 25 anos de idade ou, pelo menos, com dois filhos vivos. Desde que observado o prazo mínimo de sessenta dias entre a manifestação da vontade e o ato cirúrgico, período no qual será propiciado à pessoa interessada acesso a serviço de regulação de fecundidade, incluindo aconselhamento por equipe multidisciplinar, visando desencorajar a esterilização precoce.

A lei ainda estabelece que as indicações da esterilização devem beneficiar as mulheres com risco de vida ou da saúde, ou do futuro concepto, confirmado por relatório escrito e assinado por dois médicos. Deve também ter o expresso registro da vontade do beneficiado em documento escrito e firmado, após a informação a respeito do risco da cirurgia, seus efeitos colaterais, as dificuldades de reversão e a opção de outros meios contraceptivos disponíveis.

Durante os períodos de parto ou aborto está proibida a esterilização, exceto nos casos de comprovada necessidade, em cesáreas sucessivas anteriores. Não se considerará legítima a autorização decorrente de indivíduos portadores de transtornos mentais, cuja capacidade mental seja transitória ou definitiva, inclusive aqueles estados motivados pelo uso de álcool ou drogas. A lei somente adotará a esterilização através da laqueadura tubária e da vasectomia, ficando terminantemente proibidas a histerectomia e a ooforectomia como métodos contraceptivos.

Na vigência da sociedade conjugal, a esterilização dependerá do consentimento expresso de ambos os cônjuges. As pessoas absolutamente incapazes dependerão de autorização judicial a ser regulamentada na forma da lei. Fica também estabelecido que toda esterilização seja objeto de notificação compulsória à direção do Sistema Único de Saúde.

Só estarão autorizadas a praticarem a esterilização humana as instituições que ofereçam todas as opções de meios e métodos de contracepção reversíveis.

ERRO MÉDICO

Em primeiro lugar, é necessário distinguir o erro médico do *acidente imprevisível* e do *mal incontrolável*.

O erro médico, quase sempre por culpa, é uma forma atípica e inadequada de conduta profissional que supõe uma inobservância técnica, capaz de produzir um dano à vida ou à saúde do paciente. É o dano sofrido pelo paciente que possa ser caracterizado como imperícia, imprudência ou negligência do médico, no exercício regular de suas atividades profissionais. Devem ser levados em conta as condições do atendimento, a necessidade da ação e os meios empregados.

No acidente imprevisível há um resultado lesivo, supostamente oriundo de caso fortuito ou força maior, à integridade física ou psíquica do paciente durante o ato médico ou em face dele, porém incapaz de ser previsto e evitado, não só pelo autor, mas por outro qualquer em seu lugar.

O mal incontrolável seria aquele decorrente de uma situação grave e de curso inexorável. Ou seja, aquele resultado danoso proveniente de sua própria evolução, em que as condições atuais de ciência e a capacidade profissional ainda não oferecem solução. Por isso, o médico tem com o paciente uma "obrigação de meios" e não uma "obrigação de resultados". Ele assume um compromisso de prestar meios adequados, de agir com diligência e de usar seus conhecimentos na busca de um êxito favorável, o qual nem sempre é certo. Assim, nem todo mau resultado é um erro médico.

O erro médico, no campo da responsabilidade, pode ser de ordem *pessoal* e de ordem *estrutural*. É estritamente pessoal quando o ato lesivo se deu, na ação ou na omissão, por despreparo técnico e intelectual, por grosseiro descaso ou por motivos ocasionais referentes às suas condições físicas e emocionais. Pode também o erro médico ser procedente de falhas estruturais, quando os meios e as condições de trabalho são insuficientes ou ineficazes para uma resposta satisfatória.

O erro médico pode ser arguido sob duas formas de responsabilidade: a *legal* e a *moral*. A responsabilidade legal é atribuída pelos tribunais, podendo comportar, entre outras, as ações civis, penais e administrativas. A responsabilidade moral é de competência dos Conselhos de Medicina, através de processos ético-disciplinares, segundo estipulam o artigo 21 e seu parágrafo único, da Lei nº 3.268, de 30 de setembro de 1957, regulamentada pelo Decreto nº 44.045, de 19 de julho de 1958.

O erro médico pode ser por *imprudência, negligência* ou *imperícia*.

▼ Imprudência médica

Imprudente é o médico que age sem a cautela necessária. É aquele cujo ato ou conduta são caracterizados pela audácia, intempestividade, precipitação ou inconsideração. A imprudência tem sempre caráter comissivo.

O cirurgião que, podendo realizar uma operação por um método conhecido, abandona esta técnica e, como consequência, acarreta para o paciente um resultado danoso, comete imprudência, e não imperícia. É imprudente também o médico que avalia, diagnostica e receita por telefone.

Um ato médico imprudente e desnecessário, sem danos objetivos, não pode ser classificado como culpa médica, senão como delito de "periclitação da vida e da saúde", por expor a vida de alguém a perigo direto e iminente.

Por outro lado, não se deve caracterizar como delito culposo o insucesso diante de um ato médico justificável e intransferível, quando há precariedade de meios, quando o agente está no cumprimento do dever legal ou no exercício regular de direito, ou quando os recursos utilizados são postos à disposição por meios moderados.

Muitos casos de comprovada imprudência vêm sendo rotulados como imperícia. Se o médico agiu de maneira açodada, audaciosa e irresponsável, qualquer que seja o seu nível de conhecimento, não há o que confundir: trata-se de imprudência.

▼ Negligência médica

A negligência caracteriza-se pela inação, indolência, desleixo, inércia, passividade, torpidez. É a falta de observância aos deveres que as circunstâncias exigem. É um ato omissivo.

Pode-se configurar a negligência médica nas seguintes eventualidades:

1. *Abandono ao doente.* Este é o tipo mais clássico de negligência médica. Uma vez estabelecida a relação médico-paciente, por imposição civil ou penal, a obrigação da continuidade de tratamento é absoluta, a não ser em casos especiais, como, por exemplo, no acordo mútuo entre as partes, quando não houver perigo de vida, ou por força maior. O conceito de abandono deve ficar bem claro, como no exemplo em que o médico é certificado de que o paciente ainda necessita de tratamento e, mesmo assim, deixa de atendê-lo.

2. *Omissão de tratamento.* O médico que omite um tratamento ou retarda o encaminhamento de seu doente a outro colega para os cuidados necessários comete negligência. Por exemplo: um clínico que, ao tratar de um enfermo portador de apendicite, não o transfere, de imediato, para um cirurgião, preferindo fazer o tratamento conservador, ou o faz já tarde, quando as complicações estão presentes. É um caso típico de negligência por omissão de tratamento.

3. *Negligência de um médico pela omissão de outro.* Um profissional médico pode ser acusado de negligente sobre irresponsabilidade de outro colega. Alguém já chamou a isso de "negligência vicariante", isto é, quando certas tarefas de exclusiva responsabilidade de um são entregues a outros e o resultado não é satisfeito. Exemplo: um médico, confiando no colega, deixa o plantão na certeza da pontualidade deste, o que não vem a se verificar. Em consequência, um paciente vem a sofrer graves danos dada a ausência de um profissional naquele local de trabalho. Pergunta-se: Qual dos dois é o negligente? Pensamos simplesmente ser o que abandonou o hospital. Ao segundo, podem caber, depois de analisada a situação, apenas sanções de ordem administrativa, em virtude de infração disciplinar. No entanto, o Código de Ética Médica em vigor responsabiliza os dois.

4. *Prática ilegal por estudantes de Medicina.* Presume-se que o estudante, ao realizar suas tarefas em um hospital, esteja sempre sob a orientação de um médico. Em qualquer ato de negligência, imprudência ou imperícia decorrente do estagiário, configura-se a *negligência do superior hierárquico*, ou da própria instituição. É a doutrina do "superior responsável".

5. *Prática ilegal por pessoal técnico.* É o mesmo princípio da negligência do superior responsável, ou a transferência da responsabilidade à instituição hospitalar, quando um auxiliar técnico executa qualquer manobra médica, a mando do profissional da Medicina ou da própria instituição. Exemplifiquemos: se um médico autoriza uma enfermeira a praticar uma paracentese e disso surgem complicações ou danos ao doente, não há por que deixar de configurar, nesse caso, uma verdadeira negligência de quem autorizou.

6. *Letra do médico.* Um fato, não muito raro, é o das receitas indecifráveis. Diz-se, em geral, que os médicos têm letra ruim, ilegível. Esse fato pode dar, na verdade, margem à troca de medicamentos, com risco de o paciente tomar um remédio diferente daquele prescrito. E, se dessa situação, resultar um prejuízo ao paciente, quem é o responsável: o médico ou o farmacêutico?

Entendemos que a responsabilidade é de ambos. Do farmacêutico, por imprudência, pois não devia fornecer um medicamento quando não tem certeza de que se trata. E do médico, por negligência, pois lhe é vedado, no ato de prescrever ou atestar, fazê-lo de forma secreta ou ilegível.

É comum afirmar que os médicos têm letra indecifrável, por pressa ou sofisticação. Todavia, isso não é verdade, pois muitos de nossos colegas escrevem de forma perfeitamente legível.

Para contornar esse problema, já se preconizou escrever as receitas a máquina. Não é de todo errado, mas achamos que a prescrição datilografada perde muito de sua beleza e de seu espírito. Melhor será prescrever-se mais a vagar, procurando-se melhorar a grafia.

7. *Negligência hospitalar.* Era conceito antigo que o hospital não poderia ser considerado negligente, uma vez que ele não se constitui em pessoa física, mas em pessoa jurídica.

A Corte Suprema do Estado do Colorado, entretanto, condenou um hospital por negligência, em virtude de uma enfermeira ter lesado o nervo ciático de um paciente, de forma irreversível, por lhe ter administrado uma injeção. Nem foi censurado o médico, nem a enfermeira, pois aquela Corte decidiu que o hospital, nas tarefas executadas pelas enfermeiras, é responsável pelos eventos técnicos, principalmente quando essas tarefas são executadas sem supervisão ou dentro das características habituais de atendimento. O hospital teria o direito de puni-la, caso se pudesse provar algum erro, mas a responsabilidade civil era toda sua.

Quanto ao médico, não cabia nenhuma imputação, pois não é ele quem deve escolher uma enfermeira, nem supervisionar seu trabalho, o que é atribuição exclusiva de outro setor da administração hospitalar.

Desse modo, em face de algum dano ao paciente, pode-se acionar, por negligência, o hospital nas seguintes eventualidades: rejeitar internação de um paciente em perigo de vida, quaisquer que sejam as condições momentâneas do hospital; altas prematuras; lesões sofridas durante o internamento, como traumatismo por quedas, queimaduras por instrumentos ou por erros na administração de um medicamento; e infecção hospitalar.

Há até quem considere o hospital responsável pelos atos médicos, principalmente nas demandas civis. Já outros acham que ele apenas responde administrativamente, não lhe cabendo a responsabilidade por aqueles atos, uma vez que a instituição não cura ninguém: tão somente oferece meios e recursos para que o profissional o faça.

8. *Esquecimento de corpo estranho em cirurgia*. O simples fato de haver esquecimento de um corpo estranho em um ato operatório por si só não constitui, moral ou penalmente, um fato imputável; a menos que essas situações se repitam em relação a um determinado profissional, o que, por certo, viria configurar-se em uma negligência médica.

Os mais hábeis e experimentados cirurgiões não se furtam de reconhecer a probabilidade desses acidentes, e a estatística demonstra que todos aqueles que se dedicam a essa espinhosa e tumultuada atividade, e mais constantemente os profissionais de longa vivência, incorrem em tais acidentes, embora esporadicamente. Não é exagero afirmar-se que dificilmente um bom cirurgião escapou desse dissabor.

Tal fato é imprevisível e, até certo ponto, impossível de ser evitado, ainda que se empreguem os mais modernos meios e as maiores atenções. Ainda mais quando se reconhece que esses cuidados não dependem apenas do cirurgião e de sua habilidade, mas, também, dos que participam direta ou indiretamente do ato operatório, e inclusive do tipo de material utilizado nessa forma de trabalho.

Esses eventos, quando surgem, são exatamente nas operações de grande risco e de urgência comprovada, muitas delas entremeadas de acidentes graves ou vultosas hemorragias, ou ainda pelo pânico naturalmente provocado na equipe ante o angustiante estado de iminência de morte.

Outro fato conhecido pelos que militam nesse delicado setor é de que alguns desses corpos estranhos são totalmente inócuos ao organismo e podem permanecer por muito tempo enquistados. Não é surpresa também frisar que esses elementos estranhos podem ser encontrados em necropsias de indivíduos operados há muito tempo, sem que esse esquecimento tenha contribuído para o resultado letal.

Apesar de ser um acidente pouco ocorrido entre os cirurgiões, as estatísticas mostram que o esquecimento de corpos estranhos em uma cavidade abdominal, por exemplo, tem implicação letal muito menor que outros acidentes que se verificam em cirurgia e anestesia, tais como supuração, embolia, descerebração, hemorragias, lesões de elementos nobres, muitos dos quais irreversíveis e mortais.

É inegável que, atualmente, esses acidentes estão escasseando, não apenas devido à sistematização da técnica operatória, como também pela maior tranquilidade do ato cirúrgico ou pelo sentido de equipe que se vem formando no momento. O aumento do tamanho das compressas, a aversão ao uso das gazes, a melhor iluminação e a maior capacitação dos auxiliares, a maior segurança em que se opera atualmente nos grandes centros são elementos saneadores desses acontecimentos. As longas fitas ou fitas com sinetes presos às compressas e o pessoal de enfermagem especializado na contagem do material utilizado são outros fatores de grande valor na profilaxia desses acidentes.

Se levarmos em consideração a precariedade do meio em que muitas operações são realizadas, em pequenos hospitais ou maternidades, onde os médicos operam e dão anestesia com a ajuda de um atendente ou serviçal, diante dos casos mais desesperadores e angustiantes, incorrer-se-ia em um exagero se se qualificasse, de modo isolado, o esquecimento de um corpo estranho como negligência médica. Seria injusto imputar-se desatenção ou desinteresse, mas, simplesmente, aceitar-se como um ato involuntário que normalmente pode fugir da vigilância e do controle, empanando o desvelo do profissional. Uma conspiração circunstancial e momentânea, própria e inexoravelmente ligada à falibilidade e à imperfeição de todo ato humano. Tudo que possa desviar a atenção ou perturbar o raciocínio e o sossego do operador é causa desses tipos de acidentes, por mais cauteloso

que o cirurgião seja. E desses acidentes, ninguém poderá dizer que está livre. O que não se perdoa ao médico é a relapsia para com os fatos mais triviais e mais geradores de consequências.

O manuseio de compressas, e enfocamos esse elemento por ser o mais comumente deixado em cirurgias, é uma tarefa do auxiliar e da enfermagem, a qual se obriga ao trabalho de contagem, quer das utilizadas na operação, quer das colocadas à disposição do ato. Mesmo assim, essa operação meramente cerebral falha: ou por contagem aparentemente certa quando uma delas ficou na cavidade, ou, ainda, por contagem aparentemente inexata, com abertura desnecessária aos planos operatórios.

Em que pese a todos os membros de uma equipe médico-cirúrgica terem suas tarefas nitidamente definidas, a tendência de alguns doutrinadores era conferir a responsabilidade ao superior hierárquico. Será responsável o cirurgião por uma equipe que ele não escolheu, não escalou nem indicou, mas que recebe em virtude de uma escala de serviço? Ao que nos parece, não. É justo que toda irregularidade suscitada em uma sala de operações seja transferida para o seu chefe? Tendo-se ciência de que compete somente a ele a tarefa de supervisionar, seria demasiadamente injusto incriminar-lhe tudo quanto viesse a ocorrer no estranho mundo e nos complicados problemas de um palco cirúrgico. Para outros, o operador é responsável, mas não é o único. Estas teses são, sem dúvida, rigorosíssimas, pois a experiência tem demonstrado que nenhum método, por mais rígido que se afigure, é capaz de evitar esse desastroso acontecimento. A divisão das tarefas de um ato operatório dilui a responsabilidade e o coloca na posição de acidente imprevisível, inevitável pela convicção da certeza. É uma forma de engano para o qual não há garantia absoluta nem nenhum processo para evitar, mormente tendo-se em vista a dramaticidade e a urgência que caracterizam certas intervenções.

Para se qualificar o esquecimento de um corpo estranho em um ato operatório como crime culposo por negligência, ter-se-ia de invocar os elementos essenciais da culpa: previsibilidade de dano, ato voluntário inicial, ausência de previsão e voluntária omissão ou negligência. Seja a culpa um vício da vontade, seja um vício da inteligência, não é caracterizada nas situações aludidas como responsabilidade médica por negligência.

A nosso ver, a imprevisibilidade de tais circunstâncias deixa de ser culposa para ser acidental, equiparando-se ao risco cirúrgico. Isso pelo prisma penal. E no âmbito da responsabilidade civil?

Sob o ângulo da responsabilidade civil é questão diferente, porque seus aspectos se voltam exclusivamente para o caráter político-econômico, tendo como princípio mais aceito o da "repartição dos danos", caracterizada por uma exigência econômica em decorrência da qual qualquer dano deve ser repartido entre os interessados. Se é injusto um médico pagar uma indenização por um ato em que a culpa não foi caracterizada, maior seria a injustiça de o paciente arcar sozinho com o seu infortúnio. O que se pretende na responsabilidade civil – quase ilimitada – é tão somente assegurar o equilíbrio social, quando um prejuízo produzido poderia causar danos a um dos membros da comunidade. Embora o fundamento moral da responsabilidade civil seja o mesmo da responsabilidade penal, diferentes se mostram na maneira de reparação.

Além do ato médico, pode existir outra causa que concorra para o resultado, contanto que não imputável a outrem. Desta forma decidiu a Corte de Paris, em 5 de março de 1957: "O esquecimento de uma compressa no corpo de um operado, pelo cirurgião, nem sempre é culposo. Mas, ainda, quando o seja, ao cirurgião é possível excluir a sua responsabilidade, demonstrando que a compressa nenhuma influência teve na morte do cliente. Foi o que tentou, sem êxito, um cirurgião perante esta

Corte. No caso, resultava dos exames periciais que a doente tinha falecido de uma infecção peritoneal, e que esta infecção não fora devida à compressa. Mas a Corte assinalou que 'a permanência da compressa durante 2 dias na cavidade abdominal já infectada, constituindo um foco suplementar de inflamação, não poderia deixar de agravar e acelerar o curso da infecção peritoneal existente'. Em suma, se a paciente tivesse boa saúde, teria suportado a permanência da compressa durante 2 dias. Teria sido então o esquecimento dessa compressa a causa da morte? É incontestável que não foi ela a causa única. Houve outra: a doença preexistente. Mas esta doença não é um evento imputável à vítima. Ora, quando um dano tem duas causas – culpa do acusado e um evento não imputável a ninguém – aquele responde pela responsabilidade integral" (in Pondé, Lafayette, *Responsabilidade Civil dos Médicos*, Revista Forense, 191 (687/688); 30-36, set./out., 1963).

A inclinação dos tribunais civis é admitir sempre a reparação do dano, pouco lhes importando que o resultado seja demonstrado por uma falha instrumental ou da ciência, quando a culpa médica não chega a ser nem comprovada. Segundo eles, a vítima não poderia arcar sozinha com seus prejuízos. Essa é a teoria do dano sofrido, amparada pelo princípio da *responsabilidade sem culpa*.

Esta responsabilidade do médico está presa pelo aspecto contratual, que faz da relação médico-paciente um contrato de locação de serviços entre ambos, mesmo que esse atendimento seja gratuito. Os julgadores não estão muito interessados em examinar profundamente as razões subjetivas da culpa, senão apenas em reparar o dano.

Destarte, assim como é raro atribuir ao médico a responsabilidade penal pelo esquecimento de um corpo estranho em um ato operatório, dificilmente poderá ele eximir-se da obrigação de reparar civilmente seu paciente quando, desse esquecimento, resultou para este um dano à vida ou à saúde, ou lhe impôs novos gastos por intervenções complementares.

9. *Negligência dos centros complementares de diagnóstico.* Entende-se por centros complementares de diagnóstico os estabelecimentos responsáveis pela elaboração de exames subsidiários solicitados pelos profissionais de saúde encarregados do diagnóstico e da terapêutica dos pacientes. Na prática, são os laboratórios de anatomia patológica, patologia clínica, radioisótopos, citologia, imunologia, hematologia e os serviços de radiodiagnóstico.

Os responsáveis pelos resultados dos exames subsidiários elaborados por esses centros complementares de diagnóstico são seus diretores, cuja presença é imperiosa na execução e na confecção dos laudos, mesmo que tecnicamente possam ser feitos sob sua supervisão.

Dessa forma, qualquer resultado incorreto por erros ou falhas humanas, tanto na elaboração técnica do exame como no controle, na coleta do material ou na atividade burocrática, capazes de comprometer o diagnóstico e a terapêutica, pode ser motivo de uma ação civil de indenização, como forma de reparar o dano do paciente. O responsável pelo centro de complementação diagnóstica poderá ser arguido sobre o resultado indevido, em face de existir entre ele e o cliente uma obrigação de resultado e não de meios. Ressalve-se o resultado falso-negativo ou falso-positivo, como por exemplo no teste de gravidez.

Hoje, com a vigência do Código de Defesa e Proteção do Consumidor, é mais fácil levantar a responsabilidade objetiva das empresas públicas ou privadas prestadoras de serviços complementares de diagnóstico, a fim de obter-se a reparação do dano, pois esses setores enquadram-se perfeitamente dentro do espírito dessa nova legislação.

10. *Negligência em transfusões de sangue.* Após as atribuições constitucionais que outorgam ao Estado controlar, fiscalizar e participar da transfusão de sangue, componentes e derivados, e à Lei nº 7.649/88 regulamentada pelo Decreto nº 95.721/88, obrigar o cadastramento dos doadores, assim como a realização de exames de laboratório no sangue coletado, pode-se celebrar com certeza uma melhoria inestimável na prestação desses serviços.

Com a implantação do Sistema Único de Saúde e sua competência sobre esse setor, verificou-se uma mudança bem significativa na dinâmica da responsabilidade civil por dano ao paciente, quando deixou, em parte, de ser dos médicos, passando essa responsabilidade objetiva para o Estado por deficiência do serviço. Assim, por exemplo, a contaminação do sangue transfundido é sempre do Banco, através da pessoa jurídica que o mantém ou o conveniou. E mais: de forma alguma pode-se atribuir culpa ao médico que indicou uma transfusão de sangue.

Mesmo assim, não podem ser omitidos os riscos e complicações, apesar do máximo zelo e dos redobrados cuidados na avaliação dos doadores e receptores e dos métodos de coleta e estocagem, maus resultados esses que vão desde as reações hemolíticas até as contaminações do sangue e de seus derivados por malária, hepatite ou AIDS.

Os danos produzidos, geralmente por negligência, nas transfusões de sangue podem ser ressarcidos através de ações civis de indenização contra o Estado, baseadas na *culpa in eligendo* ou *in vigilando*. A prática hemoterápica é entendida por muitos como uma obrigação de resultado, por sua indicação precisa e indiscutível a um bom resultado.

Depois da vigência da Lei nº 8.079, de 11 de setembro de 1990, que institui o Código de Defesa e Proteção do Consumidor, questões como estas ficaram mais claras.

Por fim, não esquecer que o receptor não é o único sujeito aos riscos da transfusão, mas, também, o próprio doador, em decorrência da inaptidão para a doação dessa ou daquela quantidade de sangue, ou por contaminação nas transfusões diretas, embora esporádicas, entre ele e o receptor.

11. *Cirurgia do lado errado ou da pessoa errada.* As cirurgias erradas, quanto ao lado ou quanto à troca de pessoas, embora muito raras, não se pode dizer que não ocorram, embora hoje, com a sistematização do ato operatório e a inserção das equipes até multidisciplinares, haja uma tendência a reduzir a um número bem insignificante. Mesmo assim, se não houver uma política séria de prevenção nesse sentido tais situações ainda trarão terríveis constrangimentos.

Dessa forma, alguém ser operado do joelho esquerdo em vez do direito ou de se submeter a uma histerectomia e ter seu apêndice extirpado são situações para as quais dificilmente se tem uma justificativa de ausência de culpa por tal resultado tão devastador e a cirurgia do lado errado é muito mais grave quanto ao seu resultado lesivo. São nas áreas de maior complexidade e de maior utilização tecnológica, como nas salas de cirurgia, nas unidades de terapia intensiva e nas emergências onde se verificam mais esses resultados tão inesperados.

Mesmo que o cirurgião seja o responsável pelo ato opera-tório e caiba a ele todos os cuidados de avaliação pré, trans e pós-operatório, não se pode dizer que todo resultado dessa natureza tenha por responsável sua negligência. Assim definiu nos EUA a *Joint Commission on Accreditation of Health Care Organizations* ao analisar 126 casos com tais resultados adversos, inclusive apresentando o "protocolo universal para prevenir a cirurgia do local errado, do procedimento errado e da pessoa errada".

Esse protocolo praticamente se baseia nos seguintes cuidados: 1. Identificar os pacientes corretamente no agendamento da cirurgia; 2. Melhorar a efetividade da comunicação entre profissionais e pacientes; 3. Introduzir um programa de avaliação de riscos; 4. Instituir visitas pré-operatórias em equipe; 5. Listagem exposta de pacientes e procedimento no bloco cirúrgico; 6. Exames de imagens e outros itens necessários e visíveis na sala de cirurgia que identifiquem o paciente; 7. Marcar o local da cirurgia com tinta indelével; 8. Identificar no pré-operatório imediato o paciente correto, o procedimento correto e o local correto pelos membros da equipe; 9. Quando possível, ter a confirmação do paciente antes de começar a operação.

Embora haja em todo ato operatório uma responsabilidade que é de todos, a tendência atual é dividir o ônus dos cuidados por determinados agentes, aos quais cabe a tarefa de supervisionar e a responsabilidade por cada procedimento. A tendência hoje é a de se atribuir a cada indivíduo um tipo de compromisso e um grau de responsabilidade. Não estamos mais no tempo de a responsabilidade exclusiva ser do superior hierárquico.

A compreensão que se tem no momento é de que a cirurgia de lado errado ou de pessoa errada não pode mais ser considerada como uma fatalidade. Há sempre uma culpa a ser declarada.

▼ Imperícia médica

Acha a doutrina que imperícia é a falta de observação das normas, por despreparo prático ou por insuficiência de conhecimentos técnicos. É a carência de aptidão, prática ou teórica, para o desempenho de uma tarefa técnica. Chama-se ainda imperícia a incapacidade ou a inabilitação para exercer determinado ofício, por falta de habilidade ou pela ausência dos conhecimentos elementares exigidos em uma profissão.

Diagnóstico errado não é o mesmo que imperícia. O médico, como todas as pessoas, tem que aprender através da experiência e da observação – estas, sabe Deus, representam, às vezes, a tarefa mais árdua e difícil. Não é ele infalível, nem pode garantir a recuperação de todos os pacientes, pois as situações que se apresentam são, em algumas circunstâncias, graves e confusas. Assim, em uma dessas eventualidades, o erro não pode ser sinônimo de imperícia. Existe até aquilo a que chamamos de erro honesto. Pune-se apenas o erro evitável que, em todas as circunstâncias, está caracterizado pela negligência ou pela imprudência.

No entanto, diz-se imperito um médico responsável pela morte de um paciente em consequência de um ato operatório, quando esse profissional não se encontrava em perfeito domínio técnico de realizá-lo e, por falta de conhecimentos anatômicos, veio a lesar um elemento nobre. Seria isso imperícia ou imprudência de quem não estava apto a fazer tal operação, realizando-a mesmo sabendo de sua falta de condições?

Nosso pensamento é que o médico habilitado – profissional e legalmente – não pode ser considerado imperito em nenhuma circunstância, por mais palpável que seja essa situação, uma vez que consideramos a imperícia a falta de habilidade no exercício de uma tarefa, ou a ausência de conhecimentos elementares para determinado ofício. Consiste ela, justamente, na incapacidade para determinada profissão. É a falta de prática rudimentar exigida em uma determinada tarefa profissional, pois sabemos que, para todas elas, existem princípios primários, os quais devem ser conhecidos por todos aqueles que a ela se dediquem.

Ora, se um homem tem nas mãos um diploma que lhe confere um grau de doutor e uma habilitação legal, será extremamente difícil a alguém provar que essa pessoa seja incapaz. Ou se é capaz ou não. Não é lógico atribuir imperícia, em uma situação isolada, a um profissional habilitado e com provas de acerto em outras tantas situações.

O cirurgião que, podendo fazer uma operação por um processo simples e rotineiro, emprega um meio mais difícil e complexo, resultando disso morte ou dano à saúde de um paciente, não pode ser considerado imperito, e sim, o que é mais grave: imprudente. Seria sempre tarefa dificultosa atribuir ignorância a quem é portador de um título que lhe garante o pleno exercício profissional e o conhecimento regular da Medicina, título esse conseguido através da prestação de exames exigidos nos currículos universitários.

Onde não há ignorância não pode haver imperícia.

Sabemos que o diploma de médico não pode ser um atestado de imunidade que lhe permite cometer impunemente toda espécie de negligência ou imprudência. Por outro lado, será sempre necessário que se trace um limite entre a imprudência, a negligência e a imperícia.

Nas faltas mais grosseiras, mesmo sabendo-se que o médico não é infalível, deveremos sempre estar diante de uma imprudência ou de uma negligência, por mais que pareça, à primeira vista, tratar-se de um caso de imperícia. Entendemos que, juridicamente, tal situação é insustentável, pois o diploma e o seu registro nos órgãos competentes outorgam uma habilitação que torna o médico legalmente imune à imperícia.

Dizer-se que alguém sempre foi razoavelmente um bom profissional e, em um caso isolado, atribuir-se a ele falta de conhecimento é um contrassenso.

Seria injusto e absurdo considerar o médico responsável por resultados atribuídos à ignorância ou à imperícia. Por outro lado, seria perigoso e temerário aceitar o princípio geral da não responsabilidade, quando diante de uma imprudência ou negligência.

"Responsabilizar e condenar um médico por imperícia seria punir a ignorância, o que constituiria uma injustiça" (Vila Nova e Morales).

Não podemos negar que há situações em que chegamos quase a acreditar em um erro grave por imperícia, mas, em face da razão e da lógica, só se pode estar em uma das duas situações: a de *habilidade* ou a de *inabilidade*. E o título é a prova incontestável de uma habilidade legalizada.

Por isso, será sempre difícil, e até certo ponto muito delicado, atribuir crime de imperícia a um médico, tendo ele em seu poder um certificado que lhe confere o livre exercício da profissão.

O diploma médico será indiscutivelmente uma prova insofismável de habilitação, para o qual o Estado exigiu exames e treinamento universitário, pois quem não o obtém não pode deixar a Universidade. A habilitação médica não deve, portanto, ser discutida em cada novo caso, a não ser que o médico procure os caminhos escusos que o levam à marginalização profissional ou proceda negligente ou imprudentemente.

Por responsabilidade médica não se entende, então, uma capacidade mais ou menos brilhante, ou um conhecimento mais ou menos profundo, mas apenas a possibilidade de imprudência ou de negligência.

Por isso, repetimos, é extremamente difícil alguém pensar em imperícia de um homem que traz nas mãos um diploma de doutor, pois, para obtê-lo, foi necessária uma penosa triagem de vários anos, em muitas disciplinas, tendo conseguido, sem dúvida, aprovação em todas elas.

O diploma universitário, pelo menos legalmente, presume no seu dono o conhecimento primário da profissão e o seu aprendizado mais elementar. E, além do mais, é muito difícil o acúmulo de vastos conhecimentos, que deem ao médico autoridade de grande saber, em uma ciência tão complexa como a Medicina.

Entre a negligência e a imprudência, existem indícios de grave culpabilidade, ao passo que, na imperícia, presume-se a falta de aprimoramento, relativo à pessoa que desempenha determinada profissão. Porém, nunca se poderia supor incompetência profissional em quem é portador de um diploma que lhe outorga condições de livre desempenho de sua atividade.

Ademais, não se pode presumir que um especialista deixe de possuir os conhecimentos mais rudimentares na profissão que exerce.

Imputar ao médico desconhecimento das coisas mais triviais de sua técnica e ciência, o que poria em risco a vida e a saúde de seus pacientes, e sabendo-se de antemão que ele é portador de um título idôneo conferido por uma instituição autorizada ou reconhecida, é simplesmente considerar tal instituição como desonesta e leviana.

A administração de uma dose tóxica é, antes de tudo, imprudência de quem desconhece a composição de determinada substância. E a quem não conhece o emprego dessa droga e a aplica em alguém seria muito pouco se lhe imputar imperícia, senão aquilo que se deve considerar muito mais grave: a imprudência. Portanto, as faltas dos médicos, consideradas sob o princípio da responsabilidade culposa, são, em quaisquer circunstâncias, resultado de imprudência ou de negligência, e jamais de imperícia.

Todos nós somos ignorantes para alguma coisa e, por isso, se insistirmos em fazê-la não teremos um bom resultado. No entanto, o que nos faz diferentes de muitas pessoas é respeitar o limite da nossa capacidade. Quem não respeita é imprudente.

Se um médico, em um grande centro, desatualiza-se e comete sucessivos erros no desempenho de seu ofício, não se poderia chamar a isso de imperícia, mas tão somente de negligência, pois é princípio elementar que todo profissional deve procurar estar informado dos progressos relativos ao seu mister. Essa necessidade não é apenas de ordem moral, mas uma obrigação de todo homem de ciência.

Destarte, já se faz sentir uma seleção mais rigorosa dos candidatos à profissão médica, bem como a instituição de cursos, seminários e mesas-redondas, de caráter obrigatório pelas associações médicas. Não se pode negar que esta medida seja até certo ponto antipática, mas, por certo, trará suas indiscutíveis compensações.

Sabemos que nenhuma disposição legal permite inspeção contínua e sistemática da atividade médica, e a solução mais plausível será a paciente e habilidosa maneira de sensibilizar os médicos mais velhos que negligenciaram no aprimoramento de sua arte, e em um maior cuidado na seleção dos mais jovens, quando do ingresso nos serviços médicos.

RESPONSABILIDADE CIVIL DO MÉDICO

"O fundamento da responsabilidade civil está na alteração do equilíbrio social, produzida por um prejuízo causado a um dos seus membros. O dano sofrido por um indivíduo preocupa todo o grupo porque, egoisticamente, todos se sentem ameaçados pela possibilidade de, mais cedo ou mais tarde, sofrerem os mesmos danos, menores, iguais e até maiores" (Hermes Rodrigues de Alcântara, *Responsabilidade Médica*, Rio de Janeiro: José Konfino Editor, 1971).

Miguel Kfouri Neto (*in Responsabilidade Civil do Médico*. 3ª ed. São Paulo: Revista dos Tribunais, 1998) afirma que "não é propriamente o erro de diagnóstico que incumbe ao juiz examinar, mas sim se o médico teve culpa no modo pelo qual procedeu ao diagnóstico, se recorreu ou não a todos os meios a seu alcance para a investigação do mal, desde as preliminares auscultações até os exames radiológicos e laboratoriais – tão desenvolvidos em nossos dias, mas nem sempre ao alcance de todos os profissionais –, bem como se à doença diagnosticada foram aplicados os remédios e tratamentos indicados pela ciência e pela prática".

Marilise Kostelnaki Baú (*in O Contrato de Assistência Médica e a Responsabilidade Civil*. Rio de Janeiro: Revista Forense, 1999) enfatiza: "A culpa supõe algum defeito na conduta do devedor, traduzido pela falta de previsão dos danos que sua ação ou omissão pode ocasionar."

É claro que a intenção do médico ao exercer suas atividades junto ao paciente é beneficiar este. Mesmo assim o dano pode surgir. Isso o obriga, pela teoria objetiva da responsabilidade, a reparar o prejuízo, pois uma vontade honesta e a mais cuidadosa das atenções não eximem o direito de outrem. O certo é que os tribunais até há algum tempo somente caracterizavam a responsabilidade médica diante de um erro grosseiro ou de forma indiscutível de negligência. Hoje a tendência é outra: apenas a inexistência de nexo de causalidade, de força maior, de atos de terceiros ou de culpa do próprio paciente isentariam o médico da responsabilidade. Infelizmente, a inclinação desses tribunais é retirar dos médicos uma série de privilégios seculares, mesmo sabendo-se que as regras abstratas da justiça nem sempre são de fácil aplicação aos complexos e intrincados momentos do exercício da Medicina.

A responsabilidade civil gira em torno de duas teorias: a *subjetiva* e a *objetiva*.

A *teoria subjetiva* tem na culpa seu fundamento basilar. No âmbito das questões civis, a expressão *culpa* tem um sentido muito amplo. Vai desde a culpa *stricto sensu* ao dolo. É o elemento do ato ilícito, em torno do qual a ação ou a omissão levem à existência de um dano. Não é sinônimo, portanto, de dano. É claro que só existirá culpa se dela resultar um prejuízo. Todavia, esta teoria não responsabiliza a pessoa que se portou de maneira irrepreensível, distante de qualquer censura, mesmo que tenha causado um dano. Aqui argui-se a responsabilidade do autor quando existem culpa, o dano e o nexo causal. Seu fundamento é todo moral: primeiro porque leva em conta a liberdade individual, e segundo porque seria injusto atribuírem-se a todos, indistintamente, consequências idênticas a um mesmo fator causador. Não faz injustiça com o autor, mas a deixa fazer contra quem já sofre a contingência de ser vítima.

No entanto, atualmente, essa teoria começa a ser contestada por várias razões: a imprecisão do conceito de culpa pelo seu cunho teórico e caracterização imprecisa, o surgimento da responsabilidade sem culpa, o sacrifício do coletivo em função de um egoísmo individual sem imputabilidade nos tempos atuais e a socialização do direito moderno.

Assim, o conceito de culpa vai-se materializando, surgindo a *teoria objetiva* da responsabilidade, que tem no risco sua viga mestra. O responsável pelo dano indenizará simplesmente por existir um prejuízo, não se cogitando da existência de sua culpabilidade, bastando a causalidade entre o ato e o dano para obrigar a reparação. O nexo causal consiste no fato de o dano ter surgido de um ato ou de sua omissão. No momento em que a noção de culpa passa a ser diluída, a ideia de risco assume um plano superior.

Os que contrariam esse conceito admitem ser a teoria objetiva materializadora, vingativa, baseada na justiça do "olho por olho" e do "dente por dente" do talião, preocupada com o aspecto patrimonial em prejuízo das pessoas. Entretanto, tais argumentos não se justificam, pois não se cogita de represália nem de vindita, senão da solidariedade e da equidade – fundamentos basilares da nova conceituação da responsabilidade civil. Longe de significar a volta ao primitivismo, reflete a sensibilidade do doutrinador ante os fenômenos sociais, consequentes e inevitáveis nos tempos de hoje.

Na verdade, a teoria do risco despreza o subjetivismo jurídico e os pontos de vista filosóficos, para atender ao princípio da necessidade que as sociedades contemporâneas estão a exigir.

À primeira vista, responder alguém por danos que tenha causado sem culpa parece uma grave injustiça. Também não seria menor injustiça deixar a vítima sujeita à sua própria sorte, arcando sozinha com seus prejuízos. A solidariedade é o maior sentido social de justiça. Reparar todo e qualquer dano seria o ideal da própria sociedade humana.

Morin, citado por Alvino Lima, assegura: "Se materializar a noção de responsabilidade no sentido de procurar o elemento moral subjetivo, a imputabilidade moral, que filosoficamente é o pedestal da teoria subjetiva, não despreza, entretanto, os princípios de uma elevada moral social, dentro de um sistema solidarista que não enxerga indivíduos justapostos e isolados, mas um organismo de humanidade no qual todos os membros são solidários" (*in Culpa e Risco*, São Paulo: Revista dos Tribunais, 1963). Esse é o princípio da responsabilidade sem culpa.

Indenizar o dano produzido sem culpa é mais uma garantia que propriamente uma responsabilidade. E não se pense que os reparados pelo dano tiram vantagem disso. Os danos são sempre maiores que o reparo.

A responsabilidade civil do médico sempre provocou várias controvérsias, não apenas pela sua inclusão ora no campo contratual ora no campo extracontratual, mas, principalmente, pela maneira mais circunstancial em que a profissão é exercida. A tendência é colocá-la na forma contratual, até mesmo no atendimento gratuito.

É claro que o médico, quando exerce sua atividade junto ao paciente, tem a intenção de beneficiá-lo. Mesmo assim o dano pode surgir. Isso o obriga, pela teoria objetiva da responsabilidade, a reparar o prejuízo, pois uma vontade honesta e a mais cuidadosa das atenções não eximem o direito de outrem. O certo é que os tribunais até há algum tempo somente caracterizavam a responsabilidade médica diante de um erro grosseiro ou de uma forma indiscutível de ignorância. Hoje, a tendência é outra: apenas a força maior, os atos de terceiros ou a culpa do próprio paciente isentariam o médico da responsabilidade. Infelizmente, a inclinação desses tribunais é retirar dos médicos uma série de privilégios seculares, mesmo sabendo-se que as regras abstratas da Justiça nem sempre são de fácil aplicação nos complexos e intrincados momentos do exercício da Medicina. O médico passa a ser, a cada dia, uma peça a mais, igual às outras, do organismo social.

Portanto, assim como não é fácil estabelecer a responsabilidade penal do médico, sua responsabilidade civil pode sofrer sérias modificações. O risco é que essas mudanças se voltem para o interesse político-econômico, tendo como princípio mais aceito o da repartição dos danos, caracterizado por uma exigência econômica em decorrência da qual qualquer dano deve ser repartido entre os envolvidos. O que se pretende com essa forma de responsabilidade – quase ilimitada – seria assegurar o equilíbrio social, quando um prejuízo produzido poderia causar dano a um dos membros do grupo.

Quanto aos hospitais e instituições de saúde, a visão dos tribunais se volta cada vez mais para a reparação do dano, pouco importando que o resultado seja demonstrado por uma falha instrumental ou da ciência e quando a culpa de um dos seus agentes não chegou a ser comprovada. Esse é o fundamento da teoria objetiva da responsabilidade civil. Os julgadores não estão muito preocupados em examinar profundamente as razões da culpa, senão apenas em reparar o dano. Houve até quem sentenciasse: Não há nada de imoral, mesmo na ausência da culpa, em obrigar a reparação da coletividade pública causadora do dano por atos dos agentes da pessoa jurídica.

▼ O novo Código Civil e o Código do Consumidor

Como se sabe, o contrato de prestação do serviço médico resulta obrigação de meio e não de resultado. Excepcionalmente, pode-se reverter esta situação. Está no âmbito das obrigações negociais, igual aos contratos de prestação de serviços, no quadro das atividades liberais. Com as alterações advindas com a vigência do novo Código Civil, a partir de janeiro de 2003, pode-se dizer que em termo de doutrina nada muda.

Todavia, no que se refere aos dispositivos deste novo Código, nota-se uma sensível mudança. Antes, esta matéria era balizada pelos artigos 159: ("Aquele que, por ação ou omissão voluntária, negligência ou imprudência, violar direito, ou causar prejuízo a outrem, fica obrigado a reparar o dano") e 1.545 ("Os médicos, cirurgiões, farmacêuticos, parteiras e dentistas são obrigados a satisfazer o dano, sempre que da imprudência, negligência, ou imperícia, em atos profissionais, resultar morte, inabilitação de servir, ou ferimento"). O primeiro foi substituído neste novo diploma pelo artigo 186 ("Aquele que, por ação ou omissão voluntária, negligência ou imprudência, violar direito e causar dano a outrem, ainda que exclusivamente moral, comete ato ilícito"). O segundo não tem correspondência no Código vigente. Com certeza, será aplicado o artigo 951 ("O disposto nos artigos 948, 949 e 950 aplica-se ainda nos casos de indenização devida por aquele que, no exercício de atividade profissional, por negligência, imprudência ou imperícia, causar a morte do paciente, agravar-lhe o mal, causar-lhe lesão, ou inabilitá-lo para o trabalho"). Houve, no entendimento de Nestor Forster, uma ampliação na responsabilidade indenizatória (*in Erro Médico*, Coleção Aldus, São Leopoldo: Unisinos, 2002).

O artigo 927, em seu parágrafo único ("Haverá obrigação de reparar o dano, independente de culpa, nos casos especificados em lei, ou quando a atividade normalmente desenvolvida pelo autor do dano implicar, por sua natureza, risco para os direitos de outrem"), exclui totalmente o conceito da necessidade de verificação da culpa.

Lana afirma que "no campo das obrigações, embora o Código não prescinda totalmente da teoria da responsabilidade subjetiva baseada na culpa, uma vez que ela se acha claramente definida no artigo 951".

O fato é que a doutrina da responsabilidade civil, seja ela extracontratual ou contratual, está firmada na tese da responsabilidade sem culpa. Nesta concepção, o causador do dano só está isento de indenizar se for excluído o nexo de causalidade. Mesmo que nossa tradição seja firmada na responsabilidade subjetiva, a expectativa é saber se as profissões que lidam com a vida e a saúde serão consideradas ou não pela doutrina ou pela jurisprudência como atividades de risco ou se ficará em aberto para que o julgador decida em cada caso.

Entre nós, muitas são as vozes a afirmar que o médico, quando exerce sua profissão, não cria riscos. Trata do perigo e da doença, o que em si é sempre em favor do paciente na busca de sua cura. Atuam dentro dos riscos oriundos da própria enfermidade. Mesmo que para tanto se utilize de meios instrumentais e condutas mais inovadoras. Por isso, sua responsabilidade é de natureza subjetiva, firmada na avaliação da culpa *stricto sensu*.

O médico pode atuar de maneira individual como profissional liberal, como empregado ou preposto ou comitente de uma pessoa jurídica de direito público ou privado, ou como sócio de uma pessoa jurídica de direito privado. Pode também atuar integrado a uma equipe (multidisciplinar ou não) com autonomia de atuação, ou sem autonomia de atuação ou sendo o chefe da equipe.

Figueiredo (*in op. cit.*) diz que "na verdade há dois tipos básicos de relação: a primeira, uma relação "externa" entre o profissional, ou a equipe, ou a pessoa jurídica e o consumidor ou o usuário (do sistema público), podendo essa relação ser uma relação de consumo ou não ser uma relação de consumo. E a segunda ("interna") entre os membros de uma equipe, entre os membros da equipe ou profissional individual (liberal ou não) e a pessoa jurídica de direito público ou privado, e entre todas aquelas pessoas, físicas ou jurídicas, que tenham, de qualquer modo, concorrido para o resultado danoso".

A relação entre o cirurgião e o paciente, sendo uma relação de consumo, teria como aferidor o Código de Defesa do Consumidor?

Haverá relação de consumo quando oferecer serviços, mediante remuneração no mercado de consumo, a um consumidor final (*CDC, Artigo 2º: "Consumidor é toda pessoa física ou jurídica que adquire ou utiliza produto ou serviço como destinatário final"*). Para outros, há uma aplicação muito mais ampla, permitindo incluir qualquer serviço, ainda que sem pagamento, já que a expressão remuneração englobaria a remuneração direta ou indireta (Lima Marques C. *Contratos no Código de Defesa do Consumidor – O novo regime das relações contratuais,* 4ª ed., atual. e ampl. São Paulo: Revista dos Tribunais, 2002). Decisão interessante é a do STJ no Resp. 519310, em que foi Relatora a Ministra Nancy Andrighi, na qual mesmo tendo sido reconhecido o caráter beneficente das entidades filantrópicas, isso "não a impede de ser considerada fornecedora de serviços e, como tal, ser regida pelo Código de Defesa do Consumidor" (*STJ – RESP 519310 – 3ª Turma – DJ de 24/05/2004*).

Quando o cirurgião trabalha na função pública, como funcionário ou prestador de serviços em uma determinada instituição de saúde ou como integrante da rede do SUS, duas situações ocorrem: a primeira questão é se o poder público poderia ou não vir a ser responsabilizado pelos danos decorrentes de seus atos; e a segunda questão é se o poder público responderia com base na teoria subjetiva ou com base na teoria objetiva.

O Código Civil vigente diz que: "as pessoas jurídicas de direito público interno são civilmente responsáveis por atos dos seus agentes que nessa qualidade causem danos a terceiros, ressalvado direito regressivo contra os causadores do dano, se houver, por parte destes, culpa ou dolo." Zanella di Pietro a respeito disto ainda afirma: "*de certa forma, está atrasado em relação à norma constitucional, tendo em vista que não faz referência às pessoas jurídicas de direito privado prestadoras de serviço público*" (*in Direito Administrativo.* 15ª ed., São Paulo: Atlas, 2003, p. 528).

O Código do Consumidor no seu artigo 22 é mais enfático quando diz que "os órgãos públicos, por si, ou suas empresas, concessionárias, permissionárias ou sob qualquer outra forma de empreendimento, são obrigados a fornecer serviços adequados, eficientes, seguros e, quanto aos essenciais, contínuos. Parágrafo único. Nos casos de descumprimento, total ou parcial, das obrigações referidas neste artigo, serão as pessoas jurídicas compelidas a cumpri-las e a reparar os danos causados na forma prevista neste código".

Em síntese, o médico está na relação subordinada ao Código do Consumidor como fornecedor de serviços e assumirá a responsabilidade como causador do dano se houver defeito ou vício na prestação. Atuando ele de maneira individual, como profissional liberal, ou como empregado ou preposto ou comitente de uma pessoa jurídica de direito público ou privado, ou como sócio de uma pessoa jurídica de direito privado, somente responderá por culpa e responderá apenas pelos atos que vier a dar causa.

Se ele estiver atuando integrado a uma equipe multidisciplinar ou não igualmente responderá somente por culpa, tenha ele autonomia ou não de atuação, e seja ele chefe ou não da equipe. No entanto poderá haver a solidariedade entre eles podendo ser cobrada a indenização por inteiro, e quem tiver pago terá o direito de regredir contra os demais ou contra o causador do dano.

Por fim, a pessoa jurídica de direito público ou privado, na área da saúde, vai responder sempre, sem a necessidade de culpa, podendo ela cobrar do causador do dano os valores que vier a ser obrigada a pagar, quando se demonstrar que o causador do dano agiu com culpa.

▼ Consentimento esclarecido *versus* responsabilidade civil

O direito à saúde apresenta-se como um requisito essencial da dignidade humana, fundamento básico de qualquer estado democrático que tem como projeto o alcance da personalidade e da cidadania. Por isso a saúde não pode ficar circunscrita apenas aos seus aspectos psicofísicos, mas deve se estender aos limites permitidos à liberdade consciente do homem e da mulher.

De acordo com esse pensamento, o chamado "consentimento livre e esclarecido" não deve ficar apenas entendido como mais uma regra na atividade profissional do médico, mas também no respeito à vontade do paciente quando o direito à saúde é um direito fundamental de cada ser humano. Esta é uma forma de garantir a cada indivíduo sua própria soberania.

Tudo faz crer, todavia, que os maiores entraves ao se estabelecer este diálogo para a obtenção do consentimento livre e esclarecido estão na dificuldade que os profissionais de saúde têm de entender que tal procedimento é muito mais que um problema profissional. É uma questão sociopolítica que se incorpora mais e mais a nossa cultura humanística.

Deve-se entender que o consentimento livre e esclarecido, operacionalizado no princípio da autonomia e da beneficência, não deve representar apenas um fato que diga respeito à autonomia de caprichos, mas que ele esteja dentro do contexto de uma questão político-social própria das sociedades organizadas que primam pelo bem comum. No fundo mesmo, só existe um princípio básico que é a beneficência. E, como seu próprio nome diz, ele não poderia excluir a autonomia.

Não se pode mais aceitar o modelo paternalista de relação no qual somente cabia dar informação ao paciente e pedir seu consentimento, quando isto representasse uma maneira imprescindível de se ter um bom resultado por meio de sua colaboração, quando da realização de um procedimento médico. Está claro que tal conduta não responde mais aos interesses da realidade atual. Por outro lado, não se pode aceitar o "autonomismo" irreal.

Todos nós temos o direito de saber nossa verdade e participar ativamente das decisões que dizem respeito a nossa vida e, portanto, das decisões médicas e sanitárias que afetam a nossa saúde.

A informação é um pressuposto ou requisito prévio do consentimento. É necessário que o paciente dê seu consentimento sempre de forma livre e consciente e que as informações sejam acessíveis aos seus conhecimentos. Para que este consentimento seja juridicamente válido é necessário que seja dado por alguém capaz e que as informações sejam isentas de vícios e ilicitudes.

Não se pode esquecer que estas informações passadas ao paciente devem ser em uma linguagem que permita o devido esclarecimento e a consciente permissão. Em suma: toda intervenção médica, para ser legítima, necessita do consentimento e este consentimento só tem legitimidade se for tomado na transparência da clareza das informações. Além disso, a questão do consentimento livre e esclarecido não pode ficar centrada apenas no médico e no paciente, mas também na própria instituição de saúde, na família do paciente e nos demais profissionais de saúde que atuam no caso.

Além disso, o consentimento não pode se resumir apenas a uma informação pura e simples, como quem dá um mero recado. Ele deve ser livre, consciente e esclarecido, e como tal se entende aquele que foi obtido de um indivíduo capaz civilmente e apto para entender e considerar razoavelmente uma proposta ou uma conduta, isenta de coação, influência ou induzimento. Não pode ser obtido por meio de uma simples assinatura ou de uma leitura apressada em textos minúsculos de formulários a caminho das salas de operação. O consentimento tem de ser obtido antes da intervenção, até porque obtido posteriormente não teria nenhum valor jurídico ou moral. E deve ser obtido por meio de uma linguagem acessível ao seu nível de conhecimento e compreensão para evitar a compreensão defeituosa, principalmente quando a situação é complexa e difícil de avaliar (*princípio da informação adequada*).

É claro que não estamos falando de esclarecimentos de caráter estritamente técnico em torno de detalhes de uma enfermidade ou de um procedimento. A linguagem própria dos técnicos deve ser decodificada para o leigo, senão ele tende a interpretações erradas e temerárias. É correto dizer ao doente não só os resultados normalmente esperados, senão ainda os riscos que determinada intervenção pode trazer, sem, contudo, descer a minuciosidades de informações mais detalhadas. É certo que o prognóstico mais grave pode ser perfeitamente analisado e omitido em cada caso, embora não seja correto privar a família desse conhecimento.

Deve-se levar em conta, por isso, o "paciente padrão razoável" – aquele pelo qual a informação é capaz de ser entendida e que possa satisfazer as expectativas de outros pacientes nas mesmas condições socioeconômico-culturais. Não há necessidade de que essas informações sejam tecnicamente detalhadas e minuciosas. Apenas que sejam corretas, honestas, compreensíveis e legitimamente aproximadas da verdade que se quer informar. O consentimento presumido é discutível por uns e radicalmente inaceito por outros.

Se o paciente não pode falar por si ou é incapaz de entender o ato que se vai executar, estará o médico obrigado a conseguir o consentimento de seus responsáveis legais (*consentimento substituto*). É fundamental saber o que é um representante legal, pois nem toda espécie de parentesco qualifica um indivíduo como tal.

Registre-se ainda que o primeiro consentimento (*consentimento primário*) não exclui a necessidade de *consentimentos secundários*. Desse modo, por exemplo, um paciente que permite seu internamento em um hospital não está com isso autorizando o uso de qualquer meio de tratamento ou de qualquer procedimento.

Sempre que houver mudanças significativas nas condutas terapêuticas, deve-se obter o consentimento continuado (*princípio da temporalidade*), porque ele foi dado em relação a determinadas circunstâncias de tempo e de condições. Por tais razões, certos termos de responsabilidade exigidos no momento da internação por alguns hospitais, onde o paciente ou seus familiares atestam anuência aos riscos dos procedimentos que venham a ser realizados durante sua permanência nosocomial, não têm nenhum valor ético ou legal. E se tal documento for exigido como condição imposta para o internamento, em uma

hora tão grave e desesperada, até que se prove o contrário, é uma indisfarçável coação.

Admite-se também que, em qualquer momento da relação profissional, o paciente tem o direito de não mais consentir uma determinada prática ou conduta, mesmo já consentida por escrito, revogando assim a permissão outorgada (*princípio da revogabilidade*). O consentimento não é um ato irretratável e permanente e ao paciente não se pode imputar qualquer infração de ordem ética ou legal.

Por outro lado, há situações em que, mesmo existindo a permissão consciente, tácita ou expressa, não se justifica o ato permitido, pois a norma ética ou jurídica pode impor-se a essa vontade e a autorização não outorgaria esse consentimento. Nesses casos, quem legitima o ato é a sua indiscutível necessidade e não a aludida permissão (*princípio da não maleficência*).

O mesmo se diga quando o paciente nega autorização diante de imperiosa e inadiável necessidade do ato médico salvador, frente a um iminente perigo de vida. Nesses casos estaria justificado o chamado "tratamento arbitrário", em que não se argui a antijuridicidade do constrangimento ilegal nem se pode alegar a recusa do consentimento. Diz o bom senso que, em situações dessa ordem, quando o tratamento é indispensável e o paciente se obstina, estando seu próprio interesse em risco, deve o médico realizar, por meios moderados, aquilo que aconselha sua consciência e o que é melhor para o paciente (*princípio da beneficência*).

Não podemos esconder o fato de estas questões serem, na prática, muito delicadas e até certo ponto confusas, cabendo a nossa consciência saber aplicar todos os princípios bioéticos a cada caso que se apresente a nossa consideração ou deliberação. No entanto, também deve ficar claro que o consentimento esclarecido não legitima condutas culposas.

A tendência é aceitar a tese de que a não advertência ao paciente dos riscos de uma conduta ou de uma intervenção e suas alternativas faz com que seja o médico o único responsável pelos riscos, em lugar do paciente ou de alguém que o representasse quando chamado a dar seu consentimento após informação devidamente esclarecida.

A questão do *consentimento livre e esclarecido* é um fato que está bem equacionado no que diz respeito a nossas normas deontológicas, a partir do Código de Ética Médica e dos pertinentes Pareceres e Resoluções do Conselho Federal de Medicina. Todavia, não há uma regulamentação específica em nosso sistema jurídico.

O consentimento, visto sob o prisma geral, tem na ordem jurídica uma longa tradição, porém é visto como a manifestação da vontade e da livre concordância das partes de uma relação. Ou seja, a autonomia própria das relações jurídico-privadas que caracterizam o contrato. Deve-se considerar ainda que a capacidade do indivíduo consentir não tem a mesma proporção entre a norma ética e a norma jurídica. A reflexão sobre o prisma ético não apresenta a inflexibilidade da lei, pois certas decisões, mesmo as de indivíduos considerados civilmente incapazes, devem ser respeitadas principalmente quando se avalia uma situação de *per si*.

Assim, por exemplo, os portadores de transtornos mentais, mesmo quando legalmente incapazes, não devem ser isentos de sua capacidade de decidir. Mesmo se constituindo em uma infração ético-moral, como forma de agressão à autonomia do paciente, e como tal uma ofensa aos diretos da personalidade, não quer dizer que exista responsabilidade quanto ao aspecto integral do dano. Para alguns, se não existir relação de causalidade entre o dano e a falta de obtenção do consentimento esclarecido, inexiste a responsabilidade. Entendem que a não advertência ao paciente sobre possíveis riscos em uma conduta médica só pode ser entendida como de relevante importância se ficar provado que a omissão de informações poderia ter evitado um determinado dano. Não há como se admitir a responsabilidade integral pelo dano quando não se provou a culpa profissional.

É preciso ficar bem clara a relação de nexo causal entre a falta de informação e o dano. Se o médico deixar de informar ao paciente sobre condutas a serem seguidas pelo próprio paciente e houver dano, pode-se arguir a responsabilidade do profissional.

Assim, há relato de quando o Tribunal de Justiça de Minas Gerais condenou um hospital e um médico a indenizarem, solidariamente, uma paciente pelo fato de não ter sido informada sobre a possibilidade de poder engravidar após cirurgia de laqueadura de trompas. O relator do processo no Tribunal deixou claro que a condenação "não decorreu de erro no procedimento cirúrgico adotado pelo médico quando da laqueadura das trompas da paciente, mas sim do fato de que o profissional não esclareceu a ela que haveria possibilidade de engravidar novamente, mesmo que minimamente, denotando a existência de falha no dever de informação associado à atividade do profissional" (Tribunal de Justiça de Minas Gerais, 11ª Câmara Cível, Número do processo: 1.0431.06.030997-5/001(1), Relator: AFRÂNIO VILELA).

Para outros, sempre se pode arguir a responsabilidade quando da falta de informações sobre riscos consistentes, mesmo sem qualquer dano, pois o paciente poderia recusar determinado ato médico notadamente se ele é eletivo e não de urgência. Para estes, quando o médico intervém sem os devidos esclarecimentos sobre riscos – o que é diferente de intervir sem sua permissão – assume unilateralmente os riscos próprios da intervenção.

Outro fato importante é saber se o paciente de fato não foi informado sobre determinados riscos levando em conta se seu grau de cultura é capaz de permitir-lhe entender razoavelmente os riscos inerentes a determinada conduta ou enfermidade. Em situações muito raras um paciente com mediana compreensão, ou a de seus próprios familiares, iria para uma sala de cirurgia sem nenhum tipo de informação ou conhecimentos, principalmente quando seu mal é de certa gravidade ou de conhecimento generalizado.

Duas questões devem ficar bem claras em tais ocorrências quando da avaliação judicial: o consentimento livre e esclarecido não suprime nem ameniza a culpa médica por negligência ou imprudência; e o que verdadeiramente legitima o ato médico é a sua indiscutível, imediata e inadiável intervenção. Em suma: entender que mesmo tendo o médico um termo escrito de consentimento do paciente isto, por si só, não o exime de responsabilidade se provada a culpa e o dano em determinado ato profissional.

Considerar ainda que um termo de consentimento mesmo por escrito, por si só, como muitos pensam, não é bastante para garantir uma situação mais tranquila frente às demandas que ocorram diante de um mau resultado. Também não se deve simplesmente pensar que a mística da profissão, embasada no velho paternalismo, isentará alguém de culpa ou a tornará imune às queixas. E, por fim, o que fazer quando no transcurso de uma intervenção surge uma nova situação que exige conduta emergencial ante a gravidade do caso, porém não conhecida pelo paciente? O médico não poderia ter outra conduta senão intervir tendo em vista o indiscutível interesse do paciente. Estaria legitimado e obrigado a intervir. Todavia, entender que a solução em tais casos é sempre casuística.

NATUREZA DO CONTRATO MÉDICO

Alguns admitem que o contrato de assistência médica é uma locação de serviços. Outros, que a forma correta é considerá-lo um contrato *sui generis*, em virtude da especificidade e da delicadeza mais singular entre o profissional e o seu paciente, como ensina Alves Dias (*in Da Responsabilidade Civil*, 6ª ed., vols. 1 e 2, Rio de Janeiro: Editora Forense, 1979).

Dentro do conteúdo das obrigações positivas, em que se exige do devedor uma ação de dar ou fazer alguma coisa, assinalam-se duas formas de obrigações: a de *meios* e a de *resultado*. Na primeira, existe o compromisso da utilização de todos os recursos disponíveis para se ter um resultado, sem, no entanto, a obrigação desse êxito tão legítimo. Busca-se, é claro, um resultado, mas em não se cumprindo – e inexistindo a culpa do devedor – não há o que cobrar.

Na obrigação de resultado, a prestação de serviço tem um fim definido. Se não houver o resultado esperado, há inadimplência e o devedor assume o ônus por não satisfazer a obrigação que prometeu.

Assim entendendo, existe na responsabilidade contratual civil do médico com o seu paciente uma obrigação de meios e não de resultado. O objeto do contrato é o próprio empenho do profissional. Cabe-lhe, todavia, dedicar-se da melhor maneira e usar de todos os recursos necessários e disponíveis. Isso também não quer dizer que ele esteja sempre imune à culpa.

Hoje, mesmo nas especialidades consideradas obrigadas a um resultado de maneira absoluta, como na cirurgia estética, na anestesia e na radiologia, já se olha isso com reservas, pois o correto será decidir pelas circunstâncias de cada caso.

A obrigação do médico é de meios ou de diligência, porque o objeto do seu contrato é a própria assistência ao paciente, quando se compromete usar de todos os recursos ao seu alcance, sem no entanto poder garantir sempre um resultado eficaz. Só pode ser considerado culpado se ele procedeu sem os devidos cuidados, agindo com insensatez, descaso, impulsividade ou falta de observância às regras técnicas. Não poderá ser culpado se chegar-se à conclusão de que todo empenho foi inútil em face da inexorabilidade do caso, quando o facultativo agiu de acordo com a "lei da arte", ou seja, se os meios empregados eram de uso atual e sem contraindicações. Punirem-se tais circunstâncias, alegando obstinadamente uma obrigação "de resultado", não seria apenas um absurdo: seria uma injustiça.

O que se afirma não é que o médico não cometa erros – sejam eles de diagnóstico, de terapêutica ou de técnicas, ou que ele não seja nunca negligente ou imprudente –, mas tão só que o ato médico, tal qual vem-se aplicando hodiernamente no conjunto das ações de saúde e em que pese a relevância que se dê à modalidade de obrigação, não pode constituir um contrato de resultado, mas de meios ou de diligência. Nos casos de maus resultados, em que se procure comprovar um erro médico, o que se deve considerar, antes de mais nada, além do nexo causal e da quantidade do dano, é o grau da previsibilidade de o autor produzir um resultado danoso e a culpa suficientemente demonstrada, dentro das espécies negligência e imprudência. No ato médico, finalmente, a discutida questão entre culpa contratual e culpa aquiliana – e, em consequência, a existência de uma obrigação de meio ou de resultado – pode ensejar apenas um detalhe. Na prática, o que deve prevalecer mesmo é a relação causal entre a culpa e o dano, pois até mesmo a exigência do *onus probandi* hoje já tem remédio para a inversão da prova, qualquer que seja a modalidade de contrato. E mais: o que caracteriza a obrigação de resultado não é o fato de o profissional garantir um determinado resultado, mas o que constitui a natureza do serviço.

Levando-se em conta que na atualidade o ideal é não deixar dano sem reparação, entre outros, surge a proposta da inversão do ônus da prova quando da avaliação da culpa. Nos casos de responsabilidade médica esta hipótese surge com muita força.

Da junção do artigo 951 do Código Civil (*o disposto nos artigos 948, 949 e 950 aplica-se ainda no caso de indenização devida por aquele que, no exercício de atividade profissional, por negligência, imprudência ou imperícia, causar a morte do paciente, agravar-lhe o mal, causar-lhe lesão, ou inabilitá-lo para o trabalho*), que reconhece a responsabilidade subjetiva do médico, e do artigo 6º, que trata dos direitos básicos do consumidor, em seu inciso VIII do Código de Defesa do Consumidor (*a facilitação da defesa de seus direitos, inclusive com a inversão do ônus da prova, a seu favor, no processo civil, quando, a critério do juiz, for verossímil a alegação ou quando for ele hipossuficiente, segundo as regras ordinárias de experiências*), permite-se a inversão do ônus da prova em favor do consumidor. Seu sentido é possibilitar a "igualdade material processual" e sanar uma dificuldade probatória intransponível.

SOCIALIZAÇÃO DOS RISCOS E DANOS MÉDICOS

A socialização dos riscos e danos médicos, ao contrário do que muitos pensam, não é simplesmente a posse de uma apólice de seguro de responsabilidade civil. É muito mais. É um programa inclinado em uma proposta político-social, solidária e responsável, em favor da ordem pública e do equilíbrio patrimonial da comunidade, e que não se resume ao pagamento de indenizações, mas ainda em patrocinar assessoria jurídica em ações administrativas, civis e penais do médico, estabelecer projetos voltados à prevenção do risco e do dano, e também ao infortúnio do paciente.

Socializar o *risco e o dano médico*, no sentido de reparar civilmente o prejuízo, é o único instrumento viável e suscetível de assegurar tranquilidade no exercício profissional e garantir uma reparação mais imediata e menos confrontante com o médico. É também uma forma de corrigir algumas distorções da medicina dita socializada, cada vez menos amistosa, cada vez mais hostil.

A socialização do risco e do dano é a que melhor atende à justiça coletiva. Não se pode esconder o fato de que a medicina é a profissão que mais absorve os impactos das novas concepções sociais. Negar essa realidade, além de egoísmo, é colocar-se distante do presente. Esta é a única forma que dá ao responsável condições de responder pelo ônus do dano causado, quase sempre distante de suas reais possibilidades. Para o paciente, o sistema de seguro também significaria livrar-se de um processo penoso e confuso, e a proteção contra a deficiência técnica, contra seus riscos e contra a eventual falibilidade do profissional.

No entanto, este projeto não pode nem deve, sob qualquer pretexto, ser feito por empresas privadas. Deve, isto sim, realizar-se por uma instituição estatal ou pela própria classe médica, como, por exemplo, sob a responsabilidade das associações ou sindicatos médicos, como mutualizadores ou como concessionários exclusivos do Estado.

Os programas de seguro social devem ser estabelecidos por normas legais de proteção, esteja ou não sua administração nas mãos do Governo. O sistema deve ser financiado por contribuições pagas de seus segurados, de forma compulsória e só beneficiar os contribuintes. O seguro social representa a reunião de recursos financeiros de todos que dele participam, a fim de criarem um fundo comum disponível àqueles que necessitem, em decorrência de um fato futuro previsto. Seguro social é

previdência propriamente dita, porque ser previdente é antecipar uma visão de um fato tomando agora as medidas necessárias no sentido de contornar futuros problemas advindos desse fato.

Em todos os países onde o sistema securitário falhou, estavam as Empresas de Seguro nas mãos de grupos privados, que não conhecem os limites do ter nem resistem à tentação de maior lucro. Em vez de possíveis saldos passarem às mãos gananciosas das empresas particulares, seriam utilizados em benefício da própria classe médica, com a instituição da assistência mutuária da previdência médica, do estímulo à pesquisa médico-científica, do aprimoramento profissional, de taxas módicas de seguro, entre outros.

Ninguém pode negar que o seguro no âmbito privado abriu veredas perigosas no intricado problema da responsabilidade civil. Pois, além de as empresas não cobrirem todos os riscos, em regra, ainda se mostram resistentes ao cumprimento de suas obrigações. Somente o Estado, que não visa a lucro, mas o bem-estar da coletividade, teria uma situação privilegiada para assumir tal encargo. O Estado segurador não se onera de impostos, propaganda ou comissões. Não usa de má-fé, não simula falência nem liquidações precipitadas, não alcança lucros astronômicos.

Alguém poderia insinuar que a socialização do risco e dano médico seja a simples aceitação da existência dos danos causados a pacientes ou delegações de direitos inalienáveis. Argumentar-se-ia ainda que essa forma de seguro deixaria o médico indiferente a sua responsabilidade, pois teria naquele programa um instrumento legal de reparação. Ou, finalmente, uma cômoda maneira de transferir uma obrigação pessoal para a comunidade.

Tais argumentos não convencem. Primeiro, não se cogita da imunidade ética ou penal que venham a existir em cada caso. Depois, não se pode ocultar a existência do risco e, consequentemente, a tendência crescente de resultados danosos. É inadmissível que um profissional venha a negligenciar em seu trabalho simplesmente por existir alguém capaz de reparar materialmente determinado dano. Além da consciência do homem e do profissional, prevalece ainda a vaidade natural em querer acertar, sempre que possível. Esse tipo de seguro leva o médico mais facilmente a agir em favor do paciente, aumentando-lhe seu rendimento e fazendo com que ele atenda melhor aos interesses da comunidade. Atira-se com mais coragem ao trabalho, aumentando sua produção, pois o que ele deseja é maior segurança para seus atos e uma garantia mais efetiva para a vida e a saúde de seus pacientes.

Certos organismos de classe afirmam que algumas pessoas, sabendo da existência do seguro e que a indenização poderia ser paga, fariam irremediavelmente a reclamação, constituindo-se, desta forma, em um fato estimulador de queixas. Isto é fazer da exceção a regra geral. E não diz ao médico, depois de acionado por danos civis, sem cobertura de um seguro e sem poder enfrentar indenizações de grande monta, qual a solução ideal. Não conhecemos, por outro lado, nenhum departamento dessas associações que venha a acudir o médico em uma situação desta natureza, e como continuar trabalhando sem a ameaça da insolvência, quando o que lhe rende a profissão é incapaz de suportar o ônus das demandas.

Mesmo assim, não se diga que a socialização do risco e dano médico não apresente inconvenientes. De saída, a criação de mais uma engrenagem burocrática de larga escala, correndo o risco de aviltar-se.

Outros admitem existir a substituição da relação contratual entre médico e paciente pelo automatismo de uma instituição mecanizada. Tal argumento também não procede, visto que a liberdade de contratar nos ajustes é uma ilusão, uma fantasia. Não existe. É claro que o mais fraco e o mais ingênuo não podem se impor ante o mais prepotente e o mais astuto. Daí o Estado, vez por outra, intervir, por via de lei, no controle e na regulamentação de certos ajustes.

Assim como a socialização do risco e do dano foi a maneira mais justa e eloquente de resolver os graves conflitos nos acidentes de trabalho, seria esta a fórmula ideal para evitar o desequilíbrio social e sanar o dano sofrido pelo paciente, através da reparação por um instrumento estatal de seguro.

"Vítima, agente e sociedade, assegura Hermes Rodrigues de Alcântara, são beneficiados com a socialização do risco: o primeiro porque vê a sua indenização independer da situação financeira do seu prejudicador, o segundo porque não arca sozinho com o ônus da indenização de um dano, cuja participação pessoal, às vezes, é mínima; e a última porque não sofre o impacto do desequilíbrio patrimonial de qualquer de seus integrantes. O sistema funciona como na hidráulica se comportam os vasos comunicantes" (*in op. cit.*).

Desvantagens do seguro de responsabilidade civil do médico

Os que são contrários ao seguro médico admitem que ele:

- interfere negativamente na relação médico-paciente
- estimula os processos contra os médicos
- eleva os custos dos serviços médicos
- pode facilitar o erro médico
- facilita a indústria das indenizações
- fornece uma proteção aparente para o profissional
- cria um cenário cativo para o médico
- não cobre o dano moral.

Vantagens do seguro de responsabilidade civil do médico

Os que defendem o seguro médico afirmam que ele:

- é a melhor modalidade de liquidação do dano
- cria melhores condições de liberdade e segurança no trabalho
- assegura o equilíbrio social e a ordem pública
- é a melhor forma de justiça social
- é a melhor forma de previdência propriamente dita
- livra médico e paciente de processos penosos e demorados
- evita explorações, ruínas, injustiças e iniquidades
- independe da situação econômica do causador do dano
- corrige o aviltamento patrimonial da vítima
- contribui com o *superávit* do sistema em programas de prevenção do dano
- estimula a solidariedade social
- apresenta falhas, mas tem o maior número de benefícios e vantagens
- corrige o fato de o paciente ser totalmente esquecido e o médico falsamente lembrado.

RESPONSABILIDADE CIVIL DAS INSTITUIÇÕES DE SAÚDE (HOSPITAIS, LABORATÓRIOS, CLÍNICAS DE DIAGNÓSTICO POR IMAGEM E BANCOS DE SANGUE)

Mais recentemente, vem-se cuidando com mais rigor da responsabilidade dos hospitais, clínicas especializadas, laboratórios, bancos de sangue, planos de saúde, farmácias, e de todo tipo de instituição empresarial dedicada às ações de saúde, através do ajustamento da ordem jurídica à realidade social que vivemos e às transformações sofridas na recente implantação entre nós da política de saúde. Sendo assim, dificilmente hoje se contesta o direito que as vítimas têm de serem reparadas pelos danos sofridos durante um tratamento, um procedimento ou uma conduta sobre a qual se prove um dano reparável por culpa de um dos seus agentes.

Hoje, há uma tendência dessas instituições a orientarem seus profissionais no trato dos pacientes por meio de protocolos – uma espécie de guias de condutas – a serem realizados em cada procedimento considerado de risco. Nesses protocolos ficam claras as funções de cada profissional, desde o transporte dos pacientes até a divisão de tarefas dentro de um bloco cirúrgico. Eles têm sido considerados quando alguns maus resultados são avaliados, como, por exemplo, no caso de um paciente grave ser transportado para outro hospital.

Por outro lado, o avanço da tecnologia trouxe o número de condutas de riscos, além da utilização da prática multiprofissional, que torna o ato assistencial cada vez mais complexo, fazendo com que se torne difícil estabelecer a responsabilidade individual em cada ato.

Some-se a isso a edição do Código de Defesa do Consumidor (Lei nº 8.078/90) que define a atividade médica como uma relação de consumo, em que ficam claras as definições de consumidor e de fornecedor (artigo 2º: "Consumidor é toda pessoa física ou jurídica que adquire ou utiliza produtos ou serviço como destinatário final." E o artigo 3º: "Fornecedor é toda pessoa física ou jurídica, pública ou privada, nacional ou estrangeira, bem como os entes despersonalizados, que desenvolvem atividades de produção, montagem, criação, construção, transformação, importação, exportação, distribuição ou comercialização de produtos ou prestação de serviços."

Nesse mesmo estatuto ficam claras as cláusulas de reparação civil por atos que envolvam danos por erros profissionais, suportados por pessoas jurídicas de direito público ou privado, como os estabelecimentos hospitalares.

Desse modo, o *caput* do artigo 14 do CPDC, que trata dos prestadores de serviços – e nisto está incluído o hospital –, estatui que a apuração da responsabilidade independe da existência de culpa. Só nos casos de responsabilidade pessoal dos profissionais liberais é que se utiliza o princípio fundado na culpa.

O hospital como pessoa jurídica não deixa de responder civilmente e, pelo que adota o nosso Código, sua responsabilidade inclui-se no sistema subjetivo da culpa. Quem responde civilmente, é claro, não é o hospital nem seus diretores, mas a pessoa jurídica que mantém o hospital, seja uma associação, uma sociedade ou uma fundação.

Dantas (*in Direito Médico*, Rio de Janeiro: Editora GZ, 2009) diz: "As instituições hospitalares, ainda que respondam sem *culpa* (e dentro de determinadas condições), não podem responder sem *causa*. Uma coisa é a responsabilidade objetiva (que descarta o elemento culpa) e outra é a responsabilidade por *culpa presumida*, que melhor se coaduna com a intenção do legislador. Ou seja, uma vez provada a conduta culposa do preposto, a responsabilidade da entidade hospitalar é presumida. Ela *presume*, mas não *prescinde* da prova anterior, para a responsabilização. Esse é o grande equívoco semântico que precisa ser desfeito."

A natureza jurídica da relação entre o hospital e o paciente é contratual, que inclui assistência médica, serviços médicos auxiliares, hotelaria e, se necessário, cirurgia, medicamentos, segurança e incolumidade física e mental compatíveis com o tipo e motivo da internação e demais cuidados e condutas em favor da recuperação da saúde do paciente. Diferente, pois, da relação entre o profissional de saúde e o paciente.

Por isso, mesmo que o hospital responda pelo sistema subjetivo da responsabilidade, ele não está nas mesmas condições da responsabilidade do médico. Por mais que se insinue serem os hospitais regidos pelo princípio da "responsabilidade sem culpa", em face a presunção de culpabilidade em relação aos seus empregados ou prepostos, o que tem prevalecido é que sua responsabilidade há de ser avaliada no princípio subjetivo da culpa.

Quando se confirmar o autor da culpa, deve-se saber seu estado funcional como agente do hospital, a fim de se arguir a responsabilidade civil. Se for servidor com vínculo empregatício, o hospital responde segundo a Súmula 341 do STF: "É presumida a culpa do patrão ou comitente pelo ato culposo do empregado ou preposto." Ainda que tenha ele o direito de recesso em relação ao agente faltoso.

Se o agente não tem nenhuma relação profissional e utiliza apenas a instituição nosocomial, a situação é outra. Quanto mais complexa for a relação do agente com o hospital, mais difícil será avaliar a responsabilidade. Em síntese, saber se a responsabilidade é exclusiva do agente sem ligação com a estrutura nosocomial, ou se a responsabilidade é da pessoa jurídica por *culpa in eligendo* ou *culpa in vigilando* na negligência da escolha e da seleção ou na vigilância das ações do funcionário ou preposto. Sob o ponto de vista da responsabilidade civil, fica difícil saber até onde a responsabilidade é do profissional que age por omissão de socorro; por exemplo: se é do agente ou do hospital a responsabilização. Hoje, a tendência é admitir a responsabilidade do hospital quando a culpa é do médico diretor, médico chefe ou médico empregado. O mesmo não se dá quando o médico presta serviço a pedido do paciente, pois apurar-se-á a culpa de cada qual.

Alguns não admitem a responsabilidade do hospital, entendendo que dificilmente os médicos são empregados daquela instituição, mas apenas se utilizam de suas instalações e instrumentos na prestação de serviços aos seus pacientes ou aos pacientes encaminhados pelos órgãos públicos ou privados de convênios. Outros, no entanto, entendem que o hospital ou qualquer estabelecimento de saúde exerce seu poder diretivo sobre o médico, como membro do corpo clínico, o que o faz sujeito aos regulamentos internos e às normas técnicas da instituição.

Em síntese: os que procuram diretamente o hospital para ser tratados por opção ou vínculo que têm com a instituição por contrato integral e onde todos os procedimentos são realizados por seus empregados prepostos. Outros procuram determinado profissional com vínculo definido com a instituição e nesses casos pode-se estabelecer uma responsabilidade solidária ou direta, de acordo com cada situação. E, por fim, os pacientes que procuram o médico de sua escolha e confiança e este decide a instituição mais apropriada para o internamento e tratamento onde ele não tem nenhum vínculo funcional, o que deixa o hospital sem a responsabilidade do dano, ficando o ônus na cota do profissional de saúde que executou o ato.

Veja-se:

> "O hospital não responde por erro atribuído a médico, prestador de serviço autônomo, sem qualquer vínculo com essa pessoa jurídica de direito privado, restando incensurável o reconhecimento de sua ilegitimidade passiva ad causam, com extinção do processo fulcrado no artigo 267, VI, do CPC." (Tribunal de Justiça do Paraná. Acórdão nº 15087. Segunda Câmara Cível. Rel. Juiz Robson Marques Cury. DJE 28.09.1998.)

No entanto, entende-se ainda que se um paciente procura a emergência de um hospital para ser atendido pelo médico plantonista e este lhe presta socorro, não há que se cogitar se este era ou não assalariado. Assim, estando de alguma maneira ligado ao hospital, a instituição responderá pelos danos que seu profissional causar. Este entendimento está em consonância com a jurisprudência do STJ, que considera que a responsabilidade do hospital é objetiva quanto à atividade de seu profissional plantonista. Assim, fica dispensada a demonstração da culpa do hospital relativamente a atos lesivos decorrentes de culpa de médico integrante de seu corpo clínico no atendimento (Súmula nº 7/STJ).

Os médicos residentes são os menos vulneráveis à questão da responsabilidade civil, em virtude da sua condição de aprendizagem e pela necessidade da presença obrigatória dos preceptores em seus atos. Ainda assim, não podem deixar de serem diligentes e cuidadosos, sob o risco do ônus da responsabilidade.

A tendência dos atos dolosos com dano moral, como, por exemplo, um estupro de uma paciente por um funcionário, é considerar como da responsabilidade contratual do hospital por *culpa in eligendo* e *in vigilando*. O dano em tais situações é evidente e indispensável, e a responsabilidade civil do nosocômio é indiscutível.

Outro ponto discutível nessa questão é o da queda de paciente do leito hospitalar, vindo ele sofrer danos à vida ou à saúde. O difícil, nesse caso, é confirmar se houve ou não *caso fortuito*. Se a causa decorrente de queda era imprevisível e inevitável, ou, se foi por ato da vítima ou de terceiro, não há o que se imputar de responsabilidade. O mesmo se verifica quando dos atos praticados de um paciente contra o outro. Aqui, somente quando se tratar de pacientes com transtornos mentais e de conduta, a responsabilidade civil hospitalar fica mais exposta, face às cláusulas de incolumidade implícitas nos contratos manicomiais pela *culpa in vigilando*.

Por fim, o hospital, na sua relação de trabalho, pode responder também por dano moral que venha atingir uma pessoa tanto na sua individualidade como no seu grupo de trabalho. Foi assim que decidiu o TRT – 3ª Região – ao julgar uma ação trabalhista em favor de uma enfermeira que denunciou o comportamento abusivo de sua coordenadora que submetia frequentemente todos os membros da equipe a humilhações, constrangimentos e discriminações, inclusive sobre supostos envolvimentos sexuais de enfermeiras e técnicas de enfermagem com outros funcionários.

Para o julgador ficou demonstrado de modo inequívoco a existência do dano moral no tratamento ofensivo dado pela coordenadora aos seus subordinados, ficando claro que ela não sabia lidar com eles, o que ficou demonstrado pelo juízo de valor preconceituoso e denegridor de toda uma classe.

Concluiu também que esta conduta desagregadora e injustificável tumultuou o ambiente de trabalho o que redundou grave desestruturação coletiva no rendimento hospitalar. E, mesmo que a ofensa tenha sido feita de forma coletiva àquela equipe e não diretamente à reclamante, isto não exclui a ilicitude do ato, pois, enquanto indivíduo componente daquela coletividade ela foi atingida em sua honra subjetiva, de modo a fazer jus à reparação pleiteada. O Hospital foi condenado a pagar uma indenização por danos morais fixada em R$4.000,00 e no apelo ao TRT este deu provimento ao recurso, modificando o valor da indenização para R$25.000,00.

▼ Laboratórios de patologia, bioquímica e congêneres

A responsabilidade civil dos laboratórios de patologia clínica, anatomia patológica, bioquímica e congêneres, assim como das clínicas de radiologia e diagnóstico por imagem, sob a visão da maioria dos doutrinadores e da jurisprudência, tem a qualificação de uma obrigação de resultado. Isto é sempre justificado pela exatidão dos resultados que se espera de cada um desses exames, os quais proporcionam nesta sua exatidão o rumo de cada decisão na prática profissional da saúde.

Há de se considerar que determinados resultados devem ser esperados com precisão como, por exemplo, os exames de dosagem bioquímica rotineira no sangue ou na urina.

A verdade é que em cada desses setores analisados há situações muito complexas como, por exemplo, o resultado de exames anatomopatológicos decorrentes de um material indevidamente retirado e enviado à análise (Ferreyra, V – *Daños e prejuicios en el ejercicio de medicina.* Buenos Aires: Mammurabi, 1992).

Vejamos esta decisão:

RESPONSABILIDADE CIVIL – EXAME LABORATORIAL – CÂNCER – DANO MORAL. "Reconhecido no laudo fornecido pelo laboratório a existência de câncer, o que foi comunicado de modo inadequado para as circunstâncias, a paciente tem o direito de ser indenizada pelo dano moral que sofreu até a comprovação do equívoco do primeiro resultado, no qual não se fez nenhuma ressalva ou indicação da necessidade de novos exames. Recurso conhecido e provido" (Superior Tribunal de Justiça, Recurso Especial nº 241.373-SP, 4ª Turma, Relator Ministro Ruy Rosado de Aguiar, DJU 15/05/2000, RJ 272/136).*

Outra situação que tem se verificado não tão raramente é o do resultado "falso-positivo" ou "falso-negativo" em exames para detecção do vírus HIV e quando existe a recomendação para novo exame, principalmente quando positivo. O Tribunal do Rio Grande do Sul, em caso desta natureza, não reconheceu no laboratório a obrigação da responsabilidade, ainda mais quando toda técnica utilizada não mereceu qualquer censura (*apud* Kfouri Neto, *in Direito Médico – Implicações éticas e jurídicas na prática médica*, Rio de Janeiro: Lumen Juris, 2009). Diferente, no entanto, quando se comprova a falso-positividade em exame repetido e confirmado. Nisto fica provada a deficiência do laboratório e, portanto, sua responsabilidade de indenizar.

Assim se vê em:

RESPONSABILIDADE CIVIL DO FORNECEDOR PELO FATO DO SERVIÇO – AIDS – EXAME LABORATORIAL QUE APONTOU FALSO-POSITIVO. A responsabilidade civil dos laboratórios por suposto defeito na prestação de serviços sujeita-se à norma disposta no art. 14 do CDC, que oferece disciplina específica para o assunto. A noção de defeito na Lei 8.078/90 está diretamente relacionada com a legítima expectativa de segurança do consumidor e, consequentemente, os riscos que razoavelmente se esperam de um serviço. Nessa medida, não como se considera defeituoso um exame laboratorial que, embora equivocado, adverte em seu resultado a respeito da necessidade de repeti-lo (...). (Tribunal de Justiça do Rio Grande do Sul, 10ª Câmara, Apelação Cível nº 700002399590, relator Desembargador Luiz Ary Vessini de Lima, (06/12/2001).

A 4ª Câmara Cível do Tribunal de Justiça de Goiás emitiu o seguinte Acórdão em caso de erro de Exame em DNA:

Ementa: "Apelação Cível. Ação de Indenização por Danos Morais e Materiais. Primeiro Recurso. Inexistência de Cerceamento de Defesa. Exame de DNA. Erro no Resultado. Ilícito Comprovado. Danos Morais e Materiais Demonstrados.

Fixação. Segundo Recurso. Juros e Correção Monetária. 1 – Constando dos autos elementos de prova aptos e suficientes a formar a convicção do julgador, inexiste cerceamento do direito de defesa face ao julgamento antecipado da lide. 2 – Comprovada inadequação na informação prestada ao autor/ apelado acerca do exame de DNA, acusando não ser ele o pai biológico do menor, resultado este que se comprovou posteriormente errôneo, aflora daí o direito à indenização por dano moral, ante os aborrecimentos e desconfortos por ele sofridos. 3 – A fixação dos danos morais se radica com o prudente arbítrio do julgador, em função das circunstâncias e particularidades da ocorrência, não podendo ser fixado em valor elevado que importe em enriquecimento em causa da parte ofendida, devendo ater-se aos princípios da razoabilidade e proporcionalidade, motivo pelo qual se impõe a minoração do quantum fixado. 4 – Demonstrados nos autos os danos materiais sofridos pela parte autora, correta a sentença que condena o réu ao pagamento da verba indenizatória correspondente. 5 – Os juros de mora incidem a partir da citação válida e a correção monetária a partir do evento danoso. Assim, merece reparo a sentença na parte que considerou como termo inicial para incidência daquela última, o ajuizamento da ação. Apelações conhecidas e providas parcialmente." Apelação cível nº 103.952-4/188 (200603084146).

No que diz respeito à radiologia e aos demais diagnósticos por imagem pode-se dizer, *grosso modo*, que os tribunais brasileiros têm decidido no sentido de considerar responsabilidade civil objetiva quando diante de danos produzidos aos pacientes. Assim a obrigação aqui arguída é a de resultado. Afirma Oscar Ivan Prux: "Trazendo para a prática, podem ser listados, exemplificativamente, alguns casos de obrigações de resultado que são contratadas pelos diversos tipos de profissionais liberais. (...) o "radiologista" que contrata a feitura ou análise de uma ultrassonografia ou tomografia computadorizada" (*in A responsabilidade civil do profissional liberal no Código de Defesa do Consumidor*, Belo Horizonte: Editora Del Rey, 1998). Os serviços de radiologia respondem pelos danos causados por erros dos radiologistas, e outros profissionais, que tenham atividade nestas clínicas.

Segundo Neri (*in Responsabilidade civil e penal do médico* – 2ª edição, Campinas: LZN, 2006): "No que se refere aos radiologistas como também médicos de outras especialidades, que não possuam vínculo trabalhista com estas empresas, os serviços de radiologia poderão não conseguir se eximir, em juízo, da responsabilidade de ressarcir os pacientes que sofrerem dano em virtude das características das atividades profissionais destes nestas empresas de saúde. Isto porque, o preposto, médico-radiologista ou não, estará sempre executando atividades com um objetivo específico: realizar exames médicos especializados na área da radiologia oferecidos por estas entidades."

▼ Bancos de sangue

Nas questões ligadas às práticas hemoterápicas, pode-se avaliar a responsabilidade em dois tempos: na coleta e na transfusão do sangue. Na coleta, é possível surgirem danos ao doador, caso não estivesse ele em condições dessa doação. Mesmo sendo a doação um ato espontâneo e altruísta, ela tem a natureza contratual e o conteúdo da obrigação é de resultado e não de meios, pois o que se pretende é colher uma relativa quantidade de sangue sem molestar o doador. Por isso, é necessário que ele seja devidamente examinado por médicos, os quais também deveriam estar presentes na coleta.

Na transfusão de sangue, podem surgir também inúmeras consequências danosas para o paciente, capazes de redundar em uma arguição de responsabilidade civil, complicações essas que vão desde as perturbações imediatas da infusão sanguínea até a transmissão de doenças graves. O controle e a fiscalização da qualidade do sangue são da obrigação do Estado, conforme prevê a Lei nº 7.649, de 25 de janeiro de 1988 (artigo 7º: "Compete às Secretarias de Saúde das unidades federadas a execução das medidas previstas nesta lei, em conformidade com as normas do Ministério da Saúde").

A tendência tem sido aceitar-se a obrigação de resultado nas transfusões de sangue, componentes ou hemoderivados, ficando por isso invertido o ônus da prova, cabendo à instituição provar que não agiu culposamente. No entanto, em um caso de extrema complexidade, em que o sangue foi usado como tentativa para salvar uma vida *in extremis*, pode-se considerar que a obrigação era de meio e isentar o caráter culposo.

Após as atribuições constitucionais que outorgam ao Estado controlar, fiscalizar e participar da transfusão de sangue, componentes e derivados, e a Lei nº 7.649/88 obrigar o cadastramento dos doadores, assim como a realização de exames de laboratório no sangue coletado, pode-se celebrar com certeza uma melhoria inestimável na prestação desses serviços.

Com a implantação do Sistema Único de Saúde e sua competência sobre esse setor, verificou-se uma mudança bem significativa na dinâmica da responsabilidade civil por dano ao paciente, quando deixou, em parte, de ser dos médicos, passando essa responsabilidade objetiva para o Estado por deficiência do serviço. Assim, por exemplo, a contaminação do sangue transfundido é sempre do Banco, por intermédio da pessoa jurídica que o mantém ou o conveniou. E mais: de maneira alguma pode-se atribuir culpa ao médico que indicou uma transfusão de sangue.

Mesmo assim, não podem ser omitidos os riscos e complicações, apesar do máximo zelo e dos redobrados cuidados na avaliação dos doadores e receptores e dos métodos de coleta e estocagem, maus resultados esses que vão desde as reações hemolíticas até as contaminações do sangue e de seus derivados por malária, hepatite ou AIDS.

Os danos produzidos, geralmente por negligência, nas transfusões de sangue podem ser ressarcidos através de ações civis de indenização contra o Estado, baseadas na *culpa in eligendo* ou *in vigilando*. A prática hemoterápica é entendida por muitos como uma obrigação de resultado, por sua indicação precisa e indiscutível a um bom resultado.

Depois da vigência da lei nº 8.079, de 11 de setembro de 1990, que instituiu o Código de Proteção e Defesa do Consumidor, questões como estas ficaram mais claras.

Por fim, não esquecer que o receptor não é o único sujeito aos riscos da transfusão, mas, também, o próprio doador, em decorrência da inaptidão para a doação dessa ou daquela quantidade de sangue, ou por contaminação nas transfusões diretas, embora esporádicas, entre ele e o receptor.

DEVERES DE CONDUTA DAS ENTIDADES PRESTADORAS DE SERVIÇOS MÉDICOS

A vida e a saúde figuram entre os valores mais significativos do ser humano e, desse modo, quando da prestação da assistência médica, deve-se ter em conta seus vínculos e suas condições. No caso dos convênios e planos de saúde, entre outros, não se pode perder de vista certas medidas impeditivas, como algumas cláusulas que eximem a responsabilidade do prestador de serviços em acordos e convenções.

Destarte, não é exagero lembrar que todo contrato de seguro, como o de convênio de saúde, não pode nem deve afastar-se dos princípios elementares que regulam o regime contratual: *princípio da autonomia da vontade, princípio do consensualismo, princípio da força obrigatória* e o memorável *princípio da boa-fé*, sem deixar de levar em conta a *transparência das informações* e a *vulnerabilidade do paciente*, sempre hipossuficiente economicamente e menos informado.

A utilização dos contratos de assistência médica vem-se propagando de forma vertiginosa, trazendo na sua esteira um número impressionante de questionamentos nos aspectos dos interesses, não tanto da área dos profissionais médicos, mas sobretudo da relação entre o usuário e a administração dos estabelecimentos e planos de saúde. Basta ver o número de contestações que se avolumam mais e mais na Promotoria de Justiça de Defesa do Consumidor, nos Juizados Especiais de Pequenas Causas e nas Varas Especializadas, a despeito da existência entre nós do Código de Proteção e Defesa do Consumidor (Lei nº 8.078, de 11 de setembro de 1990), certamente a maior revolução jurídica verificada nesses últimos 50 anos em nosso país.

Levando-se em conta a importância da vida e da saúde das pessoas, não se pode dizer que tais cuidados sejam exagerados, sendo, portanto, justo que se estabeleçam seus vínculos e suas condições de atendimento.

Os principais deveres de conduta desses prestadores são:

1. *Dever do atendimento prometido*. Esse é o primeiro dos deveres de conduta das entidades prestadoras de serviços de saúde. Qualquer pessoa que é assistida por um serviço de saúde ou aderente de um plano de saúde tem o direito de ser atendido na medida das cláusulas convencionadas, seja no modo, na forma, local e qualidade previamente prometidos no contrato celebrado. O contrato não pode conter cláusulas que permitam rescisões unilaterais ou de qualquer modo subtraia sua eficácia e validade, além das situações já previstas em lei.

2. *Dever de informação*. Exige-se também que haja transparência nas informações da prestação de serviços. Os estabelecimentos de saúde devem cumprir tudo o que foi prometido na assinatura do contrato, de forma clara e objetiva. Os planos de saúde devem ser bem claros principalmente sobre os períodos de carência, exclusão de doenças, conceito de patologias preexistentes e abrangência da assistência. Todas as informações sobre os pacientes devem ser registradas nos prontuários médicos. As informações necessárias devem ser repassadas aos pacientes ou familiares, no sentido de se obterem deles um consentimento esclarecido. Excluem-se apenas os casos de iminente perigo de vida e quando o procedimento eleito seja o único meio de salvar a vida do paciente.

3. *Dever de cuidados*. As entidades prestadoras de serviços médicos têm obrigação da supervisão do material e equipamentos, da qualidade do serviço prestado, da proteção física e moral dos pacientes internos e da escolha e da supervisão de pessoal, tendo em conta a obrigação da qualificação e do aprimoramento dos componentes do quadro de pessoal.

4. *Dever de abstenção de abusos ou de desvio de poder*. Os contratos de adesão celebrados pelas entidades prestadoras da assistência médica devem ser sempre por escrito e não devem ultrapassar as bases do Código de Proteção e Defesa do Consumidor. Devem ser evitadas as cláusulas unilaterais, a propaganda enganosa e o induzimento desleal. No contrato de adesão diz o bom senso que toda cláusula de interpretação duvidosa deva ser sempre em favor do assistido ou do aderente. O pacto de limitação da responsabilidade, quando o assistido abre mão antecipadamente de alguns direitos, deve sempre respeitar o

princípio da autonomia das vontades, naquilo que é lícito pelos costumes e não defeso em lei. Assim, por exemplo, a Lei nº 9.656, de 3 de junho de 1998, que trata dos planos e seguros privados de assistência médica, no seu artigo 12, II, a, proíbe o contrato que limita o prazo de internação. A empresa que explora plano ou seguro de saúde e aceita contribuições de associado sem submetê-lo a exame prévio, não pode escusar-se ao pagamento de sua contraprestação, alegando omissão nas informações do segurado. Assim foi entendido no Recurso Especial nº 86.095-SP, Registro nº 96.0003009-0, relator Ministro Ruy Rosado de Aguiar.

5. *Dever de respeito à independência do profissional.* A empresa não pode restringir a independência técnica do profissional, notadamente se uma opção está embasada naquilo que recomenda a *lex artis*, como no que se refere à restrição de exames, de procedimentos e de medicamentos. O médico, desde que se abstenha do abuso, deve ter a liberdade de optar pelo que é melhor em benefício do paciente.

RESPONSABILIDADE SOLIDÁRIA

Diz-se que há *responsabilidade solidária* ou *solidariedade passiva* quando qualquer um dos sujeitos passivos venha responder juntamente com os demais com mesma intensidade em um determinado ato.

Entre os profissionais da saúde esse fato tem muita importância, pois se pode caracterizar ou não a existência de responsabilidade solidária entre os membros de hospital, clínica, planos de saúde, cooperativa médica, entre outros.

De forma clara enfatiza o Código Civil em seu artigo 932: "São também responsáveis pela reparação civil: (...); III – o empregador ou comitente, por seus empregados, serviçais e prepostos, no exercício do trabalho que lhes competir ou em razão dele".

Diz ainda o artigo 7º do Código de Defesa do Consumidor, referente à responsabilidade solidária: "Os direitos previstos neste Código não excluem outros decorrentes de tratados ou convenções internacionais de que o Brasil seja signatário, da legislação interna ordinária, de regulamentos expedidos pelas autoridades administrativas competentes, bem como dos que derivem dos princípios gerais do direito, analogia, costume e equidade. Parágrafo único. Tendo mais de um autor a ofensa, todos responderão solidariamente pela reparação dos danos previstos nas normas de consumo".

Estabelece também o artigo 25: "É vedada a estipulação contratual de cláusula que impossibilite, exonere ou atenue a obrigação de indenizar prevista nesta e nas Seções anteriores. § 1º Havendo mais de um responsável pela causação do dano, todos responderão solidariamente pela reparação prevista nesta e nas Seções anteriores."

E mais no artigo 34 deste CDC: "O fornecedor do produto ou serviço é solidariamente responsável pelos atos de seus prepostos ou representantes autônomos."

Vejamos algumas situações:

1. *Quando o médico faz parte do corpo clínico do hospital, o estabelecimento de saúde responde pelos danos*

Esta responsabilidade do hospital pode ser vista nas seguintes situações: a) se o médico é empregado do hospital; b) se o médico é credenciado pela instituição para atender convênios e não tem qualquer vínculo ou relação com o paciente; c) se o médico é profissional autônomo, contratado pelo próprio paciente como seu assistente particular e apenas utiliza o hospital para as atividades profissionais.

Ruy Rosado Aguiar (*in Responsabilidade Civil do Médico*, RT 718/33-53, agosto/95, p. 41) sobre tal responsabilidade do hospital diante de danos causados pelos seus empregados, diz:

"O hospital firma com o paciente internado um contrato hospitalar, assumindo a obrigação de meios consistentes em fornecer hospedagem (alojamento, alimentação) e de prestar serviços paramédicos (medicamentos, instalações, instrumentos, pessoal de enfermaria etc.); (...) Pelos atos culposos de médicos que sejam seus empregados, ou de seu pessoal auxiliar, o hospital responde como comitente, na forma do art. 1.521, III, do CC." (...).

"Em relação aos médicos que integram o corpo clínico da instituição, não sendo assalariados, é preciso distinguir: se o paciente procurou o hospital e ali foi atendido por integrante do corpo clínico, ainda que não empregado, responde o hospital pelo ato culposo do médico, em solidariedade com este; se o doente procura o médico, e este o encaminha à baixa no hospital, o contrato é com o médico e o hospital não responde pela culpa deste, (...). A responsabilidade pela ação do integrante do corpo clínico, na situação primeiramente referida, explica-se porque a responsabilidade por ato de outro, prevista no art. 1.521, III, do CC (é responsável o patrão, amo ou comitente, por seus empregados, serviçais e preposto), abrange também aquelas situações em que não existe uma relação de emprego, bastando que a pessoa jurídica utilize serviços de outra através de uma relação que gere o estado de subordinação (Orlando, Gomes. *Obrigações*, Forense, 1978, p. 362). É o caso do hospital, que para seu funcionamento necessita do serviço do médico, o qual, por sua vez, fica subordinado, como membro do corpo clínico, aos regulamentos da instituição."

2. *Quando o médico não tem nenhum vínculo com o hospital e apenas usa suas dependências: o hospital não responde*

Nessa situação "o hospital só é parte legítima para responder pelos danos sofridos por paciente que se submeteu a intervenção cirúrgica em suas dependências, e da qual resultaram sequelas, em razão de erro médico, se o profissional mantiver vínculo de preposição ou integrar a estrutura hospitalar. Médicos que foram escolhidos pelo paciente e que não possuem vinculação com o nosocômio, além do credenciamento para utilização de suas dependências." Nesse caso, o hospital não responde pelo ato danoso do médico. (TJRS – AI 70023449812, 24/3/2008).

Todavia, há posições contrárias:

"PROCESSUAL CIVIL. TUTELA ANTECIPADA. Ação de indenização por danos morais e materiais – Lesão decorrente de cirurgia – Dano físico irreparável – Tratamento psicológico – Pensionamento – Pagamento de prótese – Trocas frequentes – Lesão decorrente de erro médico – Mera locação pelo hospital do espaço e dos equipamentos – Culpa incontestе do estabelecimento – Agravo provido – Unânime. "(...) *Lastimável a tentativa do hospital de se caracterizar como simples locador de espaços e equipamentos. Sua atividade, frise-se, envolve também, o fornecimento de pessoal, de medicamentos, de exames, de portaria, de segurança, de higiene e limpeza, de alimentação e outros itens necessários à realização da sua atividade fim, que é a assistência à saúde, de interesse público, como preconizado no art. 197 da Constituição Federal, e isso mediante remuneração". Resta, pois, incontesta a culpa do hospital, bem como sua legitimidade para figurar no polo passivo da ação, sendo defeso a este tribunal, no momento, analisar as demais questões versadas no recurso, eis que dependentes de provas, a serem produzidas na ação principal.*" (TJDF, AGI 20000020035717, Ac. 137648, DF, Quarta Turma Cível, rel. Des. Lecir Manoel da Luz, j. em 2/4/2001) (g.m.).

Kfouri Neto (*in Responsabilidade Civil do Médico*, 6ª edição, São Paulo: RT, 2007) não concorda com essa "extensão desmesurada da responsabilidade dos hospitais". Segundo ele, se o hospital não prestou nenhum serviço ao paciente, a não ser recebê-lo e não resultou nenhum dano – sem se configurar defeito do serviço pela instituição – torna-se inviável, portanto, atribuir-lhe responsabilidade solidária.

Nesses casos, o que se verifica é tão só a responsabilidade do profissional que simplesmente se utilizou das instalações do hospital. Em sendo assim nada mais justo que exigir-se desse profissional o cumprimento de seus deveres e obrigações de conduta quando do exercício de suas atividades.

3. *Quando da relação cooperativa médica–cooperado: responsabilidade solidária*

Nos danos causados no paciente pelo médico cooperado responde a cooperativa, principalmente tendo em conta a relação de especialistas que essa instituição coloca à disposição dos aderentes de seus planos. Ela passa a ser uma verdadeira fornecedora de serviços de saúde e, portanto, não pode fugir do polo passivo da ação indenizatória. Com muito mais razão se o paciente foi atendido em prédio da cooperativa, por médico em regime de plantão ou de ambulatório e vinculada a tal instituição.

"RESPONSABILIDADE CIVIL. ERRO MÉDICO. UNIMED. LEGITIMIDADE. DEVER DE INDENIZAR. INOCORRÊNCIA. Tendo sido o autor atendido na sede da cooperativa demandada (UNIMED), em regime de plantão, por médico a ela vinculado, é possível considerá-la como parte legítima para responder por eventual dano sofrido por aquele. No caso concreto, no entanto, ainda que o profissional da medicina não tenha realizado o diagnóstico correto, não houve prejuízo à recuperação do paciente, considerando, inclusive, a prudente recomendação de retorno para atendimento por médico especialista. PRELIMINAR REJEITADA. APELO IMPROVIDO." (Apelação Cível nº 70017627001, Décima Câmara Cível, Tribunal de Justiça do RS, Rel. Luiz Ary Vessini de Lima, Julgado em 22/03/2007.)

▼ STJ

"CIVIL E PROCESSUAL. AÇÃO DE INDENIZAÇÃO. ERRO MÉDICO. COOPERATIVA DE ASSISTÊNCIA DE SAÚDE. LEGITIMIDADE PASSIVA. CDC, ARTIGOS 3º E 14.

I. A Cooperativa que mantém plano de assistência à saúde é parte legitimada passivamente para ação indenizatória movida por associada em face de erro médico originário de tratamento pós-cirúrgico realizado com médico cooperativado.

II. Recurso especial não conhecido. Cooperativa e hospital: ambos respondem."

Tanto o hospital que presta os serviços de saúde como a cooperativa que os contrata respondem solidariamente.

"RESPONSABILIDADE CIVIL. ERRO MÉDICO. LEGITIMIDADE. HOSPITAL. VERIFICAÇÃO. DEVER DE INDENIZAÇÃO. INOCORRÊNCIA. O hospital que fornece serviço de plantão é parte legítima para figurar no polo passivo de demanda indenizatória promovida em razão de suposto erro médico, ainda que, formalmente, este profissional esteja vinculado apenas ao convênio (UNIMED) e não pertença ao seu quadro funcional. Teoria da aparência, em que o consumidor dos serviços procurou o nosocômio, sendo que o profissional da saúde que lhe atendeu, embora vinculado ao plano de saúde, utilizou-se de toda a estrutura lá existente. No mérito, entretanto, o médico demonstrou que agiu de modo prudente, sem incidir em qualquer das modalidades culposas (negligência, imprudência ou imperícia), com o que se afasta a responsabilidade do profissional liberal (CDC, art. 14, § 4º). Em sendo assim, considera-se que inexistiu defeito na prestação do serviço, com o que se afasta a responsabilidade do hospital (CDC, art. 14, § 3ª, I). PRELIMINAR ACOLHIDA. APELO PARCIALMENTE PROVIDO." (Apelação Cível nº 70017188277, Décima Câmara Cível, Tribunal de Justiça do RS, Rel. Luiz Ary Vessini de Lima, Julgado em 08/03/2007.)

4. *Quando o médico trabalha em hospital público como empregado ou de forma conveniada*

Ao se tratar de médico que trabalha em hospital público, assim dispõe o artigo 37, § 6º, da Constituição Federal: "*As pessoas jurídicas de direito público e as de direito privado prestadoras de serviços públicos responderão pelos danos que seus agentes, nessa qualidade, causarem a terceiros, assegurado o direito de regresso contra o responsável, nos casos de dolo ou culpa*" e o que diz o artigo 43, do Código Civil em vigência: "*As pessoas jurídicas de direito público interno são civilmente responsáveis por atos de seus agentes que nessa qualidade causem danos a terceiros, ressalvado direito regressivo contra os causadores do dano, se houver, por parte destes, culpa ou dolo.*" A não ser que exista um dos excludentes da responsabilidade: culpa a vítima ou de terceiros, caso fortuito, ausência de nexo causal e força maior.

Diz Ruy Rosado de Aguiar: "Os hospitais públicos, da União, Estados, Municípios, suas empresas públicas, autarquias e fundações, estão submetidos a um tratamento jurídico diverso, deslocadas suas relações para o âmbito do direito público, especificamente ao direito administrativo, no capítulo que versa sobre a responsabilidade das pessoas de direito público pelos danos que seus servidores, nessa qualidade, causem a terceiros. (…) Adotou-se o princípio da responsabilidade objetiva, cabendo ao Estado o dever de indenizar sempre que demonstrada a existência do fato, praticado por agente do serviço público que, nessa qualidade, causar dano (é a responsabilidade pelo fato do serviço), eximindo-se a Administração, total ou parcialmente, se provar a força maior, o fato necessário ou inevitável da natureza, ou a culpa exclusiva ou concorrente da vítima. (…)

Todavia, a jurisprudência não é tão pacífica a esse respeito, mesmo que a maioria fique do lado da responsabilidade objetiva.

No STJ:

"*1 – A responsabilidade dos hospitais, no que tange à atuação técnico-profissional dos médicos que neles atuam ou a eles sejam ligados por convênio, é subjetiva, ou seja, dependente da comprovação de culpa dos prepostos, presumindo-se a dos preponentes. Nesse sentido são as normas dos artigos 159, 1.521, III, e 1.545 do Código Civil de 1916 e, atualmente, as dos artigos 186 e 951 do novo Código Civil, bem com a súmula 341 – STF (é presumida a culpa do patrão ou comitente pelo ato culposo do empregado ou preposto). 2 – Em razão disso, não se pode dar guarida à tese do acórdão de, arrimado nas provas colhidas, excluir, de modo expresso, a culpa dos médicos e, ao mesmo tempo, admitir a responsabilidade objetiva do hospital, para condená-lo a pagar indenização por morte de paciente. 3 – O artigo 14 do CDC, conforme melhor doutrina, não conflita com essa conclusão, dado que a responsabilidade objetiva, nele prevista para o prestador de serviços, no presente caso, o hospital, circunscreve-se apenas aos serviços única e exclusivamente relacionados com o estabelecimento empresarial propriamente dito, ou seja, aqueles que digam respeito à estada do paciente (internação), instalações, equipamentos, serviços auxiliares (enfermagem, exames, radiologia) etc. e não aos serviços técnico-profissionais dos médicos que ali atuam, permanecendo estes na relação subjetiva de preposição (culpa). 4 – Recurso especial conhecido e provido para julgar improcedente o pedido. (STJ, Rec. Esp. 258.389-SP, Rel. Min. Fernando Gonçalves, DJ 22.8.2005, p. 275.)*"

No Tribunal de Justiça do Rio de Janeiro:

"(...) Restou decidido ser prescindível, para caracterizar a responsabilidade do fornecedor, nos termos do que estabelece o citado artigo, que tenha ocorrido defeito relativo à prestação do serviço, ou seja, a culpa do preposto do estabelecimento que forneceu o atendimento, notadamente no ramo da atividade médica, que é uma obrigação de meios, não de resultado. Tal fundamento há de ser igualmente aplicado às pessoas jurídicas de direito público no caso específico dos estabelecimentos hospitalares, que são fornecedores de serviços de saúde, que é essencial e constitucionalmente protegido – artigo 198 da CF. Trata-se de direito de todos e dever do Estado, a ser executado pelas empresas públicas ou privadas pelo comando constitucional. (...). A responsabilidade dos hospitais será objetiva somente no que se refere diretamente aos serviços prestados pelo estabelecimento, ou seja, aqueles que digam respeito à internação, às instalações físicas, aos equipamentos, aos serviços auxiliares, como enfermagem, exames, radiologia etc., e não aos serviços profissionais dos médicos que ali atuam ou que prestem serviços ao estabelecimento. Para estes, a responsabilidade será subjetiva, isto é, dependerá da comprovação da culpa no procedimento médico. Assim, o dever de indenizar da entidade empregadora, em princípio, apenas pode ocorrer quando provada a culpa ou o dolo do profissional de saúde, o nexo causal e o dano. (...)" (TJRJ – 5ª Câm. Cív. – Ap. Cív. nº 2007.001.49752 – Rel. Des. Antonio Saldanha Palheiro – j. 04/9/2007 – destaquei.)

RESPONSABILIDADE FUNCIONAL DO ESTUDANTE

Conceituava-se o estudante de Medicina como o indivíduo dedicado a adquirir experiência e uma forma de conduta que lhe permitissem, no futuro, tratar dos doentes e promover a saúde.

Hoje, não se pode ter mais essa concepção.

A Medicina, de arte solitária e espiritual, passou, nesses últimos tempos, a assimilar e a solicitar a extraordinária contribuição decorrente do avanço galopante das ciências em geral.

Assim, criou-se uma nova forma de exercício funcional, circunscrevendo-lhe um maior campo de atuação – uma verdadeira *área médica*, na qual sociólogos, economistas, enfermeiros, estatísticos, assistentes sociais, bioquímicos, farmacêuticos e engenheiros, entre outros, passaram a contribuir decisivamente para uma forma de Medicina que alcança o homem em seu mais amplo sentido. Chega-se à conclusão de que a Medicina não é apenas da exclusiva responsabilidade do médico, mas da responsabilidade de todas as pessoas capazes de contribuir efetivamente em sua acepção mais vasta.

Os próprios médicos deixaram de atuar isoladamente, unindo-se em equipes, pois não se pode conceber que, em determinadas formas de atividades médicas, possa o profissional da Medicina continuar individualmente, quando essa conduta isolada de atividade, nas instituições hodiernas, é insuficiente e limitada.

Estamos em uma época em que, além da responsabilidade pessoal de cada médico, existe também uma nova espécie de responsabilidade coletiva de equipe, em que as obrigações são divididas conforme a graduação hierárquica e a capacidade de seus componentes.

Antigamente, por exemplo, em uma sala de operações, era o cirurgião responsável por tudo que pudesse ocorrer. Hoje, isso não é mais admitido. Os componentes desse grupo são pessoas de plena capacidade e, se vierem a causar danos por culpa própria, é claro que responderão por si. Se a tarefa é de todos, haverá a divisão dessa responsabilidade.

O estudante de Medicina dos últimos anos também incorporou-se a essa nova realidade e passa a ter, nos hospitais ou serviços médicos, seus encargos específicos, com a realização de alguns "atos profissionais", de maneira autônoma ou sob velada supervisão.

Antes, era ele objeto apenas da nossa preocupação no sentido de formá-lo. Vivia sob uma vigilância constante, como uma verdadeira "sombra" do médico, e era considerado, inclusive, por todos, como um ser em formação e, por isso, irresponsável, a não ser em fatos que viesse causar por pérfidos desejos.

A responsabilidade por atitude negligente ou imprudente do estudante, imputada sistematicamente ao médico ou ao hospital, é conceito que não pode prevalecer tão absolutamente.

Dizia-se, outrossim, que o médico vivia para o hospital, assim como todo pessoal técnico, pois o que eles recebem é tão insignificante que não pode ser confrontado com o que oferecem. Somente o estudante, afirmava-se, é aquele que vive do nosocômio. Alegava-se que servem todos aos doentes e os educandos vão deles servir-se.

Atualmente, essa concepção não deve ser mais endossada, visto que é notável e eficaz a participação do aluno na vida de um hospital, principalmente quando ele desenvolve suas atividades em grupo. Aquelas afirmativas não podem ser aclamadas quando os estudantes passaram a contribuir decididamente no esquema Medicina–paciente.

É nosso pensamento que aquela irresponsabilidade total à culpa não pode ser admitida nos dias que correm. O estudante de nossos tempos não se equivale ao de outrora. Participa ele dos fatos gerais, critica e discute, defendendo conscientemente seus interesses. Houve, e é inegável, uma fantástica revolução na mentalidade do jovem brasileiro, provando que ele foi sensibilizado mais precocemente para uma tomada de posição, adquirindo condições de adaptação às exigências dessa nova ordem imposta pela evolução do sistema médico. Houve, indubitavelmente, uma admirável conscientização. Porquanto, não se podem considerar os jovens estudantes irresponsáveis. Em contrapartida, somos obrigados a começar a exigir-lhes um meio de tributo em caráter de responsabilidade.

Qualquer que seja a estrutura de uma instituição médica, existem sempre normas e regulamentos para um perfeito entrosamento funcional e ético.

É certo que os estudantes não têm vinculação profissional com o hospital, mas há obrigações funcionais que poderão responder pela infração penal.

Quem tem direitos e vantagens deverá aceitar as obrigações e os deveres.

Por isso, chegou a hora de requestar deles uma forma de responsabilidade, a que chamaríamos de *responsabilidade funcional do estudante*, não somente de cunho administrativo ou escolar, mas também dentro dos princípios da responsabilidade culposa.

Isso, à primeira vista, poderia parecer uma satisfação descabida; no entanto, o que se propõe é tão somente cobrar do estudante uma responsabilidade atinente à sua habilidade e à sua formação, acordando-o, mais cedo, às exigências necessárias que, por certo, deverá ter no desempenho de sua futura profissão.

Desta forma, não há por que negar a responsabilidade do estudante de Medicina que se incorpora, por seus próprios méritos e capacidade, às tarefas específicas de sua habilidade, trabalho esse próprio de sua atividade, quando se sabe que o médico, nas suas múltiplas ações, não poderia dividir-se nem ter a onipresença de Deus em todos os acontecimentos e situações que se possam verificar no âmbito de uma instituição com centenas de doentes.

Isso não quer dizer que o médico deve omitir-se de suas obrigações, explorando os alunos em atividades suas ou que mereçam sua supervisão. Em assim agindo, estaria cometendo a negligência do superior hierárquico, que a doutrina moderna consagrou na expressão "responsabilidade vicariante".

Imputa-se ao estudante apenas a responsabilidade por aquilo que obviamente lhe cabe, dentro de sua competência e sua obrigação funcional.

Dizer-se que o estudante é totalmente irresponsável é simplesmente desconhecer o que ele conseguiu honestamente em termos de conscientização e de habilidade. É menosprezar sua capacidade e seu valor.

Por outro lado, não poderíamos deixar de cobrar-lhe uma cota de responsabilidade. Isso é um fato que se impõe a qualquer pessoa. Por exemplo, um estudante que presta serviço em um banco de sangue de um hospital, sendo responsável por aquele setor, e, quando solicitado urgentemente para uma reclassificação de um sangue, não o faz por descaso e disso resulta dano ao paciente; não se pode deixar de configurar, nessa situação, a negligência por não ter feito o exigido, e a imprudência por ter afirmado aquilo que não fez.

Finalmente, somos favoráveis a que, em uma revisão do Código de Ética Médica, introduzam-se entre seus dispositivos, sempre que possível, certas condições disciplinadoras da atividade do estudante de Medicina. Sentimos ser ele elemento indispensável em determinadas circunstâncias do exercício médico, principalmente no tocante à responsabilidade e ao segredo. Tanto assim que a *Ley de Ejercicio de la Medicina* da Venezuela, em seu artigo 15, assim estatui: "...Os estudantes de Medicina estão igualmente obrigados a guardar o segredo sobre o que veem, ouvem ou descobrem em sua função."

RESPONSABILIDADE TRABALHISTA E RESIDÊNCIA MÉDICA

A Terceira Turma do Tribunal Superior do Trabalho declarou nula a condenação imposta pela Justiça do Trabalho a uma Clínica de Campinas (SP), em reclamação trabalhista movida por médica-residente para o pagamento de bolsa-auxílio. Nesta decisão, o argumento foi de que a residência médica é atividade vinculada ao ensino, e não uma relação de trabalho – fora, portanto, da competência da Justiça do Trabalho, definida no artigo 114, inciso I, da Constituição Federal. O Tribunal Regional do Trabalho da 15ª Região (Campinas/SP) havia entendido diferente e, por isso, concluiu pela condenação da clínica ao pagamento de bolsa mensal de residência médica, no valor de R$ 1.916,45, parcelas vencidas e vincendas, até a conclusão do programa, nos termos do artigo 38 da Resolução nº 02/2005 e do art. 3º, parágrafo 3º, da Resolução nº 3/2007 da Comissão Nacional de Residência Médica, do Ministério da Educação.

O ministro Alberto Luiz Bresciani de Fontan Pereira, relator do recurso, buscou embasamento no artigo 1º da Lei nº 6.932, de 1981, que define a residência médica como modalidade de ensino de pós-graduação, sob a forma de curso de especialização. O relator observou que, sendo essa uma atividade vinculada ao ensino, *"não reúne trabalhador à pessoa física ou jurídica que o remunere, essencialmente, pelo serviço prestado, assim recusando a qualificação de relação de trabalho"*.

A Terceira Turma, convencendo-se da incompetência da Justiça do Trabalho para processar e julgar a ação, conheceu do recurso da clínica e determinou o encaminhamento dos autos à Justiça Comum do Estado de São Paulo.

RESPONSABILIDADE MÉDICA DERIVADA

O progresso do sistema médico trouxe, para todos nós, por incrível que pareça, uma cota de maior responsabilidade. Há determinados setores da Medicina cuja segurança e produtividade levaram ao espírito de muitos a certeza de sua infalibilidade. Todavia, por mais eficientes que sejam esses meios, eles não afastam a necessidade, cada vez maior, da contribuição de outros técnicos que se incorporam, gradativamente, a nós.

A Medicina começa a fugir das mãos dos médicos.

Essa nova concepção entende que sua ação deve abranger um maior raio de atividade, constituindo uma verdadeira *área da saúde*, em que outros profissionais, diferentes do médico, possam contribuir decisivamente em favor do homem.

Essa solidariedade profissional, além de concentrar maiores recursos humanos, traz, além das vantagens econômicas, uma melhor qualidade de trabalho e uma maior segurança operacional, na qual o paciente será cada vez mais beneficiado.

Sendo assim, além da responsabilidade pessoal de cada um, existe também uma forma de responsabilidade compartida entre todos os membros de uma equipe, embora a graduação hierárquica e a capacidade de cada componente influam, de maneira marcante, na responsabilidade individual. Se a tarefa é de todos, é justo que exista a divisão dessa responsabilidade.

Há muito tempo enfermeiros, farmacêuticos, bioquímicos, administradores, assistentes sociais, engenheiros, psicólogos, odontólogos, entre outros, participam com os médicos de muitas tarefas no sentido de proteger o enfermo.

Esses outros profissionais da saúde, não médicos, passaram, na hora presente, a incorporar-se a essa nova realidade, assumindo, desta maneira, nos hospitais e serviços especializados, encargos próprios, de forma independente, embora algumas determinações ainda permaneçam na exclusiva dependência do médico. Isso, como é claro, não poderia deixá-los destituídos de sua responsabilidade. Ao contrário, estão incluídos no rol da responsabilidade médica.

Desta forma, à negligência em um exame subsidiário, realizado por um bioquímico, cuja falsidade de resultado acarrete um dano grave ao paciente, não se pode atribuir outra forma de responsabilidade a não ser a própria responsabilidade médica. O mesmo se diga ao engenheiro biomédico que, imprudentemente, coloca à disposição do médico determinado instrumental sem condições de um registro mais fiel e disso motiva um resultado lesivo ao doente. Não há por que negar a configuração da responsabilidade médica.

Tão evidente tem sido a contribuição desses profissionais na vida de um hospital, que eles passaram a ser indispensáveis na contribuição mais efetiva no rendimento do sistema médico. Opostamente, nas atividades mais subjetivas da Medicina, em que ainda se reluta em aceitar essa contribuição, quase nada se tem oferecido a mais em favor da saúde do homem.

Houve uma verdadeira mudança e uma fantástica evolução, cada vez mais imperativas, exigidas por essa nova ordem imposta pela Medicina moderna. E nos setores onde essa evolução foi mais marcante, pela disponibilidade de promover um atendimento mais efetivo e mais benéfico ao paciente, foi justamente onde se verificou a aceitação de outros técnicos.

Acatando-se o fato de que outras profissões paralelas à Medicina clássica participam decididamente em um só sentido, chega o momento de se exigir de cada um desses elementos uma forma única de responsabilidade, que não pode ter apenas um posicionamento de ordem administrativa, senão também da mesma obrigatoriedade, chamada responsabilidade médica.

Isso antes de constituir-se em uma modalidade odiosa e descabida, ou em uma maneira mais extravagante de exigência, nada mais representa senão a aceitação da atividade de todos que, de uma ou de outra forma, possam somar esforços, em termos funcionais, em favor do paciente. Como não há direitos sem obrigações, requeste-se uma exigência única, designada por nós como *responsabilidade médica derivada* ou *responsabilidade médica convergente*.

RESPONSABILIDADE MÉDICA NO ERRO POR FALTA DA COISA

Todos sabem da necessidade de o médico utilizar equipamentos e aparelhos no exercício de suas atividades. No entanto, se desse uso ocorrer um dano ao paciente ele responderá pela responsabilidade civil subjetiva. Pois, segundo se entende, ele optou pela escolha dos mesmos. A doutrina entende que isso faz parte da tarefa executada na prática de suas operações. É da obrigação do médico a escolha, o manuseio e a indicação adequada de cada instrumento quando do uso aos seus pacientes e é de sua responsabilidade os prejuízos que lhes forem causados.

Diz José de Aguiar Dias (*Da Responsabilidade Civil*, 10ª ed. Rio de Janeiro: Forense, 1995): "Temos dúvida em aceitar integralmente o ensinamento, considerando que o cliente, de ordinário, ignora os riscos de instrumentos médicos. Como presumir que aceite estes riscos? O caso, para nós, incide no âmbito da regra fundamental concernente ao exercício da profissão. Se a aplicação do instrumento oferece riscos, é dever do médico advertir deles o cliente, respondendo pelas consequências danosas, se não o faz."

A prudência ensina que o médico tem por obrigação ser cuidadoso e diligente em seu mister, inclusive certificando-se sempre, antes de qualquer procedimento, se os aparelhos a serem usados em seus pacientes estão em perfeito funcionamento.

ATO MÉDICO | OBRIGAÇÃO DE MEIO OU DE RESULTADO?

Dentro do conteúdo das obrigações positivas, em que se exige do devedor um comportamento ativo de dar ou de fazer alguma coisa, são reconhecidas duas modalidades de obrigações: a de *meios* e a de *resultado*.

Na primeira, existe o compromisso da utilização de todos os recursos disponíveis para se ter um resultado, sem, no entanto, a obrigação de alcançar esse êxito tão legítimo. Busca-se, é claro, um resultado, mas em não se o cumprindo – e inexistindo a culpa do devedor, não há o que cobrar. Nesta, a relação entre o médico e o paciente se faz pela obrigação de dar a este um tratamento adequado, ou seja, um tratamento de acordo com as disponibilidades da ciência médica, com os recursos disponíveis e com as condições específicas e circunstanciais de cada caso. Essa obrigação de diligência é uma obrigação geral que serve de fundamento a todos os contratos.

Na obrigação *determinada* ou *de resultado*, a prestação do serviço tem um fim definido. Se não houver o resultado esperado, há inadimplência e o devedor assume o ônus por não satisfazer a obrigação que prometeu.

Assim entendendo, existe na responsabilidade contratual civil do médico uma obrigação de meios ou de diligências, em que o próprio empenho do profissional é o objeto do contrato, sem compromisso de resultado. Cabe-lhe, todavia, dedicar-se

da melhor maneira e usar de todos os recursos necessários e disponíveis. Isso também não quer dizer que ele esteja imune à culpa. Enfim, essa é a ideia que tem prevalecido. O contrário seria conspirar contra a lógica dos fatos.

Entretanto, em face de outra forma de entendimento, há quem defenda a teoria de que o dano produzido em cirurgia plástica tenha configuração mais grave, por se entender existir entre o especialista dessa área e o seu paciente uma obrigação de resultado. A prevalecer tal ideia, diante de um mau resultado, qualquer que sejam suas causas, a vítima tem o direito de fazer-se indenizar sempre.

Nesse aspecto, com todo respeito, discordamos frontalmente, notadamente no que diz respeito à cirurgia plástica reparadora e à restauradora, pois difíceis e delicados são os momentos enfrentados nessa especialidade, com destaque nos serviços de urgência e emergência, quando tudo é paradoxal e inconcebível, dadas as condições excepcionais e precárias, e muitas vezes diante da essência dolorosamente dramática da eminência de morte. Exigir-se nessas circunstâncias uma obrigação de resultado é, no mínimo, desconhecer os princípios mais elementares dessa especialidade cirúrgica.

Hoje, mesmo em especialidades consideradas obrigadas a um resultado de maneira absoluta, como na anestesia e na radiologia, já se olha com reservas esse conceito tão radical de êxito sempre, pois o correto é pelo menos decidir pelas circunstâncias de cada caso.

Na obrigação de resultado o devedor assume o compromisso de alcançar um objetivo ou conseguir um efeito sempre desejado. E na obrigação de meios, o devedor não assegura a realização de um feito esperado, todavia se obriga a usar os meios necessários e indicados para a proposta esperada, sendo o resultado secundário à obrigação e não integrante como objeto do contrato. Na obrigação de meios o resultado que se promete na assistência médica não é a cura do paciente, mas a forma orientada para esse fim, desde que ele tenha empregado o melhor de seu esforço, de sua capacidade e o que lhe é disponível.

Kfouri Neto, citando os irmãos Mazeaud, transcreve: "O credor não tem, então, que provar que o devedor tenha sido negligente, é ao devedor que incumbe estabelecer que obrou com toda prudência desejável e esperada. Na prática ter-se-ia o seguinte: o paciente afirma que não foi curado. O médico não pode, então, permanecer em uma posição de negativa, pura e simples, dizendo: prove minha imprudência, pois do fato de não haver atingido o resultado a que, sem dúvida, não se obrigou a alcançar, mas para o atendimento do qual havia prometido empenhar-se, resulta uma presunção de negligência contra ele. O médico tem, portanto, que provar necessariamente a prudência e a diligência com que se houve. Por isso, conforma-se aos princípios da obrigação de meios, obrigar os médicos a estabelecerem a certeza de que não atuaram com culpa."

Por isso a cirurgia plástica, algumas vezes denominada reconstrutora, reparadora ou corretiva, é de indiscutível legitimidade e da mais insuspeita necessidade quando seu objetivo se destina a corrigir condições deformadoras congênitas ou adquiridas e mutilações resultantes de traumas. Assim, com relação a uma cirurgia reparadora para corrigir um lábio leporino ou uma sequela de câncer de mama e as lesões oriundas de um trauma de face, na tentativa de restaurar o indivíduo à sua configuração habitual, reintegrando-o em suas possibilidades sociais, não há o que discutir: é ético, legal e necessário.

Por outro lado, não se pode esquecer que essa forma de cirurgia deve estar alicerçada na justa necessidade das pessoas atendidas e dentro das normas reguladas pelos ditames éticos e legais. Não esquecer também que, ao indicar uma cirurgia plástica, ela seja pelo menos indispensável. Não é por outra razão que alguns tribunais neste e noutros climas têm se mostrado mais rigorosos quando essa intervenção tem o caráter apenas estético ou de embelezamento, pois o sentido terapêutico propriamente dito, que comanda todos os atos médicos curativos e recuperadores, nessa situação está diluído em um conjunto de motivos de ordem pessoal. *Ipso facto,* recomenda-se uma decisão que leve em conta as circunstâncias e a necessidade de cada caso.

O mesmo não ocorre quando se trata de uma forma de cirurgia estética chamada cosmética (*cosmetic surgery*), que não visa a nenhuma ação curativa, revelando-se quase sempre de prática duvidosa e cercada de certa ambiguidade, impregnada de modismo e de efeito superficial, a exemplo dos olhos siameses e dos lábios carnudos, estando, pois, fora da licitude que se empresta às formas anteriores. Dessa maneira, a cirurgia reparadora de uma disgenesia de orelha ou a cirurgia reconstrutora de orelha pós-traumatismo não pode ser considerada cirurgia de embelezamento, pois essa recriação ou reconstrução da orelha não tem o sentido primário de embelezar, mas o de aproximar o operado o mais possível da normalidade ou do que era ele antes.

RESPONSABILIDADE DO PACIENTE OU DE TERCEIROS

Dentro do universo da responsabilidade médica, seja ela de ordem legal ou ética, há de provar o dano ao paciente, a culpa do profissional e o nexo de causalidade. Todavia, pode ocorrer, mesmo em situações mais raras, que a culpa alegada seja do próprio paciente ou de terceiros.

Sendo assim, registram-se situações em que o resultado adverso do tratamento médico teve como causa o descumprimento às recomendações sobre cuidados ou procedimentos que seriam imprescindíveis e incondicionais para a devida cura, que vão desde uma alta por abandono a uma suspensão precoce de remédios, entre outros.

Não é exagerado dizer-se que assim como os médicos têm obrigações a cumprir dentro da relação profissional o paciente também tem suas obrigações no cumprimento de cuidados com as condutas e prescrições a seguir. Até já se disse que igual aos médicos os pacientes têm obrigação de meios, contribuindo para a obtenção de um bom resultado em favor de sua vida e de sua saúde. Ou seja, a obrigação dos pacientes é no sentido de criar as melhores condições possíveis para a cura de suas doenças. É claro que o paciente não pode assumir uma obrigação de resultado.

Na obrigação do paciente devem-se incluir o fiel cumprimento da prescrição quanto à dosagem, horário e tempo de medicação, as medidas e cuidados recomendados, a dieta prescrita e a orientação tanto na sua duração como na forma de internamento.

Com esse pensamento, toda vez que o paciente cobrar do médico por um mau resultado deve deixar claro que cumpriu todas as orientações de procedimentos e condutas recomendados e que não teve nenhuma responsabilidade por tal resultado. Por outro lado, quando se culpar o paciente por um resultado atípico ou indesejado, é sempre necessário que se prove o dano, a culpa e o nexo de causa e efeito devidamente comprovado.

Uma das formas de negligência do paciente é a suspensão ou a alteração da prescrição médica ou o abandono dos cuidados e das condutas prescritos, seja por deliberação própria ou por sugestão de terceiros, muitas vezes, diante dos primeiros sinais de melhora.

O elemento mais significativo na avaliação da responsabilidade do paciente ou de terceiros é a comprovação da existência do nexo de causalidade. A existência ou o agravamento de um dano após a realização de um ato médico não é suficiente para se atribuir culpa sua.

Essa relação entre o dano e o ato praticado é um pressuposto de ordem técnica e de imprescindível apreciação médico-pericial. Deve ser uma condição lógica de vínculo, de conexão, de liame ou de eminente coesão entre a ação e o resultado. Mesmo que não seja uma situação de imperiosa certeza ou de um diagnóstico de absoluta precisão, exige-se que exista ligação e coerência. Para se provar que houve culpa do paciente ou de terceiros é necessário que se prove que a sua ação é a responsável pelo dano surgido ou agravado, pois só assim se fará a prova excludente de responsabilidade do médico.

O Código Civil em vigor, em seu artigo 945, leva em conta a responsabilidade da vítima de erro médico quando diante de uma pretensa indenização: "Se a vítima tiver concorrido culposamente para o evento danoso, a sua indenização será fixada tendo-se em conta a gravidade de sua culpa em confronto com a do autor do dano."

Desta forma, fica bem evidente que, existindo culpa do paciente, isto será levado em conta na quantificação indenizatória em ação contra o médico, sendo esta sua responsabilidade parcial ou total.

Por fim, fica claro que, comprovada a responsabilidade do paciente ou de terceiros, fica o médico demandado isento de reparação dos danos materiais e existenciais. E, se o médico se julgar ofendido pelos danos patrimoniais ou extrapatrimoniais causados pela falsa imputação, acreditamos que tem ele o direito de pleitear uma indenização contra o paciente.

PREVENÇÃO DE RISCO DE ERRO MÉDICO

Ainda que não exista uma fórmula mágica e infalível para evitar o erro médico, mister se faz envidar todo esforço no sentido de se criarem condições e mecanismos capazes de contribuir de forma efetiva pelo menos na diminuição desses maus resultados, pois eles não interessam a ninguém.

A primeira providência neste sentido é desarmar as pessoas de um certo preconceito de que todo resultado atípico e indesejado no exercício da medicina é da responsabilidade do médico, quando em algumas vezes ele é também vítima. Por isso, impõe-se centrar nossa compreensão na montagem de um desenho epidemiológico do mau resultado, no sentido de apontar não apenas seu diagnóstico, mas também fomentar a promoção de uma política de condutas, meios e mecanismos que seja eficaz na correção destes desvios.

Qualquer que seja a proposta nesta direção, mesmo aquelas que trazem embutidos alguns interesses profissionais no "gerenciamento de risco" por empresas especializadas, deve ser analisada como meio de contribuição a este problema.

A verdade é que a medicina atual nada mais é do que uma sucessão de riscos. O grande arsenal tecnológico de que a Ciência Médica atualmente dispõe trouxe, para o homem, inestimáveis proveitos. Por outro lado, essa nova ordem não pode evitar que surgissem mais acidentes no exercício da nossa profissão. Vivemos a era do risco.

O acidente médico é, não raro, inevitável e inesperado, e suas causas são, sob o ponto de vista subjetivo, difíceis mas com possibilidades de serem determinadas.

Todavia, é necessário ficar bem claro que tal projeto não se destina apenas a identificar os fatores potenciais de risco em face das demandas por responsabilidade civil, penal e ético-administrativa, mas, sobretudo, melhorar as condições de trabalho médico e as perspectivas de vida e de saúde da população.

▼ Fatores de risco

Como se vê na prática do exercício médico, muitos são os fatores de risco que levam ao mau resultado. Podemos classificá-los em *fatores não assistenciais* e *fatores assistenciais*.

Entre os fatores não assistenciais, vamos destacar:

1. *O sistema de saúde.* A primeira coisa que chama nossa atenção no exercício da medicina é o distorcido e desorganizado sistema de saúde pública. A chamada socialização da medicina, com a expansão dos serviços de saúde e a criação das instituições prestadoras da assistência médica, colocou entre o médico e o paciente certos conflitos, os quais quase sempre com complexas implicações de ordem ética e legal. Por outro lado, as políticas sociais e de saúde não se efetivaram como instrumento de redistribuição de renda e de atenuação das desigualdades sociais. Não se atende ao princípio da universalização e da equidade, e passam ao longe da discussão e da participação democrática dos setores organizados da sociedade. O modelo de desenvolvimento econômico e social imposto durante as quatro últimas décadas mostrou-se excessivamente concentrador, propiciando níveis de vida e de saúde que não correspondem às necessidades da população. Isto teve um reflexo muito mais negativo na organização e na estruturação dos serviços prestadores de assistência médica. E é neste ambiente de penúria e precariedades que o médico exerce suas atividades.

2. *A falta de compromisso do médico.* Há motivos políticos e sociais que começam a reclamar dos médicos posições mais coerentes com a realidade que se vive. Um modelo capaz de revelar o melhor papel que essa postura venha a desempenhar no complexo projeto de direitos e deveres, e que possa apontar, com justiça e conveniência, o caminho ideal na realização do ato médico e nas exigências do bem comum. Por isso, ele não pode ficar indiferente, pois o exercício da medicina é um ato político em favor da saúde individual e coletiva e também na tentativa da busca da cidadania. O próprio Código de Ética do médico deve estar voltado para isso, se não que ética é esta que não enxerga tais necessidades, principalmente quando elas atingem os mais desfavorecidos e os mais necessitados, tantas vezes deserdados da sorte? Portanto, é dever do médico lutar organizadamente em favor das melhores condições de atendimento e não considerar a doença como um resultado da fatalidade. Não basta modificar a relação entre o homem e a natureza, mas, também, mudar as relações sociais.

3. *A não participação da sociedade.* Esta, por sua vez, também deve compreender que a questão da melhoria das condições de saúde e dos níveis de vida não deve se concentrar apenas nas mãos dos médicos. É preciso que a sociedade se manifeste sempre que necessário, salientando o seu inconformismo e sua revolta com a disparidade reinante entre as condições de saúde da coletividade e as disponibilidades cada vez mais crescentes da ciência e da tecnologia. Deve entender ainda que a luta contra o mau resultado na assistência médica passa por propostas e encaminhamentos das políticas sociais públicas e que esse resultado tão indesejado não tem como causa única os erros dos médicos. Por isso, quando assistimos aos movimentos de organização e de mobilização de segmentos sociais contra o "erro médico", não podemos ficar contrários a isso, desde que tal encaminhamento tenha como proposta a prevenção de resultados indesejáveis e não o simples desejo de vingança patrocinado por parentes de vítimas de resultados atípicos. O ideal seria que esses grupos se

aliassem aos médicos e a todos aqueles que se interessam pela luta em favor da boa assistência médica, pois aí se concentra certamente o embasamento para uma política de prevenção de riscos de maus resultados.

4. *A não revisão do aparelho formador.* Nenhum analista desta questão deixa de apontar o nível do ensino médico brasileiro como um dos causadores da sofrível formação profissional pela maioria das escolas médicas e, consequentemente, fator preponderante na eclosão do mau resultado. Além das péssimas condições de ensino e de aprendizagem, dos baixos salários dos professores, da falta de uma estratégia para um perfil de médico de que se precisa e da falta de recursos para a pesquisa e a extensão, não existe uma revisão sobre essa qualidade de ensino, mas tão somente as decisões açodadas e irresponsáveis de criação de novas escolas médicas. Além disso, as manobras astuciosas de sucateamento das escolas com o propósito de colocá-las no lote das privatizações inconsequentes, o que, no mínimo, sugere cumplicidade.

5. *A falta do ensino continuado.* Entre nós não é exagero afirmar que para se exercer a profissão médica não basta uma habilitação legal, representada pela posse de um diploma e seu registro nos Conselhos de Medicina. É necessária a continuada habilitação profissional constituída de um permanente aprendizado. A verdade é que não existe entre nós nenhuma norma ou nenhuma exigência obrigando o médico a se atualizar sempre. Também raríssima é a instituição pública ou privada que se dedica ou que apresenta um projeto dedicado ao ensino continuado, dando oportunidade de reciclagem médica ou estimulando o profissional na perspectiva de acompanhar razoavelmente os passos de sua ciência.

6. *A precária fiscalização do exercício profissional.* Embora os Conselhos de Medicina tenham como objetivos primeiros as tarefas pedagógicas e doutrinárias, não se pode omitir como papel significativo a fiscalização do exercício da medicina, como forma de ajustar o profissional aos ditames consagrados no seu Código de Ética, "cabendo-lhe zelar e trabalhar por todos os meios ao seu alcance, pelo perfeito desempenho ético da medicina e pelo prestígio e bom conceito da profissão e dos que a exerçam legalmente". Os Conselhos não podem ficar apenas nas intermináveis reuniões onde são discutidos assuntos de menor interesse ou de se destinar tão só à expedição de carteiras. Devem partir para uma ofensiva mais positiva, a exemplo de alguns Regionais que estão indo aos estabelecimentos de saúde conferir a qualidade da assistência.

No tocante aos *fatores assistenciais*, podemos apontar:

1. *O desgaste da relação médico-paciente.* Não é só pelo fato de se conter a demanda judicial por erro médico, mas todos sabem que uma boa relação entre o médico e seu paciente é uma forma de melhor entrosamento, de melhor percepção dos problemas do assistido e uma maneira de estimular o interesse e a dedicação profissional. Uma relação médico-paciente amistosa deixa o assistente e o assistido em condições de exercer tranquilamente seus papéis. Infelizmente por fatos os mais variados, esta relação, embora não generalizada, vem se transformando em uma tragédia, ou no mínimo em um encontro desconfortável. Lamentavelmente, a deterioração da relação médico-paciente se apresenta como o motivo mais forte do aumento de ações de responsabilidade profissional. Há de se encontrar um caminho para se reverter esta situação e fazer com que esta relação volte a ser a qualidade que colocou a medicina em um lugar de respeito e consideração.

2. *A falta de condições de trabalho.* Ninguém desconhece também que muitos destes maus resultados tenham como origem as péssimas e precárias condições de trabalho, em uma

atenção à saúde cada vez mais decadente e anárquica como projeto, mesmo que tenhamos um número razoável de médicos em relação a nossa população. Os serviços públicos, com honrosas exceções, estão desmantelados por uma política dirigida pela própria estratégia de poder, como forma deliberada de desmoralizá-los e entregá-los à iniciativa privada, a exemplo do que vem se fazendo açodadamente como política de privatização. A verdade é que os profissionais da saúde sentem em seu dia a dia cada vez mais dificuldades em exercer suas atividades, em face das indigentes condições de trabalho. Neste cenário perverso, é fácil entender o que vem acontecendo nos locais de trabalho médico, onde se multiplicam os danos e as vítimas, e onde o mais fácil é culpar os médicos como primeiros responsáveis.

3. *O abuso de poder.* É necessário, também, saber se o profissional atuou com a cautela devida e, portanto, descaracterizada de precipitação, de inoportunismo ou de insensatez. Uma das formas mais comuns de desvio de poder é a prática médica realizada por profissionais que não estão capacitados para realizar determinada especialidade médica. Outra forma condenável e por isso agravante em uma avaliação por suposto erro é o procedimento desnecessário.

4. *A falsa garantia de resultado.* Mesmo que o médico deva ser otimista quando da sua participação junto ao doente, ele não deve garantir certos resultados, principalmente se este procedimento é complexo e de risco, como na cirurgia estritamente estética. O que se recomenda é o uso adequado dos meios e condutas que venham a favorecer o paciente e uma palavra de estímulo que não signifique promessa, pois em determinados instantes esta garantia de resultado sempre favorável significa uma violação ao dever de informar devida e corretamente.

5. *A falta do consentimento esclarecido.* Com o avanço cada dia mais eloquente dos direitos humanos, o ato médico, em regra, só alcança sua verdadeira dimensão e o seu incontrastável destino quando se tem o consentimento do paciente ou de seus responsáveis legais. Assim, *grosso modo*, todo procedimento profissional necessita de uma autorização prévia. Além disso, exige-se não só o consentimento puro e simples, mas o *consentimento esclarecido*. Entende-se, como tal, o consentimento obtido de um indivíduo capaz civilmente e apto para entender e considerar razoavelmente uma proposta ou uma conduta, isenta de coação, influência ou indução. Não pode ser obtido através de uma simples assinatura ou de uma leitura apressada em textos minúsculos de formulários a caminho das salas de operação. Mas por meio de linguagem acessível ao seu nível de convencimento e compreensão (*princípio da informação adequada*). Mesmo que o consentimento esclarecido seja um instrumento de defesa em uma alegação de erro, ele tem como sentido maior a dignificação da pessoa. O consentimento não é um ato irretratável e permanente (*princípios da revogabilidade e da temporalidade*). Por outro lado, deve ficar bem claro que o fato de se ter um consentimento esclarecido, isto, por si só, não isenta o médico quando da existência de outras faltas no cumprimento dos deveres de conduta.

6. *O preenchimento inadequado de prontuários.* Um dos elementos mais valorizados quando da avaliação do erro médico é o prontuário do paciente. Neste documento, devem estar de forma legível não apenas a anamnese, mas todo acervo documental padronizado, ordenado e conciso, referente ao registro dos cuidados médicos prestados e aos documentos anexos. Consta de exame clínico, suas fichas de ocorrências e de prescrição terapêutica, os relatórios de enfermagem, os relatórios da anestesia e da cirurgia, a ficha de registro de resultados de exames complementares e, até mesmo, cópias de atestados e solicitações de exames. Constitui o prontuário um verdadeiro dossiê que tanto serve para análise da evolução da doença, como para fins estatísticos que alimentam a memória do serviço e como defesa do profissional, caso ele venha a ser responsabilizado por algum resultado atípico e indesejado. Pelo visto, sua não existência ou seu incompleto preenchimento pode constituir-se em um fator negativo nos procedimentos de prova. Acreditamos que o prontuário é a melhor arma quando de uma avaliação judicial.

7. *A precária documentação dos procedimentos.* Todo projeto de gerenciamento ou administração de risco de erro médico deve contar com a adequada orientação da documentação dos procedimentos realizados. Não é demasiado dizer que em nosso sistema processual é sempre muito importante a prova documental. Como as ações judiciais são demasiadamente morosas, e como os demandantes têm um prazo até certo ponto longo para pleitear a ação, é importante que toda documentação referente à assistência contestada seja guardada, pelo menos, por dez anos para as exigências do Conselho Federal de Medicina e, por vinte anos, para a prescrição da obrigação contratual.

8. *O abandono de paciente.* A regra é que o médico não pode abandonar seu paciente, a não ser em situações muito especiais, apontadas no artigo 36 do Código de Ética Médica, onde ele pode até renunciar ao tratamento, desde que isso seja levado ao conhecimento do seu assistido ou dos seus familiares, e que não haja prejuízo neste afastamento. Por outro lado, é muito natural que em uma relação profissional, não existindo mais a confiança do paciente, ou quando ele não atende às recomendações e à prescrição médicas, cheguem as partes a um acordo, em que o médico venha a ser dispensado de sua assistência.

MEDIAÇÃO, CONCILIAÇÃO E ARBITRAGEM MÉDICA E DE SAÚDE

Muitos são os países que já adotam, como método preliminar de avaliação do mau resultado médico e de saúde, a mediação, a conciliação e a arbitragem como pressuposto dos conflitos a resolver em demandas judiciais, por livre disposição das partes.

Por mediação, se entende um sistema extrajudicial e alternativo de negociação assistida, de caráter privado e informal, mediante a qual um terceiro imparcial denominado *mediador* ajuda as partes envolvidas em um conflito na tentativa de um acordo.

Na arbitragem, na maioria das vezes criada pelo poder público, existe a presença de um árbitro, que tem caráter semiformal e decisão em favor de uma das partes.

Na conciliação, que pode ser privada ou pública, o conciliador funciona no sentido de ajustar os ânimos daqueles que se opõem entre si. Seus requisitos são: ato voluntário, existência da boa-fé, negociação assistida e busca de um acordo.

Os que defendem tais modelos asseguram que eles têm muitas vantagens em relação ao procedimento judicial tradicional, pois a transação é um processo inclinado a resolver um conflito fora do contencioso legal, com economia de custos processuais, respeito a confidencialidade e rapidez de resolução. Em suma, um procedimento mais rápido, mais econômico, mais discreto e mais técnico.

Os mediadores, conciliadores e árbitros, portanto, não seriam mandatários das partes, mas pessoas experimentadas e conhecedoras destes conflitos, que tentam um acordo da lide, embora as partes possam não aceitar suas razões e sua arbitragem. Todavia, quando as partes chegam a um acordo, a ata disto resultante é fundamental e decisiva na homologação do magistrado.

Na Argentina, existe o Tribunal de Mediação, Conciliação e Arbitragem Médico e de Saúde, sob os auspícios do Tribunal Internacional de Conciliação e Arbitragem do Mercosul

(TICAMER), com as funções de prevenção e auxílio nos conflitos na prestação de um serviço médico ou de saúde, desde que seja fundado no acordo das partes.

Estes árbitros, mediadores e conciliadores são escolhidos pelas partes. Hoje, todas as legislações arbitrais modernas impõem a mediação como etapa preliminar do processo. Também, muitos são os contratos que já incluem cláusulas compromissórias e cláusulas de compromisso arbitral que impõem às partes se submeterem à mediação e a conciliação antes de recorrerem à instância judicial.

Da ata a ser firmada desta conciliação, mediação ou arbitragem, devem constar: identificação das partes, capacidade que têm de contratar, as questões mediadas, nome do conciliador, mediador ou árbitro, estipulação da indenização ou sua isenção.

A PERÍCIA DO ERRO MÉDICO

Certamente a avaliação do erro médico é a mais complexa e delicada tarefa da legisperícia.

Os objetivos essenciais desta avaliação pericial resumem-se em considerar o dano, estabelecer o nexo causal ou concausal e avaliar as circunstâncias e os fatores de risco em que se procedeu o ato médico. Nos casos de morte é imprescindível a prática de uma necropsia cuidadosa, detalhada e cientificamente subsidiada por exames complementares disponíveis e aplicáveis caso a caso, onde se destaque o ato médico realizado e a determinação da causa médica do óbito. Devem ser bem valorizados a história clínica do paciente, os protocolos de práticas assistenciais, os exames subsidiários antes e depois da prática médica, a informação de outros profissionais que tenham participado da assistência médica e as interconsultas especializadas.

▶ **1. O dano.** Na avaliação qualitativa e quantitativa do dano deve-se utilizar uma metodologia em que se usem os meios médico-legais convencionais, os exames subsidiários necessários e se considerem todas as partes constitutivas do laudo pericial.

Este dano pessoal aqui considerado não é apenas aquele cujo resultado se traduz pela alteração anatômica ou funcional de uma estrutura, mas a qualquer desordem da normalidade individual. Todavia, o Conselho Federal de Medicina, através do Parecer-Consulta, CFM nº19/99, recomenda que os peritos "não emitam parecer, ainda que por indícios, da existência ou não de negligência, imperícia ou imprudência, missão privativa de juiz ou dos Conselhos de Medicina". Devem, sim, analisar os resultados, de acordo com os padrões médico-legais voltados para cada pleito requerido, caracterizando o dano e avaliando suas consequências.

Os padrões médico-legais utilizados na perícia do erro médico variam de acordo com os interesses analisados, podendo ser de *natureza penal, civil* ou *administrativa*.

1.1 – Nas questões de *natureza penal* buscam-se evidenciar o *corpus criminis* (corpo da vítima), o *corpus instrumentorum* (o meio ou a ação que produziu o dano) e o *corpus probatorum* (o conjunto dos elementos sensíveis do dano causado).

Em princípio, não se deve confundir *corpo da vítima* com *corpo de delito*. O corpo da vítima, agora considerado, tem o sentido apenas antropológico no que se refere a sua identidade. E corpo de delito, como uma metáfora, supõe o conjunto de elementos materiais interligados, dos quais se compõem as provas ou vestígios do fato ilícito.

O meio ou ação que produziu o dano está sempre representado por uma das modalidades de energias, destacando-se entre elas as mecânicas, físicas, químicas, físico-químicas, bioquímicas, biodinâmicas e mistas.

Por tratar-se de lesões de natureza culposa, muitos admitem que não há necessidade de elaboração e respostas aos quesitos direcionados ao interesse do estudo das lesões de natureza dolosa. Isto porque, segundo eles, a capitulação da natureza das lesões é uma atribuição do juiz, não cabendo ao perito fazer de plano essa distinção. Todavia, aconselhamos responder aos quesitos clássicos constantes dos formulários de laudos de exame de lesão corporal dolosa, pois ao chegar a vítima aos locais de exame, os peritos não sabem a qualificação dos delitos. Muitas repartições médico-legais contam com dois modelos: A e B, sendo o primeiro referente às lesões presumivelmente culposas. Resumem-se nos seguintes quesitos: 1º – Se há ofensa à integridade corporal ou à saúde do paciente; 2º – Qual o instrumento ou meio que produziu a ofensa; 3º – Se resultou incapacidade para as ocupações habituais por mais de 30 dias; 4º – Se resultou perigo de vida; 5º – Se resultou debilidade permanente ou perda ou inutilização de membro, sentido ou função; 6º – Se resultou incapacidade permanente para o trabalho, ou enfermidade incurável, ou deformidade permanente. E o modelo B, referente à lesão corporal de natureza dolosa, é constituído dos seguintes quesitos: 1º – Se há ofensa à integridade corporal ou à saúde do paciente; 2º – Qual o instrumento ou meio que produziu a ofensa; 3º – Se resultou incapacidade para as ocupações habituais por mais de 30 dias; 4º – Se resultou perigo de vida; 5º – Se resultou debilidade permanente de membro, sentido ou função; 6º – Se resultou aceleração do parto; 7º – Se resultou perda ou inutilização de membro, sentido ou função; 8º – Se resultou incapacidade permanente para o trabalho ou enfermidade incurável; 9º – Se resultou deformidade permanente; 10º – Se resultou aborto.

Assim, para a caracterização da quantidade e da qualidade do dano corporal de natureza culposa é necessário apenas que se responda as seguintes eventualidades:

1.1.1 – *Se do dano resultou incapacidade para as ocupações habituais por mais de trinta (30) dias.* Esta incapacidade não precisa ser total, bastando que restrinja o indivíduo naquilo que ele faz por hábito, independente se isto lhe traga ou não prejuízo econômico. Ela deve ser apenas real e não hipotética.

1.1.2 – *Se do dano resultou debilidade permanente de membro, sentido ou função.* Deve-se entender tal condição como um enfraquecimento ou debilitação da capacidade funcional ou de uso de um membro, de um sentido ou de uma função. A debilidade transitória não caracteriza tal situação. Assim, a avaliação do membro, sentido ou função tem um significado fisiológico e não anatômico.

1.1.3 – *Se do dano resultou incapacidade permanente para o trabalho.* Aqui deve-se considerar se o indivíduo em virtude do dano recebido está ou não privado de exercer qualquer atividade lucrativa. Ou seja, se existe uma invalidez total e permanente para exercer um ofício ou uma atividade laborativa. Também há de se distinguir se esta invalidez total e permanente é para o trabalho específico ou para o trabalho genérico. Vale apenas o trabalho genérico.

1.1.4 – *Se do dano resultou uma enfermidade incurável.* Nesta situação, deve-se entender que o indivíduo após o dano apresentou ressentimento ou perturbação de uma ou mais funções orgânicas e de grave comprometimento à saúde, em caráter permanente.

1.1.5 – *Se do dano resultou perda ou inutilização de membro, sentido ou função.* Agora não se considera apenas a debilidade, mas uma contingência mais grave, acarretando o comprometimento máximo da funcionalidade daquelas estruturas. Tanto faz que isto seja pela perda ou ablação da estrutura lesada, como pelas suas permanências inúteis.

1.1.6 – *Se do dano resultou deformidade permanente*. Considera-se deformidade como toda alteração estética capaz de reduzir, de forma acentuada, a estética individual. É a perda do aspecto habitual. Este dano é antes de tudo um dano moral. Suas razões são sociais e morais em razão da sua forma visível e deprimente. São características agravantes: a localização, a extensão e o aspecto. Em questões de direito público a função, o sexo e a profissão da vítima têm um sentido relativo.

1.2 – Nas questões de *natureza cível* procura-se estimar o dano sofrido como bem pessoal patrimonial, a fim de reparar através de um montante indenizatório as perdas físicas, funcionais ou psíquicas causadas à vítima.

Os parâmetros desta avaliação devem incidir sobre as seguintes eventualidades:

1.2.1 – *Se do dano resultou incapacidade temporária*. Esta incapacidade corresponde a um tempo limitado de inaptidão que vai desde a produção do dano até a recuperação ou a estabilização clínica e funcional das lesões verificadas. No primeiro caso, há a *cura*. E no segundo, a *consolidação*. Esta forma de incapacidade pode ser total ou parcial e se traduz pelo tempo necessário para o tratamento clínico, cirúrgico ou reparador, seja em regime hospitalar ou ambulatorial.

1.2.2 – *Se do dano resultou* quantum doloris. Durante o período de incapacidade temporária é importante que se determine o tempo de dor física resultante das lesões e de suas consequências, assim como o sofrimento moral traduzido pela angústia, ansiedade e abatimento, em face do risco de morte, da expectativa dos resultados e dos danos psicológicos ante as intervenções e o destino dos negócios da vítima. Esta avaliação é eminentemente subjetiva, mas pode ser motivo da apreciação pericial e ser quantificada em níveis de *pouco significante, significante, moderado, importante* e *muito importante*. Ou ser calculado em uma escala de valores que varie de 1 a 5.

1.2.3 – *Se do dano resultou incapacidade permanente*. Este parâmetro permite consignar se o prejuízo anatomofuncional ou psicossensorial é de caráter permanente e se total ou parcial. Ela é parcial quando o dano, embora duradouro, não torne a vítima inválida e definitivamente incapaz para as suas ocupações ou trabalho. É total quando a vítima passa a ser assistida de forma permanente por alguém. Hoje a tendência nas lides cíveis é avaliar o que o indivíduo ainda é capaz de produzir, dentro de uma política de "capacidades possíveis", em vez de se fixar em tabelas em busca das chamadas "taxas de incapacidade permanente".

1.2.4 – *Se do dano resultou prejuízo estético*. Aqui, diferente da avaliação de natureza penal, leva-se em conta a personalização do dano, no que diz respeito ao sexo, idade, estado civil, profissão, situação anterior e comportamento da vítima em relação ao dano estético. Pode ser avaliado este dano em grau mínimo, moderado ou grave. Pode também ser classificado em prejuízo estético, deformidade e aleijão. Ou se estabelecer uma escala de valores que varie de 1 a 7.

1.2.5 – *Se do dano resultou prejuízo de afirmação pessoal*. Significa no que alguém foi prejudicado em suas realizações pessoais e é tanto mais grave quanto mais jovem é o indivíduo e quanto mais intensas forem suas atividades de lazer, de dotes artísticos e de capacidade intelectual. Alguns admitem que este parâmetro de avaliação não é da competência pericial, deixando este "*préjudice d'agrément*" para a consideração do magistrado. No entanto admitimos que a escusa da avaliação pericial em tal circunstância é perder uma face muito importante da questão. Deve-se também quantificar este prejuízo através de uma escala de valor que vá de 1 a 5. Neste particular, pode-se discutir também o que se chama de "prejuízo do futuro", desde que esta

avaliação não seja hipotética, mas certa. Assim, no caso de uma criança vítima de um dano por erro médico, não é difícil dizer-se dos seus prejuízos e de suas frustrações, do atraso escolar e das perdas na sua formação.

1.3 – Quando da avaliação da responsabilidade profissional em determinado ato médico, de *natureza administrativa*, por interesse da função pública ou dos Conselhos Regionais de Medicina, é imperioso que se levem em conta os *deveres de conduta* do acusado. Isto nada tem a ver com os parâmetros utilizados na avaliação do dano de natureza cível ou criminal.

As regras de conduta, arguidas quando de uma avaliação de responsabilidade profissional médica, são relativas aos seguintes deveres:

1.3.1 – *Deveres de informação*. Fazem parte desses deveres todos os esclarecimentos necessários e devidos na relação médico-paciente que se considerem como incondicionais e obrigatórios, tais como: informação ao paciente sobre a necessidade de certas condutas ou intervenções ou sobre possíveis consequências, pois só assim é possível um *consentimento esclarecido*, obtido por meio de uma linguagem adequada e compreensível; informação aos familiares, principalmente quando eles são os responsáveis legais do paciente; informações claras e legíveis registradas nos prontuários; informações aos colegas que participam da mesma assistência ao doente.

1.3.2 – *Deveres de atualização*. Para o pleno e ideal exercício da profissão médica não se exige apenas uma habilitação legal. Há também de se requerer deste facultativo um aprimoramento sempre continuado, adquirido através de conhecimentos recentes da profissão, no que se refere às técnicas dos exames e dos meios de tratamento, nas publicações especializadas, nos congressos, cursos de especialização ou estágios em centros e serviços hospitalares de referência. Em suma, o que se quer saber é se naquele discutido ato profissional poderia se admitir a imperícia. Se o profissional está credenciado minimamente para exercer suas atividades, ou se poderia ter evitado o dano, caso não lhe faltasse o que ordinariamente é conhecido em sua profissão e consagrado pela experiência médica. Este conjunto de regras, chamado de *lex artis*, deve ser aplicado a cada ato médico isoladamente, sem deixar de serem considerados a complexidade do caso, o recurso material disponível, a qualificação do médico e o local e as condições de trabalho.

1.3.3 – *Deveres de abstenção de abuso*. É necessário também saber se o profissional agiu com a cautela devida e, portanto, descaracterizada de precipitação, de inoportunismo ou de insensatez. Isso se explica por que a norma moral exige das pessoas o cumprimento de certos cuidados cuja finalidade é evitar danos aos bens protegidos. Exceder-se em medidas arriscadas e desnecessárias é uma forma de desvio de poder ou de prática de abuso. No entanto, ninguém pode negar que a medicina seja uma sucessão de riscos e que esses riscos, muitas vezes, são necessários e inadiáveis, principalmente quando o ato mais ousado é o último e desesperado remédio. Esta é a teoria do *risco proveito*.

1.3.4 – *Deveres de vigilância*. Na avaliação de um ato médico, quanto a sua integridade e licitude, deve ele estar isento de qualquer tipo de omissão que venha a ser caracterizado por inércia, passividade ou descaso. Portanto, este modelo de dever obriga o médico a ser diligente, agir com cuidado e atenção, procurando de toda forma evitar danos que venham a ser apontados como negligência ou incúria.

Dessa forma, é justo, diante de um caso de insucesso em uma vida profissional e ética irrepreensíveis, existirem a devida compreensão e a elevada prudência quando se consideram alguns resultados, pois eles podem ser próprios das condições e das circunstâncias que rodearam o *mau resultado*, sem imputar levianamente a isso uma quebra dos compromissos morais ou uma transgressão dos deveres de conduta. Não se pode consignar como culpa aquilo que transcende a prudência, a capacidade e a vigilância humana.

▶ **2. O nexo de causalidade e a concausalidade.** A relação entre o dano e o ato ilícito é um pressuposto imprescindível de ser avaliado e, por isso, não pode fugir da ótica pericial. Em muitas ocasiões a natureza do pleito não reside na qualidade ou na quantidade da lesão, mas essencialmente nas condições em que se deu a relação entre o resultado e o evento danificador.

O nexo de causalidade é, portanto, de exclusiva competência médico-legal. Assim, para que se estabeleça um nexo de causalidade é necessário que o dano tenha sido produzido por um determinado meio agressor, que a lesão tenha etiologia externa e violenta, que o local da ofensa tenha relação com a sede da lesão, que haja relação de temporalidade, que haja uma lógica anatomoclínica e que não exista causa estranha motivadora do dano.

As concausas, por sua vez, são eventualidades preexistentes ou supervenientes, suscetíveis de modificar o curso natural do resultado aludido como erro médico. São fatores anatômicos, fisiológicos ou patológicos que existiam ou venham a existir, agravando o processo. Assim, são exemplos, o diabetes (preexistente) e o tétano (superveniente).

▶ **3. As circunstâncias e os fatores de risco em que se verificou o ato médico.** Vale a pena afirmar que nem todo mau resultado pode ser rotulado como erro médico. Dessa forma é fundamental que a perícia possa determinar se certo dano foi resultante de uma forma anômala ou inadequada de conduta profissional, contrária à *lex artis*, ou se isso deveu-se às precárias condições de trabalho ou à penúria dos meios indispensáveis para o tratamento ou a atenção das pessoas, às condições clinicas em que o paciente foi atendido ou a incidência de graves fatores de risco que permeiam determinado ato médico.

▶ **4. A necropsia no erro médico.** Em casos de morte, em que se alegue um erro médico, a necropsia além de formalmente indicada servirá como elemento importante para dirimir todas as dúvidas e tensões que possam existir. Por isso ela é imprescindível e deve ser realizada de maneira cuidadosa, detalhada e cientificamente subsidiada por exames complementares disponíveis e aplicáveis caso a caso, onde se destaque o de natureza anatomopatológica.

Discute-se se nesses casos se a necropsia deve ser procedida por um médico forense ou por um anatomopatologista. Pela ênfase que se dá ao estudo histopatológico parece crer que a competência é deste último, mas pode e deve haver uma boa interação profissional entre os profissionais das duas áreas.

Não é exagero dizer que entre nós estes exames histopatológicos e até mesmo toxicológicos são pouco solicitados e quando o são nem sempre seus resultados chegam às mãos dos solicitantes e, por isso, tantos diagnósticos ambíguos, imprecisos e indeterminados.

Não se pode afastar também as interpretações errôneas por falta de conhecimentos especializados ou por omissão de procedimentos, as descrições imprecisas, a falta de determinação do nexo de causalidade, da referência às possíveis concausas e da falta de convicção em determinar-se uma causa inequívoca determinante da morte.

Neste tipo de necropsia, deve-se considerar a história clínica com todos os antecedentes do paciente, pois ela é a fonte primeira da avaliação da *causa mortis*. É do que consta nas partes constitutivas do prontuário médico – nos relatórios de prescrição e de enfermagem e, se houver, nos relatórios cirúrgicos e de anestesia que se busca a verdade que se demonstrar. O mesmo se diga da importância de resultados de exames radiológicos e de laboratório anteriores. A análise de um erro médico, visto através de uma necropsia, exige uma boa experiência clínica, adequados conhecimentos anatomopatológicos e uma boa assessoria especializada.

Pode parecer tratar-se de uma "necropsia dirigida" pelo fato de alguns procedimentos serem dirigidos para um fim determinado: o erro médico. Mas, não. Deve ser tão genérica quanto as demais necropsias forenses, pois a prática tem demonstrado resultados completamente inesperados no tocante à causa de morte ou à responsabilidade profissional.

Antes de iniciar a necropsia recomenda-se descrever e fotografar o cadáver sem desfazer ou retirar os dispositivos utilizados, como, por exemplo, sondas vesicais e nasogástricas, tubos orotraqueais, drenos cranianos, torácicos e abdominais, e se possível a realização de uma radiografia de corpo inteiro.

No exame externo do cadáver devem ser anotadas todas as alterações como edemas, secreções, ferimentos cirúrgicos ou de punções, e coleta de material que seja relevante seu envio aos laboratórios.

No exame interno deve-se fazer uma inspeção *standard* dos órgãos sem maiores manipulações, dando ênfase à procura de hemo e pneumotórax, embolismo gasoso e tromboembolismo, e depois inspecionar com cuidado os procedimentos realizados e a presença de algum dispositivo ali colocado ou procedimento feito como a averiguação das anastomoses realizadas. Os pulmões, o coração e os órgãos do sistema nervoso central devem ser bem examinados. Ter o cuidado de retirar órgãos e amostras de líquidos que possam ser interessantes para os exames toxicológico e anatomopatológico e, no caso de suspeita de acidente anestésico a solicitação do exame gasométrico.

Uma das causas mais alegadas de morte em cirurgia é a *anafilaxia* ou como se diz com mais frequência "*choque anestésico*". A anafilaxia, que significa "sem proteção", é uma reação grave de hipersensibilidade generalizada ou sistêmica, causada pela liberação brusca e massiva de mediadores de mastócitos e células basófilas como resposta alérgica, que pode causar a morte.

Entre os sintomas se inclui: a obstrução das vias respiratórias superiores por edema de epiglote, laringe e faringe, podendo haver dificuldade respiratória, dispneia, asfixia, taquicardia, hipotensão, arritmias, colapso cardiovascular e parada cardíaca.

Nos casos alegados de anafilaxia medicamentosa por administração de fármacos é importante conhecer a dose dada, a via de administração e a data e hora da medicação.

Para confirmação de tal causa será necessário: a) determinar a evidência anatômica que justifique este estado óbito de anafilaxia e a sua cronopatologia; b) determinar se há evidências de outras patologias que possam justificar a morte ou contribuir com ela; c) demonstrar a evidência bioquímica da anafilaxia; d) determinar sorologicamente a presença dos agentes responsáveis para dar origem à anafilaxia.

Sob o ponto de vista anatomopatológico, sabe-se que as evidências histopatológicas da anafilaxia são muito escassas resumindo-se às vezes apenas ao edema das vias respiratórias superiores.

Os achados necroscópicos mais comuns estão presentes nas vias respiratórias e são: edema oclusivo de epiglote e laringe, secreção brônquica mucoide com oclusão da luz dos bronquíolos por tampão de muco e enfisema pulmonar. O baço e o fígado apresentam-se congestos. No entanto, a ausência desses sinais macroscópicos *post mortem* não exclui o diagnóstico de anafilaxia.

Nos casos suspeitos de choque anafilático, deve-se pedir: a) estudo anatomopatológico do pulmão, vias respiratórias superiores e inferiores; b) documentação circunstancial da morte, tempo transcorrido entre exposição do alergênio e a morte, sintomatologia e antecedentes; c) análise biológica do sangue com EDTA (ácido etilenodiaminotetra-acético) e soro para determinar a triptase e a imunoglobulina E (IgE) total e específica.

Os marcadores biológicos da anafilaxia em estudos *post mortem* são limitados tendo em vista os fenômenos autolíticos capazes de modificar seus valores. A *histamina* é um marcador plasmático de vida curta eliminando-se em menos de 2 h e, como se sabe, produzida também *post mortem*. Os metabólitos da urina do tipo *N-metil histamina* têm a desvantagem de ser eliminados de forma diferente de um indivíduo para outro. A *triptase* (enzima encontrada nos mastócitos, células do sistema imunológico identificadas nas reações alérgicas) tem a vantagem de ser encontrada até 6 h depois de iniciado o choque alérgico, sendo que em alguns estudos tem sido encontrada em alta concentração nas mortes relacionadas com o choque anafilático.

PRESCRIÇÃO PENAL E PRESCRIÇÃO CIVIL

Chama-se de prescrição penal a perda que tem o estado de punir pelo decurso do tempo. Damásio de Jesus diz que a prescrição "é a perda da pretensão punitiva ou executória do Estado pelo decurso do tempo sem o seu exercício" (*in Direito Penal*. 20ª ed., São Paulo: Saraiva, 1997).

Há dois tipos de prescrição: a punitiva e a executória. A primeira ocorre sempre antes do trânsito em julgado da sentença, operando-se os prazos de acordo com o artigo 109 e §§ 1º e 2º do artigo 110 do Código de Processo Penal, e a segunda ocorre depois do trânsito em julgado da sentença final condenatória, regulando os prazos de acordo com os critérios estabelecidos no artigo 110 do mesmo diploma penal.

Salvo o disposto nos §§ 1º e 2º do artigo 110 do CP (casos em que a prescrição regula-se pela pena aplicada), de acordo com o artigo 109, a *prescrição punitiva* é regulada pelo máximo de pena privativa de liberdade cominada ao crime. No crime de homicídio culposo, por exemplo, cuja pena máxima aplicada é de até 3 (três) anos de detenção, de acordo com o inciso IV do artigo 109, prescreve em 8 (oito) anos. Já na lesão corporal culposa, cuja pena máxima é de 1 (um) ano de detenção, aplicando os critérios do inciso V do artigo 109, prescreve em 4 (quatro) anos.

Em relação à *prescrição executória*, isto é, após o trânsito em julgado da sentença final condenatória, o prazo é regulado pela pena imposta e verificados os mesmos prazos fixados no artigo 109, os quais se aumentam de um terço se o condenado é reincidente ou se o crime é qualificado.

É desta maneira que se procedem aos cálculos prescricionais relacionados com a pretensão punitiva e executória. Excetuando outros pormenores, que talvez, pela sua especificidade, não seja oportuno abordar neste estudo, como, por exemplo, os casos de redução e interrupção dos prazos.

Já o prazo para prescrição do pedido de indenização por erro médico se inicia na data em que o paciente toma conhecimento do dano, e não na data em que o profissional possa ter cometido o ilícito. A decisão é da 4ª Turma do Superior Tribunal de Justiça (STJ), que concedeu a uma vítima de erro médico paulista a possibilidade de pleitear indenização por uma cirurgia realizada em 1979. A paciente teve ciência da falha profissional 15 anos depois. Ela se submeteu a uma cesariana em janeiro de 1979 e, em 1995, foi informada de que havia uma agulha cirúrgica em seu abdome. A descoberta foi feita a partir da solicitação de exames radiográficos para avaliar o deslocamento dos rins em decorrência de uma queda sofrida. Até então, ela afirma que nada sentia. Porém, em 2000, em razão de dores no corpo, teve a recomendação de extrair a agulha. O relator no STJ, ministro João Otávio de Noronha, esclareceu que à situação deve-se aplicar o princípio da "*actio nata*", ou seja, o prazo prescricional para propor ação de indenização é contado a partir do conhecimento do fato (Fonte: Jornal Jurid, Ano VII, nº 1.534, 4 de maio de 2011).

ERRO MÉDICO: O QUE FAZER?

Uma coisa que não pode passar despercebida pelo médico é a permissão do paciente que se passou a chamar de "consentimento esclarecido", levando-se em conta o "padrão do paciente razoável", que é a informação capaz de ser entendida e que satisfaça as perspectivas dos pacientes de mesmas condições socioculturais.

Desse modo, não é apenas a obtenção da assinatura do doente, muitas vezes quando ele está a caminho de uma sala de operações, mas a revelação com detalhes compreensíveis e necessários mesmo sabendo-se que um consentimento totalmente esclarecido nem sempre é possível e que nas situações mais cruciais o médico tem de ser o árbitro da questão. Em suma, o que se espera é uma explicação razoável do diagnóstico, dos procedimentos planejados, dos potenciais riscos e benefícios, dos tratamentos alternativos e do resultado esperado.

Deve também o médico, diante de um mau resultado, seja ou não por erro profissional, registrar tal evento no prontuário e informar honestamente aos pacientes ou aos seus familiares.

Se aberto um processo ético ou judicial, mesmo que não reconheça sua culpa ou haja um andamento demorado, não deve ser negligenciado. A situação de revel é muito comprometedora e desfavorável. Nem deve considerar o processo uma coisa sem importância, tendo o cuidado de contar sempre com um procurador legal, pois os fatos do Direito são relativos à especialidade do advogado.

Em alguns países, diante da possibilidade de maiores prejuízos emocionais ou financeiros e de risco de condenação no julgamento, é comum as partes serem motivadas a um acordo fora do tribunal. Nem sempre é recomendável esperar pelo "dia do julgamento" para provar que não se cometeu nenhum erro, pensam alguns. Mesmo assim, isso é uma decisão muito pessoal, devendo ser analisada caso a caso e sempre com a orientação de um procurador jurídico.

O pior de tudo é que as possibilidades de queixas, cada vez mais constantes, já começam a perturbar emocionalmente o médico, e que a sociedade passou a entender que isso vai redundar no aumento do custo financeiro para o profissional e para o paciente. Além disso, também se começa a notar, entre outros, a aposentadoria precoce, o exagero dos pedidos de exames complementares mais sofisticados e a omissão em procedimentos de alto e médio riscos, contribuindo mais e mais para a consolidação de uma "medicina defensiva". Essa posição defensiva, além de constituir um fator de diminuição na assistência aos pacientes de maior risco, o expõe a uma série de efeitos secundários ou ao agravamento da saúde e dos níveis de vida do conjunto da sociedade. Os EUA há muito tempo foram obrigados a modificar aquele entendimento, protegendo e estimulando o médico, principalmente na emergência, através do que ali chamaram de "Leis do Bom Samaritano". Portanto, se não houver, entre nós, um trabalho bem articulado, os médicos, em um futuro não muito distante, vão trabalhar pressionados por uma sociedade de inclinação litigiosa, voltada para a compensação, toda vez que os resultados não forem, pelo menos sob sua ótica, absolutamente perfeitos.

É claro que não existe uma "receita" perfeita e acabada para solucionar tais questões, pelo menos a curto prazo. Os pacientes, mesmo em alguns países mais desenvolvidos, estão sendo rejeitados, a "medicina defensiva" dobra seus custos e o relacionamento do médico com seu paciente pode se transformar em uma tragédia.

Por isso, pode-se afirmar que é muito importante a melhoria da relação médico–paciente, pois de um relacionamento afetivo e fraterno dificilmente sai uma demanda judicial. Muitas delas são movidas por pacientes ou familiares como resposta às hostilidades de uma convivência tumultuada. Depois, fazer ver a sociedade que a questão da saúde não é uma questão exclusiva dos médicos e que ela deve lutar pela melhoria das condições dos níveis de vida, manifestando-se seriamente frustrada ante a crescente disparidade entre as possibilidades da ciência e o bem-estar real.

O que se quer passar à sociedade é que, além do erro médico, existem outras causas que favorecem o mau resultado, como as péssimas condições de trabalho e a penúria dos meios indispensáveis no tratamento das pessoas. Afinal de contas, os pacientes não estão morrendo nas mãos dos médicos, mas nas filas dos hospitais, a caminho dos ambulatórios, nos ambientes miseráveis onde moram e na iniquidade da vida que levam. Nesse cenário perverso de trabalho é fácil entender o que vem acontecendo no exercício da medicina, sob o qual se multiplicam os danos e as vítimas e é fácil culpar os médicos, que seriam os primeiros encontrados. Os médicos também são vítimas.

Por fim, é sempre bom acrescentar que, mesmo diante de uma legislação aparentemente ostensiva e limitadora, não se pode dizer que o exercício da medicina e do cirurgião em particular esteja ameaçado. Basta que exista no pensar de cada um a certeza da importância que reveste a medicina no contexto geral das necessidades humanas, a consciência política e social para melhores níveis de vida e de saúde da sociedade e a evidente e extraordinária evolução das ciências biológicas que se vive agora.

Outra inovação advinda de países ditos avançados é o incentivo das equipes de saúde assumirem as falhas que motivaram determinado dano que admitirem ver tal conduta mostrar-se importante como inibidor em um percentual bem significativo de demandas judiciais indenizatórias. Assim, vem agindo desde 2001 o Sistema de Saúde da Universidade de Michigan.

É claro que nem sempre é fácil se admitir o erro, principalmente em uma profissão em que não se admite um mau resultado originado de negligência e imprudência. Todavia, verificou-se no exemplo citado uma queda bem acentuada das ações indenizatórias e a diminuição dos conflitos entre as partes.

Há quem admita que a admissão da culpa possa promover mais pendências judiciais e por isso a tendência é esconder os erros. Sob o ponto de vista moral, não há o que discutir no que diz respeito à aceitação da responsabilidade pelo mau resultado com pedidos de desculpas e uma possível compensação financeira ao paciente. Não há dúvida de que tal modelo traz inicialmente uma grande rejeição por parte dos médicos, inclusive com o argumento de se estar criando uma "indústria de indenizações" e um estímulo permanente de conflitos, além do temor das punições éticas e legais ao confessarem seus próprios erros, incluindo ainda o desgaste de suas reputações. Isto certamente estimula a ocultação dos erros.

Outros acreditam que admitir seus próprios erros estimula uma atitude compreensiva por parte dos pacientes e de seus familiares, criando deste modo uma relação de maior confiança e de maior apreço. E mais: que este procedimento seja feito não

no sentido de conter uma contestação indenizatória, mas como forma correta de agir em respeito à dignidade e o respeito de cada cidadão.

ALTA HOSPITALAR

A alta hospitalar é um ato médico tão importante quanto os demais no conjunto das atividades deste profissional com seus pacientes. Esta assistência compreende um período que vai desde a primeira consulta até a tomada de decisão de o paciente continuar seu tratamento em domicílio, ambulatório ou no próprio consultório de seu médico assistente.

O responsável por esta alta deve ser o médico assistente. Acreditamos que mesmo que o paciente esteja provisoriamente sob os cuidados de outro profissional especializado, como, por exemplo, de um intensivista, a alta final é daquele que começou o tratamento, a não ser que ele tenha transferido o paciente para outro colega. Quando internado nas Unidades de Terapia Intensiva (UTI), o paciente deve ter um médico responsável além do intensivista, e cada medida tomada, entre elas a alta, deve ter também sua participação (ver Parecer-Consulta CFM nº 04/90).

Considerar ainda que o paciente tem o direito de solicitar sua transferência para outro hospital, cabendo ao médico assistente apenas avaliar suas condições, ponderar esta alta aceitando-a ou advertindo a respeito de sua inconveniência (Código de Ética Médica: *É vedado ao médico: Artigo 24 – Deixar de garantir ao paciente o exercício do direito de decidir livremente sobre sua pessoa ou seu bem-estar, bem como exercer sua autoridade para limitá-lo; e Artigo 31 – Desrespeitar o direito do paciente ou de seu representante legal de decidir livremente sobre a execução de práticas diagnósticas ou terapêuticas, salvo em caso de iminente risco de morte*").

É consenso que o paciente, não estando em perigo de vida ou com risco de agravamento de seu estado quando de sua transferência ou alta, sendo ele maior de idade e tendo plena capacidade de autodeterminar-se, não há o que se opor. Pode-se exigir dele ou dos familiares um termo de responsabilidade, depois de informações claras sobre possíveis consequências. Deve-se também registrar em prontuário tal ocorrência.

Nos casos de perigo de vida ou sério agravamento das condições do assistido pode o médico usar os meios moderados e necessários para impedir esta alta. Não se constitui constrangimento ilegal a intervenção médica ou cirúrgica, sem o consentimento do paciente ou de seu representante legal, se justificada por iminente perigo de vida (CP, art. 146, §3º, I). Quando se trata de menores de idade, o hospital deve notificar tal procedimento ao Conselho Tutelar e ao Juízo da Infância e Juventude que, por certo, tomarão uma decisão que venha atender aos interesses do menor.

Entendemos que a chamada "alta a pedido" tecnicamente não existe, pois quando o paciente contraria orientação médica, deixando o hospital, este gesto deve ser considerado como "abandono do tratamento". Devendo-se registrar no prontuário tal ocorrência. Quando o médico aceita as ponderações do paciente ou se deus familiares, e após avaliação criteriosa der a alta, não há que negar tratar-se de uma "alta médica". E mais: se a alta é permitida pelo médico dispensa o chamado "termo de responsabilidade".

Deve ficar bem claro que a finalidade do *consentimento livre e esclarecido* tem como proposta a proteção dos direitos de cidadania do paciente e jamais para ser utilizado como meio de suprimir a responsabilidade do médico ou do hospital. No Parecer-Consulta CFM nº 30/2000, sobre "consentimento pós-informado" (documento assinado pelo paciente ou seus responsáveis legais, consentindo ao médico a realização de determinado procedimento ou conduta após haver recebido informações), o Conselho Federal de Medicina mantém uma postura respeitosa e compreensiva com os médicos e sociedades de especialidade que adotem o consentimento pós-informado, mas não recomenda o seu uso como norma.

Por outro lado, certos termos de responsabilidade exigidos no momento da internação por alguns hospitais, em que o paciente ou seus familiares atestam anuência aos riscos dos procedimentos que venham a ser realizados durante sua permanência nosocomial, não tem nenhum valor ético ou legal. E se tal documento foi exigido como condição imposta para o internamento, em uma hora tão grave e desesperada, até que se prove o contrário, isso é uma indisfarçável coação.

PRESENÇA DE ACOMPANHANTES EM SALAS CIRÚRGICAS

Não há justificativa em favor da permanência de pessoas estranhas em salas de cirurgia. Não há nenhuma razão plausível para que acompanhantes estejam presentes em centros médico-cirúrgicos, não só pelo desamparo legal, mas ainda pelo impacto emocional que pode causar a estes tais atividades, assim como pelas interpretações equivocadas, uma vez que são leigos, e pelas reações que podem advir de situações graves e emergenciais ali tão comuns. Leve-se em conta, ainda, a tranquilidade que deve existir em uma sala de cirurgia e o espaço adequado para a circulação dos diversos profissionais que atuam em cada caso.

Vez por outra, alguém quer transformar uma sala cirúrgica em "sala de espetáculo", simplesmente como forma de "aparecer" manifestando um exibicionismo repreensível. Situações desta ordem podem sugerir infrações éticas, e, em casos de danos à pessoa estranha ao ato operatório ou ao próprio paciente, pode o médico responder civil e penalmente.

Se o expectador é médico e familiar do paciente operado, fica sua presença a critério do cirurgião.

Todavia, há uma exceção. É lícito aceitar a presença de acompanhante em sala cirúrgica de parto cesariano, desde que seja respeitado o que determina a Lei nº 11.108, de 7 de abril de 2005, que diz: "Art. 19-J. Os serviços de saúde do Sistema Único de Saúde – SUS, da rede própria ou conveniada, ficam obrigados a permitir a presença, junto à parturiente, de 1 (um) acompanhante durante todo o período de trabalho de parto, parto e pós-parto imediato. § 1º O acompanhante de que trata o *caput* deste artigo será indicado pela parturiente. § 2º As ações destinadas a viabilizar o pleno exercício dos direitos de que trata este artigo constarão do regulamento da lei, a ser elaborado pelo órgão competente do Poder Executivo."

A Portaria MS/GM nº 2.418, de 2 de dezembro de 2005, decide: "Art. 1º Regulamentar, em conformidade com o art. 1º, da Lei nº 11.108, de 7 de abril de 2005, a presença de acompanhante para mulheres em trabalho de parto, parto e pós-parto imediato nos hospitais públicos e conveniados com o Sistema Único de Saúde – SUS. § 1º Para efeito desta Portaria, entende-se o pós-parto imediato como o período que abrange 10 dias após o parto, salvo intercorrências, a critério médico. (...) Art. 2º Os hospitais públicos e conveniados com o SUS têm prazo de 6 (seis) meses para tomar as providências necessárias ao atendimento do disposto nesta Portaria."

Mesmo que a lei faça referência apenas aos serviços próprios ou conveniados do SUS, na prática este direito vem sendo estendido às parturientes nas demais instituições públicas ou privadas de saúde.

Nos casos de parto cesariano, a presença do acompanhante deve ser norteada pelas regras mínimas de segurança no sentido de evitar riscos de infecção, como uso adequado de vestuário cirúrgico, movimentação limitada na sala de cirurgia e cumprimento das normas dos centros cirúrgicos. Não diz a lei, mas deve-se considerar que estes acompanhantes sejam indivíduos capazes, maiores de idade e que não sejam portadores de doenças que ponham em risco a vida das parturientes.

20

Diceologia Médica

▼

48. Direitos civis do médico: Direitos ao exercício da profissão, aos honorários, ao tratamento arbitrário, à quebra do sigilo, à guarda do prontuário, à publicidade, a informações, direito de atendimento a parentes e às comendas.

DIREITO AO EXERCÍCIO DA PROFISSÃO

A Constituição Federal assegura o livre exercício profissional, através do seu artigo 5º, item XIII, quando estabelece que "é livre o exercício de qualquer trabalho, ofício ou profissão, atendidas as qualificações profissionais que a lei estabelecer".

É claro que o princípio constitucional de livre atividade não é uma garantia para que qualquer pessoa possa entregar-se apressadamente a uma forma de trabalho, mas o direito de exercê-la desde que esteja legalmente habilitada. Essa liberdade a que se refere a Carta Magna é a de poder determinado indivíduo, pobre ou rico, nacional ou estrangeiro, dedicar-se a uma profissão, desde que tenha adquirido capacidade e habilitação legal.

O Código Civil brasileiro estatui em seu artigo 2º que "todo homem é capaz de direitos e obrigações de ordem civil", e que esta capacidade cessará para os menores, entre outros, pela colação de grau de curso de ensino superior.

Entre nós, o exercício médico está regulado pelo Decreto nº 20.931, de 11 de janeiro de 1932, o qual exige uma habilitação profissional ou intelectual e uma habilitação legal.

A habilitação profissional é aquela obtida pela formação técnica e intelectual do médico exigida pelo currículo universitário e por uma carga horária mínima. A habilitação legal constitui-se do registro do diploma idôneo nas repartições competentes, finalizando pelo Conselho Regional de Medicina do Estado onde o médico irá exercer a profissão.

O Código de Ética Médica, aprovado pela Resolução CFM nº 1.931/2009 e publicado no D.O.U. de 24 de setembro de 2009, Seção I, p. 90, com vigência a partir de 180 dias de sua publicação, diz que é Direito dos Médicos: I – Exercer a Medicina sem ser discriminado por questões de religião, etnia, sexo, nacionalidade, cor, orientação sexual, idade, condição social, opinião política ou de qualquer outra natureza; II – Indicar o procedimento adequado ao paciente, observadas as práticas cientificamente reconhecidas e respeitada a legislação vigente; III – Apontar falhas em normas, contratos e práticas internas das instituições em que trabalhe quando as julgar indignas do exercício da profissão ou prejudiciais a si mesmo, ao paciente ou a terceiros, devendo dirigir-se, nesses casos, aos órgãos competentes e, obrigatoriamente, à Comissão de Ética e ao Conselho Regional de Medicina de sua jurisdição; IV – Recusar-se a exercer sua profissão em instituição pública ou privada onde as condições de trabalho não sejam dignas ou possam prejudicar a própria saúde ou a do paciente, bem como a dos demais profissionais. Nesse caso, comunicará imediatamente sua decisão à Comissão de Ética e ao Conselho Regional de Medicina; V – Suspender suas atividades, individual ou coletivamente, quando a instituição pública ou privada para a qual trabalhe não oferecer condições adequadas para o exercício profissional ou não o remunerar digna e justamente, ressalvadas as situações de urgência e emergência, devendo comunicar imediatamente sua decisão ao Conselho Regional de Medicina; VI – Internar e assistir seus pacientes em hospitais privados e públicos com caráter filantrópico ou não, ainda que não faça parte do seu corpo clínico, respeitadas as normas técnicas aprovadas pelo Conselho Regional de Medicina da pertinente jurisdição; VII – Requerer desagravo público ao Conselho Regional de Medicina quando atingido no exercício de sua profissão; VIII – Decidir, em qualquer circunstância, levando em consideração sua experiência e capacidade profissional, o tempo a ser dedicado ao paciente, evitando que o acúmulo de encargos ou de consultas venha a prejudicá-lo; IX – Recusar-se a realizar atos médicos que, embora permitidos por lei, sejam contrários aos ditames de sua consciência; X – Estabelecer seus honorários de forma justa e digna.

DIREITO AOS HONORÁRIOS

Os princípios liberais da Medicina permitem ao médico contratar serviços. Essa prestação de serviços *stricto sensu* foge à formalidade do contrato de trabalho, pelo seu aspecto eventual, ausência de vínculo empregatício, estipulação de honorários pelas partes, métodos e processos convenientes e não estipulados pelo paciente. Não pode ser considerada também como empreitada, pois o trabalho médico não tem a conotação material dessa modalidade contratual. A relação médico-paciente, em sentido privado, tem como características mais marcantes: a independência técnica, ausência de subordinação hierárquica, falta de elementos que os colocam nas situações de empregado e empregador.

Esse contrato é expresso ou tácito, bilateral, privado, oneroso e de ajuste prévio ou posterior.

Os elementos que tornam válido esse contrato são: capacidade de partes, vontade espontânea, objeto lícito ou forma prescrita e não defesa em lei.

Podem cobrar honorários todos os médicos legalmente habilitados, na relação contratual jurídica com seu paciente, e que tenham efetivamente realizado um trabalho.

Respondem pelos honorários o paciente, os responsáveis legais, os terceiros que assumiram tal encargo e as instituições que se responsabilizam pela prestação de serviços médicos.

Cabe em princípio ao médico o direito de arbitrar honorários. Dessa avaliação, o próprio paciente, também, pode valer-se na medida de suas responsabilidades. Não chegando as partes a um acordo, essa exação poderá ser feita pelos tribunais civis, através de uma ação ordinária ou executiva de cobrança.

Os critérios levados em conta no arbitramento de um honorário são: posse do cliente, fama do médico, valor do trabalho, local e condições de atendimento, uso e costumes do lugar. O êxito dos serviços prestados não deve prevalecer como critério de avaliação de honorários, pois, se o médico emprega todos os meios e recursos na tentativa de curar ou salvar um paciente e não consegue, por motivos alheios à sua vontade e à sua capacidade, isso não lhe tira o direito de cobrança. Muitas vezes, um resultado indesejável não depende do trabalho executado, mas tão somente da natureza intrínseca do mal de que é portador o cliente. Mesmo em se tratando de morte, deve o médico cobrar, posto que sua intervenção foi, antes de mais nada, no sentido de assistir e, se possível, curar, o que nem sempre – sabe Deus o que lhe custa – se concretiza.

Tem o médico o direito à cobrança judicial de seus honorários por meio de uma ação ordinária, nos contratos verbais e, por uma ação executiva de cobranças, nos escritos.

As cobranças de honorários médicos têm prioridade no produto de bens do devedor. O Código Civil brasileiro assegura, no artigo 965: "Gozam de privilégio geral, na ordem seguinte, sobre os bens do devedor: (...); IV – o crédito por despesas com a doença, de que faleceu o devedor, no semestre anterior à sua morte."

DIREITO AO TRATAMENTO ARBITRÁRIO

Tem o médico o direito de tratar arbitrariamente seu paciente, quando este é o único recurso de salvar-lhe a vida. Além de o médico estar no estrito cumprimento do dever legal e no exercício regular de um direito, ele pratica o ato em estado de necessidade de terceiro que a doutrina moderna consagrou como útil e indispensável. Assim determina o parágrafo 3º, alínea I, do artigo 146 do Código Penal brasileiro.

Quando um ato é processado no interesse de salvaguardar alguém de um perigo certo e iminente, e impossível de ser evitado de outra forma, jamais poderia ser passível de punição.

A legitimidade de uma intervenção médica ou cirúrgica, qualquer que seja sua especialidade, está absolutamente justificada quando a indicação é precisa, e só o médico está autorizado a dizer a necessidade dessa indicação.

Subordinar um ato médico inadiável e imperioso à vontade do paciente ou de terceiros é simplesmente transformar o médico em mero locador de serviços. O consentimento do interessado com plena capacidade legitima os atos da vida civil na esfera do direito pessoal ou, em algumas circunstâncias, na esfera do direito público em que a antijuridicidade é excluída, situações estas não relacionadas com a ordem pública, visto que o interesse jurídico ou a tutela plena existem apenas em proteção ao indivíduo, e não à sociedade.

DIREITO À QUEBRA DO SIGILO

Tem o facultativo o direito de quebrar o sigilo médico, pois o caráter de sacralidade e de inviolabilidade surge, nos tempos atuais, contraditório em várias ocasiões do exercício profissional. Dessa forma, existem eventualidades em que não se pode arguir crime de violação do segredo, tais como: fatos delituosos previstos em lei, enfermidades sujeitas à notificação compulsória, nas declarações de nascimento e de óbito, nas perícias médico-legais, por decisão judicial, por dever legal, por justa causa, nos registros de livros hospitalares, nos exames para as companhias de seguros, nas doenças profissionais, nos acidentes de trabalho e a pedido expresso do paciente.

É inadmissível a licitude da revelação do segredo em causa própria.

DIREITO À GUARDA DO PRONTUÁRIO

Tem o médico o direito de guarda ao prontuário do paciente. Mesmo que o Poder Judiciário, vez por outra, esteja a reclamar a ficha do paciente. Em suma, o prontuário pertence ao paciente, pela disponibilidade permanente das informações que possam ser objeto de suas necessidades. Não se discute a quebra do segredo médico, justificada, nessas situações, pela justa causa. O médico está obrigado apenas a atender a requisição judicial, concedendo informações que ele julga serem válidas para cada caso. Deve informar unicamente o que ele achar relevante para esclarecer os fatos. A guarda, em absoluto, desse prontuário encontra-se amparada pelo princípio do direito de manutenção permanente do estabelecimento de saúde, e é como uma maneira de o médico ter em seu poder elementos necessários de prova e subsídios para futuras aferições. Quando for imperioso ao profissional fornecer certos dados, acode-lhe o direito de entregar apenas determinadas informações, em termos de declaração, e nunca o próprio prontuário. Mesmo sendo a história clínica do paciente um documento constituído, em parte, pelas informações prestadas por ele, o instrumento materializa-se com o raciocínio, a técnica e a consciência profissional. O médico passa a ser, indiscutivelmente, autor e guardião único responsável pela sua existência e validade. Enfim, o que é do paciente é a disponibilidade permanente das informações.

DIREITO À PUBLICIDADE

Ninguém discute hoje a utilidade e a licitude do anúncio pelos meios de publicidade como forma de divulgar uma forma de prestação de serviços médicos, quando os meios de comunicação abrem perspectivas as mais diversas e as mais eficazes no mundo da promoção. Não se pode duvidar dessa necessidade e dessa oportunidade de se fazer notório, principalmente quando se exerce uma atividade que necessita de divulgação.

Todavia, quando se exerce uma profissão como a Medicina, balizada por uma ética mais convencional, exige-se alguns critérios, entre os quais se pode destacar: 1. *Sobriedade* – A publicidade do médico tem de ser sóbria, comedida e objetiva, não exagerando-se na forma, tamanho e cores, tão ao gosto das formas publicitárias comerciais, através de anúncios exagerados em tamanho e linguagem. 2. *Discrição* – A forma de promoção médica não pode correr o risco do exagero e do sensacionalismo, chegando às raias do chamado *mercado da personalidade*, quase sempre de ostentação mercantilista, levado pelo exibicionismo inescrupuloso e pela maneira de "aparecer". 3. *Veracidade* – A publicidade médica tem de se inserir dentro dos limites da verdade, com a divulgação mínima da uma qualificação profissional idônea, sem com isso querer dar ao público conhecimento de títulos falsos e ambíguos, especialidades diversas e divulgação de serviços gratuitos. 4. *Legalidade* – Também deve aquele que faz sua publicidade médica respeitar as normas legais e as recomendações do Conselho Federal de Medicina que orienta a forma lícita e moderada de se divulgar.

A Resolução CFM nº 1.595/2000 proíbe a vinculação da prescrição médica ao recebimento de vantagens materiais oferecidas por agentes econômicos interessados na produção ou comercialização de produtos farmacêuticos ou equipamentos de uso na área médica. Determina que os médicos, ao proferir palestras ou escrever artigos divulgando ou promovendo produtos farmacêuticos ou equipamentos para uso na medicina, declarem os agentes financeiros que patrocinam suas pesquisas e/ou apresentações. E afirma que os editores médicos de periódicos, os responsáveis pelos eventos científicos em que artigos, mensagens e matérias promocionais forem apresentados, são corresponsáveis pelo cumprimento das formalidades desta Resolução.

O Conselho Federal de Medicina, por meio da Resolução CFM nº 1.974/2011, estipula regras quando da elaboração de matéria relacionada com suas atividades médicas. Entre elas recomenda o cuidado de o médico não anunciar exclusividade de tecnologias das quais apenas ele fez uso. Também proíbe fazer propaganda de métodos ou técnicas não aceitos pela comunidade científica; garantir, prometer ou insinuar bons resultados do tratamento; ou permitir que seu nome circule em publicidade sem qualificação científica ou divulgue endereço e telefone de seu consultório.

Por ocasião das entrevistas, comunicações, publicações de artigos e informações ao público, o médico deve evitar autopromoção e sensacionalismo, preservando, sempre, o decoro da profissão.

Entende-se por autopromoção a utilização de entrevistas, informações ao público e publicações de artigos com forma ou intenção de: angariar clientela; fazer concorrência desleal; pleitear exclusividade de métodos diagnósticos e terapêuticos; auferir lucros de qualquer espécie; permitir a divulgação de endereço e telefone de consultório, clínica ou serviço.

Admite-se como sensacionalismo: a divulgação publicitária, mesmo de procedimentos consagrados, feita de maneira exagerada e fugindo de conceitos técnicos, para individualizar e priorizar sua atuação ou a instituição onde atua ou tem interesse pessoal; a utilização da mídia, pelo médico, para divulgar métodos e meios que não tenham reconhecimento científico; a adulteração de dados estatísticos visando beneficiar-se individualmente ou à instituição que representa, integra ou o financia; a apresentação, em público, de técnicas e métodos científicos que devem limitar-se ao ambiente médico; a veiculação pública de informações que possam causar intranquilidade, pânico ou medo à sociedade; o uso abusivo, enganador ou sedutor de representações visuais e informações que possam induzir a promessas de resultados.

DIREITO A INFORMAÇÕES

O médico tem o legítimo direito de usar qualquer meio de divulgação leiga, prestar informações, dar entrevistas e publicar artigos versando sobre assuntos médicos de fins estritamente educativos.

Todavia, por ocasião das entrevistas, comunicações, publicações de artigos e informações ao público, o médico deve evitar sua autopromoção e sensacionalismo, preservando sempre o decoro da profissão. Assim recomenda a Resolução CFM nº 1.974/2011.

Entende-se por autopromoção a utilização de entrevistas, informações ao público e publicações de artigos com forma ou intenção de: a) angariar clientela; b) fazer concorrência desleal; c) pleitear exclusividade de métodos diagnósticos e terapêuticos; d) auferir lucros de qualquer espécie; e) permitir a divulgação de endereço e telefone de consultório, clínica ou serviço.

Por outro lado, deve evitar o sensacionalismo, o qual se entende por: a) a divulgação publicitária, mesmo de procedimentos consagrados, feita de maneira exagerada e fugindo de conceitos técnicos, para individualizar e priorizar sua atuação ou a instituição onde atua ou tem interesse pessoal; b) utilização da mídia, pelo médico, para divulgar métodos e meios que não tenham reconhecimento científico; c) a adulteração de dados estatísticos visando beneficiar-se individualmente ou à instituição que representa, integra ou o financia; d) a apresentação, em público de técnicas e métodos científicos que devem limitar-se ao ambiente médico; e) a veiculação pública de informações que causem intranquilidade à sociedade.

Sempre que em eventos científicos for necessária a exposição imprescindível de figura de paciente, o médico deverá obter prévia autorização expressa do mesmo ou de seu representante legal.

Quando da emissão de boletins médicos, estes devem ser elaborados de modo sóbrio, impessoal e verídico, preservando o segredo médico. Os boletins médicos poderão ser divulgados através do Conselho Regional de Medicina, quando o médico assim achar conveniente. Nos casos de boletins médicos de pacientes internados em estabelecimentos de saúde, deverão sempre ser assinados pelo médico assistente e subscritos pelo diretor clínico da instituição ou, em sua falta, por seu substituto.

DIREITO DE ATENDIMENTO A PARENTES

Existe apenas uma tradição oral de que o médico não deve tratar de seus parentes próximos, muito mais por motivos emocionais do que por imperativos legais ou éticos. Por isso, não há impedimento expresso que proíba o médico de prestar atendimento a pessoa da própria família, a não ser em casos de toxicomania, impedimento este que desaparece quando se tratar do único médico na localidade (letra k, do artigo 16, do Decreto nº 20.931/32). Outra situação é que estabelece o Código de Ética Médica quando se tratar de perícia médica (Parecer Consulta CFM nº 05/1991).

No tocante ao atestado, que me parece a parte mais delicada, entende-se que:

- à exceção dos casos de perícia judicial, de tratamento de toxicomanias e de situações outras previstas em legislação específica, o médico não está impedido de emitir atestado médico, pois esse procedimento é parte integrante do ato médico, mesmo a pessoa da própria família
- só se admite a recusa do atestado médico se ele não estiver em conformidade com a legislação ou com a norma ética, ou se provada a sua falsidade.

O Conselho Federal de Medicina, através do Parecer AJ nº 18/87, já emitiu seu pensamento quanto à eficácia do atestado como instrumento legal, na conformidade de cada finalidade a que ele se destina.

DIREITO ÀS COMENDAS

Tem, finalmente, o médico direito às Comendas, através do Decreto nº 66.981, de 29 de julho de 1970, o qual considera cinco classes de distinções, sendo o Presidente da República e o Ministro da Saúde, respectivamente, Grão-Mestre e Chanceler da Ordem. A idade mínima é de 35 anos. A Ordem do Mérito Médico tem os seguintes graus: Grã-Cruz, Grandes Oficiais, Comendadores, Oficiais e Cavaleiros.

O médico, pelos seus méritos profissionais e que tenham contribuído para o engrandecimento da medicina nos planos nacional e mundial, pode merecer do Conselho Federal de Medicina medalhas, prêmios e outras distinções honoríficas pelo trabalho exercido ao longo dos anos do exercício profissional da medicina com ética e profissionalismo. Para tanto, foram criadas pela Resolução CFM nº 2.213/2018 as comendas MOACYR SCLIAR, de Medicina, Literatura e Arte; SÉRGIO AROUCA, de Medicina e Saúde Pública; ZILDA ARNS NEUMANN, de Medicina e Responsabilidade Social; MARIO RIGATTO, de Medicina e Humanidades; FERNANDO FIGUEIRA, de Medicina e Ensino Médico; OSWALDO CRUZ, de Medicina e Pesquisa; e CLEMENTINO FRAGA FILHO, de Medicina e Assistência. As características das comendas, os critérios de escolha, bem como os procedimentos a serem adotados para a realização do evento serão estabelecidos por uma comissão eleita pelo plenário do Conselho Federal de Medicina (CFM) e constarão no Regimento Interno da referida comissão. Os nomes dos escolhidos para receber as comendas serão aprovados em sessão plenária, 60 (sessenta) dias antes do evento.

▼

49. Direitos administrativos do médico: Conceito de servidor público. Vencimentos e remuneração. Estabilidade. Licenças. Concessões. Aposentadoria. Acumulação de cargos. Férias. Insalubridade. Auxílio-natalidade. Salário-família. Pensão. Auxílio-funeral. Auxílio-reclusão.

CONCEITO DE SERVIDOR PÚBLICO

Denomina-se servidor público toda pessoa legalmente investida em cargos públicos da Administração Direta e sujeita às normas do Estatuto da entidade estatal a que pertence. Cargos públicos esses criados por lei, em número certo e pagos pelos cofres da União, não importando se o cargo seja do provimento efetivo ou em comissão.

Hoje, toda essa questão está regulada pela Lei nº 8.112, de 11 de dezembro de 1990, que dispõe sobre o regime jurídico dos servidores públicos civis da União, das autarquias e das fundações públicas federais.

A investidura natural no serviço público é através de concursos para os cargos isolados ou inicial da carreira. Esses concursos só podem ser de provas ou de provas e títulos, e não apenas de títulos, como assegurava a Constituição de 1967. Não pode haver vantagens ou privilégios a determinadas pessoas ou categorias funcionais, pois essa desigualdade entre os concorrentes constitui-se em ato inconstitucional. A simples aprovação em concurso ainda não gera direitos absolutos à nomeação, continuando o candidato aprovado na expectativa de direito à investidura no cargo disputado. Todavia, não se pode admitir a nomeação de um candidato preterindo o lugar de um de classificação superior. A nomeação, a posse e o exercício do cargo são etapas distintas no serviço público. A nomeação é o ato de investidura. Com a posse, o cargo fica provido, mas o provimento só se verifica com o exercício da função pelo nomeado. Há, no entanto, cargos que, pela sua natureza e características, poderão ser providos sem concursos, por lei federal de iniciativa exclusiva do Presidente da República.

O médico funcionário público tem direito a vencimentos e remuneração, estabilidade, licenças, salário-família, concessões, assistência, acumulação de dois cargos correlatos e horário compatível, aposentadoria, férias, insalubridade. Goza, também, de certos privilégios o estudante de Medicina funcionário público.

VENCIMENTOS E REMUNERAÇÃO

Vencimento é a retribuição pecuniária pelo efetivo exercício do cargo, correspondente ao padrão fixo em lei. Pode haver função gratuita, como as honoríficas e as suplências. No entanto, cargo gratuito não existe na organização administrativa brasileira. Além do vencimento, pode o funcionário receber vantagens pecuniárias adicionais e gratificações. As vantagens pecuniárias são acréscimos de estipêndio do funcionário, concedidos a título permanente ou transitório, em decorrência do horário de serviço, do desempenho de funções especiais, das condições anormais em que se realiza o serviço ou das condições pessoais do servidor. Os adicionais são também vantagens pecuniárias concedidas pela administração pública em razão do tempo de serviço ou da natureza especial da função, para a qual se exige qualificação mais especializada. Em geral, o adicional tem caráter permanente. As gratificações têm relação com o serviço e com o servidor. Têm características autônomas e contingentes. São referentes à insalubridade ou onerosidade, ou são concedidas como ajuda aos servidores que apresentem os encargos pessoais que a lei determina.

A natureza alimentar dos vencimentos não admite retenção, arresto, sequestro ou penhora, a não ser as prestações alimentícias, devidas pelo servidor, contribuições previdenciárias, de imposto de renda, de empréstimos, de aquisições ou consumações feitas na própria repartição ou por seu intermediário, tudo isso estando previsto no Estatuto, em leis especiais ou por anuência do servidor. A prescrição de vencimentos se verifica em 5 anos. Remuneração é o vencimento do cargo efetivo, acrescido das vantagens pecuniárias permanentes estabelecidas em lei. Nenhum servidor poderá receber mensalmente a título de remuneração, em espécie, a qualidade título, no âmbito dos respectivos Poderes, mais do que um Ministro de Estado, membro do Congresso Nacional e Ministro do Supremo Tribunal Federal.

ESTABILIDADE

Por estabilidade deve-se entender a garantia de ordem institucional de permanência no serviço público, concedida ao funcionário que, nomeado em caráter efetivo, tenha ultrapassado o estágio probatório. Esse estágio é o espaço de tempo durante o qual a administração admite a conveniência ou não da permanência do funcionário no serviço público, levando em consideração a idoneidade moral, aptidão, disciplina, assiduidade, dedicação ao serviço, eficiência etc. O Supremo Tribunal Federal, na súmula 21, estabelece que "funcionário em estágio probatório não pode ser exonerado nem demitido sem inquérito ou sem as formalidades legais de apuração de sua capacidade". Os nomeados por concurso são estáveis após 2 anos. Os nomeados em caráter efetivo, sem concurso, terão um prazo de estágio probatório fixado em lei federal. A nomeação em caráter efetivo é a condição primeira da estabilidade. Não se deve confundir *efetividade* com *estabilidade*, pois a primeira é a característica da nomeação, e a segunda, um atributo pessoal adquirido pelo titular do cargo, após satisfazer determinadas exigências de seu exercício. Sem efetividade não pode existir estabilidade. Adquirida a estabilidade, o funcionário não pode ser demitido ou exonerado, a não ser por infração, apurada em processo administrativo ou judicial, que sirva de base à aplicação da pena demissória. É o que determina o artigo 41 da Constituição Federal.

LICENÇAS

A licença é um ato administrativo do Poder Público, vinculado e definitivo, quando se verifica que o interessado atende às exigências legais. É um direito subjetivo do interessado e, por isso, cabe à Administração a última palavra. Difere a permissão, da autorização e da dispensa. A primeira é um ato da administração pública, discricionário e precário, facultando ao particular a permissão de executar serviços de interesse coletivo ou o uso especial de bens públicos. A autorização, por sua vez, é um ato administrativo, também discricionário e precário, pelo qual o Poder Público torna possível ao interessado a realização de determinada atividade ou a utilização condicionada em lei, como, por exemplo, o porte de arma. Finalmente, a dispensa é o ato que exime o particular de certa obrigação até então exigida por lei, *v.g.*, a prestação de serviço militar.

As licenças previstas no regime jurídico dos Servidores Públicos Civis da União (Lei nº 8.112, de 11 de dezembro de 1990) são as seguintes: para tratamento de saúde, por motivo de doença em pessoa da família, para repouso à gestante, por motivo de afastamento do cônjuge ou companheiro, para atividade política, prêmio por assiduidade, para desempenho de mandato classista, para serviço militar obrigatório, para trato de interesse particular,

em caráter especial. O Decreto nº 83.840, de 14 de agosto de 1979, dispõe sobre viagens ao exterior, a serviço ou com o fim de aperfeiçoamento, sem nomeação ou designação. Classifica essas viagens em três tipos: com ônus limitado, sem ônus total e sem ônus, de acordo com o interesse do Serviço Público.

CONCESSÕES

O funcionário público goza de determinadas concessões, tais como: licença até 8 dias consecutivos por casamento, falecimento do cônjuge, pais, filhos ou irmãos; transporte à família do falecido no desempenho das funções fora da sede de seu trabalho; transporte para tratamento de saúde própria ou da família por indicação médica; por um dia, para doação de sangue; por 2 dias, para alistar-se como eleitor.

Tem direito à assistência médica, dentária ou hospitalar; à previdência, seguro e assistência jurídica; a cursos de aperfeiçoamento ou especialização profissional.

APOSENTADORIA

A aposentadoria é uma garantia de inatividade remunerada, reconhecida aos funcionários que já prestaram muitos anos de serviço ou se tornaram incapazes para as suas funções. A Constituição Federal estabelece três tipos de aposentadoria: *compulsória*, aos 70 anos de idade; *voluntária*, após 35 anos de trabalho, se for homem, ou 30 anos de trabalho, se mulher; e *por invalidez*, quando considerado(a) incapaz para o serviço. E o AI-5 permitia aposentadoria como penalidade, por ato exclusivo do Presidente da República, proporcional ao tempo de serviço. O ex-combatente que militou efetivamente nas operações bélicas da Segunda Guerra tem sua aposentadoria com proventos integrais, aos 25 anos de serviço. O tempo de serviço público será disciplinado pelo artigo 40, da Constituição Federal. A aposentadoria admite reversão e cassação.

ACUMULAÇÃO DE CARGOS

A acumulação de cargos é admitida em: dois cargos de magistério; dois de médico; um de magistério e outro de médico, contanto que haja correlação de matérias e compatibilidade de horário. Os aposentados em dois cargos podem ainda receber dos cofres públicos, juntamente com seus proventos, a remuneração pelo exercício de mandato eletivo, cargo em comissão ou pela prestação de serviços técnicos ou especializados.

FÉRIAS

O médico funcionário público tem direito a férias, com escala organizada pelo chefe da repartição. Pode acumular até duas férias por necessidade de serviço. Deve comunicar ao chefe o endereço eventual.

INSALUBRIDADE

A insalubridade é compensada com uma gratificação pela execução de trabalho de natureza especial, com risco de vida ou saúde (Decreto nº 23.362, de 31 de agosto de 2001). É uma vantagem pecuniária do tipo gratificação, vinculada diretamente às condições especiais da execução do serviço. O que compensa é o risco, ou seja, a possibilidade de dano à vida ou à saúde, daí por que essa gratificação só é concedida enquanto o servidor estiver executando seus serviços nas condições citadas. A jurisprudência brasileira vem considerando que essa gratificação deve ser incorporada ao vencimento e integrante dos proventos da aposentadoria.

AUXÍLIO-NATALIDADE

O auxílio-natalidade será concedido à servidora por motivo de nascimento de filho, em quantia equivalente ao menor vencimento do serviço público, inclusive no caso de natimorto. Na hipótese de parto duplo, o valor será acrescido de 50% por nascituro. O auxílio será pago ao cônjuge ou companheiro servidor público, quando a parturiente não for servidora.

SALÁRIO-FAMÍLIA

O salário-família é devido ao servidor ativo ou inativo, por dependente econômico. Considera-se como tal o cônjuge ou companheiro ou filhos, inclusive os enteados até os 21 anos de idade ou, se estudante, até 24 anos ou, se inválido, de qualquer idade; o menor de 21 anos que, mediante autorização judicial, viver na companhia e a expensas do servidor, ou do inativo; a mãe e o pai sem economia própria.

PENSÃO

Por morte do servidor, os dependentes fazem jus a uma pensão mensal no valor correspondente ao da respectiva remuneração ou provento, a partir da data do óbito, observado o limite estabelecido no artigo 42 da Lei nº 8.112/90. Têm pensão vita-

lícia o cônjuge, a pessoa desquitada, separada judicialmente ou divorciada com percepção de pensão alimentícia, o companheiro ou companheira designado que comprove união estável como entidade familiar, a mãe e o pai que comprovem dependência econômica do servidor e a pessoa designada, maior de 60 anos e a pessoa portadora de deficiência que vivam sob a dependência econômica do servidor. Têm pensão temporária os filhos ou enteados até 21 anos e, se inválidos, enquanto durar a invalidez; o menor sob guarda ou tutela até 21 anos; o irmão órfão até 21 anos e o inválido enquanto perdurar a invalidez; a pessoa designada que viva na dependência econômica de servidor até 21 anos ou, se inválida, enquanto permanecer a invalidez. Acarreta a perda da qualidade de beneficiário: o seu falecimento; a anulação do casamento, quando ocorrer após a concessão da pensão ao cônjuge; a cessação da invalidez, em se tratando de beneficiário inválido; a acumulação de pensão; a renúncia expressa.

AUXÍLIO-FUNERAL

Este auxílio é devido à família do servidor falecido na atividade ou aposentado, em valor equivalente a 1 mês de remuneração ou provento. No caso de acumulação legal de cargos, o auxílio será concedido apenas em razão do cargo de maior remuneração.

AUXÍLIO-RECLUSÃO

A família do servidor terá direito ao auxílo-reclusão no valor de dois terços, quando afastado por motivo de prisão, em flagrante ou preventiva, determinada pela autoridade competente, enquanto perdurar a prisão; metade da remuneração durante o afastamento em virtude de condenação, por sentença definitiva, a pena que não determine a perda do cargo.

50. Direitos trabalhistas do médico: O médico como empregador. O médico como empregado.

O MÉDICO COMO EMPREGADOR

O médico, mesmo exercendo atividades liberais, assume o lugar de empregador: ora como pessoa física, ora como pessoa jurídica. Para isso, basta-lhe admitir, em regime de contrato, pessoas capazes de prestação de serviços. Em que pese a profissão médica privada ser considerada liberal, não se dá igualmente em relação ao empregado. Em tese, pode-se afirmar que os empregados do médico têm todas as obrigações e todos os direitos trabalhistas consignados na Consolidação das Leis Trabalhistas e na Legislação Complementar.

No entanto, os empregados dos consultórios médicos, ainda recebendo amplas proteções da Lei Trabalhista, não estão contemplados pelo Instituto da *Estabilidade*, conforme estabelece o artigo 507 da CLT, embora tenham ultrapassado o período de 10 anos, a menos que exerçam cargo de direção sindical ou

sejam candidatos a um posto eletivo. Nestas duas situações, sua demissão só se verifica com a comprovação de falta grave através de inquérito.

À primeira vista, parece ser esse critério odioso e desumano. A verdade é que o relacionamento médico-empregado, mais íntimo e pessoal, lidando com fichas e documentos e participando da intimidade que o ofício faculta junto aos pacientes, permite que tais empregados possam chegar a um ponto em que não mais lhe inspirem a confiança. Essa estreiteza de relacionamento também facilita mais a dissensão. Porquanto, o caminho mais lógico encontrado pelo doutrinador foi o da não estabilidade. Contudo, não se podem preterir ao empregado seus outros direitos.

Constitui justa causa para despedida de empregados:

* ato de improbidade
* incontinência de conduta e mau procedimento

- condenação criminal com sentença passada em julgado
- embriaguez habitual no serviço
- violação de segredo
- indisciplina ou insubordinação
- abandono de emprego
- ato lesivo da honra e da boa fama
- prática constante de jogos de azar.

Em decorrência da natureza do trabalho, é óbvio que se exija mais do empregado de consultório médico que de outra atividade. Não somente uma exigência de ordem técnica, mas também uma exigência de ordem ética e social. Assim, por exemplo, uma recepcionista que se ausente do seu lugar de serviço, no horário estabelecido, permite a dispensa por justa causa. O mesmo se diga por uma falta mais séria no desempenho técnico de uma auxiliar que aplique uma dosagem errada em um paciente por negligência ou descaso. O descuido da assepsia, os descuidos constantes nos atos cirúrgicos, o descumprimento das normas estabelecidas, o registro falso nas fichas médicas são, após análise cuidadosa, motivos de dispensa por justa causa.

O MÉDICO COMO EMPREGADO

Por outro lado, o médico como empregado goza também dos mesmos direitos assegurados pela CLT. O artigo 3º desse Estatuto tem como empregado: "Toda pessoa física que prestar serviços de natureza não eventual a empregador, sob a dependência desta, e mediante salário." Portanto, pessoa jurídica não pode ser empregado. O médico acionista de sociedades anônimas que exploram hospitais não se coloca na categoria de empregado.

Entende-se por *pessoa física* a pessoa natural. O contrato de trabalho é personalístico.

O trabalho há de ser *não eventual*, conquanto a temporariedade da prestação de serviços possa ser admitida, como na substituição, em que o contrato tem um prazo determinado.

Outra característica é a *subordinação*. Uma subordinação de cunho econômico. Para alguns, subordinação jurídica. Melhor seria chamá-la de hierárquica. No nosso caso, é inconcebível a subordinação técnica, pois o facultativo utiliza os meios e os processos que julga válidos e convenientes. Deste modo, a existência de uma subordinação hierárquica não suprime a autonomia técnica do médico.

Pelo visto, mesmo o médico que presta serviços, em consultório, para uma empresa, sujeito a horário, consultas e salário certo, configura-se na qualidade de empregado. Essa qualidade também é extensiva ao médico que presta serviço a um colégio, junto ao departamento de educação física, contanto que o salário seja determinado, o horário certo e o serviço não eventual. O médico que trabalha para um órgão sindical, com horário e honorários estabelecidos, é considerado empregado para todos os efeitos da lei, consoante jurisprudência firmada no TRT da 4ª Região, Proc. 783/63 de 17 de agosto de 1963.

Não obstante, aqueles que trabalham em hospitais de Santa Casa, em serviços gratuitos e caritativos, mesmo com horário e tarefas estabelecidos e, ainda, sujeitos ao regimento interno da instituição, não podem ser colocados na posição de empregados.

O local da prestação de serviços não tem nenhuma importância para a caracterização da relação de emprego. Tanto pode ser no próprio estabelecimento do empregador, como no consultório médico, ou mesmo no domicílio dos pacientes ou assistidos. É claro que o serviço prestado em estabelecimentos do empregador caracteriza mais o vínculo empregatício, em virtude da fiscalização de horário e subordinação mais rígidas. Destarte, o que dá margem à relação contratual trabalhista não é o local

da prestação dos serviços, porém, acima de tudo, é a subordinação hierárquica entre aquele que presta o serviço e aquele em proveito do qual é prestado (TST, Pleno. Proc. 2.141/62 – D.O. de 18 de outubro de 1963).

Se um radiologista, digamos, recebe casualmente de uma empresa empregados para exames radiológicos, sem remuneração fixa, trabalho esse solicitado apenas por ocasião da necessidade de um exame subsidiário pago por cada tipo de prestação de serviço, não há como relacioná-lo na qualidade de empregado.

Outro fato interessante é o do uso de uniformes e equipamentos de serviço. O Código Civil brasileiro vigente, em seu artigo 610, diz que o empreiteiro de uma obra pode contribuir para ela com o seu trabalho, ou com ele e os materiais. O mesmo não se verifica no contrato de trabalho. Neste, o empregado participa tão só com a sua atividade, e os equipamentos e outros acessórios não serão descontados do salário, devendo ser fornecidos gratuitamente ao empregado.

A jurisprudência sobre o assunto consagrou o princípio de não constituir falta grave a recusa de o empregado usar uniforme que não seja fornecido pelo empregador. A empresa só pode considerar compulsório o uso da indumentária legalmente instituída e gratuitamente cedida. Entretanto, se o desconto do uniforme estiver estipulado em cláusula contratual, o fato é perfeitamente legal.

No que se refere à substituição de empregado em uma empresa, só é verificável com a aquiescência do empregador, por que o contrato de trabalho é personalíssimo, não pode ser transferido. O empregado não pode ser empregador e só o empregador tem o direito de contratar. O contrato por tempo determinado é previsto na CLT, quando a transitoriedade justifica a determinação do prazo. O salário do substituto deve ser idêntico ao do substituído.

O médico tem direito a um adicional de insalubridade de 10, 20 ou 40% do salário profissional, segundo a Portaria 19 da Divisão de Higiene e Seguros do Trabalho, pela permanência com doentes ou material infectocontagiante, por serviços contínuos e obrigatórios na área da saúde. A possibilidade eventual com doentes portadores de doenças infectocontagiosas ou material infectocontagiante, em unidades não destinadas ao tratamento dessas moléstias, não as torna insalubres para efeito de pagamento adicional à atividade exercida.

No tocante ao trabalho sem salário, dentro da relação contratual jurídico-trabalhista não pode existir. O contrato é oneroso, sinalagmático e de obrigações recíprocas. Todavia, a Lei nº 3.999, em seu artigo 19, diz: "Às instituições de fins beneficentes e caritativas que demonstrarem não poder suportar o pagamento de níveis de salários instituído na presente lei será facultado requerer, ao Conselho Nacional de Serviço Social, isenção total ou redução dos mesmos salários. 1º – A isenção deverá ser concedida, depois de submetida à análise do órgão sindical, da AMB, do Serviço de Estatística da Previdência Social e do Ministério do Trabalho e Previdência Social."

Outro ponto importante: na Legislação Trabalhista, não há nenhum obstáculo no que atinge à multiplicidade de empregos, exceto quando há incompatibilidade de horário ou prestação de trabalho para empresas concorrentes, em que se prove a infidelidade do empregado para com uma das empresas. Quando é o Poder Público que recebe o trabalho, ainda que o empregado se reja pela CLT, ele se coloca na condição de "funcionário", regido pelo direito administrativo no que se alude ao aspecto de acumulação, ditada pela Constituição Federal. O Estado não pode ser reputado de um empregador comum nem o médico do serviço público na condição de empregado propriamente dito.

Ao médico que trabalha para dois hospitais particulares, não se lhe pode aduzir fator de impedimento, uma vez que não se pode supor infidelidade ao prestador de serviços a uma das instituições, nem muito menos que elas sejam concorrentes, mas apenas prestadoras de serviços a uma comunidade, cuja opção é feita tanto em termos pessoais como por órgãos locadores de serviço.

Enfim, devemos lembrar da Lei nº 3.999, de 15 de dezembro de 1961, sobre o salário profissional para médicos estabelecido na proporção de três (3) vezes o salário mínimo das regiões ou sub-regiões onde eles exercerem a profissão, por um turno de trabalho de 2 a 4 h, tendo, para cada 90 min de labor, um repouso de 10 min. Hoje esta lei está defasada, transitando no Congresso Nacional alguns anteprojetos sobre o assunto.

É sempre bom frisar que o salário profissional do médico só é devido àqueles que prestam serviços a pessoas jurídicas de direito privado.

No que diz respeito aos acidentes de trabalho gozam os médicos, quando segurados da Previdência Social, independente de período de carência, dos seguintes benefícios: 1 – *Auxílio-doença*, devido ao acidentado que ficar incapacitado por mais de 15 dias consecutivos e terá uma renda calculada na forma do inciso II do artigo 39 do Regulamento de Benefícios; 2 – *Aposentadoria por invalidez*, devida ao acidentado que, estando no gozo de auxílio-doença, for considerado incapaz para o trabalho e insuscetível de reabilitação para o exercício de atividade que lhe garanta a subsistência; 3 – *Pensão por morte*, devida aos dependentes de segurado falecido em consequência de acidente do trabalho qualquer que seja o número de dependentes, tendo como valor da pensão cem por cento do valor da aposentadoria que o segurado recebia ou daquela que teria direito se estivesse aposentado por invalidez na data de seu falecimento; 4 – *Auxílio-acidente*, concedido ao segurado quando, após consolidação das lesões decorrentes de acidente do trabalho, resultar em sequela definitiva que implique a redução da capacidade para o trabalho discriminada no Anexo do Regulamento de benefícios; 5 – *Assistência médica*, a partir do momento do acidente de trabalho, quando terá assistência completa e obrigatória através de serviços cirúrgicos, ambulatorial, hospitalar, farmacêutico e odontológico, inclusive transporte para remoção; 6 – *Reabilitação profissional*, quando o acidentado tenha redução da capacidade laborativa em acidente de trabalho, com possibilidade de reabilitação que lhe proporcione reabilitação profissional; 7 – *Próteses e órteses*, como indicação de reabilitação profissional, ou através de benefícios de auxílios materiais, como instrumentos de trabalho, medicamentos e custeio de transporte.

▼

INTRODUÇÃO

O médico, como segurado do INSS, tem todos os direitos atribuídos aos que estão sob a proteção constitucional do novo Plano de Benefícios da Previdência Social, cuja finalidade é dar aos seus beneficiários os meios e condições indispensáveis de manutenção, seja por motivo da incapacidade, tempo de serviço, idade avançada, encargos familiares, prisão ou morte, bem como por serviços médicos, farmacêuticos e hospitalares para seu bem-estar próprio e o dos seus dependentes.

São considerados beneficiários da Previdência Social os segurados que exercem atividade remunerada, com ou sem vínculos empregatícios, e os dependentes, tais como: esposa ou marido, companheira ou companheiro que mantém união estável com o segurado ou segurada, filhos e filhas de qualquer condição, menores de 21 anos ou inválidos (legítimos, naturais ou adotivos) e, mediante declaração por escrito do segurado, os enteados, tutelados e menores sob sua guarda. Podem ainda ser considerados dependentes os pais, os irmãos de qualquer condição menores de 21 anos ou inválidos, ou pessoa designada, menor de 21 anos ou maior de 60 anos ou inválida, declarada pelo segurado como de sua responsabilidade econômica e sob sua guarda.

Chama-se de segurado obrigatório aquele que conserva sua qualidade de segurado apenas quando contribui para a Previdência ou quando está em benefício. Mesmo assim, estando ele desempregado ou fora do benefício continuará com todos os direitos durante 13 meses. Se contribuiu com mais de 10 anos para a Previdência Social, continuará com esses direitos por mais 25 meses.

O período de carência é o tempo durante o qual os segurados e seus dependentes não têm direito a algumas prestações da Previdência Social por não ter havido número suficiente de contribuições mensais pagas. Esse período varia de 12 a 180 contribuições, conforme a espécie de benefício a ser requerida. Todavia, há prestação de serviços que não depende de carência, como pensão por morte, auxílio-reclusão, salário-família, salário-maternidade, benefícios por acidente de trabalho, auxílio-doença e aposentadoria por invalidez em caso de acidente de qualquer natureza, habilitação e reabilitação profissional e serviço social. Há também certas doenças que dispensam a carência e dão direito ao auxílio-doença e à aposentadoria por invalidez, mesmo antes de terem sido completadas as 12 contribuições mensais, sendo necessário, no entanto, que o segurado as tenha contraído depois de começar a contribuir para a Previdência Social. São elas: tuberculose ativa, cardiopatia grave, hanseníase, câncer, cegueira, nefropatia grave, perturbação mental, doença de Parkinson, paralisia incurável e grave, osteíte deformante, espondiloartrose deformante, AIDS e contaminação por radiação.

São chamados *benefícios* os pagamentos em dinheiro que a Previdência Social está obrigada a fazer, quando o segurado ou dependente tem direito.

BENEFÍCIOS

A seguir são relacionados os benefícios a que faz jus o segurado ou dependente da Previdência Social.

▶ **Auxílio-doença.** Após 12 meses de contribuições mensais, para as doenças de incapacidade superior a 15 dias e com tempo de carência, o segurado terá o salário de benefício referente à média aritmética simples de todos os últimos salários de contribuição dos meses imediatamente anteriores ao afastamento da atividade ou da data de entrada do requerimento, até o máximo de 36, apurado em período não superior a 48 meses. O início do pagamento será a partir do 16º dia. O salário de benefício não será inferior a 100% do salário mínimo, nem superior ao do limite máximo de contribuição à data do início do benefício, sendo atualizado, mês a mês, de acordo com os índices estipulados pelo governo.

▶ **Aposentadoria por invalidez.** A cartilha distribuída pelo Ministério da Previdência Social diz que o segurado que, em consequência de doença, for incapaz para o seu trabalho, sem condições de se submeter a programa de reabilitação profissional que lhe permita o exercício de atividade que possa garantir a sua subsistência, tem direito à aposentadoria por invalidez, a partir do dia imediato da cessação do auxílio-doença, ou a partir da data da conclusão da perícia médica, a cargo da Previdência Social. O valor será de 80% do salário de benefício mais 1% deste para cada ano de contribuição até o máximo de 100%. Se decorrente de acidente de trabalho, será de 100% do salário de contribuição do dia do acidente.

▶ **Aposentadoria por idade.** O segurado com 65 ou mais anos de idade ou 60 anos, no caso dos trabalhadores rurais, e a segurada com 60 ou mais anos de idade e as trabalhadoras rurais com 55 anos têm direito a esse benefício, desde que tenham um período de carência de 180 contribuições mensais, com implantação de forma escalonada. Para os segurados regidos pela CLT, com início na data do desligamento do emprego, se requerida até 90 dias após o desligamento, ou na data da entrada do requerimento quando não houver desligamento do emprego, ou quando requerida após 90 dias do desligamento. Os demais segurados, na data da entrada do requerimento. O valor será de 70% do salário de benefício mais 1% deste para cada ano de contribuição, até o máximo de 100% do salário mínimo.

▶ **Aposentadoria por tempo de serviço.** O segurado com 30 ou mais anos de serviço ou a segurada com 25 ou mais anos de serviço em atividades abrangidas pela Previdência têm direito à aposentadoria. A carência é de 180 contribuições mensais, com implantação de forma escalonada. Os segurados regidos pela CLT ou demais segurados devem proceder da mesma maneira dos pleitos da aposentadoria por idade. O valor dessa aposentadoria para o segurado é de 70% do salário de benefício aos 30 anos de serviço, mais 6% deste para cada novo ano completo de atividade, até o máximo de 100% aos 35 anos de serviço. Para a segurada, 70% do salário de benefício aos 25 anos de serviço, mais 6% para cada novo ano completo de atividade, até o máximo de 100% para 30 anos de serviço.

▶ **Aposentadoria por tempo de serviço do professor.** O segurado que exerça a atividade de professor em estabelecimentos de educação fundamental, de ensino médio e de ensino superior ou em cursos de formação profissional, reconhecidos pelos órgãos competentes, sendo do sexo masculino, aposenta-se aos 30 anos de efetivo exercício de magistério e, se do sexo feminino, aos 25 anos. A carência é de 180 contribuições mensais. Se segurado empregado pelo regime da CLT e outra forma de empregado segurado, o requerimento é idêntico aos das aposentadorias anteriores. O valor da aposentadoria é de 100% do salário de benefício.

▶ **Aposentadoria especial.** Ao segurado que tenha trabalhado, conforme a atividade profissional, sujeito a condições especiais que prejudiquem a saúde ou a integridade física, durante pelo menos 15, 20 ou 25 anos, nas chamadas atividades penosas, insalubres e perigosas, será concedida uma aposentadoria especial, contando no mínimo 180 contribuições mensais, com implantação de forma escalonada, na forma das aposentadorias referidas. O valor é de 85% do salário de benefício mais 1% deste salário por ano de contribuição, até o máximo de 100%.

▶ **Salário-família.** O segurado empregado, exceto o doméstico, o trabalhador avulso e o aposentado por invalidez ou por idade, para cada filho menor de 14 anos ou inválido têm direito a este benefício. Os demais aposentados com mais de 65 anos de idade, se do sexo masculino, e com mais de 60 anos, se do sexo feminino, também têm direito ao salário-família. Não há carência.

▶ **Pensão por morte.** Os dependentes do segurado, em face do seu falecimento, têm direito a este benefício, para o qual não há carência e tem início na data da morte do segurado empregado, empresário, autônomo, empregado doméstico, avulso ou especial. O valor é de 80% da aposentadoria que o segurado recebia, mais tantas parcelas de 10% do valor desta aposentadoria, tantos quantos forem os dependentes do segurado, até o máximo de 100%. Para o segurado não aposentado, 80% da aposentadoria a que teria direito se, na data do seu falecimento, estivesse aposentado, mais tantas parcelas de 10% do valor desta aposentadoria quantos forem os dependentes do segurado, até o máximo de 100%. No caso de acidente de trabalho, o valor da pensão corresponde a 100% do salário de contribuição do dia do acidente. A renda mensal da pensão não pode ser menor que 100% do salário mínimo.

▶ **Auxílio-reclusão.** Recebem os dependentes do segurado detento ou recluso, desde que não recebam qualquer espécie de remuneração de empresa, nem estejam em gozo de auxílio-doença, aposentadoria ou abono de permanência em serviço. Não há carência. Tem início na data do efetivo recolhimento do segurado à prisão. O valor é de 80% da aposentadoria a que teria direito o segurado na data da reclusão, mais tantas parcelas de 10% da mesma aposentadoria quantos forem seus dependentes, até o máximo de dois dependentes. O valor do benefício não poderá ser inferior ao salário mínimo. A duração será enquanto perdurar a reclusão.

▶ **Auxílio-acidente.** Tem direito a esse serviço o empregado, exceto o doméstico, após a consolidação das lesões decorrentes de acidente de trabalho, quando resultar sequela que implique redução na capacidade laborativa. Não há carência. Inicia a partir do dia seguinte ao da cessação do auxílio-doença, no valor de 50% do salário de contribuição, conforme a gravidade das sequelas e a capacidade para o desempenho da mesma ou de outra atividade profissional. Se o segurado em gozo de auxílio-acidente vier a falecer em consequência de outro acidente, o valor desse benefício será somado ao da pensão devida a seus dependentes. Se a morte não for decorrente de acidente de trabalho, será somada à pensão apenas a metade do valor desse benefício.

▶ **Abono de permanência em serviço.** O segurado que tem direito à aposentadoria por tempo de serviço, mas decide permanecer em atividade, tem direito a 25% do salário de benefício, aos 35 anos ou mais de contribuição, a partir da data da entrada do requerimento e após as 180 contribuições mensais com implantação de forma escalonada. No momento da aposentadoria ou da morte do segurado, cessa esse abono.

▶ **Abono anual.** Recebe o segurado ou dependente da Previdência Social que, durante o ano, recebeu auxílio-doença, auxílio-acidente ou aposentadoria, pensão por morte ou auxílio-reclusão. O mês de dezembro de cada ano é a época desse pagamento. O valor será apurado, no que couber, da mesma forma que a gratificação de natal dos trabalhadores, tendo por base o valor da renda mensal do benefício do mês de dezembro de cada ano.

▶ **Auxílio-funeral.** Tem direito a este benefício aquele que efetuou as despesas do enterro do segurado, desde que esse tenha rendimento mensal igual ou inferior a um valor estipulado pela Previdência. Não há carência.

▶ **Auxílio-natalidade.** Recebe a segurada gestante ou o segurado pelo parto de sua esposa ou companheira não segurada desde que sua remuneração não seja igual ou superior a um valor estipulado pela Previdência. Tem carência de 12 contribuições mensais, com exceção dos segurados especiais. No caso de gêmeos, terá o auxílio para cada filho nascido.

▶ **Renda mensal vitalícia.** É percebida pelo segurado ou segurada com mais de 70 anos, desde que não tenha trabalho remunerado, não tenha qualquer rendimento superior ao valor da sua renda mensal, não seja mantido por pessoa de quem dependa obrigatoriamente e depois de ter contribuído para a Previdência Social, em qualquer época, por no mínimo 12 meses, seguidos ou não, ou comprovar ter trabalhado, no mínimo por 5 anos, seguidos ou não, em atividade anualmente incluída no Regime Geral de Previdência Social ou à antiga Previdência Social Urbana ou Rural, mesmo sem ter contribuído. Não há carência e o valor será de 100% do salário mínimo, inclusive para as concedidas antes da entrada em vigor da nova lei. Não pode ser acumulada com outro tipo de benefício. No entanto, a renda vitalícia só continuará integrando o elenco de benefícios da Previdência Social até que seja regulamentado o inciso V do art. 203 da Constituição Federal.

▶ **Assistência educativa e de readaptação profissional.** Esta assistência será concedida aos segurados que percebam auxílio-doença, bem como aos aposentados e pensionistas inválidos. Será prestada, de preferência, pelos serviços próprios da Previdência ou pela Associação Brasileira Beneficente de Reabilitação (ABBR) ou instituições congêneres.

▼

52. Direitos no Código de Ética Médica.

DIREITOS DO MÉDICO

O novo Código de Ética Médica, aprovado pela Resolução CFM nº 1.931/2009, propõe também na regulação das relações do médico com a sociedade, com os estabelecimentos de saúde e em particular com o paciente, sem nenhum ranço corporativista, alguns direitos que devem ser assegurados àqueles que exercem, na legalidade e na licitude, suas atividades profissionais. Isso não deve ser entendido como privilégios, mas como mecanismos em favor dos assistidos e na construção de um Sistema de Saúde dirigido às reais necessidades da nossa população.

Tais direitos foram introduzidos no Código de Ética Médica como um instrumento importante na relação profissional com o paciente e a sociedade, sem com isso ficar caracterizada qualquer tendência de "espírito de corpo", mas tão só uma forma de alcançar mais facilmente as necessidades de uma assistência médica à altura da nossa aspiração.

Desse modo, tem direito o médico a exercer sua profissão sem ser discriminado por questões de religião, sexo, raça, preferência sexual, condição social ou opinião política de qualquer natureza. Se o médico encontrar qualquer dificuldade, nesse particular, de exercer sua profissão, pode processar o autor, baseado na Lei nº 7.437, de 20 de dezembro de 1985, que assinala em seu artigo 9º: "Negar emprego ou trabalho a alguém em autarquia, sociedade de economia mista e empresa concessionária de serviço público ou empresa privada, por preconceito de raça, de cor, de sexo ou de estado civil."

Tem também o direito de indicar o procedimento correto ao paciente, desde que observadas as práticas aceitas e reconhecidas, assim como as normas vigentes no país. Isso quer dizer que ninguém pode limitar ou impedir os procedimentos terapêuticos e propedêuticos considerados imprescindíveis, muito menos se essa conduta tem o interesse de favorecer o ganho e o lucro. Pode também o médico legalmente habilitado exercer amplamente sua profissão, ficando limitado apenas pela sua própria consciência, pois não existe nenhum dispositivo legal que exija ser o médico qualificado especificamente em determinada especialidade na sua profissão, conforme enfatiza o Parecer-Consulta CFM nº 08/96.

Por outro lado, tem ele o direito de apontar falhas nos regulamentos e normas das instituições em que trabalhe, de forma discreta e respeitosa, sempre que possível às Comissões de Ética ou aos Conselhos Regionais de Medicina. Pode o médico recusar exercer sua profissão em instituições públicas ou privadas que não ofereçam as mínimas condições de trabalho ou que possam prejudicar seus pacientes. O mesmo se diga quando seu trabalho não for condignamente remunerado, desde que fiquem ressalvadas as situações de urgência ou emergência, sendo recomendável, antes de qualquer decisão, comunicar-se com o Conselho Regional de Medicina de sua jurisdição.

Uma pergunta que sempre se fazia era a de o médico poder ou não internar seus pacientes em hospitais públicos ou privados, quando não faça parte do seu Corpo Clínico. O Código atual diz textualmente que é direito do médico internar e assistir seus pacientes em hospitais privados com ou sem caráter filantrópico, ainda que não faça parte do seu Corpo Clínico, desde que respeite as normas técnicas da instituição. Isso quer dizer que o hospital é uma instituição indispensável e que deve estar sempre a serviço das pessoas. Não quer dizer, no entanto, que isso venha a ser feito sob a égide da intransigência, do oportunismo e do indisfarçado propósito, mas sempre em favor de quem se assiste, como forma adequada para um tipo melhor de assistência. É no hospital que o médico exerce parte considerável de suas atividades, principalmente aquelas mais delicadas e impossíveis de serem executadas noutro lugar. Mesmo sendo um hospital privado, onde a concepção do direito de propriedade deve ser contemplada, é necessário entender que o uso da propriedade privada tem de ser conciliado com o bem público. A teoria socializante da propriedade deve repousar no fundamento de que sobre todo bem particular pesa sempre uma hipoteca social. Ninguém pode falar em direito de propriedade desvinculado do interesse público. A Constituição Federal diz que "a propriedade atenderá à sua função social". Assim, se existe um único hospital na cidade ou específico para determinado atendimento, não há como a direção desse estabelecimento de saúde manter monopólio de trabalho médico para alguns profissionais, cerceando o direito de os outros exercerem suas atividades principalmente quando este hospital é público ou filantrópico.

Tem ainda o médico direito de requerer desagravo público ao Conselho Regional de Medicina quando for injustamente atingido no exercício de sua profissão. Além de um direito assegurado no Código de Ética Médica, é um princípio constitucional (artigo 5º, V), em que é "assegurado o direito de resposta ao agravo, mais indenização por dano material, moral ou à imagem". Nesse caso, é justo que os Conselhos, antes de se pronunciarem, façam uma sindicância para apurar a ocorrência a fim de não parecer um pré-julgamento ou uma decisão baseada no espírito de corpo.

É dado direito ao médico de ter um número de atendimentos limitado, evitando o acúmulo de encargos para melhor desempenho de suas atividades e melhor resultado para o seu paciente. O Conselho Federal de Medicina, por meio do Parecer-Consulta CFM nº 30/90, admite que não deve ser da competência de nenhum órgão ou instituição determinar o número de atendimento. Pensamos, todavia, que equacionar e operacionalizar o atendimento, levando em conta sua demanda, não significa interferência. Tem também o direito de suspender suas atividades profissionais quando a instituição pública ou privada não oferecer condições adequadas ou não remunerar de forma justa, ressalvadas as situações de urgência e emergência.

Finalmente, o médico tem o direito de recusar certos atos profissionais que, mesmo permitidos por lei, sejam contrários aos ditames de sua consciência. O exemplo mais clássico nesse particular é o de o médico não ser obrigado a praticar um aborto cuja gravidez foi resultante de estupro, mesmo que a lei permita tal procedimento.

LEI Nº 3.268, DE 30 DE SETEMBRO DE 1957

Dispõe sobre os CONSELHOS DE MEDICINA e dá outras providências.

O Presidente da República:

Faço saber que o Congresso Nacional decreta e eu sanciono a seguinte Lei:

Art. 1º – O Conselho Federal e os Conselhos Regionais de Medicina, instituídos pelo Decreto-Lei nº 7.955, de 13 de setembro de 1945, passam a constituir em seu conjunto uma autarquia, sendo cada um deles dotado de personalidade jurídica de direito público, com autonomia financeira.

Art. 2º – O Conselho Federal e os Conselhos Regionais de Medicina são os órgãos supervisores de ética profissional em toda a República e ao mesmo tempo julgadores e disciplinadores da classe médica, cabendo-lhes zelar e trabalhar, por todos os meios ao seu alcance, pelo perfeito desempenho ético da medicina e pelo prestígio e bom conceito da profissão e dos que a exercem legalmente.

Art. 3º – Haverá na Capital da República um Conselho Federal, com jurisdição em todo o Território Nacional, ao qual ficam subordinados os Conselhos Regionais e, em cada capital de Estado e Território e no Distrito Federal, um Conselho Regional, denominado segundo sua jurisdição, que alcançará, respectivamente, a do Estado, a do Território e a do Distrito Federal.

Art. 4º – O Conselho Federal de Medicina compor-se-á de 28 (vinte e oito) conselheiros titulares, sendo: (Redação dada pela Lei nº 11.000, de 2004)

I – 1 (um) representante de cada Estado da Federação; (Incluído pela Lei nº 11.000, de 2004)

II – 1 (um) representante do Distrito Federal; e (Incluído pela Lei nº 11.000, de 2004)

III – 1 (um) representante e respectivo suplente indicado pela Associação Médica Brasileira. (Incluído pela Lei nº 11.000, de 2004)

§ 1º Os Conselheiros e respectivos suplentes de que tratam os incisos I e II serão escolhidos por escrutínio secreto e maioria de votos, presentes no mínimo 20% (vinte por cento), dentre os médicos regularmente inscritos em cada Conselho Regional. (Incluído pela Lei nº 11.000, de 2004)

§ 2º Para a candidatura à vaga de conselheiro federal, o médico não necessita ser conselheiro do Conselho Regional de Medicina em que está inscrito. (Incluído pela Lei nº 11.000, de 2004)

Art. 5º – São atribuições do Conselho Federal:

a) organizar o seu regimento interno;

b) aprovar os regimentos internos organizados pelos Conselhos Regionais;

c) eleger o presidente e o secretário-geral do Conselho;

d) votar e alterar o Código de Deontologia Médica, ouvidos os Conselhos Regionais;

e) promover quaisquer diligências ou verificações relativas ao funcionamento dos Conselhos de Medicina, nos Estados ou Territórios e Distrito Federal, e adotar, quando necessárias, providências convenientes a bem da sua eficiência e regularidade, inclusive a designação de diretoria provisória;

f) propor ao Governo Federal a emenda ou alteração do Regulamento desta lei;

g) expedir as instruções necessárias ao bom funcionamento dos Conselhos Regionais;

h) tomar conhecimento de quaisquer dúvidas suscitadas pelos Conselhos Regionais e dirimi-las;

i) em grau de recurso ou provocação dos Conselhos Regionais, ou de qualquer interessado, deliberar sobre admissão de membros aos Conselhos Regionais e sobre penalidades impostas aos mesmos pelos referidos Conselhos;

j) fixar e alterar o valor da anuidade única, cobrada aos inscritos nos Conselhos Regionais de Medicina; e (Incluído pela Lei nº 11.000, de 2004)

l) normatizar a concessão de diárias, jetons e auxílio de representação, fixando o valor máximo para todos os Conselhos Regionais. (Incluído pela Lei nº 11.000, de 2004)

Art. 6º – O mandato dos membros do Conselho Federal de Medicina será meramente honorífico e durará 5 (cinco) anos.

Art. 7º – Na primeira reunião ordinária do Conselho Federal, será eleita a sua diretoria, composta do presidente, vice-presidente, secretário-geral, primeiro e segundo secretários, tesoureiro, na forma do regimento.

Art. 8º – Ao Presidente do Conselho Federal compete a direção do mesmo Conselho, cabendo-lhe velar pela conservação do decoro e da independência dos Conselhos de Medicina e pelo livre exercício legal dos direitos de seus membros.

Art. 9º – O Secretário-Geral terá a seu cargo a Secretaria permanente do Conselho Federal.

Art. 10 – O presidente e o secretário geral residirão no Distrito Federal durante todo o tempo de seus mandatos (Revogado pela Lei nº 11.000, de 2004).

Art. 11 – A renda do Conselho Federal será constituída de:

a) 20% (vinte por cento) da totalidade do imposto sindical pago pelos médicos;

b) 1/3 (um terço) da taxa de expedição das carteiras profissionais;

c) 1/3 (um terço) das multas aplicadas pelos Conselhos Regionais;

d) doações e legados;

e) subvenções oficiais;

f) bens e valores adquiridos;

g) 1/3 (um terço) das anuidades percebidas pelos Conselhos Regionais.

Art. 12 – Os Conselhos Regionais serão instalados em cada capital de Estado, na de Território e no Distrito Federal, onde terão sua sede, sendo compostos de 5 (cinco) membros, de 10 (dez), até 150 (cento e cinquenta) médicos inscritos, de 15 (quinze), até 300 (trezentos) médicos inscritos, e, finalmente, de 21 (vinte e um), quando excedido esse número.

Art. 13 – Os membros dos Conselhos Regionais de Medicina, com exceção de um que será escolhido pela Associação Médica Brasileira, serão eleitos em escrutínio secreto, em assembleia dos inscritos de cada região e que estejam em pleno gozo de seus direitos.

§ 1º – As eleições para os Conselhos Regionais serão feitas sem discriminação de cargos, que serão providos na primeira reunião ordinária dos mesmos.

§ 2º – O mandato dos membros dos Conselhos Regionais será meramente honorífico, e exigida como requisito para eleição a qualidade de brasileiro nato ou naturalizado.

Art. 14 – A diretoria de cada Conselho Regional compor-se-á de presidente, vice-presidente, primeiro e segundo secretários e tesoureiro.

Parágrafo único – Nos Conselhos Regionais onde o quadro abranger menos de 20 (vinte) médicos inscritos, poderão ser suprimidos os cargos de vice-presidente e os de primeiro e segundo secretários ou alguns destes.

Art. 15 – São atribuições dos Conselhos Regionais:

a) deliberar sobre a inscrição e cancelamento no quadro do Conselho;

b) manter um registro dos médicos, legalmente habilitados, com exercício na respectiva região;

c) fiscalizar o exercício da profissão de médico;

d) conhecer, apreciar e decidir os assuntos atinentes à ética profissional, impondo as penalidades que couberem;

e) elaborar a proposta do seu regimento interno, submetendo-o à aprovação do Conselho Federal;

f) expedir carteira profissional;

g) zelar pela conservação da honra e da independência do Conselho, e pelo livre exercício legal dos direitos dos médicos;

h) promover, por todos os meios ao seu alcance, o perfeito desempenho técnico e moral da medicina e o prestígio e bom conceito da medicina, da profissão e dos que a exercem;

i) publicar relatórios anuais de seus trabalhos e a relação dos profissionais registrados;

j) exercer os atos de jurisdição que por lei lhe sejam submetidos;

k) representar ao Conselho Federal de Medicina sobre providências necessárias para a regularidade dos serviços e da fiscalização do exercício da profissão.

Art. 16 – A renda dos Conselhos Regionais será constituída de:

a) taxa de inscrição;

b) 2/3 (dois terços) da taxa de expedição de carteiras profissionais;

c) 2/3 (dois terços) da anuidade paga pelos membros inscritos no Conselho Regional;

d) 2/3 (dois terços) das multas aplicadas de acordo com a alínea d do artigo 22;

e) doações e legados;

f) subvenções oficiais;

g) bens e valores adquiridos.

Art. 17 – Os médicos só poderão exercer legalmente a medicina, em qualquer de seus ramos ou especialidades, após o prévio registro de seus títulos, diplomas, certificados ou cartas no Ministério da Educação e Cultura e de sua inscrição no Conselho Regional de Medicina, sob cuja jurisdição se achar o local de sua atividade (Vide Medida Provisória nº 621, de 2013).

Art. 18 – Aos profissionais registrados de acordo com esta lei será entregue uma carteira profissional que os habilitará ao exercício da medicina em todo o País.

§ 1º – No caso em que o profissional tiver de exercer temporariamente a medicina em outra jurisdição, apresentará sua carteira para ser visada pelo Presidente do Conselho Regional dessa jurisdição.

§ 2º – Se o médico inscrito no Conselho Regional de um Estado passar a exercer, de modo permanente, atividade em outra Região, assim se entendendo o exercício da profissão por mais de 90 (noventa) dias na nova jurisdição, ficará obrigado a requerer inscrição secundária no quadro respectivo, ou para ele se transferir, sujeito em ambos os casos à jurisdição do Conselho local pelos atos praticados em qualquer jurisdição.

§ 3º – Quando deixar, temporária ou definitivamente, de exercer atividade profissional, o profissional restituirá a carteira à secretaria do Conselho onde estiver inscrito.

§ 4º – No prontuário do médico, serão feitas quaisquer anotações referentes ao mesmo, inclusive os elogios e penalidades.

Art. 19 – A carteira profissional de que trata o art. 18 valerá como documento de identidade e terá fé pública.

Art. 20 – Todo aquele que, mediante anúncios, placas, cartões ou outros meios quaisquer, se propuser ao exercício da medicina, em qualquer dos ramos ou especialidades, fica sujeito às penalidades aplicáveis ao exercício ilegal da profissão, se não estiver devidamente registrado.

Art. 21 – O poder de disciplinar e aplicar penalidades aos médicos compete exclusivamente ao Conselho Regional em que estavam inscritos ao tempo do fato punível ou em que ocorreu, nos termos do art. 18, § 1º.

Art. 22 – As penas disciplinares aplicáveis pelos Conselhos Regionais aos seus membros são as seguintes:

§ 1º – Salvo os casos de gravidade manifesta que exijam aplicação imediata da penalidade mais grave, a imposição das penas obedecerá à gradação deste artigo.

a) advertência confidencial em aviso reservado;

b) censura confidencial em aviso reservado;

c) censura pública em publicação oficial;

d) suspensão do exercício profissional até 30 (trinta) dias;

e) cassação do exercício profissional, *ad referendum* do Conselho Federal.

§ 2º – Em matéria disciplinar, o Conselho Regional deliberará de ofício ou em consequência de representação de autoridade, de qualquer membro, ou pessoa estranha ao Conselho, interessada no caso.

§ 3º – À deliberação do Conselho precederá, sempre, audiência do acusado, sendo-lhe dado defensor no caso de não ser encontrado, ou for revel.

§ 4º – Da imposição de qualquer penalidade caberá recurso, no prazo de 30 (trinta) dias, contados da ciência, para o Conselho Federal, sem efeito suspensivo, salvo os casos das alíneas c, d e e, em que o efeito será suspensivo.

§ 5º – Além do recurso previsto no parágrafo anterior, não caberá qualquer outro de natureza administrativa, salvo aos interessados à via judiciária para as ações que forem devidas.

§ 6º – As denúncias contra membros dos Conselhos Regionais só serão recebidas quando devidamente assinadas e acompanhadas da indicação de elementos comprobatórios do alegado.

Art. 23 – Constituem a assembleia geral de cada Conselho Regional os médicos inscritos que se achem em pleno gozo de seus direitos e tenham aí a sede principal de sua atividade profissional.

Parágrafo único – A assembleia geral será dirigida pelo presidente e os secretários do Conselho Regional respectivo.

Art. 24 – À assembleia geral compete:

I – ouvir a leitura e discutir o relatório e contas da diretoria. Para esse fim se reunirá ao menos uma vez por ano, sendo nos anos em que se tenha de realizar a eleição do Conselho Regional, de 30 (trinta) a 45 (quarenta e cinco) dias antes da data fixada para essa eleição;

II – autorizar a alienação de imóveis do patrimônio do Conselho;

III – fixar ou alterar as taxas de contribuições cobradas pelo Conselho pelos serviços praticados;

IV – deliberar sobre as questões ou consultas submetidas à sua decisão pelo Conselho ou pela Diretoria;

V – eleger um delegado e um suplente para eleição dos membros e suplentes do Conselho Federal.

Art. 25 – A assembleia geral, em primeira convocação, reunir-se-á com a maioria absoluta de seus membros e, em segunda convocação, com qualquer número de membros presentes.

Art. 26 – O voto é pessoal e obrigatório em toda eleição, salvo doença ou ausência comprovadas plenamente.

§ 1º – Por falta injustificada à eleição, incorrerá o membro do Conselho na multa de Cr$ 200,00 (duzentos cruzeiros), dobrada na reincidência.

§ 2º – Os médicos que se encontrarem fora da sede das eleições por ocasião destas poderão dar seu voto em dupla sobrecarta, opaca, fechada e remetida pelo Correio, sob registro, por ofício com firma reconhecida, ao Presidente do Conselho Regional.

§ 3º – Serão computadas as cédulas recebidas, com as formalidades do parágrafo precedente, até o momento de encerrar-se a votação. A sobrecarta maior será aberta pelo Presidente do Conselho, que depositará a sobrecarta menor na urna, sem violar o segredo do voto.

§ 4º – As eleições serão anunciadas no órgão oficial e em jornal de grande circulação, com trinta (30) dias de antecedência.

§ 5º – As eleições serão feitas por escrutínio secreto, perante o Conselho, podendo, quando haja mais de duzentos votantes, determinarem-se locais diversos para o recebimento dos votos, permanecendo, neste caso, em cada local, dois diretores ou médicos inscritos, assinados pelo Conselho.

§ 6º – Em cada eleição, os votos serão recebidos durante seis (6) horas contínuas pelo menos.

Art. 27 – A inscrição dos profissionais já registrados nos órgãos de saúde pública, na data da presente lei, será feita independente da apresentação de títulos, diplomas, certificados ou cartas registradas no Ministério da Educação e Cultura, mediante prova do registro na repartição competente.

Art. 28 – O atual Conselho Federal de Medicina designará diretorias provisórias para os Conselhos Regionais dos Estados, Territórios e Distrito Federal, onde ainda não houverem sido instalados, que tomarão a seu cargo a sua instalação e a convocação dentro de 180 (cento e oitenta) dias da assembleia geral, que elegerá o Conselho Regional respectivo.

Art. 29 – O Conselho Federal de Medicina baixará instruções no sentido de promover a coincidência dos mandatos dos membros dos Conselhos Regionais já instalados e dos que vierem a ser organizados.

Art. 30 – Enquanto não for elaborado e aprovado pelo Conselho Federal de Medicina, ouvidos os Conselhos Regionais, vigorará o Código de Ética da Associação Médica Brasileira.

Art. 31 – O pessoal a serviço dos Conselhos de Medicina será inscrito, para efeito de previdência social, no Instituto de Previdência e Assistência dos Servidores do Estado em conformidade com o art. 2º do Decreto-Lei nº 3.347, de 12 de junho de 1941.

Art. 32 – As diretorias provisórias, a que se refere o art. 28, organizarão a tabela de emolumentos devidos pelos inscritos, submetendo-se à aprovação do Conselho Federal.

Art. 33 – O Poder Executivo providenciará a entrega ao Conselho Federal de Medicina, logo após a publicação da presente lei, de 40% (quarenta por cento) da totalidade do imposto sindical paga pelos médicos, a fim de que sejam empregados na instalação do mesmo Conselho e dos Conselhos Regionais.

Art. 34 – O Governo Federal tomará medidas para a instalação condigna dos Conselhos de Medicina no Distrito Federal e nas capitais dos Estados e Territórios, tanto quanto possível em edifícios públicos.

Art. 35 – O Conselho Federal de Medicina elaborará o projeto do decreto de regulamentação desta lei, apresentando-o ao Poder Executivo dentro de 120 (cento e vinte) dias a contar da data da sua publicação.

Art. 36 – Esta lei entrará em vigor na data de sua publicação, revogados o Decreto-Lei nº 7.955, de 13 de setembro de 1945, e disposições em contrário.

Rio de Janeiro, 30 de setembro de 1957; 136º da Independência e 69º da República.

JUSCELINO KUBITSCHEK
Parsifal Barroso
Clóvis Salgado
Maurício de Medeiros

LEI Nº 11.000, DE 15 DE DEZEMBRO DE 2004

Altera dispositivos da Lei nº 3.268, de 30 de setembro de 1957, que dispõe sobre os Conselhos de Medicina, e dá outras providências.

O PRESIDENTE DA REPÚBLICA Faço saber que o Congresso Nacional decreta e eu sanciono a seguinte Lei:

Art. 1º Os arts. 4º e 5º da Lei nº 3.268, de 30 de setembro de 1957, passam a vigorar com as seguintes alterações:

"Art. 4º O Conselho Federal de Medicina compor-se-á de 28 (vinte e oito) conselheiros titulares, sendo:

I – 1 (um) representante de cada Estado da Federação;

II – 1 (um) representante do Distrito Federal; e

III – 1 (um) representante e respectivo suplente indicado pela Associação Médica Brasileira.

§ 1º Os Conselheiros e respectivos suplentes de que tratam os incisos I e II serão escolhidos por escrutínio secreto e maioria de votos, presentes no mínimo 20% (vinte por cento), dentre os médicos regularmente inscritos em cada Conselho Regional.

§ 2º Para a candidatura à vaga de conselheiro federal, o médico não necessita ser conselheiro do Conselho Regional de Medicina em que está inscrito."

"Art. 5º...
....

j) fixar e alterar o valor da anuidade única, cobrada aos inscritos nos Conselhos Regionais de Medicina; e

l) normatizar a concessão de diárias, jetons e auxílio de representação, fixando o valor máximo para todos os Conselhos Regionais." (NR)

Art. 2º Os Conselhos de fiscalização de profissões regulamentadas são autorizados a fixar, cobrar e executar as contribuições anuais, devidas por pessoas físicas ou jurídicas, bem como as multas e os preços de serviços, relacionados com suas atribuições legais, que constituirão receitas próprias de cada Conselho.

§ 1º Quando da fixação das contribuições anuais, os Conselhos deverão levar em consideração as profissões regulamentadas de níveis superior, técnico e auxiliar.

§ 2º Considera-se título executivo extrajudicial a certidão relativa aos créditos mencionados no *caput* deste artigo e não pagos no prazo fixado para pagamento.

§ 3º Os Conselhos de que trata o *caput* deste artigo ficam autorizados a normatizar a concessão de diárias, jetons e auxílios de representação, fixando o valor máximo para todos os Conselhos Regionais.

Art. 3º Esta Lei entra em vigor na data de sua publicação.

Art. 4º Fica revogado o art. 10 da Lei nº 3.268, de 30 de setembro de 1957.

Brasília, 15 de dezembro de 2004; 183º da Independência e 116º da República.

LUIZ INÁCIO LULA DA SILVA
Humberto Sérgio Costa Lima

DECRETO Nº 44.045, DE 19 DE JULHO DE 1958
D.O.U., 25-7-1958

Aprova o regulamento do Conselho Federal e Conselhos Regionais de Medicina a que se refere a Lei nº 3.268, de 30 de setembro de 1957.

O Presidente da República, usando da atribuição que lhe confere o artigo 87, inciso I, da Constituição, decreta:

Art. 1º – Fica aprovado o Regulamento do Conselho Federal de Medicina e Conselhos Regionais de Medicina que, assinado pelo Ministro de Estado dos Negócios da Saúde, com este baixa.

Art. 2º – Este decreto entrará em vigor na data da sua publicação, revogadas as disposições em contrário.

Rio de Janeiro, em 19 de julho de 1958; 137º da Independência e 70º da República.

JUSCELINO KUBITSCHEK
Mário Pinotti

REGULAMENTO A QUE SE REFERE À LEI Nº 3.268, DE 30 DE SETEMBRO DE 1957

CAPÍTULO I

Da inscrição

Art. 1º – Os médicos legalmente habilitados ao exercício da profissão em virtude dos diplomas que lhes foram conferidos pelas Faculdades de Medicina oficiais ou reconhecidas do país só poderão desempenhá-lo efetivamente depois de inscreverem-se nos Conselhos Regionais de Medicina que jurisdicionarem a área de sua atividade profissional.

Parágrafo único – A obrigatoriedade da inscrição a que se refere o presente artigo abrange todos os profissionais militantes, sem distinção de cargos ou funções públicas.

Art. 2º – O pedido de inscrição do médico deverá ser dirigido ao Presidente do competente Conselho Regional de Medicina, com declaração de:

a) nome por extenso;
b) nacionalidade;
c) estado civil;
d) data e lugar do nascimento;
e) filiação; e
f) Faculdade de Medicina pela qual se formou, sendo obrigatório o reconhecimento da firma do requerente.

§ 1º – O requerimento de inscrição deverá ser acompanhado da seguinte documentação:

a) original ou fotocópia autenticada do diploma de formatura, devidamente registrado no Ministério da Educação e Cultura;

b) prova de quitação com o serviço militar (se for varão);

c) prova de habilitação eleitoral;

d) prova de quitação do imposto sindical;

e) declaração dos cargos particulares ou das funções públicas de natureza médica que o requerente tenha exercido antes do presente Regulamento;

f) prova de revalidação do diploma de formatura, de conformidade com a legislação em vigor, quando o requerente, brasileiro ou não, se tiver formado por Faculdade de Medicina estrangeira; e

g) prova de registro no Serviço Nacional de Fiscalização da Medicina e Farmácia.

§ 2º – Quando o médico já tiver sido registrado pelas Repartições do Ministério da Saúde até 30 de setembro de 1957, sua inscrição nos Conselhos Regionais de Medicina prescindirá da apresentação de diplomas, certificados ou cartas registradas no Ministério da Educação e Cultura, contanto que conste prova de registro naquelas Repartições do Ministério da Saúde.

§ 3º – Além dos documentos especificados nos parágrafos anteriores, os Conselhos Regionais de Medicina poderão exigir dos requerentes ainda outros documentos que sejam julgados necessários para a complementação da inscrição.

Art. 3º – A efetivação real do registro do médico só existirá depois da sua inscrição nos assentamentos dos Conselhos Regionais de Medicina e também depois da expedição da Carteira Profissional estatuída nos artigos 18 e 19 da Lei nº 3.268, de 30 de setembro de 1957, cuja obtenção pelos interessados exige o pagamento prévio desse documento e o pagamento prévio da primeira anuidade, nos termos do art. 7º, §§ 1º e 2º, do presente Regulamento.

Parágrafo único – Para todos os Conselhos Regionais de Medicina serão uniformes as normas de processar os pedidos de inscrição, os registros e as expedições da Carteira Profissional, valendo esta como prova de identidade e cabendo ao Conselho Federal de Medicina disciplinar, por "atos resolutórios", a matéria constante deste artigo.

Art. 4º – O pedido de inscrição a que se refere o artigo anterior poderá ser feito por procurador quando o médico a inscrever-se não possa deslocar-se de seu local de trabalho. Nesses casos, ser-lhe-ão enviados registrados pelo Correio, por intermédio do Tabelião da Comarca, os documentos a serem por ele autenticados, a fim de que o requerente, em presença do Tabelião, os assine e neles aponha a impressão digital do polegar da mão direita, dentro do prazo máximo de três (3) dias, devolvendo-os com a firma reconhecida ao Presidente do Conselho Regional, que então autorizará a expedição da carteira e a inscrição.

Art. 5º – O pedido de inscrição do médico será denegado quando:

a) o Conselho Regional de Medicina ou, em caso de recurso, o Conselho Federal de Medicina não julgarem hábil ou considerarem insuficiente o diploma apresentado pelo requerente;

b) nas mesmas circunstâncias da alínea precedente, não se encontrarem em perfeita ordem os documentos complementares anexados pelo interessado;

c) não tiver sido satisfeito o pagamento relativo à taxa de inscrição correspondente.

Art. 6º – Fica o médico obrigado a comunicar ao Conselho Regional de Medicina em que estiver inscrito a instalação do seu consultório, ou local de trabalho profissional, assim como qualquer transferência de sede, ainda quando na mesma jurisdição.

§ 1º – Quando houver mudança de sede de trabalho, bem como no caso de abandono temporário ou definitivo da profissão, obedecer-se-á às disposições dos §§ 1º, 2º, 3º e 4º do art. 18 da Lei nº 3.268, de 30 de setembro de 1957, pagando nova anuidade ao Conselho da Região onde passar a exercer a profissão.

CAPÍTULO II

Das taxas, carteiras profissionais e anuidades

Art. 7º – Os profissionais inscritos de acordo com o que preceitua a Lei nº 3.268, de 30 de setembro de 1957, ficarão obrigados ao pagamento de anuidades a serem fixadas pelo Conselho Federal de Medicina.

§ 1º – O pagamento da anuidade será efetuado até o dia 31 do mês de março de cada ano, salvo no primeiro ano, quando será feito na ocasião da expedição da carteira profissional do interessado.

§ 2º – O pagamento de anuidades fora do prazo prescrito no parágrafo antecedente será efetuado com acréscimo de 20% (vinte por cento) da importância fixada.

Art. 8º – Os profissionais inscritos na forma da Lei nº 3.268, de 30 de setembro de 1957, pagarão no ato do pedido de sua inscrição uma taxa de inscrição fixada pelo Conselho Federal de Medicina.

Art. 9º – Ao médico inscrito de acordo com o presente Regulamento será entregue, mediante pagamento de taxa específica de expedição de carteira profissional e fixada pela Assembleia Geral, uma carteira profissional numerada e registrada no Conselho Regional, contendo:

a) nome por extenso;
b) filiação;
c) nacionalidade e naturalidade;
d) data do nascimento;
e) designação da Faculdade de Medicina diplomadora;
f) número da inscrição anotada nesse Conselho Regional;
g) data dessa mesma inscrição;
h) retrato do médico, de frente, de 334 cm, exibindo a data dessa fotografia;
i) assinatura do portador;
j) impressão digital do polegar da mão direita;
k) data em que foi diplomado;
l) assinaturas do Presidente e do Secretário do Conselho Regional;
m) mínimo de três (3) folhas para vistos e anotações sobre o exercício da medicina;
n) mínimo de três (3) folhas para anotações de elogios, impedimentos e proibições;
o) declaração da validade da carteira como documento de identidade e de sua fé pública (art. 19 da Lei nº 3.268, de 30 de setembro de 1957);
p) denominação do Conselho Regional respectivo.

Parágrafo único – O modelo da Carteira Profissional a que se refere o art. 18 da Lei nº 3.268, de 30 de setembro de 1957, será uniforme para todo o País e fixado pelo Conselho Federal de Medicina.

CAPÍTULO III

Das penalidades

Dos processos ético-profissionais

Art. 10 – Os processos relativos às infrações dos princípios da ética profissional deverão resistir a forma de "autos judiciais", sendo exarados em ordem cronológica os seus pareceres e despachos.

Art. 11 – As queixas ou denúncias apresentadas aos Conselhos Regionais de Medicina, decaldadas em infração ético-profissional, só serão recebidas quando devidamente assinadas e documentadas.

Art. 12 – Recebida a queixa ou denúncia, o Presidente a encaminhará a uma Comissão de Instrução, que ordenará as providências especiais para o caso, e depois de serem elas executadas determinará, então, a intimação do médico ou da pessoa jurídica denunciados para, no prazo de trinta dias a contar da data do recebimento dessa intimação, oferecer a defesa que tiver, acompanhando-a das alegações e dos documentos que julgar convenientes.

§ 1º – A instrução a que se refere este artigo poderá ser feita mediante depoimento pessoal do queixoso ou denunciante, arrolamento de testemunhas, perícias e demais provas consideradas hábeis.

§ 2º – A ambas as partes é facultada a representação por advogados militantes.

Art. 13 – As intimações poderão processar-se pessoalmente e serem certificadas nos autos, ou por carta registrada cuja cópia será a estes anexada, juntamente com o comprovante do registro. Se a parte intimada não for encontrada, ou se o documento de intimação for devolvido pelo Correio, será ela publicada por edital em Diário Oficial do Estado, dos Territórios ou do Distrito Federal e em jornal de grande circulação na região.

Art. 14 – Somente na Secretaria do Conselho Regional de Medicina poderão as partes ou seus procuradores ter "vista" do processo, podendo, nesta oportunidade, tomar as notas que julgarem necessárias à defesa.

Parágrafo único – É expressamente vedada a retirada de processos pelas partes ou seus procuradores, sob qualquer pretexto, da Secretaria do Conselho Regional, sendo igualmente vedado lançar notas nos autos ou sublinhá-los de qualquer forma.

Art. 15 – Esgotado o prazo de contestação, juntada ou não a defesa, a Secretaria do Conselho Regional remeterá o processo ao Relator, designado pelo Presidente para emitir parecer.

Art. 16 – Os processos atinentes à ética profissional terão, além do relator, um revisor, também designado pelo Presidente, e os pareceres de ambos, sem transitarem em momento algum pela Secretaria, só serão dados a conhecer na sessão plenária do julgamento.

Parágrafo único – Quando estiver redigido, o parecer do relator deverá ser entregue, em sessão plenária e pessoalmente, ao Presidente e este, também pessoalmente, passará o processo às mãos do revisor, respeitados os prazos regimentais.

Art. 17 – As penas disciplinares aplicáveis aos infratores da ética profissional são as seguintes:

a) advertência confidencial, em aviso reservado;
b) censura confidencial, em aviso reservado;
c) censura pública em publicação oficial;
d) suspensão do exercício profissional, até 30 (trinta) dias; e
e) cassação do exercício profissional.

Art. 18 – Da imposição de qualquer das penalidades previstas nas letras a, b, c, d e e, do art. 22 da Lei nº 3.268, de 30 de setembro de 1957, caberá sempre recurso de apelação para o Conselho Federal de Medicina, respeitados os prazos e efeitos preestabelecidos nos seus parágrafos.

Art. 19 – O recurso de apelação poderá ser interposto:

a) por qualquer das partes;
b) *ex officio*.

Parágrafo único – O recurso de apelação será feito mediante petição e entregue na Secretaria do Conselho Regional dentro do prazo de trinta (30) dias, a contar da data da cientificação ao interessado da decisão do julgamento, na forma do art. 13 deste Regulamento.

Art. 20 – Depois da competente "vista" ao recorrido, que será de dez (10) dias, a contar da ciência do despacho do Presidente, designará este novo Relator para redigir a informação a ser prestada ao Conselho Federal de Medicina.

Art. 21 – O recurso *ex officio* será obrigatório nas decisões de que resultar cassação da autorização para o exercício profissional.

Art. 22 – Julgado o recurso em qualquer dos casos e publicado o acórdão na forma estatuída pelo Regimento Interno do Conselho Federal de Medicina, serão os autos devolvidos à instância de origem do processo, para a execução do decidido.

Art. 23 – As execuções das penalidades impostas pelos Conselhos Regionais e pelo Conselho Federal de Medicina processar-se-ão na forma estabelecida pelas respectivas decisões, sendo anotadas tais penalidades na carteira profissional do médico infrator, como estatuído no § 4º do art. 18 da Lei nº 3.268, de 30-9-1957.

Parágrafo único – No caso de cassação do exercício profissional, além dos editais e das comunicações endereçadas às autoridades interessadas no assunto, será apreendida a carteira profissional do médico infrator.

CAPÍTULO IV
Das eleições

Art. 24 – Os Conselhos Regionais de Medicina serão instalados nas Capitais de todos os Estados e Territórios, bem como no Distrito Federal onde terão sede, e serão constituídos por:

a) cinco membros quando a região possuir até cinquenta (50) médicos inscritos;
b) dez (10) até cento e cinquenta (150) inscrições;
c) quinze (15) até trezentas (300); e finalmente,
d) vinte e um (21) membros, quando houver mais de trezentas.

§ 1º – Haverá para cada Conselho Regional tantos suplentes, de nacionalidade brasileira, quanto membros efetivos que o compõem, assim como para o Conselho Federal, e que deverão ser eleitos na mesma ocasião dos efetivos, em cédula distinta, cabendo-lhes entrar em exercício em caso de impedimento de qualquer Conselheiro, por mais de trinta dias, ou em caso de vaga para concluírem o mandato em curso (Renumerado do parágrafo único pelo Decreto nº 6.821, de 2009).

§ 2º – Independentemente do disposto no § 1º, os Conselheiros suplentes eleitos poderão ser designados para o exercício de atividades necessárias ao funcionamento do Conselho Regional de Medicina respectivo. (Incluído pelo Decreto nº 6.821, de 2009)

Art. 25 – O dia e a hora das eleições dos membros dos Conselhos Regionais serão fixados pelo Conselho Federal de Medicina, cabendo aos primeiros promover aqueles pleitos, que deverão processar-se por assembleia dos médicos inscritos na Região, mediante escrutínio secreto entre sessenta (60) e trinta (30) dias antes do término dos mandatos e precedidos de ampla divulgação por editais nos DIÁRIOS OFICIAIS do Estado, dos Territórios ou do Distrito Federal e em jornal de grande circulação na Região.

Art. 26 – Haverá registro das chapas dos candidatos, devendo ser entregues os respectivos pedidos na secretaria de cada Conselho Regional com uma antecedência de, pelo menos, dez (10) dias da data da eleição e subscritos, no mínimo, por tantos médicos inscritos, quantos sejam numericamente os membros competentes desse mesmo Conselho Regional.

§ 1º – O número de candidatos de cada chapa eleitoral será aquele indicado pelo art. 24 deste Regulamento menos um de conformidade com o disposto no art. 13 da Lei nº 3.268, de 30-9-1957.

§ 2º – Nenhum candidato poderá figurar em mais de uma chapa.

§ 3º – Nenhum signatário da chapa eleitoral poderá ser nela incluído.

Art. 27 – O voto será pessoal e obrigatório em todas as eleições, salvo doença ou ausência comprovada do votante na Região, devidamente justificadas.

§ 1º – Votarão somente os médicos inscritos na jurisdição de cada Conselho Regional e quando provarem quitação de suas anuidades.

§ 2º – Os médicos eventualmente ausentes da sede das eleições enviarão seus votos em sobrecarta dupla, opaca, fechada e remetida sob registro pelo correio, juntamente com ofício ao Presidente do Conselho Regional e com firma reconhecida.

§ 3º – As cédulas recebidas com as formalidades do parágrafo anterior serão computadas até o momento de encerrar-se a votação, sendo aberta a sobrecarta maior pelo Presidente do Conselho Regional, que, sem violar o segredo do voto, depositará a sobrecarta menor em uma urna especial.

§ 4º – Nas eleições os votos serão recebidos durante, pelo menos, seis (6) horas contínuas, podendo a critério do Conselho Regional e caso haja mais de duzentos (200) votantes determinarem-se locais diversos na cidade-sede para recebimentos de votos quando, então, deverão permanecer em cada local de votação dois (2) diretores ou médicos inscritos designados pelo Presidente do Conselho.

Art. 28 – Para os fins de eleição a Assembleia Geral funcionará de conformidade com o art. 25 da Lei nº 3.268, de 30-9-1957.

Art. 29 – As eleições para os Conselhos Regionais serão feitas sem discriminação de cargos, que serão providos na sua primeira sessão ordinária, de conformidade com os respectivos regimentos internos.

Art. 30 – As normas do processo eleitoral relativas aos Conselhos Regionais constarão de Instruções baixadas pelo Conselho Federal de conformidade com o art. 5º letra g e art. 23 da Lei nº 3.268, de 30-9-1957.

Art. 31 – Por falta injustificada à eleição incorrerá o médico faltoso na multa de duzentos cruzeiros (Cr$ 200,00), dobrada na reincidência.

CAPÍTULO V

Do Conselho Federal de Medicina

Art. 32 – O Conselho Federal de Medicina será composto de dez (10) membros e de outros tantos suplentes, todos de nacionalidade brasileira, sendo nove (9) deles eleitos por escrutínio secreto perante o próprio Conselho Federal, em assembleia dos Delegados dos Conselhos Regionais, e o restante será eleito pela Associação Médica Brasileira.

Art. 33 – Cada Conselho Regional de Medicina promoverá reunião de assembleia geral para eleição de um Delegado eleitor e de seu suplente, entre cem (100) e setenta (70) dias antes do término do mandato dos Membros do Conselho Federal de Medicina, dando ciência ao mesmo do nome do Delegado eleitor, até quinze (15) dias a contar da eleição.

Art. 34 – A escolha do Delegado eleitor poderá recair em médicos residentes nas respectivas regiões ou em qualquer das outras, não lhes sendo permitido, todavia, substabelecer credenciais.

Art. 35 – Haverá registro de chapas de candidatos ao Conselho Federal de Medicina mediante requerimento assinado, pelo menos, por três (3) Delegados eleitores, em duas vias, ao Presidente do mesmo, dentro do prazo de trinta (30) dias e amplamente divulgado pelo DIÁRIO OFICIAL da União e pela imprensa local.

Parágrafo único – Tendo recebido o requerimento, o Presidente do Conselho Federal de Medicina, depois de autenticar a primeira via desse documento com sua assinatura, devolverá a segunda, com o competente recibo de entrega.

Art. 36 – A eleição para o Conselho Federal de Medicina será realizada entre vinte e cinco (25) e quinze (15) dias antes do término do mandato dos seus Membros, devendo ser a data escolhida comunicada aos Conselhos Regionais, com antecedência de trinta (30) dias.

Art. 37 – A mesa eleitoral será constituída, pelo menos, por três (3) membros da Diretoria do Conselho Federal.

§ 1º – Depois de lidas as chapas registradas, o Presidente procederá à chamada dos Delegados eleitores, que apresentarão suas credenciais.

§ 2º – Cada Delegado eleitor receberá uma sobrecarta rubricada pelo Presidente da mesa, dirigindo-se ao gabinete indevassável para encerrar as chapas de Conselheiros efetivos e suplentes na sobrecarta que lhe foi entregue.

§ 3º – Voltando do gabinete indevassável, o Delegado assinará a lista dos votantes e, em seguida, depositará o voto na urna.

Art. 38 – Terminada a votação a mesa procederá à contagem das sobrecartas existentes na urna, cujo número deverá coincidir com os dos votantes. Verificada tal coincidência serão abertas as sobrecartas e contadas as cédulas pelos mesários designados para tal fim.

Art. 39 – Caso nenhuma das chapas registradas obtenha maioria absoluta de votos no primeiro escrutínio, far-se-á imediatamente um segundo, no qual só serão sufragadas as duas chapas mais votadas.

Parágrafo único – Em caso de empate, serão repetidos tantos escrutínios quantos sejam necessários para decidir o pleito.

Art. 40 – O comparecimento dos Delegados dos Conselhos Regionais de Medicina às eleições para membros do Conselho Federal será obrigatório, aplicando-se as sanções previstas em lei nos casos de ausência injustificada.

CAPÍTULO VI

Das disposições gerais

Art. 41 – O mandato dos Membros dos Conselhos Regionais de Medicina será meramente honorífico e durará cinco (5) anos, como o dos Membros do Conselho Federal de Medicina.

Art. 42 – Sempre que houver vagas em qualquer Conselho Regional e não houver suplentes a convocar em número suficiente para que o Conselho funcione, processar-se-ão eleições necessárias ao preenchimento das vagas de membros efetivos e suplentes, na forma das instruções que forem baixadas pelo Conselho Federal e sob a presidência de uma Diretoria que será, segundo as eventualidades:

I – A própria Diretoria do Conselho em questão, se ao menos os ocupantes dos cargos de Presidente, Primeiro-secretário e Tesoureiro coincidirem com os Conselheiros Regionais remanescentes ou com a integração de outros médicos, se o número dos diretores não for suficiente;

II – Diretoria provisória designada pelo Conselho Federal, entre os Conselheiros Regionais remanescentes ou com a integração de outros médicos, se o número dos primeiros não perfizer o necessário para o preenchimento dos três cargos essenciais mencionados no item anterior, tudo no caso de não existir nenhum membro da Diretoria efetiva;

III – Diretoria provisória livremente designada pelo Conselho Federal, se não houver Conselheiros regionais remanescentes.

Parágrafo único – Os membros efetivos e os suplentes eleitos nas condições do artigo 42 concluirão o mandato dos Conselheiros que abriram vagas.

Art. 43 – Os casos omissos do presente Regulamento serão resolvidos pelo Conselho Federal de Medicina.

CAPÍTULO VII

Das disposições transitórias

Art. 44 – Dentro do prazo de trinta (30) dias após a aprovação do presente Regulamento, o Conselho Federal baixará instru-ções com uma tabela de emolumentos (anuidades, taxas de inscrição, carteiras etc.), a serem cobrados pelos Conselhos Regionais de todo o País.

Art. 45 – A exigência da apresentação da carteira profissional do médico, assim como a obrigatoriedade de indicar no seu receituário o respectivo número de sua carteira dos Conselhos Regionais, só se tornará efetiva a partir de cento e oitenta (180) dias depois da publicação do presente Regulamento.

Art. 46 – Os Conselhos Regionais de Medicina providenciarão a feitura ou a reforma de seus Regimentos Internos, de conformidade com a Lei nº 3.268, de 30-9-1957.

Art. 47 – Revogam-se as disposições em contrário.

MÁRIO PINOTTI

▼

2. Código de Ética Médica.*
(Publicado no D.O.U. de 01 de novembro de 2018, Seção I, p. 179)

CONSELHO FEDERAL DE MEDICINA

RESOLUÇÃO Nº 2.217, DE 27 DE SETEMBRO DE 2018

Aprova o Código de Ética Médica.

O CONSELHO FEDERAL DE MEDICINA, no uso das atribuições conferidas pela Lei nº 3.268, de 30 de setembro de 1957, regulamentada pelo Decreto nº 44.045, de 19 de julho de 1958, modificado pelo Decreto nº 6.821, de 14 de abril de 2009 e pela Lei nº 11.000, de 15 de dezembro de 2004, e consubstanciado na Lei nº 6.828, de 29 de outubro de 1980, e na Lei nº 9.784, de 29 de janeiro de 1999; e

CONSIDERANDO que os Conselhos de Medicina são ao mesmo tempo julgadores e disciplinadores da classe médica, cabendo-lhes zelar e trabalhar, por todos os meios ao seu alcance, pelo perfeito desempenho ético da medicina e pelo prestígio e bom conceito da profissão e dos que a exerçam legalmente;

CONSIDERANDO que as normas do Código de Ética Médica devem submeter-se aos dispositivos constitucionais vigentes;

CONSIDERANDO a busca de melhor relacionamento com o paciente e a garantia de maior autonomia à sua vontade;

CONSIDERANDO as propostas formuladas ao longo dos anos de 2016 a 2018 e pelos Conselhos Regionais de Medicina, pelas entidades médicas, pelos médicos e por instituições científicas e universitárias para a revisão do atual Código de Ética Médica;

CONSIDERANDO as decisões da III Conferência Nacional de Ética Médica de 2018, que elaborou, com participação de delegados médicos de todo o Brasil, um novo Código de Ética Médica revisado;

CONSIDERANDO o decidido pelo Conselho Pleno Nacional reunido em 27 de setembro de 2018;

CONSIDERANDO, finalmente, o decidido em sessão plenária de 27 de setembro de 2018, resolve:

Art. 1º Aprovar o Código de Ética Médica anexo a esta Resolução, após sua revisão e atualização.

Art. 2º O Conselho Federal de Medicina, sempre que necessário, expedirá resoluções que complementem este Código de Ética Médica e facilitem sua aplicação.

Art. 3º O Código anexo a esta Resolução entra em vigor cento e oitenta dias após a data de sua publicação e, a partir daí, revoga-se o Código de Ética Médica aprovado pela Resolução CFM nº 1.931/2009, publicada no Diário Oficial da União no dia 13 de outubro de 2009, Seção I, página 90, bem como as demais disposições em contrário.

CARLOS VITAL TAVARES CORRÊA LIMA
Presidente
HENRIQUE BATISTA E SILVA
Secretário-Geral

ANEXO

CÓDIGO DE ÉTICA MÉDICA

Preâmbulo

I – O presente Código de Ética Médica contém as normas que devem ser seguidas pelos médicos no exercício de sua profissão, inclusive nas atividades relativas a ensino, pesquisa e administração de serviços de saúde, bem como em quaisquer outras que utilizem o conhecimento advindo do estudo da medicina.

II – As organizações de prestação de serviços médicos estão sujeitas às normas deste Código.

III – Para o exercício da medicina, impõe-se a inscrição no Conselho Regional do respectivo estado, território ou Distrito Federal.

IV – A fim de garantir o acatamento e a cabal execução deste Código, o médico comunicará ao Conselho Regional de Medi-

---

*Este Código entrou em vigor cento e oitenta dias após a data da sua publicação no D.O.U.

cina, com discrição e fundamento, fatos de que tenha conhecimento e que caracterizem possível infração do presente Código e das demais normas que regulam o exercício da medicina.

V – A fiscalização do cumprimento das normas estabelecidas neste Código é atribuição dos Conselhos de Medicina, das comissões de ética e dos médicos em geral.

VI – Este Código de Ética Médica é composto de 25 princípios fundamentais do exercício da medicina, 10 normas diceológicas, 118 normas deontológicas e quatro disposições gerais. A transgressão das normas deontológicas sujeitará os infratores às penas disciplinares previstas em lei.

CAPÍTULO I

Princípios fundamentais

I – A medicina é uma profissão a serviço da saúde do ser humano e da coletividade e será exercida sem discriminação de nenhuma natureza.

II – O alvo de toda a atenção do médico é a saúde do ser humano, em benefício da qual deverá agir com o máximo de zelo e o melhor de sua capacidade profissional.

III – Para exercer a medicina com honra e dignidade, o médico necessita ter boas condições de trabalho e ser remunerado de forma justa.

IV – Ao médico cabe zelar e trabalhar pelo perfeito desempenho ético da medicina, bem como pelo prestígio e bom conceito da profissão.

V – Compete ao médico aprimorar continuamente seus conhecimentos e usar o melhor do progresso científico em benefício do paciente e da sociedade.

VI – O médico guardará absoluto respeito pelo ser humano e atuará sempre em seu benefício, mesmo depois da morte. Jamais utilizará seus conhecimentos para causar sofrimento físico ou moral, para o extermínio do ser humano ou para permitir e acobertar tentativas contra sua dignidade e integridade.

VII – O médico exercerá sua profissão com autonomia, não sendo obrigado a prestar serviços que contrariem os ditames de sua consciência ou a quem não deseje, excetuadas as situações de ausência de outro médico, em caso de urgência ou emergência, ou quando sua recusa possa trazer danos à saúde do paciente.

VIII – O médico não pode, em nenhuma circunstância ou sob nenhum pretexto, renunciar à sua liberdade profissional, nem permitir quaisquer restrições ou imposições que possam prejudicar a eficiência e a correção de seu trabalho.

IX – A medicina não pode, em nenhuma circunstância ou forma, ser exercida como comércio.

X – O trabalho do médico não pode ser explorado por terceiros com objetivo de lucros, finalidade política ou religiosa.

XI – O médico guardará sigilo a respeito das informações de que detenha conhecimento no desempenho de suas funções, com exceção dos casos previstos em lei.

XII – O médico empenhar-se-á pela melhor adequação do trabalho ao ser humano, pela eliminação e pelo controle dos riscos à saúde inerentes às atividades laborais.

XIII – O médico comunicará às autoridades competentes quaisquer formas de deterioração do ecossistema, prejudiciais à saúde e à vida.

XIV – O médico empenhar-se-á em melhorar os padrões dos serviços médicos e em assumir sua responsabilidade em relação à saúde pública, à educação sanitária e à legislação referente à saúde.

XV – O médico será solidário com os movimentos de defesa da dignidade profissional, seja por remuneração digna e justa, seja por condições de trabalho compatíveis com o exercício ético-profissional da medicina e seu aprimoramento técnico-científico.

XVI – Nenhuma disposição estatutária ou regimental de hospital ou de instituição, pública ou privada, limitará a escolha, pelo médico, dos meios cientificamente reconhecidos a serem praticados para o estabelecimento do diagnóstico e da execução do tratamento, salvo quando em benefício do paciente.

XVII – As relações do médico com os demais profissionais devem basear-se no respeito mútuo, na liberdade e na independência de cada um, buscando sempre o interesse e o bem-estar do paciente.

XVIII – O médico terá, para com os colegas, respeito, consideração e solidariedade, sem se eximir de denunciar atos que contrariem os postulados éticos.

XIX – O médico se responsabilizará, em caráter pessoal e nunca presumido, pelos seus atos profissionais, resultantes de relação particular de confiança e executados com diligência, competência e prudência.

XX – A natureza personalíssima da atuação profissional do médico não caracteriza relação de consumo.

XXI – No processo de tomada de decisões profissionais, de acordo com seus ditames de consciência e as previsões legais, o médico aceitará as escolhas de seus pacientes relativas aos procedimentos diagnósticos e terapêuticos por eles expressos, desde que adequadas ao caso e cientificamente reconhecidas.

XXII – Nas situações clínicas irreversíveis e terminais, o médico evitará a realização de procedimentos diagnósticos e terapêuticos desnecessários e propiciará aos pacientes sob sua atenção todos os cuidados paliativos apropriados.

XXIII – Quando envolvido na produção de conhecimento científico, o médico agirá com isenção, independência, veracidade e honestidade, com vista ao maior benefício para os pacientes e para a sociedade.

XXIV – Sempre que participar de pesquisas envolvendo seres humanos ou qualquer animal, o médico respeitará as normas éticas nacionais, bem como protegerá a vulnerabilidade dos sujeitos da pesquisa.

XXV – Na aplicação dos conhecimentos criados pelas novas tecnologias, considerando-se suas repercussões tanto nas gerações presentes quanto nas futuras, o médico zelará para que as pessoas não sejam discriminadas por nenhuma razão vinculada a herança genética, protegendo-as em sua dignidade, identidade e integridade.

XXVI – A medicina será exercida com a utilização dos meios técnicos e científicos disponíveis que visem aos melhores resultados.

CAPÍTULO II

Direitos dos médicos

É direito do médico:

I – Exercer a medicina sem ser discriminado por questões de religião, etnia, cor, sexo, orientação sexual, nacionalidade, idade, condição social, opinião política, deficiência ou de qualquer outra natureza.

II – Indicar o procedimento adequado ao paciente, observadas as práticas cientificamente reconhecidas e respeitada a legislação vigente.

III – Apontar falhas em normas, contratos e práticas internas das instituições em que trabalhe quando as julgar indignas do exercício da profissão ou prejudiciais a si mesmo, ao paciente ou a terceiros, devendo comunicá-las ao Conselho Regional de Medicina de sua jurisdição e à Comissão de Ética da instituição, quando houver.

IV – Recusar-se a exercer sua profissão em instituição pública ou privada onde as condições de trabalho não sejam dignas ou possam prejudicar a própria saúde ou a do paciente, bem como a dos demais profissionais. Nesse caso, comunicará com justificativa e maior brevidade sua decisão ao diretor técnico, ao Conselho Regional de Medicina de sua jurisdição e à Comissão de Ética da instituição, quando houver.

V – Suspender suas atividades, individualmente ou coletivamente, quando a instituição pública ou privada para a qual trabalhe não oferecer condições adequadas para o exercício profissional ou não o remunerar digna e justamente, ressalvadas as situações de urgência e emergência, devendo comunicar imediatamente sua decisão ao Conselho Regional de Medicina.

VI – Internar e assistir seus pacientes em hospitais privados e públicos com caráter filantrópico ou não, ainda que não faça parte do seu corpo clínico, respeitadas as normas técnicas aprovadas pelo Conselho Regional de Medicina da pertinente jurisdição.

VII – Requerer desagravo público ao Conselho Regional de Medicina quando atingido no exercício de sua profissão.

VIII – Decidir, em qualquer circunstância, levando em consideração sua experiência e capacidade profissional, o tempo a ser dedicado ao paciente sem permitir que o acúmulo de encargos ou de consultas venha prejudicar seu trabalho.

IX – Recusar-se a realizar atos médicos que, embora permitidos por lei, sejam contrários aos ditames de sua consciência.

X – Estabelecer seus honorários de forma justa e digna.

XI – É direito do médico com deficiência ou com doença, nos limites de suas capacidades e da segurança dos pacientes, exercer a profissão sem ser discriminado.

CAPÍTULO III

Responsabilidade profissional

É vedado ao médico:

Art. 1º Causar dano ao paciente, por ação ou omissão, caracterizável como imperícia, imprudência ou negligência. Parágrafo único. A responsabilidade médica é sempre pessoal e não pode ser presumida.

Art. 2º Delegar a outros profissionais atos ou atribuições exclusivas da profissão médica.

Art. 3º Deixar de assumir responsabilidade sobre procedimento médico que indicou ou do qual participou, mesmo quando vários médicos tenham assistido o paciente.

Art. 4º Deixar de assumir a responsabilidade de qualquer ato profissional que tenha praticado ou indicado, ainda que solicitado ou consentido pelo paciente ou por seu representante legal.

Art. 5º Assumir responsabilidade por ato médico que não praticou ou do qual não participou.

Art. 6º Atribuir seus insucessos a terceiros e a circunstâncias ocasionais, exceto nos casos em que isso possa ser devidamente comprovado.

Art. 7º Deixar de atender em setores de urgência e emergência, quando for de sua obrigação fazê-lo, mesmo respaldado por decisão majoritária da categoria.

Art. 8º Afastar-se de suas atividades profissionais, mesmo temporariamente, sem deixar outro médico encarregado do atendimento de seus pacientes internados ou em estado grave.

Art. 9º Deixar de comparecer a plantão em horário preestabelecido ou abandoná-lo sem a presença de substituto, salvo por justo impedimento.

Parágrafo único. Na ausência de médico plantonista substituto, a direção técnica do estabelecimento de saúde deve providenciar a substituição.

Art. 10 Acumpliciar-se com os que exercem ilegalmente a medicina ou com profissionais ou instituições médicas nas quais se pratiquem atos ilícitos.

Art. 11 Receitar, atestar ou emitir laudos de forma secreta ou ilegível, sem a devida identificação de seu número de registro no Conselho Regional de Medicina da sua jurisdição, bem como assinar em branco folhas de receituários, atestados, laudos ou quaisquer outros documentos médicos.

Art. 12 Deixar de esclarecer o trabalhador sobre as condições de trabalho que ponham em risco sua saúde, devendo comunicar o fato aos empregadores responsáveis.

Parágrafo único. Se o fato persistir, é dever do médico comunicar o ocorrido às autoridades competentes e ao Conselho Regional de Medicina.

Art. 13 Deixar de esclarecer o paciente sobre as determinantes sociais, ambientais ou profissionais de sua doença.

Art. 14 Praticar ou indicar atos médicos desnecessários ou proibidos pela legislação vigente no País.

Art. 15 Descumprir legislação específica nos casos de transplantes de órgãos ou de tecidos, esterilização, fecundação artificial, abortamento, manipulação ou terapia genética.

§ 1º No caso de procriação medicamente assistida, a fertilização não deve conduzir sistematicamente à ocorrência de embriões supranumerários.

§ 2º O médico não deve realizar a procriação medicamente assistida com nenhum dos seguintes objetivos:

I – criar seres humanos geneticamente modificados;

II – criar embriões para investigação;

III – criar embriões com finalidades de escolha de sexo, eugenia ou para originar híbridos ou quimeras.

§ 3º Praticar procedimento de procriação medicamente assistida sem que os participantes estejam de inteiro acordo e devidamente esclarecidos sobre o método.

Art. 16 Intervir sobre o genoma humano com vista à sua modificação, exceto na terapia gênica, excluindo-se qualquer ação em células germinativas que resulte na modificação genética da descendência.

Art. 17 Deixar de cumprir, salvo por motivo justo, as normas emanadas dos Conselhos Federal e Regionais de Medicina e de atender às suas requisições administrativas, intimações ou notificações no prazo determinado.

Art. 18 Desobedecer aos acórdãos e às resoluções dos Conselhos Federal e Regionais de Medicina ou desrespeitá-los.

Art. 19 Deixar de assegurar, quando investido em cargo ou função de direção, os direitos dos médicos e as demais condições adequadas para o desempenho ético-profissional da medicina.

Art. 20 Permitir que interesses pecuniários, políticos, religiosos ou de quaisquer outras ordens, do seu empregador ou superior hierárquico ou do financiador público ou privado da assistência à saúde, interfiram na escolha dos melhores meios de prevenção, diagnóstico ou tratamento disponíveis e cientificamente reconhecidos no interesse da saúde do paciente ou da sociedade.

Art. 21 Deixar de colaborar com as autoridades sanitárias ou infringir a legislação pertinente.

CAPÍTULO IV

Direitos humanos

É vedado ao médico:

Art. 22 Deixar de obter consentimento do paciente ou de seu representante legal após esclarecê-lo sobre o procedimento a ser realizado, salvo em caso de risco iminente de morte.

Art. 23 Tratar o ser humano sem civilidade ou consideração, desrespeitar sua dignidade ou discriminá-lo de qualquer forma ou sob qualquer pretexto.

Parágrafo único. O médico deve ter para com seus colegas respeito, consideração e solidariedade.

Art. 24 Deixar de garantir ao paciente o exercício do direito de decidir livremente sobre sua pessoa ou seu bem-estar, bem como exercer sua autoridade para limitá-lo.

Art. 25 Deixar de denunciar práticas de tortura ou de procedimentos degradantes, desumanos ou cruéis, praticá-las, bem como ser conivente com quem as realize ou fornecer meios, instrumentos, substâncias ou conhecimentos que as facilitem.

Art. 26 Deixar de respeitar a vontade de qualquer pessoa, considerada capaz física e mentalmente, em greve de fome, ou alimentá-la compulsoriamente, devendo cientificá-la das prováveis complicações do jejum prolongado e, na hipótese de risco iminente de morte, tratá-la.

Art. 27 Desrespeitar a integridade física e mental do paciente ou utilizar-se de meio que possa alterar sua personalidade ou sua consciência em investigação policial ou de qualquer outra natureza.

Art. 28 Desrespeitar o interesse e a integridade do paciente em qualquer instituição na qual esteja recolhido, independentemente da própria vontade.

Parágrafo único. Caso ocorram quaisquer atos lesivos à personalidade e à saúde física ou mental dos pacientes confiados ao médico, este estará obrigado a denunciar o fato à autoridade competente e ao Conselho Regional de Medicina.

Art. 29 Participar, direta ou indiretamente, da execução de pena de morte.

Art. 30 Usar da profissão para corromper costumes, cometer ou favorecer crime.

CAPÍTULO V

Relação com pacientes e familiares

É vedado ao médico:

Art. 31 Desrespeitar o direito do paciente ou de seu representante legal de decidir livremente sobre a execução de práticas diagnósticas ou terapêuticas, salvo em caso de iminente risco de morte.

Art. 32 Deixar de usar todos os meios disponíveis de promoção de saúde e de prevenção, diagnóstico e tratamento de doenças, cientificamente reconhecidos e a seu alcance, em favor do paciente.

Art. 33 Deixar de atender paciente que procure seus cuidados profissionais em casos de urgência ou emergência quando não houver outro médico ou serviço médico em condições de fazê-lo.

Art. 34 Deixar de informar ao paciente o diagnóstico, o prognóstico, os riscos e os objetivos do tratamento, salvo quando a comunicação direta possa lhe provocar dano, devendo, nesse caso, fazer a comunicação a seu representante legal.

Art. 35 Exagerar a gravidade do diagnóstico ou do prognóstico, complicar a terapêutica ou exceder-se no número de visitas, consultas ou quaisquer outros procedimentos médicos.

Art. 36 Abandonar paciente sob seus cuidados.

§ 1º Ocorrendo fatos que, a seu critério, prejudiquem o bom relacionamento com o paciente ou o pleno desempenho profissional, o médico tem o direito de renunciar ao atendimento, desde que comunique previamente ao paciente ou a seu representante legal, assegurando-se da continuidade dos cuidados e fornecendo todas as informações necessárias ao médico que o suceder.

§ 2º Salvo por motivo justo, comunicado ao paciente ou à sua família, o médico não o abandonará por este ter doença crônica ou incurável e continuará a assisti-lo e a propiciar-lhe os cuidados necessários, inclusive os paliativos.

Art. 37 Prescrever tratamento e outros procedimentos sem exame direto do paciente, salvo em casos de urgência ou emergência e impossibilidade comprovada de realizá-lo, devendo, nesse caso, fazê-lo imediatamente depois de cessado o impedimento, assim como consultar, diagnosticar ou prescrever por qualquer meio de comunicação de massa.

§ 1º O atendimento médico a distância, nos moldes da telemedicina ou de outro método, dar-se-á sob regulamentação do Conselho Federal de Medicina.

§ 2º Ao utilizar mídias sociais e instrumentos correlatos, o médico deve respeitar as normas elaboradas pelo Conselho Federal de Medicina.

Art. 38 Desrespeitar o pudor de qualquer pessoa sob seus cuidados profissionais.

Art. 39 Opor-se à realização de junta médica ou segunda opinião solicitada pelo paciente ou por seu representante legal.

Art. 40 Aproveitar-se de situações decorrentes da relação médico-paciente para obter vantagem física, emocional, financeira ou de qualquer outra natureza.

Art. 41 Abreviar a vida do paciente, ainda que a pedido deste ou de seu representante legal.

Parágrafo único. Nos casos de doença incurável e terminal, deve o médico oferecer todos os cuidados paliativos disponíveis sem empreender ações diagnósticas ou terapêuticas inúteis ou obstinadas, levando sempre em consideração a vontade expressa do paciente ou, na sua impossibilidade, a de seu representante legal.

Art. 42 Desrespeitar o direito do paciente de decidir livremente sobre método contraceptivo, devendo sempre esclarecê-lo sobre indicação, segurança, reversibilidade e risco de cada método.

CAPÍTULO VI

Doação e transplante de órgãos e tecidos

É vedado ao médico:

Art. 43 Participar do processo de diagnóstico da morte ou da decisão de suspender meios artificiais para prolongar a vida do possível doador, quando pertencente à equipe de transplante.

Art. 44 Deixar de esclarecer o doador, o receptor ou seus representantes legais sobre os riscos decorrentes de exames, intervenções cirúrgicas e outros procedimentos nos casos de transplante de órgãos.

Art. 45 Retirar órgão de doador vivo quando este for juridicamente incapaz, mesmo se houver autorização de seu representante legal, exceto nos casos permitidos e regulamentados em lei.

Art. 46 Participar direta ou indiretamente da comercialização de órgãos ou de tecidos humanos.

CAPÍTULO VII

Relação entre médicos

É vedado ao médico:

Art. 47 Usar de sua posição hierárquica para impedir, por motivo de crença religiosa, convicção filosófica, política, interesse econômico ou qualquer outro que não técnico-científico ou ético, que as instalações e os demais recursos da instituição sob sua direção sejam utilizados por outros médicos no exercício da profissão, particularmente se forem os únicos existentes no local.

Art. 48 Assumir emprego, cargo ou função para suceder médico demitido ou afastado em represália à atitude de defesa de movimentos legítimos da categoria ou da aplicação deste Código.

Art. 49 Assumir condutas contrárias a movimentos legítimos da categoria médica com a finalidade de obter vantagens.

Art. 50 Acobertar erro ou conduta antiética de médico.

Art. 51 Praticar concorrência desleal com outro médico.

Art. 52 Desrespeitar a prescrição ou o tratamento de paciente, determinados por outro médico, mesmo quando em função de chefia ou de auditoria, salvo em situação de indiscutível benefício para o paciente, devendo comunicar imediatamente o fato ao médico responsável.

Art. 53 Deixar de encaminhar o paciente que lhe foi enviado para procedimento especializado de volta ao médico assistente e, na ocasião, fornecer-lhe as devidas informações sobre o ocorrido no período em que por ele se responsabilizou.

Art. 54 Deixar de fornecer a outro médico informações sobre o quadro clínico de paciente, desde que autorizado por este ou por seu representante legal.

Art. 55 Deixar de informar ao substituto o quadro clínico dos pacientes sob sua responsabilidade ao ser substituído ao fim do seu turno de trabalho.

Art. 56 Utilizar-se de sua posição hierárquica para impedir que seus subordinados atuem dentro dos princípios éticos.

Art. 57 Deixar de denunciar atos que contrariem os postulados éticos à comissão de ética da instituição em que exerce seu trabalho profissional e, se necessário, ao Conselho Regional de Medicina.

CAPÍTULO VIII

Remuneração profissional

É vedado ao médico:

Art. 58 O exercício mercantilista da medicina.

Art. 59 Oferecer ou aceitar remuneração ou vantagens por paciente encaminhado ou recebido, bem como por atendimentos não prestados.

Art. 60 Permitir a inclusão de nomes de profissionais que não participaram do ato médico para efeito de cobrança de honorários.

Art. 61 Deixar de ajustar previamente com o paciente o custo estimado dos procedimentos.

Art. 62 Subordinar os honorários ao resultado do tratamento ou à cura do paciente.

Art. 63 Explorar o trabalho de outro médico, isoladamente ou em equipe, na condição de proprietário, sócio, dirigente ou gestor de empresas ou instituições prestadoras de serviços médicos.

Art. 64 Agenciar, aliciar ou desviar, por qualquer meio, para clínica particular ou instituições de qualquer natureza, paciente atendido pelo sistema público de saúde ou dele utilizar-se para a execução de procedimentos médicos em sua clínica privada como forma de obter vantagens pessoais.

Art. 65 Cobrar honorários de paciente assistido em instituições que se destinam à prestação de serviços públicos, ou receber remuneração de paciente como complemento de salário ou de honorários.

Art. 66 Praticar dupla cobrança por ato médico realizado.

Parágrafo único. A complementação de honorários em serviço privado pode ser cobrada quando prevista em contrato.

Art. 67 Deixar de manter a integralidade do pagamento e permitir descontos ou retenção de honorários, salvo os previstos em lei, quando em função de direção ou de chefia.

Art. 68 Exercer a profissão com interação ou dependência de farmácia, indústria farmacêutica, óptica ou qualquer organização destinada à fabricação, manipulação, promoção ou comercialização de produtos de prescrição médica, qualquer que seja sua natureza.

Art. 69 Exercer simultaneamente a medicina e a farmácia ou obter vantagem pelo encaminhamento de procedimentos, pela prescrição e/ou comercialização de medicamentos, órteses, próteses ou implantes de qualquer natureza, cuja compra decorra de influência direta em virtude de sua atividade profissional.

Art. 70 Deixar de apresentar separadamente seus honorários quando outros profissionais participarem do atendimento ao paciente.

Art. 71 Oferecer seus serviços profissionais como prêmio, qualquer que seja sua natureza.

Art. 72 Estabelecer vínculo de qualquer natureza com empresas que anunciam ou comercializam planos de financiamento, cartões de descontos ou consórcios para procedimentos médicos.

CAPÍTULO IX

Sigilo profissional

É vedado ao médico:

Art. 73 Revelar fato de que tenha conhecimento em virtude do exercício de sua profissão, salvo por motivo justo, dever legal ou consentimento, por escrito, do paciente.

Parágrafo único. Permanece essa proibição: a) mesmo que o fato seja de conhecimento público ou o paciente tenha falecido; b) quando de seu depoimento como testemunha (nessa hipótese, o médico comparecerá perante a autoridade e declarará seu impedimento); c) na investigação de suspeita de crime, o médico estará impedido de revelar segredo que possa expor o paciente a processo penal.

Art. 74 Revelar sigilo profissional relacionado com paciente criança ou adolescente, desde que estes tenham capacidade de discernimento, inclusive a seus pais ou representantes legais, salvo quando a não revelação possa acarretar dano ao paciente.

Art. 75 Fazer referência a casos clínicos identificáveis, exibir pacientes ou imagens que os tornem reconhecíveis em anúncios profissionais ou na divulgação de assuntos médicos em meios de comunicação em geral, mesmo com autorização do paciente.

Art. 76 Revelar informações confidenciais obtidas quando do exame médico de trabalhadores, inclusive por exigência dos dirigentes de empresas ou de instituições, salvo se o silêncio puser em risco a saúde dos empregados ou da comunidade.

Art. 77 Prestar informações a empresas seguradoras sobre as circunstâncias da morte do paciente sob seus cuidados, além das contidas na declaração de óbito, salvo por expresso consentimento do seu representante legal.

Art. 78 Deixar de orientar seus auxiliares e alunos a respeitar o sigilo profissional e zelar para que seja por eles mantido.

Art. 79 Deixar de guardar o sigilo profissional na cobrança de honorários por meio judicial ou extrajudicial.

CAPÍTULO X

Documentos médicos

É vedado ao médico:

Art. 80 Expedir documento médico sem ter praticado ato profissional que o justifique, que seja tendencioso ou que não corresponda à verdade.

Art. 81 Atestar como forma de obter vantagem.

Art. 82 Usar formulários institucionais para atestar, prescrever e solicitar exames ou procedimentos fora da instituição a que pertençam tais formulários.

Art. 83 Atestar óbito quando não o tenha verificado pessoalmente, ou quando não tenha prestado assistência ao paciente, salvo, no último caso, se o fizer como plantonista, médico substituto ou em caso de necropsia e verificação médico-legal.

Art. 84 Deixar de atestar óbito de paciente ao qual vinha prestando assistência, exceto quando houver indícios de morte violenta.

Art. 85 Permitir o manuseio e o conhecimento dos prontuários por pessoas não obrigadas ao sigilo profissional quando sob sua responsabilidade.

Art. 86 Deixar de fornecer laudo médico ao paciente ou a seu representante legal quando aquele for encaminhado ou transferido para continuação do tratamento ou em caso de solicitação de alta.

Art. 87 Deixar de elaborar prontuário legível para cada paciente.

§ 1º O prontuário deve conter os dados clínicos necessários para a boa condução do caso, sendo preenchido, em cada avaliação, em ordem cronológica com data, hora, assinatura e número de registro do médico no Conselho Regional de Medicina.

§ 2º O prontuário estará sob a guarda do médico ou da instituição que assiste o paciente.

§ 3º Cabe ao médico assistente ou a seu substituto elaborar e entregar o sumário de alta ao paciente ou, na sua impossibilidade, ao seu representante legal.

Art. 88 Negar ao paciente ou, na sua impossibilidade, a seu representante legal, acesso a seu prontuário, deixar de lhe fornecer cópia quando solicitada, bem como deixar de lhe dar explicações necessárias à sua compreensão, salvo quando ocasionarem riscos ao próprio paciente ou a terceiros.

Art. 89 Liberar cópias do prontuário sob sua guarda exceto para atender a ordem judicial ou para sua própria defesa, assim como quando autorizado por escrito pelo paciente.

§ 1º Quando requisitado judicialmente, o prontuário será encaminhado ao juízo requisitante.

§ 2º Quando o prontuário for apresentado em sua própria defesa, o médico deverá solicitar que seja observado o sigilo profissional.

Art. 90 Deixar de fornecer cópia do prontuário médico de seu paciente quando de sua requisição pelos Conselhos Regionais de Medicina.

Art. 91 Deixar de atestar atos executados no exercício profissional, quando solicitado pelo paciente ou por seu representante legal.

CAPÍTULO XI

Auditoria e perícia médica

É vedado ao médico:

Art. 92 Assinar laudos periciais, auditoriais ou de verificação médico-legal caso não tenha realizado pessoalmente o exame.

Art. 93 Ser perito ou auditor do próprio paciente, de pessoa de sua família ou de qualquer outra com a qual tenha relações capazes de influir em seu trabalho ou de empresa em que atue ou tenha atuado.

Art. 94 Intervir, quando em função de auditor, assistente técnico ou perito, nos atos profissionais de outro médico, ou fazer qualquer apreciação em presença do examinado, reservando suas observações para o relatório.

Art. 95 Realizar exames médico-periciais de corpo de delito em seres humanos no interior de prédios ou de dependências de delegacias de polícia, unidades militares, casas de detenção e presídios.

Art. 96 Receber remuneração ou gratificação por valores vinculados à glosa ou ao sucesso da causa, quando na função de perito ou de auditor.

Art. 97 Autorizar, vetar, bem como modificar, quando na função de auditor ou de perito, procedimentos propedêuticos ou terapêuticos instituídos, salvo, no último caso, em situações de urgência, emergência ou iminente perigo de morte do paciente, comunicando, por escrito, o fato ao médico assistente.

Art. 98 Deixar de atuar com absoluta isenção quando designado para servir como perito ou como auditor, bem como ultrapassar os limites de suas atribuições e de sua competência.

Parágrafo único. O médico tem direito a justa remuneração pela realização do exame pericial.

CAPÍTULO XII

Ensino e pesquisa médica

É vedado ao médico:

Art. 99 Participar de qualquer tipo de experiência envolvendo seres humanos com fins bélicos, políticos, étnicos, eugênicos ou outros que atentem contra a dignidade humana.

Art. 100 Deixar de obter aprovação de protocolo para a realização de pesquisa em seres humanos, de acordo com a legislação vigente.

Art. 101 Deixar de obter do paciente ou de seu representante legal o termo de consentimento livre e esclarecido para a realização de pesquisa envolvendo seres humanos, após as devidas explicações sobre a natureza e as consequências da pesquisa.

§ 1º No caso de o paciente participante de pesquisa ser criança, adolescente, pessoa com transtorno ou doença mental, em situação de diminuição de sua capacidade de discernir, além do consentimento de seu representante legal, é necessário seu assentimento livre e esclarecido na medida de sua compreensão.

§ 2º O acesso aos prontuários será permitido aos médicos, em estudos retrospectivos com questões metodológicas justificáveis e autorizados pelo Comitê de Ética em Pesquisa (CEP) ou pela Comissão Nacional de Ética em Pesquisa (Conep).

Art. 102 Deixar de utilizar a terapêutica correta quando seu uso estiver liberado no País.

Parágrafo único. A utilização de terapêutica experimental é permitida quando aceita pelos órgãos competentes e com o consentimento do paciente ou de seu representante legal, adequadamente esclarecidos da situação e das possíveis consequências.

Art. 103 Realizar pesquisa em uma comunidade sem antes informá-la e esclarecê-la sobre a natureza da investigação e deixar de atender ao objetivo de proteção à saúde pública, respeitadas as características locais e a legislação pertinente.

Art. 104 Deixar de manter independência profissional e científica em relação a financiadores de pesquisa médica, satisfazendo interesse comercial ou obtendo vantagens pessoais.

Art. 105 Realizar pesquisa médica em sujeitos que sejam direta ou indiretamente dependentes ou subordinados ao pesquisador.

Art. 106 Manter vínculo de qualquer natureza com pesquisas médicas em seres humanos que usem placebo de maneira isolada em experimentos, quando houver método profilático ou terapêutico eficaz.

Art. 107 Publicar em seu nome trabalho científico do qual não tenha participado; atribuir a si mesmo autoria exclusiva de trabalho realizado por seus subordinados ou outros profissionais, mesmo quando executados sob sua orientação, bem como omitir do artigo científico o nome de quem dele tenha participado.

Art. 108 Utilizar dados, informações ou opiniões ainda não publicadas, sem referência ao seu autor ou sem sua autorização por escrito.

Art. 109 Deixar de zelar, quando docente ou autor de publicações científicas, pela veracidade, clareza e imparcialidade das informações apresentadas, bem como deixar de declarar relações com a indústria de medicamentos, órteses, próteses, equipamentos, implantes de qualquer natureza e outras que possam configurar conflitos de interesse, ainda que em potencial.

Art. 110 Praticar a medicina, no exercício da docência, sem o consentimento do paciente ou de seu representante legal, sem zelar por sua dignidade e privacidade ou discriminando aqueles que negarem o consentimento solicitado.

CAPÍTULO XIII

Publicidade médica

É vedado ao médico:

Art. 111 Permitir que sua participação na divulgação de assuntos médicos, em qualquer meio de comunicação de massa, deixe de ter caráter exclusivamente de esclarecimento e educação da sociedade.

Art. 112 Divulgar informação sobre assunto médico de forma sensacionalista, promocional ou de conteúdo inverídico.

Art. 113 Divulgar, fora do meio científico, processo de tratamento ou descoberta cujo valor ainda não esteja expressamente reconhecido cientificamente por órgão competente.

Art. 114 Anunciar títulos científicos que não possa comprovar e especialidade ou área de atuação para a qual não esteja qualificado e registrado no Conselho Regional de Medicina.

Art. 115 Participar de anúncios de empresas comerciais, qualquer que seja sua natureza, valendo-se de sua profissão.

Art. 116 Apresentar como originais quaisquer ideias, descobertas ou ilustrações que na realidade não o sejam.

Art. 117 Deixar de incluir, em anúncios profissionais de qualquer ordem, seu nome, seu número no Conselho Regional de Medicina, com o estado da Federação no qual foi inscrito e Registro de Qualificação de Especialista (RQE) quando anunciar a especialidade.

Parágrafo único. Nos anúncios de estabelecimentos de saúde, devem constar o nome e o número de registro, no Conselho Regional de Medicina, do diretor técnico.

CAPÍTULO XIV

Disposições gerais

I – O médico portador de doença incapacitante para o exercício profissional, apurada pelo Conselho Regional de Medicina em procedimento administrativo com perícia médica, terá seu registro suspenso enquanto perdurar sua incapacidade.

II – Os médicos que cometerem faltas graves previstas neste Código e cuja continuidade do exercício profissional constitua risco de danos irreparáveis ao paciente ou à sociedade poderão ter o exercício profissional suspenso mediante procedimento administrativo específico.

III – O Conselho Federal de Medicina, ouvidos os Conselhos Regionais de Medicina e a categoria médica, promoverá a revisão e atualização do presente Código quando necessárias.

IV – As omissões deste Código serão sanadas pelo Conselho Federal de Medicina.

▼

3. Código de Ética e Disciplina da OAB. (Aprovado pela Resolução nº 2, de 19 de outubro de 2015 do Conselho Federal da OAB, em conformidade com a Lei nº 8.906/94)

ANEXO ÚNICO

CÓDIGO DE ÉTICA E DISCIPLINA DA ORDEM DOS ADVOGADOS DO BRASIL – OAB

O CONSELHO FEDERAL DA ORDEM DOS ADVOGADOS DO BRASIL, ao instituir o Código de Ética e Disciplina, norteou-se por princípios que formam a consciência profissional do advogado e representam imperativos de sua conduta, os quais se traduzem nos seguintes mandamentos: lutar sem receio pelo primado da Justiça; pugnar pelo cumprimento da Constituição e pelo respeito à Lei, fazendo com que o ordenamento jurídico seja interpretado com retidão, em perfeita sintonia com os fins sociais a que se dirige e as exigências do bem comum; ser fiel à verdade para poder servir à Justiça como um de seus elementos essenciais; proceder com lealdade e boa-fé em suas relações profissionais e em todos os atos do seu ofício; empenhar-se na defesa das causas confiadas ao seu patrocínio, dando ao constituinte o amparo do Direito, e proporcionando-lhe a realização prática de seus legítimos interesses; comportar-se, nesse mister, com independência e altivez, defendendo com o mesmo denodo humildes e poderosos; exercer a advocacia com o indispensável senso profissional, mas também com desprendimento, jamais permitindo que o anseio de ganho material sobreleve a finalidade social do seu trabalho; aprimorar-se no culto dos princípios éticos e no domínio da ciência jurídica, de modo a tornar-se merecedor da confiança do cliente e da sociedade como um todo, pelos atributos intelectuais e pela probidade pessoal; agir, em suma, com a dignidade e a correção dos profissionais que honram e engrandecem a sua classe. Inspirado nesses postulados, o Conselho Federal da Ordem dos Advogados do Brasil, no uso das atribuições que lhe são conferidas pelos arts. 33 e 54, V, da Lei nº 8.906, de 04 de julho de 1994, aprova e edita este Código, exortando os advogados brasileiros à sua fiel observância.

TÍTULO I
Da ética do advogado

CAPÍTULO I
Dos princípios fundamentais

Art. 1º O exercício da advocacia exige conduta compatível com os preceitos deste Código, do Estatuto, do Regulamento Geral, dos Provimentos e com os princípios da moral individual, social e profissional.

Art. 2º O advogado, indispensável à administração da Justiça, é defensor do Estado Democrático de Direito, dos direitos humanos e garantias fundamentais, da cidadania, da moralidade, da Justiça e da paz social, cumprindo-lhe exercer o seu ministério em consonância com a sua elevada função pública e com os valores que lhe são inerentes.

Parágrafo único. São deveres do advogado:

I – preservar, em sua conduta, a honra, a nobreza e a dignidade da profissão, zelando pelo caráter de essencialidade e indispensabilidade da advocacia;

II – atuar com destemor, independência, honestidade, decoro, veracidade, lealdade, dignidade e boa-fé;

III – velar por sua reputação pessoal e profissional;

IV – empenhar-se, permanentemente, no aperfeiçoamento pessoal e profissional;

V – contribuir para o aprimoramento das instituições, do Direito e das leis;

VI – estimular, a qualquer tempo, a conciliação e a mediação entre os litigantes, prevenindo, sempre que possível, a instauração de litígios;

VII – desaconselhar lides temerárias, a partir de um juízo preliminar de viabilidade jurídica;

VIII – abster-se de:

a) utilizar de influência indevida, em seu benefício ou do cliente;

b) vincular seu nome a empreendimentos sabidamente escusos;

c) emprestar concurso aos que atentem contra a ética, a moral, a honestidade e a dignidade da pessoa humana;

d) entender-se diretamente com a parte adversa que tenha patrono constituído, sem o assentimento deste;

e) ingressar ou atuar em pleitos administrativos ou judiciais perante autoridades com as quais tenha vínculos negociais ou familiares;

f) contratar honorários advocatícios em valores aviltantes.

IX – pugnar pela solução dos problemas da cidadania e pela efetivação dos direitos individuais, coletivos e difusos;

X – adotar conduta consentânea com o papel de elemento indispensável à administração da Justiça;

XI – cumprir os encargos assumidos no âmbito da Ordem dos Advogados do Brasil ou na representação da classe;

XII – zelar pelos valores institucionais da OAB e da advocacia;

XIII – ater-se, quando no exercício da função de defensor público, à defesa dos necessitados.

Art. 3º O advogado deve ter consciência de que o Direito é um meio de mitigar as desigualdades para o encontro de soluções justas e que a lei é um instrumento para garantir a igualdade de todos.

Art. 4º O advogado, ainda que vinculado ao cliente ou constituinte, mediante relação empregatícia ou por contrato de prestação permanente de serviços, ou como integrante de departamento jurídico, ou de órgão de assessoria jurídica, público ou privado, deve zelar pela sua liberdade e independência.

Parágrafo único. É legítima a recusa, pelo advogado, do patrocínio de causa e de manifestação, no âmbito consultivo, de pretensão concernente a direito que também lhe seja aplicável ou contrarie orientação que tenha manifestado anteriormente.

Art. 5º O exercício da advocacia é incompatível com qualquer procedimento de mercantilização.

Art. 6º É defeso ao advogado expor os fatos em Juízo ou na via administrativa falseando deliberadamente a verdade e utilizando de má-fé.

Art. 7º É vedado o oferecimento de serviços profissionais que implique, direta ou indiretamente, angariar ou captar clientela.

CAPÍTULO II
Da advocacia pública

Art. 8º As disposições deste Código obrigam igualmente os órgãos de advocacia pública, e advogados públicos, incluindo aqueles que ocupem posição de chefia e direção jurídica.

§ 1º O advogado público exercerá suas funções com independência técnica, contribuindo para a solução ou redução de litigiosidade, sempre que possível.

§ 2º O advogado público, inclusive o que exerce cargo de chefia ou direção jurídica, observará nas relações com os colegas, autoridades, servidores e o público em geral, o dever de urbanidade, tratando a todos com respeito e consideração, ao mesmo tempo em que preservará suas prerrogativas e o direito de receber igual tratamento das pessoas com as quais se relacione.

CAPÍTULO III
Das relações com o cliente

Art. 9º O advogado deve informar o cliente, de modo claro e inequívoco, quanto a eventuais riscos da sua pretensão, e das consequências que poderão advir da demanda. Deve, igualmente, denunciar, desde logo, a quem lhe solicite parecer ou patrocínio, qualquer circunstância que possa influir na resolução de submeter-lhe a consulta ou confiar-lhe a causa.

Art. 10. As relações entre advogado e cliente baseiam-se na confiança recíproca. Sentindo o advogado que essa confiança lhe falta, é recomendável que externe ao cliente sua impressão e, não se dissipando as dúvidas existentes, promova, em seguida, o substabelecimento do mandato ou a ele renuncie.

Art. 11. O advogado, no exercício do mandato, atua como patrono da parte, cumprindo-lhe, por isso, imprimir à causa orientação que lhe pareça mais adequada, sem se subordinar a intenções contrárias do cliente, mas, antes, procurando esclarecê-lo quanto à estratégia traçada.

Art. 12. A conclusão ou desistência da causa, tenha havido, ou não, extinção do mandato, obriga o advogado a devolver ao cliente bens, valores e documentos que lhe hajam sido confiados e ainda estejam em seu poder, bem como a prestar-lhe contas, pormenorizadamente, sem prejuízo de esclarecimentos complementares que se mostrem pertinentes e necessários.

Parágrafo único. A parcela dos honorários paga pelos serviços até então prestados não se inclui entre os valores a ser devolvidos.

Art. 13. Concluída a causa ou arquivado o processo, presume-se cumprido e extinto o mandato.

Art. 14. O advogado não deve aceitar procuração de quem já tenha patrono constituído, sem prévio conhecimento deste, salvo por motivo plenamente justificável ou para adoção de medidas judiciais urgentes e inadiáveis.

Art. 15. O advogado não deve deixar ao abandono ou ao desamparo as causas sob seu patrocínio, sendo recomendável que, em face de dificuldades insuperáveis ou inércia do cliente quanto a providências que lhe tenham sido solicitadas, renuncie ao mandato.

Art. 16. A renúncia ao patrocínio deve ser feita sem menção do motivo que a determinou, fazendo cessar a responsabilidade profissional pelo acompanhamento da causa, uma vez decorrido o prazo previsto em lei (EAOAB, art. 5º, § 3º).

§ 1º A renúncia ao mandato não exclui responsabilidade por danos eventualmente causados ao cliente ou a terceiros.

§ 2º O advogado não será responsabilizado por omissão do cliente quanto a documento ou informação que lhe devesse fornecer para a prática oportuna de ato processual do seu interesse.

Art. 17. A revogação do mandato judicial por vontade do cliente não o desobriga do pagamento das verbas honorárias contratadas, assim como não retira o direito do advogado de receber o quanto lhe seja devido em eventual verba honorária de sucumbência, calculada proporcionalmente em face do serviço efetivamente prestado.

Art. 18. O mandato judicial ou extrajudicial não se extingue pelo decurso de tempo, salvo se o contrário for consignado no respectivo instrumento.

Art. 19. Os advogados integrantes da mesma sociedade profissional, ou reunidos em caráter permanente para cooperação recíproca, não podem representar, em juízo ou fora dele, clientes com interesses opostos.

Art. 20. Sobrevindo conflitos de interesse entre seus constituintes e não conseguindo o advogado harmonizá-los, caber-lhe-á optar, com prudência e discrição, por um dos mandatos, renunciando aos demais, resguardado sempre o sigilo profissional.

Art. 21. O advogado, ao postular em nome de terceiros, contra ex-cliente ou ex-empregador, judicial e extrajudicialmente, deve resguardar o sigilo profissional.

Art. 22. Ao advogado cumpre abster-se de patrocinar causa contrária à validade ou legitimidade de ato jurídico em cuja formação haja colaborado ou intervindo de qualquer maneira; da mesma forma, deve declinar seu impedimento ou o da sociedade que integre quando houver conflito de interesses motivado por intervenção anterior no trato de assunto que se prenda ao patrocínio solicitado.

Art. 23. É direito e dever do advogado assumir a defesa criminal, sem considerar sua própria opinião sobre a culpa do acusado.

Parágrafo único. Não há causa criminal indigna de defesa, cumprindo ao advogado agir, como defensor, no sentido de

que a todos seja concedido tratamento condizente com a dignidade da pessoa humana, sob a égide das garantias constitucionais.

Art. 24. O advogado não se sujeita à imposição do cliente que pretenda ver com ele atuando outros advogados, nem fica na contingência de aceitar a indicação de outro profissional para com ele trabalhar no processo.

Art. 25. É defeso ao advogado funcionar no mesmo processo, simultaneamente, como patrono e preposto do empregador ou cliente.

Art. 26. O substabelecimento do mandato, com reserva de poderes, é ato pessoal do advogado da causa.

§ 1º O substabelecimento do mandato sem reserva de poderes exige o prévio e inequívoco conhecimento do cliente.

§ 2º O substabelecido com reserva de poderes deve ajustar antecipadamente seus honorários com o substabelecente.

CAPÍTULO IV

Das relações com os colegas, agentes políticos, autoridades, servidores públicos e terceiros

Art. 27. O advogado observará, nas suas relações com os colegas de profissão, agentes políticos, autoridades, servidores públicos e terceiros em geral, o dever de urbanidade, tratando a todos com respeito e consideração, ao mesmo tempo em que preservará seus direitos e prerrogativas, devendo exigir igual tratamento de todos com quem se relacione.

§ 1º O dever de urbanidade há de ser observado, da mesma forma, nos atos e manifestações relacionados aos pleitos eleitorais no âmbito da Ordem dos Advogados do Brasil.

§ 2º No caso de ofensa à honra do advogado ou à imagem da instituição, adotar-se-ão as medidas cabíveis, instaurando-se processo ético-disciplinar e dando-se ciência às autoridades competentes para apuração de eventual ilícito penal.

Art. 28. Consideram-se imperativos de uma correta atuação profissional o emprego de linguagem escorreita e polida, bem como a observância da boa técnica jurídica.

Art. 29. O advogado que se valer do concurso de colegas na prestação de serviços advocatícios, seja em caráter individual, seja no âmbito de sociedade de advogados ou de empresa ou entidade em que trabalhe, dispensar-lhes-á tratamento condigno, que não os torne subalternos seus nem lhes avilte os serviços prestados mediante remuneração incompatível com a natureza do trabalho profissional ou inferior ao mínimo fixado pela Tabela de Honorários que for aplicável.

Parágrafo único. Quando o aviltamento de honorários for praticado por empresas ou entidades públicas ou privadas, os advogados responsáveis pelo respectivo departamento ou gerência jurídica serão instados a corrigir o abuso, inclusive intervindo junto aos demais órgãos competentes e com poder de decisão da pessoa jurídica de que se trate, sem prejuízo das providências que a Ordem dos Advogados do Brasil possa adotar com o mesmo objetivo.

CAPÍTULO V

Da advocacia *pro bono*

Art. 30. No exercício da advocacia *pro bono*, e ao atuar como defensor nomeado, conveniado ou dativo, o advogado empregará o zelo e a dedicação habituais, de forma que a parte por ele assistida se sinta amparada e confie no seu patrocínio.

§ 1º Considera-se advocacia *pro bono* a prestação gratuita, eventual e voluntária de serviços jurídicos em favor de instituições sociais sem fins econômicos e aos seus assistidos, sempre que os beneficiários não dispuserem de recursos para a contratação de profissional.

§ 2º A advocacia *pro bono* pode ser exercida em favor de pessoas naturais que, igualmente, não dispuserem de recursos para, sem prejuízo do próprio sustento, contratar advogado.

§ 3º A advocacia *pro bono* não pode ser utilizada para fins político-partidários ou eleitorais, nem beneficiar instituições que visem a tais objetivos, ou como instrumento de publicidade para captação de clientela.

CAPÍTULO VI

Do exercício de cargos e funções na OAB e na representação da classe

Art. 31. O advogado, no exercício de cargos ou funções em órgãos da Ordem dos Advogados do Brasil ou na representação da classe junto a quaisquer instituições, órgãos ou comissões, públicos ou privados, manterá conduta consentânea com as disposições deste Código e que revele plena lealdade aos interesses, direitos e prerrogativas da classe dos advogados que representa.

Art. 32. Não poderá o advogado, enquanto exercer cargos ou funções em órgãos da OAB ou representar a classe junto a quaisquer instituições, órgãos ou comissões, públicos ou privados, firmar contrato oneroso de prestação de serviços ou fornecimento de produtos com tais entidades nem adquirir bens postos à venda por quaisquer órgãos da OAB.

Art. 33. Salvo em causa própria, não poderá o advogado, enquanto exercer cargos ou funções em órgãos da OAB ou tiver assento, em qualquer condição, nos seus Conselhos, atuar em processos que tramitem perante a entidade nem oferecer pareceres destinados a instruí-los.

Parágrafo único. A vedação estabelecida neste artigo não se aplica aos dirigentes de Seccionais quando atuem, nessa qualidade, como legitimados a recorrer nos processos em trâmite perante os órgãos da OAB.

Art. 34. Ao submeter seu nome à apreciação do Conselho Federal ou dos Conselhos Seccionais com vistas à inclusão em listas destinadas ao provimento de vagas reservadas à classe nos tribunais, no Conselho Nacional de Justiça, no Conselho Nacional do Ministério Público e em outros colegiados, o candidato assumirá o compromisso de respeitar os direitos e prerrogativas do advogado, não praticar nepotismo nem agir em desacordo com a moralidade administrativa e com os princípios deste Código, no exercício de seu mister.

CAPÍTULO VII

Do sigilo profissional

Art. 35. O advogado tem o dever de guardar sigilo dos fatos de que tome conhecimento no exercício da profissão.

Parágrafo único. O sigilo profissional abrange os fatos de que o advogado tenha tido conhecimento em virtude de funções desempenhadas na Ordem dos Advogados do Brasil.

Art. 36. O sigilo profissional é de ordem pública, independendo de solicitação de reserva que lhe seja feita pelo cliente.

§ 1º Presumem-se confidenciais as comunicações de qualquer natureza entre advogado e cliente.

§ 2º O advogado, quando no exercício das funções de mediador, conciliador e árbitro, se submete às regras de sigilo profissional.

Art. 37. O sigilo profissional cederá em face de circunstâncias excepcionais que configurem justa causa, como nos casos de grave ameaça ao direito à vida e à honra ou que envolvam defesa própria.

Art. 38. O advogado não é obrigado a depor, em processo ou procedimento judicial, administrativo ou arbitral, sobre fatos a cujo respeito deva guardar sigilo profissional.

CAPÍTULO VIII

Da publicidade profissional

Art. 39. A publicidade profissional do advogado tem caráter meramente informativo e deve primar pela discrição e sobriedade, não podendo configurar captação de clientela ou mercantilização da profissão.

Art. 40. Os meios utilizados para a publicidade profissional hão de ser compatíveis com a diretriz estabelecida no artigo anterior, sendo vedados:

I – a veiculação da publicidade por meio de rádio, cinema e televisão;

II – o uso de *outdoors*, painéis luminosos ou formas assemelhadas de publicidade;

III – as inscrições em muros, paredes, veículos, elevadores ou em qualquer espaço público;

IV – a divulgação de serviços de advocacia juntamente com a de outras atividades ou a indicação de vínculos entre uns e outras;

V – o fornecimento de dados de contato, como endereço e telefone, em colunas ou artigos literários, culturais, acadêmicos ou jurídicos, publicados na imprensa, bem assim quando de eventual participação em programas de rádio ou televisão, ou em veiculação de matérias pela internet, sendo permitida a referência a *e-mail*;

VI – a utilização de mala direta, a distribuição de panfletos ou formas assemelhadas de publicidade, com o intuito de captação de clientela.

Parágrafo único. Exclusivamente para fins de identificação dos escritórios de advocacia, é permitida a utilização de placas, painéis luminosos e inscrições em suas fachadas, desde que respeitadas as diretrizes previstas no artigo 39.

Art. 41. As colunas que o advogado mantiver nos meios de comunicação social ou os textos que por meio deles divulgar não deverão induzir o leitor a litigar nem promover, dessa forma, captação de clientela.

Art. 42. É vedado ao advogado:

I – responder com habitualidade a consulta sobre matéria jurídica, nos meios de comunicação social;

II – debater, em qualquer meio de comunicação, causa sob o patrocínio de outro advogado;

III – abordar tema de modo a comprometer a dignidade da profissão e da instituição que o congrega;

IV – divulgar ou deixar que sejam divulgadas listas de clientes e demandas;

V – insinuar-se para reportagens e declarações públicas.

Art. 43. O advogado que eventualmente participar de programa de televisão ou de rádio, de entrevista na imprensa, de reportagem televisionada ou veiculada por qualquer outro meio, para manifestação profissional, deve visar a objetivos exclusivamente ilustrativos, educacionais e instrutivos, sem propósito de promoção pessoal ou profissional, vedados pronunciamentos sobre métodos de trabalho usados por seus colegas de profissão.

Parágrafo único. Quando convidado para manifestação pública, por qualquer modo e forma, visando ao esclarecimento de tema jurídico de interesse geral, deve o advogado evitar insinuações com o sentido de promoção pessoal ou profissional, bem como o debate de caráter sensacionalista.

Art. 44. Na publicidade profissional que promover ou nos cartões e material de escritório de que se utilizar, o advogado fará constar seu nome ou o da sociedade de advogados, o número ou os números de inscrição na OAB.

§ 1º Poderão ser referidos apenas os títulos acadêmicos do advogado e as distinções honoríficas relacionadas à vida profissional, bem como as instituições jurídicas de que faça parte, e as especialidades a que se dedicar, o endereço, *e-mail*, *site*, página eletrônica, *QR code*, logotipo e a fotografia do escritório, o horário de atendimento e os idiomas em que o cliente poderá ser atendido.

§ 2º É vedada a inclusão de fotografias pessoais ou de terceiros nos cartões de visitas do advogado, bem como menção a qualquer emprego, cargo ou função ocupado, atual ou pretérito, em qualquer órgão ou instituição, salvo o de professor universitário.

Art. 45. São admissíveis como formas de publicidade o patrocínio de eventos ou publicações de caráter científico ou cultural, assim como a divulgação de boletins, por meio físico ou eletrônico, sobre matéria cultural de interesse dos advogados, desde que sua circulação fique adstrita a clientes e a interessados do meio jurídico.

Art. 46. A publicidade veiculada pela internet ou por outros meios eletrônicos deverá observar as diretrizes estabelecidas neste capítulo.

Parágrafo único. A telefonia e a internet podem ser utilizadas como veículo de publicidade, inclusive para o envio de mensagens a destinatários certos, desde que estas não impliquem o oferecimento de serviços ou representem forma de captação de clientela.

Art. 47. As normas sobre publicidade profissional constantes deste capítulo poderão ser complementadas por outras que o Conselho Federal aprovar, observadas as diretrizes do presente Código.

CAPÍTULO IX
Dos honorários profissionais

Art. 48. A prestação de serviços profissionais por advogado, individualmente ou integrado em sociedades, será contratada, preferencialmente, por escrito.

§ 1º O contrato de prestação de serviços de advocacia não exige forma especial, devendo estabelecer, porém, com clareza e precisão, o seu objeto, os honorários ajustados, a forma de pagamento, a extensão do patrocínio, esclarecendo se este abrangerá todos os atos do processo ou limitar-se-á a determinado grau de jurisdição, além de dispor sobre a hipótese de a causa encerrar-se mediante transação ou acordo.

§ 2º A compensação de créditos, pelo advogado, de importâncias devidas ao cliente, somente será admissível quando o contrato de prestação de serviços a autorizar ou quando houver autorização especial do cliente para esse fim, por este firmada.

§ 3º O contrato de prestação de serviços poderá dispor sobre a forma de contratação de profissionais para serviços auxiliares, bem como sobre o pagamento de custas e emolumentos, os quais, na ausência de disposição em contrário, presumem-se devam ser

atendidos pelo cliente. Caso o contrato preveja que o advogado antecipe tais despesas, ser-lhe-á lícito reter o respectivo valor atualizado, no ato de prestação de contas, mediante comprovação documental.

§ 4º As disposições deste capítulo aplicam-se à mediação, à conciliação, à arbitragem ou a qualquer outro método adequado de solução dos conflitos.

§ 5º É vedada, em qualquer hipótese, a diminuição dos honorários contratados em decorrência da solução do litígio por qualquer mecanismo adequado de solução extrajudicial.

§ 6º Deverá o advogado observar o valor mínimo da Tabela de Honorários instituída pelo respectivo Conselho Seccional onde for realizado o serviço, inclusive aquele referente às diligências, sob pena de caracterizar-se aviltamento de honorários.

§ 7º O advogado promoverá, preferencialmente, de forma destacada a execução dos honorários contratuais ou sucumbenciais.

Art. 49. Os honorários profissionais devem ser fixados com moderação, atendidos os elementos seguintes:

I – a relevância, o vulto, a complexidade e a dificuldade das questões versadas;

II – o trabalho e o tempo a ser empregados;

III – a possibilidade de ficar o advogado impedido de intervir em outros casos, ou de se desavir com outros clientes ou terceiros;

IV – o valor da causa, a condição econômica do cliente e o proveito para este resultante do serviço profissional;

V – o caráter da intervenção, conforme se trate de serviço a cliente eventual, frequente ou constante;

VI – o lugar da prestação dos serviços, conforme se trate do domicílio do advogado ou de outro;

VII – a competência do profissional;

VIII – a praxe do foro sobre trabalhos análogos.

Art. 50. Na hipótese da adoção de cláusula *quota litis*, os honorários devem ser necessariamente representados por pecúnia e, quando acrescidos dos honorários da sucumbência, não podem ser superiores às vantagens advindas a favor do cliente.

§ 1º A participação do advogado em bens particulares do cliente só é admitida em caráter excepcional, quando esse, comprovadamente, não tiver condições pecuniárias de satisfazer o débito de honorários e ajustar com o seu patrono, em instrumento contratual, tal forma de pagamento.

§ 2º Quando o objeto do serviço jurídico versar sobre prestações vencidas e vincendas, os honorários advocatícios poderão incidir sobre o valor de umas e outras, atendidos os requisitos da moderação e da razoabilidade.

Art. 51. Os honorários da sucumbência e os honorários contratuais, pertencendo ao advogado que houver atuado na causa, poderão ser por ele executados, assistindo-lhe direito autônomo para promover a execução do capítulo da sentença que os estabelecer ou para postular, quando for o caso, a expedição de precatório ou requisição de pequeno valor em seu favor.

§ 1º No caso de substabelecimento, a verba correspondente aos honorários da sucumbência será repartida entre o substabelecente e o substabelecido, proporcionalmente à atuação de cada um no processo ou conforme haja sido entre eles ajustado.

§ 2º Quando for o caso, a Ordem dos Advogados do Brasil ou os seus Tribunais de Ética e Disciplina poderão ser solicitados a indicar mediador que contribua no sentido de que a distribuição dos honorários da sucumbência, entre advogados, se faça segundo o critério estabelecido no § 1º.

§ 3º Nos processos disciplinares que envolverem divergência sobre a percepção de honorários da sucumbência, entre advogados, deverá ser tentada a conciliação destes, preliminarmente, pelo relator.

Art. 52. O crédito por honorários advocatícios, seja do advogado autônomo, seja de sociedade de advogados, não autoriza o saque de duplicatas ou qualquer outro título de crédito de natureza mercantil, podendo, apenas, ser emitida fatura, quando o cliente assim pretender, com fundamento no contrato de prestação de serviços, a qual, porém, não poderá ser levada a protesto.

Parágrafo único. Pode, todavia, ser levado a protesto o cheque ou a nota promissória emitido pelo cliente em favor do advogado, depois de frustrada a tentativa de recebimento amigável.

Art. 53. É lícito ao advogado ou à sociedade de advogados empregar, para o recebimento de honorários, sistema de cartão de crédito, mediante credenciamento junto a empresa operadora do ramo.

Parágrafo único. Eventuais ajustes com a empresa operadora que impliquem pagamento antecipado não afetarão a responsabilidade do advogado perante o cliente, em caso de rescisão do contrato de prestação de serviços, devendo ser observadas as disposições deste quanto à hipótese.

Art. 54. Havendo necessidade de promover arbitramento ou cobrança judicial de honorários, deve o advogado renunciar previamente ao mandato que recebera do cliente em débito.

TÍTULO II

Do processo disciplinar

CAPÍTULO I

Dos procedimentos

Art. 55. O processo disciplinar instaura-se de ofício ou mediante representação do interessado.

§ 1º A instauração, de ofício, do processo disciplinar dar-se-á em função do conhecimento do fato, quando obtido por meio de fonte idônea ou em virtude de comunicação da autoridade competente.

§ 2º Não se considera fonte idônea a que consistir em denúncia anônima.

Art. 56. A representação será formulada ao Presidente do Conselho Seccional ou ao Presidente da Subseção, por escrito ou verbalmente, devendo, neste último caso, ser reduzida a termo.

Parágrafo único. Nas Seccionais cujos Regimentos Internos atribuírem competência ao Tribunal de Ética e Disciplina para instaurar o processo ético disciplinar, a representação poderá ser dirigida ao seu Presidente ou será a este encaminhada por qualquer dos dirigentes referidos no *caput* deste artigo que a houver recebido.

Art. 57. A representação deverá conter:

I – a identificação do representante, com a sua qualificação civil e endereço;

II – a narração dos fatos que a motivam, de forma que permita verificar a existência, em tese, de infração disciplinar;

III – os documentos que eventualmente a instruam e a indicação de outras provas a ser produzidas, bem como, se for o caso, o rol de testemunhas, até o máximo de cinco;

IV – a assinatura do representante ou a certificação de quem a tomou por termo, na impossibilidade de obtê-la.

Art. 58. Recebida a representação, o Presidente do Conselho Seccional ou o da Subseção, quando esta dispuser de Conselho, designa relator, por sorteio, um de seus integrantes, para presidir a instrução processual.

§ 1º Os atos de instrução processual podem ser delegados ao Tribunal de Ética e Disciplina, conforme dispuser o regimento interno do Conselho Seccional, caso em que caberá ao seu Presidente, por sorteio, designar relator.

§ 2º Antes do encaminhamento dos autos ao relator, serão juntadas a ficha cadastral do representado e certidão negativa ou positiva sobre a existência de punições anteriores, com menção das faltas atribuídas. Será providenciada, ainda, certidão sobre a existência ou não de representações em andamento, a qual, se positiva, será acompanhada da informação sobre as faltas imputadas.

§ 3º O relator, atendendo aos critérios de admissibilidade, emitirá parecer propondo a instauração de processo disciplinar ou o arquivamento liminar da representação, no prazo de 30 (trinta) dias, sob pena de redistribuição do feito pelo Presidente do Conselho Seccional ou da Subseção para outro relator, observando-se o mesmo prazo.

§ 4º O Presidente do Conselho competente ou, conforme o caso, o do Tribunal de Ética e Disciplina, proferirá despacho declarando instaurado o processo disciplinar ou determinando o arquivamento da representação, nos termos do parecer do relator ou segundo os fundamentos que adotar.

§ 5º A representação contra membros do Conselho Federal e Presidentes de Conselhos Seccionais é processada e julgada pelo Conselho Federal, sendo competente a Segunda Câmara reunida em sessão plenária. A representação contra membros da diretoria do Conselho Federal, Membros Honorários Vitalícios e detentores da Medalha Rui Barbosa será processada e julgada pelo Conselho Federal, sendo competente o Conselho Pleno.

§ 6º A representação contra dirigente de Subseção é processada e julgada pelo Conselho Seccional.

Art. 59. Compete ao relator do processo disciplinar determinar a notificação dos interessados para prestar esclarecimentos ou a do representado para apresentar defesa prévia, no prazo de 15 (quinze) dias, em qualquer caso.

§ 1º A notificação será expedida para o endereço constante do cadastro de inscritos do Conselho Seccional, observando-se, quanto ao mais, o disposto no Regulamento Geral.

§ 2º Se o representado não for encontrado ou ficar revel, o Presidente do Conselho competente ou, conforme o caso, o do Tribunal de Ética e Disciplina designar-lhe-á defensor dativo.

§ 3º Oferecida a defesa prévia, que deve ser acompanhada dos documentos que possam instruí-la e do rol de testemunhas, até o limite de 5 (cinco), será proferido despacho saneador e, ressalvada a hipótese do § 2º do art. 73 do EAOAB, designada, se for o caso, audiência para oitiva do representante, do representado e das testemunhas.

§ 4º O representante e o representado incumbir-se-ão do comparecimento de suas testemunhas, salvo se, ao apresentarem o respectivo rol, requererem, por motivo justificado, sejam elas notificadas a comparecer à audiência de instrução do processo.

§ 5º O relator pode determinar a realização de diligências que julgar convenientes, cumprindo-lhe dar andamento ao processo, de modo que este se desenvolva por impulso oficial.

§ 6º O relator somente indeferirá a produção de determinado meio de prova quando esse for ilícito, impertinente, desnecessário ou protelatório, devendo fazê-lo fundamentadamente.

§ 7º Concluída a instrução, o relator profere parecer preliminar, a ser submetido ao Tribunal de Ética e Disciplina, dando enquadramento legal aos fatos imputados ao representado.

§ 8º Abre-se, em seguida, prazo comum de 15 (quinze) dias para apresentação de razões finais.

Art. 60. O Presidente do Tribunal de Ética e Disciplina, após o recebimento do processo, devidamente instruído, designa, por sorteio, relator para proferir voto.

§ 1º Se o processo já estiver tramitando perante o Tribunal de Ética e Disciplina ou perante o Conselho competente, o relator não será o mesmo designado na fase de instrução.

§ 2º O processo será incluído em pauta na primeira sessão de julgamento após a distribuição ao relator, da qual serão as partes notificadas com 15 (quinze) dias de antecedência.

§ 3º O representante e o representado são notificados pela Secretaria do Tribunal, com 15 (quinze) dias de antecedência, para comparecerem à sessão de julgamento.

§ 4º Na sessão de julgamento, após o voto do relator, é facultada a sustentação oral pelo tempo de 15 (quinze) minutos, primeiro pelo representante e, em seguida, pelo representado.

Art. 61. Do julgamento do processo disciplinar lavrar-se-á acórdão, do qual constarão, quando procedente a representação, o enquadramento legal da infração, a sanção aplicada, o quórum de instalação e o de deliberação, a indicação de haver sido esta adotada com base no voto do relator ou em voto divergente, bem como as circunstâncias agravantes ou atenuantes consideradas e as razões determinantes de eventual conversão da censura aplicada em advertência sem registro nos assentamentos do inscrito.

Art. 62. Nos acórdãos serão observadas, ainda, as seguintes regras:

§ 1º O acórdão trará sempre a ementa, contendo a essência da decisão.

§ 2º O autor do voto divergente que tenha prevalecido figurará como redator para o acórdão.

§ 3º O voto condutor da decisão deverá ser lançado nos autos, com os seus fundamentos.

§ 4º O voto divergente, ainda que vencido, deverá ter seus fundamentos lançados nos autos, em voto escrito ou em transcrição na ata de julgamento do voto oral proferido, com seus fundamentos.

§ 5º Será atualizado nos autos o relatório de antecedentes do representado, sempre que o relator o determinar.

Art. 63. Na hipótese prevista no art. 70, § 3º, do EAOAB, em sessão especial designada pelo Presidente do Tribunal, serão facultadas ao representado ou ao seu defensor a apresentação de defesa, a produção de prova e a sustentação oral.

Art. 64. As consultas submetidas ao Tribunal de Ética e Disciplina receberão autuação própria, sendo designado relator, por sorteio, para o seu exame, podendo o Presidente, em face da complexidade da questão, designar, subsequentemente, revisor.

Parágrafo único. O relator e o revisor têm prazo de 10 (dez) dias cada um para elaboração de seus pareceres, apresentando-os na primeira sessão seguinte, para deliberação.

Art. 65. As sessões do Tribunal de Ética e Disciplina obedecerão ao disposto no respectivo Regimento Interno, aplicando-se lhes, subsidiariamente, o do Conselho Seccional.

Art. 66. A conduta dos interessados, no processo disciplinar, que se revele temerária ou caracterize a intenção de alterar a verdade dos fatos, assim como a interposição de recursos com intuito manifestamente protelatório, contrariam os princípios deste Código, sujeitando os responsáveis à correspondente sanção.

Art. 67. Os recursos contra decisões do Tribunal de Ética e Disciplina, ao Conselho Seccional, regem-se pelas disposições do Estatuto da Advocacia e da Ordem dos Advogados do Brasil, do Regulamento Geral e do Regimento Interno do Conselho Seccional.

Parágrafo único. O Tribunal dará conhecimento de todas as suas decisões ao Conselho Seccional, para que determine periodicamente a publicação de seus julgados.

Art. 68. Cabe revisão do processo disciplinar, na forma prevista no Estatuto da Advocacia e da Ordem dos Advogados do Brasil (art. 73, § 5º).

§ 1º Tem legitimidade para requerer a revisão o advogado punido com a sanção disciplinar.

§ 2º A competência para processar e julgar o processo de revisão é do órgão de que emanou a condenação final.

§ 3º Quando o órgão competente for o Conselho Federal, a revisão processar-se-á perante a Segunda Câmara, reunida em sessão plenária.

§ 4º Observar-se-á, na revisão, o procedimento do processo disciplinar, no que couber.

§ 5º O pedido de revisão terá autuação própria, devendo os autos respectivos ser apensados aos do processo disciplinar a que se refira.

Art. 69. O advogado que tenha sofrido sanção disciplinar poderá requerer reabilitação, no prazo e nas condições previstos no Estatuto da Advocacia e da Ordem dos Advogados do Brasil (art. 41).

§ 1º A competência para processar e julgar o pedido de reabilitação é do Conselho Seccional em que tenha sido aplicada a sanção disciplinar. Nos casos de competência originária do Conselho Federal, perante este tramitará o pedido de reabilitação.

§ 2º Observar-se-á, no pedido de reabilitação, o procedimento do processo disciplinar, no que couber.

§ 3º O pedido de reabilitação terá autuação própria, devendo os autos respectivos ser apensados aos do processo disciplinar a que se refira.

§ 4º O pedido de reabilitação será instruído com provas de bom comportamento, no exercício da advocacia e na vida social, cumprindo à Secretaria do Conselho competente certificar, nos autos, o efetivo cumprimento da sanção disciplinar pelo requerente.

§ 5º Quando o pedido não estiver suficientemente instruído, o relator assinará prazo ao requerente para que complemente a documentação; não cumprida a determinação, o pedido será liminarmente arquivado.

CAPÍTULO II

Dos órgãos disciplinares

SEÇÃO I

Dos Tribunais de Ética e Disciplina

Art. 70. O Tribunal de Ética e Disciplina poderá funcionar dividido em órgãos fracionários, de acordo com seu regimento interno.

Art. 71. Compete aos Tribunais de Ética e Disciplina:

I – julgar, em primeiro grau, os processos ético-disciplinares;

II – responder a consultas formuladas, em tese, sobre matéria ético-disciplinar;

III – exercer as competências que lhe sejam conferidas pelo Regimento Interno da Seccional ou por este Código para a instauração, instrução e julgamento de processos ético-disciplinares;

IV – suspender, preventivamente, o acusado, em caso de conduta suscetível de acarretar repercussão prejudicial à advocacia, nos termos do Estatuto da Advocacia e da Ordem dos Advogados do Brasil;

V – organizar, promover e ministrar cursos, palestras, seminários e outros eventos da mesma natureza acerca da ética profissional do advogado ou estabelecer parcerias com as Escolas de Advocacia, com o mesmo objetivo;

VI – atuar como órgão mediador ou conciliador nas questões que envolvam:

a) dúvidas e pendências entre advogados;

b) partilha de honorários contratados em conjunto ou decorrentes de substabelecimento, bem como os que resultem de sucumbência, nas mesmas hipóteses;

c) controvérsias surgidas quando da dissolução de sociedade de advogados.

SEÇÃO II

Das Corregedorias-Gerais

Art. 72. As Corregedorias-Gerais integram o sistema disciplinar da Ordem dos Advogados do Brasil.

§ 1º O Secretário-Geral Adjunto exerce, no âmbito do Conselho Federal, as funções de Corregedor-Geral, cuja competência é definida em Provimento.

§ 2º Nos Conselhos Seccionais, as Corregedorias-Gerais terão atribuições da mesma natureza, observando, no que couber, Provimento do Conselho Federal sobre a matéria.

§ 3º A Corregedoria-Geral do Processo Disciplinar coordenará ações do Conselho Federal e dos Conselhos Seccionais voltadas para o objetivo de reduzir a ocorrência das infrações disciplinares mais frequentes.

TÍTULO III

Das disposições gerais e transitórias

Art. 73. O Conselho Seccional deve oferecer os meios e o suporte de apoio material, logístico, de informática e de pessoal necessários ao pleno funcionamento e ao desenvolvimento das atividades do Tribunal de Ética e Disciplina.

§ 1º Os Conselhos Seccionais divulgarão, trimestralmente, na internet, a quantidade de processos ético-disciplinares em andamento e as punições decididas em caráter definitivo, preservadas as regras de sigilo.

§ 2º A divulgação das punições referidas no parágrafo anterior destacará cada infração tipificada no artigo 34 da Lei n. 8.906/94.

Art. 74. Em até 180 (cento e oitenta) dias após o início da vigência do presente Código de Ética e Disciplina da OAB, os Conselhos Seccionais e os Tribunais de Ética e Disciplina deverão elaborar ou rever seus Regimentos Internos, adaptando-os às novas regras e disposições deste Código. No caso dos Tribunais de Ética e Disciplina, os Regimentos Internos serão submetidos à aprovação do respectivo Conselho Seccional e, subsequentemente, do Conselho Federal.

Art. 75. A pauta de julgamentos do Tribunal é publicada em órgão oficial e no quadro de avisos gerais, na sede do Conselho Seccional, com antecedência de 15 (quinze) dias, devendo ser dada prioridade, nos julgamentos, aos processos cujos interessados estiverem presentes à respectiva sessão.

Art. 76. As disposições deste Código obrigam igualmente as sociedades de advogados, os consultores e as sociedades consultoras em direito estrangeiro e os estagiários, no que lhes forem aplicáveis.

Art. 77. As disposições deste Código aplicam-se, no que couber, à mediação, à conciliação e à arbitragem, quando exercidas por advogados.

Art. 78. Os autos do processo disciplinar podem ter caráter virtual, mediante adoção de processo eletrônico.

Parágrafo único. O Conselho Federal da OAB regulamentará em Provimento o processo ético-disciplinar por meio eletrônico.

Art. 79. Este Código entra em vigor 180 (cento e oitenta) dias após a data de sua publicação, cabendo ao Conselho Federal e aos Conselhos Seccionais, bem como às Subseções da OAB, promover-lhe ampla divulgação.

Art. 80. Fica revogado o Código de Ética e Disciplina editado em 13 de fevereiro de 1995, bem como as demais disposições em contrário.

Brasília, 19 de outubro de 2015.

MARCUS VINICIUS FURTADO COÊLHO
Presidente Nacional da OAB

PAULO ROBERTO DE GOUVÊA MEDINA
Relator originário e para sistematização final

HUMBERTO HENRIQUE COSTA FERNANDES DO RÊGO
Relator em Plenário

4. Código de Ética do Perito Criminal

CAPÍTULO I

Dos princípios fundamentais

Art. 1º – No exercício da profissão de Perito Criminal, a observação e o raciocínio têm respaldo técnico-científico da pesquisa e da análise dos vestígios e indícios necessários e suficientes para se chegar à prova técnica, tendo em vista a caracterização do fato e a identificação de seu autor, objetos de apuração a cargo da Polícia Judiciária, na causa da Justiça e do Bem-Estar sociais.

Art. 2º – São fundamentais, no desempenho do exercício da profissão de Perito Criminal, os Princípios Deontológicos e Ideológicos, segundo os quais o Perito deverá se conduzir em relação aos seguintes aspectos:

I – a formação de uma consciência profissional no ambiente de trabalho e fora dele;

II – a responsabilidade pelos atos praticados na esfera administrativa, assim como na Judicial;

III – o resguardo do sigilo profissional;

IV – a colaboração com as autoridades constituídas, dentro dos limites de suas atribuições e competência do órgão onde trabalha;

V – o zelo pela dignidade da função, pela defesa dos postulados da Criminalística e pelos objetivos das Associações de classe a que pertença ou não;

VI – a liberdade de convicção para formalizar suas conclusões técnico-científicas em torno da análise do(s) fato(s), objeto das perícias, sem contudo infringir os preceitos de ordem moral e legal, de modo a ser obrigado a desprezar tais conclusões.

CAPÍTULO II

Das proibições

Art. 3º – Ao Perito Criminal, no exercício da profissão, será defesa a prática de atos que importem no comportamento da dignidade da função, tais como:

I – auferir vantagens ilícitas para si ou para outrem;

II – aliciar, de qualquer forma, perícias quer particulares, quer oficiais;

III – manter relações de amizade, com fins indignos, com aquele(s) que exerça(m) irregularmente a profissão de Perito Criminal e/ou com pessoas de notória e desabonadora conduta moral;

IV – quebrar o sigilo profissional, divulgando ou propiciando, de qualquer modo, a divulgação, no todo ou em parte, de assuntos relativos aos trabalhos periciais, seus ou de seus colegas;

V – levar ao conhecimento público títulos que não possua ou trabalhos que não tenha realizado;

VI – deixar, conscientemente, de utilizar todos os conhecimentos técnico-científicos possíveis que estiverem em seu alcance para a formalização de conclusões periciais, com interesse pessoal ou favorecimento de alguém;

VII – acumular cargo ou função técnico-científica com o de Perito Criminal em infringência às normas legais impeditivas, ressalvadas as exceções nelas previstas;

VIII – negligenciar no cumprimento de seus deveres, ou procrastinar, com fim intencional, a execução de tarefas que lhe são confiadas.

CAPÍTULO III

Das relações do Perito Criminal com o público

Art. 4º – É dever do Perito Criminal tratar o público com urbanidade, mantendo em qualquer circunstância o equilíbrio emocional, de modo a evitar prejuízos de ordem moral para o órgão onde trabalha e /ou para a classe;

Art. 5º – O Perito Criminal deve orientar o interessado que procura os serviços do Órgão a que pertence, sem que tal conduta represente a quebra do segredo profissional.

Parágrafo único – A quebra do segredo profissional se refere à revelação, em razão do serviço ou não, de assuntos relacionados com o trabalho a pessoas estranhas ao serviço, salvo por imperativo de ordem legal. A orientação tem seus limites nas atribuições do Perito e na competência do Órgão a que ele pertença.

CAPÍTULO IV

Do relacionamento com os colegas

Art. 6º – O Perito deve dispensar a consideração, o respeito e a solidariedade a seus colegas, no exercício da profissão.

Art. 7º – A solidariedade não tem cabimento quando o Perito incorrer em erro ou ato que infrinja normas ético-legais e os postulados da criminalística.

Art. 8º – É defeso ao Perito criticar os colegas em público por motivo de ordem profissional.

Art. 9º – Fica proibida a denúncia sem elementos comprobatórios capazes de justificá-la.

CAPÍTULO V

Dos fundamentos diceológicos

Art. 10 – O Perito Criminal, em pleno exercício de suas funções, não está obrigado a conhecer profundamente o Direito relacionado com a criminalística, porém as normas específicas constantes da legislação processual penal e aquelas referentes e postuladas no HEPTÂMETRO DE QUINTILIANO no campo da Polícia Judiciária, para uma maior perfeição técnica do laudo que ele está obrigado a elaborar.

CAPÍTULO VI

Das disposições finais

Art. 11 – Além do disposto neste Código de Ética, o Perito está obrigado a colaborar com as autoridades constituídas, quando determinado pela autoridade competente, salvo se a ordem for manifestamente ilegal.

Art. 12 – Ficará a cargo das Associações de classe a criação de um Órgão Especial com competência específica para conhecer, julgar e aplicar as sanções atinentes, relativas aos atos praticados pelo Perito Criminal em desrespeito às regras deste Código de Ética.

Parágrafo único – As Normas específicas regulamentadoras da competência do Órgão Especial de que trata este artigo serão expedidas em regimento interno.

Art. 13 – O Perito Criminal terá direito à justa remuneração por seus trabalhos profissionais, quando não arbitrado pelo juiz ou em razão da Legislação Específica, levando-se em consideração a complexidade do caso e as circunstâncias como hora, local, meio de transporte e a urgência.

Parágrafo único – A regra deste artigo não se aplica aos trabalhos de caráter oficial, em razão do cargo que o Perito ocupa.

Art. 14 – Por extensão e no que couber, aplicar-se-á o presente Código de Ética aos Peritos não oficiais.

Índice Alfabético